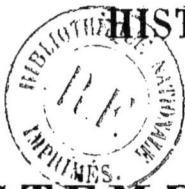

HISTOLOGIE

DU

SYSTÈME NERVEUX

DE L'HOMME ET DES VERTÉBRÉS

L'OUVRAGE SERA PUBLIÉ EN 2 VOLUMES NE SE VENDANT PAS SÉPARÉMENT

Prix des deux volumes, payables en souscrivant : 50 fr.

Division de l'ouvrage :

TOME I. — **Généralités, Moelle, Ganglions rachidiens, Bulbe et Protubérance,** avec 443 figures en noir et couleurs.

TOME II. — **Cervelet, Cerveau moyen, Rétine, Couche optique, Corps strié, Écorce cérébrale générale et régionale, Grand Sympathique,** avec 600 figures environ en noir et couleurs.

Le TOME II *est sous presse. Il sera livré aux souscripteurs fin* 1909.

EXEMPLAIRE N°

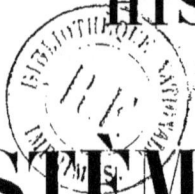

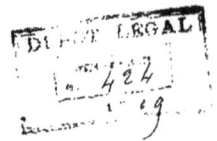

HISTOLOGIE

DU

SYSTÈME NERVEUX

DE L'HOMME & DES VERTÉBRÉS

PAR

S. RAMÓN CAJAL

PROFESSEUR A L'UNIVERSITÉ DE MADRID

ÉDITION FRANÇAISE REVUE & MISE A JOUR PAR L'AUTEUR

TRADUITE DE L'ESPAGNOL

PAR

Le Dr L. AZOULAY

TOME PREMIER

GÉNÉRALITÉS, MOELLE, GANGLIONS RACHIDIENS, BULBE & PROTUBÉRANCE

Avec 443 figures en noir et couleurs

PARIS

A. MALOINE, ÉDITEUR

25-27, RUE DE L'ÉCOLE-DE-MÉDECINE, 25-27

1909

ne peut être composée rapidement. L'écrivain d'une science ne possède pas, en effet, l'heureuse fortune du photographe qui, en un instant, est à même d'enregistrer et de reproduire, sans la moindre omission, une scène quelconque, si chargée qu'on veuille l'imaginer. Tandis qu'il se prépare et travaille à fixer sur le papier une phase donnée de la science, cette science avance, les faits s'accumulent, les doctrines changent. S'il est quelque peu soucieux du bien faire et du complet, s'il aspire à une œuvre de vulgarisation qui ne soit point un pur exercice littéraire sur des thèmes vieillis ou combattus, il doit interrompre sa besogne et prendre connaissance des observations récentes, des théories nouvelles, afin d'en rajeunir son exposé. Mais lorsque l'écrivain se livre tout à la fois à des recherches personnelles et à l'examen des travaux publiés par d'autres investigateurs, alors arrêts et retards se répètent sans cesse. Telle trouvaille d'observation lui paraît trop importante pour être signalée sans contrôle ; telle théorie va trop à l'encontre des idées qu'il soutient pour être consignée sans examen critique préalable ; et tour à tour, s'il est histologiste comme nous, il lui faut quitter la plume pour le microscope et le microscope pour la plume. Malgré tous ces soins, l'œuvre n'est jamais achevée. Elle n'est pas exacte, non plus ; car, comment se défendre contre l'éclat de l'actualité qui donne au détail secondaire les apparences d'un fait capital ? comment se garder des critiques intéressées à jeter le discrédit sur des progrès positifs, ou obvier aux silences plus intéressés encore à les maintenir en oubli ? enfin, comment éviter de fausser la juste perspective morale de toute découverte ou de toute théorie ?

Ces considérations, le lecteur voudra bien se les rappeler afin de ne pas trop nous tenir rigueur de la publication lente de cet ouvrage, de son style peu homogène et de la disproportion entre l'étendue attribuée à certaines matières et leur importance. Seule une seconde édition pourrait remédier à ces défauts.

Bien que traitant d'anatomie fine, notre livre n'est pas uniquement un catalogue raisonné d'observations et de détails micrographiques. Les nombreuses théories, hypothèses ou simples conjectures, que nous y avons insérées pour expliquer l'utilité fonctionnelle des dispositions histologiques observées dans les cellules et foyers nerveux, convaincront le lecteur de nos efforts à créer aussi de la science doctrinale. En cela nous nous sommes inspiré de l'habitude des vieux maîtres anatomistes ; ils avaient la conviction que le but de leur labeur était la physiologie et n'appréciaient rien tant, dans l'aride dissection, que la recherche de la fonction des organes.

Peut-être l'histologiste est-il encore plus en droit de se livrer à une telle enquête, car dans l'infiniment petit qu'il étudie, statique et dynamique s'offrent toujours indissolublement associées. Du reste, l'anatomie microscopique n'a pas évolué à ce point, que la division du travail y oblige déjà à un partage en deux tâches : la cytologie ner-

cations sont loin d'atteindre notre programme ; dans l'une, bien des chapitres pèchent par trop de brièveté et de lacunes ; dans l'autre, il n'est question que de la théorie des neurones et de la structure d'une seule portion du système nerveux.

Le plan, que nous avons adopté, exige donc de la part du lecteur une préparation suffisante en anatomie descriptive et surtout la connaissance, *de visu*, de la conformation externe et interne de l'axe cérébro-spinal. Pourtant, nous n'avons pas exclu la grosse anatomie d'une façon systématique ; quand il l'a fallu, quand l'intelligence de la structure microscopique dépendait absolument d'une conception claire de l'aspect macroscopique, comme, par exemple dans le bulbe, la protubérance, les tubercules quadrijumeaux, dont la complication est si grande, nous n'avons pas hésité à faire précéder la description histologique par un aperçu de la configuration extérieure et par une esquisse des gros traits intérieurs, telle que la donne l'examen de coupes destinées simplement à l'étude topographique.

Plusieurs causes nous ont conduit à entreprendre ce travail. La première et la principale est l'état actuel de l'anatomie microscopique du système nerveux. Au point de vue des faits et au point de vue des doctrines, cette anatomie est en pleine révolution et rénovation. Grâce à des techniques douées d'un grand pouvoir différenciateur et libérées, pour ainsi dire, du facteur personnel, compagnon obligé de toute observation et source de si fréquentes erreurs, des faits précis, positifs, et faciles à contrôler, ont d'abord remplacé les faits incomplets ou douteux, déduits de méthodes trompeuses ; puis les doctrines ont suivi ; aux théories aventureuses, créées moins sous l'inspiration de l'étude des tissus que sous la pression et la suggestion de sciences étrangères, la physiologie et la pathologie en particulier, ont succédé des doctrines plus satisfaisantes, nées de l'examen direct de la nature. C'est donc un édifice nouveau qui s'élève dont personne jusqu'ici n'a tenté l'entière description. On nous saura peut-être gré de l'avoir osée.

La seconde cause est l'épuisement rapide des *Nouvelles idées sur la structure du système nerveux*, paru en 1894. Ce privilège, accordé à tout livre, si imparfait soit-il, qui apparaît dans les périodes de lutte et de renouveau, n'a manqué ni à l'édition originale espagnole, ni à la traduction allemande, ni aux deux tirages successifs de l'excellente traduction française faite par le docteur Azoulay. Nous avons encore été sollicité à cette vaste entreprise par le succès même de l'ébauche que nous venons de citer, par la faveur, réellement imméritée, que des savants et des chercheurs de talent ont accordée à nos différentes productions sur le système nerveux, enfin par le souhait d'un grand nombre de voir condensées en un tout maintes monographies espagnoles qu'il est difficile d'acquérir ou de consulter à l'étranger.

Une œuvre d'aussi longue haleine, et surtout d'un caractère si personnel, où chaque ligne résume de longues et patientes recherches,

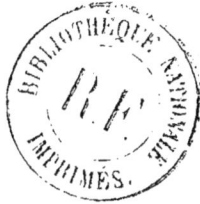

PRÉFACE DE L'ÉDITION ESPAGNOLE

Le livre que nous présentons au public médical et scientifique est surtout une œuvre de recherches personnelles. Nous y exposons sous une forme abrégée, mais avec tous les détails nécessaires, la substance de nos nombreux travaux sur la structure fine du système nerveux de l'homme et des vertébrés.

Nous y exposons également les investigations de nos élèves, Pedro Ramón, Cl. Sala, C. Calleja, R. Terrazas, J. Lavilla, F. Olóriz, Aguilera et d'autres encore, investigations presque inconnues à l'étranger du fait de leur publication dans des périodiques espagnols peu répandus au dehors.

Le caractère surtout personnel et national de ce livre n'est pas exclusif. L'on verra, en effet, par l'attention particulière que nous avons donnée aux découvertes importantes faites en ces dix dernières années par delà les frontières de notre pays, combien nous nous sommes efforcé de reproduire dans notre ouvrage, en un tableau complet et fidèle, l'état présent de la science neurologique.

Le titre du livre répond pleinement à son contenu. Nous n'avons pas voulu écrire un traité où dominât l'étude macroscopique du système nerveux, comme dans les ouvrages, d'ailleurs excellents, de Schwalbe, Obersteiner, Edinger et Van Gehuchten. Nous avons cherché plutôt à rendre compte de la texture de ce système ; par suite, notre livre est essentiellement consacré à la cytologie et à l'histologie nerveuse dans toutes ses parties. Il permettra ainsi de trouver réunis et coordonnés quantité de détails de morphologie et de structure cellulaire, disséminés dans une foule de monographies spéciales.

Il existe déjà deux ouvrages conçus dans le même esprit que le nôtre : le manuel considérable de Kölliker[1] et la monographie si consciencieuse de Lenhossék[2] sur la moelle épinière. Mais ces publi-

---

1. Lehrbuch der Gewebelehre des Menschen. Bd. II, 6ᵉ Aufl., 1894.
2. Der feinere Bau des Nervensystems, etc. 2ᵉ Aufl., 1895.

veuse morphologique et la cytologie physiologique. Et puis, cette distinction existât-elle, elle serait, spéculativement parlant, toute conventionnelle, car la forme, avec son instabilité, sa mobilité, ses perpétuelles métamorphoses, est en quelque sorte la manifestation matérielle, seule tangible, de l'activité cellulaire intime qui, elle, échappe à nos sens. Ainsi, la figure et les rapports d'un neurone adulte ne sont, en réalité, que le terme et la résultante d'une longue série de mouvements et d'impulsions, tant internes qu'externes, ayant agi en lui et sur lui, pendant les stades embryonnaires et juvéniles. La raison de la forme se trouve donc en entier dans le fonctionnement passé ou présent. Aussi, plus tard, dans un avenir lointain encore, quand la science aura acquis la plénitude de ses moyens d'action, quand la chimie et la physique n'apparaîtront plus que comme deux modalités de la même mécanique des atomes, la discipline de l'anatomiste sera-t-elle autrement plus sévère. Il ne sera autorisé à déclarer valable l'explication d'un fait de texture que s'il peut répondre d'une manière satisfaisante à ces trois questions : Quel est le rôle utile de cette disposition dans l'être? Quel est le mécanisme de son fonctionnement? Par quels processus chimico-mécaniques est-elle parvenue à son état actuel, à travers les enchaînements phylogéniques et ontogéniques connus de nous ?

Pour le moment, cette ambition dépasse de beaucoup nos faibles ressources. A peine pouvons-nous risquer, et encore pour un nombre bien restreint de sujets, quelques explications timides, tout à fait hypothétiques, prématurées, par conséquent. Certains lecteurs, habitués à la rigueur des démonstrations, iront peut-être jusqu'à les trouver oiseuses, superflues. Nous ne serons point des derniers, certes, à nier la fragilité, l'insuffisance de quantité de nos hypothèses. Nous ne contesterons point combien elles sont sujettes à reprises, à rectification, ou même à complet remplacement. Nous savons fort bien, par exemple, que dans l'explication si ardue du mécanisme fonctionnel du cerveau, territoire où fourmillent les problèmes les plus difficiles que la science moderne se soit proposés, nos solutions sont grossières, simplistes, presque enfantines, comparables, pour ainsi dire, à celles que donnerait un sauvage mis en présence d'un phonographe ou d'une machine électrique.

Mais toutes primitives qu'elles soient, ces solutions, ces hypothèses sont nécessaires au progrès. Elles constituent l'unique pont que nous puissions jeter de l'inconnu vers la vérité. Malgré leurs erreurs, et c'est là leur immense portée dans la science, elles agitent et déchirent l'atmosphère stagnante de la routine; elles ouvrent les esprits à des horizons non encore entrevus; elles frayent des routes vers des recherches nouvelles; ainsi, l'habitude du doute et de la contradiction, habitude si développée chez le savant de laboratoire, va gagnant une masse de plus en plus compacte de travailleurs, d'où une moisson toujours plus féconde d'observations et d'expériences.

Pour n'en citer qu'une preuve, n'est-ce pas au renouvellement incessant de nos hypothèses, causé lui-même par l'apparition continue de techniques et de méthodes nouvelles, que notre conception théorique du fonctionnement de la substance grise change et s'épure de ses erreurs? N'est-ce pas à ces transformations qu'elle doit de préciser davantage ses lignes, d'expliquer un contingent plus considérable de faits, de s'harmoniser mieux avec les vérités acquises par les sciences voisines, et de renfermer un nombre grandissant d'éléments de la vérité?

Toute hypothèse est donc plausible et même provisoirement acceptable, si incomplète soit-elle, pourvu qu'elle marque un pas vers la vérité et donne essor à des recherches. Il faut réputer comme inadmissible et inutile, au contraire, l'hypothèse qui, en raison de son insuffisance, ne sert point de jalon vers le but de tous nos efforts, ou n'est point capable de susciter de nouveaux courants d'idées et de nouvelles entreprises.

Mais, ne l'oublions jamais, une théorie n'est qu'une théorie; c'est un édifice provisoire, élevé par notre esprit pour synthétiser de façon artificielle un certain nombre de faits et permettre d'en saisir l'ensemble et l'enchaînement; ce n'est jamais une vérité acquise définitivement, un monument durable et indestructible du labeur de notre pensée. Et cependant, que de victimes et des plus illustres de cet oubli, de ce mirage si pernicieux pour la science!

Des figures, les unes en noir, les autres en couleur, éclairent le texte de cet ouvrage. Leur nombre est considérable. En réalité, il ne l'est jamais assez, surtout en anatomie, où, peut-on dire, les figures sont plus essentielles que le texte; à une condition, il est vrai, c'est que, comme les nôtres, elles soient copiées avec la plus scrupuleuse minutie sur des préparations aussi irréprochables que possible. De telles figures sont alors la nature elle-même, les faits eux-mêmes, soumis ainsi à l'examen et à la libre interprétation d'une foule d'observateurs. Ce sont, en outre, des documents de valeur indéfinie, auxquels de multiples générations peuvent recourir avec avantage dans la lutte continue des opinions et des théories. Le texte, lui, représente l'auteur, c'est-à-dire une des nombreuses manières d'envisager la nature et les faits, avec cette tendance constante à les déformer et à les simplifier suivant les inéluctables conditions de son organisation cérébrale.

Des intervalles de temps souvent considérables ont séparé l'apparition des divers fascicules du tome premier de cet ouvrage. Chacun d'eux contenait des faits d'observations et des idées que nous n'avions publiés dans aucune revue. Aussi, nous a-t-il paru bon de marquer ici les dates d'apparition des divers fascicules. Le premier, celui qui comprend les *Généralités*, c'est-à-dire les *Éléments du tissu nerveux*, a été livré à l'imprimeur en décembre 1897; le second, où se trouvent exposés la *moelle épinière*, les *ganglions rachidiens*, les *terminaisons nerveuses* et les *considérations physiologiques sur la marche des courants dans la moelle*, a paru en 1898 ; le troisième, enfin, où nous avons traité de l'histologie comparée de la moelle et du développement du tissu nerveux, a été publié en juillet 1899.

En terminant cette préface déjà trop longue, nous prions le lecteur qui voudra porter un jugement sur l'œuvre que nous lui présentons, de considérer moins les résultats que nous avons obtenus que les efforts et le temps que nous y avons consacrés ; qu'il veuille tenir compte surtout de l'intention désintéressée et patriotique qui nous a guidé.

Madrid, Juillet 1899.

POSTFACE DE L'ÉDITION ESPAGNOLE

Des recherches nouvelles et plus approfondies, effectuées pendant l'impression du second volume, nous ont conduit à modifier certaines opinions contenues dans les premiers fascicules ou à leur donner plus d'ampleur. Le lecteur devra prendre ces changements en considération et se reporter, bien entendu, aux théories les plus récentes.

Voici les dates auxquelles sont apparus les fascicules postérieurs au troisième, fascicules qui contenaient eux aussi des observations que nous n'avons pas toujours mentionnées dans notre *Revista trimestral* :

Le 4ᵉ fascicule, relatif à la structure du bulbe rachidien et à l'origine des nerfs crâniens, a paru en décembre 1900.

Le 5ᵉ, où il est question des voies et noyaux intrinsèques du bulbe, de la structure de la protubérance, du cervelet et de ses ganglions, a été publié en décembre 1901.

Le 6ᵉ, qui comprend la structure du cerveau moyen, la rétine, les noyaux de la couche optique (corps genouillé externe, foyers sensitifs, semilunaire, angulaire et dorsal), a été mis en circulation en décembre 1902.

Enfin le 7ᵉ, très volumineux et occupé par la description du reste de la couche optique, du corps strié, du cerveau et du grand sympathique, est sorti des presses en février 1904.

Le lecteur aura corrigé de lui-même les quelques erreurs sans grande importance qui se sont glissées dans le texte et dans le numérotage des chapitres.

Février 1904.

PRÉFACE DE L'ÉDITION FRANÇAISE

Depuis que la *Texlura del sistema nervioso del hombre y vertebrados* a commencé de paraître, près de douze ans se sont écoulés. Dans
ce laps de temps, de nouvelles méthodes ont été créées, dont les plus
importantes sont, sans contredit, les procédés neurofibrillaires ; de
nombreux travaux ont été accomplis soit par l'auteur lui-même, soit
par ses collaborateurs, Tello et Illera en particulier, soit par les
histologistes des autres pays; des théories retentissantes ont surgi.
Tout ce mouvement considérable imposait à l'auteur l'obligation de
revoir son œuvre et de la corriger.

De nombreux chapitres ont donc été remaniés, entre autres ceux qui
sont relatifs aux connexions intercellulaires, à la texture de la cellule
nerveuse, à la structure des ganglions cérébro-spinaux, aux terminaisons périphériques, à la neurogénèse, à la structure du cervelet, etc.

Ces changements qui, le plus souvent, se sont traduits par des
additions, ont entraîné à leur tour une augmentation sensible du
nombre des figures, dont un plus grand contingent a été tiré en couleurs, grâce à l'obligeance de l'éditeur.

Si le fond de l'œuvre primitive a été ainsi considérablement amé-
lioré, son utilité pratique ne l'a pas moins été.

Des manchettes, destinées soit à donner un résumé du texte voisin,
soit plus fréquemment à permettre une consultation rapide de l'ouvrage, ont été ajoutées par le traducteur.

Des tables de matières très détaillées avec renvoi aux pages pour
chaque article ont remplacé, par ses soins, les tables des sommaires
de chapitres ; enfin, par ses soins également, une table alphabétique
viendra parfaire le livre à la fin du deuxième volume.

Il nous reste à parler de la traduction elle-même. Elle a été exé-
cutée en serrant le texte espagnol d'aussi près que le permettent les
exigences de la langue française et les difficultés inhérentes à la description des détails minutieux de l'histologie.

Les cinq premiers chapitres des généralités ont été cependant exposés d'une façon quelque peu différente dans l'édition française. Il en est de même pour un certain nombre d'autres passages qu'il nous paraît inutile de préciser, car, ainsi que certaines petites additions acceptées par l'auteur, elles n'altèrent en rien le caractère personnel et l'homogénéité de l'ouvrage.

S. RAMÓN CAJAL et L. AZOULAY.

Madrid et Paris, le 1er Janvier 1909.

HISTOLOGIE DU SYSTÈME NERVEUX
DE L'HOMME ET DES VERTÉBRÉS

CHAPITRE PREMIER

IDÉE GÉNÉRALE DU SYSTÈME NERVEUX

LE PLAN DE STRUCTURE DES CENTRES NERVEUX DANS LA SÉRIE ANIMALE
ET LES LOIS QUI LE RÉGISSENT

La matière vivante, après d'infinies évolutions, est parvenue à constituer un appareil qui, par son extrême complexité, par les fonctions transcendantes qui lui sont dévolues, semble être l'expression la plus haute de l'organisation animale. Cet appareil, c'est le système nerveux.

Nous attarder à la démonstration du rôle capital de ce système serait temps perdu. Dès son apparition chez l'animal multicellulaire, auparavant anarchique et divisé, proie facile de toutes les vicissitudes du monde ambiant, le système nerveux fait de cet animal, malgré la multiplicité de ses éléments, un être de plus en plus un; il l'arme de moyens de subsistance et de défense toujours plus nombreux, plus précis, plus puissants, plus synergiques; il lui donne, aux échelons les plus hauts de la série zoologique, ces égides si supérieures de l'intégrité vitale : la sensation, la pensée, la volonté. En un mot, tout esprit synthétique aura conçu que le perfectionnement des éléments nerveux et du système qu'ils composent, constitue le perfectionnement même de l'animalité.

Essayons donc plutôt d'esquisser les étapes successives de ce perfectionnement.

Les plantes et les invertébrés les plus inférieurs, nul n'en doute aujourd'hui, sont complètement dépourvus d'un tel système nerveux. Et pourtant, ces êtres sont doués d'irritabilité, c'est-à-dire de cette faculté propre à toute cellule vivante de réagir aux irritations du monde extérieur. Mais cela est-il suffisant pour leur accorder une représentation consciente de ces stimulus, pour penser qu'en y répondant, leurs mouvements ont cette coordination, cette efficacité qui sont la marque des animaux régis par un système nerveux ? Non point. Tout ce que nous suggère l'existence de cette

Évolution du système nerveux dans la série animale.

1

irritabilité chez les invertébrés les plus inférieurs, c'est qu'elle est la source obscure d'où provient le système nerveux si perfectionné des vertébrés. Nous n'en devons pas moins nous demander, d'abord, où réside cette irritabilité chez les animaux unicellulaires, chez les protozoaires, qui n'ont ni muscles ni système nerveux, et ensuite par quel mécanisme elle permet l'existence de l'être et en conserve l'intégrité. Chez ces animaux, tout à fait indifférenciés, il n'est possible de reconnaître que du protoplasma entouré d'une enveloppe. Force nous est donc, pour satisfaire à la première ques-

Irritabilité globale des végétaux et animaux unicellulaires.

tion, d'induire que le substratum de cette irritabilité et en même temps de la motricité, puisqu'il n'y a pas plus de muscles que de cellules nerveuses, est le protoplasma ou, pour préciser, le spongioplasma, le réticulum cellulaire. Quant à la membrane, par sa qualité de frontière entre le milieu cosmique et le milieu de l'être, elle a pour fonction, toute passive d'ailleurs, de recevoir les impressions du monde ambiant et de les transmettre à l'appareil sensitivo-contractile. Et cette organisation toute primitive suffit pour que l'être unicellulaire soit apte à ressentir les irritations extérieures et à réagir. Mais elle ne suffirait pas, quelque petit fût-il, à maintenir son unité fonctionnelle, à rendre sa vie moins précaire, si la seconde condition à remplir, la solidarité de son tout cellulaire, n'était assurée par les communications rétiformes entre membrane et noyau et, d'une façon générale, entre tous les filaments du réticulum.

Première localisation de la sensibilité et de la motilité chez les infusoires, grâce aux flagella.

Dans l'ordre même des êtres unicellulaires, un perfectionnement se fait jour, déjà, avec l'apparition des cils, des flagella, à la surface des infusoires. Par eux, le rayon d'action des appareils sensitif et moteur se trouve immédiatement agrandi. Les phénomènes de sensibilité, tout à l'heure disséminés par tout le corps cellulaire, se localisent, se concentrent en ces régions qui se sont différenciées en cils ou flagella. La différenciation ne s'arrête point à la surface; de proche en proche, elle se propage au spongioplasma cellulaire sous-jacent aux flagella ou en communication directe avec eux ; et du même coup, par suite du plus fréquent passage de l'excitation sensitive et du plus fréquent ébranlement moteur, en ces points du spongioplasma situés dans la zone d'influence du flagellum, s'édifient des voies de prédilection pour le transfert de l'excitation sensible et des routes plus faciles pour la transmission de la réaction motrice. C'est là déjà une ébauche de division du travail physiologique de la vie de relation. Mais combien rudimentaires en doivent être les manifestations variées, quand on songe qu'une seule et même cellule en est le siège ! Certes, il n'y a pas à comparer une telle division du travail avec celle qui, poussée de plus en plus loin chez les êtres pluricellulaires, s'exprime par l'attribution à chaque cellule d'une fonction déterminée, pouvant ainsi être portée à son plus haut degré de perfection.

Si nous considérons le système nerveux au point de vue téléologique, nous voyons qu'il est chargé de recueillir dans le monde extérieur un grand nombre d'excitations, de les classer en espèces, d'imprimer une plus grande rapidité, étendue et précision aux énergies motrices, tout en s'épargnant, autant que faire se peut, les réactions inutiles, diffuses et préjudiciables. Nous voyons qu'il a aussi pour office de maintenir l'harmonie et la solidarité des diverses parties associées, réfrénant et dirigeant l'ensemble au mieux de sa perpétuation et de sa perfectibilité. C'est donc un appareil de perfectionnement, sans lequel les animaux eussent été à peine supérieurs aux végétaux.

Que se passerait-il, en effet, chez un ver si, bâti d'ailleurs sur le type normal, il n'avait point de système nerveux ? A chaque excitation parvenue à un point limité du tégument, le groupe sous-jacent de fibres musculaires, par propagation directe de l'ébranlement, entrerait en contraction. Mais les autres groupes musculaires, même les plus voisins, demeureraient impassibles, aucune communication ne les reliant au point excité de l'épiderme. La préhension des aliments, la défense de l'animal, qui exigent des réactions étendues, énergiques et coordonnées, se trouveraient, dans un tel état de choses, si réduites, qu'il n'y aurait plus que désavantages pour le ver à être un composé multicellulaire si complexe.

Cet exemple, joint à ce que nous savons des spongiaires, prouve donc, par voie téléologique, il est vrai, que chez l'être multicellulaire, pour qu'il y ait progrès, un système nerveux doit se différencier, qui, le mettant en relations constantes avec le monde extérieur, assure sa conservation propre et sa défense à travers les âges. Et nous pouvons même prévoir en quel point de cet être le système nerveux fera sa première apparition et se différenciera. Ce sera dans cette région qui, par une inéluctable nécessité, se trouve être l'intermédiaire obligé entre le milieu animal et le milieu cosmique, et cette région, c'est le tégument, l'enveloppe, la peau. La phylogénie du système nerveux et surtout l'embryologie le démontrent, d'ailleurs, surabondamment.

Une fois entré en scène, et par le jeu même des actions et des réactions, le système nerveux appelle le système musculaire ; aussi, dans la série animale, voyons-nous apparaître, par différenciation contemporaine, et le système nerveux et le système musculaire, tous deux dynamiquement solidaires.

Le pas, que les spongiaires n'ont point franchi, l'est par les cœlentérés. Chez eux nous rencontrons la première manifestation, non douteuse, d'un système nerveux. Et ce dernier est déjà compliqué, puisque chez les polypes, si nous en croyons les recherches des zoologistes modernes, Blanchard, Hertwig, Zoja, Wolff, etc., il se compose de deux sortes de neurones: les sensitifs et les moteurs.

Apparition d'un système nerveux déjà complexe chez les cœlentérés avec des neurones sensitifs et moteurs.

Le *neurone sensitif* a les attributs essentiels du corpuscule sensitif et sensoriel des vertébrés ; il ne diffère guère, par exemple, des cellules olfactives. Il siège, en effet, en certaines régions de la peau, tentacule, disque buccal, œsophage ; il possède une forme bipolaire, avec une expansion périphérique grosse, terminée par un cil et une expansion centrale, plus ténue, ramifiée dans le mésoderme sous-jacent, et formant, à l'aide de ses ramifications associées à celles des corpuscules voisins, un plexus nerveux sous-épidermique d'une très grande richesse. Et de même que dans la muqueuse olfactive des vertébrés ou la peau des vers, ce neurone serait séparé de ses congénères par des corpuscules épithéliaux indifférents, jouant le rôle des cellules de soutien ou d'isolement.

Quant aux *neurones moteurs*, de forme étoilée, ils émettent plusieurs prolongements ; ces derniers, dans lesquels il est impossible, d'après Wolff [1], de distinguer encore un cylindre-axe et des dendrites, semblent destinés à entrer en contact avec les fibres musculaires rudimentaires situées au-dessous d'eux.

Au reste, l'ensemble de ces cellules profondes est très comparable aux ganglions et plexus d'Auerbach et de Meissner des vertébrés.

En passant à la classe des vers, nous voyons, grâce aux si intéressantes recherches de Lenhossék [2], de Retzius [3] et d'Apathy [4], le système nerveux réaliser encore un progrès considérable. Ici, il est également formé par les deux neurones fondamentaux, le sensitif et le moteur, disposés en une chaîne allant de la peau aux fibres musculaires. Mais un autre élément vient le compliquer, et sa seule apparition marque tout le progrès, énorme, toute la supériorité des vers sur les cœlentérés. Cet élément nouveau, c'est le *neurone intermédiaire* ou *d'association*.

Avec le neurone d'association, le composé multicellulaire devient véritablement un animal. L'excitation sensitive, si localisée soit-elle en un point de la peau, n'est plus désormais cantonnée ; elle n'amène pas seulement la réaction des fibres musculaires situées dans sa zone d'influence ; tout ou partie des autres fibres sont aussi mises en branle, suivant l'intensité de l'excitation, et l'animal entier peut, le cas échéant, vibrer et se révolter au moindre choc.

Comment ces trois sortes d'éléments s'agencent dans le corps des vers et comment ils fonctionnent, le schéma emprunté (fig. 1), partie aux découvertes de Lenhossék, partie à celles de Retzius, va nous l'apprendre.

Sur les côtés, dans la peau, nous apercevons des éléments bipolaires *A* ; ce sont les neurones sensitifs. Ces éléments n'ont point bougé, physiologiquement parlant, puisque nous les retrouvons à la même place que chez les cœlentérés ; mais leur expansion centrale s'est étirée en une fibre qui pénètre dans un ganglion, s'y divise en T et parcourt ainsi, couverte de varicosités terminales, un ou plusieurs renflements ganglionnaires, antérieurs et postérieurs à celui où la pénétration s'est effectuée. Les neurones moteurs *B, C, D*, eux, se sont, au contraire, déplacés ; ils ont gagné la profondeur du corps et se sont concentrés en ces ganglions, qui forment une chaîne allongée et médiane de renflements successifs, unis l'un à l'autre d'une part, dans le sens de la longueur, par un faisceau de tubes nerveux, dit commissure longitudinale, et, d'autre part, dans le sens transverse, aux muscles et

1. Wolff, Das Nervensystem der Polypoiden, Hydrozoa, etc. *Zeitschrift f. Allgm. Physiol.*, Bd. III, Heft. 3, 1903.
2. V. Lenhossék, Ursprung, Verlauf und Endigung der sensiblen Nervenfasern beim Lumbricus. *Arch. f. Mikros. Anat.*, Bd. XXX, 1892.
3. Gustav Retzius, Zur Kenntniss des centralen Nervensystems der Würmer. *Biol. Untersuch.*, Neue Folge, Bd. IV, 1892. — Das sensible Nervensystem der Polychäten. *Biol. Unters.*, Neue Folge. Bd. IV, 1892. — Das sensible Nervensystem der Crustaceen. *Biol. Unters.*, Neue Folge, Bd. VII, 1895.
4. Apathy, Das leitende Element des Nervensystems und seine topographischen Beziehungen zu den Zellen. *Mittheil. aus der zool. Station zu Neapel*, Bd. XII, Hft. 4, 1897.

à la peau, par des cordons privés de myéline. En même temps que cette
nouvelle disposition, les neurones moteurs prennent, chez les vers, une
morphologie spéciale. Ils sont, pour la plupart, unipolaires, et leur expansion nerveuse, après avoir parcouru, en un trajet plus ou moins long, un ou
plusieurs ganglions consécutifs, après avoir fourni à la portion centrale de
ces ganglions, appelée *substance ponctuée de Leydig*, un nombre variable de
branches collatérales ou *prolongements accessoires de Retzius*, se porte

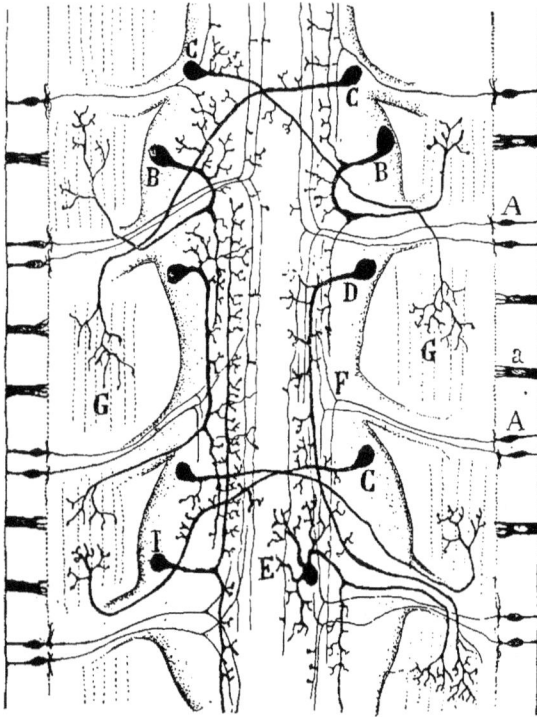

Fig. 1. — Schéma du système nerveux sensitif et moteur d'un ver. — Combinaison
de deux figures, l'une de Retzius et l'autre de V. Lenhossék.

A, cellules sensitives de la peau ; — B, cellules motrices homolatérales des ganglions centraux ; —
C, cellules motrices croisées ; — D, cellules motrices homolatérales longitudinales ; — E, cellules
motrices pluripolaires ; — G, ramifications terminales des neurones moteurs dans les muscles ;
— I, cellules d'association interganglionnaire.

vers la périphérie, pour se ramifier en *G* sur un groupe de fibres musculaires. D'après le chemin suivi par l'expansion nerveuse, les situations
relatives du corps de la cellule motrice et de la terminaison arborescente
peuvent, on le conçoit par avance, se combiner de diverses façons. Ainsi, le
corps peut se rencontrer dans la même moitié longitudinale, c'est-à-dire du
même côté de la terminaison, et le neurone s'appelle alors *neurone moteur
homolatéral*, B. Ou bien, et le fait est tout aussi fréquent, le corps siège
d'un côté et la terminaison de l'autre, l'expansion ayant traversé oblique-

ment la ligne médiane et la substance ponctuée ; c'est un *neurone moteur croisé*, *C*. Le premier cas, lui-même, celui des neurones moteurs homolatéraux, n'est pas simple. Corps et terminaison musculaires peuvent se trouver dans le même segment transversal du ver et du même côté, l'expansion émergeant du ganglion où elle a pris naissance, alors nous avons affaire à un *neurone moteur direct*, *B* ; ils peuvent, plus rarement, il est vrai, se trouver dans deux segments voisins ou éloignés l'un de l'autre, l'expansion, après avoir fourni un grand nombre de prolongements accessoires aux ganglions parcourus, émergeant d'un ganglion situé plus ou moins en avant ou en arrière de celui où réside le corps ; tel est le *neurone moteur longitudinal*, *D*. Restent les corpuscules d'association, *I*. Les nouveaux venus ont la même morphologie que les neurones moteurs longitudinaux, sauf que jamais, et c'est leur caractéristique, ils ne sortent des ganglions. Toutes leurs expansions se ramifient à l'intérieur d'un ou plusieurs renflements, mettant ainsi, selon toute vraisemblance, les branchilles terminales sensitives d'un ganglion en relation avec les neurones moteurs d'un autre. Faisons observer, en passant, que les moignons variqueux et terminaux des fibres sensitives et des cellules d'association, pour exciter les neurones moteurs, se mettent en contact avec les appendices accessoires ou initiaux de ces derniers. La conclusion, déjà tirée par V. Lenhossék, s'impose : c'est que les prolongements accessoires de Retzius sont, pour les cellules nerveuses des invertébrés, ce que les prolongements protoplasmiques ou dendrites sont pour les cellules nerveuses des vertébrés, c'est-à-dire des dispositions anatomiques de même fonction.

En résumé, la chaîne de l'acte réflexe se complique chez les vers, gastéropodes, crustacés, insectes, etc., de nouveaux maillons interposés entre le neurone sensitif et le neurone moteur. Cette interposition complique du même coup, comme nous l'avions prévu, surtout la physiologie de ces animaux. La complication la plus élémentaire, pour nous en tenir à celle-là, aura trait à l'étendue de la réaction. Ainsi, l'ondulation recueillie au niveau de la peau par la cellule bipolaire sensitive, après avoir atteint le foyer ganglionnaire correspondant, peut, si l'excitation a été faible, se réfléchir uniquement sur les muscles du métamère irrité, et cela, grâce au contact entre l'arborisation centrale sensitive et les prolongements accessoires des neurones moteurs. Mais si l'excitation est énergique, violente, le mouvement ondulatoire dépasse le ganglion primitivement ébranlé et, par l'entrée en jeu des neurones d'association, se propage à des éléments moteurs sis en des foyers ganglionnaires plus ou moins distants. Certains territoires musculaires sont de la sorte mis sous la dépendance de certaines surfaces cutanées. Et les voies d'association qui les relient ne sont point distribuées au hasard. L'évolution et l'adaptation ayant présidé à leur origine, l'exactitude de leur organisation est telle qu'à chaque stimulus reçu par un corpuscule sensitif l'animal répond au moyen de ce qu'Exner appelle des *combinaisons de mouvements*, c'est-à-dire, par un mouvement complexe, parfaitement coordonné pour sa défense ou son alimentation.

Ainsi, par sa seule présence, le corpuscule d'association donne aux vers, gastéropodes, etc., une supériorité organique et vitale incontestée, sur les cœlentérés. Mais qu'est-ce que cette supériorité auprès de celle octroyée à ces mêmes animaux et à d'autres plus récemment venus, les vertébrés, par un nouvel élément, le *neurone psychomoteur*? Substratum d'un monde encore inconnu, les phénomènes psychiques, cet élément, moins ancien que le précédent dans l'évolution nerveuse, s'intercale, de même, entre neurones moteurs et neurones sensitifs, mais à distance, en se localisant dans un ganglion à lui particulier, le ganglion cérébroïde des invertébrés, le cerveau des vertébrés. Là, il croît en nombre et en puissance à mesure du perfectionnement de la série zoologique; sa prépondérance y devient même telle chez les vertébrés, elle imprime même un cachet si différent à certain d'entre eux, l'homme, que, s'aidant des notions plus haut acquises, on pourrait diviser la série animale en époques nerveuses. Ainsi, les unicellulaires et spongiaires seraient l'époque de l'irritabilité; les cœlentérés, l'époque des deux neurones fondamentaux; les invertébrés inférieurs, l'époque des neurones d'association, et les vertébrés et surtout l'homme, l'époque du neurone psychomoteur : chaque époque, bien entendu, conservant et perfectionnant les progrès des époques qui la précèdent.

Apparition chez les invertébrés supérieurs d'une quatrième espèce de neurones: le neurone psychomoteur, siégeant dans le ganglion cérébroïde ou le cerveau, d'où il domine tous les autres.

De ce ganglion cérébroïde ou périœsophagien, le neurone psychomoteur recueille, avec une netteté croissante, un ensemble plus grand d'impressions plus compliquées ; de là, il transmet, avec une précision sans cesse augmentée, ses ordres aux autres foyers nerveux, développant ici l'activité des neurones moteurs, inhibant là les réactions automatiques, les réflexes surgis des ganglions. Il centralise ainsi, en lui, corpuscule psychomoteur, la solidarité fonctionnelle de tout l'être, solidarité tout à l'heure fruste, malgré le neurone d'association. Alors s'éveillent, sans doute, la conscience de la personnalité et de l'unité, la mémoire, l'intelligence, la volonté, moyens bien plus perfectionnés de défense et de conservation. L'être entièrement dominé par le neurone psychomoteur est de plus en plus puissant dans la lutte pour la vie.

Cet empire du neurone psychomoteur et du ganglion qu'il forme sur l'organisme entier, ces armes nouvelles et si excellentes qu'il lui donne ne constituent-ils pas vraiment un des phénomènes les plus étranges pour qui étudie l'évolution du système nerveux? Car, jusqu'à présent, entre les corpuscules de ce ganglion cérébroïde et ceux accumulés dans les centres œsophagiens et abdominaux, il n'est possible de découvrir aucune différence ni structurale, ni morphologique, ni chimique, ni évolutive. D'où vient donc cette supériorité, cette suprématie du ganglion encéphalique? A notre avis, elle résulte de la supériorité même des relations dynamiques établies entre le monde extérieur et ce ganglion.

Supériorité du neurone psychomoteur des invertébrés supérieurs et des vertébrés due à la supériorité de ses relations, avec le monde extérieur.

Expliquons-nous. Les ganglions abdominaux, rattachés aux cellules nerveuses presque indifférentes de la peau, reçoivent d'elles des sensations tactiles et thermiques, simples, informes, imprécises ; le ganglion céphalique, uni, lui, aux cellules très spécialisées de la vue, de l'ouïe, de l'odorat, enregistre, au contraire, des impressions déjà organisées, des impressions compliquées de rapports fixes de temps et d'espace, par ainsi, images véritables du monde extérieur. Telle est, en cette différence de relations, la cause première de la prééminence du ganglion cérébroïde. Cette prééminence, l'œil et l'oreille surtout, en sont les artisans. Ces organes, en effet, *véritables appareils numérateurs*, selon l'heureuse expression de Max Nordau [1], recueillent d'une façon toute spécifique, au milieu de l'immense infinité de mouvements ondulatoires qui les ébranlent, ceux-là seuls pour lesquels ils sont adaptés. Le filtre extrêmement délicat de l'organe de Corti, le crible à mailles serrées des cônes et bâtonnets de la rétine opèrent, comme nous l'avons montré ailleurs [2], un tri dans la foule bigarrée des mouvements du milieu ambiant. Et ce choix d'ondulations est, par lui-même, ne le voit-on pas, une véritable image, parfaitement définie, organisée, qui, projetée en faisceau sur l'écorce cérébrale, s'y transforme en sensations, idées, volitions. C'est un point sur lequel nous insistons tout particulièrement et, pour mieux nous faire entendre, nous disons : le cerveau des vertébrés ou le ganglion cérébroïde des invertébrés n'a point à créer lui-même d'images, car elles lui sont fournies, parfaitement dessinées et reflétant en intensité les innombrables nuances d'énergie des excitants, bref, toutes faites par les organes des sens, et c'est l'architecture merveilleuse de ceux-ci qui est la cause primordiale de l'activité supérieure de celui-là.

Pour nous donc, la morphologie et la constitution chimique d'une cellule, malgré toute leur importance pour la forme du travail psychique, ne sont pas les conditions absolument déterminantes de la hiérarchie qui s'est établie entre les divers modes de ce travail ; cette hiérarchie est bien plutôt liée, et étroitement, à la qualité de l'excitation venue du monde extérieur. Cette excitation est-elle, ainsi que nous l'avons dit, imprécise, diffuse, sans rapports exacts d'étendue et de forme, semblable aux excitations tactiles et thermiques qui parviennent à la chaîne ganglionnaire ventrale des invertébrés et à la moelle épinière des vertébrés ? Sa transformation de matière première en sensation ne donnera naissance qu'à un produit grossier, aux réactions motrices ganglionnaires ou médullaires accompagnées, si nous acceptons la théorie du polyzoïsme de Durand (de Gros) [3] et de Forel [4], de représentations conscientes obscures et vagues [5]. La matière première de sensation est-

1. Max Nordau, Paradoxes psychologiques. Paris, 1896.
2. S. R. Cajal, Préface du livre du Dr P. L. Pelaez : Anatomia normal de la médula espinal humana, etc., 1897.
3. Durand (de Gros), Essais de physiologie psychologique. Paris, 1866. — Le merveilleux scientifique. Paris, 1894.
4. A. Forel, Un aperçu de psychologie comparée. L'Année psychologique, 2e année, 1896.
5. L'hypothèse de l'activité consciente des centres nerveux inférieurs, soutenue pour la moelle par Pflüger et étendue par Durand (de Gros) et Forel à tous les corpuscules nerveux, est une conception aussi ingénieuse que hardie. Elle soulève pourtant bien des difficultés, mais possède, par contre, l'avantage de combler l'abîme dynamique qui semble exister entre le ganglion cérébral et les centres nerveux sympathiques et médullaires. De toutes façons, cette question est de celles qui, par leur complexité, suscitent de grandes controverses; témoin, le discours fort étudié de Tanzi : I limiti della psicologia (Discorso inaugurale dell' anno academico 1896-1897), dans lequel cet auteur, combattant résolument cette hypothèse, soutient que le cerveau est le foyer unique de l'activité psychique consciente.

elle, au contraire, de qualité supérieure? S'agit-il, par exemple, d'images visuelles, acoustiques, olfactives? La métamorphose, dans le ganglion cérébroïde ou le cerveau qui les reçoit, de ces matériaux déjà singulièrement dégrossis, aboutira à l'édification d'idées, escortées d'un réflexe intérieur ou conscience d'une netteté et vigueur extraordinaires. Nous sommes à ce point convaincu de l'importance capitale, pour l'évolution des organes nerveux centraux, de la qualité de leurs relations avec le monde extérieur que, pour nous, si par une anomalie capricieuse du développement, du reste impossible, le nerf optique venait à se terminer dans la moelle épinière, les neurones de celle-ci élaboreraient des sensations visuelles au lieu et place d'excitations motrices ; et nous irions jusqu'à dire que, l'adaptation et la sélection aidant, à supposer qu'elles puissent avoir prise sur cet organisme monstrueux, ces neurones acquerraient peu à peu la forme, l'abondance de prolongements et aussi le luxe d'associations dont se caractérisent les cellules pyramidales du cerveau ; tant, pour nous, le principe téléologique de Pflüger, d'après lequel : *la cause qui provoque un besoin, provoque en même temps les moyens de le satisfaire*, semble régir toute la nature vivante.

Nous venons de nous efforcer dans les considérations précédentes de prouver que le rang élevé atteint par le travail du ganglion cérébroïde dépend de ses relations sensorielles spéciales, de montrer que, si lui et le cerveau, sa plus haute expression, sont des centres si supérieurs, cela tient uniquement à leurs rapports avec des organes périphériques, œil, oreille, appareil olfactif, eux-mêmes supérieurs à la peau [1].

La question est-elle, après cela, vraiment résolue ? n'est-elle pas simplement déplacée et portée sur un autre terrain ? On se sera, en effet, demandé tout aussitôt : pourquoi et comment certaines parties de l'épiderme, situées dans le métamère du ganglion cérébroïde, ou reliées à lui, quoique situées dans d'autres métamères, se sont-elles différenciées jusqu'à devenir un œil, une oreille, un appareil olfactif? Ce problème, Herbert Spencer se l'est posé, et il y a répondu, après une étude approfondie [2], en attribuant l'apparition des organes des sens à l'action combinée de l'adaptation et de la sélection. Nous ne repousserons pas formellement l'idée que les organes sensoriels, l'œil, par exemple, sont dus à des équilibrations directes ou indirectes de l'organisme, c'est-à-dire à des adaptations de certaines régions cutanées à l'action des ondulations des milieux extérieurs, éther, air, etc., combinée à l'influence perfectionnante de la sélection naturelle. Mais, avouons-le, il nous est impossible de comprendre, pour ainsi dire, comment sont apparues ou se sont formées certaines variations initiales qui ont servi de point de départ aux évolutions ultérieures. Ainsi, nous ne concevons pas bien pourquoi, par exemple, les taches pigmentaires ou œils rudimentaires des vers : turbellariés, trématodes, hirudinés, sont rondes et siègent précisément sur la peau qui

---

1. Th. Meynert a aussi attribué, il y a longtemps, la diversité fonctionnelle des cellules nerveuses à la différence de leurs connexions périphériques, et cela dans le but d'expliquer pourquoi des régions de l'écorce cérébrale, en apparence de structure identique, possèdent des activités fort dissemblables.

2. H. SPENCER, Principes de Biologie, t. II, p. 399.

recouvre le ganglion sus-œsophagien et non point sur celles d'autres foyers nerveux. Nous n'avons pas moins de peine à nous expliquer pourquoi, avec l'aide du temps, il surgit en avant de la tache pigmentaire et du nerf sous-jacent un épaississement épidermique lenticulaire, dont le rayon de courbure, l'indice de réfraction, etc., paraissent exactement calculés pour projeter une image nette sur l'expansion du nerf optique. Il faut donc reconnaître, que même en faisant appel au principe de la sélection naturelle, il nous est impossible de pénétrer le mode d'origine de ces merveilleux appareils de relation, agents probables, ainsi que nous l'avons soutenu, du rang dynamique élevé départi au ganglion cérébroïde et du rôle directeur qu'il exerce sur tous les autres foyers ganglionnaires [1].

Systématisation plus grande et plus complexe des neurones centraux à mesure que l'on se rapproche des mammifères.

Si l'évolution des quatre éléments nerveux primordiaux paraît avoir atteint, aujourd'hui, son expression la plus élevée dans le neurone psychomoteur, surtout de l'homme, tout le monde sait que la systématisation de ces éléments en ganglion cérébroïde et chaîne ventrale des invertébrés même supérieurs n'est point le suprême effort de la nature. L'adaptation au milieu, la sélection naturelle, la division du travail, ont poussé encore plus loin et concurremment la complication et la perfection de leur groupement, de leur association, de leur forme, de leur structure, de leur composition chimique, de leur fonction. Et de ce progrès, le système nerveux des vertébrés, et parmi eux des mammifères, de l'homme surtout, est la manifestation présentement la dernière et la plus haute. Le ganglion cérébroïde acquérant des proportions considérables, sous l'aiguillon perfectionnant des organes des sens, eux-mêmes de plus en plus perfectionnés, devient cerveau, avec divisions et subdivisions, de structure différente : cerveau antérieur, moyen, intermédiaire, postérieur, etc. La chaîne ganglionnaire double se fond en un cordon nerveux unique, la moelle épinière, protégée par une suite d'anneaux cartilagineux ou osseux, les vertèbres. Une chaîne nouvelle, ganglionnaire, le grand sympathique, à fonctions partiellement indépendantes du système cérébro-rachidien, se différencie, pour régler de façon automatique tous les actes de la vie végétative : digestion, circulation, sécrétion, etc.

Apparition du sympathique.

Émigration phylogénique des neurones sensitifs cutanés vers les centres.

Enfin, les neurones sensitifs, qui chez les vers siégeaient entre les cellules épidermiques de tout le tégument, allongent et ramifient leur expansion périphérique restée fixée à la peau, tandis que leurs corps protoplasmiques émigrent vers le mésoderme, où, d'étape en étape, ils approchent de la moelle épinière pour se concentrer à son voisinage en amas ganglionnaires métamé-

1. Le passage d'un mécanisme sensoriel imparfait à un autre plus perfectionné de même ordre apparaît encore comme une difficulté fort embarrassante pour la théorie de la sélection. Prenons, par exemple, la vision panoramique chez les poissons, les reptiles et les batraciens, chez qui elle est associée à la décussation totale des fibres des nerfs optiques. Cette vision devient, chez les mammifères supérieurs, binoculaire et à champ unique. Or, chez eux, les nerfs optiques ne s'entrecroisent qu'en partie. Une de leurs portions reste directe. Cela aurait dû, par conséquent, déterminer de la diplopie, vision bien plus imparfaite que chez les vertébrés inférieurs ; il n'en est rien, bien au contraire.

Cet argument et d'autres encore ne nous portent pas néanmoins à rejeter le principe de la sélection. Nous ne l'avons mis en avant que pour montrer la nécessité d'admettre d'autres facteurs, encore inconnus, de l'évolution progressive.

riques[1]. Dans la figure 2, qui schématise les découvertes de Retzius[2], on suivra sans peine les phases diverses de cette concentration.

Quant à la morphologie des éléments nerveux, pour nous en tenir, actuellement, aux principales améliorations, elle éprouve, d'une manière simultanée, chez les vertébrés, une transformation capitale. Les expansions accessoires de Retzius, destinées à recueillir les courants nerveux, procèdent, chez les invertébrés, du prolongement cylindre-axile ; chez les vertébrés, elles naissent du corps même de la cellule, dont l'aspect est ainsi modifié du tout

Modifications phylétiques de la morphologie de la cellule nerveuse.

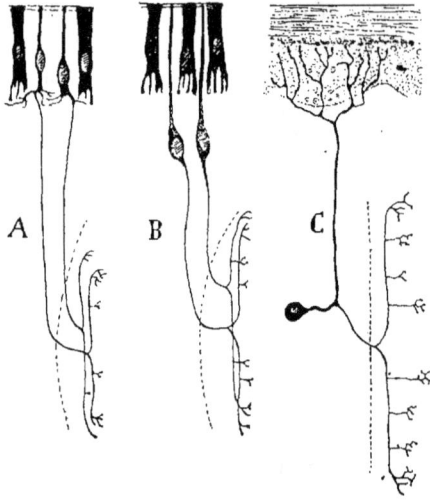

Fig. 2. — Schéma de la centralisation progressive des cellules sensitives dans la série animale. (D'après Retzius.)

A, neurones sensitifs du ver de terre ; — B, cellules sensitives d'un mollusque ; C, cellule sensitive d'un vertébré.

au tout ; elles portent alors le nom d'expansions protoplasmiques ou dendritiques. Ce déplacement de l'appareil récepteur, sur l'importance physiologique duquel nous avons plus haut appelé l'attention, débute déjà chez les vers dans quelques cellules motrices, comme l'a remarqué Lenhossék. Mais c'est seulement chez les vertébrés qu'il devient tout à fait constant. Cette assertion est pourtant un peu trop absolue et il est des neurones qui, à passer de l'invertébré au vertébré, ne modifient en rien leur morphologie originelle. Tels sont les corpuscules sensoriels : olfactifs, bipolaires acoustiques, etc.,

1. Il est difficile de découvrir les avantages de cette lente concentration. Le premier, qui vient à l'esprit, est la protection plus grande contre les influences nocives du milieu ambiant, ainsi offerte aux neurones sensitifs qui abandonnent l'épiderme et se concentrent dans des plans mésodermiques de plus en plus profonds. Il y aurait même un surcroît d'utilité à cette émigration, s'il était prouvé que ces neurones, une fois détruits, sont inaptes à se reproduire.

2. Retzius, Ueber die neuen Prinzipien in der Lehre von der Einrichtung des sensiblen Nervensystems. *Biol. Untersuch.*, Neue Folge, Bd. IV, 1892.

et partiellement aussi, les neurones sensitifs primaires, extra-centraux, car, bien qu'ils se transforment de bipolaires en unipolaires, ils n'en gardent pas moins inaltérés et la dualité et le mode de connexion de leurs expansions centrale et périphérique [1].

Maintien chez les vertébrés du plan fondamental du système nerveux des invertébrés.

Malgré tous ces perfectionnements, la structure générale du système nerveux des vertébrés conserve le plan fondamental de la chaîne ganglionnaire des invertébrés. Elle comprend,

Pour la moelle :

1° Des *neurones moteurs* dont l'expansion fonctionnelle distribue sa gerbe de filaments terminaux à des fibres musculaires striées ; 2° des *neurones sensitifs primaires*, ayant leur habitat hors du rachis, dans des ganglions d'où ils envoient à la moelle un prolongement qui va répandre autour des cellules motrices ses divisions ultimes ; 3° des *neurones sensitifs de second ordre* ou *d'association*, ceux-ci, non plus en dehors de la moelle, mais dans la moelle même et servant de trait d'union entre les neurones sensitifs primaires ou ganglionnaires et les neurones moteurs médullaires.

Pour le cerveau :

1° Des *neurones moteurs de second ordre* ou *cérébraux*, neurones dont le cylindre-axe, courant le long de la colonne cérébro-rachidienne dans la voie pyramidale, vient envelopper de ses branchilles finales les neurones moteurs médullaires ; 2° et enfin, chez les mammifères, *des neurones sensitifs ou sensoriels de troisième et peut-être de quatrième ordre* ou *cérébraux*, grâce auxquels les excitations transmises à l'écorce cérébrale par un corpuscule sensitif ou sensoriel de second ordre se propagent aux neurones moteurs ou de second ordre de cette écorce, à ceux-là mêmes qui constituent la voie pyramidale.

Les lois évolutives du système nerveux et leurs conséquences.

Nous voici au terme de ce rapide coup d'œil jeté sur les étapes successives du système nerveux. Des lois s'en dégagent, qui semblent avoir présidé à l'évolution et au perfectionnement de ce système. Ces lois, quelles sont-elles ?

1° Multiplication des neurones ou conducteurs nerveux, à fin de complication des relations entre les divers tissus et organes ;

2° Différenciation de la morphologie et de la structure des neurones, pour mieux les adapter à leur rôle de transmetteurs multipliés ;

3° Unification du système nerveux et concentration de ce système en masses nerveuses, d'où économie, à la fois, de protoplasma transmetteur et de temps de transmission.

Examinons les conditions et les conséquences de ces lois :

a) La *multiplication des neurones* est l'effet même de l'accroissement numérique continu, dans la série animale, des cellules épidermiques, musculaires et glandulaires. Ces deux phénomènes se suivent toujours pas à pas. Sans nul doute, les nouveaux éléments non nerveux qui à chaque âge de l'évolution phylogénique s'ajoutent aux précédents, eussent pu se relier au

---

1. CAJAL, Consideraciones sobre la morfología de la célula nerviosa. (Travail présenté au Congrès international de médecine, à Rome. Madrid, 1895.)

système nerveux quelconque déjà existant, sans que le nombre de neurones, dont ce dernier était constitué, eût changé. Ramifications protoplasmiques et nerveuses de chaque cellule n'auraient eu qu'à foisonner. Mais quelle eût été la conséquence d'une centralisation poussée si loin dans un seul et même neurone ? Un recul, en quelque sorte, une rétrogradation dans l'évolution perfectionnante des êtres. D'abord, la sensibilité différentielle, fondement de cette évolution, eût été diminuée. En effet, voici un neurone sensitif dont les ramifications protoplasmiques, périphériques, desservent une étendue considérable du tégument. N'est-il pas vrai que si deux actions du monde extérieur viennent, au même moment, s'imprimer sur cette portion de l'enveloppe, le sensorium ne les percevra que comme une seule et unique, transmises qu'elles sont par le même neurone ? Ce serait la confusion et l'erreur. Or, tout ce que nous savons de la psychologie des animaux nous autorise à admettre que chaque impression de l'espace est recueillie et transmise par une seule cellule nerveuse. C'est dire que notre hypothèse est en opposition marquée avec les probabilités.

Tout, au contraire, nous donne à croire que l'effectif des neurones périphériques et centraux, sensitifs et moteurs, s'accroît à mesure de la multitude des éléments des autres tissus, et aussi à mesure du nombre des impressions qui, différentes et simultanées, doivent être transmises au sensorium et à l'appareil locomoteur. Il doit s'accroître aussi, afin d'augmenter l'intensité des actions nerveuses, chaque neurone, ajouté à une chaîne déterminée de conduction, semblant, et cela est assez d'accord avec les expériences physiologiques, amplifier l'intensité du courant qui le traverse. Enfin, la quasi-proportionnalité qui, très vraisemblablement, paraît exister entre le calibre des expansions d'un neurone et l'énergie du courant qui le parcourt, exclut, pour tout fonctionnement efficace, un morcellement excessif de ces expansions et réclame au contraire un plus grand contingent de corpuscules nerveux.

b) La loi de la *différenciation morphologique*, découverte elle aussi par l'histologie comparée, se trouvera élucidée dans tous ses détails quand nous parlerons de la forme générale des cellules nerveuses. Mais, par avance, nous pouvons dire qu'elle se caractérise par la surproduction d'associations intercellulaires qu'amènent chez les neurones unipolaires, devenus bi- et pluri-polaires, la multiplication, l'allongement, l'étalement de leurs expansions dendritiques.

c) Multiplication et complication toujours croissantes des divers neurones du système nerveux, telles sont les deux premières bases de notre critérium sur les progrès de ce système. Eh bien ! si nous ne prenions en considération que ces deux bases ou lois, pour juger du perfectionnement nerveux, nous nous heurterions, immédiatement, à des oppositions flagrantes. Ainsi, le système nerveux des animaux plus élevés, des vertébrés et surtout des mammifères par exemple, montre, quand on le considère d'ensemble, une condensation sans cesse accentuée, une unité de plus en plus marquée. Nos deux premières lois sont-elles donc fausses, infondées ? Pas le moins du monde. Il n'y a là qu'apparente contradiction.

Dès que, en effet, dans le système nerveux, on veut bien distinguer nettement de la structure intime, fine, la forme générale, macroscopique, cette contradiction disparaît, et les deux lois précédentes gardent toute leur valeur. Aussi bien chez les vertébrés que chez les autres la structure intime, fine, du système nerveux va toujours se compliquant et se différenciant, selon les degrés de l'échelle zoologique. Et quant à la forme générale, macroscopique, si elle s'unifie et se condense, c'est qu'une autre loi intervient, la troisième *loi de l'intégration longitudinale et transversale du système nerveux* de Herbert Spencer [1], *loi de l'économie de protoplasma nerveux transmetteur et de temps de transmission*, d'après nous.

« Pendant l'évolution d'un organisme, dit le philosophe anglais, il s'établit non seulement des séparations de parties, mais aussi des coalescences ; il n'y a pas que des phénomènes de désagrégation, il y a encore des phénomènes d'agrégation. Chez les individus adultes des annelés les plus inférieurs, aussi bien que chez les larves les plus élevées, le système nerveux est constitué par une chaîne double de ganglions, étendue d'une extrémité à l'autre du corps, chaîne double qui, chez les vers supérieurs, se convertit en chaîne simple. Dans les premières phases du développement d'*Astacus fluviatilis*, il existe pour chaque anneau métamérien une paire distincte de ganglions. Parmi les 14 paires ganglionnaires correspondant à la tête et au thorax, les 3 qui sont situées en avant de la bouche se fondent en une seule masse pour former le cerveau ou ganglion cérébroïde ; en même temps, les 6 paires suivantes s'accolent sur la ligne médiane, tandis que les restantes conservent plus ou moins leur individualité... Nous voyons se vérifier là, tout à la fois, les intégrations transversale et longitudinale. »

Et ce n'est pas le terme ultime de cette intégration, ajouterons-nous ; puisque chez les vertébrés un organe allongé, lui aussi, mais parfaitement homogène, la moelle épinière, dans lequel il n'est plus possible de reconnaître, tant ils se sont fusionnés, les foyers plus ou moins isolés du système nerveux des vers, mollusques, crustacés, est venu remplacer la chaîne double ou simple de ces derniers.

Quelles sont les causes de ce phénomène biologique si important ? Herbert Spencer ne les recherche pas. Il affirme simplement que l'intégration longitudinale et transversale est une résultante de la tendance manifestée par toutes parties remplissant même rôle, à se rapprocher, à se centraliser. Mais ce n'est pas trancher la question. Dire qu'il y a attraction, assemblement de parties, à cause de leur affinité fonctionnelle, ce qui, entre parenthèses, ne fait que compliquer le problème, ne rend compte, en rien, de l'avantage tiré par l'organisme de cette confluence. Si l'on est franchement évolutionniste, et si, à plus forte raison, on est persuadé que tout progrès morphologique et fonctionnel a sa cause effective en la sélection naturelle, on se trouve astreint à justifier tout fait de structure survenant dans la série phylo- ou ontogénique, par l'utilité réelle que l'organisme

L'économie de protoplasma et de temps est la cause de la concentration et de l'unification du système nerveux.

1. HERBERT SPENCER, Le progrès, sa loi, sa cause (d'après la traduction espagnole de M. Unamuno, 1896).

sera à même d'en retirer un jour ; car dans la nature tout ce qui est utile subsiste, et tout ce qui ne l'est plus disparaît, sous les coups de la sélection naturelle et de la régression. Eh bien ! dans le cas présent, le but utilitaire de cette intégration est tout simplement l'économie de protoplasma nerveux, jointe à l'économie d'espace causée elle-même par la production de vastes cavités destinées à loger les viscères.

Expliquons-nous : Voici cinq schémas, *A*, *B* et *C* de la figure 3, *D* et *S* de la figure 4. Grâce à eux, nous allons voir que la concentration successive de corpuscules ganglionnaires, primitivement isolés, 1° procure une économie de conducteurs, c'est-à-dire de protoplasma nerveux transmetteur, et 2° donne la possibilité à une fibre nerveuse, munie pourtant d'une arborisation terminale peu étendue, d'ébranler un nombre considérable de cellules nerveuses.

Dans le premier schéma *A*, la peau renferme trois neurones sensitifs *a* qui chacun, par trois branches longues, vont exciter les trois muscles internes *b*. Il n'y a point de neurones moteurs interposés. Cela fait donc neuf branches longues, nerveuses. C'est le schéma d'un être idéalement rudimentaire au point de vue du système nerveux. Chez cet être, il faut donc neuf branches nerveuses longues, pour que tous les muscles d'une section transversale de son corps soient mis en contraction.

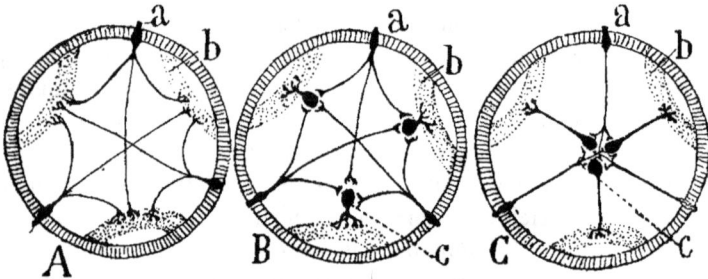

Fig. 3. — Schémas montrant l'utilité de la multiplication des neurones et de leur groupement en ganglions centraux.

A, invertébré idéal chez qui on suppose qu'il n'existe que des neurones cutanés ou sensitifs *a* ; — B, invertébré, peut-être l'actinie, chez qui existent déjà les deux espèces de neurones, moteurs *c* et sensitifs *a*, mais non encore centralisés en ganglions ; — C, invertébré, du genre ver, chez qui les neurones moteurs *c* se sont concentrés en ganglions ; — *a*, neurone sensitif ou cutané ; — *b*, muscle ; — *c*, neurone moteur.

Passons au schéma *B*. Un nouvel élément s'y rencontre : un neurone moteur tout adossé aux muscles, petit, à pousses encore embryonnaires, recevant, des branches à peine écourtées du neurone sensitif, l'ordre d'agir sur les fibres contractiles. Il y a donc toujours neuf branches ; l'économie protoplasmique est à peine sensible. Et le seul avantage appréciable de cette complication est l'énergie plus intense de la réaction musculaire, due à la sommation des décharges du neurone sensitif et du neurone moteur. C'est du moins ce que l'on doit admettre.

Le schéma *C* a tout simplifié ; les neurones moteurs précédemment périphériques, écartés l'un de l'autre, sont là juxtaposés en un foyer, unique, central ; ils se sont *intégrés transversalement*, comme dirait Herbert Spencer. Pas n'est besoin d'un long calcul, pour voir qu'il n'y a plus que six branches longues de transmission des courants, suffisantes, pour contracter, comme auparavant, toutes les fibres musculaires de ce métamère. Mais avec quelle économie de substance nerveuse, quelle commodité et quelle rapidité pour la transmission réflexe! Si, d'une part, il est vrai, le protoplasma nerveux du neurone moteur a dû s'étirer en long fil pour permettre au corps d'aller se joindre à ses pareils, au milieu de l'organisme, ce qui suppose une dépense de matière nerveuse ; d'autre part, les trois branches longues de chaque neurone sensitif se sont raccourcies, au point de n'être plus que quelques barbelures au bout d'une tige commune, allongée. Il y a là économie manifeste de matière nerveuse. Il y a plus encore : les quelques barbelures, résidus des longues branches du neurone sensitif, excitent tous les neurones moteurs, maintenant concentrés, et il suffira de quelques autres barbelures pour que le champ d'action motrice d'une arborisation sensitive augmente d'étendue.

Cette systématisation, cette concentration du système nerveux aura

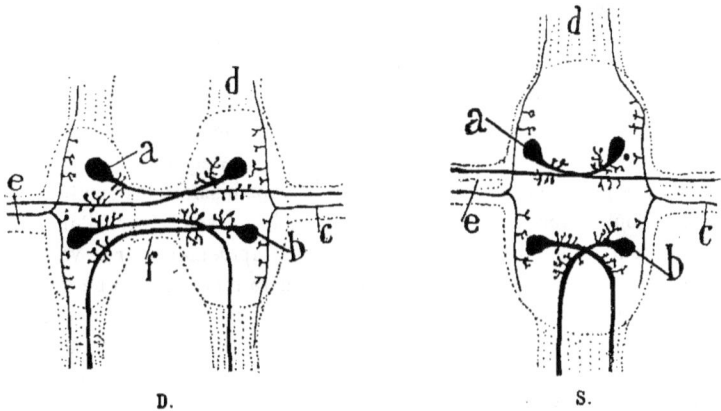

D.   S.

Fig. 4. — Schémas montrant l'économie de matière obtenue par la fusion de la chaîne double des invertébrés en une chaîne simple. — Les commissures transversales interfocales, forcément longues dans la chaîne double *D*, se raccourcissent dans la chaîne simple *S*.

a. neurone moteur croisé; — *b*, neurone commissural ou sensitif d'association; — *c*, fibre sensitive, venue de la peau; — *d*, commissure longitudinale; — *e*, nerf, composé de fibres motrices centrifuges et de fibres sensitives centripètes; — *f*, commissure transversale.

encore pour conséquence de laisser des espaces libres, où pourront se loger les grands viscères mobiles de la vie végétative, et rien ne peut nous empêcher de croire que, pour ne pas se nuire mutuellement dans leur fonctionnement, ce système nerveux et ces viscères se soient cantonnés chacun dans une région de l'organisme ; d'où, la situation du système nerveux tout contre une des parois de la grande cavité hémale.

Avec les schémas *D* et *S* de la figure 4 nous voyons la structure bilatérale primitive du système nerveux, la seule que nous ayons eue en vue dans nos explications précédentes, passer, toujours sous l'impulsion de cette tendance à l'économie protoplasmique, à la structure médiane unique, où seul le microscope peut déceler encore la double division première. Le bénéfice est la disparition de la commissure transverse, ou plutôt sa réduction au minimum et, du même coup, le raccourcissement transverse de tous les conducteurs nécessaires à la solidarité fonctionnelle de chaque paire ganglionnaire, c'est-à-dire : des cylindres-axes moteurs croisés, tels que celui du neurone *a*, remplacés chez les mammifères par les commissures sensitives de collatérales, et des cylindres-axes des neurones d'association également croisés, tels que celui de la cellule *b*.

Grâce à la loi de l'économie de protoplasma nerveux, le summum de l'intégration transversale, celle que manifestent les vertébrés les plus parfaits, est ainsi atteint. Nous n'avons même plus besoin maintenant de schémas, pour nous imaginer comment, de par cette même loi, sera obtenue l'intégration longitudinale, aussi à son plus haut degré chez les vertébrés. L'éparpillement de neurones dans des groupes axiaux, unis par des filets nerveux groupés en commissures longitudinales ou connectifs, augmente, sans profit aucun, la longueur de tous les conducteurs : voies sensitives d'association interfocale, constituées par les branches ascendantes et descendantes des tubes nerveux sensitifs; voies parties du ganglion céphalique, comprenant les voies pyramidales et autres semblables; voies longitudinales sensitives d'association de second ordre, formées par les cellules commissurales et funiculaires. Leur rapprochement, leur condensation dans le sens de la longueur diminuent le trajet de toutes ces voies de communication; le protoplasma est économisé, la transmission des excitations accélérée. Tout l'avantage, presque, sera pour le cerveau, car, d'une part, les excitations sensitives lui parviendront plus rapidement par la voie sensitive centrale ascendante et, d'autre part, il pourra réagir avec une grande célérité sur les neurones moteurs. Ajoutons que l'écartement moindre des neurones moteurs dans le sens longitudinal aura pour résultat de permettre aux fibres de la voie pyramidale d'embrasser dans la sphère d'influence de leur arborisation, relativement restreinte, un nombre considérable de cellules.

Ainsi se trouve clairement établi le fait que l'évolution est parvenue à résoudre, par la concentration longitudinale et transversale des ganglions, ce problème : créer, avec des conducteurs aussi courts que possible, le plus grand nombre possible d'associations, et cela, sans nuire à la rapidité de transmission et plutôt en l'accélérant dans le plus grand nombre des cas [1].

Parvenu à la fin de cette longue incursion dans l'évolution générale du système nerveux, une question se pose à nous, inéluctable : Quel but utilitaire poursuit donc la nature, elle qui ne fait jamais d'effort en vain, à pousser ainsi plus loin la différenciation de ce système ? Ce but, celui du

L'amélioration de l'acte réflexe est le but de la différenciation

1. Cette doctrine a été publiée dans le travail de S. R. Cajal intitulé : Leyes de la morfología y dinamismo de las células nerviosas. *Revista trimestral micrográfica*, n° 1, Madrid, 1897.

toujours plus grande du système nerveux.

moins qui semble résulter de toutes les considérations précédentes, c'est l'amélioration, l'amplification de l'acte réflexe, sauvegarde de la vie de l'individu et de l'espèce.

A l'irritabilité primitive et indifférente des protozoaires succède, en effet, le réflexe direct, limité des cœlentérés; puis, nous voyons le réflexe de plus en plus étendu et efficace des invertébrés supérieurs et des vertébrés.

Ici, grâce à l'intervention de groupes de plus en plus nombreux de neurones associatifs dans le transport de l'ébranlement nerveux, tous ou presque tous les muscles peuvent, réfléchissant le choc d'une excitation unique, extérieure, entrer en contraction et développer des actes d'une coordination parfaite, merveilleusement adaptés à la défense de l'animal. Ici, la machine organique est vraiment comparable, comme l'a fort justement suggéré Huxley [1], à ces appareils si ingénieusement combinés, boîte à musique, photographie automatique, cylindre phonographique, etc., dans lesquels il suffit d'une simple pression du doigt sur un ressort, ou du poids d'une pièce de monnaie qu'on y a jetée, pour, le mécanisme déclanché, voir se dérouler toute la série des combinaisons dont on les a dotés.

Et ce réflexe inconscient n'est point, remarquons-le bien, l'apanage exclusif des invertébrés; il existe, persiste et se perfectionne même chez les vertébrés supérieurs, tant dans la moelle que dans le cerveau. C'est lui, d'ailleurs, qui constitue le grand fonds des adaptations du système nerveux et de l'être aux nécessités de la vie, adaptations que l'hérédité fixe et que la sélection naturelle ou d'autres facteurs encore inconnus du progrès organique améliorent peut-être.

Le réflexe psychique des vertébrés et son substratum, la cellule pyramidale du cerveau.

Après ces trois réflexes, irritabilité des protozoaires, réflexe simple des invertébrés inférieurs, réflexe composé des invertébrés supérieurs et des vertébrés, tous trois de complication croissante, se montre enfin le tout puissant réflexe psychique des vertébrés, surtout des vertébrés supérieurs. Chez ceux-ci, les éléments anatomiques non nerveux et nerveux ne sont plus à la seule disposition d'une excitation venue du dehors; ils sont aussi, et cela est peut-être également vrai pour les invertébrés, quoique sans doute à un bien moindre degré, sous la dépendance d'excitations émanées des sphères directrices de l'individu lui-même. C'est qu'un facteur dynamique nouveau est apparu, accompagnant la cellule pyramidale du cerveau; ce facteur c'est l'enregistrement des impressions sensitivo-sensorielles recueillies dans le monde ambiant et leur métamorphose en idées et volitions.

L'excitation sensorielle, la sensation visuelle, par exemple, n'est plus entièrement employée à se réfléchir sur les muscles; elle ne s'épuise plus tout entière en une réaction motrice automatique; une partie de son énergie est absorbée, à son passage, par les neurones cérébraux, grâce à une transformation encore ignorée de leur contenu; et voilà l'excitation fixée d'une façon indéfinie. Plus tard, très tard même, cette excitation emmagasinée pourra, sous le coup de nouvelles excitations extérieures ou d'impulsions internes, souvent d'essence très différente, se réveiller et donner lieu à des

1. Huxley, L'écrevisse, trad. franc. de E. Alglave, Paris, 1880.

manifestations motrices. C'est donc bien un réflexe, mais fort compliqué et
à longue échéance, ayant son substratum probable dans l'ensemble des
neurones d'association de l'écorce cérébrale, c'est-à-dire des cellules qui
établissent des liens associatifs entre tous les foyers sensitifs et sensoriels
moteurs et centraux. Ce réflexe, d'un ordre plus élevé que le réflexe automatique à qui il commande, assure à un bien plus haut degré la conservation et la défense de l'animal ; car l'absorption sensorielle ou sensitive qui
en est l'origine, et sur laquelle Forel a tout particulièrement insisté[1], est
une des conditions indispensables à la genèse de la mémoire, de la pensée,
du jugement et de la volonté, ces puissants facteurs de supériorité dans la
lutte organique.

Les neurones d'association auxquels nous attribuons ces facultés si hautes
de l'exercice de la pensée, siègent-ils diffusément répandus dans toute
l'écorce cérébrale ou bien sont-ils localisés ? Selon Flechsig, toutes les probabilités sont pour leur localisation en des régions spéciales qu'il nomme
zones d'association. Il en est de même pour les neurones cérébraux consacrés à l'association de la motricité ; ils seraient groupés en des zones parti
culières, différentes des premières et appelées *zones sensorielles* ou *senso-
rio-motrices*. Nous aurions donc, s'il en est réellement ainsi, à distinguer
trois sortes de cellules pyramidales ou neurones psychiques : 1° le *neurone
de sensation* ; 2° le *neurone psychomoteur* ; 3° enfin, le *neurone d'association*
ou de *représentation*, ce dernier, divisible à son tour en espèces diverses
suivant la nature visuelle, auditive, tactile, etc., du résidu sensoriel emma-
gasiné par chacune d'elles.

Toutes nos connaissances du monde extérieur ne seraient plus, d'après
cette conception, que l'ensemble des rapports dynamiques établis entre les
cellules de représentation des différentes catégories. On pourrait même
aller plus loin, et penser qu'il existe une certaine proportion entre le nombre
de nos idées possibles et la quantité de ces neurones représentatifs.

Nos connaissances du monde extérieur ont, on le sait, une limite infranchissable : la matière, dont éternellement nous serons ignorants, dont toujours l'essence nous échappera ; car nous n'avons aucun organe nerveux
pour percevoir la matière en soi, c'est-à-dire la substance, le noumène de
Kant, et tout ce que nous en savons et en saurons jamais, ce sont les effets
que les vibrations, les chocs de cette matière produisent sur notre cerveau
par l'entremise de nos sens.

Mais en deçà de cette limite absolue, que connaissons-nous à présent du
monde ambiant ? Fort peu de chose encore ; cela, parce que l'imperfection
actuelle de nos organes sensoriels et du mécanisme associateur de notre
cerveau n'admet la sensation et la perfection que d'un nombre très restreint
des espèces de mouvements par lesquels la matière peut être mise en relation avec notre moi. Cette imperfection diminuant avec le temps, il n'est
nullement irrationnel d'admettre que le nombre des espèces de mouvements
susceptibles d'être enregistrés, associés, combinés de mille manières par

*Notre con-
naissance du
monde am-
biant et le per-
fectionnement
de nos organes
sensoriels et de
notre cerveau.*

1. A. FOREL, Gehirn und Seele, 1894.

notre appareil cérébral s'accroîtra peu à peu et que, parallèlement, la nature nous deviendra de plus en plus connaissable.

Durant sa vie, chaque animal ne possède donc pas, en son cerveau, toutes les représentations possibles, ni toutes les associations possibles de celles-ci. Il ne possède que les représentations et les combinaisons de représentations actuellement les plus utiles à la conservation de son espèce. L'esprit de sévère économie qui règne dans la nature ne lui permet, en effet, d'avoir que l'appareil cérébral d'association le plus convenable à sa défense et à la perpétuation de son espèce, en un mot, l'appareil le mieux approprié à ses conditions actuelles d'existence. Mais viennent des conditions nouvelles, des besoins nouveaux, comme ceux créés chez l'homme par la civilisation, et très probablement le mécanisme de ces neurones cérébraux d'association se modifie et s'améliore. Il se peut aussi que, sous le coup de ces conditions nouvelles, des rapports intercellulaires aberrants se produisent, ce qui expliquerait bien la genèse de certaines erreurs séculaires aux racines profondes ; telle la croyance au libre arbitre, entre autres. A première vue, de tels rapports semblent contraires à la théorie de l'évolution et de la sélection naturelle. Mais, toute réflexion faite, il n'en est rien, car l'on conçoit aisément que si certaines combinaisons ou rapports établis entre les neurones cérébraux sont utiles à la conservation de l'espèce parce qu'ils conduisent à la vérité, ceux qui mènent à l'erreur peuvent aussi être utiles à cette conservation. En d'autres termes, la véritable finalité de notre organisation cérébrale n'est pas la connaissance des rapports vrais des phénomènes de l'univers, ce qui constituerait la philosophie, dans le sens le plus vaste du mot, mais l'établissement, entre ces phénomènes, de rapports réels ou illusoires, qui aident le mieux à la conservation de la vie chez l'individu et chez l'espèce. C'est à la destruction de toutes ces adaptations séculaires à l'erreur et ce, malgré leur utilité plus ou moins temporaire, que tend et travaille le véritable esprit de la philosophie et de la science. Il nous faut espérer, en effet, en des jours plus heureux où, pour l'homme de même que pour l'humanité tout entière, vérité et utilité seront même chose.

CHAPITRE II

LES MÉTHODES DE RECHERCHES. LEURS RÉSULTATS PRINCIPAUX

Dans le système nerveux, dont la trame est constituée surtout par trois éléments : le neurone ou cellule nerveuse, la cellule névroglique et le corpuscule épithélial (nous excluons, à bon droit, les fibres ou tubes nerveux, simples expansions du neurone), on a, dès longtemps, reconnu chez le vertébré, même à un examen superficiel, trois sortes d'organes : 1° les *centres nerveux*, comprenant l'*axe cérébro-rachidien*, les *ganglions sensitifs* et les *ganglions sympathiques* ; tous ces organes servent, comme nous le verrons par la suite, d'habitat aux corps des neurones et de siège aux principales connexions intercellulaires ; 2° les *nerfs ou cordons nerveux*, formations dues plus particulièrement aux expansions longues des neurones et aux cellules névrogliques ; 3° les *terminaisons périphériques*, dispositifs variés, par lesquels les extrémités des expansions longues contenues dans le cordon nerveux vont se mettre en rapport immédiat soit avec les muscles, soit avec les glandes, soit encore avec les épithéliums et les appareils sensitivo-sensoriels.

Mais ce simple aspect macroscopique n'était point suffisant pour expliquer les fonctions considérables du système nerveux. Il fallait, pour cela, fouiller ces organes, étudier par le menu leurs composants, leur structure, leurs relations. Et comme il était à prévoir, ce fut aux organes dont la composition décèle un moins grand nombre d'éléments nerveux fondamentaux et une moindre complexité, c'est-à-dire aux nerfs et à leurs terminaisons cutanées et musculaires, à livrer les premiers ces secrets de structure. Aujourd'hui, ils sont connus d'une manière satisfaisante. Les centres, eux, mélanges extrêmement complexes de tous les éléments nerveux, devaient résister bien plus longtemps aux efforts accumulés et opiniâtres de plusieurs générations de savants. De nos jours seulement, peut-on dire, et grâce à l'invention de méthodes analytiques d'une grande ingéniosité, le voile qui couvrait l'architecture de leur fine anatomie commence à se déchirer.

Une bonne partie des questions de structure des centres : le problème général des connexions intercellulaires, l'origine centrale des nerfs, sont maintenant ou résolues ou en bonne voie de solution. Mais que de points dans le cerveau, le bulbe, la moelle sont encore obscurs ? C'est affaire, non d'années, mais de siècles encore !

Nécessité de connaître la structure intime des centres nerveux, surtout pour en expliquer le fonctionnement.

Est-il, en effet, dans tout l'organisme, tissu ou appareil d'une complication poussée aussi loin? Prenons, par exemple, du tissu cartilagineux, épithélial, musculaire. Soumettons chacun d'eux à la dissociation ou à l'examen sur coupes. Nous n'éprouverons aucune difficulté à en distinguer les éléments constitutifs, sphériques, polyédriques ou cylindriques, et à résoudre du même coup le problème de leurs relations mutuelles. Prenons maintenant du tissu nerveux central, de la substance grise, si on veut. Étudions-le par les mêmes méthodes. Nous isolerons, il est vrai, son élément caractéristique, la cellule nerveuse, mais dans quel état! Un corps étoilé, avec de multiples expansions, vite rompues ou perdues; nous apercevrons des tronçons de filaments tubuleux, tourbillonnant en tous sens; nous remarquerons, sans pouvoir décider leur nature et leur forme, beaucoup d'autres matériaux. Et ce sera tout. Que deviennent les expansions de la cellule? Quelle est leur longueur réelle? Quels sont leur trajet, leurs rapports et leur terminaison? D'où émanent et où vont ces tronçons tubuleux? Les matériaux restants, indistincts, sont-ils nerveux, névrogliques ou épithéliaux? Il est impossible, dans ce chaos indescriptible, d'en rien savoir. L'altérabilité des éléments, leur fragilité, leur quasi-incolorabilité par bien des matières tinctoriales, l'absence de contraste par uniformité d'indice de réfraction entre leur protoplasma et le ciment intercalaire, la longueur parfois démesurée du cylindre-axe, sa ressemblance trompeuse avec les autres expansions, enfin leur enchevêtrement inextricable expliquent assez cette différence de résultats; là-bas ils étaient décisifs, ici ils sont insuffisants et douteux, bien que les mêmes méthodes aient servi à les obtenir. C'est dire toute la difficulté de la tâche et la nécessité de méthodes plus instructives.

L'objet de ce chapitre sera précisément de passer en revue, sans entrer dans les détails pratiques que nous exposerons dans un ouvrage particulier, toutes les méthodes, et elles sont nombreuses, qui ont servi à explorer le territoire si ardu des centres nerveux. Nous indiquerons, chemin faisant, mais d'une manière sommaire, les notions les plus saillantes que chacune d'elles nous a fait acquérir.

Une remarque au préalable : Nous n'oublions pas, mais nous omettons à dessein dans cet exposé le mode d'investigation usité à la fin du siècle dernier et au début de celui-ci par les Vicq d'Azyr, Arnold, Foville, Burdach, Henle, Reichert, etc., mode qui consistait à comparer les coupes macroscopiques des centres nerveux, vues au microscope imparfait de cette époque, avec les renseignements fournis par la dissection de ces mêmes organes. Ce n'est point là, à proprement parler, une méthode microscopique, telle que nous l'entendons aujourd'hui, scrutant les éléments de la substance grise, invisibles à l'œil nu, par des réactifs différenciateurs et des objectifs perfectionnés et puissants. C'est de la grosse anatomie, remplaçant scalpel et pinces par un microscope ne valant guère plus qu'une loupe. Une telle technique, due uniquement à l'imperfection de l'instrument du temps, ne pouvait guère, malgré toute la sagacité des savants que nous avons nommés, faire progresser beaucoup la science. La question de nos connaissances se ramène donc à une question d'instrumentation, et nous verrons en effet, par la suite, que méthodes et notions sont étroitement solidaires du contingent de progrès apporté à tout moment à la chimie et à la physique, les principales auxiliaires du naturaliste.

MÉTHODES HISTOLOGIQUES PURES

Méthode des dissociations. — L'impulsion donnée à notre connaissance du tissu nerveux fut, dès le début, très grande. Soumis par les anatomistes soit à la dissociation mécanique par les aiguilles, soit à l'action de substances telles qu'acide chromique, bichromate de potasse dilué, sérum iodé, etc., aptes à ramollir le ciment interposé aux cellules nerveuses et conséquemment à faciliter leur séparation et leur isolement, ce tissu nerveux, regardé au microscope, fut déjà en état de livrer quelques-uns de ses secrets aux esprits tourmentés par les mystères encore inexplicables de la physiologie et de la psychologie. Ehrenberg examine, en 1833, à travers un microscope, des nerfs dissociés; il découvre la fibre nerveuse à myéline. Puis en 1847, Remak, Hanover, Helmholtz, Wagner, etc., usent de la même méthode sur les ganglions et la pulpe grise des centres; à leurs yeux apparaît, pour la première fois, la cellule nerveuse; sa forme, généralement multipolaire, les frappe. Tous les appendices issus de ces cellules sont de même nature, croit-on, après cette découverte. Mais R. Wagner [1] ne tarde pas à culbuter cette croyance, car il a reconnu, en étudiant les corpuscules géants du lobe cérébral électrique de la torpille, que, parmi les prolongements de la cellule, un seul présente les caractères propres aux fibres nerveuses et possède une longueur considérable. Et Remak [2] vient l'épauler, en soutenant même fait pour les cellules multipolaires de la moelle et du cerveau du bœuf.

Un temps d'arrêt se produit. Survient l'illustre Deiters [3], l'heureux modificateur de la méthode des dissociations, faites depuis son initiative à l'aide de solutions faibles de bichromate de potasse. A lui est réservé de généraliser à toutes les cellules ganglionnaires et à tous les vertébrés la doctrine de la dualité anatomique et fonctionnelle des appendices cellulaires. Pour ce savant, à qui nous sommes encore redevables de la cellule névroglique ou araignée, la cellule nerveuse multipolaire possède deux sortes de prolongements : 1° *un* prolongement fin, lisse, non ramifié, se continuant par un tube nerveux; c'est le cylindre de l'axe, ou, comme il le dit en allemand, *Achsencylinderfortsatz*; et 2° *des* prolongements multiples, courts, épais, à contours raboteux, très ramifiés, qu'il appelle *protoplasmiques.*

C'est là un immense progrès; nous sommes désormais en possession d'un criterium certain, caractéristique, — l'existence d'une expansion fine, con-

Procédés de dissociation d'Ehrenberg, Remak, etc.

Ehrenberg découvre la fibre nerveuse.

Remak découvre la cellule nerveuse.

Deiters distingue un cylindre-axe et des prolongements protoplasmiques dans la cellule nerveuse.

1. WAGNER, Neurologische Untersuchungen, 1847. — Ueber den Bau des elektrischen Organes im Zitterrochen, 1847.
2. REMAK, Observat. anatom. et microscop. de systema nervosi structurâ, Berol. 1838 et *Müller's Archiv,* 1844.
3. DEITERS, Untersuchungen über Gehirn und Rückenmark. Braunschweig, 1865.

tinuée par un tube nerveux, — pour distinguer la cellule nerveuse de la cellule névroglique. Et les histologistes qui viendront après : Schultze, Kölliker, Waldeyer, Henle, Gerlach, Ranvier, Schwalbe, Meynert, etc., même quand ils traiteront la substance grise de vertébrés très divers par des procédés plus délicats de dissociation ou par la méthode plus parfaite des coupes fines et transparentes due à Rolando et Stilling, auront fort peu à ajouter au schéma morphologique de la cellule nerveuse, tel qu'il est dessiné par Deiters.

Hypothèse de Deiters : anastomoses des fibrilles nerveuses et des prolongements protoplasmiques.

L'ère des découvertes se clôt pour un moment, faisant place à celle des hypothèses gratuites. Et qui l'ouvre ? Deiters lui-même. Fasciné par les apparences trompeuses que donnent les expansions protoplasmiques incomplètement dissociées ou vues dans les coupes, Deiters admet, comme une possibilité, que des fibrilles fines, continuées, peut-être, par de véritables tubes à myéline, prennent naissance du contour de ces expansions protoplasmiques. Il n'en faut pas plus : le jour vient d'être donné à une théorie que, pendant plus de vingt années, nous allons voir exercer une influence désastreuse sur la direction des recherches neurologiques, et ce, malgré toutes les preuves de sa fausseté : nous voulons parler de la théorie erronée des réseaux, émise par Gerlach.

Théorie de Gerlach : réseaux protoplasmico-nerveux et double origine des nerfs.

Ce que Deiters, en effet, n'avance que comme une possibilité, un peut-être, Gerlach[1] l'affirme comme une certitude. Et, pour cela, il s'appuie sur les résultats de la méthode des coupes colorées au carmin ou au chlorure d'or et de potasse. Les expansions protoplasmiques se résolvent, assure Gerlach, en un réseau de mailles serrées comprenant toute la substance grise, et les travées de ce réseau, se réunissant à nouveau, reconstituent des fibres nerveuses qui vont à la substance blanche et s'y continuent avec les tubes nerveux médullaires. Les tubes nerveux ont donc deux origines : l'une *directe*, la cellule nerveuse, indiquée par Deiters, et l'autre *indirecte*, le réseau protoplasmique interstitiel. Telle est la doctrine. Quant aux applications, Gerlach n'est point embarrassé, et la moelle surtout, avec ses deux espèces de nerfs, lui offre un terrain en apparence merveilleusement préparé. N'a-t-elle pas des racines antérieures ou motrices formées de tubes, nées *directement* des cellules de la corne antérieure ? et ses racines postérieures ou sensitives ne semblent-elles point, au contraire, constituées d'une façon *indirecte* par des fibres, que l'on voit se diviser abondamment dans la corne postérieure, pour s'y continuer avec le réseau protoplasmique développé par les cellules nerveuses.

Conséquence : Il y a, pour Gerlach, des cellules nerveuses, qui pourraient manquer de cylindre-axe, par exemple celles qui habitent le champ des divisions des fibres sensitives. Nous voici bien loin de la thèse cellulaire, si générale, si univoque, soutenue par Deiters.

Cette théorie dualiste de Gerlach n'a qu'un seul point vrai, positif, celui sur lequel elle est basée : c'est l'existence d'un plexus interstitiel de fibrilles

1. GERLACH, Von dem Rückenmarke, in *Stricker's Handbuch der Lehre von den Geweben*, Bd. II, 1871.

dans la substance grise. Tout le reste n'est qu'interprétations fausses, affirmations vaines, nous dirions même, puériles. Malgré cela, et probablement
pour cela, cette théorie — ne flattait-elle pas notre native et éternelle tendance à tout enfermer, si compliqué soit-il, dans une formule simpliste ? —
recrute aussitôt de nombreux et enthousiastes adeptes, Boll, Remak, Meynert, J. Lenhossék père, Bela Haller, qui l'étend aux ganglions des invertébrés, et tant d'autres encore. Et bien qu'elle écarte, plus qu'elle ne donne, la
véritable solution du problème architectural de la substance grise, sa puissance s'accroît de tous ces noms, et, despote de la science, elle règne encore
jusqu'en ces tout dernières années.

Mais tous les esprits ne se laissent point aveugler. Ainsi Max Schultze [1].
Ce n'est qu'avec les plus extrèmes réserves qu'il admet les anastomoses.
Comment le peut-il autrement ? Lui qui a déclaré n'avoir jamais pu s'en démontrer la présence, ni autour des volumineuses cellules du lobe cérébral
électrique de la torpille, ni autour des cellules pyramidales. Ainsi encore
Henle [2], pour qui les fins réseaux de Gerlach n'ont pas plus de réalité que les
commissures ou anastomoses par grosses branches, mentionnées par R. Wagner, Clarke, Lenhossék père, Valentin, Remak, Bidder, Stilling, Beale,
Courvoisier, etc.

Dans toute la science histologique, il n'est qu'une autre théorie qui soit,
par sa haute fantaisie et sa fortune rapide, comparable à la conception *a
priori* de Gerlach. C'est celle de Harless [3].

L'illusion optique de cet auteur n'était-elle pas allée jusqu'à lui faire voir,
sortant du noyau, le cylindre-axe des grandes cellules du lobe cérébro-électrique de la torpille ? Et, comme s'il s'agissait du fait le plus simple, le plus
aisément démontrable, on vit toute une légion d'observateurs, et non des
moindres, Axmann, Wagner, Beale, Arnold, Frommann, Jolly, etc., emboî-
ter le pas et appuyer de leur dire une disposition anatomique si étrange.
La mode ! mais les savants en sont aussi bien esclaves que le vulgaire !
Qu'une idée soit fausse ou qu'un fait soit inexact, peu importe ! Il est simple, elle est géniale, un savant illustre les a lancés ; la mode, ce je ne sais
quoi fait de paresse de jugement et d'action, de respect de l'autorité et d'ab-
dication totale du moi, s'en empare, en suggestionne les autres savants, et
partout dans leurs travaux, on ne lit que reflets de la mode qui les guide,
que preuves du fait et confirmation de l'idée.

Mais de telles visions, une telle puissance d'auto-suggestion ne sont possibles qu'avec des images microscopiques vagues et incertaines, fruits de méthodes insuffisantes. Vienne une autre méthode armée d'un pouvoir résolvant supérieur, étaler à nos yeux dessillés des détails morphologiques ou
structuraux avec la netteté et la précision ennemies du doute, notre idée
préconçue n'est plus maîtresse de nous montrer dans la préparation ce
qu'elle veut, et le mirage étrange cesse, et l'hypothèse régnante tombe à plat.

1. MAX SCHULTZE, Allgmeines über die Structurelemente des Nervensystems, in
'Stricker's Handbuch der Lehre von den Geweben, Bd. 1, 1871.
2. HENLE, Handbuch der Nervenlehre, 2 Aufl. 1879.
3. HARLESS, Müller's Archiv, 1846, p. 347.

L'insuffisance des méthodes est l'origine des hypothèses.

La micrographie est vraiment la science qui donne le plus raison à ce principe : *Moins les méthodes de travail et d'analyse sont perfectionnées, plus sont puissantes et nombreuses les théories.*

En résumé, voici le propre de cette méthode de dissociation. Elle a des inconvénients, celui, par exemple, de ne pouvoir s'appliquer aux cellules du cerveau sans arracher tous leurs longs et fins appendices. Elle a aussi des avantages. Le principal parmi eux est de montrer, d'une façon indiscutable, la forme réelle du corps et des prolongements dendritiques les plus volumineux, ceux-ci toujours libres et exempts de toute anastomose. Voilà ce qui explique pourquoi les partisans des dissociations ont pu éviter les grossières méprises dans lesquelles, bien des fois, sont tombés les adeptes exclusifs des coupes fines. En effet, vu l'énorme complication du plexus protoplasmique intercellulaire de la substance grise et l'inévitable mutilation des expansions, il est matériellement impossible de poursuivre celles-ci dans tout leur trajet et d'en déterminer les rapports véritables ; d'où, champ ouvert aux erreurs et aux hypothèses.

La méthode des coupes fines ou de Stilling et ses perfectionnements.

Méthode de Stilling ou de la comparaison des coupes fines. — L'étude si captivante des centres nerveux suscita, entre temps, d'autres méthodes. En 1842, B. Stilling[1] annonce qu'il durcit moelle et cerveau en les congelant, et qu'il peut, dès lors, débiter ces organes en coupes fines et sériées. C'était un appoint considérable aux procédés encore rares d'examen du système nerveux. Et mettant lui-même à profit sa méthode, comparant, à l'aide d'un faible microscope, entre elles, les coupes ainsi obtenues, il parvient à fixer l'aire occupée par bien des foyers gris et le trajet de maints faisceaux blancs. Les fécondes moissons commencent, de cette méthode des durcissements et des coupes dont les perfectionnements vont être incessants et les applications sans nombre.

V. Hannover et V. Eckhardt proposent de remplacer congélation et alcool durcissant, dont l'introduction en technique est aussi due à Stilling, par des solutions diluées d'acide chromique, et les coupes sont déjà plus faciles à obtenir. Ces coupes, Gerlach[2] les colore par le carmin ammoniacal et le chlorure d'or ; aussitôt, se trouve rehaussé, d'une façon singulière, entre tissu blanc et tissu gris, le contraste déjà frappant, par simple imbibition des composés chromiques.

Technique spécifique de Weigert pour la myéline.

Plus tard, nous pénétrons encore davantage dans la texture nerveuse. D'abord, les fibres à myéline ne résistent plus à notre curiosité, aidée par Exner[3], qui les traite successivement à l'acide osmique et à l'ammoniaque, par Freud[4], qui les imprègne, en masse, au chlorure d'or, et surtout par Weigert[5] qui, leur appliquant les procédés tinctoriaux, fait naître en elles,

1. B. STILLING und WALLACH, Untersuchungen über die Textur des Rückenmarks. Leipzig, 1842. — B. STILLING, Neue Untersuchungen über den Bau des Rückenmarks. Cassel, 1852-1859.
2. GERLACH, *Centralbl. f. d. mediz. Wissensch.* 1867. — Mikroskopische Studien, 1858.
3. EXNER, *Sitzb. d. k. u. k. Akad. d. Wissensch.*, Wien, 1881.
4. FREUD, *Centralbl. f. d. mediz. Wissensch.*, 1884.
5. C. WEIGERT, *Fortschritte d. Medizin*, Bd. II u. III, 1884.

par action combinée du bichromate durcissant la pièce et de l'hématoxy-line teignant les coupes, des laques de couleur intense, qu'un lavage plus ou moins prolongé au prussiate de potasse boraté enlève à tout ce qui n'est point myélinisé. Les fibres nerveuses surgissent seules, alors, du chaos. Il ne restera plus à Pal [1] qu'à simplifier et améliorer cette merveilleuse techni-que de Weigert pour la répandre, indispensable, dans tous les laboratoires, au détriment d'autres modifications de Vasale [2], Kultschitzky [3] et Schaffer [4], pourtant avantageuses en certains cas. Désormais, ce sera un jeu de déter-miner le trajet et les lésions des faisceaux de tubes nerveux courant à tra-vers les centres ou le long des nerfs.

Les cylindres-axes, longtemps réfractaires à une coloration particulière et facile, apparaissent à leur tour sur les coupes avec la plus grande évi-dence, grâce aux techniques imaginées par Strœbe [5], Fajerstajn [6], Ca-jal [7] et Bielschowsky.

Méthodes co-lorantes pour les cylindres-axes.

Puis, c'est la structure insoupçonnée de la cellule nerveuse, avec ses in-clusions chromatophiles du protoplasma que Nissl [8] nous révèle, colorant au rouge magenta ou au bleu de méthylène β les coupes extrêmement fines de pièces durcies à l'alcool. C'est, plus près de nous, la névroglie isolée, contre tout espoir, des autres éléments et, pour ainsi dire, dissociée sur coupes par Weigert [9], découvrant pour cela une méthode spéciale, qui conserve la couleur, le bleu, uniquement sur les fibrilles névrogliques, dont substances grise et blanche sont sillonnées. D'autres méthodes, plus spé-ciales, fouillent encore les finesses histologiques et histochimiques, exigées tous les jours davantage par la physiologie, la psychologie, l'anatomie pa-thologique, l'anatomie comparée : celle à l'hématoxyline d'Heidenhain, per-mettant à Lenhossék [10] de manifester ce fait si capital dans la phylogénie de la cellule nerveuse : la survivance de centrosomes dans certains corpuscules ganglionnaires ; celle d'Azoulay [11], qui fait ressortir la fibre à myéline où qu'elle soit en un filet noir sur fond gris pâle, grâce à un développement quasi photographique d'osmium par le tannin ; celle de Rehm [12] ; celle de Ro-

Méthode de Nissl pour la structure inti-me de la cellu-le nerveuse.

Méthode de Weigert pour la névroglie.

1. Pal, *Med. Jahrbuch*, Wien, 1886.

2. Vasale, *Rivista speriment. di Freniatria*, t. XV et XVII.

3. Kultschitzky, *Anat. Anzeiger*, Bd. IV u. V, 1889 u. 1890.

4. Schaffer, *Anat. Anzeiger*, Bd. V, 1890.

5. Stroede, Experimentelle Untersuchungen über Degeneration u. Regeneration peripherer Nerven nach Verletzungen. *Beitrag. zur pathol. Anat. u. allg. Pathol.*, Bd. XIII, Heft. 2, 1893.

6. Fajerstajn. Ein neues Silberimprägnationsverfahren als Mittel zur Färbung der Axencylinder. *Neurol. Centralbl.*, 1 fevr., n° 3, 1901.

7. S. R. Cajal. Pequeñas comunicaciones técnicas. *Rev. trim. microgr.*, t. V, 1901.

8. Nissl, Ueber die Untersuchungsmethoden der Grosshirnrinde. *Tagebl. d. Natur-forsch. zu Strasburg*, 1885. — Ueber eine neue Untersuchungsmethode der Central-Organe. *Centralbl. f. Nervenheilk. u. Psychiat.*, Bd. XXII, 1894.

9. Weigert, Beiträge zur Kenntniss der normalen menschlichen Neuroglia. Frank-furt am Main, 1895.

10. Lenhossék, Centrosom u. Sphäre in der Spinalganglienzellen des Frosches. *Sitzb. d. Würzburg. phys. mediz. Gesellsch.*, 1895.

11. Azoulay, Coloration de la myéline par l'acide osmique et le tanin. *Bull. Soc. de Biologie*, 1894 et *Anat. Anzeiger*, Bd. X, 1894.

12. Rehm, Einige neue Färbungsmethoden. *München. med. Wochenschrift*, 1892.

Méthodes de coloration des neurofibrilles.

sin [1] où noyau et protoplasma laissent deviner un peu de leur composition chimique, encore si ignorée et si pleine de promesses. Celles encore plus précieuses qu'ont inventées Apathy [2], Bethe [3], Simarro [4], Cajal [5], Bielschowsky [6], Donaggio [7], Joris [8], Lugaro [9], pour la mise en évidence du réticulum intraprotoplasmique, soupçonné, il y a longtemps, par Schultze, en particulier.

Et les conquêtes sans nombre, toujours plus précises, suivent les méthodes.

Mais de toutes ces méthodes par coupes, si nombreuses et si parfaites, en est-il aucune qui nous apprenne le cours et le mode de terminaison des expansions protoplasmiques, le trajet et l'aboutissant des axones les plus fins et des arborisations nerveuses terminales ? En est-il une seule avec laquelle on ait pu résoudre de façon définitive le problème ardu des connexions intercellulaires ? Notre longue énumération est, là-dessus, muette.

Une immense lacune histologique reste donc à combler. Des méthodes nouvelles sont nécessaires, aptes, non comme les précédentes à nous désigner, par une coloration spéciale, *telle espèce d'éléments*, cellules nerveuses ou névrogliques ou fibres à myéline, mais à nous faire connaître en détail ce qu'est *tel élément*, telle cellule nerveuse ou névroglique ou telle fibre myélinisée. Il ne s'agit plus de méthodes *spécifiques*, mais de méthodes *individualistes* mettant en relief toutes les particularités : forme, volume, rapports, trajet, longueur, etc., de chaque individu et de chacune de ses parties. En un mot, il faut que la méthode soit si élective qu'un élément ou tout au plus un petit nombre d'éléments s'offrent seuls aux regards, au milieu de tous les autres restés invisibles. Un tel rêve de technique, le microscope devenant scalpel, et l'histologie, dissection, anatomie fine, peut-il être réalisé ?

Méthode de Golgi.

Un morceau de tissu nerveux traînait depuis quelques jours, durcissant dans du liquide de Müller pur ou mélangé d'acide osmique. Distraction d'histologiste ou curiosité de savant, le voilà immergé dans un bain de

1. Rosin, Ueber eine neue Färbungsmethode des gesammten Nervensystems. *Neurol. Centralbl.*, 1895.

2. Apathy, Das leitende Element des Nervensystems und seine topographischen Beziehungen zu den Zellen. *Mittheil. aus der zool. Station zu Neapel*, Bd. XII, Hft. 4, 1897.

3. Bethe, Ueber die Neurofibrillen in der Ganglienzellen von Wirbeltieren und ihre Beziehungen zu den Golginetzen. *Arch. f. mikros. Anat.*, Bd. LV, 1900.

4. Simarro, Nuevo método histológico de impregnación por las sales fotográficas de plata. *Rev. trim. microgr.*, t. V, 1900.

5. S. R. Cajal, *Arch. latinos de Medicina y Biología*, n° 1, octubre de 1903. — Un sencillo método de coloración selectiva del retículo protoplásmico, etc. *Trabajos del Lab. de investig., biol.*, t. II, Madrid, 1903.

6. Bielschowsky, Die Silberimpregnation der Neurofibrillen. *Neurol. Centralbl.*, 1903.

7. Donaggio, Azione della piridina sul tessuto nervoso. *Anali di Neurol.*, vol. XXII., fasc. 1 et 2, 1904.

8. Joris, A propos d'une nouvelle méthode de coloration des neurofibrilles, etc. *Bull. de l'Acad. roy. de Méd. de Belgique*, 3 avril 1904.

9. Lugaro, Un metodo di colorazione delle neurofibrille mediante l'argento colloidale. *Monit. zool. ital.*, vol. XV, n° 11, 1904.

nitrate d'argent. Les aiguilles rutilantes, aux reflets châtoyants d'or, attirent bientôt l'attention. On le sectionne, on déshydrate ses coupes, on les éclaircit, on les regarde. Spectacle inattendu ! Sur un fond jaune d'une translucidité parfaite, apparaissent, clairsemés, des filaments noirs, lisses et minces, ou épineux et épais, des corps noirs, triangulaires, étoilés, fusiformes ! on dirait des dessins à l'encre de Chine sur un papier transparent du Japon. L'œil, habitué aux inextricables lacis des coupes au carmin et à l'hématoxyline où l'esprit s'efforce en des prodiges de critique et d'interprétation toujours en suspens, est déconcerté. Ici, tout est simple, clair, sans confusion. Il n'y a plus à interpréter, il n'y a qu'à voir et constater cette cellule aux multiples branches, rameuses, couvertes de givre, embrassant de leurs ondulations un espace étonnamment grand ; cette fibre lisse et égale, qui née de la cellule, s'en éloigne à des distances énormes, et, tout d'un coup, s'épanouit en une gerbe d'innombrables fibres bourgeonnantes ; ce corpuscule confiné à la face d'un ventricule, d'où il envoie une tige se ramifier jusqu'à la surface de l'organe ; d'autres cellules étoilées, comme des comatules ou des phalangides. Émerveillé, l'œil ne peut se détacher de cette contemplation. Le rêve technique est réalité ! L'imprégnation métallique a fait cette dissection fine, inespérée. C'est la méthode de Golgi [1].

Devons-nous au hasard cette méthode dont les images si nettes et si décisives vont nous débarrasser des fameux réseaux de Gerlach, des bras protoplasmiques de Wagner et Valentin et de tant d'autres hypothèses aussi fantaisistes ? Peut-être ; puisqu'encore aujourd'hui nous en sommes à ignorer le motif de cette réaction exclusive de l'argent sur le bichromate au sein de quelques éléments ; mais l'honneur n'en revient pas moins à celui dont elle porte le nom, à Golgi, le savant professeur de l'Université de Pavie, qui, le premier, en 1873, la publia.

Maître d'une méthode, par laquelle l'analyse anatomique, naguère si pénible, devient plaisir et joie, Golgi a tôt fait de compléter nos connaissances sur la morphologie de la cellule nerveuse ; il nous dit :

1° Les expansions protoplasmiques se terminent par des extrémités libres ;

2° Toute cellule nerveuse possède un cylindre-axe qui, pendant son trajet, émet des fibrilles collatérales ramifiées coup sur coup.

3° Le mode d'être du cylindre-axe permet de distinguer les cellules nerveuses en deux types : le *premier type*, pourvu d'un cylindre-axe qui, tout en émettant des fibrilles collatérales, conserve son individualité dans la substance blanche ou les racines motrices de la moelle où il se porte, et le *second type*, muni d'un cylindre-axe, qui perd vite son individualité, se résolvant immédiatement, dans la substance grise où il est né, en une arborisation terminale [2].

Les faits de morphologie cellulaire établis par Golgi à l'aide de sa méthode. Terminaisons libres des expansions protoplasmiques.

---

1. Golgi, Sulla struttura della sostanza grigia del cervello. *Gazetta medica lombarda*, t. IV, 1873. — Sulla fina anatomia degli organi centrali del sistema nervoso. Milano. 1886. — Untersuchungen über den feineren Bau der cerebralen und peripherischen Nervensystems. Iena, 1894. — C'est la collection de toutes les monographies de Golgi.

2. Avant Golgi, on avait déjà signalé les ramifications du cylindre-axe de quelques cellules. Ainsi Gerlach (*Mikroskopische Studien* et *Handbuch der Gewebelehre*, 5 Aufl.

Sur ces points, les confirmations deviennent unanimes : Sala, Fusari, Mondino, Hansen, Tartuferi, Kölliker, Cajal, Van Gehuchten, His, P. Ramón, Martinotti, Retzius, Edinger, Schaffer, Calleja, Cl. Sala, Held, Oyarzum, Lugaro, Azoulay, etc., ont vu mêmes choses.

Sur ces points, avons-nous dit : il y a donc une restriction. Nous allons l'expliquer.

L'œuvre de Golgi comporte deux parts : d'un côté, la méthode et les faits, créations fécondes, accueillies, approuvées d'enthousiasme, et de l'autre, l'interprétation ; celle-ci, au contraire, combattue et repoussée.

Si réduite soit-elle par la méthode elle-même, cette interprétation a été la pierre d'achoppement contre laquelle, rééditant l'aventure de Deiters, est venu verser Golgi, poussé par son éducation et son milieu scientifique. — Qui donc peut se flatter d'échapper à une telle influence ? d'avoir l'énergie de plier des théories toutes puissantes à des faits certains, ou d'en faire table rase si elles ne s'y adaptent pas ? — C'est l'époque où les réseaux interstitiels de Gerlach et la double origine des nerfs hantent, dominent tous les esprits, où l'atmosphère nerveuse que respirent tous les neurologistes n'est formée que de ces pensées, où toute découverte est rapportée à elles. Et Golgi, inconsciemment, recherche et croit voir dans ses préparations nouvelles la réalité de ces théories. Il proclame donc l'existence d'un réseau interstitiel dans la pulpe grise. Pour étayer davantage ce dire, il imagine lui-même d'autres hypothèses : il soutient que les expansions protoplasmiques n'ont qu'un rôle nutritif ; il partage les cellules nerveuses au point de vue physiologique, en deux types : un type moteur et un type sensitif.

Hypothèse de Golgi sur un réseau interstitiel nerveux de la substance grise.

Autant d'hypothèses ! autant d'erreurs ! Nous fûmes le premier à le démontrer, et nous le verrons bientôt. Eh bien ! cette interprétation de Golgi qui, pendant dix ans et plus, va consolider la théorie de Gerlach, la rendre plus oppressive et entraver l'éclosion de la conception vraie de la structure du système nerveux, n'est point admise, on la combat, on la repousse.

Cajal, à l'aide de la méthode de Golgi, renverse la théorie des réseaux et de la double origine des nerfs.

Dès 1888, le premier sur la brèche, nous nous insurgeons contre elle ; car depuis un an déjà, nos recherches[1], faites précisément avec la méthode même de Golgi dans les territoires les plus divers du système nerveux,

1867) avait indiqué, entre autres, les ramifications du cylindre-axe des cellules de Purkinje du cervelet, et Meynert (Vom Gehirne der Säugethiere, *Stricker's Handbuch*, 1871) avait dessiné celles des grandes cellules de la corne d'Ammon. Ce sont là des assertions par conjecture ou illusion, car seules les méthodes de Golgi et d'Ehrlich sont capables de démontrer l'existence de ces collatérales.

1. CAJAL, Estructura de los centros nerviosos de las aves. *Revista trimestral de histología*, 1888 et 1889. — Conexión general de los elementos nerviosos, *Medicina práctica*, 1889. — Sur l'origine et les ramifications des fibres nerveuses de la moelle embryonnaire. *Anat. Anzeiger*, nᵒˢ 3 et 4, 1890. — Contribución al estudio de la médula espinal. *Revista trimestral de histol.*, nᵒˢ 3 et 4, 1889. — A quelle époque apparaissent les expansions des cellules nerveuses? etc. *Anat. Anzeiger*, nᵒ 21, 1890. — Sur l'origine et la direction des prolongements nerveux dans la couche moléculaire du cervelet. *Internal. Monatschr. f. Anat. u. Physiol.*, 1889. — Les autres travaux seront cités en temps opportun.

nous ont amené, tout en redressant quelques-unes des inductions physiologiques hasardeuses de Golgi, aux constatations capitales suivantes :

1º Qu'il s'agisse de ramifications finales de cylindres-axes, de collatérales de cylindres-axes ou de prolongements protoplasmiques, dans tous ces cas, ce sont toujours des branchilles *libres* qui forment les terminaisons. La cellule nerveuse avec tout l'ensemble de ses divisions et subdivisions constitue donc une individualité absolument indépendante et, pour employer l'expression de Waldeyer, nous l'appellerons *neurone*.

Toutes les expansions de la cellule nerveuse ou neurone se terminent par des extrémités libres.

2º Cette parfaite liberté de l'extrémité terminale du cylindre-axe, nous la constatons aussi et avec la dernière évidence, pendant la période embryonnaire, dans le *cône de croissance*.

3º Libres, les ramifications nerveuses terminales ne s'unissent donc point à d'autres ramifications nerveuses. Non, elles s'appliquent purement et simplement, *par contact*, sur le corps ou sur les expansions protoplasmiques d'autres éléments cellulaires.

4º Les courants nerveux, au passage d'une cellule à l'autre, se transmettent donc des fibres nerveuses de l'une au protoplasma cellulaire de l'autre. Et quoique cela soit contraire à l'opinion dominante, nous déclarons que, lui aussi, ce protoplasma cellulaire, qu'il appartienne au corps ou aux prolongements dendritiques, jouit de la faculté de transporter l'ondulation nerveuse ; ce n'est donc point un simple appareil de nutrition.

5º Les nerfs sensitifs et sensoriels ne naissent point dans les centres. Leur origine, ainsi que His le signala naguère, est dans des cellules ganglionnaires extra-centrales. Partis de là, les cylindres-axes, assemblés en nerfs, arrivent aux centres et s'y bifurquent chacun en deux branches, l'une ascendante, l'autre descendante. De ces branches se détachent de nombreuses collatérales allant envelopper le corps des neurones moteurs et d'association.

6º Le cylindre-axe d'un grand nombre de cellules nerveuses centrales se bifurque de même lorsqu'il parvient à la substance blanche, et, en certains cas, il peut aller jusqu'à donner trois tubes et plus, destinés à des régions blanches différentes.

Bientôt nous ne sommes plus seul. Notre attaque et nos découvertes attirent d'autres combattants : Kölliker, Van Gehuchten, Retzius, Lenhossék, Held, P. Ramón, Cl. Sala, Azoulay, Petrone, Lugaro, Edinger, Calleja et bien d'autres encore. Armés de la méthode de Golgi, originale ou modifiée par nous en double imprégnation, scrutant tous les organes nerveux de toutes sortes de vertébrés et invertébrés, eux aussi, ne voient partout qu'indépendance, simple contact, activité de toutes les parties de l'individualité cellulaire et nerfs naissant toujours des cellules.

Après cela, que reste-t-il des réseaux de Gerlach, de la double origine des nerfs, et des distinctions physiologiques par trop subtiles de Golgi ?

La ruine de ces chimères n'est point le seul fruit de la victoire. Pendant la lutte, Retzius et Lenhossék ont l'honneur de constater la similitude fondamentale de la morphologie des neurones, chez les vertébrés et les invertébrés, moissonnant là découvertes sur découvertes ; et apportant leur contingent de preuves, Fusari [1], P. Ramón [2], Edinger [3], Cl. Sala [4], Van Gehuchten [5], Athias [6] donnent à nos connaissances sur la structure nerveuse des vertébrés inférieurs une ampleur plus grande.

Les découvertes dues à la méthode de Golgi.

Depuis, la lutte victorieuse a fait place aux conquêtes pacifiques, et la méthode de Golgi n'en est plus à compter ses partisans enthousiastes. On ne s'en tient plus aujourd'hui à confirmer les découvertes faites par Golgi et par nous. Chacun travaille, par cette méthode, à révéler lui-même quelque nouveauté, et elles abondent, dans la structure intime du cerveau, du cervelet, de la moelle, du bulbe olfactif, des centres optiques, du bulbe, de la protubérance, des ganglions rachidiens, sympathiques, etc., etc. Ces découvertes sont déjà grandes et nombreuses, nous le verrons ; et ceux qui par leur esprit investigateur et sagace y ont acquis un nom prééminent s'appellent Kölliker [7], Van Gehuchten [8], Retzius [9], Lenhossék [10], Held [11].

1. Fusari, Untersuchungen über die feinere Anatomie des Gehirns der Teleostier *Internat. Monatschrift f. Histol. u. Physiol.*, 1887.

2. P. Ramón, Investigaciones de histología comparada en los centros ópticos de los vertebrados. Tesis, Madrid, 1890. — El encéfalo de los reptiles, 1891. — Investigaciones micrográficas en el encéfalo de batracios y reptiles, etc. Zaragoza, 1894. — Estructura del encéfalo del camaleón. *Rev. trim. microgr.*, 1896.

3. Edinger, Vorlesungen über den Bau der nervösen Centralorgane, etc., 1896. — Les autres travaux du même auteur seront cités en temps et lieu.

4. Cl. Sala y Pons, Estructura de la médula espinal de los batracios. Barcelona, 1892. — La corteza cerebral de las aves, 1893. — La neuroglia de los vertebrados. Tesis, 1904.

5. Van Gehuchten, *La Cellule*, 1897.

6. Athias, Structure histologique de la moelle du têtard de la grenouille. *Bibliographie anatomique*, t. V, 1897.

7. A. Kölliker, Principaux travaux sur le système nerveux : Das Kleinhirn. *Zeitschr. f. Wissensch. Zool.*, Bd. XLIX, 1890. — Das Rückenmark. *Zeitschr. f. Wissensch. Zool.*, Bd. LI, 1898. — Handbuch der Gewebelehre, 6 Aufl. 1893-1896. Le dernier volume contient une étude considérable et détaillée de la structure des centres nerveux.

8. Van Gehuchten, La structure des centres nerveux, la moelle épinière et le cervelet. *La Cellule*, t. VI, fasc. 2, 1890. — La structure des lobes optiques de l'embryon de poulet. *La Cellule*, t. VIII, fasc. 1, 1892, etc. — Contributions à l'étude de la moelle épinière chez les vertébrés. *La Cellule*, 1897, etc.— Van Gehuchten et Cl. Martin, Le bulbe olfactif de quelques mammifères. *La Cellule*, t. VII, 1891.

9. Retzius, Ueber den Bau der Oberflächenschichte der Grosshirnrinde beim Menschen und bei den Säugethieren. *Biologiska Foreningens Forhandlingar*, 1891. — Ueber die Golgi'schen Zellen und die Kletterfasern Ramón Cajal's in der Kleinhirnrinde. *Biol. Untersuch.*, Neue Folge. Bd. IV, 1892. — Studien über Ependym und Neuroglia. — Die nervösen Elemente im Rückenmarke der Knochenfische. — Zur Kenntniss der ersten Entwickelung der nervösen Elemente im Rückenmarke des Hühnchens, etc. *Biol. Untersuch.*, Neue Folge, Bd. V, 1893. — Ueber den Typus der sympathischen Ganglienzellen der höheren Thiere. *Biol. Untersuch.*, Neue Folge, Bd. III. — Weiteres über die Endigungsweise des Gehörnerven. *Biol. Untersuch.*, Bd. V, 1893. — Les nombreux autres travaux du même auteur seront signalés en temps et lieu.

10. V. Lenhossék, Die Nervenendigungen in den Maculæ und Cristæ acusticæ. Sonderabdruck aus den *Anatomischen Heften*, herausgegeb. von F. Merkel u. Bonnet. 1894. — Zur Kenntniss der Neuroglia des menschlichen Rückenmarks. *Verhandl. d. Anat. Geselsch.*, mai 1891. — Beobachtungen an den Spinalganglien und Rückenmark von Pristiurusembryonen. *Anat. Anzeiger*, Bd. VII, 1892. — Et surtout : Der feinere Bau des Nervensystems im Lichte neuester Forschungen, 2ᵉ Aufl. Berlin, 1895.

11. Held, Die Endigungsweise der sensiblen Nerven im Gehirn. *Arch. f. Anat. u. Physiol.*, 1892. — Die centrale Gehörleitung. *Arch.f. Anat. u. Physiol.*, 1893.—Beiträge zur feineren Anatomie des Kleinhirns und des Hirnstammes. *Arch. f. Anat. u. Physiol.*, 1893.

L'appui de collaborateurs, grands par le nombre et le mérite, est certes d'un précieux secours. Mais c'est là du principe d'autorité ! et la vraie science n'en a que faire. La méthode de Golgi est nouvelle, ses préparations contiennent d'étranges images, les idées qu'elle provoque sont révolutionnaires : que lui manque-t-il pour susciter des détracteurs, foule d'attardés ou de défenseurs des vieilles croyances ? Les innombrables preuves que la diversité même des animaux, des âges et des organes étudiés par cette méthode, fournit à foison, ces preuves ne comptent pas pour eux. Ce qu'il faut, ce qu'ils exigent, mais se gardent bien de chercher eux-mêmes, c'est un moyen de contrôle.

En 1886, au moment où va s'engager la lutte, Ehrlich, un savant allemand, crée une méthode [1]. Elle passe d'abord inaperçue ; pourtant des histologistes s'en emparent, partisans ou non du procédé de Golgi. Elle, aussi, démontre dans le système nerveux l'indépendance de tous les appendices de la cellule, si petits soient-ils, l'origine unique, toujours cellulaire des nerfs. Le moyen de contrôle, tant réclamé, est trouvé, et les vieilles idoles, sous les efforts combinés des deux techniques, semblent jetées à bas à tout jamais.

La méthode d'Ehrlich au bleu de méthylène. — Elle confirme les faits établis par la méthode de Golgi chez les vertébrés et invertébrés.

Comme la méthode au chromate d'argent, la méthode d'Ehrlich colore d'une façon toute spéciale les expansions protoplasmiques et les expansions nerveuses, en les teignant, par un choix inexplicable encore, en un bleu intense magnifique. Son agent, le bleu de méthylène d'Ehrlich, est une couleur de composition chimique particulière, n'ayant de propriété élective que sur le tissu nerveux vivant ou récemment mort. Son mode opératoire fut longtemps l'injection sur l'animal ou l'imbibition de la pièce ; mais seuls, membranes ou tissus, pouvant sans destruction être réduits en un instant en couche mince, en relèvent. Force est donc aux innombrables chercheurs que la jeune méthode entraîne, aux Arnstein, Dogiel, Smirnow, Retzius, Biedermann, Allen, Rina Monti, Kallius, Renaut, Bouin, de limiter leurs investigations aux organes nerveux périphériques des vertébrés, rétine, sympathique, etc., où Dogiel [2] se fait une réputation méritée, et aux organes nerveux périphériques ou centraux des invertébrés, champ où s'est déployée l'activité du savant naturaliste suédois Retzius [3]. Mais il suffit d'une modification ardemment désirée, le remplacement d'un fixateur infidèle, le picrate d'ammoniaque de Dogiel par un autre fixateur, indélébile, le molybdate d'ammoniaque, contre lequel l'alcool vient épuiser en vain son pouvoir dissolvant, comme l'a fait récemment Bethe [4], pour qu'aussitôt, prenant un nouvel essor, le bleu de méthylène étende son domaine à tout le système nerveux. Cerveau, cervelet, moelle, invertébrés, tout lui devient accessible.

La méthode générale des coupes compte ainsi, grâce à Bethe, un auxiliaire de plus, et non des moindres ; car déjà, nous lui devons la constatation

1. EHRLICH, Ueber die Methylenblaureaction der lebenden Nervensubstanz. *Deutsch. mediz. Wochenschr.*, nº 4, 1886.
2. DOGIEL, Ueber das Verhalten der nervösen Elemente in der Retina der Ganoiden Reptilien, Vögel u. Säugethiere. *Anat. Anzeiger*, 1888.
3. RETZIUS, *Biol. Untersuch.*, Neue Folge, Bd. III, 1890.
4. BETHE, Studien über das Centralnervensystem von Carcinus Mœnas, etc. *Arch. f. mikrosk. Anat.*, Bd. XLIV, 1895.

renouvelée de la bifurcation des racines postérieures et de bien d'autres fibres nerveuses, la confirmation des collatérales de la substance blanche du cerveau et de la moelle, ainsi que des ramifications variqueuses, terminales et libres des expansions nerveuses.

Méthode de Golgi et méthode d'Ehrlich se contrôlent et se confirment, avons-nous dit. Quelle preuve meilleure en pouvons-nous donner si ce n'est en résumant sous quelques chefs les résultats merveilleux du bleu de méthylène obtenus par Retzius, chez les crustacés, les mollusques et les vers, où Lenhossék est venu lui prêter le concours de ses recherches remarquables sur le système nerveux sensitif?

1° Chez les invertébrés, les cellules ont généralement une forme unipolaire. Elles émettent un long prolongement, cylindre-axe des neurones de ces animaux. Parfois elles sont pluripolaires, et alors leurs expansions sont de deux sortes: les unes sont protoplasmiques et reçoivent les courants; l'autre est l'expansion fonctionnelle, elle les transmet (Lenhossék).

2° Ramifications terminales ou collatérales de ces cylindres-axes, toutes ces parties se terminent par des arborisations libres et variqueuses qui entrent en contact avec le corps et les expansions réceptrices d'autres éléments nerveux.

3° Il n'y a donc point de réseau de fibrilles nerveuses, et la substance ponctuée de Leydig, considérée comme tel jusqu'ici, n'est qu'un plexus où les prolongements récepteurs viennent intimement s'accoler aux ramifications terminales de cylindres-axes.

4° Et comme chez les vertébrés, les cellules sensitives excentriques dégagent une expansion qui se porte vers les centres, vers les ganglions abdominaux, y pénètre, s'y subdivise en une branche ascendante et descendante, origine de quelques brèves collatérales. Quant aux neurones moteurs, ils siègent dans les ganglions d'où ils envoient aux muscles leur expansion fonctionnelle.

A ces données fondamentales de la structure des invertébrés, issues de la méthode d'Ehrlich, comparez celles que l'étude des vertébrés par la méthode de Golgi nous a fait énoncer tout à l'heure : même constitution du neurone, même indépendance, mêmes relations intercellulaires par contact, uniquement des plexus et jamais de réseaux ; et cela malgré les divergences profondes qu'une concentration des organes et une complication toujours croissante du système semblent, à un examen superficiel, imprimer dans la série animale.

Des méthodes qui par des procédés si différents parviennent à une telle concordance, précisément dans ce que l'organisme a de plus compliqué, ne peuvent être que vraies et fécondes.

MÉTHODES HISTOLOGIQUES COMBINÉES

Malgré toutes les améliorations dont elle a été l'objet, malgré la puissance d'analyse que nous lui avons vu manifester dans les procédés de

Weigert, de Nissl, de Golgi et d'Ehrlich, la méthode des coupes, si elle était restée livrée à ces seules ressources, les organes nerveux sains et adultes de l'homme, n'aurait pu nous donner de leur texture et de leur fonctionnement qu'une connaissance fort imparfaite. Mais l'instrument de ces études est bien trop précieux et semble d'un emploi trop général pour être réservé à si faible tâche. Dès qu'on le peut, on l'associe à d'autres idées, à d'autres recherches, à d'autres méthodes, anciennes ou nouvelles, on en fait l'indispensable outil de travail de l'anatomie pathologique, de la pathologie expérimentale, de l'embryologie, de l'anatomie comparée, de l'histogénèse du système nerveux ; et chacune de ces collaborations donne à la science de la structure et des activités de ce système une impulsion d'une vigueur souvent inattendue.

Méthodes anatomo-pathologiques et expérimentales des dégénérations. — MÉTHODE DE WALLER. — Coupons la racine motrice d'un nerf rachidien. Si, au bout d'un certain temps, nous en examinons les deux tronçons, nous y voyons des différences surprenantes. La portion centrale, celle qui tient à la moelle, a gardé tous ses caractères ; en elle, nul effet de la lésion. La portion périphérique, celle qui est détachée de la moelle, est au contraire profondément altérée. Elle est réduite à un filament, la myéline de ses tubes est désorganisée et les cylindres-axes sont en train de se résorber ; en un mot, elle dégénère. Portons maintenant le bistouri sur une racine postérieure, divisons-la entre la moelle et le ganglion. Mêmes phénomènes après quelque temps; même myéline désorganisée et cylindres-axes résorbés. Mais ici, le retentissement de la lésion est inverse : c'est le moignon central adhérent à la moelle qui est dégénéré, le moignon périphérique ganglionnaire reste indemne. Ce sont là de singuliers faits expérimentaux et nous sommes bien tentés d'en dégager la loi. Mais Waller[1] qui, le premier, dès 1852, les a observés, nous a prévenus et voici celle qu'il en déduit : le centre trophique des racines antérieures ou motrices se trouve dans la moelle, à sa partie antérieure, tandis que celui des racines postérieures ou sensitives gît dans les ganglions spinaux ; autrement dit : tout tube nerveux séparé de son centre trophique, dégénère. Plus heureux que Waller, nous savons aujourd'hui ce qu'est exactement ce centre trophique ; et nous disons : tout tube nerveux séparé de sa cellule d'origine, se désorganise et meurt ; seule la partie encore attenante à cette cellule conserve sa vitalité et peut-être aussi ses fonctions conductrices.

Ainsi, que ce tube altéré aille près ou loin, que son trajet soit rectiligne ou tortueux, sa dégénération toujours le trahira. La dégénération est donc un guide sûr, un vrai fil d'Ariane, pour suivre ou retrouver une fibre dans le dédale des cordons blancs périphériques et centraux.

Quel précieux moyen d'analyse n'est-ce point là au service des neurologistes toujours à l'affût du fait même le plus insignifiant et en apparence le plus étranger à leurs études? Comme bien on pense, ils n'auront garde de le

Méthode des dégénérations chez l'adulte. Les fibres nerveuses dégénérées décèlent leur trajet.

1. WALLER, Sur la reproduction des nerfs. *Müller's Arch.*, 1852.

laisser échapper. Ils en généraliseront l'emploi, au contraire, et en feront une méthode histologique, un procédé inestimable d'étude de la texture du système nerveux. La dégénération sera cherchée partout où spontanément elle se produit, due aux lésions les plus diverses ; elle sera provoquée chez les animaux par les actions les plus différentes et aux points les plus dissemblables. On la suivra à l'œil nu, grossièrement, ou bien on la retrouvera, au microscope, dans des coupes sériées, mise en évidence, dans ses moindres détails, par des techniques colorantes ou décolorantes appropriées. Et la substance blanche de l'axe cérébro-rachidien, ainsi fouillée, disséquée, décomposée, laissera reconnaître le parcours de groupes plus ou moins considérables de tubes agglomérés ou disséminés et isolés, ayant même point de départ et même but, véritables compagnons de route, formant ce qu'on appelle des *systèmes de fibres*.

Et voilà comment un des traits fondamentaux de l'anatomie pathologique et de la pathologie expérimentale, la dégénération, aura pu, aidé de la dissection par coupes sériées et colorées, compléter l'histologie des centres nerveux sur un de ses points cardinaux : les connexions entre foyers de substance grise.

Il ne serait point exact de croire que les dégénérations soient une découverte de Waller. Avant lui, et dès 1850, Türk[1] avait observé que les lésions de la moelle produisent des altérations systématisées de la substance blanche. L'anatomie pathologique a donc dans cette voie devancé la pathologie expérimentale. Mais la marche de ces deux sciences ne tarde pas à devenir parallèle. Les remarques de Türk donnent l'éveil à une multitude de cliniciens et histologistes : Charcot, Bouchard, Flechsig, Kahler et Pick, Schultze, Vulpian, Leyden, Westphal, etc., et plus près de nous, Dejerine, Marie, et d'autres encore, mettent à profit les innombrables matériaux humains, que les blessures, les scléroses, les hémorragies, les embolies des centres nerveux et autres processus destructeurs de leurs cellules et fibres, envoient sur la table de l'amphithéâtre et établissent par les dégénérations ainsi déterminées, complètes seulement à longue échéance, le trajet des fibres qui font partie d'un même système.

Les expériences de Waller excitent à l'imitation quantité de physiologistes et d'anatomistes : Vulpian, Pitres et Franck, Singer, Schiefferdecker, Kahler, Langley, Sherrington, Löwenthal, Marchi, Münzer, etc., trop heureux, en s'adressant aux animaux, de multiplier leurs tentatives à loisir, d'abréger à leur volonté la vie de l'opéré pour voir les suites de l'opération. Ils ne s'en tiennent point à faire dégénérer le système nerveux périphérique des animaux parvenus à l'âge adulte. Par les moyens les plus divers, ils vivisectionnent leurs centres ; ils arrachent des racines postérieures, coupent des cordons de la substance blanche, détruisent des foyers de substance grise, ischémient les organes, etc., s'inspirant ou non dans leur expérimentation des questions soulevées et des renseignements fournis par la clinique et l'anatomie pathologique humaines. Et, une fois la dégénération accom-

---

1. L. Türk, *Sitzb. d. k. u. k. Akad. d. Wissensch. Wien.*, Bd. VI, 1853.

plie, non seulement ils contrôlent les données de ces sciences, mais ils accumulent aussi les faits précis sur l'itinéraire des racines postérieures, la position de la voie pyramidale dans la moelle et dans le bulbe, les origines des nerfs craniens, etc.

MÉTHODE DE GUDDEN. — Entre temps, la méthode des dégénérations s'enrichit d'un nouveau champ d'expériences et d'études. Au lieu de suivre l'ornière accoutumée, au lieu de continuer, comme les imitateurs de Waller, à porter ses investigations sur des animaux adultes ou adolescents, Gudden les porte sur des animaux jeunes, des nouveau-nés [1]. Citons quelques exemples de ces opérations : chez un lapin qui vient de naître, Gudden arrache le facial de son aqueduc de Fallope, et quelques semaines après, l'animal sacrifié, il constate une atrophie du noyau originaire de ce nerf. Mayser [2], qui l'imite, car l'idée a fait son chemin, détruit le sciatique aussi chez un lapin à peine né. L'adolescence venue au bout de quelques mois, la bête est tuée, et déjà les cellules motrices de la moelle lombaire n'ont plus laissé trace : tout le reste est intact, les racines postérieures sont indemnes. Et Mayser, qui expérimente en pleine floraison de la théorie des réseaux et de la double origine des nerfs, ose avancer, soit dit en passant, qu'entre cellules motrices et racines postérieures il n'existe aucun lien substantiel, aucune continuité.

Méthode des dégénérations chez le jeune. Les cellules des foyers d'origine des nerfs lésés sont ainsi déterminées.

Ce dernier résultat, l'altération profonde, la destruction même des foyers ganglionnaires moteurs, que la méthode de Waller donne, par exemple, chez les amputés si à la longue ou à un si faible degré qu'elle passe souvent inaperçue, Gudden en saisit l'importance ; il y devine le moyen d'étudier de nouveaux éléments de la texture du système nerveux et transforme une simple modification de détail, l'emploi de nouveau-nés à la place d'adultes, en une méthode autonome, ayant un but bien caractérisé : *la détermination des foyers gris correspondant à tel tractus blanc périphérique ou central.* Alors la dégénération et le trajet des fibres passent au second plan. On recherche les foyers bulbaires et protubérantiels des nerfs moteurs, et comme Gudden, on arrache aussi près que possible de leur origine, chez des nouveau-nés, oculo-moteur commun, oculo-moteur externe, pathétique, facial, hypoglosse, trijumeau, etc. On veut préciser les cellules motrices médullaires et bulbaires qui excitent tel muscle ou tel groupe de muscles, et, comme Mendel, on abrase ces muscles chez des petits à la mamelle ; on désire même connaître la source de certains faisceaux blancs de l'axe cérébro-rachidien et des organes des sens, et pour cela, Monakow lèse la voie pyramidale et voit s'atrophier en certains points la région motrice de l'écorce cérébrale ; Ganser brise le nerf optique et la couche ganglionnaire de la rétine disparaît, etc. On ne procède pas seulement par voie d'expériences ; on interroge aussi l'anatomie pathologique humaine et infantile ; on étudie les lésions congénitales du système nerveux, ses arrêts de crois-

1. GUDDEN, *Arch. f. Psychiat.*, Bd. II, 1870. — *Græfe's Arch.*, Bd. XXV, 1879.
2. MAYSER, Experim. Beitr. zur Kenntniss des Baues des Kaninchenrückenmarks. *Arch. f. Psychiat.*, Bd. VII, 1877.

sance, etc. Les foyers ganglionnaires centraux et même périphériques sont ainsi peu à peu mis en lumière dans leurs relations avec leurs conducteurs. Et la méthode dégénérative de Gudden, chez les nouveau-nés, avec ses variantes, vient compléter fort heureusement l'œuvre de la méthode de Waller dans notre connaissance de la texture du système nerveux, celle-ci traçant le chemin des fibres blanches, celle-là découvrant leurs cellules d'origine.

Opinion de Forel sur la différence d'action des méthodes de Waller et de Gudden.

La différence si remarquable d'action et de résultats, entre la méthode de Gudden et la méthode de Waller, l'âge en est-il véritablement la cause comme cela paraît à première impression? On s'est posé la question. Forel [1] y répond par la négative. Il s'appuie sur ce fait que si chez un jeune on *sectionne* un nerf, mais *loin de son émergence*, on obtient les mêmes effets que chez un adulte opéré dans les mêmes conditions ; les cellules d'origine et le bout central ne se désagrègent pas, seul le bout périphérique dégénère, tout comme dans la méthode de Waller. Il s'appuie également sur cet autre fait, corollaire du premier, que si chez un adulte on sectionne, et de préfé rence on *arrache* un nerf *aussi près que possible de sa naissance apparente*, l'atrophie des cellules nerveuses se produit aussi bien que chez un jeune, mais bien moins accentuée et bien moins rapide. Le jeune âge n'est donc, dans la méthode de Gudden, qu'une condition favorable à l'intensité et à la rapidité de la dégénérescence cellulaire.

Quelle explication donner aux phénomènes de la dégénérescence des fibres dans la méthode de Waller et des cellules dans la méthode de Gudden?

Et d'abord, pourquoi les fibres dégénèrent-elles lorsqu'elles sont coupées et interrompues? La fibre nerveuse n'étant pas une, nous avons en réalité à nous demander pourquoi le cylindre-axe meurt et pourquoi la myéline se désagrège.

Opinions relatives aux causes de la dégénération du cylindre-axe.

Pour le cylindre-axe, on a dit, avec et après Waller, que la cellule est son centre trophique, entendant par là que la cellule est le centre nourricier de l'axone et que celui-ci, isolé de celle-là, végète et meurt. Et l'on a exalté tous ces traits en propriétés exclusives de la cellule nerveuse. Rien n'est plus inexact. Dans toutes les cellules quelconques, en effet, la mort d'appendices ou de fragments protoplasmiques, séparés d'elles par violence, peut se produire. Mais, et c'est là le fait décisif de la question, la mort peut aussi ne pas se produire immédiatement. Ainsi, chez les protozoaires, comme l'ont observé Nussbaum, Gruber, Balbiani, Höffer, Verworn et d'autres, la bissection artificielle du corps procure deux fragments : l'un restant plein de vie, apte à se régénérer ; l'autre, vite moribond. A quoi attribuer une telle différence de vitalité dans deux segments, en apparence de même constitution ? Les expérimentateurs eux-mêmes nous l'enseignent : c'est que l'un, le vivant, en outre du protoplasma, contient le noyau, et l'autre, le mort, ne renferme que du protoplasma. Ce qui se passe là chez les protistes unicellulaires se passe également, nous en sommes aujourd'hui informés, dans

1. Forel, Ueber das Verhältniss der experimentellen Atrophie und Degenerationsmethode zur Anat. u. Histol. des Centralnervensystems, etc. Zürich, 1891.

toutes les cellules. Chez toutes, la mort d'appendices ou de fragments protoplasmiques ne survient que si on les désunit violemment de la région du corps occupée par le noyau, que si, autrement dit, on rompt toutes les attaches avec le noyau. Nous voici amenés à une conception plus certaine, plus rationnelle et plus générale du rôle trophique exercé sur les fragments ou les expansions de la cellule. Dans la cellule donc, qu'elle soit nerveuse ou autre, que les appendices soient protoplasmiques, cylindre-axiles ou différents, le centre trophique, le principe directeur des échanges nutritifs, la source de vie, c'est le noyau, le noyau seul, et peut-être, pour préciser davantage, oserions-nous chuchoter : c'est la chromatine du noyau. Par ainsi, nous pourrions formuler la loi de Waller en ces termes plus exacts : *la conservation de la vie du cylindre-axe et des expansions dendritiques est intimement liée au maintien des connexions naturelles de ces prolongements avec le noyau.* Néanmoins, comme la cellule nerveuse est un organisme très évolué, très spécialisé, on ne peut tout à fait refuser au corps cellulaire et à ses amas chromatiques une part dans l'action trophique.

Par quels moyens ces connexions sont-elles établies et maintenues ? Comment assurent-elles l'influence trophique du noyau ? Autant d'interrogations sans réponse encore. Peut-être le neuroplasme, situé entre les neurofibrilles dans le corps et dans le cylindre-axe, sert-il de voie de diffusion à la matière ou aux matières encore inconnues, d'action trophique, élaborées par le noyau.

Quoi qu'il en soit, dans les dégénérescences secondaires, le cylindre-axe meurt parce qu'il n'est plus en continuité avec le noyau. Il ne meurt pas d'un coup cependant, ainsi que nos recherches [1] et celles de Perroncito et Marinesco semblent le démontrer. Il agonise pendant quelques jours encore ; il essaie même de donner naissance à quelques branches nouvelles ; mais celles-ci, après une ébauche de croissance, se désagrègent et périssent.

Quant à la gaine de myéline, cette autre partie du tube nerveux qui, elle aussi, dans les dégénérations se désorganise, on a voulu voir, dans sa désorganisation un effet du repos, de l'inaction. On a été tenté d'en faire un cas particulier de cette théorie du repos, proposée par nous [2] bien avant Marinesco [3] et Goldscheider [4], et d'après laquelle la désintégration du cylindre-axe et de sa gaine serait due à l'absence des produits de désassimilation que le cylindre-axe ne met en liberté que durant son activité. Mais cette théorie n'est pas applicable ici. Car pourquoi, dans un nerf sensitif, coupé en dehors de son ganglion, le bout central ne dégénère-t-il pas, ou si peu que rien ? Et pourtant ce bout central est désormais totalement privé d'activité ; il est au repos absolu, aucun courant ne le traverse plus et il devrait, ce semble, périr rapidement.

Opinions relatives aux causes de la dégénération de la gaine myélinique.

1. Cajal, Les métamorphoses précoces des neurofibrilles dans la régénération des nerfs. *Trav. du Lab. de rech. biol.*, t. V, fasc. 1 et 2, 1907.
2. S. Ramón Cajal, Manual de anatomía patológica general, 1 Edición, p. 234, 1890.
3. Marinesco. *Neurol. Centralbl.*, 1892.
4. Goldscheider, Ueber die Lehre von den trophischen Centren. *Berlin. klin. Wochensch.*, 1894.

L'explication de la désagrégation de la gaine myélinique paraît, en réalité, à la fois autre et plus simple.

La gaine se désagrège tout uniment, parce que son centre trophique à elle meurt aussi, et son centre trophique, c'est le cylindre-axe lui-même. Le développement histogénique le prouve. La myéline est, en effet, un produit de sécrétion du cylindre-axe, et il n'est pas loisible de lui accorder une autre origine : au moment de l'apparition de cette myéline, le cylindre-axe n'est entouré d'aucun autre élément capable de l'engendrer, ni de gaine de Schwann, ni de cellules connectives enveloppantes. Étant donc le produit du cylindre-axe, la gaine médullaire est, par suite, dans une étroite dépendance vitale et nutritive avec lui, comme l'admettent Kölliker, Cajal, Vignal, Westphal, Lenhossék ; et lui mort, elle se détruit.

L'atrophie des cellules nerveuses; son explication possible.

L'interprétation de l'atrophie des cellules nerveuses dans la méthode de Gudden est encore plus difficile. Il n'est point du tout rationnel, en effet, d'admettre que la dégénération se produit par cessation de l'action trophique du noyau, puisque celui-ci est et demeure dans le corps cellulaire. La seule explication possible est l'influence nocive du repos. Le cylindre-axe interrompu avant la naissance de ses premières branches ne pouvant plus se régénérer, sa cellule d'origine et les cellules dynamiquement reliées à lui par ses ramifications, ne fonctionnent plus, sont vouées au repos absolu et s'atrophient par la suite.

Les prolongements dendritiques ne dégénèrent que très lentement.

Le corps cellulaire, le cylindre-axe, la myéline ne sont point toutes les parties d'une cellule nerveuse. Il y a encore les prolongements protoplasmiques. La méthode des dégénérations les a-t-elle oubliés? Ne sait-elle point tirer parti de leurs désordres? Ou bien, raison majeure, n'en est-il point provoqué en elles? C'est à ce dernier motif qu'il faut s'arrêter pour expliquer notre silence. Peut-être les désordres existent-ils, comme cela semble apparaître de l'examen de cellules mitrales du bulbe olfactif chez un cobaye, deux mois après destruction presque totale de la muqueuse olfactive, et de celui du lobe optique d'une grenouille, à qui un mois auparavant nous avions énucléé les deux globes oculaires ; dans ces cas, les expansions protoplasmiques articulées avec les arborisations des nerfs respectifs, bien qu'imprégnées en grand nombre, ne montrèrent qu'un aspect un peu plus noueux que de coutume. En tout cas, ces désordres sont, du moins chez l'adulte, si insignifiants, si longs à survenir, et d'ailleurs si problématiques, qu'il n'y a aucun fond à faire sur eux, jusqu'à présent.

Les dégénérations secondaires centrales des cellules et des fibres nerveuses exigent, avons-nous dit, un temps très long pour se parachever. Mais, bien avant, dès le début même des lésions, dès qu'elles ne fonctionnent plus intégralement, cellules groupées en foyers et fibres constitutives de systèmes doivent souffrir, être malades. Ne serait-il point souhaitable, sans attendre que l'atrophie ou la disparition totale marque le siège des unes et le parcours des autres, de profiter des troubles qui se passent en elles certainement dès le principe pour constater leur dégénération commençante et par là même déterminer respectivement leur situation et leur trajet? Combien ainsi abrégerions-nous nos expériences, et combien plus de matériaux humains et autres, utiliserions-nous, où les altérations cellulaires et myéliniques existent, mais en marche seulement, sans compter que, surprises ainsi, à leur ébauche, les dégénérations doivent être plus pures, moins encombrées de désorganisations accessoires, toutes causes d'erreurs !

Jusqu'à une certaine époque, pas très lointaine, ce souhait reste vain. Aucune des techniques microscopiques applicables à la démonstration des cellules et des fibres nerveuses ne permet de déceler les dégénérations d'une façon certaine avant leur phase ultime.

Pour les cellules, le carmin, leur colorant de choix, indique bien, au début des lésions, un gonflement, un état trouble du corps ; mais ces signes sont si douteux, ils peuvent passer si facilement inaperçus que, pour plus de certitude, on préfère attendre un état plus avancé de la dégénération, l'atrophie, ou même la disparition totale et en masse des cellules. Pour les tubes, la coloration à l'hématoxyline de Weigert, malgré le perfectionnement de Pal, malgré sa plus grande délicatesse, est tout aussi incapable de raccourcir les délais. La raison, c'est que tubes en train de dégénérer et tubes en bon état se colorent également bien. L'hématoxyline ne sait faire aucune distinction. Peu lui importe que la myéline soit malade, même très malade ; pourvu qu'il en reste, elle la colorera aussi intensivement que de la myéline saine ! Et dans cette plaine de couleur uniforme, à quels signes, désormais, s'attacher pour faire cette reconnaissance ? Mais s'il n'en reste plus, si les tubes, depuis longtemps souffrants, sont morts et dévorés, alors, mais alors seulement, leur place, vide, sans plus d'attraits pour la matière colorante, contraste aux yeux, tache blanche sur tapis foncé. Encore faut-il que les tubes morts fassent nombre et soient couchés côte à côte, et non rares, disséminés à grande distance.

Enfin, deux techniques colorantes apparaissent qui, par un bonheur singulier, réalisent ce souhait : l'une, la méthode de Nissl, pour les foyers cellulaires, l'autre de Marchi et Alghieri pour les systèmes de fibres.

MÉTHODE DE NISSL [1]. — Dès lors, pour découvrir les foyers cellulaires correspondant à des systèmes donnés de fibres, plus n'est besoin d'aucune condition spéciale : jeune âge de l'animal à opérer, section, ou mieux arrachement de nerfs aussi près que possible de leur naissance, attente plus ou moins prolongée d'une atrophie cellulaire bien apparente, comme dans la méthode de Gudden. Maintenant, il suffit de léser en n'importe quel point les fibres nerveuses d'un animal de n'importe quel âge, d'attendre à peine quelques jours pour le sacrifier, puis, appliquant la technique colorante si connue de Nissl, de fixer quatre à cinq jours durant, par l'alcool, le sublimé ou le formol, les portions présumées atteintes des centres nerveux, de les débiter en coupes très fines, de colorer ces coupes par une aniline basique,

Les dégénérations secondaires des cellules nerveuses peuvent être décelées dès le début.

1. NISSL, Ueber eine neue Untersuchungsmethode der Centralorgane, etc. Centralbl. f. Nervenheilkunde und Psychiatrie, 1894. — Ueber die Veränderungen der Ganglienzellen am Facialiskern des Kaninchens nach Ausreissung des Nerven. Allg. Zeitsch. f. Psychiatr., Bd. XLVIII, 1892.

de les différencier presque au blanc pur par l'alcool, l'essence d'origan ou l'huile d'aniline et de les monter. Les cellules d'origine du faisceau blanc lésé sont là, immédiatement reconnaissables, à travers l'objectif à immersion, aux troubles initiaux de leur structure dus à l'action de la dégénération secondaire : gonflement du corps devenu globuleux, désagrégation et même dissolution partielle des amas chromatiques contenus dans le corps, ce que Marinesco appelle *chromatolyse* ; enfin, rejet du noyau à la périphérie, où, sous la membrane, il fait saillie. La méthode nouvelle est si expéditive et si sûre, elle s'applique si bien à la recherche, non seulement des foyers moteurs, mais même des sensitifs, et peut-être aussi des foyers des fibres d'association du cerveau et de la moelle, que les travaux reprennent essor, inaugurés par Nissl, et poursuivis par Marinesco, Lugaro, Flatau, Goldscheider, Colenbrander, Van Gehuchten, de Neef, Bunzl-Federnbuch, Van Biervliet et d'autres encore.

En général, il suffit de sectionner les nerfs bulbaires pour obtenir ces résultats. Mais quand il s'agit de nerfs rachidiens, il vaut mieux, et même il faut, de toute nécessité, comme l'ont démontré de Neef et Van Gehuchten, arracher d'abord les racines.

Les dégénérations secondaires des fibres peuvent être décelées très tôt après la lésion.

MÉTHODE DE MARCHI ET ALGHIERI [1].— De même, pour déceler les faisceaux blancs, originaires de tel ou tel foyer gris, n'est-il plus nécessaire d'attendre, comme dans la méthode de Waller, la lente disparition totale des fibres et leur remplacement par du tissu scléreux. Un répit de deux à trois semaines entre l'opération, ablation de groupes cellulaires ou section de cordons blancs, et le sacrifice de l'animal est désormais un intervalle suffisant. La dégénération, imperceptible à l'œil nu ou à de faibles grossissements, est cependant déjà assez avancée pour marquer le trajet des faisceaux blancs. Il n'y a qu'à la révéler. La technique de Marchi et Alghieri, qui colore de noir seule la myéline malade, désintégrée, et laisse immaculée la myéline saine, normale, le fera, et de manière simple et rapide. Après deux immersions des pièces nerveuses, l'une de huit jours dans du liquide de Müller, l'autre d'égale durée dans un mélange de deux parties du même liquide et d'une partie d'acide osmique à 1 p. 100, après les manipulations vulgaires de mise en coupes sériées : dégorgeage de pièces dans l'eau, déshydratation, inclusion, microtome et montage sans coloration accessoire, voici, en effet, les coupes, assez épaisses, sous le microscope ; elles montrent des gaines de myéline, en anneaux, en manchons : les unes, souvent le plus grand nombre, saines, d'un jaune pâle, entier, pur, intact ; les autres, d'ordinaire rapprochées en groupes plus ou moins denses, atteintes de la dégénérescence, d'un jaune pâle aussi, mais déchiqueté, dépecé, sali par des taches noires, collerette ou chapelet funèbres, envahissantes gouttes de myéline décomposée, de graisse morte. Et ces signes de souffrance se voient, se lisent avec une telle netteté, d'un coup d'œil si prompt et si sûr, que dans tout le champ, n'y

1. MARCHI e ALGHIERI, Sulle degenerazione discendenti consecutive a lesioni della corteccia cerebrale. *Revista speriment. di freniatria*, t. XI, 1885.

aurait-il qu'une seule fibre malade, ces stigmates sombres, surgissant de la nappe claire, uniforme des fibres saines, la dénoncent immédiatement. Nous sommes bien loin des images négatives, indéchiffrables de la méthode de Weigert !

Malgré tous ses avantages, malgré ses images positives, d'une lisibilité parfaite, aussi parfaite que dans les techniques de Golgi et d'Ehrlich, idéal de toute histologie, la méthode de Marchi est lente à se répandre. Elle finit pourtant par s'imposer, et, grâce à son application par Marchi et Alghieri, Mott, Sherrington, Dejerine, Marinesco, K. Schaffer, Thomas, Probst, Van Gehuchten, Löwenthal, Wallenberg, etc., elle a collaboré, ces dernières années, avec succès, à déterminer la voie pyramidale le long de la moelle épinière, à fixer le trajet des racines sensitives, à tracer les détours des pédoncules cérébelleux, etc., etc.

Cette merveilleuse méthode n'a pas, malheureusement, que des avantages, *Causes d'erreur.* elle a aussi des inconvénients. Elle tend des pièges, et plusieurs de ses partisans, ses auteurs eux-mêmes, Marchi et Alghieri, y sont tombés. Il est donc bon de savoir s'en garer.

Ainsi, il ne serait point rationnel de mettre sur le compte de la lésion expérimentale toute fibre qu'on rencontre avec sa myéline entamée, car, en plein état normal, en pleine santé, en dehors de toute lésion provoquée sciemment, par le seul, l'unique fait des innombrables petits heurts qui font l'usure de la vie, il existe, — Mayer l'a prouvé, d'autres auteurs et nous-même l'avons confirmé, — il existe presque toujours dans les centres quelque fibre en train de dégénérer ou de se régénérer.

Ainsi encore, serait-ce commettre erreur grossière que de faire rentrer dans l'estimation des faisceaux lésés, les dégénérations accessoires, non désirées mais absolument constantes, déterminées par l'altération des cellules nerveuses avoisinant le point opéré, cellules dont la vitalité est compromise par le choc opératoire lui-même ou par les phénomènes d'inflammation qui le suivent, exsudat, diapédèse, etc., etc.

Enfin, la dégénération, facile à étudier sur les cylindres-axes myélinisés, ne l'est point sur leurs collatérales.

MÉTHODE DE LA DÉGÉNÉRATION RÉTROGRADE OU WALLÉRIENNE INDIRECTE. — Lorsqu'on sectionne un nerf, on détermine, d'après la loi de Waller, la dégénérescence du bout périphérique ; le bout situé entre la lésion et la cellule d'origine reste intact ou ne dégénère que sur un court trajet.

Nous avons vu cependant qu'il n'en est pas toujours ainsi et que chez les amputés, par exemple, on trouve, à la longue, le bout central altéré dans sa totalité.

Cette infraction tardive à la loi de Waller, n'est-elle pas, en réalité, un phénomène normal et beaucoup plus précoce ? Peut-être, ont pensé, parmi d'autres, Klippel et Durante [1] ; et ils ont montré, qu'en effet, la section d'un

1. KLIPPEL et DURANTE, Les dégénérescences rétrogrades dans les nerfs périphériques et les centres nerveux. *Revue de Médecine*, vol. XV, 1895.

nerf moteur provoque non seulement la dégénération wallérienne ordinaire et rapide, mais aussi la désintégration myélinique plus ou moins accentuée du bout central jusqu'aux cellules d'origine.

Malheureusement, les expérimentateurs qui, après eux, ont voulu renouveler l'épreuve, ne l'ont pas réussie ou n'ont obtenu que des résultats inconstants. A quoi attribuer ces divergences ? à une technique imparfaitement établie, comme l'a prouvé Van Gehuchten [1]. La dégénération du bout central se produit effectivement et même à coup sûr, mais il faut pour cela que les racines des nerfs soient non pas coupées, mais *arrachées au ras de l'émergence*. Dans ces conditions, on compromet la vitalité des cellules motrices, comme Forel l'avait très justement remarqué et l'on voit, au bout de quinze à vingt jours, le bout central dégénérer à partir des cellules d'origine.

Voici donc un nouveau procédé de recherches qui permet de suivre le trajet des racines de tout nerf moteur. Van Gehuchten s'en empare aussitôt, et, pour mettre les dégénérations en évidence, lui applique la coloration osmio-chromique de Marchi. Il étudie ainsi les nerfs du cerveau moyen, du bulbe et de la moelle.

Méthode de Flechsig [2]. — Pour déterminer le trajet des faisceaux blancs, la méthode de Waller utilise la mort de la myéline, et celle de Marchi sa maladie ; en voici maintenant une autre, celle de Flechsig, qui met à profit sa naissance. Une telle volte n'est point pour surprendre qui sait l'inépuisable ingéniosité de l'esprit humain à varier ses moyens d'attaque quand les problèmes le hantent et l'irritent de leur difficulté. Comment cette naissance peut-elle nous aider à cette besogne ardue ? La simple observation suivante nous en donne la clef. Lorsqu'on étudie, par exemple, la moelle, chez des embryons et des fœtus d'âges différents, on note que, d'abord complètement grise, cette moelle peu à peu blanchit, d'abord par places, puis graduellement sur tout son pourtour, son centre en double croissant restant seul de la teinte primitive. Ainsi la substance blanche, blanche uniquement par la myéline de ses fibres, ne s'établit pas d'un coup ; ses faisceaux, ses cordons ne sont point tous contemporains, mais naissent à des époques diverses, en placards d'âge différent.

Cette remarque, maints embryologistes et anatomistes l'avaient faite, mais sans s'y arrêter. Flechsig est le premier en 1878 à en saisir l'importance. Il devine que ces variétés de coloration signifient : la grise, faisceaux de fibres encore embryonnaires, encore dépourvues de myéline ; la blanche, faisceaux de fibres adolescentes, ayant acquis ou en train d'acquérir cette myéline attribut de leur maturité fonctionnelle. Il présume que ces placards blancs, myélinisés à époques variées, doivent renfermer des fibres sœurs, de même origine, de même conduction, de même but, doivent, en un mot, corres-

---

1. V. Gehuchten, La dégénération dite rétrograde ou dégénérescence wallérienne indirecte. *Le Neuraxe*, vol. V, 1893, 1er et dernier fasc.
2. P. Flechsig. Die Leitungsbahnen im Gehirn und Rückenmarke des Menschen. Leipzig, 1878.

pondre à ces systèmes de fibres indépendants, autonomes, dont les dégénérations ont déjà fait la preuve. Il voit aussitôt dans cette myéline naissante un guide sûr, aisé pour suivre les faisceaux, pour ainsi dire à la trace, le long de l'axe cérébro-rachidien, au milieu de la masse des autres restés gris ; il débite en coupes successives, moelle, bulbe, protubérance, cerveau d'embryons, de fœtus, de nouveau-nés de toute espèce et de tout âge ; plonge ces coupes dans un bain d'acide osmique, qui, il le sait, noircit la myéline, et grâce aux taches noires sur fond blanc, images des faisceaux myélinisés, taches plus ou moins larges, diversement situées, mais se succédant en colonnes ininterrompues, depuis la coupe où elles se montrent jusqu'à celle où elles disparaissent, il peut sans l'ombre d'une difficulté déterminer l'origine, le parcours, la terminaison du faisceau cérébral de la calotte, des voies sensitives, des voies acoustiques centrales, etc., et de bien d'autres systèmes que nulle autre méthode ne permet encore de distinguer avec une telle netteté.

Flechsig du même coup crée la méthode et en récolte les premiers résultats, considérables.

Mise ainsi en valeur, la myélinisation à époques variées des faisceaux blancs devient alors l'instrument de travail de Von Bechterew, Westphal, Lenhossék, Pierret, Darkschewitch, Cramer, Held, Kölliker, Guizé, Vogt, Mme Vogt, etc., et ces chercheurs n'auront qu'à remplacer l'acide osmique par une coloration plus pratique, plus récente, la méthode de Weigert, pour confirmer, rectifier et amplifier les découvertes de Flechsig.

Méthode comparative d'anatomie et d'histologie. Anatomie comparée. Histogénèse. — Tous ces efforts, ce travail gigantesque de générations passées et à venir ne visent qu'un but : comprendre le mécanisme des centres nerveux et surtout du cerveau de l'homme. Mais pour concevoir ce mécanisme et faire servir cette conception à l'intelligence même des fonctions physiologiques et psychologiques les plus hautes de l'organisme humain, nous devons, de toute nécessité, nous créer au préalable une idée claire, précise de la structure de ces centres, de ce cerveau, en discerner d'une manière lucide le plan général, en saisir l'ensemble d'un coup d'œil. Si perfectionnées soient-elles, toutes les méthodes que nous venons d'étudier ne nous y font point, malheureusement, parvenir. Et nous n'avons aucune faute à leur imputer en propre. Elles ne le peuvent, parce que l'objet de leurs recherches est au-dessus de leurs moyens ; parce qu'elles s'attaquent d'emblée à ce système nerveux, à ce cerveau de l'homme lui-même. La complication de ces organes, ne le savons-nous de reste, est poussée si loin, leurs systèmes d'association, leurs foyers gris sont si nombreux, si enchevêtrés, si considérables, qu'à eux seuls les détails absorbent toute l'attention, tout le travail ; on est débordé par eux, ils couvrent tout, cachent tout, masquent le trait capital, noient l'ensemble. Si donc nous voulons apercevoir ce plan général, fondamental, si nous voulons que les grandes lignes de la structure du névraxe de l'homme et des vertébrés supérieurs, du type vertébré lui-même, nous apparaissent débarrassés de tous les accidents que l'évolution progressive ou régressive y a ajoutés ou supprimés, il nous faut rechercher des cerveaux, des systèmes nerveux de conditions et de structure plus simples. Une fois la structure et le plan fondamental de ces organes élucidés à l'aide des mêmes méthodes, tout à l'heure incapables, nous pourrons alors, bien plus aisément, reconnaître ceux des mêmes organes, plus complexes, de l'homme.

C'est là précisément le rôle de l'anatomie comparée, dans son acception la plus étendue, l'application de cette méthode comparative si générale sans laquelle il n'est plus possible aujourd'hui de faire aucune science vraie, large, d'instituer des recherches fructueuses, de voir germer aucune idée de quelque originalité, d'émettre aucune théorie grandiose.

Les procédés de l'anatomie comparée.

L'anatomie comparée recherche les analogies, découvre les différences existant dans les centres nerveux des divers animaux, fait des rapprochements entre, d'une part, les organes sensoriels, les masses musculaires, etc., leur développement, leur puissance, leur présence ou leur absence chez les êtres aux mœurs et aux caractères anatomiques les plus dissemblables, et d'autre part les différentes parties sensitives, motrices, psychomotrices, grises, blanches, de tous ordres, de leurs organes nerveux centraux ; elle tente d'établir, toujours par la comparaison, quels liens unissent entre elles ces parties nerveuses elles-mêmes.

Sait-elle, par exemple, que la taupe a des yeux à peine rudimentaires ? elle dissèque aussitôt, par tous les moyens dont elle peut disposer, le système nerveux de cet animal et découvre que les nerfs optiques sont absents, que les foyers bulbaires des nerfs moteurs de l'œil n'existent pas, et que les tubercules quadrijumeaux antérieurs sont atrophiés. Immédiatement, elle en déduit que chez l'homme, comme chez les vertébrés, ces foyers bulbaires sont la source des mouvements de l'œil, et que ces tubercules quadrijumeaux sont l'indispensable centre nerveux du nerf optique et de l'organe de la vision. Et si, par contre, durant l'étude de cet animal, elle s'aperçoit que la partie postérieure ou commissurale du chiasma des bandelettes optiques reste intacte, normale, la conclusion qui s'impose à elle, c'est que cette commissure n'a rien à voir ni avec les centres optiques, ni avec la rétine. Tout lui sert de guide, physiologie, psychologie, embryologie, pathologie nerveuse comparée même, spontanée ou expérimentale, des espèces les plus variées. Le système nerveux de l'homme est ainsi, par cette dissection du système nerveux des autres animaux, fouillé, scruté, dépecé, rendu intelligible ; et son plan fondamental, ses grandes lignes, peuvent apparaître sans ambiguïté, sans confusion, en pleine lumière.

Cette méthode de l'anatomie comparée, peut-être la plus ancienne en date, a dû, naturellement, à ses débuts, utiliser les moyens les plus primitifs et s'adresser aux animaux les plus proches de l'homme, aux vertébrés. Elle a été, en effet, d'abord une pure méthode d'anatomie des représentants de cette classe, Leuret et Gratiolet, Valentin, Göttsche, Viault, etc., ne s'occupant que de la morphologie générale, de l'aspect extérieur des centres nerveux. Puis les méthodes adjuvantes gagnant en précision et en nombre, elle entreprend des tâches plus ardues. Avec Reissner et Stieda débute l'anatomie comparée de texture. Ces auteurs, grâce à la dissection plus délicate par coupes sériées, jettent les premiers linéaments de la structure de l'encéphale des vertébrés inférieurs. D'autres, Mayser, Fritsch, Ahlborn, Rabl-Rückhard, Spitzka, Mathias Duval, Osborn, Bellonci, Forel, Koppen, Sanders, Edinger, Fusari, Honneger, Ganser, etc., les suivent dans cette voie, servis en outre par les méthodes à coloration élective d'Exner, Weigert, etc. A son tour, l'anatomie fine comparée prend un vif essor avec les méthodes encore plus pénétrantes de Golgi et d'Ehrlich, pratiquées surtout par nous, Dogiel, Retzius, Van Gehuchten, Lenhossék, P. Ramón, Cl. Sala, C. Calleja, etc. Et déjà, grâce à ce labeur immense et loin d'être achevé, l'axe cérébro-spinal des poissons, des batraciens, des reptiles, des oiseaux, des mammifères, découvre l'homologie de ses divers foyers gris chez ces espèces, la marche des faisceaux blancs, et, par-dessus tout, permet de soupçonner la structure fondamentale de la moelle, du cervelet, du lobe optique, de la rétine et du cerveau lui-même.

L'anatomie comparée ne néglige rien ; les animaux inférieurs, les invertébrés l'intéressent tout autant que les vertébrés. Elle devine qu'à l'aube du système nerveux, dans la série animale, elle pourra récolter, et grâce aux travaux de Leydig, Retzius, Vialanes, Biederman, Lenhossék, Binet, Allen, Bethe, Kenyon, Apathy, etc., elle récolte, en effet, les renseignements les plus précieux sur la morphologie, le mode de connexion, la structure des corpuscules nerveux. Les premières pages de ce livre disent assez l'importance de ces découvertes.

Méthode ontogénique. — L'anatomie comparée ne se limite pas à étudier les animaux adultes, en plein épanouissement, à la phase désormais fixe de leur système nerveux. Elle consulte aussi leur développement, leur croissance, elle observe que le système nerveux part de presque rien chez l'embryon, pour aboutir, par des intermédiaires graduels chez le fœtus et le jeune, à cette étendue et à cette complication inextricable de l'homme adulte ; elle prévoit là une route nouvelle vers son but ardemment souhaité. En refaisant par la pensée un travail inverse de celui de la nature, en repassant une à une les phases du développement, mais des plus achevées vers les plus rudimentaires, ne verrons-nous pas, en effet, le système nerveux perdre peu à peu de la complication de ses organes et de sa structure, les foyers gris se simplifier, les neurones réduire la longueur et le nombre de leurs prolongements, et les connexions intercellulaires devenir en même temps plus faciles à résoudre ; puis poussant plus loin, plus près de la naissance du germe, ne verrons-nous pas encore s'évanouir insensiblement collatérales nerveuses, prolongements protoplasmiques, fibres névrogliques, et de tout l'édifice de l'adulte, ne rester à ses fondations que des éléments épithéliaux et des neuroblastes, c'est-à-dire certains petits éléments piriformes, pourvus uniquement d'un cylindre-axe, sans ramification aucune.

Pour refaire un tel travail, les matériaux doivent abonder ; il suffit chez l'homme, comme chez les vertébrés, d'élucider l'organogénie et l'histogénèse. L'œuvre commencée par Boll, Hansen, Unger, Vignal, Lahousse, avancée surtout par His, puis reprise avec une ardeur nouvelle, à l'aide de la méthode plus récente de Golgi, par His encore, par Golgi lui-même, par d'autres, Hansen, Lachi, Falzacappa, Magini, Cajal, Lenhossék, Kölliker, Retzius, Van Gehuchten, Athias, Held, etc., a déjà révélé bien des détails de la plus haute importance sur les éléments nerveux, l'origine des nerfs, etc., et singulièrement éclairé le plan de structure de l'axe encéphalo-rachidien.

Après tant de méthodes, l'ontogénie aura donc, elle aussi, participé à cette révélation si convoitée du mécanisme des centres nerveux et surtout du cerveau humain.

BIBLIOGRAPHIE GÉNÉRALE

Ouvrages d'ensemble, relativement anciens, où cependant on peut étudier avec fruit la fine anatomie du système nerveux.

DEITERS, Untersuchungen über Gehirn u. Rückenmark, 1865.
LUYS, Recherches sur le système nerveux cérébro-spinal, 1895.
TH. MEYNERT, Vom Gehirn der Säugethiere, 1872 (*in* Manuel d'histologie de Stricker).
HUGUENIN, Allgemeine Pathologie der Krankheiten des Nervensystems, 1873.
W. KRAUSE, Allgemeine und mikroskopische Anatomie, Hannover, 1876.
HENLE, Handbuch der Nervenlehre, 2 Aufl., 1879.
G. SCHWALBE, Lehrbuch der Neurologie. Erlangen, 1881.
WERNICKE, Lehrbuch der Gehirnkrankheiten, Bd. I, Cassel, 1891.
P. FLECHSIG, Plan des menschlichen Gehirns, 1883.
MENDEL, Gehirn (article de l'Encyclopédie d'Eulenburg, 2e Edit., 1886).
RANVIER, Traité technique d'histologie, 2e édit., 1889.
KAHLER, Die nervösen Centralorgane (chapitre de l'histologie de Toldt, 3e Edit., 1888).
MINGAZZINI, Manuale di anatomia degli organi nervosi centrali dell'uomo, 1889.
WHITAKER, Anatomy of the brain and spinal cord, 2e édit., 1892.
FERÉ, Traité élémentaire d'Anatomie médicale du système nerveux, 2e édit. Paris, 1891.
HORSLEY, The structure and function of the brain and spinal cord. London, 1892.
BRISSAUD, Anatomie du cerveau de l'homme. Atlas et texte, 1893.

Ouvrages d'ensemble modernes, renfermant les nouvelles idées sur la structure des centres nerveux.

G. GOLGI, Sulla fina anatomia degli organi centrali del sistema nervoso. Milano, 1886.
— Untersuchungen über den feineren Bau des centralen und peripherischen Nervensystems. Iena, 1894.
S. EDINGER, Vorlesungen über den Bau der nervösen Centralorgane, etc., 4 Aufl., 1893, et ses nouvelles éditions considérablement augmentées.
VAN GEHUCHTEN, Le Système nerveux de l'homme, Lierre, 1893, et la nouvelle édition considérablement augmentée : Anatomie du système nerveux de l'homme, 4e édit. Louvain, 1906.
S. R. CAJAL, Nuevo concepto de la histología de los centros nerviosos. Barcelona, 1893.
— Neue Darstellung vom histologischen Bau des Centralnervensystems. Uebersetzt von Dr Held. *Arch. f. Anat. u. Physiol.*, 1893. Consulter surtout la traduction française plus correcte et plus complète.
— Les nouvelles idées sur la structure du système nerveux. Traduction du Dr Azoulay. *Bulletin médical*, Paris, 1893, et in-8, Paris, 1894 et 1895.
— Elementos de Histología normal y técnica micrográfica. Madrid, 1895.
SCHAFER, The spinal cord and brain. Quain's Elements of Anatomy t. III. London, 1893.
POIRIER, Traité d'Anatomie humaine, t. III, Paris, 1894. (La partie histologique est due à A. Nicolas.)

BECHTEREW, Die Leitungsbahnen im Gehirn und Rückenmarke. Leipzig, 1894.
RAUBER, Nervenlehre, 4 Aufl., 1894.
J. DEJERINE et Mme DEJERINE-KLUMPKE, Anatomie des centres nerveux, t. I, Paris, 1895, et t. II, Paris, 1901.
M. V. LENHOSSÉK, Der feinere Bau des Nervensystems im Lichte neuester Forschungen. Berlin, 1895, 2ᵉ édition considérablement augmentée.
KÖLLIKER, Handbuch der Gewebelehre des Menschen, 2ᵉʳ Band.: Nervensystem des Menschen und der Thiere. Leipzig, 1893 à 1894. (L'œuvre histologique la plus détaillée que nous possédions sur le système nerveux.)
H. OBERSTEINER, Anleitung beim Studium des Baues der nervösen Centralorgane, etc. 3 Aufl., Leipzig u. Wien, 1896, ainsi que les éditions ultérieures.
PELAEZ, Anatomía normal de la médula espinal humana, etc. Madrid, 1897.
M. DUVAL, Précis d'Histologie. Paris, 1897.
A. BRASS, Atlas der Gewebelehre des Menschen. Göttingen, 1896.

Résumés des nouvelles découvertes et des théories scientifiques qui en sont nées.

FOREL, Einige hirnanatomische Betrachtungen u. Ergebnisse. *Arch. f. Psychiatrie u. Nervenkrankheiten*, Bd. XVIII, 5 Heft. 1887.
CAJAL, Conexión general de los elementos nerviosos. *La Medicina práctica*, nᵒ 88, 1889.
His, Histogenese und Zusammenhang der Nervenelemente. *Referat in der anat. Section des Intern. medic. Congress zu Berlin.* Sitzung vom. 7 August., 1890.
CAJAL, Réponse à M. Golgi à propos des fibrilles collatérales de la moelle et de la structure générale de la substance grise. *Anat. Anzeiger*, 1890.
A. KÖLLIKER, Discours d'ouverture de la session de la Société anatomique allemande à Munich. *Verhandlungen der anatomischen Gesellschaft*, 1891.
VAN GEHUCHTEN, Les découvertes récentes dans l'anatomie et l'histologie du système nerveux central. *Conférences faites devant la Société belge de microscopie*, le 25 avril 1891.
VON LENHOSSÉK, Neuere Forschungen über den feineren Bau des Nervensystems, 14 mai 1891.
RIESE, Ueber die Technik der Golgischen Schwarzfärbung durch Silbersalze und über die Ergebnisse derselben. *Centralblatt f. allgemeine Pathol. u. pathologische Anatomie*, nᵒ 12, 1891.
GOLGI, La rete nervosa diffusa degli organi centrali del sistema nervoso. *Estratto dei Rendiconti del R. Instit. Lombardo*, ser. 2, vol. XXIV, aprile 1891.
W. WALDEYER, Ueber einige neuere Forschung im Gebiete der Anatomie des Centralnervensystems. *Deutsche medicinische Wochenschrift*, nᵒ 44, 1891. Traduction française du docteur Devic, dans *Province médicale*, 1893 et 1894.
CAJAL, Significación fisiológica de las expansiones protoplásmicas y nerviosas de las células de la substancia gris. *Memoria leida en el Congreso médico valenciano.* Sesión del 24 de junio de 1891. *Revista de ciencias médicas de Barcelona*, nᵒˢ 6, 22 y 23, 1891.
OBERSTEINER, Die neueren Anschauungen über den Aufbau des Nervensystems. *Sonderabdruck aus der Naturwissenschaftlichen Rundschau.* Jahrg., VII, Num. 1 u. 2, 1892.
J. DAGONET, Les nouvelles recherches sur les éléments nerveux. *La Médecine scientifique*, pp. 11, 20, 38, 55 et 69, 1893.
V. IZQUIERDO, Los progresos de la Histología de la médula espinal y del bulbo raquídeo. Santiago de Chile, 1893.
W. HIS, Ueber den Aufbau unseres Nervensystems. *Verhandlungen der Gesellschaft deutscher Naturforscher und Aerzte*, Leipzig, 1893; et *Berliner klin. Wochenschrift*, Num. 40 u. 41, 1893.
BERDEZ, La Cellule nerveuse. *Thèse d'habilitation.* Lausanne, 1893.
E.-A. SCHAFER, The nerve-cell considered as the basis of neurology. *Brain*, 1893.
BERGONZINI, Le scoperte recenti sulla istologia dei centri nervosi. *La Rasegna di scienze mediche*, anno 1893.
T. BAKER, Recent Discoveries in the Nervous System. *New York Medical Journal*, 1893.
E. TANZI, I fatti e le induzione nell'odierna istologia del sistema nervoso. Reggio-Emilia, 1893. Voir en outre : I limiti della Psicologia; Discorso academico, 1896.

C. v. KUPFFER, Die Neuron-Lehre in der Anatomie des Nervensystems. *Münchener med. Wochenschr.*, 1894.

S. R. CAJAL, *The Croonian Lecture*. La fine structure des Centres nerveux. Discours lu devant la Société royale de Londres, le 8 mars 1894.

— Consideraciones generales sobre la morfología de la célula nerviosa. (Travail présenté au Congrès médico-international de Rome en 1894 ; traduit en français par le docteur Carvallo et en allemand par le docteur Brenler.)

— Leyes de la morfología y dinamismo de las células nerviosas. Marzo 1897.

J. SOURY, Histoire des doctrines contemporaines de l'Histologie du système nerveux central. Théorie des neurones. *Archives de Neurologie*, vol. III, n° 60, 1897.

ATHIAS, La celula nervosa. Lisbonne, 1904.

Travaux récents sur la structure du protoplasma nerveux.

APATHY, Das leitende Element des Nervensystems und seine topographischen Beziehungen zu den Zellen. *Mitt. aus d. Zool Station von Neapel*, 1897.

BETHE, Ueber die Neurofibrillen in den Ganglienzellen, etc. *Morphol. Arb. von Schwalbe*, Bd VIII, Heft. 1, 1898.

— Allgemeine Anatomie und Physiologie des Nervensystems, 1903.

HELD, Beiträge zur Structur der Nervenzellen und ihrer Fortsätze. 2ᵉ Abhandl. *Arch. f. Anat. u. Phys.*, Anat. Abtheil., 1897.

— Zur Kenntniss einer neurofibrillären Continuität im Centralnervensystem. *Arch. f. Anat. u. Physiol.*, 1905, et *Journ. f. Psychol. u. Neurol.*, Bd. III, 1904.

HOLMGREN, Studien in der feineren Anatomie der Nervenzellen. *Anat. Hefte von Bonnet u. Merkel*, Bd. XV, 1900.

— Beiträge zur Morphologie der Zellen. *Id.*, Bd. XXIX, 1904.

CAJAL, Un sencillo método de coloración selectiva del retículo protoplásmico y sus efectos en los diversos organos nerviosos. *Trab. del Lab. de invest. biol.*, t. II, 1903.

JORIS, Nouvelles recherches sur les rapports anatomiques des neurones, Bruxelles, 1903.

M. VERWORN, Das Neuron in Anatomie und Physiologie. Iena, 1904.

V. GEHUCHTEN, Considérations sur la structure interne des cellules nerveuses et sur les connexions anatomiques des neurones. *Névraxe*, t. VI, 1904.

ROSSI, L'intima struttura delle cellule nervose humane. *Le Névraxe*, 1904.

DONAGGIO, Il reticolo fibrillare endocellulare, etc. *Rev. sperim. di Freniatria*, t. XXX, fasc. 2, 1904.

MICHOTTE, Contribution à l'étude de l'histologie fine de la cellule nerveuse. *Le Névraxe*, t. VI, fasc. 3. Louvain, 1904.

BIELSCHOWSKY, Die histologische Seite der Neuronlehre. *Journ. f. Psychologie u. Neurol.*, Bd. V, 1905.

NAGEOTTE, La structure fine du système nerveux, Paris, 1905.

SCHIEFFERDECKER, Neurone und Neuronenbahnen, Leipzig, 1906.

CHAPITRE III

LA CELLULE NERVEUSE. SA TAILLE, SA MORPHOLOGIE GÉNÉRALE

Tout organe nerveux, quelque compliqué soit-il, est un édifice dû à l'entremêlement intime de deux espèces de matériaux: la cellule nerveuse munie de son prolongement, fibre conductrice ou tube nerveux, et la cellule névroglique. Étudier l'histologie générale du système nerveux, c'est donc étudier ces deux éléments, en soi, dans leurs propriétés anatomiques, taille, forme, structure, et dans les conséquences physiologiques qui en dérivent.

Nous commencerons par l'élément essentiel du système nerveux, par la cellule nerveuse ou neurone, comme Waldeyer l'a appelée.

TAILLE DE LA CELLULE NERVEUSE

Par sa taille, le corpuscule nerveux diffère sensiblement des cellules des autres tissus ; il est relativement considérable. Son corps, abstraction faite des expansions, peut en effet atteindre jusqu'à 70 μ et même davantage. Tel est le cas des grandes cellules motrices de la moelle épinière du bœuf et des cellules encore plus volumineuses du lobe cérébral électrique de la torpille. Toutes les cellules nerveuses n'atteignent pourtant pas ces dimensions. Il en est même de taille très réduite ; les grains du cervelet et les cellules de la couche granuleuse du bulbe olfactif, par leur diamètre oscillant entre 6 et 8 μ, nous en sont des exemples.

Grande variabilité dans la taille de la cellule nerveuse.

Ces inégalités tiennent-elles du hasard ? L'étude comparée de cellules appartenant à des régions semblables d'organes identiques, chez des animaux différents, montre qu'il n'en est rien. De cette étude, même limitée aux vertébrés, il ressort qu'en général, chez eux, le volume de la cellule nerveuse décroît à mesure que l'on passe des supérieurs aux inférieurs.

Causes générales de cette variabilité.

Deux facteurs semblent, à première vue, commander cette décroissance. Ce sont : la petitesse de taille de l'animal et le degré de simplicité morphologique de la cellule.

Il n'y a point cependant parallélisme rigoureux entre les causes et l'effet. La petitesse de l'animal n'entraîne pas une diminution exactement proportionnelle de la cellule, et la simplification morphologique ne s'accompagne pas toujours d'une réduction de même degré. Quoi qu'il en soit, cette réduction s'opère sous cette double influence, et la cellule peut, dans de certaines limites du moins, s'adapter à l'amoindrissement volumétrique total de l'axe cérébro-spinal, sans nuire ni à la structure de celui-ci, ni aux facultés psychiques de l'animal. Ainsi, le cerveau des poissons, batraciens, reptiles, est loin de la simplicité que sa petitesse laisserait présumer. Ainsi, le cerveau du lapin, du cobaye et du rat, malgré la diversité de leurs dimensions, ne présente-t-il que des différences intellectuelles et structurales insignifiantes.

D'autres facteurs interviennent-ils encore dans cette question de la taille de la cellule ? On a pensé à la nature de l'activité physiologique, au physiologisme. En réalité, on n'en peut tenir compte. Si les cellules motrices sont d'ordinaire volumineuses, il en est de petites ; et de plus, elles n'ont point, seules, le privilège des grandes dimensions, puisque les cellules sensitives des ganglions rachidiens et une foule de cellules ganglionnaires de la rétine figurent au nombre des éléments de vaste envergure.

On a pensé encore, et Pierret le crut, à une corrélation entre la grandeur cellulaire et la longueur du cylindre-axe ou axone. Un examen superficiel semble d'abord faire pencher vers l'affirmative. Ne savons-nous pas, en effet, que les cellules motrices des renflements cervical et lombaire de la moelle, cellules dont le cylindre-axe doit parcourir une grande partie de la longueur des extrémités, possèdent une taille supérieure à celle des cellules motrices de la moelle dorsale ?

Mais approfondissons la question ; scrutons d'autres régions du système nerveux. Dans la rétine, à côté de cellules ganglionnaires petites, nous en rencontrerons d'autres de taille gigantesque, et tout auprès de spongioblastes nains, s'étalent d'autres spongioblastes colosses. Leur expansion principale, leur cylindre-axe est-il pour cela différent, plus court ou plus long ? Pas le moins du monde. Mais voici plus : dans le cervelet, on trouve des cellules du type Golgi, dont le cylindre-axe est extrêmement court. Eh bien ! ces cellules sont précisément beaucoup plus volumineuses que d'autres, dont l'axone se porte fort loin. Examinons à ce point de vue encore quelques types de la série animale. Chez les poissons et les batraciens, même chez ceux qui se trouvent à l'état embryonnaire et ne présentent qu'une stature réduite, il existe une cellule et un tube nerveux, le tube nerveux de Mauthner, de taille monstrueuse, infiniment plus grands que la plupart des éléments analogues des plus grands vertébrés ; et chez les invertébrés même, malgré la brièveté des distances et, par suite, du cylindre-axe, les cellules atteignent souvent des tailles colossales. Toutes ces exceptions ne suffisent-elles pas à faire trébucher la règle de Pierret et à lui enlever toute valeur ?

Relation entre l'épaisseur du cylindre-axe et la taille de la cellule nerveuse. — A notre avis, c'est au diamètre du cylindre-axe et surtout au nombre et à l'épaisseur de ses branches collatérales et terminales qu'il faut rapporter la taille de la cellule. Cherchons quelques exemples : les cellules motrices de la moelle, les corpuscules géants du lobe cérébro-électrique de la torpille, les cellules du type Golgi du cervelet, les grandes cellules horizontales de la rétine sont des éléments de taille respectable ; leur cylindre-axe est justement ramifié à profusion, et, par là, en rapport avec quantité d'éléments. Les grains du cervelet, les cellules bipolaires de la rétine, les grains de la fascia dentata, etc., réalisent, par contre, des neurones pygmées ; leur axone est précisément remarquable par la rareté de ses branchages. En somme, les dimensions du corps cellulaire sont proportionnelles, par approché, au nombre des ramifications de l'axone et à celui des éléments qu'elles touchent.

Mais ces dimensions ne peuvent dépasser une certaine limite ; c'est une loi qui régit aussi bien la cellule nerveuse que celle des autres tissus. Quant à la fixation de cette limite, elle est liée à la quantité de protoplasma compatible avec le maintien de la vitalité de la cellule, c'est-à-dire à la quantité nécessaire à ses échanges nutritifs et à sa respiration. Une taille excessive, combinée à l'absence de toutes ramifications, rendrait presque impossible en effet, comme l'a indiqué Bullot[1], la pénétration rapide de l'oxygène et des matières assimilables dans tout le protoplasma ; elle deviendrait, du même coup, un obstacle presque insurmontable à la prompte expulsion de l'acide carbonique et des résidus de la désassimilation. Et le corollaire, c'est que les échanges nutritifs doivent être beaucoup plus actifs dans les cellules menues, les grains par exemple, que dans les corpuscules volumineux, tels que les cellules motrices de la moelle.

MORPHOLOGIE DE LA CELLULE NERVEUSE

Les neurones sont des appareils générateurs et conducteurs de l'onde nerveuse. Voilà le fait fondamental. La morphologie de ces éléments doit, naturellement, s'adapter à ces deux fonctions. En outre de leur corps, usine de production ou de transformation de cette onde, ils présenteront donc des expansions, véritables fils conducteurs reliant directement ou indirectement les surfaces sensibles de l'organisme, peau et sens, récepteurs des vibrations du monde ambiant, aux organes réactionnels du mouvement et de la sécrétion, muscles et glandes. La forme de la cellule, en tant qu'expression de ces relations, est, par suite, l'un de ses attributs les plus importants. Certes il ne faut point aller jusqu'à exiger de cette forme qu'elle nous dévoile l'essence de l'excitation nerveuse. Mais c'est déjà un signalé service qu'elle nous rend, de nous guider dans les centres, le long des chemins que suit cette excitation, et de nous montrer le mécanisme de son passage d'un élément nerveux à un autre élément nerveux.

Il est encore dans l'ordre logique des faits qu'à un nombre déterminé d'associations créées entre neurones, réponde un nombre proportionnel d'expansions ou de conducteurs émanant de ces neurones. Aussi, n'est-il point déraisonnable de formuler cet *a priori* : chez les vertébrés, où les associations dans la substance grise atteignent leur maximum, la forme des neurones est poussée à un plus haut degré de complication que chez les invertébrés, relativement pauvres en connexions nerveuses.

Relation entre le nombre des connexions d'un neurone et la complexité de sa forme.

Il se trouve précisément que l'histologie comparée transforme cet *a priori*

1. Bullot, Sur le volume des cellules. *Bulletin de la Société royale des sciences médicales.* Séances du 1er février 1897, Bruxelles.

en un fait indiscutable. Il existe en effet, de l'invertébré au vertébré mammifère, à l'homme, toute une gradation morphologique de neurones avec, à l'échelon inférieur, le corpuscule unipolaire, et à l'échelon supérieur, la cellule multipolaire. Mais négligeons pour l'instant cette évolution. Embrassons d'un coup d'œil l'ensemble des cellules nerveuses en ne les envisageant qu'au seul point de vue de la forme. Nous les voyons alors se distribuer en trois groupes : le groupe des cellules unipolaires, le groupe des cellules bipolaires et le groupe des cellules multipolaires.

Classification des neurones d'après le nombre de leurs expansions.

Les premières, les *unipolaires*, ne possèdent, leur nom le laisse entendre, qu'un seul prolongement. Ce dernier se résout parfois en une arborisation luxuriante ; les cellules amacrines de la rétine en offrent un échantillon. Parfois aussi il se dédouble, et les deux fibres, nées de cette bifurcation, courent en sens contraire ; exemple : les cellules sensitives des ganglions rachidiens.

Deux expansions, émanées de pôles opposés, l'une d'ordinaire plus volumineuse, allant vers une surface sensible, l'autre, plus fine, pénétrant dans les régions profondes et atteignant parfois directement le névraxe, caractérisent la *cellule bipolaire*. Telles sont les cellules de la muqueuse olfactive, les bipolaires de la rétine, les cellules du ganglion spiral du limaçon, les corpuscules sensitifs des poissons, des invertébrés.

Quant à la *cellule multipolaire*, type de la plupart des corpuscules constitutifs de la moelle, du cervelet, du cerveau, du sympathique, son nom lui vient de la pluralité de ses prolongements, au nombre de trois, quatre et au delà, en général ramifiés et toujours libres à leurs extrémités.

Veut-on obtenir une distribution plus naturelle des multiples espèces de neurones? Il faut alors faire appel, non pas seulement à la forme de la cellule et au nombre de ses expansions, mais encore à la structure, à la longueur, au mode de ramification, au genre de connexion et, par suite, à la fonction nerveuse de ces prolongements.

Ce sont là, en effet, des traits tellement distinctifs, qu'en y faisant appel, on reconnaît, tant au point de vue anatomique, comme autrefois Deiters, qu'au point de vue physiologique, comme nous aujourd'hui, deux sortes bien tranchées d'appendices : 1° l'un, mince, lisse et souvent recouvert sur une grande partie de son trajet par une gaine de myéline, qui le transforme en tube nerveux ; il donne, en outre, ses branches de division, d'ordinaire, à angle droit et prend fin à des distances parfois énormes, sans perdre rien de son individualité ; il transporte l'ondulation nerveuse vers son arborisation terminale ; il est *cellulifuge*, pour employer l'expression de Van Gehuchten. Cet appendice, c'est le *prolongement nerveux* de Gerlach[1], le *cylindre-axe* de Deiters[2], le *neuraxone* et l'*axone* de Kölliker[3] et Lenhossék[4], l'ex-

1. GERLACH, Von dem Rückenmark, in *Stricker's Handbuch*, 1871.
2. O. DEITERS, Untersuchungen über Gehirn und Rückenmark des Menschen und der Säugethiere. Braunschweig, 1865.
3. A. KÖLLIKER, Handbuch der Gewebelehre, 6 Aufl. 1889.
4. V. LENHOSSÉK, Der feinere Bau des Nervensystems im Lichte neuester Forschungen, etc. Berlin, 1895.

pansion principale de Kallius [1]; 2° les autres, épais, à contours rugueux, se divisant à angle aigu et allant se terminer non loin du corps cellulaire, leur origine, par des pointes mousses ; ils conduisent l'excitation nerveuse vers la cellule, ou plus exactement, ainsi que nous le verrons plus tard, vers l'origine de l'axone ; ils sont *cellulipètes*, ou mieux *axipètes* : on les appelle *protoplasmiques* ou *dendritiques*, d'après la dénomination de His [2].

Appliquons ces traits différentiels anatomiques et physiologiques aux neurones, pour en dresser une classification plus naturelle et plus complète. Voici le tableau auquel nous parvenons :

Classification des neurones d'après les caractères anatomiques et physiologiques de leurs expansions.

CLASSE	SOUS-CLASSE	TYPES
1° Cellules pourvues exclusivement de prolongements nerveux ou appendices cellulifuges.	Cellules à prolongements relativement courts.	Amacrines de la rétine. Grains du bulbe olfactif.
	Cellules à prolongements longs.	Corpuscules interstitiels des glandes et du grand sympathique intestinal.
	Cellules pourvues d'un prolongement myélinisé et long.	Corpuscules unipolaires du noyau masticateur supérieur.
2° Cellules pourvues d'expansions réceptrices ou cellulipètes et d'un axone ou prolongement somatofuge.	Cellules sensorielles, c'est-à-dire munies d'une expansion réceptrice et d'un axone.	Bipolaires olfactives, rétiniennes, du ganglion spiral du limaçon, du ganglion de Scarpa et des ganglions rachidiens.
	Cellules pourvues de plusieurs expansions réceptrices et d'un cylindre-axe long.	Cellules motrices, sympathiques, d'association et de projection dans les centres.
	Cellules pourvues de plusieurs appendices protoplasmiques et d'un cylindre-axe court.	Cellules de Golgi du cervelet, du cerveau, etc.
	Cellules munies de plusieurs expansions dendritiques et d'un axone long qui se divise pour se continuer par plusieurs fibres nerveuses de la substance blanche.	Cellules à cylindre-axe en T du cervelet et de la moelle, cellules à axone complexe.

Cette classification purement morphologique est certainement inférieure à celle qui aurait pour base la fonction dévolue à chaque cellule. Des neurones qui ont le même rôle prennent, en effet, à mesure que l'on descend dans la série animale, des formes différentes. Malheureusement, nous ne connais-

---

1. KALLIUS, Untersuchungen über die Netzhaut der Säugethiere. *Merkel u. Bonnet's Anatomische Hefte*, 1894.
2. HIS, Ueber den Aufbau unseres Nervensystems. *Berl. Klin. Wochenschr.*, n°⁸ 40 et 41, 1893.

sons point la fonction d'un grand nombre de cellules. Ainsi, nous sommes
obligés de recoürir exclusivement à leur aspect extérieur.

Quoi qu'il en soit, étudions en détail la classification que nous venons
d'exposer.

A. Cellules pourvues uniquement de prolongements nerveux cellulifuges.
— Les exemples les plus nets de ces cellules dépourvues d'expansions protoplasmiques ou axipètes sont les spongioblastes de la rétine, les grains du
bulbe olfactif, certains corpuscules sympathiques de l'intestin et des glandes et les éléments de la racine supérieure ou motrice du trijumeau.

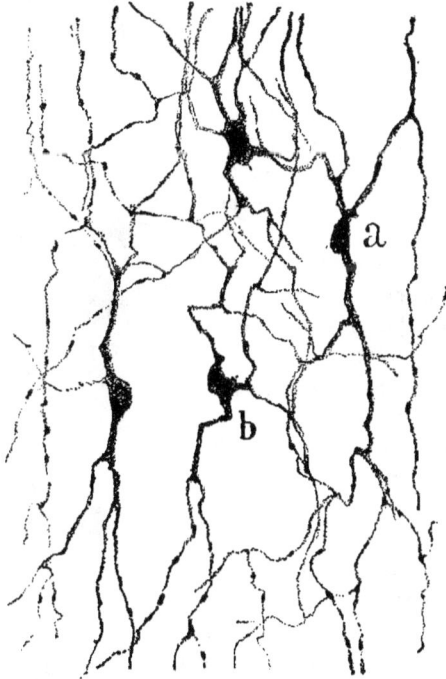

FIG. 5. — Cellules nerveuses interstitielles de la tunique musculaire de l'intestin
de chat. Méthode d'Ehrlich-Bethe.

a, cellule fusiforme ; — *b*, cellule étoilée.

Les spongioblastes rétiniens, que nous avons dénommés cellules *amacrines*, ont une forme variable. Les uns sont unipolaires, et du pôle unique
émane un tronc descendant, ramifié au niveau de l'étage de la zone plexiforme
interne. Chez les autres, c'est la multipolarité, mais une multipolarité
d'emprunt, due à ce que l'arborisation terminale débute, sans intermédiaire
aucun, au corps même de la cellule. Quant à l'aspect de ces ramifications
terminales, il est tantôt celui de filaments fins et allongés, tantôt celui de
conducteurs épais, courts et flexueux. Mais ce sont là des nuances ne mas-

quant point le caractère de ces ramifications, qui reste toujours le
même. Isolés de leurs connexions, il serait difficile de se prononcer sur la
nature de ces prolongements; mais si l'on sait que le corps de la cellule d'où
ils proviennent est enveloppé par les fibres
centrifuges de la rétine et qu'il en reçoit le
courant, on n'hésite plus, on attribue à ces
prolongements une conduction cellulifuge,
une nature cylindre-axile.

Un second exemple de cellules dému-
nies, semble-t-il, d'expansions axipètes,
nous sera fourni par les neurones du tissu
interstitiel des glandes et ceux des muscles
à fibres lisses.

Si l'on vient à examiner à plat une
coupe tangentielle de l'intestin, colorée au
bleu de méthylène d'Ehrlich, on aperçoit
de ci, de là, dans les mailles que ne remplissent pas les ganglions du plexus d'Auerbach, des corpuscules fusiformes, triangulaires ou étoilés, hérissés d'expansions déliées, variqueuses, qui s'insinuent et serpentent entre les faisceaux musculaires, pour
aller se terminer, selon toute apparence,
sur quelque fibre-cellule. Dans ces corpuscules, également, il n'est point possible de
reconnaître plus d'une espèce d'expansions.
Signalées par nous, le premier, dans l'intestin et le pancréas, ces cellules ont été retrouvées dans les glandes par E. Müller et
dans le plexus d'Auerbach du tube intestinal par Dogiel[1], qui leur a donné le nom
de *cellules de Cajal*; elles ont été aussi observées par Lavilla[2] (fig. 5).

Les grains du bulbe olfactif, bâtis sur ce
même patron, semblent aussi rentrer dans
cette catégorie.

Un fait est frappant dans toutes ces cellules pourvues d'une seule espèce d'expansions : c'est, malgré la nature nerveuse de
ces expansions, l'absence totale de gaine
myélinique autour d'elles. Une exception
cependant, celle des corpuscules piriformes,

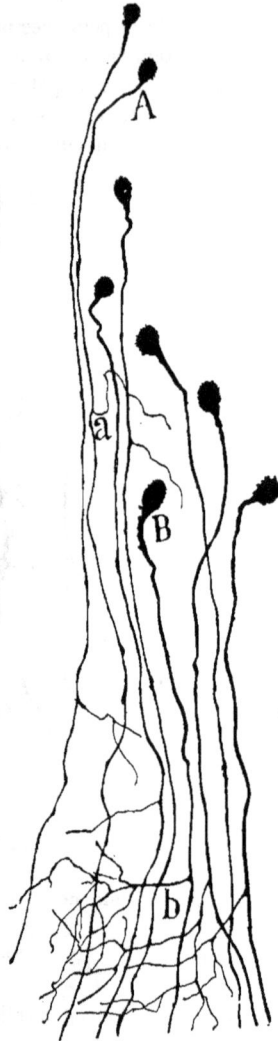

Fig. 6. — Cellules unipolaires
du noyau moteur supérieur
du nerf masticateur. Méthode
de Golgi.

1. Dogiel, Zur Frage über die Ganglien der Darmgeflechte bei den Säugethieren.
Anatom. Anzeiger, n° 16, 1895.

2 Lavilla, Estructura de los ganglios intestinales. *Rev. trimestr. micrográf.*, t. II
et III, 1897 et 1898.

unipolaires, découverts par Golgi dans la région de la calotte des mammifères et assignés à la racine descendante motrice du trijumeau par Kölliker, Lugaro et nous. Dans ces corpuscules (fig. 6), le prolongement, d'ailleurs unique, se recouvre, en véritable axone qu'il est, d'une enveloppe de myéline ; il jette en outre, sur son passage, de volumineuses collatérales au noyau moteur principal où elles se ramifient.

B. **Cellules à deux sortes d'expansions.** — Dans notre tableau, la multitude de ces cellules se trouve partagée entre quatre groupes ; nous pouvons ici, pour plus de simplicité, n'en admettre que deux. Le premier, celui du *corpuscule sensoriel*, comprendra toutes les cellules dotées d'un seul prolongement cylindre-axile et d'un seul prolongement protoplasmique ; il répond à la première division du tableau. Le second, celui du *corpuscule multipolaire de l'axe cérébro-rachidien*, renfermera tous les éléments cellulaires pourvus, aussi, d'un seul prolongement nerveux, mais riches, par contre, en prolongements dendritiques. Ce groupe embrasse les trois dernières divisions du tableau.

1. CORPUSCULE SENSORIEL OU NEURONE POURVU D'UN SEUL CYLINDRE-AXE ET D'UN SEUL PROLONGEMENT PROTOPLASMIQUE. — Apparu avec ses caractères principaux, dès la première ébauche du tissu nerveux dans la série animale, ce neurone constitue une des catégories les mieux délimitées. Il gît tantôt dans la peau et les muqueuses, tantôt dans les ganglions, à distance du névraxe et possède un corps, presque toujours fusiforme, qui émet, de chacune de ses deux extrémités, une expansion, une seule ; l'une d'elles est centrale, l'autre périphérique. Celle de ces expansions qui est périphérique, tend habituellement vers une surface épithéliale où elle se résout en une gerbe de petits rameaux terminaux. Celle qui est plus profonde, d'ordinaire plus ténue, se porte, au contraire, vers les centres nerveux

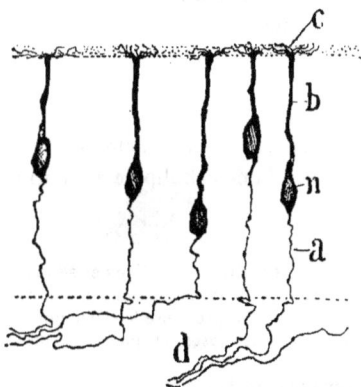

FIG. 7. — Cellules bipolaires de la muqueuse olfactive. Méthode de Golgi.

a, cylindre-axe ; — b, expansion périphérique ; — c, ses appendices libres ; — d, expansion centrale ; — n, noyau.

ou vers d'autres corpuscules situés plus avant dans l'intérieur de l'organisme. Toutes deux conduisent l'onde nerveuse, mais en sens différent. Les seuls rapports contractés par chacune d'elles à ses extrémités suffisent à démontrer ce fait et même à faire présumer la direction du courant. L'expansion périphérique, en relation avec le monde extérieur, ne peut que recueillir les vibrations dont ce monde est agité et les transmettre à son corps ; c'est donc une *expansion cellulipète*, un *prolongement protoplasmique*. L'expansion profonde, viaduc jeté entre le corps cellulaire ébranlé et les organes nerveux centraux encore inertes, ne peut que transporter ces vibrations, transformées ou non, de l'un aux autres. C'est donc une *expansion cellulifuge*, un vrai cylindre-axe (fig. 7).

Parfois, et c'est le cas pour les corpuscules bipolaires de la rétine et de la muqueuse olfactive des vertébrés, ainsi que pour les cellules sensitives et sensorielles des invertébrés, prolongement périphérique et prolongement central sont dénués de toute couverture médullaire ; mais d'autres fois, il en est ainsi dans les bipolaires acoustiques et vestibulaires des ganglions spiral du limaçon et de Scarpa et dans les cellules des ganglions rachidiens, tous deux possèdent un manchon isolant de myéline. Cette gaine n'est donc pas un trait essentiel, constant, dans la configuration du corpuscule sensoriel. On peut en dire autant de la position d'émergence des expansions au niveau du corps cellulaire. La forme opposito-polaire, que nous lui avons attribuée, n'est pas infailliblement celle de tout corpuscule sensoriel, et nous savons que les cellules des ganglions spinaux, bipolaires chez certains poissons, deviennent unipolaires chez les batraciens, oiseaux, mammifères, sans cesser de rester des cellules sensitives par excellence. Due simplement à une transformation, dont l'intérêt et l'interprétation physiologique nous arrêteront plus tard, cette unipolarité n'affecte d'ailleurs en rien ni le trajet, ni les rapports des deux prolongements, l'un périphérique et l'autre central, qui naissent bientôt du tronc unique du corpuscule sensoriel des vertébrés supérieurs [1].

De toutes les particularités que nous venons d'énumérer chez le neurone sensoriel, une seule donc est constante et vraiment caractéristique, c'est l'existence de deux expansions à conduction, l'une cellulipète et l'autre cellulifuge.

1. L'idée de constituer, à l'aide de tous les types de cellules sensitives et sensorielles, un groupe spécial de neurones ayant pour caractère deux expansions à polarisation nerveuse parfaitement déterminée, a été exposée pour la première fois par nous, dans un article intitulé : *Conexión general de los elementos nerviosos*, et paru en 1889 dans la *Medicina práctica*.

Pour que le corpuscule unipolaire des ganglions rachidiens pût entrer dans cette synthèse, et devenir, tant au point de vue ontogénique que phylétique, l'homologue des cellules bipolaires olfactives et acoustiques, nous supposions, dans ce travail, que son expansion périphérique était de nature protoplasmique.

Cette réduction d'éléments, en apparence disparates, en un seul groupe fut accueillie par Retzius avec un tel empressement qu'il l'étendit même au corpuscule sensoriel des invertébrés ; il montra, en même temps, que corpuscules sensoriels et corpuscules sensitifs ne diffèrent que par la situation topographique (Retzius, *Biologische Untersuchungen*, Neue Folge, Bd. IV, 1892). Von Lenhossék et Van Gehuchten à leur tour, l'un grâce à sa magnifique découverte des cellules sensitives chez les vers, l'autre par ses considérations sur le dynamisme des appendices protoplasmiques, affermirent les bases de cette théorie qui, à première vue, semblait si osée. N'oublions pas non plus, dans ce court historique, tout ce que nous devons aux importantes recherches de His sur l'histogénèse des ganglions, recherches confirmées par nos travaux et ceux de Lachi, Lenhossék, Van Gehuchten, Retzius, etc. (His, Die Neuroblasten und deren Entstehung im embryonalen Marke. *Arch. f. Anat. u. Entwickelung*, 1887). Ce sont elles qui, en démontrant la bipolarité originelle des corpuscules unipolaires des ganglions spinaux et en nous apprenant que tout nerf sensitif est un composé d'expansions centrales parties de cellules ganglionnaires excentriques pour pénétrer dans bulbe et moelle, ont préparé le terrain à cette importante doctrine.

60 HISTOLOGIE DU SYSTÈME NERVEUX

II. Cellules multipolaires de l'axe cérébro-spinal, c'est-a-dire munies d'un cylindre-axe et de plusieurs expansions dendritiques ou culculipètes.

— C'est là notre deuxième type de cellules pourvues de deux espèces d'expansions. A lui seul, il ourdit presque toute la trame, non seulement de l'axe encéphalo-rachidien, comme le titre l'indique, mais aussi des ganglions sympathiques, tant il y pullule.

Ce groupe est immense. Les cellules qu'il renferme, bien qu'unies par les traits principaux de leurs expansions n'en sont pas moins distinctes par un certain nombre de lignes secondaires. Nous sommes donc autorisés à y faire des coupures. Nous nous guiderons pour cela sur les dispositions et les caractères des deux sortes de prolongements.

a) Tenons compte, d'abord, des appendices protoplasmiques et de leur orientation ; voici à quelles catégories nous aboutissons :

1° *Cellules étoilées.* — Un corps d'où rayonnent dans tous les sens, séparées les unes des autres, des expansions dendritiques divisées, subdivisées, à contours raboteux et souvent piqués de délicates épines. En font partie : les cellules motrices, les cellules funiculaires de la moelle et du bulbe, les corpuscules du sympathique, etc. (fig. 11).

2° *Cellules à panache protoplasmique simple.* — Une volumineuse et longue expansion dendritique, née d'un seul côté de la cellule et s'épanouissant à sa terminaison dans une couche moléculaire ou superficielle en un bouquet de fibrilles, rappelle immédiatement au souvenir : les cellules pyramidales du cerveau et les cellules mitrales du bulbe olfactif, représentants les plus purs de cette variété (fig. 8).

Classification des cellules multipolaires d'après les caractères des dendrites.

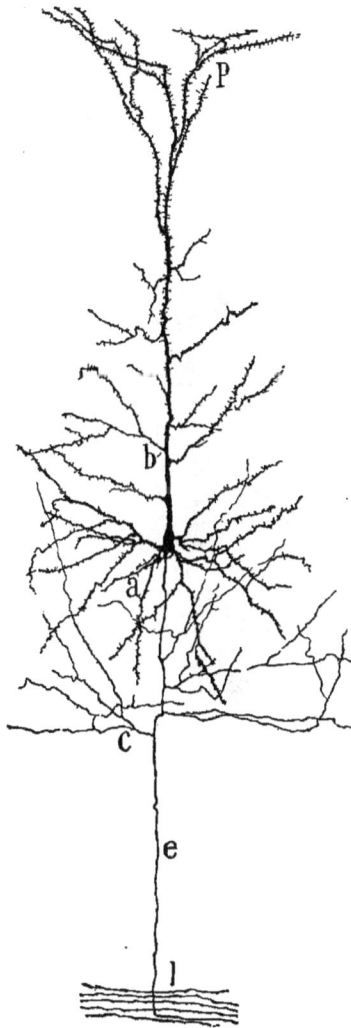

Fig. 8. — Cellule pyramidale du cerveau de lapin. Type cellulaire à panache protoplasmique. Méthode de Golgi.

a, expansions protoplasmiques basilaires ; — *b*, tronc dendritique et ses branches ; — *c*, collatérales du cylindre-axe ; — *e*, cylindre-axe long ; — *l*, la substance blanche.

P. Ramón en a découvert ailleurs, dans le lobe optique des reptiles et des batraciens, dont le panache multifide forme entrelacs avec les fibres nerveuses, venues de la rétine. Les branches de ce panache sont courtes, flexueuses, variqueuses, dénuées d'épines et s'étalent dans des couches moléculaires concentriques.

3° *Cellules arboriformes ou à panache double, opposito-polaire.* — Arbres véritables, ces cellules en ont les racines ou dendrites descendantes, d'où l'axone part souvent, le tronc plus ou moins élevé, sorti du sommet cellulaire, et le branchage en large voûte des dendrites ascendantes. Branches et

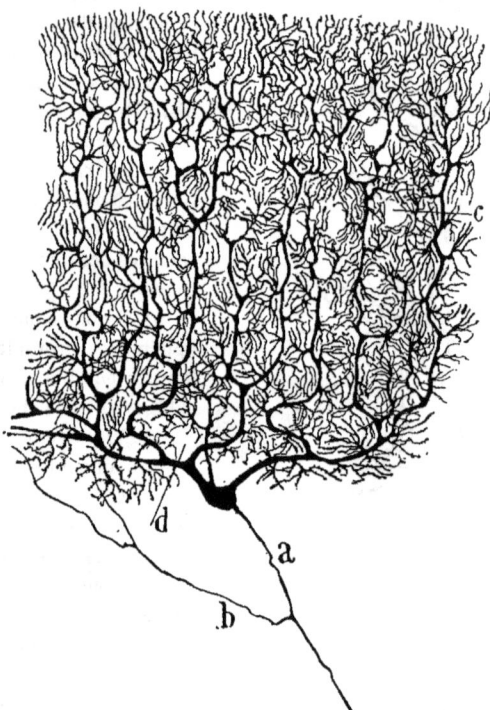

Fig. 9. — Cellule de Purkinje du cerveau de l'homme. Méthode de Golgi.

a, cylindre-axe ; — b, collatérale récurrente ; — c et d, vides ménagés dans la ramure protoplasmique pour les cellules étoilées.

racines se hérissent, comme chenilles velues, d'épines soyeuses. La corne d'Ammon, celle des petits mammifères surtout, le lobe sphénoïdal du cerveau dans sa région olfactive recèlent les plus beaux exemplaires de cette élégante espèce (fig. 14). Ils fourmillent aussi dans le lobe optique des oiseaux, des reptiles, des batraciens ; mais ici leur élégance est rehaussée d'une rareté histologique : le cylindre-axe se détache fréquemment du tronc ou d'une des branches supérieures en décrivant un crochet. Cette sous-variété a reçu de nous le nom de *cellules à crosse* (fig. 36).

4° Cellules à arborisation protoplasmique unipolaire. — Un corps plus ou
moins sphérique, dont le pôle regardant l'extérieur de l'organe qui le renferme laisse jaillir un tronc ou plutôt un groupe de troncs protoplasmiques,
immédiatement déployés en espaliers aux innombrables branches et branchilles, et dont le pôle opposé projette, isolé, un filament que nous appellerons cylindre-axe, tel est le portrait de ce type cellulaire qui, par la polarisation tranchée de ses expansions, ne diffère pas essentiellement du
corpuscule sensoriel et sensitif déjà décrit. Mais le portrait n'est rien auprès
de la réalité. Un simple coup d'œil jeté sur cette gravure d'une cellule de
Purkinje du cervelet humain (fig. 9), en dit plus long que toute description. On reste stupéfait devant la complication que peut atteindre le branchage protoplasmique de ce type, dont on retrouve encore des représentants dans les grains de la fascia dentata, dans les cellules ganglionnaires
de la rétine. On a grand peine à concevoir comment des fibrilles nerveuses
terminales peuvent trouver passage dans cette profusion de rameaux serrés
à s'étouffer.

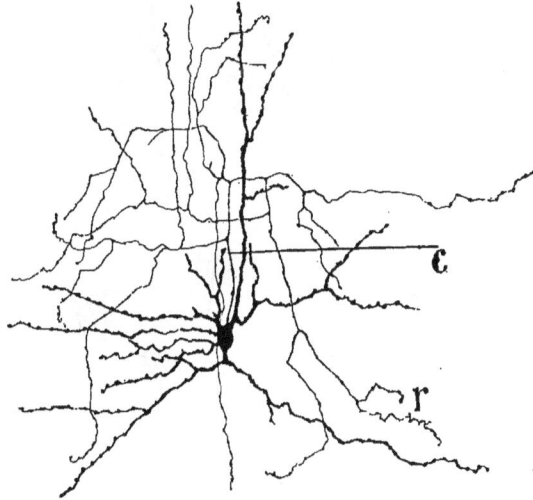

Fig. 10. — Cellule à cylindre-axe court de l'écorce cérébrale. Méthode de Golgi.

*Classifica-
tion des cellu-
les multipolai-
res d'après les
caractères du
cylindre-axe.*

b) Venons-en maintenant aux catégories que le cylindre-axe, par la diversité de ses caractères, peut nous indiquer dans le groupe démesuré des cellules multipolaires. De tous ces caractères, le plus variable, sans contredit,
est la longueur. Golgi, le premier, et bien d'autres après lui, l'avaient remarqué, tant dans le cerveau et le cervelet que dans la moelle. Il avait même été
si frappé des différences de cette longueur du cylindre-axe qu'il en conçut
une théorie dualiste de la physiologie de la cellule nerveuse. Ce sont donc
les diversités de longueur du cylindre-axe qui nous serviront de guide.

Premier type ou des cellules à cylindre-axe court (fig. 10). — Dans les neurones de cette catégorie, l'expansion fonctionnelle se résout, non loin de son origine, en une arborisation nerveuse terminale, dont les branches onduleuses, enchevêtrées en un pêle-mêle indescriptible, enserrent des cellules nerveuses. Ce type est répandu dans le cervelet, le cerveau, le corps strié, la moelle, mais semble faire défaut dans le grand sympathique et les ganglions rachidiens. Golgi, par des considérations particulières, en avait fait des *cellules sensitives* dans sa théorie physiologique dualiste, que nous avons combattue et démontrée fausse.

Pour ne point préjuger de leur fonction et nous en tenir aux données anatomiques positives, nous les avons appelées *cellules à cylindre-axe court*. Retzius leur a attribué le nom de *cellules de Golgi*. Ces deux dénominations seules seront employées par la suite.

Second type ou des cellules à cylindre-axe long (fig. 11). — Ici, le cylindre-

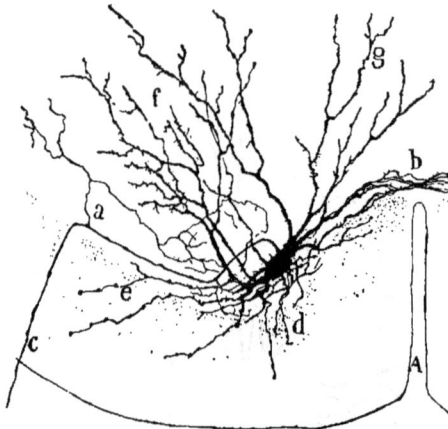

Fig. 11. — Cellule motrice de la moelle épinière ; fœtus de chat. Méthode de Golgi.
A, sillon antérieur de la moelle ; — c, cylindre-axe ; — a, ses collatérales ; — b, f, g, appendices dendritiques.

axe, né d'un corps cellulaire étoilé, empanaché ou arboriforme ou bien encore d'une branche protoplasmique, quitte la substance grise où il a vu le jour, la franchit presque en ligne droite pour pénétrer dans la substance blanche voisine ; il se continue là, soit par une fibre d'association à myéline de cette substance, soit par une fibre de racine motrice. Prolongé d'une façon ou de l'autre, le cylindre-axe poursuit sa course vers des cellules d'un autre foyer nerveux, s'il provient de neurones d'association ou de projection du cerveau, et vers des fibres musculaires, s'il est un rejet des neurones moteurs de la moelle, du bulbe ou de la protubérance ; à son arrivée, il éclate en une floraison de fibrilles libres et variqueuses, qui enlacent les éléments auxquels ils sont destinés. Mais auparavant, tant dans la substance grise que dans la blanche, il a lancé, d'ordinaire à angle droit, d'innombrables fibres collatérales, ramifiées aussi vers d'autres cellules nerveuses.

Ce type de cellule, le premier découvert dans l'axe cérébro-spinal, et auquel appartiennent le plus grand nombre des neurones de la moelle, du bulbe, de la protubérance, du cerveau, du sympathique, etc., fut baptisé par Golgi du nom de *cellule motrice*. Nous n'avons pas eu de peine à démontrer l'inexactitude d'une telle désignation, et le terme de *cellule à cylindre-axe long*, qui n'usurpe point sur la physiologie, lui sera donc seul appliqué.

Classification des cellules à cylindre-axe long, d'après les divisions de ce cylindre-axe.

Les cellules à cylindre-axe long constituent un groupe à lui seul encore immense, dans lequel l'étude du cylindre-axe révèle une hétérogénéité telle qu'on peut le soumettre, à son tour, aux subdivisions suivantes :

Cellules à axone simple. — Nous ne reviendrons pas sur la cellule motrice et la cellule interfocale, modèles du genre, dont le cylindre-axe file plus ou moins loin, toujours un, malgré les collatérales qu'il émet. Nous voulons actuellement appeler l'attention sur deux autres variétés : les cellules à axone bifurqué et celles à axone complexe ou combiné.

Cellules à axone bifurqué. — Dans ces cellules, parmi lesquelles il faut compter les grains du cervelet, un grand nombre de corpuscules funiculaires de la moelle, une certaine quantité de cellules pyramidales du cerveau et de neurones du bulbe, le cylindre-axe — fait que nous avons, le premier, mis en lumière — se bifurque soit en T soit en Y. Les branches, d'épaisseur égale ou inégale, de cette bifurcation marchent en sens opposé et se continuent, en général, par deux fibres à myéline de la substance blanche, portant ainsi, à l'aide de leur chevelu terminal plus ou moins compliqué, la commotion nerveuse à des territoires fort éloignés l'un de l'autre. Il se peut qu'en outre, chemin faisant, elles lancent des collatérales dont la ramure emprisonne des cellules de la substance grise.

Cellules à axone complexe ou combiné. — Enfin il existe, dans la moelle, dans le bulbe et dans le cerveau, des neurones dont le prolongement fonctionnel, après un trajet de longueur variable au travers de la substance grise, se fend en deux, trois filaments ou même davantage. Tirant chacun de son côté, ces conducteurs pénètrent dans des cordons blancs différents, s'y couvrent de myéline et, devenus tubes, gagnent par des voies distinctes, pour s'y terminer, des régions cellulaires très écartées et très dissemblables.

Rôle des cellules à cylindre-axe long et à cylindre-axe court dans la structure du système nerveux.

D'après les données anatomiques des deux types de cellules, l'un à cylindre-axe court, l'autre à cylindre-axe long, le rôle joué par chacun d'eux dans la structure et le fonctionnement du système nerveux central est tout différent. Tandis que les cellules à cylindre-axe court transmettent leur influx à des neurones situés dans leur propre foyer gris et presque toujours très rapprochés, les cellules à cylindre-axe long secouent tout à la fois les neurones de leur voisinage par les décharges de leurs collatérales initiales et ébranlent les neurones de segments plus ou moins éloignés dans l'axe cérébro-rachidien par les courants qui circulent dans leurs collatérales de la substance blanche et leur arborisation terminale. Les premières forment donc des voies courtes intrafocales, et les secondes, des voies intercentrales ou interfocales.

Les cellules multipolaires ne possèdent pas toutes un cylindre-axe à caractères si tranchés qu'on puisse toujours et sans hésitation les ranger, soit dans le type à cylindre-axe court, soit dans celui à cylindre-axe long. Il en existe dont l'axone a des caractères intermédiaires, et dont, par suite, le classement offre parfois des difficultés. Parmi ces formes de transition, nous signalerons : les corpuscules étoilés de la couche moléculaire du cervelet (fig. 21) ou cellules à corbeilles de Kölliker, et certains éléments découverts par Martinotti dans le cerveau et la corne d'Ammon ou cellules à cylindre-axe ascendant de ces mêmes organes. Dans tous ces corpuscules, le cylindre-axe, tenant des deux types précités, ne sort pas, il est vrai, du foyer nerveux où il a pris naissance ; mais il y parcourt des espaces considérables, saisissant dans les serres de ses innombrables collatérales les cellules qu'il rencontre sur son passage.

Cellules multipolaires à cylindre - axe mixte.

CHAPITRE IV

CONNEXIONS ET MORPHOLOGIE COMPARÉE DE LA CELLULE NERVEUSE

ASPECT ET MODE DE TERMINAISON DES EXPANSIONS DENDRITIQUES ET AXILES. — CONNEXIONS INTERCELLULAIRES. — LE NEURONE. — MORPHOLOGIE COMPARÉE DU CORPUSCULE NERVEUX.

ASPECT ET MODE DE TERMINAISON DES EXPANSIONS PROTOPLASMIQUES

Nous venons d'étudier la morphologie d'ensemble de la cellule nerveuse et de déterminer les catégories dans lesquelles peut être classé tel ou tel neurone suivant le nombre, l'allure et la nature de ses appendices, que nous avons sommairement appris à distinguer en protoplasmiques et cylindre-axiles. Nous allons maintenant explorer, d'une façon plus complète, la morphologie particulière de ces appendices, examiner leurs rapports et montrer, par cela même, l'importance primordiale de cette étude pour la compréhension de la structure fondamentale du système nerveux tout entier.

Nous commencerons par les appendices protoplasmiques. Quel aspect avaient-ils aux yeux de nos devanciers ? quel aux nôtres aujourd'hui ? Quels rapports naguère leur étaient attribués ? quels leur trouvons-nous à présent ? La comparaison entre la science d'hier et la science d'aujourd'hui sera comme toujours instructive.

Aspect dans les prépara-tions au car-min.

Mettons sous le microscope d'abord une préparation de centres nerveux quelconques, colorée par une de ces matières tinctoriales si en honneur autrefois, le carmin. Nous y voyons, en ne nous attachant qu'à eux, les prolongements protoplasmiques naître du corps cellulaire, sous forme d'appendices épais, aller, avec des contours nus et lisses, en s'amincissant et se subdivisant, et finir ainsi par se perdre, à une faible distance de leur origine, dans le feutrage des fibrilles de la substance grise.

Dans une telle préparation, nous ne pourrions dire ni où ni comment ils se terminent. Nos prédécesseurs, suppléant par l'imagination au défaut de certitude, étaient plus audacieux. Les prolongements protoplasmiques, avança

Théorie a-nastomotique de Gerlach.

Gerlach, l'initiateur même du carmin, ne se terminent pas, ils s'anastomosent entre eux, ils s'anastomosent avec les fibrilles de division des tubes nerveux sensitifs ; et de ces anastomoses générales résulte le réseau touffu de la substance grise, partout continu. Cette théorie, nous la connaissons déjà, pour l'avoir plusieurs fois signalée.

Regardons maintenant du tissu nerveux gris, traité par le chromate d'argent de Golgi ou le bleu de méthylène d'Ehrlich, deux des méthodes anatomo-histologiques les plus délicates que nous possédions actuellement. Le spectacle change du tout au tout ; la longueur des expansions dendritiques devient énorme, leurs subdivisions se multiplient à foison, elles se couvrent souvent d'épines innombrables, s'agrémentent maintes fois d'amas protoplasmiques sphéroïdaux plus ou moins volumineux et se terminent, car ici on voit, en toute certitude, leur terminaison, par des extrémités légèrement boutonneuses, libres, absolument libres. Même aspect, d'ailleurs, par les méthodes de coloration neurofibrillaire, celle à l'argent réduit, par exemple.

Aspect dans les préparations au chromate d'argent, au bleu de méthylène, etc.

C'est la ruine immédiate, irrémédiable, de la théorie de Gerlach, de cette théorie dés réseaux continus, édifiée sans aucun fondement sérieux d'observation et dont, de si longues années, les savants se sont contentés, faute de mieux, faute de méthodes plus analytiques que le carmin. Ne devaient-ils pas être heureux de fournir à la physiologie, pour le transport des courants nerveux à travers la substance grise, une explication aussi simple que cette continuité substantielle entre cellules nerveuses ?

C'est à Golgi lui-même que nous devons l'immense service de nous avoir débarrassés une fois pour toutes, en 1886, de cette théorie aussi longuement tyrannique que fausse. Lui, le premier, montra, en effet, à ne laisser place à aucun doute, que les prolongements protoplasmiques ont leurs terminaisons libres, tout à fait libres. Depuis, ce fait capital, source de tous les progrès de la neurologie, n'a trouvé, de tous côtés, dans ces années dernières, que des confirmateurs. C'est en Italie, Mondino, Fusari, Sala, Tartuferi, Lugaro, élèves de Golgi ; c'est, hors d'Italie, Forel, His, Kölliker, Hansen, Lenhossék, Retzius, Van Gehuchten, Schaffer, Held, Edinger, Azoulay, Cl. Sala, P. Ramón, Calleja et nous, entre autres.

Les expansions dendritiques sont libres à leurs extrémités. Découverte de Golgi.

Ainsi, les prolongements protoplasmiques sont libres, complètement libres, ils se terminent par des extrémités franches, sans trace d'anastomose ou de continuité ni entre eux, ni avec les fibrilles nerveuses. Il n'y a donc plus continuité substantielle, mais simple contiguïté, et la physiologie et la psychologie expliquent tout aussi bien et même mieux, par cette conception nouvelle, tous les phénomènes qui ont le système nerveux pour substratum.

Cette question de la terminaison des prolongements protoplasmiques liquidée, passons à d'autres détails nouveaux que les récentes méthodes d'investigation nous ont révélés sur ces appendices : les épines et les amas protoplasmiques variqueux, grands sujets de litige déjà, et peut-être destinés, l'avenir nous le dira, à un rôle physiologique de haute portée.

Les épines. — Les épines, dont la découverte est le fruit de nos premiers travaux sur le cerveau et le cervelet[1], et dont l'existence a été ensuite prou-

---

1. S. Ramón Cajal, Sur la structure de l'écorce cérébrale de quelques mammifères. *La Cellule*, t. VII, 1891.

Aspect des épines.

vée entre autres par Retzius[1], Schäffer[2], Edinger[3], Azoulay[4], Berkley[5], Monti[6], Stefanowska[7], Demoor[8], ainsi que par Shikishi Hatai[9] à l'aide d'une méthode spéciale à la fuchsine acide, sont des appendices très courts, nés à angle droit de tout le pourtour des expansions dendritiques. Ils se présentent sous forme de filaments extrêmement ténus, terminés par un épaississement sphérique ou ellipsoïde à leur extrémité libre. Nulle part, on ne les voit mieux que sur les branches des cellules de Purkinje (fig. 13) et des pyramidales du cerveau (fig. 12) ; fines, longues et quelque peu espacées chez celles-ci, épaisses, trapues, serrées chez celles-là. Leur abondance, leur longueur, leur épaisseur, varient donc avec l'espèce cellulaire. Elles varient même avec l'espèce animale, et nous pouvons, d'une façon générale, dire qu'une cellule à prolongements épineux est, pour des foyers gris homologues, d'autant plus fournie d'épines, qu'elle appartient à un individu plus élevé dans la série. Ainsi, pour ne prendre qu'un exemple chez les vertébrés, la cellule de Purkinje des oiseaux a une ramure moins hérissée que celle des mammifères. Ajouterons-nous que les invertébrés ne présentent que des

Opinions diverses.

prolongements protoplasmiques tout à fait dégarnis et d'aspect aride ? Malgré leur absolue constance chez un grand nombre d'animaux supérieurs, malgré leur forme et leurs dimensions toujours les mêmes dans un type cellulaire et une espèce animale déterminés, il s'est rencontré des auteurs pour refuser à ces épines, à ce givre, toute réalité. Kölliker[10] et Dogiel, entre autres, ne les considèrent que comme des artifices de préparation, des précipités irréguliers de chromate d'argent, peut-être. Et Semi Meyer[11] est de cet avis : « Ce sont, prétend-il, des précipités de sel d'argent dans un espace lymphatique entourant les dendrites. » Or, nul, jusqu'à ce jour, n'a aperçu un tel espace lymphatique. Faut-il voir, dans cette hypothèse si arbitraire, l'expression d'un amour-propre engagé à défendre, quand même, une erreur

1. Retzius, Ueber den Bau der Oberflächenschichte der Grosshirnrinde beim Menschen und bei den Säugetbieren. *Biologiska Foreningens Forhandlingar*, 1891.

2. Schaffer, Beitrag zur Histologie der Ammonformation. *Arch. f. mikros. Anal.*, Bd. XXXIX, Heft. I, 1892.

3. Edinger, Vergleichend entwickelungsgeschichtliche und anatomische Studien im Bereiche der Hirnanatomie. *Anal. Anzeiger*, n°s 10 et 11, 1893.

4. Azoulay, Figures de cellules pyramidales du cerveau dessinées d'après ses préparations dans : Dejerine, Anatomie des centres nerveux, t. 1, 1895.

5. J. Berkley, Studies on the lesions produced by the action of certain poisons on the nerve-cell. *The Medical News*, 1895.

6. Monti, Sur l'anatomie pathologique des éléments nerveux dans les processus provenant d'embolisme cérébral. *Arch. ital. de Biol.*, t. XXIV, 1895.

7. Stefanowska, Sur les appendices des dendrites. *Bull. de la Soc. roy. des scienc. nat. et méd. de Bruxelles*, 9 avril 1897.

8. Demoor, La plasticité morphologique des neurones cérébraux. Travail fait à l'Institut Solvay.) *Arch. de Biol. de Bruxelles*, t. XIV, 1896.

9. Shikishi Hatai, The finer structure of the neurone in the nervous system, etc. *The decennial Publication of the University of Chicago*, 1903.

10. Kölliker, Handbuch der Gewebelehre des Menschen, 6 Aufl., Bd. II, Heft. 2, p. 647, 1896.

11. Semi Meyer, Ueber eine Verbindungsweise der Neuronen, etc. *Arch. f. mikrosh. Anal.*, Bd. XLVII, 1896. — Ueber die Function der Protoplasmafortsätze der Nervenzellen. *Ber. der math. physik. Klasse d. königl. sächs. Geselsch. d. Wissensch. zu Leipzig*, 1897.

passée? Il est possible; surtout si on se rappelle que, naguère, Semi Meyer affirmait n'avoir pu mettre les épines en évidence par le bleu de méthylène et qu'aujourd'hui il avoue les avoir nettement vues, grâce à son procédé spécial d'imprégnation par le même bleu. Bethe[1], bien qu'il en reconnaisse l'existence, les considère, par une erreur dont on saura l'origine plus tard, comme les points initiaux d'un réseau interstitiel de la substance grise énigmatique que Nissl a baptisée du nom de *nervöses Grau*. Enfin Held, qui les admet également, les suppose, à tort, comme constituant les terminaisons des fibres nerveuses péricellulaires et les appelle, pour cela, *pieds terminaux (Endfüsse*, en allemand).

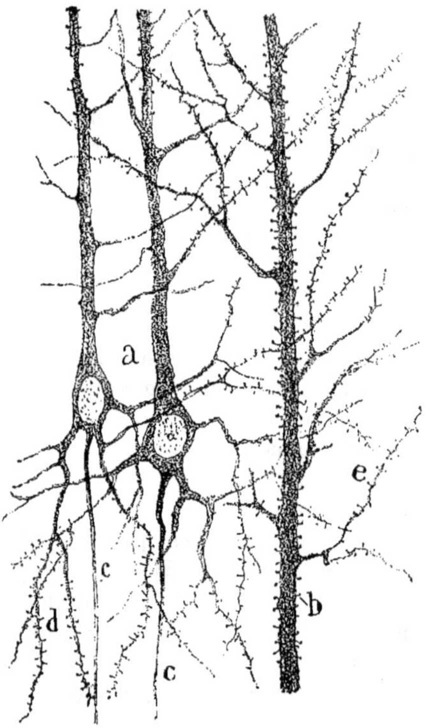

Pour savoir ce qu'il faut penser de ces négations ou suppositions sans fondement sérieux d'ailleurs, il n'y a qu'à leur opposer les faits certains qui, dans un de nos travaux, ont servi à la démonstration, croyons-nous, définitive de ce duvet dendritique :

1° Les épines se manifestent aussi bien par la méthode de Golgi que par celles de Cox et d'Ehrlich ; 2° elles siègent constamment dans les mêmes régions de l'arborisation protoplasmique ; 3° elles

FIG. 12. — Cellules pyramidales de l'écorce cérébrale du cobaye destinées à montrer les épines des appendices protoplasmiques. Méthode d'Ehrlich au bleu de méthylène.

a, deux cellules pyramidales moyennes ; — *b*, épines collatérales d'un tronc protoplasmique appartenant à une pyramidale géante ; — *c*, cylindres-axes ; — *d*, expansions basilaires avec leurs épines ; — *e*, expansions collatérales du tronc protoplasmique avec leurs épines.

Preuves de la réalité des épines.

manquent toujours au niveau de certaines autres, par exemple sur le cylindre-axe, le corps cellulaire, les appendices protoplasmiques volumineux, du moins à leur origine ; 4° regardées de très près avec des objectifs apochromatiques très puissants, elles ne montrent, en aucune façon, l'apparence de cristaux ou de dépôts irréguliers ; elles s'offrent, au contraire, comme des filaments très simples ou ramifiés, en parfaite continuité avec la masse du prolongement dendritique qui les supporte, sans trace aucune

1. BETHE, Allgemeine Anatomie u. Physiologie des Nervensystems. Leipzig, 1903.

de séparation ; 5° enfin, la méthode d'Ehrlich convenablement employée les colore, à coup sûr, teignant leur pédicule en bleu pâle et leur sphérule terminale en bleu intense [1]. A défaut d'autres, cette dernière preuve est si décisive qu'elle emporte la certitude et clôt pour toujours le débat. Au reste, Turner[2] et Soukhanoff[3] sont arrivés aux mêmes conclusions en utilisant, eux aussi, le bleu de méthylène ; 6° enfin, jamais les épines ne sont colorées par les méthodes neurofibrillaires. Ce fait infirme l'opinion de Held, pour qui les épines sont des *Endfüsse*, c'est-à-dire des pieds nerveux terminaux, brisés ou incomplètement colorés.

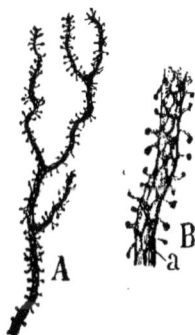

FIG. 13. — Détails des épines sur les appendices protoplasmiques des cellules de Purkinje. Méthode d'Ehrlich.

Ceci étant, la terminaison, entièrement libre, de ces épines devient pour nous un témoignage supplémentaire, absolu aussi, de la terminaison, également libre, des appendices dendritiques, et la théorie de l'indépendance, de l'individualité des neurones y gagne un nouvel argument et non des moins précieux.

Quel peut être le rôle de ces épines collatérales ? Jusqu'à présent, nous n'en savons absolument rien. Devons-nous voir là des poils absorbants comme sur les radicelles végétales, des suçoirs, puisant dans la lymphe péri-nerveuse des sucs organiques, pour en nourrir le spongioplasma de l'arborisation dendritique ? Sont-ce plutôt, comme le soutient Berkley, des appareils de charge, des collecteurs de courants nerveux, comme les pointes des machines d'électricité statique ou les balais des dynamos ? Nous nous rangerions de préférence à cette dernière opinion, comme plus vraisemblable, et nous y sommes d'autant plus porté qu'elle cadre mieux avec nos propres idées. Nous avions, en effet, dans un travail précédent, exposé que, grâce à ces épines, la surface réceptrice de la ramification protoplasmique se trouve augmentée dans d'énormes proportions et que les contacts entre arborisations nerveuses terminales et dendrites en deviennent plus étroits. Stefanowska, qui donne aux épines le nom de corpuscules piriformes, admet qu'il en est ainsi.

Fonction supposée des épines.

Les amas variqueux. — Les amas protoplasmiques variqueux, seconde particularité morphologique révélée par les méthodes nouvelles dans l'aspect extérieur des prolongements dendritiques, se montrent aussi bien au chromate d'argent de Golgi qu'au bleu de méthylène d'Ehrlich ; mais leur formation étant plus évidente et leur fréquence plus grande par le procédé

1. CAJAL, Las espinas colaterales de las celulas del cerebro teñidas por el azul de metileno. *Rev. trim. microgr.*, nos 2 et 3, 1896. — El azul de metileno en los centros nerviosos. *Rev. trim. microgr.*, n° 4, 1896.
2. J. TURNER, Observations on the minute structure of the cortex of the brain, etc. *Brain*, 1901-1903.
3. SOUKHANOFF, GEIER et GOUREWITSCH, Contribution à l'étude de l'aspect externe des prolongements protoplasmiques colorés par le bleu de méthylène. *Le Névraxe*, t. VI, 1904.

d'Ehrlich, c'est leur apparence, à l'aide de ce dernier procédé, qui fera surtout l'objet de notre description.

Lorsqu'on examine une cellule pyramidale du cerveau ou un corpuscule arboriforme de la corne d'Ammon (fig. 14), après imprégnation au bleu de

Formation des amas variqueux dans les prépara- tions au bleu de méthylène d'Ehrlich.

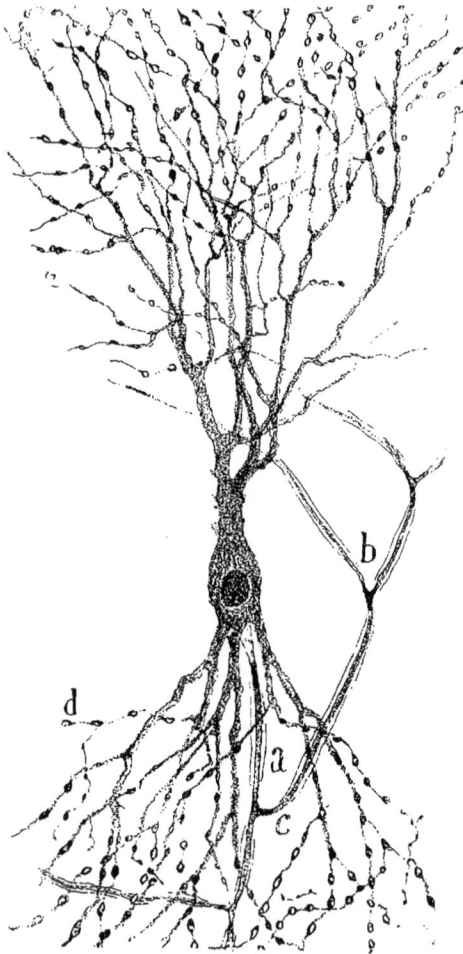

Fig 14. — Cellule géante de la partie inférieure de la corne d'Ammon du lapin. Méthode d'Ehrlich-Bethe.

a, cylindre-axe ; — *c*, une de ses collatérales bifurquée en *b* ; — *d*, varicosités des expansions dendritiques.

méthylène, on est frappé de voir des chapelets de globules, plus ou moins colorés, se détacher des principales expansions protoplasmiques. Ces cha- pelets ne sont autres que des branchilles dendritiques, garnies de leurs amas variqueux. Toutes celles qui sont minces, grêles, et qui, surtout, possè- dent des épines, présentent cet aspect moniliforme. Les autres portions de la cellule, troncs protoplasmiques épais, corps, cylindre-axe, régions précisément dépourvues d'épines, ne présentent sur leurs contours, il faut le retenir, sauf rares exceptions, aucune trace de boursouflure, aucune de ces varicosités.

Aspect des varicosités.

Étudiés de plus près, avec des objectifs très puissants et à grand angle, tels qu'un apochromatique 1,/0, ces globules s'accusent sous deux variétés :

1° En amas ovoïdes ou fusiformes, *pleins*, colorés en bleu intense dans toute leur épaisseur ; 2° en amas de même figure, mais *creux*, constitués par une coque de teinte foncée et une, parfois deux ou plusieurs vacuoles incolores, renfermées dans leur cavité. Il n'est point rare d'apercevoir, en outre, pointant de la superficie d'un de ces globules variqueux, une épine à demi résorbée. Entre la disparition de celle-ci et l'apparition de celui-là semblerait donc exister une certaine connexité, au moins, topographique. Et, de fait, en revisant toutes les branchilles protoplasmiques, on constate que plus les varicosités sont développées, moins on rencontre d'appendices épineux, intacts, complets. Nous nous expliquons maintenant pourquoi ils sont passés inaperçus aux yeux de S. Meyer et de ceux qui ont employé le bleu de méthylène.

Ces globules, grains, varicosités, perles, on les appellera comme on voudra, ont été signalés par plusieurs histologistes et étudiés, en particulier, par Dogiel[1] et Renaut[2] dans les éléments ganglionnaires de la rétine. Retzius, Allen, Bethe, Apathy, etc., les ont aussi étudiés chez les invertébrés.

Pour les deux premiers de ces auteurs, ainsi que pour d'autres, ce sont des dispositions normales, faisant partie intégrante de la morphologie des cellules nerveuses. Renaut en est même tellement persuadé que sur elles et sur leur mode de formation il a édifié toute une théorie de la transmission des courants nerveux. Mais il est d'autres auteurs, comme Allen, Bethe et surtout Kölliker, qui ne partagent pas cette conviction et la combattent même. Il s'agit là encore, disent-ils, de produits artificiels. Cette fois, nous sommes pleinement de leur avis. Les varicosités ne sont, affirmons-le à notre tour, que des accidents de préparation, des accidents *post mortem*, qui surviennent fatalement dans toutes les cellules, une demi-heure ou une heure après cessation complète de leur

Preuves de la nature artificielle des amas variqueux.

vitalité. Voici nos faits[3] : 1° Lorsque les cellules nerveuses adultes sont rapidement fixées par le mélange osmio-bichromique, en vue d'imprégnation par la méthode de Golgi, les varicosités font défaut ; 2° elles font défaut également dans les préparations obtenues par les méthodes de coloration des neurofibrilles, pourvu que les pièces aient été préalablement fixées à l'alcool ou au formol ; 3° les varicosités se manifestent, au contraire, et d'une façon constante dans les préparations réussies de la méthode d'Ehrlich. C'est que, pour obtenir de telles préparations, il faut, de toute nécessité, avoir abandonné les cellules, pendant plus d'une demi-heure, à l'action nocive, désorganisatrice de l'air et du bleu ;

1. Dogiel, Zur Frage über den Bau der Nervenzellen und die Verhältnisse ihres Achsencylinderfortsatzes. *Arch. f. mikrosk. Anat.*, Bd. XLI. — Die Retina der Vögel. *Arch. f. mikrosk. Anat.*, Bd. XLIV, 1895, etc.

2. Renaut, Sur les cellules nerveuses multipolaires et la théorie du neurone de Waldeyer. *Bull. de l'Acad. de Méd. de Paris.* Séance du 5 mars 1895.

3. Cajal, Nouvelles contributions à l'étude histologique de la rétine, etc. *Journal de l'Anat. et de la Physiol.*, n° 5, 1896.

4° elles se déclarent de même dans les coupes de Golgi, quand les pièces dont elles proviennent ont été laissées, quelques heures durant, à se cadavériser, avant d'être soumises à l'action fixatrice de l'osmio-bichromate ; 5° sur les coupes colorées également par cette méthode et tirées de pièces un peu volumineuses, les expansions profondes, celles qui, en raison de l'épaisseur même de la pièce, ont été tardivement fixées et déjà en état de cadavérisation, sont précisément couvertes de ces varicosités, alors que les superficielles, tuées en pleine vie, dès l'immersion, en sont exemptes ; 6° dernier et péremptoire argument : ces perles, ces varicosités se forment sous nos yeux ; rares et même absentes au début de la préparation d'Ehrlich, elles deviennent, par contre, de plus en plus abondantes jusqu'à la fin.

Mécanisme probable de la formation des amas variqueux.

Par quel mécanisme expliquer la production de ces amas variqueux ? Celui que nous proposons est le suivant : le suc cellulaire, essentiellement avide de bleu, nommé pour cela *matière cyanophile*, est, tant que vit la cellule, répandu de façon uniforme dans les mailles du spongioplasma des dendrites. Mais, dès que la mort a frappé le neurone, ce suc se décompose et tend à s'amasser en gouttes ; et, s'il y réussit, ce sera, de préférence, le long des expansions à membrane la plus délicate, n'opposant qu'une faible résistance au refoulement du liquide ; d'où les varicosités et leur siège particulier sur les fines dendrites.

La délicatesse de la membrane, nous ne l'invoquons point, comme on pourrait croire, pour les seuls besoins de la cause : c'est un fait très réel, confirmé d'ailleurs par la dégénération variqueuse si prompte et parfois si totale des cellules embryonnaires, dégénération inévitable, si rapide que soit la fixation.

Les amas variqueux, simples productions cadavériques, ne sont donc point des particularités anatomiques normales de la cellule nerveuse. Les déformations étranges qu'ils entraînent dans l'appendice protoplasmique : résorption des épines à leur niveau, étranglement, amincissement filiforme dans leurs intervalles, n'offrent, elles aussi, aucune réalité structurale, et toutes les théories fondées sur la préexistence de ces amas, et toutes les interprétations de connexions intercellulaires, fournies, comme nous le verrons plus loin, en admettant comme vraies ces anomalies, sont autant d'erreurs.

Les amas variqueux en anatomie pathologique.

Un mot encore sur ces varicosités. Un certain nombre d'auteurs : Azoulay, Colella, Andriezen, Berkley, Monti, les ont observées dans certains états pathologiques des centres nerveux : Elles pourraient donc se produire pendant la vie même. Ces auteurs les attribuent à la maladie de la cellule, ils en font un signe de sa souffrance, de sa lente désorganisation. Pourtant, on aurait peut-être raison de croire que, là aussi, elles sont l'indice de sa mort, mais de sa mort en nécrobiose.

ASPECT ET MODE DE TERMINAISON DES ARBORISATIONS TERMINALES DES FIBRES NERVEUSES OU CYLINDRES-AXES

Étudions maintenant l'expansion cylindre-axile. Pour des raisons didactiques, nous ne nous occuperons ici que de sa partie essentielle, active, par excellence, sa terminaison dans les centres, en particulier.

Aspects de l'arborisation terminale du cylindre-axe.

La fibre nerveuse centrale, cylindre-axe primitif ou collatérale, dès qu'elle cesse d'être recouverte de myéline, indice de son prochain épanouissement en arborisations terminales, perd, en général, la netteté de ses contours.

s'élargit quelque peu et présente de place en place des nodosités ovoïdes ou fusiformes. Bientôt, ce tronc unique se divise, et de lui, sous des angles divers, le plus souvent droits et même obtus, naissent ainsi des branches de calibre inégal, renflées ici, étranglées là, ondulantes par leur serpentement entre les cellules nerveuses. A leur tour, ces branches multiples se subdivisent, lancent de droite, de gauche, en avant, en arrière, d'autres rameaux de plus en plus grêles. Les derniers d'entre eux, libres de toute anastomose, épaissis, très raboteux, se terminent d'ordinaire par une varicosité,

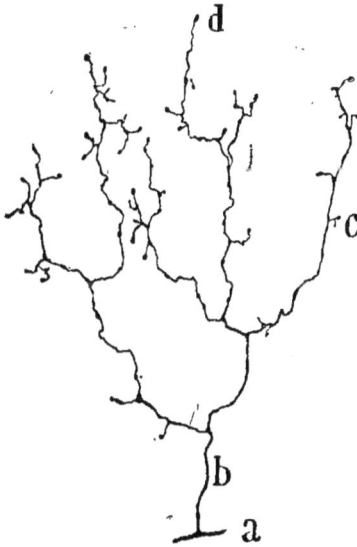

mais parfois aussi en massue ou encore en pointe ; exemple : les extrémités pendantes et variqueuses du cylindre-axe des cellules à corbeille du cervelet (fig. 21).

Au bout du pédicelle cylindre-axile, s'éploie ainsi comme une inflorescence parfaitement indépendante, quoique noyée, enchevêtrée au milieu de tant d'autres, d'expansions protoplasmiques, de cellules nerveuses, névrogliques, etc. La forme, l'étendue de cette inflorescence terminale, dont plus haut nous avons décrit le type le plus commun, l'épaisseur de ses branches, tout cela varie démesurément d'une fibre à l'autre. Tantôt, c'est un pauvre petit capitule de ramilles courtes, noueuses, finissant en renflement ; telles sont, entre autres, les houppes des fibres moussues dans le cervelet, les touffes ultimes des fibres auditives dans le ganglion ventral acoustique, et surtout les verticilles terminaux des fibres centrifuges de la rétine (fig. 16). Tantôt, au contraire, c'est une grappe,

FIG. 15. — Arborisation nerveuse d'une collatérale du cordon antérieur de la moelle épinière. Méthode de Golgi.

a, tube nerveux ; — b, collatérale ; — c, renflement terminal d'une branche ; — d, renflement terminal.

un bouquet, une gerbe, un glomérule, de vastes proportions, aux nombreuses brindilles, buissonnantes, fines, allongées en tous sens ; exemples : les arborisations des collatérales de la substance blanche de la moelle et du cerveau, celles des fibres optiques dans le tubercule quadrijumeau antérieur chez les mammifères et dans le lobe optique chez les oiseaux, enfin les arborisations presque sessiles des corpuscules à cylindre-axe court du cerveau et du cervelet, de toutes les plus amples, les plus caractéristiques (fig. 15).

A une telle variété d'étendue de l'inflorescence doit évidemment correspondre une grande diversité du nombre des cellules nerveuses, enserrées dans sa ramure et soumises, par suite, à son influx. Ainsi, et pour ne prendre que des extrêmes, tandis que les beaux réceptacles découverts par Held dans le noyau du corps trapézoïde n'enclavent chacun, bourgeon terminal unique d'une fibre, qu'une seule cellule sphéroïdale, dont ils épousent exactement la forme (fig. 17); d'autres arborisations plus larges, plus disper-

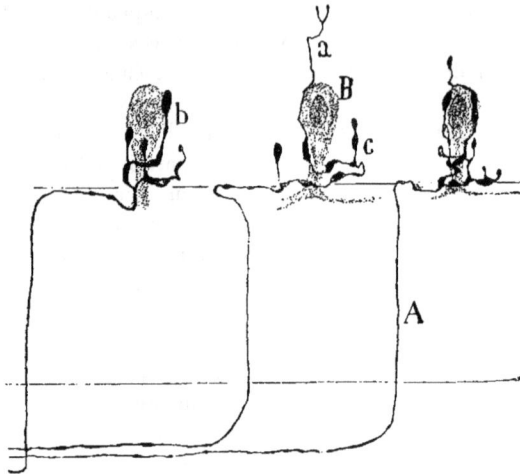

FIG. 16. — Fibres centrifuges de la rétine des oiseaux. Méthode d'Ehrlich-Bethe.
A, fibre nerveuse ; — B, cellule entourée par l'arborisation ; — a, b, c, fibrilles variqueuses terminales.

sées, celles du ganglion de l'habenula, celles des cellules à corbeille du cervelet, celles du corps strié, en un mot toutes celles embrassant un vaste espace, enclosent, dans les innombrables nids qu'elles forment ou auxquels elles prennent part, quantité d'éléments ganglionnaires.

Un fait doit nous frapper dans cette ramification terminale du cylindre-axe. Nous y parlons encore de nodosités, de varicosités. Y sont-elles artificielles comme dans les expansions protoplasmiques ? Allen[1], qui les a étudiées avec soin dans les ganglions des crustacés, car elles existent aussi bien chez les invertébrés que chez les vertébrés, le soutient. Nous nous rangerions volontiers à son opinion.

Varicosités de l'arborisation terminale du cylindre-axe ; leur préexistence vraisemblable.

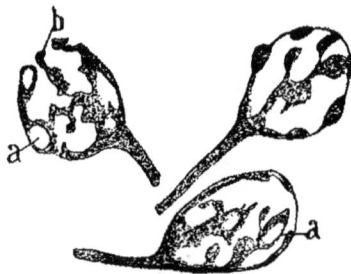

FIG. 17. — Corbeilles terminales de Held enveloppant les cellules du noyau du corps trapézoïde du chat adulte. Bleu de méthylène, réaction à l'abri de l'air.

a, vacuoles ; — b, fibre terminale.

L'arborisation cylindre-axile que nous venons de décrire est celle des organes nerveux centraux ; elle ne leur est point exclusive. Partout ailleurs,

1. ALLEN, Studies on the nervous system of crustacea. *The Quarterly Journal of microgr. Science*, vol. XXXVI, 1894, et vol. XXXIX, 1897.

chez les vertébrés comme chez les invertébrés, on la rencontre dans les organes plus ou moins périphériques, nerveux ou non nerveux, avec un aspect différent, une forme diverse, une étendue autre, mais toujours avec ses deux caractéristiques : liberté absolue de ses extrémités et application immédiate sur les cellules. Il en est ainsi dans les ganglions du sympathique, les cardiaques de la grenouille, par exemple, comme l'ont observé, il y a déjà longtemps, Arnold, Ehrlich, Arnstein, Retzius ; dans les ganglions rachidiens, soit des batraciens, soit des mammifères, d'après Ehrlich, nous et Dogiel ; dans la cornée, suivant les travaux de Cohnheim, Ranvier, Dogiel et les nôtres; dans les muscles lisses et striés, selon les observations de Krause, Kühne, Lœwit, Arnstein, Cajal; dans les organes musculo-tendineux, ainsi que l'ont montré Golgi, Cataneo, Ciaccio et d'autres. Les recherches déjà anciennes de Ranvier et celles plus récentes de Dogiel, Retzius, Van Gehuchten ont prouvé les mêmes faits dans la peau, les muqueuses et les poils ; Arnstein, Müller, Cl. Sala, Retzius et nous-même avons établi ces vérités, pour les glandes, etc., etc.

Les arborisations du cylindre-axe sont libres à leurs extrémités.

L'arborisation cylindre-axile se termine donc toujours par des branchilles dernières plus ou moins épaissies et variqueuses, dont l'extrémité un peu renflée et libre s'applique seulement, mais de façon étroite, à la surface de cellules nerveuses, musculaires, glandulaires, ou épithéliales.

Tels sont les aspects et les caractères de l'arborisation cylindre-axile dans les préparations traitées par les méthodes de Golgi, de Cox et d'Ehrlich, c'est-à-dire par les méthodes qui teignent l'épaisseur totale des branches. Mais quelle est son apparence dans les coupes colorées par les méthodes neurofibrillaires de Bielschowsky et de Donaggio, et surtout par notre méthode au nitrate d'argent réduit? Les résultats fondamentaux obtenus grâce aux premières de ces diverses techniques, persisteront-ils, ou bien seront-ils modifiés de fond en comble? Hâtons-nous de le dire: ils persistent et deviennent même plus certains. Le neurone sort donc plus indépendant que jamais de cette nouvelle épreuve. En même temps, nous acquérons des notions fort intéressantes qu'il nous sera facile d'exposer si nous groupons

Les formes principales de terminaison du cylindre-axe, révélées par les méthodes neurofibrillaires.

les arborisations terminales suivant leur aspect. Nous trouvons ainsi qu'il en existe quatre formes principales: l'une avec des massues terminales, l'autre avec de volumineux épaississements réticulés situés sur les côtés et à l'extrémité, une troisième où les neurofibrilles sont isolées et libres ou bien réunies en faisceaux lisses ; une quatrième, enfin, où les neurofibrilles sont terminées par des anneaux libres.

Avant d'entrer dans le détail de ces formes, observons que les branches de division du cylindre-axe sont plus minces dans les préparations imprégnées par les techniques neurofibrillaires et ne présentent pas de varicosités sur leur parcours. Ces deux particularités tiennent, d'une part, à la nature même des techniques, qui teignent seulement la charpente neurofibrillaire et ne révèlent rien de la substance inter- et péri-filaire, aux dépens de laquelle se forment les varicosités, et, d'autre part, à ce que les tissus sont fixés en pleine vie.

Passons maintenant à l'étude des formes de l'arborisation cylindre-axile que nous avons énumérées.

1o *Les arborisations nerveuses avec massues terminales (Endfüsse de Held)* enveloppent les cellules motrices ainsi que les neurones funiculaires de grande et de moyenne taille, tant dans la moelle que dans l'olive acoustique et quelques autres noyaux bulbaires. Au lieu du renflement ténu que l'on voit, par la méthode de Golgi, chez l'animal nouveau-né, à l'extrémité de minces fibrilles variqueuses, on aperçoit ici une sorte de massue conique, présentant une surface plane à son contact intime avec la membrane de la cellule enveloppée. Ces massues, qui ont été vues pour la première fois par Held [1] et Auerbach [2], et auxquelles ce dernier a donné le nom de *boutons terminaux*, s'implantent soit obliquement sur la cellule, comme le montre la figure 18, soit perpendiculairement.

Dans ce dernier cas, elles appartiennent en général à des fibrilles venues des régions les plus externes du nid péricellulaire. Les fibrilles se bifurquent parfois au voisinage de la cellule et donnent naissance à un nombre variable de boutons terminaux. Ces boutons, qui peuvent exister également sur le parcours des branches finales de l'arborisation, semblent être constitués, lorsqu'on les examine au travers d'un puissant objectif apochromatique, par un réseau neurofibrillaire, épanouissement de la neurofibrille unique ou du fin paquet de neurofibrilles contenues dans le ramuscule cylindre-axile terminal. On observe ces massues sur toute l'étendue du corps

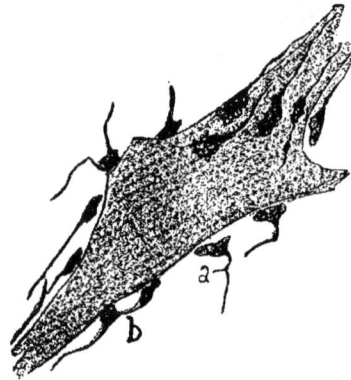

Fig. 18. — Boutons terminaux entourant un neurone funiculaire de la moelle épinière. Méthode au nitrate d'argent réduit.

et des dendrites de la cellule, mais non sur le cylindre-axe, du moins autant que permettent de l'affirmer les recherches les plus récentes. En outre de ces boutons terminaux, relativement volumineux, on trouve, ainsi que l'ont reconnu Held, Holmgren et Economo [3], de petits anneaux neurofibrillaires à l'extrémité de fibrilles extrêmement délicates. Parfois ces anneaux émettent eux-mêmes des branchilles. qui divergent et vont se terminer sur la même cellule par de petits anneaux encore plus petits. En tout cas, qu'il s'agisse de boutons ou d'anneaux, leurs neurofibrilles ne sont point en continuité avec celles du corps ou des dendrites de la cellule recouverte, car toujours la membrane de cette dernière s'interpose

---

1. HELD, Beiträge zur Structur der Nervenzellen und ihrer Fortsätze, 2e u. 3e Mitteilung. *Arch. f. Anat. u. Physiol.*, Anat. Abtheil., 1897.

2. AUERBACH, *Neurologisches Centralblatt*, no 10, 1897.

3. ECONOMO, Beiträge zur normalen Anatomie der Ganglienzelle. *Arch. f. Psychiatrie*. Bd. XLI, Heft. 1, 1906.

entre elles. Il faut donc regarder comme une simple apparence la pénétration des trabécules péricellulaires dans la cellule elle-même, pénétration
que Held[1], Holmgren[2], Auerbach, Economo et Wolff[3] croient avoir vue
récemment. D'ailleurs, pas plus Michotte que Mahaim[4], Van Gehuchten et
Schiefferdecker[5] n'ont pu voir les neurofibrilles du nid péricellulaire,
pénétrer dans le corps du neurone par les soi-disant pieds terminaux de
Held.

2° *Les arborisations avec volumineux épaississements réticulés, placés sur
les côtés et à l'extrémité des branches terminales* ont pour représentants les

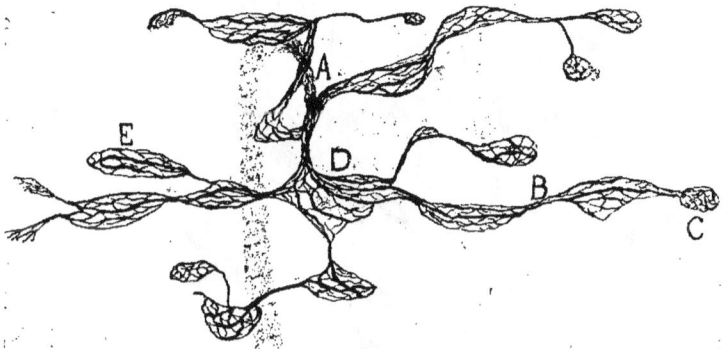

Fig. 19. — Ménisques nerveux terminaux des poils tactiles chez le rat.
Méthode au nitrate d'argent réduit. (D'après Tello.)

terminaisons des fibres moussues dans le cervelet, les plaques motrices et la
ramure finale des nerfs sensitifs dans les appareils du tact. Ici, les branches
terminales du cylindre-axe, parcourues par un faisceau de neurofibrilles, présentent sur leur trajet et à leur extrémité des renflements de protoplasma,
où l'on aperçoit un réticulum neurofibrillaire semblable à celui qui existe
dans le corps des cellules. La figure 19 montre l'aspect des neurofibrilles
dans les épaississements terminaux des nerfs sensitifs des poils Certaines sont
épaisses ou primaires, d'autres fines ou secondaires ; les mailles qu'elles
forment par leur jonction sont remplies d'un liquide clair, abondant, incolorable par le nitrate d'argent. On voit, d'autre part, dans la figure 20,
comment se présentent les neurofibrilles dans l'arborisation terminale des
fibres moussues ; elles sont disposées en anses ou en peloton dans les

1. Held, Zur Kenntniss einer neurofibrillären Continuität im Centralnervensystem
der Wirbeltiere. *Arch. f. Anat. u. Physiol.* Anat. Abtheil., 1905.
2. Holmgren, Ueber die sogenannten Nervendfüsse. *Jahrbuch f. Psychiatrie und
Neurol.*, Bd. XXVI, 1905.
3. Wolff, Zur Kenntniss der Heldschen Nervendfüsse. *Journ. f. Psychologie und
Neurologie*, Bd. IV, 1905.
4. Mahaim, Les terminaisons cylindraxiles péricellulaires de Held. *Bull. de l'Acad.
roy. de Belgique*, 1905.
5. Schiefferdecker, Neurone und Neuronenbahnen. Leipzig, 1906.

petites excroissances de ces terminaisons, semblent retourner dans le tronc qui les a amenées et se rendre aux excroissances plus volumineuses où elles se terminent en formant réseau.

3° *Les arborisations à faisceaux neurofibrillaires lisses ou à neurofibrilles libres* comprennent les corbeilles du cervelet, les arborisations des fibres grimpantes de ce même centre, les terminaisons nerveuses des canaux semi-circulaires, les plexus entourant les cellules pyramidales du cerveau,

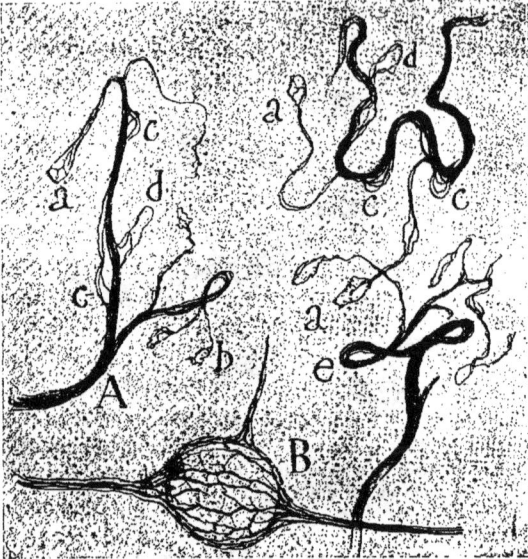

Fig. 20. — Détails de la charpente neurofibrillaire dans les grains et les arborisations des fibres moussues; chat-adulte. (Obj. apochrom. 1,40 de Zeiss). Méthode au nitrate d'argent réduit.

a, tronc principal d'une fibre moussue; — b, anses et réseaux terminaux; — c, d, anses composées; e, sinuosités en huit de chiffre; — B, corps d'un grain.

les calices de Held, etc. etc., Chaque branche de l'arborisation terminale est parcourue par un groupe compact de neurofibrilles intensément colorées; celles-ci s'épuisent dans les divisions et il finit par n'y avoir plus qu'une seule neurofibrille dans les derniers ramuscules. Cette neurofibrille paraît sous l'aspect d'un mince filament indépendant, qui peut néanmoins donner lieu, par son dédoublement, à des filaments encore plus fins, lisses et sans la moindre varicosité. Il y a toute raison de penser que ces derniers influent sur les cellules, avec lesquelles ils entrent en contact, non par leur extrémité comme dans les cas précédents, mais pendant leur parcours.

4° *Les anneaux terminaux.* — On voit autour des cellules motrices de la moelle de délicats filaments neurofibrillaires qui se terminent par un anneau coloré en noir par le nitrate d'argent. Ce mode de terminaison, propre aux plus fines fibrilles nerveuses, ne se voit qu'autour de certaines cellules nerveuses. Nous l'avons observé sur les gros troncs protoplasmiques des cellules de Purkinje[1]. On aperçoit sur ces troncs un nombre considérable d'anneaux terminaux délicats, appuyés à plat sur le protoplasma cellulaire et en contact intime avec lui. Les fibres qui se terminent par ces anneaux, vraisemblablement renfermés dans une masse protoplasmique continue, sont très fines ; elles sont la continuation des collatérales issues du cylindre-axe des cellules de Purkinje. Nous avons vu aussi de ces anneaux, mais en petit nombre, dans les nids nerveux qui entourent les cellules pyramidales du cerveau.

Ainsi les cylindres-axes, à leur terminaison, dans les centres comme à la périphérie, sont libres, complètement libres, et toujours ils s'achèvent. sans contracter la moindre anastomose, ni entre eux, ni avec les prolongements protoplasmiques, ni avec aucun autre élément.

*Le neurone
ou cellule ner
veuse est libre,
indépendant.*

La cellule nerveuse est donc libre, partout, de tous côtés. Malgré ses formes les plus diverses, ses rapports nerveux ou non nerveux les plus dissemblables, ses prolongements démesurément étendus ou courts, gros ou délicats, ses appendices innombrables enchevêtrés de mille manières avec ceux d'éléments de même nature ou de nature différente, enfouie au milieu d'une multitude d'autres, la cellule nerveuse est toujours, quand même, libre, indépendante, une. Elle est le *neurone*. cette unité nerveuse dont est composé le système nerveux tout entier, et dont le nom nouveau, donné par Waldeyer à un élément pourtant depuis bien longtemps connu, proclame la découverte, pour ainsi dire, récente.

*Histoire des
rapports entre
les cellules
nerveuses.*

*Théorie du
réseau proto-
plasmico-ner-
veux de Ger-
lach.*

Rien n'est plus intéressant que l'histoire des vicissitudes par lesquelles est passée cette vérité, qui, avouons-le, n'est pas encore universellement admise ; on s'en rendra compte, d'ailleurs, par l'aperçu critique que nous allons donner.

Gerlach, dans ses fameuses théories des réseaux et de l'origine double des nerfs, admettait que les fibres des uns, des moteurs principalement. sont la continuation directe des prolongements de Deiters de la cellule nerveuse, et que les fibres des autres, des sensitifs surtout, sont formées par la convergence et la réunion des travées anastomotiques des appendices protoplasmiques dans la substance grise ; il considérait, en dernière analyse, qu'un certain nombre de fibres nerveuses s'anastomosent à leur terminaison avec les prolongements protoplasmiques. Pour Gerlach donc, les arborisations nerveuses centrales ne se terminaient pas librement, elles se continuaient avec les prolongements protoplasmiques. C'est la première conception, celle qui fut la plus tenace.

*Théorie du
réseau cylin-
dre-axile de
Golgi.*

Une conception moins ancienne, et tout aussi erronée, fut émise par Golgi. Elevé, comme nous l'avons déjà rapporté, dans les principes de la théorie des réseaux de Gerlach, l'esprit dominé par elle, mais ne pouvant d'autre part rejeter les faits certains révélés par sa propre méthode, faits qui plaidaient contre ses croyances, Golgi ne put rompre tout à fait avec la tradition ; il établit inconsciemment une cote mal taillée entre les unes et les autres, et à son tour attribua aux prolongements cylindre-axiles des anastomoses, non plus avec les expansions protoplasmiques, comme Gerlach,

---

1. CAJAL et ILLERA, Quelques nouveaux détails sur la structure de l'écorce cérébelleuse. *Trav. du Lab. d. Recherches biol.*, t. V, 1907.

mais entre eux, entre leurs arborisations nerveuses centrales seulement. Telle est l'unique nuance par laquelle les deux théories diffèrent.

Pour Golgi, par conséquent, les arborisations cylindre-axiles centrales ne se terminaient pas librement, elles se continuaient entre elles. Tout ce qui pouvait découler de cette conception de Golgi est calqué sur la théorie de Gerlach, dont tant de fois nous avons parlé. Pour Golgi, il existait aussi dans la substance grise, et c'était une loi générale de la structure du névraxe, un réseau purement nerveux. Les nerfs, aussi, avaient une origine double : l'une, directe, cellulaire, propre aux nerfs moteurs ; l'autre, indirecte, nerveuse pour ainsi dire, particulière aux nerfs sensitifs, et due maintenant à la convergence et à la réunion des filaments du réseau nerveux formé par l'anastomose et la coalescence substantielle des arborisations cylindre-axiles des cellules à axone court avec celles des branches collatérales et des terminaisons des axones à long trajet [1].

Cette nouvelle théorie des réseaux nerveux purs de Golgi, remplaçant celle du réseau protoplasmico-nerveux de Gerlach, autrement dit, cette nouvelle affirmation que les prolongements cylindre-axiles s'anastomosent, trouva en Italie, parmi les élèves du maître, d'enthousiastes partisans : Luigi Sala, R. Fusari, Mondino, Tartuferi, Martinotti et Veratti, tous savants des plus experts. Mais, à l'étranger, l'accueil ne fut point aussi chaleureux. Bientôt même l'opposition se déclara. Elle vint d'abord de His et Forel. His [2], le premier, dès 1886, se basait, pour combattre la théorie de Golgi, sur ce que, aux phases primitives du développement de la cellule nerveuse, celle-ci, soit par sa surface absolument lisse, soit par le prolongement unique, l'expansion fonctionnelle qu'elle émet, ne contracte avec les corpuscules voisins ou éloignés aucun rapport de continuité ; partout, disait-il, la cellule nerveuse est libre, indépendante.   *Objections histogéniques de His.*

« L'embryologie, ainsi s'exprime His dans un travail paru par la suite [3], démontre que les fibres nerveuses ne sont que la continuation des expansions des neuroblastes. Chaque fibre doit par conséquent, pendant une longue période de son évolution, continuer de croître par des extrémités libres, et on ne voit pas, pourquoi, plus tard, ce mode de croissance changerait. Du reste, nous connaissons, et depuis fort longtemps, toute une série de terminaisons nerveuses qui sont libres, par exemple : celles de la cornée, de la peau, les corpuscules de Pacini, les plaques motrices, etc. Toutes ces terminaisons s'opèrent tantôt par une fibre indépendante, tantôt par une arborisation non anastomosée. Il semble donc vraiment peu rationnel de faire une différence aussi capitale entre terminaisons nerveuses centrales et terminaisons nerveuses périphériques. »

Peu de temps après His, et sans s'inspirer en rien de ses idées, Forel [4] se mettait à combattre par des voies autres les théories de Golgi. Malgré tous ses efforts, il n'était jamais parvenu, déclarait-il, à voir dans la substance   *Objections de Forel.*

1. Golgi, Sulla fina anatomia degli organi centrali del sistema nervoso. Milano, 1886.

2. His, Die Neuroblasten und deren Entstehung im embryonalen Marke. *Abhandlung d. math. physik. Klasse d. königl. sächs. Gesellsch. d. Wissensch. zu Leipzig*, Bd. XV, 1889. — Zur Geschichte des menschlichen Rückenmarks und der Nervenwurzeln. Oktober, 1886. Cette brochure contient les premières indications sur la théorie des neurones.

3. His, Ueber den Aufbau unseres Nervensystems. *Verhandl. d. Gesellsch. deutsch. Naturforscher u. Aerzte zu Leipzig*, 1893, et *Berlin. klin. Wochensch.*, p. 40 et 41, 1893.

4. A. Forel, Einige hirnanatomische Betrachtungen und Ergebnisse. *Arch. f. Psychiatrie u. Nervenkrankheiten*, Bd. XVIII, 1887. — Ueber das Verhältniss der experimentellen Atrophie und Degenerationsmethode zur Anatomie und Histologie des Centralnervensystems, etc. *Aus der Festschrift zur Feier des fünfzigjährigen Doctorjubiläums der Herren Prof. Dr. Karl V. Nägeli u. Prof. A. V. Kölliker*. Zürich, 1891.

grise le moindre réseau interstitiel, c'est-à-dire la moindre anastomose des arborisations cylindre-axiles. Il est impossible, ajoutait-il, de s'expliquer la limitation si nette des lésions dans les dégénérescences obtenues par la méthode de Gudden, si l'on admet la continuité substantielle dans le système nerveux. Il accumulait encore d'autres considérations, très ingénieuses, d'un caractère toujours théorique, cependant.

Le doute était porté dans les esprits, mais la preuve n'était point faite. Et, comme le dit.fort bien Lenhossék [1], les idées de His et Forel ne s'appuyant point sur l'observation histologique faite précisément chez l'adulte, chez l'individu développé, les partisans de la théorie réticulaire pouvaient rester attachés tout aussi fermement à leur conviction première.

Démonstration, par nous, de la terminaison libre des cylindres-axes.

Ce qu'il fallait pour ruiner cette théorie, c'était démontrer, en effet, *de visu, chez l'adulte,* la terminaison libre des arborisations nerveuses, dans des conditions telles, en somme, qu'on ne pût objecter ni leur aspect embryonnaire, ni le défaut de coloration à leur niveau. Cette démonstration de la terminaison libre des arborisations nerveuses, c'est nous le premier qui, en 1888, l'avons faite, péremptoire, irréfutable, croyons-nous, d'abord dans le cervelet [2], puis successivement dans la moelle épinière, le cerveau, la rétine et le grand sympathique. Nous montrions, en effet, que dans tous ces organes il existe autour du corps de certaines cellules nerveuses, par conséquent autour d'une région de la cellule où les anastomoses n'étaient ni admises ni admissibles, des arborisations terminales, absolument libres, appartenant à des cylindres-axes, venus d'autres corpuscules nerveux.

Cette fois, ce n'étaient plus des hypothèses, des conjectures, des inductions, mais des faits, des faits certains, visibles à volonté, par n'importe qui.

Triomphe de la doctrine de la terminaison libre des cylindres-axes.

La nouvelle doctrine de la libre terminaison cylindre-axile, à laquelle près de trois années de continuelles études nous avaient conduit, sans y avoir été guidés le moins du monde par les vues de His et Forel, s'imposait maintenant, non plus comme les théories précédentes, par l'ingéniosité de son invention, mais par la certitude de sa réalité. Et pourtant, au début, faits et doctrine, malgré qu'on semblât devoir y être préparé par His et Forel, ne rencontrèrent qu'un accueil des plus froids, des plus réservés. Leur exactitude, cependant, finit par vaincre toutes les prudences. Bientôt la sanction de A. Von Kölliker, le célèbre histologiste de Wurzbourg, leur vint ; puis His, Edinger, Forel, Van Gehuchten, Waldeyer, V. Lenhossék, Retzius, Azoulay, Duval, Falcone, Lugaro, et bien d'autres encore, leur apportèrent le précieux appui de leur adhésion. La nouvelle doctrine triomphait, et non pas seulement chez les vertébrés, mais chez les invertébrés aussi ; car Retzius, l'éminent histologiste de Stockholm, démontrait, dans une série de beaux travaux exécutés par la méthode d'Ehrlich, que la soi-disant *substance ponctuée,* le *neuropilème* des ganglions nerveux chez les crustacés, les mollusques, les vers, n'est point, comme on le croyait depuis Bela Haller, un réseau nerveux anastomotique, mais un simple

1. Lenhossék, Der feinere Bau des Nervensystems, etc., 2 Aufl. 1895.
2. C'est dans notre travail : Estructura de los centros nerviosos de las aves (*Revista trimestr. de Histol. norm. y patol.*, n° 1, de Mayo 1888) et dans un article qui le suit de près : Estructura del cerebelo (*Gaceta med. catalana,* 15 de Agosto 1888) que, pour la première fois, nous avons mentionné notre démonstration de la [terminaison libre des fibres nerveuses collatérales et terminales. Dans le dernier de ces deux articles, nous parlons aussi de la nécessité d'expliquer le passage de l'onde nerveuse, d'une cellule à l'autre, par un contact entre corps et ramuscules cylindre-axiles, ou par une influence analogue à l'induction électrique. En réalité, les recherches sur lesquelles se fondaient cette démonstration et ces considérations remontent aux années 1886 et 1887 ; mais le désir d'arriver à l'entière certitude nous fit retarder jusqu'en 1888 la publication du résultat de nos études.

plexus, un feutrage constitué par l'entrelacement compliqué des arborisations terminales et collatérales de cylindres-axes avec les prolongements accessoires d'autres cylindres-axes. Et ces arborisations et ces prolongements, malgré leur étroite contiguïté, sont, encore ici, libres, tout à fait libres. Semblable démonstration était faite de nouveau, chez les vers par Lenhossék, chez les crustacés par Biedermann, Binger, Allen, Havet, et chez les insectes par Kenyon.

On admet donc à ce moment, non seulement avec Golgi la libre terminaison des expansions protoplasmiques, mais aussi avec nous, et ici contre Golgi lui-même, la libre terminaison des prolongements cylindre-axiles. Nous avons dit : « on admet ; » cela n'est pas rigoureusement exact. Comme il fallait s'y attendre, il reste encore quelques savants attardés à l'antique théorie des réseaux anastomotiques. Parmi eux, nous devons retrouver, cela va de soi, Golgi et certains de ses élèves. Ceux-ci continuent, en effet, à croire à l'existence de leur *réseau nerveux.* Mais tandis que le maître lui-même, dans ses publications récentes [1], ne parle de ce réseau qu'en termes mesurés, qu'il laisse même croire, par son expression de *réseau diffus,* que dans son esprit il ne s'est point agi d'un véritable réseau à mailles fermées, soudées, mais d'un plexus nerveux diffus, ses élèves, eux, plus royalistes que le roi, si on nous permet de dire ainsi, tiennent toujours ferme à leur conviction entière.

Pourtant, en Italie même, cette théorie de Golgi perd de jour en jour du terrain ; elle cède la place, si nous en jugeons par les travaux d'expérimentation ou de pure synthèse scientifique de Lachi, Tanzi, Lugaro, Falcone et d'autres encore, à la doctrine de l'indépendance des expansions nerveuses avec toutes ses conséquences.

Parmi les dissidents, qui eût jamais pensé rencontrer aussi Dogiel ? Rien n'est cependant plus réel, et, hors d'Italie, Dogiel [2] s'est constitué le défenseur le plus déclaré des vieilles erreurs. Ses arguments ? C'est que, dans les couches moléculaires de la rétine, il a observé, dit-il, en se servant du bleu de méthylène, deux sortes de réseaux : l'un, formé par anastomose entre prolongements protoplasmiques d'un groupe plus ou moins considérable de cellules nerveuses ; l'autre, constitué par la coalescence des ramifications nerveuses terminales de ce même groupe. On le voit, c'est non seulement la théorie de Golgi soutenue, mais la théorie de Gerlach ressuscitée. Et Dogiel a beau restreindre ses anastomoses à certains groupes de cellules, au lieu d'y englober toutes ces dernières, comme ses prédécesseurs, il a beau vouloir partager le tissu nerveux en districts, en colonies cellulaires indépendantes les unes des autres, mais formant chacune par leurs anastomoses un tout solidaire, il n'en reste pas moins vrai qu'il a affirmé hautement, contre l'évidence des faits, l'existence d'anastomoses.

Objections de Dogiel contre la doctrine de la terminaison libre des cylindres-axes.

Puisque toutes les démonstrations effectuées par nous et d'autres ne suffisent pas à Dogiel, que faut-il donc faire pour le convaincre d'erreur, si ce n'est se porter sur son propre terrain, et lui prouver que là aussi, dans la rétine, il n'y a pas trace de réseaux ? C'est ce que nous avons fait. Malgré la certitude que nous avions de cette absence, d'après nos travaux antérieurs et approfondis sur la rétine, nous avons repris l'étude de celle-ci, à ce point de vue tout spécial, en nous servant de la méthode même de Dogiel, c'est-à-dire du bleu de méthylène. Le résultat a été absolument conforme à nos

Erreur de Dogiel; ses causes; ses enseignements.

1. GOLGI, Le réseau diffus des centres du système nerveux. *Arch. ital. de Biol.,* t. XV, 1891.

2. DOGIEL, Ueber die nervösen Elemente in der Retina des Menschen. *Arch. f. mikrosk. Anat.,* Bd. XXXVIII, 1891. — Zur Frage über den Bau der Nervenzellen und das Verhältniss ihres Achsencylinderfortsatzes, etc. *Arch. f. mikrosk. Anat.,* Bd. XLI, 1893.

prévisions. Dans la rétine, pas plus qu'ailleurs, il n'existe le moindre vestige d'anastomoses. D'ailleurs, s'il était besoin d'autres confirmations, nous ajouterions que les nouvelles méthodes de coloration des neurofibrilles ont fourni, entre nos mains [1] et celles de Guido Sala [2], un résultat identique.

Dogiel a donc commis une erreur d'observation ou d'interprétation ; il s'en est donc laissé imposer par des images trompeuses, et a pris pour des cas de continuité matérielle de simples faits de juxtaposition très voisine de prolongements protoplasmiques issus de cellules peu éloignées. Comment un savant tel que Dogiel a-t-il pu se laisser ainsi induire en erreur ? Très simplement. Qu'on se rappelle les multiples altérations, souvent profondes, que nous avons signalées tout à l'heure dans les prolongements protoplasmiques des préparations obtenues par la méthode d'Ehrlich : varicosités, masses cyanophiles, épaississements anormaux en coalescence ou se fondant l'un dans l'autre et simulant à s'y méprendre de vraies anastomoses ; que l'on songe que ces altérations sont, à un plus ou moins gros degré, une conséquence nécessaire, inévitable de l'imbibition des préparations par le bleu lui-même, de leur exposition à l'air et surtout de leur cadavérisation. On verra, si l'on n'y prend garde, si l'on n'en est pas averti, combien l'erreur de Dogiel est facile. Et ces altérations sont bien, comme nous l'avons démontré, artificielles, car ces mêmes cellules de la rétine, si on les fixe vivantes, ou immédiatement après la mort par le mélange osmio-bichromatique, par exemple, ne présenteront point de dendrites ainsi altérées, et les anastomoses supposées n'apparaîtront plus, ou si rares, si peu nettes qu'il sera impossible de tomber dans l'erreur.

Et puis, s'il faut encore de plus amples preuves pour démontrer le mal fondé et des observations et de la théorie anastomotique de Dogiel, nous ajouterions que nous sommes parvenu, en nous servant pourtant de la méthode d'Ehrlich, à apercevoir, d'une façon irréfutable, libres, absolument libres, toutes les expansions protoplasmiques et leurs épines dans les cellules de Purkinje, dans les grains du cervelet, dans les cellules de la corne d'Ammon et dans d'autres éléments nerveux de l'encéphale du chat, du chien et du lapin.

Le seul enseignement que nous puissions tirer des prétendues anastomoses de Dogiel, c'est l'extrême prudence dont nous devons nous munir lorsque nous avons à interpréter les images produites par la méthode d'Ehrlich.

Cette prudence, on doit d'autant plus la conseiller, qu'on a propagé sur le processus de coloration de la méthode au bleu de méthylène une idée erronée, qui explique bien des méprises. On a dit que cette coloration est vitale, c'est-à-dire, qu'elle s'opère pendant la vie des éléments nerveux. Or c'est précisément le contraire, cette coloration ne réussit que lorsque les appendices cellulaires sont morts et ont subi déjà la dégénérescence variqueuse. Si, donc, l'on veut ne pas commettre de trop grosses erreurs et chercher à se trouver en présence de figures à peu près normales, il faut n'ajouter foi qu'aux colorations apparues au début de la réaction imprégnante du bleu d'Ehrlich, quand les altérations des expansions dendritiques sont encore peu avancées.

Nous ne sommes pas d'ailleurs le seul à n'avoir pu constater, malgré tous nos efforts, trace des réseaux interprotoplasmiques et interaxiles de

1. S. R. CAJAL, Das Neurofibrillennetz der Retina. *Intern. Monatsch. f. Anat. u. Physiol.*, Bd. XXI, Heft. 4-8, 1904.

2. GUIDO SALA, Contributo allo studio della fina struttura della retina. *Boll. della Società med.-chirur. di Pavia*, 1904.

Dogiel. Kallius [1] et Retzius [2], qui, eux aussi, ont étudié dans ces derniers temps la rétine, et par la méthode d'Ehrlich et par la méthode de Golgi, n'en ont jamais vu.

Dogiel avait, un moment [3], semblé se convertir à la théorie du contact, dans toute sa généralité. Mais il a cru trouver de nouveaux renforts dans les récentes méthodes de coloration neurofibrillaire, et, plus que jamais, il affirme aujourd'hui sa théorie, dont l'erreur est démontrée par des faits de tous genres.

Nous ne nous serions pas attardé à cette longue réfutation, s'il n'y avait eu, chemin faisant, intérêt majeur à prémunir, par l'exemple de Dogiel, contre une confiance trop aveugle en la méthode d'Ehrlich, en particulier, et en toutes les méthodes, en général.

Renaut [4] et Bouin [5] sont moins catégoriques que Dogiel et par cela même ne peuvent être comptés ni parmi les partisans décidés des anastomoses, ni au nombre des adeptes déclarés de la libre terminaison. Le premier soutient en effet, que dans certains cas il existe dans la rétine des anastomoses inter-protoplasmiques, et le second croit y avoir observé une réelle continuité entre les fibres nerveuses centrifuges et les expansions. Cette continuité, soit dit en passant, Dogiel, après l'avoir affirmée, l'a abandonnée complètement, et aujourd'hui il se range à notre avis, il admet que les fibres centrifuges se terminent librement.

Objections de Renaut, Bouin, Masius, etc., combattues par des faits contraires.

Enregistrons encore les opinions d'autres auteurs. Masius [6], par exemple, pense avoir vu dans des préparations de moelle du lapin, après imprégnation par la méthode de Golgi, les anastomoses interprotoplasmiques de Gerlach, les anastomoses internerveuses de Golgi, et jusqu'à de véritables fusions entre expansions dendritiques et branchilles cylindre-axiles. Masius par bonheur a dessiné ce qu'il a vu ; qu'on jette un coup d'œil sur ses figures, et vite on aura la preuve qu'il a été trompé par ses préparations ; il a pris pour des exemples de continuité de substance des cas de superposition de branches et des cas de cessation d'imprégnation d'une expansion au voisinage immédiat d'un autre, phénomène très fréquent dans les préparations trop chargées, surtout chez les animaux adultes. Nous pouvons adresser les mêmes critiques aux réseaux nerveux décrits par Luigi Sala dans l'encéphale des téléostéens, où Edinger, P. Ramón Cajal et Van Gehuchten ne les ont point retrouvés ; aux anastomoses des nerfs cutanés de la lamproie, signalées par Ballowitz et dont Retzius n'a pu confirmer l'existence ; aux anastomoses que Rina Monti a cru remarquer chez les insectes et les planaires, enfin à celles que Heimans et Demoor, cités par Van Gehuchten, ont indiquées dans les arborisations nerveuses du cœur des vertébrés inférieurs.

1. KALLIUS, Untersuchungen über die Netzhaut der Säugetiere. *Anat. Hefte von Fr. Merkel u. Bonnet*, 1895.

2. RETZIUS, Ueber die neuen Prinzipien in der Lehre von der Einrichtung des sensiblen Nervensystems. *Biol. Untersuch.*, Neue Folge, Bd. VI, 1892.

3. DOGIEL, Ein besonderer Typus von Nervenzellen in der mittleren gangliosen Schicht der Vogelsretina. *Anat. Anzeiger*, n° 23, 1895. — Zwei Arten sympathischer Nervenzellen. *Anat. Anzeiger*, n° 22, 1896. Dans ce travail, Dogiel figure les expansions protoplasmiques avec des extrémités terminales libres et ne parle pas de réseaux cellulaires.

4. RENAUT, Sur les cellules nerveuses multipolaires et la théorie du neurone, etc. *Bull. de l'Acad. de médecine de Paris*, mars 1895.

5. BOUIN, Sur les connexions des dendrites des cellules ganglionnaires de la rétine. *Bibliographie Anat.*, n° 3, 1894.

6. MASIUS, Recherches sur le système nerveux central. *Arch. de Biologie*, t. XII, 1892.

*Retour of-
fensif des réti-
cularistes.
Apathy et les
méthodes neu-
rofibrillaires
chez les inver-
tébrés.*

Les méthodes de Golgi, de Cox et d'Ehrlich ont jusque-là servi d'armes dans cette lutte entre les partisans des anastomoses et leurs adversaires, et la victoire semble définitivement assurée à ces derniers.

Mais de nouvelles techniques apparaissent et la lutte recommence encore plus vive. C'est Apathy qui la rallume [1].

A l'aide d'un procédé spécial d'imprégnation par le chlorure d'or, il voit, dit-il, les neurofibrilles qui sillonnent le corps des cellules nerveuses dans les ganglions ventraux de la sangsue (*Hirudo*), du ver de terre (*Lumbricus agricola*), etc., pénétrer dans la substance ponctuée de Leydig et s'y anastomoser en un réseau fort délicat. Les branches protoplasmiques ou accessoires des neurones entrent ainsi directement en rapport avec les arborisations terminales des nerfs sensitifs. Voici donc renversés les faits de terminaison libre qui avaient été observés par Retzius et Lenhossék. Ce n'est pas tout ; les cellules nerveuses contiguës, dans la rétine de la sangsue par exemple, échangent, d'après Apathy, les neurofibrilles de leur réseau intérieur.

*Inexistence
des anastomo-
ses neurofi-
brillaires dé-
montrée chez
les invertébrés
par Cajal, Na-
geotte, etc.*

Ces affirmations à peine publiées, nous essayons d'en vérifier l'exactitude. Nous employons d'abord la propre technique d'Apathy, que bien peu d'histologistes ont réussi à exécuter, tant elle est difficile, puis deux méthodes neurofibrillaires imaginées par nous, l'une au nitrate d'argent réduit [2], l'autre au chlorure d'or [3]. Toutes ces techniques nous montrent la substance ponctuée, occupée par un *plexus* extrêmement touffu de neurofibrilles et celles-ci enfermées dans des branches protoplasmiques ou cylindre-axiles libres. C'est tout l'opposé de ce qu'Apathy avance. Bien des fois et malgré l'intensité des imprégnations, il nous a été impossible, il est vrai, de voir la terminaison des neurofibrilles. Ce n'est pas là, comme le veut Apathy, une preuve de l'absence de terminaison de ces fibrilles, mais plutôt de leur extrême finesse et de la difficulté de les imprégner assez vivement pour les bien distinguer. Il n'y a pas là non plus, comme l'insinue Levi, entre autres, une raison pour affirmer que notre méthode à l'argent réduit et aussi les techniques de Golgi et d'Ehrlich sont incapables de mettre en évidence la totalité du lacis fibrillaire nerveux. Rien n'est plus inexact que cette assertion, qui tendrait à réduire à néant toutes les preuves opposées aux partisans des anastomoses et à Apathy en particulier ; il suffit, en effet, de comparer des préparations de sangsue, obtenues par notre procédé, aux figures dessinées par Apathy, pour être assuré que nous imprégnons un nombre, au moins, égal de neurofibrilles fines.

Nageotte [4], de son côté, cherche à contrôler les assertions d'Apathy en ce qui concerne les communications intercellulaires dans la rétine. En se servant à la fois de notre méthode à l'argent réduit et de la dissociation par les agents chimiques, il apprend qu'il n'existe pas la moindre trace de ponts intercellulaires et qu'Apathy a dû être induit en erreur et par le tassement des cellules et par la proximité de leur réseau intra-protoplasmique.

D'autres histologistes, tel Azoulay [5], ne peuvent, malgré tous leurs efforts et en employant notre procédé d'imprégnation, se convaincre de la con-

1. APATHY, Das leitende Element des Nervensystems und seine topographischen Beziehungen zu den Zellen. *Mittheil. aus der zool. Station zu Neapel*, Bd. XII, Hft. 4, 1897.
2. CAJAL, Un sencillo método, etc. *Trabajos del Labor. des Investigaciones biolog.* t. II, fasc. 4, 1903.
3. CAJAL, Neuroglia y neurofibrillas del Lumbricus. *Trab. del Lab. de Inv. biol.*, t. III, 1904.
4. NAGEOTTE, La structure fine du système nerveux. *Revue des Idées*, Paris, 1905.
5. AZOULAY, Imprégnation des cellules nerveuses des plexus intestinaux de la sangsue par la méthode à l'argent réduit de Cajal. *Soc. de Biol.*, 1904.

tinuité des neurofibrilles, ni dans la substance ponctuée de la sangsue, ni dans les plexus nerveux du canal digestif, ni dans la rétine.

Ainsi, chez les invertébrés, domaine choisi par Apathy, la continuité des neurones par les neurofibrilles ou *théorie réticulaire*, forme rajeunie des anastomoses massives des anciens auteurs, n'a pas la moindre réalité.

En a-t-elle davantage chez les vertébrés ? C'est ce que nous allons voir. *Bethe et la* Le champion de la continuité nerveuse chez les vertébrés, Bethe[1], à qui nous *théorie des ré-* devons la connaissance certaine des fibrilles, seulement supposées ou entre- *seaux neuro-* vues par Schultze, Flemming, Ranvier et Dogiel, prétend avoir découvert, à *fibrillaires,* l'aide d'une méthode spéciale de coloration des neurofibrilles par le bleu de *chez les verté-* toluidine avec mordançage préalable au molybdate d'ammoniaque, deux ré- *brés.* seaux nerveux. L'un d'eux entoure la cellule nerveuse ; il est membraniforme et possède des mailles étroites ; ce réseau était déjà connu, c'est celui que nous avions signalé brièvement en 1897[2], et que Golgi avait décrit avec détails sous le nom de réseau de neurokératine. L'autre, diffus, étend dans toute la substance grise ses mailles plus larges. Bethe affirme que ces deux réseaux, formés de neurofibrilles terminales, s'abouchent d'un côté avec le réticulum neurofibrillaire inclus dans le corps des cellules nerveuses et de l'autre côté avec les ultimes divisions des fibres nerveuses.

Un tel système d'anastomoses embrassant toute la substance grise, semble évidemment incompatible avec l'existence de conducteurs distincts et même avec la théorie des localisations fonctionnelles. Pour repousser d'avance cette objection, Bethe admet, en outre, la théorie aventureuse des colonies cellulaires de Dogiel. Ainsi présentée, la théorie de Bethe, il faut nous empresser de dire, en effet, que ce n'est qu'une théorie, est encore et sous une autre forme, au goût du jour, l'ancienne conception réticulaire de Gerlach et de Golgi. Elle a cependant quelque chose de plus : ce sont les erreurs nouvelles qui lui servent de base et qu'aucun observateur ancien n'aurait commises.

Quoi qu'il en soit, cette théorie trouve un accueil favorable auprès de plusieurs histologistes, de Semi Meyer[3] en particulier. C'est néanmoins Nissl[4] qui s'en montre le défenseur le plus chaleureux et le plus énergique, dans un écrit, pamphlétaire bien plus que scientifique, où il accumule contre la doctrine des neurones et les partisans des méthodes plasmatiques de Golgi et d'Ehrlich les jugements les plus superficiels et les plus injustes.

Fort heureusement, notre temps n'est plus aux oiseuses discussions scholastiques. Une simple observation bien faite suffit pour renverser l'échafaudage grandiose des théories transcendantes et vaines. Quiconque peut comparer les préparations obtenues par la méthode de Bethe à celles que donnent les autres techniques de coloration élective des neurofibrilles. Et quiconque peut, grâce à une comparaison impartiale, réduire, comme nous, à néant, et pour toujours, l'hypothèse de Bethe. Tout le monde peut, ainsi que nous[5], constater, entre autres, les faits suivants :

1° Le réseau péricellulaire décrit par Golgi et que Bethe suppose être *Preuves ma-* formé de neurofibrilles, n'est pas de nature nerveuse et n'est jamais en *térielles oppo-* continuité avec des fibres nerveuses terminales. Cette opinion n'est pas la *sées à la théo-* nôtre, seulement ; elle est aussi celle de Golgi, Held, Auerbach, Donaggio, *rie de Bethe.*

1. BETHE, Allgemeine Anatomie u. Physiologie des Nervensystems. Leipzig, 1903.

2. R. CAJAL, Las celulas de cilindro-eje corto de la capa molecular del cerebro. *Rev. trimestr. microgr.*, t, II, 1897.

3. S. MEYER, Ueber centrale Nervenendingungen. *Arch. f. mikros. Anat.*, Bd LIV, 1899.

4. NISSL, Nervenzellen und graue Substanz. *Münchener med. Wochenschrift*, 1899.

5. CAJAL, Consideraciones críticas sobre la teoria de Bethe, etc. *Trab. del Lab. de Inv. biol.*, t. II, 1903.

Van Gehuchten, Michotte, Lenhossék, Simarro, Tello, Marinesco, Mahaim, etc. Pour Held [1] et Donaggio [2], ce réseau ne serait vraisemblablement qu'une disposition particulière de la névroglie.

2° Ce réseau superficiel ou péricellulaire ne s'imprègne par aucune des méthodes qui colorent spécialement les neurofibrilles. Il en est ainsi pour la technique de Donaggio, bien supérieure et bien plus constante que celle de Bethe, dont elle suit les principes ; il en est de même pour les procédés métalliques de Simarro, Cajal, Bielschowsky, Joris et Lugaro. Deux de ces derniers procédés, le nôtre et celui de Bielschowsky, mettent, par contre, bien en évidence quelques arborisations nerveuses terminales et les montrent, à peu de chose près, comme on les voit sur les préparations obtenues par les méthodes de Golgi et d'Ehrlich.

3° Dans les préparations mêmes que Bethe a eu l'extrême obligeance de nous envoyer, il nous a pas été possible d'apercevoir, de façon nette, les deux faits supposés par lui : ni la continuation des neurofibrilles issues du corps des cellules nerveuses avec le réseau de Golgi, ni l'abouchement de ce réseau avec les fibres nerveuses. Il n'en pouvait, d'ailleurs, pas être différemment, car la méthode de Bethe ne colore que les gros cylindres-axes ; elle laisse dans l'ombre toutes les ramifications nerveuses fines et les nids péricellulaires.

4° Enfin, on trouve des réseaux péricellulaires analogues à ceux de Golgi et Bethe, non seulement dans la substance grise, mais aussi, comme l'avoue Bethe lui-même, dans la substance blanche. La méthode de Bethe elle-même révèle, dans les vaisseaux, comme nos observations nous l'ont montré, l'existence de semblables réseaux hyalins. D'autre part, on voit aussi, sur les préparations au bleu de méthylène d'Ehrlich, fixées ensuite par le molybdate d'ammoniaque, des réseaux péricellulaires dans les espaces lymphatiques situés autour des corps cellulaires rétractés par le fixateur ; or, ces réseaux ne se continuent pas avec des fibres nerveuses. Tout cela semble démontrer que le réseau de Bethe ou, si l'on aime mieux, de Golgi n'est qu'un produit artificiel, peut-être le coagulum d'une substance albuminoïde contenue dans le plasma nutritif interstitiel.

Théorie de l'incrustation de Held. Est-il tout à fait juste de placer à côté des anciennes théories anastomotiques et de toutes les tentatives qui se sont succédé pour les faire revivre, la théorie de l'incrustation de Held [3], simple variante de la doctrine de la contiguïté? Nous le croyons, car elle manifeste, elle aussi, une tendance aux anastomoses. D'ailleurs, en l'exposant ici, on aura sous les yeux un tableau aussi complet que possible des vicissitudes que subissent nos connaissances avant de parvenir à la certitude.

Au lieu d'admettre que, dans tous les cas, les terminaisons cylindreaxiles se juxtaposent simplement aux corps et aux dendrites des neurones pour entrer en contact avec eux, Held suppose que, parfois, ces éléments s'unissent intimement, *s'incrustent* l'un dans l'autre selon son expression favorite. Pour lui, cette incrustation va parfois jusqu'à la pénétration des ramuscules nerveux terminaux dans le protoplasma même du corps cellulaire. Bien plus, les nids péricellulaires, qui, d'après nous, sont de simples plexus, présentent, suivant lui, et fréquemment, des anastomoses, d'où un aspect plus ou moins réticulé. En cette manière de voir, il s'accorde, ajou-

---

1. H. HELD, Ueber den Bau der grauen und weissen Substanz. *Arch. f. Anat. u. Physiol.*, Anat. Abtheil., 1902.
2. DONAGGIO, *Rivista speriment. di Frenialria*, vol. XXIV, fasc. 2, 3 et 4, 1898 à 1899.
3. HELD, Beiträge zur Structur der Nervenzellen und ihrer Fortsätze. 1e u. 2e Mitteilung. *Arch. f. Anat. u. Physiol.* Anat. Abtheil., 1896-1897. — Ueber den Bau der grauen und weissen Substanz. *Arch. f. Anat. u. Physiol.*, 1902.

tons-le, avec Auerbach [1], qui parvient à teindre les nids péricellulaires par une méthode particulière.

Held est, nul ne peut le contester, un excellent observateur ; mais comme nous l'avons maintes fois démontré dans nos travaux, il a souvent commis des erreurs à cause de son penchant à considérer des aspects rares ou accidentels comme des faits réels et constants. C'est ce défaut, joint à l'importance exagérée qu'il attache au fait visible, qui l'a précisément amené à édifier la théorie erronée de l'incrustation. Il a pris en effet, pour des anastomoses, toutes les juxtapositions très étroites et difficilement résolubles au microscope des fibres nerveuses, oubliant que, dans l'immense majorité des cas, les nids péricellulaires se présentent sous la forme la plus évidente du plexus. D'autre part, il a regardé, comme des faits de pénétration des ramuscules nerveux dans le protoplasma du corps de cellules, ce qui n'était que des enfoncements ou des plissements accidentels de ce protoplasma, et son erreur est allée parfois jusqu'à prendre pour une fibre nerveuse les simples bâtonnets cristalloïdes inclus dans la cellule. C'est ce qui lui est arrivé pour les neurones du noyau du corps trapézoïde, où il croyait avoir trouvé la preuve irréfutable de son hypothèse. Au reste, Held semble ne plus parler maintenant de sa théorie de l'incrustation. Il en adopte une nouvelle, à la suite de l'emploi de notre méthode de coloration des neurofibrilles par l'argent réduit, et cette dernière théorie est un franc retour à la théorie des anastomoses ; car il admet que les pieds, c'est-à-dire les extrémités terminales des fibres nerveuses des nids péricellullaires, donnent naissance à de minces filaments qui se continuent avec les neurofibrilles du corps de la cellule enveloppée [2].

Nouvelle • *théorie anastomotique de Held.*

En résumé, il n'existe, aujourd'hui, aucun fait bien observé, d'ordre morphologique, physiologique ou histologique [3], dont on puisse se faire une arme contre la théorie des neurones. On peut affirmer, sans crainte d'être démenti par l'avenir, que la dernière attaque qui a été dirigée contre elle, bien plus par un esprit malsain de paradoxe et une méfiance injustifiée envers les méthodes de Golgi et d'Ehrlich que par amour de la vérité, a eu pour effet de donner plus de force et plus de prestige à la grande conception de His et Forel, à la doctrine des contacts. A ce point de vue, les hypothèses d'Apathy, Bethe et Nissl ont été fort utiles à la science. D'une part, elles ont poussé à l'invention de nouvelles méthodes, aptes à contrôler les résultats fournis par les techniques de Golgi et d'Ehrlich et à les corroborer par de nouveaux faits, et, d'autre part, elles ont provoqué, indirectement, des découvertes nombreuses et importantes, ainsi que l'affirmation plus haute, de la part de Verworn [4], Lenhossék [5], Van Gehuch-

1. AUERBACH, *Neurol. Centralbl.*, n° 10, 1897. — Nervenendigung in den Centralorganen. *Neurol. Centralblatt*, 1898. — Nachtrag zu dem Aufsatz : Nervenendigung, etc. *Neurol. Centralbl.*, 1898.

2. HELD, Zur weiteren Kenntniss der Nervenfüsse, etc. *Abhandl. d. Math. Phys. Klasse d. könig. Sächs. Gesellsch d. Wissensch*, n° 71, Leipzig, 1904.

3. Plus tard, lorsque nous nous occuperons de l'histogénèse de la moelle, nous aurons l'occasion de montrer la faiblesse des arguments neurogéniques opposés par Dohrn, Beard, Büngner, Bethe, Apathy, Fragnito, Modena, etc., contre la doctrine des neurones. Les lecteurs qui voudront juger la question de plus près pourront se reporter à nos récents travaux :

CAJAL, Mecanismo de la regeneración de los nervios. *Trabajos del Laboratorio de Investig. Biol.*, fasc. 3, 1905. — Genesis de las fibras nerviosas del embrión y observaciones contrarias á la teoría catenaria. *Trabajos del Laboratorio de Investig. Biol.*, t. IV, 1905-1906.

4. VERWORN, Das Neuron in Anatomie u. Physiologie. Iena, 1900.

5. LENHOSSÉK, *Neurol. Centralbl.*, Bd. XVIII, 1899. — Ramón Cajal's neue Fibrillenmethode. *Neurol. Centralbl.*, n° 13, 1904.

ten [1], Lugaro [2], Dejerine [3], Retzius [4], Nageotte [5], Bielschowsky [6], Marinesco [7], Donaggio [8], Michotte [9], Athias [10], Schiefferdecker, Mahaim et bien d'autres encore, de leur adhésion à la doctrine des neurones soutenue par His, Forel et nous.

Ce serait par conséquent dépasser les limites permises du scepticisme que de mettre en doute aujourd'hui les faits de terminaison libre et de connexion par contact, que révèlent à la fois les trois méthodes distinctes de coloration plasmatique dues à Golgi, Cox et Ehrlich, et les procédés d'imprégnation des neurofibrilles imaginés par Simarro, Donaggio, Cajal, Bielschowsky, Rossi et Lugaro.

La démonstration histologique de la libre terminaison des expansions cylindre-axiles et des prolongements protoplasmiques est maintenant terminée. Sa conséquence, la doctrine du neurone, c'est-à-dire, de l'unité et de l'indépendance de la cellule nerveuse, y compris tous ses appendices, est donc aujourd'hui assise sur un trop grand nombre de faits positifs, d'observations certaines, pour que l'annonce d'un exemple isolé d'anastomoses apparentes, d'ailleurs toujours à prouver, puisse nous la faire abandonner. Mais s'il le fallait, on pourrait encore faire appel à la neurogénie, aux méthodes des dégénérations et des atrophies. Toutes ces sciences concordent par leurs données avec les méthodes histologiques ; elles affirment la légitimité de la doctrine du neurone et de la transmission des courants par contact. En présence d'un si important faisceau de preuves, un cas d'existence d'anastomose viendrait à se produire qu'il faudrait le considérer comme une exception, comme une particularité propre à tel ou tel point du système nerveux, et jamais plus comme l'expression d'une loi générale de la morphologie des cellules nerveuses.

Les divers arguments favorables à la doctrine du neurone.

Pour en finir avec cette question, nous allons résumer les principaux arguments tirés de toutes les méthodes d'investigation que nous venons de citer et sur lesquelles s'appuie la théorie de la terminaison libre des expansions protoplasmiques et axiles [11].

1. Van Gehuchten, Considérations sur la structure interne des cellules nerveuses et sur les connexions anatomiques des neurones. *Le Névraxe*, VI, 1904.

2. Lugaro, Sullo stato attuale della teoria del neurone. *Arch. di Anat. e di Embriol.*, vol. III, 1904.

3. Dejerine, Quelques considérations sur la théorie du neurone. *Revue neurol.*, n° 9, 1904.

4. Retzius, Punktsubstanz, « nervöses Grau » und Neuronlehre. *Biol. Untersuch.*, N. F., Bd.XII, 1905.

5. Nageotte, La structure fine du système nerveux. Paris, 1905.

6. Bielschowsky u. Wolff, Zur Histologie der Kleinhirnrinde. *Journ. f. Psychol. u. Neurol.*, Bd. IV, 1904. — Voir aussi: Bielschowsky, Die histologische Seite der Neurontheorie. *Journ. f. Psychol. u. Neurol.*, Bd. V, 1905.

7. Marinesco, Recherches sur la structure de la partie fibrillaire des cellules nerveuses à l'état normal et pathologique. *Rev. Neurol.*, 1904.

8. Donaggio, *Riv. sperim. di Freniatria*, vol. XXIX, 1903.

9. Michotte, Contribution à l'étude de l'histologie fine de la cellule nerveuse. *Le Névraxe*, vol. VI, fasc. 3, 1904.

10. Athias, Anatomia da cellula nervosa. Lisbôa, 1905.

11. Cajal, Nouvelles contributions à l'étude histologique de la rétine et à la question des anastomoses des prolongements protoplasmiques. *Journal de l'Anat. et de la Physiol.*, n° 5, 1896.

1° A la période embryonnaire, les corpuscules nerveux, comme cela résulte des recherches de His, de nos travaux anciens et récents [1], de ceux de Lenhossék, de Retzius, d'Harrisson et d'autres encore, sur les vertébrés supérieurs et inférieurs, soit par les méthodes de Golgi et d'Ehrlich, soit par les méthodes neurofibrillaires, possèdent des appendices protoplasmiques, courts, qui s'achèvent par une extrémité libre. L'axone de ces corpuscules, à une phase même moins avancée, à celle du neuroblaste, se termine par un bout conique tout à fait libre, hérissé d'épines courtes, espèce d'arborisation terminale en bourgeon, constituant notre *cône de croissance*.

2° Dans la moelle embryonnaire et adulte, dans le cervelet, le cerveau, la corne d'Ammon, le corps strié, le bulbe olfactif, le grand sympathique, le bulbe rachidien, la rétine, partout enfin, par la méthode de Golgi aussi bien que par celle de Cox, libre terminaison des arborisations axiles et dendritiques. Et la preuve que ces terminaisons sont libres et ne sont pas, à l'endroit où l'imprégnation s'arrête, en continuité avec des fibrilles incolorables et incolorées, disposées en réseau, comme le supposent gratuitement Bethe, Apathy et Nissl, c'est que les appendices cellulaires, quelle que soit l'espèce animale qui les possède, se terminent, pour une catégorie cellulaire donnée, constamment dans les mêmes points et de la même façon.

3° La méthode d'Ehrlich, appliquée par nous à l'étude du cerveau, du cervelet et de la moelle épinière [2], employée par Retzius [3] dans la moelle épinière des poissons, et par S. Meyer [4] sur les cellules du cerveau et du bulbe chez les mammifères, donne sur les arborisations protoplasmiques et nerveuses des renseignements tout à fait identiques à ceux de la méthode de Golgi. Partout et toujours ces arborisations sont libres.

Dans la rétine même, dernier refuge des partisans des anastomoses, la méthode d'Ehrlich permet de voir, Bouin et Renaut l'ont aussi déclaré, que la plupart des expansions dendritiques finissent par des divisions libres. Quant aux apparences d'anastomoses, d'ailleurs relativement rares, qu'on y a observées, elles peuvent s'expliquer ou par des altérations *post mortem* : dégénérescence variqueuse, coalescence d'amas cyanophiles appartenant à des fibres voisines, ou par des erreurs d'examen et d'interprétation.

4° La doctrine du neurone s'accorde avec les faits bien démontrés des dégénérations secondaires dans les centres nerveux. Sans une complète indépendance des conducteurs nerveux, il serait en effet impossible de comprendre la localisation parfaite de la dégénération consécutive à l'ablation de cellules ou à la section de fibres. Bien plus, si, en physiologie, on admettait la théorie des réseaux, en pathologie il n'y aurait qu'à n'en pas tenir

1. CAJAL, Genesis de las fibras nerviosas del embrión y observaciones contrarias a la teoria catenaria. *Trab. del Lab. de Inves. biol.*, t. IV, 1905-1906. — Nouvelles observations sur l'évolution des neuroblastes avec quelques remarques sur l'hypothèse neurogénétique de Hensen-Held. *Anat. Anzeiger*, Bd. XXXII, n°s 1 et 2, 1905.

2. CAJAL, El azul de metileno en los centros nerviosos. *Revista trimestr. micrográfica*, n° 4, 1896.

3. RETZIUS, *Biol. Untersuch. Neue Folge*, Bd. VII.

4. SEMI MEYER. Ueber eine Verbindungsweise der Neurone, etc. *Arch. f. mikrosk. Anat. u. Entwickel*, Bd. XLVII, 1896.

compte. Le pathologiste devrait décomposer les centres nerveux en autant d'unités trophiques et dynamiques qu'il y a de territoires cellulaires auxquels se limite la dégénération ou l'atrophie causée, soit par la section, soit par l'arrachement de tubes nerveux.

5° Les techniques neurofibrillaires, surtout la nôtre et celle de Bielschowsky, présentent les terminaisons nerveuses dans les centres comme à la périphérie sous l'aspect exact qu'elles ont dans les préparations obtenues par les méthodes de Golgi et d'Ehrlich.

6° Chez les invertébrés, le bleu de méthylène et le chromate d'argent ont montré à Retzius, Lenhossék, Allen, Samassa, Havet, etc., que les ramifications nerveuses terminales sont, là aussi, complètement libres.

7° Enfin, notre conception de la dynamique des cellules nerveuses ne serait guère profondément altérée, quand bien même on parviendrait à démontrer, dans certains cas, l'existence de ponts interprotoplasmiques ou internerveux. Au point de vue morphologique, notre premier argument le commande, on ne pourrait considérer ces ponts que comme des fusions secondaires, survenues à l'âge adulte ou à des périodes tardives de l'évolution ontogénique. Quant au point de vue physiologique, les expansions protoplasmiques continueraient d'être ce qu'elles sont ; car, fusionnées ou non, leur rôle, serait toujours, nous le démontrerons bientôt, de recueillir les courants à elles transmises par les arborisations nerveuses qui sont à leur contact. Quoique par suite de ces fusions post-évolutives, l'influx nerveux puisse éprouver des fuites, cela n'empêche pas le sens des courants, qui convergent au corps cellulaire, de se maintenir toujours le même ; du fait de ces anastomoses, plus que problématiques encore, le plan dynamique des neurones ne subirait donc aucune modification essentielle.

CONNEXIONS GÉNÉRALES DES NEURONES

Les prolongements protoplasmiques, l'expansion cylindre-axile et le corps cellulaire sont donc libres. Et pourtant, dans tout le système nerveux ainsi morcelé, infiniment interrompu, sans cesse les courants circulent. Comment peuvent-ils passer ? Une seule réponse est possible : par contact, comme les courants électriques à travers une ligature. Mais, expansions nerveuses, appendices protoplasmiques, corps cellulaire, tout cela, dans la substance grise par exemple, est mélangé, enchevêtré, en contact plus ou moins intime. Est-ce que, dans ce dédale, les courants à émettre ou à recevoir vont passant indifféremment, sans ordre, d'un corps de cellule à un autre corps de cellule, d'une dendrite à une autre dendrite, d'une expansion nerveuse à une autre expansion nerveuse, ou d'une de ces trois parties d'une cellule à l'une quelconque, mais de nom différent, des trois parties d'une autre cellule ? Ou bien y a-t-il, au contraire, une règle bien établie. immuable, fixant les parties de cellules qui doivent entrer en contact les unes avec les autres ? Toute la mécanique du système nerveux prouve que cette dernière supposition est la vraie, et qu'en effet une loi existe. Cette loi, nos observations nous ont permis de la dégager ; la voici : *l'articulation ou contact utile et efficace entre deux neurones ne s'effectue qu'entre ramifications cylindre-axiles collatérales ou terminales d'un neurone et expansions protoplasmiques ou corps d'un autre neurone*, autrement dit, l'onde nerveuse passe, par contact, des ramifications axiles d'une cellule, au corps et aux dendrites d'une autre ou d'autres cellules. Au début de nos recherches, nous avions cru à l'existence de contacts entre expansions dendritiques provenant d'un ou de plusieurs éléments cellulaires ; ce qui rendait vraisemblable l'existence de ces communications dynamiques, c'était leur limitation à une colonie de neurones, dont l'activité fonctionnelle, ainsi solidarisée, offrait quelque chose de comparable à celle d'une batterie de piles ou de bouteilles de Leyde. Mais ces juxtapositions protoplasmiques n'ont pas résisté à des investigations ultérieures plus minutieuses. Elles sont, en tous cas, extrêmement rares et manquent, nous en sommes persuadé, de toute signification physiologique importante.

D'ailleurs, ces contacts entre appendices de même genre, l'interposition de multitudes de fibrilles névrogliques ou d'expansions de corpuscules épithéliaux les préviennent avec soin. Il en est pareillement des contacts possibles entre expansions d'espèces différentes, mais émanées de cellules diverses, et qui pour des raisons spéciales n'ont pas à entrer en connexion ; la névroglie les empêche de son mieux. Les mesures, prises par la nature dans ces deux cas, expliquent un fait démontré ces temps derniers par Weigert, grâce à une méthode spéciale ; nous voulons parler de l'abondance relative des fibrilles névrogliques dans les régions de substance grise : couches moléculaires du cerveau et du cervelet, olive supérieure, couches moléculaires de la rétine, etc., où, en grand nombre, viennent se rencontrer expansions protoplasmiques et arborisations cylindre-axiles démyélinisées. Par contre, au niveau des surfaces de charge, aux points de transmission des courants, c'est-à-dire dans les régions où corps cellulaires et appendices dendritiques contractent avec les ramifications ultimes de l'axone des rapports intimes, en tous ces endroits, la névroglie fait complètement défaut. Ainsi, par cet ingénieux artifice de la névroglie, convenablement interprété, nous avons encore, s'il est nécessaire, une confirmation de la loi formulée plus haut.

Il est donc bien établi, à présent, qu'entre les diverses parties de deux ou plusieurs neurones, une seule articulation est physiologiquement possible et valable, c'est l'articulation nervoso-protoplasmique.

Mais sous quels aspects se présente cette articulation ? Vu la diversité extrême des contours et des directions des parties cellulaires en présence, cette articulation ne peut être uniforme. Déjà, par le seul énoncé de la loi qui régit les connexions nerveuses, nous pouvons distinguer deux grandes divisions : La *première* où l'articulation se fait entre arborisations cylindre-axiles et corps de cellules ; pour abréger, nous l'appellerons *axosomatique* ; la *seconde* où le contact est entre l'arborisation cylindre-axile et les prolongements dendritiques, nous la nommerons *axo-dendritique*. Par le recensement des formes aperçues dans nos études sur tous les centres

10

nerveux, nous pouvons encore constituer d'autres subdivisions, et nous aurons ainsi classé, dans les quelques types suivants reliés par maints passages, tous les modes actuellement connus d'articulation ou de contact nervoso-protoplasmique.

A. ARTICULATION AXO-SOMATIQUE. — L'articulation axo-somatique, un des modes de connexion les plus communs et les plus faciles à étudier, se présente ainsi qu'il suit : les ramifications terminales, variqueuses et épaisses d'un ou de plusieurs cylindres-axes s'appliquent intimement contre la surface du corps d'une cellule. Elles en épousent la forme plus ou moins régulièrement sphérique, et figurent ainsi par leur ensemble une sorte de filet de ballon. C'est ce que le premier nous avons comparé à un *nid*, et ce que d'autres auteurs, Kölliker par exemple, ont assimilé à une *corbeille*, d'où le nom de corbeilles terminales ou *Endkörben* des Allemands.

La couche des fibrilles axiles, disposées en nids ou corbeilles autour d'un corps cellulaire, peut être, toutes proportions gardées, extrêmement épaisse, si épaisse même que le contact de toutes les fibrilles avec le corps est matériellement impossible. Tel est le cas pour quantité de fibrilles placées soit à la périphérie des nids qui enveloppent les cellules de Purkinje, soit dans les arborisations qui entourent les cellules du ganglion de l'habenula, ou même dans le plexus nerveux qui embrasse les cellules motrices de la moelle épinière.

Ces fibrilles pourtant ne peuvent être inutiles ; et, d'autre part, il n'est guère admissible qu'elles transmettent, de proche en proche, leur influx au corps cellulaire par l'intermédiaire des fibrilles avec lesquelles elles sont en contact ; car, très souvent, du moins, ces fibrilles ont des origines différentes ; souvent, aussi, il serait nuisible à la précision des processus physiologiques et psychologiques, et par suite contraire au progrès, que les courants transportés par elles perdent leur individualité, leurs caractères et se fondent en une décharge toujours la même. Tout au plus, pourrait-on accepter ce mode de transport dans les cas où les cellules réceptrices n'ont que des fonctions subalternes, comme les cellules nerveuses glandulaires ou musculaires. Mais comment le supposer pour des éléments à fonction aussi complexe que les cellules pyramidales, par exemple ?

Aussi est-il vraisemblable, pour nous, qu'il existe dans les interstices des fibrilles de ces nids une substance conductrice, grâce à laquelle les branchilles les plus extérieures pourraient décharger intégralement sur le corps les courants qui les animent

Parfois, ces nids péricellulaires ne se contentent pas d'enchâsser le corps seul, ils le dépassent ; ainsi, pour les cellules de Purkinje. On y voit, la figure 21 le représente en *a*, les filaments de la corbeille terminale se prolonger un tant soit peu, en pointe de pinceau, sur le cône initial du cylindre-axe. Cette remarque n'est pas sans portée ; le contact, dont il s'agit, plaidant en faveur de la nature protoplasmique ou axipète de cette portion du neurone.

Outre les nids des cellules de Purkinje, nous pouvons en citer beaucoup d'autres, tout aussi caractéristiques. Rappelons les arborisations péricel-

lulaires, découvertes par Arnold autour des corpuscules sympathiques du
cœur de la grenouille, puis vérifiées et mieux étudiées par Ehrlich, Arnstein et
Retzius ; celles décrites par Ehrlich et nous autour des cellules des ganglions rachidiens ; celles trouvées par Held et confirmées par nous, S.
Meyer, Kölliker, Lavilla, Turner et Hunter, Vincenzi, etc., dans le noyau du

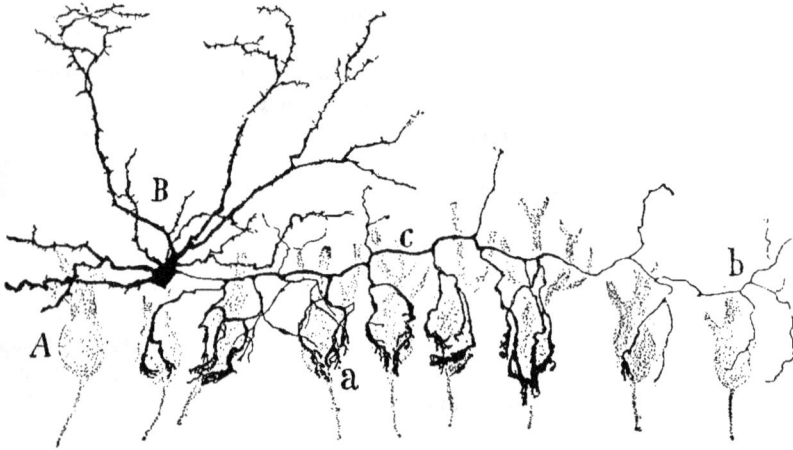

Fig. 21. — Cellule à corbeilles du cervelet de la souris blanche. Méthode de Golgı.

A, cellule de Purkinje estompée par l'acide osmique ; — B, la cellule à corbeilles ; — a, b. les
ramifications nerveuses péricellulaires formant corbeilles ; — c, cylindre-axe.

corps trapézoïde bulbaire : celles édifiées par les fibres centrifuges de la
rétine chez les oiseaux et mises au jour par nos recherches et celles de
Dogiel ; celles décrites par ce dernier savant à la périphérie des cellules
ganglionnaires des invertébrés, etc.

B. ARTICULATION AXO-DENDRITIQUE. — La catégorie d'articulations dites
axo-dendritiques, où l'arborisation nerveuse terminale s'applique contre le
expansions protoplasmiques, est plus considérable que la précédente, car
elle comprend la majeure partie des contacts du système nerveux central. Cette
espèce emprunte à la variété même de forme et d'étendue des appendices
cellulaires en présence une grande diversité d'aspects. Mais, observons ceci,
dont tout à l'heure nous aurons occasion d'apprécier l'importance : les
arborisations cylindre-axiles terminales ne se mettent pas en contact avec la
longueur totale des expansions protoplasmiques ; elles n'en embrassent
qu'une portion plus ou moins limitée, tantôt s'adossant uniquement aux
parties initiales, aux gros troncs lisses de l'expansion dendritique, tantôt se
juxtaposant aux seules fines divisions terminales, épineuses ou non, de celle-
ci, soit en croix, soit parallèlement, et dans ce dernier cas, selon la même
direction ou en sens opposé. Toute cette multiplicité d'aspect de l'articulation axo-dendritique se trouve, du même coup, réduite à quelques types
que voici :

Les divers types d'articulation axo-dendritique.

1° *Articulation axo-dendritique initiale ou articulation d'arborisations nerveuses longitudinales avec des troncs protoplasmiques.* — Le meilleur exemple que nous puissions citer de ce genre de connexion est celui que nous offrent les gros troncs protoplasmiques ascendants des cellules de Purkinje ; il est reproduit en la figure 22. Le long de chacun de ces troncs épais et glabres, depuis leur origine jusqu'à leur extrémité, serpentent, y adhérant simples, ou les enlaçant multiples, les divisions finement ramifiées d'une arborisation nerveuse terminale que pour ce mode particulier de ter-

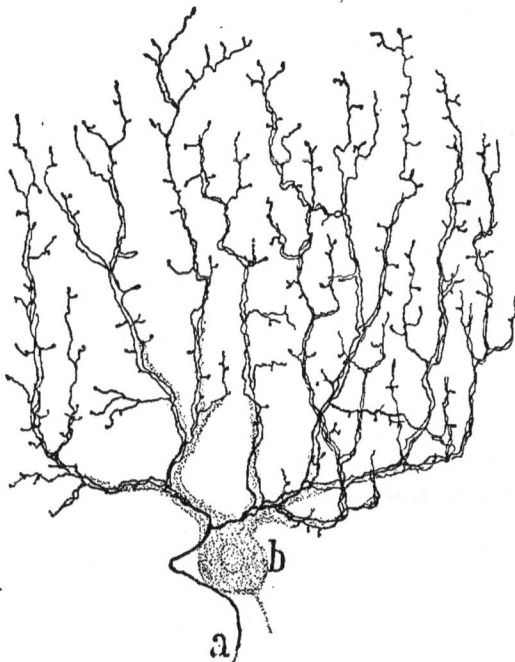

FIG. 22. — Fibre terminale grimpante du cervelet de l'homme. Méthode de Golgi.

a, fibre nerveuse ; — *b*, cellule de Purkinje, estompée.

minaison nous avons appelées *fibres grimpantes* [1]. Et la fidélité avec laquelle les branches de cette arborisation nerveuse suivent la ramure principale des cellules de Purkinje est telle, que, celles-ci non imprégnées, on les devine presque dans leurs moindres détails ; l'arborisation grimpante en est comme la carapace.

1. L'arborisation grimpante des cellules de Purkinje n'est exclusivement grimpante que chez l'individu dont le système nerveux est adulte ; chez le fœtus, elle commence par être uniquement périsomatique, avec englobement prépondérant d'abord de la moitié inférieure des corps cellulaires, ensuite de la moitié supérieure. Puis elle devient à la fois périsomatique et péridendritique, enfin exclusivement péridendritique, quelque temps après.

Même genre d'articulation pour les gros troncs protoplasmiques des cellules du ganglion de Deiters, pour les appendices volumineux émanés des éléments cellulaires du noyau rouge. Mais tandis que dans les cellules de Purkinje l'arborisation nerveuse est exclusivement grimpante, c'est-à-dire ne touche qu'aux appendices protoplasmiques épais, elle paraît, dans les cellules précitées, être à la fois grimpante et périsomatique.

2° *Articulation axo-dendritique terminale ou d'arborisations nerveuses avec de fines divisions protoplasmiques.* — Deux cas peuvent se présenter, comme nous l'a appris l'observation : ou bien les ramuscules nerveux passant perpendiculairement aux branchilles protoplasmiques s'articulent avec elles en croix, donc presque sur un seul point ; ou bien ramuscules nerveux et branchilles protoplasmiques se mettent en contact, en s'accolant parallèlement, par conséquent sur une plus ou moins grande longueur. De là, deux sortes d'articulations axo-dendritiques ;

a) *L'articulation axo-dendritique terminale en croix ou cruciale,* une des plus répandues, est propre à presque tous les appendices de second et de troisième ordre, c'est-à-dire aux divisions des troncs ou des rameaux protoplasmiques épais de la plupart des cellules nerveuses : pyramides cérébrales, corpuscules de Purkinje, cellules motrices de la moelle, etc., etc., Le cas le plus typique est certainement encore celui des cellules de Purkinje. Sur leurs appendices dendritiques terminaux, plus ou moins dressés, des encoches transversales sont produites par l'écart d'épines courtes consécutives ; dans ces encoches, venant s'y engager comme dans une mortaise, courent en files serrées, perpendiculairement aux dendrites, les longues fibrilles nerveuses terminales des grains. Ne dirait-on pas de ces lignes télégraphiques surchargées de conducteurs, aux poteaux multipliés, et zébrant le ciel le long des voies ferrées ?

Dans les dendrites des cellules pyramidales du cerveau, l'articulation offrirait quelque chose d'analogue. Les sphérules collatérales et terminales des fibrilles nerveuses viendraient, selon Berkley, s'encastrer dans les entailles que l'intervalle de deux épines successives ménage sur les appendices protoplasmiques. Ce serait un véritable engrènement.

b) *L'articulation axo-dendritique terminale parallèle,* enfin, moins fréquente, où ramuscules cylindre-axiles terminaux et fines divisions dendritiques viennent se côtoyer, a ses représentants les plus purs dans la rétine. Ainsi, les couches horizontales d'articulations étagées que constituent, au niveau de la zone plexiforme interne, les appendices protoplasmiques des cellules ganglionnaires en s'affrontant soit avec les arborisations nerveuses des spongioblastes, soit avec les panaches nerveux des cellules bipolaires ; ainsi encore, au niveau de la zone plexiforme externe, les articulations entre pieds de cônes et arborisations ascendantes des bipolaires. Les glomérules du bulbe olfactif et les articulations des sphérules des pieds de bâtonnets avec les expansions dendritiques des cellules horizontales ou les arborisations ascendantes des bipolaires rétiniennes forment une autre variété. Ici, les filaments terminaux de chaque arborisation opposée ne divergent pas en rayons de roue, comme dans le cas précédent, pour s'accoler les uns aux

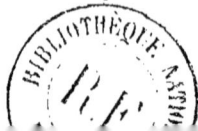

autres ; ils restent unis, pressés ou non, en pinceau ; et ces houppes de filets plus ou moins parallèles, allant à la rencontre les uns des autres, comme on le voit, sur la terminaison de la fibre nerveuse olfactive et de l'expansion dendritique géante de la cellule mitrale, se pénètrent, établissant, de la sorte, des multitudes d'articulations par emboîtement réciproque.

Cause et but de l'existence de la division et de la multiplicité des surfaces dendritiques.

Dans les exemples de types d'articulations que nous venons d'énumérer et qui, bien entendu, sont reliés par ces nombreux intermédiaires, assouplissement de nos trop rigides et factices classifications, un nom presque sans cesse revient, celui des cellules de Purkinje : articulation axo-somatique, le corps des cellules de Purkinje s'enveloppe des nids ou corbeilles ; articulation axo-dendritique initiale, les gros troncs protoplasmiques glabres des cellules de Purkinje servent de tuteurs aux fibres grimpantes ; articulation axo-dendritique terminale, les expansions ultimes, épineuses des cellules de Purkinje se croisent avec les longues fibrilles parallèles des cylindres-axes des grains. Et notons bien que chacune des arborisations nerveuses articulées avec ces trois segments distincts de l'appareil protoplasmique de la cellule de Purkinje sont d'origine et, par suite, d'essence différente. Du fait de cette segmentation de son système récepteur, la cellule de Purkinje reçoit donc, de trois sources, trois espèces diverses de courants. Et la cellule de Purkinje n'est pas la seule dans ces conditions ; dans les éléments du noyau du corps trapézoïde bulbaire, dans les cellules mitrales du bulbe olfactif et dans beaucoup d'autres encore, mêmes dispositions, même segmentation articulaire de la portion protoplasmique, quoique moins nettement dessinée.

Une grande lumière se fait dans notre esprit. Pourquoi l'existence des arborisations dendritiques, pourquoi leur variété, leur richesse, leur ampleur ? Nous le devinons maintenant. Uniquement pour mettre la cellule à même de recevoir et ensuite de transférer à son cylindre-axe le nombre le plus considérable d'espèces de courants et de courants de provenances les plus dissemblables ; en un mot, pour faire de la cellule un microcosme, dont les relations avec les mondes extérieur et intérieur soient les plus multipliées et les plus complexes. Et, en effet, cela est d'observation banale : plus les expansions dendritiques sont développées, plus sont nombreuses et variées les arborisations nerveuses qui entrent en connexion avec elles. Ainsi, les spongioblastes de la rétine et les cellules unipolaires des ganglions rachidiens dont le corps ne possède qu'un appendice unique, d'ailleurs nerveux, entrent en contact, et cela par le corps, leur seule partie protoplasmique, avec une seule espèce de fibrilles nerveuses. Au contraire, les éléments cellulaires de la moelle, du cerveau et du cervelet, éléments pourvus de nombreux appendices dendritiques, subissent, et par le corps et par les appendices, l'influence de maintes espèces de fibrilles axiles terminales. Et quelle merveilleuse ingéniosité déployée par la nature pour atteindre ce but ! Ici, dans l'écorce cérébrale, dans la corne d'Ammon, de longues tiges protoplasmiques, barbelées d'expansions, surmontées de larges panaches, s'étendent à travers toute l'épaisseur de la couche grise, au bas de laquelle les volumineuses cellules pyramidales les ont émises ; elles peuvent, s'articulant ainsi avec tous les plans d'arborisations nerveuses qui y foisonnent, recevoir de tous côtés des courants, venus d'une multitude bigarrée de neurones voisins ou distants. Là, dans la rétine, des cellules ganglionnaires étagent en une, deux, trois et même cinq strates superposées et concentriques leurs innombrables dendrites ; des spongioblastes, pour exciter ces cellules ganglionnaires pluristratifiées ou d'autres unistratifiées ou diffuses, adoptent la même disposition étagée, mais en sens inverse ; ailleurs, ce sont d'autres combinaisons inattendues.

Et tout cela n'est qu'un des aspects innombrables de cette division du travail qui régit la nature entière. A la fois conséquence et source de tous les progrès, de toutes les modifications morphologiques, histologiques et autres des animaux, de leurs organes, des éléments de ces organes, nous voyons ici, dans le système nerveux, et vraisemblablement il en est de même ailleurs, cette division du travail s'étendre jusqu'aux diverses parties des éléments. C'est elle qui, pour satisfaire à la nécessité des rapports biologiques, croissant à mesure que conjointement à la complication du monde inorganique et végétal s'élève l'échelle animale, a d'abord distingué dans les neurones deux segments fonctionnels, le cylindre-axe émetteur et le corps récepteur ; c'est elle qui, divisant ensuite chacune de ces individualités physiologiques, amplifiant sa surface articulaire, a enrichi le cylindre-axe de collatérales et de nombreuses arborisations terminales, a doté le corps de dendrites, primitivement rares, courtes et simples, ensuite abondantes, allongées, ramifiées et couvertes d'épines infinies pour que leur surface de réception augmente dans d'énormes proportions. Nous avons la preuve qu'il en est ainsi, qu'en particulier corps et dendrites sont de même nature, ont même fonction, par l'histoire de leur développement dans la série et dans l'individu, et par la comparaison de neurones de plus en plus complexes : cellules des ganglions et spongioblastes munis d'un récepteur unique, le corps, cellules centrales à un, deux, ou trois appendices protoplasmiques, cellules pyramidales, cellules motrices, etc. à la forêt de dendrites.

La division du travail dans la cellule nerveuse.

MORPHOLOGIE COMPARÉE DE LA CELLULE NERVEUSE

La cellule nerveuse que nous avons envisagée dans la description précédente est la cellule centrale des vertébrés supérieurs, la cellule multipolaire aux expansions si luxueusement différenciées, c'est-à-dire la cellule nerveuse dans sa plus grande complication. Cette complication, marque de l'évolution phylétique et ontogénique la plus achevée, le neurone ne l'atteint pas d'emblée. Soit qu'on monte les degrés de l'échelle animale, soit qu'on étudie les phases successives du développement de l'individu, on voit toujours le neurone passer par des formes plus simples, si simples même au début, que, l'axone et les prolongements protoplasmiques n'étant pas encore bien différenciés, ceux-ci paraissent, mais paraissent seulement, ne pas exister.

Ainsi, à mesure que l'animal est plus bas placé dans la série ou que son âge est moins avancé, les formes nerveuses les plus simples abonderont. In-

*Le criterium
de supériorité
ou d'inférieri-
té d'un animal
ou d'un organe
nerveux.*

versement, on verra pulluler les formes compliquées à mesure que l'anima s'élèvera dans la série. Mais qu'on ne s'étonne pas si chez tous les animaux, quelle que soit leur place, les formes compliquées se rencontrent en même temps que les formes simples ; cela est normal, l'observation microscopique la plus élémentaire le prouve. L'évolution, en effet, n'est pas uniforme, pas plus dans l'échelle animale que dans l'individu et les éléments qui le composent. Ce qui fait donc la supériorité ou l'infériorité d'un animal ou d'un organe au point de vue nerveux, ce n'est point la supériorité ou l'infériorité de *tous* ses éléments, mais de *la plupart* de ses éléments, surtout de ceux qui servent aux associations.

*Formes di-
verses du neu-
rone.*

Nous allons passer en revue les formes principales des neurones que l'étude comparative de l'ontogénie et de la phylogénie nous révèle.

1° *Forme unipolaire avec différenciation physiologique des dendrites.* — Une cellule piriforme à surface lisse, et pourvue d'une seule expansion, le cylindre-axe, dont les ramuscules terminaux et collatéraux, tous de même aspect axile, se distribuent et s'achèvent dans ou hors les centres, voilà le type morphologiquement le plus simple, le neurone qui, n'ayant qu'un prolongement, est dit unipolaire.

L'aspect axile du tronc principal, des collatérales et des arborisations terminales de l'expansion unique de ce type, semble indiquer que le corps en est la seule partie protoplasmique. Ce n'est qu'une apparence. Il existe dans cette forme, comme dans celles qui vont suivre, des appendices à fonctions protoplasmiques, Retzius et V. Lenhossék l'ont démontré. Mais ici, rien ne les caractérise, ni leur aspect, ni leur point de départ. Seuls, leurs rapports dynamiques les trahissent. Ces appendices, physiologiquement et non anatomiquement dendritiques, ce sont les collatérales émanant de la portion initiale du cylindre-axe. Les collatérales ultérieures et les arborisations terminales, elles, sont et restent éternellement cylindre-axiles.

Dans la série animale, c'est d'après ce type unipolaire que la majeure partie des neurones des ganglions des invertébrés : vers, mollusques, crustacés et insectes, sont formés. Il suffit, pour s'en assurer, de se reporter aux travaux de Retzius, Biedermann, Allen, Von Lenhossék, Samassa, Kenyon, Bethe, etc. Mais il n'est pas le seul prototype ; comme nous le verrons tout à l'heure, on rencontre, mais en moins grand nombre chez les animaux inférieurs, des cellules plus évoluées, rappelant les neurones multipolaires des vertébrés.

Dans le développement ontogénique, cette forme se trouve reproduite chez les mammifères et oiseaux par le neuroblaste de His, à l'époque où les appendices protoplasmiques n'y sont pas encore apparus.

2° *Forme unipolaire avec différenciation anatomique des prolongements protoplasmiques et cylindre-axiles.* — La différenciation morphologique non encore ébauchée, mais en puissance, dans le type précédent, apparaît manifeste dans ce stade plus avancé. La cellule reste toujours unipolaire ; les branches à fonctions protoplasmiques partent toujours du début du cylindre-axe. Mais ici, elles sont caractérisées, nettement différentes des branches ultérieures et des arborisations terminales à fonction axile. Elles sont épaisses, raboteuses, tandis que les autres sont fines, lisses et naissent à angle droit de l'axone. En un mot, les premières offrent tout l'aspect des branches protoplasmiques des cellules multipolaires des vertébrés supérieurs, alors que les secondes montrent la physionomie de leurs prolongements nerveux. Les branches initiales du cylindre-axe sont maintenant anatomiquement et physiologiquement des dendrites.

Au point de vue phylogénique, c'est ce type cellulaire qui prédomine dans l'encéphale et la moelle des vertébrés inférieurs : poissons et batraciens.

Dans l'évolution ontogénique, cette forme n'a qu'une très courte durée ; peut-être même n'est-elle pas constante. Elle se présente chez les embryons d'oiseaux et de mammifères sous l'aspect d'un neuroblaste dont l'expansion principale émet, au début de son trajet, plusieurs prolongements protoplasmiques.

3° *Forme multipolaire avec différenciation anatomique et physiologique des prolongements en cylindre-axiles et protoplasmiques, indépendants et naissant du corps cellulaire.* — Cette forme, nous la connaissons parfaitement. C'est elle qui, grâce à son extrême différenciation, non seulement anatomique, mais topographique, nous a servi à connaître tous les détails de la morphologie du neurone. Elle provient de la forme précédente par déplacement graduel des branches protoplasmiques de la portion initiale du cylindre-axe vers la racine de celui-ci, puis vers le corps, où elles se localisent définitivement. Là, ces branches s'épanouissent, augmentent de nombre, de dimension, s'étalent, prennent un aspect de plus en plus différencié à mesure que l'espèce animale est plus élevée ou que l'organe ou la partie d'organe nerveux, qui renferme leur cellule, remplit des fonctions plus transcendantes.

Ce type appartient surtout aux vertébrés supérieurs : mammifères, oiseaux, reptiles. Il foisonne, à des degrés divers d'évolution, dans leur cerveau, cervelet et moelle. On l'observe aussi, plus rare et associé à des types inférieurs, dans les mêmes organes centraux des vertébrés inférieurs, reptiles et batraciens.

Ainsi que nous l'avons déclaré ailleurs [1], le progrès d'une cellule nerveuse dans la série phylétique est marqué par les expansions protoplasmiques nouvelles qui apparaissent et par les nouvelles associations intercellulaires qu'elles créent. Prenons pour exemple la cellule pyramidale (fig. 23). Chez les batraciens, cette cellule manque d'appendices basilaires ou descendants ; on n'y voit qu'un panache protoplasmique sessile, dirigé vers la périphérie. Chez les reptiles, les expansions basilaires commencent déjà, et le panache protoplasmique naît d'un pédicule. Enfin, chez les mammifères, appendices basilaires, bouquet supérieur et pédicule, transformé en tronc de plus en plus ramifié, atteignent la plénitude de leur développement. Autre exemple : chez les poissons, les cellules mitrales du bulbe olfactif ne possèdent, en fait d'expansions dendritiques, que celles destinées à entrer en relation avec les

Critérium du progrès des cellules nerveuses.

1. CAJAL, Consideraciones generales sobre la morfología de las celulas nerviosas. Madrid, 1895 (Travail présenté au Congrès international de médecine, à Rome, 1894).

fibres olfactives ; chez les mammifères, outre ces dernières, il en apparaît
d'autres, terminées librement dans la substance grise et sans connexion avec
les glomérules. Les grains eux-mêmes du bulbe olfactif nous fournissent un
autre argument favorable ; ils n'ont point d'expansions basilaires, chez les
batraciens et les reptiles ; elles sont constantes, au contraire, chez les
mammifères.

La différenciation du cylindre-axe est aussi d'autant moins accentuée que
le vertébré est plus bas placé dans la série animale. En effet, chez les batra-

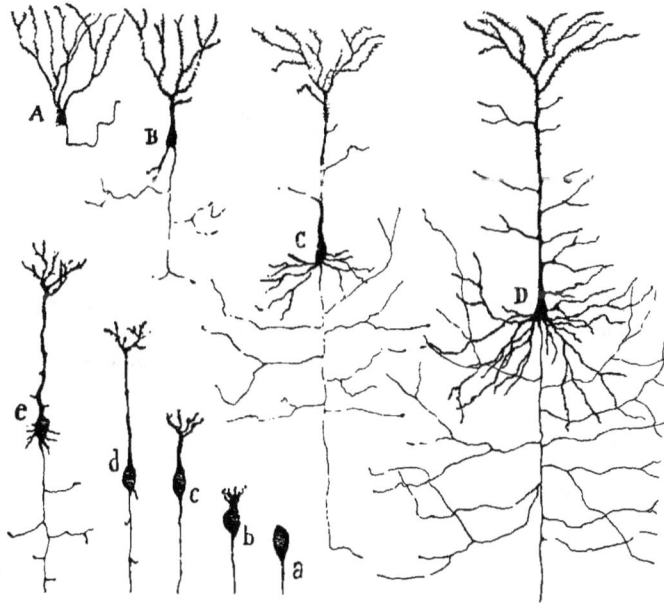

Fig. 23. — Schéma de l'évolution phylo et ontogénique des cellules pyramidales.

La série supérieure des cellules montre la cellule psychique chez divers vertébrés : A, grenouille ;
— B, lézard des murailles ; — C, rat ; — D, homme.
La série inférieure indique l'évolution ontogénique de la cellule psychique ou cellule pyramidale
du cerveau : a, neuroblaste sans tige protoplasmique ; — b, début de tige et de panache terminal ; — c, tige plus développée ; — d, apparition des collatérales du cylindre-axe ; — e, formation des expansions protoplasmiques du corps cellulaire et de la tige.

ciens et les reptiles, on rencontre des cellules dans lesquelles il est fort
pénible de distinguer ce qui est expansions protoplasmiques de ce qui est
cylindre-axe.

Il va de soi que, chez l'homme et chez les mammifères, toutes les cellules
nerveuses n'ont point parcouru toutes les phases morphologiques. Les unes,
comme les cellules pyramidales sont parvenues au summum du développement ; d'autres, telles que les spongioblastes de la rétine, les grains du
bulbe olfactif, les cellules interstitielles spéciales de la couche musculaire de
l'intestin, sont restées à des étapes ontogéniques et phylétiques fort en retard.
Ne leur manque-t-il pas, en effet, cette différenciation que nous avons pour-

tant reconnue, déjà, dans les expansions nerveuses et protoplasmiques des poissons les plus inférieurs et même dans certains ganglions des invertébrés ? On pourrait comparer ces éléments retardataires aux cellules étoilées que Rina Monti a décrites dans le mésoderme des polypes et des planaires, cellules pourvues seulement d'appendices cylindre-axiles, ou encore aux neurones découverts par Bethe chez les méduses, les polypes cténophores, etc., et par Havet [1] chez les actinies.

Par conséquent, au point de vue morphologique, le terme le plus simple de l'évolution nous est fourni par le neurone unipolaire des invertébrés ; au point de vue dynamique, ce neurone est déjà fort compliqué, puisqu'il possède à la base de son cylindre-axe certains appendices destinés à recueillir les excitations nerveuses. En réalité, la forme la plus simple, physiologiquement parlant, est celle où les expansions, uniques ou multiples, sont toutes de même espèce. Aussi, faut-il considérer, dans la hiérarchie histologique, les spongioblastes étoilés et les corpuscules sympathiques interstitiels des glandes comme inférieurs aux cellules sensorielles ou sensitives ; car on voit toujours sur ces dernières, partir ou non d'un tronc commun deux sortes de prolongements : un cylindre-axe et des dendrites.

Comparons maintenant entre elles, non plus les cellules nerveuses d'un même animal, mais celles des animaux de toute la série zoologique, et plus particulièrement des vertébrés, et prenons bien soin, pour délimiter notre sujet, de ne comparer entre elles que les cellules homologues d'organes correspondants. Voilà le fait surprenant qui nous sera révélé : Certaines cellules, isolées ou en groupes, n'ont cessé, depuis que le premier vertébré est apparu, de se modifier, s'améliorer, se perfectionner ; d'autres cellules, au contraire, malgré la longue série des filiations et des temps, sont restées stationnaires, absolument ou presque réfractaires à tout progrès.

Perfectibilité diverse des cellules nerveuses.

Les cellules, dont l'évolution s'est arrêtée au seuil de la classe vertébrée, sont toutes ou presque toutes des cellules sensitives et sensorielles : bipolaires olfactives, bipolaires acoustiques, bipolaires rétiniennes, sensitives rachidiennes, bipolaires aussi dans leur jeunesse et dont l'unipolarité, à l'âge adulte, indépendante de tout progrès ou recul, est due uniquement à un déplacement topographique. Toutes ces cellules, en effet, quel que soit l'animal considéré, affectent toujours une même forme bipolaire, avec une expansion allant à la périphérie se mettre aux prises avec le milieu ambiant, et une autre dirigée vers les centres nerveux qu'elle ébranle de la commotion à elle transmise par la première.

Les autres cellules dont l'évolution, au contraire, se continue incessamment jusqu'à l'homme, sont toutes des cellules des centres nerveux.

Voilà donc le système nerveux, partagé, par l'évolution différente de groupes considérables de ses éléments constitutifs, en deux systèmes parfaitement tranchés : l'un, le système nerveux sensitivo-sensoriel, qui a terminé son développement quant à la différenciation de ses neurones, susceptibles

---

1. HAVET, Contribution à l'étude du système nerveux des actinies. *La Cellule*, vol. XVIII, 1901.

seulement de croître en nombre ou en étendue, et l'autre, le système nerveux
cérébro-spinal, qui, dans sa portion cérébrale surtout, voit ses cellules se
perfectionner sans cesse, au fur et à mesure de la progression de la série animale, tout en augmentant d'étendue et de quantité, lui aussi.

Ce que signi-
fient les mots de
supériorité, in-
fériorité, etc.,
en système ner-
veux.

Dans cette revue comparée des éléments nerveux des divers animaux,
nous avons parlé de supériorité, d'infériorité, de hiérarchie. Nous ne voudrions pas que l'on se méprît sur ce que, pour nous, ces termes signifient,
sur ce que nous entendons par *progrès morphologique et fonctionnel*. A notre
avis, chaque animal étant parfait en soi, son système nerveux est également
parfait pour les services qu'il doit rendre ; aucun autre ne pourrait, à moins
de répétitions ou de superfluités, répondre aux exigences spéciales de l'organisme qui le renferme. Aussi, lorsque nous disons que les neurones d'un
mammifère sont plus parfaits que ceux d'un poisson, cela exprime-t-il uniquement que, pour nous, les premiers de ces neurones sont, au point de vue
absolu, abstraction faite de l'animal pour ainsi dire, aptes à développer des
actes plus complexes et à servir de fond à un nombre plus grand de réactions nerveuses.

Une montre de poche n'indiquant que les heures d'une façon approximative, une horloge astronomique donnant avec une rigoureuse exactitude les
heures, minutes et secondes, les jours et quantièmes, les mois, les phases
lunaires, l'équation du temps, la position de la terre sur l'écliptique, les
mouvements des autres planètes, etc., et frappant en des carillons harmo-
nieux et variés, les heures et leurs fractions, sont des instruments où la complication est infiniment différente. Cela empêche-t-il que chacun d'eux ne
soit parfait pour l'usage qu'on en veut tirer, qu'il remplisse admirablement
le but auquel on le destine ? Point. Eh bien ! il en est de même du système nerveux du ver et du mammifère, par exemple. Leur complication est,
au moins, aussi diverse que celle de la montre et de l'horloge, et le système
nerveux du mammifère est, à ce point de vue, infiniment supérieur à celui
du ver. Mais, est-ce un motif pour que le système nerveux du ver soit imparfait pour le ver lui-même, qu'il ne réponde pas à ses besoins ? Est-ce
une raison pour croire que le mollusque ou le ver se trouverait mieux de la
rétine d'un oiseau, ou que le poisson, d'avoir le cerveau d'un mammifère,
serait mieux servi ? Absolument pas. Chaque organisme, parvenu à un parfait équilibre avec le milieu extérieur, n'a que le système nerveux qui lui est
strictement nécessaire, et chaque système nerveux n'est composé que des
éléments qui lui conviennent. Ainsi, l'invertébré n'a point, d'ordinaire, les
cellules multipolaires du vertébré supérieur avec prolongements protoplasmiques émanés du corps ; il ne possède que des cellules unipolaires avec
émergence des appendices dendritiques sur l'axone, parce que, probablement, elles lui offrent, disposées de la sorte, des avantages plus grands
d'économie de temps ou de matière ou d'autres bénéfices encore inconnus.

Donc, jamais de superflu, jamais rien d'inapproprié ou d'inopportun dans
la nature organisée ; toujours la corrélation la plus absolue entre les divers
systèmes du même animal et entre leurs composants. Et, pour ne parler que
du système nerveux, la complication croissante que, dès leur apparition, on

constate dans les centres, organes chargés d'associer, de combiner, de transformer les mouvements ondulatoires et autres éprouvés par la peau, les viscères, les muscles, cette complication n'est que le reflet exact, l'écho fidèle
des perfectionnements et accroissements successifs de ces divers tissus. Le
système nerveux suit leur progrès, il ne le précède pas ; il est l'effet et non
la cause de leur évolution ascendante.

CHAPITRE V

INDUCTIONS PHYSIOLOGIQUES TIRÉES DE LA MORPHOLOGIE
ET DES CONNEXIONS DES NEURONES

Des individualités en nombre immense, les neurones, complètement indépendants, simplement au contact les uns avec les autres, constituent, nous l'avons démontré, le système nerveux. Mais ces neurones, à cause de la diversité de leurs positions et de leurs rapports, sont traversés par des courants de nature et de qualité différentes; leur variété de forme influe aussi sur l'intensité, la direction et le mode de distribution de l'onde nerveuse. Et cependant, malgré cette diversité, les neurones possèdent, à coup sûr, une physiologie qui leur est commune, et cela, en raison de leur composition anatomique semblable et de leurs rapports analogues. C'est cette physiologie générale de la cellule nerveuse que nous allons examiner ici.

CONDUCTIBILITÉ NERVEUSE DE TOUTES LES PARTIES DU NEURONE.

Une question se pose avant toutes autres; les trois parties du neurone : corps, prolongements dendritiques et cylindre-axe, conduisent-elles les courants nerveux ?

Semblable demande peut paraître étrange. Corps, dendrites et cylindre-axe ne sont-ils point portions d'un même tout, d'un tout unique, fondement du système nerveux ? N'est-il point évident, par là même, qu'ils doivent servir tous à la conduction des courants ? La question est donc superflue. Pas autant qu'on le croirait.

Conductibilité du cylindre-axe.

Certes, personne n'a jamais mis en doute la conductibilité du cylindre-axe; on le voit si bien partir des centres pour aboutir à des muscles, à des glandes, etc.; on le voit si bien venir de la peau, de l'œil de la muqueuse olfactive, de la langue, etc., pour pénétrer dans les ganglions et le névraxe; on le voit se porter si loin tant dans les centres nerveux qu'à la périphérie ;

on le sait, et par l'expérience et par la clinique, si intimement lié à tous les actes de physiologie nerveuse, que, pour tout le monde, c'est le transmetteur, par excellence, du courant nerveux.

Pour le corps, le même degré de conductibilité est implicitement admis par tous. Depuis que Deiters a démontré que toujours le cylindre-axe émane du corps d'une cellule nerveuse, les preuves physiologiques et pathologiques n'ont point manqué pour assurer qu'il reçoit et lance le courant nerveux. Ajoutons que si le corps n'était pas conducteur, on ne comprendrait pas de quelle utilité seraient nombre de dispositions telles que : 1° l'enveloppement du corps des cellules de Purkinje par les corbeilles terminales, que forment les ramifications nerveuses de l'axone des cellules étoilées de la couche moléculaire cérébelleuse, 2° le serpentement du panache descendant de certaines bipolaires autour du corps des cellules ganglionnaires de la rétine, 3° l'enchâssement du corps des cellules du noyau du corps trapézoïde dans le réceptacle terminal de Held, 4° le contact des collatérales sensitives longues avec le corps des cellules motrices, etc., etc., dispositions, qui, si elles étaient inutiles, entraîneraient l'inutilité du cylindre-axe et, du même coup, du neurone tout entier.

Conductibilité du corps cellulaire.

Mais les prolongements protoplasmiques ? conduisent-ils ou ne conduisent-ils pas ? C'est ce qu'il reste à connaître.

Gerlach et ses contemporains, par cela même qu'ils considéraient les expansions protoplasmiques anastomosées comme l'origine des nerfs sensitifs, admettaient la conductibilité de ces expansions protoplasmiques. Golgi [1], lui, ne l'admit plus. De tout ce qui compose la substance grise, soutenait-il, seuls les cylindres-axes, les collatérales nerveuses et le reticulum nerveux interstitiel ont charge de conduction nerveuse ; tout le reste est exclu de cette haute fonction. Et dans ce reste, Golgi comprenait les expansions protoplasmiques. Voilà où en vint Golgi, par un singulier mélange d'observations exactes et d'idées préconçues et routinières. Dans ses préparations au chromate d'argent, Golgi voyait nettement les expansions protoplasmiques se terminer par des extrémités libres. Mais il croyait, peut-être, depuis sa jeunesse au réseau de Gerlach. Comment concilier ces deux conceptions ? Bien simplement ; tout ce qui reste anastomosé conduit les courants comme par le passé ; tout ce qui n'est pas anastomosé ne le conduit plus. Pourtant ces expansions dendritiques libres font partie intégrante de la cellule nerveuse. Elles doivent jouer un rôle dans la cellule, dans le système nerveux. Golgi ne put éluder cette nécessité. Quel emploi donc leur attribuer ? Un emploi bien inattendu, celui de nourrices de la cellule nerveuse. Pour mieux remplir ce rôle d'individus nourriciers de cette colonie d'un nouveau genre, pour puiser mieux et plus directement les sucs nutritifs, les expansions dendritiques se rendent, affirma Golgi, vers les cellules névrogliques périvasculaires et vers les vaisseaux eux-mêmes, avec lesquels parfois elles entrent en communication.

Conductibilité des dendrites.

Opinion de Gerlach.

Opinion de Golgi : les appendices protoplasmiques. appareils nourriciers.

1. C. GOLGI, Sulla fina anatomia degli organi centrali del sistema nervoso. Milano, 1886, p. 27.

Émettre une telle assertion, réduire à une telle mission les expansions protoplasmiques ne pouvait qu'être le fait, chez Golgi, d'une observation. Cette observation, la voici : les expansions dendritiques abondent précisément dans les régions où les fibrilles nerveuses font défaut, dans les zones limitantes de substance grise, telles que les couches moléculaires du cerveau, du cervelet et de la corne d'Ammon ; or, dans ces régions les cellules araignées pullulent, au contraire. Eh bien ! cette observation est inexacte, et elle l'est parce qu'elle est incomplète ; nous le verrons.

Malgré son étrangeté, on accueillit pourtant, d'enthousiasme, cette doctrine du rôle purement nutritif des expansions dendritiques. Ceux mêmes qui niaient les réseaux interstitiels trouvèrent cette idée, non pas seulement très ingénieuse, mais toute naturelle. Et cependant, combien un peu de réflexion eût vite fait répudier cette idée, tant son invraisemblance éclate ! Tout cet édifice merveilleux des arborisations protoplasmiques chez les cellules de Purkinje, chez les cellules pyramidales du cerveau, couvrant, de ses branches innombrables, presque toute la substance grise, tout cela, un simple appareil de succion, un organisme aux mille ventouses, aspirant les sucs nutritifs dans les cellules névrogliques et les vaisseaux pour les porter au corps cellulaire et à l'expansion fonctionnelle ? Mais alors, les cellules unipolaires des invertébrés, les neurones multipolaires des vertébrés inférieurs, eux, qu'aucune communication ne rattache à aucune cellule névroglique périvasculaire doivent périr d'inanition ; les corpuscules bipolaires olfactifs, les cellules des ganglions rachidiens et les cellules que Golgi lui-même a découvertes dans la protubérance et qu'on sait aujourd'hui appartenir à un noyau d'origine du nerf masticateur, doivent vivre dans une disette continue, puisqu'elles ne sont dotées d'aucun mécanisme de succion, d'aucun prolongement protoplasmique ! La périphérie du corps, celle de l'appendice cylindre-axile, peu de chose, vraiment, comme surface absorbante !

Sans examen, sans discussion, comme cela arrive trop souvent même parmi les savants, on continua à l'exemple de Golgi, à exclure les prolongements protoplasmiques de toute conduction nerveuse. Un moment vint cependant, où des doutes assaillirent les esprits. Le premier, Kölliker [1], les manifesta. Dans un court résumé de la méthode au chromate d'argent et de ses résultats, Kölliker déclare que Golgi est mal venu à refuser aux prolongements dendritiques un caractère nerveux et une part dans la conduction, car l'observation sur laquelle il se fonde est erronée, la méthode à la potasse et la méthode à l'hématoxyline de Weigert le démontrent. Là, s'arrête la critique de Kölliker. Il ne fait que redresser l'erreur de Golgi, mais des preuves positives contre sa théorie nutritive, il n'en apporte point.

Objections de Kölliker.

Notre opinion.

Les preuves que les expansions dendritiques conduisent les courants nerveux, qu'elles n'ont point pour rôle exclusif de nourrir le neurone, ne manquent point pourtant. Pour en cueillir ample moisson, il suffit d'exami-

---

1. A. KÖLLIKER, Die Untersuchungen von Golgi über den feineren Bau des centralen Nervensystems. *Anat. Anzeiger*. Juli 1888, n° 18.

ner les divers organes nerveux des vertébrés et des invertébrés, de les comparer entre eux, de les étudier aux différentes phases de leur développement. C'est ce que, le premier, nous avons fait, et dès le début de nos recherches sur le système nerveux [1]. Et c'est pour l'avoir fait, pour avoir découvert ainsi tout ce qu'il y a d'inconciliable entre l'observation exacte et la théorie nutritive de Golgi, qu'à notre tour, immédiatement après la timide objection de Kölliker, nous nous sommes révolté contre cette théorie et que nous l'avons résolument combattue.

Ces preuves devenues aujourd'hui des vérités pour tout le monde, en voici quelques-unes :

Preuves de la conductibilité des dendrites.

1° Les expansions protoplasmiques n'ont point de tendance à se porter sur les vaisseaux ; elles s'accumulent là où se rencontrent les arborisations nerveuses terminales.

2° Le réseau vasculaire offre, à peu de différence près, même disposition, même aspect, dans toutes les masses grises. Les expansions protoplasmiques, au contraire, affectent une forme, une longueur et une orientation variables avec chacune de ces masses.

3° Chez les vertébrés inférieurs, certains foyers nerveux sont dépourvus de vaisseaux ou n'en possèdent qu'un très petit nombre ; tels sont les glomérules olfactifs, les couches moléculaires de la rétine, etc. Et cependant, les expansions protoplasmiques présentent en ces points même abondance et même disposition que chez les mammifères.

4° A l'état fœtal, les expansions protoplasmiques sont souvent très développées, alors que le réseau capillaire l'est à peine ; exemple, le bulbe olfactif, etc.

5° Il est des appendices protoplasmiques ou des expansions dynamiquement telles qui se terminent soit à des surfaces libres, soit à la base d'épithéliums, c'est-à-dire en des parages où capillaires et cellules névrogliques font complètement défaut. Tel est le cas des cellules horizontales et bipolaires de la rétine, des cellules bipolaires olfactives, etc.

6° Dans un très grand nombre de circonstances, il est tout à fait impossible de concevoir comment les courants nerveux peuvent se propager jusqu'aux centres, si on refuse toute conductibilité aux appendices dendritiques et accessoirement au corps cellulaire.

Et en effet, à quoi peuvent bien servir : 1° l'enchevêtrement du bouquet protoplasmique terminal des cellules mitrales avec les arborisations nerveuses des fibres des bipolaires olfactives, dans les glomérules olfactifs [2] ?

---

1. CAJAL, Réponse à M. Golgi à propos des fibrilles collatérales de la moelle épinière et de la structure générale de la substance grise. *Anat. Anzeiger*, n° 20, 1890.

2. Le passage de l'excitation dans les glomérules olfactifs se ferait, selon Golgi, par réseaux nerveux. Cet auteur y insiste surtout depuis la publication de nos observations et de celles de His, Edinger, Lenhossék, Retzius, Van Gehuchten, Calleja, P. Ramón, etc. Cette assertion, pas plus d'ailleurs que celle de Monti (Sulla fina anatomia del bulbo olfattorio. Fatti vecchi e nuovi che contradicono alla teoria dei neuroni, Pavia, 1895), n'a pu être confirmée ni par Kölliker (*Lehrbuch der Gewebelehre* ; 6 Aufl. Bd. II, 1896), ni par Blanes qui a consacré à la réfutation de ces erreurs un travail très circonstancié (Sobre algunos puntos dudosos de la estructura del bulbo olfatorio. *Rev. trimestr. microgr.*, t. III, 1898).

2° Les contacts, à certains étages de la couche plexiforme interne de la
rétine, entre arborisations protoplasmiques des cellules ganglionnaires
et panaches nerveux des éléments bipolaires ? 3° L'engrènement de l'arborisation dendritique des cellules de Purkinje avec les fibres parallèles de la
couche moléculaire du cervelet ? 4° L'articulation du panache protoplasmique périphérique des cellules du lobe optique avec les arborisations nerveuses des fibres venues de la rétine, etc., etc. ? A quoi pourraient servir
tous ces contacts soigneusement recherchés et établis, si les arborisations
cylindre-axiles conductrices viennent buter contre des prolongements
protoplasmiques non conducteurs ?

Les arborisations cylindre-axiles seraient donc des impasses pour les
courants qu'elles transportent ; elles seraient donc inutiles dans le système
nerveux ? La conséquence est trop absurde. Et le mieux, le plus rationnel
est d'admettre que les prolongements protoplasmiques sont conducteurs.

Toutes les articulations que nous venons de citer en sont la preuve.

Au reste, la structure intime des expansions dendritiques est la même
que celle du corps cellulaire. Les travaux de Bethe et d'Apathy, confirmés
par nous, Van Gehuchten, Donaggio, Athias, Held, Retzius, Lugaro, etc.,
ont montré en effet qu'ils sont constitués par les mêmes neurofibrilles, considérées maintenant par certains savants comme l'appareil transmetteur de
l'onde nerveuse.

La première question est ainsi résolue par l'affirmative : Toutes les
trois parties du neurone : corps, prolongements dendritiques et cylindre-axe,
conduisent également les courants nerveux. Entre les expansions protoplasmiques et les autres parties du neurone, il n'y a, au point de vue de la
conductibilité, aucune différence. Les preuves, que nous avons données et
dont quelques-unes parurent dans une réplique adressée à Golgi [1] contre ses
théories, sont, de l'avis de presque tous, si décisives, que définitivement
la discussion est close [2].

POLARISATION DYNAMIQUE

Puisque toutes les parties du neurone conduisent les courants, dans
quel sens ceux-ci y circulent-ils ? Leur porte d'entrée dans le neurone est-
elle l'appareil protoplasmique, c'est-à-dire les prolongements dendritiques
et le corps, qui, nous l'avons montré, sont même chose, et leur porte de sortie
le cylindre-axe ? ou bien est-ce l'inverse ? Recueillis, reçus par le cylindre-
axe, sont-ils distribués par le corps ou les dendrites ? Vont-ils, autrement

---

1. CAJAL, Réponse à M. Golgi à propos des fibrilles collatérales de la moelle épinière, etc. *Anat. Anzeiger*, n° 20, 1890. — Conexión general de los elementos nerviosos.
Medicina práctica, 1889.

2. C. Schaffer a essayé de donner une nouvelle vie à la théorie de Golgi, que nous
venons de combattre (Zur feineren Struktur der Hirnrinde und über die funktionnelle
Bedeutung der Nervenzellenfortsätze. *Arch. f. mikrosk. Anat. u. Entwickelungsgesch.*,
Bd. XLVIII, 1897). Pareille tentative n'est guère plus à craindre, maintenant que l'on
connait la structure neurofibrillaire uniforme des expansions dendritiques et des autres
parties de la cellule.

dit, des prolongements protoplasmiques ou du corps vers le cylindre-axe, ou au contraire cheminent-ils du cylindre-axe vers le corps et les expansions dendritiques ?

Une formule simple y répond : *Chez les vertébrés et à l'état normal, les expansions protoplasmiques et le corps cellulaire ont une conduction axipète, c'est-à-dire conduisent les courants vers l'axone ou cylindre-axe. Inversement, l'axone ou cylindre-axe jouit d'une conduction somatofuge et dendrifuge, c'est-à-dire, transporte de son origine vers ses terminaisons les courants qui lui viennent du corps ou des dendrites du neurone auquel il appartient.*

Loi de la conduction dans les diverses parties du neurone.

En d'autres termes, chez l'animal vivant et sain, les courants sont recueillis, soit par les dendrites, soit par le corps cellulaire, puis conduits à travers ces portions du neurone et par le plus court chemin vers le cylindre-axe, qui, par ses multiples arborisations, les distribue. Ils n'ont donc pas besoin de faire un trajet superflu, de passer par exemple par le corps, si la disposition anatomique du neurone ne le comporte pas, si le corps n'est pas interposé sur le trajet le plus direct qui mène du dendrite récepteur au cylindre-axe distributeur.

Les courants, on le voit, sont exactement polarisés dans le neurone, et ils le sont de façon à parcourir le moindre chemin entre leur point d'entrée et l'origine du conducteur qui les distribue.

La formule que nous venons d'avancer est donc l'expression d'une vraie loi. C'est la *loi de la polarisation dynamique ou des courants dans les neurones* et, par suite, dans le système nerveux. Cette loi, que nous avons fait connaître en 1897, est générale et complète, car elle s'applique aussi bien aux vertébrés qu'aux invertébrés.

Comme bien l'on pense, il a fallu, avant de parvenir à cette loi si générale, chercher, hésiter, tâtonner, attendre que l'anatomie des centres nerveux ait apporté la lumière sur bien des faits. Ce n'est que d'étapes en étapes, de conceptions frustes et partielles en conceptions plus précises et plus générales, qu'on y est arrivé.

Historique de la loi de polarisation dynamique.

Ces étapes, les voici :

Gowers et Bechterew supposent que le cylindre-axe possède une conduction cellulifuge, c'est-à-dire qu'il transporte les courants du corps vers les extrémités de ses arborisations. Kölliker[1] et Waldeyer[2], édifiant leurs schémas de la marche des courants dans les neurones des voies sensitives et motrices de la moelle, soutiennent aussi la conduction cellulifuge du cylindre-axe. Mais le dernier auteur est fort embarrassé pour la conduction des nerfs sensitifs. On peut en juger par cette citation : « Le courant nerveux, dit Waldeyer, peut aller aussi bien de la cellule à l'arborisation nerveuse terminale que de celle-ci à celle-là. *L'excitation motrice ne va que de la cellule à l'arborisation terminale* ; l'excitation sensitive, au contraire, peut circuler dans les deux directions. » Voilà pour le cylindre-axe.

Opinions de Gowers, Bechterew, Kölliker. Waldeyer sur la conduction dans le cylindre-axe.

1. KÖLLIKER, Zur feineren Anatomie des centralen Nervensystems: Das Rückenmark. *Zeitschr. f. wissensch. Zool.*, Bd. XLI, Heft. 1, 1890.
2. WALDEYER, Ueber einige neuere Forschungen im Gebiete der Anatomie des Centralnervensystems. Leipzig, 1891.

Opinions de
Gad, sur la
c o n d u c t i o n
dans les expan-
sions dendri-
tiques.

Pour les expansions dendritiques, Gad[1] leur attribue une conduction cellulipète. C'est, pour lui, une hypothèse rationnelle, conséquence logique de ce fait
que, lors de l'excitation électrique du bout central des racines motrices, on ne
provoque aucun mouvement. Comment expliquer, pense-t-il, cette insensibilité
réactionnelle, sinon en admettant que le courant parvenu au corps des cellules
motrices ne peut se propager aux territoires moteurs voisins, précisément parce
que les prolongements protoplasmiques sont imperméables à des courants
dirigés anormalement, c'est-à-dire à des courants non cellulipètes?

Notre opi-
nion.

Pour nous, également, les expansions dendritiques sont de conduction cellulipète. C'est une conception qui nous hanta à maintes reprises, comme le
prouve ce passage d'un travail paru en 1889 : « Le rôle de *collecteur*, de *récepteur*
des courants, disions-nous en parlant des prolongements dendritiques, est,
d'après nous, indubitable dans deux cas : dans les glomérules olfactifs où les
fibrilles nerveuses olfactives entrent en relation avec de volumineuses expansions protoplasmiques des cellules mitrales, et dans les cellules de Purkinje
dont les branchages dendritiques se mettent au contact des fibrilles parallèles[2]. »

Et de cette vérité, du rôle exclusivement cellulipète des expansions protoplasmiques, nous sommes si convaincu, déjà, à ce moment, que, pour unifor-
miser les faits, nous en arrivons à une généralisation quelque peu révolutionnaire. Les prolongements périphériques des cellules sensorielles : cellules des
ganglions rachidiens, etc., affirmons-nous dans ce même travail de 1889, doivent être considérés, qu'ils soient ou non recouverts d'un manchon de myéline,
comme des expansions protoplasmiques. La gaine de myéline ne dépend pas,
en effet, de la nature spéciale de l'expansion, mais de sa longueur. C'est pour
empêcher la déperdition des courants, déperdition inévitable sur un trajet
quelque peu étendu, que la myéline apparaît. Lorsque les trajets sont courts,
lorsque les expansions sensorielles périphériques se terminent non loin de
leur cellule d'origine, comme c'est le cas pour les corpuscules bipolaires
olfactifs par exemple, ces expansions protoplasmiques n'ont que faire d'un
manchon isolant; elles restent nues.

Objections
de Van Ge-
huchten contre
notre première
opinion.

Cette généralisation est bien révolutionnaire, puisque deux ans après, en
1891, nous la voyons combattue en même temps que notre théorie cellulipète
des prolongements dendritiques qui lui a donné naissance, par un neurologiste considérable, Van Gehuchten. Voici en quels termes s'exprime cet auteur,
dans une annotation à sa monographie sur la moelle et le cervelet[3] :

« Il nous semble difficile d'admettre l'hypothèse, très ingénieuse d'ailleurs,
de Ramón y Cajal d'après laquelle le prolongement périphérique (il s'agit
des cellules ganglionnaires sensitives) serait un prolongement protoplasmique, tandis que le prolongement central représenterait le véritable prolongement nerveux. Ramón y Cajal est arrivé à cette hypothèse en comparant, par
exemple, les éléments bipolaires de la muqueuse olfactive aux éléments des

---

1. GAD, Article : Rückenmark, dans la *Realencyclopedie d. ges. Heilkunde*, 2 Aufl. Se-
paratabdruck., p. 13.
2. CAJAL, Conexión general de los elementos nerviosos. *Medicina práctica*, octubre
1889. — Nous hésitons, cependant, comme le prouvent d'autres passages, entre l'idée de
la polarisation et de la conduction indifférente. Nos connaissances sur l'anatomie de
la substance grise étaient alors trop peu avancées pour permettre de formuler une
théorie générale du fonctionnement des cellules nerveuses.
3. VAN GEHUCHTEN, La moelle épinière et le cervelet. *La Cellule*, t. VII, 1891.

ganglions spinaux. Mais si cette comparaison est possible pour les éléments des ganglions des vertébrés inférieurs, elle ne l'est plus quand on s'adresse aux éléments nerveux des ganglions spinaux des mammifères. Ici, nous trouvons un seul prolongement cylindre-axile, qui, à une distance quelquefois très grande du corps cellulaire, se bifurque, non pour donner un prolongement protoplasmique périphérique et un prolongement cylindre-axile central, comme Ramón y Cajal semble disposé à l'admettre, *mais, à notre avis, pour donner deux prolongements cylindre-axiles, qui tous deux vont devenir le cylindre-axe d'un nerf périphérique...* L'idée de considérer le prolongement périphérique comme un prolongement protoplasmique est ingénieuse en ce sens qu'elle lèverait toute difficulté pour établir une différence, sinon morphologique, au moins, fonctionnelle, entre les prolongements protoplasmiques et le prolongement cylindre-axile. Les prolongements protoplasmiques auraient la conduction *cellulipète* et serviraient à conduire au corps cellulaire les ébranlements nerveux venus des éléments voisins, et le prolongement cylindre-axile aurait la conduction *cellulifuge,* servant à mettre l'élément nerveux dont il provient en rapport avec d'autres... Ces considérations prouvent assez que nous n'attribuons pas, comme Golgi, une fonction différente aux prolongements protoplasmiques et au prolongement cylindre-axile. Pour nous, d'accord en cela avec Ramón y Cajal, l'élément nerveux dans toutes ses parties peut servir à la conduction nerveuse; la différence réside peut-être uniquement dans la direction suivant laquelle les divers prolongements effectuent cette conduction. Mais pour admettre cette hypothèse, il faudrait changer complètement l'idée que nous avons d'un prolongement protoplasmique et admettre que ce prolongement peut devenir le cylindre-axe d'une fibre nerveuse, ce qui nous paraît difficile. »

Voilà où en était, en 1891, la question du sens de la conduction dans les diverses parties du neurone. On le voit, jusqu'à ce moment, rien que de partiel, de vague, de douteux ; des indications, dont certes la nôtre a le plus les caractères d'une synthèse ; mais aucune conception vraiment générale et ferme, aucune loi uniforme, englobant et expliquant tous les faits. Et il ne pouvait en être autrement. Pour tenter une semblable généralisation, l'anatomie de la substance grise n'était pas encore suffisamment explorée. Les faits, qui rendaient si difficile à Van Gehuchten l'adoption de nos manières de voir, étaient impossibles à expliquer. D'autres difficultés, encore plus insurmontables, se dressaient devant les neurologistes, devant nous-même, celle-ci surtout : dans différentes parties des centres, on voyait des plexus formés exclusivement d'expansions protoplasmiques ; tels les faisceaux protoplasmiques de la substance blanche dans la moelle des embryons, le plexus périmédullaire des reptiles et des batraciens, les plexus protoplasmiques concentriques du lobe optique. Que pouvaient bien faire là, isolés, contrairement à ce qui se passe ailleurs, ces plexus protoplasmiques ?

En 1891, la question change complètement de face. Là, où nous croyions que seuls des plexus protoplasmiques existaient, nous découvrons aussi, enchevêtrées avec eux, de nombreuses fibrilles cylindre-axiles. L'exception disparaît : les prolongements protoplasmiques sont capables là aussi de recevoir des courants nerveux. D'autres travaux anatomiques personnels ou dus à autrui éloignent une à une les difficultés.

Il suffit donc d'avoir, à ce moment, l'attention attirée sur la question du sens de la conduction des courants dans le système nerveux, pour, l'étudiant plus à fond, grâce au nombre plus grand de faits mieux connus, tenter à

État de la question en 1891.

Notre deuxième opinion, plus complète, acceptée par Van Gehuchten lui-même.

nouveau une synthèse et peut-être réussir à trouver la formule générale tant cherchée.

C'est ce qui arrive. La lecture du travail et de la note décourageante de Van Gehuchten nous reporte à nos anciennes méditations sur le sens de la conduction dans les prolongements protoplasmiques. Nous nous remémorons les schémas de Waldeyer et de Kölliker sur la marche des courants dans la moelle, nous essayons si une formule unique se dégage des faits, où la conduction est, pour ainsi dire, prédéterminée, évidente, nous voulons parler des voies sensorielles et sensitives, où l'origine et le point de départ des courants sont manifestes. Et de tout ce travail, de l'examen encore de tous les centres ou foyers nerveux, dans lesquels le sens des courants peut être défini, nous voyons, en effet, peu à peu surgir une conception unitaire, de plus en plus générale, si générale qu'elle s'impose à nous comme une loi, et que, heureux de voir confirmer si pleinement nos premières tentatives, nous communiquons sur le champ au Congrès médical de Valence [1], dans sa session du 24 juin 1891, avec toutes les preuves, la loi ainsi conçue :

« La transmission du mouvement nerveux s'opère des branches protoplasmiques et du corps cellulaire vers l'expansion nerveuse. Toute cellule nerveuse possède donc un *appareil de réception* : le corps et les expansions protoplasmiques ; un *appareil de transmission* : le cylindre-axe, et un *appareil de distribution* ou *d'émission* : l'arborisation variqueuse terminale de l'expansion fonctionnelle. »

Cette théorie de la polarisation dynamique des courants nerveux, grâce à son caractère infiniment plus synthétique que celui des précédentes, grâce à ce que les faits sur lesquels elle s'appuie, sont confirmés de divers côtés, grâce à ce que nous y réfutons victorieusement toutes les objections qu'on peut y faire, grâce aussi à ce qu'elle donne la clef de la marche des courants dans les foyers centraux, est accueillie avec bienveillance et même enthousiasme par des savants tels que : Retzius, Lenhossék, Edinger, Kölliker.

Un des premiers à y adhérer, avant même les neurologistes que nous venons de citer, est Van Gehuchten lui-même. Les faits que nous avons apportés, les arguments que nous avons invoqués en faveur de la nouvelle théorie ont maintenant dissipé tous ses doutes, l'ont convaincu. Il croit maintenant à cette théorie, qu'il repoussait auparavant comme inadmissible, et que, pour mieux critiquer notre première tentative de synthèse de 1889, il exposait en termes personnels dans la note que nous avons rapportée tout au long. Loin de la combattre, il la défend avec chaleur dans les travaux que, depuis notre communication au congrès médical de Valence, il a publiés sur la structure du lobe optique et les ganglions spinaux [2]. Et pour éviter toute désignation pouvant impliquer une idée quelconque sur la morphologie ou les fonctions particulières des appendices des neurones, il propose même d'abandonner les appellations de nature anatomique usitées par et depuis Deiters, et d'adopter à leur place des dénominations répondant aux caractères physiologiques généraux et

1. S. Ramón Cajal, Significación fisiológica de las expansiones protoplásmicas y nerviosas de las células de la substancia gris. *Congreso médico valenciano*, sesión del 24 de Junio de 1891. Publié dans les comptes rendus du Congrès et dans la *Revista de Ciencias Médicas de Barcelona*, nos 22 et 23, 1891.

2. Van Gehuchten, Nouvelles recherches sur les ganglions cérébro-spinaux. *La Cellule*, t. VIII, fasc. 2, 1892.— La structure des lobes optiques de l'embryon de poulet. *La Cellule*, t. VIII, fasc. 1, 1892.

nouvellement établis des deux espèces d'expansions ; il propose donc d'appeler *cellulipètes*, les prolongements d'aspect dendritique et *cellulifuges*, les prolongements d'apparence axonique.

Ainsi, les termes que naguère Van Gehuchten employait pour combattre nos premières conceptions, reparaissent pour soutenir maintenant notre théorie.

Eh bien ! la formule de la polarisation dynamique, que nous venons d'énoncer en 1891 et qui est si bien acceptée par Van Gehuchten lui-même, n'est pas si générale que nous le croyions tout d'abord. La conception que nous nous faisions du sens du courant dans les diverses parties du neurone n'est pas correcte et la classification des expansions en cellulipètes et cellulifuges, établie par le neurologiste de Louvain n'est pas exacte. Des faits peu à peu nous le démontrent. Notre formule, aussi bien que celle de Van Gehuchten, exige, pour que toute transmission des courants des appendices protoplasmiques au cylindre-axe soit possible, l'intervention indispensable du corps de la cellule. Le corps du neurone, d'après Van Gehuchten, est le lieu où doivent se rendre tous les courants transportés par les dendrites, ces courants étant forcément cellulipètes. Or, en un certain nombre de cas, cela ne semble pouvoir être. Le corps paraît être exclu de la conduction entre certains appendices protoplasmiques et le cylindre-axe ; il semble ne plus être l'intermédiaire obligé que Van Gehuchten se figurait avec nous. La formule de 1891 se heurte donc à des exceptions tout à fait réfractaires, elle n'exprime donc pas une loi générale. A nouveau, nous devons nous remettre à l'ouvrage. Nous passons en revue les faits anciens et les faits récents dont l'interprétation est si difficile ; nous réfléchissons mûrement, sans parti pris, à leur signification, cherchant si une autre loi, plus générale, ne les unit pas tous, ne satisfait pas à toutes leurs conditions. Cette loi, nous finissons en 1897, par la découvrir [1] ; c'est celle-là même, qu'en commençant, nous avons formulée, en réponse immédiate à la question posée sur le sens de la conduction des courants dans les neurones.

Notre troisième et dernière opinion; la loi de polarisation dynamique.

Sur quelles preuves cette loi définitive de la polarisation dynamique est-elle fondée ? Quel est l'ensemble des faits qui démontrent et sa généralité et la valeur absolue que nous lui attribuons ?

Preuves de la loi de polarisation dynamique.

Comme l'enseigne l'historique qui précède, nous avons dû, pour édifier cette loi fournir successivement deux ordres de preuves : l'un en 1891, qui établit, grâce à l'étude des voies sensitives et sensorielles et aussi des voies motrices centrales, que dans tout neurone la partie protoplasmique, c'est-à-dire les dendrites et le corps, est chargée de recueillir, de recevoir les courants, tandis que le cylindre-axe, auquel ces courants parviennent, a pour mission de les distribuer ; l'autre en 1897, à la suite de l'examen attentif des neurones, où le cylindre-axe, contrairement à l'ordinaire, naît d'un appendice dendritique, à grande distance du corps cellulaire.

Ce sont ces deux ordres de preuves que nous allons reproduire tels, en grande partie, qu'ils ont été exposés à leur époque.

---

1. L'exposé qui va suivre a été publié dans notre article: Les lois de la morphologie et le dynamisme des cellules nerveuses (*Rev. trim. micrográf. num.*, I, 1897). Nous avions développé une partie des idées renfermées dans cet article, dans une conférence, faite à l'Athénée le 6 février 1897. Notre excellent ami, le Dr Oloriz, si connu pour ses travaux anthropologiques, donna un résumé des plus complets de cette conférence dans la *Gacéta médica de Granada* du 15 février 1897.

Preuves du rôle récepteur des dendrites et du corps, ainsi que du rôle distributeur du cylindre-axe.

Commençons par les preuves du rôle récepteur des dendrites et du corps ainsi que du rôle distributeur du cylindre-axe ; elles sont tirées, avons-nous dit, de l'inspection tant des voies sensitives et sensorielles que des voies motrices centrales.

La voie olfactive (fig. 24). — Le mouvement nerveux y part de l'extrémité externe des cellules bipolaires, cette extrémité représentant une expansion protoplasmique ; il se transporte ensuite le long du cylindre-axe de ces cellules bipolaires et parvient dans le glomérule olfactif correspondant ; là, il est repris, à travers l'articulation glomérulaire, par certaines branches protoplasmiques très longues des cellules mitrales du bulbe olfactif ; le cylindre-axe de ces cellules le reçoit ensuite et le conduit jusqu'au lobe

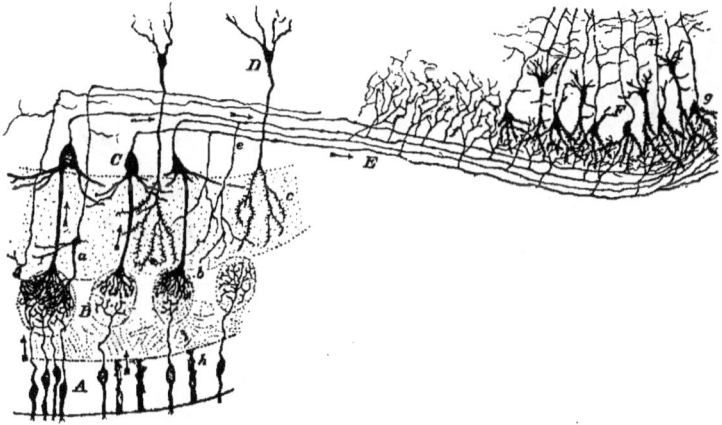

Fig. 24. — Schéma de la structure du bulbe olfactif et de l'écorce sphénoïdale du cerveau.

A, muqueuse olfactive ; — B, glomérules ; — C, cellules mitrales ; — D, grains ; — E, racine externe du nerf olfactif ; — F, cellules pyramidales de l'écorce sphénoïdale ; leurs bouquets dendritiques entrent en contact avec les arborisations collatérales et terminales des axones émanés du bulbe olfactif. Les flèches marquent la direction des courants nerveux.

sphénoïdal du cerveau, où, à travers une deuxième articulation, il est recueilli par les panaches protoplasmiques de certaines cellules pyramidales.

La voie optique (fig. 25). — Les cônes et les bâtonnets, les cônes surtout, peuvent être considérés comme des corpuscules nerveux bipolaires, analogues aux corpuscules olfactifs, en différant pourtant par quelques points, à cause de la différence même de leur travail fonctionnel. Dans ces corpuscules rétiniens, on peut également faire de leur extrémité épaisse, périphérique, un appendice protoplasmique et de l'extrémité déliée ou centrale, un cylindre-axe.

Dans les cellules bipolaires qui font suite aux cônes et bâtonnets, on peut interpréter de même façon les expansions : les externes ou protoplasmiques recueillent les courants, et les internes les émettent. Quant aux cellules ganglionnaires, dernier anneau de la chaîne rétinienne, nul ne

mettra en doute que les expansions envoyées par elles vers la couche moléculaire interne ont les caractères de véritables appendices protoplasmiques.
Ceci étant, rien de plus facile que de démontrer, là encore, que l'excitation
visuelle, cheminant d'arrière en avant, pénètre dans les cellules toujours par
les extrémité protoplasmiques et en sort toujours par le cylindre-axe.

L'ébranlement lumineux recueilli par l'extrémité épaisse, protoplasmique,
par postulat, des cônes et des bâtonnets est transmis à l'extrémité fine,
supposée cylindre-axile de ces éléments. De cette extrémité, autrement dit,
des pieds des cônes et des bâtonnets, l'ébranlement se transmet, à travers
une première articulation située dans la couche plexiforme ou molécu-

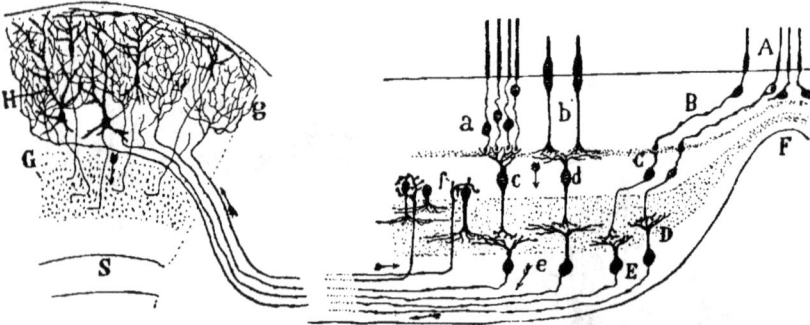

Fig. 25. — Schéma de la marche probable des courants visuels dans la rétine
et les centres optiques.

A, cônes de la fossette centrale ; — B, corps des cônes ; — C, articulations entre cônes et bipolaires
de la fossette ; — D, contacts des bipolaires avec les cellules ganglionnaires ; — E, cellules
ganglionnaires ; — F, fossette centrale ; — H, cellules nerveuses du tubercule quadrijumeau
antérieur ;
a, corps de bâtonnets ; — b, corps de cônes d'une région ordinaire de la rétine ; — c, bipolaire de
bâtonnets ; — d, bipolaire de cônes ; — e, cellules ganglionnaires ; — f, arborisations nerveuses
centrifuges, venues des centres optiques pour embrasser le corps des spongioblastes ; — g, arborisations nerveuses centrales des cellules ganglionnaires de la rétine.
La marche des courants est indiquée par des flèches.

laire externe, au panache périphérique des cellules bipolaires, panache que
nous avons considéré comme protoplasmique. De là, parcourant toute la
longueur de la cellule bipolaire, il parvient à ses panaches descendants, qui,
nous l'avons admis, ont la signification d'un cylindre-axe. Il est amené ainsi,
au niveau de la zone plexiforme interne, à une seconde articulation, qu'il
traverse pour pénétrer dans les expansions effectivement protoplasmiques
des cellules ganglionnaires. Il chemine dans ces cellules, atteint leur
cylindre-axe, se rend, par leur canal, aux centres nerveux, dans les lobes
optiques ou tubercules quadrijumeaux antérieurs, où les arborisations
cylindre-axiles du nerf optique l'abandonnent; enfin, à travers une troisième articulation, il gagne les bouquets et tiges protoplasmiques de certaines cellules allongées. C'est ce qui résulte de nos recherches sur la structure du lobe optique, recherches pleinement confirmées par P. Ramón chez
tous les vertébrés et par Van Gehuchten chez l'embryon du poulet.

Les voies acoustiques (fig. 26). — Parvenue à l'organe de Corti, l'onde sonore est recueillie par l'expansion protoplasmique des cellules bipolaires du ganglion spiral du limaçon. Sa répercussion nerveuse est conduite par le cylindre-axe ou expansion centrale de ces cellules au ganglion ventral et au tubercule latéral acoustique du bulbe ; là, elle passe dans le corps et les

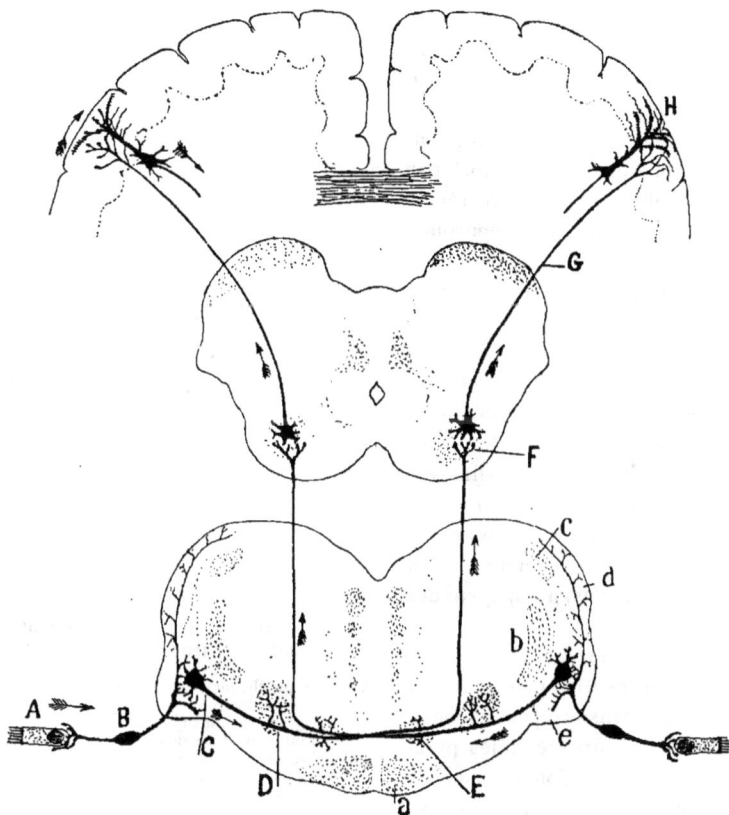

FIG. 26. — Marche de l'excitation dans les voies acoustiques.

A, cellules ciliées de l'organe de Corti ; — B, cellules nerveuses bipolaires du ganglion spiral du limaçon ; — C, ganglion ventral du nerf acoustique, où se termine le nerf cochléaire ; — D, olive supérieure. ; — E, noyau du corps trapézoïde ; — F, ruban de Reil externe, se terminant dans le noyau du tubercule quadrijumeau postérieur : — G, voie acoustique centrale, se terminant dans l'écorce temporale ; — H, arborisation terminale de la voie acoustique, entrant en contact avec les cellules pyramidales de l'écorce.
a, coupe des pyramides bulbaires ; — b, coupe de la racine descendante du trijumeau ; — c, pédonculecérébelleux inférieur ; — d, tubercule acoustique ; — e, ganglion ventral de l'acoustique.

expansions dendritiques des neurones qui se trouvent dans ces foyers. Les cylindres-axes de ces neurones la prennent alors, l'amènent au corps trapézoïde, formation due à leur passage, et, là, lui donnent deux directions : une secondaire, de caractère réflexe, en la convoyant par leurs collatérales à l'olive supérieure et au noyau du corps trapézoïde, et une principale en la portant, eux-mêmes, au tubercule quadrijumeau postérieur, où des dendrites et des corps de cellules la reçoivent. A leur tour, les axones ascendants de ces neurones s'en chargent, et, ainsi colportée, l'impression sonore arrive enfin à la sphère acoustique de l'écorce cérébrale [1].

Les voies motrices centrales (fig. 27). — La polarisation dynamique n'est pas moins évidente dans les voies des mouvements volontaires où Kölliker et Waldeyer l'avaient déjà supposée. L'excitation sensitive ou sensorielle, qui doit déterminer une contraction motrice, est amenée aux cellules pyramidales de la région psychomotrice de l'écorce cérébrale, probablement par leur panache périphérique; elle en sort par leur cylindre-axe pour être récoltée par les dendrites des neurones situés dans les noyaux moteurs de la protubérance, du bulbe et de la moelle épinière. C'est la seconde et dernière station de l'excitation volontaire dans les centres. Car les cylindres-axes de ces neurones ne sont autres que les fibres radiculaires motrices ou cylindres-axes des nerfs musculaires, et la commotion, qu'ils transportent, aboutit périphériquement aux fibres contractiles, au moyen des plaques de Rouget.

Nous semblons admettre que le mouvement centrifuge ou moteur volontaire transmis par les deux neurones moteurs : cellules pyramidales de la région motrice de l'écorce et neurones moteurs bulbaires et médullaires, prend sa source au niveau des panaches protoplasmiques des cellules pyramidales, c'est-à-dire, en pleine zone moléculaire cérébrale. Nous sommes autorisé à cette affirmation, car ce point est le lieu où

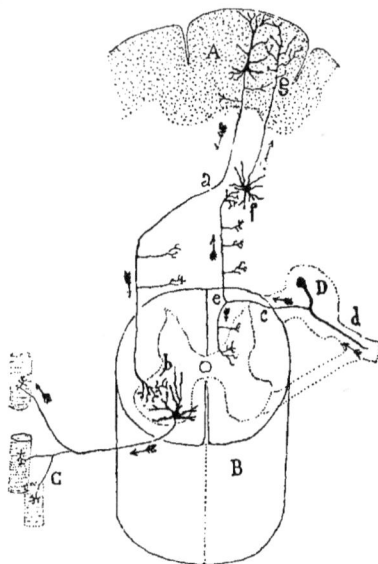

FIG. 27. — Schéma des excitations motrices volontaires et sensitives, conscientes.

A, région psycho-motrice de l'écorce cérébrale ; — B, moelle épinière ; — C, fibres musculaires ; — D, ganglion rachidien.
Le courant *sensitif*, venu de la périphérie par *d*, chemine dans la fibre radiculaire *c*, jusqu'à la moelle ; là, il monte le long de la branche de bifurcation *e*, probablement jusqu'au bulbe *f* ; une nouvelle cellule le reprend vraisemblablement en ce point et le transmet au cerveau *g*, où des arborisations nerveuses terminales entrent en contact avec les appendices protoplasmiques des cellules pyramidales.
Le courant *moteur* descend par *a*, cylindre-axe d'une cellule pyramidale de l'écorce; en *b*, il passe dans une cellule de la corne antérieure de la moelle, et en *c*, il se termine dans plusieurs fibres musculaires. — Les flèches indiquent le sens des courants.

aboutissent les fibres sensitives, les fibres calleuses et celles d'association. Lorsqu'on peut suivre, sur tout leur parcours, les fibres sensorielles de second ordre, comme c'est le cas pour les fibres de l'olfaction contenues

---

1. Ce schéma du transport des courants dans les voies acoustiques est basé sur les travaux de Retzius, Lenhossék et Van Gehuchten pour ce qui a trait aux terminaisons dans l'oreille interne, et sur les travaux de Held, Kölliker et les nôtres pour ce qui concerne les ganglions et les voies centrales du nerf cochléaire.

dans la racine externe du soi-disant nerf olfactif, on arrive à cette certitude
que la station dernière de ces fibres, la station la plus importante, est précisément la couche moléculaire du cerveau, où elles entrent en contact avec
les bouquets protoplasmiques terminaux des cellules pyramidales.

Polarisation
dans les voies
sensitives.

Les preuves de la polarisation dynamique abondent; nous pourrions
donc en citer encore d'autres. Celles que nous venons de donner nous paraissent très suffisantes. Par elles, les plus difficiles seront persuadés que,
du moins, dans les voies sensorielles et motrices, cette polarisation dynamique est un fait incontestable; grâce à elles, ils nous accorderont aussi que
nous sommes en droit, ne sortant pas en cela des limites de l'induction légitime et permise, d'étendre cette polarisation dynamique à tous les neurones
des centres nerveux, d'en faire une propriété générale de tous les neurones
de ces centres.

Les neurones sensitifs, les cellules des ganglions rachidiens sont, par
conséquent, polarisés également. D'après cela, leur expansion périphérique
doit être considérée comme protoplasmique, alors que leur expansion centrale doit fonctionner comme cylindre-axe. Mais, dira-t-on, les voies sensitives, dont vous ne parlez pas d'ailleurs, sont donc également polarisées? et
de même façon? L'expansion périphérique de la cellule des ganglions rachidiens est donc, aussi, pour vous, protoplasmique? Nous ne pouvons y souscrire, car rien n'est aussi nettement un cylindre-axe que cette expansion
avec sa gaine de myéline.

C'est là une objection capitale, en effet; c'est là, nous l'avons dit
dans l'historique de la question du sens des courants dans les neurones, une
difficulté qui, non résolue, enlève à la théorie et à la formule de la polarisation dynamique tout droit à la généralité à laquelle elle aspire. D'autant plus
que les expansions périphériques des cellules ganglionnaires rachidiennes
ne sont pas les seules à sembler faire obstacle par leur allure si franchement
cylindre-axile à cette généralité; les prolongements externes des neurones
appartenant au ganglion spiral du limaçon et au ganglion de Scarpa du nerf
vestibulaire sont exactement dans le même cas.

La myéline
n'est pas le cri-
térium de la
nature cylin-
dre-axile d'un
prolongement
cellulaire.

Pourtant, examinons de près les faits anatomiques. Nous voyons que
si tous les cylindres-axes à long parcours possèdent une enveloppe de myéline, les cylindres-axes à court trajet en sont presque tous totalement
dépourvus. L'enveloppe de myéline n'est donc pas le moins du monde une
propriété constante des expansions axiles. Elle n'est pas le critérium infail-
lible du cylindre-axe, comme le croient bien des neurologistes. Le vrai critérium du cylindre-axe, c'est donc sa grande longueur comparée à celle des
prolongements dendritiques. Ceci, au point de vue morphologique; car, au
point de vue fonctionnel, sa vraie caractéristique c'est sa conduction cellulifuge ou dendrifuge.

Tout s'explique; les prolongements protoplasmiques peuvent aussi bien
que les cylindres-axes s'entourer d'une gaine de myéline; il suffit qu'ils aient
un grand chemin à parcourir. Tel est le cas, précisément, pour l'expansion
externe protoplasmique des cellules ganglionnaires rachidiennes, expansion
destinée à des parages très distants de son origine. Comme les cylindres-

axes aussi, les prolongements dendritiques peuvent manquer tout à fait de manchon de myéline, pourvu que leur trajet soit également court. C'est ainsi, par exemple, que l'expansion externe ou protoplasmique des bipolaires rétiniennes, ayant peu à s'éloigner, ne possède point d'enveloppe myélinique. Or, il est habituel que les cylindres-axes aillent loin et que les prolongements dendritiques s'arrêtent presque sur place. Les premiers doivent donc tout naturellement être pourvus presque toujours d'une gaine médullaire, et les seconds presque toujours en manquer.

La présence d'une gaine de myéline sur l'expansion périphérique, et d'après nous protoplasmique, de la cellule des ganglions rachidiens n'est ainsi nullement un obstacle à la généralisation de la théorie et de la formule de la polarisation dynamique aux voies sensitives. Cet obstacle ne provenait, nous le répétons, que d'une conception exagérée, fausse même, de l'importance diagnostique de la gaine de myéline. Il disparaît quand on sait que cette myéline n'est l'attribut exclusif d'aucune espèce d'expansion du neurone et que sa présence est due simplement à la grande distance que peut être obligée de parcourir n'importe quelle sorte d'appendices.

Si nous ajoutons que, dans la substance grise, les expansions protoplasmiques ont à se mettre en contact par toute leur étendue avec les fibrilles axiles terminales, qu'elles ont à recueillir par toute leur surface les courants amenés par ces fibrilles, qu'au contraire les expansions périphériques des cellules des ganglions rachidiens n'ont à entrer en contact sur tout leur trajet avec aucune fibrille, qu'elles n'ont à recevoir de courants que par leur arborisation terminale, on comprendra que si, dans le premier cas, une gaine de myéline est non seulement inutile, mais nuisible, dans le second cas, cette gaine s'impose, pour ne point laisser diffuser et s'affaiblir, en cours de route, la commotion recueillie.

L'unipolarité des cellules des ganglions rachidiens n'est pas un argument plus irrésistible que l'aspect axile de leur prolongement périphérique contre la validité de la théorie de la polarisation dynamique dans les voies sensitives. Ces cellules ne sont unipolaires ni chez tous les vertébrés, ni à tous les âges de leur développement.

L'unipolarité des cellules des ganglions rachidiens ne peut être un argument dans la question de polarisation.

Chez certains poissons, ces cellules sont bipolaires pendant toute la vie; chez l'homme, chez les autres mammifères, chez les oiseaux, les reptiles et les batraciens elles sont bipolaires, mais seulement pendant une partie de la vie embryonnaire, comme l'ont montré les observations de His, les nôtres, celles de Lachi, Von Lenhossék, Van Gehuchten, Retzius, Azoulay, etc. Et cela n'a rien de bien surprenant, puisque, chez les invertébrés, pareille chose se passe; les cellules sensitives de la peau des vers, d'après la découverte de Lenhossék, des mollusques et des crustacés, d'après celle de Retzius, sont primitivement bipolaires, avec une expansion périphérique, épaisse, absolument comme dans des corpuscules olfactifs et les cellules sensitives embryonnaires des ganglions rachidiens des vertébrés. La bipolarité, même temporaire, des cellules sensitives juxta-rachidiennes prouve donc que leur expansion périphérique est parfaitement assimilable à l'expansion externe ou protoplasmique des cellules olfactives ou acoustiques.

L'unipolarité ultérieure, avec changement subséquent du point de départ de l'expansion périphérique, ce qui n'entraîne, au reste, aucune modification ni dans le trajet, ni dans le mode de terminaison de cette dernière, n'est qu'un détail, de valeur physiologique secondaire. Peut-être, cette unipolarité a-t-elle pour but l'augmentation de la rapidité de transmission des courants, comme nous le discuterons bientôt, augmentation que la longueur plus grande des conducteurs rendrait nécessaire chez les vertébrés. En tous cas, elle n'a rien à voir avec le sens de la conduction dans les expansions.

Ainsi se trouve démontrée par ce premier groupe de preuves et de la façon la plus évidente, la base même de la loi de la polarisation dynamique : Dans tout neurone, sans exception et d'une façon constante, les courants sont reçus par les prolongements protoplasmiques et le corps ; ils sont distribués par le cylindre-axe.

Preuves de la polarisation axipète.

Nous allons, maintenant, par le second groupe de preuves, achever la démonstration de cette loi de la polarisation dynamique, c'est-à-dire établir que les courants recueillis par les innombrables portes d'entrée des dendrites et du corps récepteurs sont polarisés non point vers le corps cellulaire, comme Van Gehuchten et nous l'avions cru en 1891, mais vers le cylindre-axe, vers le conducteur unique, par lequel ils puissent sortir, comme nous l'avons déclaré personnellement en 1897.

La polarisation dans les cellules multipolaires.

Considérons des cellules nerveuses dans lesquelles les prolongements dendritiques viennent, isolément ou massés en un tronc unique, s'aboucher avec le corps ; envisageons, en outre, des cellules dans lesquelles le cylindre-axe part directement, franchement de ce corps ; exemple : les cellules de Purkinje, les cellules motrices, les pyramidales, en un mot, l'immense majorité des cellules nerveuses. Dans de telles cellules, cela est évident, les courants recueillis par les dendrites sont nettement polarisés vers le corps. Le corps est bien le lieu du passage obligatoire des courants avant leur pénétration dans le cylindre-axe. Il est bien le point nodal d'arrivée et de départ des courants. Les dendrites sont donc bien ici cellulipètes, et le cylindre-axe cellulifuge, comme le veut la nomenclature de Van Gehuchten, pour qui cellule est synonyme de corps, de soma. La conception primitive de la polarisation dynamique est donc, dans ce cas, parfaitement exacte. Mais, la conception dernière ne l'est pas moins. En effet, tous les appendices dendritiques, y compris le corps, méritent bien le nom d'axipète que nous leur donnons, puisque tous, qu'ils reçoivent isolément ou ensemble les courants, les conduisent au cylindre-axe. L'axone, pour sa part aussi, emportant les courants qui lui viennent, soit du corps, soit des dendrites, soit de tout l'appareil protoplasmique à la fois, mérite bien le nom de dendrifuge et de somatofuge.

Cette forme multipolaire de neurone, avec cylindre-axe et dendrites émanant directement du corps, est de beaucoup la plus fréquente dans le système nerveux des vertébrés. Elle est l'attribut de l'immense majorité de ses éléments. Jusqu'en 1891, c'était presque la seule forme que nous connaissions ou à laquelle nous prêtions attention au point de vue du sens des courants ; il est donc tout naturel que la théorie primitive de la polarisation dynamique, qui est l'expression fonctionnelle de cette forme anatomique, nous ait paru avoir un caractère d'absolue généralité, être une vraie loi, puisque, même les cellules des ganglions rachidiens, qui, par leur unipolarité, semblaient lui faire échec, se laissaient aisément ramener à elle. En effet, il nous avait suffi de montrer : 1° que ces cellules unipolaires sont bipolaires, temporairement chez la plupart des vertébrés, toute la vie chez certains poissons, comme nous l'avons dit plus haut, et 2° que, sous cette forme bipolaire, leur corps est forcément traversé aussi par les courants amenés par l'expansion périphérique, protoplasmique, pour nous, et emportés par l'expansion centrale cylindre-axile ; par suite, il n'y avait aucune raison de penser que cela dût changer, quand ces cellules deviennent unipolaires.

Considérons maintenant d'autres cellules, qui nous ont été révélées ou que nous avons appris à mieux apprécier depuis 1891, des cellules chez qui. plus ou moins loin du corps, on voit, soit le cylindre-axe naître d'un prolongement protoplasmique, soit les prolongements dendritiques s'insérer sur le cylindre-axe, soit, enfin, les uns et les autres prendre naissance sur un pédicule commun.

La polarisation dans les cellules à cylindre-axe combiné avec les dendrites.

Voici par exemple la cellule à crosse (fig. 28 et 29), que nous avons découverte dans le lobe optique des oiseaux [1], que Pedro Ramón a retrouvée dans le lobe optique des poissons, batraciens et reptiles [2], et Van Gehuchten chez le poulet [3]. Nous la prendrons comme échantillon des neurones où le cylindre-axe émerge d'une dendrite. Elle possède, en effet, un cylindre-axe, qui part de la région supérieure d'une longue dendrite, souvent après que celle-ci s'est déjà épanouie en maintes ramifications. Dès le premier coup d'œil, la conception primitive cellulipète de la polarisation dynamique s'y montre inapplicable. Il est impossible par son aide de rien comprendre au sens des courants dans un tel neurone. Toute la portion dendritique intercalée entre le corps et le cylindre-axe est, de par l'anatomie même, pourrions-nous dire, cellulifuge, et pourtant, d'après la théorie ancienne, elle devrait être cellulipète ; première contradiction entre les faits et la théorie. Seconde contradiction : les ramifications protoplasmiques nées de la portion de dendrite interposée entre le corps et le cylindre-axe dirigent évidemment leurs courants d'abord vers le tronc d'où elle émanent, puis vers le cylindre-axe. Ce n'est donc pas au corps qu'elles les envoient, car ce serait une impasse, un cul-de-sac, à moins d'admettre qu'après être allés au corps, les courants retournent sur leurs pas, refont en sens inverse le chemin qu'ils ont déjà fait, pour se porter au cylindre-axe. L'invraisemblance est excessive ; c'est un argument de théorie aux abois, car il n'est pas

La cellule à crosse.

1. S. RAMÓN CAJAL, Sur la fine structure du lobe optique des oiseaux et sur l'origine réelle des nerfs optiques. *Intern. Monatschr. f. Anat. u. Physiol.*, Bd. VII, Heft. 9 et 10, 1891.

2. PEDRO RAMÓN. Investigaciones de histología comparada en los centros ópticos de los vertebrados. Tesis. Madrid, 1890. — El encéfalo de los reptiles, 1891, et El encéfalo del camaleón. *Rev. trim. microgr.*, nos 1 et 2, 1896.

3. VAN GEHUCHTEN, La structure des lobes optiques chez l'embryon du poulet. *La Cellule*, t. VIII, 1892.

admissible que l'organisme, pour qui la rapidité de transmission des courants est souvent une question de vie ou de mort, aille, de gaîté de cœur,
pour satisfaire nos conceptions prématurées, faire passer, par un long circuit et sans but, des courants qui doivent parvenir au plus tôt et par le plus
court chemin. La conception nouvelle, axipète, de la polarisation dynamique trouve là, au contraire, une confirmation triomphante. En effet, les
dendrites de la région inférieure du neurone ne peuvent manifestement
que diriger leurs courants vers la porte de sortie, le cylindre-axe, en leur
faisant traverser le corps et le segment de la dendrite supérieure, intercalé

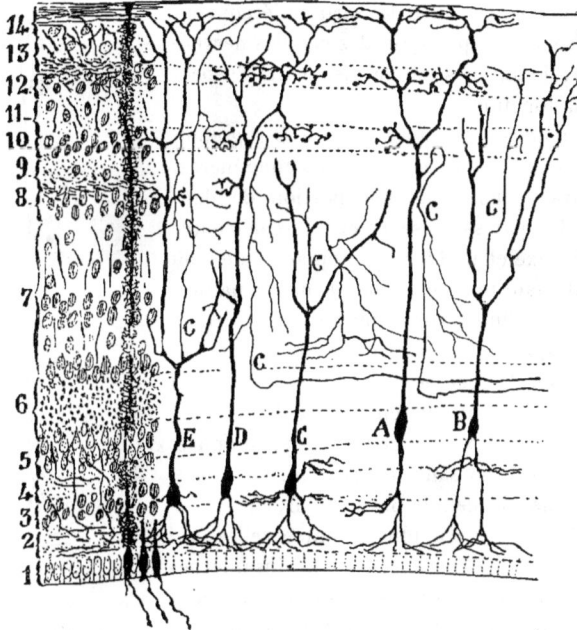

Fig. 28. — Coupe verticale à travers le lobe optique du caméléon. Méthode de Golgi.
A, C, D, variétés de cellules à crosse ; — B, E, cellules à cylindre-axe ascendant ; — c, cylindre-axe. — Les chiffres indiquent l'ordre des couches, de la profondeur à la surface (d'après P. Ramón).

entre le corps et l'axone. Le corps, à son tour, expédie ses courants au cylindre-axe par le canal de la portion intermédiaire de la dendrite supérieure et il
ne peut faire autrement. La portion intermédiaire de la dendrite supérieure
elle-même transmet au cylindre-axe, directement, les influx nerveux qu'elle
a recueillis directement ou par ses branches latérales. Enfin, la portion
libre de la dendrite supérieure lance également son courant dans le cylindre-
axe, mais en sens inverse de la portion intermédiaire. Toutes les portions
de l'appareil protoplasmique de la cellule à crosse sont donc axipètes et
tous les courants, qu'elles transportent, affluent à l'origine du cylindre-axe
par deux troncs à conduction opposée : la portion intermédiaire et la portion libre de la dendrite supérieure. Par conséquent, le corps n'est pas forcé-

ment un lieu de passage pour tous les courants du neurone. Il l'est seulement pour les courants qui ne peuvent faire autrement que de le traverser pour se rendre à l'axone. Les autres, ceux qui dévalent par les dendrites situées plus près que lui du cylindre-axe, n'ont que faire de se porter vers le corps. Le corps n'est donc, au point de vue de la conduction, rien de plus que les dendrites. Il est simplement le lieu de l'appareil protoplasmique ou encore le tronçon de dendrite, dans lequel se trouvent le noyau du neurone et des inclusions chromatiques abondantes. Et ce lieu peut être, et est en effet, variable, comme le prouve la variabilité souvent extrême de la morphologie des cellules nerveuses, même identiques par le gisement, l'aspect général, la fonction.

Le corps cellulaire ; sa signification au point de vue de la conduction.

Ainsi, telle cellule ganglionnaire *D* (fig. 3o), qui est normalement située parmi ses congénères, a son noyau placé dans une portion de dendrite, renflée par sa présence et intercalée entre le cylindre-axe et un tronc protoplasmique d'où rayonnent quantité de branches de même nature. Telle autre cellule ganglionnaire *C*, ou cellule de Dogiel, qui est sa voisine, mais se trouve déplacée dans la zone des grains internes, a son noyau englobé dans un renflement dendritique compris entre deux bouquets protoplasmiques, dont l'un donne naissance au cylindre-axe.

De même, la cellule bipolaire *B*, de la rétine (fig. 3o); elle n'a plus, comme celles qui gisent d'habitude dans la zone des grains internes (fig. 25, *c*, *d*), son noyau, son corps, par conséquent, intercalé dans le conducteur qui joint les deux panaches ascendants et descendants; elle l'a déplacé, en le faisant remonter dans la zone des grains externes, au-dessus du panache protoplasmique supérieur ou interne.

Ainsi encore pour les grains du cervelet (fig. 38). Les corpuscules, logés superficiellement dans la couche renflent par un noyau, en un corps cellulaire, le segment de protoplasma formé de la confluence des dendrites et du cylindre-axe. Les grains un peu plus enfoncés insèrent le noyau dans une portion de dendrite, trait d'union entre des dendrites inférieures et une dendrite supérieure, d'où s'élève le cylindre-axe. Enfin, d'autres grains, enfouis jusque dans la substance blanche du cervelet, suspendent leur noyau au point le plus déclive de l'appareil protoplasmique, disposé en une grappe ascendante de dendrites, dont le plus haut projette l'axone.

Les cellules pyramidales et les cellules de Martinotti de l'écorce céré-

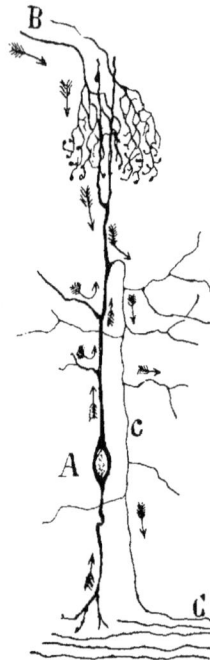

FIG. 29. — Cellule à crosse du lobe optique du moineau. Méthode de Golgi.

A, corps ; — B, fibres venues de la rétine ; — c, substance blanche centrale ; — C, cylindre-axe. — La direction des flèches marque le sens des courants.

brale, les cellules motrices de la moelle, etc., présentent des dispositions du même genre.

Le système nerveux fourmille de cellules où le noyau, obéissant à des besoins d'économie d'espace, quand il n'est pas soumis à d'autres exigences fonctionnelles, occupe ainsi des situations variées dans l'appareil protoplasmique. Dans ces neurones, le cylindre-axe naît tantôt de la portion dendritique où se trouve le noyau, c'est-à-dire du corps, et tantôt d'une dendrite ordinaire quelconque, où le noyau ne se trouve pas.

L'inconstance du point de départ du cylindre-axe sur le neurone est même un des plus puissants arguments contre la conception cellulipète de la polarisation dynamique. Elle s'oppose à ce que les dendrites amènent toujours les courants au corps cellulaire et à ce que ce dernier soit toujours l'intermédiaire obligé entre prolongements protoplasmiques et cylindre-axe.

Il est impossible d'estimer comme loi, comme expression générale des faits, une théorie qui ne s'applique pas à tous les faits, à toutes les cellules même identiques, à tous les grains du cervelet, à toutes les ganglionnaires et bipolaires rétiniennes, à toutes les pyramidales, etc. Appliquée à celles de ces cellules, au grain C (fig. 38), à la ganglionnaire rétinienne D (fig. 3o), aux bipolaires rétiniennes c et d (fig. 25), chez qui le cylindre-axe ou le conducteur, qui en joue le rôle, part directement du corps, elle est confirmée ; toutes les dendrites s'y montrent conduisant leurs courants au corps. Appliquée à ces mêmes cellules, aux grains A et B, à la ganglionnaire C, à la bipolaire B (fig. 3o), chez qui, par suite d'une modification insignifiante dans la situation du corps, le cylindre-axe ou son représentant émane d'une

Parallèle entre la théorie cellulipète et la théorie axipète.

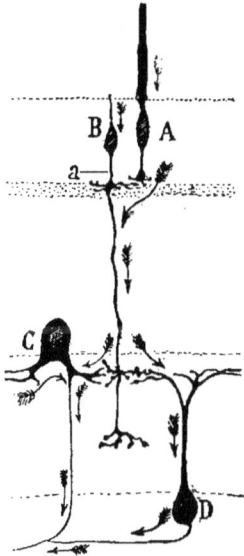

Fig. 30. — Diverses cellules de la rétine du lézard. (Schéma.)

A, cône ; — B, cellule bipolaire déplacée, avec son corps siégeant dans la zone des grains externes ; — C, cellule de Dogiel ou ganglionnaire déplacée ; — D, cellule ganglionnaire à sa place normale ; — a, tronc descendant du corps de la bipolaire dans lequel le courant est nécessairement cellulifuge. — Les flèches indiquent la direction de l'onde lumineuse.

dendrite, elle est infirmée ; une, plusieurs, toutes les dendrites même, le corps compris, y apparaissent transportant leurs courants au cylindre-axe. A moins d'admettre, invraisemblance qui ruine tout autant cette théorie, que ces dendrites conduisent les courants au corps cellulaire d'abord et les ramènent ensuite au cylindre-axe, ce qui ferait d'elles des conducteurs à la fois cellulipètes et cellulifuges.

Au contraire, pour la conception axipète de la polarisation dynamique, l'inconstance du point de départ du cylindre-axe, loin d'être un embarras, est un grand secours, une victoire, à chaque application. Car, quel que soit le point d'émergence du cylindre-axe, il est évident et infiniment plus rationnel, comme l'indiquent les flèches sur les figures 3o et 38, que toujours les courants optiques, cérébelleux, etc., recueillis par l'appareil protoplasmique de chaque neurone, circuleront tous, isolément ou simultanément, vers le cylindre-axe. Évidemment aussi, ils ne sillonneront cet appareil, en tout ou partie, qu'une fois, dans une seule direction, l'axipète, et ils ne passeront par le corps que s'ils le rencontrent, inévitablement, sur leur passage.

Comme échantillon de neurones chez qui les dendrites viennent s'insérer sur le cylindre-axe et où nous avons à discuter la validité des deux conceptions dynamiques du neurone, nous prendrons la cellule unipolaire de la chaîne abdominale des invertébrés, la seule de ce genre que nous connaissions d'ailleurs. Retzius, Biedermann, Lenhossék, Allen, etc., ont

Les deux théories et la cellule unipolaire des ganglions des invertébrés.

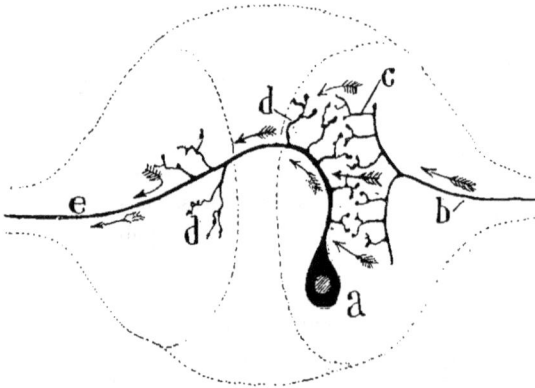

FIG. 31. — Schéma des articulations entre un neurone sensitif et un neurone moteur dans un ganglion du ver de terre (Lumbricus agricola).

a, neurone moteur croisé ; — *b*, fibre sensitive afférente, bifurquée ; — *c*, les collatérales nées de sa bifurcation ; — *d*, les expansions initiales du cylindre-axe moteur faisant fonction d'appareil récepteur dendritique de la cellule motrice ; — *e*, cylindre-axe moteur croisé.

démontré, en effet, que, dans cette cellule, les expansions réceptrices ou collectrices des courants, c'est-à-dire celles qui jouent le rôle de prolongements protoplasmiques, naissent, non du corps, du moins dans la majeure partie des cas, mais de la portion initiale de l'expansion fonctionnelle ou cylindre-axe. C'est ce que Retzius appelle les *expansions accessoires*. S'il en est bien ainsi, la figure 31, composée d'après les dessins tirés par Lenhossék et Retzius de leurs observations chez les vers, aidera à suivre notre démonstration. Les courants amenés par les fibrilles terminales *c*, de la fibre sensitive *b*, et recueillis par les expansions accessoires *d*, ou collatérales protoplasmiques initiales du cylindre-axe *e*, arrivent à ce cylindre-axe. Ici deux routes se présentent: Si l'on admet la théorie *cellulipète*, c'est-à-dire l'obligation pour les courants amenés par les dendrites de passer toujours par le corps cellulaire, les courants devront rétrograder vers le corps *a*, pour ensuite être relancés dans le cylindre-axe vers son arborisation terminale, articulée, soit avec des expansions accessoires d'autres neurones, soit avec des fibres musculaires. Si l'on est, au contraire, partisan de la théorie *axipète*, les courants devront se propager directement dans le cylindre-axe, vers son arborisation terminale.

Si les courants rétrogradent d'abord vers le corps, la portion du cylindre-axe qu'ils parcourent ainsi, devient cellulipète. Or, d'après la conception primitive de la polarisation dynamique, le cylindre-axe est cellulifuge. Donc, en suivant cette conception, on aboutit d'abord à une contradiction, le cylindre-axe étant, dans sa partie initiale, à la fois cellulipète et cellulifuge, ensuite à une improbabilité des plus grandes, car on impose, par cette allée-et-venue inutile, un retard considérable à la transmission des courants.

La théorie *cellulipète*, inapplicable aussi à la cellule unipolaire des invertébrés, reçoit par conséquent un nouveau démenti, et elle le recevrait tout autant si, pour l'éviter, on voulait faire de la portion initiale une dendrite.

Si, au contraire, les courants se propagent, comme le veut la formule définitive, directement dans le cylindre-axe, vers son arborisation terminale, les dendrites sont axipètes; le corps, lui aussi, est axipète, puisqu'il peut transmettre au cylindre-axe les courants, qu'il a recueillis pour son propre compte; donc le cylindre-axe est à la fois dendrifuge et somatofuge. Il n'y a aucune contradiction, tout est simple, et les courants circulent dans le neurone avec la plus grande célérité. C'est la théorie *axipète* confirmée une fois encore dans ses moindres détails et la cellule unipolaire des invertébrés ramenée, elle aussi, au plan dynamique général des cellules des vertébrés.

Les deux théories et la cellule unipolaire des ganglions rachidiens.

Une dernière preuve fera éclater l'insuffisance de la première conception de la polarisation dynamique et l'exactitude de la seconde; elle nous sera fournie par les cellules unipolaires des ganglions rachidiens des vertébrés, les seules où cylindre-axe et dendrites naissent, loin du corps, sur un pédicule commun.

Ces cellules, nous l'avons exposé à maintes reprises, affectent chez quelques poissons une forme bipolaire et prennent chez les batraciens, reptiles, oiseaux et mammifères une forme unipolaire. Mais chez tous ces derniers animaux l'unipolarité n'est pas constante pendant toute la vie; pendant une période plus ou moins longue du début du développement, les cellules ganglionnaires sont également bipolaires.

Lorsque ces cellules sont ainsi bipolaires, lorsque leur corps est compris entre l'expansion centrale, cylindre-axe, et l'expansion périphérique, dendrite (si, à notre exemple, on veut bien considérer comme telle l'expansion qui recueille les courants), la théorie cellulipète et la théorie axipète sont également valables; leur application n'offre ni contradiction, ni difficulté.

Mais quand ces cellules se métamorphosent en unipolaires, lorsque le corps n'est plus inévitablement interposé entre ses deux expansions, lorsque celles-ci se font suite immédiate, que deviennent les deux théories?

La première, la théorie cellulipète, ne peut plus expliquer la marche des courants, sans se détruire elle-même et sans faire appel à des suppositions toutes gratuites.

En effet, pour que les courants puissent continuer d'arriver au corps et d'en partir, comme l'exige cette théorie, il faut que le pédicule soit sillonné par un courant successivement de sens inverse, cellulipète quand il est amené par l'expansion périphérique, cellulifuge quand il est emmené vers l'expansion centrale. Or, si l'on considère le pédicule comme un conducteur unique, une simple portion allongée du corps, à l'extrémité de laquelle naissent les deux expansions, on met la théorie cellulipète en contradiction avec elle-même, le corps ou une de ses parties ne pouvant, d'après elle, que recevoir les courants. Et si, à l'exemple de Van Gehuchten, suivi par Lugaro [1], on considère que le pédicule est un conducteur double formé par les parties initiales, étroitement accolées, en apparence même fusionnées,

---

1. A l'appui de la théorie soutenue par Van Gehuchten, Lugaro (*Monitore Zool. Ital.*, n° 4, 1897) affirme que dans les préparations fixées ou durcies au bichromate de potasse et colorées à l'hématoxyline, préparations où sont apparues des fibrilles à l'intérieur des branches et du tronc commun des cellules ganglionnaires rachidiennes, il n'a pu voir, au niveau de la bifurcation du tronc, les fibrilles de la branche périphérique se continuer directement dans la branche centrale ; ceci aurait dû pourtant avoir lieu, si notre hypothèse de la polarisation axipète était certaine. Tout ce qu'il a vu, dit-il, au niveau de cette bifurcation, c'est que les faisceaux de fibrilles des branches périphérique et centrale forment un angle, pour converger au tronc commun et se rendre au corps de la cellule. Michotte, élève de Van Gehuchten, partage cette manière de voir, d'après ses observations sur des coupes traitées par le nitrate d'argent réduit.

Admettons que les fibrilles dont parle Lugaro, ou les neuro-fibrilles, comme on dirait aujourd'hui, aient une existence réelle ; admettons que leur disposition dans les branches et le tronc de la cellule ganglionnaire rachidienne soit vraie. Comment Lugaro peut-il savoir que ces fibrilles constituent la voie effective ou unique de l'onde nerveuse ? Ne pourrait-on pas, avec tout autant et même plus de raison, attribuer ce rôle conducteur au liquide qui baigne les fibrilles supposées ? Ne pourrait-on pas encore attribuer ce rôle à la substance cyanophile, cette matière spéciale, si avide du bleu de méthylène de la méthode d'Ehrlich et si uniformément, semble-t-il, répandue dans les expansions des neurones ?

Mais ni fibrilles, ni disposition n'ont la certitude que Lugaro leur prête. Les recherches que nous avons instituées, à l'effet de vérifier les assertions de cet auteur et de Michotte sur le point précis de la bifurcation du tronc des cellules ganglionnaires rachidiennes, nous apprennent, en particulier, ceci : 1° Pendant la période embryonnaire, ce n'est point par adossement ou accolement des expansions polaires que se forme le tronc, mais par le processus suivant. Tandis que les fibres centrale et périphérique de la cellule ganglionnaire restent invariablement fixées dans leur position et direction initiales, le noyau, au contraire, se met peu à peu à émigrer vers l'extérieur du ganglion. Le protoplasma somatique est par suite tiraillé ; retenu d'une part au centre du ganglion par les racines des fibres et entraîné de l'autre par le noyau, il s'étire et s'allonge en un col qui est le tronc ; 2° dans les préparations effectuées par la méthode de Golgi, il est impossible d'apercevoir, à n'importe quelle phase du développement des cellules ganglionnaires rachidiennes, au niveau de la bifurcation du tronc, la moindre trace de fente ; la continuité de l'expansion périphérique avec l'expansion centrale est absolue et elle se fait soit en ligne droite, soit en ligne brisée ; 3° dans les coupes traitées par le nitrate d'argent réduit et provenant d'embryons, on voit souvent, dans les cellules des ganglions rachidiens des mammifères et dans les cellules arciformes du lobe optique des oiseaux, un pont de neurofibrilles unir l'expansion dendritique périphérique au prolongement cylindre-axile. Au reste, les neurofibrilles qui se trouvent dans le tronc commun, toutes groupées en faisceau, sont fréquemment reliées les unes aux autres par de fines traverses obliques ou neurofibrilles secondaires ; 4° enfin des expériences ingénieuses, entreprises par Bethe sur des invertébrés, ont montré la possibilité du passage direct des courants des arborisations nerveuses sensitives aux expansions accessoires des cylindres-axes moteurs. (Voir note, p. 132.)

des deux expansions, on tombe dans une hypothèse, ingénieuse, il est vrai, mais que nul fait ne vérifie; car, jusqu'à présent, aucune méthode ne permet de découvrir dans le pédicule la moindre trace d'une séparation qui permette de conclure que telle partie est cellulipète et telle autre cellulifuge.

La seconde théorie, l'axipète, continue, au contraire, à rendre parfaitement compte de la marche des courants dans la cellule des ganglions rachidiens, malgré sa transformation de bipolaire en unipolaire. En effet, l'expansion périphérique D (fig. 32), qui, à la période de la bipolarité, apportait son courant au cylindre-axe C, indirectement, c'est-à-dire par l'intermédiaire du corps cellulaire interposé sur son passage, l'apporte maintenant directement à ce cylindre-axe, le long duquel il se propage à la moelle M. Pour cette expansion périphérique il n'y a donc, au point de vue dynamique, rien de bien changé : elle était axipète indirecte, elle devient axipète directe. De même pour l'expansion centrale; elle était dendrifuge indirecte et somatofuge, elle devient dendrifuge directe et reste somatofuge car, pour nous, le pédicule n'est qu'une portion allongée du corps. Les courants que cette expansion centrale pouvait recevoir jadis, elle les reçoit tout aussi bien maintenant; car, au niveau de la bifurcation du pédicule, elle est, d'une part, en continuité rectiligne avec l'expansion périphérique axipète, de qui elle récolte les courants de la peau et des appareils sensitifs musculaires, etc., et, d'autre part, elle est en continuité rectangulaire avec le corps pédiculisé A, également axipète. Or, ce dernier lui transmet les excitations qui lui viennent par les arborisations nerveuses péricellulaires de la fibre E, découvertes par Ehrlich et nous et confirmées par Dogiel.

Le corps seul a donc, au point de vue dynamique, subi des changements profonds par cette modification de la bipolarité en unipolarité. Quand le neurone était bipolaire, le corps pouvait servir de passage aux courants apportés : 1° par l'expansion périphérique, 2° par l'arborisation péricellulaire; sa fonction dynamique était double. Maintenant elle est simple ; le corps, s'étant écarté de la voie directe qui va de la peau à la moelle, n'est

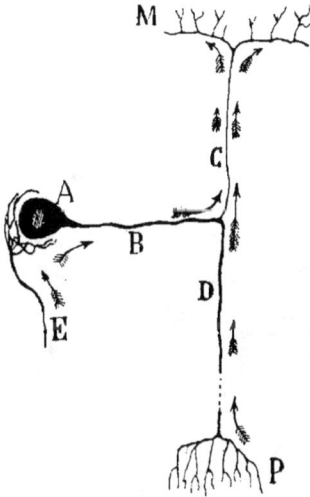

Fig. 32. — Schéma de la marche des courants dans une cellule sensitive des ganglions spinaux chez les mammifères.

A, corps ; — B, tronc ; — C, expansion centrale, épaisse, faisant fonction de cylindre-axe et emportant le courant vers la moelle ; — D, expansion périphérique, grêle ou axipète, faisant fonction de prolongement protoplasmique et amenant le courant né à la périphérie ; — E, fibre fournissant l'arborisation péricellulaire au corps de la cellule du ganglion ; — M, moelle épinière ; — P, peau. — La marche des courants est indiquée par la direction des flèches.

plus dans aucun cas traversé par les courants de cette voie sensitive[1]. Seuls, les courants de l'arborisation péricellulaire le parcourent. Il s'est spécialisé, et c'est même en vue de cette spécialisation, c'est-à-dire, pour offrir à ces courants péricellulaires une plus grande surface réceptrice et aussi en vue d'une nécessité nouvelle et très importante, dont nous parlerons bientôt, qu'il s'est éloigné de ses deux expansions. L'établissement de connexions avec d'autres arborisations telles que celles qui ont été découvertes par nous, au niveau de la portion initiale du tronc, dans le voisinage du corps[2],

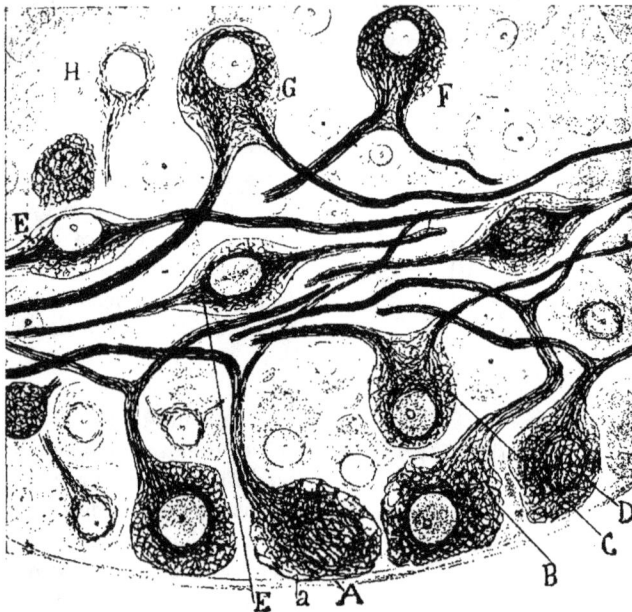

Fig. 33. — Coupe longitudinale d'un ganglion rachidien; embryon de poulet au 12e jour de l'incubation. Méthode au nitrate d'argent réduit.

A, B, cellules unipolaires; — C, D, F, G, formes de transition entre la bipolarité et l'unipolarité; E, cellules bipolaires.

1. Il n'existe, en réalité, aucune preuve directe que le corps cellulaire possède, en tant que conducteur, d'autres propriétés que les dendrites et que ceux-ci lui soient subordonnés au point de lui adresser leurs courants, au prix de n'importe quel détour. L'existence du noyau dans le corps, le grand argument de ceux qui soutiennent cette thèse, n'est pas, à notre avis, une raison suffisante pour penser que, le corps étant le premier à subir ou subissant le plus directement l'influence trophique exercée par le noyau sur toutes les parties du neurone, cela lui donne quelque supériorité pour la direction et la marche des courants. Pour montrer que, du moins dans certains cas, le noyau est étranger au phénomène de la conduction, nous rappellerons qu'un nerf séparé de ses cellules d'origine peut encore fournir des décharges; un nerf moteur sectionné peut contracter des muscles, si l'excitation porte sur son bout périphérique; un nerf sensitif, coupé en dedans du ganglion, peut provoquer de la douleur lorsque l'excitation porte sur l'extrémité centrale, c'est-à-dire sur les racines postérieures elles-mêmes.

2. S. R. CAJAL, Ganglios sensitivos craneales de los mamíferos. *Rev. trimestr. micrográfica*, t. II, 1897.

n'est peut-être pas non plus étranger à ce déplacement. Comme on le voit, cette simplification fonctionnelle du corps, conséquence de la métamorphose anatomique du neurone, n'entraîne absolument aucun changement dans le sens des courants. Le corps continue, comme en phase embryonnaire, à rester axipète, l'expansion périphérique aussi, et l'expansion centrale conserve sa conduction à la fois dendrifuge et somatofuge.

Nous avons terminé notre démonstration. Malgré l'infinie diversité morphologique des neurones, malgré les changements qu'ils peuvent éprouver au cours de l'évolution ontogénique et phylogénique, la nouvelle théorie, axipète, de la polarisation dynamique reste immuablement applicable à tous.

Au contraire, la théorie ancienne, cellulipète, dès que le neurone ne présente pas un corps intercalé entre le cylindre-axe d'un côté et tous les dendrites de l'autre, fait faillite.

La conclusion s'impose. La théorie nouvelle, axipète, s'adaptant à tous les neurones, est une vraie loi, et nous avons le droit de déclarer que, dans le neurone, tous les courants recueillis par les dendrites et le corps cellulaire sont polarisés vers le cylindre-axe.

La théorie ancienne, cellulipète, ne cadrant qu'avec une partie des neurones, n'était qu'une formule approximative, fausse, et le corps n'est point le centre dynamique du neurone, le foyer où convergent forcément tous les courants des dendrites et d'où ils partent, fusionnés en un seul dans le cylindre-axe.

Cause du retard dans la découverte de la loi de la polarisation dynamique.
D'où vient que du premier coup on n'ait pas édifié cette loi de la polarisation axipète ? qu'on se soit arrêté si longtemps à la théorie cellulipète, voulant faire passer à toute force tous les courants des dendrites par le corps d'abord, pour les faire évacuer ensuite par le cylindre-axe ? Pourquoi a-t-on imaginé cette conduction en deux temps : cellulipète dans les dendrites et axipète dans le corps ou, pour mieux dire, dans le protoplasma périnucléaire, au lieu d'une conduction simple partout axipète ? Pourquoi, en un mot, considérer le corps comme le centre indispensable dans la conduction du neurone ?

Simplement parce que, influencé par la fausse conception cellulaire primitive, on continuait, malgré la découverte des prolongements protoplasmiques souvent énormes, à considérer le corps comme la cellule même, toute la cellule. Or, l'étude attentive de la signification physiologique de ce corps, montre d'abord qu'il ne jouit vraisemblablement, comme les dendrites, d'aucune autre propriété que de conduire [1] ; car les fonctions trophique et

1. Alfred Bethe (Das Centralnervensystem von *Carcinus mœnas*, 2ᵉ *Mitteilung*; *Arch. f. mikrosk. Anat.*, Bd. L, 1897) est parvenu, sans les connaître, à confirmer, d'une façon remarquable, nos idées à ce sujet. En séparant sur un invertébré (*Carcinus mœnas*), tout près de leur origine, les cylindres-axes de certains nerfs moteurs de leurs corps cellulaires, Bethe a observé que les actes réflexes n'éprouvent aucune altération sensible. Ceci signifierait que les courants passent des nerfs sensitifs aux appendices accessoires ou dendrites des cylindres-axes moteurs, puis à ces cylindres-axes eux-mêmes et enfin aux muscles, le tout en direction cellulifuge, et sans que l'absence des corps ait en rien retenti sur la conduction. Les réflexes, il est vrai, s'affaiblissent au

nutritive ne lui appartiennent pas ; elles sont le propre du noyau et peut-être aussi des inclusions chromatophiles, si, comme il semble probable, ces inclusions sont des réserves alimentaires. Cette étude montre ensuite et surtout que le corps n'est, suivant les cas, rien autre chose qu'un tronçon de conducteur ou un point de confluence d'appendices dendritiques, renflé par le noyau et situé ou non à l'origine du cylindre-axe. Et ce point peut varier de forme et d'épaisseur, suivant le nombre et la disposition des dendrites concourantes, et encore suivant l'absence ou la présence d'inclusions chromatiques périnucléaires, toujours placées de façon à ne point gêner le passage de l'onde nerveuse ; il peut être mince et se trouver même réduit à l'unique protoplasma conducteur qui enveloppe le noyau, si les inclusions sont rares ou font défaut ; il peut devenir, au contraire, volumineux si elles abondent ; il n'en reste pas moins et toujours un simple point de confluence de dendrites. Lorsque le corps cellulaire est petit, la chose est évidente ; elle l'est bien moins, lorsqu'il est considérable, comme, par exemple, dans les cellules de Purkinje, les cellules motrices ou autres ; mais alors, il suffit d'en retrancher par la pensée les inclusions, pour immédiatement voir apparaître, sous la forme de canaux de conduction intrasomatiques convergents, cette confluence des dendrites.

LES CAUSES DE LA POLARISATION DYNAMIQUE. — Quelle est la cause de la polarisation dynamique ? autrement dit, pourquoi les courants nerveux sont-ils recueillis par les dendrites et le corps pour être dirigés vers le cylindre-axe du même neurone ?

On a fait à cette question deux réponses différentes :

1º Pour Van Gehuchten, la cause de la direction prise par les courants dans le neurone réside dans la structure même des diverses parties du neurone ou peut-être dans l'essence des courants. *Hypothèse de V. Gehuchten et objections qu'elle soulève.*

Quelle que soit cette cause, elle est absolue, d'après Van Gehuchten, et la polarisation dynamique est, par suite, invariable ; si l'on accepte la théorie cellulipète, l'onde nerveuse ne peut se propager que des dendrites vers le corps et de celui-ci vers le cylindre-axe, mais jamais à rebours, et cela, même s'il survient des changements artificiels ou pathologiques à la porte d'entrée de l'excitation ; aussi, la nature n'a-t-elle pas eu à prendre soin d'éviter les contacts entre prolongements protoplasmiques ou arborisations axiles ; si nombreux soient-ils dans la substance grise, ces contacts ne peuvent apporter la moindre perturbation dans la marche habituelle des courants.

Cette hypothèse, des plus ingénieuses, serait tout à fait admissible, si elle ne se heurtait, sur le terrain physiologique, à des difficultés insurmontables, à notre avis : elle est en opposition formelle avec toutes les expériences *Expériences en faveur de la conduction.*

bout de quelques jours et disparaissent même du côté opéré. Cette disparition, Bethe l'explique en attribuant au corps un rôle nutritif. Le corps serait donc un centre nutritif pour les expansions qui en émanent ; il ne serait en aucune façon indispensable à la fonction de conduction. Nous pensons que l'on obtiendrait mêmes résultats chez les mammifères, si des opérations du genre de celle de Bethe, la décortication des ganglions rachidiens, par exemple, pouvaient être exécutées.

indifférente
des cellules et
de leurs pro-
longements.

qui ont été invoquées en faveur de la conduction indifférente des cellules nerveuses. De ces expériences, un grand nombre, il est vrai, ne sont pas à l'abri de tout reproche. Il en est d'autres, cependant, celles de Babuchin et Mantey, celles de Kühne, Sherrington, etc., qui nous semblent réellement décisives, comme on va le voir.

a) L'organe électrique de *Malapterurus electricus* reçoit un tube nerveux, unique, colossal, qui, dès son arrivée, se partage en une infinité de ramuscules. Coupons, comme l'ont fait Babuchin et Mantey, ce tube nerveux plus ou moins près de son origine ; coupons aussi un de ses ramuscules et excitons-en le bout adhérent au gros tube ; nous verrons se produire immédiatement une décharge dans tout l'organe électrique. Cette décharge, il n'est possible de l'expliquer que de la façon suivante : l'excitation s'est transmise d'abord, en direction centripète, dans le ramuscule coupé, ensuite, en direction centrifuge, dans le tube nerveux principal et ses divisions non sectionnées.

b) Il existe des muscles, tel le vaste interne de la grenouille, dont les deux portions sont innervées chacune par une branche de bifurcation d'une même fibre nerveuse. Or, si l'on excite mécaniquement l'une des branches, on provoque une contraction, non seulement dans le segment musculaire correspondant, mais encore dans celui innervé par l'autre branche. Kühne, à qui on doit cette expérience, l'interprète comme la preuve d'une conduction indifférente, puisque l'excitation peut aller des branches de division à leur tube générateur et de celui-ci à d'autres branches de division.

c) Lorsqu'on excite un nerf moteur sur un point quelconque de son trajet, l'onde nerveuse se propage tant en direction centrale qu'en direction périphérique. Ce qui tendrait à le prouver, c'est la propagation concomitante et dans les deux sens de la *variation négative* du courant électrique du nerf, à l'état de repos.

d) Après avoir sectionné le bulbe de chats et de singes au-dessous des noyaux de Goll et de Burdach, Sherrington[1] excite sur la section inférieure du bulbe, soit par action mécanique, soit par l'électricité, les cordons destinés à ces noyaux ; et malgré tous ses soins pour ne pas irriter la voie pyramidale, il provoque cependant des contractions musculaires : « Pour provoquer ces contractions, dit Sherrington, le courant a eu à descendre par la branche supérieure des racines postérieures ; il a dû rétrograder jusqu'aux collatérales réflexo-motrices, le long desquelles il s'est transporté jusqu'aux neurones moteurs ; il a par conséquent circulé en sens contraire de la marche ordinaire de l'excitation nerveuse, toujours cellulifuge dans toutes les branches de l'axone. » Observons en passant, que cette expérience, dont Sherrington prétend se servir contre la théorie de la polarisation, ne ruine, en réalité, que l'hypothèse de l'impossibilité pour les cylindres-axes de conduire en sens rétrograde, c'est-à-dire l'hypothèse même de Van Gehuchten.

1. C. S. SHERRINGTON, Doppelte Leitung im Centralnervensystem. *Monatschrift f. Psychiatr. u. Neurol.*, n° 6, 1897. (Traduction allemande d'une communication faite à la Société royale de Londres.)

2° Pour nous, la cause de la polarisation dynamique est toute différente *Notre hypo-* et toute relative : elle est uniquement dans les rapports qui existent entre *thèse.* les neurones, en d'autres termes, dans le siège de l'entrée de l'excitation dans le neurone. La diversité de structure des deux espèces d'expansions cellulaires n'est donc pas, selon nous, la cause de la polarisation. Nous dirons même que l'inverse seul serait vrai, et que cette diversité structurale, si elle existe réellement, n'est que la conséquence, par adaptation, de la polarisation préexistante. Ainsi, la polarisation n'aurait rien d'immuable. Expliquons-nous.

Si, à l'état physiologique, la polarisation est axipète, c'est-à-dire, si, dans cet état, les courants pénètrent dans le neurone toujours par les dendrites ou le corps pour sortir par le cylindre-axe et ses collatérales, cela dépend simplement des dispositions anatomiques qui existent, à l'état normal, dans chacune des innombrables chaînes réflexes : voies optiques, olfactives, sensitivo-motrices, spinales, etc., dont est constitué le système nerveux. Ces dispositions sont les suivantes :

1° Le premier neurone est en rapport immédiat et seulement par son appareil protoplasmique avec les surfaces sensibles de l'organisme, peau, sens, etc. ;

2° Le dernier neurone est en relation directe par son appareil axile seul avec les surfaces réagissantes, muscles, glandes, etc. ;

3° Les neurones intercalaires sont orientés de façon que leur appareil dendritique soit articulé avec le cylindre-axe, et les collatérales du ou des neurones précédents et leur appareil axile avec les dendrites ou le corps du ou des neurones suivants.

Dans ces conditions, l'excitation ne peut, manifestement, progresser que dans un sens ; elle ne peut pénétrer dans les neurones successifs que par leur appareil protoplasmique et en sortir que par leur appareil axile.

Mais qu'un changement survienne, par lésion artificielle ou morbide, dans les connexions des neurones, de sorte que la porte d'entrée du courant dans une cellule nerveuse se trouve transportée à son appareil axile, immédiatement le sens du courant changera dans cette cellule et on pourra voir, comme dans les expériences plus haut citées, le courant aller du cylindre-axe au corps de la cellule, ou d'une collatérale à son tronc d'origine.

Plusieurs arguments plaident en faveur de notre hypothèse : 1° l'absence de différence appréciable dans la structure entre expansions protoplasmiques fines et axones, entre tubes nerveux sensitifs et tubes nerveux moteurs ; 2° l'invraisemblance de l'hypothèse d'un mouvement ondulatoire[1] assez singulier pour ne pouvoir se propager que dans une direction unique et le long d'un conducteur approprié, alors que tous les modes de mouvements

1. Les physiologistes considèrent l'excitation nerveuse comme un mouvement oscillatoire, dont la longueur d'onde est d'environ 18 millimètres, alors que la vitesse de propagation de l'excitation elle-même est de 28 mètres par seconde. On apprécie la longueur d'onde de l'excitation nerveuse par l'étendue de la *variation négative*, pendant l'excitation électrique d'un nerf. Consulter, pour plus amples détails, les traités de physiologie, par exemple : FORSTER, A textbook of physiology, et LANDOIS, Lehrbuch der Physiologie des Menschen, etc., ou mieux, la traduction française.

ondulatoires connus: lumière, chaleur, électricité, etc., se transmettent
selon toutes les directions dans les corps bons conducteurs: 3° les faits
expérimentaux, qui, à l'exemple de ceux que nous avons rapportés ci-dessus, indiquent la possibilité, dans des conditions anormales, il est vrai, d'une
conduction rétrograde dans le cylindre-axe; 4° le soin tout à fait minutieux
qu'a pris la nature d'éviter les contacts entre axones, entre corps et entre expansions protoplasmiques de provenance distincte, par le moyen de la névroglie, par exemple dans la rétine, le cervelet, etc. Ce soin ne se comprendrait
absolument pas, si toute communication latérale entre appendices de même
fonction était impossible, par essence; 5° enfin, le vaste horizon que, grâce
à sa souplesse, notre hypothèse, ouvre à l'interprétation pathogénique
des affections nerveuses et de leurs symptômes. Cette hypothèse permet,
en effet, d'attribuer ces affections à des perturbations dans le sens, dans
l'énergie, dans la régularité des courants, perturbations, qui peuvent avoir
des causes fort diverses : la destruction de la névroglie et de la myéline isolantes; le déplacement accidentel des surfaces dans les articulations axo
protoplasmiques ; la rupture des cylindres-axes ou des dendrites ; l'interposition de leucocytes ou d'épanchements entre les surfaces nerveuses
normalement en contact ; enfin, toute autre cause, amenant, comme les
précédentes, des bouleversements dans les lieux de pénétration des courants dans les neurones. Que de troubles de la parole, de la motilité, des
associations d'idées même trouveraient leur explication, si, un jour, l'anatomie pathologique, justifiant nos présomptions, parvient à déterminer, pour
chacun d'eux, les altérations correspondantes dans le régime des connexions
des neurones !

La polarisa-
tion dynami-
que en physio-
logie et patho-
logie.

On voit de quelle utilité peut être la polarisation cellulaire ; on voit
aussi qu'en la créant, en astreignant les courants à n'aller, à l'état normal,
que dans une direction toujours la même dans les appendices cellulaires, la
nature semble avoir eu pour but d'éviter l'accumulation de travail sur le
même conducteur et peut-être l'interférence des ondes nerveuses. Et, en effet,
si le sens de la conduction était chose indifférente à l'organisme, pourquoi
dans les centres existerait-il deux sortes d'expansions cellulaires, axiles et
protoplasmiques? pourquoi, à la périphérie, des voies doubles, l'une pour
l'appareil sensitif et l'autre pour l'appareil moteur ? et pourquoi, dans le
muscle, deux espèces de tubes nerveux, les uns centrifuges terminés par les
plaques motrices, les autres centripètes débutant par les fuseaux sensitifs
de Kühne ? Une voie unique, une seule espèce de fibres provenant d'une
seule et même espèce de cellules et desservant tout à la fois les plaques
motrices et les terminaisons sensitives, aurait suffi. Mais alors, que de rencontres, de confusions, de conflits se seraient produits entre courants
circulant en sens contraire ! Et qui sait si précisément dans les états pathologiques ces désordres ne se produisent pas, quand à la périphérie, ou dans
les centres où elles sont innombrables, des voies doubles, de conduction
opposée, mais contiguës et tout à fait distinctes à l'état normal, viennent
se toucher sur un point quelconque ? Alors ces voies doubles deviennent réellement uniques et leurs neurones peuvent être sillonnés simul-

tanément par des ondes directes et rétrogrades, d'où les interférences.

En résumé, la polarisation des courants est un phénomène qui est constant seulement dans l'organisme vivant et normal. Elle fait son apparition dans la série animale avec le système nerveux lui-même et n'est que la simple conséquence de la différenciation des tissus en une surface sensible, peau, organes des sens, et une surface réagissante, muscles, glandes. Si, dans le cours de l'évolution animale, la polarisation a pu déterminer, par son existence même, des modifications adaptatives dans la structure des conducteurs, modifications qui l'ont rendue plus aisée et plus constante, cela ne va pas jusqu'à empêcher la possibilité, dans des circonstances accidentelles, d'une propagation des ondes nerveuses en sens inverse.

AVALANCHE DE CONDUCTION

Un des résultats physiologiques les plus intéressants de la morphologie et du mode de connexion des neurones est ce que nous appelons l'avalanche de conduction.

Si chaque neurone n'était relié qu'à un autre neurone, dans les chaînes tendues entre les surfaces sensibles et les surfaces réagissantes de l'organisme, il est certain que l'onde nerveuse née d'une impression se transmettrait linéairement et qu'à chacun de ses pas elle ne pénétrerait que dans un neurone. Mais il n'en est pas ainsi. Chaque neurone est relié, par les innombrables divisions de ses appareils protoplasmique et axile, à une quantité souvent considérable d'autres neurones. Aussi, l'impression reçue à la périphérie par une expansion dendritique se propage-t-elle, en éventail, en cône, embrassant à chacun de ses passages une multitude de plus en plus croissante de neurones. Elle avance donc, c'est notre comparaison, comme l'avalanche, qui, à mesure de sa chute, entraîne une masse de plus en plus accrue de matériaux. Par suite, aucune chaîne réflexe de neurones n'est isolée; elle a, dans les centres, avec ses voisines et même avec des chaînes éloignées, des neurones communs en plus ou moins grand nombre.

Pour mieux faire saisir ce phénomène de l'avalanche de conduction, entrevue autrefois par Golgi, mais qui n'a reçu sa pleine et entière confirmation que lors de la connaissance des véritables terminaisons nerveuses dans l'axe cérébro-spinal, citons quelques exemples.

Un cône de la fossette centrale, région de la rétine où l'acuité visuelle atteint son plus haut degré, est impressionné par la lumière; il transmet sa commotion à une cellule bipolaire, qui la passe à une cellule ganglionnaire; celle-ci, ramifiant à profusion son expansion axile dans le corps genouillé externe, ébranle un groupe considérable de neurones de ce centre; enfin, les cylindres-axes de ce groupe cellulaire, allant se terminer dans la région occipitale de l'écorce du cerveau et se diviser au contact des panaches protoplasmiques de cellules pyramidales, réveillent l'activité d'une infinité de ces dernières. Ainsi, l'*unité d'impression* (nous appelons de la sorte, l'onde unique recueillie, pendant l'action d'un stimulus, par un cône, une cellule ciliée de l'organe de Corti, une expansion protoplasmique olfac-

L'avalanche de conduction dans l'appareil visuel.

tive ou sensitive) est parvenue, quoique reçue par un cône unique, à affecter des centaines et peut-être des milliers de neurones d'un centre cortical.

L'avalanche de conduction dans l'appareil acoustique, etc.

Même fait dans l'appareil acoustique. Une ou deux cellules ciliées de l'organe de Corti transmettent l'impression reçue à l'expansion protoplasmique myélinisée d'une cellule bipolaire du ganglion spiral du limaçon. Le cylindre-axe de cette cellule conduit alors l'onde nerveuse au ganglion ventral acoustique du bulbe. Ici, grâce à sa bifurcation et à l'émission de nombreuses collatérales, ce cylindre-axe ou fibre radiculaire acoustique, propage l'ébranlement à un certain nombre de cellules nerveuses. A leur tour, les cylindres-axes de ces cellules, se portant au corps trapézoïde du bulbe, font entrer dans la chaîne de conduction, grâce à leurs nombreuses collatérales, de nouvelles séries de neurones du noyau du corps trapézoïde, de l'olive supérieure, du noyau préolivaire, du ganglion du tubercule quadrijumeau postérieur, etc., jusqu'à ce qu'enfin l'excitation, transportée par une masse imposante de cylindres-axes, arrive au cerveau, où il est à supposer qu'elle se répand dans d'innombrables cellules pyramidales.

Dans l'appareil olfactif, dans les nerfs sensitifs, partout en un mot où la structure nerveuse a été étudiée par les méthodes récentes et en particulier par celle de Golgi, l'avalanche de conduction est d'une égale évidence.

Plus tard, en traitant de l'interprétation dynamique de la structure de l'écorce cérébrale, nous étudierons plus à fond ce phénomène de l'avalanche et nous verrons qu'il ne faut pas trop en exagérer l'étendue, car jamais la diffusion de l'unité d'impression n'est telle, qu'elle rende impossible la localisation des images sensitives et sensorielles en des foyers déterminés de l'écorce cérébrale.

LOIS D'ÉCONOMIE D'ESPACE, DE TEMPS ET DE SUBSTANCE

Buts utilitaires des dispositions topographiques et anatomiques de la cellule nerveuse, de ses parties et des organes nerveux.

Lorsqu'on passe en revue, comme nous l'avons fait précédemment, les formes diverses que présentent les cellules nerveuses, on en arrive à se demander si tout ce qui cause cette diversité : position différente du corps, point de départ différent du cylindre-axe, directions différentes des prolongements protoplasmiques, etc., même dans des neurones voisins et du même foyer, est effet capricieux du hasard et chose insignifiante, ou si au contraire tout cela n'est pas parfaitement réglé, n'a pas un but avantageux pour l'organisme.

Vraiment, il nous en coûte d'admettre que des dispositions, comme la naissance de l'axone sur une expansion dendritique ou l'unipolarité des cellules ganglionnaires rachidiennes soient, par exemple, le résultat banal de mécanismes évolutifs, tels que croissance des neurones, déplacement de leurs corps, etc. L'évolution embryonnaire, évidemment, explique ou pourrait expliquer par quelles séries de changements les dispositions morphologiques se sont établies chez l'adulte ; mais cela ne nous révélerait nullement dans quel but ces dispositions se produisent et existent seulement dans des foyers déterminés de la substance grise. Aussi, pour nous, le doute n'est pas possible, toutes les dispositions morphologiques des cellules nerveuses nous semblent devoir obéir à des règles précises et à une fin utilitaire.

Quelles sont ces règles et cette fin ?

Nous avons longtemps cherché, mais en vain. Bien plus, certaines dispositions morphologiques, telles le départ de l'axone loin du corps ou le changement de plan de celui-ci, qui s'opposaient à l'édification d'une formule absolument générale de la polarisation dynamique, loin de se montrer utiles à l'organisme, lui semblaient désavantageuses, soit par retard dans la vitesse de conduction, soit par obstacle à une séparation convenable des courants cellulifuge et cellulipète. Enfin, nous trouvons : toutes les diverses conformations du neurone et de ses parties ne sont que des adaptations morphologiques, régies par les lois d'économie de temps, d'espace et de substance. C'était la découverte de la faculté pour les courants du neurone de ne pas toujours passer par le corps, qui nous avait subitement éclairé et mis sur la bonne voie.

Ces lois d'économie de temps, d'espace et de matière, qu'il faut considérer comme les causes finales de toutes les variations de forme des neurones, sont pour nous si évidentes, qu'elles doivent s'imposer à qui veut y réfléchir ou les vérifier, et qu'elles doivent se transformer, du même coup, à ses yeux, en preuves fondamentales de notre théorie de la polarisation axipète. *Les lois d'économie ; leur généralité.*

Ces lois sont très générales ; elles dominent non seulement la morphologie des neurones, mais aussi celle des organes nerveux. Ceci, nous l'avons établi au début de cet ouvrage, en montrant que les variations macroscopiques de ces organes dépendent surtout des lois d'économie de temps et de matière.

Nous n'avons donc plus qu'à prouver l'influence de ces lois sur la conformation des cellules nerveuses.

1° Loi d'économie de temps. — La loi qui commande le lieu d'origine et le trajet d'une foule de cylindres-axes, ainsi que les changements morphologiques d'un certain nombre de neurones, est la loi d'économie de temps. Parmi les nombreux faits, où cette loi se manifeste en toute évidence, nous choisirons : l'unipolarité des cellules des ganglions rachidiens et des ganglions des invertébrés, le trajet rectiligne des fibres de la substance blanche et les bifurcations des tubes nerveux. Nous allons étudier ces faits un à un.

a) Unipolarité des cellules sensitives rachidiennes et des cellules des ganglions des invertébrés. — Dans les neurones sensitifs, l'évolution onto- et phylogénique va, comme nous l'avons maintes fois signalé, de la bipolarité à l'unipolarité. Quelle peut être l'utilité d'une métamorphose si paradoxale et en apparence régressive ? *L'économie de temps dans les cellules des ganglions rachidiens et des ganglions ventraux des invertébrés.*

Pour peu que l'on s'y appesantisse, on reconnaît bientôt que, grâce à cette métamorphose, grâce, par conséquent, à la transformation d'un trajet primitivement et nécessairement flexueux en un autre tout à fait ou presque rectiligne, le temps du transfert de l'excitation sensitive devient plus court.

Pour montrer qu'il en est bien ainsi, nous emprunterons à l'histologie comparée les schémas (fig. 34) des ganglions rachidiens d'un poisson et d'un mammifère, schémas où apparaissent, avec la dernière netteté, et les différences considérables dans la longueur du conducteur sensitif, et les différences correspondantes de durée de conduction de l'excitation sensitive dans les formes bipolaire et unipolaire.

Dans le schéma *A* du poisson, les expansions périphérique et centrale sont forcées par la forme bipolaire du neurone sensitif de ramper entre les corps entassés des cellules, d'en épouser les formes et, par là, de décrire de nombreuses sinuosités. Il est clair que le chemin parcouru par l'excitation sensitive se trouve ici bien plus long que s'il était en ligne droite. Dans les expansions qui serpentent à la périphérie du ganglion, cette plus grande longueur du chemin de l'excitation sensitive se trouve même accrue, du fait de la direction générale curviligne imposée à ces fibres par les contours arciformes du ganglion.

Dans le schéma *B* du mammifère, les corps cellulaires, ayant émigré à la pé-

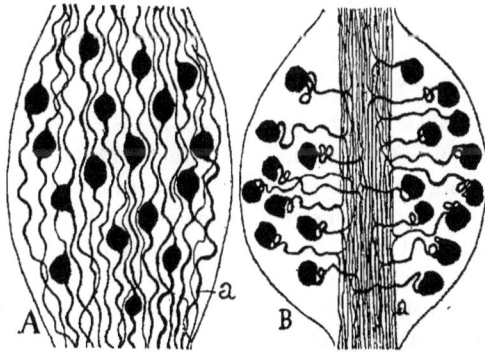

Fig. 34. — Schémas de la structure des ganglions rachidiens.

A, ganglion d'un poisson (Raia) ; — B, ganglion d'un mammifère (Felis catus) ; — *a*, trajet suivi par l'excitation sensitive.

riphérie, ont abandonné la région axiale du ganglion aux conducteurs sensitifs, qui s'y sont alors disposés en faisceaux rectilignes. Aussi, en fait de flexuosités, n'en voit-on que sur le pédicule qui joint le corps à la bifurcation.

Grâce à cette singulière disposition, le parcours de la conduction sensitive se trouve très diminué : la grande courbe, qu'imposait la forme arrondie du ganglion aux expansions des corpuscules extérieurs, est, en effet, évitée ; les conducteurs étant dans l'axe même du ganglion, c'est-à-dire, dans la direction des racines postérieures, sont précisément sur le trajet le plus court vers la moelle ; enfin, la voie flexueuse des poissons est devenue, par la localisation des corps cellulaires à la périphérie du ganglion, une voie droite, rectiligne. L'on voit, par là, combien la nature semble avoir prisé, au-dessus de tous les autres, l'avantage de la rapidité, puisque, sacrifiant l'économie de matière à l'économie de temps, elle a préféré ajouter à la cellule sensitive un conducteur, pour ainsi dire superflu, le pédicule d'origine de la bifurcation. Cette particularité, soit dit en passant, n'est guère favorable à l'hypothèse avancée par Lugaro et Van Gehuchten. Au reste, nous aurons plus tard l'occasion d'apprendre que le corps des cellules rachi-ganglionnaires reçoit aussi des courants qui lui sont, vraisemblablement, apportés par des fibres sympathiques.

Il y a même lieu de croire qu'à cause de son utilité primordiale, l'unipolarité a été atteinte progressivement, perfectionnée soit par la sélection naturelle, soit par d'autres agents évolutifs, encore inconnus ; et la preuve, c'est la transformation unipolaire qui, d'après les recherches de Lenhossék, s'opère déjà chez certains poissons.

La loi d'économie de temps, que nous voyons si bien commander à la structure des ganglions rachidiens des vertébrés supérieurs, commande également à celle des invertébrés : vers, mollusques, crustacés, insectes. L'unipolarité, qui est la dominante dans les cellules de leurs ganglions, et l'émergence des appendices dendritiques récepteurs au niveau de la portion initiale de l'axone de ces cellules ne sont en effet que des dispositions conformes à cette loi. La première est destinée à établir dans l'axe de chaque ganglion une voie conductrice rectiligne ou presque rectiligne, la plus courte, par suite ; la seconde a pour but de donner une plus grande célérité au transfert des courants. Il n'est point difficile de voir que la seconde disposition atteint bien son but, puisque les courants, une fois reçus, ne sont pas obligés de rétrograder jusqu'au corps cellulaire pour dériver ensuite par l'axone, mais passent directement des expansions réceptrices à ce cylindre-axe émissaire.

b) *Substance blanche des centres.* — La façon dont se comportent les fibres des cordons blancs de la moelle et celles de la substance blanche du cerveau nous est encore un exemple des plus éloquents de la loi d'économie de temps. Ces fibres sont constamment d'une rectilignité parfaite ; entre leur point de départ et celui de leur terminaison elles parcourent toujours le minimum d'espace possible. Or, si ces fibres se trouvaient entremêlées à des corps de cellules nerveuses, comme c'est le cas dans les ganglions rachidiens des vertébrés inférieurs ou dans les ganglions sympathiques de tous les vertébrés, bien évidemment leur trajet en serait rendu tortueux, sinueux, et atteindrait, par le fait de ces méandres, une longueur beaucoup plus considérable. Dans un organe de l'étendue de la moelle par exemple, ce trajet pourrait être triple ou quadruple de ce qu'il est, comme en rend compte une construction géométrique des plus simples.

Outre cette rectilignité, les fibres de la substance blanche présentent diverses dispositions éminemment favorables à une épargne de temps : rayonnement des fibres de la voie pyramidale et des voies sensitives centrales, direction et position du corps calleux et de la commissure antérieure dans le cerveau, situation centrale et divergence de la substance blanche dans le cervelet, etc., dispositions où s'exprime la loi d'économie de temps associée, presque toujours, à la loi d'économie de matière conductrice nerveuse.

En un mot, toute fibre, qu'elle soit commissurale, d'association ou de projection, qu'elle soit sensitive ou sensorielle centrale, qu'elle soit terminale ou collatérale, suit, d'après nous, toujours le chemin le plus court dans la substance blanche. C'est en vertu de ce principe que s'est faite, précisément, la localisation des tubes nerveux du cerveau en son centre. L'axe du cerveau est bien en effet le chemin le plus direct qui puisse mener de l'écorce cérébrale au bulbe et à la moelle, en passant, en même temps, par les noyaux gris centraux. C'est également par ce principe, et par lui seul, que peut

L'économie de temps dans la substance blanche.

13

s'expliquer l'existence d'organes blancs cérébraux, tels que : voûte à trois piliers, faisceau de Meynert, faisceau de Vicq d'Azyr, piliers antérieurs du trigone, etc., la substance blanche générale du cerveau ayant dû se morceler pour obéir à la loi d'économie de temps.

L'économie de temps dans les bifurcations des fibres nerveuses.

c) Bifurcations. — Il n'est certes pas moins curieux de voir cette loi d'économie de temps se manifester jusque dans les bifurcations des fibres nerveuses.

A cet égard, les bifurcations des racines sensitives à leur arrivée au cordon postérieur sont bien le meilleur exemple qu'on puisse donner.

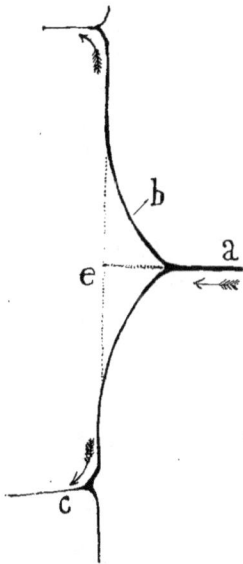

Fig. 35. — Schéma de la bifurcation et du trajet des courants dans une fibre des racines postérieures de la moelle épinière.

a, tube afférent; — *b*, branche de bifurcation primaire ; — *c*, branche de bifurcation secondaire ou collatérale longue; — *e*, le trajet plus long de la bifurcation primaire, si elle se faisait en T.

Dans ces fibres, comme d'ailleurs dans toutes les fibres myélinisées, de quelque provenance soient-elles, presque toutes les bifurcations se font, ainsi que nous avons été le premier à l'observer dans les centres nerveux, sous la forme d'un Y. Or, si ces bifurcations étaient en équerre, en T, ainsi qu'on le voit en *e* (fig. 35), n'est-il pas évident que l'ondulation nerveuse, ayant à parcourir un trajet beaucoup plus long, eût été retardée d'autant? La bifurcation en Y entraîne donc économie de temps et de conducteur. Mais cela n'est vrai et possible qu'à une condition : c'est que, dans les cylindres-axes, la conduction soit dendri- et somatofuge, comme nous le soutenons. Si la conduction était rétrograde, si le courant pouvait aller d'une branche de bifurcation à sa pareille ou au tronc commun, cette division en Y, loin d'être une source d'économie de temps, serait en effet une cause de retard plus ou moins considérable, et, pour satisfaire à la loi d'économie de temps, la bifurcation devrait prendre d'autres dispositions plus favorables, qu'il est facile d'imaginer. La bifurcation en Y fournit ainsi, soit dit en passant, un argument de plus en faveur de notre théorie axipète.

Quand la bifurcation s'effectue non plus sur une fibre myélinisée, mais sur une fibre nue, terminale, dont les branches, dès l'origine, doivent se mettre en rapport avec des éléments déterminés, la forme en Y n'est plus requise, et c'est plutôt la division en T ou presque en T, c'est-à-dire à angle droit, qui présente le plus d'avantages pour la célérité de la transmission ; telles sont les bifurcations des fibres parallèles du cylindre-axe des grains cérébelleux.

En certains cas, lorsqu'il y a intérêt à une vitesse plus grande des courants qui les sillonnent, les collatérales elles-mêmes empruntent ce dispositif économique en Y, et cela, quoiqu'il en puisse résulter pour leur tronc principal un léger allongement. Ce tronc principal forme alors de distance en distance un angle, du sommet duquel émerge la collatérale. Tel est le mode d'origine des collatérales sensitives et en particulier des collatérales réflexo-motrices, qui partent toutes de la pointe d'angles plus ou moins rapprochés, et situés le long des branches ascendante et descendante des radiculaires sensitives (fig. 35).

Ces inflexions anguleuses des troncs originaires des collatérales ne constituent point une disposition embryonnaire, puisque nous les avons retrouvées dans les moelles adultes de batraciens, reptiles, oiseaux et mammifères. En outre, on ne les observe point sur tous les tubes de la substance blanche ; elles manquent à peu près complètement dans les cordons antérieur et latéral. Elles pourraient donc être l'apanage, sinon exclusif, du moins habituel, de la voie sensitivo-motrice, voie édifiée par les collatérales réflexo-motrices, nées au voisinage de l'angle de bifurcation des racines postérieures.

Nombreux sont encore les cas régis par la loi d'économie de temps : cellules à crosse des lobes optiques, grains du cervelet, etc. ; mais il est inutile d'y insister.

2° Loi d'économie de matière. — Un grand nombre de faits de morphologie avaient, par leur singularité, échappé jusqu'à présent à toutes les tentatives d'explication. Ainsi, pourquoi, dans les cellules à crosse, le cylindre-axe émane-t-il toujours du haut d'un prolongement protoplasmique ? Pour quelle raison, encore, dans les grains du cervelet et en maints autres neurones cérébraux, la même disposition se reproduit-elle, bien que moins accentuée ? On ne le savait. Cette explication, l'examen approfondi de notre théorie de la polarisation axipète nous l'a fait découvrir. Elle est aussi simple que décisive : toutes ces dispositions se produisent par économie de protoplasma, par économie du trajet inutile soit de l'axone, soit de ses branches terminales, soit des expansions dendritiques.

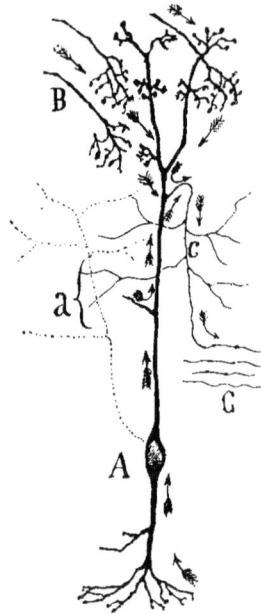

Fig. 36. — Cellule à crosse du lobe optique des reptiles. (D'après P. Ramón.)

A, corps cellulaire ; — B, fibres optiques ; — C, substance blanche profonde ; — a, parcours économisé par le cylindre-axe, grâce à son émergence du haut de la branche protoplasmique ascendante et non du corps lui-même ; — c, cylindre-axe. — Les flèches indiquent le sens des courants.

Prenons, par exemple, la cellule à crosse du lobe optique des reptiles, cellule dont nous avons déjà parlé (fig. 36, A). Voici comment les courants nerveux y circulent, d'après notre théorie axipète. L'excitation lumineuse, recueillie par les expansions protoplasmiques externes, n'a nul besoin de passer par le corps ; elle s'engagera donc immédiatement par le cylindre-axe, se distribuera par ses collatérales et ira, enfin, cheminer dans la

L'économie de matière et le point de départ du cylindre-axe.

1° La cellule à crosse.

couche des fibres nerveuses profondes *C*, qui, chez ces animaux, comme aussi chez les batraciens et les poissons, s'étend au-dessus des corps des cellules à crosse.

Mais imaginons que 'e cylindre-axe naisse du corps même, et que, pour conserver intactes ses relations, il s'élève jusqu'à la zone où se répandent ses collatérales ; de toute évidence, son parcours s'en trouvera pour ainsi dire doublé et la transmission de l'ébranlement lumineux ralentie dans la même proportion. L'axone ne ferait-il pas l'ascension totale, le résultat serait identique ; l'allongement superflu, l'inutile emploi de matière serait alors partagé entre lui et les collatérales initiales, puisque celles-ci, au lieu de prendre naissance dans la région supérieure du lobe, se dégageraient dans les zones moyennes, en *a*. Supposons même que l'axone ne fasse pas à lui tout seul l'ascension totale, l'allongement superflu du trajet et l'inutile emploi de matière, partagés maintenant entre lui et ses collatérales nées dans les régions moyennes du lobe, en *a*, n'en subsisteraient pas à un moindre degré. Quant à la transmission de l'ébranlement optique à la couche des fibres nerveuses profondes, en *c*, les dispositions que nous venons de supposer, la ralentiraient de tout le temps nécessaire à parcourir le tronc protoplasmique, qui surmonte le corps cellulaire. Ce parallèle entre la cellule à crosse réelle et des formes supposées fait donc ressortir, de la manière la plus nette, et la signification de l'origine extra-somatique de l'axone, et l'économie de matière et de temps opérée par elle.

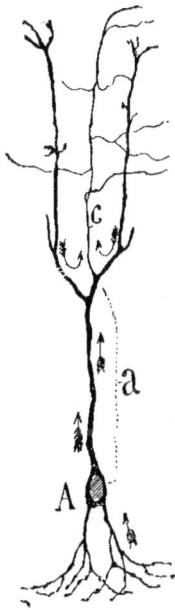

Fig. 37. — Cellule à cylindre-axe périphérique ; lobe optique d'un reptile. (D'après P. Ramón.)

c, cylindre-axe ; — *a*, partie du trajet qu'il économise, en prenant naissance au-delà du corps, sur la dendrite supérieure. — Les flèches indiquent le sens des courants qui affluent dans l'axone ; on voit qu'il y a économie de temps pour les courants venus de la partie supérieure de la cellule.

2° Les cellules des lobes optiques des oiseaux et des reptiles.

La cellule fusiforme, très allongée, que nous présentons dans la figure 37, élément fort commun dans le lobe optique des oiseaux et aussi dans celui des batraciens et reptiles, comme l'a montré mon frère Pedro Ramón, peut encore nous fournir une preuve excellente de la loi d'économie de matière. De son tronc protoplasmique chez les oiseaux, ou d'une branche dendritique chez les reptiles, jaillit le cylindre-axe, qui, après avoir émis des collatérales, se porte vers la périphérie. Le courant, qui sillonne ce cylindre-axe pour atteindre peut-être la rétine, est recueilli tout d'abord et surtout, semble-t-il, par le panache inférieur de cette cellule. Il passe donc, auparavant, par le corps et le tronc protoplasmique ascendant. Ainsi, il est manifeste qu'en ne faisant pas émaner le cylindre-axe du corps cellulaire, mais de la partie élevée des dendrites, la nature économise un conducteur de longueur égale à la distance entre ces deux points. Ici donc, il n'y a pas seulement économie de temps, mais aussi économie de substance.

Le principe de l'économie de protoplasma trouve encore sa pleine confirmation en maintes cellules de la moelle, de la protubérance et du cerveau, où, en effet, on voit souvent le cylindre-axe partir d'une expansion dendritique dirigée vers la substance blanche. Ce principe est même tellement sûr que l'on peut, par déduction, deviner quel est probablement le lieu d'émergence d'un cylindre-axe, quand on connaît le siège de son arborisation

Les grains du cervelet.

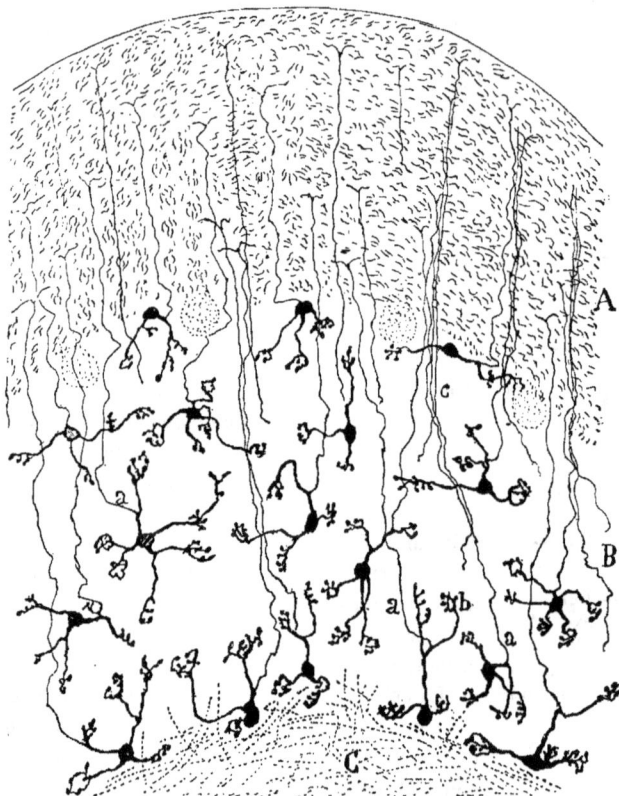

FIG. 38. — Coupe transversale d'une portion de lamelle du cervelet;
lapin de deux mois. Méthode de Golgi.

A, couche plexiforme avec les fibres parallèles en section transversale ou oblique; — B, couche des grains; — C, substance blanche; — *a*, cylindre-axe très fin des grains; — *b*, arborisations digitiformes des dendrites des grains; — *c*, faisceaux de cylindres-axes de grains. — On voit que, sur les grains à dendrites ascendantes, le cylindre-axe part d'une de ces dendrites; sur les grains à dendrites horizontales ou descendantes, il part du corps ou d'une partie qui en est très voisine.

terminale. Ainsi, en nous basant sur cette loi de l'économie de matière, nous avons prévu que, dans les grains du cervelet, l'expansion dendritique, d'où jaillit l'axone, doit être plus ou moins ascendante; par réciproque, le cylindre-axe doit émaner directement du corps cellulaire, de sa partie supérieure bien entendu, quand tous les appendices protoplasmiques affectent une direction horizontale ou descendante (fig. 38). Nous avons examiné alors toutes nos préparations déjà anciennes, pour y rechercher les grains, bien imprégnés ; les faits ont entièrement justifié notre prévision, comme le prouvent les cas les plus typiques de grains représentés dans la figure 38. Dans les grains pourvus d'une dendrite ascendante, le cylindre-axe sort de cette dendrite au voisinage de sa ramification terminale ; dans les grains dont les appendices protoplasmiques sont tous descendants, l'axone émerge, au contraire, du corps de la cellule ; dans les grains enfouis dans la substance blanche et surmontés d'une longue dendrite ascendante, l'axone, comme dans le premier cas, se dégage de cette dendrite.

Il est hors de doute que, dans tous les exemples précités, la nature agit comme si elle se proposait : 1° de faire une économie de protoplasma en profitant de toute l'étendue utilisable d'un appendice dendritique pour la conduction ascendante, 2° de rendre plus rapide la transmission des seuls courants qui sont amenés par l'extrémité périphérique de la dendrite génératrice de l'axone. Il est bien évident aussi que, pour les courants circulant dans le reste de la ramure protoplasmique, il ne peut y avoir aucune économie de temps.

Mais l'exactitude de la loi d'économie de substance permet de prévoir bien d'autres faits du même genre. Dans les cellules ganglionnaires géantes de la rétine par exemple, il est fréquent de voir le cylindre-axe se détacher de la base d'une grosse expansion dendritique. Or, si l'on veut connaître la raison de cette circonstance, on remarque, comme nous l'avons vérifié, que l'appendice dendritique porteur du cylindre-axe est toujours le plus voisin de l'entrée du nerf optique dans la rétine.

Citons, enfin, deux espèces de corpuscules chez lesquels l'émergence du cylindre-axe vient aussi à l'appui de la loi d'économie de matière : les cellules de Martinotti, dont un grand nombre donne naissance au cylindre-axe par l'intermédiaire d'une dendrite ascendante, et les neurones moteurs de la moelle qui, souvent, lancent du côté de la racine correspondante un rameau protoplasmique chargé de l'expansion nerveuse.

Le lieu d'origine du cylindre-axe est donc toujours commandé par cette loi, et quand l'axone part de la partie la plus inférieure d'un corps de cellule, c'est que cette partie est la plus rapprochée, soit de la substance blanche à laquelle se rend l'axone, soit du siège de l'arborisation terminale de celui-ci. Les cellules de Purkinje, quantité de cellules pyramidales et d'autres neurones ont cette disposition.

Le cylindre-axe qui émerge d'un prolongement dendritique ne peut naître sur celui-ci au delà d'un certain point ; cette limite est déterminée par la nécessité de laisser libre, pour la conduction axipète ou l'absorption des courants, un segment plus ou moins long de l'extrémité de la dendrite ; c'est pourquoi, dans les grains, on ne voit jamais l'axone jaillir de l'arborisation terminale protoplasmique même, mais toujours au-dessous d'elle.

Remarquons, en passant, que cette particularité d'organisation constitue un argument de plus en faveur du rôle axipète et récepteur des ramifications dendritiques ; car, si cela n'était pas, on ne comprendrait point pour quelle raison le cylindre-axe, au lieu d'obéir à la loi d'épargne protoplasmique, ne s'échappe pas souvent de l'extrême bout de ces ramifications.

Parfois la loi d'économie semble violée ; par exemple, lorsque le cylindre-axe, aussitôt né, fait un grand détour avant de se rendre à la substance blanche. Mais ce n'est là, comme nous le faisions pressentir, qu'une infraction apparente ; car, par ce circuit, la longueur des collatérales initiales se trouve toujours réduite, et le temps employé par l'excitation à se transmettre aux cellules nerveuses en connexion avec ces collatérales se trouve toujours diminué.

La loi d'épargne protoplasmique gouverne aussi la disposition et la direction des appendices dendritiques. Ceux-ci vont toujours, le plus directement possible, vers les arborisations axiles terminales avec lesquelles ils doivent entrer en contact. Aussi, la cellule change-t-elle de forme, quand son corps se déplace et se loge hors de son lieu habituel, dans la substance blanche, par exemple ; souvent, alors, elle devient unipolaire, comme le prouvent un certain nombre de grains représentés sur la figure 38 ; dans ce cas, les appendices protoplasmiques ne partent que du côté du corps qui est à la moindre distance des arborisations nerveuses.

Nulle part l'économie de substance n'apparaît aussi clairement que dans les troncs protoplasmiques de certains corpuscules : cellules pyramidales du cerveau, neurones de la corne d'Ammon, cellules ganglionnaires et spongioblastes de la rétine, etc. Que l'on fasse la somme des épaisseurs de tous les prolongements sortis de la tige protoplasmique de l'un de ces neurones, elle dépassera et de beaucoup le diamètre de celle-ci. Il y a donc là économie réelle de protoplasma, économie d'autant plus considérable que la zone dans laquelle s'épanouit le bouquet terminal de la tige est plus éloignée, c'est-à-dire, que la tige est plus longue et plus développée. Aussi, lorsque les divers appendices dendritiques d'une cellule naissent isolément sur le corps même, est-ce là un indice certain de la proximité de leur champ de ramification. Une tige protoplasmique, en ce cas, eût occasionné une dépense superflue de matière et, de plus, un retard dans la conduction. Le cylindre-axe lui-même doit son existence aux mêmes principes d'économie de matière que la tige protoplasmique des cellules pyramidales, par exemple. Comme elle, l'axone sert de tronc commun à maintes ramifications nerveuses, collatérales et terminales ; et le fait que ces ramifications partent toutes de points plus ou moins distants de l'axone, au lieu de partir toutes et isolément du corps cellulaire, est encore la preuve d'une épargne considérable de protoplasma.

Malgré ce besoin d'économie, les expansions nerveuses ou protoplasmiques ne peuvent évidemment pas avoir un trajet tout à fait rectiligne, car elles butent contre les capillaires dans la substance blanche, contre ceux-ci et contre les corps et troncs des autres neurones dans la substance grise. La névroglie, qui se borne à occuper les interstices des cellules et des fibres, ne paraît pas, d'une façon appréciable du moins, modifier l'itinéraire des prolongements cellulaires.

3° LOI D'ÉCONOMIE D'ESPACE. — Dans tout foyer nerveux les cellules sont disposées de telle sorte que leurs corps et prolongements occupent le plus petit espace possible, qu'il n'existe aucun vide entre elles, et que, cependant, l'étendue des surfaces de contact, c'est-à-dire les connexions intercellulaires ne soient en rien diminuées. Pour satisfaire à cette loi importante, la nature recourt à un procédé aussi simple qu'ingénieux ; il consiste à loger les corps, portion la plus volumineuse des neurones, à cause du noyau et des amas chromatiques qu'elle renferme, à loger ces corps, disons-nous, dans les régions les plus pauvres en expansions protoplasmiques et les plus dénuées d'arborisations nerveuses terminales. C'est, sans aucun doute, en vertu de ce principe qu'est due la disposition stratifiée des corps et appendices dendritiques dans le cervelet, le cerveau, le lobe

L'économie de matière et les dendrites.

Cause probable de la disposition stratifiée dans les organes nerveux.

optique et surtout dans la rétine où la loi d'économie d'espace est observée avec une rigoureuse minutie. Remarquons, en effet, que les corps des cellules ganglionnaires, des cellules bipolaires et des cellules visuelles ou grains externes occupent précisément les couches de la rétine qui sont tout à fait privées de ramifications nerveuses, laissant ainsi aux zones moléculaires ou plexiformes un espace libre et dégagé pour l'établissement d'articulations axo-protoplasmiques.

Déplacement des corps cellulaires.

Mais il peut arriver, et de fait il arrive, que dans une espèce animale les éléments de telle ou telle assise de la rétine, du cervelet ou du lobe optique augmentent en nombre, sans que pour cela leur volume diminue. Où vont siéger les corps de ces nouveaux neurones? La nature n'élargit pas les espaces occupés par le ciment pour donner place à ces nouveaux corps cellulaires dans la couche, elle ne réduit pas non plus les formations névrogliques, comme le suppose Weigert [1], qui ne voit en ces dernières qu'une substance passive, destinée à combler les lacunes formées entre les éléments nerveux. Elle emploie un moyen plus expéditif : elle déplace le corps des cellules en excès, le force à quitter ses congénères de la même couche et à émigrer dans les étages sus ou sous-jacents. Ce n'est pas là une pure vue de l'esprit, car le corpuscule déplacé porte en lui les preuves de son origine et de sa parenté avec les autres corpuscules dont nous le supposons séparé ; son appareil protoplasmique ou récepteur et son arborisation nerveuse terminale ont mêmes positions et connexions que les leurs ; il n'y a donc de changé en lui que la situation de son corps.

Parmi les nombreux exemples que nous pourrions citer de cette disposition intéressante, nous ne signalerons que les suivants, parce qu'ils sont caractéristiques : les cellules de Dogiel [2] dans la rétine, cellules ganglionnaires émigrées dans la zone des grains internes; les spongioblastes déplacés, qui, d'après nos observations, peuvent habiter en pleine couche plexiforme interne et jusque dans l'assise des cellules ganglionnaires; les bipolaires déplacées, logées dans l'étage des grains externes et découvertes par Dogiel et nous-même [3] dans la rétine des batraciens, reptiles et oiseaux; les corpuscules de Golgi, que nous avons vus récemment dans la zone moléculaire du cervelet du lapin, les grains de la couche moléculaire de la fascia dentata, etc.

Tous ces faits nous amenèrent, il y a déjà bien longtemps, à formuler un principe dont l'utilité pour l'interprétation de la nature des cellules nerveuses a été reconnue par Lenhossék [1] dans son bel ouvrage sur la rétine des céphalopodes; le voici :

Dans toute cellule, la forme et la position du corps sont indifférentes, car

1. C. WEIGERT, Beiträge zur Kenntniss der normalen menschlichen Neuroglia. Frankfurt a. M., 1895.

2. DOGIEL, Ueber das Verhalten der nervösen Elemente in der Retina der Ganoiden, Reptilien, Vögel und Säugethiere. *Anat. Anzeiger.*, 1888.

3. CAJAL, La rétine des vertébrés. *La Cellule*, t. IX, fasc. I, 1892, et Nouvelles contributions à l'étude histologique de la rétine, *Journ. de l'Anat. et de la Physiol.*, n° 9, 1896.

4. VON LENHOSSÉK, Histologische Untersuchungen am Schlappen der Cephalopoden. *Archiv f. mikr. Anat.*, Bd. XLVII, 1896.

elles varient selon les exigences de la loi d'économie d'espace ; ce qui importe avant tout, pour reconnaître l'espèce d'un neurone, ce sont l'emplacement et les connexions de ses ramures axiles et dendritiques ; c'est là l'unique et sûr criterium, car dans les cellules de même espèce ces derniers caractères sont les seuls qui se maintiennent identiques. Par suite, l'identité ou la dissemblance physiologique des neurones se jugera exclusivement par la similitude ou la différence de leurs relations.

Critérium de l'espèce d'un neurone.

Tanzi[1] et Lugaro[2] ont dernièrement fait des objections, non contre l'existence des lois économiques ci-dessus exposées, mais contre leur importance, en tant que causes téléologiques de certaines dispositions morphologiques des neurones. Ils reconnaissent bien l'esprit d'économie de matière qui règne dans la structure des organes nerveux, et cependant ils croient pouvoir nier la loi d'économie de temps de conduction ; ils objectent que les distances évitées par la naissance de l'axone en tel ou tel point de la cellule nerveuse sont insignifiantes, d'où minime avantage pour la célérité de transmission des courants. Le profit, nous l'avouons, est en effet très petit. Mais n'est-il pas fort dangereux, dans l'état actuel de la science, de mesurer l'utilité d'un faible changement anatomique d'après notre point de vue ? Rappelons-nous que la nature ne crée l'ensemble que par l'infiniment petit, et, par suite, que ses économies doivent de toute nécessité se réaliser sur une échelle extrêmement petite. Et puis, il ne s'agit pas d'un seul neurone, mais de chaînes de neurones, parfois fort longues, dynamiquement reliées ensemble, en sorte que la petite économie présentée par l'un deux ajoutée à celle de tous les autres finit par devenir une économie qui est loin d'être négligeable. Nous demanderons à Lugaro s'il a calculé le poids de protoplasma économisé parce que le cylindre-axe des grains, au lieu d'émaner du corps, se détache à quelques µ plus haut, de la tigelle d'un appendice protoplasmique. Étant données l'extrême minceur de ce cylindre-axe et le plus petit parcours supposé ainsi économisé dans son trajet, il est certain que le poids fourni par le calcul s'élèverait à une fraction de milligramme. Or, quand bien même on additionnerait toutes les économies de substance faites ainsi dans un grand nombre de grains, on ne parviendrait, en fin de compte, qu'à un total encore insignifiant ; et cependant, il a sa valeur et la nature semble s'en être réellement préoccupée, puisque, chez tous les vertébrés, les grains présentent constamment l'économie protoplasmique dont il s'agit.

Objections de Tanzi et Lugaro contre l'importance des lois d'économie. Réfutation.

Quant à l'économie de temps de conduction, elle est, croyons-nous, beaucoup plus grande que ne le donne à penser la vitesse de 28 mètres par seconde, attribuée par les physiologistes à la transmission de l'onde nerveuse. Cette vitesse concerne surtout les nerfs ou cylindres-axes et nous avons de sérieuses raisons pour admettre qu'elle est moindre dans les expansions protoplasmiques et au niveau des passages de courants, c'est-à-dire des articulations des neurones, qu'elle est moindre, autrement dit, dans les

---

1. Tanzi, *Rivista di Patologia nervosa e mentale* (analyse de notre travail : Leyes de la morfología, etc.), n° 3, mars 1897.

2. Lugaro, *Monitore zoologico italiano*, n° 4, 1897.

foyers de substance grise où se rencontrent les dispositions économiques d'émergence du cylindre-axe.

D'ailleurs, la meilleure façon de réfuter une théorie est de lui en substituer une autre qui embrasse une plus grande quantité de faits, ou qui les explique d'une manière plus naturelle et plus satisfaisante. Et ni Lugaro, ni Tanzi n'ont essayé de donner une explication différente aux dispositions morphologiques sur lesquelles nous avons fondé la théorie de la polarisation axipète. Répondent-ils à ces questions ? pourquoi les cellules sensitives rachidiennes sont-elles unipolaires chez les vertébrés supérieurs ? A quel motif obéit la formation de la substance blanche ? Pour quelle raison le cylindre-axe naît-il, parfois, loin du corps cellulaire ? Quelle est la cause de l'existence des cellules déplacées ? questions sur lesquelles, dans la mesure des connaissances présentes de la physiologie et des sciences adjuvantes, nous croyons avoir jeté la lumière, en partie au moins, grâce aux lois d'économie et à la théorie de la polarisation axipète du protoplasma.

Nous n'ignorons pas que les conditions évolutives ont pu aussi avoir leur part d'influence dans la production des dispositions morphologiques dont il a été question en ce chapitre; mais si l'histogénèse est apte à nous raconter comment une conformation parvient à ce qu'elle est, elle ne peut, en aucune façon, nous révéler le mobile utilitaire, la cause téléologique [1], qui a déterminé les mécanismes de l'évolution embryonnaire à se mettre au service du nouveau détail anatomique.

---

1. A propos de causes finales, il nous faut déclarer que les termes de *buts*, *desseins*, *perfectionnements*, etc., employés par nous, ne sont que des expressions consacrées par l'usage. Il n'existe, en effet, selon nous, aucune direction intentionnelle, aucun plan préconçu dans l'évolution de la nature ; mais seulement des variations, des adaptations, qui ont prévalu en raison de leur utilité dans la lutte pour l'existence. Par suite, les lois économiques exposées dans ce chapitre indiquent simplement les modes, les directions prises par les variations utiles à l'animal pendant l'évolution phylétique.

CHAPITRE VI

STRUCTURE DE LA CELLULE NERVEUSE

MEMBRANE CELLULAIRE ET RÉSEAU PÉRICELLULAIRE. — PROTOPLASMA : APPAREIL TUBULEUX
SPONGIOPLASMA, AMAS CHROMATIQUES, ESPACES LACUNAIRES ET SUC CELLULAIRE, RÉSEAU
NEUROFIBRILLAIRE, GRANULATIONS D'ALTMANN ET HELD, PIGMENT, CENTROSOME. —
NOYAU : MEMBRANE, CHROMATINE ET NUCLÉOLE, RÉSEAU DE LININE, BÂTONNET INTRA-
NUCLÉAIRE, SUC NUCLÉAIRE. — STRUCTURE COMPARÉE DE LA CELLULE NERVEUSE.

MEMBRANE

Toutes les cellules nerveuses du névraxe et des organes sensoriels aussi
bien que du sympathique possèdent une membrane d'une extrême ténuité, *la membrane fondamentale.*

En outre et par-dessus, certains neurones, ceux du sympathique et des
ganglions rachidiens sont revêtus d'une seconde membrane toute différente,
la capsule conjonctivo-endothéliale, leur attribut exclusif.

Nous avons donc à étudier deux espèces de membrane dans la cellule
nerveuse.

Membrane fondamentale. — Presque tous les auteurs en nient l'existence. *Existence*
La cellule nerveuse de la substance grise n'est, disent-ils, qu'un organite *d'une mem-*
complètement nu, dont les contours raboteux trahissent l'absence d'enve- *brane.*
loppe, un organite rappelant tout à fait le globule blanc du sang. Cette
négation n'est pas fondée. La cellule nerveuse a bel et bien une membrane.
Qu'on scrute avec attention, à l'aide d'un objectif puissant, un apochromatique 1.3o ou 1.4o, la périphérie des cellules nerveuses et l'on parviendra à
discerner, non une membrane isolable à proprement parler, mais plutôt une
zone limite, une sorte de fine couche de revêtement, semblable à celle que
certains auteurs ont signalée sur le cylindre-axe.

Toutes les cellules examinées ne laisseront pas deviner, également, cette *Conditions*
membrane. Certaines conditions favorisent sa perception et donnent, du *favorables à*
même coup, la conviction de son existence. *son observa-*
tion.

Ainsi, lorsque, sur une coupe de moelle ou de bulbe colorée par la
méthode de Nissl on rencontre des corpuscules nerveux rétractés, et cela
arrive assez fréquemment, on est à peu près sûr qu'à leur pourtour on verra
une grande vacuole (fig. 4o, *A* et *B*). Or, cette vacuole n'existe que par la
présence d'une membrane. Et, en effet, si on étudie de très près cette
cavité, on voit qu'elle se trouve en dedans d'une pellicule mince, adhérente

extérieurement au ciment intercellulaire, et libre, lisse, au contraire, intérieurement ou plus ou moins recouverte de ce côté par des parcelles du spongioplasma cellulaire. Nous avons donc, ici, la preuve : 1° qu'il existe, à la
périphérie des cellules nerveuses, une enveloppe homogène à double contour, et 2° que cette enveloppe contracte d'étroits rapports avec les trabécules du réseau achromatique du spongioplasma, que nous étudierons plus
loin.

Dans la rétine, imprégnée au bleu de méthylène d'Ehrlich, certaines

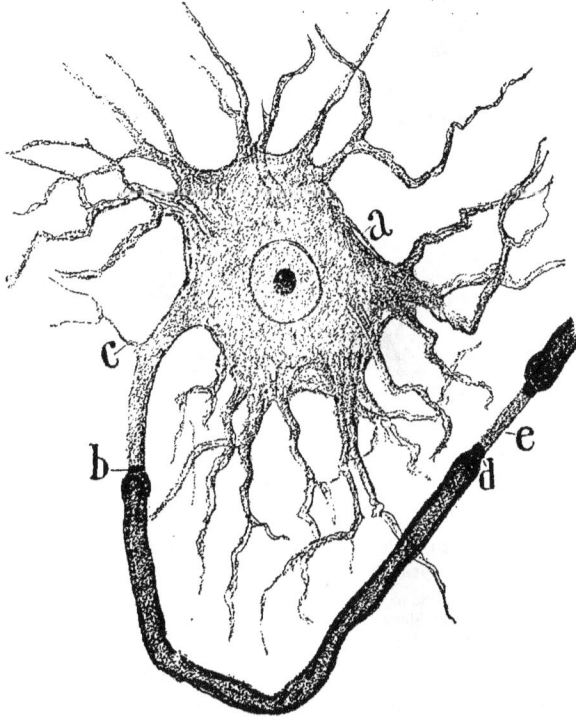

Fig. 39. — Cellule du lobe cérébro-électrique de la torpille. Coloration par le liquide
de Boveri et dissociation.

a, membrane, légèrement écartée du protoplasma ; — b, anneau de ciment ; — c, branche nerveuse
collatérale ; — d, disque de soudure ou de ciment dans un étranglement de Ranvier ; — e,
étranglement ou région de l'axone dépourvue de myéline.

cellules, et en particulier les ganglionnaires géantes, attirent tout de suite
les regards par le vif contraste de leur couche corticale intensément colorée avec le fond pâle de leur protoplasma. Il s'agit là, encore, d'une enveloppe, d'une membrane, et non d'un simple dépôt superficiel de matière
tinctoriale. Il n'y a pas à en douter, car, tout comme dans le cas précédent,
sur bien de ces cellules on voit la coque périphérique, écartée, séparée du
protoplasma inclus, auquel cependant quelques trabécules spongioplastiques la relient souvent encore. Il n'est pas rare, non plus, d'observer, dans
le lobe cérébro-électrique de la torpille, des cellules, qui, colorées par la

méthode de Boveri [1], présentent une membrane brun foncé, éloignée en quelques points et à des degrés divers du protoplasma, qu'elle enclôt. En *a*, sur la figure 39, le fait est particulièrement visible.

Ce sont là des preuves directes, palpables, de l'existence de la membrane cellulaire. Nous pourrions nous dispenser d'en donner d'autres, de déductives, par exemple, s'il n'était toujours nécessaire d'en fournir un surcroît, pour anéantir des affirmations erronées, mais tenaces. Nous les tirerons : 1° de la production des varicosités sur les branches délicates des expansions protoplasmiques ; 2° du déplacement des amas chromatiques du protoplasma cellulaire, déplacement que la fixation à l'alcool absolu provoque aisément sur un grand nombre de cellules, et 3° de certains phénomènes, observables dans les états pathologiques de la cellule nerveuse.

Pour ce qui est des varicosités, si on nie la présence d'une fine pellicule

Preuves déductives de l'existence d'une membrane cellulaire.

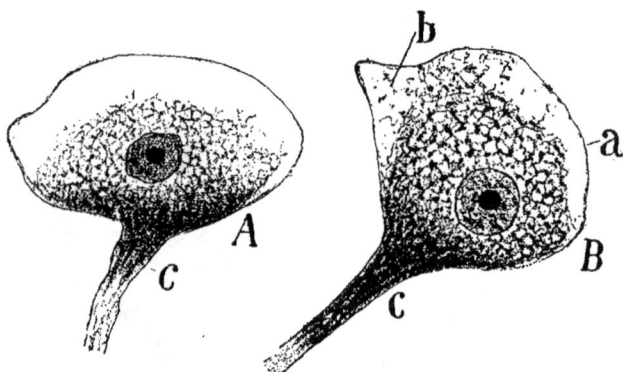

Fig. 40. — Cellules du noyau ventral ou antérieur de l'acoustique. Fixation par l'alcool absolu et coloration par la méthode de Nissl (Apochr. 1,60, Zeiss).

a, membrane écartée du protoplasma ; — *b*, trabécules isolées du spongioplasma ; *c*, appendice dendritique, dans lequel la chromatine protoplasmique s'est accumulée.

imitante, d'une membrane en un mot, à la périphérie des appendices dendritiques où ces varicosités se produisent, comment concevra-t-on que la substance cyanophile demeure toujours dans ces appendices et ne fuse que d'une façon tout à fait exceptionnelle, au dehors, c'est-à-dire, dans l'espace péricellulaire ? et cela, malgré la liquidité ou semi-liquidité évidente de cette substance, qui s'accumule parfois en gouttes énormes, malgré, encore, l'altération certaine que ces appendices éprouvent par leur longue exposition à l'air, avant la fixation du tissu nerveux.

Il serait tout aussi malaisé, sinon même impossible, d'interpréter autrement que par l'existence d'une membrane frontière, la rétention de la chromatine protoplasmique dans les cellules, lorsqu'elles sont fixées par l'alcool. Au lieu d'émigrer et de se concentrer, en masse, en un point éloigné de la cellule, au voisinage d'un appendice protoplasmique et dans cet appendice

1. Fixation et coloration par un liquide composé de parties égales de solutions d'acide osmique à 1 p. 100 et de nitrate d'argent au même taux.

lui-même, comme on en voit deux beaux exemples sur la figure 40 en *C*, la substance chromatique, chassée par l'alcool absolu, devrait, en effet, s'il n'y avait pas d'obstacle, s'extravaser et sortir des limites du champ cellulaire.

Enfin, pour les mêmes motifs, on est forcé d'accepter l'existence de cette membrane, quand on étudie les phases diverses des altérations de la cellule nerveuse au cours de certains états pathologiques. Dans les chromatolyses, déterminées, par exemple, par la section des cylindres-axes et caractérisées par l'augmentation considérable du suc intracellulaire, le noyau est repoussé tout contre la périphérie de la cellule; il rompt même la régularité de ce contour par la saillie qu'il y fait, mais il ne sort pas (fig. 72). Pourquoi donc n'est-il pas expulsé? sinon parce qu'une barrière membraneuse s'y oppose.

Il existe donc autour de la cellule nerveuse et de ses expansions une membrane, et cela est hors de doute, malgré les dénégations de presque tous les auteurs.

Cette membrane n'est pas particulière à quelques neurones; c'est une propriété générale, sans aucune exception, comme nous l'avons toujours affirmé [1]. Car, depuis 1888, époque où nous la signalions dans le lobe cérébro-électrique de la torpille [2], Renaut [3], dans ses observations sur la rétine colorée au bleu de méthylène,et nous-même dans nos recherches sur la moelle, le cerveau, le cervelet, par le procédé d'Ehrlich-Bethe et la méthode de Nissl [4], l'avons constamment retrouvée.

Aspect,structure et propriétés de la membrane.

Quel est l'aspect et la structure de cette membrane? Seuls, des objectifs d'un pouvoir résolvant élevé, tel qu'un apochromatique 1,60 à immersion dans le monobromure de naphtaline, parviennent à nous l'apprendre. A travers de semblables systèmes optiques, les membranes, même les plus fines, des cellules colorées par la méthode de Nissl apparaissent avec un double contour indubitable et semblent être, en outre, d'une grande homogénéité.

Quant aux propriétés de cette membrane, les faits mêmes qui nous ont aidé à prouver sa réalité, les dénotent : elle est extensible, puisqu'elle se laisse distendre par les varicosités que forme le suc cellulaire augmenté et par le noyau repoussé; elle est élastique aussi, puisque, inversement, elle revient sur elle-même, toujours collée sur le spongioplasma, quand celui-ci se contracte pour une raison ou pour une autre. Et si, parfois, elle ne suit pas, dans son entier, les mouvements de retrait de ce spongioplasma, ainsi qu'il appert de la figure 40, peut-être faut-il mettre cette apparente infraction locale sur le compte d'adhérences intimes, établies entre elle et les arborisations nerveuses qui l'entourent.

1. CAJAL, Elementos de histología normal, 1895, p. 303.
2. CAJAL, Nota sobre la estructura de los tubos nerviosos del lóbulo cerebral eléctrico del torpedo. *Rev. trimestr. de Histol. norm. y patol.*, n° 2, 1888.
3. RENAUT, Sur les cellules nerveuses multipolaires et la théorie du « Neurone ». *Bulletin de l'Acad. de Médecine de Paris*, séance du 5 mars 1895.
4. CAJAL, Estructura del protoplasma nervioso. *Rev. trim. micr.*, año I, número 1, 1896. — Nouvelle contribution à l'étude histologique de la rétine, etc. *Journ. de l'Anat. et de la Physiologie*, t. XXXII, 1896.

Capsule conjonctivo-endothéliale ou adventice. — Nous devrions mainte-nant aborder dans ses détails l'étude de la seconde membrane, de cette capsule protectrice, formée d'un endothélium mêlé de quelques cellules con-jonctives (fig. 49, *c*). Mais en raison même de son défaut d'universalité, puis-qu'elle n'est attribut supplémentaire que des neurones inclus dans les gan-glions rachidiens et les ganglions sympathiques, nous croyons mieux faire en en retardant l'étude jusqu'au moment où nous traiterons de ces ganglions.

Réseaux péricellulaires. — De divers côtés, on a signalé, autour du corps de la cellule nerveuse, l'existence de plexus fibrillaires et même de véritables enveloppes homogènes, qui protégeraient ce corps ou l'isole-raient des fibres nerveuses environnantes. Nous-même avons décrit, il y a longtemps [1], une écorce inégale, marquée de lignes et d'impressions irré-gulières, autour de quelques cellules et en particulier autour du corps des cellules de Purkinje, dans le cervelet; nous considérions cette écorce comme un ciment péricellulaire spécial, colorable par la méthode de Golgi. Plus tard [2], en examinant des cellules pyramidales du cerveau du chat, impré-gnées par le bleu de méthylène, puis fixées par le molybdate d'ammoniaque, nous eûmes l'occasion de remarquer, à leur surface, un reticulum dont il nous fut fort difficile d'indiquer la nature. Golgi eut le mérite d'appeler l'at-tention sur cet appareil réticulaire [3]. Le premier, il en donna une description exacte, qu'il puisa dans des préparations obtenues par une légère modifica-tion de sa méthode [4]. Veratti [5] et d'autres élèves de Golgi confirmèrent l'existence de ce réseau dans d'autres sortes de cellules nerveuses.

Réseau dé-crit par Ca-jal.

Description exacte de ce réseau par Golgi.

On peut voir, sur la figure 41, ce réseau péricellulaire sur deux cellules cérébrales du chat adulte ; il est dessiné d'après une préparation au bleu de méthylène. Les travées de ce reticulum sont minces, courtes et aplaties; leur

1. CAJAL, A propos de certains éléments bipolaires du cervelet, etc. *Intern. Monat-schrift f. Anat. u. Physiol.*, Bd. VII, 1890.

2. CAJAL, Las celulas de cilindro-eje corto de la capa molecular del cerebro. *Rev. trim. microgr.*, t. II, 1897. — La red superficial de las células nerviosas centra-les. *Rev. trim. microgr.*, t. III, 1898.

3. GOLGI, Intorno alla struttura delle cellule nervose. *Bollettino della Società medi-co-chirurgica di Pavia*, 1898.

4. Tous les auteurs attribuent à Golgi la découverte du réseau superficiel, et Bethe l'appelle même réseau de Golgi ; Athias seul, dans son livre récent, nous attribue une part de priorité dans cette découverte. En effet, si nous venons de reconnaître que Golgi est le premier à avoir donné une description précise du reticulum péricellulaire, qu'il nous soit permis de rappeler que le fait même de l'existence de ce reticulum fut signalé par nous une année avant (1897), à l'occasion de notre travail sur l'application du bleu de méthylène à l'imprégnation des cellules cérébrales. Voici, d'ailleurs, le pas-sage où il en est question : « Parfois, le bleu de méthylène se dépose seulement à la surface des cellules quand on fixe par le procédé de Bethe; il dessine alors une membrane parsemée de vacuoles claires. Cet *aspect réticulaire* est souvent très beau sur les corps des neurones pyramidaux appartenant à des coupes perpendiculaires, fraîches et imprégnées par le procédé de la lubrification. Nous ne nous hasarderons pas cependant à conclure de cet aspect et sans autres recherches à la structure fibril-laire et réticulée de la fine enveloppe des cellules nerveuses. » S. R. CAJAL, Las celulas de cilindro-eje corto de la capa molecular del cerebro. *Rev. trim. micrográf*, t. II, 1897.

5. VERATTI, Su alcuna particolarità di struttura dei centri acustici nei mammiferi, Pavia, 1900.

apparence est hyaline ou finement granuleuse ; elles sont anastomosées et
forment des mailles serrées qui, d'ordinaire, n'ont pas plus d'un µ d'étendue.
Le bleu de méthylène colore les travées en bleu foncé ; les mailles arrondies
ovoïdes ou polyédriques, restent, au contraire, incolores ou fort pâles. Ce
reticulum, aplati, entoure toute la cellule comme d'une membrane et se
montre parfaitement délimité, tant en dehors qu'en dedans. Il se prolonge
sur les dendrites jusqu'aux premières et tout au plus jusqu'aux deuxièmes
divisions. Habituellement, les travées pâlissent à peu de distance du corps
cellulaire et leur imprégnation cesse tout à fait sur les fines branches ; le
cylindre-axe n'en présente pas la moindre trace. Parfois, surtout lorsque le

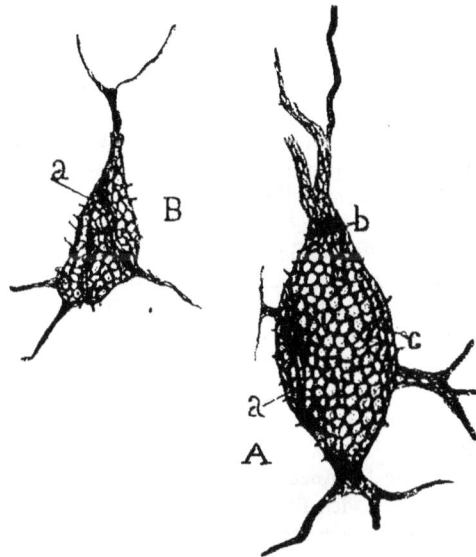

FIG. 41.—Cellules à cylindre-axe court du cerveau ; chat adulte. Méthode d'Ehrlich
a, travées du réseau péricellulaire ; — c, appendices épineux.

corps cellulaire est entouré d'un espace vide, on voit naître, à angle droit
de la face externe du réseau, des appendices en formes d'épines. D'après
S. Meyer [1], ces appendices entreraient en communication avec des arborisations nerveuses terminales. Selon Donaggio [2] et Held [3], elles se continueraient, au contraire, avec des fibrilles névrogliques. Dans les préparations
que nous avons obtenues, par une méthode analogue à celle de Meyer,
nous avons toujours vu les appendices se terminer librement ; ils ne contractent aucun rapport avec des ramifications nerveuses, qui, au reste, ne

1. S. MEYER, Ueber centrale Neuritenendigungen. Arch. f. mikros. Anat., Bd. LIV, 1899.
2. DONAGGIO, Nuove osservazioni sulla struttura delle cellule nervose. Rev. sperim. di Freniatria, Reggio-Emilia, 1899. — Sulla presenza di sottili fibrille tra le maglie
del reticulo periferico nella cellula nervosa. Bibliographie anatomique, fasc. 4, 1901.
3. HELD, Ueber den Bau der grauen und weissen Substanz. Arch. f. Anat. u. Physiol.
Anat. Abtheil., 1902.

sont jamais imprégnées par le bleu de méthylène en même temps que le reticulum.

Quelques auteurs décrivent d'autres détails au réseau péricellulaire. Ainsi, Donaggio croit avoir vu, en se servant d'une technique spéciale au bleu de méthylène, chaque maille du réseau divisée en mailles plus petites par des trabécules extrêmement fines. Il croit aussi avoir observé que certaines de ces dernières se dirigent vers un granule central, qui correspond vraisemblablement aux épaississements du plexus nerveux péricellulaire signalés par Held, puis constatés par Bethe et Auerbach. Ce sont là, pour nous, de simples accidents de préparation.

Quelle est la nature du reticulum péricellulaire dont il vient d'être question ? est-ce d'abord une disposition anatomique réelle ? et s'il en est ainsi, ce reticulum est-il nerveux ou névroglique ? Ces questions prouvent par elles-mêmes que l'on est fort loin de les avoir résolues. *Nature de ce réseau.*

Golgi pense que le réseau n'a rien de commun avec les fibres nerveuses et que, peut-être, c'est un appareil de soutènement ou de protection formé par de la neurokératine. Suivant Bethe qui en a fait une bonne étude, ce reticulum est neurofibrillaire et en continuité avec les fibres nerveuses; c'est là une opinion partagée par S. Meyer. Pour Held et Donaggio, enfin, il s'agit d'une dépendance de la névroglie, en continuité avec ses astrocytes; c'est donc, à leur avis, une sorte d'appareil de soutien et peut-être aussi de nutrition des cellules nerveuses. *Opinions de Golgi, Bethe, S.Meyer, Held, Donaggio.*

Incontestablement, ce réseau n'entre point en rapport ni avec les fibres nerveuses, ni avec les neurofibrilles intracellulaires. On peut s'en convaincre d'abord par son incolorabilité aux méthodes de coloration électives des neurofibrilles, c'est-à-dire aux techniques de Donaggio, Cajal, Lugaro, etc., ensuite par l'impossibilité où l'on se trouve d'apercevoir ses relations dans les préparations effectuées par le procédé même de Bethe. Au reste, ce réseau ne présente nullement l'aspect des fibres nerveuses terminales, puisque les travées sont lisses, hyalines, dépourvues de varicosités et sans ramifications. En outre, il ne s'imprègne par le bleu de méthylène et le chromate d'argent que si ces derniers n'ont pas coloré les arborisations cylindre-axiles. Le réseau péricellulaire n'est donc pas nerveux. Nous n'admettons pas davantage qu'il soit névroglique, car il ne se continue jamais avec les bras des cellules de Deiters et n'offre aucun des caractères morphologiques et histochimiques de celles-ci. S'il nous était permis de proposer une autre solution, en attendant celle qui doit être définitive, nous dirions, comme nous l'avons fait ailleurs, que ce réseau est dû à la coagulation d'une substance dissoute dans le liquide péricellulaire. Plusieurs faits militent en faveur de cette manière de voir : la présence de réseaux plus ou moins semblables dans les substances grise et blanche, leur production accidentelle, l'irrégularité de leurs formes, la formation de réticulations analogues dans les vaisseaux sur les préparations effectuées par la méthode de Bethe, enfin leur apparition dans les coupes imprégnées au bleu de méthylène et uniquement sur les cellules tuées rapidement par un excès de réactif, c'est-à-dire sur les corpuscules voisins des vaisseaux et capillaires, qui ont reçu une forte injection de matière colorante. *Notre opinion.*

Il est un autre réseau que Held[1] décrit et dessine autour d'un grand nombre

1. H. HELD, Beiträge zur Struktur der Nervenzellen und ihrer Fortsätze. 3e Abhandlung. *Arch. f. Anat. u. Physiol.* Anat. Abtheil. Supplementband, 1897.

Réseau de Held.

de cellules du noyau dentelé, du noyau de Deiters, du ganglion ventral de l'acoustique. Ce réseau très épais, formant membrane, serait, d'après ce savant, en continuité avec des fibrilles nerveuses terminales des nids péricellulaires. Or, ce réseau correspond exactement au plexus nerveux péricellulaire découvert par nous, il y a nombre d'années, dans le noyau rouge, celui de Deiters,

Notre opinion.

autour des cellules de Purkinje, etc.; il correspond aussi aux plexus trouvés dernièrement par notre assistant Lavilla[1] dans l'olive accessoire supérieure interne. Held a donc commis une erreur, parce qu'il a pris de simples superpositions de fibres pour des anastomoses et parce qu'il a pris à la lettre les résultats de l'imprégnation par la méthode de Golgi. Nous avons depuis longtemps démontré qu'il fallait peu se fier au chromate d'argent dans la coloration des plexus péricellulaires, car il possède souvent la même affinité pour les fibrilles terminales du plexus que pour le ciment conducteur péricellulaire dans lequel ces dernières sont baignées. Aussi, est-il fréquent de voir des précipités, qui, non seulement réunissent les filaments isolés et semblent en former des réseaux, mais comblent jusqu'aux mailles de ces réseaux. La méprise est si aisée, d'ailleurs, que nous-même avions commis la faute de prendre, dans le noyau du corps trapézoïde, des plexus de fibres indépendantes pour une couche péricellulaire presque continue (Calices de Held).

PROTOPLASMA

Sa quantité; à quelle règle elle obéit.

En dedans de la membrane fondamentale commune se trouve le protoplasma, contenant lui-même le noyau. Aucune cellule nerveuse, pourvu qu'elle soit dans une intégrité parfaite, ne manque de ce protoplasma. Seule sa quantité varie, et même dans de grandes proportions. Telles cellules, les grains du cervelet, par exemple, en ont si peu autour de leur noyau que celui-ci semble constituer tout le corpuscule. Telles autres, au contraire, et nous pouvons citer les neurones moteurs de la moelle, en possèdent, par contre, en abondance. Cette diversité quantitative n'est pas chose de hasard; elle a des raisons, que voici formulées en une règle générale : Plus les expansions dendritiques auxquelles un neurone donne naissance sont volumineuses et multipliées, plus le protoplasma du corps de ce neurone est copieux.

Consistance; opinions diverses sur ses réactions chimiques.

Quelles sont les propriétés de ce protoplasma? De consistance, nous savons qu'il est demi-liquide, mais de réaction chimique, nous ignorons quel il est exactement. Acide, à en croire Geschleiden, Liebreich, Heidenhain et Edinger; alcalin, d'après Langendorf[2]. L'acidité n'est pas le fait des cellules nerveuses, en pleine vie, prétend même cet auteur, mais des cellules mortes; les cellules vivantes sont toujours alcalines. Ainsi, serait élucidée cette contradiction.

Structure et parties consti-

Passons à une question plus importante, la structure de ce protoplasma. Lorsqu'on examine des cellules nerveuses pleines de vie, il est impossible

1. LAVILLA, Algunos detalles concernientes á la estructura de la oliva superior y focos acústicos. *Rev. trim. micr.*, t. III, fasc. 2, 1898.
2. LANGENDORF, Die chemische Reaction der grauen Substanz. *Neurol. Centralbl.*, 1885.

de découvrir, dans leur protoplasma, trace d'une structure quelconque. Tout au plus, et encore faut-il pour cela mettre à contribution les objectifs les plus pénétrants, parvient-on à relever de ci, de là, éparses dans le corps cellulaire, et en apparence sans dépendance mutuelle aucune, quelques fines granulations. Vient-on, au contraire, à étudier des cellules nerveuses dont le protoplasma s'est coagulé soit spontanément par la mort, soit artificiellement par l'action de réactifs fixateurs : alcool, formol, acide chromique, chromate, etc., alors cette masse, tout à l'heure homogène, semblait-il, ou à rares et fins granules, se diversifie d'une manière surprenante ; une organisation des plus complexes s'y révèle, et, grâce à la différence de leur

luantes du protoplasma coagulé spontanément ou artificiellement.

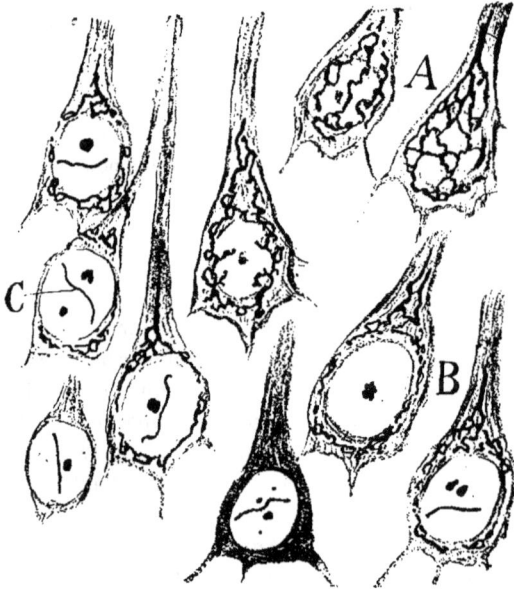

Fɪɢ. 42. — Cellules pyramidales profondes du cerveau du lapin.
Méthode au nitrate d'argent réduit.

A, canalicules intraprotoplasmiques de Golgi et Holmgren, en section optique superficielle ; — B, les mêmes, en section optique équatoriale ; — C, cellules pourvues d'un bâtonnet intranucléaire.

aptitude à prendre les matières colorantes et à d'autres traits que nous apprendrons à connaître, on y distingue : *un appareil tubuleux, une charpente ou squelette protoplasmique, un réseau neurofibrillaire, des amas et grains dits chromatiques*, à cause de leur avidité pour les couleurs, *un suc protoplasmique*, translucide, anhyste, et *des inclusions*, au nombre desquelles nous citerons, surtout, *les taches pigmentaires* et *les granulations fuschsinophiles* d'Altmann et Held. Et ce n'est pas tout, au moins pour certains neurones, ceux des ganglions spinaux ; car Lenhossék y a décelé encore un amas spécial qu'il a pu identifier avec le *centrosome* de toute cellule capable de mitose.

*Découvert
par Golgi.*

Appareil tubuleux du protoplasma. — Nous devons à Golgi [1] la découverte d'un appareil réticulaire spécial dans le protoplasma des cellules nerveuses; c'est en modifiant quelque peu sa méthode au chromate d'argent, que ce savant a mis en évidence ce réseau, situé autour du noyau et plus ou moins éloigné de la membrane. Il a ainsi pu le voir dans un grand nombre de cellules nerveuses et, en particulier, dans les cellules des ganglions rachidiens, dans les cellules motrices de la moelle et dans les neurones du bulbe et du cervelet.

*Aspect et ca-
ractères; opi-
nions diverses.*

Cet appareil est constitué, comme le montre la figure 42, par des travées relativement grosses, massives d'apparence et disposées en réseau à mailles polygonales ou arrondies [2]. Ce reticulum, tout à fait indépendant des amas

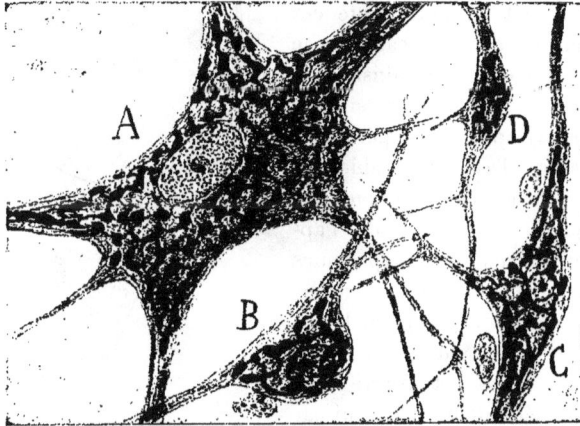

Fig. 43. — Réseau tubuleux intraprotoplasmique dans diverses cellules nerveuses de la moelle épinière du chien âgé de 8 jours. Méthode au nitrate d'argent réduit.

A, grosse cellule funiculaire; — B, C, D, petites cellules funiculaires.

chromatiques, laisse dans les cellules des ganglions une grande partie de la périphérie du protoplasma inoccupée. Il n'en est plus de même dans les centres, car, d'après les recherches de Golgi et la confirmation que Soukha-

1. GOLGI, *Boll. della Societ. med.-chirur. di Pavia*, aprile 1899.
2. D'après les récents travaux de Veratti, Sanchez et Holmgren, cet appareil tubuleux est simplement l'homologue du système tubuleux terminal très fin, que nous avons découvert, en 1890, dans les muscles des insectes, grâce à la méthode de Golgi. Il s'agirait donc là d'une disposition cytologique générale présentant des modifications et des adaptations correspondant à la structure et à l'activité fonctionnelle de chaque sorte de cellules. Voir :
S. R. CAJAL, Coloration, par la méthode de Golgi, des terminaisons des trachées et des nerfs dans les muscles des ailes des insectes. *Zeitschr. f. wiss. Mikros.*, Bd. VII, 1890.
VERATTI, Ricerche sulla fine struttura della fibra muscolare striata. *Memorie del R. institut. lomb. di scienz. e lett.*, vol. XIX, série III, 1902.
HOLMGREN, Ueber die Trophospongien der quergestreiften Muskelfasern, etc. *Arch. f. mikros. Anat.*, etc. Bd. LXXI, 1907.
SANCHEZ, L'appareil réticulaire de Cajal-Fusari des muscles striés. *Travaux du Lab. de rech. biol.*, etc., t. V, fasc. 3, 1907.

noff [1] et nous [2] en avons donnée, ce reticulum embrasse la presque totalité du protoplasma des cellules multipolaires et envoie même des expansions, qui se terminent librement à l'origine des grosses dendrites. Pour Golgi, chaque travée forme un filament massif. Veratti [3] et d'autres élèves de Golgi partagent cette opinion.

Les observations de Holmgren [4], effectuées à l'aide de diverses méthodes, sont cependant contraires à cette manière de voir. Cet histologiste a démontré, en effet, qu'il ne s'agit pas là d'une charpente massive, mais d'un système de canaux ou de sinus anastomosés, dans lesquels on peut distinguer un contenu et une enveloppe. Holmgren admet, en outre, que ces tubes entrent en communication avec l'extérieur et sont, pour ainsi dire, un prolongement intraprotoplasmique des espaces lymphatiques péricellulaires. Malgré l'avis favorable de Retzius et de Studnicka [5], qui ont, eux aussi, constaté l'existence de l'appareil tubuleux dans les corpuscules des ganglions spinaux, nous croyons cette communication purement hypothétique ; au reste, elle n'a pas été aperçue par Veratti et Negri [6] au moyen de la méthode de Golgi, ni par Kopsch [7] et Misch [8], qui ont employé une méthode spéciale d'imprégnation à l'acide osmique, pas plus d'ailleurs que par Sanchez, dans les cellules épithéliales des invertébrés.

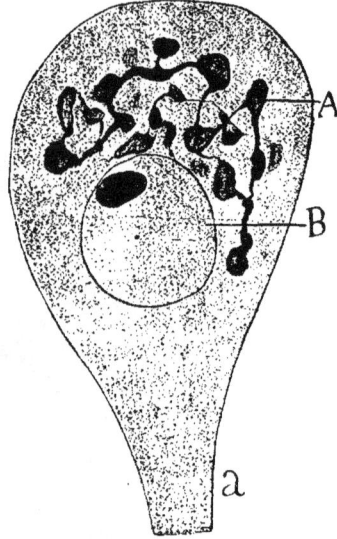

Fig. 44. — Cellule de la chaîne ganglionnaire du ver de terre (*Lumbricus*). Méthode au nitrate d'argent réduit.

A, canaux intraprotoplasmiques de Golgi-Holmgren.

Ce réseau tubuleux ne se trouve pas seulement dans les cellules ner-

1. Soukuanoff, Sur le réseau endocellulaire de Golgi dans les éléments nerveux de l'écorce cérébrale. *Le Névraxe*, vol. IV, 1903.

2. S. R. Cajal, Un sencillo método de coloración de las neurofibrillas, etc. *Trab. del Lab. de Inv. biol.*, t. II, 1903.

3. Veratti, Ueber die feinere Structur der Ganglienzellen des Sympathicus. *Anat. Anzeiger*, 1898. — Su alcune particolarità di struttura dei centri acustici nei mammiferi, etc. Pisa, 1900.

4. Holmgren, Ueber die Trophospongien der Darmepithelzellen. *Anat. Anzeiger*, nº 21, 1902. — Ueber die Trophospongien der Nervenzellen. *Anat. Anzeiger*, Bd. XXIV, 1904. — Ueber die Trophospongien der Nebenhodenzellen und der Lebergangzellen von *Helix pomatia*. *Anat. Anzeiger*, Bd. XXII, 1902.

5. Studnicka, *Anat. Anzeiger*, 1899.

6. Negri, Di una fina particolarità di struttura di alcune ghiandole dei mammiferi. *Bull. Soc. med.-chir. di Pavia*, nº 1, 1900.

7. Kopsch, Die Darstellung des Binnennetzes in spinalen Ganglienzellen, etc. *Sitzungsber. d. Kgl. preuss. Acad. der Wissensch. zu Berlin*, Bd. XL, 1902.

8. Misch, Das Binnennetz der spinalen Ganglien. *Intern. Monatschr. f. Anat. u. Physiol*, Bd. XX, Heft. 10-12, 1903.

veuses ; il existe aussi dans les cellules glandulaires, comme l'a montré
Negri, et dans les cellules épithéliales de l'intestin, ainsi qu'il appert des
recherches de Holmgren et des nôtres [1]. Ces diverses constatations semblent
indiquer qu'il existe dans toutes les cellules un système analogue de sinus
intra-protoplasmiques, bien que jusqu'à présent on ne l'ait décelé que dans
les corpuscules les plus volumineux.

Ses différen-
ces chez les
vertébrés et
invertébrés.

La disposition de l'appareil tubuleux diffère beaucoup suivant les animaux et l'espèce cellulaire que l'on étudie. Dans les cellules nerveuses des
vertébrés, par exemple, il entoure complètement le noyau. Dans celles des
invertébrés, au contraire, il est ordinairement cantonné sur le côté du
protoplasma qui est situé entre le noyau et le sommet du corps. On peut
se rendre compte de l'aspect que présente ce système de canaux dans les
neurones de la chaîne ganglionnaire du ver de terre, en examinant la figure 44.

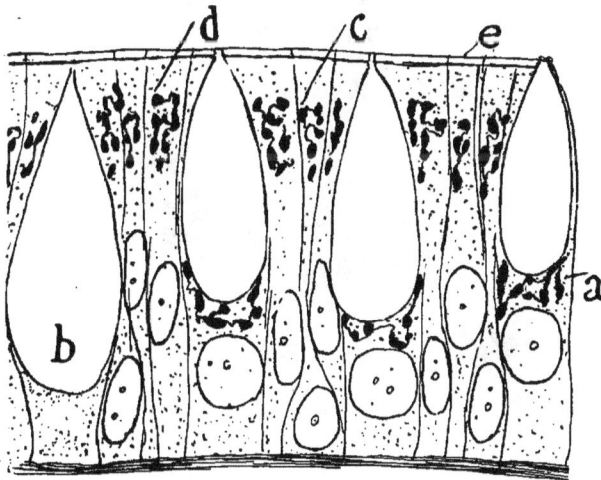

Fig. 45. — Réseau tubuleux dans les cellules glandulaires et épithéliales
de l'intestin du cobaye. Méthode au nitrate d'argent réduit.

On remarquera la disposition moniliforme des canalicules, leurs rares divisions et anastomoses, leurs sinuosités compliquées et leur position dans
la seule partie supérieure du protoplasma. A l'aide d'un bon objectif apochromatique, on distingue, dans chacun de ces canaux, une paroi très
mince et un contenu granuleux probablement liquide, à l'état vivant. On
verra un appareil tubuleux encore plus simple sur la figure 45 ; c'est celui

Son aspect
dans les cellu-
les non ner-
veuses.

des cellules glandulaires et épithéliales de l'intestin du cobaye. Chez les vers
et dans les mêmes genres de cellules il est pelotonné et souvent dépourvu
de toute anastomose.

Spongioplasma ou charpente protoplasmique. — Pour étudier le spongioplasma ou charpente interne du neurone, choisissons, dans une coupe

1. CAJAL, El aparato tubuliforme del epitelio intestinal de los mamíferos. *Trab. del
Lab. de Inves. biol.*, t. III (VIII de la *Rev. trim.*), marzo 1904.

mince colorée à la thionine et provenant d'un tissu nerveux fixé à l'alcool
ou au sublimé, une cellule, plutôt volumineuse, ornée d'un bel épanouissement d'appendices dendritiques et de son cylindre-axe, plus ou moins
écourté. Scrutons-la à l'aide d'objectifs à immersion de grand pouvoir.
Voici ce que nous verrons : Un réseau de teinte pâle, dont les trabécules,
courtes et rugueuses, parfois membraniformes, limitent des mailles polygonales de faible étendue. Ces trabécules, que Nissl et Lenhossék ont les
premiers signalées et dont l'existence a été confirmée par nous, Marinesco,
Van Gehuchten et Held, servent de trait d'union, ainsi que nous le verrons

*Son aspect
dans le corps
et les dendri-
tes.*

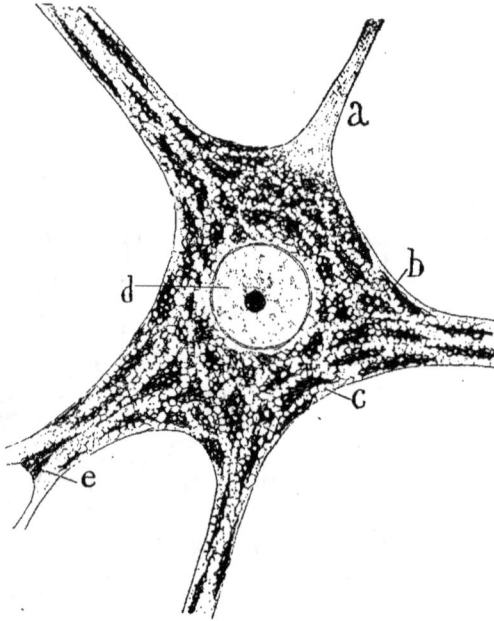

FIG. 46. — Cellule motrice de la moelle épinière du lapin. Méthode
de Nissl (Objectif apochrom. de Zeiss).

a, cylindre-axe ; — *b*, amas chromatique ; — *d*, noyau ; — *c*, spongioplasma ; — *e*, amas conique
de bifurcation.

bientôt, à certaines accumulations chromatiques. En dedans, c'est-à-dire
vers le centre de la cellule, elles prennent attache sur la membrane du
noyau ; en dehors, elles adhèrent à la membrane fondamentale de la cellule.
Au point où ces filaments s'entrecroisent et parfois, aussi, le long de ces
filaments eux-mêmes, on aperçoit de minuscules granulations de matière
basophile, avide, comme le mot l'indique, de substances colorantes basiques
et par suite identique à celle des amas (fig. 48, *b*). Cet aspect du réseau
spongioplastique et des mailles par lui délimitées est celui que présente le
protoplasma du corps, de l'espace le plus large de la cellule. Ailleurs, dans
les prolongements dendritiques, au cône d'origine du cylindre-axe, il varie,
de manière si sensible même, qu'il semble tout autre. Ainsi, au niveau des
premières, les fils du réseau s'amincissent, se rapprochent, deviennent plus

ou moins parallèles ; en même temps, les mailles interposées s'allongent, la trame spongieuse se resserre même tellement dans les appendices protoplasmiques ténus, que les objectifs les plus pénétrants ne la décomposent plus.

Son aspect dans le cône d'origine du cylindre-axe.

Quant à la région du cône d'origine de l'axone, le même mode d'examen y démontre que, malgré la pâleur plus grande du spongioplasma par perte ou absence de granulations basophiles, comme l'ont remarqué Simarro, Schaffer, Lenhossék et d'autres, malgré le tassement et la convergence des trabécules, convergence passant graduellement au parallélisme dans le cylindre-axe, malgré la délicatesse de plus en plus grande de ces trabécules, il s'agit là, toujours, d'un réseau.

Rapports entre le spongioplasma et les neurofibrilles.

La découverte des neurofibrilles, dont nous nous occuperons bientôt, soulève un problème difficile à résoudre. Il s'agit, en effet, de savoir si le spongioplasma pâle que présentent les préparations colorées par la méthode de Nissl, est un facteur spécial du protoplasma ou une image incomplète du reticulum neurofibrillaire. Lorsque l'on compare des préparations d'un même type cellulaire, de neurones moteurs par exemple, préparations effectuées par la méthode de Nissl et celle au nitrate d'argent réduit, on remarque certaines ressemblances, surtout en ce qui concerne les filaments ténus ou secondaires ; d'autre part, de grandes différences sautent aux yeux, dont une des principales est l'absence presque complète, dans les préparations de Nissl, des faisceaux de fibrilles primaires. Nous n'avons, certes, pas la prétention de trancher une question qui demande, pour le moins, une comparaison extrêmement exacte entre les deux sortes de préparations; mais notre sentiment est que des neurofibrilles vaguement visibles entrent pour une part dans la constitution du réseau qui apparaît dans les cellules nerveuses colorées par les anilines basiques. Nous croyons aussi que ce réseau renferme des facteurs nouveaux, c'est-à-dire des travées et des reticulums granuleux, produits vraisemblablement par une substance protéique coagulée. En résumé, une grande partie du spongioplasma n'est, pour nous, qu'une production artificielle.

Amas chromatiques. — Lorsqu'on teint par une couleur basique d'aniline, bleu de méthylène β, rouge magenta, thionine, etc., des coupes de tissu nerveux fixé à l'alcool, au formol ou au sublimé, on colore des cellules nerveuses dont le protoplasma, examiné à de très forts grossissements, apparaît comme une mosaïque. Des grains plus ou moins épais, de couleur intense, y alternent avec des espaces pour ainsi dire incolores. Ces espaces ne sont point des vides, isolant les grains colorés les uns des autres ; ce sont plutôt des traits d'union constitués par une portion du système des trabécules du spongioplasma.

Dénominations diverses.

Les grains fortement colorés ont reçu divers noms. Nissl les appelle, *granules*; Benda, *concrétions chromophiles*; Simarro et Querbain, *fuseaux chromatiques*; Friedmann, *stries chromatiques*; Van Gehuchten, *blocs et éléments chromatiques*. Leur découverte remonte à 1874, quand Arndt [1],

1. ARNDT, Untersuchungen über die Ganglienzellen des Nervus sympathicus. *Arch. f. mikrosk. Anat.*, Bd. X, 1874.

suivi bientôt par Key et Retzius [1] et un peu plus tard par Flemming [2], les signala dans les cellules des ganglions rachidiens. Mais, à vrai dire, ce n'est que depuis 1884, depuis les travaux de Nissl [3], que les amas chromophiles ont acquis droit de cité dans la science. Cette redécouverte et les connaissances exactes que nous avons acquises sur ces organites, nous les devons à la méthode aussi simple que parfaite imaginée par Nissl lui-même. Par elle, les amas chromatiques apparaissent avec la dernière évidence dans presque toutes les cellules nerveuses. Toute une pléiade de chercheurs s'est emparée aussitôt de cette précieuse technique, et Benda [4], H.Virchow [5], Simarro [6], Friedmann [7], A. Sarbó [8], Querbain [9], Schaffer [10], Rosin [11], Hammarberg [12], Vas [13], Lambert [14], Man [15], Lugaro [16], Lenhos-

1. A. KEY u. G. RETZIUS, Studien in der Anatomie des Nervensystems und des Bindegewebes. Stockholm, 1876, II Hälfte.

2. FLEMMING, Vom Bau der Spinalganglienzellen. *Beitr. zur Anat. und Embryol., als Festgabe f. J. Henle von seinen Schülern.*, 1882.

3. NISSL, Cet auteur a publié sa méthode de recherches et ses observations dans un grand nombre d'articles, dont nous mentionnerons les suivants : — Ueber die Untersuchungsmethoden der Grosshirnrinde. *Tagebl. d. Naturforscherversam. zu Strassburg*, 1884. — Ueber den Zusammenhang von Zellstruktur und Zellfunktion. *Tagebl. d. Naturforscherversam. zu Köln.*, 1889. — Die Kerne des Thalamus beim Kaninchen. *Tagebl. d. Naturforscherversam. zu Heidelberg*, 1890. — Mittheilungen zur Anatomie der Nervenzellen. *Allegem. Zeitschrift f. Psychiatrie*, Bd. L, 1894. — Ueber eine neue Untersuchungsmethode der Centralorgane, speziell zur Feststellung der Localisation der Nervenzellen. *Centralbl. f. Nervenheilkunde u. Psychiatrie*, Bd. XVIII, 1894.

4. BENDA, Ueber eine neue Färbungsmethode des Centralnervensystems und Theoretischen über Hämatoxylinfärbungen. *Verhandl. d. physiol. Gesellsch. zu Berlin.* Sitz, 8 mai 1886, et *Neurol. Centralbl.*, 1895.

5. H. VIRCHOW, Ueber grosse Granula in Nervenzellen des Kaninchenrückenmarkes. *Centralbl. f. Nervenheilkunde.* Jahrg., XI, 1888.

6. SIMARRO, cité par A. Perales dans sa thèse : Investigaciones sobre la estructura de las células nerviosas. Mayo, 1890.

7. FRIEDMANN, Studien zur pathologischen Anatomie der akuten Encephalitis. *Arch. f. Psych.*, Bd. XXI, 1891.

8. A. SARBÓ, Ueber die normale Struktur der Ganglienzellen des Kaninchenrückenmarkes und über deren pathologische Veränderungen bei Vergiftung mit Phosphor und Morphium. *Ungar. Arch. f. Med.*, 1892.

9. QUERBAIN, Ueber die Veränderungen des Centralnervensystems bei experimenteller Cachexia thyreopriva der Thiere. *Virchow's Archiv*, Bd. CXXXIII, 1893.

10. SCHAFFER, Kurze Anmerkung über die morphologische Differenz des Achsencylinders in Verhältniss zu den protoplasmatischen Fortsätzen bei Nissl's Färbung. *Neurol. Centralbl.*, 1891. — Beitrag zur Histologie der Ammonshornformation. *Arch. f. mikrosk. Anat.*, Bd. XXIX, 1892.

11. ROSIN, Ueber eine neue Färbungsmethode des gesammten Nervensystems. *Neurol. Centralbl.*, 1893.

12. C. HAMMARBERG, Studien über Klinik und Pathologie der Idiotie, etc. Upsala, 1895 (L'édition suédoise est de 1893).

13. VAS, Studien über den Bau der Chromatin in der sympathischen Ganglienzelle. *Arch. f. mikrosk. Anat.*, Bd. XL, 1892.

14. LAMBERT, Note sur les modifications produites par l'excitation électrique dans les cellules nerveuses des ganglions sympathiques. *Comptes rendus, Société de Biologie* n° 31, 1893.

15. MAN, Histological changes induced in sympathetic, motor and sensory nerve-cells by functional activity. Read before the *Scottish Microscopical Society*, 13 mai 1894.

16. LUGARO, Sulle modificazioni delle cellule nervose nei diversi stati funzionali. Palermo, Maggio, 1893. — Sul' valore rispettivo della parte cromatica. *Rivista di Patologia nervosa e mentale*, 1896.

sék [1], R. Cajal [2], Marinesco [3], Van Gehuchten [4], Held [5], et bien d'autres encore, ont trouvé là de quoi glaner de nouveaux faits. La nature et la structure des amas chromatiques ont été ainsi élucidées; leurs modifications, si singulières, selon les divers états fonctionnels de la cellule nerveuse, ont été étudiées; enfin, leurs altérations dans maints processus pathologiques spontanés ou expérimentaux sont venues enrichir le domaine, naguère si pauvre, de nos connaissances sur les lésions anatomiques du neurone.

Caractères anatomiques.

Le *diamètre* des grains chromatiques est très variable; il oscille entre 0,1 μ et 2 μ et davantage. Leur grand axe est bien plus long, il atteint jusqu'à 10 μ. Des organites si dissemblables ne peuvent guère porter la même appellation, sous peine de confusion. Aussi dénommerons-nous les masses chromatiques volumineuses et moyennes : *amas* ou *fuseaux*, selon leurs formes, réservant aux plus petites, à celles à peine perceptibles, le terme de *granules*.

Tous les neurones ne renferment pas forcément des granules et des amas chromophiles ; Nissl l'a déjà montré. Certains corpuscules nerveux de taille réduite, tels que les grains du cervelet, les cellules bipolaires de la rétine et une multitude de petits éléments de la substance de Rolando dans la moelle, etc., possèdent un protoplasma peu ou pas colorable par les couleurs basiques d'aniline ; ils renferment peu ou pas de la substance qui constitue les amas chromatiques. On en déduit, très naturellement, que cette substance chromophile n'est pas une condition essentielle, *sine quâ non*, de l'activité nerveuse. Cette déduction devient vérité, quand on se rappelle que le protoplasma d'une foule de cellules non nerveuses, de cellules quelconques, d'origine mésodermique, contient lui aussi des masses de granulations basophiles, parfaitement colorables par la méthode de Nissl. Parmi les cellules jouissant de cette propriété, nous pouvons citer les

Les amas chromatiques existent aussi dans les cellules non nerveuses.

cellules conjonctives plasmatiques de Unna, que nous appelons *corpuscules conjonctifs cyanophiles* et dont le protoplasma est chargé, à sa périphérie, d'une grande quantité de substance cyanophile finement granuleuse [6]; les myéloplaxes, occupés aussi, d'après Calleja [7] par de gros amas basophiles; certaines cellules névrogliques de grande taille, dans le cervelet, cellules bordées d'un liséré plus ou moins continu de cette substance chromatique, etc.

1. Von Lenhossék, Der feinere Bau des Nervensystems im Lichte neuester Forschungen, 1895.

2. Cajal, Estructura del protoplasma nervioso. *Rev. trim. micr.*, 1896.

3. Marinesco, Pathologie générale de la cellule nerveuse. *La Presse médicale*, janvier 1897. — Nouvelles recherches sur la structure fine de la cellule nerveuse. *La Presse médicale*, juin 1897.

4. Van Gehuchten, Anatomie du système nerveux, 2ᵉ éd., 1897. — L'anatomie fine de la cellule nerveuse. *Communication faite au Congrès de Moscou.* Louvain, 1897.

5. H. Held, Beiträge zur Struktur der Nervenzellen und ihrer Fortsätze. *Arch. f. Anat. u. Phys. Anat. Abt.*, 1895 et 1897.

6. Cajal, El estroma de las neoplasias. *Rev. trim. micr.* Año I, 1896.

7. C. Calleja, Distribución y significación de las células cebadas de Ehrlich. *Rev. trim. micr.* Año I, 1896.

La *forme* et les *dimensions* des amas chromophiles sont des plus diverses dans un même neurone et dans des neurones différents. Cette diversité n'a absolument rien à voir avec le rôle physiologique des cellules; elle paraît dépendre uniquement de la structure du spongioplasma, du nombre et de la direction des expansions dendritiques de chaque corpuscule nerveux, comme l'affirment Lenhossék, Lugaro, Cajal, Marinesco, Van Gehuchten, Levi, etc. On peut avancer qu'en général les amas les plus volumineux et les plus longs se rencontrent dans les cellules géantes, hérissées d'appendices dendritiques nombreux. Inversement, quand ces derniers manquent, les amas deviennent petits, courts, et n'obéissent à aucune orientation bien déterminée.

En prenant pour guide le volume des amas et leurs dispositions réciproques, on a tenté de synthétiser en quelques types cellulaires, ayant une individualité bien tranchée, les innombrables cellules nerveuses. On a ainsi reconnu l'existence: 1° d'un type *stichochrome* (στίχος, rang, rangée, taches), où les amas sont volumineux et écartés les uns des autres; 2° d'un type *arkyochrome* (ἄρκυς, filets, rets), caractérisé par des amas ténus, disposés sous forme de réseau; 3° d'un type *gryochrome* (γρῦ, rien), constitué par des grains chromatiques isolés et sans orientation, 4° enfin d'un type que nous pourrions appeler *périchrome*, à grains chromophiles rejetés à la périphérie, en bordure, sous la membrane fondamentale. Nous n'avons pas besoin de faire remarquer qu'il s'agit là d'une classification artificielle. Ces différents types, dressés et étiquetés par Nissl, n'ont donc rien d'absolu et d'irréductible, et les termes de transition qui les relient, ne manquent pas, ainsi qu'on peut le prévoir.

Types divers de dispositions des amas chromatiques dans les cellules nerveuses.

1° *Type cellulaire à amas volumineux ou stichochrome.* — Toutes les cellules de grande taille en font partie: cellules motrices de la moelle, du bulbe, de la protubérance, neurones du noyau de Deiters, pyramidales grandes et moyennes, cellules de Golgi dans le cervelet, etc. Colorons une de ces cellules, par exemple, une motrice, par la thionine; observons-la au travers d'un objectif 1,60, et dessinons-la, comme nous l'avons fait dans la figure 46. La matière chromophile y apparaîtra, disposée: 1° en tout petits grains, très fins, le long de certaines trabécules du spongioplasma ou à leurs points d'entrecroisement, c'est-à-dire aux nœuds, et 2° en blocs considérables, du volume de 1 à 4 μ, et de formes extrêmement irrégulières.

Description des types.

Ces blocs, massifs et polyédriques au voisinage du noyau, s'allongent à mesure qu'ils se rapprochent de la périphérie de la cellule. Cet allongement est au maximum quand on arrive dans les prolongements protoplasmiques, où les amas prennent la forme de fuseaux effilés, et où parfois, comme l'a fait observer Lenhossék, ils produisent des bosselures, correspondant peut-être aux épaississements que montre la méthode de Golgi. A cheval, sur l'angle de bifurcation de ces expansions protoplasmiques, les masses chromatiques se montrent sous l'aspect de triangles, qui, considérés dans l'espace, constituent les *cônes de bifurcation* de Nissl (fig. 47, c). Dans la région d'origine du cylindre-axe, le protoplasma est totalement dépourvu d'amas chromatiques; il en résulte, en ce point, une plage pâle, incolore, en conti-

Cônes de bifurcation de Nissl.

nuité avec le cylindre-axe, également incolore. Cet aspect a été démontré, d'une façon indépendante, et au moyen de techniques différentes, par Simarro et Schaffer (fig. 46, *a* et 47, *a*).

Orientation des amas chromatiques.

Les amas chromatiques ont une certaine orientation, corrélative de la forme de la cellule et plus ou moins parallèle aux contours de celle-ci. Pour nous en convaincre, adressons-nous à des éléments de petite taille, à des cellules commissurales ou à des funiculaires de la moelle. Nous verrons dans le corps les amas chromatiques disposés toujours suivant la direction même des expansions protoplasmiques qui en partent. La cellule est-elle fusiforme? les blocs chromatiques, fusiformes aussi, prennent tous une direction longitudinale ; ils sont orientés tous parallèlement entre eux. Est-elle de figure multipolaire étoilée ? les amas, qui s'y trouvent, se systématisent en groupes d'orientations diverses. Pourquoi cette polarisation des amas chromatiques ? Nous le saurons bientôt, quand nous apprendrons que les allées vacuolaires, bordées de chaque côté par les amas, vont, par le plus court chemin, d'une expansion protoplasmique au cylindre-axe.

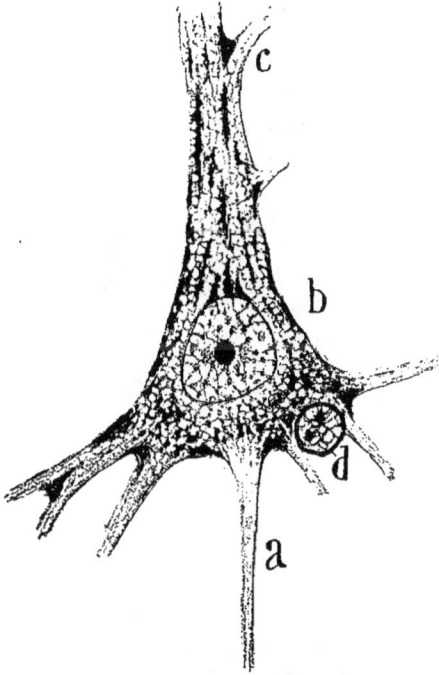

FIG. 47. — Cellule pyramidale géante du cerveau humain. Fixation par l'alcool ; coloration par le bleu de méthyle et l'érythrosine.

a, axone ; — *b*, amas chromatiques superficiels ; — *c*, amas conique de bifurcation ; — *d*, noyau de cellule névroglique.

Constitution des amas chromatiques.

L'amas chromatique est-il homogène, comme il le paraît à un faible grossissement ? Non point. Ses bords sont déchiquetés en festons, au nombre de quatre, six, ou plus, dont les pointes donnent attache à des trabécules achromatiques du spongioplasma général. Dans sa masse, Nissl et Lenhossék l'avaient déjà observé, des vacuoles sont creusées, de diamètre variable, presque exactement sphériques et en nombre dépendant de la taille de l'amas ; ainsi, dans les blocs les plus volumineux on peut en compter six et même huit. Quelle est la constitution de l'amas chromatique ? Ce sont précisément ces vacuoles qui nous en donnent la clef. Lorsqu'on étudie attentivement, à l'objectif apochromatique 1,60, un amas de quelque étendue, on voit à côté de vacuoles nettes, transparentes, complètement incolores, d'autres vacuoles beaucoup moins distinctes et à contours obscurcis par la coloration générale du fuseau (fig. 48). Pour nous, c'est notre ferme conviction, cela signifie que l'amas n'est pas une simple lame réticulée et surchargée de chromatine granuleuse, mais bien plutôt une masse spongieuse, du moins en certaines de ses parties, et ayant les trois dimensions de l'espace. D'après cette conception, les vacuoles sombres ne sont que des cavités évidées dans l'épaisseur même, dans le centre du bloc. Comme les autres, elles sont, en réalité, translucides et incolores, et leur apparente opacité ne provient que de la couche plus ou moins épaisse de substance chromatique interposée entre elle et l'œil de l'observateur.

En définitive, l'amas chromatique d'une certaine ampleur est une masse évidée, creusée, et non pleine ; il est composé de deux éléments : 1° d'un réseau ou peut-être d'un système d'alvéoles construits de matière achromatique, simple portion du spongioplasma général de la cellule, et 2° d'une substance granuleuse, basophile, qui, par son dépôt, a formé croûte à la surface des alvéoles. Le dépôt chromatique est-il exagéré jusqu'à combler les cavités? l'aspect alvéolaire primitif disparaît et l'amas ou l'une quelconque de ses parties semble massif, homogène. Mais si le dépôt ne fait, et c'est le cas le plus ordinaire, qu'épaissir les trabécules du spongioplasma et rétrécir l'espace de ses alvéoles, l'aspect spongieux est conservé, ici dans toute sa pureté, là plus ou moins masqué.

Nous ne sommes pas les seuls d'ailleurs à admettre cette structure spongieuse de l'amas chromatique ainsi que ses rapports intimes avec le reticulum intracellulaire. Van Gehuchten et Marinesco ont donné leur approbation à notre manière de voir, en la confirmant. Nous avons déjà dit que l'aspect de la substance chromatique était granuleux. Il est fort possible que ce soit non une apparence, mais une réalité, et que cette substance soit, comme le veulent Benda [1], Juliusburger [2], Lenhossék [3], Flemming [4], etc., un composé de granules basophiles indépendants, noyés et réunis en masse cohérente dans une matière protéique homogène et incolorable.

Quelle est la consistance de l'amas chromatique? est-ce une matière demi-solide, immobile, siégeant dans les points mêmes où les préparations au

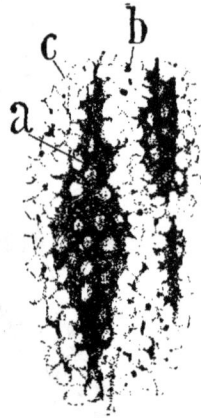

Fig. 48. — Amas chromatiques et spongioplasma d'une cellule motrice de la moelle du lapin. Méthode de Nissl. (Apochrom.1,60Zeiss.)

a, vacuole des amas chromatiques; on voit d'autres vacuoles à tous les degrés d'encroûtement de leurs parois par la substance chromatique; — b, grain chromatique du spongioplasma; — c, trabécules pâles du spongioplasma.

Aspect granuleux de la substance chromatique.

Consistance des amas.

1. Benda, Ueber die Bedeutung der durch basische Anilinfarben darstellbaren Nervenzellstrukturen. *Neurol. Centralbl.*, 1895.
2. Juliusburger, Bemerkungen zur Pathologie der Ganglienzelle. *Neurol. Centralbl.*, 1896.
3. Lenhossék, *Loc. cit.*
4. Flemming, *Loc. cit.*

Nissl nous la montrent, ou bien s'agit-il, comme le pense Held, d'une substance, au contraire, liquide, uniformément répandue dans tout le corps, et
précipitable en amas par les réactifs, comme l'albumine par l'acide nitrique ? Une réponse catégorique n'est pas encore possible. Certes, la substance
basophile est d'une extrême délicatesse. Nous en avons pour preuve le phénomène suivant, facile à observer en maintes cellules fixées par l'alcool
absolu : le déplacement et la concentration de cette substance vers le pôle
profond du corps protoplasmique (fig. 4o, c), phénomène dû aux courants
de diffusion, provoqués eux-mêmes par la pénétration du réactif et auquel
nous avons fait précédemment allusion à propos de la membrane. Mais cela
n'implique point, d'une façon absolue, la liquidité du substratum basophile, et les déplacements pourraient aussi bien s'effectuer, la matière
étant visqueuse, mais partiellement indépendante du spongioplasma qui
l'inclut. D'ailleurs, n'est-on pas en droit de conclure plutôt à la préexistence des amas chromatiques, quand on se rappelle la forme si spéciale de
leurs fuseaux dans les expansions protoplasmiques et leur situation en des
régions qui ne sont point directement parcourues par les ondes nerveuses ?

2° *Type cellulaire arkyochrome ou à chromatine réticulée.* — Ce terme
n'est pas rigoureusement vrai, car il n'existe point de cellules dont le reticulum spongioplastique soit, en entier, incrusté de chromatine. Il indique
seulement qu'il existe des corpuscules où les amas chromatiques, ténus et
irréguliers, sont fixés non seulement aux nœuds du spongioplasma, mais
encore à ses travées, qu'ils recouvrent sans orientation bien précise. Ce
type cellulaire n'est pas complètement distinct; toutes sortes de transitions
le rattachent au type précédent, muni d'amas volumineux et nettement indi-
vidualisés.

Nous aurons un bon échantillon de chromatine réticulée dans les cellules du noyau ventral de l'acoustique. Dans ces éléments, le spongioplasma
est disposé en un réseau touffu, dont les travées sont chargées de petits
grains chromatiques extrêmement fins, presque uniformément répartis.
Mais, au niveau des nœuds, ces granules se réunissent en plus grand nombre
et constituent des amas plus ou moins volumineux.

Un second type de cellules à chromatine réticulée nous est fourni par
les cellules de Purkinje du cervelet. Ici, toutefois, les grands amas commencent déjà à se montrer, soit sous la forme de cette masse semi-lunaire
ou triangulaire qui coiffe le noyau du côté de la base de la grande expansion protoplasmique, d'où son nom de capuchon nucléaire; soit, comme chez
l'homme, sous l'aspect de blocs volumineux, fusiformes ou irréguliers, situés
à la périphérie du corps ou dans l'épaisseur de l'expansion protoplasmique
même. La cellule de Purkinje forme donc un passage entre le type de cellules à chromatine réticulée et celui à gros amas.

3° *Type cellulaire gryochrome.* — Nous en avons le prototype dans les
cellules des ganglions rachidiens. Ici, la chromatine est rare, fragmentée en
granules ou grains, petits, irréguliers, anguleux, jetés, sans ordre aucun, à
travers tout le protoplasma. Mais cette apparence de la chromatine, le nombre et le volume de ses grains ne sont pas les mêmes dans les cellules d'un

même ganglion, à plus forte raison dans celles des ganglions d'espèces ani-
males différentes. Ainsi, les cellules ganglionnaires du chien et du chat
renferment, selon Lenhossék, de gros blocs chromatiques, disposés souvent
en couches concentriques, tandis que celles du bœuf sont parsemées, en
tous sens, d'amas de même volume. Les cellules de l'homme, d'après un travail du même auteur, se distinguent par une zone de protoplasma, sise à
la périphérie et dépourvue de grains chromatiques. Chez le lapin, cette
absence chromatique s'observe, au contraire, à l'entour du noyau (fig. 49, b).
Mais dans toutes les cellules, sans exception, le cône d'origine du cylindre-
axe ne montre pas trace d'amas chromatiques, tout comme dans les cellules
motrices. Son aspect est, aussi, plus
ou moins fibrillaire et sa base hémisphérique, incolore, semble emboîtée
dans une fossette de même taille du
spongioplasma coloré ; une ligne
courbe établit une démarcation nette
entre les deux.

Quant à la partie achromatique de
ce type cellulaire, l'accord des savants
est loin d'être encore fait. Nous aurons occasion plus tard de donner par
le menu toutes les opinions émises
à son propos. Pour le moment, nous
retiendrons seulement que les observations effectuées par nous à l'aide des
méthodes neurofibrillaires donnent
raison à Flemming, Dogiel, Levi[1]. Cox
et Bühler. Ces auteurs croient que
ces parties achromatiques sont pleines
de fibrilles indépendantes, et cela est
vrai, comme nous le verrons par la
suite ; mais il se pourrait aussi qu'il
y eût un véritable spongioplasma, à

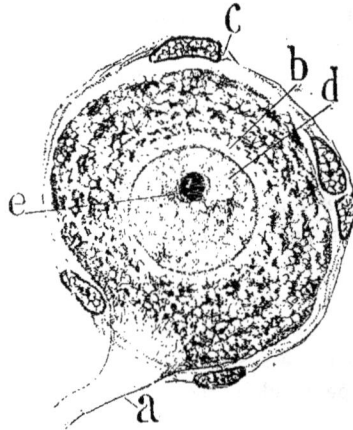

Fig. 49. — Cellule unipolaire d'un ganglion rachidien du lapin. Fixation au
sublimé, coloration par le Nissl.

a, axone ; — b, zone périnucléaire, pauvre en
amas ; — c, capsule ; — d, réseau de linine
du noyau ; — e, amas périnucléolaires de nucléine basique ou amas de Levi. — Le protoplasma de la cellule est semé d'amas chromatiques irréguliers.

mailles polygonales, à travées orientées en tous sens, granuleuses, ondulées,
plus ou moins épaisses, servant de trait d'union entre les petits blocs chromatiques.

4° *Type cellulaire périchrome.* — Un certain nombre de neurones : les
éléments de la portion interne du ganglion de l'habenula, les corpuscules
de la couche moléculaire du cervelet, un grand nombre des cellules de la
substance de Rolando sont très pauvres en protoplasma. Dans ces neurones
à protoplasma rare, les amas chromatiques affectent deux positions et deux
tailles diverses. Ils sont ou petits et collés immédiatement en dedans de la
membrane de la cellule, de sorte qu'un espace annulaire passablement large,

1. LEVI, Contributo alla fisiologia della cellula nervosa. *Rivista di patologia nervosa
e mentale*, 1896.

transparent et réservé au passage des courants se trouve compris entre la membrane en dehors et le noyau en dedans; ou bien ils sont relativement volumineux, en forme de triangles ou de demi-lunes et disposés tout autour du noyau, en collerette, leur pointe étant dirigée vers la base de l'expansion protoplasmique principale ; c'est le cas surtout pour les cellules de la substance de Rolando.

Signification des amas chromatophiles. — Dans l'état actuel de la science on ne peut encore attribuer un rôle physiologique bien déterminé à la matière basophile du protoplasma. Toutes les opinions émises à ce sujet ne sont que de pures hypothèses, car ni l'étude des altérations éprouvées par cette matière dans les divers états pathologiques, ni celle des modifications que l'on surprend dans les cellules fixées pendant leur activité fonctionnelle et à des périodes différentes de cette activité ne permettent aucune conclusion ferme et définitive. Néanmoins, nous allons exposer celles de ces théories qui offrent le plus de vraisemblance.

Théories diverses sur le rôle physiologique des amas chromatiques.

Pour Rosin, les amas chromatiques ne sont que des inclusions protoplasmiques, absolument comparables aux granulations basophiles signalées par Ehrlich dans les leucocytes et les labrocytes (*Mastzellen*).

Benda considère ces amas comme du protoplasma cellulaire resté embryonnaire, indifférencié et les oppose aux fibrilles, protoplasma intercalaire devenu adulte, différencié et chargé de la fonction conductrice.

D'autres savants font de ces amas des dépôts de substance alimentaire ou encore quelque chose comme un ferment dont le neurone ferait emploi pendant ses périodes d'activité ; ainsi, Van Gehuchten [1]. Pour lui, ces amas représentent des matériaux de réserve, accumulés dans le spongioplasma cellulaire pendant la phase active du neurone; quand le neurone est atteint dans son intégrité anatomique ou troublé dans ses fonctions, ces matériaux sont susceptibles de se désagréger et de se dissoudre.

Théorie de Marinesco; les amas chromatiques chargés d'augmenter la tension des courants à leur passage à travers la cellule.

Marinesco [2] a une tout autre théorie. La cellule nerveuse, à son sens, est fonctionnellement divisible en deux parts : l'une, figurée par les amas chromatiques, volumineux dépôts d'une matière douée de haute tension chimique et qu'il appelle *kinétoplasma* ; et l'autre, formée par les fines granulations chromatiques et le réseau du spongioplasma, ensemble qu'il considère comme l'appareil conducteur exclusif des courants. Cela étant, voici comment les choses se passeraient à l'état normal. L'onde nerveuse apportée par les expansions protoplasmiques, le pôle récepteur du neurone, n'arrive d'ordinaire au corps que sous une basse tension. Mais, à son passage, près ou entre les amas, unis, comme nous l'avons démontré, au réseau spongioplastique incolore ou conducteur, l'énergie de l'onde augmente, et lorsque celle-ci atteint l'axone ou pôle émissif de la cellule et le par-

1. V. Gehuchten, Le système nerveux de l'homme, 2ᵉ édit., Louvain, 1897. — L'anatomie fine de la cellule nerveuse. *Rapport présenté au Congrès international de Moscou*, 26 août 1897.
2. Marinesco, *C. R. de l'Acad. des sciences*, avril 1897. — *La Presse médicale*, 16 juin 1897. — Pathologie de la cellule nerveuse. *Rapport présenté au Congrès international de médecine de Moscou*, août 1897.

court, la tension est parvenue à son maximum. A l'état pathologique, certains poisons, comme la strychnine, la toxine tétanique, en se combinant avec les éléments chromatophiles, donneraient lieu à une augmentation de la tension des courants nerveux, à un grand dégagement de force nerveuse ; d'autres, au contraire, agissant en sens inverse, dissolvant d'emblée et détruisant les amas chromatophiles, provoqueraient un abaissement de tension dans les courants qui traversent la cellule et détermineraient de la débilité nerveuse, des parésies, des paralysies.

Au milieu d'opinions si diverses, il est bien difficile de choisir. Leur variété même prouve notre ignorance. Le fait capital, les conditions chimiques qui déterminent la transmission de la décharge nerveuse nous restent totalement inconnues. Et par malheur, nous ne pouvons pas même, par analogie, transporter au tissu nerveux les inductions qu'on pourrait tirer du fonctionnement des matières basophiles contenues dans d'autres tissus et cellules. Jusqu'à présent, nul, en effet, n'est parvenu à jeter quelque lumière sur les fonctions des granulations chromatiques des leucocytes, des labrocytes ou *Mastzellen* d'Ehrlich, des myéloplaxes, etc. La seule donnée positive, qui nous permettrait quelque conjecture sur la physiologie des amas chromatophiles nerveux, est le fait suivant : pendant la période d'activité des neurones les amas se résorbent. Si ce fait était établi sur des bases irréfutables, et plusieurs auteurs croient l'avoir démontré, il ne nous resterait plus qu'à proclamer la grande vraisemblance de la théorie de Marinesco. Une autre observation viendrait encore plaider pour elle. Lorsque les conducteurs sont courts ou rares, la matière basophile est absente du corps du neurone ; exemple, les bipolaires rétiniennes olfactives, etc. Si, au contraire, l'onde nerveuse est astreinte à parcourir de longs trajets ou bien à se distribuer à un grand nombre de cellules nerveuses ou non nerveuses, circonstances qui exigent une plus grande tension dans le flux nerveux, alors la subtance basophile fait son apparition ; exemple, les cellules sensitives, les cellules de Golgi, les cellules motrices, les cellules des voies sensitives centrales, etc.

Discussion et questions diverses soulevées par les amas chromatiques.

La matière basophile des cellules nerveuses serait donc, non une substance nécessaire à la production sur place de l'onde nerveuse, mais une sorte d'aliment spécial de l'activité fonctionnelle des neurones et, remarquons-le, seulement des plus volumineux, de ceux qui, précisément, ont à transmettre les courants à de nombreux corpuscules. Et nous ne pouvons pas aller au-delà de ces généralités. Nous ne pouvons préciser par quel mécanisme cet aliment agit sur le flux nerveux : s'il opère, grâce à la haute tension chimique qui lui est attribuée par Marinesco, en oxydant le spongioplasma, cet élément conducteur du neurone, en lui cédant, par là-même, une certaine quantité de chaleur transformée ensuite en mouvement ondulatoire ; s'il métamorphose, à la manière d'un ferment, en matériaux dynamogènes des principes qui lui viennent du sang pendant la phase d'activité fonctionnelle ; s'il n'est, tout uniment, qu'une substance de réserve, de facile assimilation et apte à restaurer rapidement les grands neurones de leurs pertes, après les violentes excitations. Ce sont là questions importantes, qu'en l'état actuel de nos connaissances il est malheureusement impossible d'aborder et *a fortiori* de résoudre.

Espaces lacunaires et suc cellulaire. — Dans toute cellule, qu'elle ait été fixée par l'alcool, le sublimé, les sels de chrome ou les agents des techniques neurofibrillaires, on voit, si les coupes sont très fines, que les mailles du spongioplasma sont, en réalité, des lacunes ou espaces polygonaux plus ou moins linéaires (fig.50). Ces cavités du spongioplasma ne contiennent aucune trace de matière coagulée et sont occupées seulement par le véhicule qui a servi au montage de la préparation. On peut se demander si ces espaces vides ne sont pas dus à un artifice opératoire. Mais il est difficile de le décider. En tous cas, si leur existence précède toute manipulation, il y a lieu de supposer qu'ils sont remplis d'un liquide riche en albuminoïdes.

Les espaces lacunaires ; leur · préexistence douteuse.

Suc cellulaire et substance cyanophile.

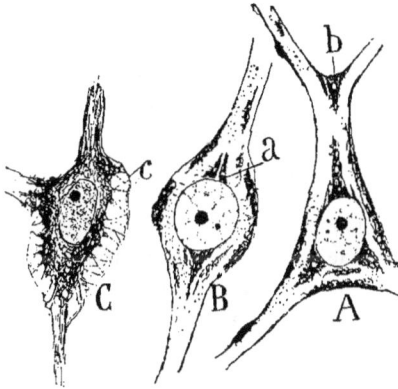

Fig. 50.— Cellules funiculaires de la moelle du chien nouveau-né. Méthode de Nissl.

A, cellule triangulaire avec trois capuchons chromatiques nucléaires, faisant face aux expansions protoplasmiques ; — B, cellule fusiforme, avec deux capuchons nucléaires ; — C, cellule contractée avec vacuoles périphériques.
a, capuchon chromatique nucléaire ; — b, cône chromatique de bifurcation ; — c, trabécule du spongioplasma.

Parmi les substances tenues en dissolution dans le suc cellulaire, nous devons une mention toute particulière à celle qui, dans les cellules vivantes ou presque vivantes, attire, avec énergie, le bleu de méthylène d'Ehrlich. Cette substance, dite cyanophile, doit se trouver à l'état de dissolution dans le suc cellulaire, puisqu'elle s'assemble en gouttes lorsque la mort des cellules survient. Ce sont ces gouttes qui déterminent des varicosités au niveau des dendrites, dont la membrane, ainsi soulevée, ne se rompt généralement pas. Les dendrites des cellules cérébrales font pourtant exception. La rupture de leur membrane distendue se produit assez fréquemment, laissant la matière cyanophile s'infiltrer dans le voisinage immédiat du prolongement protoplasmique altéré. Telle est l'origine des taches bleues plus ou moins arrondies, des *chromatorragies*, observées en ces points.

Cette remarque prouve que la quantité de matière cyanophile varie dans des proportions considérables suivant les segments de la cellule considérés. Cette quantité varie également selon les cellules. Il est même curieux que les neurones les plus riches en amas chromatiques soient, quelques-uns exceptés, précisément les moins fournis de cette matière et *vice versa*. Ainsi, aucun élément appartenant aux centres ne prend le bleu de méthylène d'Ehrlich avec plus de difficulté que les cellules motrices, les cellules de Purkinje et les pyramidales du cerveau. De la diversité d'affinité pour cette matière colorante nous sommes en droit de conclure que les corpuscules nerveux ne possèdent point une constitution chimique identique, et ces nuances de composition à leur tour correspondraient même très probablement, Nissl [1] l'affirme, aux variantes encore indéterminables que chaque type cellulaire imprime à la fonction générale de la transmission nerveuse. A l'appui de cette hypothèse de la dissemblance chimique des cellules nerveuses, on peut rappeler, qu'en présence des poisons et des produits microbiens, ces cellules réagissent de façon différente.

Composition chimique différente des cellules nerveuses.

Réseau neurofibrillaire. — Les anciennes recherches de Remak [2], Leydig, Beale, Fromann, Arnold, Kupffer et surtout de Max Schultze [3], avaient appris qu'il existe, dans les cellules nerveuses de grande taille, un système de fibrilles conductrices très fines et un peu granuleuses. Ces fibrilles, venant des expansions protoplasmiques, devaient, principalement d'après le dernier de ces auteurs, traverser le corps cellulaire pour se rendre, par un trajet arciforme, à d'autres expansions dendritiques ; enfin, un grand nombre d'entre elles devaient, en quittant ces dernières, se rendre au cylindre-axe, point de concours général. Ces fibrilles étaient censées ne s'anastomoser ni se ramifier pendant leur trajet, en sorte que le corps cellulaire figurait simplement le lieu de leur passage et de leur rencontre. Les branches protoplasmiques et nerveuses les plus fines consistaient, d'après cette opinion, en une seule fibrille ; les grosses dendrites et le cylindre-axe en renfermaient au contraire un faisceau. Cette théorie séduisante, proposée par Schultze, fut acceptée par Ranvier [4], Kronthal [5], Flemming [6], Dogiel [7], Lugaro [8], et surtout dans ces derniers temps par Apathy [9] et Bethe.

Structure fibrillaire du protoplasma nerveux d'après les premiers observateurs, Remak, Max Schultze, etc.

L'existence de voies conductrices dans le protoplasma est également un postulatum des révélations de la méthode de Nissl. Avant même la publication des travaux d'Apathy et de Bethe, nous étions parvenus, Lugaro [10] et nous [11], par nos réflexions indépendantes sur la texture protoplasmique, à énoncer ce postulatum. Nous disions, en effet, que les espaces clairs situés entre les amas chromatiques doivent contenir un système conducteur de

1. Nissl, Die Hypothese der specifischen Nervenzellenfunction. *Allg. Zeitschr. f. Psychiatrie*, Bd. LV, 1897.
2. Remak, *Monatsber. d. Akad. der Wissensch., zu Berlin*, 1893.
3. M. Schultze, Allgemeines über die Strukturelemente des Nervensystems. *Stricker's Handbuch*, 1871.
4. Ranvier, Traité technique d'histologie. Paris, 1874.
5. Kronthal, Histologisches von den Grossenzellen in den Vorderhornen. *Neurol. Centralbl.*, 1890, Bd. IX.
6. Flemming, Vom Bau der Spinalganglienzellen. *Beiträge zur Anat. u. Embryol. als Festgabe f. J. Henle*, 1882.
7. Dogiel, Die Structur der Nervenzellen der Retina. *Arch. f. mikros. Anat.*, Bd. XLVI, 1895.
8. Lugaro, *Riv. di patol. nerv. e mentale*, vol. II, 1897.
9. Apathy, Das leitende Element des Nervensystems und seine topographischen Beziehungen zu den Zellen. *Mittheil. aus der Zool. Station zu Neapel*, Bd. XII, Heft. 4, 1897.
10. Lugaro, *Riv. di patol. nerv. e mentale*. vol. I, fasc. 1, 1896.
11. Cajal. Estructura del protoplasma nervioso. *Rev. trim. microgr.*, n° 1, marzo, 1896.

l'influx nerveux, car ces espaces ne sont jamais interrompus par des amas chromatiques et tous se dirigent constamment vers le cône d'origine du cylindre-axe. Afin que l'on puisse juger jusqu'à quel point la découverte de la charpente neurofibrillaire a justifié ces présomptions, nous reproduisons dans la figure 51 un dessin, publié il y a longtemps, et que l'on dirait emprunté à ceux de Bethe.

Quelle que soit la valeur des travaux et des inductions qui ont été faits avant

Découvertes de méthodes neurofibrillaires par Apathy et Bethe.

ces dix dernières années, il est juste d'attribuer à Apathy et à Bethe la découverte de méthodes colorantes aptes à nous montrer, de façon précise, les fibrilles primitives du protoplasma nerveux, jusqu'alors seulement entrevues ou devinées. Nous laisserons de côté, pour le moment, le résumé des recherches exécutées par le premier de ces savants chez les invertébrés où il a découvert la charpente neurofibrillaire, et nous nous occuperons des conclusions tirées par Bethe de ses propres travaux chez les mammifères et l'homme. La thèse soutenue par cet histologiste[1], qui, pour mettre en relief le reticulum intra-protoplasmique, s'est servi d'un procédé consistant en fixation par l'acide nitrique, mordançage par le molybdate d'ammoniaque et coloration par le bleu de toluidine, concorde généralement avec celle de Max Schultze. Comme ce dernier, il admet l'existence d'un plexus de filaments très fins, indépendants, les *neurofibrilles*, dans le corps cellulaire aussi bien que dans ses expansions.

La structure neurofibrillaire : 1° d'après Bethe.

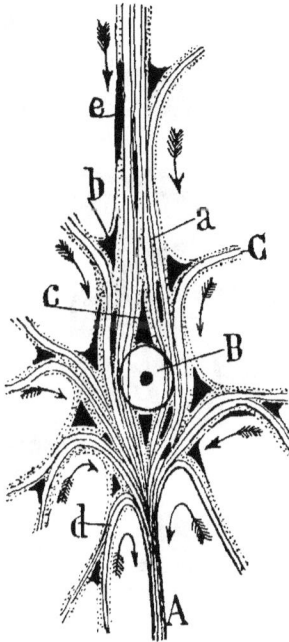

FIG. 51. — Schéma de la marche supposée des courants nerveux dans le corps d'une cellule pyramidale du cerveau.

A, cylindre-axe ; — B, noyau ; — a, canaux, voies des courants nerveux ; — b, amas chromatiques de bifurcation ; — c, capuchon nucléaire ; — d, voie récurrente des courants dans une expansion voisine de l'axone ; — e, amas allongé. — Les flèches indiquent le sens des courants.

Ces neurofibrilles, qui sont les uniques conducteurs des excitations nerveuses, forment des faisceaux dans les dendrites et le cylindre-axe, envahissent et parcourent le corps cellulaire, en s'insinuant entre les fuseaux de Nissl, et se portent vers d'autres expansions de la même cellule, sans s'anastomoser entre elles. Ces neurofibrilles longues, convergeant pour la plupart vers le cylindre-axe, ne sont pas les seules qui, d'après Bethe, existent dans la cellule ; on en trouverait d'autres, à trajet arciforme, qui se rendent

1. BETHE, Ueber die Neurofibrillen in der Ganglienzellen von Wirbeltieren und ihre Beziehungen zu den Golginetzen. *Arch. f. mikros. Anat.*, Bd. LV, 1900.

d'une dendrite à une autre plus ou moins proche, et même de la branche
d'un tronc protoplasmique à sa voisine. Il est une autre opinion de Bethe que
nous avons déjà exposée; on se rappelle que, pour lui, les neurofibrilles du
corps et des dendrites ne se terminent pas dans la cellule par des extrémités libres; elles se continuent, pense-t-il, avec le réseau périsomatique de
Golgi et le reticulum interstitiel diffus de la substance grise, où viennent

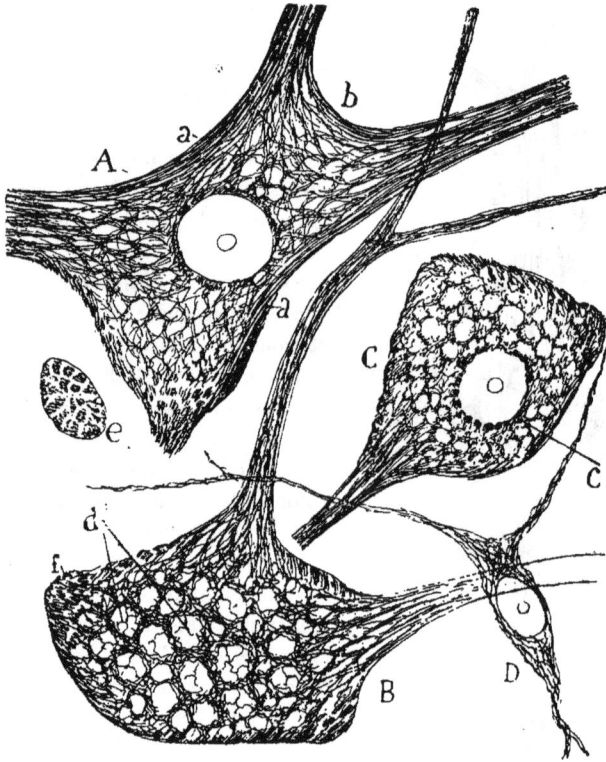

Fig. 52. — Cellules de la moelle du lapin adulte avec leur réseau neurofibrillaire.
Méthode de Simarro modifiée.

A, B, C. cellules motrices; — D, petite cellule funiculaire; — a, faisceaux de neurofibrilles; —
c, plexus périnucléaire; — d, vides correspondants aux amas chromatiques de Nissl; — e, coupe
transversale d'une dendrite.

déboucher les neurofibrilles terminales ou collatérales des cylindres-axes.
Ainsi, pour Bethe, point de réseau *dans l'intérieur* de la cellule nerveuse, sauf
dans quelques rares occasions, comme, par exemple, dans les cellules des ganglions rachidiens, dans celles de la corne d'Ammon, du lobe cérébro-électrique
de la torpille, etc., et, au contraire, réseau neurofibrillaire *au dehors* d'elle.
Embden[1] et Vogt[2], élèves de Bethe, confirmèrent ces diverses assertions;

1. EMBDEN, Primitivfibrillenverlauf in der Netzhaut. *Arch. f. mikr. Anat.*, Bd. LVII, 1901.
2. VOGT, *Neurol. Centralbl.*, 1901, p. 1601.

2° D'après Simarro.

il en fut de même de Held [1] et de Simarro [2]. Suivant ce dernier histologiste, qui, pour déceler la charpente neurofibrillaire, se servit d'un procédé spécial d'imprégnation aux sels d'argent [3], le protoplasma des cellules nerveuses, entouré par une enveloppe en mosaïque, renferme une trame constituée par deux sortes de neurofibrilles (fig. 52). Les premières, superficielles, épaisses et isolées, courent sous la membrane et d'une expansion à l'autre ; les secondes, profondes, ténues et réunies en paquets plexiformes, circulent entre les amas chromatiques. Arrêté par l'extrême finesse de ces neurofibrilles profondes, Simarro n'osa pas décider si elles s'anastomosent ou non. En tout cas, il les présente dans ses dessins comme indépendantes du réseau de Golgi et du prétendu reticulum interstitiel.

3° D'après Donaggio.

A son tour, Donaggio [4], en se servant d'une technique plus perfectionnée [5] et plus constante que celle de Bethe, confirma les conclusions essentielles de ce dernier et de ceux qui le suivirent. Il ajouta cependant une notion intéressante : l'existence d'anastomoses sur les neurofibrilles intrasomatiques. Il y aurait ainsi, d'après ce savant, deux espèces de neurofibrilles. Les unes, libres, de grande longueur et ne faisant que passer, se rendent d'une expansion à l'autre en traversant le corps ; elles correspondent peut-être aux filaments superficiels de Simarro. Les autres, réticulées ou anastomosées, convergent vers l'axone.

4° D'après nous.

Avant même que Donaggio ait divulgué sa méthode, nous exposions [6] les résultats que nous avait donnés un procédé d'imprégnation à l'argent réduit, extrêmement simple et suffisamment constant [7], pour nous permettre de découvrir la charpente neurofibrillaire, non pas seulement, comme le firent Bethe, Simarro et Donaggio, dans les cellules nerveuses de grande taille, mais encore dans presque tous les neurones centraux et périphériques. Ces résultats, acquis grâce à l'examen du système nerveux de l'homme, de divers mammifères et même de la sangsue, nous amenèrent à la conception suivante de la structure protoplasmique.

La charpente neurofibrillaire découverte par Bethe n'est pas, comme il le prétend, un simple lacis ou plexus de conducteurs indépendants venus des expansions ; c'est, au contraire, un système solidaire et continu, une sorte

1. H. HELD, Ueber den Bau der grauen und weissen Substanz. *Arch. f. Anal. u. Physiol.* Anat. Abteil, 1902.
2. SIMARRO, Nuevo método histológico de impregnación por las sales fotográficas de plata. *Rev. trim. microgr.*, t. V, 1900.
3. Empoisonnement de l'animal par les iodures et bromures alcalins, puis transformation de ces sels, après la mort, en iodures et bromures d'argent, enfin réduction de ces derniers par l'action de la lumière et des développateurs photographiques.
4. DONNAGIO, Il reticolo fibrillare endocellulare, *Riv. sperim. di Freniatria*, vol. XXX, fasc. 2, 1904.
5. Fixation à la pyridine, mordançage par le molybdate d'ammoniaque, coloration par la thionine, etc.
6. CAJAL, *Archivos latinos de Médicina y Biología*, n° 20, octubre de 1903. — Un sencillo método de coloración selectiva del reticulo protoplásmico, etc. *Trab. del Lab. de Invest. biol.*, t. II, 1903.
7. Immersion des pièces dans le nitrate d'argent, puis ébauche de réduction des divers sels formée par la chaleur de l'étuve, enfin réduction complète par l'acide pyrogallique ou l'hydroquinone neutre.

de réseau où aboutissent les faisceaux émanés du cylindre-axe et des dendrites. L'abondance des filaments intra-protoplasmiques ainsi que la grandeur des mailles formées par leurs anastomoses varient suivant l'espèce cellulaire considérée et sa richesse ou indigence en amas chromatiques. On distingue dans la trame neurofibrillaire deux genres de travées : a) *des travées épaisses ou filaments primaires*, correspondant selon toute vraisemblance à la plupart des fibrilles découvertes par Bethe et peut-être aussi aux filaments indépendants de Donaggio ; ces travées, qui cheminent dans le sens même des expansions, se colorent fortement par les réactifs; b) *des travées fines ou secondaires*, plus pâles et plus faiblement colorables ; elles ont une orientation variable et unissent entre eux les filaments primaires de manière à faire du squelette protoplasmique un tout solidaire (fig. 53).

Filaments primaires et filaments secondaires ; leurs anastomoses, leurs caractères.

La direction, la longueur et la disposition des filaments primaires à leur terminaison sont fort variables. Ils proviennent pour la plupart des dendrites où ils forment des faisceaux serrés et gagnent ensuite le corps cellullaire. Là, ils s'écartent et décrivent des sinuosités commandées par la présence des amas chromatiques ; enfin, après s'être unis entre eux au moyen des travées secondaires obliques ou transversales, ils se rendent au cylindre-axe ou à d'autres prolongements protoplasmiques. Outre ces filaments très longs, il en existe d'autres qui, émanés soit de l'axone, soit des dendrites, cheminent un certain temps dans la direction du noyau, se bifurquent, et par des divisions successives finissent par se perdre dans le réseau des filaments secondaires et surtout dans le plexus périnucléaire.

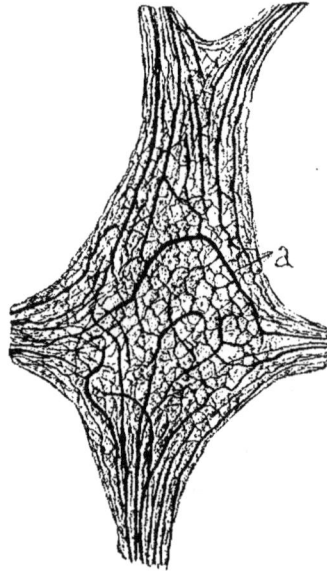

FIG. 53. — Cellules du ganglion du toit; cervelet du lapin rabique. Méthode au nitrate d'argent réduit.

a, filaments primaires reliés par des travées pâles aux filaments secondaires. — Par suite d'un commencement d'altération du reticulum, la différenciation des deux espèces de filaments se trouve exagérée.

En principe, toutes les cellules présentent une charpente neurofibrillaire semblable ; néanmoins, on peut distinguer diverses sortes de reticulums intra-protoplasmiques qui se trouvent être en rapport surtout avec le plus ou moins grand volume de la cellule et la plus ou moins grande abondance d'amas chromatiques. Les formes principales que l'on peut reconnaître sont les suivantes :

Types divers du réseau neurofibrillaire suivant les cellules.

Type fasciculé ou plexiforme (fig. 54). — Il comprend presque toutes les cellules volumineuses, c'est-à-dire les cellules motrices et les grands neurones funiculaires de la moelle, du bulbe et de la protubérance , les cellules ganglionnaires géantes de la rétine, les grandes cellules pyramidales de l'écorce cérébrale et les corpuscules du grand sympathique. Tous ces éléments

*Prédomi-
nance des neu-
rofibrilles pri-
maires.*

*Trois cou-
ches neurofi-
brillaires con-
centriques.*

sont caractérisés par l'extrême abondance et la minceur de leurs neurofibrilles ainsi que par la disposition de ces dernières en faisceaux plexiformes,
dont les mailles renferment les blocs de Nissl. Par suite de la disposition
même de ces blocs dans la région du corps située entre le voisinage du
noyau et celui de la membrane, les neurofibrilles tendent à former des
couches concentriques. Nous pouvons en décrire trois. *a) Couche superficielle ou corticale.* Elle est constituée par des réseaux denses et presque
rectilignes, qui passent souvent d'une dendrite à l'autre ou d'une dendrite

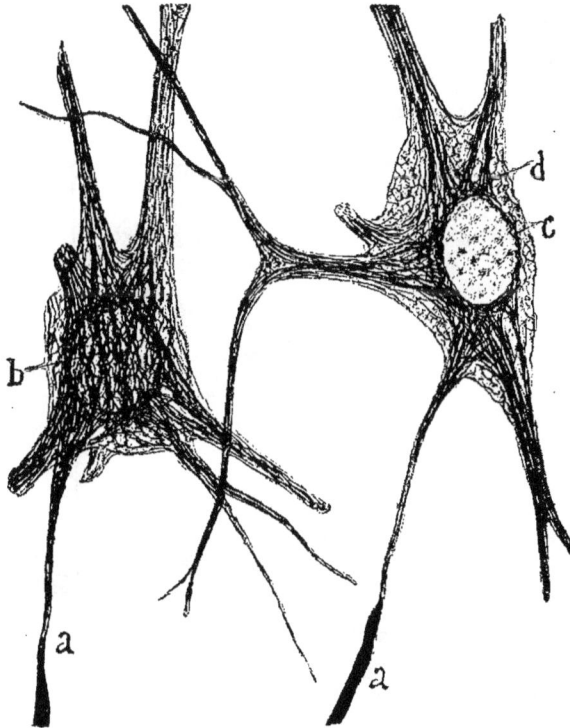

Fig. 54. — Grosses cellules de l'écorce du tubercule quadrijumeau antérieur.
Méthode au nitrate d'argent réduit.

c, plexus périnucléaires; — d, faisceaux neurofibrillaires destinés aux plexus périnucléaires.

au cylindre-axe, comme l'ont bien indiqué Bethe, Simarro et Donaggio ;
mais, ce faisant, elles entrent en relation avec le réseau général par le
moyen de filaments secondaires. *b) Couche moyenne ou principale.* Elle est
constituée par des faisceaux neurofibrillaires qui passent entre les blocs
chromatiques. Ces faisceaux forment à leur tour des plexus et des réseaux
compliqués qui se poursuivent jusqu'aux expansions protoplasmiques et au
cylindre-axe. Un petit nombre de neurofibrilles, probablement secondaires,
de cette couche se trouvent englobées dans les amas chromatiques, qui dans
les bonnes imprégnations apparaissent, en général, comme des vides dans le

plexus neurofibrillaire. *c) Couche périnucléaire.* Cette assise, que Donaggio et nous avons discernée indépendamment l'un de l'autre, comprend un
réseau dense et complexe de filaments, parfois en continuité avec des faisceaux primaires spéciaux.

L'étude individuelle des neurofibrilles offre les plus grandes difficultés
dans les grosses cellules ; on ne peut les distinguer que dans les points où
elles ne sont pas groupées en faisceaux serrés et dans ceux où les amas
chromatiques font défaut. Ces points sont, par exemple, la région périnucléaire et les lieux de bifurcation des gros troncs protoplasmiques. Or, ce
sont précisément ces volumineuses cellules à charpente neurofibrillaire si
compliquée que Bethe, Donaggio et plus récemment Bielschowsky[1] ont étudiées d'une façon presque exclusive. On s'explique ainsi pourquoi ces auteurs
soutiennent encore l'existence de neurofibrilles indépendantes. Il faut recon-

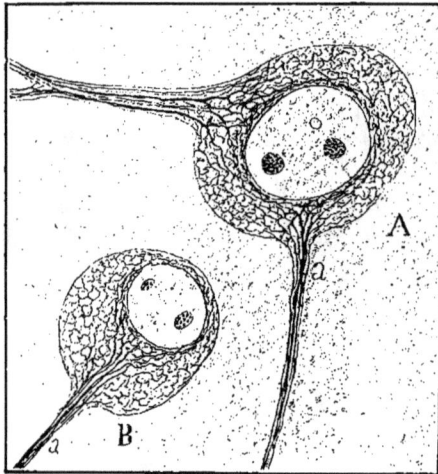

FIG. 55. — Cellules du noyau acoustique ventral du nerf cochléaire ;
lapin de dix-huit jours. Méthode au nitrate d'argent réduit.

a, dendrites.

naître cependant que, dans le type cellulaire que nous venons de décrire, les
anastomoses par filaments secondaires sont beaucoup plus rares que dans
les suivants.

Type à charpente neurofibrillaire lâche et franchement réticulée (fig. 55).
— Grâce à l'avantage que la technique du nitrate d'argent réduit possède sur
celles de Bethe et de Donaggio, d'imprégner surtout les cellules petites et
moyennes, nous avons pu étudier, en détail, le reticulum des neurones compris dans les ganglions rachidiens, celui des corpuscules funiculaires petits
et moyens renfermés dans la moelle, le bulbe et la protubérance, celui encore
de quelques cellules pyramidales de petite et moyenne taille et de presque

Prédominence des filaments secondaires.

1. BIELSCHOWSKY, Die Silberimprägnation der Neurofibrillen. *Neurol. Centralbl.*,
n° 21, 1903.

toutes les cellules ganglionnaires et amacrines de la rétine, etc. Ce type neurofibrillaire est caractérisé par son indigence relative en filaments primaires. Ceux-ci ne forment pas, d'ordinaire, des faisceaux dans l'intérieur du corps, mais seulement un reticulum à mailles polyédriques, où viennent se jeter les fibrilles émanées du cylindre-axe et des dendrites. On distingue fort bien dans le reticulum de ces éléments cellulaires, surtout quand leur dimension est moyenne, deux couches : l'*une principale* ou à *mailles lâches*,

Deux couches neurofibrillaires concentriques.

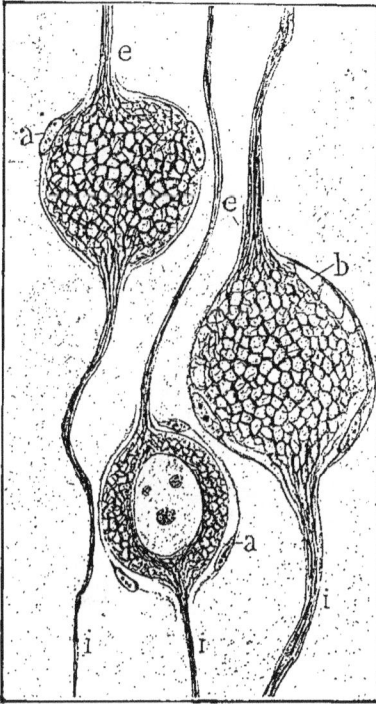

comprenant presque tout le corps de la cellule, l'*autre compacte* et située autour du noyau. Cette dernière est formée par un réseau touffu et aplati où convergent des filaments primaires isolés, sortis des expansions. Par conséquent, dans le type cellulaire que nous venons d'étudier les filaments secondaires prédominent considérablement sur les primaires.

Type fasciculo-réticulé ou de transition (fig. 56). — On le rencontre dans des cellules de taille relativement grande, comme les neurones de Purkinje, les grandes cellules pyramidales de la corne d'Ammon, les corpuscules de l'olive cérébelleuse et du ganglion du toit, les cellules interstitielles du bulbe et de la protubérance, etc. Dans tous ces éléments, les amas chromatiques sont ténus et nombreux, et la charpente neurofibrillaire relativement lâche est encore nettement disposée en réseau ; cependant on y aperçoit des faisceaux, composés de peu de fibrilles, il est vrai.

Type à reticulum exclusivement périnucléaire (fig. 59). — Les couches corticale et moyenne, que

FIG. 56. — Cellule bipolaire du nerf vestibulaire ; lapin âgé de quelques jours. Méthode au nitrate d'argent réduit.

a, capsule ; — *b*, vacuole périphérique ; — *e*, expansion externe ; — *i*, expansion interne.

nous avons décrites dans le premier type, peuvent être considérées comme un perfectionnement et une complication d'un réseau primitif plus simple. Ce dernier, que les recherches de Tello [1] chez les vertébrés inférieurs, celles d'Apathy chez la sangsue, et les nôtres [2] chez les embryons des oiseaux et des

1. TELLO, Las neurofibrillas en los vertebrados inferiores. *Trab. del Lab. de Invest. biol.*, t. III, fasc. 2 et 3, 1904.

2. CAJAL, Asociación del método del nitrato de plata con el embrionario para e estudio de los focos motores y sensitivos. *Trab. del Lab. de Invest. biol.*, t. III, fasc. 2 et 3, 1904.

mammifères ont mis en évidence, existe à peu près exclusivement autour du noyau et reçoit des filaments, relativement épais, des expansions cellulaires. Chez les reptiles et les batraciens, un grand nombre de neu-

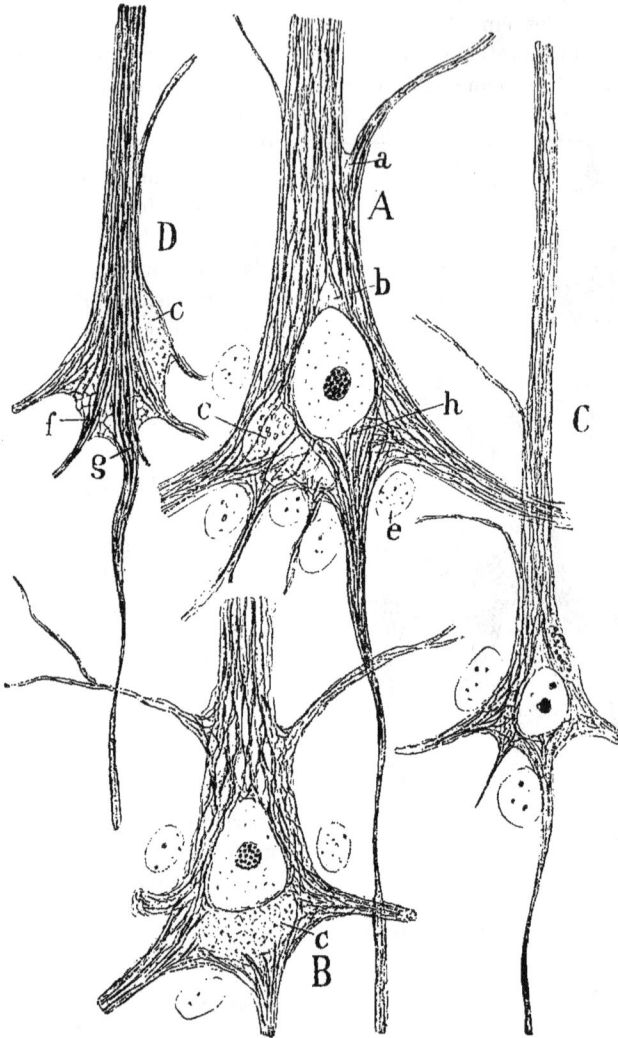

Fig. 57. — Cellules pyramidales du cerveau de l'homme.
Méthode au nitrate d'argent réduit.

a, b, vides correspondant aux amas chromatiques de Nissl; — c, amas de pigment; — e, noyaux de cellules névrogliques; — f, h, neurofibrilles pénétrant dans le cylindre-axe.

rones funiculaires de la moelle et de cellules du bulbe et du cerveau moyen ne possèdent pas d'autre réseau bien manifeste. Nous avons vu que, chez les mammifères adultes et en particulier chez l'homme, ces mêmes éléments

Fréquence de ce type primitif chez les invertébrés et les vertébrés inférieurs.

renferment, au contraire, une charpente réticulée ou fasciculo-réticulée. Il reste pourtant chez ces derniers animaux un certain nombre de neurones, qui, par leur reticulum extrêmement simple, peuvent être identifiés avec ceux des vertébrés inférieurs et des invertébrés, la sangsue, par exemple. Nous pouvons citer parmi ces éléments retardataires les grains du cervelet, les petites cellules étoilées de la couche moléculaire de ce même centre et les grains du cerveau de l'homme. Dans tous ces petits corpuscules il n'existe qu'un très mince réseau de fibrilles pâles au contact immédiat du noyau. Ce réseau reçoit des filaments, d'ordinaire isolés, du cylindre-axe et des dendrites. On remarque souvent que le réseau précité n'est lui-même que le résultat de la division répétée et des anastomoses des filaments afférents.

Disposition et aspect des neurofibrilles dans les dendrites.

Neurofibrilles dans les dendrites (fig. 57). — Les différences que nous avons signalées sous le nom de types dans la constitution de la charpente neurofibrillaire du corps paraissent s'effacer dans le cylindre-axe et les dendrites. Ici, en effet, semble régner une structure partout la même. Lorsqu'on examine avec soin le point de départ des prolongements protoplasmiques, par exemple, on y voit que les neurofibrilles du corps se rapprochent graduellement et finissent par se grouper en un faisceau dense de filaments à peu près parallèles. Ceux-ci courent dans l'intérieur de l'expansion et ne laissent libres que les espaces occupés par les fuseaux de Nissl. Aux points où l'expansion dendritique se divise, le faisceau neurofibrillaire fait de même, comme Bethe l'a démontré. Les paquets de neurofibrilles deviennent ainsi de plus en plus fins, jusqu'à ce qu'il n'en reste plus qu'une, très mince, très pâle, sans varicosités dans l'âme du ramuscule protoplasmique. Les neurofibrilles n'existent point au niveau des épines dendritiques, ou du moins, si elles existent, échappent-elles à nos yeux et à nos méthodes, par leur pâleur et leur ténuité. Les neurofibrilles restées

Terminaison libre des neurofibrilles dans les branchilles ultimes.

seules dans l'âme des branchilles protoplasmiques peuvent à leur tour se ramifier, comme l'ont prouvé nos observations sur les cellules pyramidales [1] ; elles se terminent alors librement et sans renflement à leur extrémité.

Bethe a signalé, dans les gros troncs protoplasmiques voisins du corps, la présence de neurofibrilles arciformes, à concavité tournée vers la périphérie et sans aucune connexion avec la charpente intrasomatique. Il en est ainsi, en effet, lorsqu'on se sert de la technique préconisée par ce savant. Mais il n'en va plus de même si on recourt à la méthode de l'argent réduit. Dans ce cas, surtout lorsqu'on s'adresse à des cellules jeunes, on aperçoit très nettement, comme le démontre la figure 58, que les fibrilles arciformes ou marginales se divisent en arrivant au tronc protoplasmique et entrent en relation, par anastomose, avec des filaments venus du corps ; parfois, même, elles forment un réseau passablement compliqué de filaments secondaires. Nous avons également vu un réseau unitif de ce genre au niveau de la bifurcation de la tige protoplasmique, dans les grandes cellules

1. CAJAL, Un sencillo método, etc. *Trab. del Lab. de Invest. biol.*, t. II, 1903.

pyramidales. Cette disposition existe-t-elle aussi le long des dendrites ? c'est ce que nous ignorons, précisément à cause de la densité du faisceau neurofibrillaire qui les parcourt. En tout cas, si ce reticulum y est présent, il ne peut y exister qu'à la faveur de travées secondaires, obliques ou trans-

Réseau neurofibrillaire intradendritique.

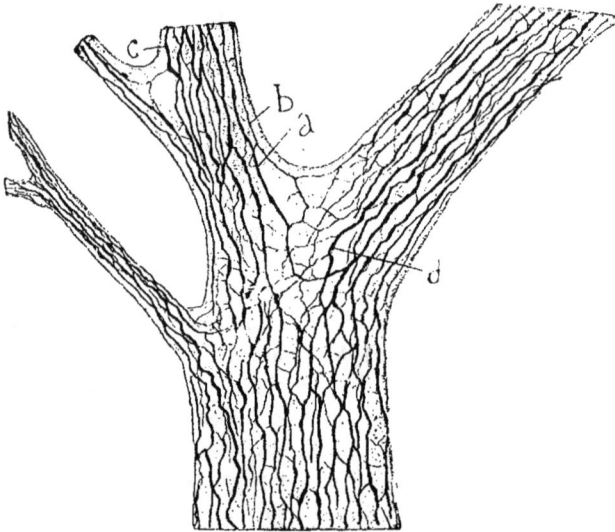

Fig. 58. — Détails relatifs aux neurofibrilles à leur arrivée aux bifurcations ; moelle de chien âgé de quelques jours. Méthode au nitrate d'argent réduit.

a, filament primaire terminé en réseau ; — *b*, fibrille plus fine, bifurquée ; — *c*, fibrille donnant une branche anastomotique à une neurofibrille appartenant à la dendrite voisine ; — *d*, filament primaire émettant plusieurs branches.

verses d'une minceur extrême et unissant les longues neurofibrilles primaires.

Neurofibrilles dans le cylindre-axe. — La charpente filamenteuse du cylindre-axe se forme comme celle des dendrites, c'est-à-dire par la convergence de neurofibrilles appartenant à toutes les couches du corps cellulaire. Il va de soi que seul un petit nombre de ces neurofibrilles contribuent à la constitution du faisceau cylindre-axile. Par conséquent, l'axone ne jouit d'aucun privilège, et il est même, quant à l'abondance des filaments, moins bien partagé que beaucoup de dendrites. A mesure que les neurofibrilles approchent du cône d'origine du cylindre-axe, elles se tassent de plus en plus l'une contre l'autre et finissent, au sommet du cône, par se présenter sous l'aspect d'un faisceau d'une grande densité, presque homogène et plus pâle que le reste du cylindre-axe. Ce point d'une pâleur plus grande correspond au début de la gaine myélinique. A partir de ce niveau le faisceau s'élargit considérablement, se relâche, devient spongieux, et semble s'être enrichi d'un grand nombre de filaments. La substance interfilaire, qui avait disparu au niveau de l'étranglement pâle, réapparaît maintenant.

Aspect des neurofibrilles dans le cône d'origine de l'axone et au delà.

*Opinion de
Bethe, Retzius
et Cajal sur
cet aspect.*

On peut se demander si ce rétrécissement et cette dilatation du faisceau
neurofibrillaire au commencement du cylindre-axe tiennent à des différences
dans la densité du faisceau, sans changement dans le nombre de ses éléments
ou bien s'ils tiennent uniquement à des variations de ce nombre ? Bethe [1]
opine pour la première hypothèse. Pour lui, en effet, les aspects divers présentés par le cylindre-axe à son origine et dans les étranglements de Ranvier
sont produits d'une façon exclusive par la disparition et la réapparition de la
substance interfilaire ou incolorable. Retzius [2] préfère la seconde hypothèse, car, assure-t-il, le nombre des neurofibrilles cylindre-axiles dimi-

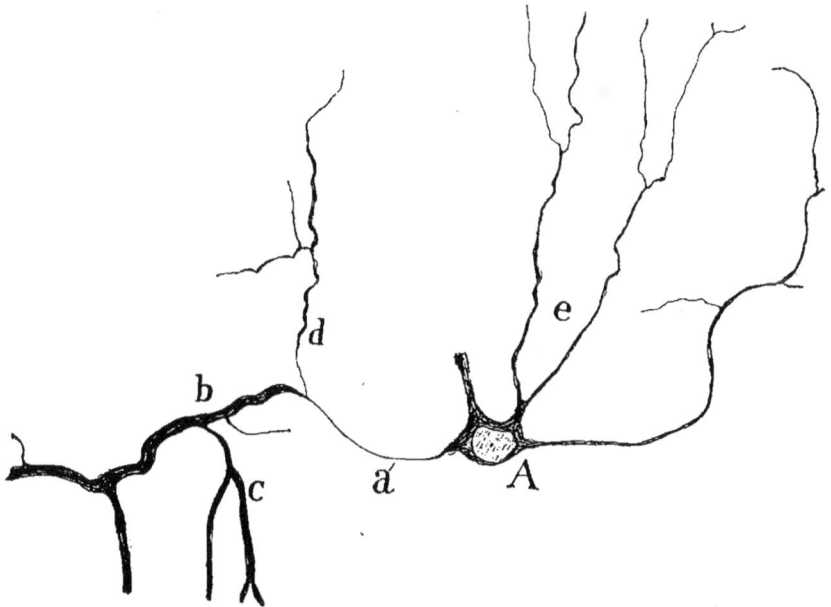

Fig. 59. — Cellule étoilée de la couche moléculaire du cervelet du chien.
Méthode au nitrate d'argent réduit.

a, cylindre-axe ; — *b*, portion élargie du cylindre-axe ; — *c*, ses branches descendantes ; — *e*, dendrites.

nue au niveau des disques interannulaires par coalescence des unes avec
les autres, pour se rétablir au-delà. Nous partageons la manière de voir de
ce dernier, parce que nous sommes parvenu à la vérifier en étudiant
surtout la partie initiale du cylindre-axe [3]. Il est évidemment impossible
de déterminer la manière dont se comportent les neurofibrilles axiles dans
les grosses cellules motrices et funiculaires de l'adulte. On y parvient, au
contraire, plus aisément lorsqu'on a sous les yeux des cellules du type réti-

1. Bethe, Allgemeine Anatomie u. Physiol. d. Nervensystems, 1907.
2. Retzius, Punktsubstanz, « nervöses Grau » und Neuronlehre. *Biol. Unters.* N. F.
Vol. XII, 1905.
3. Cajal, Las celulas estrelladas de la capa molecular del cerebelo y algunos
hechos contrarios à la función esclusivamente conductriz de las neurofibrillas. *Trab.
del Lab. de Investig. biol.*, t. IV, fasc. 1-2, 1905.

culé ou mixte, telles que pyramidales du cerveau, cellules mitrales olfactives, neurones étoilés du cervelet, cellules funiculaires et acoustiques du bulbe, etc. Dans ces divers éléments, surtout lorsqu'ils appartiennent à des animaux jeunes ou nouveau-nés, on voit, en effet, les neurofibrilles du corps cellulaire converger vers le cône d'origine du cylindre-axe sous forme de filaments un peu plus épais que les autres. Ce sont ces

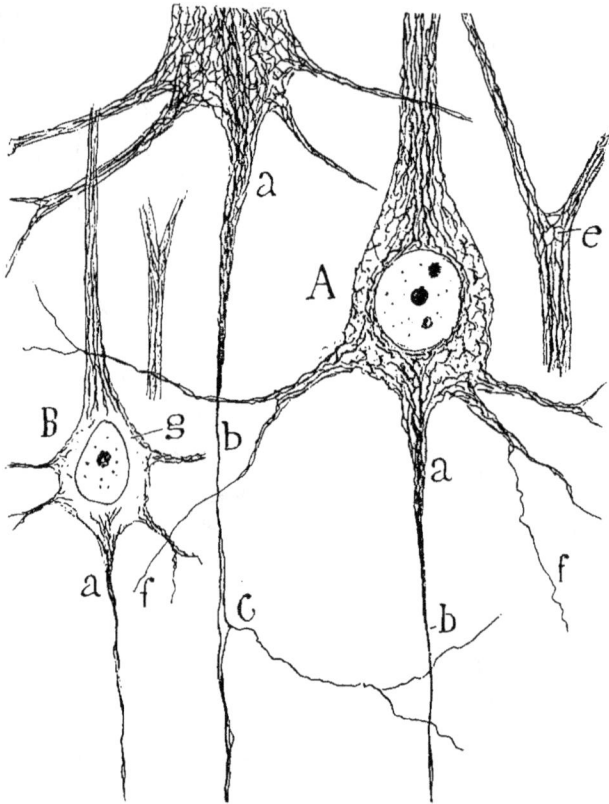

Fig. 60. — Cellules pyramidales géantes; chien âgé de 10 jours.
Méthode au nitrate d'argent réduit.

A, cellule pourvue déjà d'un réseau nucléaire; — B, cellule moyenne dont le spongioplasma est encore indifférencié au niveau du corps; — a, cylindre-axe; — b, sommet de son cône d'émergence; — c, point de départ des collatérales; — f, branches dendritiques ne renfermant qu'une seule neurofibrille.

derniers qui forment la partie rétrécie du cylindre-axe, antérieure au point où il s'élargit et se couvre de myéline. Dans les cellules étoilées de la couche moléculaire du cervelet, la simplification du contingent des neurofibrilles somatiques destinées à l'axone arrive à son plus haut degré. Ici, comme nous l'avons constaté récemment, plusieurs fibrilles du corps se fusionnent en un seul filament axile, extrêmement long et plus ténu que l'une quelconque des neurofibrilles qui lui ont donné naissance.

Mais plus loin, à une distance considérable, ce filament engendre, tout à coup, peut-être par division, un volumineux faisceau de fibrilles (fig. 59, *a*). Parfois, comme dans les cellules mitrales des jeunes mammifères, le faisceau neurofibrillaire contenu dans le cône d'origine présente des renflements fusiformes; mais ce sont là peut-être des aspects embryonnaires. Dans les cas les plus favorables, on peut reconnaître dans le faisceau neurofibrillaire du cône d'origine deux sortes de filaments; les uns, axiaux et relativement épais, proviennent du reticulum périnucléaire; les autres, extérieurs ou périphériques, plus sinueux et plus fins, dérivent du reticulum cortical et moyen du corps cellulaire (fig. 60, *a*).

Origine des neurofibrilles du cône cylindre-axile.

De même que dans les prolongements protoplasmiques, le faisceau filamenteux inclus dans le cylindre-axe s'appauvrit au fur et à mesure des ramifications de ce dernier. S'il était permis de généraliser l'aspect que présentent les neurofibrilles à la naissance des collatérales sur les cylindres-axes des cellules à corbeille du cervelet, nous dirions que vraisemblablement le faisceau neurofibrillaire des collatérales est constitué non seulement par des filaments qui émanent du groupe intracylindraxile, mais aussi par des branches issues de fibrilles de ce groupe. Nous avons constaté ce même phénomène de division neurofibrillaire à la naissance des collatérales fines sur les cylindres-axes des cellules pyramidales appartenant à de jeunes animaux (fig. 60). Il faut attendre, toutefois, de nouvelles recherches pour assurer que les choses se passent toujours ainsi, surtout chez l'adulte.

Les neurofibrilles dans les collatérales du cylindre axe.

Lorsque le faisceau filamenteux parvient à l'arborisation terminale, il se comporte de la manière que nous avons exposée à propos des dendrites; ses éléments se terminent soit par des extrémités libres, soit par des réseaux inclus dans une masse protoplasmique. Ces reticulums, extrêmement riches dans les terminaisons sensitives, ne sont jamais *intercellulaires* comme le croit Dogiel [1], mais *intracellulaires*. Ils ne peuvent donc servir à soutenir la théorie des réseaux interstitiels. Et ce serait également se tromper que de chercher dans la structure réticulaire de la charpente filamenteuse du corps cellulaire un argument favorable à cette théorie.

Les neurofibrilles dans les arborisations terminales cylindre axiles.

La disposition en réseau des neurofibrilles du corps cellulaire est la seule différence qui existe entre notre conception de la charpente intra-protoplasmique et celle de Bethe. Les traits essentiels de cette disposition ont été constatés par divers auteurs au moyen de diverses méthodes appliquées aux neurones les plus variés, aussi bien à l'état normal que pathologique. Abstraction faite de Donaggio, qui ne l'admet que pour une catégorie spéciale de neurofibrilles, un grand nombre d'auteurs l'acceptent au contraire dans sa généralité. Parmi eux nous citerons Van Gehuchten [2], Michotte [3],

1. Dogiel, Ueber die Nervenendigungen in der Grandry'schen und Herbst'schen Körperschen. *Anat. Anzeiger.*, Bd. XXV, 1904.
2. V. Gehuchten, Considérations sur la structure interne des cellules nerveuses et sur les connexions anatomiques des neurones. *Le Névraxe*, t. VI, 1904. — Boutons terminaux et réseau péricellulaire. *Le Névraxe*, t. VI, 1904.
3. Michotte, Contribution à l'étude de l'histologie fine de la cellule nerveuse. *Le Névraxe*, t. VI, 1904.

Athias [1], Lenhossék [2], Retzius [3], Marinesco [4], Rossi [5], Besta [6], Tello [7], Nageotte [8], Lugaro [9], Biart [10], Joris [11], Messina-Vitrano [12], Held [13], Hatai [14], etc.

Grains fuchsinophiles. — Une méthode spéciale de coloration : fixation en mélange osmio-bichromique, teinture des coupes extrêmement minces dans un bain de fuchsine acide et différenciation par un mélange hydro-alcoolique d'acide picrique, avait permis à Altmann [15], il y a quelque temps déjà, de démontrer, dans le protoplasma d'un grand nombre d'espèces de cellules nerveuses et autres, l'existence de petits grains, sphériques, très fins, tantôt isolés, tantôt réunis en chapelet et doués pour la fuchsine acide d'une affinité toute particulière. Ce sont les *bioblastes* d'Altmann. Après des considérations inutiles à rappeler ici, ce savant fit de ces bioblastes, comme leur nom l'indique, les éléments vivants, par excellence, de l'organisme, les éléments dont aucun protoplasma en vie ne peut être dépourvu. *Bioblastes et théorie d'Altmann.*

Ce sont eux qui, dans toutes les cellules, assument la fonction capitale, caractéristique. Ainsi, dans les cellules nerveuses, les facteurs d'activité, d'émission et de conduction de l'onde nerveuse ce sont les bioblastes ; le reste, la matière qui les baigne, ne forme que la gangue primitive, amorphe et inerte de toute cellule.

Cette théorie biologique d'Altmann, édifiée sur les *granula*, fut rejetée en bloc et non sans raison. Elle paraissait trop aventureuse. Mais par un de ces travers humains dont les savants ne donnent que trop souvent encore des exemples, par impulsivité sentimentale, et nous dirions presque par manque de tolérante clairvoyance, la théorie tombée entraîna les faits eux-mêmes. Divers auteurs, L. et R. Zoja [16], entre autres, avaient beau les retrouver

1. ATHIAS, Anatomia da cellula nervosa. Lisbõa, 1905.
2. V. LENHOSSÉK, R. y Cajal's neue Fibrillenmethode. *Neurol. Centralbl.*, p. 593, 1904.
3. RETZIUS, *Loc. cit.* et *Biol. Unters.*. Bd. XII, 1905.
4. MARINESCO, Recherches sur la structure de la partie fibrillaire des cellules nerveuses à l'état normal et pathologique. *Rev. neurol.*, n° 9, 1904.
5. ROSSI, L'intima struttura delle cellule nervose umane. *Le Névraxe*, t. XI, 1904.
6. BESTA, Ricerche intorno al modo con cui si stabiliscono i rapporti mutui tra gli elementi nervosi, etc. *Riv. sperim. di Freniatria*, vol. XL, 1904.
7. F. TELLO, Las neurofibrillas en los vertebrados inferiores. *Trab. del Lab. de Invest. biol.*, t. III, 1904.
8. NAGEOTTE, La structure fine du système nerveux. *Revue des Idées*, 1905.
9. LUGARO, Sullo stato attuale della teoria del neurone. *Arch. di Anat. e di Embryol.*, III, 1904. — Un metodo di colorazione delle neurofibrille mediante l'argento colloidale. *Monitore zool. ital.*, n° 11, 1904.
10. BIART, Fibrils and Ganglion-Cell. *New York med. Record*, vol. LXVIII, 1904.
11. JORIS, A propos d'une nouvelle méthode de coloration des neurofibrilles, etc. *Bull. de l'Acad. roy. de Méd. de Belgique*, séance du 30 avril 1904.
12. MESSINA-VITRANO, Ricerche sulla fina struttura della cellula nervosa. *Ann. della clin. delle mal ment. e nerv. di Palermo*, vol. II, 1904.
13. HELD, Zur Kenntniss einer neurofibrillären Continuität im Centralnervensystem der Wirbeltiere. *Arch. f. Anat. u. Physiol.* Anat. Abteil., 1905.
14. HATAI, The finer structure of the neurone in the nervous system of the white rat. *Univ. of Chicago ; Decenn. Publ.*, 1903.
15. ALTMANN, Die Elementarorganismen. Leipzig, 1890.
16. R. ZOJA, Intorno ai plastiduli fuchsinofili (bioblasti de Altmann). *Memorie de Real Istituto Lombardo*. Fasc. 3, 1891.

dans presque tous les tissus et dans mainte espèce animale, on ne crut plus aux bioblastes d'Altmann, quand Fischer [1], s'appuyant sur des expériences de coagulation de différents albuminoïdes *in vitro*, déclara les bioblastes de simples précipités granuleux de peptone sous l'influence des fixateurs acides.

Réalité des granules d'Alt- mann dans les cellules ner- veuses.

Eh bien! cette réaction contre les rêveries d'Altmann était allée trop loin. Les granules existent, leur réalité est certaine ; on a pu, dans bien des tissus, les observer sur des pièces fraîches et après coloration par diverses méthodes. Ainsi, dans les cellules glandulaires, Nicolas [2] et E. Müller [3] ont démontré l'existence de ces granulations fuchsinophiles. Et quant à celles du proto- plasma nerveux, Held [4] est parvenu, tout récemment, à les mettre en évi- dence, non pas seulement en employant la méthode d'Altmann, mais aussi par un procédé spécial, sorte de combinaison de deux colorations, l'une basique avec le bleu de méthylène, l'autre acide avec l'érythrosine.

Caractères des granules d'Altmann ou neurosomes de Held dans les cellules ner- veuses.

Selon Held, dont nous pouvons confirmer pleinement les idées sur ce point, la matière achromatique des cellules de Purkinje, des corpuscules moteurs, des neurones pyramidaux, etc., présente de distance en distance de petites sphérules microscopiques, des *neurosomes*, comme les appelle Held, qui siègent soit extérieurement sur les travées du spongioplasma, soit dans leur épaisseur même. Ces organites, que la méthode de Held colore en vio- let, se montrent tout aussi bien dans les appendices dendritiques que dans le cylindre-axe et le corps cellulaire, où ils constituent souvent des chaînettes parallèles. Mais de toutes les parties du neurone, ce seraient les arborisations nerveuses terminales, qui renfermeraient le plus grand nombre de ces neu- rosomes et dans la ramification terminale des fibres grimpantes du cervelet les granulations fuchsinophiles s'accumuleraient au point d'être presque en contact.

Opinions de Held, Cajal et Levi sur le rôle des granules.

Malgré l'identité des neurosomes et des bioblastes, Held est loin de par- tager les vues d'Altmann sur le rôle conducteur de ces granulations. Held, et nous nous unissons à lui, estime que ces granulations ne sont que de simples inclusions protoplasmiques à fonctions accessoires, inconnues encore.

Levi [5], qui en se servant d'une méthode spéciale, un peu différente de celle d'Altmann, a pu confirmer également l'existence des granulations fuchsi- nophiles, tranche la question en déclarant que ce sont des produits d'échanges nutritifs des cellules nerveuses. Voici sur quoi il se fonde : dans les ganglions rachidiens, où ses investigations ont porté plus particuliè- rement, les grains, rares et sphériques à l'état de repos de la cellule, augmen- teraient de diamètre, de longueur et surtout de nombre pendant la période d'activité, c'est-à-dire pendant les deux premières heures de l'excitation

1. Fischer, Zur Kritik der Granularmethoden. *Anat. Anzeiger.*, Bd. IX, 1894 et 1895.

2. Nicolas, Contribution à l'étude des cellules glandulaires. *Arch. de Physiologie norm. et pathol.* Paris, 1892.

3. E. Mueller, Drüsenstudien. *Arch. f. Anat. u. Physiol.*, Anat. Abteil., 1896.

4. Held, Beiträge zur Struktur der Nervenzellen, etc. *Arch. f. Anat. u. Physiol.* Anat. Abt., 1895 et 1897.

5. Levi, Contributo alla fisiologia della cellula nervosa. *Riv. di patol. nervosa e mentale*, vol. I, fasc. 5, 1896.

électrique des nerfs sensitifs. Cette multiplication des grains fuchsinophiles
ne serait donc que la simple conséquence du métabolisme cellulaire, accru
lui-même.

Pigments. — Un grand nombre de cellules volumineuses, en particulier
les ganglionnaires rachidiennes, les sympathiques, les motrices, les pyramidales géantes du cerveau, etc., possèdent, en un point de leur corps, excentriquement, un amas de sphérules, couleur jaune pâle ou brun verdâtre,
constituées, croit-on, quoique, nous semble-t-il, sans preuves décisives, par
de la mélanine. Au lieu d'un amas, il n'est pas rare d'en voir deux, situés en
des points opposés de la cellule (fig. 61).

Différentes sortes de pigment.

Dans d'autres neurones, ce sont des grains brun foncé et franchement
mélaniques d'aspect que l'on rencontre. Cette espèce de pigment est moins

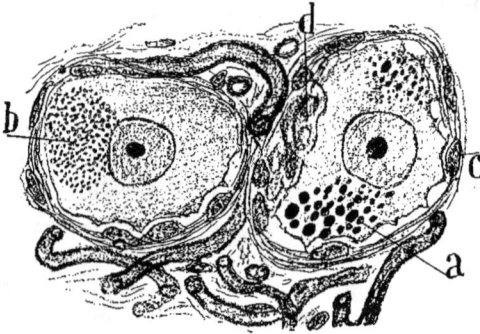

Fig. 61. — Deux cellules de ganglion rachidien ; homme âgé. Coloration par l'acide
osmique.

a, gros grains de pigment ; — *b*, grains plus fins ; — *c*, cellule satellite ; — *d*, glomérule d'origine
du cylindre-axe.

commune que la précédente. Les régions cellulaires où on l'observe surtout
sont le *locus cæruleus* et la *substance noire* de Sœmmering.

Il existe certainement entre ces deux sortes de pigment des différences
chimiques. Ainsi le pigment clair, jaunâtre, se colore intensément par l'acide
osmique ; il se colore aussi, comme nous avons pu le faire chez les invertébrés par la méthode de coloration des centrosomes de Heidenhain à l'hématoxyline ferrugineuse ; le pigment foncé, au contraire, ne manifeste pas
grande sympathie pour ces réactifs colorants.

C'est, d'ailleurs, ce que démontrent les recherches d'Olmez[1], faites par
la méthode de Benda, et celles de Marinesco[2], exécutées au moyen de la
technique de Romanowsky. D'après ces auteurs, la nature des granulations pigmentaires diffère suivant les types cellulaires. Marinesco, qui en a
repris l'étude récemment, en distingue même deux principales sortes : les
granulations acidophiles et les *granulations acidobasophiles*.

1. OLMEZ, Recherches sur les granulations de la cellule nerveuse. Lyon, 1901.
2. MARINESCO, Recherches sur les granulations et les corpuscules colorables des
cellules du système nerveux. *Zeitschr. f. allg. Physiol.*, Bd. III, 1903.

Siège et fré-
quence.
Toutes les inclusions pigmentaires, dont nous parlons, ne sont pas un facteur constant dans la structure des cellules nerveuses. L'énumération même de celles où on peut les observer, prouve que toutes les cellules de petite et moyenne taille du cerveau, du cervelet, de la moelle en sont totalement dépourvues. Des cellules même de grande taille, les éléments de Purkinje et de Golgi dans le cervelet, du noyau de Deiters dans le bulbe, par exemple, en manquent aussi. Enfin, on ne les rencontre presque exclusivement que dans les ganglions chez les vertébrés inférieurs.

Il est impossible de rien dire de précis sur la constitution histologique des grains de ces amas pigmentaires, car, sous les meilleurs objectifs, ils n'apparaissent que comme des masses parfaitement homogènes, rondes et de diamètre variable. Chez les mollusques, on parvient à reconnaître cependant que chacun de ces grains est au foyer d'une nodosité du spongioplasma.

Quant à leur fonction, nous n'en savons rien jusqu'à présent. Il s'agirait peut-être là d'un produit quelconque de désassimilation, dont la fixité chimique est un obstacle à son rejet hors de la cellule. Un fait, mis en évidence par Pilcz, viendrait corroborer cette présomption : le pigment jaune augmente avec l'âge, depuis le moment où il apparaît, c'est-à-dire quelques années après la naissance, et pour préciser, vers 6 ans dans les ganglions rachidiens, à 8 ans dans la moelle et à 20 dans le cerveau.

Centrosome. — Les cellules nerveuses, inaptes, on le sait, à la prolifération, possèdent-elles malgré cela un centrosome, organe qui, selon toutes les recherches des cytologistes modernes, préside par sa division au début de la mitose ? *a priori*, cela eût semblé peu probable. Pourtant, Lenhossék, appliquant aux cellules des ganglions spinaux de la grenouille l'excellente méthode de Heidenhain [1] pour la mise en relief du centrosome, l'y a découvert.

Ses caractè-
res.
Voici ses caractères, d'après la description de cet auteur [2]. Sa place dans les cellules des ganglions rachidiens de la grenouille est au centre même de la masse protoplasmique cellulaire, c'est-à-dire que le noyau du neurone occupe toujours par rapport au centrosome une position excentrique. Il est constitué par un groupement de granules fins, très proches l'un de l'autre et fort avides de l'hématoxyline d'Heidenhain. Une sphère pâle, presque hyaline, qui correspondrait peut-être à la sphère attractive de Van Beneden, l'enveloppe, et tout autour de cette dernière les grains chromatophiles du cytoplasma décrivent des cercles concentriques.

Sa présence
dans certaines
cellules des
vertébrés infé-
Lenhossék n'est pas seul à avoir observé le centrosome dans les cellules nerveuses. Doehler [3] et Lewis [4], l'un, dans les cellules sympathiques de la grenouille, l'autre, dans les neurones géants des ganglions de certaines anné-

---

1. M. Heidenhain, Neue Untersuchungen über die Centralkörper und ihre Beziehungen zum Kern und Zellenprotoplasma. *Arch. f. mikrosk. Anat.*. Bd. XLIII, 1893.
2. Von Lenhossék, Centrosom und Sphäre in den Spinalganglienzellen des Frosches. *Arch. f. mikrosk. Anat.*, Bd. LXVI, Hft. II, 1896.
3. Doehler, Beitrag zur Kenntniss vom feineren Bau der sympathischen Ganglienzellen des Frosches. *Arch. f. mikrosk. Anat.* Bd. LXVI, H. IV, 1896.
4. Lewis, Centrosome and Sphere in certain of the nerve-cells of an Invertebrate. *Anat. Anzeiger.*, nos 12 et 13, 1896.

lides, l'ont aussi retrouvé. Mais on ne l'a pas signalé dans les cellules de l'axe encéphalo-rachidien. Il y manque donc, à moins que nos méthodes actuelles soient incapables de nous le montrer. Nos tentatives de coloration du centrosome dans la moelle et le cerveau des batraciens, des reptiles et des mammifères sont restées, en effet, infructueuses. Lenhossék lui-même n'y a pas réussi [1].

rieurs et des invertébrés seulement.

D'après la présence du centrosome dans les cellules nerveuses, cellules dont les facultés de reproduction sont, d'un commun accord, considérées comme à jamais supprimées, nous serions en droit d'affirmer que le centrosome n'est point exclusivement affecté à des fonctions reproductrices. C'est la conclusion qui s'impose. Mais ne pourrait-on pas en tirer tout aussi bien une autre, si l'on veut réfléchir que jusqu'à présent le centrosome n'a été aperçu de façon certaine que dans les ganglions des vertébrés inférieurs et des invertébrés? Au lieu donc de refuser au centrosome des facultés exclusivement reproductrices, ne pourrait-on pas au contraire les lui conserver intégralement et admettre en même temps que les cellules nerveuses d'invertébrés et de vertébrés, où on le rencontre, sont encore aptes à se régénérer, à se multiplier par le dédoublement mitosique commun à presque tous les tissus?

Son rôle dans les cellules nerveuses.

Des recherches dans ce sens, c'est-à-dire dans le but de savoir si, en effet, les cellules à centrosome de la grenouille et d'autres animaux sont encore douées de reproductibilité, fait qui pour la théorie aurait une extrême importance, n'ont jamais été entreprises, que nous sachions. On a bien, il est vrai, essayé de savoir si les cellules des ganglions peuvent entrer en karyokinèse. Mais les ganglions étudiés appartenaient à des animaux supérieurs, à des mammifères, dont les cellules sensitives et sympathiques semblent manquer du centrosome reproducteur. Par suite, les conclusions négatives, auxquelles sont arrivés Colella [2], Tirelli [3], Monti et Fieschi [4] dans leurs travaux, laissent la question du rôle du centrosome ganglionnaire absolument intacte.

LE NOYAU

Le noyau ne manque dans aucune cellule nerveuse. D'ordinaire, chaque cellule n'en possède qu'un seul. Mais il est des cellules qui en possèdent deux ; tel est le cas pour un grand nombre de corpuscules des ganglions sympathiques chez le lapin, suivant les recherches de Remak, Gaye et Ranvier, de Schwalbe chez le cobaye, et de Mayer chez le chien, le chat [5] et

Nombre, forme et volume.

1. Von Lenhossék, Ueber Nervenzellenstrukturen. *Verhandl. der anatom. Gesellschaft, auf der zehnten Versammlung in Berlin*, 19-22, April, 1896.
2. Colella, Sulla degenerazione e sulla regenerazione dei gangli del sistema nervoso simpatico. *Giorn. internaz. delle Scienze mediche.* Anno XIII, 1891.
3. Tirelli, Dei procesi riparativi nel ganglio intervertebrale. *Annal. di Freniatria e Scienze affini*, vol. V, 1895, et *Arch. ital. de Biologie*, t. XXIII, 1895.
4. Monti e Fieschi, Sur la guérison des blessures des ganglions du sympathique. *Arch. ital. de Biologie*, t. XXIV, fasc. 3, 1895.
5. Chez le chat, nos observations faites au moyen du bleu de méthylène prouvent cependant qu'il n'y a qu'un noyau par cellule.

l'homme. La *forme* du noyau est communément celle d'une sphère. On en rencontre aussi d'ovoïdes et même de coniques, avec des angles émoussés et ronds, par exemple dans certaines cellules pyramidales. On peut affirmer, en thèse générale, que la forme du noyau dépend de la plus ou moins grande abondance du protoplasma de la cellule. Ainsi, les cellules riches en protoplasma ont un noyau sphérique, tandis que celles où le protoplasma s'étend en une mince pellicule enveloppante, renferment un noyau de figure plus ou moins polyédrique, avec des arêtes mousses, par suite des pressions réciproques entre éléments voisins. C'est ce que l'on observe sur un grand nombre de grains du cervelet et dans certaines bipolaires de la rétine.

Le *volume* du noyau est chose extrêmement variable, à un moindre degré pourtant que celui des cellules elles-mêmes. Il oscille entre 4 ou 5 μ dans les grains du cervelet par exemple, et 14 et 16 μ dans les cellules motrices de la moelle, la moyenne étant de 7 à 10 μ.

Structure du noyau. — Par sa structure, le noyau des cellules nerveuses ne diffère guère de celui des éléments conjonctifs, épithéliaux ou musculaires. Comme lui, il possède une membrane achromatique, un suc *Parties cons-* nucléaire transparent, un réseau pâle, probablement de linine, et un ou *titutives.* deux blocs centraux d'une substance ressemblant à la chromatine de Flemming. Ce qui distingue réellement la structure du noyau nerveux de celle des noyaux ordinaires est dû à la forme et à la disposition de la substance chromatique. En effet, au lieu de présenter l'aspect réticulé, que l'on voit dans les corpuscules épithéliaux, conjonctifs, musculaires, etc., cette substance est condensée, souvent même en un volumineux grain central, sans trace apparente de structure (nucléine nucléinique de Carnoy et Van Gehuchten).

Méthodes de On peut se rendre un compte déjà très suffisant de la structure du noyau *coloration.* nerveux sur des préparations obtenues par la méthode de Nissl. Le noyau et les nucléoles chromatiques y apparaissent fortement colorés, tandis que le réseau de linine reste incolore. Mais les renseignements les plus complets ne sont fournis que par les méthodes de double coloration : toluidine et érythrosine de Lenhossék, érythrosine et bleu de méthylène de Held, mélange de Biondi au degré de dilution indiqué par Levi, etc. Dans ces mélanges tinctoriaux, la couleur acide, érythrosine, éosine, fuchsine acide, etc., se porte avec vigueur sur le réseau achromatique des grains incolores et la membrane nucléaire, alors que la couleur basique, bleu de toluidine, thionine, bleu de méthylène, etc., imprègne les nucléoles et parfois, mais avec moins d'intensité, certains grumeaux placés aux entrecroisements du réseau achromatique et formés d'œdématine.

MEMBRANE NUCLÉAIRE. — Pour étudier la membrane du noyau, il faut s'adresser aux éléments les plus volumineux. On voit alors que la membrane, dont le double contour est très nettement appréciable, est constituée par une substance tout à fait homogène. Par sa face interne, elle donne insertion aux travées du réseau de linine, tandis que par sa face externe elle donne attache aux travées du spongioplasma cellulaire. Les matières colorantes n'ont aucune prise sur cette membrane, sauf les couleurs acides d'aniline, qui la teignent quelque peu. Flemming a signalé une autre membrane chromatique à l'intérieur de cette membrane incolorable, dans certaines cellules nerveuses. Nous n'avons jamais pu confirmer l'existence de cette seconde membrane, et en cela, nous sommes d'accord avec Levi et Lenhossék. Peut être, Flemming décrit-il comme membrane la réticulation chromatique périphérique que nous avons reconnue dans les grains cérébelleux et les cellules névrogliques, réticulation ayant, en effet, un aspect membraneux.

CHROMATINE DU NOYAU OU NUCLÉINE. — Lorsqu'on étudie la chromatine par la méthode de Nissl, on la voit affecter plusieurs formes, dont les suivantes nous semblent les plus constantes et les plus caractéristiques [1].

1° *Chromatine réticulée* (fig. 62, *C*). — Cet aspect, qui rappelle complètement celui des cellules épithéliales ou conjonctives, est propre aux noyaux des cellules nerveuses de petite taille, telles que : grains du cervelet, bipolaires rétiniennes, etc. Dans ces noyaux, on découvre, en effet, une substance

Chromatine des petites cellules nerveuses.

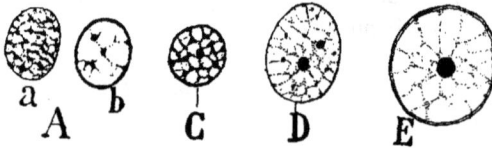

FIG. 62. — Divers types de noyaux dans les cellules nerveuses et névrogliques du lapin. Méthode de Nissl, coloration à la thionine.

A, deux aspects du noyau des cellules névrogliques ; — *a*, avec mise au point sur la face supérieure du noyau : — *b*, avec mise au point sur son équateur ; — C, noyau d'un grain du cervelet ; — D, noyau d'une cellule pyramidale du cerveau ; — E, noyau d'une cellule motrice de la moelle.

basophile, répandue sous forme de granules allongés ou ronds sur les travées et les nodosités d'un réseau de linine à mailles étroites. Ce réseau de linine, étendu dans tout le noyau, devient plus dense au-dessous de la membrane nucléaire, au point d'y simuler souvent une enveloppe chromatique. Un ou deux grains de cette substance, placés au centre, sont de plus grande taille que les autres et semblent des nucléoles.

L'aspect de la chromatine des granulations nucléaires varie considérablement suivant les réactifs fixateurs employés. En se servant de l'alcool, notre fixateur préféré, la chromatine se montre nettement réticulée ; use-t-on, au contraire, du sublimé, du liquide de Hermann, etc., la réticulation chromatique fait le plus souvent défaut, ou, si elle persiste, c'est seulement à l'état de vestige attenant à la membrane, tout le reste s'étant aggloméré en un amas central. C'est sous cet aspect, qu'est apparue à Levi[2] la chroma-

Aspect variable suivant les fixateurs.

1. Les principaux détails que l'on trouve dans cette description sont tirés du travail suivant : CAJAL, Estructura del protoplasma nervioso. *Rev. trim. microgr.* Año I, fasc. 1, 1896.

2. LEVI, Su alcune particularità di struttura del nucleo delle cellule nervose. *Rev. di patol. nervosa e mentale,* vol. I, fasc. 4, 1896.

tine des grains cérébelleux, après coloration au Biondi. En présence de telles variations morphologiques dues à l'emploi de fixateurs divers, on ne saurait déclarer, sans manquer à la plus élémentaire prudence, que telle ou telle disposition de la chromatine est seule normale. Aucun fixateur n'est, à notre avis, inoffensif ; aucun ne doit donc nous inspirer une absolue confiance dans ses résultats. Mais il y a des degrés ; de tous les fixateurs que nous avons expérimentés, et ce sont presque tous ceux connus, l'alcool absolu est certes le moins dommageable, du moins, à la structure du noyau. Viennent ensuite le formol et le sublimé, qui, eux, semblent léser beaucoup moins la texture de la trame protoplasmique de la cellule.

Chromatine des cellules nerveuses de taille moyenne.

2° *Chromatine en granules, les uns épais, les autres très ténus, à tendance centripète.* — La cavité nucléaire est parcourue par un réseau extrêmement délicat de linine, dont les travées minces convergent pour la plupart vers certains points où logent les nucléoles ; dans ce réseau, dans l'épaisseur même de ses fils pâles ou aux nœuds de leur croisement, plus ou moins près du centre du noyau et jamais sous sa membrane, on trouve quelques grains chromatiques d'une si grande finesse, que seuls les plus puissants apochromatiques permettent de les voir ; on y aperçoit encore deux, trois ou plusieurs nucléoles, amas chromatiques volumineux, souvent irréguliers, orientés en tous sens et dont un, d'ordinaire, dépasse par sa taille tous les autres. Tel est le type structural du noyau dans l'immense majorité des cellules nerveuses de taille moyenne, grains de la fascia dentata, cellules de cordons et de la substance de Rolando dans la moelle, petites cellules pyramidales du cerveau, etc. (fig. 62, D).

Forme de transition chez les vertébrés inférieurs.

Chez les reptiles, batraciens et poissons, ce type nucléaire, par exemple dans les cellules pyramidales du cerveau et les funiculaires de la moelle, est plus richement pourvu de granules chromatiques fins ; en certains points même on y voit une véritable réticulation nucléinique. Cette variété constitue donc un passage à la structure chromatique des grains du cervelet.

Chromatine des cellules nerveuses de grande taille.

3° *Chromatine concentrée en un seul nucléole, homogène, sphérique et plus ou moins central.* — Telle est la disposition de la chromatine dans toutes les cellules de grande taille : cellules motrices médullaires, cellules des ganglions spinaux, cellules de Purkinje, pyramidales géantes du cerveau, cellules à cylindre-axe court du cervelet, etc. (fig. 62, E).

Noyaux à deux nucléoles.

Dans toutes ces cellules, le suc nucléaire est traversé par un reticulum irrégulier de linine, où, aux croisements, il est impossible d'apercevoir le moindre granule chromatique. On ne voit, au centre ou au voisinage du centre du noyau qu'un amas chromatique, le nucléole, épais et parfaitement sphérique. Mais parfois aussi, il existe deux nucléoles, dont l'un est toujours plus volumineux. Cette variété nucléaire à nucléole double, visible surtout dans les cellules géantes de moindre taille, sert donc, également ici, de transition entre le type nucléaire à nucléoles multiples et celui à nucléole unique. Une remarque, en passant : dans les grandes cellules des poissons, des batraciens, des reptiles et des oiseaux, le noyau ne renferme également qu'un nucléole.

Quelle peut être la signification de cette concentration chromatique ? Est-elle exigée par l'intensité fonctionnelle des neurones ? ou bien n'est-elle simplement que l'expression de l'atrophie presque originelle de la faculté génératrice dans les cellules nerveuses ? Nous ne rejetons pas absolument la première hypothèse, mais la seconde nous paraît plus naturelle et plus justifiée. On sait, de fait, que dans les cellules, en général, la reproductivité semble être liée à une certaine dissémination et disposition de la chromatine nucléaire, substratum de l'hérédité. Or, dans les neurones, cette dissémination est remplacée par une concentration ; il est donc logique de supposer que cette concentration, qui a détruit le dispositif morphologique de la substance héréditaire, équivaut à la suppression de la fonction reproductrice du neurone. Mais la fonction reproductrice n'est point la seule activité dont le noyau soit capable ; il possède aussi une action trophique et nourricière sur le reste de la cellule. Celle-ci, exaltée par la suppression même de la faculté reproductrice, retentirait avec plus de puissance sur le corps et les diverses expansions du neurone [1]. C'est à une conjecture analogue, exposée dans une publication récente, que Levi [2] est aussi parvenu.

Sens et rôle de la concentration chromatique.

Tout ce qui est intensément coloré dans le noyau par les anilines basiques usitées exclusivement dans la méthode de Nissl correspond-il vraiment à ce que Flemming nomme chromatine et à ce qu'autres auteurs appellent nucléine ?

L'opinion classique, soutenue par presque tous les histologistes et surtout par Flemming, Carnoy, Kölliker, nous-même et Van Gehuchten, suppose que toute la nucléine de la cellule nerveuse est employée, dans les corpuscules volumineux, à la constitution du noyau et des nucléoles, seules parties attirant avec énergie le carmin, l'hématoxyline et les anilines basiques.

Une autre opinion, celle-ci tout récemment exprimée par Levi et Lenhossék, admet au contraire des distinctions dans cette nucléine. Ainsi, d'après Levi [3], le mélange de Biondi départage cette soi-disant chromatine en deux substances, de propriétés tout à fait différentes : l'une avide de vert de méthyle et disposée en deux ou trois amas semilunaires qui entourent en partie le ou les nucléoles, et l'autre, ayant une très grande affinité pour la fuchsine acide ; cette dernière substance se manifesterait sous la forme même des nucléoles, c'est-à-dire de ces masses sphériques, intensément colorées par les anilines basiques. La première substance, de nature basophile indiscutable, serait, suivant Levi, la nucléine vraie ; tandis que la seconde, se rapprochant par son caractère acidophile des nucléoles acidophiles des cellules ordinaires, serait la *paranucléine*. Cette manière de voir est également celle de Marinesco [4], dont les dessins repré-

Opinions diverses sur la nucléine des neurones et sur ses réactions chimiques.

1. Cajal, Estructura del protoplasma nervioso. *Rev. trim. microgr.*, n° 1, Marzo, 1897.

2. Levi, Ricerche citologiche sulla cellula nervosa, etc. *Riv. di patol. nervosa e mentale*, fasc. 5-6, 1897, p. 39.

3. Levi, Su alcune particolarità di struttura del nucleo delle cellule nervose. *Rev. di patol. nervosa e mentale*, vol. I, fasc. 4, 1896. — Ricerche citologiche comparate sulla cellula nervosa dei vertebrati. *Rev. di patol. nervosa e mentale*, vol. II, fasc. 5 et 6, 1896.

4. Marinesco, Recherches sur le noyau et le nucléole de la cellule nerveuse, etc. *Journ. f. Psych. u. Neurol.*, Bd. V, 1905.

sentent également des nucléoles acidophiles, pourvus de deux amas semilunaires basophiles.

La constitution chimique du nucléole est aussi discutée par Lenhossék [1], dans les études approfondies qu'il en a faites sur les cellules des ganglions spinaux de l'homme. « D'un côté, nous voyons, dit-il, le nucléole nerveux se colorer par les pigments basiques : thionine, bleu de toluidine, bleu de méthylène, etc., à la façon de la chromatine ordinaire, et même si nous recourons à des mélanges de deux couleurs, l'une de basicité énergique et l'autre d'acidité faible, telles que bleu de méthylène et éosine, ou bleu de méthylène et érythrosine, nous reconnaissons que la couleur acide faible est inapte à masquer l'affinité du nucléole pour la couleur basique. Mais, d'un autre côté, si nous employons, comme ci-dessus, des colorations doubles, où la couleur acide a, au contraire, un grand pouvoir, telle que, par exemple, le mélange de Biondi, alors, nous assistons à la métamorphose de la basophilie en acidophilie; le nucléole, au lieu de fixer le vert de méthyle basique de ce mélange, comme le fait la nucléine des cellules conjonctives et névrogliques, attire à lui, énergiquement, la fuchsine acide. Notre conclusion est donc : le nucléole des grands neurones est constitué par une chromatine qui n'est point la chromatine ordinaire, la basichromatine d'Heidenhain. C'est un produit analogue, si l'on veut, mais de basophilie plus faible. Quant aux blocs chromatiques, de basophilie pure, signalés par Levi, le noyau des cellules nerveuses de l'homme n'en possèdent point. Peut-être sont ils propriété exclusive des vertébrés inférieurs. »

Nous avons longuement pesé les raisons avancées par Levi et Lenhossék; nous avons comparé leurs observations aux nôtres et nous sommes arrivé à penser que le grand nucléole des cellules nerveuses n'est constitué que par de la chromatine ordinaire, quelque peu modifiée, il est vrai, par le long repos karyokinétique, auquel les cellules nerveuses se trouvent condamnées dès leur naissance.

SPHÉRULES INTRANUCLÉOLAIRES (fig. 63, a). — Dans les préparations colorées par la méthode de Nissl, la masse chromatique du nucléole présente une homogénéité parfaite; il n'en est pas de même dans les coupes traitées par d'autres techniques. Les recherches de Ruzicka [2], faites sur les grandes cellules nerveuses, au moyen du bleu de méthylène, celles de Simarro et celles que nous avons entreprises par le procédé du nitrate d'argent réduit [3] ont prouvé que le nucléole est, en réalité, d'une structure plus compliquée. Il est formé, en effet, par de nombreuses sphérules, groupées grâce à une substance homogène. Chacune de ces sphérules représente vraisemblablement un chromosome ou filament primaire des noyaux ordinaires. Sur les coupes traitées par l'argent réduit, les globules sont colorés en marron foncé ou en rouge brique tandis que la substance interposée est teintée en jaune ou en gris clair. Parfois, ainsi que Marinesco l'a observé, un ou plusieurs de ces granules sont plus intensément imprégnés que le reste par le nitrate d'argent. Le nombre de ces granules, parfaitement sphériques,

Aspect.

1. Von Lenhossék, Ueber den Bau der Spinalganglienzellen des Menschen. *Arch. f. Psychiatr.*, Bd. XXIX, H. 2, 1897.
2. Ruzicka, Zur Geschichte und Kenntniss der feineren Structur der Nucleolen in den centralen Nervenzellen. *Anat. Anzeiger*, Bd. XVI, 1899.
3. Cajal, Un sencillo método, etc., *Trab. del Lab. de Invest. biol.* t. II, 1903.

croît avec la taille du noyau; les cellules nerveuses de grande dimension ne renferment, en général, qu'un seul amas de sphérules; celles dont la taille est moyenne en comprennent le plus souvent deux, l'un plus gros que l'autre; les neurones de petite taille en contiennent deux, trois ou davantage et dans chacun de ces amas, qui sont petits, on trouve rarement plus de trois à cinq globules.

Nombre suivant la taille des neurones.

SPHÉRULES DU NUCLÉOPLASMA (fig. 63, *b*). — Lorsqu'on colore le noyau des grandes cellules nerveuses de la moelle et du bulbe par le nitrate d'argent réduit, sans fixation préalable au moyen de l'alcool, on aperçoit, en outre de l'amas nucléolaire décrit plus haut, un corpuscule et moins souvent deux ou trois corpuscules situés à une certaine distance du nucléole et plus volumineux que les granules de ce dernier; c'est ce qu'on appelle le ou les *corpuscules accessoires*. Il en existe d'ordinaire un seul dans les neurones de la moelle, du cerveau, etc., du chien et du chat; mais chez le lapin on en trouve parfois deux et trois. On reconnaît toujours la sphérule nucléaire à sa coloration rouge ou marron clair et à sa situation presque toujours au

Aspect, nombre, situation, caractères et nature des corpuscules accessoires.

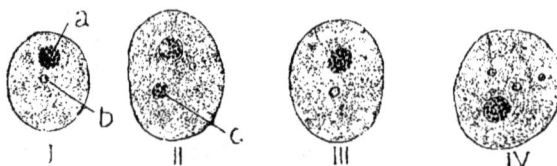

FIG. 63. — Noyaux de cellules nerveuses colorées par la méthode au nitrate d'argent réduit.

a, sphérules du nucléole; — *b*, corps accessoire; — *c*, nucléole secondaire.

voisinage du nucléole principal. A l'aide de certaines formules d'imprégnation par l'argent réduit on peut la voir seule colorée, en noir, tandis que le nucléole ne l'est pas. Il est difficile de dire ce qu'est cette sphérule; peut-être répond-elle aux amas acidophiles de Levi. Tout ce que l'on peut affirmer, c'est qu'en présence du nitrate d'argent elle réagit autrement que les sphérules nucléolaires et semble, par là, posséder une constitution chimique différente.

Lorsque l'imprégnation par le nitrate d'argent est précédée par une fixation à l'alcool, on voit, en outre, dans toute l'étendue du noyau une infinité de tout petits grains noirs ou gris, en tout cas d'une teinte plus foncée que le nucléole. Il s'agit peut-être là des granules fuchsinophiles d'Altmann et Held, et peut-être aussi, d'après Marinesco, des corpuscules métachromatiques de Babès ou des nucléoles secondaires d'autres auteurs.

Autres inclusions nucléaires énigmatiques.

RÉSEAU DE LININE. — Nous avons mentionné, dans tous les types nucléaires que nous avons décrits, l'existence d'une charpente de filaments pâles plus ou moins rectilignes, convergeant souvent vers le ou les nucléoles et disposés en réseau à mailles irrégulières. Cette charpente, dite de linine, ne manque dans aucun neurone. Elle est facilement mise en évidence par la coloration des noyaux au moyen des mélanges de couleurs basiques et acides d'aniline. Elle prend les pigments légèrement acides, par exemple l'érythrosine, l'éosine, et apparaît ainsi en rose plus ou moins intense.

Caractères.

Nature des deux sortes de granulations contenues dans les travées de ce réseau.

Dans l'épaisseur des travées de cette charpente on observe des granulations irrégulières, parmi lesquelles on peut distinguer deux espèces : 1° des granulations épaisses, sphériques ou polyédriques, sises aux carrefours du réseau, réfractaires aux couleurs basiques, mais attirant les couleurs acides et l'hématoxyline de la méthode de Heidenhain, fait que nous avons démontré dans les neurones des invertébrés[1] et que Lenhossék[2] a confirmé chez les mammifères ; 2° des granulations extrêmement fines, pâles, assemblées en amas autour du noyau et sur divers points du réseau de linine. Ces granulations ne sont colorables ni par les anilines basiques, ni par l'hématoxyline de Heidenhain. Ce sont peut-être de simples précipités protéiques produits par les agents fixateurs. Il n'en est pas de même des premières,

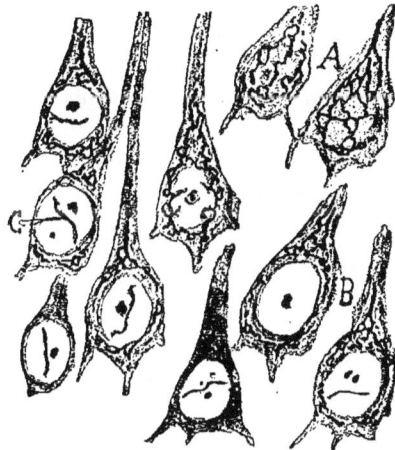

FIG. 64. — Cellules pyramidales profondes du cerveau du lapin.
Méthode au nitrate d'argent réduit.

On voit dans plusieurs cellules un bâtonnet intranucléaire plus ou moins incurvé ou spiralé.

qui, elles, ne sont peut-être pas autre chose que les grains d'*œdématine*, signalés par Reinke[3] et Schloter[4] dans un grand nombre des autres tissus. Lenhossék penche aussi vers cette interprétation.

BÂTONNET INTRANUCLÉAIRE (fig. 64). — On a décrit dans plusieurs noyaux un bâtonnet, libre, plus ou moins incurvé et colorable en noir par le nitrate d'argent réduit. Ce bâtonnet a été découvert par Roncoroni ; il a été vu, depuis, par Lenhossék, Holmgren, Cajal, Nageotte, etc., dans un grand nombre de cellules nerveuses. Les dimensions sont proportionnelles à celles du noyau qui le renferme ; relativement volumineux dans les cellules pyramidales du cerveau, il est fort petit dans les grains du cervelet. Il présente

1. S. R. CAJAL, Estructura del protoplasma nervioso. *Rev. trim. microgr*, vol. I, 1897, Madrid.
2. VON LENHOSSÉK, Ueber den Bau der Spinalganglienzellen des Menschen. *Arch. f. Psychiatr.*, Bd. XXIX, H. 2, 1897.
3. REINKE, Zellstudien. *Arch. f. mikrosk. Anat.*, Bd. XLIII, H. 3, 1894.
4. SCHLOTER, Zur Morphologie der Zelle. *Arch. f. mikrosk. Anat.*, Bd. XLIV, 1895.

souvent un aspect spiralé, qui a induit en erreur des observateurs non
avertis. On ignore la nature et le rôle de ce corps singulier. Certains
savants en font un cristal de matière protéique indéterminée.

Suc nucléaire. — Dans les noyaux examinés à l'état vivant, le suc nucléaire
est une masse parfaitement transparente et absolument anhyste. Les réactifs
coagulants le troublent, et, par suite, le contenu des mailles du réseau de
linine paraît finement granuleux. Il se pourrait donc qu'une bonne partie des
granulations du réseau de linine, celles de la deuxième espèce surtout, c'est-
à-dire les plus fines, ne soient que le résultat de la coagulation et de la précipitation du suc nucléaire.

STRUCTURE COMPARÉE DE LA CELLULE NERVEUSE

On a beau descendre les degrés de l'échelle animale, la structure de la
cellule nerveuse ne varie que peu. Toujours, dans tout neurone, quelle que
soit l'espèce animale, il existe un protoplasma, dû à la combinaison d'un
squelette neurofibrillaire et d'amas chromatiques, un noyau volumineux,
chargé de chromatine condensée en un ou
plusieurs nucléoles, et, enveloppant le tout, une
membrane cellulaire délicate, peu facile à percevoir. Il ne nous semble pas bien utile de
passer ici en revue les corpuscules nerveux de
toute la série animale. Il suffira de se reporter
aux travaux exécutés par nous, Levi et Lugaro
à l'aide de la méthode de Nissl, et par Apathy
au moyen d'une méthode spéciale, pour savoir
ce qui a été découvert dans ce domaine. Nous
n'étudierons ici que deux exemples : les cellules d'un vertébré inférieur, la grenouille,
et celles d'un invertébré, l'escargot. Plus
tard, nous apprendrons la structure qu'Apathy a décelée dans les cellules nerveuses des
vers.

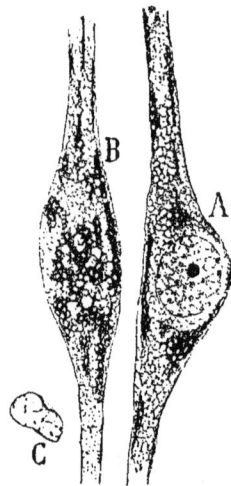

FIG. 65 — Deux cellules motrices de la moelle épinière
de la grenouille. Méthode de
Nissl.

A, cellule, dont l'équateur est au
point ; — B, cellule, dont la face
supérieure est au point ; — C,
noyau d'une cellule névroglique.

Cellules nerveuses des vertébrés inférieurs.
— Il existe dans la corne antérieure de la
moelle, chez la grenouille, certains corpuscules,
volumineux, fusiformes ou triangulaires, étirés
en longues expansions protoplasmiques. Ce
sont les cellules motrices. Fixées au sublimé
et colorées au Nissl, ces éléments permettent
de voir, avec la dernière évidence, un proto-
plasma parsemé d'amas et de grains chromatiques et un noyau pourvu d'un
nucléole basophile.

Amas chromatiques. — Les gros amas présentent une structure réticulée évidente; ce sont, en effet, des agrégats de petits granules basophiles,

21

englobés dans un spongioplasma pâle, mais très apparent. Dans certaines cellules, ces amas chromatophiles sont larges, échancrés, irréguliers ; ils s'anastomosent entre eux et constituent par ainsi, à la périphérie du protoplasma, une sorte d'enveloppe chromatique à lacunes claires (fig. 65, B). Dans d'autres, les gros amas chromatophiles se rencontrent plus particulièrement dans la couche corticale du spongioplasma des expansions dendritiques de grand volume. Quoi qu'il en soit, il existe toujours autour du noyau un large espace entièrement dépourvu de chromatine et en continuité avec le spongioplasma incolore du cylindre-axe et des appendices protoplasmiques (fig. 65, A). L'étude de la chromatine protoplasmique dans la série des vertébrés nous apprend, en effet, que plus on se rapproche du terme le plus inférieur, plus la chromatine tend à se condenser en amas sous la membrane cellulaire ; elle abandonne, par suite, complètement le spongioplasma périnucléaire. C'est ce qu'il est facile de voir encore sur les cellules de Purkinje et les corpuscules cérébraux de la grenouille, représentés dans la figure 66. La légende qui les accompagne et la netteté du dessin nous dispensent d'entrer dans de plus amples détails.

Espace périnucléaire dépourvu de chromatine.

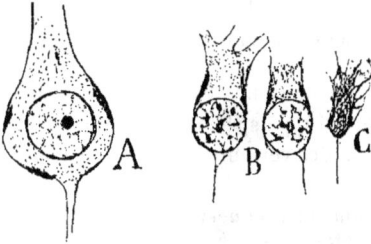

FIG. 66. — Structure des cellules de Purkinje et pyramidales chez la grenouille. Méthode de Nissl (Object. apochromatique Zeiss, 1,40).

A, cellule de Purkinje ; — B, cellules pyramidales du cerveau ; — C, autre cellule pyramidale rétractée, avec des vacuoles périphériques.

Différences avec les vertébrés supérieurs.

Neurofibrilles (fig. 67). — Elles ont été surtout étudiées par Tello [1], qui a pu ainsi recueillir une multitude de renseignements intéressants. La structure de la charpente protoplasmique chez les vertébrés inférieurs est en général semblable à celle des mammifères ; seul le nombre des neurofibrilles est d'ordinaire moindre et leur épaisseur un peu plus grande. Fait très curieux, la plupart des petites cellules funiculaires de la moelle, du bulbe, etc., ne possèdent, chez les batraciens et les reptiles, que le réseau périnucléaire ; tout le reste est dépourvu de neurofibrilles ou n'en contient qu'un très petit nombre et de très faible épaisseur. Les cellules motrices renferment, au contraire, un squelette neurofibrillaire abondant, et leurs travées primaires sont orientées suivant le plus grand diamètre du corps cellulaire. Cette disposition des neurofibrilles s'exagère encore chez les poissons. Ajoutons, en terminant, que la disposition réticulée de la charpente intra-protoplasmique est très évidente dans les cellules du lobe électrique de la torpille, comme l'ont reconnu Bethe et Tello.

Amas chromatiques dans les dendrites.

Les fortes expansions dendritiques et surtout celles qui sont dirigées vers la périphérie de la moelle présentent, sur une partie de leur trajet

---

1. Tello, Las neurofibrillas en los vertebrados inferiores. *Trab. del Labor. de Invest. biol.*, t. III, 1904.

des fuseaux proportionnellement beaucoup plus fins et plus allongés que chez les mammifères, mais avec une structure vacuolaire très manifeste.

Noyau. — Il possède un nucléole de chromatine et un grand nombre de granulations, peut-être d'œdématine, ayant pour le vert de méthyle une affinité toute spéciale lorsqu'on les teint par cette couleur et la thionine.

Cellules nerveuses des invertébrés. — Le neurone des mollusques, des crustacés, des vers, etc., est construit sur un type spécial, qui le rapproche bien plus des cellules des ganglions spinaux des vertébrés que des éléments de leur axe cérébro-rachidien.

La figure 68, où nous reproduisons une cellule nerveuse du colimaçon

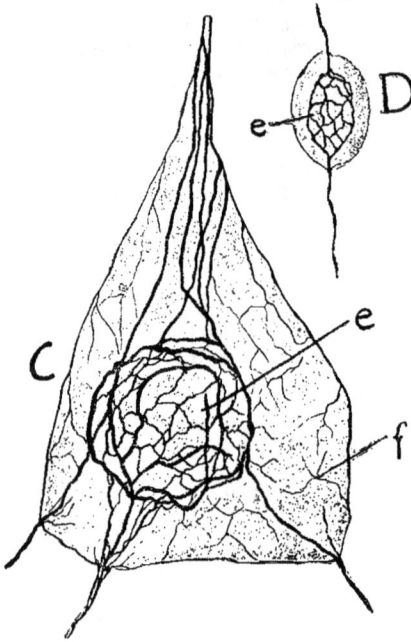

Fig. 67. — Cellules funiculaires de moyenne et de petite taille ; moelle de couleuvre, au printemps. Méthode au nitrate d'argent réduit. (D'après Tello.)

C, cellule funiculaire moyenne ; — D, cellule funiculaire petite ; — e, réseau périnucléaire ; f. réseau périphérique.

(*Helix pomatia*), montre que ces neurones sont d'ordinaire unipolaires.

Le *cytoplasma* est constitué par un spongioplasma très facile à voir, mais qui se colore peu intensément par la méthode de Nissl [1]. Il se continue d'une façon insensible avec la trame délicate du cylindre-axe. En effet, comme dans les cellules des ganglions rachidiens des vertébrés,

Cytoplasma et cylindre-axe.

1. ROHDE, dans un travail ayant pour titre : Ganglienzellen, Axencylinder, Punktsubstanz und Neuroglia, paru dans *Arch. f. mikrosk. Anat.*, Bd. XLV, H. 3, en 1895, décrit aux cellules d'*Helix* deux réseaux spongioplastiques : l'un, placé à la périphérie de la cellule et formé de filaments ténus, l'autre situé au centre et consti-

on voit le réseau protoplasmique diminuer de couleur, perdre ses granules chromatiques et allonger ses mailles au niveau de la racine du cylindre-axe, tout cela non d'une façon brusque, mais par degrés. Quant au *cylindre-axe* lui-même, il se colore en bleu pâle par la thionine; on y aperçoit une fine striation longitudinale, qui, vue à travers un objectif grand anglaire (apochromatique 1,60), nous a semblé se résoudre en un reticulum extrêmement ténu.

On observe, en outre, un peu partout dans le protoplasma cellulaire, mais plus souvent dans la partie voisine de l'émergence de l'axone, quelques sphères jaunes ou jaune verdâtre (fig. 68, *d*), qui se colorent par l'hématoxyline de Heidenhain. Elles sont formées par un pigment particulier. Ces amas pigmentaires ont été signalés par plusieurs auteurs, entre autres par Vignal[1], qui les a considérés comme des aliments de réserve, et par Nabias[2], qui les attribue à des états fonctionnels de la cellule nerveuse. Ces amas font complètement défaut dans les neurones de petite taille.

On trouve dans le cytoplasma un appareil tubuleux de Golgi-Holmgren. Nous en montrons un exemple sur la figure 69, où nous avons représenté quelques cellules de la chaîne ventrale du ver de terre. Cet appareil y est très développé, comme on le voit; il est localisé entre le noyau et le pôle périphérique du neurone. Quant à ses diverticules, leurs dimensions sont proportionnelles à la taille de la cellule.

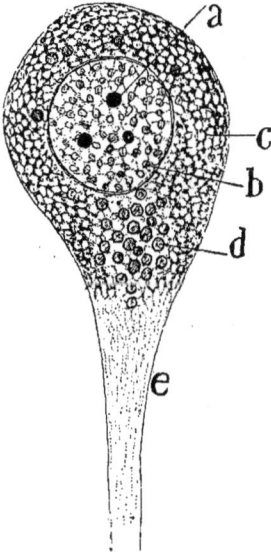

Sphérules pigmentaires.

Appareil tubuleux.

Fig. 68. — Cellule nerveuse du ganglion cérébroïde de l'escargot. Figure composite, réunissant les détails fournis par les méthodes de Heidenhain et de Nissl.

a, nucléoles de chromatine ; — *b*, grains d'œdématine ; *c*, reticulum chromatinique du protoplasma ; — *d*, sphères de pigment ; — *e*, cylindre-axe.

Neurofibrilles. — Ces filaments ont été découverts par Apathy[3], en

tué par de grosses travées ; c'est avec le spongioplasma fin, que le cylindre-axe se continue à l'intérieur de la cellule, affirme Rohde.

Dans un autre travail, publié dans les mêmes *Arch. f. mikrosk. Anat.*, Bd. XLII, en 1893, le même auteur déclarait que les cellules nerveuses du lobe électrique de la torpille et celles des centres nerveux d'autres animaux ont leur protoplasma traversé par des vaisseaux. — Ce fait est indubitable, mais n'a rien de nouveau, car déjà, en 1888, nous le mentionnions avec détails dans un mémoire intitulé : Nota sobre la estructura de los tubos nerviosos del lobulo cerebral eléctrico del torpedo (*Rev. trim. de Histología*, Agosto 1888). Il est vrai que ce travail est resté inconnu des savants, même de Lenhossék, qui ne le cite pas dans son article sur la structure des cellules nerveuses de la torpille.

1. Vignal, Recherches sur le système nerveux des invertébrés. *Arch. de Zoologie expérim.*, 1893.

2. Nabias, Thèse sur le système nerveux des gastéropodes. Bordeaux, 1894.

3. Apathy, Das Leitende Element etc., *Mitteil aus d. Zool. Station zu Neapel*, Bd. XII, H. 4, 1897.

particulier chez la sangsue (*Hirudo*) et le ver de terre (*Lumbricus*), au moyen de méthodes spéciales. Les recherches de ce savant, qui ont été confirmées par les nôtres, celles d'Azoulay et de Nageotte nous apprennent que les ganglions de la sangsue renferment deux types principaux de reticulum intracellulaire : l'un périnucléaire, l'autre cortical.

Les deux ty-pes de réseau dans la chaîne ganglionnaire de la sangsue.

a) *Type à reticulum périnucléaire.* — On le rencontre dans les cellules piriformes de petite taille. Comme son nom l'indique, il est caractérisé par la présence d'un réseau neurofibrillaire dense autour du noyau. Les travées de ce réseau sont épaisses, se colorent fortement par le nitrate d'argent et circonscrivent des mailles étroites et plus ou moins arrondies. On voit ce réseau se condenser en une grosse neurofibrille, à l'origine de l'expansion unique (fig. 70, *B*). Cette neurofibrille s'engage dans l'axe de l'expansion, la parcourt dans sa totalité et parvient ainsi à la substance plexiforme du ganglion ; là,

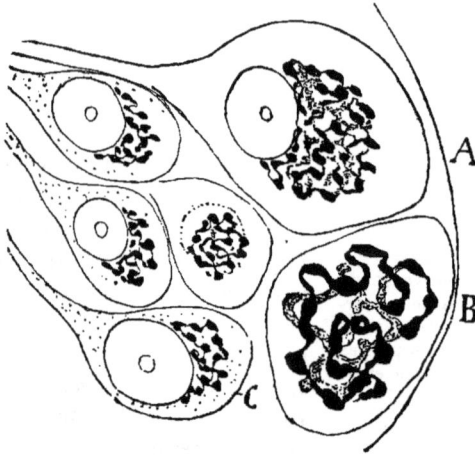

FIG. 69. — Canaux intraprotoplasmiques de Golgi-Holmgren dans les ganglions du ver de terre (*Lumbricus agricola*). Méthode au nitrate d'argent réduit.

elle se divise plusieurs fois et donne ainsi naissance d'une part aux filaments destinés aux dendrites et d'autre part au filament qui continue de cheminer dans le cylindre-axe pour se rendre à la commissure ou aux systèmes d'association longitudinale.

b) *Type à reticulum cortical.* — Les neurones qui appartiennent à cette catégorie sont volumineux et souvent moteurs directs ou croisés. On y aperçoit un réseau étendu de fines fibrilles, placé, non plus autour du noyau, mais loin de lui, parfois même à peu de distance de la périphérie cellulaire. Les régions du neurone qui ne sont pas occupées par ce réseau concentrique renferment cependant des neurofibrilles minces et ramifiées ; mais le réseau qu'elle forme est à mailles infiniment plus larges (fig. 70, *C, D, E, F, G*). Apathy soutient que les neurofibrilles les plus superficielles sortent de la cellule pour se joindre à des fibrilles extérieures. Jamais nous n'avons vu pareille chose [1] ; ces fibrilles restent dans la cellule et s'unissent par un

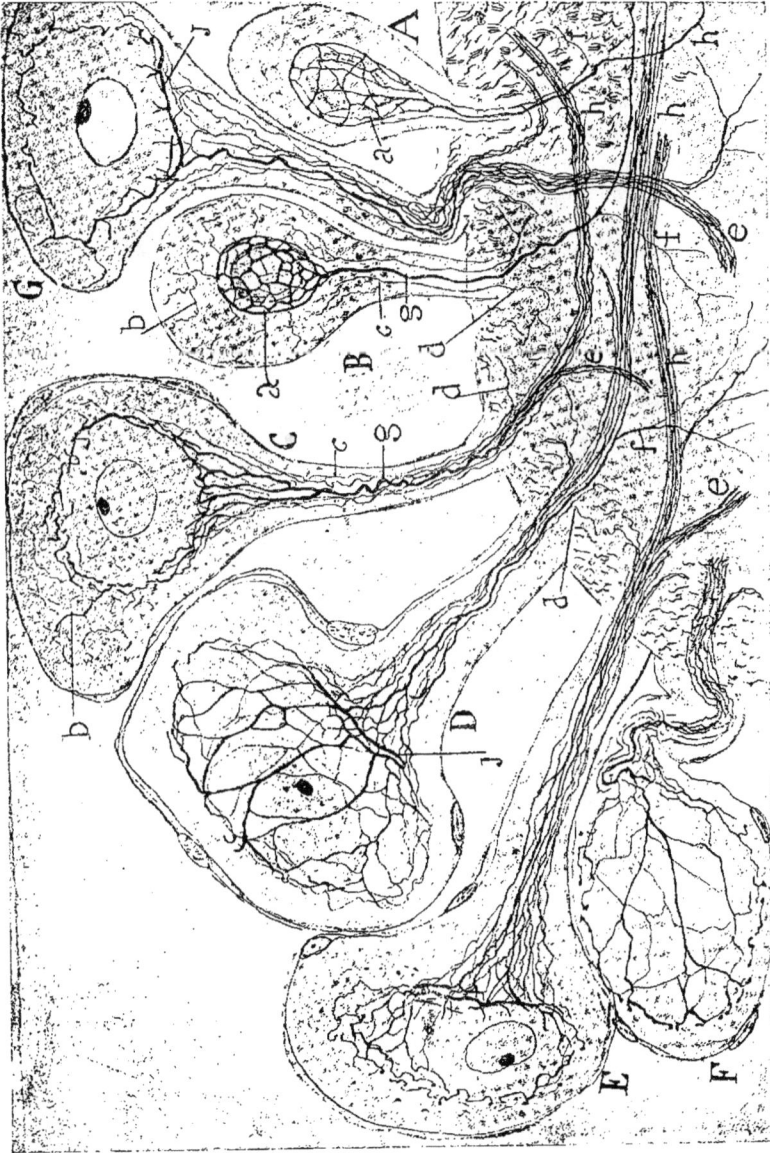

Fig. 70. — Quelques cellules d'un ganglion de la chaîne ventrale chez la sangsue (*Hirudo medicinalis*) : région latéro-ventrale. Méthode au nitrate d'argent réduit.

A, B, cellules moyennes ; — C, D, E, F, grandes cellules ; — *a*, réseau périnucléaire ; — *b*, réseaux diffus périphériques ; — *c*, neurofibrilles fines ou périphériques du cylindre-axe ; — *c*, filament épais ou central ; — *e*, branches longitudinales du cylindre-axe ; — *h*, branches transversales ; — *d*, branches destinées à la substance plexiforme ; — *i*, cercle basilaire formé par une grosse neurofibrille.

trajet curviligne à d'autres neurofibrilles de la même cellule. Les neurofibrilles extérieures, péricellulaires, existent, en effet, et appartiennent à des

---

1. CAJAL, Un sencillo método, etc., *Trab. del Lab. de Invest. biol.*, t. II, 1903.

arborisations terminales disposées en nid, mais elles n'entrent en rapport qu'avec la membrane du neurone qu'elles entourent.

Toute la charpente neurofibrillaire du type que nous décrivons se résume au voisinage de l'expansion unique en un faisceau de filaments, souvent d'épaisseur inégale. Les plus gros de ces filaments doivent occuper le centre de cylindres-axes moteurs et fournir fréquemment des branches d'association longitudinales et transversales ; les plus fines vont, au contraire, occuper l'axe des dendrites et se terminer dans la substance ponctuée.

Entre ces deux types tranchés, il existe de nombreuses formes de transition, comme le montre la figure 70, en *A*. On peut y voir, par exemple, des

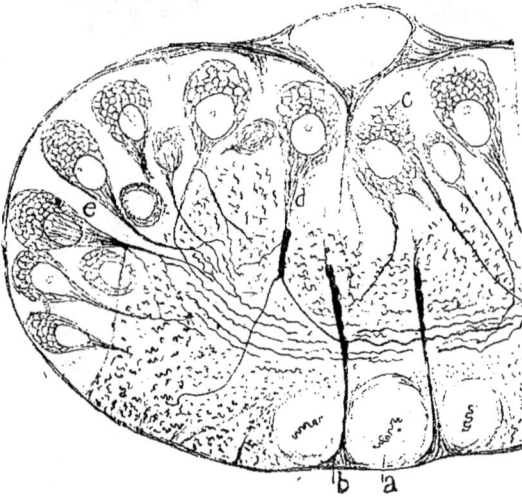

Fig. 71. — Coupe transversale d'un ganglion de la chaîne ventrale du *Lumbricus agricola*.
Imprégnation au chlorure d'or.

a, tube nerveux colossal ; — *b*, pilier névroglique ; — *c*, cellule nerveuse multipolaire ;
d, neurone commissural ; — *e*, cellules unipolaires.

cellules dont le réseau concentrique se rapproche peu à peu du noyau et présente un faisceau pédicellaire composé d'un petit nombre de neurofibrilles.

En dehors de la chaîne ganglionnaire, on trouve chez la sangsue de curieuses dispositions neurofibrillaires dans les cellules sensitives. Ces éléments bipolaires renferment, comme Apathy, Azoulay et nous-même l'avons montré, un réseau périnucléaire, réduit souvent à une seule maille allongée. De l'un des pôles de cette maille part la neurofibrille périphérique, qui se ramifie et se termine librement sous l'épithélium œsophagien ; de l'autre, la neurofibrille profonde, qui se rend aux plexus et ganglions sympathiques sousjacents.

Neurofibrilles dans les cellules sensitives de la sangsue.

Chez le ver de terre (*Lumbricus agricola*) où, grâce à un procédé particulier d'imprégnation par l'or, nous sommes parvenu à mettre en évidence la charpente neurofibrillaire des éléments nerveux, le reticulum offre un aspect tout différent. Il se rapproche beaucoup de celui des vertébrés, ainsi qu'Apathy l'avait déjà reconnu ; au lieu de former, comme chez la sangsue, une enveloppe seulement autour du noyau, il s'étend à tout l'intérieur de la cellule (fig. 71) et se condense dans l'expansion unique en un faisceau de filaments, qui se rendent à la substance plexiforme.

Lorsque le neurone est pourvu de dendrites, ce qui est fréquent, chacun de ces appendices renferme une ou plusieurs neurofibrilles ; celles-ci, en arrivant au corps cellulaire se divisent et s'anastomosent avec le réseau général. Quant au sort de ces expansions à leurs extrémités terminales, il est bien tel que l'ont décrit Lenhossék, Retzius et Havet[1].

Parmi les savants qui ont également étudié les neurofibrilles des invertébrés, nous citerons : Bethe, Bochenek [2], Azoulay, Nageotte et Prentiss [3]. Ce dernier les a étudiées chez la sangsue (*Hirudo*) par la méthode de Bethe. Il prétend avoir reconnu, dans la substance ponctuée de Leydig, l'existence d'anastomoses, constituant, non pas un réseau diffus (*Netzwerk*), comme le veut Apathy, mais un réseau limité, auquel prennent part quelques neurones seulement. Ce réseau ne nous semble pas avoir plus de réalité que celui d'Apathy, dont les préparations mêmes n'ont pu convaincre ni Van Gehuchten, ni Von Lenhossék, ni Retzius.

Noyau. — Il est généralement volumineux et laisse voir, outre sa capsule achromatique, deux espèces de granulations. Les unes, épaisses, au nombre de deux à sept, prennent une couleur rouge violacée intense par la thionine ; ce sont les nucléoles chromatiques. Les autres, plus nombreux, plus fins, épars dans toute l'épaisseur du noyau se colorent en bleu gris pâle par la même thionine. Ces dernières granulations, correspondant peut-être aux globules d'œdématine de Reinke, prennent avec la méthode de Heidenhain une teinte brune, moins intense que dans les nucléoles.

1. Havet, Structure du système nerveux des annélides, etc. *La Cellule*, vol. XXVIII, asc. 1, 1899.
2. Bochenek, Contribution à l'étude du système nerveux des gastéropodes. *Le Névraxe*, vol. III, fasc. 1, 1901.
3. Prentiss, Ueber die Fibrillengitter in dem Neuropyle der Hirudo, etc. *Arch. f. mikros. Anat.*, Bd. LXII, 1903.

CHAPITRE VII

VARIATIONS DE STRUCTURE ET DE FORME DE LA CELLULE NERVEUSE A L'ÉTAT NORMAL ET PATHOLOGIQUE. INDUCTIONS PHYSIOLOGIQUES TIRÉES DE CES VARIATIONS.

VARIATIONS DE STRUCTURE PERCEPTIBLES A L'ÉTAT NORMAL ET CORRESPONDANT A DIVERS ÉTATS FONCTIONNELS. — VARIATIONS DE STRUCTURE ET DE FORME SOUS L'INFLUENCE DE CAUSES PATHOLOGIQUES ; SIGNIFICATION DE LA CHROMATOLYSE. — CHANGEMENTS DU RETICULUM NEUROFIBRILLAIRE SELON LES VARIATIONS DE TEMPÉRATURE ET D'AUTRES CIRCONSTANCES.

VARIATIONS DE STRUCTURE DE LA CELLULE NERVEUSE PERCEPTIBLES DANS LES FOYERS NERVEUX A L'ÉTAT NORMAL

Naguère, à l'époque où l'on ne savait examiner les cellules nerveuses que par le carmin ou l'hématoxyline, Flesch et ses élèves, M. Koneff[1], Anna Gittis[2], Anna Kottarewsky[3] avaient pourtant observé que, dans un même foyer gris, toutes les cellules ne présentent point le même aspect. Les unes se montrent foncées en couleur; elles ont pris, en effet, de ces pigments basiques à dose massive ; en même temps, elles paraissent plus ou moins recroquevillées. Les autres, de forme moins étriquée, de surface plus large, ayant attiré la matière tinctoriale avec beaucoup moins d'avidité, sont plus pâles. Une telle observation ne pouvait rester à l'état de simple fait, et Flesch et ses élèves furent induits à admettre, dans le système nerveux, dans les ganglions, les noyaux centraux, etc., l'existence de deux espèces de cellules : la première, qui a une vive affinité pour l'hématoxyline, le carmin et, aussi, comme nous allons le voir, pour les couleurs basiques d'aniline ; c'est le type *chromophile*, et la seconde qui, au contraire, ne manifeste qu'un faible pouvoir d'attraction pour ces produits, d'où sa pâleur relative : c'est le type *chromophobe*. La même remarque avait été faite aussi par

Premières observations sur les différences de coloration des cellules d'un même foyer.

Types chromophile et chromophobe de Flesch.

1. KONEFF, Beiträge zur Kenntniss der peripheren Ganglien. *Dissertation Inaug.*, Berne, 1886.
2. ANNA GITTIS, Beiträge zur vergleichenden Histologie der peripheren Ganglien. *Dissert. Inaug.*, Berne, 1807.
3. KOTTAREWSKY, Physiol. u. mikrochem. Beiträge zur Kenntniss der Nervenzellen, etc. *Dissert. inaug.*, Berne, 1887.

Bellonci [1], à l'aide de l'acide osmique, et cet auteur pouvait distinguer par sa coloration brune plus intense le type chromophile du type chromophobe.

Opinions de Flesch et de ses élèves.

Que signifie cette dualité chromatique? Flesch et ses élèves furent portés à penser qu'elle indiquait l'existence de deux races diverses de cellules ner-·veuses, ou, mieux, de cellules ayant une composition chimique différente et, par suite, des fonctions différentes.

Opinions diverses de Nissl.

En appliquant au système nerveux sa méthode spéciale de coloration, Nissl reconnut aussi, un peu plus tard, que les cellules nerveuses sont susceptibles de se colorer diversement. Mais, pour lui, les états chromophile et chromophobe de Flesch n'impliquent pas de différences de composition chimique ; ces états ne dépendraient que de l'abondance variable des grains chromatiques et de leur degré de tassement. Dans un même ganglion, cer-

Les amas chromatiques ou les états pyknomorphe et apyknomorphe de Nissl.

taines cellules ont leurs amas très rapprochés ; aussi, leur protoplasma apparaît-il foncé, obscur ; à ces cellules, Nissl attribue le nom de *pyknomorphes*. D'autres ont, au contraire, des dépôts chromatiques éloignés, séparés par de grands espaces clairs ; Nissl les appelle cellules *apyknomorphes*. Cette diversité d'aspect serait due, d'après cet auteur, non à des races ou à des fonctions diverses, mais aux états fonctionnels différents de la cellule surpris par la fixation rapide du foyer gris ; l'aspect pyknomorphe ou obscur correspondrait à l'état de fatigue de la cellule et l'aspect apyknomorphe ou clair à l'état de repos relatif. Nissl [2] a dernièrement changé d'opinion ; il a interverti les termes de sa classification, donnant ainsi raison à ses contradicteurs Hodge et Mann ; l'état obscur est maintenant l'expression anatomique du repos, l'état clair celui de l'activité.

Opinion de Kölliker ; objections.

Pour Kölliker, ces diverses apparences de la cellule ne représentent que des altérations provoquées par les réactifs fixateurs, l'alcool et le bichromate de potasse. Il est difficile d'accepter cette manière de voir, car les cellules claires et obscures se rencontrent simultanément dans tous les foyers nerveux, et quelle que soit leur situation, superficielle ou profonde, dans le foyer, quel que soit le fixateur employé : acide osmique, liquide de Flemming, sublimé, alcool, formol, etc. En outre, on a souvent occasion de remarquer dans l'écorce cérébrale, dans les centres moteurs et sensitifs, des neurones obscurs entremêlés irrégulièrement de neurones clairs ; il semble alors peu vraisemblable que le fixateur ait agi de façon différente sur des corpuscules de même nature, siégeant à la même distance de la superficie de la pièce.

Formation de l'état obscur d'après nous.

D'autre part, Nissl admet que l'aspect des cellules contractées résulte d'une simple augmentation de la quantité de chromatine protoplasmique. Ce n'est pas notre avis ; l'examen attentif de ces cellules nous a appris, en effet, que cet aspect est dû à des changements réels dans la position des amas chromatiques. Ainsi, quand on compare les éléments obscurs aux éléments clairs dans le ganglion de Deiters, l'olive cérébelleuse, le noyau du facial, etc., on observe que le protoplasma a éprouvé une rétraction telle

1. Bellonci, Ueber die centrale Endigung des Nervus opticus bei den Vertebraten. *Zeischr. f. Wissenschaftl. Zoologie*, Bd. XLVII, 1888.
2. Nissl, Die Beziehungen der Nervenzellensubstanzen zu den thätigen, ruhenden und ermüdeten Zellzuständen. *Allg. Zeitschr. f. Psychiatrie*, 1896.

que les corps cellulaires, au lieu de conserver leur figure ordinaire, s'allongent, deviennent fusiformes, triangulaires ou rectangulaires. Les amas chromatiques se sont très amincis et très allongés, au niveau des expansions protoplasmiques, en particulier, et la substance claire qui les sépare se trouve en certains endroits si diminuée qu'elle semble avoir complètement disparu. Ceci explique l'aspect obscur ou opaque du corps cellulaire et la difficulté de reconnaître les fuseaux chromatiques, surtout autour du noyau. Ce dernier, aussi, se montre obscur ou rapetissé ; on ne le discerne même bien que sur les coupes d'une grande ténuité. En somme, le protoplasma ne subit pas une contraction uniforme et concentrique, il se rétracte irrégulièrement dans un sens déterminé, qui est, d'habitude, perpendiculaire à la direction des principales expansions dendritiques ; en même temps, tous les amas chromatiques s'allongent et s'orientent dans le sens opposé à celui de la rétraction, c'est-à-dire dans le sens même des expansions protoplasmiques principales, où ils sont, du reste, plus visibles et sur une plus grande étendue qu'à l'état chromophobe ou pâle.

Nos recherches sur la signification de cet état obscur ne sont pas encore décisives ; néanmoins, si nous avions à choisir, nous adopterions, à l'exemple de Nissl, Mann, Hodge et d'autres, l'opinion qui considère l'état obscur ou pyknomorphe des neurones comme l'expression anatomique de leur repos. Nous avons déjà indiqué dans un de nos travaux [1] les caractères qui, dans les cellules obscures, plaident avec force en faveur de cette manière de voir : diminution notable du suc cellulaire, rétrécissement des trajets achromatiques intergrumeleux, relâchement du contact entre le corps et les arborisations nerveuses péricellulaires. L'augmentation du suc, indice d'une nutrition active, la dilatation des espaces conducteurs achromatiques, la turgescence entière du corps, accompagnée tout naturellement d'un contact plus étroit entre celui-ci et les plexus nerveux qui l'entourent, tous ces traits, propres aux éléments clairs, cadrent mieux, au contraire, avec un état d'activité fonctionnelle.

Notre opinion ; l'état obscur indiquerait le repos du neurone ; l'état clair, son activité.

On a essayé, en ces dernières années, de résoudre par voie expérimentale cette question des rapports entre les modifications de structure et de forme des neurones et leurs divers états physiologiques. Les résultats obtenus sont encore très discordants et, même, contradictoires sur nombre de points. La méthode employée a consisté, dans la majorité des expériences, à exciter énergiquement, au moyen de courants électriques, les ganglions sensitifs ou sympathiques d'un côté du corps et à comparer leurs cellules avec celles, restées normales, du côté opposé.

Recherches expérimentales sur l'aspect des neurones aux divers états physiologiques.

Hodge [2], le premier, est entré dans cette voie nouvelle, en appliquant l'excitation électrique aux ganglions spinaux et à d'autres centres nerveux de la grenouille. Les caractéristiques de la fatigue signalées par lui sont : la diminution de volume et de colorabilité, le recroquevillement du protoplasma

Caractéristiques de la fatigue du neurone d'après Hodge.

1. CAJAL, Estructura del protoplasma nervioso. *Rev. trim. microgr.*, t. I, 1896.
2. HODGE, *Centralbl. f. Physiol.*, Bd. III, 1889, et *Journal of Morphology*, vol. VII, 1892.

avec production de vacuoles, ceci dans les ganglions spinaux, enfin la création de vastes espaces péricellulaires autour des neurones du cerveau et du cervelet. Malheureusement, la technique employée dans ces recherches ne permit pas de déterminer les altérations subies par les amas chromatiques.

Après avoir essayé l'excitation électrique sur le ganglion cervical supérieur du grand sympathique, Vas[1] crut noter que les noyaux augmentent de volume et occupent une position excentrique dans le protoplasma ; il crut aussi observer que la chromatine du protoplasma se porte vers la périphérie, d'où, autour du noyau, une auréole vide ou presque vide de grains basophiles.

Lambert[2] répéta les expériences de Vas ; il constata à son tour le déplacement du noyau ainsi que le transport des grains chromatiques à la périphérie du corps; mais il ne put s'assurer de la réalité des changements de volume du noyau et du corps cellulaire.

Mann[3] arriva à de semblables conclusions, après avoir repris les recherches de Vas et de Lambert; il soutint que des matériaux chromatiques s'accumulent dans le protoplasma pendant la phase de repos ; la phase d'activité serait caractérisée, au contraire, par l'hypertrophie du corps et du noyau ainsi que par la consommation des granulations chromatiques périnucléaires.

Lugaro[4] a renouvelé avec toutes les précautions expérimentales possibles les essais d'excitation faradique du ganglion cervical supérieur chez le lapin. Voici les conclusions auxquelles il est parvenu : 1° l'activité de la cellule nerveuse s'accompagne de turgescence du protoplasma ; 2° la fatigue amène une réduction progressive du volume du corps cellulaire ; 3° si l'activité est continue et de longue durée, le noyau éprouve aussi des modifications analogues à celles du corps, quoique toujours moins intenses et plus tardives ; 4° la quantité de substance chromatique varie avec la taille de la cellule. Dans les premiers moments de l'activité, une augmentation de la masse chromatique est probable ; une diminution ou un éparpillement des grains de cette masse survient, au contraire, dans les derniers moments, quand il y a fatigue.

S'écartant du chemin battu, Magini[5] porta ses recherches sur les changements de position du nucléole suivant l'état physiologique du neurone. Comme objet d'étude, il choisit le lobe cérébro-électrique de la torpille. Il crut observer les faits suivants : le nucléole occupe, en temps de repos, une

1. Vas, Studien über den Bau der Chromatin in den sympathischen Ganglienzellen. *Arch. f. mikros. Anat.*, Bd. XL, 1892.
2. Lambert, Notes sur les modifications produites par l'excitation électrique dans les cellules nerveuses des ganglions sympathiques. *Comptes rendus, Société de biologie,* 4 novembre 1893.
3. Mann, Histological changes induced in sympathetic, motor and sensory nerve-cells by functional activity. *Journ. of Anat. and Physiol.*, vol. XXIX, 1894.
4. Lugaro, Sulle modificazioni delle cellule nervose nei diversi stati funzionali. *Lo Sperimentale.* An. II, 1895.
5. Magini, *Communication faite au Congrès médical international de Rome*, avril, 1894. — L'orientation des nucléoles des cellules nerveuses motrices dans le lobe électrique de la torpille, dans l'état de repos et à l'état d'excitation. *Arch. ital. de biologie,* t. XXII, fasc. 2, 1894.

position centrale ou peu excentrique, dans le noyau ; en temps d'activité, il
quitte sa place, se porte rapidement dans la direction de l'axone et s'applique
si fortement contre la membrane du noyau, qu'il la repousse en une gibbosité. D'après Magini, le cylindre-axe naît du cytoplasma en un point voisin
du soulèvement provoqué dans la membrane nucléaire par le nucléole.
Le déplacement rapide du nucléole aurait donc pour résultat de heurter le
cylindre-axe et d'y développer une onde nerveuse qui irait décharger l'organe électrique.

Si ce phénomène intéressant venait à être confirmé, si, d'autre part, son
existence était prouvée dans l'axe cérébro-spinal de tous les vertébrés, on
pourrait affirmer que la découverte de Magini constitue vraiment un grand
progrès dans notre connaissance de la mécanique physiologique de la cellule.
Malheureusement, Valenza[1], l'unique auteur qui, jusqu'à présent, ait entrepris de contrôler le phénomène du déplacement nucléolaire, ne lui accorde
aucune valeur ; car, pour lui, la position excentrique du nucléole est un fait
normal, presque constant, qui se retrouve indifféremment dans les états de
repos ou d'activité. Dans son travail de contrôle sur les effets de l'excitation
faradique dans les cellules du lobe cérébro-électrique de la torpille, Valenza
déclare, en outre, que, dans la zone la plus fortement excitée, le noyau des neurones se ride et que la nucléine se condense en son centre, d'où hyperchromatose centrale ; dans les territoires peu excités, au contraire, le noyau se
gonfle et sa chromatine se déplace vers la périphérie, d'où hyperchromatose
périphérique. De même que Valenza n'a pu confirmer les faits annoncés par
Magini, sur les mouvements du nucléole, de même il lui a été impossible
de constater les modifications signalées par Hodge et Mann dans la
partie chromatique du protoplasma, ainsi que l'augmentation corrélative du
corps cellulaire et du noyau, indiquée par Hodge, Mann et Lugaro. Il a cru
remarquer, bien au contraire, une diminution marquée du volume de ces
parties pendant la phase de fatigue. Valenza nie aussi toute relation
entre l'activité fonctionnelle et la quantité de chromatine protoplasmique.
D'après lui, les états pyknomorphe ou obscur et apyknomorphe ou clair de
Nissl seraient des caractères purement individuels, dus peut-être au degré
d'évolution des neurones.

Observations contraires de Valenza ; son opinion.

Les recherches plus récentes de Pugnat[2] et de Levi[3] ne semblent pas
de nature à donner une solution définitive de cette question. Le premier
affirme, en effet, que dans les ganglions rachidiens, excités électriquement,
chez les jeunes chats, la fatigue se manifeste par la diminution du volume
du protoplasma et du noyau, ainsi que par la raréfaction progressive de la
substance chromatophile. Le second prétend, au contraire, que les amas de
cette substance augmentent de nombre et de volume dans les mêmes circon-

Recherches de Pugnat et Levi.

1. VALENZA, I cambiamenti microscopici delle cellule nervose nella loro attività funzionale, etc. Napoli, 1896.
2. PUGNAT, Les modifications histologiques des cellules nerveuses à l'état de fatigue. C. R. Acad. des Sciences, 1897.
3. LEVI, Contributo alla fisiologia della cellula nervosa. Riv. di patol. nerv. e ment., vol. I, 1896.

stances, et que, d'ailleurs, ce sont de simples produits de désassimilation.

Dans toutes les expériences citées jusqu'ici, l'excitant a été ou bien l'électricité ou bien l'air, c'est-à-dire des agents pathogènes suspects, pour le moins, d'exagérer les effets de l'activité fonctionnelle dans le neurone et capables même de provoquer des altérations histologiques tout à fait anormales.

Expériences de Pergens et Demoor sur l'activité normale des neurones.

Pour éviter cette grave cause d'erreur, Demoor [1] et Pergens [2] ont institué des expériences où l'influence histologique de l'activité normale entre seule en jeu. Le premier de ces auteurs a fait une étude cytologique comparée des centres optiques d'animaux, dont un œil a été maintenu clos pendant un certain temps ; il a ainsi trouvé comme caractéristiques de l'état de repos : une augmentation de la chromatine protoplasmique et un accroissement du volume total des neurones. Le second a analysé les effets de l'obscurité sur la rétine des poissons ; il a remarqué, pendant la période de repos, un accroissement du volume du noyau et de la quantité de chromatine des cellules rétiniennes ; durant le stade d'activité, il se produisait, au contraire, une rétraction du noyau et une abondante consommation de la chromatine.

Conclusions.

En résumé, toutes les expériences rapportées ci-dessus semblent aboutir à cette conclusion probable : l'état de repos s'associe à une diminution et de la quantité de chromatine protoplasmique et du volume du corps cellulaire, l'état d'activité se traduit par des effets contraires.

Nécessité de recherches nouvelles.

La question reste incertaine ; de nouvelles recherches sont nécessaires ; pour être concluantes, elles devront, comme celles de Demoor et Pergens, n'avoir recours qu'aux seuls excitants naturels. Tel est aussi l'avis de Nissl et de Van Gehuchten.

ALTÉRATIONS PATHOLOGIQUES DES AMAS CHROMATIQUES DE NISSL

Loin de nous la pensée de faire ici une étude détaillée de la pathologie des neurones ; ce serait sortir du cadre de cet ouvrage, destiné à l'histologie nerveuse normale. Nous croyons néanmoins utile de faire connaître certaines lésions structurales de la cellule nerveuse, parce qu'elles sont propres, non seulement à jeter une vive lumière sur les processus nutritifs du protoplasma nerveux, mais encore à servir de base à de précieuses méthodes de recherches anatomiques.

Les troubles de cause traumatique peuvent servir de type.

Nous partagerons, d'après leurs causes, les troubles qui surviennent dans la structure du neurone en quatre groupes : *troubles traumatiques, toxiques, infectieux* et *nutritifs*, en insistant uniquement sur les premiers, car les autres les reproduisent à peu de chose près.

Altérations de cause traumatique. — Gudden et Forel avaient démontré, il y a longtemps, que si l'on sépare un foyer moteur de ses fibres radicu-

1. DEMOOR, La plasticité morphologique des neurones cérébraux. *Arch. de biologie*, 1896.
2. PERGENS, Action de la lumière sur les éléments de la rétine. *Bull. Acad. royale de médecine de Belgique*, 1896.

laires, ses cellules s'atrophient et disparaissent, et cela d'autant plus vite que l'animal est plus jeune et que la section des cylindres-axes a été pratiquée plus près des neurones générateurs. Quelles étaient les modifications intimes qui se produisaient dans les cellules pendant les premiers jours après l'opération, c'est ce que ne mentionnaient pas les recherches de ces savants. Il a fallu attendre la méthode colorante de Nissl [1] au bleu de méthylène et les travaux de cet auteur pour que cette lacune fût comblée. On apprit par ces recherches que l'âge de l'animal et le lieu de la section du nerf importent peu, que les cellules nerveuses sont remarquablement sensibles à toute lésion de leur cylindre-axe, enfin, que, dès les premiers jours qui suivent cette lésion, des altérations, nettement visibles par les anilines basiques, se manifestent constamment dans leurs amas chromatiques.

Méthode et recherches de Nissl.

Nous allons d'ailleurs décrire ces lésions, dont l'exactitude a été reconnue par les observations confirmatives ou ampliatives publiées, ces temps derniers, par Marinesco [2], Lugaro [3], Flatau [4], Colenbrander [5] et Van Gehuchten [6].

NOYAUX MOTEURS. — Les modifications structurales que subissent les neurones de ces foyers passent par deux phases successives, l'une de *réaction ou de liquation chromatique*, l'autre de *réparation ou d'hyperchromatose*.

Lésions dans les noyaux moteurs.

a) *La phase de réaction* commence dans les premières vingt-quatre heures qui suivent la lésion ; elle atteint son apogée le sixième jour et reste stationnaire jusqu'au vingt-cinquième. Cette phase se caractérise par une désagrégation des fuseaux chromatiques, qui a reçu de Marinesco le nom de *chromatolyse*. La désintégration chromatique débute au voisinage de l'axone, d'où, se propageant peu à peu aux régions phériphériques du corps cellulaire, elle envahit finalement les dendrites. Ce serait par fragmentation, par réduction en poussière que, selon Marinesco, les amas chromatiques disparaîtraient ; leurs fragments, disséminés dans toute la masse cellulaire, donneraient à celle-ci une teinte presque uniforme. Ce serait, au contraire, par dissolution de la substance basophile des amas dans le suc de la cellule, répond Van Gehuchten. Quoi qu'il en soit, la disparition des fuseaux chromatiques met à nu le reti-

1re Phase.

Désintégration centrifuge des amas chromatiques; son mécanisme d'après Marinesco et Van Gehuchten.

1. NISSL, Ueber die Veränderungen der Ganglienzellen am Facialiskern des Kaninchens nach Ausreissung des Nerven. *Allg. Zeitschr. f. Psychiatrie*, Bd. XLVIII, 1892. — Ueber experimentell erzeugte Veränderungen am den Vorderhornzellen des Rückenmarkes beim Kaninchen. *Allg. Zeistchr. f. Psychiatrie*, Bd. XLVIII, p. 675-681, 1892. — Ueber eine neue Untersuchungsmethode der Centralorgane, etc. *Centralbl. f. Nervenheilkunde und Psychiatrie*, 1894.

2. MARINESCO, Théorie des neurones. *Presse médicale*, Paris, 1894. — Des polynévrites en rapport avec les lésions secondaires et les lésions primitives des cellules nerveuses. *Revue neurologique*, 1896. — Pathologie de la cellule nerveuse. Paris, 1897.

3. LUGARO, Nuovi dati e nuovi problemi nella patologia della cellula nervosa. *Rivista di patol. nervosa e mentale*, 1896.

4. FLATAU, Einige Betrachtungen über die Neuronlehre im Anschluss an frühzeitige experimentell erzeugte Veränderungen der Zellen des Oculomotorskerns. *Fortschritte der Medizin*, 1896.

5. COLENBRANDER, Over det Structur der Gangliencel nit den worsten Hoorn ; Utrecht, 1896 (cité par V. Gehuchten).

6. V. GEHUCHTEN, Anatomie du système nerveux de l'homme. 2e édition. — L'anatomie fine de la cellule nerveuse. Louvain, 1897.

culum, qui, suivant la remarque de Van Gehuchten, se montre alors avec une grande netteté, même dans les points précédemment occupés par les amas volumineux (fig. 72, A) ; c'est là, entre parenthèses, la confirmation pleine et entière de notre opinion sur la structure réticulée des fuseaux.

État vésicu-
leux du corps
et latéralisa-
tion du noyau.

En même temps que se produisent ces altérations intimes, le corps se gonfle graduellement ; il prend un aspect plus ou moins vésiculeux ; son noyau, intact au point de vue de la structure, est rejeté vers la périphérie, même tout contre la membrane qu'il bossèle, comme le montre la cellule *B* de la figure 72. Van Gehuchten affirme que ce noyau va jusqu'à s'enclaver parfois dans le cône d'origine du cylindre-axe. Ce déplacement du noyau paraît être une simple conséquence mécanique de l'augmentation de tension survenue dans le suc cellulaire.

2ᵉ Phase.

b) Phase de réparation. — Elle commence du vingtième au vingt-cinquième

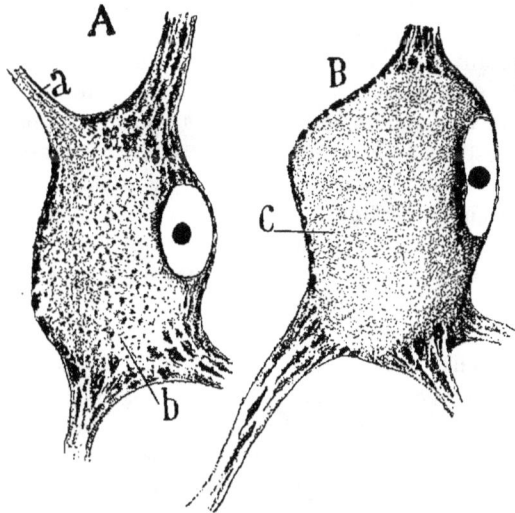

Fig. 72. — Deux cellules motrices de la corne antérieure de la moelle du lapin chez qui le grand sciatique avait été sectionné quinze jours auparavant. Méthode de Nissl.

A, cellules dont les amas chromatiques sont désagrégés et dont le noyau est latéralisé ; — B, cellule en chromatolyse plus avancée. — La chromatine n'y subsiste que dans les dendrites et au voisinage du noyau, où elle est condensée en une masse homogène ; la membrane cellulaire est fortement tendue par le noyau.

Disparition
graduelle des
lésions ; hy-
perchroma-
tose

jour après la lésion et atteint son maximum au bout d'un mois et demi. L'état vésiculeux s'atténue, le corps diminue de volume, la chromophilie du protoplasma, résultat, nous l'avons dit, de la désintégration des amas, rétrocède progressivement ; enfin, les fuseaux se reforment et se remodèlent. Quant au noyau, il reprend sa position au centre de la cellule. Pendant ce processus de réparation, la substance basophile du protoplasma s'est non seulement restaurée, mais encore hypertrophiée, d'où hyperchromatose ; car, suivant Marinesco et Van Gehuchten, les cellules à noyau malade présentent un aspect plus foncé que celles dont le noyau est resté sain.

Plus tard, ainsi que nous l'apprennent les recherches de Nissl, Marinesco, Van Gehuchten et d'autres, quelques-unes et peut-être un grand nombre des cellules du foyer lésé s'atrophient et finissent par disparaître. D'autres, débarrassées, au contraire, de leur hyperchromatose, recouvrent leur structure normale, si bien même qu'il est désormais impossible d'y découvrir le moindre caractère histologique qui les distingue des neurones du côté intact. Les cellules atrophiées et disparues, affirme Flatau, sont celles dont l'axone coupé n'a pu entrer en rapport avec des fibres musculaires par son bout central, pendant la phase de régénération ; les neurones, qui se sont rétablis, sont, au contraire, ceux dont les cylindres-axes ont réussi à reconstituer leurs ramifications périphériques et à engendrer de nouvelles plaques motrices. Tout cela est probable, en effet, d'autant plus que, d'après nos recherches [1] et celles de Tello [2], un nombre parfois considérable de fibres régénérées reviennent sur leurs pas ou s'égarent pendant leur marche vers la périphérie, et que d'autres, selon Tello, parviennent à destination, c'est-à-dire jusqu'aux fibres musculaires, où elles recréent des plaques motrices et des terminaisons sensitives ou fuseaux de Kühne.

Atrophie et disparition des neurones restés en état d'hyperchromatose; causes probables.

La réaction des cellules motrices aux traumatismes portés sur leur cylindre-axe n'est pas toujours la même. Lorsque ce sont des nerfs moteurs crâniens qui sont mutilés, la chromatolyse est constante, que l'on ait sectionné simplement le nerf ou qu'on en ait arraché les racines. Quand il s'agit de nerfs moteurs spinaux, la section ne suffit plus, comme l'a démontré Van Gehuchten [3], pour produire la chromatolyse dans les cellules d'origine ; il faut arracher les racines, au sortir des trous de conjugaison ; on est alors certain de la provoquer.

Réaction différente des cellules motrices des nerfs crâniens et des nerfs rachidiens aux mutilations de l'axone.

Pour les neurones centraux dont on lèse le cylindre-axe, les avis restent partagés, peut-être parce que les résultats changent avec les voies nerveuses intéressées et peut-être même avec l'espèce animale sur laquelle est faite l'expérience. En général, les neurones centraux ne présentent point de chromatolyse, lorsque leurs voies sont interrompues. Cependant, on a signalé des exceptions. Dotto et Pusateri [4], d'une part, et Marinesco [5], d'autre part, ont observé, par exemple, la désagrégation des amas chromatiques dans les cellules pyramidales de l'écorce motrice, lorsque la capsule interne a été lésée. Ballet et Faure [6] l'ont également constatée chez le chien à qui

Effets des mutilations des voies centrales sur leurs cellules d'origine; opinions diverses.

1. Cajal, Mecanismo de la regeneración de los nervios. *Trab. del Lab. de Invest. biol.*, t. IV, 1905.

2. Tello, Dégénération et régénération des plaques motrices après la section des nerfs. *Trav. du Lab. de Rech. biol.*, t. V, 1907.

3. Van Gehuchten, Anatomie du système nerveux, 4ᵉ édition 1906 et ses nombreux mémoires, surtout : Chromatolyse centrale et chromatolyse périphérique. *Bibliogr. anat.*, 1896.

4. Dotto et Pusateri, Sulle alterazioni degli elementi della corteccia cerebrale. *Riv. di patol. nerv. et ment.*, 1897.

5. Marinesco, Sur des altérations des grandes cellules pyramidales consécutives aux lésions de la capsule interne. *Bulletin et mémoires de la Société méd. des Hôpitaux de Paris*, mars 1899, et *Revue neurologique*, 1899.

6. Ballet et Faure, Atrophie des grandes pyramides dans la zone motrice de l'écorce, etc. *La Semaine médicale*, 1899.

ils avaient sectionné la voie pyramidale. Il en est de même de Monakow [1], qui a vu les lésions de cette voie entraîner, chez l'homme, l'atrophie des cellules pyramidales motrices. Van Gehuchten pense que ces derniers éléments offrent une certaine résistance aux effets de la section de leur cylindre-axe. Elles restent longtemps vivantes après l'opération. D'autres neurones, au contraire, ceux, par exemple, qui dans la calotte donnent naissance au faisceau rubro-spinal de Monakow, seraient d'une extrême sensibilité ; dès la section de leur axone, ils tombent en chromatolyse, puis s'atrophient et se résorbent. Quoi qu'il en soit, les cellules cérébrales sont toujours plus impressionnables que celles de la moelle aux traumatismes du cylindre-axe, selon Van Gehuchten.

Expériences de Lugaro.

NOYAUX SENSITIFS. — Les modifications trophiques provoquées par les traumatismes dans les ganglions spinaux ont été étudiées par Lugaro [2] chez le cobaye et chez le chien ; il les a trouvées assez constantes et assez caractéristiques. La section nerveuse a été pratiquée aussi bien sur la branche centrale que sur la périphérique.

Réactions diverses des cellules des ganglions rachidiens suivant la branche lésée.

Quand la section est effectuée en dehors des ganglions rachidiens, les cellules sensitives examinées dix-huit ou vingt jours après la lésion présentent une chromatolyse périnucléaire manifeste, qui se prolonge vers le cône d'origine de l'axone. En certains cas, la désintégration chromatique s'étend à tout le protoplasma. L'état vésiculeux peut aussi se montrer, de même que le rejet du noyau à la périphérie du corps cellulaire. Ces résultats divers dépendraient, suivant Lugaro, de la variabilité de résistance des cellules aux effets trophiques de la mutilation. Plus tard, un grand nombre de cellules se détruisent sans passer au préalable par la phase de régénération chromatinique, et le tissu conjonctif interstitiel proliférerait pour combler les vides.

Si la section porte sur la branche interne des nerfs sensitifs, c'est-à-dire entre les ganglions et la moelle épinière, les cellules n'éprouvent pas d'altération essentielle ; tout au plus, présentent-elles une légère dissolution de leur substance chromatique.

Les expériences intéressantes de Lugaro ont été confirmées par Marinesco et Van Gehuchten. Les observations faites par Mering [3], Robert Flemming [4] sont, par contre, un peu différentes.

Expériences de Van Gehuchten et Nélis sur le pneumogastrique.

Les modifications de structure consécutives à des traumatismes ont été aussi recherchées dans d'autres foyers sensitifs. Ainsi, Van Gehuchten a étudié, en collaboration avec M. Nélis, les altérations déterminées chez le lapin par la section du pneumogastrique, au niveau du plexus gangliforme ; il a observé, à partir du quatrième jour de la lésion, une chromato-

1. MONAKOW, Gehirnpathologie. Wien, 1897.
2. LUGARO, *Loc. cit.* — Sulle alterazioni delle cellule nervose dei ganglii spinali in seguito al taglio della branca periferica o centrale del loro prolungamento. *Riv. di patol. nerv. e mentale*, 1896.
3. MERING, Neue experimentelle Arbeiten über die Pathologie der Nervenzelle. *Fortschritte der Medizin*, 1897.
4. R. A. FLEMMING, The effect of ascending Degeneration on the nerve-cells of the ganglia. *The Edinburg med. Journ.*, March, 1897 (cité par Flatau).

lyse centrale, à progression rapide vers la périphérie. Les cellules ont l'aspect de vésicules claires, teintes uniformément par le bleu de méthylène ; cependant, tout autour, à la périphérie, il reste une bordure de granulations chromatiniques non encore dissoutes. A partir du quinzième jour après la section, la phase dégénérative commence, signal de la destruction définitive des neurones. Ici, donc, la phase de régénération chromatique, observable dans les corpuscules moteurs, fait défaut.

A la suite de ses expériences, Lugaro avait supposé que la plupart des neurones sensitifs, dont le cylindre-axe a été coupé, sont voués fatalement à la mort. D'après ce savant, la chromatolyse serait donc un signe de régression. Cette opinion, qui fut adoptée, avec plus ou moins de réserves, par Van Gehuchten et Marinesco, nous parut très risquée. Nul n'ignore, en effet, qu'un grand nombre de cellules refont leur expansion périphérique mutilée, ce qui, du même coup, rétablit l'innervation de leur domaine cutané respectif ; par conséquent, la chromatolyse, le gonflement du corps et les autres altérations, dont ces cellules sont atteintes, doivent être considérés bien plutôt comme les traits d'un processus progressif, marchant de pair avec la régénération du prolongement périphérique, suivant la très juste observation de Strove [1] et de Cox [2]. En outre, tous les phénomènes qui accompagnent la chromatolyse et la chromatolyse elle-même sont des phénomènes passagers, d'une part, puisqu'au bout de cinq mois la chromatine s'est reconstituée, et, d'autre part, sans action dommageable sur les fibrilles du protoplasma, c'est-à-dire sur l'élément conducteur propre, qui reste ainsi constamment intact. Cox allait même plus loin ; il lui parut probable que la chromatolyse est la conséquence de la suralimentation provoquée dans le noyau et le protoplasma cellulaire par le fait de la régénération du prolongement détruit. De là cette conclusion : la chromatine pourrait n'être qu'une réserve alimentaire.

Opinions diverses sur la chromatolyse dans les cellules sensitives.

Les vives discussions auxquelles ont donné lieu, en ces dernières années, le sens et les conséquences de la chromatolyse consécutive à la lésion des nerfs sensitifs, ont singulièrement fait changer les opinions. Lugaro [3] et Van Gehuchten [4] admettent maintenant que la plupart des neurones sensitifs dont l'expansion périphérique a été mutilée, peuvent recouvrer leur intégrité. Pour le dernier de ces savants, la chromatolyse, qui survient après une telle lésion, ne serait qu'un phénomène réactionnel passager, ne nuisant même en rien à l'activité physiologique des neurones. Nélis [5] est de l'avis de ces deux histologistes, à la suite d'expériences où il a vu les cellules ganglionnaires du pneumogastrique persister presque toutes, après la section du nerf. La même constatation a été faite indirectement par Cassirer.

1. STROVE, *Centralbl. f. allgem. Pathol. u. anal. Pathologie*, Bd. VI, 1898.
2. COX, Beiträge zur pathologischen Histologie und Physiol. der Ganglienzellen. *Monatschr. f. Anat. u. Physiol.*, Bd. XV, H. 9, 1898.
3. LUGARO, Sulla patologia delle cellule dei ganglii sensitivi. *Riv. di Patol. nerv. e mentale*, vol. V, VI, VII et VIII, 1900-1903.
4. VAN GEHUCHTEN, Anatomie du système nerveux, 4ᵉ édit., 1905, pp. 375 et suiv.
5. VAN GEHUCHTEN, Pathologische Anatomie der Nervenzellen, in *Handbuch der pathol. Anat. d. Nervensystems*. Berlin, 1903.

Longtemps après la résection du sciatique, il n'a pu observer, par la méthode de Marchi, qu'un très petit nombre de fibres dégénérées dans le cordon postérieur, preuve de la résistance et de la conservation des cellules sensitives des ganglions spinaux [1].

Conclusions.

En résumé, la section de l'axone des corpuscules moteurs, de même que la section de l'expansion périphérique des cellules sensitives, provoque très souvent dans la chromatine un phénomène de désagrégation et de dissolution, qui commence au centre du corps cellulaire et se propage de proche en proche vers la périphérie; mais cette perturbation serait généralement passagère, surtout lorsque le neurone réussit à régénérer l'expansion mutilée.

Hypothèses sur la production de la chromatolyse

La chromatolyse consécutive à la lésion traumatique des expansions cellulaires est un phénomène très difficile à expliquer. Les savants, qui se sont attaqués à ce problème ardu, ne nous offrent que des hypothèses, et le pis est qu'aucune d'elles n'est à l'abri de graves objections. Nous allons en exposer quelques-unes.

Théorie de Forel. — Étant donné que la cellule nerveuse est une unité, un tout solidaire, le neurone en un mot, toutes les parties qui la constituent sont nécessaires à son bon fonctionnement. Le corps cellulaire influe sur la nutrition des expansions et celles-ci, en retour, sur la nutrition du corps. Lorsqu'on supprime une très longue portion de l'axone, par exemple lors de l'arrachage des racines motrices, le neurone meurt. Mais si on ne mutile le cylindre-axe que dans son parcours le plus périphérique, le neurone peut réparer la perte et recouvrer son état normal.

Tout neurone privé de son afflux normal de courants dégénère et meurt.

Théorie de Marinesco. — L'intégrité anatomique des neurones est liée à la conservation des voies qui leur transmettent les excitations nerveuses. Un corpuscule nerveux, qui a perdu son expansion cellulipète, dégénère et meurt, parce que, désormais, l'influence trophique de la commotion sensitive venue de l'extérieur lui manque [2]. Une cellule motrice, dont le cylindre-axe a été mutilé, souffre tantôt plus, tantôt moins; elle finit cependant par se régénérer, car elle a conservé intactes ses connexions avec les collatérales réflexo-motrices et celles de la voie pyramidale, sources de ses excitations fonctionnelles. Les cellules motrices, qui ne sont pas directement lésées, peuvent aussi s'atrophier et disparaître, mais quand l'action trophique des collatérales sensitives leur manque. C'est, en effet, ce qui a lieu dans la moelle épinière des amputés, de longues années après la mutilation [3].

La théorie de Marinesco est vraiment séduisante, et nous ne nous étonnons pas qu'elle ait recueilli les suffrages de neurologistes aussi distingués que Goldscheider [4], Flatau et Van Gehuchten. Ce dernier ajoute même que la cessa-

1. CASSIRER, Ueber Veränderungen der Spinalganglienzellen, etc. *Deutsch. Zeitschr. f. Nervenheilkunde*, Bd. XIX, 1898.

2. Tello (La Régénération dans les fuseaux de Kühne, etc. *Trav. du Lab. de Rech. biol.*, t. V, 1907) vient de prouver cependant que les fuseaux musculaires de Kühne peuvent se régénérer après la section du nerf sciatique. Cette régénération implique évidemment la survie des cellules sensitives originelles.

3. MARINESCO, Ueber die Veränderungen der Nerven und des Rückenmarkes nach Amputationen, etc. *Neurol. Centralbl.*, 1892.

4. GOLDSCHEIDER, Zur allgemeine Pathologie des Nervensystems. *Berliner klin. Wochenschrift*, 1894.

tion de l'action trophique des courants apportés aux neurones peut entraîner la chromatolyse et l'atrophie des corpuscules sensitifs de second ordre, dont les ramifications nerveuses et protoplasmiques n'ont souffert d'aucune lésion directe ; il en est ainsi pour l'atrophie du noyau dorsal bulbaire du vague, à la suite de la section de ce nerf au-dessous du ganglion jugulaire ; il en est de même pour l'atrophie des foyers terminaux de l'acoustique consécutivement à la section de ce nerf dans son trajet intercrânien chez le cobaye, etc.

Chromatolyse endirecte de Van Gehuchten.

Un fait paraît s'opposer à l'adoption définitive de cette théorie, c'est celui-ci: dans les noyaux moteurs séparés de leurs axones, toutes les cellules ne réparent pas leur chromatine ; quelques-unes dégénèrent et meurent quoiqu'elles se trouvent, au point de vue de leurs connexions, dans les mêmes conditions trophiques que leurs compagnes. Cette objection pourrait néanmoins perdre toute sa valeur si on pouvait démontrer, comme le croit Van Gehuchten, que certains corpuscules, pendant la phase de chromatolyse, perdent leur noyau par une excentration poussée jusqu'à l'expulsion. Quoi qu'il en soit, nous adopterions volontiers la théorie de Marinesco et de Van Gehuchten, d'autant plus qu'elles s'accordent parfaitement avec les idées que nous émettions déjà en 1890, relativement à l'influence désorganisatrice de l'inaction fonctionnelle[1]. Mais pour vaincre toutes nos hésitations, il faudrait prouver que la plupart des corpuscules des ganglions spinaux manquent d'arborisation péricellulaire et qu'ils ne reçoivent d'excitation que par la branche périphérique de leur axone. Or, et Dogiel semble l'admettre, presque toutes ces cellules sont pourvues d'arborisations péricellulaires, d'où il suit que, même privées de leur expansion périphérique, elles continueraient à recevoir des courants par le corps et peut-être aussi par le glomérule initial de l'expansion principale[2].

Objections à la théorie de Marinesco.

Théorie de Schaffer[3]. — Cette hypothèse, analogue à celle de Marinesco, est née de l'observation suivante. A la suite de paralysies d'origine cérébrale par lésion de la voie pyramidale, Schaffer remarqua des désordres graves dans les cellules motrices de la moelle, désordres qu'il imputa à la suspension de l'action trophique que les cellules pyramidales du cerveau exercent, à l'état normal, sur les cellules motrices. Il en conclut, chose très soutenable, qu'il existe deux trophismes nerveux :

Les lésions du neurone ou du système auquel il appartient déterminent la chromatolyse. Trophismes de Schaffer.

1° *Un trophisme élémentaire*, ne concernant qu'un seul neurone. Dans ce cas, les troubles de la cellule proviennent de la lésion soit de son axone, soit de toute autre de ses parties ;

2° *Un trophisme systématisé*, englobant un groupe plus ou moins considérable de neurones dynamiquement associés. Ici, la lésion d'une cellule entraîne des désordres dans un ou plusieurs neurones du système. Si les cellules associées sont de même nature, comme les cellules motrices centrales et périphériques par exemple, *le trophisme systématique est homologue*; si leurs fonctions sont différentes, comme dans l'articulation des cellules sensitives avec

1. CAJAL, Manual du anatomía patológica general, 1re édition, p. 354, 1890. — A propos des dégénérations secondaires des tubes nerveux, nous disions: « Il est également nécessaire d'assigner ce processus au repos forcé auquel sont condamnées les fibres depuis le moment où leur continuité avec le corpuscule se trouve interrompue. La théorie de Marinesco est une généralisation heureuse de ce principe à tous les désordres trophiques des cellules. »

2. OLORIZ, Estructura de los ganglios sensitivos craneales. *Rev. trim. microg.*, núm. 3, 1897.

3. K. SCHAFFER, Zur Lehre der cerebralen Muskelatrophie nebst Beitrag zur Trophis der Neuronen. *Monatschr. f. Psychiatrie u. Neurol.*, Heft., I, 1897.

*Tout neu-
rone empêché
de décharger
des courants
dégénère et
meurt.*

des cellules motrices, on a affaire à un *trophisme systématisé hétérologue.*

Théorie de V. Lenhossék. — D'après l'opinion de ce savant, les désordres qui frappent les cellules nerveuses mutilées ne dépendent pas du repos fonctionnel, mais de l'impossibilité dans laquelle se trouvent ces cellules de décharger sur d'autres cellules les courants que leur apportent les arborisations nerveuses. Ainsi, la réaction initiale observée dans les neurones moteurs séparés de leur cylindre-axe radiculaire proviendrait de l'impossibilité pour eux de donner issue aux excitations qu'ils reçoivent de la voie pyramidale et des collatérales sensitives.

*Discussion
et opinion de
Lugaro.*

L'hypothèse de Lenhossék a été acceptée par Lugaro, avec des réserves et des distinctions ; car elle butte contre une difficulté : la persistance des neurones sensitifs malgré la section de leur prolongement central, malgré, par conséquent, leur impuissance à décharger les excitations qui leur arrivent de la périphérie et celles que leur transmettent les arborisations péricellulaires. Pour écarter cet obstacle, Lugaro affirme que les cellules nerveuses présentent une résistance très variable, selon le siège des actions traumatiques. Les cellules sensitives, par exemple, subissent de grands dommages lorsqu'elles ne reçoivent plus les excitations extérieures ; quant aux cellules motrices, elles en éprouveraient d'aussi considérables lorsqu'elles ne peuvent laisser échapper les excitations centrales.

Cette supposition, sorte de compromis entre l'opinion de Marinesco et celle de Lenhossék, a le tort de ne pas constituer une formule univoque ; elle est, en outre, sujette aux mêmes objections.

*Les altéra-
tions dans les
intoxications,
etc., etc. Chro-
matolyse à dé-
but périphé-
rique.*

De nombreux travaux ont été entrepris, ces temps derniers, dans le but de préciser les altérations de structure dont les neurones sont atteints dans divers empoisonnements, par suite d'infection, ou en conséquence de troubles nutritifs. Les agents ou moyens employés ont été des plus divers ; rappelons ici les troubles circulatoires provoqués par Marinesco, Sarbo, Ballet, Juliusberger, Richetti, Demoor, etc. ; les intoxications par les microbes ou leurs produits, expérimentées par Beck, Nageotte et Ettlinger, Demoor, De Buck, Marinesco, Babes, Van Gehuchten et Nélis ; les intoxications non microbiennes, mises en œuvre par Nissl, Lugaro, Schaffer, Marinesco, Soukhanoff, Sarbo, Vas, Berkley, Trommer, Pandi, Goldscheider, Flatau ; l'inanition, l'urémie et l'hyperthermie expérimentales, utilisées par Goldscheider et Flatau, Lugaro, Marinesco, Aquisto et Pusateri, Sacerdotti et Ottolenghi, etc.

Le résultat des expériences faites avec ces divers moyens a été que les cellules nerveuses réagissent à leur égard, essentiellement comme à l'égard des traumatismes ou des agents nocifs, physiques ou chimiques. La seule différence, mise en lumière par Marinesco, consiste dans le sens de la marche de la chromatolyse. Au lieu de débuter par le centre du neurone, comme dans les traumatismes, elle commence par la périphérie et gagne peu à peu les régions centrales. Au reste, quel que soit l'agent employé, la chromatolyse se répare, comme dans les cas de section du cylindre-axe, si l'action nocive n'a pas été trop intense ou de trop longue durée. Malgré le grand intérêt de ces recherches au point de vue pathogénique et clinique, nous ne pouvons y insister davantage, car elles ne touchent qu'indirectement à l'histologie normale.

CHANGEMENTS DU RÉTICULUM NEUROFIBRILLAIRE DUS AUX VARIATIONS DE TEMPÉRATURE ET A D'AUTRES CIRCONSTANCES

La charpente filamentaire de la cellule nerveuse n'est pas fixée dans une forme immuable, comme le supposent Apathy et Bethe. Elle est, bien au contraire, sujette à des transformations provoquées par les variations physico-chimiques du milieu où est plongé le neurone. Les observations, que nous-même [1] et Tello [2] avons faites, montrent à quels changements considérables le nombre, la forme et le calibre des travées neurofibrillaires sont soumis dans certains états physiologiques ou pathologiques. Nous regrettons de ne pouvoir rapporter ici par le menu toutes ces remarques ; nous les résumerons donc ; on verra néanmoins, par cet abrégé, toute l'importance des variations neurofibrillaires dans la question du fonctionnement intime de la cellule nerveuse. *Grande variabilité de la charpente neurofibrillaire.*

Changements du reticulum chez les reptiles en état d'hibernation (fig. 73). — Pendant la saison où la température ambiante dépasse 15°, la charpente filamentaire du neurone présente, chez ces animaux, à peu de chose près, l'aspect qu'elle a chez les mammifères. Mais, dès les premiers froids de l'automne, dès que l'animal est immobilisé en hibernation, le spectacle change du tout au tout. Pour en prendre une idée, il suffit de comparer les cellules *A* et *D* aux cellules *B* et *C* de la figure 73. Les premières appartiennent à un lézard plein d'activité, grâce à la température naturellement ou artificiellement élevée ; on y voit d'innombrables neurofibrilles ténues, disposées en petits faisceaux enchevêtrés et occupant l'étendue entière du corps cellulaire. Un neuroplasma, peu abondant et d'aspect granuleux, se trouve interposé entre ces filaments. Si l'on tourne ses regards vers le cylindre-axe et les dendrites, on y aperçoit également des neurofibrilles délicates et nombreuses. *Raréfaction et épaississement des neurofibrilles.*

Les secondes, c'est-à-dire les cellules *B* et *C*, proviennent d'un lézard surpris en pleine torpeur hivernale. Les neurofibrilles qu'elles renferment y apparaissent volumineuses, épaissies en certains points par des renflements fusiformes. Le neuroplasma, tout à fait incolore, occupe entre elles des espaces considérables.

Quant aux expansions, elles éprouvent des changements tout semblables. On n'y aperçoit plus que des filaments, en petit nombre, épais, parallèles et bien définis. Dans le cylindre-axe, deux ou trois de ces filaments convergent souvent pour n'en former qu'un (fig. 73, *a*).

La transformation que nous venons d'analyser succinctement ne semble pas s'opérer par le même procédé dans les cellules de grande et de petite taille. Dans le neurone moteur *B*, de forte dimension, les fibrilles intrasomatiques volumineuses proviennent de la fusion de nombreuses neurofibrilles *Différence dans le mode de transformation suivant la taille du neurone.*

1. CAJAL, Variaciones morfológicas normales y patológicas del retículo neuro-fibrilar. *Trab. del Lab. de Invest. biol.*, t. III, Madrid, 1904.
2. TELLO, Las neurofibrillas en los vertebrados inferiores. *Trab. del Lab. de Invest. biol.*, t. IV, 1906.

fines, comme Tello l'a démontré. Il n'en est plus ainsi dans le petit corpuscule associatif *C*. Ici, il semble s'être produit en certains points de la charpente neurofibrillaire, en particulier au niveau des neurofibrilles primaires, une accumulation, une concentration de la matière argyrophile. Il

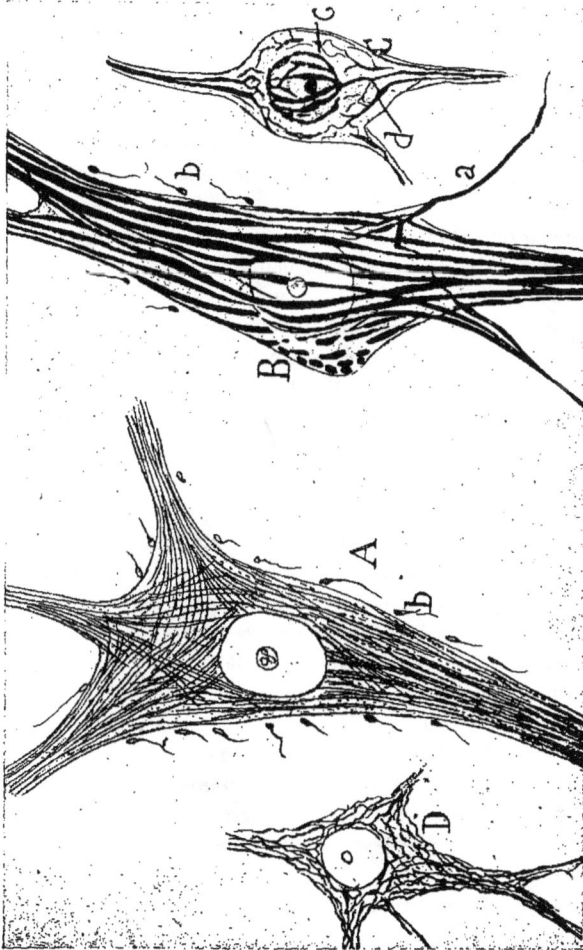

Fig. 73. — Cellules de la moelle épinière d'un lézard : figure destinée à montrer les changements du réseau neurofibrillaire suivant les saisons. Méthode au nitrate d'argent réduit.

A, D, cellules d'un lézard réchauffé dans l'étuve pendant quelques heures; B, C, cellules d'un lézard en état d'hibernation.

est possible, néanmoins, que, dans ce cas, des coalescences s'effectuent entre filaments voisins.

Mécanisme probable des changements neurofibrillaires.

Quoi qu'il en soit, on a l'impression très nette, en examinant toutes ces cellules, qu'elles n'ont pas subi seulement une modification dans la répartition de la substance argyrophile ou encore de simples fusions entre filaments rapprochés. Il s'y est passé un phénomène plus important : tout le système des neurofibrilles primaires et secondaires s'y est trouvé transformé et réorganisé sur un nouveau plan. C'est là un processus des plus compliqués. Pour l'expliquer, il nous faut admettre, d'abord que les particules argyrophiles ont la faculté de se transporter d'un point à un autre, ensuite que le spongioplasma pâle, où elles sont renfermées, est capable d'exécuter des mouvements amiboïdes.

Tous les phénomènes que nous venons de décrire se reproduisent en sens inverse, lorsqu'à l'exemple de Tello, on réchauffe pendant quelques heures, à l'étuve à 25°, les reptiles, lézards ou couleuvres, assoupis par le froid. En même temps que le retour à une vie active, on constate dans les cellules la disparition totale de la disposition neurofibrillaire caractéristique de l'hibernation. Une blessure grave, des excitations continues, qui forcent l'animal à sortir de sa torpeur, agissent dans le même sens et d'une façon plus ou moins marquée.

Réversibilité des changements précédents.

Changements du reticulum chez les mammifères à la suite de modifications de la température de leur corps. — Les mammifères adultes, protégés par leur fourrure de poils ou de laine, sont peu sensibles au refroidissement. Le lapin âgé, par exemple, même lorsqu'on le place pendant vingt-quatre heures dans une glacière à 4°, ne présente au niveau de la moelle que la première phase du processus décrit plus haut. Chez lui, les neurofibrilles de la périphérie cellulaire sont donc seules rapprochées et tendent seules à fusionner. Tout au contraire, les mammifères jeunes, les pigeons, les lapins, les chats, les chiens, âgés d'une à deux semaines et mal défendus encore contre le froid, réagissent avec autant d'intensité que les reptiles aux déperditions de calorique et d'autant mieux que leur âge est moins avancé[1]. On peut se rendre compte, sur la figure 74 et d'après les cellules *A* et *B*, de l'effet produit sur un lapin de quinze jours par une exposition de huit heures ou davantage à un froid de 9° à 10°, celui de notre laboratoire en hiver. Ainsi qu'on le voit, les grandes cellules ne répondent pas au refroidissement comme les petites. Dans les premières, et spécialement dans les cellules motrices, les basses températures déterminent un rapprochement des neurofibrilles et leur fusion en cordons, le long desquels se porte la substance argyrophile pour se condenser en épaississements fusiformes. Dans les petits neurones, il s'agit apparemment, comme chez les reptiles, d'une concentration de la substance argyrophile en certains points des neurofibrilles primaires.

Différences dans les changements neurofibrillaires produits par le froid chez les mammifères suivant leur âge.

Quelques cellules, d'un volume relativement assez grand, telles les corpuscules commissuraux et funiculaires, présentent une coloration noire intense et une hypertrophie d'un aspect particulier de leur charpente neurofibrillaire : nous l'avons reproduit en *C* sur la figure 74.

Les changements que nous venons de décrire ont été confirmés par divers auteurs. Marinesco[2] les a constatés chez les mammifères à la suite du froid ;

1. CAJAL, Variaciones morfológicas del retículo nervioso de los invertebrados y vertebrados sometidos à la acción de condiciones naturales. *Trab. del Lab. de Invest. biol.*, t. III, 1904.

2. MARINESCO, Recherches sur les changements des neurofibrilles consécutifs aux différents troubles de nutrition. *Le Névraxe*, vol. VIII, fasc. 2, 1906.

il les a vus se réaliser aussi à la suite de l'inanition prolongée, de l'anémie,
et surtout de l'intoxication par la morphine et la strychnine. Dustin[1] les a
observés également chez les mammifères nouveau-nés, Rebizzi[2] chez la
sangsue, consécutivement à l'abaissement de température et à d'autres circon-

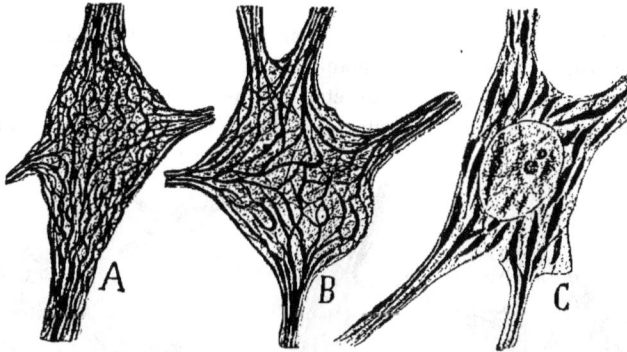

FIG. 74. — Effets du froid (10°) sur le reticulum neurofibrillaire ;
lapin âgé d'une semaine. Méthode au nitrate d'argent réduit.

A, cellule funiculaire où l'on voit commencer l'hypertrophie neurofibrillaire; — B, autre cellule où
ce processus est plus avancé, par suite de la disparition de plusieurs travées secondaires; —
C, cellule funiculaire où les neurofibrilles se sont transformées en fuseaux granuleux.

stances, Donaggio[3], enfin, chez des animaux soumis aux effets du froid et
de l'inanition.

*Effets des to-
xines tétani-
ques et rabi-
ques.*

Changement du reticulum sous l'influence de causes pathologiques. —
Certaines toxines microbiennes peuvent déterminer dans la charpente neurofibrillaire des modifications semblables à celles que nous venons d'étudier.
Nous ne parlerons ici que des altérations provoquées par le virus rabique
dans les cellules de la presque totalité de l'axe céphalo-rachidien. Ces altérations, que, le premier, nous avons observées, avec D. Garcia[4], ont été retrouvées par Marinesco[5] et Franca[6], par l'un dans les lésions dues à la toxine
tétanique, par l'autre dans ses recherches sur la rage.

Sur la figure 75, on voit en *A* une cellule nerveuse normale de la moelle
du lapin : elle sert de terme de comparaison aux deux autres neurones *B* et *C*,
également médullaires, l'un de taille moyenne, l'autre de grande taille, mais
provenant d'un lapin mort de la rage. Les transformations du reticulum
neurofibrillaire, qu'on y remarque, présentent une telle analogie avec celles

1. Dustin, Contribution à l'étude de l'influence de l'âge et de l'activité fonctionnelle
sur le neurone. Bruxelles, 1906.
2. Rebizzi, Su alcune variazioni delle neuro-fibrille nella *Hirudo medicinalis. Riv. di
patol. nerv. e mentale*, vol. XI, fasc. 8, 1906.
3. A. Donaggio, Effetti dell'azione combinata del digiuno e del fredo sui centri
nervosi dei mammiferi adulti. *Rivista sperim. di Freniatria*, vol. XXXII, fasc. 1-2, 1906.
4. Cajal y D. Garcia, Las lesiones del retículo de las celulas nerviosas en la rabia.
Trab. del Lab. de Invest. biol., t. III.
5. Marinesco, Lésions des neurofibrilles produites par la toxine tétanique. *Comptes
rendus de la Société de Biol.*, 9 juillet 1904. — *Revue Neurologique*, n° 14, août 1904.
6. C. Franca, *Comptes rendus de la Société de Biol.*, 4 mars, 1905.

que le froid provoque chez le même animal qu'il nous paraît inutile de nous y appesantir.

La section du cylindre-axe détermine également des altérations dans le reticulum neurofibrillaire. Marinesco [1], en les étudiant, en a découvert deux intéressantes : L'une, de nature chimique, se traduit par une coloration rouge des neurofibrilles imprégnées par notre méthode à l'argent réduit ; l'autre, d'ordre histologique, se manifeste par un tassement de ces mêmes neurofibrilles ainsi que par leur état granuleux. Ces modifications sont moins marquées dans les dendrites que dans le corps cellulaire. L'arrache-

Effets de l'arrachement et de la section du cylindre-axe.

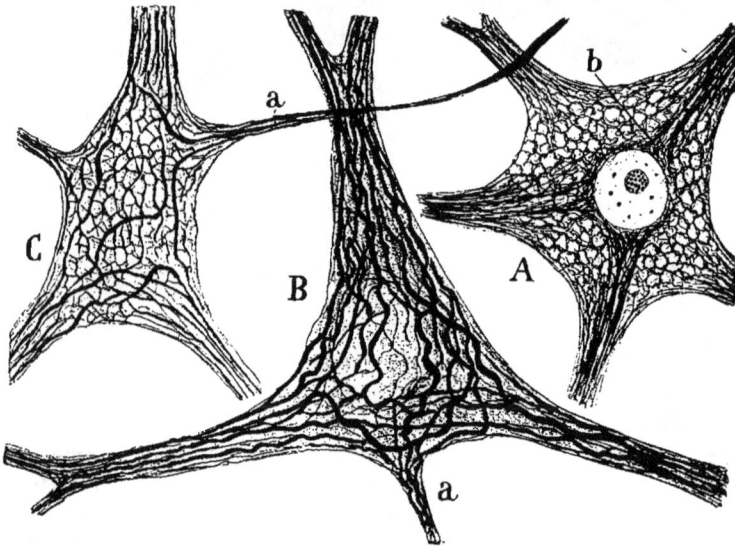

FIG. 75. — Cellules de la moelle d'un lapin rabique.
Méthode au nitrate d'argent réduit.

A, cellule funiculaire normale ; — B, neurone où les neurofibrilles se présentent sous forme de cordons ; — C, cellule où commence la transformation des neurofibrilles en cordons.

ment du nerf produit des altérations neurofibrillaires infiniment plus considérables que la section, et ces altérations peuvent aller jusqu'à la désagrégation et à la destruction définitive des neurofibrilles. On a encore recherché, soit par la méthode de Bielschowsky, soit par la nôtre, les troubles que des lésions pathologiques de diverses natures peuvent déterminer dans la charpente filamenteuse des neurones. Ainsi, Bielschowsky et Brodmann les ont étudiés dans la paralysie générale, l'idiotie, la démence sénile, etc., K. Schaffer dans l'idiotie amaurotique, de Buck dans la chorée chronique, Marinesco dans la paralysie générale, les myélites, le tabes, la

Effets des diverses maladies du système nerveux.

1. MARINESCO, Recherches sur la structure de la partie fibrillaire des cellules nerveuses, etc. *Revue Neurologique*, 1904. — Recherches sur les changements des neurofibrilles consécutifs aux différents troubles de nutrition. *Le Névraxe*, vol. VIII, fasc. 1-2, 1906.

compression de la moelle, Dagonet dans la paralysie générale, Gentès et
Bellot dans l'hémiplégie, Dejerine et André Thomas dans les lésions radi-
culo-ganglionnaires du zona, la maladie de Friedreich, etc. Toutes ces
recherches et bien d'autres encore, que nous ne pouvons citer ici, nous
apprennent que les affections pathologiques agissent immédiatement sur la
charpente fibrillaire en la faisant pâlir et en la désagrégeant, d'abord dans
le corps de la cellule, ensuite dans les dendrites et progressivement du
centre à la périphérie.

Changements dans la charpente neurofibrillaire des invertébrés. — Le
nitrate d'argent réduit révèle aussi dans les ganglions de la sangsue (*Hirudo*)
des transformations intéressantes et vraisemblablement d'ordre physiologique, car on pourrait les considérer comme des manifestations de la fatigue
et de l'activité.

Effets de la chaleur. — Voici, par exemple, sur la figure 76, une cellule *A*, appartenant à une
sangsue chauffée pendant quelques heures à 35°. Les neurofibrilles s'y mon-

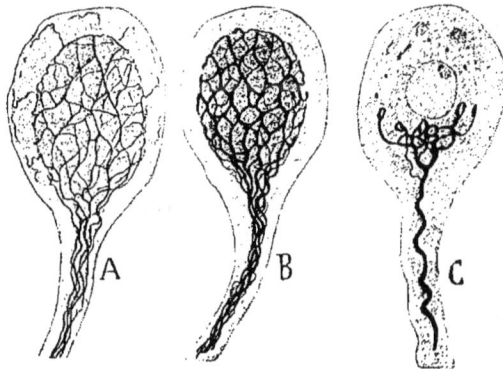

Fig. 76. — Divers aspects du reticulum neurofibrillaire chez la sangsue (*Hirudo*).
Méthode au nitrate d'argent réduit.

A, aspect extrêmement fréquent chez la sangsue chauffée à 35°; — B, aspect hypertrophique
fréquent chez la sangsue refroidie à 4°; — C, aspect destructif fréquent chez la sangsue main
tenue pendant quelques mois à jeun, au laboratoire.

trent ténues et pâles, surtout au niveau du réseau périnucléaire qui apparaît
beaucoup plus fin qu'à l'ordinaire. Si, au contraire, la sangsue a été conservée dans l'eau froide à environ 4°, le réseau périnucléaire des neurones
s'épaissit (fig. 76, *B*); on dirait que presque toute la substance argyrophile
des neurofibrilles périphériques s'y est amassée.

*Effets de l'i-
nanition.* — On constate enfin, chez le même animal, une altération qui semble être
constante, et qui, par conséquent, ne dépend pas des variations de température : c'est la destruction progressive du reticulum neurofibrillaire, destruction commençant sous forme de fragmentation, au niveau de la région
sus-nucléaire (fig. 76, *C*).

*Effets de la
section des
connectifs.* — Les lésions expérimentales déterminent aussi la destruction de la charpente neurofibrillaire, comme le prouvent les sections de connectifs interganglionnaires opérées par Sanchez. Dans ces cas, la fragmentation granu-

leuse ne frappe pas seulement la partie supérieure du corps cellulaire, elle s'étend à tout le reticulum, qui se résorbe ensuite peu à peu.

Tous ces changements, dont Rebizzi a récemment confirmé l'existence, ont besoin de nouvelles recherches pour recevoir une explication satisfaisante.

D'après cet exposé des mutations neurofibrillaires chez les vertébrés et les invertébrés, on serait tenté de conclure que l'inaction, le froid, la chaleur, les toxines, l'inanition, etc., constituent les causes déterminantes et directes des changements du reticulum. L'état actuel de la science ne permet cependant pas de l'affirmer. Le froid, par exemple, pourrait fort bien n'agir qu'indirectement et par le ralentissement qu'il fait subir à la circulation des muscles et du système nerveux; un état d'inactivité en résulterait, d'où les modifications du réseau intra-somatique. Pour Marinesco, le froid comme les autres causes, agiraient en provoquant des perturbations dans la nutrition du protoplasma nerveux. Ainsi, il nous est fort difficile de décider si les causes précitées sont des facteurs étiologiques immédiats ou éloignés des changements que nous avons décrits.

Conclusions générales.

Quoi qu'il en soit de cette question obscure, deux faits nous paraissent certains.

Le premier : c'est la mutabilité du reticulum dans certaines conditions physiologiques[1], c'est la mobilité de ses granulations argyrophiles, changeant de place et de quantité sous l'influence des variations de température, etc.

Le deuxième : c'est la concomitance, constante ou presque constante, de l'épaississement des neurofibrilles et de l'état de repos amené par des causes pathologiques chez certains animaux.

---

1. Nous avons recherché s'il existe des analogies entre les changements du reticulum neurofibrillaire et les mouvements amiboïdes. Nous avons reconnu que de notables différences semblent, au contraire, les distinguer ; les premiers s'opèrent, en tout cas, avec plus de lenteur; il leur faut, en effet, plusieurs heures avant de devenir appréciables.

CHAPITRE VIII

NÉVROGLIE

MORPHOLOGIE DE LA CELLULE NÉVROGLIQUE : TYPES NÉVROGLIQUES DE LA SUBSTANCE BLANCHE ET DE LA SUBSTANCE GRISE ; CELLULE ÉPITHÉLIALE. — STRUCTURE DE LA NÉVROGLIE. — CONSIDÉRATIONS GÉNÉRALES SUR LE RÔLE PHYSIOLOGIQUE DES CELLULES NÉVROGLIQUES.

Deux éléments spéciaux, abstraction faite de ceux qui peuvent se rencontrer ailleurs, constituent, avons-nous dit, par leur enchevêtrement, tout le tissu nerveux : ce sont la cellule nerveuse avec ses prolongements et la cellule névroglique.

La première, la cellule nerveuse, a été déjà étudiée en détail ; nous nous occuperons plus loin de sa principale expansion, la fibre nerveuse. Il nous reste donc, avant d'aborder l'examen des organes nerveux édifiés par la combinaison diverse de ces éléments spéciaux, à connaître la cellule névroglique.

Généralités. Les *cellules névrogliques* ou de la *névroglie*, appelées encore *cellules araignées*, à cause de leur ressemblance avec l'animal de ce nom, ou encore *corpuscules de Deiters*, en l'honneur du savant qui les découvrit, forment pour ainsi dire la chaîne du tissu nerveux, dont la trame, plus précieuse, serait le neurone avec ses appendices variés. C'est dire qu'à elles n'est point dévolue la prééminence. Leur rôle dans le tissu nerveux, semble être de servir à la fois de charpente, comme l'indique le mot chaîne, et d'isolant. En tant que charpente aux mille travées, les cellules névrogliques servent de matériaux de soutènement et de protection aux neurones eux-mêmes et aux capillaires sanguins. En tant qu'isolant, elles s'interposent ou plutôt elles interposent leurs multiples branches entre expansions dendritiques et fibrilles nerveuses qui, pour des motifs quelconques, n'ont pas à entrer en contact.

Les travées de cette charpente névroglique ne sont pas réparties dans le tissu et les organes nerveux avec une égale densité. En certains points, elles sont drues, pressées ; en d'autres, clairsemées, laissant entre elles, en ce cas, de grands vides. Ainsi, la substance blanche possède, d'une façon générale, une charpente névroglique autrement plus épaisse que la substance grise ; et dans cette dernière même, la quantité des fibres de névroglie est en raison directe de celle des fibres nerveuses qui la parcourent. De même, les zones limitantes ou superficielles des foyers encéphaliques ainsi que le pourtour de l'épendyme médullaire, d'après l'observation de Weigert, sont, comme le liséré d'une étoffe, plus fournies en fibrilles névrogliques.

MORPHOLOGIE DES CELLULES NÉVROGLIQUES

Ce qui caractérise, d'ordinaire, le corpuscule névroglique, c'est, d'une part, sa forme étoilée et, d'autre part, le nombre vraiment énorme d'expansions rayonnées qu'il émet. L'étude des diverses substances des centres nerveux montre cependant que, malgré ces caractères constants, il varie beaucoup de forme et d'aspect, au point qu'on en peut distinguer trois types : 1° *la cellule névroglique fibrillaire* ou à longues expansions, spéciale à la substance blanche ; 2° la *cellule névroglique à expansions courtes*, appelée *protoplasmique* par Andriezen et occupant la substance grise ; et 3° *la cellule névroglique épithéliale*. Ces trois types, dissemblables au point de vue morphologique et peut-être aussi physiologique, ne sont point si tranchés qu'on ne rencontre une foule d'intermédiaires, surtout pendant le développement et dans les régions limitrophes ; il existe en outre fréquemment des types aberrants.

Caractères généraux de la névroglie.

Les trois types de cellules névrogliques.

Cellules névrogliques à longues expansions ou de la substance blanche. — Kölliker les appelle aussi *corpuscules à longs rayons* (en allemand *Langstrahler*), Retzius, *éléments à rayons lisses*, et Andriezen, *cellules fibrillaires*. C'est le type névroglique le plus anciennement connu, grâce à la facilité avec laquelle on l'isole dans les dissociations histologiques ; c'est à lui également que se rapportent les descriptions classiques de Deiters, Ranvier et Golgi.

Dénominations diverses.

L'élément dont il s'agit possède un corps de faible volume, 6 à 11 μ de diamètre, hérissé, à sa périphérie, de pointes et d'expansions coniques qui s'insinuent dans les interstices des fibres à myéline. De ces éminences et même des creux laissés entre elles partent de multiples filaments, au nombre de 20 à 40 et plus, qui divergent en tous sens, comme les ambulacres d'un oursin, et parcourent de grands espaces dans la substance blanche, jusqu'à pénétrer souvent dans la substance grise voisine. Ces expansions, dont fréquemment plusieurs naissent à la fois sur le même pédicule court, sont lisses ou à peine variqueuses, ondulées par adaptation aux surfaces courbes des tubes nerveux entre lesquels elles serpentent. Elles se bifurquent rarement au voisinage de leur origine et semblent se terminer par une extrémité libre, après un parcours de longueur variable.

Caractères anatomiques.

Tous ces prolongements n'ont ni la même étendue ni la même destination, ainsi qu'un examen attentif de la névroglie de la substance blanche du cerveau humain nous en a donné la conviction (fig. 77). On peut à cet égard les distinguer en trois catégories : 1° celle des filaments d'une extrême finesse, d'aspect grenu, se colorant en jaune ou brun café par le chromate d'argent et se terminant librement à une faible distance du corps qui les a produits (fig. 77, *g*) ; 2° celle des filaments épais, lisses et extrême-

Trois espèces de prolongements.

ment longs, si longs même que souvent, dans les préparations chromo-argentiques bien imprégnées, on peut les suivre sur plus d'un millimètre (fig. 77, *1*); il est fréquent, comme le dit Andriezen [1], de voir ces fibres s'accoler aux vaisseaux après un trajet plus ou moins grand, courir, en grand nombre, tout de leur long, parallèlement les uns aux autres, et les envelopper ainsi d'une sorte d'*adventice névroglique* ; ce manchon aurait pour but, d'après le même auteur, d'amortir les chocs par trop violents de l'ondulation sanguine ; 3° enfin, celle des appendices vasculaires, découverts par Golgi, et

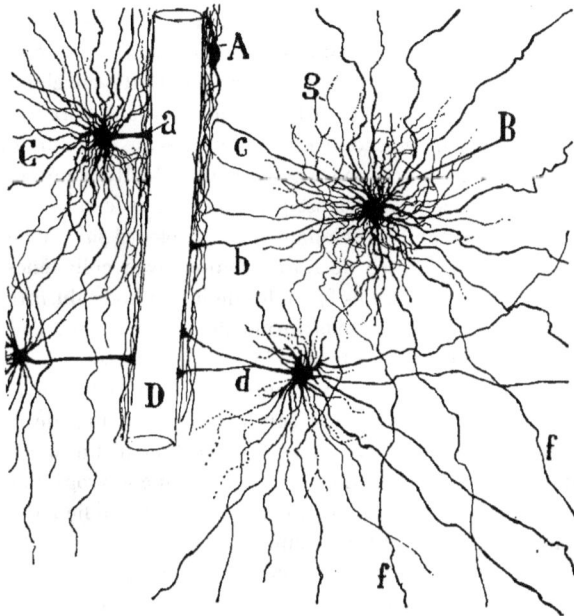

FIG. 77. — Cellules névrogliques de la substance blanche du cerveau ; homme adulte. Méthode lente de Golgi.

A, cellule névroglique périvasculaire aplatie ; — B, autre cellule névroglique à longues expansions ; — C, cellules névrogliques pédicellées ; — D, vaisseau capillaire ; — *a*, pédicelle fixé sur l'endothélium vasculaire ; — *b*, autre pédicelle plus long et plus mince ; — *d*, pédicelle bifurqué ; — *c*, longues expansions qui s'infléchissent au contact du vaisseau pour lui former la tunique adventice périvasculaire; — *f*, appendices lisses et très longs ; — *g*, appendices fins et courts.

qui, d'ordinaire épais et non divisés, vont, après un parcours presque rectiligne, adhérer à l'endothélium d'un capillaire voisin à l'aide d'un épaississement terminal conique (fig. 77, *a*, *b*). Parfois, cependant, les appendices se bi- ou se trifurquent, d'où résultent deux ou plusieurs branches à terminaison conique.

Les expansions longues　　De tous ces filaments, seuls ceux de la deuxième catégorie, c'est-à-dire les expansions à la fois épaisses et longues, sont constants. Nous verrons

1. ANDRIEZEN, *British medical Journal* July, 28, 1893. — Voir surtout son travail : On a system of fibre-cells surrounding the blood-vessels of the brain of man and mammals and its physiological significance, etc. *Internat. Monatschr. f. Anat. u. Physiol.*, Bd. X, Heft. 11, 1893.

plus loin que ce sont ceux-là précisément que la méthode de Weigert est à même de teindre. Quant aux fibres fines et granuleuses et aux appendices vasculaires, ils manquent dans beaucoup de cellules et aussi dans certains départements de la substance blanche. *sont seules constantes.*

La trame fibrillaire interstitielle, dans laquelle les tubes nerveux sont plongés comme dans une substance isolante, est, peut-on dire, presque exclusivement constituée par les fibres névrogliques longues, entrecroisées en tous sens. Pourtant, celles-ci, comme l'ont montré Andriezen et Weigert, paraissent se disposer, avec une préférence marquée, parallèlement aux tubes nerveux, qu'elles servent à séparer les uns des autres. Nous venons de voir qu'elles entourent aussi les vaisseaux, petits ou gros, et leur forment de la sorte une *adventice névroglique*. Cette enveloppe est tantôt complète, tantôt incomplète ; parfois même, les faisceaux irréguliers, qui toujours la composent, n'accompagnent le vaisseau que sur un seul de ses côtés. Il ne faudrait pas confondre cette couche de fibres névrogliques périvasculaires, dont la constance n'est pas absolue, avec la tunique adventice qui accompagne les capillaires relativement gros des substances blanche et grise. Cette tunique, formée de fibres conjonctives collagènes, et facile à imprégner à l'aide de certaines formules de la méthode du nitrate d'argent réduit [1], est parfois disposée sous forme de ponts reliant l'adventice d'un capillaire à celle d'un autre, à travers la substance grise. *Leur disposition préférée le long des tubes nerveux.* *Adventice névroglique et adventice conjonctive des capillaires.*

Que deviennent les fibres névrogliques longues ? Ranvier, dont les études ont principalement porté sur le type cellulaire de la substance blanche, affirme qu'elles n'ont ni commencement ni fin, qu'elles se continuent d'une cellule à l'autre. Le corps de la cellule névroglique, ajoute-t-il, n'est pas le lieu de leur origine, mais seulement un lieu de passage où s'entrecroisent plusieurs fibres venues de divers côtés et traversant de part en part, et en différents sens, son protoplasma granuleux [2]. *Opinion de Ranvier sur la terminaison des expansions longues.*

Cette opinion avait paru singulièrement aventureuse aux histologistes ; et cependant, elle s'est trouvée, il y a peu de temps, confirmée, de brillante façon, par les travaux de Weigert [3]. Cet auteur assure également, en s'appuyant sur les résultats fournis par une méthode spéciale de coloration imaginée par lui, que les filaments névrogliques n'ont point d'extrémités terminales, ou, du moins, qu'il est impossible de les découvrir ; qu'en outre, ces filaments ne s'anastomosent et ne se ramifient jamais et qu'ils passent d'un corpuscule névroglique à l'autre, sans contracter avec leur protoplasma d'autres rapports que ceux de contiguïté. D'autres histologistes sont d'un avis très différent ; ce sont tous ceux ou presque tous ceux qui ont appliqué la méthode du chromate d'argent à l'étude de la névroglie : Golgi, Cajal, Martinotti, Van Gehuchten, Kölliker, Retzius, P. Ramón, Azou- *Opinion identique de Weigert.* *Opinion contraire des partisans de la méthode de Golgi.*

1. CAJAL, Quelques formules de fixation destinées à la méthode du nitrate d'argent réduit. *Trav. de Labor. de Recherches biol.*, t. V, 1907.
2. RANVIER, De la névroglie. *Compte rendu Acad. Sciences*, juin 1892. — De la névroglie. *Arch. de Physiologie norm. et pathol.*, février 1893.
3. C. WEIGERT, Beiträge zur Kenntniss der normalen menschlichen Neuroglia, etc. Frankfurt am Main, 1895.

lay, etc.; ils admettent que les fibres névrogliques sont en continuité de substance avec le protoplasma de la cellule, qu'elles ont une terminaison, et que celle-ci est libre.

Nous nous sommes cité parmi ceux qui soutiennent la terminaison libre des fibres névrogliques ; de nouvelles études sur cette question[1] nous portent, malgré toutes les raisons avancées par Weigert, à nous en tenir à notre manière de voir. Bien des arguments militent en sa faveur; nous ne rapporterons que les faits suivants : 1° les expansions des cellules névrogliques embryonnaires se terminent librement ;

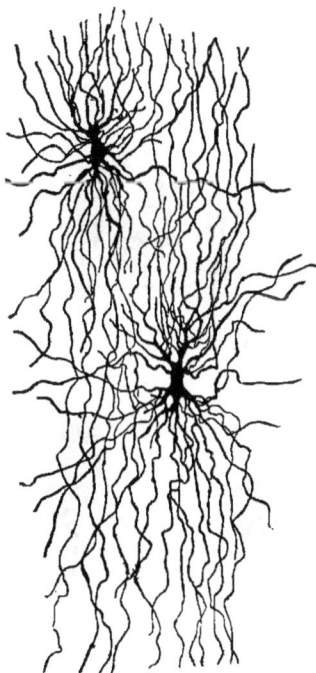

2° le pédicule vasculaire et les prolongements les plus ténus des corpuscules de la névroglie se terminent toujours par une extrémité indépendante ; 3° les expansions de la cellule névroglique de la substance grise, type cellulaire dont la ressemblance morphologique et histologique avec celui de la substance blanche ne peut être méconnue, se terminent à une faible distance et constamment par des pointes libres. Ajoutons que, dans le cervelet, les fibres névrogliques longues traversent souvent la couche des grains et la couche moléculaire, comme Terrazas et nous l'avons montré[2], pour aller toucher de leur extrémité libre soit la face inférieure de la pie-mère, soit la face externe de l'endothélium des capillaires. D'après tous ces faits, il semble peu probable que les longues expansions émises par les cellules névrogliques de la substance blanche aient une terminaison différente. Pour résumer notre opinion sur ce sujet, nous dirons : les fibrilles névrogliques longues se terminent librement, souvent à la surface des organes nerveux

Fig. 78. — Cellules névrogliques de la substance blanche ; cerveau d'homme adulte. Méthode lente de Golgi.

centraux et sur les parois vasculaires ; mais avant d'atteindre leur but, elles peuvent parcourir des espaces considérables dans les substances blanche et grise et se soustraire ainsi à une connaissance complète de leur trajet.

La cellule névroglique de la substance blanche modifie sa forme suivant la région dans laquelle elle se trouve ; elle s'adapte à son milieu, à son terrain, comme Azoulay[3] l'avait signalé. Parmi les variétés morphologiques

1. Cajal, Algo sobre la significación fisiológica de la neuroglia. *Rev. trim. micr.*, t. II, n° 1, 1897.
2. Terrazas, La neuroglia del cerebelo, etc. *Rev. trim. microgr.*, n° 1, 1897.
3. Azoulay, Note sur les aspects des cellules névrogliques, etc. *C. R. Société de Biol.*, 10 mars 1894.

dues à cette adaptation, les mieux caractérisées sont : 1° le *type étoilé*, type
normal par son extrême fréquence, avec ses prolongements rayonnant en
tous sens ; 2° le *type aplati périvasculaire*, découvert par Andriezen ; il se
distingue par sa situation au voisinage immédiat d'un capillaire et par la
production, à chacun de ses deux pôles, d'un bouquet de fibres qui vont
prendre part à la formation de l'adventice névroglique des vaisseaux sanguins ; 3° le type *bifasciculé*, très commun dans la substance blanche du
cervelet et de la moelle (fig. 78). Ici, les prolongements partent des pôles du
corps cellulaire et se groupent en petits faisceaux parallèles aux tubes nerveux ; 4° le *type unifasciculé* ou *uniradié*, décrit par Martinotti dans le cerveau et trouvé par Andriezen et d'autres en différents points [1] ; le corps, sous-

la substance blanche suivant le terrain.

jacent à la surface même de l'écorce
cérébrale, est semi-lenticulaire ; il
émet des expansions uniquement
descendantes, qui sont ramifiées et
si longues qu'elles peuvent traverser plus du tiers externe de la
substance grise.

**Cellules névrogliques de la subs-
tance grise.** — Comme les corpuscules de la substance blanche, ceux
de la grise ont reçu différentes
appellations : Kölliker les nomme
cellules à rayons courts (en allemand, *Kurzstrahler*), Retzius, *cellules à rayons crépelés* (en allemand
Krausstrahler), et Andriezen, *cellules protoplasmiques*. Les histologistes antérieurs à Golgi et Golgi [2]
lui-même ne faisaient pas une distinction bien nette entre les névroglies des deux substances. Il faut arriver à notre travail sur la structure

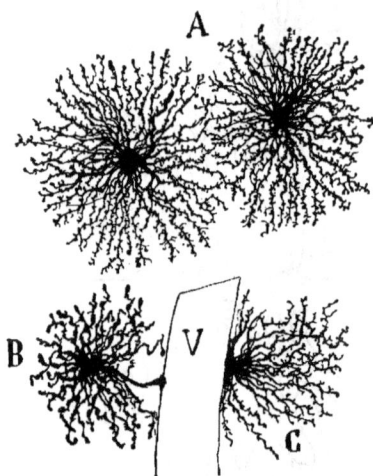

Fig. 79. — Cellules névrogliques de la substance grise du cerveau de l'homme
adulte. Méthode de Golgi.

A, cellules indépendantes ; — B, cellule à pédicelle vasculaire ; — C, cellule périvasculaire ; —
V, vaisseau capillaire.

*Dénomina-
tions diverses.*

des centres nerveux chez les oiseaux [3], en 1888, pour voir signaler les profondes différences morphologiques qui, dans le cervelet de ces vertébrés,
séparent les types névrogliques de la couche des grains de ceux qui abondent dans la substance blanche sous-jacente. Nous devons cependant avouer
que Kölliker [4] et Andriezen [5] ont été les premiers à insister, de suffisante ma-

*Première dis-
tinction entre
les cellules né-
vrogliques des
s u b s t a n c e s*

1. MARTINOTTI, Contributo allo studio della corteccia cerebrale ed all' origine centrale dei nervi. *Annal. di Freniatria*, vol , I, 1889.
2. GOLGI, Sulla fina anatomia degli organi centrali del sistema nervoso. Milano, 1895.
3. CAJAL, Estructura de los centros nerviosos de las aves. *Rev. trim. de histol. norm.
y patol.*, n° 1, 1888.
4. KÖLLIKER, Handbuch der Gewebelehre des Menschen. Bd. II, 1893.
5. ANDRIEZEN, *British medical Journal*, July, 28, 1893.

blanche et grise.

nière, sur cette distinction, lorsqu'ils étudièrent si minutieusement la morphologie des éléments névrogliques de l'écorce cérébrale. D'autres auteurs ont aussi donné une description parfaite des deux types cellulaires ; Retzius[1], dans le cerveau des mammifères ; Azoulay[2], dans la moelle et le cervelet de 'homme ; Greppin[3], qui, à part quelques assertions fort hasardées, croyons-nous, a distingué un type à prolongements courts et rugueux et un type à expansions remarquablement longues.

Caractères anatomiques et histologiques.

La cellule névroglique de la substance grise possède, en outre de son siège limité exclusivement à ce territoire, quatre traits nettement distinctifs : 1° le nombre de ses expansions est très grand, plus grand que celui des cellules névrogliques de la substance blanche, et ces expansions sont ramifiées et relativement courtes, car presque jamais elles n'ont plus de 20 μ ; 2° chaque prolongement est recouvert soit d'excroissances irréguièlres, véritables lamelles parfois, soit de nombreuses épines ou appendices

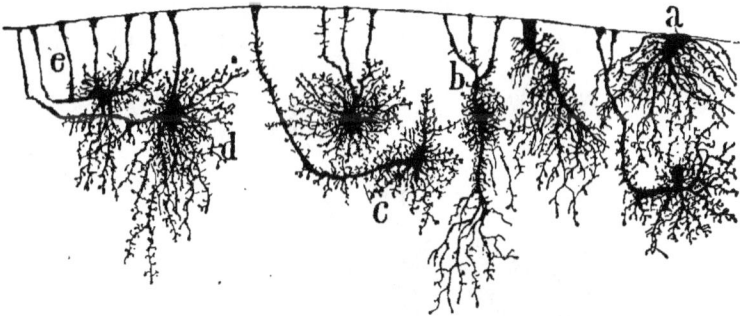

FIG. 80. — Cellules névrogliques à queue et autres types névrogliques de la première couche cérébrale ; chat de huit jours. Méthode de Golgi.

courts, variqueux et plus ou moins ramifiés ; 3° toutes les expansions se terminent à la même distance du corps cellulaire ; 4° elles ne présentent absolument aucune trace d'affinité pour le violet de méthyle utilisé dans la méthode spéciale de Weigert pour la coloration des fibres névrogliques.

La forme, la situation, les rapports du corps et des prolongements des cellules névrogliques de la substance grise permettent, par leur diversité, de subdiviser ces dernières en plusieurs espèces, que nous allons passer en revue.

Ses types divers.

1° *Les cellules périvasculaires.* — Leur corps est triangulaire ou irrégulier, concave sur la face qui touche au capillaire, étoilé sur la face opposée, grâce aux nombreux filaments ramifiés, onduleux et pennés qui s'en élèvent (fig. 79, *c*).

1. G. Retzius, Ueber den Bau der Oberflächenschicht der Grosshirnrinde beim Menschen und bei den Säugethieren. *Biologiska Foreningens Färhandlingar*, n° 4 à 6, mars 1891. — Voir aussi son important travail : Die Neuroglia des Gehirns des Menschen und der Säugethiere. *Biol. Untersuch.* ; Neue Folge. Bd. VI, 1894.

2. Azoulay, Note sur les aspects des cellules névrogliques dans les organes nerveux de l'enfant. *Comptes rendus Société Biologie*, 10 mars 1894.

3. Greppin, Ueber die Neuroglia der menschlichen Hirnrinde. *Anat. Anzeiger*, n° 9, 1893.

2° *Les cellules étoilées indépendantes.* — Ce sont les plus communes ; elles présentent un nombre extraordinairement grand d'expansions, divergeant en tous sens, penniformes, ondulées, dont aucune ne semble aller se mettre au contact de capillaires (fig. 79, *A*).

3° *Cellules pédiculées.* — Ces corpuscules, bien décrits par Andriezen et Retzius, semblent moins nombreux que les précédents ; ils n'en diffèrent que par la possession d'un pédicule long ou court, ramifié ou simple, implanté sur la paroi d'un capillaire au moyen d'un épaississement. Retzius, qui a imprégné au chromate d'argent ceux de l'écorce cérébrale du fœtus humain, les appelle *gliocytes podastéroïdes*, en raison de leur aspect (fig. 79, *B*).

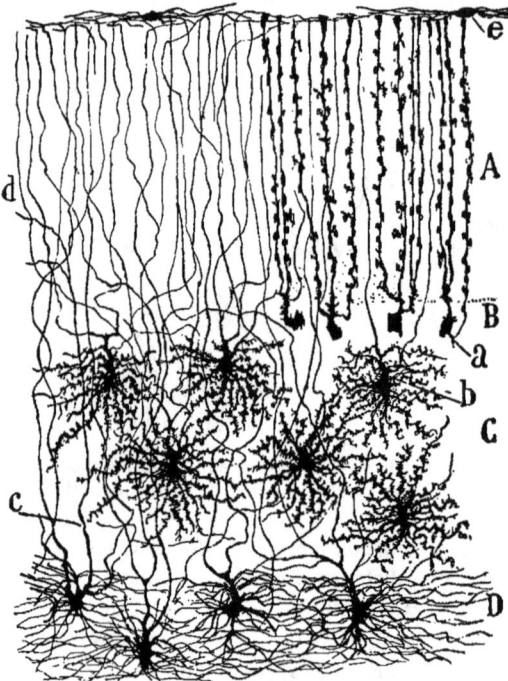

Fig. 81. — Cellules névrogliques du cervelet (d'après Terrazas).
A, zone moléculaire ; — B, cellules de Purkinje ; — C, zone des grains ; — D, substance blanche ; a, cellules à panache ; — b, cellules étoilées avec expansions courtes destinées aux grains, et longues destinées à la couche moléculaire ; — c, longs appendices provenant de la névroglie de la substance blanche et se rendant à la couche moléculaire.
Figure composée au moyen des renseignements fournis par les méthodes de Weigert et de Golgi.

4° *Les cellules caudées* ou *cométaires, etc.* — Ces éléments, qui se rencontrent presque uniquement dans la première couche de l'écorce cérébrale, ont été décrits et figurés d'excellente façon par Retzius ; Andriezen et nous les avons également observés. Le type caudé y est prédominant ; mais il existe aussi d'autres formes, comme le montre la figure 80 ; elles affectent parfois l'aspect d'une étoile pourvue d'une queue penniforme courbe, allant vers la pie-mère c, parfois celui d'une guirlande ou bouquet double, e, d, b ; parfois encore celui d'une racine pivotante, car le corps fixé sous la pie-

27

mère envoie sa tige et ses ramifications vers la profondeur, sous la forme d'une élégante arborisation. On voit que, dans les cellules représentées sur la figure 80 et dessinées d'après l'écorce cérébrale d'un chat âgé de huit jours, presque toutes les expansions périphériques se terminent à la pie-mère par un renflement conique ; il nous paraît vraisemblable que ces expansions ne sont autres que des pédicelles vasculaires.

5° *Les cellules fourchues ou en queue de cheval* (fig. 81, a). — Le corps de ces éléments névrogliques, découverts par Golgi dans l'écorce du cervelet, manque d'expansions inférieures ; il possède, au contraire, un ou deux prolongements externes et parfois davantage, qui, verticaux et parallèles, vont accoler à la pie-mère leur renflement conique terminal. Ces branches ascendantes sont couvertes d'une infinité d'excroissances variqueuses et ramifiées.

6° *Cellules périneurocytaires.* — Golgi, Nissl, Andriezen et Lugaro [1] ont signalé l'existence de cellules névrogliques petites et aplaties, au contact immédiat du corps des neurones. Nos recherches [2], exécutées au moyen de la méthode de Nissl et confirmées par celles de Lugaro [3], nous ont permis de constater que les gliocytes adhérant au neurone sont parfois très multipliés, et que leur nombre peut s'élever à trois, quatre et même six, par exemple, autour du corps d'une cellule pyramidale du cerveau. Il est fréquent de voir ces corpuscules névrogliques siéger sous la portion basilaire du corps du neurone, où ils escortent, pour ainsi dire, le segment initial et amyélinique du cy-

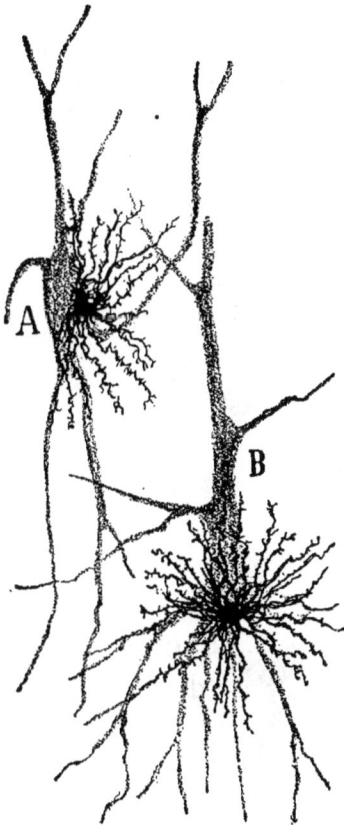

Fig. 82. — Cellules névrogliques péricellulaires de l'écorce cérébrale de l'homme. Méthode de Golgi [4].

1. Lugaro, Sulla struttura del nucleo dentato del cervelletto nell' uomo. *Mon. Zool. italiano*, fasc. 1, 1895.

2. Cajal, Sobre las relaciones de las celulas nerviosas con las neuróglicas. *Rev. trim. microgr.*, t. I, n° 1, 1897. — Algo sobre la significación de la neuroglia. *Rev. trim. microgr.*, t. II, n° 1, 1898.

3. Lugaro, *Rivista di Patologia nervosa e mentale*, vol. I, 1896.

4. Cellule nerveuse et cellule névroglique étaient également noircies par le chromate d'argent ; néanmoins, on pouvait, au moyen d'un bon objectif à immersion, discerner très distinctement les expansions appartenant à chacune d'elles.

lindre-axe. Cette disposition intéressante paraît se présenter au maximum dans la couche moléculaire du cervelet du lapin, ainsi qu'on
peut s'en rendre compte sur la figure 83, en *B*. Cette couche abonde
en cellules nerveuses à axone court ; sous le corps et surtout le long du
cylindre-axe descendant, on remarque tout un groupe de noyaux, au nombre
de huit, dix et même douze, qui, sans l'ombre d'un doute, appartiennent à
des corpuscules névrogliques. Le rôle de ces derniers semble être d'empêcher les contacts du cylindre-axe avec les expansions protoplasmiques voisines. Dans le cerveau, nous avons également aperçu des corpuscules névrogliques intimement appliqués contre la tige protoplasmique des cellules
pyramidales. Tous ces gliocytes périneuroniques ne diffèrent en rien des

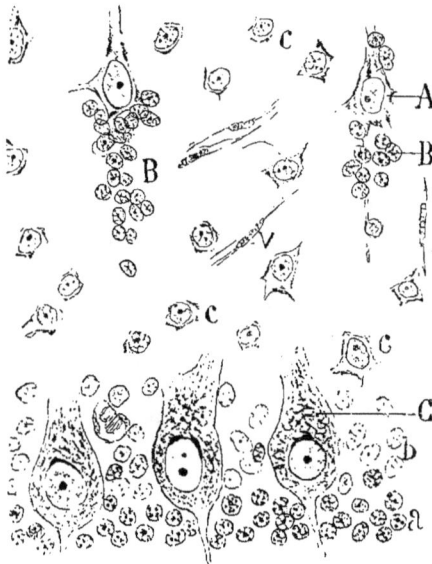

Fig. 83. — Couche moléculaire et cellules de Purkinje du cervelet du lapin.
Méthode de Nissl.

A, cellules de Golgi déplacées ; — B, groupe de cellules névrogliques situées autour d'un cylindre
axe ; — C, cellules de Purkinje ; — a, noyau des grains ; — V, vaisseau capillaire.

types névrogliques que nous venons d'étudier ; leur corps, plus ou moins
arrondi, touche par une face au protoplasma nerveux ; par la face opposée,
il émet de nombreuses expansions penniformes, les unes libres, les autres
adhérant aux appendices protoplasmiques. La figure 82 montre deux cellules
névrogliques de ce genre ; elles proviennent du cerveau de l'homme adulte.

Cellules névrogliques mixtes. — On rencontre, dans la couche des
grains du cervelet et peut-être en d'autres points de la substance grise, des
cellules névrogliques très volumineuses et pourvues, chose particulière, de
deux sortes de prolongements. Les uns sont gros, courts, ramifiés, recouverts latéralement d'une sorte de duvet, souvent même de vraies crêtes di-

visées; les autres, pareillement velus dans leur portion initiale, deviennent lisses peu à peu, traversent la couche moléculaire et vont se terminer sous la pie-mère; ces derniers prolongements, dès qu'ils deviennent glabres, acquièrent la faculté de se colorer par la méthode névroglique de Weigert. Il n'est point douteux que ces cellules, qui ont fait l'objet, il y a peu de temps, d'une excellente description de la part de Terrazas [1], possèdent tout à la fois les propriétés des deux types névrogliques des substances grise et blanche, et constituent, par suite, un type intermédiaire (fig. 81, b).

Cellules épithéliales. — La névroglie, telle que nous venons de la décrire, n'existe pour ainsi dire pas chez les poissons, reptiles et batraciens. L'unique névroglie qu'ils possèdent, comme nous le verrons plus tard avec les détails nécessaires, est un épithélium très long, revêtant les cavités ventriculaires. Les éléments de cette névroglie, restée au stade embryonnaire, sont constitués par un corps ovoïde, adossé à la cavité et renfermant le noyau; par une tige centrifuge, très longue, qui traverse une grande étendue des substances grise et blanche, et qui se hérisse sur son contour d'une multitude d'excroissances irrégulières et ramifiées; enfin, par un bouquet de branches périphériques, nées de la division de la tige et toutes ou la plupart terminées par des épaississements coniques, que l'on voit alignés sous la surface extérieure même du centre nerveux (fig. 84).

Leur aspect chez les vertébrés inférieurs.

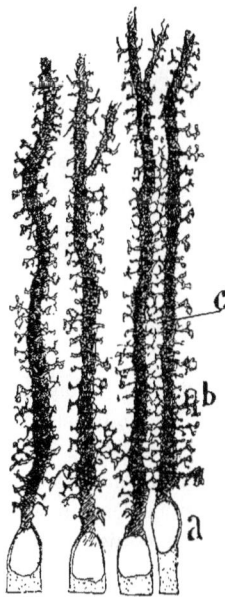

FIG. 84. — Cellules épithéliales du cerveau intermédiaires; grenouille adulte. Méthode d'Ehrlich (Object. apochromatique Zeiss, 1,30).

a, corps cellulaires pâles; — b, excroissances collatérales fortement colorées; — c, crêtes collatérales.

Leur aspect chez les vertébrés supérieurs.

Chez les oiseaux et les mammifères, les cellules épithéliales existent aussi, mais plus courtes et plus petites. Dans quelques régions seulement du bulbe et de la moelle, l'épithélium conserve toute l'extension dont il est capable, comme chez les vertébrés inférieurs. Partout ailleurs, les extrémités périphériques de ces cellules sont atrophiées; au lieu de se ramifier sous la superficie du centre nerveux, elles se décomposent maintenant, au voisinage du corps cellulaire, en une gerbe de filaments variqueux et velus, terminés par des extrémités libres, en pleine substance blanche dans le cerveau, en pleine substance grise dans la moelle.

Nous avons dit que chez les vertébrés inférieurs, où la cellule épithéliale a conservé toute son importance primitive, son tronc périphérique est hérissé sur tout son pourtour d'un grand nombre d'excroissances, comme l'ont

1. TERRAZAS, *Loc. cit.*

prouvé la méthode de Golgi entre les mains d'Oyarzum, Cajal, P. Ramón, Edinger, etc., et la méthode d'Ehrlich [1] entre les nôtres. Ces excroissances, qui sont ramifiées, se montrent surtout pendant le trajet du tronc épithélial périphérique dans les zones de répartition des fibrilles nerveuses terminales et servent à embrasser les expansions des neurones. Elles sont donc les homologues des villosités des cellules névrogliques situées dans la substance grise chez les vertébrés supérieurs. Ce qui manque, par conséquent, aux invertébrés inférieurs, c'est le type névroglique de la substance blanche des mammifères. Ceci prouve, soit dit en passant, la moindre valeur de ce type et l'importance, au contraire, plus grande du type arborescent et velu de la substance grise. C'est aussi un excellent argument, contre l'hypothèse qui veut que les prolongements névrogliques penniformes, du moins lors de leur apparition première, soient subordonnés au nombre, à la forme et à la position des capillaires sanguins.

Homologie de la cellule épithéliale des vertébrés inférieurs et de la cellule névroglique de la substance grise des vertébrés supérieurs.

L'aspect de la cellule épithéliale est fort divers dans les différents centres nerveux. Volumineuse et chargée de larges expansions lamellaires dans la rétine et la muqueuse olfactive de tous les vertébrés, elle est, par contre, très menue et garnie de filaments grêles dans l'axe cérébro-rachidien. Nous étudierons ces variantes avec les détails qu'elles comportent, lorsque nous examinerons les foyers nerveux qui les contiennent [2].

Aspect suivant les organes.

STRUCTURE DES CELLULES NÉVROGLIQUES

A l'exemple de Deiters, Ranvier, Kölliker et d'autres, étudions les cellules névrogliques de la substance blanche par la méthode des macérations. Immergeons donc un morceau de tissu nerveux frais dans une solution légère de bichromate de potasse, dissocions-le par agitation et colorons-le par le picro-carmin ou l'hématoxyline. Si nous l'examinons après éclaircissement à la glycérine, etc., nous voyons que le corps de la cellule névroglique possède un contenu granuleux et une surface rendue inégale par de nombreuses crêtes dirigées en tous sens. Chacune de ces crêtes, ainsi que Ranvier l'a indiqué le premier, semble, non pas donner naissance aux filaments névrogliques, mais seulement leur livrer passage et les envelopper ainsi d'un magma protoplasmique granuleux. Mais cette apparence n'est pas toujours très nette et, en bien des cas, il est impossible d'affirmer quels sont les rapports vrais de ces filaments avec le protoplasma cellulaire, d'autant qu'ils paraissent alors en être plutôt de simples expansions (fig. 85).

1° Structure de la cellule névroglique de la substance blanche.

Opinion de Ranvier.

Cet état de doute semble avoir totalement disparu depuis que l'illustre technicien et neurologiste Weigert a imaginé une méthode de coloration de la névroglie qui donne toute facilité pour en étudier la structure. D'après les recherches de ce savant, que les nôtres ont entièrement confirmées, il

Sa confirmation par Weigert au moyen d'une technique spéciale.

1. CAJAL, El azul de metileno en los centros nerviosos. *Rev. trim. microgr.*, t. I, 1896.
2. Le lecteur désireux de détails sur la morphologie de ces cellules peut consulter l'ouvrage de Cl. SALA : La neuroglia de los vertebrados. Thèse, Barcelone, 1894.

Caractères
du protoplas-
ma cellulaire
et des fibres
hyalines qui le
traversent.

est démontré que le corpuscule névroglique de la substance blanche renferme deux éléments : 1° un protoplasma à fines granulations, indifférencié,
accumulé surtout dans le corps et à l'origine des appendices principaux,
protoplasma d'ailleurs incolorable par le violet de méthyle de la méthode de
Weigert ; 2° des fibres hyalines, cylindriques, à contours lisses, ni ramifiées,
ni anastomosées, qui traversent le protoplasma en sens divers et se
colorent, au contraire, avec intensité par le même violet de méthyle. Ce sont
les fibrilles très longues, dont nous avons parlé à propos de la morphologie
de la névroglie, celles-là mêmes qui parcourent des espaces si étendus qu'il
est à peu près impossible de les suivre sur tout leur trajet ; car, parties de la
substance blanche, elles vont, par exemple, à travers l'écorce grise du

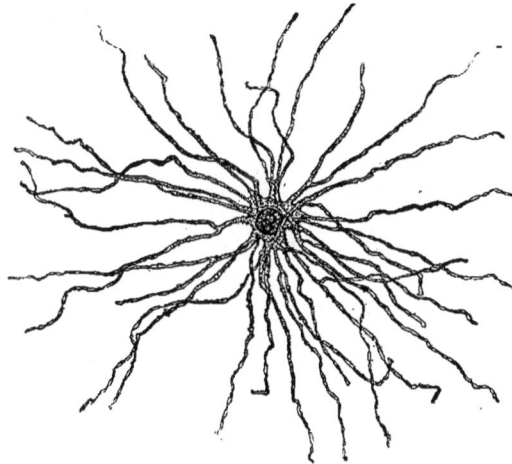

Fig. 85. — Cellule névroglique de la substance blanche dans la moelle épinière du
bœuf. Dissociation, après macération dans le bichromate de potasse dilué pendant
trois jours et coloration au picro-carmin.

cerveau et du cervelet, s'amasser contre la face externe de ces organes, ou
bien encore elles cheminent le long des vaisseaux pour leur former
l'adventice névroglique signalée par Andriezen. Au niveau du corps cellulaire, ces fibrilles sont plongées dans un protoplasma indifférencié et
réunies par lui ; mais, au dehors, elles n'en sont accompagnées que sur une
très courte longueur.

Nous montrons, dans la figure 86, en *A*, deux cellules névrogliques de la
substance blanche du cerveau humain, colorées par la méthode de Weigert.
On remarquera que les fibres traversent le corps de la cellule en des sens
différents et que certaines d'entre elles, une fois entrées dans le protoplasma cellulaire, décrivent, sous un angle plus ou moins aigu, une courbe
à concavité externe pour ressortir parfois à une faible distance. Il arrive
souvent que, dans leur passage au travers de la cellule, deux ou trois de
ces fibrilles ou parfois davantage s'unissent, d'une façon très étroite, en

petits faisceaux, qui, assez souvent, ne se redécomposent que relativement fort loin de la cellule. Il est impossible parfois de bien colorer le trajet intra-cellulaire de ces petits faisceaux dans les cellules névrogliques de la substance blanche de la moelle; on dirait que la différenciation en subs- tances chromatophile et achromatique ne s'y est pas entièrement effectuée.

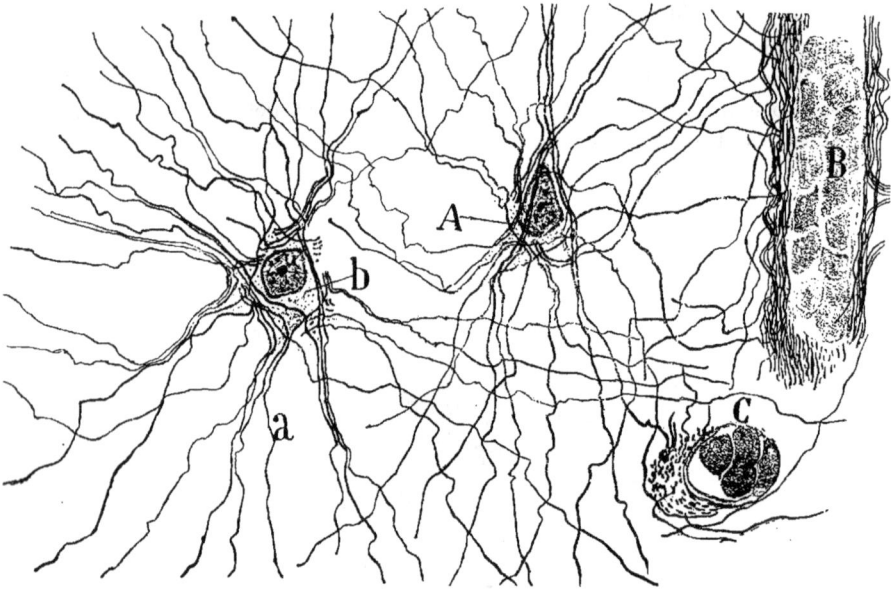

FIG. 86. — Cellules névrogliques de la substance blanche du cerveau humain.
Méthode de Weigert pour la névroglie.

A, corps cellulaires ; — B, coupe longitudinale d'un capillaire ; — C, coupe transversale d'un autre capillaire ; — a, fibrille névroglique colorée ; — b, protoplasma incolore.

Nous avons, du reste, observé le même défaut d'affinité des fibrilles névrogliques pour la teinture de Weigert, pendant leur parcours intrasoma- tique, dans les gliocytes de la couche des grains du cervelet, où, fréquem- ment, les fibres les plus longues que l'on voit pénétrer dans la couche mo- léculaire, sont seules colorées.

On a maintes fois comparé les fibrilles névrogliques longues aux filaments collagènes du tissu conjonctif. Défendue surtout par Ranvier, qui, nous l'avons déjà dit, considérait également le corps de la cellule névroglique comme une cellule conjonctive enclavée au point d'entrecroisement des fascicules, cette comparaison ne peut se soutenir à aucun point de vue, ni histogénique, ni histochimique. Sous le rapport de l'origine, les fibres névrogliques ne sont, en effet, que le résultat d'une différenciation interne du protoplasma d'une cellule ectodermique ; à cet égard, le corpuscule, auquel on pourrait comparer plus justement le gliocyte, serait la cellule musculaire, à l'intérieur de laquelle se différencient également des fibrilles ayant des propriétés physico-chimiques particulières. Quant aux caractères chimiques, les fibrilles névrogliques n'ont

Les fibrilles névrogliques ne ressemblent à aucun point de vue aux fibres collagè_ nes du tissu conjonctif.

point d'analogue ; elles forment une véritable espèce tout à fait à part, car elles ne prennent ni la safranine de la méthode de Martinotti, ni l'orcéine de la méthode d'Unna, comme les fibres élastiques ; elles ne se gonflent pas, comme elles, sous l'action des acides ; elles n'attirent pas non plus, comme les faisceaux conjonctifs, les anilines ou pigments acides, tels que la picro-fuchsine acide de V. Gieson, la solution de carmin indigo et d'acide picrique de Cajal, etc.

Soumettons maintenant à la dissociation un morceau de substance grise, afin de voir la structure de ses corpuscules névrogliques, étoilés, périvas-culaires, caudés, etc. Nous constaterons qu'ils se présentent sous l'aspect de masses granuleuses, hérissées d'appendices flexueux, qui prennent nais-sance non sur des crêtes, mais à l'extrémité de prolongements coniques dont le corps est couvert. Les expansions de ces cellules n'ont pas la moindre tendance à se colorer par la méthode de Weigert, ainsi que ce savant l'avait soupçonné [1] et que Terrazas et nous l'avons montré. Elles se tei-gnent, au contraire, de même que le corps cellulaire dont elles proviennent, par la méthode de Nissl, mais faiblement ; l'on remarque aussi que leur protoplasma, d'une pâleur extrême, est rare et tout à fait dépourvu de granules chromatiques. Ces caractères prouvent, une fois de plus, que les cellules névrogliques de la substance grise sont tout autre chose que les astrocytes de la substance blanche et que leur fonction doit être différente.

La substance grise est sillonnée et, en certains de ses points, bourrée de fibres névrogliques colorables par la méthode de Weigert. Ces fibres n'ap-partiennent pas, bien entendu, aux cellules névrogliques de cette substance ; elles proviennent de celles de la substance blanche qui se trouvent, soit dans les zones limitantes, comme la première couche cérébrale par exemple, soit dans les régions limitrophes ou voisines de la substance blanche.

Noyau. — Le noyau des cellules névrogliques, fixé au sublimé, à l'alcool, ou au formol et coloré par la méthode de Nissl, montre par l'emploi d'un bon objectif apochromatique trois parties bien distinctes : une membrane achro-matique, un réseau de nucléine et un suc ou caryoplasma.

La *membrane achromatique* est une cuticule hyaline, qu'il est très difficile de percevoir même à l'aide des meilleurs objectifs. Sa face externe semble donner insertion aux filaments fins de la trame protoplasmique de la cellule ; par sa face interne, elle donne attache, au contraire, aux fibrilles de la charpente chromatique du noyau.

La *chromatine* ou *nucléine* présente, dans les cellules névrogliques, un

---

1. C. Weigert, Beiträge zur Kenntniss der normalen menschlichen Neuroglia, 1895, p. 109. — A propos de la névroglie de l'écorce cérébrale, Weigert s'exprime ainsi : « Il n'est pas possible d'observer, à l'aide de ma méthode, les cellules de névroglie, qu'on appelle protoplasmiques et que Golgi, Ranvier, Lloyd, Andriezen et Retzius décrivent dans la substance grise corticale. Si ces éléments protoplasmiques avaient, comme le veut Andriezen, une origine mésodermique, contrairement aux vrais astro-cytes ou cellules névrogliques de la substance blanche, elles, d'origine ectodermique, il faudrait séparer complètement ces deux types de corpuscules et n'attribuer le nom de névroglie qu'aux dernières, c'est-à-dire aux cellules de la substance blanche. »

aspect tel que ces dernières se distinguent, au premier coup d'œil, des corpuscules nerveux de petite taille. Au lieu de se condenser en un nucléole central comme chez ces derniers, le réseau de la nucléine névroglique se dispose surtout contre la membrane; il est formé de grains et de cordons chromatiques relativement épais, unis par des filaments de linine d'une extrême ténuité (fig. 87). Pour bien observer tout ce reticulum, il est indispensable de mettre au point le plan superficiel seul du noyau ; car, pour peu que le point soit au-dessous, on ne voit que le centre nucléaire; celui-ci est rempli

Sa disposition en réseau différencie les cellules névrogliques des neurones de petite taille.

d'un suc incolore, que traversent quelques filaments de linine, chargés de nodules chromatiques au nombre de trois, quatre ou davantage. Ce reticulum central rare se continue, cela va sans dire, avec le réseau périphérique dense, riche en chromatine. C'est à ce dernier qu'est due l'apparence de membrane chromatique présentée par les noyaux de la névroglie lorsqu'on les examine aux grossissements habituels.

Nous avons déjà dit que le *suc nucléaire* est incolore : il l'est même tout à fait ; cependant, on y remarque parfois des granulations très fines qui se teintent quelque peu par les anilines acides. Il ne semble pas y avoir de nucléole à proprement parler dans la cellule névroglique.

Le contraste si frappant qu'offre la disposition de la chromatine dans les cellules nerveuses et dans les corpuscules névrogliques entraîne avec lui une différence tout aussi radicale dans les propriétés physiologiques de ces deux espèces d'éléments. Les neurones, avec leur chromatine nucléaire vieillie avant l'âge et condensée en un amas plus ou moins sphérique, manquent d'aptitudes reproductrices. Il est donc logique de supposer que les gliocytes, dont la nucléine possède la disposition périphérique, caractéristique de toutes les cellules capables de mitose, jouissent, au contraire, de la faculté de se reproduire.

Les expériences ont démontré le bien fondé de cette induction. Les observations d'anatomo-pathologistes, tels que Ziegler, Weigert, Valenza, etc., tendent à prouver, en effet, que, lors d'une nécrose des substances blanche ou grise, les neurones restent inactifs, tandis que la névroglie du point lésé entre en prolifération et comble par sa pullulation le vide produit par la disparition des parties atteintes.

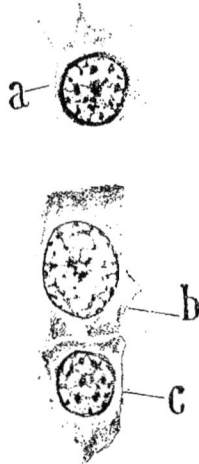

FIG. 87. — Cellules névrogliques; méthode de Nissl (Obj. apochromatique Zeiss, 1,40).

a, cellule névroglique de la substance grise de l'écorce cérébrale ; — *b*, grande cellule de la substance blanche du cervelet ; — *c*, autre cellule plus petite, en contact avec la précédente. — On voit des masses chromatiques à la périphérie de toutes ces cellules.

Les cellules névrogliques peuvent proliférer.

HYPOTHÈSES SUR LE RÔLE PHYSIOLOGIQUE DE LA NÉVROGLIE

La névroglie n'étant pas accessible au physiologiste, il est impossible jusqu'ici d'en connaître directement la fonction.

Quelle est la fonction de la névroglie dans les centres nerveux ? Nul ne le sait, jusqu'à présent, et ce qui est plus grave, c'est que ce problème semble devoir rester encore longtemps insoluble, car le physiologiste manque de méthode directe pour l'attaquer. Le mécanisme fonctionnel des neurones a pu être éclairé par les phénomènes de conduction et de réaction qu'ils manifestent sous l'action de stimulants connus et maniés par l'expérimentateur, selon le but de ses recherches. Mais comment révéler la physiologie de la névroglie, puisque nous n'avons aucun moyen d'agir sur cette dernière ? Force nous est donc de la rechercher par une voie très indirecte et singulièrement hasardeuse, celle des sciences physico-chimiques et biologiques. Les conjectures plus ou moins plausibles tirées de ces sciences ne peuvent, on le conçoit sans peine, sortir de la sphère de ces analogies plus ou moins vraisemblables que notre esprit peut trouver, soit entre la névroglie et certaines dispositions adoptées dans les appareils industriels pour isoler les courants électriques, soit entre les fibres névrogliques et la trame fibrillaire d'autres tissus, trame dont nous sommes censés bien connaître le rôle dans l'organisme. De ces deux sortes de comparaisons, c'est la dernière qui a toujours eu le dessus dans l'explication du rôle de la névroglie dans les centres nerveux. C'est maintenant un véritable préjugé que les fibrilles névrogliques jouent, par rapport aux cellules nerveuses, le rôle que les faisceaux collagènes du tissu conjonctif remplissent par rapport aux corpuscules musculaires ou glandulaires. On admet trop aisément, comme si c'était là un fait solidement établi, que ces fibrilles forment une trame passive de simple remplissage et de soutènement, une gangue, tout au plus, qui se gonfle de sucs nutritifs. Tout observateur, qui veut se faire une opinion rationnelle sur l'activité des cellules névrogliques, doit donc briser, au préalable, avec cette entrave imposée à son jugement.

Nous allons rapporter les diverses théories qui sont nées de ces analogies.

Théorie nutritive de Golgi. — Pour ce savant, les expansions protoplasmiques des neurones se mettent en contact soit avec des capillaires, soit avec des cellules névrogliques ; mais, en réalité, celles-ci ne sont que des intermédiaires entre les vaisseaux et les neurones, car un grand nombre de leurs appendices touchent par leurs extrémités aux vaisseaux. Capillaires, cellules névrogliques et appendices dendritiques forment donc un tout fonctionnel solidaire, ayant pour mission de porter au corps des neurones les sucs nutritifs qui leur sont nécessaires. Cette hypothèse a été appuyée par Luigi Sala [1] et plusieurs autres élèves de Golgi. Elle soulève contre elle de graves objections : 1° Jamais les appendices protoplasmiques des neurones ne se terminent sur des vaisseaux ou des fibres névrogliques, ainsi que Kölliker,

Les cellules névrogliques servent à nourrir les cellules nerveuses. — Objections.

1. L. Sala, Zur feineren Anatomie des grossen Seepferdefusses. *Zeitschr. f. Wissenschaftl. Zool.*, Bd. LII. Heft. 1, 1891.

Weigert, Lavdowski et d'autres l'ont montré ; 2° lorsque les neurones semblent enveloppés par des cellules névrogliques spéciales, celles-ci n'adressent aucun de leurs prolongements aux capillaires voisins ; 3° les cellules névrogliques de la substance blanche manquent chez les poissons, les batraciens et les reptiles ; leurs représentants, les corpuscules épithéliaux, n'ont aucun rapport avec les vaisseaux, etc.

Théorie du remplissage ou de Weigert. — D'après ce célèbre neurologiste, le rôle de la névroglie, rôle purement passif, d'ailleurs, serait de combler les vides laissés entre elles par les expansions des neurones. Voici les arguments de faits apportés en faveur de cette conception : 1° la névroglie abonde dans les points où les plexus nerveux sont lâches et occupent peu de place ; elle est, au contraire, rare dans les régions où la trame nerveuse est dense ; 2° lorsque, par suite de circonstances pathologiques, les cellules nerveuses sont détruites, il y a prolifération de la névroglie et obturation partielle de la cavité formée par la nécrose.

La névroglie serait chargée de remplir les vides laissés par les expansions des neurones.

Disons-le sans crainte, cette hypothèse du remplissage nous paraît basée sur une pétition de principe.

Discussion.

On y donne comme prouvé que, par leur disposition, les corpuscules nerveux créent, en certains parages de la substance grise, des espaces vides, que doivent remplir les cellules névrogliques ; or, c'est ce qu'il faudrait prouver, tout d'abord. Grâce à ce mode vicieux de raisonnement, Weigert suppose l'existence préalable de vides dans les points où s'amassent les fibres névrogliques. Il ne songe point qu'au lieu d'être la conséquence des espaces vides laissés par les neurones, l'accumulation névroglique pourrait bien, au contraire, en être la cause ; nous voulons dire par là que, dans les districts où, en raison de sa fonction spéciale, la névroglie serait des plus nécessaires, des intervalles pourraient bien avoir été ménagés tout exprès entre les éléments nerveux pour qu'elle y puisse agir aisément.

En réalité, il n'y a pas de lacune dans le tissu nerveux, et, comme nous l'avons démontré dans un chapitre précédent, l'*économie d'espace* y fait loi. Les cellules nerveuses, pour s'y soumettre, occupent toujours le moindre espace possible, et tout vide est évité sans que l'étendue de leurs surfaces d'articulation soit en rien diminuée. Ainsi, lorsque dans une espèce animale les neurones de telle ou telle couche de la rétine, du cervelet, du lobe optique, etc., augmentent de nombre tout en conservant cependant leur volume, il ne s'ensuit pas la moindre réduction dans la masse de la névroglie, du moins d'après les données de la méthode de Golgi. La nature recourt à un autre procédé plus expéditif pour faire face à cette augmentation de neurones : elle déplace le corps de ceux qui sont en excès dans la couche et les porte dans les assises sous-jacentes ou superposées. Les corps seuls changent de lieu, nous le répétons ; les expansions protoplasmiques et le cylindre-axe restent fixés dans les rapports antérieurs. A l'appui de cette affirmation, nous citerons, dans la rétine, l'exemple des cellules de Dogiel, qui, déplacées de la zone ganglionnaire, siègent dans la couche des grains externes ; celui des spongioblastes de la couche plexiforme interne ; celui des

Il n'existe point de vides dans le système nerveux.

bipolaires déplacées de l'étage des grains externes, chez les batraciens, reptiles et oiseaux ; celui des neurones à cylindre-axe court de la couche moléculaire du cervelet, chez le lapin, etc.

Mais la doctrine de Weigert n'est pas seulement fautive au point de vue rationnel. Dans son application à la structure comparée du cerveau et du cervelet, elle se heurte aussi contre des difficultés considérables. Quelques-unes d'entre elles n'ont pas échappé à la sagacité du neurologiste allemand lui-même. C'est ainsi que très ouvertement il avoue ne pas savoir pourquoi le plexus névroglique, qui est si abondant dans la couche moléculaire du cerveau, est absent de la couche superficielle du cervelet. Mais bien d'autres faits encore sont inexplicables par la théorie de Weigert ; nous n'en citerons qu'un : pourquoi les éléments névrogliques pullulent-ils en si grand nombre au voisinage des cavités épendymaire et ventriculaire, alors qu'il eût été si facile d'éviter ces vides comblés à tant de frais ?

La névroglie peut servir à autre chose qu'à combler les brèches produite par la nécrose des neurones.

Quant à l'argument tiré par Weigert de la prolifération névroglique dans les cas de lésions cérébrales, il ne nous convainc pas davantage. Car, le fait pour la névroglie de boucher par néoformation les brèches que la nécrose des neurones cause dans la substance grise, ne l'empêche en aucune façon de pouvoir exercer d'autres fonctions dans le tissu nerveux sain. D'ailleurs, en raisonnant comme le fait Weigert, on en viendrait à affirmer que les cellules glandulaires, vasculaires, etc., parce qu'elles sont aptes à se régé-nérer après un traumatisme, sont dépourvues de toute activité organique. Non, certes, la névroglie ne fonctionne pas comme le pense l'auteur de la théorie que nous discutons ; elle n'a pas seulement pour but de cicatriser les blessures de la substance nerveuse, cicatrisation due à deux faits biolo-giques opposés : l'inaptitude régénératrice des neurones, d'une part, et la faculté conservée par les cellules araignées de répondre par leur reproduction aux stimulus inflammatoires, d'autre part. Du reste, l'hypothèse de Weigert, fondée sur les résultats de sa méthode de coloration, n'est valable que pour les cellules névrogliques à longs rayons de la substance blanche ; elle ne peut, en effet, s'appliquer à la névroglie de la substance grise, incolorable par le violet de méthyle et dont, par suite, on ignore la conduite dans les états pathologiques.

Théorie du rôle isolant. — Cette conception, dont nous sommes rede-vables à notre frère P. Ramón Cajal, a été soutenue par nous [1], Cl. Sala [2] et Terrazas [3], et vue d'un œil assez favorable par des neurologistes éminents, tels

La névroglie de la substance grise servirait à empêcher les contacts nui-sibles entre

que Von Lenhossék et Lugaro. On peut la formuler ainsi : Les expansions des corpuscules épithéliaux chez les vertébrés inférieurs et les appendices des cellules névrogliques de la substance grise ou cellules protoplasmi-ques d'Andriezen chez les vertébrés supérieurs forment un milieu résistant au passage des ondes nerveuses ; ces prolongements se disposent toujours

1. S. R. CAJAL, Significación fisiológica de las expansiones protoplásmicas, etc. *Comunicación al Congreso médico de Valencia*, 24 Junio, 1891.

2. Cl. SALA, La neuroglia de los vertebrados. Thèse, Barcelone, 1894.

3. TERRAZAS, Notas sobre la neuroglia del cerebelo y el crecimiento de los elemen-tos nerviosos. *Rev. trim. micr. f.*, t. II, fasc. 2, 1897.

de façon à empêcher les contacts soit entre les fibrilles dépourvues de myéline, soit entre les expansions dendritiques, soit enfin entre les unes et les autres, mais seulement dans les points où ces deux émanations différentes des neurones ne doivent pas se trouver en contiguïté immédiate.

Les faits suivants nous paraissent plaider en faveur de cette théorie et, par contre, convenir peu à l'hypothèse du remplissage.

portions de neurones qui ne doivent point communiquer.

Arguments favorables.

1° Les fibres névrogliques de la substance grise chez les vertébrés supérieurs et les expansions latérales des corpuscules épithéliaux chez les inférieurs sont remarquablement abondantes dans les régions où les prolongements dendritiques se rencontrent en grand nombre. Ici, en effet, il faut prévenir tout contact, non seulement entre les dendrites provenant de cellules voisines, mais entre ces dendrites et les fibrilles nerveuses, de passage, non recouvertes de myéline. Nous rappellerons l'exemple de la couche moléculaire du cervelet, où les cellules épithéliales fourchues émettent en grand nombre des appendices latéraux ; ceux des couches moléculaires du cerveau, de la corne d'Ammon, de la fascia dentata ; celui encore des zones plexiformes de la rétine, etc.

2° Les fibres névrogliques et les expansions latérales des corpuscules épithéliaux sont rares dans les points où se trouvent des plexus nerveux péricellulaires ; il en est ainsi autour des corps des cellules de Purkinje, dans la couche des grains de la fascia dentata, autour des corps des petites cellules pyramidales du cerveau, dans la zone des spongioblastes de la rétine, dans les couches granuleuses du lobe optique chez les poissons, reptiles et batraciens, autour des corps des pyramides cérébrales chez les reptiles et batraciens, etc. Cette rareté névroglique s'explique fort bien : les arborisations nerveuses, qui se réunissent, d'ordinaire, en ces parages, ont la même conduction ; il n'est donc pas nécessaire d'individualiser leurs courants et, par conséquent, d'interposer un corps isolant entre elles. Et cela est si vrai, que dans les régions, comme les couches moléculaires du cerveau et du cervelet, où viennent s'entasser d'innombrables fibrilles nerveuses terminales destinées à des neurones divers et à des connexions différentes, les expansions névrogliques pullulent, au contraire. Ne fallait-il pas ici, en effet, de peur de confusion psychique et de réaction généralisée, éviter le plus possible le passage du flux nerveux, d'un prolongement quelconque à ses voisins.

La névroglie abonde, donc, dans les régions où les connexions intercellulaires sont nombreuses et compliquées, et elle y abonde, non parce que les contacts y existent, mais parce que ces contacts doivent être réglés et en quelque sorte amenés par la névroglie à ne mettre chaque appendice dendritique en relation intime qu'avec un groupe particulier de ramifications nerveuses terminales.

3° S'il n'y avait pas de substance isolante dans les plexus protoplasmiques, les contacts entre dendrites de provenances diverses seraient nombreux, les courants s'échapperaient de leurs conducteurs naturels et diffuseraient.

4° Dans la rétine, au niveau de la couche des fibres du nerf optique, les cylindres-axes, même ceux émanés de la fossette centrale, sont dépourvus de myéline ; et pourtant, l'individualité des courants n'y souffre aucunement. C'est qu'il existe entre ces cylindres-axes un nombre considérable de cellules araignées appartenant au type de la substance grise ; le plexus inter-axile formé par l'entremêlement des expansions de ces cellules névrogliques y est si dense qu'il supprime tout contact d'une façon absolue ; des coupes de rétine bien colorées au bleu de méthylène convaincraient le plus incrédule. Faisons observer que cette richesse névroglique se rencontre précisément au point où le besoin d'un isolant se faisait le plus sentir ; car les expansions descendantes des fibres de Müller, qui passent entre les petits paquets du nerf optique, manquent d'appendices collatéraux pour en séparer les fibres nerveuses.

5° Les cellules épithéliales, parentes des corpuscules névrogliques à expansions courtes de par la phylogénie et l'ontogénie, possèdent évidemment aussi le pouvoir isolant. La preuve nous en est fournie par les fibres de Müller de la rétine. Dans les zones où il ne doit point s'établir de connexions axo-dendritiques, comme dans les couches des bâtonnets, des grains internes et externes, des cellules ganglionnaires, les fibres de Müller émettent des lamelles et des appendices qui empêchent tout contact. Dans les zones où ces connexions doivent avoir lieu, au contraire, par exemple dans celle des spongioblastes et dans les assises plexiformes, ces mêmes fibres de Müller ne produisent que des cloisons incomplètes, réduites souvent à des filaments ténus, d'où les nombreuses cavités, si caractéristiques, des couches plexiformes. Si l'on n'admet pas le rôle isolant du protoplasma des fibres de Müller, comment expliquer l'indépendance dynamique des expansions des cellules bipolaires et des cylindres-axes des cellules ganglionnaires, vu que ni les unes ni les autres ne sont enveloppées de myéline [1] ?

6° Ce que nous venons de voir dans la rétine se reproduit aussi dans certaines autres muqueuses. Dans l'organe de Corti, dans les crêtes et taches acoustiques, les éléments nerveux récepteurs, cellules bipolaires et cellules ciliées, sont toujours soigneusement séparés les uns des autres par des corpuscules allongés, que l'on a appelés cellules de soutien, et qui, sans l'ombre d'un doute, jouent ici le rôle des fibres de Müller de la rétine.

7° Chez le caméléon, dans la fossette centrale, aux endroits où précisément l'individualisation des courants est le plus nécessaire, chaque fibre de cône est entourée de deux gaines épithéliales : l'une collective, formée par la fibre de Müller ordinaire, dont les contours cannelés logent ces fibres nerveuses ; et l'autre particulière, qui se porte obliquement et accom-

1. V. LENHOSSÉK, dans son mémoire intitulé : Histologische Untersuchungen am Sehlappen der Cephalopoden (*Arch. f. mikrosk. Anat.*, Bd. XLVII, 1896), a démontré qu'il existe, dans la rétine des céphalopodes (lobe visuel), des cellules épithéliales émettant des ramifications. Celles-ci se distribuent uniquement dans les zones plexiformes, c'est-à-dire dans les couches où elles ont à isoler les uns des autres de nombreux plexus nerveux pour empêcher les contacts préjudiciables. Ce fait milite contre les théories du remplissage et du soutènement, car si le rôle de la névroglie est d'occuper les vides, on ne comprend pas pourquoi les appendices des cellules épithéliales des céphalopodes ne s'interposent pas également aux corps des diverses cellules nerveuses de la rétine de ces mollusques. Aussi, Lenhossék abandonne-t-il l'hypothèse de Weigert et penche-t-il pour celle de mon frère, P. Ramón.

pagne chaque fibre de cône sur un très long parcours, jusqu'à la zone plexiforme interne [1].

8° Au niveau de certains neurones du cerveau, du cervelet et de la
moelle, les corpuscules névrogliques, nous l'avons déjà vu, entourent le
corps cellulaire ou la portion initiale amyélinique du cylindre-axe. Toute
explication de ces dispositions semble impossible dans la théorie du remplissage. Elle est évidente et claire dans l'hypothèse d'une névroglie isolante;
il paraît, en effet, naturel que ces parties de neurone, privées de contact
régulier avec des arborisations nerveuses, soient mises convenablement à
l'abri du courant accidentel d'un prolongement axile ou dendritique passant
auprès d'elles.

9° La myéline n'a pas le monopole de l'isolement, même si l'on admet
qu'elle soit isolante, ce qui n'est pas démontré. Car les tubes nerveux chez
les invertébrés, ceux du sympathique chez les vertébrés, les fibres du nerf
olfactif, l'immense majorité des cylindres-axes du cerveau, du cervelet et du
lobe optique chez les poissons, reptiles et batraciens, sont complètement dépourvus de manchon myélinique ; leur seule protection contre toute fuite
latérale de courant, contre tout court-circuit, semble être le plexus névroglique interfibrillaire.

10° Chez les mammifères, beaucoup de fibres cylindre-axiles des centres
nerveux manquent également d'enveloppe myélinique, soit au niveau des
arborisations terminales, soit à leur passage à travers des zones avec lesquelles aucune connexion ne doit s'établir. Comme exemple de ce dernier
cas, citons : le cylindre-axe ascendant des grains du cervelet, le long axone
des grains de la fascia dentata, un grand nombre de collatérales et de cylindres-axes de la substance gélatineuse de Rolando dans la moelle, la portion
horizontale des cellules étoilées de la couche moléculaire du cervelet, etc.
Il est d'autres points, et très fréquents, où les tubes nerveux des substances
grise et blanche dans le cerveau, le cervelet et la moelle sont dégarnis
de myéline ; ce sont les étranglements de Ranvier, surtout ceux des bifurcations. Or les filtrations de courants par tous ces points dénudés du cylindre-
axe seraient inévitables si la névroglie ne suppléait pas la gaine de myéline
absente.

D'ailleurs, la myéline, par son apparition tardive dans la série animale,
nous semble seulement un perfectionnement de la fonction isolante, depuis
longtemps assumée par les corpuscules épithéliaux et la névroglie.
Mais cette fonction ne l'empêche point de pouvoir en remplir encore
d'autres [2].

Lugaro [3], qui admet aussi la fonction isolante de la névroglie, suppose
que, parmi ses autres rôles, elle pourrait servir, par exemple, à donner de

1. CAJAL, La rétine des vertébrés. *La Cellule*, p. 230, 1893.
2. Les considérations précédentes sur la fonction de la névroglie sont extraites de
notre travail : Algo sobre la significación fisiológica de la neuroglía. *Rev. trim. microgr.*, t. II, n° 1, 1897.
3. LUGARO, Sulle funzioni della neuroglia. *Riv. di Patol. nerv. e. ment.*, anno XII,
fasc. 5, 1907.

l'élasticité au tissu nerveux, à rendre inoffensifs, par des réactions chimiques, les produits de régression des neurones, à servir de guide aux cylindres-axes, pendant la période embryonnaire, en exerçant sur eux une action chimio-tactique, etc.

Opinion d'Andriezen sur la névroglie de la substance blanche.

Tous les arguments que nous venons de fournir ne concernent que la névroglie de la substance grise, car malheureusement ils ne sont guère applicables à la névroglie de la substance blanche. De cette dernière nous avons peu à dire. Andriezen s'appuie sur ce que ses longs filaments ont une grande prédilection pour les vaisseaux, qu'ils entourent ainsi d'un véritable manchon protecteur, pour lui attribuer des fonctions importantes dans la mécanique et la nutrition du système nerveux ; grâce à la résistance et à l'élasticité de ces filaments, les cellules nerveuses voisines des vaisseaux se trouvent préservées, pense-t-il, contre la violence des ondulations sanguines; voilà le bénéfice mécanique. Quant à l'avantage pour la nutrition, le voici : le feutrage névroglique forme un véritable tissu poreux, que les plasmas nutritifs traverseraient avec grande facilité.

Notre opinion.

Pour notre part, rien ne fait obstacle à ce que nous considérions de même cette névroglie comme isolante, car, nous l'avons déjà dit, un grand nombre de ses fibres parcourent la substance grise et parviennent jusqu'aux couches les plus superficielles du cerveau et du cervelet. Néanmoins, nous devons reconnaître que cette supposition perd beaucoup de sa vraisemblance si on lui oppose les faits suivants : l'abondance de la névroglie dans la substance blanche, dont cependant les tubes nerveux sont déjà défendus contre tout contact indû et contre toute fuite de courant par une gaine de myéline ; l'absence de toute tendance de cette névroglie à entourer les neurones et leurs appendices ; le défaut absolu de cette névroglie dans les centres des vertébrés inférieurs, ainsi que dans la rétine et divers autres foyers nerveux des mammifères. Il est donc fort possible que la névroglie de la substance blanche ait d'autres emplois dans le système nerveux ; ce qu'ils sont, nous l'ignorons complètement.

CHAPITRE IX

FIBRES NERVEUSES

FIBRE NERVEUSE A MYÉLINE DE LA PÉRIPHÉRIE ; SA FORME, SON VOLUME, SA STRUC-
TURE, ETC. — FIBRE NERVEUSE A MYÉLINE DES CENTRES. — FIBRE DE REMAK. —
NERFS, ETC.

La fibre nerveuse n'est que la simple continuation du cylindre-axe ou expansion fonctionnelle des neurones. Ce n'est donc point un élément distinct dans la composition du tissu nerveux ; et nous l'aurions décrite avec la cellule nerveuse, si les détails de structure qui accompagnent son trajet vers son arborisation terminale ne justifiaient, par leur physionomie toute spéciale, leur complexité et leur abondance, une description à part.

Il existe, dans le système nerveux des vertébrés, trois sortes de fibres. Nous les citons par ordre de complication structurale croissante : 1° les fibres nerveuses du grand sympathique, appelées aussi fibres de Remak ; 2° les tubes nerveux centraux ou de l'axe cérébro-spinal ; et 3° les tubes nerveux périphériques ou des nerfs.

Les trois sortes de fibres nerveuses.

TUBES NERVEUX PÉRIPHÉRIQUES

Logiquement, et pour nous conformer au principe de la gradation du simple au composé, nous devrions commencer notre exposition par les tubes nerveux qui ont la structure la plus simple, c'est-à-dire par les fibres de Remak, continuer par les tubes centraux et terminer par les tubes périphériques, plus compliqués. Nous ferons l'inverse pourtant ; et notre raison sera que la structure des deux premières espèces étant encore entourée de bien des obscurités et des doutes, il vaut mieux entamer notre étude par les tubes nerveux périphériques, les premiers découverts et actuellement les mieux connus.

Caractères macroscopiques.

Ces tubes, qui par leur assemblage constituent les nerfs de la vie de relation, se reconnaissent aisément au microscope à leur double contour externe plus sombre que leur partie centrale.

Leur forme, lorsque ces tubes sont examinés modérément étendus, est cylindrique, quelque peu altérée pourtant par pression réciproque, si les fibres ont été fixées par l'acide osmique. A l'état de relâchement, cette

30

forme n'est plus si régulière et, le tube se plissant, se bosselant, finit par ressembler vaguement à l'intestin.

Leur *diamètre* est extrêmement variable : les plus épais peuvent atteindre de 8 à 10 μ, les plus grêles ne pas dépasser 2 μ, avec toute une gamme d'intermédiaires. Mais, pour le même tube, le calibre est sensiblement uniforme sur toute sa longueur, sauf en certains points où, brusquement, il se réduit de moitié et même davantage. C'est à ces points rétrécis que l'on donne le nom d'*étranglements annulaires de Ranvier*, en l'honneur du savant qui les a découverts (fig. 88, *b* et 89, *d*). Ces étrécissements se répètent, de distance en distance, d'une façon constante, tous les 1 ou 2 millimètres sur les tubes volumineux, tous les demi ou tous les millimètres sur les tubes fins, chez la grenouille par exemple ; entre deux étranglements consécutifs se trouve ainsi ménagé ce qu'on est convenu d'appeler un *segment interannulaire*.

Leur structure est passablement compliquée. Plusieurs gaines y forment des enveloppes au cylindre-axe, partie centrale et essentielle du tube. Nous nommerons de dehors en dedans : la membrane de Schwann, la gaine de myéline, la gaine de Mauthner, toutes accompagnées de divers détails morphologiques, tels que : noyaux, incisures dites de Lantermann, disques de soudure, etc. C'est cette structure que nous allons étudier en procédant de dehors en dedans.

Membrane de Schwann. — Une enveloppe d'une grande ténuité, continue, transparente, si élastique qu'elle épouse dans ses moindres détails la forme de la myéline, telle est la membrane de Schwann, la gaine la plus externe du tube. Sa minceur extrême s'oppose à ce qu'on la distingue sur les tubes intacts ; mais vient-on à extraire la myéline de ceux-ci par pression ou par dissolution, aussitôt elle devient clairement visible. Elle est perceptible, aussi, sur les tubes traités par l'osmium, dans le voisinage des étranglements annulaires, points où la membrane s'écarte un tant soit peu de la gaine myélinique.

Parties constitutives du tube nerveux périphérique.

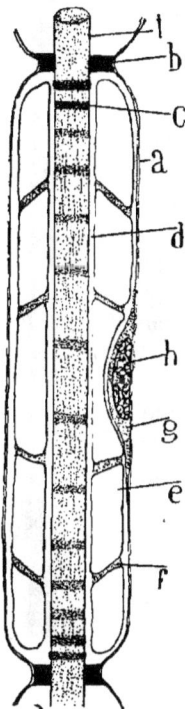

Fig. 88. — Schéma du tube nerveux à myéline. — Un segment interannulaire.

a, gaine de Schwann ; — *b*, disque transversal ou de soudure et étranglement de Ranvier ; — *c*, stries de Frommann ; — *d*, gaine de Mauthner ; — *e*, cylindro-cônes de myéline ; — *f*, incisures de Lantermann ; — *g*, protoplasma périnucléaire ; — *h*, noyau ; — *i*, le cylindre-axe.

La membrane de Schwann doit être considérée, au point de vue histologique, comme une véritable membrane cellulaire, car elle se comporte comme telle à l'égard des acides dilués auxquels elle résiste, de la potasse qui ne la dissout pas et des matières colorantes dont aucune ne parvient à la teindre.

Noyaux. — Les noyaux nerveux, dépendances de la membrane de Schwann, apparaissent accolés à la surface interne de cette membrane même, à laquelle ils adhèrent intimement ; ce sont des corpuscules allongés, cylindriques en dehors, bombés en calotte sphérique en dedans, creusant ainsi dans la myéline une fossette, où ils logent. De ces noyaux, il n'en existe qu'un seul pour chaque segment interannulaire, où il est situé à distance à peu près égale des deux étranglements. Il est entouré d'une couche de protoplasma finement granuleux, qui, plus épaisse aux deux pôles du noyau, se prolonge entre myéline et gaine de Schwann en s'amincissant si insensiblement qu'on ne peut préciser à quelle distance elle n'existe plus (figs. 88, *h*, *g* ; 89, *n*, *p*; 90, E : *e*, *f*). C'est par cette couche de protoplasma que les noyaux adhèrent de façon si étroite à la face interne de la membrane de Schwann, avec laquelle précisément ils semblent en continuité parfaite. Les liens qui unissent ce protoplasma périnucléaire à la myéline sont, au contraire, lâches et se rompent avec la plus grande facilité.

Myéline. — La myéline est cette substance albumino-adipeuse, d'une extrême réfringence, semi-liquide, qui constitue tout autour et presque tout du long du cylindre-axe l'enveloppe moyenne, la plus épaisse du tube nerveux. On la reconnaît sur les fibres vivantes à son double contour parfaitement délimité, grisâtre ou tirant parfois sur le vert, double contour embrassant un espace central clair et brillant, qui n'est autre chose que l'axone.

Nous l'avons dit, dans les tubes nerveux vivants et modérément étendus, la couche de myéline est homogène, ses bords sont nets, précis. Mais aussitôt que l'excitabilité les abandonne, la myéline se coagule ; elle se disloque en grumeaux aux formes les plus étranges, en filaments, en réseaux, en anneaux, en sphères plus ou moins régulières, etc.; et ces coagulations aux figures les plus diverses, entremêlées, accumulées ici, rares là, donnent au tube nerveux, devenu tortueux, l'aspect d'un chapelet grossier, où des grains énormes, enfilés plus ou moins excentriquement, succèdent à des grains fins, le tout, sans ordre, avec des interruptions où le fil est à nu.

Mais si, vivantes, les fibres sont tuées par l'acide osmique, alors, la myéline reste homogène : elle est fixée, elle a pris en même temps une couleur noir foncé. Pour cela, il faut que l'acide osmique ait agi à un degré suffisant de concentration ou pendant un laps de temps assez long. Ces deux conditions ne sont-elles pas remplies, la myéline n'est plus fixée en masse homogène ; des vacuoles transversales, dirigées vers l'axone, s'y développent, qui, vues au microscope, les bords de la

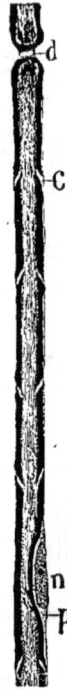

Son aspect suivant les réactifs.

FIG. 89. — Tube nerveux traité par l'acide osmique.

d, disque de soudure et étranglement de Ranvier ; — *c*, incisures de Lantermann ; — *n*, noyau du segment interannulaire ; — *p*, le protoplasma périnucléaire.

fibre nerveuse étant au point, donnent un aspect strié à celle-ci. Parfois aussi, l'acide osmique décompose la myéline en bâtonnets curvilignes, à limites très nettes.

Elle ne reste pas non plus homogène sous l'action de l'alcool, de l'éther, du chloroforme, etc. ; ces réactifs dissolvent sa matière grasse et provoquent la formation d'un réseau protéique, vu et décrit pour la première fois par Ewald et Kühne [1]. Pour nous, tous ces aspects n'ont rien de réel; ce sont des produits des manipulations histologiques.

Constitution chimique et réseau de neurokératine.

La constitution chimique de la myéline, encore incomplètement connue, est, semble-t-il, des plus complexes. Elle renfermerait, d'après Kühne et Chittenden [2] : de *l'albumine*, du *collagène*, de *l'élastine*, de *la nucléine*, et cela, indépendamment d'autres substances particulières à la myéline elle-même, telles que : *cholestérine, protagon, lécithine, cérébrine* et *neurokératine*. Tous ces éléments se trouveraient intimement mélangés et combinés dans le manchon myélinique ; seule, la neurokératine resterait à l'état libre, formant ce réseau à mailles polygonales d'Ewald et Kühne, que Hunger et Witrowki, Joseph, Gedoelst [3] et d'autres encore considèrent comme une disposition histologique normale. Pour bien discerner ce reticulum de neurokératine, il faut observer des tubes nerveux mis à macérer dans l'alcool, l'éther ou le chloroforme, comme le conseillent Tizzoni, Pertik et Kölliker, ou bien des tubes fixés d'une façon imparfaite par l'acide osmique. On a alors l'aspect de la figure 91. Mais tout porte à croire, Waldstein et Weber [4], Kölliker, Schon, Pertik [5], etc., sont de cet avis, que ces réticulations de la neurokératine sont le résultat pur et simple d'une coagulation *post mortem* ou d'une précipitation déterminée par les réactifs. Et, en effet, sur le tube nerveux, à l'état frais, ce reticulum n'est pas visible ; il ne l'est pas, non plus, sur les fibres fixées convenablement par le chlorure d'or, l'acide osmique ou le sublimé. Ce qui tendrait encore à prouver le caractère artificiel de ce précipité de neurokératine, c'est sa forme, variable à l'extrême. Ainsi, dans les préparations fixées, par exemple, à l'alcool absolu et colorées par la thionine, il apparaît sous forme de lamelles épaisses, tantôt libres, tantôt anastomosées et teintes, par un phénomène de métachromatie, en rouge héliotrope.

Disques de soudure et étranglements de Ranvier. — Au niveau de l'étranglement annulaire de Ranvier, le manchon de myéline s'interrompt ; un espace existe donc, qui se répète à chaque étranglement, espace où le cylindre-axe paraît être à nu, recouvert seulement et à distance par la membrane de Schwann.

1. Ewald und Kuehne, Die Verdauung als histologische Methode. *Verhandl. des Natur-Hist. med. Vereins zu Heidelberg*, 1877.
2. Kuehne und Chittenden, Ueber das Neurokeratin. *Zeitschrift f. Biol.*, Bd. XXVI, 1890.
3. Gedoelst, Étude sur la constitution cellulaire de la fibre nerveuse. *La Cellule*, t. III, 1886.
4. Waldstein et Weber, Études histochimiques sur les tubes nerveux à myéline. *Arch. de physiologie*, t. IX, 1882.
5. Pertik, *Arch. f. mikrosk. Anat.*, Bd. XIX, 1881.

Mais, en réalité, à chacun de ces étranglements, un disque homogène, de nature protéique, vient combler le vide laissé par la myéline interrompue et joindre le cylindre-axe à la membrane de Schwann : c'est le *disque de soudure* découvert par Ranvier.

Pour l'apercevoir, voici comment il faut opérer : on traite des fibres nerveuses à myéline, à l'état frais, par le nitrate d'argent ; on les expose ensuite à la lumière pour amener la réduction du sel métallique. Alors, après les manipulations d'usage, on voit apparaître au microscope, au niveau des étranglements, des croix noires. Ce sont les *croix de Ranvier*, que nous avons reproduites dans la figure 90, en A et B. La barre transversale de ces croix n'est autre que le disque dont il s'agit ; quant à la

Aspect au nitrate d'argent ; croix de Ranvier et épaississement biconique.

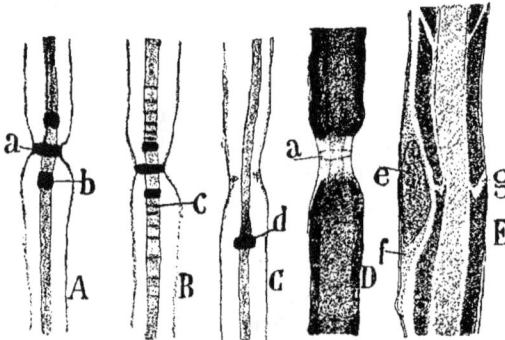

Fig. 90. — Détails des tubes nerveux à myéline.

A, tube nerveux du sciatique de la grenouille (imprégnation au nitrate d'argent) montrant :
a, le disque de soudure et b, les disques complémentaires.
B, autre tube, traité de même et rayé des stries de Frommann.
C, tube également nitraté, dont le disque de ciment d a été déplacé par les tiraillements
de la dissociation mécanique.
D, fibre colorée par l'acide osmique : en a, indication du disque de soudure.
E, portion de fibre osmiée, dans laquelle on voit : en e, le noyau ; en f, le protoplasma périnucléaire,
et en g, les incisures de Lantermann.

barre verticale, d'ordinaire moins marquée et dont l'intensité de coloration va se dégradant doucement de chaque côté du croisillon, ce n'est que le cylindre-axe. Certaines particularités vont nous éclairer sur la nature et le rôle de ce disque de soudure. Lorsqu'on dissocie des tubes nerveux à myéline provenant d'une préparation au nitrate d'argent, il n'est point rare d'observer des fibres dont le cylindre-axe, sous les tiraillements, a rompu ses attaches avec les gaines qui le renferment ; glissant alors librement à l'intérieur du tube, il laisse le disque de soudure en place, dans l'étranglement, ou bien l'entraîne plus ou moins loin avec lui, comme le montre la figure 90 en C, d. Dans le premier de ces deux cas, l'axone libéré du disque apparaît quelque peu épaissi au point où celui-ci était enclavé, c'est ce qui constitue *l'épaississement biconique de Ranvier*. Dans le second cas, l'étranglement de la membrane de Schwann persiste, malgré que le disque ait été déplacé et emporté, et à son niveau la membrane présente une teinte noirâtre, légère, continue, due à la coloration des restes du disque. Ce

31

Opinions di-
verses sur le
disque de sou-
dure.

dernier fait est très important. Il donne une grande vraisemblance à l'opinion d'après laquelle le disque transversal n'est ni un ciment unitif, ni une substance intercellulaire, comme l'affirment un grand nombre, mais une plaque de soutien pour le cylindre-axe, avec adhérence à la surface interne de la gaine de Schwann. Cela suppose que la plaque est percée d'un trou unique pour le passage de l'axone. Selon Gedoelst, et Nicolas [1] semble partager son avis, il n'en est pas ainsi. Le disque serait une membrane formant cloison, perpendiculaire au cylindre-axe bien entendu, et percée d'innombrables pertuis très fins, au travers desquels s'insinueraient les fibrilles élémentaires de l'axone, légèrement épaissies à ce niveau. Nous avouons n'avoir pu retrouver rien de semblable; peut-être s'agit-il, encore là, d'une production artificielle des réactifs.

Incisures de Schmidt ou de Lantermann [2]. — Les interruptions considérables que nous avons vues comblées, au niveau des étranglements de Ranvier, par les disques de soudure, ne sont pas les seules que révèle l'acide osmique dans la gaine de myéline du tube nerveux. Ce réactif en décèle d'autres, plus petites, plus nombreuses, les *incisures de Schmidt ou de Lantermann*. Ces incisures linéaires, ou en fente, ou encore en V, comme l'ont observé Boll [3], Zaverthal [4] et, plus récemment, Segall [5], sont obliques sur l'axe du tube et dirigées tantôt dans le même sens, tantôt en sens contraire (figs. 89, *c*; 90, *g*; 91, *c*). Elles fractionnent donc la myéline du segment interannulaire en une quantité d'anneaux ou de portions de cylindre de volume fort variable, imbriquées ou adossées par leur base, et appelées *segments cylindro-coniques*, quoique leur forme puisse, en raison de la diversité morphologique même des incisures, être différente et plus difficile à définir géométriquement. Ces incisures sont de véritables cloisons infundibuliformes, complètes, placées tout autour de l'axone. Une substance granuleuse les constitue, pâle, suscep-

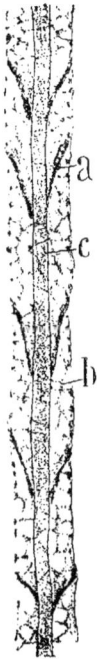

Fig. 91. — Tube nerveux traité par l'alcool et l'éther, puis coloré à l'hématoxyline.

Les incisures de Lantermann a, se montrent sous l'aspect d'entonnoirs granuleux, foncés, qui viennent s'arrêter près du cylindre-axe; — *b*, le réseau de neurokératine; — *c*, l'axone.

1. A. NICOLAS, Histologie du système nerveux, dans P. POIRIER, Traité d'anatomie humaine. t. III, 1894.

2. LANTERMANN, Ueber den feineren Bau der markhaltigen Nervenfasern. *Arch. f. mikr. Anat.*, Bd. XII, 1876. — Ces incisures ont été signalées aussi par: SCHMIDT, On the construction of the dark or double-bordered nerve-fibre. *Monthly Microscopical Journal*, 1er mars 1874.

3. BOLL, Studi sulle imagini microscopiche della fibra nervosa medollare. *R. Accad. dei Lincei*, Rome, 1877.

4. ZAVERTHAL, Contribuzione allo studio anatomico della fibra nervosa. *Rendiconti della R. Acad.* Napoli, 1874.

5. SEGALL, Sur les anneaux intercalaires des tubes nerveux produits par imprégnation d'argent. *Journ. de l'Anat. et de la Physiol.*, 1893, et *Comptes rendus Société Biologie*, 30 avril 1892.

tible de s'imprégner, dans certaines conditions, par le nitrate d'argent, d'après les constatations de Boveri, Schiefferdecker, Cajal, Segall. Par ce dernier trait, ces cloisons-entonnoirs se rapprochent des disques de soudure. Elles s'en éloignent par d'autres. Ainsi, la matière dont elles sont faites n'atteint pas en dedans jusqu'à l'axone, ni en dehors jusqu'à la membrane de Schwann; elle reste quelque peu distante des deux, ses limites interne et externe s'arrêtant aux bords longitudinaux mêmes de la gaine myélinique.

Gaine de Mauthner [1] (fig. 88, *d*). — En dedans de la gaine de myéline, par conséquent tout contre et autour du cylindre-axe, existe une couche de substance albuminoïde, transparente, probablement liquide, mais que les réactifs amènent à se précipiter. C'est la gaine de Mauthner, la plus interne de toutes les enveloppes de la fibre à myéline. Pour Ranvier, cette couche de substance n'est que la continuation du protoplasma que nous avons vu entourer le noyau, protoplasma qui, arrivé aux confins de la myéline du segment interannulaire, se replierait en dedans pour envelopper le cylindre-axe. La myéline, soit dit en passant, serait ainsi enfermée dans un long sac annulaire. Cette opinion, nous ne pouvons l'admettre. Cette couche albu-

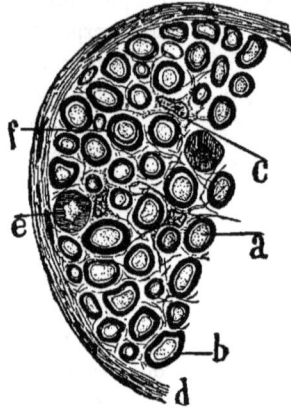

Fig. 92. — Coupe transversale d'un faisceau nerveux. — Coloration par l'acide osmique.

a, cylindre-axe; — *b*, myéline; — *c*, cellule conjonctive interstitielle; — *d*, gaine lamelleuse; — *e*, coupe d'un tube nerveux au niveau ou au voisinage d'un étranglement; — *f*, gaine de myéline à anneaux concentriques par section au niveau d'une incisure.

minoïde, ou gaine de Mauthner, n'offre en effet, en aucune façon, soit sur les fibres vivantes, soit sur les fibres osmiées et examinées en coupes transversales, ni l'aspect granuleux, ni les affinités tinctoriales du protoplasma. Pour Schiefferdecker [2] aussi, il ne s'agirait là que d'un plasma nutritif de l'axone, plasma communiquant avec l'extérieur par les incisures de Lantermann et les disques de soudure. Cette manière de voir nous paraît plus probable que celle de Ranvier.

Opinions de Ranvier et de Schiefferdecker sur sa nature.

Cylindre-axe ou axone. — Enfin, nous arrivons à la partie centrale du tube nerveux, à l'*axone* ou *cylindre-axe*, long filament, autour duquel tous les éléments décrits jusqu'ici se sont constitués, pour lui former, depuis son origine à la cellule nerveuse jusque près de sa terminaison, une série ininterrompue de segments interannulaires. De *forme*, le cylindre-axe est un cordon

Caractères.

1. MAUTHNER, Beiträge zur Kenntniss der morphologischen Elemente des Nervensystems. *Akademie von Wissenschaften zu Wien*, vol. XXXIV.
2. SCHIEFFERDECKER, Beiträge zur Kenntniss des Baues der Nervenfasern. *Arch. f. mikrosk. Anat.*, Bd. XXX.

plus ou moins aplati, à contours parfaitement lisses, unis; de *consistance*, il est demi-liquide; sa déformation facile par les pressions les plus faibles, par exemple celle des amas de myéline coagulée qui l'entourent, le prouve aisément ; aussi, ne peut-on s'attendre à rencontrer des cylindres-axes intacts que dans les préparations soigneusement fixées à l'acide osmique.

Quant à sa *structure*, elle varie suivant que le tube nerveux est examiné à l'état frais ou après diverses manipulations.

Structure à l'état frais. Coloration plus intense du cylindre-axe au niveau des étranglements.

A l'état frais, l'axone apparaît formé d'une matière pâle, presque homogène ou finement granuleuse, à pouvoir réfringent peu élevé et apte à se colorer par le bleu de méthylène d'Ehrlich. Traité par cette substance colorante, le cylindre-axe ne présente pas tout de son long une intensité uniforme. Le bleu, Dogiel et d'autres l'ont fait remarquer, colore l'axone avec plus de vigueur au niveau et dans le voisinage immédiat des étranglements de Ranvier. Et cette vivacité plus grande de l'imprégnation en ce point est encore exagérée, lorsque l'on soumet les préparations aux agents fixateurs tels que : acide picrique, picrate d'ammoniaque, molybdate d'ammoniaque, etc. A quoi peut être due cette concentration pigmentaire en ce point ? Pour nous, à une seule cause : l'absence de myéline dans les étranglements annulaires. En ces régions du tube, l'obstacle à la pénétration de la matière colorante et de son adjuvant indispensable, l'oxygène de l'air, est moindre qu'en tout autre lieu; aussi, la coloration s'y fait-elle plus rapide et plus intense. De même, les agents fixateurs y ont plus facile accès; la précipitation du bleu, qu'ils provoquent là, s'opère donc très vite, bien avant que la coloration ait eu le temps de beaucoup pâlir, comme cela arrive pour les parties recouvertes de myéline.

Détails du cylindre-axe au niveau de l'étranglement.

On peut donc, grâce à cette colorabilité plus grande, se rendre mieux compte des détails suivants. De chaque côté du disque de soudure et à une certaine distance, le cylindre-axe, plus ou moins étroit, s'élargit tout à coup en un renflement volumineux, continué vers les régions moyennes du segment interannulaire par un cordon de diamètre un peu inférieur. On a l'impression que l'axone, en passant par le défilé de l'étranglement annulaire et du disque de soudure, s'est étranglé lui aussi, ou mieux que la cuticule protectrice du cylindre-axe étant plus épaisse, plus solide en ce point, oppose à l'action dilatatrice des réactifs une plus grande résistance et conserve ainsi à l'axone son calibre normal. La figure 93 nous montre divers aspects de cet étrécissement, d'une extrême fréquence dans les préparations au bleu d'Ehrlich. Nous y voyons aussi autre chose. Le cylindre-axe des fibres *d* et *e* présente au niveau de ce point rétréci un renflement dont l'aspect est celui de deux cônes tronqués, adossés par leur grande base ; c'est le *renflement biconique de Ranvier*, épaississement de l'axone qui donne, lorsqu'il existe, insertion au disque de soudure.

Inconstance du renflement biconique et du disque de soudure.

Le renflement biconique n'est pas constant à chaque étranglement du tube ; des cylindres-axes, tel celui de la fibre *a* (fig. 93), en sont dépourvus. Il en est de même du disque de soudure. Alors qu'il est absent ou à peine indiqué sur les fibres *a*, *d*, *e* de la même figure, il forme au contraire la barre transverse, épaisse, intensément colorée d'une croix de Ranvier sur les fibres *c* et surtout *b*, dont la membrane de Schwann, à ce voisinage, prend une teinte plus foncée. Mais hâtons-nous d'ajouter que cette coloration capricieuse du disque de soudure, démontrée par Dogiel, n'est pas primitive, comme celle du cylindre-axe et du renflement biconique ; elle est secondaire, car elle se produit seulement lorsque les fixateurs précipitent le bleu.

Mort ou soumis à des traitements qui le tuent, le cylindre-axe prend à peu près toutes les substances tinctoriales et imprégnantes connues : car-

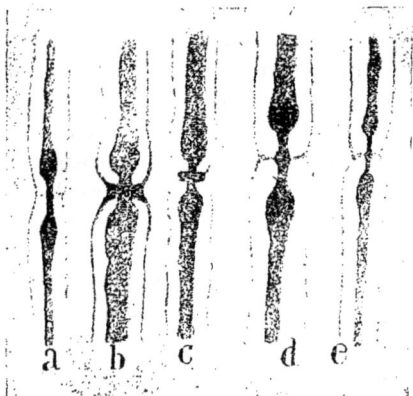

FIG. 93. — Divers aspects des tubes nerveux périphériques colorés par le bleu de méthylène. Méthode d'Ehrlich-Bethe.

a, tube à axone mince, dépourvu de renflement biconique ; — *b*, tube épais où le disque de soudure et la membrane de Schwann avoisinante se sont colorés ; — *c*, autre tube où, seul, le disque de soudure s'est imprégné de bleu ; — *d, e*, tubes dont le cylindre-axe porte des renflements biconiques.

min, hématoxyline, couleurs d'aniline, nitrate d'argent, chlorure d'or, chromate d'argent, etc. ; un grand nombre d'autres détails de structure se manifestent alors.

Ainsi, vient-on à examiner avec les puissants objectifs apochromatiques 1,40, par exemple, des fibres à myéline, colorées soit par les anilines acides, soit par l'hématoxyline diluée, aussitôt on voit apparaître, dans le cylindre-axe, un réseau très net, dont les travées longitudinales sont un peu plus épaisses que les travées obliques ou transversales. Ceci prouverait donc la valeur de la théorie réticulaire du cylindre-axe. Pourtant, il ne faut pas trop s'avancer ; et l'aspect réticulé si net, que nous venons de voir, pourrait fort bien s'accorder avec la théorie contraire, la théorie fibrillaire, pour qui le cylindre-axe est un composé d'une multitude de fines fibrilles élémentaires.

Aspects réticulé, fibrillaire, strié du cylindre-axe suivant les méthodes employées.

Nous avons signalé précédemment l'aspect franchement strié que prend le cylindre-axe suivant sa longueur, dans les préparations traitées par les méthodes colorant les neurofibrilles, aspect strié que Kupffer et Max Schultze avaient aperçu il y a déjà longtemps. Cette apparence, qui donnerait à croire que l'axone est constitué par un faisceau de fibres élémentaires ou neurofibrilles, s'exagère à l'état pathologique, comme le prouvent

32

les travaux de Perroncito, les nôtres et ceux de Marinesco. En effet, on voit souvent, dans le cylindre-axe, lorsqu'il est vacuolisé ou tuméfié par résorption du plasma, des fibrilles complètement isolées et distinctes. Ces fibres sont difficilement perceptibles au niveau des étranglements, à cause de leur rapprochement et de la diminution du neuroplasma, qui ne disparaît pas totalement, comme Bethe [1] le prétend.

Le litige entre partisans du reticulum et adeptes des fibrilles est, malgré cela, fort loin d'être clos. Et les méthodes qui imprègnent les neurofibrilles ne peuvent le trancher définitivement. Elles montrent les fibrilles avec la plus évidente netteté, il est vrai, mais elles révèlent, en même temps et dans certains cas, des aspects que l'on pourrait considérer comme des indices de ramification de ces fibrilles ; c'est ainsi que Retzius [2] et Schiefferdecker [3] ont signalé dans ces derniers temps, au niveau des étranglements, une réduction des neurofibrilles causée par leur convergence anastomotique. D'autre part, Marinesco [4] et certains autres histologistes disent avoir distingué, dans les cylindres-axes malades, des réseaux comparables à ceux qui existent dans le corps cellulaire. Dans les massues terminales des axones en voie de régénération le reticulum est des plus manifestes.

Le débat entre fibrillaristes et réticularistes menace, comme on le voit, de s'éterniser ; il est fort probable qu'il ne recevra sa solution que lorsque les techniques nous permettront l'examen du cylindre-axe vivant ou, du moins, parfaitement fixé.

Si la préparation a été faite au nitrate d'argent, l'aspect est tout autre. Au niveau de chaque étranglement et de chaque côté du disque de soudure, sur le cylindre-axe vu en long, on aperçoit des stries transversales, granuleuses, noires, d'autant plus noires et minces qu'elles avoisinent le disque, et d'autant plus écartées les unes des autres, qu'elles se rapprochent des parties moyennes du segment interannulaire ; ces stries alternent, par suite, avec d'autres bandes, incolores ou à peine teintées de jaune, inversement larges et distantes. Ce sont les *stries de Frommann* [5],

Stries de Frommann.

stries dont l'ensemble vu à un faible grossissement constitue la barre verticale, insensiblement plus pâle à ses extrémités, de la croix latine de Ranvier. Souvent, deux de ces stries, plus épaisses, plus noires, l'une située au-dessus, l'autre au-dessous du disque de soudure, mais très près de lui, simulent en quelque sorte, sur l'axone renflé à leur niveau, d'autres disques de soudure, d'où leur nom de *disques complémentaires*. Toutes ces stries sont en réalité des anneaux superficiels, enfilés sur le cylindre-axe comme sur une baguette. Le lieu favori de leur production est la région voisine de l'étranglement annulaire. Mais toute autre région, toute la longueur même

1. BETHE, Ueber Neurofibrillen in den Ganglienzellen von Wirbeltieren. *Arch. f. mikros. Anat.*, Bd. LV, 1900.

2. RETZIUS, Punktsubstanz, « nervöses Grau » u. Neuronlehre. *Biol. Unt.* N. F. Bd. XII, 1905.

3. SCHIEFFERDECKER, *Arch. f. mikros. Anat.*, Bd. LXVII, Heft 4, 1906.

4. MARINESCO, Note sur la structure réticulée du cylindre-axe. *Polytechnia*, vol. III, n° 1, Lisboa, 1906.

5. FROMMANN, Zur Silberfärbung der Axencylinder. *Virchow's Arch.*, Bd. XXXI, 1864.

du cylindre-axe peut s'en orner. Pour cela, il faut et il suffit que le cylindre-axe, avant d'être nitraté, ait été, par la dissociation, mis complètement à découvert. Encore un exemple et une preuve, par effet contraire, du rôle de l'imperméabilité myélinique sur les résultats des techniques colorantes.

Nous en avons fini maintenant avec la description des faits principaux de structure du tube nerveux à myéline. Sur eux, l'accord règne, à peu près, unanime. Mais sur leur rôle, leur nature, leurs détails minutieux, c'est la division la plus grande, ce sont les hypothèses les plus disparates.

Reprenons, un à un, chacun des sujets du litige. D'abord le segment interannulaire. Ranvier[1], à qui l'on doit la découverte capitale des étranglements, a eu l'idée vraiment ingénieuse d'assimiler chaque segment interannulaire à une cellule adipeuse, considérablement allongée et traversée par le cylindre-axe qui lui est inclus ; tout s'y retrouverait : la gaine de Schwann, son noyau, la matière grenue qui l'enveloppe et paraît pénétrer dans les incisures de Lantermann, les cylindro-cônes imbriqués de myéline ; tout cela répondrait respectivement à la membrane, au noyau, au protoplasma et aux gouttes de graisse de la cellule. Le ciment unitif de deux cellules voisines, auquel viendraient se souder les extrémités interrompues de la membrane de Schwann, ne manquerait même pas ; ce serait le disque transversal, imprégnable par le nitrate d'argent et qui, dans chaque étranglement, sert de cloison à deux segments consécutifs du tube.

Cette assimilation cellulaire, Boveri[2] l'a poussée encore plus loin. Pour lui, la membrane de Schwann s'arrête non seulement au niveau de l'étranglement, mais s'y replie en dedans, pour former une membrane interne continue, renfermant la masse de myéline de chaque segment interannulaire. La myéline serait donc enclose de toutes parts, comme en un sac à double paroi, par la même membrane. Le cylindre-axe ne la traverserait pas, comme dans l'hypothèse de Ranvier ; il ne serait qu'entouré par elle, la membrane par son repli intérieur l'en séparerait. Une comparaison fera très bien saisir la différence de ces deux conceptions. Avec Ranvier, le tube nerveux à myéline est un cylindre-axe qui aurait forcé d'outre en outre tout un chapelet de cellules grasses allongées ; avec Boveri, le cylindre-axe aurait, en essayant d'y pénétrer, refoulé en doigt de gant, successivement, toutes les cellules de ce chapelet.

La théorie, qui veut faire du segment interannulaire une cellule, se base sur l'interruption de la membrane de Schwann au niveau du disque de soudure ; mais cette interruption n'est pas prouvée. L'observation attentive de ce disque dans les préparations au nitrate d'argent et dans celles à l'acide osmique démontre qu'il est situé à l'intérieur de la membrane de Schwann. Ce n'est donc pas un ciment *intercellulaire*, mais *intracellulaire*. On ne devrait donc pas l'appeler disque de soudure, mais *disque de soutien*, puisque

1. Ranvier, Leçons sur l'histologie du système nerveux, 1878.
2. Boveri, Beiträge zur Kenntniss der Nervenfasern. *Abhandl. d. math. phys. Cl. d. K. Bayerischen-Akad v. Wissenschaften.*, Bd. II, 1865.

le rôle de ce disque semble être surtout de maintenir l'axone dans sa position axiale, à l'intérieur du manchon isolateur de myéline. Pour Schiefferdecker[1], l'interruption de la membrane de Schwann, à la hauteur des étranglements, n'est guère plus probable. Voici ses raisons : Lorsque l'on fait macérer, d'après le procédé de Kühnt, des fibres fixées à l'osmium dans un bain d'ammoniaque étendu, pendant deux à trois jours, toutes les parties, sauf une, la membrane de Schwann, sont détruites, et cette membrane, restée intacte, est tout le long du tube parfaitement continue. Si nous ajoutons que, ni par la potasse, ni par l'alcool au tiers, ni même par la dissociation mécanique, on ne parvient à détacher, à décoller les segments interannulaires, soi-disant cimentés par le disque transversal de l'étranglement, on voit combien est fragile la base de cette théorie.

D'autres objections peuvent lui être encore faites, celles-ci d'ordre plus ou moins hypothétique. Pour Key et Retzius[2] et aussi pour Schiefferdecker, les noyaux appartiennent en propre à la membrane de Schwann, ce qui exclurait toute idée de segment cellulaire. Et quant à la myéline, loin de représenter le contenu d'un corpuscule que l'axone traverserait, elle serait pour un certain nombre d'auteurs, pour nous en particulier, un simple produit de sécrétion de l'axone lui-même. L'existence de la myéline dans les fibres nerveuses centrales, sans accompagnement de noyaux, plaiderait, d'ailleurs, à elle seule en faveur de cette manière de voir et de l'indépendance de ces deux éléments.

2° *Gaine fibrillaire d'Abreu; ce n'est qu'une apparence.*

Passons aux divers détails du segment interannulaire. La gaine la plus externe du tube nerveux ne serait pas, pour certains auteurs, la gaine de Schwann. En dehors d'elle et la couvrant, il y aurait, disent Retzius, Abreu[3] et Schiefferdecker, encore une autre enveloppe, perceptible surtout au niveau des étranglements, et que le dernier auteur cité nomme *gaine fibrillaire*. C'est une apparence et rien de plus. En effet, entre les tubes nerveux et accolés à leurs surfaces, courent de nombreux petits faisceaux conjonctifs de fibres fines, transparentes, très pâles. Ces fibrilles, à trajet toujours rectiligne, ne suivent pas toutes les sinuosités de la surface du tube ; au niveau des étranglements par exemple, elles passent en ligne droite d'un segment interannulaire à l'autre. Sur des tubes nerveux vus ou coupés en long, elles simuleront donc très bien la section optique d'une membrane, si elles se montrent en position latérale la seule où elles apparaissent écartées du tube. L'erreur est par conséquent possible. Mais vient-on à faire la dissociation mécanique des fibres ou à examiner des coupes transversales de nerfs, aussitôt la méprise cesse. Dans le premier cas, on aperçoit des fibres ou des faisceaux parfois ramifiés quitter un tube pour en rejoindre un autre et presque toujours en leur restant à peu près parallèles ; dans le second, il n'y a nulle trace de membrane ; de ci, de là, autour du tube, des fibrilles sectionnées, plus ou moins abondantes, mais jamais d'enveloppe

1. SCHIEFFERDECKER, *Arch. f. mikr. Anat.*, Bd. XXX, Heft 3, 1877.
2. KEY und RETZIUS, Studien in der Anatomie des Nervensystems und des Bindegewebes, 1875 à 1876.
3. ABREU, Histologia do tubo nervoso, etc., 1885.

continue. La méthode du nitrate d'argent réduit vient, au reste, corroborer
cette opinion ; elle montre que ces fibrilles longitudinales, auxquelles certains auteurs donnent le nom de *gaine de Retzius* et dont tout tube nerveux
est recouvert, sont de nature conjonctive et se continuent avec le tissu connectif intra-fasciculaire.

L'incisure de Lantermann ! rien n'est encore plus discuté que son
essence, sa signification. Dans l'opinion de Ranvier, les incisures sont des
ponts protoplasmiques jetés entre les deux couches de protoplasma qu'il
suppose exister, l'une à l'extérieur de la gaine de myéline, sous la membrane de Schwann, englobant le noyau, l'autre (c'est la gaine de Mauthner)
à l'intérieur, autour du cylindre-axe.

*3° Incisure
de Lantermann.*
*Opinions de
Ranvier, Koch
et d'autres.*

Koch[1] ayant démontré, à l'aide d'un procédé spécial, que la substance
de ces incisures prend le nitrate d'argent tout comme les ciments intercellulaires, en fait de véritables disques de soudure, en entonnoir, soudés
d'une part à l'axone et de l'autre à la membrane de Schwann. Tel est aussi
à peu près l'avis de Kühnt[2]. Schiefferdecker admet également la nature
cimentaire de ces entonnoirs ; mais pour lui, et en cela Segall[3] est venu
tout dernièrement lui donner son appui, les extrémités libres de l'entonnoir ne dépassent, ni en dedans ni en dehors, les bords longitudinaux
des anneaux de myéline. Pour nous, la matière de ces incisures doit être
toute spéciale. Elle n'est pas protoplasmique, puisque, dans certains
cas, elle attire le nitrate d'argent comme le font les ciments, comme le
fait le disque de soudure dans l'étranglement ; mais, d'un autre côté, elle
ne se colore pas secondairement par précipitation du bleu de méthylène
d'Ehrlich sous l'influence des fixateurs, comme c'est le cas pour le disque
de soudure. Elle ne serait donc pas un ciment ; et ce qui tendrait encore à
le prouver, c'est qu'au contraire les couleurs d'aniline et l'hématoxyline,
qui ne prennent pas sur le disque de soudure, mordent souvent très bien
sur elle.

Notre opinion.

Rezzonico[4] et Golgi[5] ont décrit, dans les incisures, un filament spiral
d'une extrême ténuité, que le nitrate d'argent, employé dans la méthode de
Golgi un peu modifiée pour la circonstance, colore en brun. Maints auteurs, entre autres Ceni, Mondino, Cattani, Marenghi et Villa, Pellizzi et
Tirrelli, ont retrouvé ces filaments spiralés ; et pourtant la plupart des
savants ne croient guère à leur préexistence ; Kolliker[6], par exemple, n'en
parle qu'avec les plus expresses réserves dans la dernière édition de son
traité d'histologie.

*4° Filament
spiral de Rezzonico et Golgi.*

1. Koch, Ueber die Marksegmente der doppelcontourierten Nervenfasern. *Centralbl.
d. med. Wissenschaft*, n° 49, 1876.
2. Kuehnt, Die peripherischen markhaltigen Nervenfasern. *Arch. f. mikr. Anat.*,
vol. XIII, 1872.
3. Segall, *Loc. cit.*
4. Rezzonico, Sulla struttura delle fibre nervose del midollo spinale. *Arch. per le
Scienze mediche*, 1879.
5. Golgi, Sulla struttura delle fibre nervose midollate periferiche e centrale. *Arch.
per le Scienze mediche*, 1885.
6. Kölliker, Handbuch der Gerwebelehre ; 6 Auflage, Bd. II, 1893.

Au lieu de fibres spirales, Gedoelst [1] croit avoir observé dans ces entonnoirs des filaments courts, anastomosés, parallèles entre eux et au cylindre-axe et passant d'un cylindro-cône myélinique à l'autre pour se continuer avec le prétendu réseau de neurokératine de chacun d'eux. Enfin, Guido Sala [2] admet que les fibres spirales sont en continuité avec les fibres longitudinales qui existent dans la myéline. Ces divergences jugent la question. Donc, point de surprise pour nous si Fürst [3], ayant soumis des fibres préalablement osmiées à l'eau oxygénée pour les décolorer, à l'alcool et à l'éther pour en dissoudre la myéline et mettre du même coup bien à nu les entonnoirs aux formes les plus variées, déclare considérer les spirales de Rezzonico et les fibres parallèles de Gedoelst comme de simples coagulations cadavériques ou de purs effets de réactifs. Seulement, Fürst exagère ; il n'admet même plus les incisures de Lantermann. Nous souscrivons volontiers à sa manière de voir quant à toutes ces structures que Rezzonico, Golgi, Gedoelst croient avoir découvertes dans les entonnoirs ; nous renchérirons même sur lui, en nous associant aux objections très justifiées que font nombre d'auteurs aux réseaux de neurokératine de Unger et Witrowsky, aux fibrilles de névroglie intramyéliniques de Paladino [1] ; mais nous nous insurgeons pour ce qui est des incisures mêmes. Les incisures, cela est certain, préexistent à toute manipulation. Ranvier, Schiefferdecker et quantité d'observateurs les ont vues sur des fibres nerveuses, bien vivantes, et nous-même avons eu très souvent l'occasion de les apercevoir sur les fibres fraîches du muscle pectoral cutané de la grenouille.

5° Les stries de Frommann seraient artificielles.   Les stries de Frommann, que Grandry et Jakimovitsch ont aussi observées sur le corps des cellules nerveuses centrales, sont-elles sur les cylindres-axes frais une réalité ? Après l'avoir cru fermement, Demoor [5] en doute aujourd'hui, et cela à la suite d'expériences où, dans une masse de gélatine versée dans un tube en U, il a, par double décomposition entre nitrate d'argent et chlorure de baryum, obtenu des précipités parallèles, en forme de lames, imitant, à la perfection, la striation de Frommann. Fischel a, lui aussi, fait des expériences d'où il conclut que la striation est un phénomène d'ordre purement physique, observable, non point sur les seuls cylindres-axes, mais sur les vaisseaux, les canaux biliaires, etc. N'est-on pas, après cela, fort en droit d'hésiter, comme nous, à admettre la matérialité de cette striation transversale du cylindre-axe ?

Nous devrions terminer cette longue série de théories et d'objections par le débat le plus important, peut-être : la structure de l'axone. Mais plusieurs fois déjà il en a été question. Nous avons aussi, à propos de la

1. Gedoelst, Étude sur la constitution cellulaire de la fibre nerveuse. *La Cellule*, t. III, 1880.

2. G. Sala, Beitrag zur Kenntniss der markhaltigen Nervenfasern. *Anat. Anzeiger*, Bd. XVIII, 1900.

3. Fuerst, Ein Beitrag zur Kenntniss der Scheide der Nervenfasern. *Morphol. Arbeiten, herausgegeb. v. Gust. Schwalbe*, Bd. VI, 1897.

4. Paladino, *Monit. Zool. italiano*, n° 2, 1893.

5. Demoor, La striation transversale du cylindre-axe. *Bull. Société royale des Sciences médic. et naturel.*, etc. Bruxelles, 4 mai 1896.

constitution intime du neurone [1], exposé tout au long nos idées personnelles à ce sujet. Nous n'y reviendrons donc pas et ne mentionnerons ici que les opinions professées par les neurologistes d'une indiscutable autorité :

1° Le cylindre-axe est constitué par un réseau délicat de soutènement, le spongioplasma, dont les mailles renferment un liquide, l'hyaloplasma, chargé de la conduction nerveuse. C'est l'opinion de Leydig ; elle se fonde sur l'observation des tubes nerveux des invertébrés. C'est aussi l'opinion de Joly, Retzius et Marinesco ;

2° L'axone, dit à son tour Nansen, est dû à la réunion de petits tubes parallèles, contenant un liquide conducteur ;

3° Enfin, l'axone est un composé de fibrilles parallèles, indépendantes et conductrices. C'est ce qu'Apathy, Bethe et Bielschowsky soutiennent avec ardeur. Ces fibrilles sont isolées par un ciment ou hyaloplasma, qui, pour Kölliker, Jacobi et Retzius, serait une masse demi-solide, pour Kupffer une substance complètement liquide et pour Joseph un réseau délicat dont les mailles livrent passage aux fibrilles conductrices.

TUBES NERVEUX CENTRAUX

Le terrain maintenant déblayé de quantité de questions afférentes à la morphologie, à la structure, à l'essence des nombreuses parties qui peuvent entrer dans la composition d'une fibre nerveuse, il nous est maintenant plus facile d'étudier les tubes nerveux centraux et les fibres de Remak, beaucoup moins compliqués que les précédents. Seuls donc les détails, soit de forme, soit de constitution, qui leur sont essentiellement propres nous retiendront désormais. Dans le tube nerveux central, les parties qui offrent des particularités dignes d'intérêt sont: *la membrane de Schwann et la gaine de myéline avec ses étranglements.*

Membrane de Schwann. — On a nié l'existence d'une membrane de Schwann dans les tubes nerveux centraux. Pourtant, cette membrane existe. Elle est seulement d'une ténuité très grande, si grande même, qu'il faut, pour bien la distinguer, l'usage d'objectifs au pouvoir résolvant le plus élevé, par exemple, d'apochromatiques de 1,60 d'ouverture. Mais cela ne suffit pas. Il est nécessaire, en outre, de choisir, parmi les fibres d'une préparation faite par la méthode d'Ehrlich, fixée au molybdate d'ammoniaque et montée dans le baume dammar, celles dont la coloration a été le mieux réussie. Dans ces conditions, on aperçoit à la limite de l'espace vide laissé par la myéline disparue — celle-ci est, en effet, dissoute par son séjour dans les liquides préparatoires à l'inclusion dans la résine dammar — une cuticule, extrêmement fine, surtout bien visible au niveau des étranglements. Si, de plus, on a eu l'heureuse fortune de rencontrer, dans le champ microscopique, une fibre dont la membrane, comme cela arrive parfois, s'est

La membrane de Schwann y existe, quoique très fine

---

1. Structure de la cellule nerveuse, chap. VI, p. 185 et suivantes de cet ouvrage.

imprégnée de bleu et se détache du fond avec la netteté des éléments colorés, alors tout doute s'évanouit ; la démonstration est complète.

Début de la gaine de myéline à distance du corps cellulaire.

La myéline. — Sur le tube nerveux central, c'est dans la substance grise que la myéline commence. Le manchon formé ici par elle autour de l'axone débute toujours à une certaine distance du corps de la cellule nerveuse, jamais au cône d'origine même. Le cylindre-axe reste donc à décou-

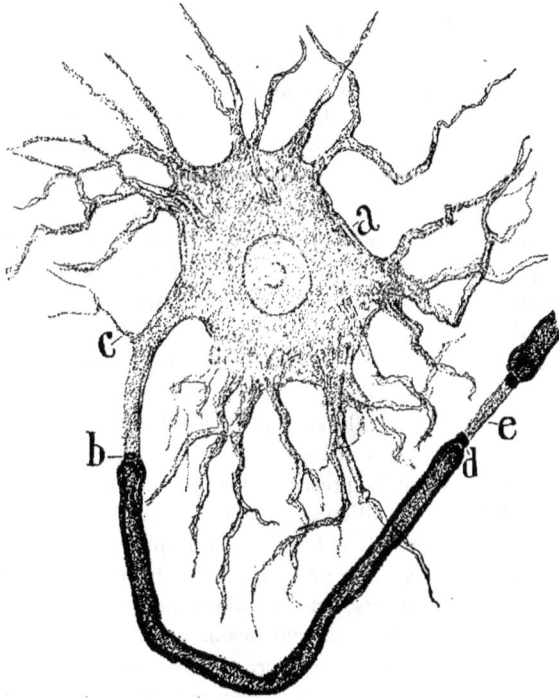

Fig. 94. — Cellule du lobe cérébral électrique de la torpille. Coloration par le liquide de Boveri et dissociation.

a, membrane légèrement écartée du protoplasma ; — *b*, disque de ciment ; — *c*, collatérale cylindre-axile ; — *d*, disque de ciment d'un étranglement de Ranvier ; — *e*, région où le cylindre-axe est dépourvu de myéline.

vert sur une étendue variable de son trajet initial, précisément dans cette région des centres, où, entouré de fibrilles nerveuses terminales, il peut entrer en contact avec elles. C'est ce qui a lieu effectivement ; nous n'avons qu'à rappeler le cas le plus typique : l'engainement du cône d'origine des cellules de Purkinje par les arborisations périsomatiques réunies en pointe de pinceau. Cette portion nue du cylindre-axe, vraie continuation du corps cellulaire, serait donc, comme lui, d'essence protoplasmique. Elle n'émet d'ailleurs, en règle ordinaire, aucune collatérale (fig. 94).

A l'endroit où le cylindre-axe s'engage pour la première fois dans le manchon myélinique, il existe un ciment qui obture la fente annulaire ainsi créée. Chez les vertébrés supérieurs, il est difficile de mettre ce ciment[1] en évidence; mais, chez la torpille, sur les gros tubes de son lobe cérébral électrique, on a très souvent l'occasion de l'imprégner par le nitrate d'argent. Nous avons déjà vu l'analogue de cet anneau cimentaire au niveau des étranglements des tubes périphériques; nous le retrouverons encore, bientôt, dans ceux des tubes centraux.

Anneau de ciment au début de la gaine de myéline.

Le *diamètre* du manchon de myéline de ces derniers tubes n'est pas aussi régulier que celui des fibres des nerfs périphériques. Et cette irrégularité semble s'exagérer à mesure que le calibre de la fibre devient plus ténu. Cela tient à la présence de varicosités, que divers auteurs, Ranvier par exemple, ont décrites et qui sont décelables surtout par l'acide osmique. C'est en particulier sur les fibres collatérales des cylindres-axes du cerveau et du cervelet que les varicosités se montrent fort abondantes. Jusqu'à quel point ces varicosités constituent-elles une disposition normale? c'est ce que nous ne savons. Les preuves décisives de leur préexistence manquent. Peut-être ne sont-elles, après tout, que l'expression d'un commencement de désorganisation de la myéline, fixée telle quelle par l'osmium.

Diamètre et varicosités.

Les étranglements. — Le manchon de myéline à bords lisses et nets du tube central n'est pas continu. Comme dans les fibres périphériques, la myéline s'interrompt de distance en distance, mais ici sur des espaces beaucoup plus longs. L'existence de ces véritables étranglements n'a pas toujours été admise. Tourneux et Le Goff[2] en ont les premiers introduit la notion, en en démontrant la présence dans la moelle de bœuf traitée au nitrate d'argent. La confirmation de Schiefferdecker[3] ne vint que beaucoup plus tard. Malheureusement, soit routine, soit plutôt respect aveugle de l'autorité, Ranvier[4] et Kölliker[5] avaient nié, en termes catégoriques, qu'il pût exister des étranglements dans les fibres nerveuses de la moelle; les histologistes ne furent pas convaincus néanmoins.

Leur découverte par Tourneux et Le Goff.

Peu de temps après Schiefferdecker, en 1888, nous découvrions, à notre tour, des étranglements, dans un centre où personne encore n'avait pu les signaler, dans le cerveau, et cela lors d'une étude que nous faisions sur le lobe cérébral électrique de la torpille[6]. Cette étude nous permit de signaler encore à l'attention des savants deux détails intéressants : 1° au point où

1. Ce premier anneau de ciment a été coloré assez récemment par Simarro, à l'aide de sa méthode, dans les cellules motrices de la moelle du lapin. — Voir : SIMARRO, Nuevo método de impregnación por las sales fotográficas de plata, etc. *Rev. trim. micrográf.*, t. V, 1900.

2. TOURNEUX et LE GOFF, Notes sur les étranglements des tubes nerveux de la moelle épinière. *Journ. de l'anat. et de la physiol.*, p. 403, 1875.

3. SCHIEFFERDECKER, Beiträge zur Kenntniss des Baues der Nervenfasern. *Arch. f. mikr. Anat.*, Bd. XXX, 1887.

4. RANVIER, Sur les éléments conjonctifs de la moelle épinière. *Compte rendu Académie des sciences*, février 1877 et Traité technique d'histologie, 2ᵉ édition, p. 814.

5. KÖLLIKER, Lehrbuch der Gewebelehre des Menschen, 1893.

6. CAJAL, Nota sobre los tubos nerviosos del lóbulo cerebral eléctrico del torpedo. *Rev. trim. de Histol. nom. y patol.*, nº 2, agosto, 1888.

la gaine de myéline commence sur l'axone, il existe un bouchon annulaire de ciment colorable par le nitrate d'argent ; nous en avons déjà parlé plus haut ; 2° à chacune des extrémités des étranglements, d'une étendue vraiment surprenante, on trouve un disque de ciment chargé d'obturer, comme ci-dessus, la fente annulaire axo-myélinique. Ceci veut dire que les tubes nerveux de la torpille possèdent à chacun de leurs étranglements deux disques de soudure, séparés par un tronçon complètement nu du cylindre-axe, au lieu d'un disque unique, comme c'est le cas pour les fibres périphériques (fig. 94, e).

Une fois sur la voie, il nous fut aisé de montrer aussi ces étranglements, par la méthode de Weigert-Pal, dans les fibres à myéline du cerveau et du cervelet des mammifères [1]. Flechsig [2] suivit notre exemple et les signala bientôt après dans le cerveau de l'homme, mais seulement au niveau des bifurcations et des divisions. Aujourd'hui, l'existence bien établie par nous des étranglements dans les tubes nerveux centraux ne fait plus de doute pour personne, surtout depuis les travaux de Dogiel [3] et les nôtres au bleu de méthylène et les nouveaux détails de structure révélés par cette technique.

Méthodes appropriées pour voir les étranglements. Aspect de ces derniers selon les méthodes.

Trois méthodes histologiques s'offrent à nous pour bien voir ces étranglements, toutes trois ayant servi à en faire la démonstration irréfutable : 1° la méthode de coloration de la myéline de Weigert-Pal ou ses analogues, celle par l'acide osmique, par exemple, 2° la méthode de coloration du cylindre-axe et des cellules nerveuses au bleu de méthylène d'Ehrlich, enfin, 3° les techniques de coloration des neurofibrilles. Dans les préparations obtenues par la première méthode, les images sont négatives, c'est-à-dire, l'étranglement apparaît sous forme d'une interruption incolore ou à peine teintée et plus ou moins longue de la gaine de myéline, qui, elle, est vigoureusement colorée ; à ce niveau, le cylindre-axe se trouve à découvert. Les préparations fournies par la seconde méthode nous donnent au contraire des images positives ; ici, c'est la partie dénudée de l'axone, libre par l'étranglement, qui est d'une teinte bleu foncé, les portions recouvertes de myéline étant, par contre, bien plus pâles. Les coupes imprégnées par les techniques de coloration des neurofibrilles nous fournissent également des images positives. Elles nous montrent les filaments très pressés les uns contre les autres au niveau de l'étranglement et plus pâles qu'en d'autres points du cylindre-axe ; elles nous apprennent que le tassement neurofibrillaire atteint son

1. R. CAJAL, Contribución al estudio de la médula espinal. — Sobre las fibras nerviosas de la capa granulosa del cerebelo. *Rev. trim. de Histol. norm. y patol.*, n⁰ˢ 3 et 4, marzo, 1889.

2. FLECHSIG, Ueber eine neue Färbungsmethode des centralen Nervensystems. — *Berichte der K. Sächs, Gesellschaft der Wissenschaft. Math. u. Phys. Klasse.* Sitz. 5, August, 1889.

3. DOGIEL, en effet, dans son travail intitulé : Die Nervenelemente im Kleinhirn der Vögel und Säugetiere (*Arch. f. mikr. Anat., etc.* Bd. XLVII, 1896), a donné des dessins de ces étranglements dans le cervelet des oiseaux, d'après ses colorations au bleu de méthylène ; nous-même les avons vus, décrits et reproduits, d'après des préparations semblables de moelle épinière, de cervelet et de cerveau de mammifères. Voir CAJAL : Las espinas colaterales de las celulas del cerebro teñidas por el azul de metileno. *Rev. trim. microgr.*, n⁰ˢ 2 et 3, 1896. — El azul de metileno en los centros nerviosos. *Rev. trim. microgr.*, n° 4, 1896.

intensité la plus grande au premier étranglement, à celui qui se trouve le
plus rapproché de l'origine de l'axone; la texture fibrillaire n'y est plus révé-
lable qu'imparfaitement par le nitrate d'argent réduit. Peut-être, faut-il
attribuer cet aspect non pas à un tassement exagéré des neurofibrilles
issues du corps cellulaire, mais à leur réduction à un petit nombre et même
à une seule, comme dans le cylindre-axe des cellules à corbeille de la
couche moléculaire du cervelet (fig. 59).

Que nous employions l'une ou l'autre de ces trois méthodes, voici ce que
nous apprendrons.

Les étranglements sont plus rapprochés que dans les tubes périphériques;

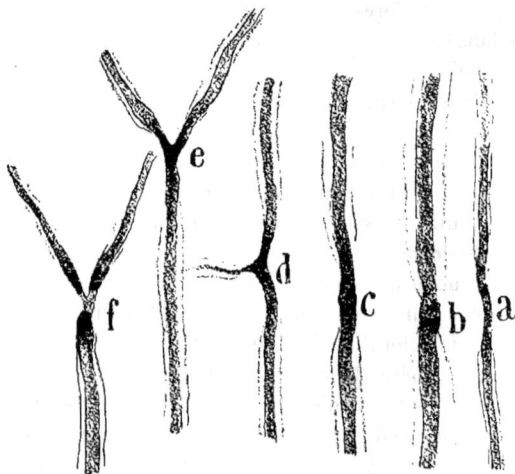

Fig. 95. — Fibres nerveuses de la substance grise profonde de l'écorce cérébrale
du chat. Méthode d'Ehrlich-Bethe au bleu de méthylène.

a, étranglement d'une fibre fine ; — b, étranglement avec disque de soudure sur une fibre épaisse ;
— c, étranglement avec renflement biconique ; — d, étranglement avec collatérale ; — e, f, étranglements dans les bifurcations de fibres. — La membrane de Schwann se dessine sous forme de
ligne pâle.

autrement dit, la distance qui sépare deux étranglements consécutifs est
plus courte dans les tubes centraux. Ainsi, dans le cerveau, sur les cylindres-
axes des cellules pyramidales, sur les fibres terminales de l'écorce, etc., ces
rétrécissements se trouvent éloignés l'un de l'autre par une intervalle oscillant entre 15 et 24 centièmes de millimètre. Ce sont du moins les écarts que
nous avons relevés dans le cerveau du chat d'un mois. Ces intervalles ne
doivent, toutefois, s'entendre que pour les fibres principales et avant leur
division terminale, point jusqu'auquel le calibre n'influe guère sur le nombre
des étranglements pour une longueur déterminée. Il ne s'agit ici, bien
entendu, que des étranglements ordinaires. Pour les étranglements d'où partent des branches de division ou des collatérales, la distance peut être encore
plus réduite (fig. 95, d).

Dans la moelle, les segments interannulaires des tubes de la substance
blanche sont passablement plus longs que ceux des fibres maîtresses du

cerveau; ils atteignent souvent jusqu'à 3o et 4o centièmes de millimètre, sur le chat d'un mois, par exemple. Ces derniers chiffres ne sont, il va sans dire, que des moyennes; les exceptions ne manquent pas, le nombre des étranglements dépendant le plus souvent de celui des collatérales, nées, ici, comme dans les nerfs, toujours au niveau d'un étranglement.

Les divers types d'étranglements révélés par la méthode d'Ehrlich.

Mais si nous recourons de préférence à la méthode d'Ehrlich au bleu de méthylène, alors nous connaîtrons d'autres détails de structure, invisibles par les autres méthodes. Nous saurons ainsi qu'il existe plusieurs types d'étranglements : un type commun, un autre à disque transverse, un troisième, enfin, à centre pâle.

1er Type. *Étranglement ordinaire* (fig. 95, *a*). — Le cylindre-axe, au point de l'étranglement, est coloré en bleu intense, et cette intensité de la couleur va en diminuant jusqu'un peu au delà du début de chaque manchon myélinique. A partir d'ici, la teinte conserve une valeur uniforme et plus ou moins claire (fig. 96, *q*). En se reportant aux détails des figures 95 et 96, on voit que la portion à découvert de l'axone est bien plus étendue sur les tubes centraux que sur les tubes périphériques et qu'elle est en même temps un peu étrécie. Parfois, surtout dans les tubes épais, on observe, au milieu de l'étranglement, un véritable renflement biconique, tel l'exemple *c* de la fig. 95. Dans ce cas, comme à l'ordinaire, la myéline ne commence qu'à une certaine distance de cet épaississement central, en deçà du point où cesse la coloration intense du cylindre-axe; quant à la membrane de Schwann, elle semble, elle aussi, débuter au même niveau, car, jusqu'à ce jour, il a été impossible d'en reconnaître la présence à la hauteur des étranglements, même de grandes dimensions. Sur un grand nombre de tubes fins on observe, aux deux limites de l'étranglement, une dilatation brusque, volumineuse, en tout comparable à celle que nous avons signalée dans les tubes périphériques et visible sur la figure 93.

Lorsqu'à cette disposition vient s'associer le renflement biconique de Ranvier, l'étranglement prend un aspect moniliforme; on y voit alors un renflement central petit, intercalé entre deux extrêmes, plus gros, en fuseau, s'amincissant doucement, du côté opposé au renflement biconique et colorés en bleu intense (fig. 93, *d, e*).

2e Type : *Étranglement à disque transverse.* — Dans les tubes épais de la moelle et du cerveau, il n'est pas rare de rencontrer des étranglements, en général plus courts que d'habitude, où la portion dénudée et fortement colorée de l'axone présente en son milieu un épaississement, qui réunit les extrémités de deux segments myéliniques consécutifs ; en *b*, fig. 95, la chose est bien visible. En certains cas, on peut prendre cet épaississement pour un renflement biconique de Ranvier, mais, en d'autres, il semble devoir répondre à un véritable disque de soudure, ou mieux à un manchon de ciment, placé là pour protéger la portion libre du cylindre-axe.

3o Type : *Étranglement à centre pâle.* — Dans quelques étranglements, la région moyenne du segment dénudé de l'axone a perdu entièrement ou en grande partie la couleur bleue dont il s'était teint; seules, les extrémités, au point où débutent les manchons myéliniques, ont conservé leur intensité première; mais alors que leur coloration va se dégradant du côté myélinisé du tube, elle s'arrête net du côté du centre pâle, comme le montrent les détails en *p, h, j*, sur la figure 96. L'aspect de ces étranglements, peut-être dû à un excès d'action de l'air, s'observe rarement dans le cerveau et le cervelet; il est, au contraire, fréquent dans la substance blanche de la moelle épinière. Ce type offre une variété, dont les dessins de la figure 96

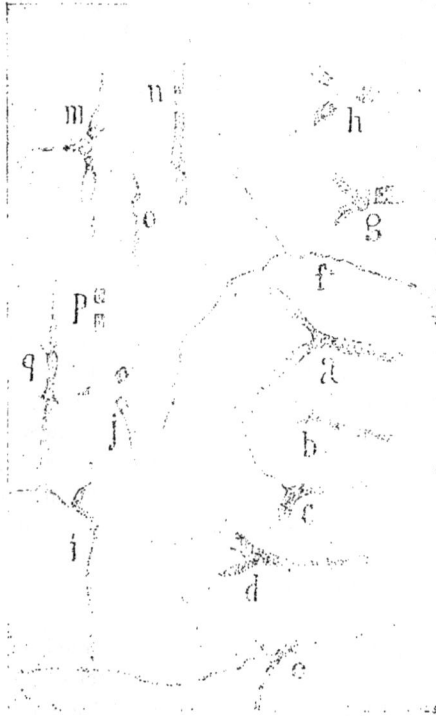

FIG. 96. — Détails des bifurcations et collatérales des racines postérieures, chez le chat âgé de quinze jours. — Méthode d'Ehrlich-Bethe au bleu de méthylène.

a, bifurcation normale d'une fibre sensitive; — *b*, bifurcation égale et pâle; — *c*, bifurcation inégale — *d, e*, trifurcation; — *f*, fibrille sensitive démyélinisée; — *g*, bifurcation dont le centre clair est occupé par un disque bleu foncé; — *h*, bifurcation à centre clair; — *i*, collatérale ordinaire de la substance blanche; — *j*, collatérale avec renflement initial pâle; — *m, n*, étranglements avec disque central bleu foncé, compris entre des limites claires; — *p*, disque double d'un étranglement sans collatérale; — *q*, autre étranglement sans collatérale.

donnent une idée, en *n, m, g* : l'espace central clair de l'étranglement est un peu plus foncé, mais moins foncé que les manchettes extrêmes, dont il reste d'ailleurs séparé par d'étroites bandes, très claires [1].

D'où viennent tous les aspects si divers que nous venons de décrire dans les étranglements? de la constitution même de ces derniers. A notre avis,

Causes des aspects divers

1. Un grand nombre de ces détails sont empruntés à notre travail : CAJAL, El azul de metileno en los centros nerviosos. *Rev. trim. microgr.*, t. I, n° 4, 1896.

des étrangle-
ments.

l'étranglement est, en effet, composé de deux éléments, le cylindre-axe et un ciment qui l'enveloppe. Et c'est à la forme, à la colorabilité, etc., de ces deux facteurs que sont dues toutes ces variétés d'aspect.

Le cylindre-axe, plus ou moins épaissi dans la région moyenne de l'étranglement, est nu, dépouillé de myéline, en ce point; il fixe, par cela même, très rapidement le bleu, pendant la période positive de la méthode d'Ehrlich; il l'élimine avec une égale rapidité, durant la phase négative. Voilà toute trouvée l'explication du fait que l'étranglement est haut en couleur dans les débuts de l'imprégnation et dans les imprégnations rapides, et pâle, au contraire, aux derniers moments et dans les imprégnations de longue durée. Quant aux régions myélinisées du cylindre-axe, si leur teinte est uniforme et l'intensité moyenne, c'est pour des raisons inverses; elles prennent le bleu plus lentement, mais elles l'abandonnent de même.

Cylindre ci-
mentaire.

Pour les effets dus au ciment, voici quelle peut être leur interprétation : ce ciment, qui forme enveloppe protectrice au cylindre-axe dans la région de l'étranglement et possède ici, sur les fibres centrales, des propriétés sûrement différentes de celles qu'il a sur les fibres périphériques, est disposé en un manchon unique, tantôt long, tantôt court, intercalé entre les extrémités de deux segments myéliniques successifs qu'il joint ainsi. En un mot, c'est un véritable disque de Ranvier, qu'il rappelle du reste entièrement lorsqu'il se ramasse et proémine sur les contours du cylindre-axe; mais, au lieu d'être étroit, comme dans les fibres périphériques, il est ici, sur les fibres centrales, plus ou moins large. A ce disque, qui n'en est plus un, on pourrait donner le nom de *cylindre cimentaire protecteur*. Il se colore parfois secondairement, comme le disque de soudure des fibres périphériques, c'est-à-dire lorsque la préparation au bleu d'Ehrlich est soumise à l'action des fixateurs; et comme lui aussi, il donne une croix de Ranvier, un peu modifiée, il est vrai, quand il s'imprègne en même temps que la portion nue, cyanophile du cylindre-axe, c'est-à-dire pendant la phase positive de la méthode d'Ehrlich.

Nous avons réussi, il y a quelques années, à colorer le manchon cimentaire protecteur dans la moelle épinière, à l'aide d'une méthode spéciale où l'argent est réduit à l'état de sulfure [1]. Il apparaît seul, dans ce cas, la myéline et le cylindre-axe ne s'imprégnant nullement; il se montre alors disposé comme dans les préparations traitées par le bleu de méthylène d'Ehrlich.

Étranglements de division et d'émission de collatérales. — Les types d'étranglements que nous venons de décrire, se rencontrent aussi bien sur le parcours simple des fibres qu'aux points où elles émettent des collatérales ou encore aux points de bifurcation. Nous arrivons, ici, à une question qui a été passablement débattue. Quelques auteurs, et en particulier Kölliker [2], ont cru voir, sur les préparations au Weigert-Pal, des divisions se produire sur la gaine de myéline des tubes centraux. Or, la plupart des

1. CAJAL, Pequeñas comunicaciones técnicas. *Rev. trim. micrográf.*, t. V, 1900.
2. KÖLLIKER, Handbuch der Gewebelehre. Bd. II, p. 107, 1896.

chercheurs ne sont point parvenus à retrouver ces ramifications de la gaine médullaire ; dans leurs préparations colorées à l'hématoxyline ou imprégnées à l'acide osmique, ils ont constamment vu la gaine de myéline indivise. Nous savons, cependant, de façon péremptoire, que les fibres nerveuses ne restent pas indivises ; la méthode de Golgi en fournit la preuve. C'est précisément cette contradiction qui nous amena à penser et à soutenir que les collatérales, tout comme les branches de bifurcation des tubes nerveux, naissent toujours au niveau de régions dépouillées de myéline, c'est-à-dire au niveau d'étranglements. Nous ne nous trompions pas : la méthode d'Ehrlich [1] a pleinement confirmé cette prévision accueillie par Kölliker avec une certaine incrédulité.

Il suffit de jeter les regards sur les figures 95 et 96, dessinées d'après des préparations au bleu de méthylène. La dernière surtout, représentant les divers aspects d'étranglements que nous avons constatés dans la moelle, est significative. Le départ des collatérales, aussi bien que la division des tubes se font, on le voit, toujours en un point où ceux-ci manquent de myéline et sont intensément colorés en bleu. Ceci se passe donc bien au niveau d'étranglements. Ces étranglements varient un peu d'aspect, suivant qu'il s'agit de collatérales ou de divisions. A l'origine de collatérales, le cylindre-axe forme un angle à sommet quelque peu épaissi ; dans les divisions, bi- et trifurcations, etc., les cylindres-axes générateurs et les branches-filles, d'ordinaire rétrécis au niveau et près du partage, se renflent, au contraire, plus loin, à l'endroit où le bleu commence à pâlir (fig. 95, e, f ; fig. 96, a). Cela donnerait à croire que, dans les étranglements des fibres centrales comme dans ceux des fibres périphériques, le cylindre-axe possède une écorce plus inextensible qu'en tout autre point, écorce résistant à l'action dilatatrice des réactifs liquides

Ces étranglements de divisions et de collatérales ne diffèrent pas, bien entendu, des autres étranglements des fibres centrales, quant à leur constitution. Il nous paraît, en effet, très vraisemblable qu'eux aussi sont enveloppés d'un manchon de ciment.

Segment interannulaire. — La myéline y possède une apparence homogène ; nous n'y avons pas rencontré, malgré nos recherches, les incisures de Lantermann, que Ranvier signale dans les fibres de la moelle épinière.

Absence des incisures de Lantermann.

FIBRES DE REMAK

Les fibres de Remak [2], du nom de celui qui, le premier, en a donné la description dans les nerfs sympathiques, se distinguent de toutes autres par

1. CAJAL, Sobre las fibras nerviosas de la capa granulosa del cerebelo. *Rev. trim. de Histol. norm. y patol.*, n° 3 y 4, marzo, 1889. — Sur l'origine et les ramifications des fibres nerveuses de la moelle embryonnaire. *Anat. Anzeiger*, n° 3, 1890.
2. REMAK, Observationes anatomicæ et microscopicæ de systematis nervosi structurâ. Berlin, 1838.

deux faits : l'absence de gaine de myéline et la présence, de distance en distance, de noyaux ovoïdes allongés.

Dans le sympathique, les fibres de Remak ou amyéliniques ne sont, d'après notre démonstration[1] confirmée par celles de Retzius[2], V. Gehuchten[3], L. Sala[4], V. Lenhossék[5], Kölliker[6] et Dogiel[7], que la continuation de l'axone des cellules multipolaires du grand système végétatif. Mais fibres de

Grande fréquence des fibres de Remak.

Remak n'est pas synonyme de fibres du sympathique, comme on tend trop souvent à le croire. Fibres de Remak signifie simplement fibres sans myéline et recouvertes de noyaux allongés. De ces fibres, il y en a partout dans le système nerveux et elles ont toutes sortes d'origine. Les fibres des petits faisceaux nerveux, qui constituent, dans toute la série des vertébrés, les nerfs olfactifs, sont des fibres de Remak; les nerfs de l'amphioxus, des cyclostomes, de tous les invertébrés, ne sont encore que des fibres de Remak, et la quantité énorme des terminaisons des tubes myélinisés des

La myéline, absente des fibres de Remak, n'est qu'un perfectionnement de la fibre nerveuse.

nerfs périphériques ne sont chez tous les vertébrés, dans leur portion dépouillée de myéline et garnie de noyaux, que des fibres de Remak, à proprement parler. C'est que le fourreau de myéline n'est pas indispensable à la fonction des fibres. Il est pour elles et le système nerveux un simple perfectionnement. Nous ne le voyons, en effet, que sur les longs fils conducteurs des vertébrés, les cyclostomes exceptés. Sur les autres filaments nerveux et chez les invertébrés, il n'existe pas[8]. Cela s'explique : quand, et les exemples en sont innombrables, un perfectionnement de structure plus favorable, plus adapté, se produit dans un organisme, un organe, un tissu ou un élément, il ne s'étend pas nécessairement à tous les organismes, organes, tissus ou éléments similaires. Ceux-ci n'abandonnent pas nécessairement, ni complètement, ni tous à la fois les dispositions phylogéniques primitives. Pour des raisons d'adaptation localisée, — que l'on traduit par cet axiome biologique : la fonction fait l'organe, — seuls certains de ces organismes, organes, tissus ou éléments, se perfectionnent. Il en est de même ici; seules, un certain nombre de fibres se perfectionnent; elles sont d'autant plus nombreuses que l'animal est plus élevé dans la série et qu'il entretient plus de relations avec le monde extérieur ; elles sont,

1. CAJAL, Notas preventivas sobre la retina y gran simpático de los mamíferos. *Gaceta sanitaria*, 1er décembre, 1891.

2. RETZIUS, Ueber den Typus der sympathischen Ganglienzellen der höheren Thiere. *Biol. Untersuch.*, Neue Folge, Bd. III.

3. VAN GEHUCHTEN, Les cellules nerveuses du sympathique chez quelques mammifères et chez l'homme. *La Cellule*, t. VIII, 1er fasc., 1892.

4. L. SALA, Sulla fina anatomia dei ganglii del simpatico. *Monit. Zool. ital.*, août, 1892.

5. V. LENHOSSÉK, Beiträge zur Histologie des Nervensystems und der Sinnesorgane. Wiesbaden, 1894.

6. A. KÖLLIKER, Ueber die feinere Anatomie und die physiologische Bedeutung des sympathischen Nervensystems. *Wiener klin. Wochenschrift*, n° 40, 1894.

7. DOGIEL, Zwei Arten sympathischen Nervenzellen. *Anat. Anzeiger*, n° 21, 1896.

8. Certains savants, Apathy, par exemple, décrivent chez les invertébrés (*Hirudo, Lumbricus*, etc.) une gaine spéciale, comparable, disent-ils, au manchon myélénique. Cette gaine, parfois très volumineuse, ne possède pourtant ni les propriétés chimiques, ni la structure de la gaine myélénique des vertébrés.

aussi, d'autant plus nombreuses que l'organe nerveux à desservir est plus
élevé dans la hiérarchie du système nerveux et entretient, lui-même, des
rapports plus suivis et plus variés avec un milieu ambiant plus divers.
Mais il n'en advient ainsi, même chez les vertébrés les plus hauts placés,
qu'à l'âge adulte de ces fibres.

Tant qu'elles sont embryonnaires et jeunes, tant qu'elles ne fonctionnent
pas encore ou seulement pour une vie intérieure, primitive, d'invertébré ou
de vertébré inférieur, les fibres sont privées de myéline; elles reproduisent
alors, de façon passagère, dans la vie nerveuse de l'être, les stades originels
et successifs de la vie nerveuse de la série. C'est à ces stades, que s'arrêtent d'une façon permanente les fibres de Remak, toujours privées de
myéline, soit par économie, soit parce qu'elles sont vouées à des fonctions
subalternes, comme dans le sympathique, soit parce qu'étant d'un court
trajet, les fuites de courants offrent moins de gravité (exemple : les cylindres-
axes des cellules à axone court, les cylindres-axes des grains du cervelet,
etc.), soit enfin, ce qui paraît plus admissible, parce qu'elles sont chargées
de fonctions tout intimes ou de rapports peu variés et frustes. Guidé par
cette conception et mettant à profit les travaux existants de Flechsig et
d'autres auteurs ou les travaux à instituer à cet effet, peut-être trouverait-
on, dans l'ordre d'apparition de la myéline sur les faisceaux nerveux et les
fibres d'un animal, un reflet, un souvenir des adaptations nerveuses
auxquelles tous ses ancêtres échelonnés ont été soumis, en leur temps; en
d'autres termes, peut-être, retrouverait-on ainsi la trace des milieux vécus
par eux, des influences subies, des luttes soutenues pour leur perpétuation ;
ce serait une reconstitution sûrement difficile, mais bien désirable, et à
laquelle, d'ailleurs, l'histoire synchronique, à peu près encore toute à faire,
du développement des autres tissus et des autres organes pourrait singulièrement aider.

Pour étudier les fibres de Remak nous choisirons de préférence les nerfs
viscéraux des ganglions sympathiques chez les vertébrés de grande taille.
Là, elles se trouvent presque à l'exclusion de toutes autres espèces; ailleurs,
au contraire, dans les *rami communicantes*, dans les commissures qui unissent
les uns aux autres les ganglions de la chaîne du grand sympathique et surtout dans les nerfs de la vie de relation, elles sont entremêlées à un nombre
considérable de fibres myélinisées. Pour les mettre en évidence, nous adop-
terons celle de toutes les méthodes qui donne les résultats les plus satisfai-
sants, la méthode d'Ehrlich. Avec son aide, les images obtenues sont si
précises qu'il nous sera impossible : 1° de prendre pour des cylindres-axes
indépendants de simples faisceaux de fibres de Remak, et 2° de supposer en
ces fibres des anastomoses ou des réseaux, erreurs que la méthode trompeuse de la dissociation a fait souvent commettre aux histologistes.

Les fibres de Remak dans les nerfs viscéraux sympathiques et selon la méthode d'Ehrlich.

Colorons donc, par le bleu de méthylène d'Ehrlich, un nerf sympathique
viscéral, comme celui que représente la figure 97, en *A*. Nous verrons que
ses fibres ont une forme cylindrique et un diamètre de 1 à 2 μ, qui ne varie
pas dans leur parcours soit à l'intérieur, soit à l'extérieur du ganglion. Leur
trajet est quelque peu sinueux ; mais cet aspect change avec l'état de

rétraction ou de relâchement dans lequel les fibres sont examinées. Leurs
contours sont lisses, purs. Ces fibres ne donnent attache à rien qui les

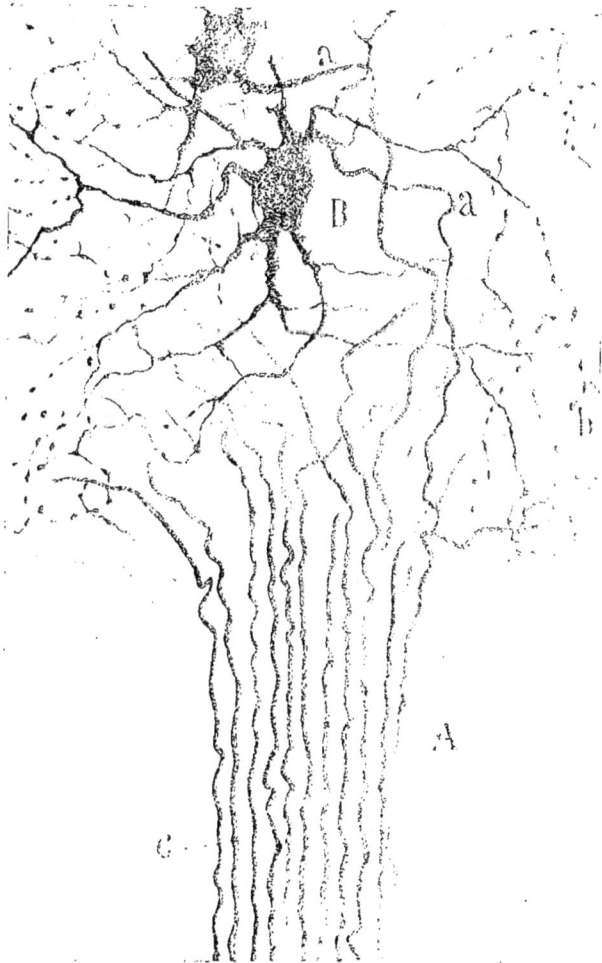

FIG. 97. — Portion du ganglion cervical inférieur du grand sympathique.
Chat adulte. — Méthode d'Ehrlich-Bethe (Apochr. Zeiss, 1,30).

A, petit nerf viscéral intensément coloré de bleu ; on n'y voit que des fibres de Remak ; — B,
grosses cellules sympathiques ; — a, axone ; — b, ramuscules dendritiques ramifiés ; — c, petits
amas de matière cyanophile sur les fibres de Remak.

réunisse entre elles, comme l'ont démontré Boveri, Dogiel, Thucket[1] et
d'autres encore ; elles sont, par conséquent, indépendantes, libres. Ainsi, point

1. THUCKET, On the structure and degeneration of non medulated nerve-fibres.
Journ. of Physiol., vol. XIX, n° 4, 1896.

de ces anastomoses décrites et dessinées par Ranvier [1] ; les adhérences anormales provoquées entre fibres par les agents coagulants de la méthode des dissociations : acide osmique, bichromate, alcool, etc., ont été certainement la cause de sa méprise.

De manchon de myéline, autour de ces fibres, il n'y en a point ; c'est un *Absence totale de gaine de myéline.* fait classique, fondamental, établi par de nombreux histologistes, même les plus modernes : Gad et Heimann [2], Thucket [3], Ranvier, etc. Il n'existe, par conséquent, aucun étranglement. Pourtant, Boveri [4] et Dogiel [5] ont signalé tous deux, sur quelques fibres sympathiques, une gaine médullaire déliée, et le dernier seul, des étranglements. Pures apparences, très probablement. Ils ont pris, sans doute, pour des fibres de Remak quelques-uns de ces tubes myélinisés grêles, d'origine cérébro-rachidienne, qui courent en grand nombre, tant dans les ganglions sympathiques que dans les cordons interganglionnaires de la chaîne du sympathique. Afin d'écarter toute incertitude à ce sujet et de permettre à chacun de se convaincre de la réelle absence de gaine médullaire autour des fibres sympathiques, il suffit de procéder comme nous : suivre un grand nombre de cylindres-axes, depuis leurs cellules-mères dans les ganglions jusque dans les nerfs viscéraux ou les *rami communicantes*. Pour ce faire, il faut s'adresser à de bonnes préparations exécutées par les méthodes de Golgi et d'Ehrlich. Dans ces conditions, il est impossible d'apercevoir le moindre vestige d'étranglement; la teinte bleue des fibres traitées par la méthode d'Ehrlich reste tout du long parfaitement uniforme.

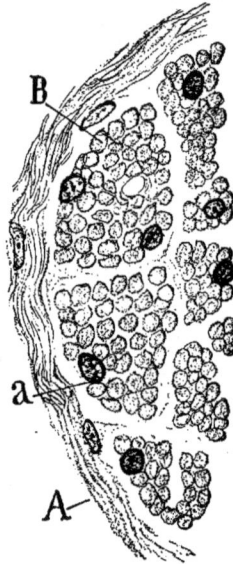

FIG. 98. — Portion de nerf viscéral de bœuf. — Durcissement au bichromate de potasse, coloration à l'hématoxyline.

A, gaine conjonctive du nerf ; — B, section d'une fibre de Remak ; — a, un noyau coupé en travers.

Varicosités, probablement artificielles.

En quelques points seulement, de petits amas tout superficiels de matière cyanophile font saillie sous forme de granulations arrondies, mais latérales (fig. 97, en c). On ne peut absolument pas les confondre avec la concentration axiale du bleu, si caractéristique du véritable étranglement. Ces granulations bleues, que l'on retrouve sous l'aspect de varicosités dans les fibres sympathiques imprégnées au chromate d'argent, augmentent de volume et se vacuolisent, d'autant plus que les préparations restent

1. RANVIER, Traité technique d'histologie. 2e édition, 1889, p. 573 et suivantes.
2. GAD und HEIMANN, *Dubois Raymond's Arch. f. Anat. und Physiol.*, 1890.
3. THUCKET, *loc. cit.*
4. BOVERI, *Abhandl. der Kaiserl. bayerisch. Akad. der Wissenschaften zu München*, Bd. XV, 1885.
5. DOGIEL, *Arch. f. mikrosk. Anat.*, Bd. XLVI, 1896, et *Anat. Anzeiger*, n° 21, 1896.

exposées à l'air. C'est un fait que nous connaissons déjà, et ce que nous en savons nous porte à présumer que les grosses varicosités figurées par Thucket et d'autres ne sont que le résultat d'altérations cadavériques. Voilà à peu près tous les renseignements que peuvent fournir les méthodes d'Ehrlich et de Golgi sur les fibres de Remak. Pour en apprendre davantage, être informé de leur structure, il faut s'adresser à d'autres techniques histologiques. L'on reconnaît alors que dans la composition de la fibre de Remak il entre trois éléments : le cylindre-axe, les noyaux et une gaine.

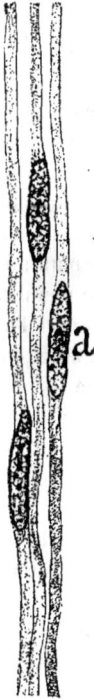

Éléments constitutifs de la fibre de Remak.

Le cylindre-axe. — La fibre de Remak n'est, pour ainsi dire, qu'un cylindre-axe. Nous avons vu que, par les méthodes du bleu de méthylène et du chromate d'argent, son apparence est parfaitement homogène. Par le bleu de méthylène, pourtant, on la voit parfois entourée comme d'une capsule granuleuse de couleur azur intense : simple effet d'un dépôt du bleu à la surface du cylindre-axe. L'apparence est autre dans les préparations ordinaires, c'est-à-dire dans les préparations de sympathique fixé par l'alcool ou le sublimé, puis dissocié et coloré au carmin ou à l'hématoxyline. Ici, le cylindre-axe offre un aspect granuleux et vaguement strié selon sa longueur. Certains auteurs ont annoncé et décrit que ce cylindre-axe était composé de fibrilles primitives. Pour nous, c'est encore là une méprise, soit d'observation, soit d'interprétation. Ils ont considéré comme cylindre-axe, comme unité morphologique, ce qui est tout un faisceau de fibres de Remak, un composé. Leurs fibrilles primitives ne sont donc que des fibres sympathiques, parfaitement indépendantes. Les vraies fibrilles primitives, les neurofibrilles, ne sont visibles, en effet, que par la méthode du nitrate d'argent réduit. Celle-ci les montre sous un aspect plus fin et plus pâle que leurs congénères des tubes cérébro-rachidiens.

Les noyaux. — Voici encore un détail que ni la méthode de Golgi, ni celle d'Ehrlich ne peuvent nous indiquer, comme nous l'avons dit. Nous emploierons donc, pour apercevoir ces noyaux et étudier leur structure, soit la méthode des dissociations, soit le procédé des coupes transversales secondé par des colorations à l'hématoxyline ou aux anilines basiques, thionine, bleu de méthylène, fuchsine, etc.

Prenons, de préférence, des fibres sympathiques dissociées comme celles que représente la figure 99; les noyaux s'y montrent sous une forme ovoïde ou ellipsoïde, avec une longueur de 25 μ et une largeur de 3 à 4 μ. Ils sont disposés de place en place sur un côté de la fibre. Autour de chacun d'eux, et principalement à ses pôles, on aperçoit une certaine quantité de protoplasma granuleux, qui semble s'étendre et se continuer en une fine mem-

FIG. 99. — Fibres de Remak d'un nerf sympathique du chat. — Dissociation par les aiguilles; coloration à l'hématéine.

a, noyau.

branc, enveloppant l'axone. Ceci c'est de l'anatomie topographique. Pour
l'histologie fine de ces noyaux, des objectifs à grande |ouverture vont nous
renseigner ; nous y noterons une fine membrane achromatique, un réseau
assez dense de nucléine, dont les nodosités épaisses, au nombre de trois ou
davantage, simulent des nucléoles et enfin un suc nucléaire transparent. De
ces diverses parties, seul le réseau de chromatine nucléaire présente quelque
chose de particulier; ses mailles, en grande partie transversales, s'attachent,
vers la périphérie, à la membrane du noyau ; elles forment là, par leur
condensation contre et à l'intérieur de celle-ci, une sorte de reticulum
périphérique donnant, dans la mise au point superficielle, l'impression d'une
enveloppe chromatinique.

La gaine. — Existe-t-il une gaine autour des fibres de Remak ? La dissociation, nous venons de le voir, le laissait supposer, en indiquant même
son point de départ : le protoplasma qui entoure le noyau. Voici à son tour
ce que nous enseigne la méthode des coupes transversales. Lorsqu'on
examine une pareille coupe de fibres de Remak à l'aide d'apochromatiques
puissants, comme celui de 1,60 d'ouverture, au monobromure de naphtaline,
on distingue tout autour de l'axone, à une distance variable, une membrane
très fine. Donc, la fibre de Remak possède aussi une gaine. Boveri l'avait
indiquée déjà et Thucket en avait confirmé l'existence. Cette gaine, continuation peut-être de la fine capsule protoplasmique qui renferme le noyau,
serait tout à fait comparable à la gaine de Schwann des fibres à myéline des
vertébrés ou à l'enveloppe des fibres nerveuses chez les invertébrés; et
comme les noyaux de la fibre à myéline, les noyaux de la fibre amyélinique
seraient situés, ayant mêmes rapports, en dedans de la gaine.

En résumé, voici comment on peut considérer la fibre de Remak : c'est
un cylindre-axe enfermé dans un léger étui membraneux, garni à l'intérieur
de cellules conjonctives, menues, à noyau allongé. Mais gaines et cellules
conjonctives sont totalement étrangères à l'axone ; elles n'ont aucune
parenté avec lui ; leur incolorabilité absolue par les méthodes d'Ehrlich et
de Golgi ainsi que par les techniques neurofibrillaires en est la preuve.

NERFS

Un assemblage de tubes nerveux quelconques, marchant hors des centres
et tous de concert dans une même direction, voilà ce qu'on appelle un nerf.
A l'œil nu, les nerfs sont des cordons cylindriques ou rubanés de couleur
blanc jaunâtre et marqués d'une striation longitudinale.

Ils sont nacrés et résistants, lorsque les fibres à myéline surtout les
constituent ; ils sont grisâtres, ternes et fragiles, au contraire, lorsque les
fibres de Remak y prédominent.

Laissons à plus tard la description des nerfs ternes et fragiles de la vie
sympathique, et ne nous occupons, pour l'instant, que des nerfs proprement
dits, des nerfs de la vie de relation, nerfs nacrés et résistants.

Nous les étudierons à l'état de troncs nerveux, embrassant une masse
plus ou moins considérable de faisceaux de fibres, puis quand ils se rédui-

sent à l'un de ces faisceaux et enfin quand ils ne contiennent plus qu'une seule fibre, que nous poursuivrons jusque tout près de sa terminaison.

Structure des troncs nerveux de la vie de relation. — Tout tronc nerveux de la vie de relation renferme donc des fibres à myéline en prédominance et aussi des fibres de Remak ; ceci, au point de vue morphologique. Mais par rapport à la fonction des fibres, c'est-à-dire à leur origine, tout tronc nerveux est composé de trois espèces de fibres : les fibres à myéline motrices, les fibres à myéline sensitives et les fibres de Remak sympathiques ; les deux premières espèces, abondantes et mélangées en pro-

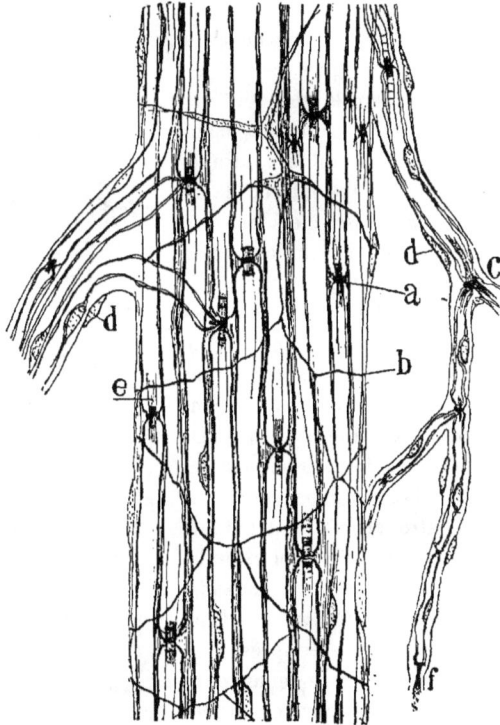

Fig. 100. — Nerf de grenouille. — Imprégnation au nitrate d'argent.

a, disque de soudure et étranglement ; — b, lignes cimentaires de l'endothélium qui enveloppe le faisceau nerveux ; — c, division d'un tube nerveux ; — d, noyau fusiforme de la gaine de Henle ; — e, portion de cylindre-axe coloré par le nitrate d'argent ; — f, point où un tube nerveux perd sa gaine de Henle et sa myéline pour donner lieu à une arborisation terminale pâle.

portions indéterminées, les dernières relativement rares dans les nerfs. Il n'y a pas cependant que des fibres nerveuses dans le nerf ; il s'y trouve aussi du tissu conjonctif plus ou moins lâche, du tissu adipeux, des vaisseaux sanguins ou lymphatiques, etc. Mais c'est la disposition respective surtout du tissu conjonctif et des fibres nerveuses, réunies d'abord en petits fascicules, puis en faisceaux de plus en plus gros, qui constitue, à proprement parler, la structure du nerf.

Cette structure des nerfs a été étudiée par de nombreux histologistes, en particulier par Key et Retzius [1] et par Ranvier [2].

Des coupes transversales de nerfs vont nous en rendre compte. Voici ce qu'on y voit : une enveloppe générale, le *névrilème*, d'où partent des cloisons intérieures, et, encadrés par ces cloisons, des paquets de fibres nerveuses ; ceux-ci sont entourés d'un étui à lames concentriques, la *gaine lamelleuse de Ranvier* ; dans l'intérieur des paquets, les fibres nerveuses sont isolées par une trame de fibrilles connectives, qu'on appelle *endonèvre*.

Les parties constitutives du nerf.

Passons en revue chacune de ces parties. Nous ne parlerons pas des fibres nerveuses que nous avons précédemment appris à connaître.

Le névrilème. — Épaisse, bâtie de tissu conjonctif lâche, riche en vaisseaux sanguins et lymphatiques, cette tunique couvre extérieurement le nerf tout entier. Elle commence avec lui, à son émergence des centres où on la voit se continuer avec la pie-mère. De la face interne de ce névrilème, partent de grosses cloisons, également conjonctives, qui s'insinuent entre les faisceaux des fibres nerveuses entourés de leur périnèvre dense et les isolent dans des compartiments plus ou moins arrondis et volumineux. De nombreux vaisseaux sanguins et lymphatiques parcourent ces cloisons pour, de là, pénétrer dans le périnèvre. De multiples îlots ou amas de tissu adipeux les parsèment, surtout dans les gros troncs nerveux, et l'on y rencontre, ici plus que dans toute autre partie du nerf, des cellules à granulations d'Ehrlich ou *Mastzellen* des Allemands.

La gaine lamelleuse de Ranvier. — Chacun des faisceaux de fibres, isolés après l'épanouissement du nerf ou encore réunis dans son intérieur, est entouré, pour son propre

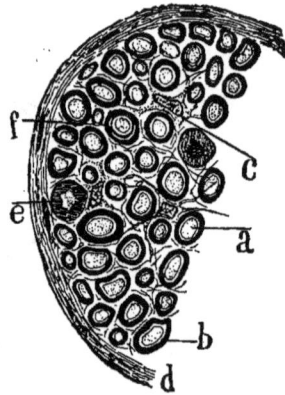

FIG. 101. — Coupe transversale d'un faisceau nerveux. — Coloration par l'acide osmique.

a, cylindre-axe ; — *b*, myéline ; — *c*, cellule conjonctive interstitielle ; — *d*, gaine lamelleuse ; — *e*, coupe d'un tube au niveau ou au voisinage de l'étranglement ; — *f*, gaine de myéline à anneaux concentriques par section au niveau d'une incisure.

compte, d'une gaine absolument indépendante de la gaine de ses congénères. Cette gaine est une membrane spéciale, conjonctive, appelée *périnèvre* par Key et Retzius, et *gaine lamelleuse* par Ranvier, nous allons voir pourquoi. Son aspect compact, dense et surtout strié concentriquement la font reconnaître aussitôt. Les stries serrées, interrompues de temps à autre par des noyaux allongés en arc de cercle, lui donnent une apparence lamelleuse caractéristique. Et, en effet, elle est, ainsi que la

1. KEY und RETZIUS, Studien in der Anatomie des Nervensystems. *Arch. f. mikros. Anat.*, Bd. IX, 1873.
2. RANVIER, Traité technique d'histologie. Leçons sur l'histologie du système nerveux, 1878.

démonstration en est due à Ranvier, formée de petites lames, en oublie, dues à l'accolement de faisceaux conjonctifs extrêmement ténus et entre-croisés en tous sens ; c'est dire que ces lames s'anastomosent entre elles et que la gaine édifiée par elles est un tout continu. Mais ces lamelles ne sont pas disposées indifféremment. Elles se juxtaposent, s'adossent, s'imbriquent en rangées circulaires, de diamètre décroissant, et séparées les unes des autres par des espaces, des fentes, peut-être lymphatiques, revêtues, selon toute vraisemblance, de cellules endothéliales, dont le nitrate d'argent révèle nettement les contours. On peut s'en convaincre d'après la figure 100, où on a représenté un petit nerf de grenouille, dans lequel l'imprégnation argentique a décelé un endothélium, étalé en une couche unique, sous une fine gaine unilamellaire.

Endonèvre. — La formation ainsi dénommée par Key et Retzius a reçu de Ranvier le nom de *tissu conjonctif intra-fasciculaire*. Il s'agit là d'une trame conjonctive, de grande délicatesse, interposée aux tubes du faisceau nerveux et les séparant dans toutes les directions, avec orientation prédominante dans le sens des fibres nerveuses. Ce qui prouve que cette trame est de nature conjonctive, c'est que ses filaments se comportent comme ceux du tissu conjonctif ordinaire en présence des réactifs. Ils se colorent, en effet, vivement, par les mélanges d'acide picrique et de fuchsine acide de V. Gieson, d'acide picrique et de carmin d'indigo de Cajal. Entre les fibrilles conjonctives et souvent tout contre les tubes nerveux, on voit des cellules conjonctives étoilées, pourvues de crêtes d'impression, et en tout comparables à celles du tissu conjonctif lâche (fig. 101, c). En outre de ces cellules, que Ranvier a bien décrites, on en constaterait d'autres, d'après Luigi Sala [1], qui seraient aplaties et fortement appliquées contre la membrane de Schwann, sur laquelle elles étendraient, de toutes parts, comme une pieuvre, de nombreux appendices.

Structure des petits nerfs. — Mais le nerf, dans sa course vers la périphérie, ne reste pas un ; gros ou petit, il détache de temps à autre des rameaux plus ou moins volumineux, arrive près de sa destination, singulièrement réduit et finit par s'épuiser en ses ramifications ultimes. Il s'est donc peu à peu décomposé en ses faisceaux constitutifs. Ceux-ci, à leur tour, continuent cette décomposition en se démembrant, et ainsi de suite jusqu'à ce que chaque branche de division ne consiste plus qu'en une fibre nerveuse unique ; la désintégration ne s'arrête même point là.

Le tissu conjonctif suit aussi, pas à pas, cette décomposition. Le névrilème, de plus en plus mince, n'est plus finalement que le tissu conjonctif banal dans lequel plongent tous les organes internes. La gaine lamelleuse, elle, conserve, au contraire, sa personnalité ; les étuis emboîtés diminuent de nombre, deviennent au fur et à mesure plus transparents et plus ténus, et lorsque la fibre nerveuse s'est séparée de ses congénères, lorsqu'elle court

Décomposition des faisceaux primitifs et de la gaine lamelleuse.

1. L. SALA, Contribution à la connaissance de la structure des nerfs périphériques. *Arch. ital. de Biologie*, t. XXIV, fasc. III, 1895.

solément vers son but, elle n'est plus protégée, jusque tout près de son arborisation terminale, que par une membrane délicate, dénommée par Ranvier
gaine de Henle, en l'honneur de l'anatomiste qui, le premier, en fit mention.

Cette membrane de Henle, translucide, légèrement granuleuse, boursou-
flée de distance en distance par des noyaux allongés et fusiformes (fig. 100, *d*),
n'est point directement appliquée contre la gaine de Schwann de la fibre
qu'elle accompagne. Un espace tubulaire, continu, plein de plasma nutritif,
l'en sépare, qui, remontant vers le nerf originel, va communiquer avec le
tissu conjonctif interstitiel des cloisons névrilématiques. Peut-être en est-
elle encore séparée par une gaine, sans noyaux, que Ruffini[1] a récemment
décrite et qui tapisserait sa paroi interne.

Gaine de Henle.

Divisions des fibres nerveuses périphériques. — Dès l'instant où la fibre
nerveuse, née indépendante dans l'axe cérébro-rachidien ou dans les ganglions annexes, recouvre son indépendance par la décomposition du nerf,
tout l'intérêt se concentre sur elle. A son tour, vrai nerf en miniature, elle
se décompose, d'abord et généralement, en deux branches filles plus déliées.
Mais des divisions en trois branches et même en un nombre plus grand ne
sont pas rares, comme on peut s'en assurer par ce qui se passe sur les
fuseaux musculaires et sur les terminaisons nerveuses de l'organe électrique
de la torpille. Puis, ces branches se partagent encore en deux ou trois
autres, et ces divisions peu-
vent se répéter un assez grand
nombre de fois, d'ordinaire
de trois à six, avant que,
toutes les gaines de Henle,
ayant totalement disparu
après s'être peu à peu amincies, l'arborisation terminale
avec ses fibrilles nerveuses
nues se soit constituée. Cette
arborisation, dont les aspects
sont très divers, nous l'étudierons plus tard, lorsque
nous nous occuperons des
terminaisons sensitives
et motrices. Pour le moment,
voyons comment se présen-

*La fibre ner-
veuse redeve-
nue libre; ses
divisions
avant l'arbo-
risation termi-
nale.*

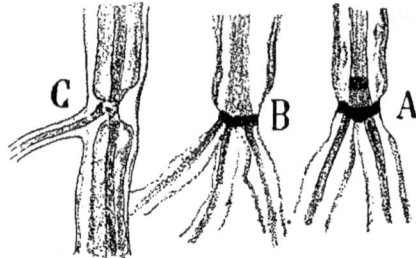

Fig. 102. — Détails des divisions qui s'opèrent
sur les tubes nerveux périphériques dans leur
parcours libre et avant leur terminaison. — Nerf
du pectoral cutané de la grenouille. — Imprégnation au nitrate d'argent.

A, division en Y, pourvue d'un disque à éperon ; — B, division en trois fibres ; — C, étranglement d'où part une
collatérale sans myéline.

tent et s'effectuent ces divisions. Parfois, les fibres-filles se séparent l'une
de l'autre à angle aigu, c'est la division en Y ; d'autres fois, le départ se
fait à angle droit sur la fibre-mère, on a alors la division en T. Lorsque le
tube générateur donne trois rameaux, l'un de ceux-ci, pour l'ordinaire,
continue la direction première, et les deux autres s'en écartent soit à

1. A. Ruffini, Di una nuova guaina nel tratto terminale delle fibre nervose periferiche. *Anat. Anzeiger*, Bd. XII, n° 19, 1896.

angle droit, d'où une division cruciforme, soit à angle obtus, d'où récurrence de ces fibres. Ce sont les types de division les plus habituels; mais les variétés abondent, dépendant de la direction des fibres émises.

Manière dont se comportent les diverses parties de la fibre nerveuse pendant ses divisions.

Comment, dans ces divisions successives, se comportent les diverses parties de la fibre nerveuse ? Des imprégnations à l'argent ou à l'osmium nous le disent : La gaine de Henle accompagne la fibre, comme nous l'avons vu, jusque près de son arborisation ultime. La myéline continue, également jusqu'à ce point, à couvrir le cylindre-axe de ses manchons ; mais ceux-ci deviennent de plus en plus courts à mesure que les divisions se multiplient et avoisinent la terminaison. Les étranglements par conséquent se rapprochent. Leur nombre augmente précisément à cause des divisions répétées, car ici comme toujours et ainsi que l'a démontré Ranvier, ces divisions s'opèrent au niveau d'un étranglement. Le cylindre-axe, bien entendu, s'amincit à mesure de sa décomposition. Au niveau de chaque étranglement de partage, c'est-à-dire de ses divisions, il s'élargit en cône, dont la base dirigée vers l'arborisation terminale est soutenue par le disque de soudure ; la figure 102 le montre bien. Celui-ci se prolonge inférieurement en un éperon bi-, tri- ou pluri-latéral, logé dans l'angle de divergence des ramuscules nés de la division. Il est percé, pour leur passage, de deux ou trois ou plusieurs canaux, en V renversé, en trépied, etc. Mais ces ouvertures peuvent atteindre le bord du disque, qui présente alors autant d'échancrures que la division du cylindre-axe donne de ramuscules (fig. 102, *A*, *B*).

CHAPITRE X

LA MOELLE ÉPINIÈRE

PLAN DE DESCRIPTION DES CENTRES NERVEUX. — CONFORMATION EXTERNE ET INTERNE
DE LA MOELLE ÉPINIÈRE

Nous connaissons les éléments du tissu nerveux dans leurs détails les plus importants. Il nous faut maintenant aborder l'étude particulière des organes qu'ils constituent et qu'on appelle *centres nerveux*.

Tout centre nerveux est composé de deux tissus ou substances qui diffèrent d'aspect et de couleur : l'une est la *substance blanche* et l'autre la *substance grise*.

La substance blanche est formée de tubes nerveux à myéline et de cellules névrogliques à longs rayons ; la substance grise est faite de cellules nerveuses, plus ou moins entremêlées à des fibres nerveuses et à des corpuscules névrogliques dont les prolongements sont courts.

Pour donner une idée plus complète et plus précise de la texture générale de la substance grise, il nous faut ajouter que celle-ci est le produit de *l'enchevêtrement* des quatre éléments suivants : les neurones à cylindre-axe long, y compris toute leur ramure dendritique ; les neurones à cylindre-axe court avec leurs arborisations entières, axile et protoplasmiques ; les ramifications des collatérales issues des tubes nerveux de la substance blanche voisine ; finalement, les arborisations nerveuses terminales de neurones sensitifs, sensoriels, moteurs volontaires et associatifs à cylindre-axe long, dont le siège est en d'autres foyers.

Forme, taille, nombre, mode d'association, etc., de tous ces facteurs varient beaucoup suivant les centres, d'où nécessité d'une étude particulière de la structure de chacun d'eux.

Nécessité de décrire chaque centre nerveux en particulier.

Chaque *centre* ou *foyer nerveux* est aussi un lieu où s'embranchent et s'associent de façon compliquée deux sortes de conducteurs : d'une part les *voies sensitives et sensorielles* qui apportent au centre la commotion nerveuse, et de l'autre les *voies motrices* qui transmettent cette commotion aux appareils locomoteur et glandulaire respectifs.

Cette conception des centres nerveux nous servira de guide dans la description que nous ferons de chacun d'eux. Nous présenterons donc en un ensemble systématique les trois parties constitutives de chaque foyer nerveux, c'est-à-dire le neurone sensitif, le neurone intermédiaire et le

Notre plan de description des centres nerveux.

neurone moteur. En procédant ainsi, nous ne ferons, d'ailleurs, que maintenir le groupement naturel de ces divers facteurs ; en outre, nous aurons l'avantage de préparer et de faciliter l'explication physiologique de la texture des centres nerveux.

Conformément à ce plan d'exposition, adopté aussi, mais partiellement, par Van Gehuchten, nous étudierons les terminaisons nerveuses sensitives et motrices avec la moelle ; les origines et terminaisons des nerfs vestibulaire, cochléaire, vague, glosso-pharyngien, etc., et aussi le cervelet avec le bulbe ; le nerf optique et la rétine, ainsi que les origines des nerfs moteurs oculaires commun, externe et pathétique, avec les tubercules quadrijumaux ; enfin, le nerf olfactif et sa racine périphérique avec le cerveau proprement dit.

CONFORMATION EXTERNE DE LA MOELLE ÉPINIÈRE

Situation, étendue, renflements.

La moelle épinière est un cordon blanc, logé dans le canal rachidien, dans lequel il s'étend chez l'homme, sans en remplir d'ailleurs toute la cavité, depuis le trou occipital jusqu'à la deuxième vertèbre lombaire. Il présente deux renflements correspondant à l'origine des nerfs des membres ; l'un, appelé *renflement cervical*, est compris entre la troisième ou quatrième vertèbre cervicale et la deuxième dorsale ; l'autre, le *renflement lombaire*, va de la dixième vertèbre dorsale à la première lombaire.

Sillons et cordons qu'ils délimitent.

Lorsqu'on inspecte la conformation extérieure de la moelle, on voit qu'elle présente deux sillons médians. L'un est antérieur, rectiligne et profond ; un repli de la pie-mère y pénètre. L'autre est postérieur et superficiel ; le fond en est occupé par une cloison verticale de cellules épithéliales. Ces deux sillons partagent incomplètement la moelle en deux demi cylindres latéraux symétriques.

Chacune de ces moitiés de la moelle est subdivisée à son tour par deux autres sillons. Le *sillon latéral antérieur* est discontinu ; c'est, en réalité, une suite de fossettes d'où sortent les racines antérieures ou motrices. Le *sillon latéral postérieur* est plus net ; c'est lui qui donne accès aux racines postérieures ou sensitives dans la moelle. Les trois cordons blancs délimités par ces sillons se dénomment ainsi : la portion de substance blanche comprise entre le sillon médian antérieur et l'origine des racines motrices porte le nom de *cordon antérieur* ; celle qui est placée entre les deux sortes de racines motrices et sensitives s'appelle *cordon latéral* ; enfin le gros faisceau limité en dehors par les racines postérieures et en dedans par le sillon dorsal médian a reçu le nom de *cordon postérieur*. Les anatomistes décrivent encore deux sillons ; l'un deux, situé sur les lèvres de la scissure médiane antérieure, mais peu constant, fragmente le cordon antérieur en un segment interne ou *faisceau de Türck*, et un segment externe ou *partie fondamentale du cordon antérieur* constituée par des *voies courtes* ; l'autre, le *sillon collatéral postérieur*, qui existe seulement dans la région cervicale et dans la portion supérieure de la région dorsale de la moelle, est placé dans le cordon postérieur, où il permet de distinguer une partie externe sous le nom de *cordon de Burdach*, et une partie interne sous le nom de *cordon de Goll*.

Tels sont les cordons ou voies conductrices, plus ou moins distinctes, qu'au simple aspect extérieur on peut découvrir dans la moelle. Mais les cordons médullaires sont, en réalité, bien plus nombreux et compliqués ; car, chacun de ceux que nous venons d'énumérer, loin de constituer un tout dynamique indivis, est un composé de maintes espèces de fibres, dont origine et provenance sont différentes. Ces divers systèmes de conduction, que l'on peut déceler au moyen de la méthode embryologique de Flechsig ou de celle des dégénérations secondaires employée par Türck, Charcot, Bouchard, Kahler et Pick, etc., seront étudiés dans le cours de ce chapitre et du suivant.

CONFORMATION INTERNE

Une coupe transversale de moelle épinière, colorée par une méthode quelconque et vue à l'œil nu, montre deux formations bien distinctes : la *substance blanche*, qui, au rebours de ce qui a lieu dans le cerveau, est disposée, à la périphérie, en une écorce épaisse ; et la *substance grise*, placée à l'intérieur, autour du canal étroit de *l'épendyme*, reste de la cavité médullaire primitive. Une membrane adhérant fortement à la substance blanche enveloppe la moelle : c'est la pie-mère, chargée des vaisseaux nourriciers de ce centre.

Conformation interne de la substance grise. — Cette substance, dont la couleur gris jaunâtre est due au pigment brun des corps cellulaires qui la peuplent, est essentiellement constituée par des cellules nerveuses réunies en une masse continue, sans stratification manifeste. Elle apparaît sous forme de deux demi-cylindres, l'un droit et l'autre gauche, adossés par leur convexité et excavés en dehors. En réalité, un large pont, transversal et médian, englobant l'épendyme, les unit. Le prolongement antérieur de chacun de ces demi-cylindres creux est volumineux, c'est la *corne antérieure* ; la pointe postérieure, mince, au contraire, et arrêtée non loin du sillon collatéral postérieur, est la *corne postérieure*. Enfin, le pont central, qui relie les deux moitiés latérales de la substance grise, porte le nom de *commissure*. La bande grise placée en avant de l'épendyme et au fond du sillon médian antérieur est connue sous le nom de *commissure blanche*, tandis que la bande postérieure située derrière le canal central et ourdie de fibres et de cellules se nomme *commissure grise*.

Chacune des deux cornes de la substance grise est divisible en plusieurs territoires, que l'on ne distingue pas toujours facilement l'un de l'autre.

La *corne antérieure* occupe une surface beaucoup plus considérable que la corne postérieure. Son contour est dentelé ; à chacune des dentelures vient s'attacher une de ces cloisons ou septums de la substance blanche voisine que suivent les fibres nerveuses pour parvenir à la substance grise. Malgré leur délimitation insuffisante, on peut distinguer dans la corne antérieure trois groupes ou territoires cellulaires : un antéro-interne (fig.

Aspect général ; territoires.

Corne antérieure ; ses noyaux.

37

103, *j*), au voisinage de la commissure blanche; c'est le noyau commissural des auteurs; un autre, antéro-externe (fig. 103, *h, i*), placé en face des racines antérieures et peuplé par les cellules motrices; c'est le noyau moteur, parfois dédoublé; enfin, le troisième, postérieur ou postéro-externe

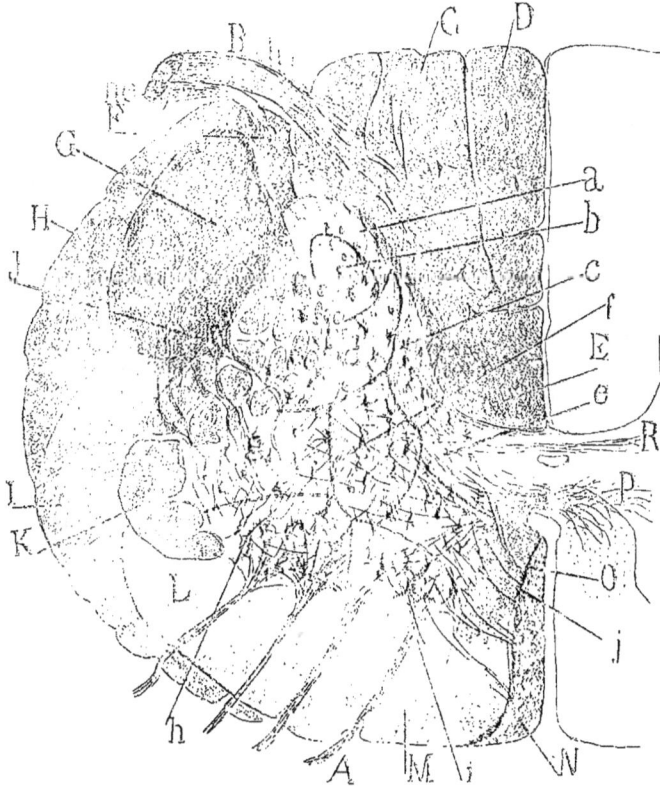

FIG. 103. — Schéma de la moelle cervicale de l'homme, montrant les divers territoires de substance grise et les systèmes de substance blanche.

A, racines antérieures ; — B, racine postérieure ; — C, cordon de Burdach ; — D, cordon de Goll ; — E, partie antérieure du cordon postérieur ; — F, zone marginale de Lissauer ; — G, faisceau pyramidal croisé; — H, faisceau cérébelleux de Flechsig; — I, faisceau de Gowers; — J, système ou faisceau de la corne postérieure; — K, système du noyau gris intermédiaire; — L, cordon intermédiaire; — M, voies courtes du cordon antérieur; — N, faisceau pyramidal direct ou cordon de Türck; — O, faisceau commissural; — P, commissure blanche ou antérieure; — R, commissure grise ou postérieure; — a, substance de Rolando; — b, tête de la corne postérieure; — c, noyau basilaire interne; — d, noyau basilaire externe; — e, substance grise ou gélatineuse centrale; — f, noyau gris intermédiaire; — g, noyau du cordon antéro-latéral; — h, noyau moteur externe; — i, noyau moteur interne; — j, noyau gris commissural.— La voie pyramidale est teintée en rouge, les voies sensitives le sont en bleu et les autres voies en bistre.

(fig. 103, *g*), siégeant tout près du cordon latéral; c'est le noyau cordonal ou funiculaire antéro-latéral.

Corne posté-
rieure; ses
parties; les

L'aire couverte par la *corne postérieure* est allongée et étroite, surtout dans les régions dorsale et cervicale. Elle renferme : 1° la *substance géla-tineuse de Rolando* (fig. 103, *a*), sorte de coiffe ou de limbe arqué, d'aspect finement granuleux, qui enveloppe la tête de la corne postérieure ; 2° *la tête* même ou *sommet* de cette corne, de forme ovoïde, située immédiatement en avant de la substance gélatineuse ; c'est le point de concours général de toutes les collatérales du cordon postérieur (fig. 103, *b*) ; 3° *la base* de la corne, territoire mal défini, en continuité en arrière avec la tête de la corne postérieure et en avant avec le noyau gris intermédiaire. On peut partager cette base en deux régions : l'une *interne* ou *noyau basilaire interne* (fig. 103, *c*), comprise entre le cordon postérieur et le faisceau sensitivo-moteur, l'autre externe ou *noyau basilaire externe* (fig. 103, *d*). Cette dernière région beaucoup plus développée que la précédente est placée en dehors du faisceau sensitivo-moteur ; elle se continue extérieurement avec le noyau gris interstitiel du faisceau de la corne postérieure ; 4° la *colonne vésiculaire de Clarke*, masse cellulaire, voisine de la commissure et du cordon postérieur, arrondie sur une coupe transversale et n'ayant de limites bien précises que dans la moelle dorsale et dans la partie supérieure de la moelle lombaire.

On peut diviser la substance grise intermédiaire aux deux cornes en deux territoires : la *zone grise centrale* (fig. 103, *e*) ou *substance gélatineuse centrale* des auteurs, formée par le croissant ou limbe qui entoure le canal épendymaire et le *noyau gris intermédiaire* (fig. 103, *f*), masse grise ovoïde sur coupe, à grand axe antéro-postérieur et située au point où les deux cornes s'unissent, plus près cependant de la postérieure que de l'antérieure. Ce noyau est très ample dans la région cervicale et fort réduit, au contraire, dans la région dorsale ; il s'accole à la portion antéro-externe de la colonne de Clarke et sert de passage à la plupart des fibres du faisceau sensitivo-moteur.

La substance grise se comporte de façon quelque peu différente suivant les segments de la moelle.

Dans la *région cervicale*, la corne antérieure est plus étendue que dans la région dorsale. Elle y présente, au niveau du renflement cervical, deux noyaux moteurs : l'un antéro-interne, l'autre antéro-externe. Enfin à l'union des cornes antérieure et postérieure et surtout au niveau de la base et de la tête de la corne postérieure on voit la substance blanche faire irruption dans la grise sous forme de faisceaux indépendants (fig. 103, *J*). Cet envahissement de la substance grise par la substance blanche débute déjà dans la région dorsale ; il atteint son maximum dans la moelle cervicale et le bulbe rachidien. La substance grise, ainsi fragmentée, présente un aspect réticulé, qui lui a valu le nom de *processus reticularis* de la part de Lenhossék père. Nous l'appellerons *noyau gris interstitiel* (figs. 103 et 104).

La substance grise de la *région dorsale* est surtout caractérisée par le rétrécissement transversal de la corne motrice, par l'existence, entre les deux cornes, d'un territoire anguleux, faisant saillie dans le cordon latéral, où il forme la *corne latérale* des auteurs, enfin par le développement considérable de la colonne de Clarke (fig. 103). Cette dernière fait défaut dans la moelle lombaire inférieure ; elle commence à paraître au niveau des deux premières vertèbres lombaires et parvient à son plus grand diamètre dans la partie inférieure de la région dorsale ; de là, elle monte en

noyaux voisins.

Substance grise intermédiaire aux deux cornes.

Aspect de la substance grise suivant les segments de la moelle.

Colonne de Clarke.

diminuant, pour disparaître à la limite inférieure du segment cervical.

La *moelle lombaire* est aisément reconnaissable à la brièveté et à l'aspect arrondi des cornes. Par sa forme ramassée et presque demi-circulaire, la corne postérieure rappelle la disposition qu'elle avait à l'époque embryonnaire. Quant à la substance blanche, elle est relativement peu abondante du fait même de la plus grande étendue de la substance grise.

La colonne de Clarke manque, nous l'avons dit, dans les régions lombaire inférieure et cervicale. Elle y est toutefois représentée par un agrégat de petites cellules homologues des siennes, agrégat auquel nous donnons le nom de *noyau basilaire interne* (fig. 103, c), comme on l'a vu précédemment. Il existe, en outre, au voisinage immédiat de cette colonne ou de la place qu'elle occuperait dans la région lombaire un noyau, compris entre le cordon postérieur et le canal central, mais avec des limites incertaines; il est peu développé chez l'homme, mais assez étendu chez les animaux, tels que le chat et le chien. Ce noyau, que nous désignerons du nom de *noyau commissural postérieur*, est très aminci à sa partie moyenne à cause de la proximité de la colonne de Clarke.

Noyau basilaire interne.

Noyau commissural postérieur.

Cloisons névrogliques et vaisseaux.

CONFORMATION INTERNE DE LA SUBSTANCE BLANCHE. — Les tubes nerveux qui constituent la substance blanche sont répartis en petits faisceaux d'épaisseur fort inégale, grâce à des cloisons névrogliques. Ces cloisons, chargées de vaisseaux sanguins, partent de la surface de la moelle, où elles adhèrent à la pie-mère; elles pénètrent dans la substance blanche et, dans leur ensemble, s'y disposent en un réseau à mailles irrégulières, orientées pour la plupart, dans le sens radial; elles vont enfin se répandre dans le territoire des cornes grises, où elles se terminent par des extrémités renflées.

Proportion relative entre les deux substances.

L'épaisseur de la substance blanche est proportionnelle, mais non d'une façon absolue, à la quantité de substance grise voisine. C'est ainsi qu'elle est plus abondante au niveau des renflements cervical et lombaire que dans la région dorsale moyenne. Si la substance blanche ne contenait que des voies courtes ou endogènes, cette proportion aurait quelque chance de se maintenir assez rigoureusement dans toute la longueur de l'axe spinal. Mais les cordons renferment encore des voies ou systèmes exogènes : voie pyramidale et voies sensitives ascendantes dont le volume, indépendant de la masse grise médullaire, croît peu à peu de bas en haut. Cette restriction enlève naturellement beaucoup de valeur au rapport précité entre les deux substances.

Méthodes employées pour reconnaître les divers systèmes.

Territoires ou systèmes de la substance blanche. — La substance blanche est composée de tubes nerveux dont l'origine et le rôle physiologique sont fort différents. Les méthodes anatomiques ordinaires, la coloration de Weigert ou l'imprégnation de Golgi, etc., ne peuvent établir aucune distinction entre ces tubes, car les systèmes qu'ils forment n'offrent ni limite accusée ni caractère structural qui leur soit propre. Pour reconnaître, dans le chaos de conducteurs entremêlés de la substance blanche, les tubes nerveux qui ont même source et même terminaison, il a fallu de toute nécessité recourir à d'autres procédés d'investigation. On a utilisé ainsi et concurremment la méthode des dégénérations secondaires expérimentales chez les animaux, la méthode anatomo-pathologique, c'est-à-dire l'observation chez l'homme des systèmes de fibres qui dégénèrent à la suite de lésions hémorragiques ou inflammatoires de leur foyer d'origine ou d'un point quelconque de leur trajet, enfin la méthode de Flechsig; nous avons dit, au début de cet ouvrage, que ce moyen de recherches est basé sur la myélinisation successive et indépendante des diverses voies funiculaires pendant la vie fœtale et après la naissance.

Les renseignements fournis par ces méthodes concordent sur les points essentiels. Ils permettent de reconnaître tout d'abord, dans la substance blanche de la moelle, deux sortes de conducteurs : 1° les *exogènes*, c'est-à-dire ceux dont les cellules d'origine gisent ailleurs que dans la moelle; telle est la voie pyramidale qui tire sa source des cellules corticales du cerveau, telles sont encore les voies sensitives du cordon postérieur et la voie cérébelleuse descendante dont les cellules-mères se trouvent respectivement dans les ganglions rachidiens et dans le cervelet; 2° les *endogènes*, autrement dit ceux qui émanent de neurones situés dans la substance grise de la moelle elle-même. On peut partager ces conducteurs endogènes en : *voies longues* ou systèmes qui naissent dans la moelle, mais se portent à d'autres centres, telles sont : la voie cérébelleuse de Flechsig et le faisceau de Gowers ; et en *voies courtes* formées de tubes qu; ont leur tenant et aboutissant dans la moelle seule. Aucune loi ne règle la position de tous ces systèmes dans la substance blanche. On peut affirmer toutefois que les voies courtes occupent d'ordinaire une situation plus voisine de la substance grise que les voies longues. Cette disposition, signalée déjà par plusieurs auteurs, est probablement commandée par le principe d'économie de protoplasma. Les voies courtes reçoivent la majorité de leurs axones de la substance grise avoisinante ; elles sont également les plus riches en collatérales; il importait donc qu'elles fussent placées tout près des foyers nerveux, pour que le parcours transversal des cylindres-axes qu'elles en reçoivent et celui des collatérales qu'elles leur envoient fût le plus réduit possible.

Il est une autre règle presque générale, c'est la suivante : voies exogènes et endogènes renferment tout à la fois des conducteurs ascendants et des conducteurs descendants; dans les systèmes endogènes longs, ce sont néanmoins les conducteurs ascendants qui l'emportent. Il n'y a peut-être qu'une exception à cette règle, celle de la voie pyramidale constituée par des tubes exclusivement descendants. Au reste, tout faisceau de même conduction renferme toujours, en quantité plus ou moins grande, des fibres de diverses provenances; c'est dire que les voies ou systèmes sont des zones ou territoires de substance blanche dans lesquels une catégorie déterminée de tubes nerveux est seulement prépondérante.

Nous allons examiner ici, brièvement, les voies principales dont les neurologistes ont reconnu l'existence dans chacun des cordons de la moelle. Quant à l'origine et à la nature des fibres qui les composent, nous nous en occuperons, plus tard, avec détail.

Conducteurs exogènes et endogènes.

Voies longues et courtes; leur position relative par rapport à la substance grise.

Tubes ascendants et descendants des voies exogènes et endogènes.

Exposé succinct des voies principales de la moelle.

*Voie longue,
descendante;
ses deux fais-
ceaux direct et
croisé chez
l'homme.*

Cordon latéral. — Ce cordon est à la fois le plus vaste et le plus varié par la nature de ses voies. On y trouve entre autres : le faisceau pyramidal croisé, les faisceaux de Flechsig et de Gowers, le faisceau de la corne postérieure, le cordon intermédiaire, le système du noyau intermédiaire et les fibres cérébelleuses descendantes.

Voie pyramidale ou des mouvements volontaires. — Ce système important est formé par l'ensemble des cylindres-axes nés dans la région motrice de l'écorce cérébrale ; il commande aux neurones moteurs de la corne antérieure de contracter les muscles. Cette voie, unique dans chacune des moitiés du cerveau et de la protubérance, se divise en deux faisceaux inégaux, lorsqu'elle arrive au bulbe. Le plus grêle est situé en dedans du cordon antérieur ; on l'appelle *faisceau pyramidal direct* ou *faisceau de Türck* (fig. 103, *N*). L'autre, beaucoup plus épais, s'entrecroise avec son congénère du côté opposé et forme par cet entrecroisement dans le bulbe ce que l'on désigne sous le nom de décussation des pyramides ; il descend ensuite le long du cordon latéral où il occupe un vaste espace de section ovoïde, situé en dehors et en avant de la corne postérieure, en dedans du faisceau de Flechsig et immédiatement en dehors du cordon de la corne postérieure (figs. 103, *G*, et 104, *P*). Ce second faisceau est constitué par le principal des tubes venus du cerveau ; on lui a donné le nom de *faisceau pyramidal croisé*. Cette voie perd de son volume à mesure de sa descente ; elle finit par disparaître à la partie inférieure de la moelle lombaire. Chez l'homme, ce sont les résultats concordants de la méthode des dégénérations employée par Türck en 1851 et par Bouchard en 1866, et ceux de la méthode embryonnaire utilisée par Flechsig [1], qui ont permis d'établir le trajet descendant des deux voies du faisceau pyramidal. Le dernier des auteurs que nous venons de citer a prouvé, en outre, que la voie pyramidale est encore dépourvue de myéline chez un grand nombre de mammifères et surtout chez l'enfant au moment de la naissance. Elle tranche alors par sa pâleur sur le reste des tubes du cordon antéro-latéral que l'acide osmique noircit fortement, grâce à leur myélinisation plus précoce. Quant aux mammifères, c'est aux travaux que Spitzka [2], Lenhossék [3] et Bechterew [4] ont exécutés surtout au moyen de la méthode de Weigert, que nous devons de connaître le trajet et les rapports de leur faisceau pyramidal.

*Absence
d'entrecroise-
ment du fais-
ceau direct.*

Le faisceau principal de la voie pyramidale, celui qui est logé dans le cordon latéral, s'entrecroise, avons-nous dit, dans le bulbe, avec son homologue du côté opposé. Quelques auteurs ont cru qu'il en était de même pour le faisceau direct ou de Türck, non pas, il est vrai, dans le bulbe même, mais tout le long de la moelle, au niveau de la commissure antérieure. S'il en était ainsi, on éprouverait une difficulté extrême à interpréter les deux

---

1. Flechsig, Die Leitungsbahnen im Gehirn und Rückenmarke des Menschen, 1878.
2. Spitzka, The comparative anatomy of the pyramidal tract, 1886.
3. Lenhossék, Ueber die Pyramidenbahnen im Rückenmarke einiger Säugethiere, 1889.
4. Bechterew, Ueber die verschiedenen Lagen der Pyramidenbahnen bei dem Menschen und den Thieren, 1891.

faits suivants : 1° une excitation portant sur la zone motrice d'un hémisphère cérébral détermine des mouvements des deux côtés du corps, mais plus particulièrement du côté opposé à celui de l'hémisphère excité; 2° dans la paralysie d'origine cérébrale ou bulbaire de l'une des voies pyramidales, on observe une hémiplégie dans la moitié opposée du corps, ainsi qu'une parésie, avec diminution d'énergie contractile et même exagération des réflexes tendineux, dans l'autre moitié. Quoi qu'il en soit, nous n'avons jamais pu apercevoir ce prétendu entrecroisement ni chez les mammifères supérieurs, tels que singes et chiens, ni dans le fœtus humain. Chez les animaux précités, et à plus forte raison chez le lapin, la souris, les oiseaux, etc., qui n'ont pas

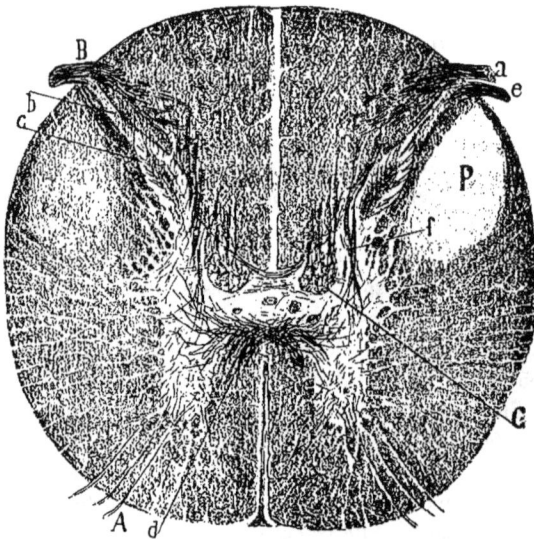

Fig. 101. — Coupe de la moelle dorsale d'un aphasique. Méthode de Weigert-Pal. — A l'autopsie on avait trouvé complètement atrophiées l'écorce motrice d'un hémisphère cérébral et la voie pyramidale issue de cet hémisphère.

A, racines antérieures; — B, racine postérieure; — C, colonne de Clarke; — P, faisceau pyramidal croisé. — On remarque que la voie pyramidale issue de l'hémisphère cérébral sain présente, elle aussi une atrophie passablement marquée.

de faisceau de Türck ou qui en possèdent seulement quelques rares fibres, tous les tubes qui traversent la commissure antérieure représentent soit des collatérales du cordon antérieur, soit des cylindres-axes directs venus des cellules commissurales du côté opposé. A notre avis, la parésie et les autres symptômes musculaires du côté sain, chez les hémiplégiques, peuvent très bien s'expliquer par le trajet direct du faisceau de Türck. Il suffit de supposer que ce dernier entre en relation avec les cellules motrices du côté non paralysé au moyen de collatérales et de branches terminales. La disposition suivante, constatée par divers auteurs, pourrait donner une autre explication de cette parésie : il existe dans le cordon latéral, dans l'aire même de la voie pyramidale, des fibres non décussées, qui appartiennent, par conséquent, à la voie latérale opposée. Ces *fibres homolatérales* ou directes, signalées par Russell[1], Mellus[2], Sherrington[3] et mises récemment en évidence par Dejerine et Thomas[4], avaient été soupçonnées par Pitres[5] il y a déjà longtemps. En outre de la sclérose de la voie croisée principale, ce neurologiste avait observé, en effet, une lésion analogue, quoique moins accentuée, dans la voie pyramidale restée indemne. On peut se rendre compte de cette disposition, peut-être constante, bien que très variable, sur la figure 104, qui reproduit la moelle d'un hémiplégique. Dans ce cas, tout le système pyramidal d'un côté avait complètement dégénéré à la suite d'une embolie cérébrale.

Terminaison et volume relatif des deux faisceaux.

Le faisceau pyramidal croisé diminue de volume au fur et à mesure de sa descente dans la moelle ; on peut l'y suivre jusqu'à la région lombaire. Quant au faisceau de Türck ou pyramidal direct, c'est tout au plus s'il s'étend jusque vers le milieu de la région dorsale ; parfois même il a déjà disparu à l'extrémité inférieure de la moelle cervicale.

Les variations de volume des deux faisceaux sont d'ailleurs innombrables, comme Flechsig le remarque. Ainsi, le faisceau de Türck peut manquer ou être d'une gracilité extrême, ou, au contraire, atteindre une épaisseur inusitée au point de confiner, en dehors, aux racines antérieures ; en ce cas, les faisceaux croisés sont, bien entendu, réduits en proportion.

Les deux faisceaux de la voie pyramidale chez les mammifères.

Chez les mammifères, comme le singe et le chien, le faisceau pyramidal direct existe, bien que peu apparent. Chez le chat, Bechterew l'a démontré, ce faisceau manque presque toujours ou bien n'est représenté que par de très rares fibres. Chez le lapin, le cobaye et la souris, il fait entièrement défaut. Nous avons prouvé que chez ce dernier animal la voie principale ou croisée siège dans la partie la plus antéro-interne du cordon postérieur, en avant des voies sensitives. Semblable constatation avait été faite, chez le rat, par Bechterew. Enfin, on ignore tout à fait où se trouve la voie pyramidale chez les oiseaux ; peut-être ses tubes sont-ils chez eux disséminés un peu partout, de sorte qu'ils ne forment aucun système distinct.

Développement embryologique de la voie pyramidale.

Nous avons dit que chez l'homme la voie pyramidale se myélinise tardivement, pendant le premier mois après la naissance, selon Flechsig. Il en est de même pour tous les animaux incapables de marcher et de pourvoir par eux-mêmes aux nécessités de l'existence durant les premiers jours de la vie. Ce fait montre, soit dit en passant, l'étroite corrélation qui existe entre la maturité fonctionnelle et la myélinisation parfaite d'un système. Si la médullisation de la voie pyramidale est tardive, il en va autrement de son apparition dans la moelle, c'est-à-dire de la pénétration de ses cylindres-axes dans cet organe. Cette pénétration est très précoce ; elle remonte, suivant Flechsig et Marie[6], au

1. RUSSELL, Defective development of the central nervous system in a cat. *Brain*, 1895.

2. MELLUS, *Proceedings of the Roy. Society*, 1894.

3. SHERRINGTON, On a secondary and tertiary degeneration in the spinal cord of the dog. *Journ. of Physiol.*, vol. VI, n° 4, et *Lancet*, 1894.

4. DEJERINE et THOMAS, Sur les fibres pyramidales homolatérales, etc. *Arch. de Physiol.*, n° 2, 1896.

5. PITRES, Recherches anatomo-cliniques sur les scléroses bilatérales de la moelle épinière consécutives à des lésions unilatérales du cerveau. *Arch. de physiol.*, 1884.

6. MARIE, Leçons sur les maladies de la moelle, Paris, 1892.

cinquième mois de la vie intra-utérine. Van Gehuchten[1] pense que chez le fœtus de sept mois les axones de la voie pyramidale n'ont pas encore dépassé le bulbe. Il admet, en effet, qu'il est impossible de colorer ces fibres par la méthode de Golgi à ce stade de la vie fœtale. Cette opinion ne s'accorde guère avec le parfait développement de l'espace correspondant à la voie pyramidale, qu'il est facile de constater chez les fœtus de cet âge. Au reste, en inspectant, à travers un bon objectif à immersion, des coupes de cette région, colorées au préalable par le carmin ou l'hématoxyline, nous avons cru remarquer, entre les cellules névrogliques, des champs granuleux, relativement épais, qui, peut-être, ne sont que des cylindres-axes pyramidaux sectionnés. La question, on le voit, nécessite de nouvelles recherches.

Faisceau de Flechsig. — À la partie externe du faisceau pyramidal croisé, s'étend, d'avant en arrière, une bandelette superficielle de substance blanche (fig. 103, *H*). C'est là une voie longue ascendante signalée par Foville, mais mieux étudiée par Türck et Flechsig. Nous devons à ce dernier auteur de savoir que, par la plus grande partie de ses fibres, cette voie ascendante émane de la colonne de Clarke. Elle débute entre la dixième et la onzième paire dorsale ; de là, elle s'élève en augmentant progresssivement de volume et sans s'entrecroiser avec sa congénère du côté opposé ; elle gagne la région du bulbe où elle se place en arrière de la racine descendante du trijumeau, s'incorpore ensuite au cordon restiforme et se termine enfin, s'il faut en croire Flechsig, dans le vermis supérieur.

Faisceau de Gowers (fig. 103, *I*). — La méthode des dégénérations secondaires chez les animaux et la méthode anatomo-pathologique chez l'homme ont mis Gowers à même de démontrer qu'il existe, en avant du point de jonction des systèmes cérébelleux de Flechsig et pyramidal croisé, un large faisceau, de section transversale curviligne, qui dégénère de bas en haut, de la région lombaire au bulbe[2]. Les fibres, dont ce faisceau se compose, semblent être de longueur fort inégale ; elles naissent d'un territoire encore indéterminé de la substance grise de la moelle. On suppose qu'après s'être entrecroisées pour la plupart et avoir parcouru un trajet considérable de bas en haut, elles vont se terminer à la partie supérieure de la moelle cervicale ou peut-être au bulbe dans les noyaux des cordons de Goll et de Burdach. Le faisceau de Gowers, ainsi dénommé en l'honneur du neurologiste qui en fit la découverte, contiendrait, par conséquent, des fibres directes et des fibres croisées. Sherrington, Edinger et Van Gehuchten le considèrent comme une voie sensitive croisée de second ordre. Selon Mott, il aboutirait au cervelet et ne serait que la portion antérieure du faisceau de Flechsig ou voie cérébelleuse ascendante. Pour Bechterew, ses fibres iraient s'achever en partie dans le bulbe, dans le *noyau latéral*. Enfin, Tooth admet, lui aussi, ce mode de terminaison pour les fibres fines ; mais pour les grosses, il croit qu'elles finissent dans le cervelet.

Voie longue, ascendante, née dans la colonne de Clarke; terminaison indécise.

Voie longue ascendante dont l'origine et la terminaison sont encore indéterminées.

1. VAN GEHUCHTEN, Faisceau pyramidal et maladie de Little. *Journ. de Neurol. et d'Hypnologie*, juin, 1896.
2. GOWERS, Bemerkungen über die antero-lateral aufsteigende Degeneration im Rückenmarke. *Neurol. Centralbl.*, n° 9, 1886.

Nous parlerons plus tard du rôle de cette voie. Rappelons seulement ici l'opinion de Van Gehuchten. Se fondant sur les symptômes caractéristiques de la syringomyélie, affection qui compromet plus ou moins l'intégrité du cordon latéral, cet auteur pense que le faisceau de Gowers constitue la voie sensitive ascendante préposée à la sensibilité douloureuse et thermique, tandis que le cordon postérieur serait réservé aux excitations tactiles. Cette conception est en contradiction flagrante avec les expériences de Mott qui, chez les singes, n'a observé aucune analgésie après la section du faisceau de Gowers.

Cordon ou faisceau de la corne postérieure (fig. 103, *J*). — Nous attribuons ce nom à cette partie profonde du cordon latéral qui borde la base de la corne postérieure et pénètre plus ou moins dans celle-ci sous la forme d'un angle à sommet tronqué. Flechsig appelle cette portion de substance blanche *couche limitante latérale*. Dans les régions dorsale supérieure et cervicale, les cloisons qui séparent les fascicules de ce cordon renferment, ainsi que nous l'avons dit plus haut, les nombreuses cellules nerveuses du *noyau gris interstitiel*. Le faisceau de la corne postérieure constitue, d'après

la démonstration que nous en avons faite, une voie puissante, dont les fibres ascendantes aussi bien que descendantes proviennent des neurones de la corne postérieure. Les tubes fins y dominent, chose aisée à concevoir, si l'on se rappelle que ce cordon reçoit quantité de cylindres-axes de la substance de Rolando. Comme nous le verrons en traitant des cellules de la corne postérieure, Marie a montré que la dégénération de ce faisceau est diffuse et ne s'étend que sur une faible hauteur au-dessus et au-dessous du point lésé. On en déduit que ses fibres constitutives sont remarquablement courtes.

Cordon intermédiaire (fig. 103, *L*). — On appelle ainsi la partie qui reste dans le cordon latéral lorsqu'on en exclut le faisceau de Flechsig, celui de Gowers, la voie pyramidale et le cordon de la corne postérieure. Ce territoire

blanc, situé à la partie antérieure du cordon latéral et sans limite définie en avant, consiste en fibres courtes ascendantes et descendantes ; on trouve parmi elles quelques tubes cérébelleux descendants de Marchi[1]. La corne antérieure donne aussi des cylindres-axes à ce cordon.

Système du noyau intermédiaire (fig. 103, *K*). — Cette partie, la plus antérieure de la *couche limitante* de Flechsig, reçoit des tubes nerveux, non de la corne antérieure, mais de la région grise intermédiaire et surtout du noyau gris qui est situé en avant de la base de la corne sensitive et que nous avons appelé *noyau gris intermédiaire*. Ces connexions, dont l'existence a été récemment établie par nous, tant dans l'embryon du poulet que dans celui du rat et du chat, nous autorisent, semble-t-il, à donner à la région de substance blanche dont nous nous occupons le nom de *système du noyau intermédiaire*. Ce système pourrait, d'ailleurs, renfermer aussi des axones venus du noyau funiculaire latéral et même d'autres districts de la corne antérieure.

---

1. Marchi, Origine e decorso dei pedunculi cerebellari. *Riv. speriment. di Freniatr. e Medic. legale*, vol. XVII, p. 367.

Fibres cérébelleuses descendantes. — Si, à l'exemple de Marchi, on extirpe le cervelet en tout ou partie, ou si, adoptant notre mode opératoire[1], on décortique seulement une portion de ce centre nerveux, on voit dans les coupes traitées par la méthode chromo-osmique de Marchi tout le cordon antéro-latéral sillonné de fibres dégénérées, qui ne semblent point se grouper en un système spécial. La dégénération envahit tout particulièrement le faisceau cérébelleux de Flechsig, le limbe du cordon antérieur et jusqu'au faisceau marginal ou *sulco-marginal* de Löwenthal. Ces fibres descendantes représenteraient donc les conducteurs qui feraient agir les cellules du cervelet sur les neurones moteurs de la moelle. Ainsi, se trouverait complété l'arc réflexe médullo-cérébelleux : le courant sensitif de second ordre, amené au cervelet par les fibres centripètes du faisceau de Flechsig et peut-être de celui de Gowers, se réfléchirait au niveau des cellules de Purkinje, et, redescendant le long des cylindres-axes des cellules de l'olive cérébelleuse, irait provoquer les foyers moteurs du bulbe et de la moelle à une réaction coordonnée, d'essence inconnue. Nous reviendrons plus tard sur cet arc réflexe. Les dégénérations consécutives à une lésion unilatérale du cervelet se produisent à la fois dans les deux moitiés de la moelle ; il y a donc lieu d'admettre que chaque hémisphère cérébelleux est en rapport avec les deux côtés de la moelle, quoique plus effectivement avec son homonyme.

Voie diffuse, longue et descendante, issue vraisemblablement des cellules de Purkinje.

Cordon antérieur. — Ce cordon comprend le faisceau commissural, le cordon de Türck, dont nous avons déjà parlé, et le faisceau fondamental antérieur.

Faisceau commissural (fig. 103, O). — Nous désignons sous ce nom la portion la plus profonde et la plus considérable du cordon antérieur, celle qui est limitrophe de la scissure. Ce faisceau, constitué par les axones nés de la substance grise du côté opposé, est épais en arrière et touche de ce côté à la commissure blanche ; il s'amincit, au contraire, en se portant en avant et en dehors, et disparaît en entremêlant ses fibres à celles du faisceau fondamental du cordon antérieur[2].

Voie courte, croisée et descendante.

Chez l'homme, le faisceau commissural est repoussé en dehors par le cordon de Türck. Néanmoins, la portion la plus profonde du cordon antérieur reste encore chez lui exclusivement composée de fibres commissurales. Nous verrons plus tard que ce faisceau, bien développé chez tous les

1. CAJAL, Algunas contribuciones al conocimiento de los ganglios del encéfalo : VI. Conexiones distantes de las células de Purkinje. *Anal. de la Soc. española de Historia natural*, 2ᵉ serie, tom. III, sesión 1ᵉ, Agosto 1894. Lorsque nous étudierons les pédoncules cérébelleux, nous montrerons qu'il n'est pas possible d'exclure, tout à fait, une lésion indirecte des olives cérébelleuses, lésion qui, évidemment, pourrait induire en erreur. — Dans nos expériences de décortication du cervelet chez le cobaye, nous avons cherché à ne point léser les ganglions cérébelleux centraux. Or, la dégénération descendante, qui s'est produite dans la moelle, a été presque la même que celle qui a succédé aux hémisections du cervelet faites par Marchi; ceci semble indiquer que les fibres dégénérées proviennent vraiment des cellules de Purkinje.

2. CAJAL, La fine anatomie de la moelle épinière. *Atlas der pathologischen Histologie des Nervensystems*, Liefer. IV, Berlin, 1895.

vertébrés et constitué par de gros tubes, renferme des voies courtes croisées, ascendantes et descendantes.

Voie courte, directe, ascendante et descendante.

Faisceau fondamental antérieur. — Il répond à tout ce vaste territoire inclus entre les racines antérieures et le faisceau commissural. La plupart de ses fibres forment des voies courtes, directes, car elles naissent des cellules funiculaires du même côté. Leur dégénération est à la fois ascendante et descendante.

Voie relativement longue et en partie croisée du faisceau marginal antérieur.

Les fibres les plus superficielles sont remarquablement épaisses; elles se disposent en une bordure qui s'étend jusqu'aux lèvres du sillon antérieur. Ce limbe, plus développé chez les vertébrés que chez l'homme, a reçu de Löwenthal le nom de *faisceau marginal antérieur*; il constitue une voie relativement longue et en partie croisée. Löwenthal ne se prononce ni sur l'origine ni sur la terminaison de ces fibres, mais il pense qu'elles pourraient aller jusqu'au bulbe [1].

Cordon postérieur. — Ce territoire blanc est presque tout entier occupé par les voies sensitives ascendantes et descendantes, comme nous le verrons par la suite. Contentons-nous pour le moment d'indiquer les divisions que les auteurs y ont faites.

Voie complexe, courte, moyenne et longue, surtout ascendante.

Cordon de Burdach (fig. 103, C). — On désigne sous cette appellation la partie externe du cordon postérieur, celle qui en comprend la masse principale. Selon Flechsig et Bechterew, on peut y distinguer trois zones, dites radiculaires : une antérieure, une moyenne et une postérieure. La *zone radiculaire antérieure* ou *région cornu-commissurale de Marie* est la plus profonde ; elle avoisine la commissure grise. Sa myélinisation s'opérerait bien avant celle des autres. Elle est formée de voies courtes endogènes nées de la corne postérieure. La *zone moyenne* ou *zone d'irradiation* de Lenhossék est celle qui contient les bifurcations des fibres radiculaires sensitives. Elle a l'aspect d'un triangle dont l'un des sommets s'allonge en avant et en dedans tandis qu'un autre, aigu, se porte en dehors, au contact de la zone de Lissauer. C'est dans cette zone moyenne que débute généralement la dégénération tabétique de la moelle. La *zone postérieure* embrasse l'écorce même du cordon de Burdach et consiste également en fibres radiculaires sensitives (fig. 103).

Voie courte, ascendante et descendante.

Zone marginale de Lissauer. — Le faisceau triangulaire ou quadrilatère, qui est situé en dehors du cordon de Burdach, entre le sommet de la substance de Rolando et la surface même de la moelle, constitue cette zone (fig. 103, F et 104, b). Des cloisons conjonctives bien apparentes la séparent et du cordon latéral voisin et du cordon de Burdach. L'étendue transversale de la zone marginale de Lissauer varie avec les segments de la moelle. Nous verrons, en étudiant les racines postérieures, que leurs fibres les plus fines se bifurquent en branches ascendantes et descendantes dans la zone de Lissauer, elle-même composée de fibres endogène, d'après Nageotte.

---

1. Lœwenthal, La région pyramidale de la capsule interne chez le chien et la constitution du cordon antéro-latéral de la moelle. *Rev. méd. de la Suisse romande*, 15 septembre, 1886.

Cordon de Goll (fig. 103, *D*). — Cette portion importante du cordon postérieur est un faisceau prismatique triangulaire, placé tout contre la scissure postérieure, en dedans et en arrière du cordon de Burdach. Très certainement, le cordon de Goll existe dans toute la longueur de la moelle; mais c'est seulement dans la région dorsale supérieure, dans le segment cervical et dans le bulbe, que ses limites en dehors sont nettes et précises, grâce à une volumineuse cloison névroglique, terminée à la surface de la moelle, au fond d'un sillon très visible.

Voie longue ascendante.

Nous verrons, par la suite, que le cordon de Goll renferme les voies longues des racines sensitives; il augmente d'épaisseur à mesure de son ascension vers le bulbe, où il s'achève dans un noyau appelé, d'après lui, *noyau du cordon de Goll*. Il se myélinise, comme l'ont prouvé les expériences de Flechsig et de Bechterew, après le cordon de Burdach. Il suit de là que les fibres radiculaires longues qui finissent au bulbe acquièrent leur gaine de myéline plus tard que les fibres radiculaires courtes dont la terminaison a lieu dans les divers segments de la moelle épinière.

CHAPITRE XI

STRUCTURE DE LA SUBSTANCE BLANCHE DANS LA MOELLE

TUBES NERVEUX, FIBRES SANS MYÉLINE, CELLULES NÉVROGLIQUES ET COLLATÉRALES NER-
VEUSES. — DISTRIBUTION DES COLLATÉRALES DANS LA SUBSTANCE GRISE. — FIBRES
NERVEUSES TERMINALES. — FAISCEAUX DÉPLACÉS DE LA SUBSTANCE BLANCHE.

STRUCTURE GÉNÉRALE DE LA SUBSTANCE BLANCHE

Nous avons déjà décrit dans la *Partie générale* de cet ouvrage, à propos
des tubes nerveux centraux, les éléments qui constituent les cordons blancs
de la moelle. Pour être complet, nous n'aurons donc qu'à y ajouter quelques
détails.

Une coupe fine transversale de cette substance blanche, colorée au préalable par le carmin ou l'hématoxyline, présente une infinité de sections transversales de tubes nerveux parallèles, placés côte à côte, mais isolés par des
cellules névrogliques.

Les tubes. — Ils sont de taille fort variable : les plus épais, que l'on rencontre dans le cordon antéro-latéral, atteignent jusqu'à 12 et 15 μ ; les plus
grêles, visibles dans la voie pyramidale, le faisceau de la corne postérieure et le cordon de Goll, n'excèdent point 2 à 3 μ de diamètre. De façon

*Tubes gros
et fins ; leur
distribution et
prédominan-
ce.*

générale, tubes gros et tubes minces sont entremêlés partout dans la
substance blanche, avec prédominance tantôt des uns, tantôt des autres.
Seuls, la zone marginale de Lissauer et le cordon de Goll font exception à
cette règle ; leurs fibres sont toutes ou presque toutes déliées. D'après leur
calibre, on peut dire aussi que, communément, les tubes épais et moyens
représentent les cylindres-axes de cellules relativement volumineuses, appartenant à la corne antérieure, à la colonne de Clarke et au centre de la corne
postérieure, les tubes de plus faible dimension comprennent au contraire soit les axones des petites cellules de la substance de Rolando, soit
les branches fines, ascendantes ou descendantes, de cylindres-axes à bifurcation inégalement épaisse.

Structure.

Nous ne reviendrons pas sur la structure des tubes de la substance blanche. Nous l'avons fait connaître précédemment. Rappelons seulement ce
que les coupes transversales de la moelle révèlent de cette texture. Sur chaque tube, ainsi sectionné, on voit, au centre, l'axone plus ou moins circulaire, par suite plus ou moins cylindrique, et coloré intensément par

le carmin ou l'hématoxyline ; autour, un espace clair, rempli de plasma : la gaine de Mauthner ; autour, encore, une gaine, d'épaisseur changeante : la gaine de myéline, qui, souvent dans les préparations au Weigert-Pal, présente un aspect feuilleté, par suite de son clivage en couches concentriques ; enfin, encerclant le tout, une mince membrane, la gaine de Schwann. Quant aux noyaux, impossible de les apercevoir sur les tubes nerveux adultes (fig. 105).

A ces détails s'en ajoutent d'autres, quand la coupe de moelle est longitudinale et imprégnée avec succès au bleu de méthylène d'Ehrlich. Par les

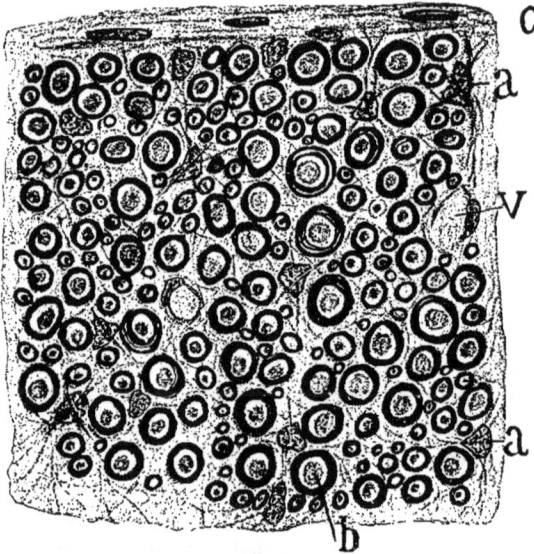

FIG. 105. — Coupe transversale d'une partie du cordon latéral ; moelle de bœuf.
Coloration par l'acide osmique et le picro-carmin.

a, noyau de cellule névroglique ; — b, cylindre-axe coupé transversalement ; — c, enveloppe conjonctive de la substance blanche ; — v, vaisseau capillaire. — A remarquer, entre les tubes nerveux, les innombrables filaments névrogliques.

taches intenses que l'air provoque, de distance en distance, sur les tubes, leurs étranglements se dénoncent. Et de ces étranglements, très souvent, surgissent des collatérales à marche horizontale, par conséquent perpendiculaire aux tubes générateurs. Enfin, les tubes eux-mêmes, après un long parcours vertical, se coudent, deviennent, eux aussi, horizontaux, et vont se noyer dans la substance grise où, comme nous le verrons plus tard, ils se résolvent autour des cellules nerveuses.

Fibrilles dépourvues de myéline. — Lorsqu'on examine des coupes minces de moelle d'un mammifère adulte, tel que chat, lapin, chien, coupes d'abord fixées par le formol ou l'alcool ammoniacal, puis traitées par le nitrate d'argent réduit, on est surpris d'apercevoir, dans la substance blanche, un nombre considérable de fibrilles, fines, longitudinales sans manchon de myéline

Leur nombre considérable et leur nature.

et souvent groupées en faisceaux compacts entre les tubes myélinisés (fig. 106). Ces fibrilles sont extrêmement abondantes dans la partie antérieure du cordon postérieur ainsi que dans le cordon latéral, surtout dans sa zone limitante. Ce sont, vraisemblablement, ou des cylindres-axes de petites cellules de la substance grise ou la partie terminale de cylindres-axes longs, jusque-là recouverts de myéline et amincis par l'émission successive des collatérales.

Cellules de la névroglie. — Dans les préparations au carmin, à l'hématoxyline ou aux anilines basiques, on aperçoit, entre les tubes nerveux, une quantité considérable de noyaux, petits et sphériques, enveloppés d'un protoplasma granuleux et envoyant de toutes parts des prolongements. Ces corpuscules, la méthode de Golgi et la coloration névroglique de Weigert décèlent leur nature; ce sont des cellules névrogliques volumineuses, à longs rayons (figs. 105, *a*, et 107, *B*).

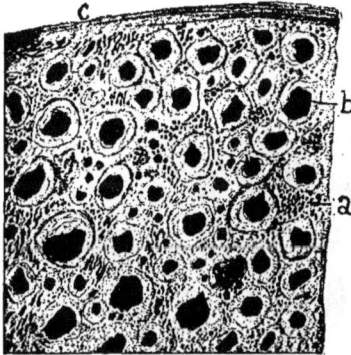

Fig. 106. — Coupe transversale d'une portion du cordon latéral de la moelle; lapin adulte. Méthode au nitrate d'argent réduit.

a, fibres fines sans myéline; — *b*, gros cylindre-axe.

Aspect.

Nous en reproduisons, dans la figure 107, quelques-unes qui proviennent de la moelle d'un enfant âgé de peu de jours. Leur corps, on le voit, est étoilé; il est hérissé de crêtes, surmontées elles-mêmes d'appendices coniques, granuleux, au nombre de dix, douze, et même plus, qui très rapidement se convertissent en petits paquets de filaments très fins. Ces filaments, dont le nombre, pour chaque cellule, peut s'élever à quarante et davantage, sont lisses et jamais ramifiés sur leurs parcours; ils quittent, en divergeant, leur cellule d'origine, pour s'insinuer entre les tubes nerveux; après avoir traversé ainsi de grands espaces, ils vont se terminer, semble-t-il, par des

Longueur des expansions.

extrémités libres. Leur longueur est par conséquent très grande, comme l'a démontré Weigert [1]; si elle est souvent même si énorme qu'il est impossible d'en préciser le vrai terme. Les préparations au Golgi ne permettent pas, d'ordinaire, de suivre les filaments névrogliques aussi loin que les coupes exécutées par la méthode de Weigert. Et pourtant, il n'est pas rare d'observer de ces filaments qui, nés de corpuscules voisins de la pie-mère, percent d'outre en outre toute l'épaisseur des cordons blancs pour envahir la substance grise Inversement, on peut suivre des filaments qui franchissent tout l'espace compris entre la corne antérieure où ils ont pris naissance et la surface même de la moelle où ils aboutissent.

1. WEIGERT, Beiträge zur Kenntniss der normalen menschlichen Neuroglia. Frankfurt a. Main, 1895.

*Cloisons né-
vrogliques.*

Tous ces filaments, dont l'origine est loin d'être toujours facile à déterminer, s'entrecroisent en tous sens dans la substance blanche et forment
ainsi un feutrage dont les mailles enserrent les tubes nerveux. Les cloisons
isolantes formées par ce feutrage entre les petits faisceaux de fibres nerveuses, renferment, non seulement des corps de cellules névrogliques, mais
aussi des paquets très denses de filaments névrogliques venus d'autres cellules fort éloignées. Les cloisons inter-fasciculaires sont donc des carrefours

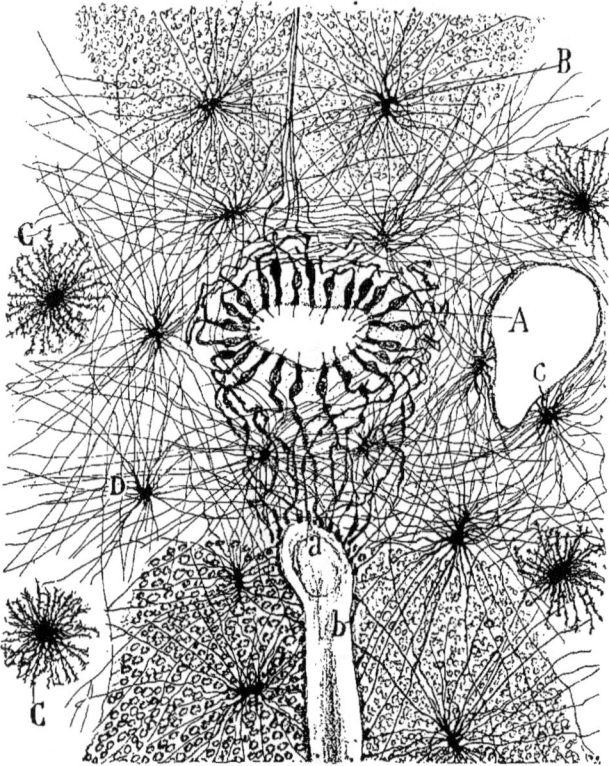

Fig. 107. — Cellules névrogliques de la région grise centrale et des parties voisines
de la substance blanche; moelle d'un enfant de huit jours. Méthode de Golgi.

A, cellules épendymaires ; — B, cellules névrogliques de la substance blanche; — C. cellules
névrogliques à expansions courtes ; — b, renflements terminaux des fibrilles névrogliques.

traversés par des fibres névrogliques qui circulent entre les substances
grise et blanche.

*Direction
des fibrilles né-
vrogliques.*

Quant à la direction des fibres névrogliques, on peut dire que dans
la plupart des cas elle est perpendiculaire à celle des tubes nerveux,
qu'elle croise de mille manières différentes. Mais des rencontres sous d'autres
angles ne sont pas rares, et dans les coupes longitudinales, les fibrilles
et même les fascicules disposés parallèlement aux fibres nerveuses ne font
jamais défaut.

Les fibrilles névrogliques se terminent librement à la pie-mère ou sur les capillaires.

Où les filaments névrogliques se terminent-ils ? Dans les moelles embryonnaires traitées par la méthode de Golgi, ces filaments se terminent à une distance peu considérable de leur corps d'origine, soit dans les cordons, soit à la périphérie médullaire. Mais dans les moelles plus âgées, celles de l'enfant de quinze à vingt jours ou de l'adulte, les prolongements névrogliques atteignent une longueur si démesurée que l'on ne sait vraiment quel est leur mode de terminaison. On parvient cependant à obtenir ce renseignement en étudiant les cellules araignées situées à petite distance des surfaces libres. On apprend ainsi que les filaments périphériques arrivent à la pie-mère, contre laquelle se bute leur extrémité renflée et indépendante ; d'autres abordent les vaisseaux et les accompagnent sur de longs parcours, de façon à les envelopper de ce manchon névroglique dont nous avons parlé dans la *Partie générale* de cet ouvrage ; d'autres, enfin, appliquent leur épaississement terminal sur la paroi même des capillaires. En résumé, toute fibre névroglique se termine, à une distance plus ou moins grande, par une extrémité toujours libre, adossée soit à la pie-mère, soit aux capillaires ; elle ne contracte jamais avec ses semblables que des rapports de contact.

Nombre considérable des collatérales.

Raisons du retard apporté à notre connaissance des collatérales.

Collatérales de la substance blanche. — Colorées par les méthodes électives de la myéline, les coupes transversales ou longitudinales de moelle épinière montrent d'innombrables fibres fines, plus ou moins horizontales, qui, partant de tous les points des cordons, vont se perdre dans la substance grise voisine. Ces fibres sont si visibles, que tous les auteurs qui ont regardé des coupes longitudinales ou transversales teintes au chlorure d'or, à l'acide osmique ou à l'hématoxyline de Weigert, ont dû certainement les apercevoir. S'ils ne les ont pas reconnues pour des collatérales, et tel est le cas de Gerlach, Kölliker, Waldeyer, Schiefferdecker, Kahler, etc., c'est que, dominés par la croyance que tout tube nerveux des substances blanche ou grise est une portion de cylindre-axe, ils supposaient que ces collatérales, par leur direction transverse, étaient soit le début, soit la terminaison de fibres de cordons. Pourtant, une simple comparaison entre le nombre des cellules nerveuses perceptibles dans chaque coupe horizontale de la moelle et la quantité infinie de tubes de toutes dimensions, qui sillonnent la substance grise, aurait dû suffire à leur faire soupçonner que l'origine des collatérales est tout autre que celle des tubes longitudinaux de la substance blanche. La différence notable entre le diamètre de ces derniers et celui du plus grand nombre des fibres transversales eût dû aussi leur servir d'indice. Mais, ici encore, ces fautes d'observation sont imputables à l'imperfection des méthodes de recherches. En effet, ni l'acide osmique, ni l'hématoxyline de Weigert ne peuvent soulever le problème des collatérales nerveuses ni, à plus forte raison, faire découvrir l'origine de ces fibres transverses ; car, ces pigments sont incapables de colorer soit leur trajet initial, soit les grands étranglements qui leur donnent naissance sur les tubes à myéline. Il fallait donc une autre coloration plus appropriée pour savoir que toutes ces fibres fines et transversales sont réellement des collatérales. Cette coloration, c'est la méthode de Golgi qui la fournit. Grâce à elle, nous pouvions[1] annoncer, en 1889, qu'en traitant par le chromate d'argent la moelle d'embryons de poulet ou de mammifères, on colore parfaitement ces fibres transversales, et qu'on est à même alors de reconnaître, avec la dernière évidence, que ces fibres partent, à angle droit, des tubes longitudinaux de la substance blanche et se terminent par des arborisations variqueuses et libres dans la substance grise.

La méthode de Golgi permet de découvrir les collatérales.

La découverte des collatérales et des bifurcations des fibres de la substance blanche de la moelle constitue, comme le dit Kölliker avec raison, le progrès le plus considérable que notre connaissance de la structure médullaire

Historique de la découverte des collatérales.

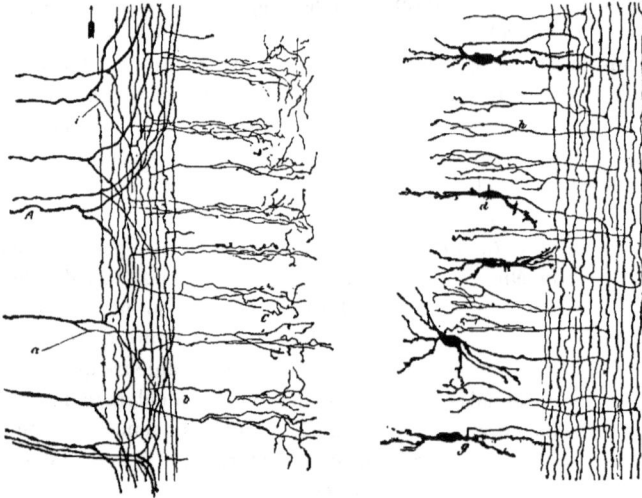

FIG. 108. — Coupe longitudinale de la moelle embryonnaire du poulet. Méthode de Golgi.

On y voit la substance blanche des cordons postérieur et latéral, avec leurs collatérales ramifiées dans la substance grise. On voit, également, en *d, f, g*, que les fibres de ces cordons sont des cylindres-axes directement issus de cellules nerveuses.

ait enregistré en ces derniers temps. Son importance est si grande qu'il est bon d'en faire un peu l'historique.

En 1889, nous signalions l'existence de ces collatérales de la substance blanche, et de bonne foi, nous crûmes qu'il s'agissait d'un fait entièrement nouveau. Kölliker, V. Lenhossék, Edinger et bien d'autres neurologistes le crurent également, car dans tous les travaux qu'ils publiaient à cette époque, sur la moelle épinière, il n'était nullement question de cette disposition anatomique. Une réclamation de Golgi[2] nous montra notre erreur. Les collatérales avaient été découvertes par lui depuis près de dix ans; mais cela avait été totalement oublié, et le savant italien lui-même semblait n'y avoir pas attaché d'importance, puisque, dans son œuvre générale sur la structure du système

Découverte de Golgi passée inaperçue.

1. CAJAL, Contribución al estudio de la estructura de la médula espinal. *Rev. trim. de Histol. norm. y patol.*, n⁰ 3 et 4, 1 marzo, 1889.
2. GOLGI, Sulla fina Anatomia degli organi centrali del sistema nervoso. Milano, 1886.

nerveux [1], il n'en fait point mention, quoique à maintes reprises il traite l'anatomie fine de la moelle épinière.

Voici les quelques lignes dans lesquelles se trouve décrite la découverte de Golgi ; nous les extrayons d'un texte datant de 1880 et inséré dans un périodique médical, peu lu et étranger aux sciences anatomiques.

« Les tubes nerveux de la substance blanche des régions antérieure, latérale et postérieure émettent des fibrilles, qui, après avoir pénétré soit horizontalement, soit obliquement dans la substance grise, s'y ramifient à l'égal des collatérales des cylindres-axes. » Dans un autre passage, Golgi ajoute que ces fibres s'introduisent dans les réseaux, qui, d'après lui, existeraient dans la substance grise.

Un fait sèchement et incomplètement exposé, mêlé d'erreurs, non illustré de figures qui en garantissent la réalité et le mettent à l'abri des fausses interprétations, sans détails sur les méthodes qui ont permis de l'observer, sans, non plus, aucune de ces considérations physiologiques légitimes qui en mettent l'importance en relief, n'est généralement pas estimé des savants à sa juste valeur ou passe tout à fait inaperçu [2]. C'est ce qui est arrivé à la découverte des collatérales faites par Golgi. Oubliées pendant près de dix ans, il fallut les découvrir à nouveau [3]. Elles n'ont pris droit de cité dans la science que depuis la description complète, détaillée et accompagnée de figures, que nous en avons faite, lorsque nous en avons exposé l'origine véritable et la terminaison dans les divers cordons, ainsi que les conditions techniques nécessaires à leur observation. Voici les notions capitales et démontrées que nos mémoires de 1889 et 1890 [4] ajoutaient à la description sommaire des collatérales données par Golgi. .

Notre description exacte et circonstanciée fait connaître les collatérales. Notions nouvelles qu'elle apportait.

1° Terminaison des collatérales non en réseaux, comme le supposait Golgi, mais en arborisations libres, variqueuses, appliquées autour des neurones de la substance grise et en connexion dynamique avec elles ;

2° Détermination du trajet et de la disposition générale des collatérales dans les différents cordons ;

3° Pénétration dans la corne antérieure de collatérales sensitives longues ou postéro-antérieures, dont les arborisations ultimes se portent sur les neurones moteurs et leur transmettent l'excitation constitutive de l'acte réflexe ;

4° Structure définitivement établie des commissures antérieure et postérieure qui, en outre de cylindres-axes, comprennent des collatérales entrecroisées et ramifiées dans la substance grise du côté opposé ;

1. GOLGI, Studi istologici sul midollo spinale. *Communication faite au IIIe Congrès italien de psychiatrie à Reggio Emilia*, septembre 1880, traduite et publiée sous le titre de : Ueber den feineren Bau des Rückenmarkes. *Anat. Anzeiger*, n°s 14 et 15, 1890. — Considérations anatomiques sur la doctrine des localisations cérébrales. *Arch. ital. de biolog.*, t. II, 1882.

2. CAJAL, Réponse à M. Golgi à propos des fibrilles collatérales de la moelle épinière et de la structure générale de la substance grise. *Anat. Anzeiger*, n° 20, 1890.

3. Pour s'assurer de la véracité de notre assertion, il suffit de consulter tous les ouvrages de neurologie publiés de 1882 à 1890 par Schwalbe, Ranvier, Toldt, Lenhossék, Obersteiner, Edinger, Flechsig, etc. Dans aucun on ne trouve la moindre indication relative aux collatérales. Au reste, Golgi lui-même n'en parle point dans son grand ouvrage sur les centres nerveux intitulé : *Sulla fina Anatomia degli organi centrali*, etc., 1886.

4. CAJAL, Sur l'origine et les ramifications des fibres nerveuses de la moelle embryonnaire. *Anat. Anzeiger*, n°s 3 et 4, 1890. — Ce travail est la traduction quelque peu augmentée de celui qui parut dans la *Rev. trim. de Histol. norm. y patol.*, n°s 3 et 4, 1889.

5° Enfin, existence, également chez les oiseaux et mammifères adultes, de collatérales, qui, sous forme de fibres transversales convergentes, envahissent en nombre extraordinaire la substance grise, mais qui ne sont point reconnaissables dans les préparations de la méthode de Weigert-Pal, parce qu'elles prennent naissance sur les fibres, au niveau de grands étranglements dépouillés de myéline.

Toutes ces notions eurent pour conséquence de mettre en valeur et de faire entrer dans la doctrine nouvelle les faits histologiques rapportés par Waldeyer, Schifferdecker, Edinger, Lenhossék, Flechsig, etc., faits relatifs à l'itinéraire et à la distribution des fibres issues de la substance blanche ; elles les dégageaient en même temps de quantités d'erreurs causées par l'insuffisance des méthodes employées.

Accueil d'a-bord réservé fait à notre conception des collatérales.

Il serait exagéré de dire que la conception des collatérales, telle que nous venons de l'exposer, fut reçue avec enthousiasme. Bien au contraire, ce fut une méfiance marquée qui l'accueillit ; même sort échut aux idées nouvelles simultanément émises par nous au sujet du parcours et des rapports des racines postérieures. Sans une circonstance heureuse, elles allaient peut-être encore être ensevelies dans l'oubli. Tourmenté de doutes, irrité aussi du silence injuste et par trop significatif dans lequel certains savants tenaient nos travaux sur le cervelet, la rétine et la moelle, nous prîmes la résolution de nous rendre, armé de nos préparations, au congrès anatomique siégeant à Berlin, en 1889. Là, nous eûmes la bonne fortune de faire la rencontre de l'illustre A. Kölliker, dont l'accueil fut des plus flatteurs pour nous : mais, chose qui avait encore plus de prix à nos yeux, il nous marqua un désir sincère d'étudier nos préparations et d'apprendre au moins la technique qui avait servi à les obtenir. Ses regards n'avaient pas plus tôt porté sur nos coupes, que, grâce à sa grande pénétration d'esprit et à sa vaste expérience de chercheur, il saisit toute l'importance de ces nouvelles découvertes ; il nous promit alors de faire des efforts pour les confirmer, afin de les présenter au monde savant avec l'autorité de son grand nom.

Confirmation de Kölliker.

Peu de temps après, ce savant publiait, en effet, une monographie sur le cervelet et une note relative à la moelle épinière [1]. Aussitôt, Van Gehuchten, Edinger, Lenhossék, Waldeyer, His et Retzius apportaient, sans plus de crainte, leur adhésion précieuse aux nouveaux principes et les corroboraient de leurs travaux.

Kölliker ne se contenta pas de confirmer nos observations sur la moelle ; il les étendit considérablement, grâce au choix de nouveaux matériaux d'étude, tels qu'embryons de l'homme et de mammifères; il en tira des conclusions physiologiques, dans lesquelles, fort occupé de faire accepter la doctrine nouvelle des contacts et des connexions péricellulaires, nous n'avions pas osé nous lancer résolument.

Parmi les résultats obtenus par le savant allemand, il faut signaler la démonstration des collatérales de la colonne de Clarke et de la substance de Rolando, ainsi que la révélation de bifurcations et de collatérales, en tout semblables à celles de la moelle, dans les racines centrales des nerfs sensitifs craniens. C'est à Kölliker, aussi, que nous devons le premier essai d'explication des réflexes par le contact des collatérales sensitives longues avec le corps des cellules motrices.

1. KÖLLIKER, Ueber den feineren Bau des Rückenmarkes. Vorläufige Mittheilung. *Sitzungsber. der Würzburger. phys. med. Gesellsch.*, 8 März, 1890.

Travaux confirmatifs de Van Gehuchten, Edinger, Retzius, etc.

Nous publiâmes, postérieurement à la note préliminaire de Kölliker, un second travail sur la moelle des mammifères[1]. De nouveaux renseignements y étaient donnés sur les collatérales : 1° par une étude détaillée des collatérales de la colonne de Clarke et des nids terminaux qui entourent les cellules de cette région ; 2° par la démonstration de l'origine et de la terminaison des trois faisceaux de collatérales de la commissure postérieure ; 3° par une revue minutieuse des collatérales longues ou excito-motrices ; 4° enfin par une représentation schématique des voies réflexes sensitivo-motrices et des voies courtes d'association.

Peu de temps après, dans l'année même, paraissait la vaste monographie de Kölliker[2], illustrée de magnifiques planches et présentant, considérablement amplifiées, les observations contenues dans la note préliminaire. Ce fut la consécration, en Allemagne, de la nouvelle formule de structure de l'axe médullaire.

Mentionnons encore l'étude confirmative de Van Gehuchten[3]; l'excellente description, augmentée de quelques détails non encore connus du faisceau sensitivo-mo-

Fig. 109. — Coupe longitudinale et tangentielle du cordon postérieur, aux environs de l'entrée des racines postérieures ; chat de 15 jours. Méthode d'Ehrlich.

A, racine postérieure ; — B, cordon postérieur avec ses collatérales ; — *a*, *b*, bifurcation et trifurcation des racines sensitives ; — *c*, fibres fines qui se bifurquent dans la zone de Lissauer.

1. S. Ramón Cajal, Nuevas observaciones sobre la estructura de la médula espinal de los mamíferos. Barcelona, 1° de abril, 1890.

2. Kölliker, Zur feineren Anatomie des centralen Nervensystems. Zweiter Beitrag : Das Rückenmark. *Zeitschr. f. wissensch. Zool.*, Bd. LI, Heft. 1, 1890.

3. Van Gehuchten, La structure des centres nerveux : la moelle épinière et le cervelet. *La Cellule*, t. VII, fasc. 1, 1897.

teur chez les embryons de mammifères, par V. Lenhossék [1] ; les observations exactes et approfondies faites sur ces fibres par P. Ramón, Sclavunos et Cl.Sala chez les batraciens, par Retzius chez les poissons et l'embryon
de poulet, par Van Gehuchten chez les
poissons, les reptiles, etc. Enfin pour clore
cet aperçu historique, indiquons les travaux que nous avons entrepris pour contrôler chez les mammifères, oiseaux, reptiles et batraciens, à l'aide de la méthode
d'Ehrlich et de la méthode au nitrate d'argent, tous les détails de structure des collatérales [2].

Les résultats de ces divers travaux trouveront place dans ce que nous allons dire.

Les collatérales prennent naissance
sur les fibres longitudinales de la substance blanche, à angle droit, et au niveau
d'un épaississement triangulaire. Ce dernier, ainsi que nous l'avons observé dans
les préparations colorées par la méthode
d'Ehrlich, se trouve au centre d'un étranglement et prend une teinte intense par
le bleu de méthylène de cette méthode.
Il est très fréquent de voir, en particulier dans le cordon postérieur, les tubes
longitudinaux décrire une petite courbe
ou former un petit angle dans la région
d'où émergent les collatérales. On retrouve aussi cette particularité dans la
moelle embryonnaire ; elle nous a semblé
d'ailleurs être constante au point de départ des grosses collatérales réflexo-motrices (fig. 109).

Les collatérales ne se ramifient pas,
d'ordinaire, pendant leur trajet dans la
substance blanche ; c'est seulement dans
la substance grise que se montrent leurs
divisions. Le bleu de méthylène nous
apprend que le tronc principal des collatérales et leurs grosses branches de division sont enveloppés d'une gaine de
myéline ; il nous apprend aussi que toutes

Origine et mode de départ des collatérales.

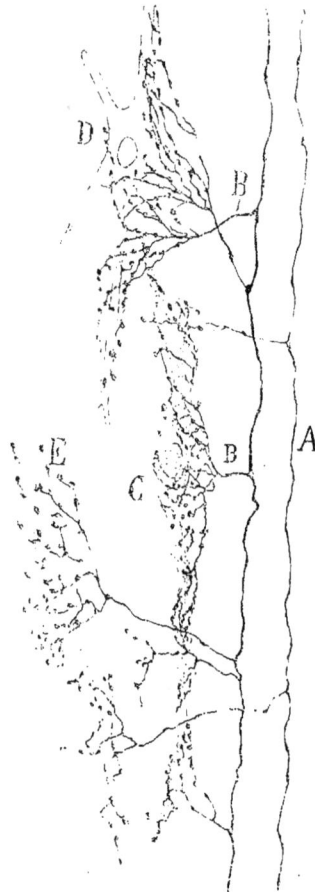

Fig. 110. — Fibres et collatérales du
cordon postérieur ; chat de huit
jours. Méthode d'Ehrlich (object.
apochromat. Zeiss, 1,30).

A, fibres non myélinisées ; — B, collatérales courtes ; — C, D, grosses cellules
marginales de la substance de Rolando ;
— E. arborisation terminale fortement
variqueuse.

Un manchon de myéline recouvre les collatérales et leurs grosses divisions.

les divisions ont lieu au niveau d'un étranglement. Leur nombre d'ailleurs,

1. LENHOSSÉK, Der feinere Bau des Nervensystems, etc., 2 Aufl. 1895, p. 303.
2. CAJAL, El azul de metileno en los centros nerviosos. *Rev. trim. micrográfica*,
vol. I, nº 4. — Pour les travaux exécutés par la méthode du nitrate d'argent réduit,
consulter : *Trabajos del Lab. de Invest. biológ.*, depuis 1903.

Caractères
de l'arborisa-
tion des colla-
térales dans la
s u b s t a n c e
grise.

même pour une collatérale volumineuse, ne dépasse pas deux ou trois, très rarement quatre.

Quand la collatérale parvient à son aire de distribution dans la substance grise, elle se dépouille de son manchon myélinique et devient dès lors invisible tant dans les préparations de la méthode de Weigert-Pal que de celle d'Ehrlich. Néanmoins, il nous est arrivé de voir par cette dernière méthode l'arborisation terminale des collatérales, comme le montre la figure 110. Les ramuscules ultimes de cette arborisation, dépourvus de toute myéline [1], avaient un aspect fortement variqueux et se terminaient par un granule

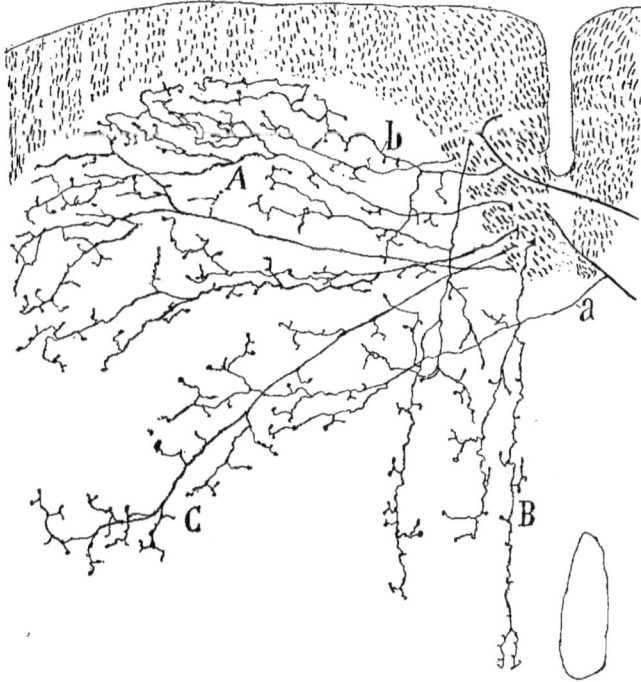

Fɪɢ. 111. — Collatérales du cordon commissural ; rat âgé de quelques jours.
Méthode de Golgi.

cyanophile. Les varicosités renfermaient dans leur centre une vacuole incolore; pour nous, cette disposition est un phénomène cadavérique. Nous attirons l'attention sur la parfaite netteté des rapports de contact existant entre

1. Köllɪᴋᴇʀ, dans son *Handbuch der Gewebelehre*, 6 Aufl. 1894, Bd. II, p. 106, nous fait dire, par erreur, que les arborisations des collatérales sont recouvertes de myéline. Nous avons soutenu précisément le contraire dans deux passages du n° de l'*Anat. Anzeiger* cité par lui. A notre avis, ce sont le tronc initial et les grosses branches des collatérales qui possèdent un manchon de myéline ; quant à leurs ramuscules terminaux et variqueux, ils en sont totalement dépourvus, tout comme dans les terminaisons nerveuses périphériques.

cette ramification nerveuse d'une part, le corps et les dendrites des neurones de l'autre (fig. 110, C, D).

Conditions favorables à l'étude de l'arborisation des collatérales.

Pour étudier de façon exacte la ramification terminale des collatérales,
il faut, en réalité, recourir au chromate d'argent et l'appliquer à la moelle
des embryons ou des mammifères jeunes. Si l'on veut la voir apparaître
dans toute son ampleur, une condition est absolument nécessaire : c'est de
faire l'imprégnation chromo-argentique sur la moelle à une époque très
rapprochée de la myélinisation des collatérales, par exemple, chez le chat,
à l'âge de huit jours et chez le chien et le rat à l'âge de dix. L'imprégnation faite à une époque plus précoce réussit mieux, il est vrai; mais l'arbo-

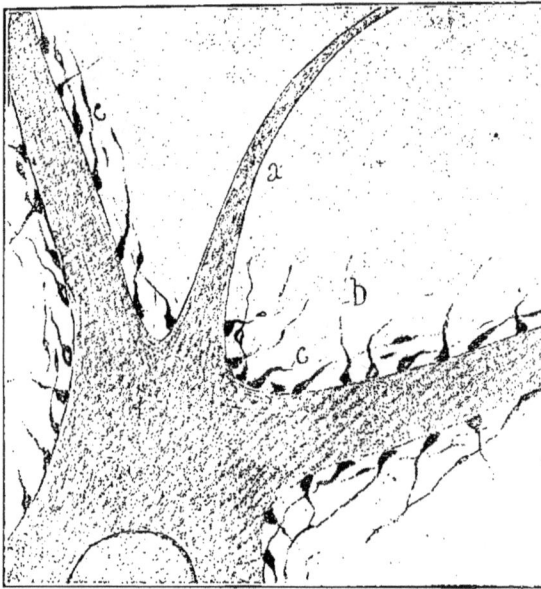

Fɪɢ. 112. — Cônes ou pieds terminaux des collatérales réflexo-motrices appliqués sur
la membrane d'une cellule moyenne de la corne antérieure; moelle de lapin adulte.
Méthode du nitrate d'argent réduit.

a, cylindre-axe; — b et c, ramuscules ultimes terminés par les cônes ou pieds.

risation, dans la substance grise, est à ce moment incomplète et pauvre en
ramuscules. Nous présentons dans la figure 111 plusieurs collatérales arborisées et méticuleusement copiées d'après la moelle d'un rat âgé de vingt
jours. Remarquons l'épaisseur et la rudesse plus grande de la fibre au début
de l'arborisation, le trajet irrégulier et souvent récurrent des branches principales et surtout les caractères des petits ramuscules qui sont courts, partent fréquemment à angle droit et se terminent par une nodosité menue.
Notons encore la grande abondance des petits ramuscules qui se plient
sous un angle obtus pour se porter en arrière. Observons, enfin, que les
contours des branchilles terminales sont inégaux, parfois franchement va-

riqueux ; mais leurs varicosités sont plus fines et moins accusées que celles des mêmes branchilles vues dans les préparations au bleu de méthylène. Ceci prouve que ce dernier réactif altère quelque peu la disposition de la substance cyanophile des fibres nerveuses, fait que nous avions déjà signalé en parlant des expansions protoplasmiques.

Maintien à l'âge adulte des collatérales embryonnaires ou du jeune âge.

Les collatérales étudiées chez les embryons ou les mammifères encore jeunes et par les seules méthodes de Golgi et d'Ehrlich persistent-elles lorsque ces animaux parviennent à l'âge adulte ? *A priori*, cela semble infiniment probable ; cependant, la certitude vaut mieux, et la technique du nitrate d'argent réduit, avec fixation préalable par l'alcool, nous la donne.

Caractères des collatérales d'après la méthode de l'argent réduit.

Cette technique nous montre en même temps que les collatérales prennent naissance au niveau d'un épaississement triangulaire du cylindre-axe et qu'elles pénètrent, puis se ramifient dans la substance grise. L'intervalle qui sépare leur origine sur le cylindre-axe est, comme on pouvait le prévoir, beaucoup plus grand qu'à la période embryonnaire, surtout chez les grands mammifères. Dans les préparations obtenues par ce procédé, il arrive parfois que la portion initiale des collatérales apparaît moins intensément colorée que le reste de leur trajet. Il faut tenir compte de cette circonstance, afin de pouvoir reconnaître ces fibres dans les coupes faiblement imprégnées.

Les branches de ces collatérales, en pénétrant dans la substance grise, se divisent et subdivisent ; elles engendrent avec le concours de leurs congénères un plexus si épais, si enchevêtré, qu'il est impossible de suivre les ramifications ultimes de chacune d'elles. Ces dernières, en arrivant aux nids péricellulaires, se terminent, comme nous l'avons déjà observé, à la surface des neurones par *des boutons ou pieds de Held-Auerbach* (fig. 112, *b*, *c*).

DISTRIBUTION DES COLLATÉRALES DANS LA SUBSTANCE GRISE

Afin d'exposer avec plus de clarté tout ce qui concerne les collatérales, il est bon, croyons-nous, de les distinguer en : 1° collatérales sensitives de premier ordre ou du cordon postérieur ; 2° collatérales sensitives de second ordre ou du cordon antéro-latéral ; 3° collatérales motrices ou de la voie pyramidale.

Collatérales sensitives directes ou de premier ordre. — La plupart des tubes qui constituent le cordon postérieur, ne sont autres, comme nous l'apprendrons plus tard, que les branches ascendantes et descendantes des fibres sensitives ou radiculaires postérieures ; par suite, les collatérales qui en partent représentent des conducteurs centripètes transmettant l'excitation sensitive aux diverses cellules de la substance grise. Nous allons passer en revue les principales espèces de collatérales sensitives directes.

Collatérales longues ou réflexo-motrices. — Découvertes par nous dans l'embryon de poulet et chez les mammifères nouveau-nés [1], elles ont été ensuite bien étudiées par Kölliker et Lenhossék (figs. 113 et 114). Nous avions cru, au début, qu'elles provenaient de tous les points du cordon de Burdach ; mais un examen attentif nous a révélé qu'elles prennent naissance uniquement dans la *zone radiculaire moyenne* de ce cordon, appelée zone d'irradiation par d'autres auteurs, c'est-à-dire au voisinage même de la bifurcation des radiculaires postérieures. Ce faisceau des collatérales sensitivo-motrices n'est donc jamais alimenté ni par le cordon de Goll, ni par la couche radiculaire profonde du cordon de Burdach, ni par la zone limitante de Lissauer.

Leur origine dans la zone radiculaire moyenne du cordon postérieur.

Les collatérales longues sont d'ordinaire très épaisses, si épaisses même que beaucoup d'entre elles pourraient être prises pour de véritables branches de bifurcation, soit du rameau ascendant, soit du rameau descendant des racines sensitives. Aussitôt nées, elles se groupent, ainsi qu'on peut le constater dans chaque coupe, en faisceaux au nombre de deux, trois ou plus, dirigés d'arrière en avant. Ces faisceaux traversent d'abord la portion la plus interne de la substance de Rolando, puis la tête et la base de la corne postérieure, sans fournir aucune branchille à ces lieux de passage ; ils continuent ensuite à travers la substance grise centrale. Arrivés à la hauteur du canal épendymaire, ils émettent quelques ramuscules pour l'extrême partie dorsale de la corne antérieure et le noyau intermédiaire [2] ; enfin, ils abordent la corne antérieure où, immédiatement, ils s'étalent et se dispersent en éventail. Toutes les fibres dont ces faisceaux sont constitués pénètrent dans le foyer moteur, mais par des routes diverses ; les unes, et c'est le plus grand nombre, s'y introduisent par le côté antéro-interne, d'où leur nom de *fibres réflexo-motrices internes* ; les autres, moins nombreuses, y entrent par le côté postéro-externe, de là leur nom de *réflexo-motrices externes*. Une fois dans le noyau moteur, les réflexo-motrices internes décrivent une courbe pour se porter en dehors et se subdiviser en innombrables ramuscules qui forment un plexus touffu autour des corps et de la base des dendrites des neurones moteurs ; ce qui domine dans ce plexus, ce sont les branchilles transversales ou perpendiculaires aux principales expansions des neurones. Les réflexo-motrices externes se ramifient comme les précédentes ; après s'être dirigées de dehors en dedans, elles se mettent surtout en rapport avec les cellules motrices postéro-externes. Les divisions des collatérales longues commencent déjà à se produire, du moins pour beaucoup d'entre elles, sur la limite postérieure du noyau moteur et même en deçà, comme on le constate sur quelques collatérales de la figure 113. Dès lors, elles deviennent de plus en plus nombreuses ; aussi, l'arborisation qu'elles édifient va-t-elle se compliquant, s'enchevêtrant avec ses congénères, d'où les plexus péricellu-

Caractères et trajet.

Collatérales réflexo-motrices internes et externes.

---

1. Cajal, *The Croonian lecture* et *Revue des sciences pures et appliquées*, mars, 1894. — L'origine plus fréquente des collatérales réflexo-motrices aux environs de la bifurcation a été découverte par Lenhossék postérieurement et de façon indépendante. (Der feinere Bau des Nervensystems, etc., 2 Aufl. 1895, p. 303 et 304.)

2. Toutes les collatérales réflexo-motrices n'envoient point de branches au noyau intermédiaire : quelques-unes (la moitié ou davantage chez la souris) traversent ce noyau sans lui fournir la moindre collatérale. Lenhossék semble n'avoir aperçu que cette espèce de fibres réflexo-motrices sans collatérales.

laires. Remarquons en passant que, dans les préparations où collatérales et arborisations sont bien imprégnées, les corps des cellules motrices ne se voient ordinairement pas, le chromate d'argent ne les ayant pas colorés ; on ne reconnaît leur présence que par les vides qu'elles laissent et par les nids ou plexus très serrés qui les entourent.

Plexus terminaux autour du corps et des dendrites des cellules motrices.

Les plexus terminaux ne sont pas accumulés uniquement dans la région

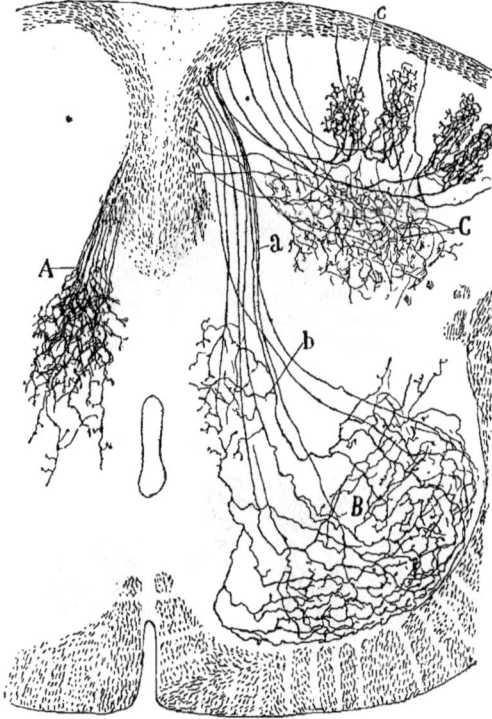

FIG. 113. — Principales collatérales sensitives, chez le rat nouveau-né.
Méthode de Golgi.

A, collatérales du noyau gris intermédiaire ; — B, arborisations embrassant les noyaux moteurs ; — C, ramifications étendues dans la tête de la corne postérieure ; — *a*, faisceau sensitivo-moteur ; — *b*, collatérale d'une des fibres destinées au noyau gris intermédiaire ; — *c*, collatérales profondes de la substance de Rolando.

antérieure de la corne motrice, comme le croit Lenhossék. Ils s'étendent, au contraire, à toute la surface occupée par les neurones moteurs et même plus en arrière, c'est-à-dire dans cette région de la corne antérieure où seules peuvent parvenir les longues dendrites de ces cellules : c'est là une disposition que nous avons constatée aussi bien chez le rat et la souris que chez le lapin et le fœtus de chat. Selon V. Gehuchten, quelques ramuscules de l'arborisation terminale des collatérales sensitivo-motrices pourraient atteindre jusqu'à la substance blanche même, et là, entrer en contact avec les

appendices protoplasmiques lancés en avant par les neurones moteurs.
Nous n'avions pu tout d'abord nous assurer de l'existence de ces ramuscules
par nos préparations ; mais plus récemment, en étudiant le faisceau sensitivo-
moteur chez le fœtus de chat, nous avons pu en voir quelques-uns aller,
sous forme d'arborisation, se mettre, en effet, au contact des petits faisceaux
dendritiques de la commissure antérieure (fig. 115, a).

Le système des collatérales sensitivo-motrices se voit très distinctement
dans les préparations obtenues par la méthode de Weigert-Pal. Il se présente
sous l'aspect de deux ou trois faisceaux de fibres à myéline qui, après avoir
traversé la substance de Rolando, s'éparpillent en éventail dans la partie cen-

Aspect de collatérales ré- flexo-motrices dans les pré- parations au Weigert.

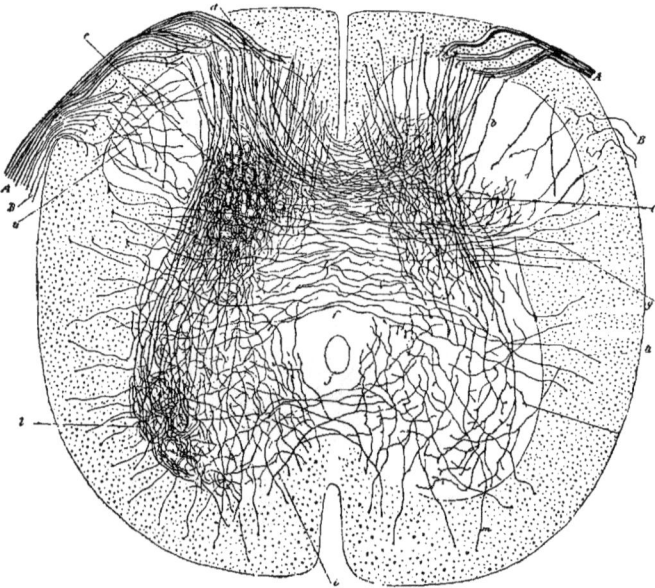

FIG. 114. — Collatérales de la moelle épinière d'un embryon de poulet
au quinzième jour de l'incubation. Méthode de Golgi.

A, faisceau de grosses fibres de la racine postérieure ; — B, faisceau de fibres fines ; —
C, grosses collatérales sensitivo-motrices.

trale de la corne antérieure ; on cesse alors de les apercevoir et cela bien
avant qu'elles parviennent au noyau moteur, car elles ne sont plus couvertes de myéline. Il est tout naturel que ces fibres myélinisées et à direction postéro-antérieure aient été vues et connues des neurologistes de l'ancienne école : Lenhossék père, Edinger, Kahler, Obersteiner, etc. Il est
également tout naturel, d'après ce que nous avons dit à propos des collatérales en général, qu'ils les aient considérées comme un groupe de cylindres-
axes venant directement des racines postérieures et devant s'anastomoser
avec les dendrites de la corne antérieure.

Le faisceau sensitivo-moteur varie de constitution et d'apparence selon

42

les animaux et selon les régions de la moelle. Voyons d'abord ces variétés chez l'homme et les mammifères supérieurs. Selon les animaux, ce faisceau est très compliqué, car il est formé de plusieurs gros paquets parallèles, qui sortent de différents points du cordon de Burdach et traversent séparément le tiers interne de la substance de Rolando pour se disséminer dans la corne antérieure.

Chez la souris et le rat, ainsi qu'il ressort de la figure 113, ce faisceau

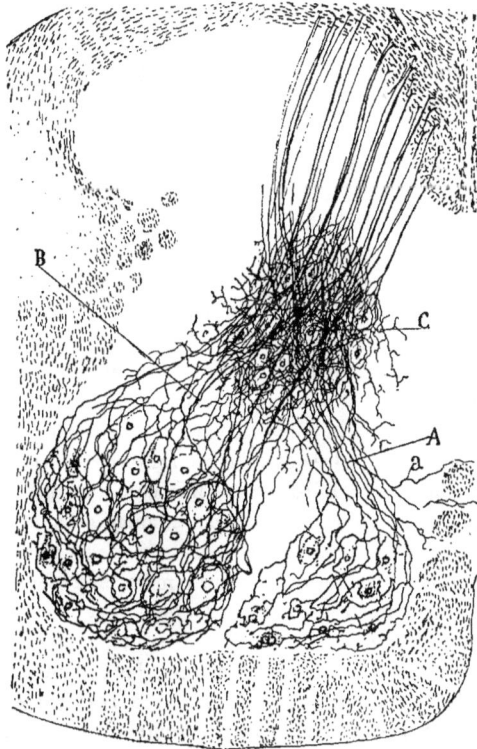

Fig. 115. — Coupe transversale de la moelle, au niveau du renflement cervical ; fœtus de chat presque à terme. Méthode de Golgi.

A, faisceau destiné au noyau moteur interne ; — B, faisceau plus volumineux et plus large, se rendant au noyau externe; — C, plexus du noyau gris intermédiaire ; — a, quelques collatérales destinées à la commissure protoplasmique.

peut être constitué par un ou deux petits cordons très denses, comme Lenhossék l'a très bien représenté. Chez les oiseaux, les fibres sensitivo-motrices se groupent d'ordinaire en un faisceau unique, lâche, qui très tôt se désagrège dans la région intermédiaire (fig. 114,C). Chez l'embryon du poulet, on voit la plupart de ces fibres pénétrer dans le foyer moteur par sa partie externe, s'y ramifier de dehors en dedans et couvrir ainsi de leurs ramilles la plus grande étendue de la corne antérieure.

Examinons maintenant les variations du faisceau sensitivo-moteur selon les régions de la moelle. Dans les segments médullaires où les cellules motrices sont partagées en deux noyaux, l'un interne, l'autre externe, au niveau du renflement cervical par exemple (fig. 115), le système collatéral sensitivo-moteur est, lui aussi, à son entrée dans le noyau intermédiaire, divisé en deux faisceaux, l'un externe, plus volumineux, ramifié dans le noyau postéro-externe, l'autre interne, plus mince et répandant ses branchilles terminales dans le noyau antéro-interne. Mais il ne manque pas de fibres vagabondes, en petit nombre il est vrai, qui se jettent dans la substance grise intermédiaire aux deux noyaux. Il est un fait intéressant que nous avons pu constater en examinant avec grand soin, dans l'embryon du chat, le point à partir duquel les deux faisceaux s'écartent : c'est que les collatérales se bifurquent parfois. Des deux branches qui en résultent, l'externe, quelquefois la plus épaisse, s'incorpore au faisceau externe et l'autre au faisceau interne.

Les collatérales sensitivo-motrices suivant les régions de la moelle.

On peut se rendre compte de la disposition du faisceau sensitivo-moteur, au niveau du renflement cervical chez l'embryon de chat, par la figure 115, dessinée d'après une coupe, où grâce à un excès de durcissement dans le mélange osmio-bichromatique, seul ce faisceau s'était imprégné. La surface du cordon de Burdach donnant naissance au faisceau est très étendue; celui-ci, au début, est, en réalité, formé par six ou sept fascicules, convergeant vers le noyau intermédiaire. On peut voir que là certains d'entre eux s'entrecroisent et se portent ainsi, les uns de la partie externe du cordon de Burdach au noyau moteur interne, les autres de la région interne du même cordon au noyau externe. Beaucoup de fibres de ces faisceaux fournissent des ramuscules secondaires au foyer intermédiaire au moment où elles le traversent. Il existe un grand nombre de variantes dans le mode d'arborisation de ces collatérales à l'intérieur des noyaux moteurs; mais, en général, les divisions commencent à se produire très tôt, non seulement sur la frontière postérieure des noyaux, mais encore bien en deçà comme nous l'avons dit plus haut, en plein foyer intermédiaire. Parfois, aussi, les collatérales qui vont au noyau moteur interne donnent des ramuscules à l'externe et réciproquement. Enfin, les arborisations terminales de toutes ces divisions sont variqueuses, compliquées et forment par leur enchevêtrement entre les cellules motrices un plexus des plus touffus.

Leur disposition au niveau du renflement cervical du chat.

Collatérales de la tête et du centre de la corne postérieure (fig. 116). — Elles sont extrêmement nombreuses, mais moins épaisses que les collatérales sensitivo-motrices. Comme ces dernières, elles proviennent aussi des régions radiculaires moyenne et profonde du cordon de Burdach. La plupart naissent sur les branches ascendantes et descendantes des racines postérieures ; quelques-unes, cependant, nous ont paru être des collatérales parties du tronc même des racines, avant leur bifurcation, ainsi que nous le verrons plus tard. Quelques autres, enfin, émanent de la zone marginale de Lissauer et de la région du cordon latéral voisine.

Origines diverses.

Toutes ces fibres, groupées au nombre de quatre, six ou davantage en petits faisceaux, pénètrent par de multiples points dans la substance de

Trajet et terminaison.

Rolando, à laquelle elles ne fournissent d'ordinaire aucune collatérale; elles se réunissent ensuite dans le centre de la corne postérieure, où, au moyen

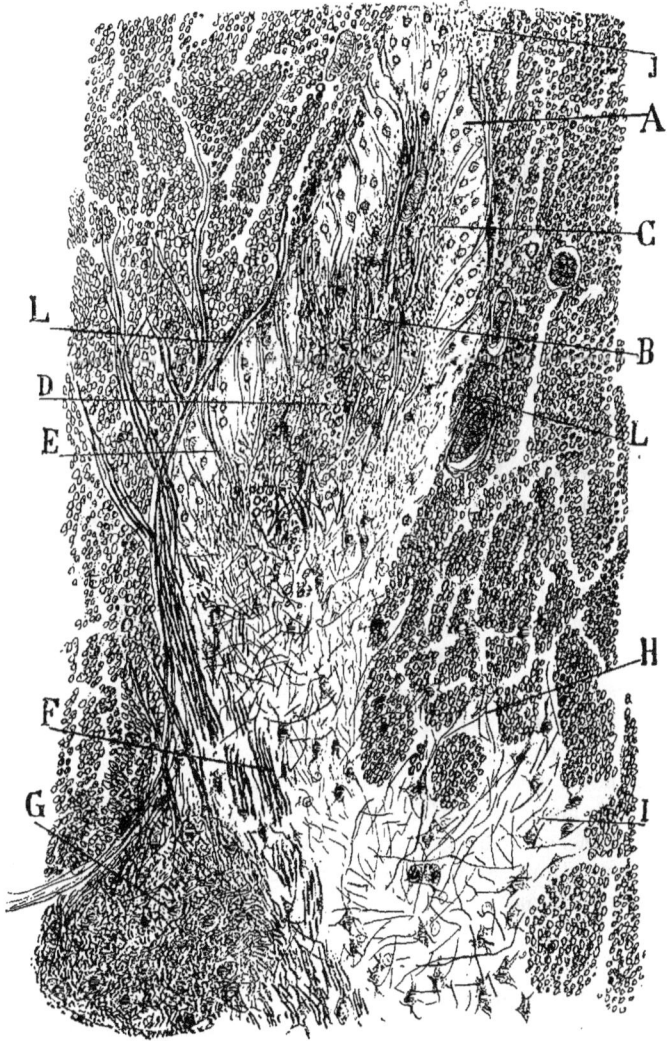

FIG. 116.— Coupe de la région de la corne postérieure dans la moelle dorsale ; homme adulte. Méthode de Weigert-Pal et carmin.

A, substance de Rolando; — C, tubes fins et longitudinaux du sommet de la corne postérieure; — D, autres tubes épais; — E, petits paquets de fibres myélinisées pour la tête de la corne postérieure; — F, faisceaux des collatérales sensitivo-motrices; — G, colonne de Clarke; — H, noyau gris interstitiel.

de leurs arborisations terminales libres, elles constituent un plexus très abondant, troué d'espaces clairs destinés à loger les cellules nerveuses de la corne postérieure. Chez le chat, le chien et le lapin nouveau-nés, ce plexus est extrêmement touffu ; il nous a paru, au contraire, beaucoup moins luxuriant et moins serré chez les oiseaux.

La méthode de Weigert-Pal révèle de façon très nette les collatérales de la tête de la corne sensitive. Elle les montre sous la forme de faisceaux de fibres à myéline traversant la substance de Rolando pour aller se perdre dans la tête de la corne. La figure 116 représente précisément une coupe de moelle dorsale humaine, adulte, teinte par cette technique. Nous reconnaîtrons aisément sur ce dessin que la région apicale de la corne postérieure marquée de la lettre C, est formée par un nombre infini de tubes longitudinaux dont le calibre se réduit d'autant plus qu'ils sont plus proches de la substance de Rolando. Ces tubes, disposés en faisceaux irréguliers, ménagent entre eux des espaces pour les cellules nerveuses et les capillaires.

Leur aspect dans les préparations au Weigert-Pal.

Une question se pose : d'où vient cette énorme quantité de fibres fines verticales qui peuplent la tête de la corne sensitive et la partie profonde de la substance gélatineuse ? Une comparaison entre les préparations bien réussies de la méthode de Weigert-Pal pour la myéline et celles de Golgi pour les cylindres-axes et collatérales nous a donné la clef de ce problème. Ces tubes longitudinaux, c'est là notre conviction absolue, ne sont rien autre que les branches maîtresses de l'arborisation développée à leur terminaison par les collatérales de la tête de la corne postérieure.

Nature des tubes fins et longitudinaux de la tête de la corne postérieure.

Voici, en effet comment les choses se passent : ces collatérales, en arrivant à la région apicale de la corne, se bifurquent ou se divisent même d'une façon plus complexe en branches ascendantes et descendantes très longues, tressées en plexus irrégulier et couvertes de myéline ; ces branches verticales donnent à leur tour des ramuscules plus ou moins horizontaux, dépouillés de myéline et colorables par le chromate d'argent. Ces ramuscules sont terminaux et vont se mettre au contact des corps et dendrites des neurones de la corne postérieure. C'est dans la moelle du chien et du chat nouveau-nés et dans des coupes longitudinales de la corne postérieure imprégnées par la méthode de Golgi que nous avons pu constater le trajet vertical des branches maîtresses des collatérales dont il s'agit. La figure 128 montre, en D, tous ces détails. Chez les embryons de ces animaux, les branches maîtresses ne se voient pas très nettement ; par insuffisance de développement, sans doute.

Collatérales du noyau intermédiaire[1] (fig. 113). — Ces fibres s'échappent habituellement des parties moyenne et externe du cordon de Burdach, région à laquelle Flechsig donne le nom de radiculaire profonde. Elles se disposent en un ou plusieurs faisceaux très rapprochés, qui, souvent, cheminent en s'entremêlant à ceux du système collatéral sensitivo-moteur (fig. 113, A). Ils se portent ainsi à travers le segment interne de la substance de Rolando et la portion interne du centre et de la base de la corne postérieure jusqu'au noyau intermédiaire ; ils y pénètrent et, là, se résolvent en des arborisations variqueuses. Celles-ci par leur enchevêtrement forment un plexus extrême-

Origine, trajet, terminaison.

1. S. Ramón Cajal, Nueva contribución al estudio del bulbo raquídeo. *Rev. trim. micrográfica*, t. II, fasc. 2, junio, 1897.

ment dense, assez bien circonscrit et criblé de cavités où se pressent de nombreuses cellules nerveuses multipolaires.

*Étendue va-
riable de leur
plexus termi-
nal suivant
les régions.*

Le foyer intermédiaire possède une très grande étendue dans les régions cervicale et lombaire de la moelle; aussi, le plexus des collatérales, qui s'y rendent, y est-il abondant. Dans la région dorsale, l'aire d'épanouissement de ces collatérales est, au contraire, beaucoup plus restreinte; ici, d'ailleurs,

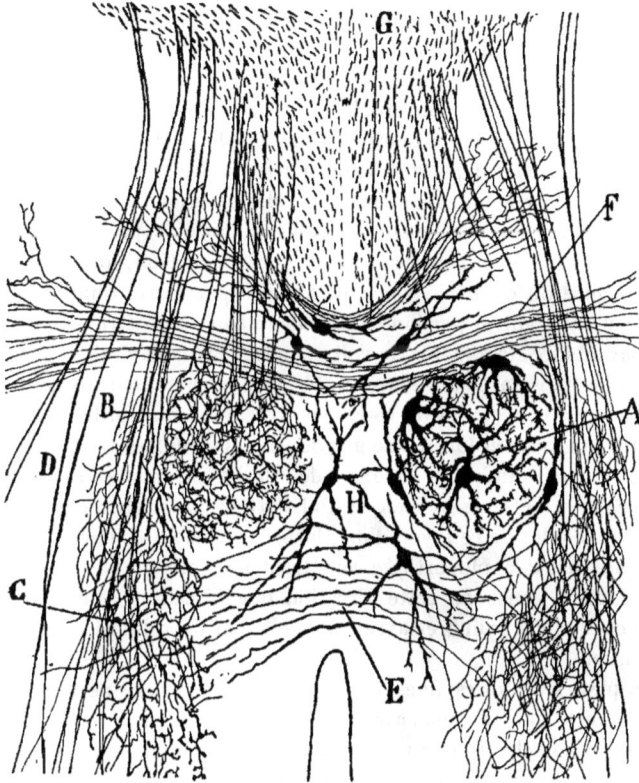

Fig. 117. — Coupe horizontale passant par la colonne de Clarke dans la moelle dorsale; chien nouveau-né. Méthode de Golgi.

A, cellules de la colonne de Clarke; — B, arborisations des collatérales destinées à la colonne de Clarke; — C, collatérales du noyau gris intermédiaire; — D, collatérales longues ou réflexo-motrices; — E, faisceau commissural antérieur; — F, faisceau commissural moyen; — G, faisceau commissural postérieur; — H, cellules de la commissure postérieure.

elles courent le long et en dehors des collatérales destinées à la colonne de Clarke.

*Branches
destinées à la
corne motrice.*

C'est aux contours du plexus constitué par ses collatérales que le foyer intermédiaire doit sa délimitation; car ses cellules, dans les préparations au carmin et aux couleurs d'anilines, se confondent avec celles qui siègent à l'union des deux cornes sensitive et motrice. Les collatérales du noyau intermédiaire ne s'y épuisent pas totalement, néanmoins; il en est un certain

nombre qui, après avoir abandonné à ce noyau la majeure partie de leurs
divisions, en sortent pour s'introduire dans la zone postérieure de la corne
motrice.

Collatérales de la colonne de Clarke (fig. 117). — Dans les régions dorsale *Origine uni-*
que, trajet,
plexus termi-
nal.
inférieure et lombaire supérieure, on voit partir de la portion profonde du
cordon de Burdach, un puissant faisceau de collatérales qui se portent à la
colonne de Clarke ; quelquefois, cependant, ces collatérales sont partagées en
deux ou trois petits faisceaux, et des fibres sensitivo-motrices leur sont
mêlées. Parvenues à la colonne de Clarke, les collatérales s'y ramifient en
totalité, c'est-à-dire sans qu'une seule de leurs branches sorte de ce foyer
ou se distribue à un autre noyau. Le plexus que leurs arborisations terminales
tissent dans la colonne de Clarke est un des plus riches et des plus denses
que l'on puisse voir dans la substance grise. Toutes les collatérales du noyau
de Clarke proviennent, avons-nous dit, de la région profonde du cordon de
Burdach. C'est qu'en effet nous n'avons vu, jusqu'à présent, aucune fibre
destinée à ce noyau, émaner, soit du cordon de Goll, soit de la partie la
plus reculée du cordon postérieur, appelée par Marie zone *cornu-commis-*
surale et par d'autres portion endogène du cordon postérieur. Nous n'avons
pas davantage été à même de voir pénétrer les collatérales de la colonne
de Clarke dans la commissure postérieure. Par conséquent, il faut considérer comme voie directe la voie sensitive de second ordre édifiée dans la
colonne de Clarke et formée de grosses fibres médullaires.

Lorsqu'on examine la colonne de Clarke sur une coupe transversale *Aspect du*
plexus dans
les prépara-
tions au Wei-
gert-Pal ; na-
ture des fibres.
colorée par la méthode de Weigert-Pal, l'attention est attirée par l'existence,
entre les cellules de ce foyer, d'un plexus serré de fibres fines à myéline qui,
verticales pour la plupart, se montrent ici sectionnées en travers. C'est
sans doute à cause de cette direction que Lissauer[1] avait considéré ces
fibres comme des cylindres-axes engendrés par les cellules mêmes du noyau
de Clarke.

Le plexus de fibres fines de la colonne de Clarke ne renferme aucun
axone direct, comme nous l'avons démontré et comme l'ont confirmé Kölliker et Lenhossék. Il est, au contraire, constitué uniquement par des collaté_
rales sensitives, couvertes d'une gaine médullaire sur une grande étendue
de leurs divisions principales, et non sur toute leur étendue, comme Lenhossék[2] nous le fait dire par erreur ; car, sur les divisions les plus grêles et
les plus variqueuses, qui entrent en contact avec le corps des cellules,
il n'y aurait point de manchon médullaire. D'ailleurs, l'absence de tout
cylindre-axe dans la composition de ce plexus apparaissait comme un fait
très probable, à la suite des travaux de Leyden[3], Schultze[4], Lissauer et

1. Lissauer, Ueber die Veränderungen der Clarkschen Säulen bei Tabes dorsalis.
Fortschritt d. Medizin, Bd. IV, 1884.
2. Lenhossék, Der feinere Bau des Nervensystems, 2 Aufl., 1895, p. 353.
3. Leyden, Die graue Degeneration der hinteren Rückenmarcksstränge. Berlin,
1863.
4. F. Schultze, Beitrag zur Lehre der sekundären Degeneration. *Arch. f. Psy-*
chiatrie, Bd. XIV, 1883.

Redlich [1]. Ces auteurs avaient observé la disparition constante des fibres du plexus de la colonne de Clarke et, par contre, l'intégrité persistante des neurones, après les lésions du cordon postérieur et des racines sensitives.

Direction diverse des fibres du plexus suivant l'âge.

Les fibres du plexus de la colonne de Clarke ont une direction longitudinale, avons-nous dit. Ceci n'est vrai que dans la moelle adulte; car chez les embryons, le chromate d'argent en montre qui sont orientées en divers sens. D'où vient cela ? uniquement de la différence des stades évolutifs des collatérales et des plexus, comme le prouvent toutes nos observations faites sur le chat et le chien âgés de quelques jours. En effet, si la coupe étudiée provient d'un embryon encore très peu développé, les collatérales de la colonne de Clarke ne possèdent qu'une arborisation courte, pauvre en branches maîtresses et presque entièrement privée de ramuscules longitudinaux ; si, au contraire, la préparation, que l'on a sous les yeux, a été tirée d'un animal nouveau-né ou âgé de quelques jours seulement, alors l'arborisation rappelle tout à fait l'aspect et la disposition qu'elle a chez l'adulte.

Aspect des collatérales sur une coupe longitudinale.

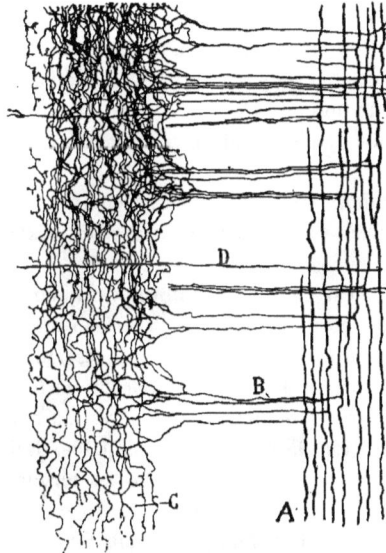

Fig. 118. — Coupe longitudinale d'une partie du cordon postérieur et de la colonne de Clarke ; chien âgé de quatre jours. Méthode de Golgi.

A, substance blanche; — B, collatérales destinées à la colonne de Clarke ; — C, branches longitudinales de l'arborisation nerveuse terminale.

Afin que l'on se rende bien compte des collatérales de la colonne de Clarke, nous donnons dans la figure 118 le dessin d'une coupe longitudinale de moelle de chien âgé de quatre jours ; on y voit que les collatérales, dès qu'elles atteignent le bord de la colonne, se bifurquent ou se décomposent successivement en trois ou plusieurs branches. Celles-ci parcourent alors horizontalement un espace plus ou moins grand dans le foyer, puis tout à coup changent de direction et deviennent, les unes ascendantes, les autres descendantes ; elles font ainsi, dans le sens vertical, un chemin considérable, d'autant qu'elles sont extrêmement sinueuses ; enfin, elles s'achèvent par des extrémités libres. Pendant tout leur parcours, ces branches lancent une multitude de ramuscules tertiaires, qui se ramifient largement. Ce sont ces ramuscules et leurs divisions qui, selon toute vraisemblance, manquent de

1. REDLICH, Die hinteren Wurzeln des Rückenmarkes und die pathologische Anatomie des Tabes dorsalis. *Arbeiten aus dem Laboratorium von Prof. Obersteiner*, Wien, 1892.

gaine de myéline et forment par leurs entrecroisements les plexus péricellulaires terminaux. L'arborisation finale peut présenter, du reste, une
grande diversité, comme le montre la figure 118.

La colonne de Clarke fait défaut dans les régions cervicale et lombaire
inférieure de la moelle; aussi, en ces points, les collatérales venues de la
portion profonde du cordon de Burdach et qui lui auraient été destinées,
vont-elles s'arboriser dans le foyer basilaire interne de la corne postérieure.
Il faut ajouter que ces collatérales sont remarquablement fines et comprennent même des fibres nées de la partie la plus antérieure du cordon de Burdach.

*Les collaté-
rales de la
colonne de
Clarke dans les
régions où
celle-ci est ab-
sente.*

Collatérales commissurales (figs. 117 et 119). — Nous sommes ici en
présence d'un système sensitif croisé important, grâce auquel le cordon
postérieur et la partie avoisinante du cordon latéral sont reliés à la substance grise de la corne postérieure du côté opposé.

Voici la description que nous donnions de ces collatérales dans notre travail sur la moelle des mammifères, paru en 1890 [1].

*Leurs trois
faisceaux.*

« Dans la moelle épinière du chien, du rat, etc., la commissure
postérieure se montre constituée par trois faisceaux : un *arciforme postérieur*, un *transversal* et un *arciforme antérieur*.

« 1° Le *faisceau arciforme postérieur* est composé de fibres variqueuses
qui, adossées étroitement contre les deux cordons de Burdach ou les régions
qui y correspondent, les embrassent en fer à cheval. Ces fibres sont, pour la
plupart du moins, des collatérales qui sortent des tubes du cordon de Burdach, s'entrecroisent sur la ligne médiane avec leurs congénères du côté
opposé et vont s'achever par des arborisations libres, très compliquées, dans
la partie interne de la tête et de la zone centrale de la corne postérieure
(fig. 117, *G*).

« 2° Le *faisceau transversal ou moyen* est, comme son nom l'indique,
presque transversalement disposé; il passe au travers de la colonne de Clarke
en se glissant entre ses éléments et vient se terminer, latéralement, dans la
partie externe de la base de la corne postérieure et le bord externe de la
substance de Rolando (fig. 117, *F*). Avant d'arriver en ce dernier point, les fibres
constituantes du faisceau moyen se dissocient quelque peu, elles sont ainsi
amenées à s'étaler et à se perdre sur une surface passablement étendue et
confinant en arrière à la portion la plus externe du sommet de la corne.

« L'origine des fibres de ce faisceau est encore un peu incertaine; néanmoins, il est hors de doute que quelques-unes d'entre elles représentent
des collatérales nées sur les tubes du cordon latéral du côté opposé, ainsi que
nous l'avons constaté avec la plus grande netteté dans la moelle du rat âgé
de quelques jours. La région qui, dans le cordon latéral, donne naissance à
ces fibres, est très limitée: elle répond à cette partie crochue du cordon,
qui flanque en dehors et en arrière la substance de Rolando. Cette provenance explique très bien pourquoi le faisceau commissural moyen est

1. CAJAL, Nuevas observaciones sobre la estructura de la médula espinal de los
mamíferos. Barcelona, 1° de abril, 1890.

incurvé, au niveau du cordon latéral, près de son origine. Observons que parfois ce faisceau est subdivisé en deux ou plusieurs autres, ayant même source et même parcours. Pour ce qui est de la terminaison de ses fibres, nous n'avons pas la moindre incertitude ; elle s'effectue par des arborisations libres qui enserrent un grand nombre de neurones de la tête ou du centre, et peut-être un peu de la base de la corne postérieure du côté opposé.

« 3° Le *faisceau arciforme antérieur* s'étend immédiatement derrière le canal de l'épendyme, par conséquent devant la colonne de Clarke. Il est

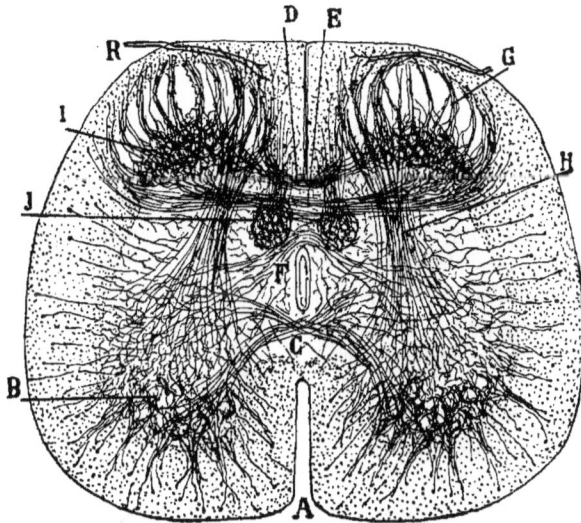

Fig. 119. — Ensemble des fibres collatérales de la moelle dorsale ;
chien nouveau-né. Méthode de Golgi.

A, sillon antérieur de la moelle ; — B, collatérales du cordon antérieur ; — C, collatérales de la commissure antérieure ; — D, faisceau postérieur de la commissure postérieure ; — E, F, faisceaux moyen et antérieur de cette commissure ; — G, collatérales arciformes du cordon postérieur, traversant la substance de Rolando ; — H, faisceau sensitivo-moteur ; — I, collatérales ramifiées dans la corne postérieure ; — J, collatérales destinées à la colonne de Clarke ; — R, racine postérieure.

composé de fibres fines et grosses qui s'incurvent en avant (fig. 117, *E*), puis divergent et s'éparpillent en tous sens, à une certaine distance de la ligne médiane antéro-postérieure. Certaines de ces fibres se terminent souvent dans la substance grise centrale ou dans des territoires encore plus antérieurs de celle-ci par des arborisations variqueuses et libres. »

Nous avons pu, grâce à de nouvelles recherches sur les embryons de poulet et de mammifères, confirmer toute la description qui précède et dissiper le doute qui planait encore sur quelques-uns de ces détails[1].

---

1. CAJAL, Les nouvelles idées sur la structure du système nerveux chez l'homme et chez les vertébrés. Traduit par le Dʳ Azoulay, Paris, 1894. — La fine anatomie de la moelle épinière. *Atlas der pathologischen Histologie des Nervensystems*, Heft. IV, Berlin, 1895.

Il est bon de savoir que les trois faisceaux de collatérales qui composent la commissure postérieure ne sont pas toujours très nettement différenciés dans la moelle adulte des mammifères, de l'homme surtout. En effet, par suite de l'étroitesse de la région de la commissure grise, il est fréquent de les y voir confondus et réduits à un ou deux plans de fibres transversales. Ils ne sont pas bien délimités chez les oiseaux adultes ; dans l'embryon de poulet, au contraire, la triple provenance de ces faisceaux est des plus nettes et le territoire où se termine chacune de leurs collatérales constituantes est très facile à déterminer.

Leur diffé-renciation suivant les vertébrés.

D'après nos observations, la plus grande diversité règne dans ces faisceaux au point de vue de leur origine et de leur rôle physiologique.

Leur origine et rôle différents.

Le *postérieur* représente, ainsi que l'ont indiqué Kölliker, Lenhossék et Van Gehuchten, un système de collatérales sensitives croisées, sorti du cordon de Burdach d'un côté, pour aller se ramifier du côté opposé dans le flanc interne du centre de la corne postérieure, c'est-à-dire dans le noyau basilaire interne de cette corne.

Le *faisceau moyen*, très volumineux chez les mammifères et parfois subdivisé en deux ou plusieurs paquets, doit être considéré comme un système de collatérales croisées provenant du faisceau de la corne postérieure ou *couche limitante du cordon latéral*, comme l'appelle Flechsig ; il va s'arboriser dans la partie externe du centre de la base de la corne postérieure opposée. Nous n'avons jamais vu de collatérales émanées de la voie pyramidale ou de la voie cérébelleuse de Flechsig pénétrer dans ce système de fibres moyennes.

Le *faisceau antérieur*, enfin, naît dans la partie antérieure du cordon latéral et porte ses arborisations terminales surtout dans le noyau intermédiaire et la substance grise centrale de la moitié opposée.

Pour être complet, ajoutons que les fibres de tous ces faisceaux commissuraux n'abandonnent pas leurs ramifications aux seuls territoires de la moitié de moelle opposée à celle où elles ont pris naissance. Certaines d'entre elles envoient des branches à la substance grise de leur côté et surtout au territoire médian ou commissural proprement dit, où, comme nous l'avons signalé précédemment, se trouve logé cet amas de petites cellules, que nous avons appelé *noyau commissural postérieur*.

Les fibres de la commissure postérieure sont en grande partie recouvertes de myéline ; elles n'ont donc pu échapper aux regards des neurologistes qui se servaient des anciennes méthodes. En effet, Lenhossék [1], par exemple, dans son travail, déjà vieux, sur la moelle de souris, distinguait dans la commissure postérieure deux petits faisceaux de fibres myélinisées à direction transversale ; il croyait avoir affaire à des cylindres-axes directs, venus en partie des racines postérieures. L'erreur se comprend ; on ignorait alors l'existence des collatérales.

Les faisceaux commissuraux chez les divers vertébrés.

Les auteurs, qui ont utilisé les méthodes histologiques nouvelles, ont, au contraire, parfaitement reconnu leur nature et pu décrire leur disposition.

1. Lenhossék, *Arch. f. mikrosk. Anat.*, Bd. XXXIV, 1890.

Ainsi, Kölliker[1] admet que chez l'homme la commissure postérieure ne renferme que deux faisceaux ou plans de fibres. Van Gehuchten[2] constate également la présence des trois faisceaux commissuraux chez les fœtus de mammifère, en l'espèce, chez celui du bœuf. Pour lui, ces faisceaux n'atteindraient leur plein développement que dans la région cervicale et proviendraient : le postérieur, du faisceau de Burdach, et le moyen, du cordon latéral et de la zone de Lissauer, d'où il se porterait de l'autre côté de la ligne médiane, pour couvrir de ses arborisations la partie interne de la substance de Rolando. Quant au faisceau antérieur, il en ignore l'origine. Lenhossék enfin, dans son livre récent sur la moelle[3], affirme, à son tour, l'existence des trois faisceaux chez divers mammifères et tend à penser que le faisceau postérieur et le faisceau moyen sont de nature sensitive ; mais le dernier pourrait encore renfermer des collatérales non sensitives, émanées du cordon postérieur.

Les faisceaux commissuraux chez l'homme.

Un fait indubitable ressort de toutes les études faites à ce sujet, c'est le suivant : la commissure postérieure est beaucoup moins développée chez l'homme que chez les mammifères, tels que chien, rat, lapin, etc. ; car dans sa moelle, les trois faisceaux restent réduits à deux plans transversaux de fibres remarquablement grêles.

De ces deux plans, le postérieur est celui qui représente la vraie commissure sensitive, comme on peut s'en convaincre par l'examen d'une coupe de moelle cervicale humaine colorée au Weigert. On y voit, en effet, que ses fibres contournent le cordon postérieur, passent en dedans de la corne postérieure et vont se perdre dans le faisceau de Burdach.

Pour l'antérieur, qui parfois est plus volumineux que son compagnon, sa constitution est différente ; il est composé de fibres non sensitives, parmi lesquelles figurent vraisemblablement des collatérales lancées par les tubes des diverses couches du cordon latéral.

Les faisceaux commissuraux chez les oiseaux.

Chez les oiseaux, la commissure postérieure possède un très grand nombre de fibres, dont on aperçoit, de façon très nette l'origine et la terminaison ; il suffit d'examiner la figure 114 pour en avoir la preuve. Il faut remarquer surtout dans ce dessin le lieu de naissance des collatérales sensitives commissurales. Elles sortent de toute la surface du territoire homologue au cordon de Burdach des mammifères et, en particulier, de la zone où les radiculaires postérieures effectuent leurs bifurcations. Les collatérales nées dans la zone de Lissauer (fig. 114, a), ne prennent-elles pas aussi quelque part à la formation de la commissure postérieure chez les oiseaux ? on ne le sait ; car leur développement est très peu avancé dans la moelle embryonnaire de ces vertébrés. Quant aux collatérales du cordon latéral (fig. 114, f), qui, presque toutes, semblent provenir des voies courtes qu'il renferme, elles occupent en avant, dans la commissure, un espace très grand. On voit, d'après la figure 114, que chez les oiseaux toutes les fibres commissurales ne sont point groupées en fascicules distincts, mais qu'au contraire elles produisent par leur entrecroisement lâche un plexus transversal diffus, dont les mailles enclosent d'innombrables cellules nerveuses.

Collatérales de la substance de Rolando. — Lorsqu'on examine des coupes de moelle traitées par la méthode de Golgi et provenant d'embryons

1. KÖLLIKER, Handbuch der Gewebelehre. 6e Aufl., 1894, Bd. II, p. 88.
2. VAN GEHUCHTEN, *La Cellule*, t. VII, fasc. 1.
3. LENHOSSÉK, Der feinere Bau des Nervensystems. 2e Aufl., 1895, p. 309.

trop jeunes d'oiseau ou de mammifère, on observe que la substance de
Rolando y est pour ainsi dire complètement privée d'arborisations cylindre-
axiles. Les collatérales qui la traversent, groupées en petits faisceaux méridiens, semblent destinées au sommet de la corne postérieure et à d'autres
régions de la substance grise. Si l'examen porte sur des moelles de mammifères âgés de quelques jours ou d'embryons d'oiseaux prêts à éclore, le
spectacle est tout différent ; la substance de Rolando se montre couverte,
dans sa totalité, d'un plexus extrêmement touffu de ramifications terminales
qui, pour la plupart, appartiennent à des collatérales nées en divers points
du cordon postérieur. Cette dissemblance dans l'aspect de la substance de

*Leur aspect
différent sui-
vant l'âge de
l'animal; diffi-
cultés qui en
résultent.*

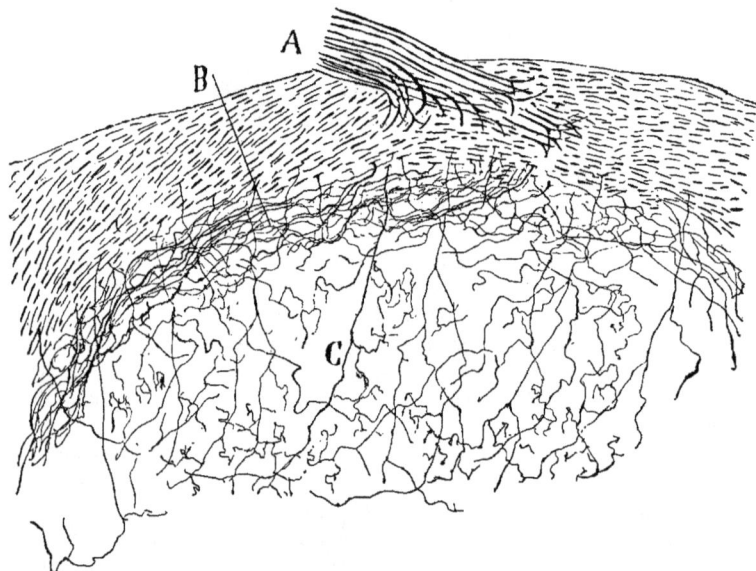

Fig. 120. — Coupe transversale d'une partie du cordon postérieur et de la substance
de Rolando, dans la moelle lombaire ; chat nouveau-né. Méthode de Golgi.

A, racine postérieure ; — B, plexus marginal de collatérales ; — C, collatérales fines,
allant à la substance de Rolando.

Rolando tient simplement à ce que les collatérales de cette région sont les
plus tardives, les plus lentes à se développer, car elles n'achèvent leur évolution qu'une fois la structure de la moelle parvenue à son terme.

Ces collatérales furent signalées tout d'abord par Kölliker, parce qu'il
étudia, sans aucun doute, des moelles plus avancées que celles dont nous
nous étions servi lors de nos premières observations.

Le plexus formé dans la substance de Rolando par les collatérales,
fut jadis entrevu par Lustig [1] ; c'est, ainsi que Lenhossék l'affirme, l'un des
plus touffus et des plus compliqués de ceux qui existent dans les centres

1. LUSTIG, Zur Kenntniss des Faserverlaufs im menschlichen Rückenmarke.
Sitzungsber. d. Wiener Akad., Bd. LXXXVIII, Heft 3, 1883.

nerveux ; de là, un obstacle à la connaissance exacte et de l'origine et de la
nature de ses fibres. Kölliker les considère cependant comme sensitives, mais
Lenhossék n'ose adopter cette opinion qu'à titre de conjecture vraisemblable.

Il est, en effet, très difficile de découvrir la source des collatérales de la
substance de Rolando chez l'animal adulte. Chez lui, les colorations appropriées réussissent très rarement ; en outre, les arborisations se présentent
dans des conditions tout à fait défavorables à la détermination de leurs

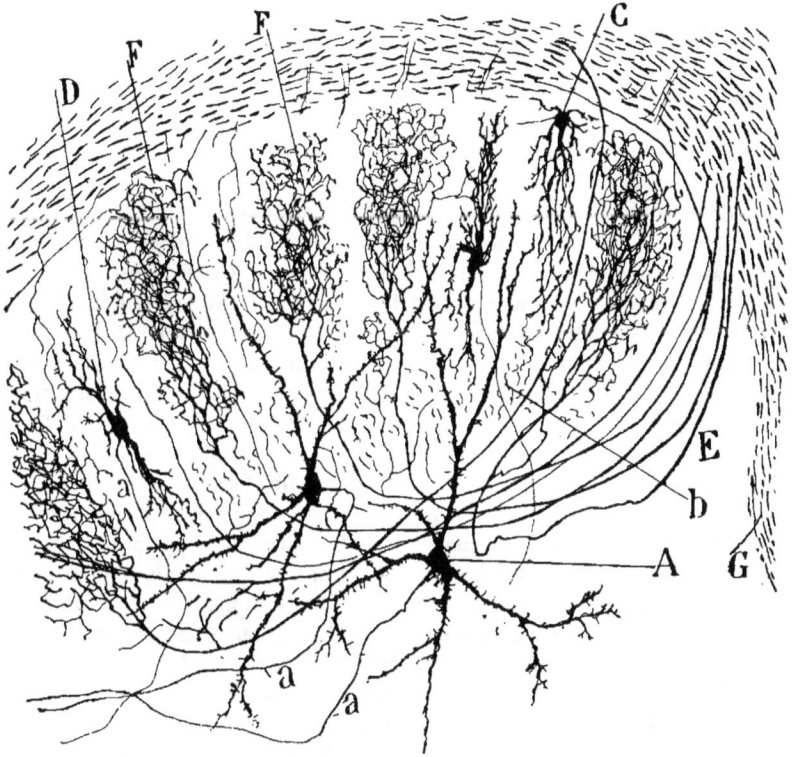

Fig. 121. — Coupe transversale de la substance de Rolando, dans la moelle cervicale ;
chat nouveau-né. Méthode de Golgi.

A, cellules de la tête de la corne postérieure ; — B, C, D, cellules de la substance de Rolando ; —
E, collatérales grosses ou profondes de cette substance ; — F, arborisations nerveuses terminules
provenant des collatérales profondes ; — a, cylindre-axe ; — b, arborisations nerveuses longitudinales du sommet de la corne postérieure.

fibres-mères. Voici pourquoi : les vastes arborisations que les collatérales
de la substance de Rolando et de la tête de la corne postérieure forment, à
leur terminaison, s'étendent longitudinalement selon le grand axe de la
moelle, en sorte que dans les coupes transverses ces arborisations sont mutilées et paraissent incomplètes.

Leur origine
dans le cordon
postérieur.

Si l'on étudie ce plexus chez les embryons de poulet sur le point
d'éclore et chez les souris et rats âgés de quatre à dix jours, toutes ces difficultés s'évanouissent ; l'imprégnation par la méthode de Golgi ou le bleu

d'Ehrlich donne d'excellents résultats, et les sections longitudinales et même transversales montrent les collatérales et leurs divisions dans leur intégrité. On arrive ainsi à acquérir la certitude que les collatérales ramifiées dans la substance de Rolando sont des fibres-filles du cordon postérieur.

Nous avons démontré dans un de nos travaux sur la moelle épinière [1] que les collatérales de la substance de Rolando sont de deux espèces. Les unes sont *fines* ou *superficielles*, les autres, *grosses ou profondes*.

a) Les collatérales fines ou superficielles prennent naissance tant dans le cordon de Burdach que dans la zone marginale de Lissauer. Dès leur arrivée dans la substance grise, elles se résolvent en arborisations délicates, lâches, couvrant de leur ensemble toute la surface de la substance de Rolando ; un plexus abondant est ainsi formé, dont les mailles renferment les tout petits neurones de la région.

La distribution de ces collatérales dans la substance de Rolando n'est pas indifférente : celles qui proviennent du faisceau de Burdach et qui peut-être sont produites par les voies endogènes de ce cordon, c'est-à-dire par les cylindres-axes des neurones de la substance gélatineuse, se portent à l'aile interne de cette substance ; celles, au contraire, qui sortent de la zone de Lissauer se ramifient dans son aile externe et dans son sommet. On se rappelle, d'ailleurs que la zone de Lissauer est constituée par les branches montante et descendante de la bifurcation des fibres comprises dans le faisceau externe des racines postérieures.

De toutes ces collatérales de la substance de Rolando, il en est peu ou point qui aient une gaine médullaire, car, d'après la remarque de Lenhossék, les préparations dues à la méthode de Weigert n'en montrent pas trace.

b) Les collatérales grosses ou profondes appartiennent très certainement à la sphère sensitive, vu qu'elles partent des fibres épaisses du cordon de Burdach, dans la région même des bifurcations radiculaires, appelée zone d'irradiation ou encore zone radiculaire moyenne de Flechsig (fig. 121, *E*).

Toutes ne sortent pas du même point du cordon de Burdach. Les unes, et c'est le plus grand nombre, naissent dans la partie la plus interne de ce faisceau ; elles se dirigent vers le sommet de la corne postérieure, et, pour y arriver, traversent l'aile interne de la substance de Rolando ; elles décrivent ensuite des courbes à convexité tournée en avant et pénètrent enfin d'avant en arrière dans un ou plusieurs des lobules de la substance de Rolando. Là, elles poussent une ramure touffue de branches fortement ondulées et variqueuses, qui s'étendent à toute la surface de la substance gélatineuse et se mettent en contact intime avec les neurones de cette dernière. Les coupes longitudinales apprennent que ces arborisations sont très amples et que leurs branches initiales cheminent, surtout, selon le grand axe de la moelle. Les collatérales profondes ou grosses se distinguent donc parfaitement des superficielles par la récurrence de leur arborisation,

Collatérales fines et superficielles, en général sans myéline.

Collatérales grosses ou profondes.

---

1. CAJAL, La fine anatomie de la moelle épinière. *Atlas der pathologischen Histologie des Nervensystems*, Heft IV, Berlin, 1895.

par l'épaisseur et la rareté de leurs rameaux, enfin par l'absence de divisions pendant le début de leur trajet à travers la substance gélatineuse.

D'autres fibres grosses proviennent de la partie externe du cordon de Burdach ; elles n'affectent pas un parcours curviligne ou transverse comme les précédentes ; leur territoire de distribution est l'aile externe de la substance de Rolando, où elles pénètrent et se résolvent en une arborisation dont les branches ont tous les caractères signalés plus haut, y compris celui de la récurrence.

Enfin, il existe parfois des collatérales qui, nées de la portion interne du cordon de Burdach, coupent à travers le sommet de la corne postérieure pour aller se ramifier dans les confins les plus externes de la substance de Rolando (fig. 121).

Le développement des collatérales profondes n'est pas encore terminé chez les mammifères au moment où ils naissent. L'arborisation n'y atteint pas encore toute son ampleur, et il est très fréquent de la voir n'occuper alors que le tiers antérieur de la substance de Rolando. Mais dans les jours qui suivent la naissance, son étendue augmente ; elle s'avance peu à peu vers les portions postérieures et finit par envahir toute ou presque toute la surface du territoire rolandique. Il faut se rappeler cette particularité si on étudie des moelles trop jeunes, pour ne pas commettre l'erreur de croire que ces collatérales n'existent pas ou se ramifient seulement dans le limbe antérieur de la substance de Rolando.

A un âge plus avancé, au quinzième ou vingtième jour et aussi dans l'adolescence, il devient impossible de reconnaître le parcours total des collatérales et leur continuité avec leur arborisation terminale. Cela tient à deux causes : d'abord, au trajet labyrinthique affecté par les collatérales à leur arrivée au sommet de la corne postérieure, où, ordinairement, elles se bifurquent ou se divisent de façon compliquée ; ensuite à l'étendue énorme, surtout en hauteur, de la ramification terminale, de sorte que, sur des coupes fines transversales, on ne voit plus qu'un enchevêtrement informe de fibres variqueuses mutilées.

Parmi les collatérales propres à la substance de Rolando, seules les profondes ou grosses se trouvent pourvues d'une gaine de myéline, mais non dans toute leur longueur. Le manchon médullaire enveloppe uniquement leur partie initiale indivise et les branches longitudinales épaisses qui résultent de leur division et s'étendent en grande partie dans le segment antérieur de la substance de Rolando ; l'arborisation variqueuse terminale, elle, en est complètement exempte.

Collatérales de passage. D'autres collatérales recouvertes de myéline et groupées en d'innombrables petits faisceaux traversent la substance gélatineuse, comme le prouvent les préparations exécutées par les méthodes de Golgi et de Weigert (fig. 116, *E*). Mais elles ne lui appartiennent pas ; car, ainsi que nous l'avons vu précédemment, elles se rendent au sommet de la corne postérieure, à la corne motrice, au noyau intermédiaire, etc.

Collatérales marginales de la substance de Rolando. — Le bord postérieur de la substance rolandique renferme, nous l'apprendrons plus tard, une série de neurones géants, fusiformes, à cylindre-axe épais, destiné au cordon latéral. Parfois, dans les préparations au chromate d'argent, ces cellules se montrent entourées d'un plexus spécial, lâche et parcouru de distance en distance par des fibres longitudinales. Ce plexus, en forme de croissant sur une coupe transverse, occupe le bord postérieur de la substance gélatineuse. Dans la moelle adulte, il est discontinu et en partie interstitiel; c'est dire qu'il est enclavé dans la substance blanche voisine du cordon postérieur et entremêlé de petits faisceaux de fibres. La figure 120 représente, en B, ce plexus marginal, dessiné d'après la moelle lombaire du chat nouveau-né. On voit que la plupart des collatérales, dont le plexus est formé, proviennent de la substance blanche qui, en dehors, sur le côté externe des racines postérieures, borde la substance de Rolando. Beaucoup d'entre elles cheminent soit en dehors, soit en dedans, entrelacées en un feutrage serré où prédominent les fibres à direction horizontale et tangentielle à la substance de Rolando. Malgré cet enchevêtrement, certaines collatérales peuvent être suivies depuis leur origine dans le centre du cordon postérieur jusqu'au voisinage immédiat du cordon de la corne sensitive.

C'est dans les préparations effectuées par la méthode d'Ehrlich que nous avons pu le mieux observer ces collatérales marginales. Nous en donnons un aperçu dans la figure 110, qui a été dessinée d'après une coupe longitudinale et tangentielle du cordon postérieur chez un chat âgé de huit jours. On y voit certaines fibres épaisses du cordon postérieur donner naissance à de nombreuses collatérales, qui presque aussitôt se décomposent et embrassent, dans les longs filaments variqueux et divergents de leurs houppes, le corps et les gros appendices dendritiques des cellules géantes mentionnées tout à l'heure. Ces arborisations restent cantonnées dans le territoire occupé par ces neurones géants. Les fibres qui les produisent forment donc, à notre avis, une catégorie spéciale de collatérales sensitives. C'est à ce titre qu'elles ont fait l'objet de la description précédente.

Collatérales du cordon antéro-latéral ou collatérales sensitives de second ordre. — Un grand nombre de ramuscules collatéraux sortent de la substance blanche du faisceau commissural, de la partie fondamentale du cordon antérieur, du cordon de la corne postérieure, du faisceau de Gowers, etc., pour se distribuer dans la substance grise des deux cornes motrice et sensitive et de la région qui leur est intermédiaire. Ces collatérales naissent sur les cylindres-axes de neurones funiculaires et se terminent, la plupart du moins, dans les zones où se trouvent les cellules motrices ou leurs expansions protoplasmiques. Elles constituent, par conséquent, une voie sensitive de second ordre, au moyen de laquelle les excitations sensorielles, parvenues à une cellule nerveuse funiculaire, se propageront à des neurones moteurs situés dans des segments éloignés de la substance grise.

La quantité de ces collatérales de second ordre est tellement considérable qu'il est de toute nécessité, pour la clarté des descriptions, de les distinguer en : 1° collatérales commissurales antérieures ou croisées ; 2° collatérales directes du faisceau commissural ; 3° collatérales de la portion

Division didactique.

fondamentale du cordon antérieur ; 4° collatérales du cordon latéral.

Collatérales commissurales antérieures ou croisées. — Elles sont volumineuses et proviennent du cordon antérieur du côté opposé et surtout du territoire du faisceau commissural. Celles qui naissent de la partie la plus considérable du cordon antérieur ou région radiculaire sont très rares. Toutes ces fibres traversent la ligne médiane en arrière du faisceau commissural et se mêlent pendant ce trajet aux tubes épais de la commissure blanche. Elles se terminent par des arborisations dans toute la corne motrice de l'autre moitié de la moelle ; en effet, les unes, c'est le plus grand nombre, se mettent en rapport avec les neurones moteurs ; les autres se portent en arrière, non loin de la substance grise centrale, pour se ramifier dans la région postéro-interne de la corne antérieure. Quelques-unes des collatérales croisées dont il s'agit émettent, avant de dépasser la ligne médiane ou parfois à son niveau même, un ramuscule qui rebrousse chemin et va se jeter dans la corne antérieure du même côté que lui. Ces fibres fournissent donc des arborisations aux deux cornes motrices (fig. 114, *i*).

La courte description qui précède concerne surtout les oiseaux. Il est bon de dire , entre parenthèses, que chez leurs embryons les collatérales croisées dont il est ici question se colorent avec une extrême facilité par le chromate d'argent. Chez les mammifères, nous trouvons ces mêmes fibres disposées de façon quelque peu différente. On peut, il est vrai, rencontrer chez eux des collatérales croisées qui naissent directement du faisceau commissural et même des assises les plus externes du cordon antérieur ; mais cela n'a lieu que pour un très petit nombre. La majeure partie des collatérales commissurales croisées des mammifères procède, en effet, de la partie initiale des cylindres-axes qui constituent la commissure blanche. D'après la figure 123, dessinée sur une coupe de moelle de rat très jeune, les cylindres-axes émettent ces collatérales soit avant, soit après le passage de la ligne médiane, comme on le voit, en *a* et *b*. Dans le premier cas, c'est-à-dire lorsque la fibre-fille prend naissance avant le passage, il n'est pas rare qu'elle fournisse des arborisations aux deux cornes antérieures.

Une gaine médullaire protège les collatérales commissurales croisées chez les mammifères, les oiseaux et les batraciens. On peut donc les étudier par la méthode de Weigert-Pal. On les reconnaît alors aisément à leur minceur relative et à leur position habituelle derrière le plan des gros tubes de la commissure blanche. Cette dernière est donc divisible en deux plans : l'un *antérieur* ou de cylindres-axes, l'autre *postérieur* ou de collatérales. Chez les oiseaux et les batraciens, cette distinction est facile ; mais chez les mammifères on se trouve parfois très embarrassé, quand cylindres-axes et collatérales cheminent en grande partie confondus. Chez l'homme adulte on peut également distinguer du groupe antérieur de tubes épais, quelques fibrilles à myéline, courant transversalement tout près du canal épendymaire ; selon toute vraisemblance, ce sont des collatérales.

Toutes nos observations prouvent que la commissure blanche ne renferme, exclusivement, que des axones funiculaires croisés et des collatérales du cordon antérieur. Nous n'avons jamais pu voir les collatérales sensitives

*Leurs carac-
tères :
1° chez les
oiseaux.*

*2° chez les
mammifères.*

*Leur aspect
dans les pré-
parations au
Weigert.*

*Constitution
de la commis-
sure blanche.*

qu'y signalent Lawdowsky et Mingazzini [1]; Lenhossék et Kölliker n'y ont pas réussi davantage.

Le faisceau commissural du cordon antérieur est, ainsi que nous le verrons plus loin, subdivisé en gros paquets par des cloisons névrogliques transversales (fig. 122). De nombreux appendices protoplasmiques se rendent à ces cloisons et forment ainsi une commissure dendritique. Or, dans ces derniers temps, en examinant une grande quantité de coupes de moelle de œtus de chat et de chien nouveau-nés, nous avons fait une remarque intéressante; nous avons vu un grand nombre de collatérales sortir du faisceau commissural même et venir s'épanouir en arborisations dans ces cloisons névrogliques. Si on jette un regard sur la figure 122 destinée à montrer l'origine et la distribution de ces collatérales, on note, en *A*, qu'elles se dirigent vers la ligne médiane et se résolvent, tantôt avant de la couper, tantôt après, en une multitude de branchilles variqueuses, qui vont, les unes aux cloisons protoplasmico-névrogliques de leur côté, les autres à celles du faisceau commissural du côté opposé. Les deux moitiés de la commissure protoplasmique sont ainsi alimentées en fibrilles axiles par une seule et même collatérale.

Articulation axo-dendritique dans la commissure antérieure.

Nous avons aussi remarqué, dans quelques préparations, des fibres épaisses qui semblent venir de portions du cordon antérieur plus externes que le faisceau commissural; ces fibres se décomposent, au niveau des cloisons de la commissure dendritique, en de très multiples rameaux. Ceux-ci se terminent dans les cloisons mêmes, ou bien ils vont couvrir de leurs divisions ultimes la corne antérieure de l'autre côté. Par leur épaisseur, comme par la grande étendue de leur arborisation finale, ces fibres nous ont paru être des cylindres-axes directs. Nous n'avons pu déterminer leur origine (fig. 122, *B*).

Collatérales directes du faisceau commissural (fig. 123). — Ces fibres constituent, à n'en pas douter, une des plus importantes voies réflexes qui soient destinées à unir les collatérales sensitives aux noyaux moteurs.

Trois groupes principaux destinés aux noyaux moteurs.

a) Elles vont dans des directions diverses; celles du groupe le plus considérable, c'est-à-dire les *collatérales externes* (fig. 123, *A*), se portent en dehors et traversent, selon différents plans, l'extrémité antérieure de la corne motrice, où elles s'épanouissent en arborisations variqueuses extrêmement abondantes. Les branchilles terminales de ces ramifications sont, en grande partie, parallèles aux prolongements dendritiques des neurones moteurs et s'accumulent de préférence autour de ces derniers. Elles s'ajoutent ainsi au plexus nerveux des collatérales excito-motrices auxquelles leur mode d'arborisation les fait entièrement ressembler.

b) D'autres *collatérales*, *internes* ou *antéro-postérieures*, envahissent d'avant en arrière la région interne de la corne antérieure et distribuent leurs ramures terminales à la partie postérieure et interne de celle-ci. Quelques-unes parviennent jusqu'au noyau intermédiaire et à la substance grise centrale (fig. 123, *B*).

1. Mingazzini, Sulla fina struttura del midollo spinale del uomo. *Riv. speriment. di Freniatria,* vol. XVIII, fasc. 2, 1892.

c) Un troisième système de fibres-filles, enfin, celui des *collatérales obliques*, court diagonalement en dehors et en arrière pour se ramifier dans le centre et le territoire postéro-externe de la corne motrice. Il n'est pas rare que certaines des fibres de ce dernier système gagnent la substance grise attenant au faisceau de la corne postérieure et entrent de la sorte en connexion avec les cellules nerveuses funiculaires de la partie antérieure du cordon latéral, c'est-à-dire avec les cellules du faisceau fondamental de ce cordon (fig. 123, C).

Collatérales du faisceau fondamental du cordon antérieur. — Les collatérales qui naissent du grand segment de substance blanche compris entre

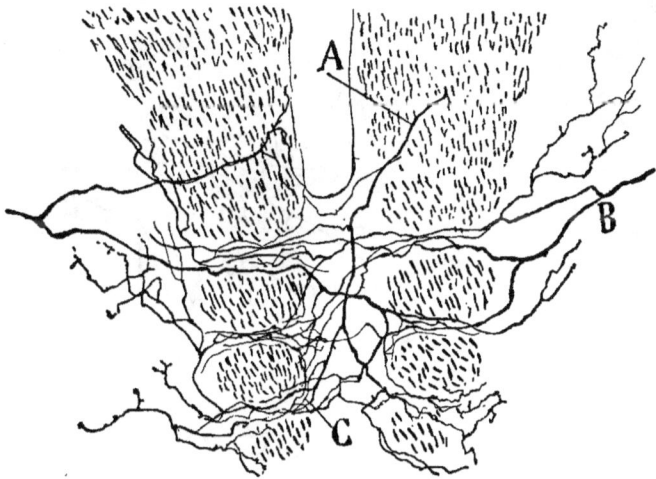

FIG. 122. — Faisceaux commissuraux du cordon antérieur de la moelle ;
fœtus de chat. Méthode de Golgi.

A, collatérale ramifiée dans les cloisons de la commissure des deux côtés ; — B, grosse fibre, donnant aux cloisons commissurales plusieurs collatérales, dont quelques-unes atteignent la corne antérieure du côté opposé.

Leur plexus autour des noyaux moteurs.

le faisceau commissural et le cordon latéral sont également très nombreuses. Pour la plupart, elles se rendent aux noyaux moteurs voisins. Il n'est d'ailleurs pas possible de les distinguer en groupes particuliers. Tout ce que l'on peut dire, c'est que le plus grand nombre de ces collatérales, une fois sorties des faisceaux de substance blanche contigus aux noyaux moteurs, se dirigent en tous sens vers ces foyers et produisent un plexus diffus, qui, très dense à l'intérieur de ces derniers, s'étend néanmoins à toute la surface de la corne antérieure.

Leur division souvent anticipée; sa signification.

Faisons observer que souvent ces collatérales commencent déjà à se subdiviser en pleine substance blanche. Cette particularité, constatée aussi par Kölliker, expliquerait pourquoi certaines expansions protoplasmiques des neurones moteurs pénètrent et se terminent dans le cordon antérieur, comme nous le verrons plus loin.

Lorsque l'imprégnation des collatérales de ce cordon est complète, on note que beaucoup de leurs ramifications s'orientent dans le sens transverse, c'est-à-dire, parallèlement aux appendices protoplasmiques principaux des cellules motrices. Cette disposition donnerait à croire que les connexions de ces collatérales avec les neurones moteurs ont lieu surtout au niveau des dendrites internes et externes de ces corpuscules. En général, les

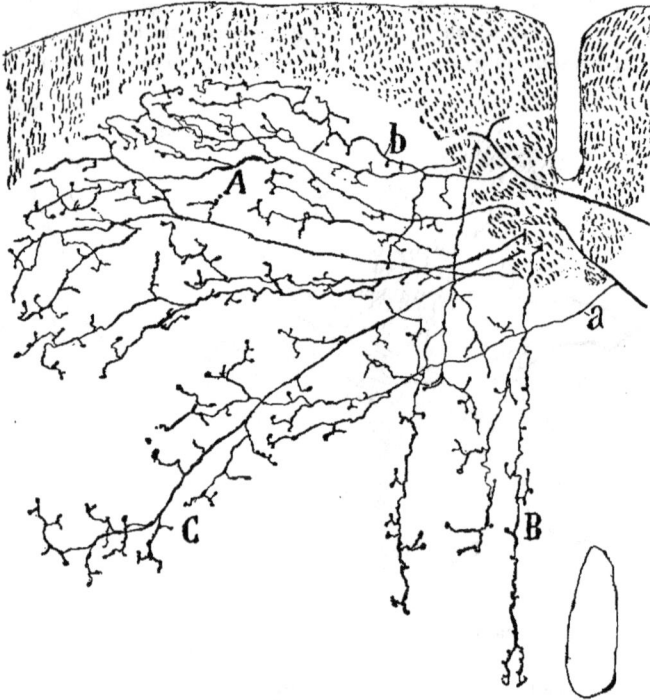

Fig. 123. — Collatérales du faisceau commissural; rat âgé de quelques jours.
Méthode de Golgi.

A, groupe des collatérales externes; — B, groupe des collatérales internes ou antéro-postérieures; — C, groupe des collatérales obliques ou postéro-externes: — a, b, collatérales nées avant et après le passage de la ligne médiane par leur cylindre-axe.

fibres-filles du cordon antérieur sont un peu plus épaisses que celles du cordon latéral; les exceptions abondent cependant.

Collatérales du cordon latéral. — C'est le nom que nous attribuons aux fibres qui naissent de toute la substance blanche située entre les racines antérieures et les racines postérieures. Les collatérales du faisceau de la corne sensitive, celles du faisceau émané de la substance grise intermédiaire, celles du faisceau dit intermédiaire du cordon latéral, enfin celles qu'émettent les tubes des systèmes de Gowers et de Flechsig ou faisceau cérébelleux, sont également comprises dans cette désignation. Il est impossible de fixer avec précision l'itinéraire et la terminaison de toutes ces fibres.

Incertitude de leur trajet et terminaison, en général.

a) *Collatérales des voies courtes : du faisceau de la corne postérieure, etc.*
— Il en est parmi elles qui s'imprègnent fort bien chez les embryons et
les animaux nouveau-nés ; ce sont les collatérales issues des voies courtes
du cordon latéral et notamment celles du faisceau de la corne postérieure.

Nous avons dessiné ces dernières sur la figure 125, en *E.* Elles cheminent,

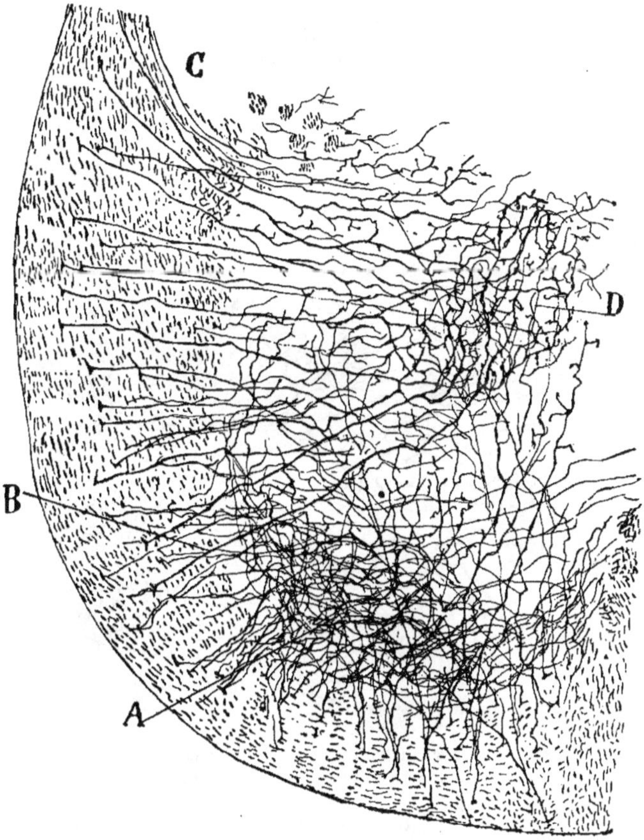

Fig. 124. — Collatérales longues du cordon latéral et ensemble des collatérales
directes du cordon antérieur dans la moelle dorsale ; fœtus de chat. Méthode de Golgi.

A, plexus touffu, constitué autour des cellules motrices par les collatérales issues du cordon
antérieur ; — B, collatérales longues destinées au noyau intermédiaire ; — C, corne postérieure ;
— D, noyau intermédiaire.

*Destinations
diverses.*

d'abord, isolément ou assemblées en petits cordons, entre les paquets de fibres
de la substance blanche ; elles arrivent ensuite à la substance intermédiaire
qu'elles parcourent transversalement ; enfin, elles répandent leurs arborisations terminales sur un vaste territoire compris entre le bord postérieur de
la corne motrice et la base de la corne sensitive. On distingue ces fibres en :
1° collatérales antéro-postérieures (fig. 125, *F*), arborisées dans la base et le
centre de la corne postérieure, dont elles augmentent le plexus, déjà extrê-

mement touffu de fibrilles sensitives ; 2° collatérales moyennes, *E*, destinées
au noyau intermédiaire et aux régions voisines de la commissure postérieure ;
3° collatérales antérieures, ramifiées dans la région qui unit les deux cornes
et jusque dans la corne motrice elle-même ; 4° enfin, collatérales commissurales postérieures, *D*, dont nous avons fait précédemment une description
spéciale.

    Il eût été peut-être préférable de classer, d'après leur origine, toutes les
collatérales nées des voies courtes du cordon latéral ; nos études ne sont pas
encore assez avancées pour cela. Il est néanmoins probable que les collatérales destinées à la base de la corne postérieure proviennent surtout du fais-

*Origine en-
core impré-
cise.*

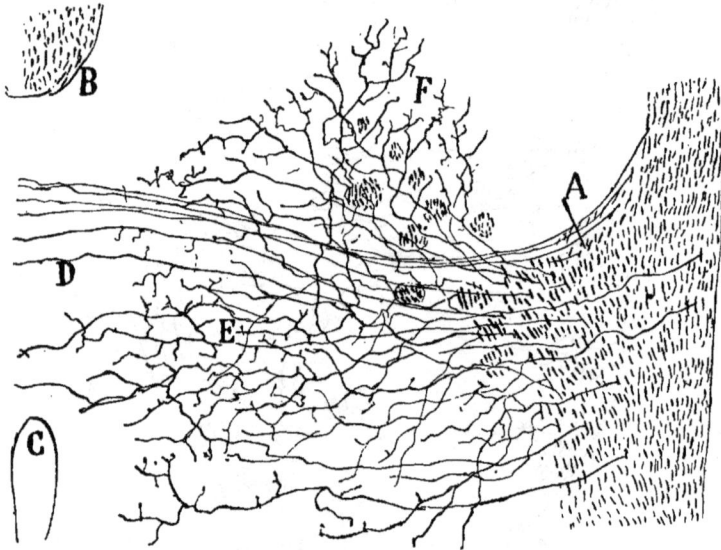

Fıɢ. 125. — Collatérales du cordon latéral issues du faisceau de la corne postérieure ;
moelle de souris nouveau-née. Méthode de Golgi.

A, fibres du faisceau de la corne postérieure ; — B, cordon postérieur ; — C, épendyme ; — D,
fibres du faisceau commissural moyen ; — E, collatérales destinées à la substance grise intermédiaire et au noyau intermédiaire ; — F, collatérales allant à la corne postérieure.

ceau du cordon postérieur, tandis que celles du noyau intermédiaire prennent naissance dans une couche plus antérieure du cordon latéral, qu'en
raison de son caractère spécial, nous appelons *système du noyau intermédiaire*
(fig 124, *B*). Quant aux collatérales qui aboutissent à la base de la corne
antérieure, à la partie externe des noyaux moteurs et à la substance grise
centrale, elles sortent de la substance blanche voisine des racines antérieures.

    *b) Collatérales de la voie cérébelleuse de Flechsig et du faisceau de
Gowers.* — L'incertitude qui règne en notre esprit sur la position réelle de
ces voies chez les embryons des oiseaux et chez ceux de mammifères, tels
que souris, rat, chien et chat, ne nous permet guère de faire une étude bien
précise de leurs collatérales.

*Origine in-
certaine chez
les mammi-
fères.*

Chez le fœtus de chat, il est probable que les faisceaux de Gowers et de Flechsig se trouvent dans une zone relativement superficielle du cordon latéral ; on peut donc, avec quelque vraisemblance, considérer comme propres à ces faisceaux, les collatérales qui émanent de cette région.

La figure 124, qui représente toute la partie antérieure d'une moitié de moelle du fœtus de chat, montre cette zone des faisceaux de Gowers et de Flechsig et les collatérales qui s'en dégagent. On y voit que ces fibres fines, souvent groupées en petits paquets, se portent en dedans et pénètrent dans la substance grise où elles couvrent de leurs divisions terminales toute l'aire comprise entre les foyers moteurs et la base de la corne postérieure. La zone de distribution de chaque collatérale ne correspond pas toujours au plan de sa pénétration dans la substance grise. Malgré cette discordance, on peut affirmer que les collatérales sorties de la partie la plus reculée et la plus superficielle du cordon latéral, c'est-à-dire du siège probable du cordon de Flechsig, se ramifient de préférence dans le noyau gris intermédiaire et dans l'espace gris contigu au faisceau de la corne postérieure. D'autre part, on peut assurer que les collatérales nées de la région la plus antérieure du cordon latéral, région où le faisceau de Gowers se trouve englobé, déploient leur ramure dans un plan plus antérieur, en particulier dans les masses grises placées derrière les noyaux moteurs. Quelques-unes de ces collatérales, remarquablement grosses, se distribuent dans le noyau gris intermédiaire.

Rareté des collatérales cérébelleuses. Si l'on compare le nombre des collatérales des voies cérébelleuses à celui des collatérales issues des voies courtes du cordon latéral, on constate très facilement que les premières sont de beaucoup plus rares que les secondes. D'ailleurs, les collatérales des voies courtes sont presque les seules qui s'imprègnent par le chromate d'argent dans la moelle des mammifères. Il en est ainsi chez l'homme, par exemple à l'état de fœtus de cinq à six mois et d'enfant nouveau-né ; les fibres-filles des faisceaux de Gowers et de Flechsig s'y colorent extrêmement peu par la méthode de Golgi. Lorsque, dans des préparations réussies, on en voit quelques-unes, très rares nous le répétons, cela ne sert de rien pour déterminer le lieu exact auquel elles se rendent, car leur parcours est très long.

Il nous a été impossible de découvrir, dans nos coupes, des fibres secondaires allant du cordon latéral à la colonne de Clarke. Kölliker en signale pourtant. Nous n'en avons pas vu non plus se porter à la commissure antérieure.

Collatérales de la voie pyramidale. — La voie pyramidale croisée, la seule voie qui soit bien délimitée chez les mammifères, comme le lapin, le chat, le chien, émet aussi des collatérales. Mais on les connaît extrêmement peu. Nous ne connaissons guère mieux, d'ailleurs, le mode et le lieu *Notre ignorance sur les collatérales du faisceau croisé.* de terminaison des cylindres-axes mêmes de cette voie. Ces défectuosités dans nos renseignements tiennent à la rareté d'imprégnation de ces fibres par la méthode de Golgi chez les embryons et les animaux nouveau-nés. Aussi, la voie pyramidale croisée se détache-t-elle d'ordinaire en blanc sur le fond coloré du cordon latéral ; elle se distingue, ainsi, des systèmes voisins de substance blanche, tels que faisceau de la corne postérieure, voie cérébelleuse, cordon postérieur, plus ou moins complètement imprégnés. V. Gehuchten et V. Lenhossék n'ont pas été plus heureux que nous dans leurs tentatives de coloration de ce faisceau par le chromate d'argent. Le second de ces auteurs est porté à croire, néanmoins, que quelques collatérales, nées de la voie pyramidale croisée, figurent parmi les nombreuses fibres secondaires qui sortent du cordon postérieur et vont s'épanouir dans la corne motrice.

Renseignements dus aux méthodes de coloration de la myéline.

L'incertitude des notions fournies par le chromate d'argent nous oblige à recourir à d'autres méthodes de recherches : à celle de Weigert-Pal par l'hématoxyline ou à celle d'Azoulay par l'acide osmique et le tannin. Examinons donc des coupes bien colorées par l'une de ces deux techniques et provenant de la moelle cervicale adulte de l'homme ou des mammifères supérieurs. Nous remarquons, entre les paquets du faisceau de la corne postérieure et le système des tubes du noyau gris intermédiaire, des fascicules de fibrilles fines qui, nées dans la voie pyramidale croisée, vont se disperser dans la partie la plus postérieure et la plus étendue de la corne motrice ; arrivées là, elles perdent leur myéline et deviennent invisibles. Nous ne pouvons affirmer si ces fibres sont des collatérales ou des terminaisons de cylindres-axes. Cependant, si nous tenons compte de la rareté des collatérales pyramidales que nous avons réussi à voir, par la méthode de Golgi, dans la moelle cervicale du chat et du chien, nous ne croyons pas trop nous aventurer en supposant que la plupart des fascicules myélinisés d'origine pyramidale ne sont que des cylindres-axes parvenus à leur terminaison.

Pour nous, les ramuscules, que doivent donner ces axones en se divisant, entrent en contact, non avec le corps des cellules motrices, mais avec leurs longues expansions protoplasmiques postérieures. Ainsi se compléteraient les connexions de ces neurones qui, par leurs corps, s'articulent surtout avec les collatérales sensitives motrices, et par leurs dendrites externes et internes avec des collatérales sensitives de second ordre, c'est-à-dire avec les innombrables fibrilles sorties du cordon commissural et des voies courtes du cordon antéro-latéral.

Collatérales du faisceau direct encore mal connues.

Nous manquons aussi d'observations suffisantes pour le faisceau direct de la voie pyramidale, logé dans la partie interne du cordon antérieur. Chez les fœtus humains, seul matériel d'étude qui puisse servir à l'élucidation de la question des collatérales qui en émanent, nous ne sommes jamais parvenu à imprégner complètement ni fibres ni fibrilles. V. Lenhossék semble avoir été plus heureux ; il soutient que la voie pyramidale du fœtus humain est formée de fibres déliées, donnant naissance à de rares collatérales ; ces dernières se mêleraient à leurs congénères sorties des voies courtes du cordon antérieur, chemineraient avec elles, mais, paraît-il, n'atteindraient pas la commissure. Elles seraient orientées surtout dans le sens transversal, c'est-à-dire parallèlement au contour du cordon antérieur. A quel territoire se rendent-elles pour se ramifier ? Lenhossék n'a pas réussi à le savoir. On ignore donc si elles se distribuent uniquement au noyau commissural ou en plein foyer moteur. Quoi qu'il en soit, un fait important résulte des observations de Lenhossék : c'est que le faisceau de Türck ne s'entrecroise pas dans la commissure antérieure ; il va se terminer dans la corne motrice de son propre côté, ainsi que nous l'avons déjà décrit.

COUP D'ŒIL SYNTHÉTIQUE SUR LA DISTRIBUTION DES COLLATÉRALES DANS LA SUBSTANCE GRISE

D'après toute cette longue description, on voit que les collatérales ne font défaut en aucune région de la substance blanche et en n'importe quel segment de la moelle ; on voit aussi qu'il n'existe aucun foyer gris médullaire qui ne renferme en grande quantité des arborisations terminales de ces fibrilles.

Abondance relative des collatérales suivant les cordons.

L'abondance relative des collatérales dans les divers cordons médullaires nous apprend encore un fait d'une certaine importance ; c'est le suivant : *le nombre des collatérales augmente de dehors en dedans, c'est-à-dire des couches superficielles aux couches profondes de la substance blanche.* De ce fait découle une loi, qui nous paraît applicable, avec quelques restrictions, autant à la moelle qu'au bulbe rachidien. On peut la formuler ainsi :

La quantité de collatérales fournies par les voies constitutives de la substance blanche est en raison inverse de la longueur de ces voies.

Cette loi est, on le remarquera, une application du principe utilitaire plus général de l'économie de protoplasma conducteur, principe que nous avons exposé dans la première partie de cet ouvrage.

Au point de vue dynamique, on peut, grâce à cette loi, affirmer : 1° que, sauf quelques exceptions, les voies courtes entretiennent des rapports avec un grand nombre de neurones de la substance grise, tous peu distants les uns des autres, et 2° que les voies longues sont, ou bien dépourvues de connexions par collatérales, ou bien mises en relation par ces dernières avec de rares cellules nerveuses, séparées par de grands intervalles.

Autre question intéressante : Les collatérales dérivées d'un système de fibres blanches entrent-elles toujours en contact avec les noyaux d'origine ou de terminaison de ce système, ou bien se distribuent-elles indistinctement à des noyaux gris ayant des attributions physiologiques différentes ?

Distribution des collatérales à des noyaux physiologiquement divers.

Cette dernière opinion est très certainement la seule valable. Elle se trouve confirmée, en particulier, par les collatérales sensitives de premier ordre, qui se rendent indifféremment à tous les foyers de la substance grise. Il en est de même pour les collatérales sensitives de second ordre ou collatérales des voies d'association, telles que le faisceau fondamental du cordon antérieur et le faisceau commissural ; elles aussi entrent en contact tantôt avec des cellules motrices, tantôt avec des neurones funiculaires, tantôt enfin avec des corpuscules d'association longitudinale. Il n'est évidemment pas interdit de penser que quelques-unes de ces collatérales vont s'articuler avec des cellules funiculaires de la même espèce que celles d'où provient le cylindre-axe qui les a émises ; il paraît toutefois bien plus probable que l'articulation se fait avec des neurones funiculaires d'une autre catégorie. Si cette dernière disposition existe réellement, et en certains cas elle nous semble hors de doute, il faut, de toute nécessité, admettre que bon nombre des cellules de la substance grise forment des intermédiaires sensitifs de troisième et peut-être de quatrième ordre. Cette manière de voir a été adoptée par Kölliker ; elle se vérifie surtout pour les fibres dérivées du cordon latéral, dans sa partie la plus postérieure ; ces fibres naissent, en effet, sur des cylindres-axes, qu'on peut considérer comme des voies courtes de second ordre ; elles entrent en rapport, non avec des noyaux moteurs, mais avec d'autres neurones funiculaires de la base de la corne postérieure, du noyau gris intermédiaire, etc. Il se pourrait fort, par suite, que tout foyer gris de la moelle reçoive l'influx nerveux par trois sortes de collatérales : *Les collaté-* 1° par les sensitives directes ; 2° par les sensitives indirectes, c'est-à-dire par *rales sensiti-* celles qui appartiennent à des neurones sensitifs de second ordre, tels que *ves de divers* les funiculaires ; 3° par les fibres sorties du cylindre-axe de neurones de *ordres qui in-* troisième ordre, intercalés entre les collatérales de second ordre et les *nervent cha-* noyaux moteurs. *que noyau gris.*

On conçoit quelle extraordinaire complication une association inter-cellulaire si enchevêtrée entraîne dans les transmissions de l'onde nerveuse. Ce n'est ni le lieu ni le moment de traiter cette question ; nous le ferons plus tard, quand nous exposerons les principes fondamentaux de la physiologie de la moelle.

ARBORISATION TERMINALE DES CYLINDRES-AXES

Les tubes de substance blanche qui constituent les voies médullaires courtes, telles que les racines postérieures courtes, le faisceau de la corne postérieure, le faisceau commissural, etc., parcourent, nous le savons, un espace plus ou moins grand dans le sens longitudinal de la moelle. Arrivées jusqu'au terme de leur trajet, ces fibres s'incurvent doucement, s'inclinent ainsi vers la substance grise, dont peu à peu elles approchent et qu'elles finissent par atteindre. Elles y pénètrent et se résolvent alors en une arborisation finale, abondante, étendue, englobant les cellules nerveuses. Les branchilles ultimes, variqueuses et quelque peu renflées de cette arborisation sont très probablement privées de myéline ; elles se terminent, comme les collatérales, par des cônes, des anneaux, etc.

On peut distinguer deux sortes de tubes terminaux selon l'épaisseur de *Terminaison* la fibre axile avant sa terminaison et selon l'étendue de l'arborisation qu'elle *des tubes épais.* émet. Dans l'une, les tubes sont épais et conservent, au début de leur course à travers la substance grise, un calibre égal à celui du cylindre-axe qu'ils continuent ; peut-être même le diamètre s'agrandit-il. L'arborisation de cette espèce de fibres est particulièrement ample et compliquée ; on la discerne à première vue de celles des collatérales ordinaires. Nous reproduisons quelques terminaisons de cylindres-axes de cette sorte dans la figure 126. Celles que nous avons marquées des lettres *A* et *B* viennent du cordon postérieur ; ce sont bien certainement des extrémités terminales de radiculaires sensitives. Cette constatation corrobore, soit dit en passant, les observations faites par les anatomo-pathologistes sur les racines sensitives courtes. Ils ont démontré, en effet, par la méthode des dégénérations, que le territoire moyen du cordon postérieur est formé de radiculaires courtes, qui se renouvellent constamment sur toute la hauteur de la moelle

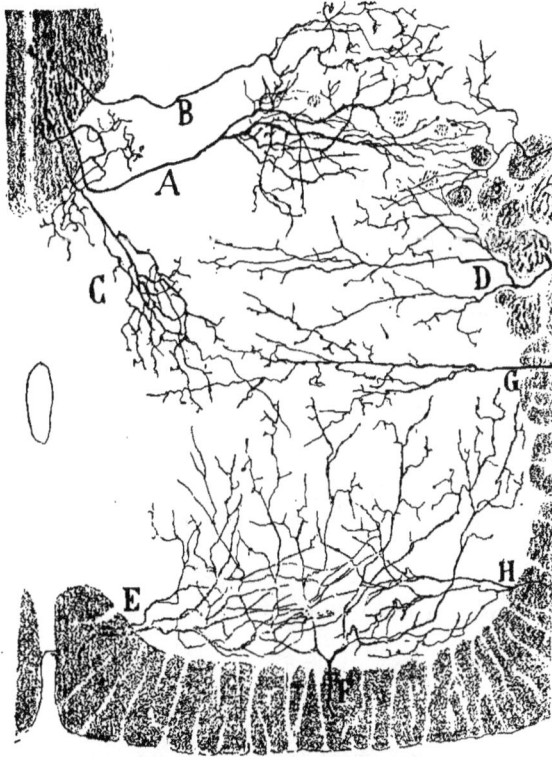

Fig. 126. — Arborisations terminales de fibres provenant des voies courtes de divers territoires de la substance blanche ; moelle de souris nouveau-née. Méthode de Golgi.

A, B, arborisations fournies par des tubes sensitifs du cordon postérieur ; — C, arborisation peut-être sensitive, destinée au noyau intermédiaire ; — D, arborisation provenant du faisceau de la corne postérieure ; — E, arborisation issue du faisceau commissural ; — F, arborisation émanée de la partie fondamentale du cordon antérieur ; — G, arborisation étendue dans le noyau intermédiaire ; — H, arborisation produite par la portion fondamentale du cordon antérieur.

et sont d'autant plus abondantes que la quantité de substance grise voisine est plus grande.

Terminaison des tubes fins.
    Les tubes terminaux de la seconde sorte sont bien plus nombreux, plus fins et ne se distinguent en aucune façon, ni par leur calibre, ni par leur mode de division, des collatérales de la substance blanche. La même figure 126 en montre en G, H, O, plusieurs, qui sont pourvus de leur arborisation finale.

Et maintenant une question se pose : Les collatérales d'un même cylindre-axe envahissent-elles les mêmes foyers gris que la ramure terminale ? Non, répondrons-nous ; du moins, dans la plupart des cas où nous avons aperçu l'arborisation terminale de l'axone, cela ne paraît pas être la règle. Puisqu'il en est ainsi, on ne peut éluder cette autre question : Quel est de ces foyers celui auquel l'arborisation finale du cylindre-axe se rend de préférence ? Ce foyer de prédilection n'est-il pas même variable avec chaque fibre d'un seul et unique système, ce qui, entre parenthèses, est le cas le plus simple ? Si nous rappelons que les cylindres-axes de la substance blanche, et plus spécialement ceux des voies sensitives, abandonnent des collatérales à de multiples foyers gris, on concevra combien ces questions sont compliquées et difficiles à résoudre.

Terminaisons différentes du cylindre-axe et de ses collatérales.

Nous n'avons parlé, jusqu'ici, que des cylindres-axes qui, au moment de se terminer, envoient leur arborisation à un territoire gris situé, comme eux, dans une même moitié de la moelle. C'est ce que nous pourrions appeler des terminaisons directes d'axones. Il est fort possible qu'il existe aussi des terminaisons croisées. Comme ce qualificatif l'indique, celles-ci proviendraient de cylindres-axes qui, après avoir couru plus ou moins longtemps le long et à l'intérieur d'un cordon d'un côté, se portent du côté opposé pour s'y achever. C'est ainsi, croyons-nous, qu'il faut interpréter certaines fibres volumineuses, marquées de la lettre *B*, dans la figure 122. Ces fibres, qui semblent naître dans le cordon antérieur, traversent, en se ramifiant, la commissure blanche et distribuent leurs ramuscules aux territoires des deux cornes, ainsi qu'aux cloisons où se trouve renfermée la commissure protoplasmique.

Terminaisons directes et croisées.

FAISCEAUX DÉPLACÉS DE LA SUBSTANCE BLANCHE

Nous avons dit qu'en approchant de leur terminaison, les tubes nerveux de la substance blanche abandonnent leur position première dans les cordons, s'incurvent et s'inclinent vers la substance grise qu'ils finissent par envahir. Ce faisant, ils forment dans le territoire gris, dont ils étaient voisins, des faisceaux séparés, qui s'étendent selon la longueur de la moelle et se disposent en un grossier plexus vertical à mailles larges et anguleuses.

C'est surtout dans les faisceaux les plus internes ou isolés du cordon de la corne postérieure que s'effectue cette dissociation. Elle y est poussée si loin que certains de ces paquets s'écartent jusqu'au centre même de la corne sensitive, comme le montre la figure 127, en *B*. Ce déplacement existe, croyons-nous, dans toute la hauteur de la moelle; il s'exagère sensiblement dans les régions dorsale et cervicale. Les paquets déplacés cheminent dans la substance grise, non suivant une ligne droite parallèle au grand axe de la moelle, mais selon une ligne oblique à cet axe. En se joignant les uns aux autres et en s'unissant au cordon latéral d'où ils proviennent, ces faisceaux s'entrelacent en un plexus à grosses mailles, larges et allongées (fig. 128, *E*).

Faisceaux déplacés du cordon de la corne postérieure.

La figure 127 montre, en *e* et *f*, que, par suite de cette disposition plexiforme, des fibres d'un des paquets déplacés peuvent s'introduire dans un autre, après un parcours horizontal plus ou moins long.

Dans le sommet de la corne postérieure et dans la région contiguë de la substance de Rolando on remarque encore d'autres petits faisceaux déplacés de fibres à myéline. C'est très certainement à ces paquets myélinisés verticaux (fig. 127, *B*) que correspond le système des fibres longitudinales de la corne sensitive, appelé par Kölliker *faisceau longitudinal de la corne postérieure*. Pour Lenhossék, ces fibres seraient des radiculaires sensitives qui, au lieu de se bifurquer à l'intérieur du cordon postérieur, se diviseraient en branches ascendante et descendante en pleine corne postérieure [1]. Nous n'avons pu reconnaître cette disposition ; bien mieux, ces fibres nous ont toujours paru être, d'après de nombreuses coupes longitudinales, soit de grosses collatérales sensitives, soit des branches ascendantes ou descendantes, résultant de la bifurcation des radiculaires sensitives ordinaires. Nous repro-

Faisceaux déplacés du sommet de la corne postérieure; opinions sur leur nature.

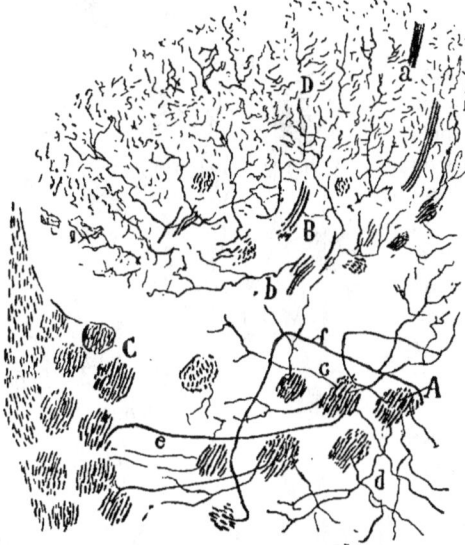

FIG. 127. — Portion du faisceau de la corne postérieure et de la substance de Rolando; moelle de chat nouveau-né. Méthode de Golgi.

A, faisceaux déplacés du cordon de la corne postérieure; — B, faisceau de collatérales sensitives verticales ; — C, faisceaux normaux du cordon de la corne postérieure ; — D, plexus nerveux de la substance de Rolando ; — a, faisceau de grosses collatérales placées au voisinage du cordon postérieur ; — b, collatérales des fibres sensitives verticales de la tête de la corne postérieure, — c, d, collatérales provenant des faisceaux déplacés du cordon de la corne postérieure et destinées à la corne postérieure ; — e, f, fibres de passage d'un faisceau à l'autre.

1. Kölliker assure qu'une partie des radiculaires sensitives du faisceau externe se bifurquent dans l'épaisseur même de la substance de Rolando, parfois près de son bord antérieur. Nous n'avons pu confirmer cette assertion. L'opinion émise par Lenhossék sur la nature des faisceaux longitudinaux de la corne postérieure se trouverait confirmée si cette assertion était vraie, si, du fait de cette bifurcation, il se formait réellement dans la substance de Rolando des faisceaux longitudinaux indépendants du cordon postérieur. Mais Kölliker hésite, il ne sait s'il doit identifier ces deux sortes de fibres ; car il ignore si les faisceaux découverts par lui dans la substance de Rolando s'incorporent finalement au cordon postérieur ou s'ils vont constituer une partie de ce faisceau longitudinal (Voir KÖLLIKER, *Handbuch der Gewebelehre*, 6 Aufl. 1896, Bd. II, p. 75).

duisons quelques-uns de ces faisceaux dans la figure 127, en *a* et *B*. Leur position varie suivant les coupes, et tel d'entre eux qui dans l'une s'avance obliquement à travers la substance gélatineuse, se trouve, dans une autre, placé sur le bord antérieur de cette substance ou à l'intérieur du sommet de la corne sensitive. Ces changements de position entraînent avec eux des aspects différents, et l'on conçoit fort bien que ces faisceaux, tantôt obliques, tantôt incurvés pour devenir verticaux, se présentent ou coupés en travers ou presque dans leur longueur. Tout comme les paquets déplacés du cordon de la corne postérieure, les fascicules des grosses collatérales verticales, dont il s'agit, sont disposés en plexus et se divisent souvent pour passer de l'un à l'autre (fig. 128, *E*).

Tous ces faisceaux déplacés fournissent, pendant leur trajet vertical, de nombreuses fibrilles collatérales. Celles qui proviennent des collatérales et terminales sensitives verticales se ramifient dans la tête et la partie centrale de la corne postérieure (fig. 127, *b*), et peut-être pour quelques-unes d'entre elles seulement, dans la substance de Rolando. Quant aux collatérales beaucoup plus nombreuses, qui sortent des faisceaux déplacés du cordon de la corne postérieure, elles se portent dans toutes les

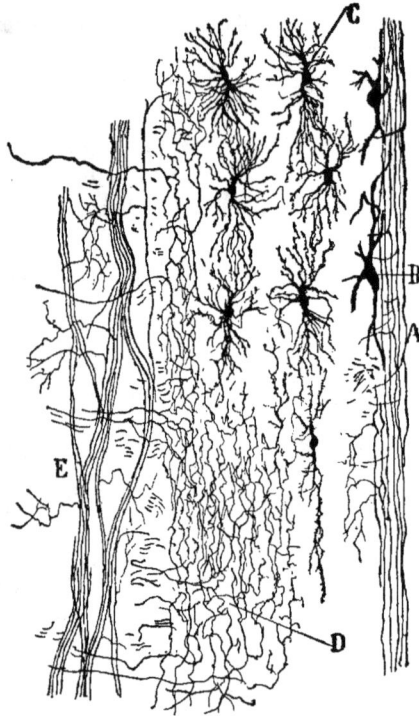

Collatérales des faisceaux déplacés.

Fig. 128. — Coupe verticale antéro-postérieure et un peu oblique en dehors de la substance de Rolando et de la tête de la corne postérieure ; chien nouveau-né. Méthode de Golgi.

A, fibres du cordon postérieur ; — B, cellules marginales de la substance de Rolando ; — C, cellules de Rolando ; — D, plexus longitudinal, formé par les collatérales de la tête de la corne postérieure ; — E, fibres longitudinales, collatérales sensitives probables du sommet de la corne postérieure.

directions et se terminent par des arborisations dans la base et le centre de la corne sensitive, c'est-à-dire en avant du plan occupé par les collatérales des faisceaux longitudinaux sensitifs (fig. 127, *d*, *c*).

CHAPITRE XII

STRUCTURE DE LA SUBSTANCE GRISE

CARACTÈRES GÉNÉRIQUES DES NEURONES DE LA MOELLE. — CLASSIFICATION. — NEURONES MOTEURS. — CELLULES MOTRICES DES RACINES ANTÉRIEURES. — CELLULES MOTRICES DES RACINES POSTÉRIEURES. — RACINES ANTÉRIEURES. — TERMINAISONS NERVEUSES DANS LES MUSCLES STRIÉS.

Éléments constitutifs de la substance grise.

Le tissu compliqué de la substance grise de la moelle est composé des éléments suivants : 1° des cellules nerveuses à cylindre-axe long ; 2° des cellules à cylindre-axe court ; 3° des ramifications libres, formées par les collatérales de la substance blanche ; 4° des arborisations terminales libres des fibres de cette même substance ; 5° des collatérales initiales, c'est-à-dire nées sur les cylindres-axes des neurones, pendant leur trajet dans la substance grise ; 6° des cellules névrogliques ; 7° des cellules épithéliales ; 8° des capillaires sanguins.

Nous étudierons dans ce chapitre et les suivants tous ceux de ces éléments dont il n'a pas encore été question.

CARACTÈRES GÉNÉRIQUES DES CELLULES NERVEUSES

Répartition.

Les neurones constituent le facteur principal de la substance grise de la moelle. Ils n'y sont pas, du reste, aussi nombreux que dans d'autres centres nerveux. Dans la moelle, en effet, les corps de cellules nerveuses se trouvent séparés par de grands espaces remplis de fibrilles couvertes ou non de myéline, tandis que dans le cerveau et le cervelet ils sont pressés les uns contre les autres, surtout en certaines régions, telles que la couche des grains du cervelet, l'assise des petites cellules pyramidales du cerveau, etc.

C'est dans la corne antérieure et la substance grise intermédiaire que l'écartement entre les cellules est le plus grand, et c'est au niveau de la colonne de Clarke et de la substance de Rolando qu'il est le plus petit. Ce dernier territoire gris est sans conteste le plus riche en neurones.

Taille.

Au point de vue de la taille, il existe de grandes différences entre les cellules nerveuses médullaires. Ainsi, les corpuscules moteurs atteignent, comme on sait, 60, 70 μ et même davantage ; les éléments cellulaires de la substance de Rolando dépassent, au contraire, à peine 10, 12 ou 15 μ. Les neurones de taille moyenne sont cependant les plus fréquents ; nous citerons ceux du centre de la corne postérieure et de la substance grise centrale, enfin la plus grande partie des neurones appelés commissuraux et funiculaires. D'une façon générale, les cellules d'un même foyer ont le même volume; les exceptions abondent, néanmoins. Parmi les neurones funiculaires, qui habitent la substance grise centrale ou latérale et même le centre et la base de la corne postérieure et qui donnent leur cylindre-axe au cordon antérieur ou latéral, on rencontre de loin en loin des cellules aussi volumineuses ou presque aussi volumineuses que les cellules motrices. Ce fait exclut, soit dit en passant, toute idée de rapport entre le volume des neurones et leur rôle physiologique. Il existe, au contraire, une relation entre, d'une part, ce volume, et d'autre part, le calibre du cylindre-axe et la richesse de celui-ci en collatérales et terminales. Ceci, nous l'avons vu dans la *Partie générale* de cet ouvrage, est une loi commune à tous les centres nerveux. Voici deux exemples bien nets et bien opposés de cette loi. D'un côté, les volumineuses cellules motrices émettent un puissant cylindre-axe, qui, à la périphérie, se décompose en un nombre considérable de fibres nerveuses myélinisées et destinées à autant de cellules musculaires; c'est là une disposition réelle, que nous avons observée nous-même chez l'embryon de poulet et qui nous a appris qu'un axone moteur peut fournir des branches à plus de quarante fibres musculaires. D'un autre côté, les neurones minuscules de la substance de Rolando ne produisent qu'un cylindre-axe grêle, presque dépourvu de toute collatérale pendant son trajet vertical dans les cordons.

Rapport entre la taille du neurone, le calibre de son cylindre-axe et l'étendue de ses ramifications.

Il semble exister aussi dans la moelle une loi de répartition des neurones suivant leur taille. Ainsi, on peut affirmer que, sauf certaines exceptions, leur volume diminue progressivement d'avant en arrière sur une section médullaire. Si, donc, on établissait à ce point de vue un parallèle entre la moelle et l'écorce cérébrale, on serait en droit de comparer, d'une part, la substance de Rolando, c'est-à-dire la portion la plus postérieure de la moelle, à la couche des petites cellules pyramidales, presque superficielle dans le cerveau et d'autre part la corne antérieure avec ses volumineux corpuscules à la zone des grandes cellules pyramidales.

Distribution des neurones suivant leur taille; analogie avec le cerveau.

Sous le rapport de la forme, les cellules de la moelle sont franchement multipolaires; car le type étoilé à nombreux appendices et le type triangulaire à prolongements très ramifiés abondent parmi elles. Cette morphologie, parfaitement reconnaissable dans les coupes fines colorées au carmin ou à l'hématoxyline, avait été, cela va sans dire, notée déjà par les anciens neurologistes, B. Stilling, Stieda, Clarke, Deiters, M. Schultze, Gerlach, etc. Mais ce sont les études de Golgi, les nôtres, celles de Kölliker et d'autres encore, qui ont permis d'affirmer que, malgré la diversité d'aspect de son corps, sphéroïdal, triangulaire, fusiforme, pyriforme, etc., toute cellule de la moelle est toujours pourvue de plusieurs prolongements dendritiques et d'un cylindre-axe ou expansion fonctionnelle; car, jusqu'à présent, il nous a été impossible de découvrir dans la moelle des neurones du type des spongioblastes rétiniens, c'est-à-dire des neurones sans cylindre-axe.

Forme multipolaire exclusive des neurones de la moelle.

Faits décou-
verts relative-
ment aux neu-
rones de la
moelle :

1° par Golgi.

La découverte de la morphologie des cellules de la moelle et de la destination de leur cylindre-axe est toute moderne ; elle date seulement de 1881,
époque des premières publications de Golgi. Nous allons énumérer ici les principaux faits histologiques établis, dans ce domaine, par les divers savants qui
s'en sont particulièrement occupés.

Golgi démontra :

1° L'existence, dans la substance grise de la moelle, des deux types cellulaires, l'un à cylindre-axe long et l'autre à cylindre-axe court, types qu'il avait
découverts dans l'encéphale et qui, pour lui, étaient respectivement le type
moteur et le type sensitif ;

2° La naissance de collatérales sur les racines antérieures ainsi que sur les
autres cylindres-axes de la moelle, mais pour ceux-ci, pendant leur trajet à
travers la substance grise ;

3° L'existence de cellules dont le cylindre-axe se jette dans les cordons
blancs de leur côté ;

4° L'existence de neurones dont le cylindre-axe passe au travers de la commissure antérieure pour aller s'incorporer au cordon antéro-latéral du côté
opposé ;

5° La présence, signalée vaguement d'ailleurs, de cellules à cylindre-axe
bicordonal, appelées par Van Gehuchten cellules de cordons tautomères.

2° par nous.

Ces faits, Golgi les exposa très sommairement, sous forme de courtes notes,
sans accompagnement de figures. C'est sans doute pour cette raison et aussi
parce qu'ils parurent dans des périodiques peu connus, qu'ils passèrent inaperçus. Ils ne furent tirés de l'oubli qu'après la publication des résultats de
nos travaux. Nos observations, presque toutes rapportées avec figures à l'appui,
nous permirent d'ajouter à l'œuvre importante de Golgi un certain nombre de
données fondamentales. Nous avons établi, en effet :

1° La manière d'être du cylindre-axe des cellules funiculaires et commissurales, cylindre-axe qui se bifurque souvent à son arrivée dans la substance
blanche et produit dans celle-ci une fibre ascendante et une fibre descendante ; cette disposition intéressante explique pourquoi toute lésion de la
substance grise provoque dans les cordons des dégénérations ascendantes et
descendantes ;

2° La terminaison de ces cylindres-axes en pleine substance grise par des
arborisations variqueuses, libres aux extrémités ;

3° La morphologie et les rapports très détaillés des cellules à cylindre-axe
bicordonal ou bifuniculaire unilatéral ;

4° L'existence de cellules funiculaires bilatérales ou cellules de cordons
hécatéromères de Van Gehuchten, cellules possédant un axone continué par
plusieurs tubes dans les cordons des deux moitiés de la moelle ;

5° La morphologie des neurones moteurs et l'existence de la commissure
protoplasmique, chez les oiseaux et les mammifères ;

6° La présence de la commissure protoplasmique postérieure et des plexus
dendritiques périmédullaires chez les reptiles ;

7° La morphologie des cellules de la colonne de Clarke, morphologie révélée pour la première fois chez les mammifères par nos recherches ;

8° Le trajet du cylindre-axe des cellules de la corne postérieure et sa pénétration dans la portion du cordon latéral appelée par nous faisceau de la
corne postérieure ;

9° La structure de la substance de Rolando, c'est-à-dire la morphologie de ses cellules et la destination de leur cylindre-axe, toutes choses restées inconnues jusqu'à nous ;

10° La présence et la disposition des cylindres-axes de la commissure postérieure ;

11° La destination des axones du noyau interstitiel, du noyau gris intermédiaire, etc.

Kölliker et Lenhossék eurent le mérite de retrouver dans la moelle humaine la plupart des faits que nous venons de mentionner, confirmant ainsi les découvertes de Golgi et les nôtres.

3° par Kölliker, Lenhossék, Van Gehuchten, Retzius, etc.

On doit aussi à Lenhossék :

1° La démonstration de la vraie nature des grosses fibres non bifurquées de la racine postérieure, fibres qui naissent, on le sait grâce à lui, sur les cellules motrices de la corne antérieure ;

2° Une étude complète, avec détails nouveaux, sur les collatérales motrices de Golgi, chez les mammifères ;

3° La découverte de cellules commissurales à cylindre-axe court chez les mammifères et les poissons.

Enfin, Cl. Sala, Lawdowsky, Van Gehuchten, Retzius et d'autres ajoutèrent à toutes ces conquêtes un grand nombre de renseignements sur la morphologie des neurones médullaires chez les batraciens, les reptiles et les poissons. Nous les ferons connaître quand il nous faudra présenter un résumé de l'anatomie comparée de la moelle épinière.

CLASSIFICATION DES CELLULES DE LA MOELLE

Les classifications d'après lesquelles on a tenté de distinguer les cellules médullaires reposent sur des principes différents : l'une s'appuie sur la diversité des fonctions des neurones, l'autre sur leur situation topographique, une troisième sur leur structure, une dernière enfin sur leurs connexions ou rapports. Nous allons passer en revue et ces classifications et le criterium auquel chacune fait appel.

Principes divers.

1° *D'après leur fonction.* — Le criterium fonctionnel est celui auquel Clarke, Deiters, Gerlach, Golgi et d'autres ont eu recours plus ou moins ouvertement. Il permet de former deux catégories de cellules : les neurones moteurs ou de la corne antérieure, dont les cylindres-axes deviennent les racines motrices et les neurones sensitifs ou de la corne postérieure, dont les appendices entrent en relation avec les racines postérieures sensitives, par l'intermédiaire de réseaux axo-protoplasmiques, selon Gerlach, ou d'un reticulum axile, selon Golgi. Inutile d'insister sur les erreurs anatomiques renfermées dans cette classification, entièrement abandonnée aujourd'hui. On pourrait cependant employer encore ce criterium physiologique en l'étayant sur la conception nouvelle de la structure de la moelle, surtout si on le combinait, comme nous le verrons dans un instant, avec le principe des connexions.

2° *D'après leur situation.* — Les cellules de la moelle peuvent être partagées en deux grands groupes d'après leur situation : les cellules de la corne antérieure et les cellules de la corne postérieure. Il est possible de fragmenter à leur tour ces deux grandes divisions en autant de genres qu'il y a de districts suffisamment bien délimités dans la substance grise. Waldeyer [1], Kaiser [2], Collins [3], Lenhossék et d'autres ont adopté, dans leurs ouvrages, ce criterium pour classer et décrire les cellules médullaires. Tout défectueux qu'il soit, ce criterium est encore meilleur que les autres, parce qu'il laisse moins préjuger de la fonction et de la structure des neurones.

3° *D'après leur structure.* — Nissl [4] a proposé une classification des neurones, basée sur la forme et l'abondance des amas chromatiques du protoplasma cellulaire ; cette classification est applicable à la moelle. Dans la *Partie générale* de cet ouvrage, nous avons fait observer que la similitude de structure n'impliquait nullement celle de la forme et de la fonction. Réunissons, par exemple, en un seul groupe, les cellules de grande taille, bourrées de nombreux et volumineux amas chromatiques ; nous verrons côte à côte les gros neurones moteurs et certaines grosses cellules funiculaires ou d'association, ce qui serait asssez étrange.

Notre classification.

4° *D'après les rapports du cylindre-axe ou les connexions des cellules.* — Pour nous, dans l'état actuel de la science et de nos connaissances restreintes sur la structure fine du neurone, le seul principe clair et tranché sur lequel on puisse asseoir une classification, le seul qui, par conséquent, mérite la préférence, est celui des rapports du cylindre-axe.

Ce criterium, adopté en premier lieu par nous, a été utilisé ensuite par Van Gehuchten, Kölliker, Cl. Sala et Lenhossék. Il tire son principal avantage de ce qu'il s'inspire de considérations à la fois anatomiques et physiologiques. Car, par cela même que nous réunissons en un même genre les cellules dont le cylindre-axe a même destination et mêmes rapports, nous déterminons la catégorie physiologique : sensitive, motrice, d'association ou sensitive de second ordre, etc., à laquelle elles appartiennent. Et, chose importante, nous annonçons en même temps les connexions ou relations qui existent entre les neurones de chaque catégorie et certaines espèces de cellules.

Voici la classification des cellules de la moelle, que nous établissons sur ce principe.

1° **Neurones dont le cylindre-axe sort de la moelle**; ce sont les cellules motrices ou radiculaires, divisibles en :

a) Groupe principal, comprenant les cellules motrices dont les cylindres-axes pénètrent dans la racine antérieure;

b) Groupe accessoire, renfermant les neurones dont l'expansion axile s'incorpore à la racine postérieure.

2° **Neurones dont le cylindre-axe naît dans la moelle, s'y termine et forme**

1. WALDEYER, Das Gorilla-Rückenmark. *Abhandl. d. Kaiserl. Akad. d. Wissench. zu Berlin*, 1888, p. 91.

2. KAISER, Die Funktionen der Ganglienzellen des Halsmarkes. *Gekrönte Preisschrift.* Haag. M. Nighoff, 1891.

3. COLLINS, A contribution to the arrangements and functions of the cells of the cervical spinal cord. *New York Medical Journ.*, nos 13 à 27, 1894.

4. NISSL, *Neurologisches Centralbl.*, 1894.

un ou plusieurs tubes longitudinaux de la substance blanche. Leurs principales variétés sont :

a) Les cellules commissurales antérieures dont l'axone, après être passé
en avant du canal épendymaire, se continue par un tube du cordon antérieur
du côté opposé ; ce sont les cellules funiculaires hétéromères de Van
Gehuchten ;

b) Les cellules cordonales ou homo-funiculaires ; ce sont les cellules
funiculaires tautomères de l'auteur précédent ; leur axone se prolonge en
une fibre verticale des cordons du côté de son origine ;

c) Les cellules homo-funiculaires, dont le cylindre-axe se partage en deux
ou plusieurs fibres courant le long de cordons différents ou dans des assises
distantes d'un même cordon ;

d) Les cellules dont le cylindre-axe se divise et fournit ainsi deux ou plusieurs tubes nerveux à la substance blanche des deux moitiés de la moelle.

Ces deux dernières variétés constituent ce qui a été appelé par nous
cellules à cylindre-axe complexe, par Lenhossék cellules combinées et par
Van Gehuchten cellules funiculaires hécatéromères.

3° **Neurones à cylindre-axe court**, dont l'origine, l'arborisation et la terminaison ont toutes lieu dans la substance grise. Ils comprennent :

a) Les cellules dont le cylindre-axe effectue sa ramification dans le voisinage même de son origine, par conséquent dans un seul et même côté de
la moelle ;

b) Les cellules commissurales, dont le cylindre-axe court traverse,
d'après Lenhossék, la ligne médiane pour se ramifier dans la subtance grise
de l'autre moitié de la moelle.

4° **Neurones siégeant hors de la moelle, mais dont le cylindre-axe y
pénètre, pour s'articuler avec diverses cellules.** Ce sont les cellules
sensitives des ganglions rachidiens. Bien que par leur position en dehors de
l'axe médullaire, ces corpuscules constituent des centres nerveux spéciaux,
on doit cependant les considérer comme des dépendances de la moelle, à
cause de leurs rapports étroits avec elle.

Passons maintenant à l'étude détaillée de chacun des groupes de cette
classification.

CELLULES RADICULAIRES ANTÉRIEURES OU MOTRICES

Ces neurones, les plus volumineux de la moelle, possèdent deux carac-   *Caractères
tères distinctifs : ils siègent dans la portion la plus antérieure de la corne   distinctifs.*
motrice et produisent un cylindre-axe puissant, qui sort de la moelle, en
contribuant, avec ses compagnons, à former les racines antérieures ou
motrices. De ces deux caractères, le second est de beaucoup le plus important ; il est même fondamental. Les anciens histologistes Deiters, Schultze
Gerlach, l'avaient plutôt deviné qu'observé ; c'est seulement après avoir été

démontré par Golgi et par nous dans la moelle embryonnaire, à l'aide de la méthode du chromate d'argent, que ce fait a été définitivement acquis à la science.

Nous avons déjà étudié la structure des cellules motrices dans la *Partie générale* ; nous ne nous occuperons plus ici que de leur répartition et de leurs dendrites.

Distribution. — Dans la plus grande partie de la longueur de la moelle, les cellules motrices sont assemblées en un îlot unique, sans limites bien définies, îlot situé dans l'angle ou saillie antéro-externe de la corne antérieure, du moins chez les mammifères et les oiseaux. Dans les segments de la moelle où la substance grise augmente de volume, comme dans les renflements cervical et lombaire, les mêmes cellules motrices sont disposées, au contraire, ainsi que Gerlach [1], Beisso [2], Pick [3], Kaiser [4] et d'autres l'avaient déjà reconnu, en deux groupes : un *groupe antéro-interne*, placé non loin de la ligne médiane, et un groupe *antéro-externe*, situé dans la partie la plus latérale de la corne antérieure, dans le plan et sur le côté externe du plan des racines antérieures.

Quelques auteurs ont cru trouver encore des cellules motrices sur d'autres points de la substance grise. Ainsi, Gaskel en signale dans la colonne de Clarke et Golgi [5] les suppose répandues dans toute l'étendue des deux cornes antérieure et postérieure. Nos observations chez les embryons d'oiseaux et de mammifères prouvent de façon incontestable que cela n'est pas, et que les neurones moteurs résident uniquement dans la portion la plus avancée de la corne antérieure. Kölliker, Cl. Sala, Lenhossék et bien d'autres auteurs l'ont aussi constaté après nous.

Dans le territoire où elles se trouvent confinées, les cellules motrices ne forment pas d'ailleurs une masse homogène ; elles sont toujours entremêlées de quelques neurones funiculaires et commissuraux, comme nous le verrons plus loin. D'autre part elles forment, le long de la moelle, chez l'adulte, une colonne continue ou à peine segmentée. Il n'en est pas de même chez les fœtus, où, comme l'ont établi Schiefferdecker [6], Schwalbe [7] et Waldeyer [8], elles s'étagent en noyaux superposés, métamériques, exactement comme les foyers moteurs des nerfs bulbaires et protubérantiels.

Groupement en un ou deux noyaux dans la corne antérieure exclusivement.

Disposition en colonne continue chez l'adulte, interrompue chez le fœtus.

Appendices dendritiques. — On ne peut étudier la forme et les détails

1. Gerlach, Von dem Rückenmarke. *Stricker's Handbuch*, Bd. II, 1871.
2. Beisso, Del midollo spinale. Genova, 1876.
3. Pick und Kahler, *Arch. f. Psychiatr.*, Bd. X, 1880.
4. Kaiser, Die Funktionen der Ganglienzellen des Halsmarkes. *Gekrönte Preisschrift*. Haag. M. Nighoff, 1891.
5. Golgi, Nervensystem, in *Merkel. u. Bonnet's Ergebnisse der Anat. u. Entwickelungsgeschichte*, Bd. I, 1892.
6. Schiefferdecker, Beiträge zur Kenntniss des Faserverlaufs im Rückenmarke. *Arch. f. mikrosk. Anat.*, Bd. X, 1874.
. Schwalbe, Lehrbuch der Neurologie. Erlangen, 1881.
8. Waldeyer, Das Gorilla-Rückenmark. *Abhandl. d. Kaiserl. Akad. d. Wissensch. zu Berlin*, p. 91, 1888.

extérieurs des cellules motrices que par la méthode de Golgi appliquée
aux embryons d'oiseaux et de mammifères. Les meilleurs résultats s'obtien-
nent en opérant sur ces animaux peu de temps avant la myélinisation des
racines antérieures. On peut arriver encore à une excellente coloration,
chez les mammifères nouveau-nés ou âgés de quelques jours, tels que
rat, chien, chat, lapin ; mais alors, le cylindre-axe, déjà myélinisé, ne

*Étude des
cellules par la
méthode de
Golgi.*

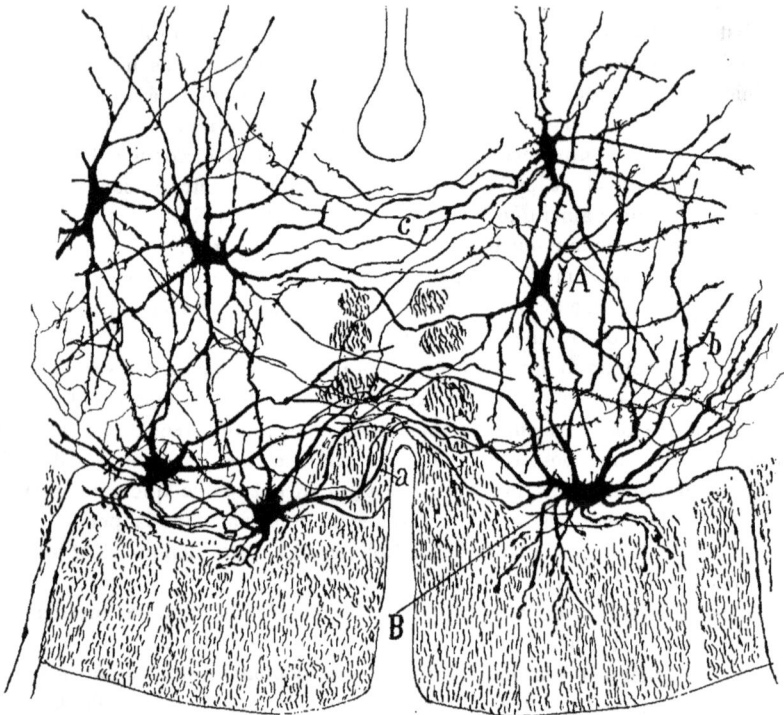

Fig. 129. — Cellules radiculaires et commissurales de la moelle dorsale
du fœtus de chat. Méthode de Golgi.

A, cellule commissurale ; — B, cellule motrice du noyau interne ; — *a*, expansions dendritiques
commissurales ; — *b*, expansions protoplasmiques postérieures ; — *c*, commissure formée par
des dendrites issues des cellules funiculaires. — Les fibres en rouge sont cylindre-axiles.

prend ordinairement pas le chromate d'argent. Quant au bleu de méthylène de la méthode d'Ehrlich, il ne colore que très difficilement les cellules
motrices[1].

Les bonnes préparations faites par la méthode de Golgi permettent de
reconnaître les cellules motrices à ces trois signes : taille considérable,
corps allongé dans une direction transversale ou antéro-postérieure, selon

1. Dans ces cellules, nous n'avons jamais pu colorer que le cylindre-axe par la méthode d'Ehrlich, et cela malgré nos tentatives réitérées chez le chat, le lapin et le
pigeon, soit par injection du bleu dans les vaisseaux ou procédé de l'inventeur, soit
par immersion directe des pièces dans le liquide colorant ou procédé de Dogiel.

Les divers groupes de dendrites.

Elles forment la commissure protoplasmique chez les différents vertébrés; rapports de cette commissure.

la situation du neurone, et expansions dendritiques nombreuses, épaisses et très longues. On peut distinguer ces prolongements, d'après leur orientation et destination en : *internes ou commissuraux, antérieurs, externes* ou *marginaux, postérieurs* et *verticaux.*

Dendrites internes ou de la commissure protoplasmique (fig. 130, *B* et 131, *b*). — Dans le second de nos travaux sur la moelle [1], nous avons appelé l'attention des savants sur l'existence, chez les mammifères, d'une véritable commissure de prolongements protoplasmiques. Elle est placée horizontalement dans le plan de la commissure blanche et dans les cloisons névrogliques qui segmentent en paquets longitudinaux distincts la partie profonde du cordon antérieur. Cette commissure, que nous avons également signalée chez les reptiles et les oiseaux, a été aussi constatée, mais postérieurement à nous, par Van Gehuchten chez les mammifères, par Cl. Sala chez les batraciens, par Lenhossék et Retzius chez différents vertébrés. Elle manquerait, dit Lenhossék, dans les fœtus humains. Ceci ne nous paraît guère vraisemblable, car c'est précisément chez les mammifères que la commissure dendritique atteint son développement maximum ; d'ailleurs, elle vient d'y être trouvée par Van Gehuchten.

La commissure dendritique existe sur toute la hauteur de la moelle et même dans le bulbe rachidien. Elle est formée par l'entrecroisement, non de toutes les dendrites internes des cellules motrices, mais seulement de celles qui sortent des neurones les plus proches de la ligne médiane (fig. 130, *B*). Ces dendrites, volumineuses au début de leur course, se ramifient déjà en pleine substance grise ; leurs branches se portent dans les interstices de la substance blanche voisine ou dans le plan même de la commissure blanche, et là, se décomposent en petits paquets ou petits bouquets, qui pénètrent dans la substance grise interne de la corne antérieure du côté opposé. En s'entrecroisant au niveau de la ligne médiane, ces branches dendritiques, venues de part et d'autre de la moelle, forment des plexus touffus, d'apparence granuleuse. La commissure protoplasmique, ainsi constituée, est, en général, placée au-devant de la commissure cylindre-axile ; mais parfois, ces deux commissures s'entremêlent, d'où une décussation mixte, qui nous paraît être la règle chez les oiseaux. Nous examinerons plus tard le rôle physiologique de la commissure protoplasmique. Ajoutons que cette commissure renferme encore des appendices dendritiques émanés de cellules commissurales, ainsi que nous le verrons en traitant de ces derniers éléments. D'ordinaire, ces appendices courent en arrière des expansions venues des neurones moteurs (figs. 129, *C* et 130, *F*). Enfin, chez les mammifères, des collatérales spéciales, sorties du cordon antérieur, viennent se mêler à la commissure protoplasmique et lui transmettre l'influx nerveux.

Dendrites antérieures (figs. 130, *D* et 131, *d, e*). — Ces expansions sont également très nombreuses; elles s'insinuent entre les petits faisceaux de la

---

1. CAJAL, Nuevas observaciones sobre la estructura de la médula espinal de los mamíferos, 1890.

substance blanche, où elles se divisent en gerbes de filaments granuleux, terminés par une pointe. Chacune de ces gerbes est souvent constituée, en réalité, par le groupement d'un grand nombre de ramuscules protoplasmiques qui appartiennent à des cellules radiculaires différentes et plus ou moins éloignées dans le sens transversal ou longitudinal. Quoi qu'il en soit, les expansions dendritiques envoyées en avant par les cellules motrices des innombrables étages de la moelle forment, en se superposant et s'unissant dans la substance blanche, de hautes cloisons verticales et prismatiques, terminées antérieurement par des arêtes aiguës.

Van Gehuchten admet que, chez les mammifères nouveau-nés et chez

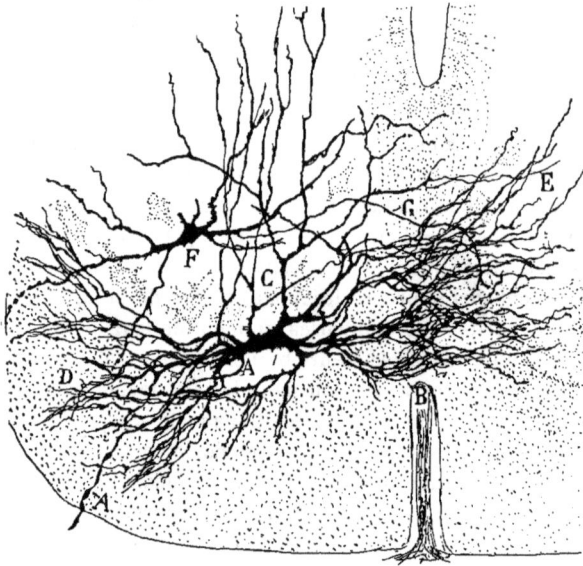

FIG. 130. — Deux cellules de la corne antérieure du chien nouveau-né.
Méthode de Golgi.

A, cellule motrice avec le début du cylindre-axe; — B, expansions protoplasmiques internes franchissant la ligne médiane; — C, expansions postérieures; — D, expansions antéro-postérieures en bouquets coniques, pénétrant dans la substance blanche; — F, cellule commissurale dont le cylindre-axe, G, se bifurque dans le cordon antérieur du côté opposé.

les fœtus à terme, les expansions dendritiques antérieures des cellules motrices arrivent jusqu'à la surface de la moelle. Dans nos préparations, nous avons toujours vu ces appendices s'achever dans la moitié profonde de la substance blanche, dans les points d'où sortent, précisément, de nombreuses collatérales qui vont se ramifier dans la substance grise. Chez les mammifères adultes, la pénétration des dendrites antéro-externes dans la substance blanche est encore moindre. Ainsi, chez l'homme, le chien et le lapin, il ne nous a été possible de les suivre que sur une très petite distance le long des cloisons névrogliques, sur moins du cinquième ou du sixième de l'épaisseur totale du cordon antéro-latéral. Du reste bien des

Elles n'atteignent pas la périphérie de la moelle chez les mammifères.

46

cellules motrices n'envoient, en général, aucune de leurs expansions dendritiques dans la substance blanche.

Chez les reptiles, les prolongements protoplasmiques antéro-externes
atteignent, au contraire, une longueur énorme. Ils parviennent chez eux
jusqu'à la surface de la moelle et forment là, comme nous avons été le
premier à le démontrer, un plexus protoplasmique sous-méningé, qui
borde le cordon antéro-latéral. Cette disposition a été signalée aussi chez
les batraciens par Lawdowsky, Cl. Sala et Athias, et chez les poissons par
Retzius et Lenhossék.

En résumé, les cloisons ou faisceaux protoplasmiques de la substance

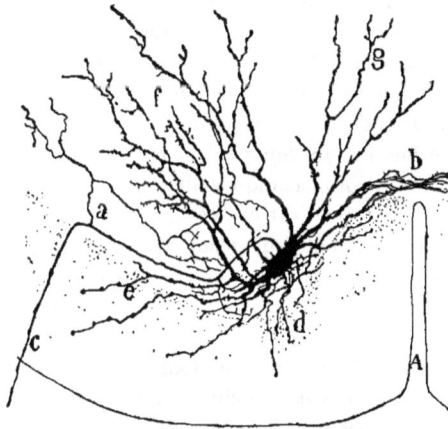

Fig. 131. — Cellule motrice ; moelle de fœtus de chat. Méthode de Golgi.

A, sillon antérieur ; — a, collatérales du cylindre-axe ; — b, prolongements dendritiques ; — c, cylindre-axe ; — d, e, f, g, expansions protoplasmiques.

blanche du cordon antéro-latéral, tels qu'on les voit chez les embryons
d'oiseaux et de mammifères, sont des dispositions transitoires, qui reproduisent des états constants chez des êtres phylogénétiquement antérieurs.
Ces dispositions s'atténuent déjà beaucoup chez les oiseaux et disparaissent
presque tout à fait chez les mammifères et l'homme, quand tous ces animaux
deviennent adultes.

Kölliker semble craindre que l'existence de ces dendrites dans la substance blanche des mammifères ne porte atteinte à la doctrine de la conductibilité des expansions protoplasmiques. Cette crainte n'est pas justifiée,
puisqu'il a été démontré par nous, puis par Cl. Sala, Van Gehuchten et par
Kölliker lui-même que les collatérales issues des tubes longitudinaux des
cordons commencent déjà à se ramifier dans les cloisons dendritiques, dont
nous parlons ; il n'est d'ailleurs pas improbable que quelques-unes des ramuscules de ces collatérales manquent de myéline et se mettent alors en
contact avec les dendrites renfermées dans ces cloisons. Chez les reptiles et

les batraciens, les appendices dendritiques des plexus périmédullaires sont aussi entremêlés de collatérales périphériques avec lesquelles ils entrent en contact.

Dendrites postérieures (fig. 130, *C* et 131, *f*, *g*). — Ce sont d'ordinaire les plus longues et les plus épaisses. Au nombre de deux ou plusieurs, elles sortent de la face postérieure du corps ou de quelqu'une des expansions internes ou externes et se portent immédiatement en arrière; elles se divisent et se subdivisent maintes fois, répandant ainsi leurs branches sur presque toute la surface de la corne antérieure. Nous les avons vues, en certains cas, parvenir jusqu'à la substance grise intermédiaire. *Elles forment un plexus sous-méningé chez les vertébrés inférieurs.*

Parfois, l'un des groupes de ces prolongements dendritiques, auquel prennent part un grand nombre de neurones moteurs, suit le bord interne du cordon latéral jusqu'au voisinage du faisceau de la corne sensitive ou couche limitante du cordon latéral ; ses ramuscules terminaux se distribuent à la région la plus étendue et la plus postérieure de la corne motrice. En raison de sa constitution et de son siège, nous donnerons à ce groupe de dendrites le nom de *faisceau protoplasmique tangentiel ou limitant.* *Faisceaux limitants; leur importance chez les vertébrés inférieurs*

Le ou les faisceaux protoplasmiques limitants sont très considérables chez les reptiles et les batraciens. Chez ces animaux, et après un trajet plus ou moins long, ils s'infléchissent pour se porter en dehors à travers le cordon latéral et se joindre, de la sorte, au plexus protoplasmique périmédullaire. A ce point de vue, les descriptions de Cl. Sala et Lavdowski confirment les nôtres.

Dendrites verticales. — Dans les coupes longitudinales des noyaux moteurs provenant de mammifères, tels que le chien, le chat, la souris, nous avons vu bien souvent des appendices protoplasmiques verticaux, les uns ascendants, les autres descendants, se ramifier à maintes reprises et pénétrer dans les noyaux gris voisins. Ces dendrites sont parfois si nombreuses qu'elles effacent entièrement les limites qui, transversalement, existent entre les amas de cellules motrices.

Pour terminer cette description de la ramure protoplasmique des neurones moteurs, disons que des appendices courts recouvrent souvent la surface du corps et le contour des dendrites et leur donnent un aspect velu. Ces poils sont d'ordinaire plus longs et plus grossiers que les épines qui garnissent d'autres cellules nerveuses. *Villosités des appendices dendritiques.*

Quel est le sens physiologique de la diversité si grande des prolongements protoplasmiques dans les neurones moteurs ? En traitant de la morphologie cellulaire dans la première partie de cet ouvrage, nous avons montré que l'abondance extrême des dendrites dans une cellule suggère immédiatement l'idée de multiplicité de ses connexions. Cette idée s'impose avec plus de force encore, si les dendrites joignent à l'abondance une disposition telle que chacun de leurs groupes se distribue à un territoire particulier des substances grise et blanche. Or, ce cas existe et c'est précisément celui des neurones moteurs. On ne peut, en effet, s'empêcher de penser que la diversité topographique de leurs nombreuses dendrites a pour but de mettre des segments différents de l'appareil protoplasmique ou récepteur *Rôle de la multiplicité et de l'orientation diverse des dendrites.*

de la cellule au contact de chacune des espèces de collatérales qui circulent dans la corne antérieure. En partant de là, en tenant compte du développement différent et surtout du déplacement de collatérales déterminées, on peut expliquer toutes les variantes morphologiques que présente la cellule motrice dans la série des vertébrés. C'est ainsi, c'est à-dire par la distribution de certaines collatérales qu'il faut interpréter, par exemple, la formation du plexus protoplasmique perimédullaire des batraciens, des reptiles et peut-être aussi des poissons.

Hypothèse sur les espèces d'excitations que reçoivent les dendrites suivant leur orientation.

D'une façon générale, nous savons que la cellule motrice entretient, au moyen de son appareil protoplasmique, des relations multiples avec des collatérales sensitives de premier ou de second ordre de provenances diverses ; Malheureusement, nous ignorons le point précis par lequel cet appareil protoplasmique entre en contact avec chacune de ces collatérales ; aussi, nous est-il interdit, pour le moment du moins, d'imaginer un schéma dynamique exact du neurone moteur. C'est donc à titre de simple hypothèse, plus ou moins vraisemblable, que dans les lignes suivantes nous donnons un plan de concordance entre les connexions de cette cellule et les influx nerveux qui lui sont apportés.

L'excitation volontaire ou *cérébrale* atteint la cellule motrice en un point encore inconnu. D'après ce que nous avons établi précédemment, il paraît très probable, cependant, qu'elle pénètre dans le neurone par les dendrites postérieures et postéro-externes.

L'excitation sensitive directe ou *homolatérale* est reçue, en majeure partie, par le corps de la cellule motrice, car les collatérales réflexo-motrices l'enveloppent de leurs lacis touffus.

L'excitation sensitive indirecte ou *des voies sensitives de second ordre* parvient au neurone moteur surtout par ses expansions protoplasmiques internes, antérieures et externes, au contact desquelles viennent particulièrement se ramifier les fibres-filles du cordon antéro-latéral. Nous pensons que le corps concourt aussi à recueillir cette excitation, car, dans les imprégnations complètes des collatérales du cordon antérieur, on voit parfois des corps de cellules motrices entourés par des arborisations qui en viennent.

Les excitations sensitives croisées directes ou indirectes arrivent de deux manières à la cellule motrice : soit par les dendrites qui vont former la commissure protoplasmique et qui peuvent ainsi se mettre en contact avec les collatérales répandues dans la corne antérieure du côté opposé ; soit par les collatérales croisées de la commissure antérieure, qui donnent aux courants de la moitié gauche de la moelle, par exemple, la possibilité de se propager au corps et aux dendrites internes des cellules de la moitié droite.

CYLINDRES-AXES MOTEURS ET RACINES ANTÉRIEURES

Les cylindres-axes des cellules motrices pénètrent dans la racine antérieure, comme Deiters, Gerlach, Meynert, Schultze, Ranvier et d'autres l'avaient déjà reconnu, plus par présomption que par observation péremptoire, il est vrai ; ils émergent ensuite de la moelle, groupés en nerfs musculaires.

La manière dont le cylindre-axe sort de la cellule et le point où il y prend

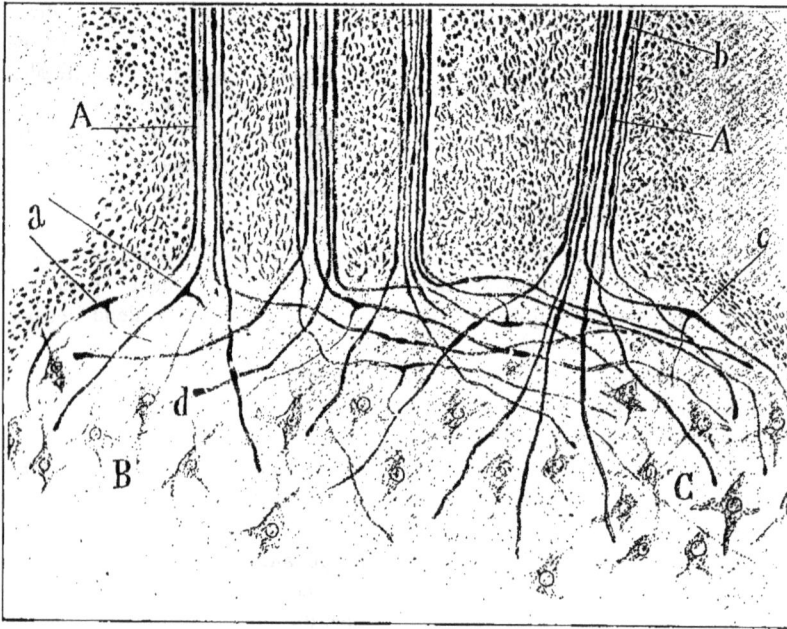

FIG. 132. — Noyaux moteurs du renflement cervical ; moelle de chat presque adulte.
Méthode d'Ehrlich.

A, faisceaux de cylindres-axes radiculaires ; — B, noyau moteur interne ; — C, noyau moteur externe ; — a, début d'une collatérale motrice ; — b, étranglements du cylindre-axe radiculaire ; — c, collatérale née d'un étranglement ; — d, origine d'un axone.

naissance sont passablement variables. Parfois, son origine est marquée par une éminence conique, située sur la partie antérieure du corps cellulaire ; mais fréquemment aussi, il naît d'une épaisse branche protoplasmique, antérieure, externe ou interne ; d'autres fois, mais plus rarement, il provient de la face postérieure de la cellule et se trouve obligé de décrire une courbe pour se porter ensuite en avant. La direction du cylindre-axe pendant son parcours initial, c'est-à-dire dans la substance grise, dépend, en général, et de la position du neurone qui l'a émis, et de celle du faisceau radiculaire auquel il va s'incorporer. Telle est la raison pour laquelle le cylindre-axe des cellules les plus internes se dirige d'abord

Divers points de départ du cylindre-axe; groupement en paquets; leur composition.

en dehors, en côtoyant la face profonde de la substance blanche, puis s'infléchit en avant, au niveau des premiers sillons radiculaires : c'est encore pour la même raison que celui des neurones du groupe externe se porte en dedans, au début de son trajet. Tous les axones radiculaires se groupent en deux, trois ou quatre petits paquets, qui traversent le cordon antéro-latéral d'arrière en avant, dans des plans différents. Au sortir de la moelle, ces paquets se réunissent pour former la racine antérieure proprement dite. Chacun d'eux renferme des cylindres-axes provenant de cellules motrices très diversement situées. Ainsi, au niveau des renflements cervical et lombaire, on constate souvent que ces faisceaux ne sont pas toujours constitués par les axones des cellules les plus voisines. En général, chaque paquet est composé de cylindres-axes sortis des deux foyers moteurs, tant interne qu'externe, avec prédominance seulement de ceux qui viennent du noyau le plus proche (figs. 132 et 133).

Direction rectiligne des cylindres-axes dans la substance blanche. Pendant la traversée de la substance blanche, les cylindres-axes radiculaires sont rectilignes ; c'est ainsi, du moins, qu'ils se sont présentés dans la plupart de nos coupes colorées au carmin ou à l'hématoxyline. Simarro [1] et Paladino [2] ont pourtant signalé des pelotonnements en spirale sur ces axones, l'un d'après ses préparations à l'hématoxyline, l'autre d'après ses coupes au chlorure de palladium et à l'iodure de potassium [3]. Nous serions enclin à considérer ces pelotonnements comme des dispositions accidentelles et peut-être comme des effets d'altération. Nous les attribuerions volontiers à une rétraction des cylindres-axes à l'intérieur de la gaine de Mauthner, rétraction produite par l'action combinée des fixateurs et de la section des racines, en dehors de la moelle. Cette section rendrait libre dans sa gaine le segment transfuniculaire du cylindre-axe; les fixateurs feraient le reste.

Les axones moteurs sont enveloppés d'une gaine de myéline pendant leur trajet à travers la substance grise et le cordon antéro-latéral. Cette gaine commence peu après l'origine du cylindre-axe ; elle est ensuite interrompue de distance en distance par des étranglements, comme on peut s'en assurer d'après les coupes colorées au Weigert-Pal. On reconnaît très bien ces étranglements dans les préparations effectuées par la méthode d'Ehrlich (fig. 132, *b*), à la présence, soit de renflements biconiques d'un bleu intense, soit de courts intervalles transversaux incolores, compris entre des segments

1. SIMARRO, Nous ne savons si cet auteur a fait connaître cette particularité ; toujours est-il, qu'en 1887, il nous a montré diverses préparations à l'hématoxyline où on la voyait nettement.
2. PALADINO, Contribution à la connaissance plus exacte des éléments qui composent les centres nerveux, etc. *Arch. ital. de Biolog.*, vol. XVII, fasc. 1, 1892.
3. Dans un travail intitulé : Sur une disposition particulière en peloton des tubes nerveux dans la moelle de l'embryon humain (*Compte rendu des séances de la Soc. de Biologie de Paris*, 27 mai 1897), Valenza dit avoir aussi observé, mais par la méthode de Weigert-Pal, des pelotonnements et des enroulements en spirale sur maintes fibres myélinisées de l'embryon humain. Pour cet auteur, et nous pensons comme lui, ces torsions sont produites par des causes mécaniques, par exemple la croissance excessive du cylindre-axe à l'intérieur de la gaine dont il est entouré; elles disparaîtraient, une fois le développement achevé.

fortement teintés du cylindre-axe. Ce sont là, si on s'en souvient, les images positives des étranglements, telles que nous les avons décrites dans la *Partie générale*. Le commencement du manchon myélinique est souvent aussi marqué sur le cylindre-axe par une teinte bleu plus intense. C'est dans la moelle du chat que nous avons obtenu les meilleures préparations par la méthode d'Ehrlich. Les étranglements de la portion intramédullaire du tube moteur nous ont paru s'élever chez lui au nombre de deux à trois. Dans les préparations traitées par le nitrate d'argent le commencement du manchon de myéline est signalé par un anneau de ciment, qui obture l'espace périaxile ou gaine de Mauthner, ainsi que Simarro l'a démontré en 1900.

Collatérales initiales du cylindre-axe moteur. — Le cylindre-axe moteur émet certaines collatérales au début de sa course, c'est-à-dire dans la substance grise et les points les plus voisins de la substance blanche. C'est à Golgi que nous devons la découverte de cette particularité histologique. Pour lui, d'ailleurs, ces collatérales devaient se ramifier dans la corne antérieure et s'anastomoser là avec le réseau nerveux général de la substance grise [1]. Le premier [2] nous avons confirmé cette découverte grâce à nos observations sur la moelle embryonnaire des oiseaux, où ces collatérales ne sont pas très fréquentes. Les recherches de Kölliker [3], Van Gehuchten [4], Cl. Sala [5] et Lenhossék [6] en démontrèrent aussi l'exactitude. L'attention des savants a été attirée par ce dernier auteur sur l'abondance remarquable de ces collatérales motrices initiales dans la moelle des embryons de lapin ; elles y naissent souvent en pleine substance blanche et sous un angle obtus, se dirigent ensuite en arrière, c'est-à-dire en sens inverse du cylindre-axe d'où elles sont issues, pénètrent dans la bordure antérieure de la substance grise et y déploient leurs ramifications terminales. Le même auteur admet que ces collatérales motrices font complètement défaut chez les reptiles, batraciens et poissons, et qu'elles sont constantes, au contraire, chez l'homme et les mammifères. Ces dernières assertions ne nous paraissent pas très fondées : les collatérales motrices sont évidemment bien plus abondantes chez les mammifères que chez les autres vertébrés ; mais on les rencontre aussi chez les oiseaux, les reptiles et les batraciens, quoique seulement de temps à autre. En outre, il pourrait se faire que ces collatérales se distribuent, chez les reptiles, les batraciens et les poissons, non dans la substance grise de la corne antérieure, mais dans le plexus protoplasmique périmédullaire. Une observation

Leur fréquence chez les différents vertébrés.

1. GOLGI, Recherches sur l'histologie des centres nerveux. *Arch. ital. de Biologie*, vol. III et IV, 1883.

2. CAJAL, Nuevas observaciones sobre la estructura de la médula espinal de los mamiferos. Barcelona, 1° de abril, 1890.

3. KÖLLIKER, Zur feineren Anatomie des centralen Nervensystems : Das Rückenmark. *Zeitschr. f. Wissensch. Zool.*, Bd. LI, 1890.

4. VAN GEHUCHTEN, La structure des centres nerveux : La moelle épinière. *La Cellule*, t. VI, 1891.

5. Cl. SALA, Estructura de la médula espinal de los batracios. Barcelona, 1892.

6. LENHOSSÉK, Der feinere Bau des Nervensystems, etc., 2 Aufl., 1895, p. 256.

faite par nous chez les reptiles et une autre de Cl. Sala chez les batraciens donnent une grande vraisemblance à cette conjecture.

*Nombre,ori-
gi ne diverse,
récurrence.*

La figure 133, dessinée d'après une moelle de fœtus de chat, montre les collatérales motrices initiales et leurs particularités. On voit, d'après le cylindre-axe marqué de la lettre *a*, qu'en effet, des collatérales peuvent prendre naissance en pleine substance blanche, d'où elles se portent en arrière pour s'arboriser dans la substance grise. Mais ce n'est pas la disposition la plus fréquente. La plupart des collatérales naissent d'ordinaire dans la substance grise. Celles qui proviennent des cylindres-axes sortis des noyaux moteurs interne et externe sont émises pendant que

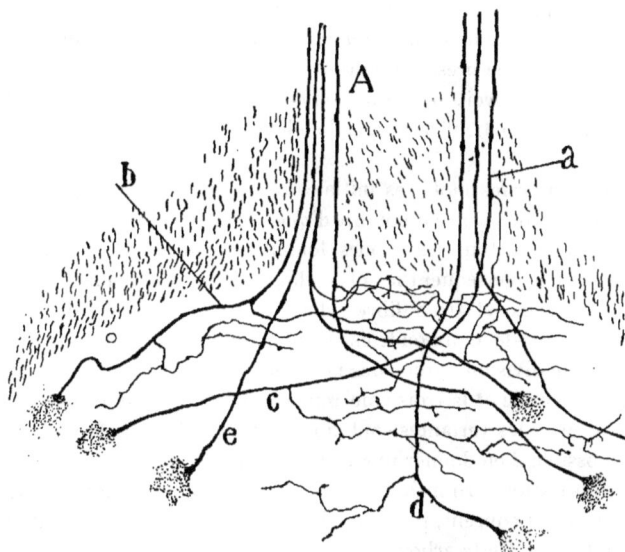

FIG. 133. — Quelques radiculaires motrices du noyau moteur externe dans le renflement médullaire cervical ; fœtus de chat. Méthode de Golgi.

a, cylindre-axe muni d'une collatérale récurrente : — *b*, axone donnant naissance, en pleine substance grise, à une collatérale ; — *c, d*, collatérales nées en pleine substance blanche et plus en arrière que la précédente ; — *e*, axone d'une cellule motrice.

ces cylindres-axes parcourent la bordure antérieure de la substance grise. Celles qui appartiennent à des cy.indres-axes dont la cellule est située suffisamment loin en arrière de la substance blanche, partent de la portion antéro-postérieure du cylindre-axe. La récurrence des collatérales manque toujours, par conséquent, lorsque l'axone parcourt entre son origine et la substance blanche un espace un peu considérable. Dans le cas contraire, lorsque la cellule gît tout près des faisceaux radiculaires, (ce qui oblige son cylindre-axe à s'y incorporer aussitôt), la collatérale initiale éclot dans la substance blanche. Cela est inéluctable, car, conformément à la loi d'émergence des collatérales, celles-ci ne peuvent apparaître sur le cylindre axe qu'à deux ou trois centièmes de millimètre de distance de son origine.

Quoi qu'il en soit, l'éclosion des collatérales initiales motrices en pleine substance blanche nous paraît être une disposition embryonnaire destinée à ne pas subsister chez l'adulte. Nous asseyons notre opinion sur les deux faits suivants : 1° plus l'embryon est âgé, moins le point de départ des collatérales motrices se trouve placé hors de la substance grise ; 2° sur les préparations de racines antérieures faites par la méthode d'Ehrlich et provenant d'animaux adultes ou presque adultes, les collatérales qu'on y peut voir ne naissent jamais au delà de la base des faisceaux radiculaires. On remarque, en effet, sur la figure 132, dessinée d'après une coupe colorée par ce procédé, en particulier aux points *a* et *c*, que la plus grande partie des collatérales partent des cylindres-axes pendant leur trajet transversal ; très peu, au contraire, émanent de leur portion tout à fait antérieure, dans la substance grise. Cette figure nous apprend encore qu'au niveau du point où il émet la collatérale, l'axone présente un renflement triangulaire très avide de matière colorante. On ne voit malheureusement pas l'arborisation terminale de ces collatérales; cela tient à ce que le bleu de méthylène n'a pas de prise sur elle.

Les collatérales motrices initiales n'ont probablement pas de manchon myélinique. Elles sont au nombre d'une, deux, rarement trois, par cylindre-axe. Ce sont surtout les axones longs émis par les cellules les plus postérieures, et par conséquent les plus éloignées des faisceaux radiculaires, qui possèdent deux et trois fibres dérivées. La première des collatérales, quand il en existe deux ou trois, bien entendu, répartit ordinairement ses branches de division autour des neurones voisins de celui à qui elle appartient; la seconde et la troisième répandent les leurs dans des groupes plus distants. Mais les variantes sont si nombreuses dans cette distribution qu'il est impossible d'en donner une formule unique.

L'arborisation terminale des collatérales motrices initiales est variqueuse ; ses branchilles courent, pour la plupart, transversalement, soit en dehors, soit en dedans. Cette arborisation couvre constamment la surface totale de la zone motrice de la corne antérieure ; elle entre ainsi en contact probablement avec le corps des neurones moteurs et leurs appendices dendritiques antérieurs, internes et externes. Cette large répartition des ramuscules terminaux des collatérales initiales dans les foyers moteurs se montre aussi, de la façon la plus évidente, dans le noyau d'origine du nerf spinal.

Leur arborisation terminale confinée à la corne motrice.

En terminant ce paragraphe sur les collatérales des cylindres-axes moteurs il nous paraît utile d'ajouter qu'un grand nombre de ces axones en sont complètement privés. On peut aisément contrôler cette affirmation par la méthode de Golgi ou par celle d'Ehrlich; mais il faut s'efforcer de colorer un nombre suffisant de ces fibres, sans quoi, l'on prendrait pour des dispositions normales ce qui ne serait que le résultat de colorations incomplètes.

Les opinions sont fort partagées au sujet du rôle que jouent les collatérales initiales de l'axone moteur. Golgi, qui le premier les découvrit, pensait que la voie réflexe sensitivo-motrice était créée par leur anastomose avec les arborisa-

Opinion de Golgi sur les rapports et le

rôle des colla-
térales ini-
tiales.

tions des radiculaires sensitives. Inutile d'insister sur cette conception que nous avons déjà réfutée dans la *Partie générale* et qui est d'ailleurs combattue, d'un côté, par la rareté de ces collatérales chez un grand nombre d'animaux et de l'autre par leur absence sur les cylindres-axes de quelques nerfs crâniens : le moteur oculaire commun, le pathétique, le facial, l'hypoglosse.

Opinion de
Lenhossék; les
objections
qu'elle soulève.

Frappé de ces deux faits : la récurrence des collatérales motrices initiales et leur distribution exclusive dans la bordure antérieure du noyau moteur, où, selon lui, viennent aussi se terminer les collatérales sensitivo-motrices, Lenhossék, à son tour, a imaginé la théorie suivante. Les collatérales motrices initiales ont pour but de recevoir l'excitation sensitive ; elles la reçoivent directement des collatérales longues ou sensitivo-motrices, la transmettent ensuite au corps de leur neurone, qui l'envoie, enfin, dans le cylindre-axe. Si l'on généralise la manière de voir de Lenhossék, on en arrive à admettre dans chaque cellule nerveuse l'existence de trois parties destinées à recevoir les courants : le corps, les appendices dendritiques et les collatérales initiales. Dans ces dernières, les courants nerveux seraient cellulipètes ; ils iraient, par conséquent, en sens inverse de leur direction habituelle, qui est cellulifuge dans le cylindre-axe et l'arborisation axile terminale. Cela est compliqué et peu vraisemblable, dira-t-on. N'est-il pas plus simple d'admettre, si le point de vue de Lenhossék est vrai, que le courant passe immédiatement des collatérales initiales au cylindre-axe qui leur donne naissance, sans avoir à faire d'abord un détour par le corps ? Cette simplification a été, en effet, proposée par Schäffer, et cet auteur a même exagéré si fort cette conclusion logique de la théorie de Lenhossék que, pour lui, corps cellulaire et dendrites n'ont absolument rien à faire avec la transmission des courants [1].

La conception de Lenhossék, qui très certainement lui a été suggérée par le plan morphologique et fonctionnel des neurones des invertébrés, est, examinée de près, une véritable concession à la doctrine des transmissions interaxiles de Golgi. Elle nous paraît d'ailleurs peu admissible, non seulement parce que les faits qui lui servent de fondement peuvent recevoir d'autres interprétations, mais parce qu'elle complique inutilement le mécanisme de la conduction dans les cellules nerveuses.

Nous lui opposerons les arguments positifs qui suivent : 1° les collatérales et terminales du cylindre-axe possèdent même morphologie et même mode de distribution ; elles ne ressemblent en rien aux appendices dendritiques, car elles ne sont point couvertes d'épines, se divisent à angle droit, etc. ; 2° les collatérales initiales font complètement défaut, dans les noyaux moteurs de l'hypoglosse, du facial, des moteurs oculaires commun et externe, du pathétique, nerfs qui provoquent, précisément, les mouvements les plus rapides, les plus précis et les plus réflexes, si l'on veut bien nous permettre cette expression ; 3° elles manquent encore sur quantité de cylindres-axes moteurs de la moelle des vertébrés supérieurs ; et, comme Lenhossék le reconnaît lui-même, elles diminuent de nombre ou sont totalement absentes sur les radiculaires motrices des vertébrés inférieurs. Or, ce devrait être exactement le contraire, si l'analogie établie par Lenhossék entre ces collatérales et les ramus-

---

1. SCHAEFFER, Zur feineren Struktur der Hirnrinde, etc. Arch. f. mikr. Anat., Bd. XXVIII, 1897. — Dans ce travail, où l'auteur a exposé ses idées sur l'appareil récepteur des neurones, il n'est nullement tenu compte des faits de connexion périsomatique et péridendritique découverts en ces dernières années. Il ne nous paraît donc pas nécessaire de discuter des opinions aussi peu fondées.

cules, nés de la partie initiale, du cylindre-axe chez les invertébrés, était légitime; 4° chez les batraciens et probablement aussi chez les reptiles, les collatérales motrices initiales se portent, en partie du moins, dans le plexus protoplasmique périmédullaire, où les collatérales sensitivo-motrices ne viennent pas ; 5° enfin, les collatérales motrices et les fibres sensitivo-motrices ne se distribuent pas exclusivement dans la bordure antérieure du noyau moteur, ainsi que nous l'avons déjà montré. L'opinion contraire de Lenhossék s'explique, soit parce qu'il a étudié les collatérales à des stades trop précoces, soit parce que ses imprégnations étaient incomplètes.

L'hypothèse, que nous allons maintenant exposer, nous paraît bien plus vraisemblable que les précédentes. Rappelons d'abord que le cas des collatérales motrices initiales n'est pas unique dans le système nerveux; on le retrouve, en effet, dans tous les centres : cerveau, cervelet, bulbe olfactif, etc., puisqu'il y existe des cellules en grand nombre, dont le cylindre-axe lance de multiples collatérales dans la substance grise pendant qu'il la traverse. Or, ces collatérales initiales n'entrent pas en connexion avec des arborisations nerveuses sensitives ou sensorielles ; les éléments avec lesquels elles se mettent en contact sont le corps et les appendices dendritiques d'autres neurones, auxquels, sans doute, elles transfèrent ainsi une part du courant que leur cellule d'origine avait recueilli. Donnons-en quelques exemples, ce qui ne nous empêchera pas de revenir avec plus de détails sur ce point, quand nous étudierons le cervelet, la fascia dentata et le bulbe olfactif. Les collatérales initiales du cylindre-axe des cellules de Purkinje vont s'accoler aux tiges protoplasmiques d'autres neurones de la même espèce ; celles des grains de la fascia dentata semblent embrasser les cellules de la zone plexiforme sous-jacente à leurs neurones d'origine; enfin, les fibres très volumineuses dérivées des cylindres-axes du noyau masticateur supérieur du trijumeau contractent des rapports étroits avec le corps et les dendrites des cellules du noyau moteur principal ou masticateur inférieur, etc.

Concluons : aussi longtemps qu'il n'est pas prouvé que les collatérales initiales du cylindre-axe entrent en connexion avec des fibres afférentes sensitives et sensorielles et que cette connexion leur est spéciale, nous devons plutôt admettre que leur rôle est de porter à d'autres cellules du même foyer qu'elles ou à des foyers voisins, l'excitation recueillie par le corps et les dendrites de leur neurone d'origine. Dans le cas particulier des collatérales motrices de la moelle, ce rôle pourrait être de faire participer un certain nombre de neurones moteurs aux excitations sensitives ou motrices volontaires reçues par l'un d'entre eux et transmis par son axone. Ainsi, se trouveraient assurés le concours d'un grand nombre de cellules motrices, une plus grande diffusion de leur décharge et peut-être aussi un accroissement de son énergie.

Certains auteurs, comme Hoche [1] et Brautigam [2], ont signalé, soit dans l'épaisseur des fascicules radiculaires moteurs, soit dans le contour externe du cordon antérieur, au voisinage même de l'émergence des racines, de grosses cellules nerveuses, dont le rôle est douteux. Nous n'avons jamais pu

Notre hypothèse.

Inexistence de cellules nerveuses dans les racines motrices.

1. HOCHE, Beitrag zur Kenntniss des anatomischen Verhaltens der menschlichen Rückenmarkwurzel, etc. *Habilitationsschrift*, Heidelberg, 1891.
2. BRAUTIGAM, Ueber den feineren Bau des Rückenmarkes. *Anat. Anzeiger*, Bd. V, 1890.

voir ces cellules dans nos préparations. Il ne nous a pas été davantage possible de retrouver les neurones sensitifs découverts par Schäffer et Tanzi [1], dans l'épaisseur des racines motrices, mais hors de la moelle. Les seules cellules superficielles que nous ayons observées, se trouvent chez les oiseaux [2] à la périphérie du cordon latéral. Lenhossék en a confirmé l'existence [3]; elles nous paraissent, du reste, différer de celles que Hoche a décrites. Nous y reviendrons plus tard.

RADICULAIRES MOTRICES DE LA RACINE POSTÉRIEURE

Présomptions sur leur existence ; découverte de leurs cellules d'origine.

Lorsque la racine postérieure est sectionnée entre le ganglion et la moelle, l'immense majorité de ses fibres dégénèrent dans le bout central. Quelques-unes cependant, comme Joseph [4] l'a démontré, conservent intacte leur gaine médullaire. On en conclut que le centre trophique ou les cellules d'origine de ces dernières fibres siègent, non dans les ganglions sensitifs, mais dans la moelle épinière.

On peut citer, à l'appui de cette conjecture, d'une part l'observation de Freud [5] qui a cru voir, que dans les ganglions rachidiens de *Myxine glutinosa*, certains tubes nerveux de passage n'entrent point en rapport avec les cellules sensitives, et d'autre part les expériences physiologiques plus récentes de Steinach qui a déterminé des mouvements dans l'intestin de la grenouille en excitant les racines sensitives au voisinage de la moelle. La découverte des cellules, qui donnent naissance à ces fibres motrices des racines postérieures, n'eut lieu, cependant, que lors des recherches entreprises par nous et Lenhossék sur ce sujet.

Dans notre première monographie [6] sur la moelle et les racines postérieures, nous disions : « Nous avons rencontré quelquefois dans les moelles d'embryons très jeunes (dans l'espèce, chez le poulet au cinquième jour de l'incubation), des fibres radiculaires épaisses, qui se prolongent jusqu'aux cellules de la corne antérieure, sans présenter la disposition bifurquée et arborisée des autres radiculaires sensitives. » Dans une lettre adressée à Lenhossék au sujet de ces fibres, lettre que cet auteur cite d'ailleurs dans son premier travail sur la question [7], nous ajoutions que « probablement ce sont des radiculaires motrices postérieures nées de la corne antéro-latérale ».

1. TANZI, *Riv. speriment. di Freniatria*, 1893.
2. CAJAL, Les nouvelles idées sur la structure du système nerveux, etc. Traduit par le Dr Azoulay, Paris, 1894. — Los plexos nerviosos del intestino y pequeñas adiciones á nuestros trabajos sobre la médula y gran simpático, Madrid, 1893.
3. LENHOSSÉK, Ueber oberflächliche Nervenzellen im Rückenmarke des Hühnchens. *Beiträge zur Histol. d. Nervensystems d. Sinnesorgane*, 1894, p. 81.
4. JOSEPH, Zur Physiologie der Spinalganglien. *Arch. f. Anat. u. Physiol.*, Physiol. Abtheil., 1887.
5. FREUD, Ueber Spinalganglien und Rückenmark des Petromyzon. *Sitzungsber. d. Kaiserl. Akad. d. Wissensch. zu Wien*. Bd. LXXVIII, Abtheil. 3, 1878.
6. CAJAL, Sur l'origine et les ramifications des fibres nerveuses de la moelle embryonnaire. *Anat. Anzeiger*, Bd. V, nos 3 et 4, 1890.
7. La lettre, adressée par nous à Lenhossék, était accompagnée de quelques préparations. Dans l'une d'elles, on voyait très nettement une grosse fibre radiculaire postérieure traverser le ganglion rachidien voisin dans sa totalité, sans s'articuler avec les cellules sensitives de celui-ci et sans se bifurquer, à son arrivée au cordon postérieur.

Jusque-là, nous n'avions pas réussi, par conséquent, à imprégner les cellules d'origine de ces fibres, et le point restait douteux. Lenhossék [1] fut assez heureux pour y parvenir le premier; bientôt après, nous réussissions à colorer ces éléments chez les embryons de poulet ; nous en publiâmes un dessin probant [2]. Plus tard, enfin, Van Gehuchten et Martin [3], Kölliker et Retzius [4], confirmèrent cette découverte, en y ajoutant quelques détails encore inconnus.

Les cellules d'où sortent les radiculaires motrices des racines sensitives sont de grosse taille et de forme étoilée; tous leurs caractères rappellent, du reste, les neurones moteurs de la corne antérieure. Elles siègent dans la partie postéro-externe du foyer moteur, mais parfois aussi, comme Van Gehuchten le dessine, près de la ligne médiane. Leurs appendices protoplasmiques sont volumineux, longs et ramifiés; ils se dirigent en tous sens, mais surtout en arrière et en dedans; quelques-uns de ceux qui sont produits par les cellules les plus internes, s'incorporent, affirme Van Gehuchten, à la commissure dendritique. *Cellules d'origine dans la corne motrice.*

Le cylindre-axe de ces neurones se porte directement en arrière ; il chemine ainsi, parallèlement à la substance blanche du cordon latéral; mais, arrivé à la limite externe de la substance de Rolando, il s'infléchit, pénètre dans la racine postérieure, traverse le ganglion rachidien et va enfin se confondre avec les fibres des paires rachidiennes. On ne le voit point donner de collatérales pendant son passage au travers de la substance grise. Cette absence de fibres dérivées n'est peut-être pas chose définitivement établie; car, il importe de le remarquer, au moment où ces cylindres-axes privés encore de leur enveloppe de myéline prennent bien le chromate d'argent, les collatérales de la substance blanche sont rares et celles des fibres motrices ordinaires n'ont pas encore fait leur apparition. D'un autre côté, chez les embryons plus avancés en âge, le cylindre-axe moteur des racines sensitives ne se colore que très difficilement, ce qui ne permet guère de résoudre la question. Pourtant, nous avons eu la bonne fortune d'apercevoir, chez un embryon du onzième jour, une collatérale, qui se dessinait déjà sur l'un de ces cylindres-axes moteurs postérieurs; elle semblait se diriger vers la partie la plus profonde du noyau moteur. Il se peut qu'à l'aide de ces collatérales chaque neurone à cylindre-axe radiculaire postérieur entre en contact avec les appendices protoplasmiques dorsaux d'autres cellules motrices de même attribution; il associerait de la sorte quelques-uns de ces neurones à l'activité de celui d'où il provient. *Cylindre-axe; il pénètre dans la racine postérieure et le ganglion rachidien.*

Dès nos premiers travaux, nous avons toujours considéré les neurones radiculaires postérieurs comme jouissant de la fonction motrice. Lenhossék et V. Gehuchten sont disposés actuellement à adopter aussi cette opinion. *Sa destination; opinions diverses.*

1. LENHOSSÉK, Ueber Nervenfasern in der hinteren Wurzel, welche aus dem Vorderhorn entspringen. *Anat. Anzeiger*, Bd. V, n⁰ˢ 13 et 14, 1890.
2. CAJAL, A quelle époque apparaissent les expansions des cellules nerveuses de la moelle épinière du poulet? *Anat. Anzeiger*, Bd. V, n⁰ˢ 21 et 22, 1890.
3. VAN GEHUCHTEN, Les éléments moteurs des racines postérieures. *Anat. Anzeiger*, Bd. VIII, 1893.
4. RETZIUS, *Biolog. Untersuch.*, Neue Folge, Bd. V, 1893.

Nous n'avons pas le droit d'aller plus loin, de supposer, par exemple, que leur cylindre-axe se termine directement dans les muscles striés ; car, à dire vrai, nous manquons de données positives. Aussi, Kölliker[1] pourrait-il avoir raison lorsqu'il fait terminer ces fibres centrifuges autour des cellules de la chaîne des ganglions sympathiques ; elles commanderaient, par cet intermédiaire, aux muscles lisses des divers appareils de la vie organique. Cette manière de voir n'est pas dénuée de fondement ; elle s'appuie, d'une part, sur les expériences de Morat[2], qui a provoqué des phénomènes de vaso-dilatation, en excitant les racines postérieures chez le chat, et d'autre part, sur

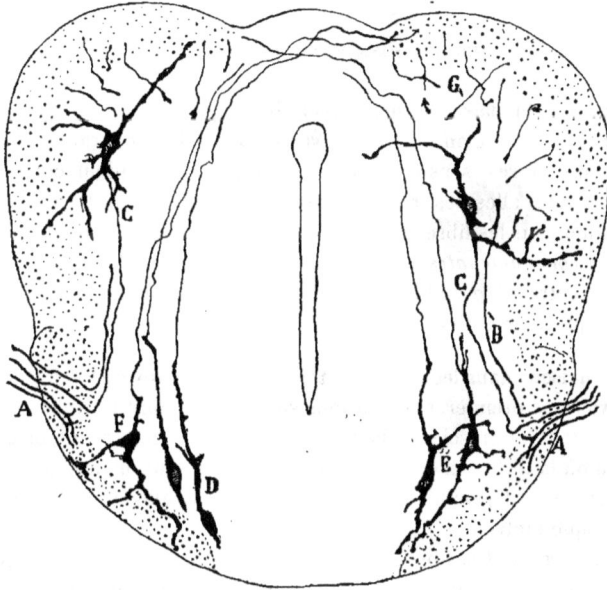

FIG. 134. — Cellules de la moelle ; embryon de poulet au cinquième jour de l'incubation.
Méthode de Golgi.

A, racines postérieures ; — B, C, cylindres-axes moteurs des racines postérieures.

celles de Steinach[3], qui a produit dans l'intestin de la grenouille des mouvements péristaltiques et antipéristaltiques, en irritant le bout périphérique de ces racines, détachées de la moelle, au préalable.

Il n'est pas superflu d'ajouter que les fibres centrifuges de la racine postérieure n'ont été démontrées histologiquement que chez les oiseaux ; il ne faudrait donc pas s'étonner, si, malgré les résultats des expériences physio-

Son existence démontrée

1. KÖLLIKER, Der feinere Bau und die Funktionen des sympathischen Nervensystems. *Sitzungsber. d. Würzburg. Physik. med. Gesellsch.*, 1894.
2. MORAT, Les fonctions vaso-motrices des racines postérieures. *Arch. de physiol. norm. et pathol.*, 1892.
3. STEINACH, Ueber die motorische Innervation des Darmtractus durch die hinteren Spinalnervenwurzel. *Lotos*, Neue Folge, Bd. XIV, 1893.

logiques précitées, on venait à ne pas les trouver dans les racines postérieures de certains vertébrés. Ces réserves sont d'autant plus fondées que
Gabri [1] n'a pu découvrir chez le chien aucune fibre dégénérée dans le bout
périphérique des racines postérieures coupées et qu'il n'a pu davantage
par leur excitation obtenir de contractions dans les muscles lisses. A la
suite de sections expérimentales des racines postérieures chez le chien,
Lugaro [2] croit cependant avoir découvert dans ces racines, grâce à l'étude
des coupes traitées par la méthode de Marchi et le procédé du nitrate
d'argent réduit, un certain nombre de fibres centrifuges amyéliniques. Malheureusement, il n'a pu en déterminer l'origine.

seulement chez les oiseaux jusqu'ici.

TERMINAISONS MOTRICES PÉRIPHÉRIQUES

Arrivées à la paire de nerfs rachidiens qui leur est propre, les fibres
motrices de la racine antérieure se partagent en deux courants : le principal
se joint aux fibres sensitives sorties du ganglion spinal correspondant,
constitue avec elles les nerfs périphériques et va se terminer par des
arborisations sur les fibres musculaires striées ; le moins important se mêle
aux *rami communicantes* et aborde avec eux les ganglions du grand sympathique central et périphérique. Nous nous occuperons de ce dernier courant, lorsque nous étudierons le système nerveux sympathique.

Terminaisons dans les muscles striés. — C'est à Doyère [3] et à Rouget [4] que
nous devons les premières indications sur la façon dont les tubes nerveux se
terminent dans les muscles de la vie volontaire ; ils découvrirent, en effet, dans
la région où la fibre nerveuse atteint le faisceau musculaire, une élévation
ou épaississement granuleux, semée de noyaux, élévation qui n'est autre
que la plaque motrice.

La manière dont la fibre à myéline se comporte au niveau de cet épaississement terminal granuleux a fait l'objet d'un grand nombre de recherches.
Parmi les plus intéressantes, nous citerons celles de Kühne [5], qui parvint à
voir, chez les batraciens, la ramification ultime du cylindre-axe sur la fibre
musculaire, ramification à laquelle il donna le nom de buisson terminal ;
celles de Krause [6], qui découvrit cette même arborisation dans la masse gra-
nulée de la plaque motrice des mammifères ; enfin, celles de Ranvier [7] et de

Historique.

1. Gabri, A proposito delle cellule radicolari posteriori di V. Lenhossék e Ramón y Cajal. *Monitore zool. italiano*, vol. VI, 1895.
2. Lugaro, Fibre aberrante, fibre centrifughe et fibre ricorrenti nelle radici posteriori. *Monitore zool. ital.*, anno XVII, n° 7, 1906.
3. Doyère, *Annales des sciences naturelles*, vol. XIV, 1840.
4. Rouget, Note sur la terminaison des nerfs moteurs dans les muscles chez les reptiles, les oiseaux et les mammifères. *Compte rendu d. l'Acad. des Sciences*, 28 septembre, 1862.
5. Kuehne, Ueber die periphischen Endorgane der motorischen Nerven. Leipzig, 1862.
6. W. Krause, Ueber die Endigung der Muskelnerven. *Arch. f. ration. Mediz.*, Bd. XVIII, 1863.
7. Ranvier, Leçons sur l'histologie du système nerveux, t. 1, 1880. — Traité technique d'Histologie. 2e édition, 1889, p. 624 et suiv.

Fischer [1] à qui l'emploi du chlorure d'or permit de démontrer quantité de détails dans l'appareil moteur terminal. On doit surtout à Ranvier une excellente étude des noyaux de l'arborisation motrice et bon nombre de renseignements sur l'anatomie comparée de la plaque motrice.

Les travaux de Cajal [2], Arnstein [3], Dogiel [4], Van Gehuchten [5], Retzius [6], sont postérieurs et ont été exécutés au moyen des techniques histologiques récentes ; ils ont entièrement confirmé les découvertes faites par les anatomistes précédents et n'y ont ajouté que peu de notions nouvelles.

TERMINAISONS NERVEUSES DANS LES MUSCLES DES MAMMIFÈRES

Nous avons déjà rapporté dans la *Partie générale* que les tubes nerveux indépendants, détachés d'un nerf musculaire, sont enveloppés d'une tunique endothéliale transparente, *la gaine de Henle*. Entre cette dernière et la gaine de Schwann, il reste un intervalle qui est rempli de plasma.

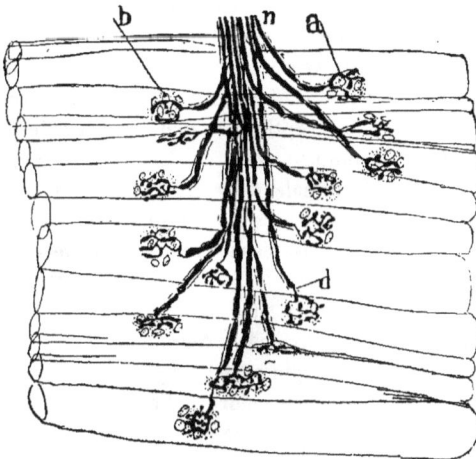

Les divisions préterminales du tube moteur et leur structure.

FIG. 135. — Plaques motrices d'une portion du muscle intercostal du lapin. Méthode du chlorure d'or de Löwit.

a, arborisation terminale du cylindre-axe ; — *b*, noyaux et substance granuleuse ; — *d*, point où s'arrête le manchon de myéline ; — *n*, filet nerveux.

Chacun de ces tubes myélinisés se divise plusieurs fois, pendant son trajet vers l'appareil moteur terminal ; il donne naissance de la sorte à un grand nombre de fibres plus fines, elles aussi recouvertes de myéline. Comme exemple de la quantité de fibres ainsi produites, nous citerons le cas des nerfs du muscle pectoral cutané de la grenouille ; un seul tube nerveux peut s'y partager en quatre

1. FISCHER, Ueber die Endigung der Nerven im quergestreiften Muskel, etc. *Arch. f. mikrosk. Anat.*, Bd. XIII, 1876.

2. CAJAL, Observaciones microscópicas sobre las terminaciones nerviosas en los músculos voluntarios. Zaragoza, 1881. — Manual de Histología normal y técnica micrográfica. Valencia, 1889, p. 571 et suiv. — Terminaciones en los husos musculares de la rana. *Rev. trim. de Histol. norm. y patol.*, n° 1, mayo, 1888.

3. ARNSTEIN, Die Methylenblaufärbung als histologische Methode. *Anat. Anzeiger*, n° 17, 1887.

4. DOGIEL, *Arch. f. mikrosk. Anat. u. Entwickel.*, Bd. XXXV, 1890.

5. VAN GEHUCHTEN, Anatomie du système nerveux de l'homme. Louvain, 1897, p. 201.

6. RETZIUS, Zur Kenntniss der motorischen Nervenendigungen. *Biolog. Untersuch.*, Neue Folge, Bd. III, 1892.

à six branches et pourvoir d'un appareil moteur terminal seize à trente-deux fibres musculaires ; chez l'embryon de poulet presque à terme, la méthode de Golgi nous a montré le tube moteur encore plus ramifié : il s'y résout, en effet, en quarante à cinquante ramuscules et peut-être même davantage, destinés à autant de faisceaux musculaires primitifs.

Chacune des fibrilles nées de la décomposition d'un tube moteur aborde, après un parcours variable, le faisceau musculaire. Là, elle perd tout d'abord la gaine de Henle qui se continue alors avec le sarcolemme ; la gaine de Schwann et le manchon de myéline cessent aussi, bientôt. La fibrille, ainsi dépouillée, n'est plus qu'un cylindre-axe nu, qui se résout en plusieurs ramuscules pâles, plongés dans la plaque motrice.

Cette *plaque motrice* est une masse granuleuse, discoïde et plus ou moins arrondie, légèrement surélevée au-dessus de la surface de la fibre musculaire. Elle est constituée par quatre éléments : *une matière granuleuse, l'arborisation du cylindre-axe, les neurofibrilles et les noyaux.* *La plaque motrice; ses divers éléments.*

Substance granuleuse. — C'est une masse de protoplasma indifférencié, finement granuleux et pâle, placé entre le sarcolemme et la substance contractile de la fibre musculaire. Chez les reptiles, la matière granuleuse présente sur son contour des lobules, dont chacun renferme et protège une des digitations de l'arborisation terminale du cylindre-axe. Chez les mammifères, au contraire, la matière granuleuse possède une forme simple, ovoïde, elliptique ou arrondie. Quant aux batraciens, on ne trouve pas trace de cette matière chez eux. *Son aspect, son étendue et sa structure.*

L'aire couverte par la substance granuleuse est fort variable. Elle atteint 80 à 85 µ chez les reptiles, chez *Lacerta agilis*, par exemple et se réduit à 3o ou 4o µ chez les mammifères, comme le lapin et le cobaye.

Cette substance se colore en violet pâle par le chlorure d'or de la méthode de Löwit ; presque tous les autres agents tinctoriaux n'ont aucune prise sur elle. De bons objectifs apochromatiques y décèlent une trame réticulée, qui paraît renfermer les granulations dans les nœuds de ses mailles. La face profonde de ce reticulum donne insertion, ainsi que nous l'avons observé dans les collines terminales des insectes, aux réseaux transverses de la substance. striée, c'est-à-dire aux lignes de Krause. Sa face superficielle est reliée au sarcolemme par des adhérences lâches.

Ramification terminale du cylindre-axe. — En arrivant à la plaque motrice, chacune des fines branches myélinisées du tube nerveux se dépouille de sa myéline et de la gaine de Schwann; ainsi se forme le dernier étranglement. On remarque, parfois, autour du cylindre-axe une espèce de manchon terminal, colorable par le nitrate d'argent. Ce manchon doit sans doute servir à clore l'espace péri-axile ou gaine de Mauthner ; pour cela, il doit unir le cylindre-axe au dernier segment de myéline. Autre remarque : avant de perdre son enveloppe de myéline terminale, le tube qui doit fournir la ramification se bifurque parfois en deux branches encore myélinisées ; chacune de celles-ci donne une partie de l'arborisation terminale pâle. *Le tube nerveux; ses divisions; son manchon obturateur.*

La fibre axile, une fois dégarnie de toutes ses gaines, s'étrangle fortement ; en ce point, elle attire vivement le nitrate d'argent de la méthode *L'arborisation; ses ter-*

mina isons libres et sans anastomoses.

de Cohnheim et le bleu de méthylène du procédé d'Ehrlich. Bientôt, son diamètre augmente de nouveau ; elle devient granuleuse et remarquablement pâle, puis se décompose en une arborisation de branches courtes et variqueuses ; celles-ci, à leur tour, se subdivisent, d'ordinaire à angle droit, en ramuscules, qui se terminent par une extrémité libre dans les limites mêmes de la substance granuleuse. Il n'y a jamais d'anastomoses entres ces ramuscules ; les auteurs, qui en ont vu, ont, par erreur, pris pour telles de simples superpositions et entrecroisements de ramuscules pâles terminaux.

Ses propriétés chimiques différentes de celles du cylindre-axe.

Les propriétés chimiques de cette arborisation sont différentes de celles du cylindre-axe générateur. Celui-ci se colore bien par le nitrate d'argent et peu par le chlorure d'or ; celle-là, au contraire, prend l'or avec intensité et repousse le nitrate d'argent. De même pour le bleu de méthylène ; si on décolore la préparation par l'acide picrique, l'arborisation terminale abandonne aisément sa teinte bleue ; le cylindre-axe la conserve, au contraire, avec énergie. Il est donc assez vraisemblable, d'après ces faits, qu'il existe dans l'intérieur des fibres pâles et dans le suc interfilaire ou neuroplasme une substance spéciale, cause des propriétés chimiques particulières de l'arborisation.

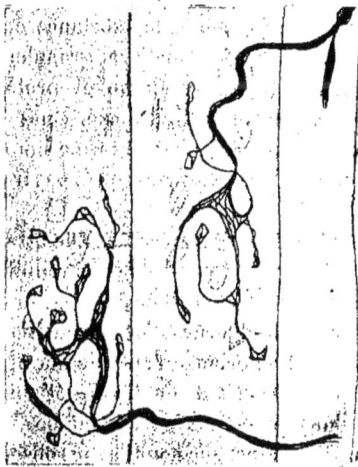

Elles forment réseau dans chacun des lobules de la plaque motrice.

FIG. 136. — Neurofibrilles des plaques motrices chez le lapin. Méthode du nitrate d'argent réduit.

Neurofibrilles. — En appliquant la technique du nitrate d'argent réduit chez les mammifères jeunes ou les oiseaux âgés seulement de quelques jours, nous-même d'abord et Tello ensuite avons pu facilement nous rendre compte de la manière dont les neurofibrilles se comportent à l'origine de la plaque motrice et au niveau de ses divisions. Or, voici ce que nous avons observé (fig. 136). Les neurofibrilles, lâches et écartées dans la partie myélinisée du cylindre-axe, se tassent en un cordon mince et dense à la hauteur du collet préterminal ; elles s'écartent de nouveau au-dessous de ce point pour former des plexus et des réseaux à mailles très évidentes dans l'épaisseur des branches terminales. Par conséquent, chacune des varicosités et des portions élargies de l'arborisation nerveuse est le siège d'une accumulation de neuroplasma incolore et d'un reticulum neurofibrillaire lâche.

Leur aspect divers suivant l'étendue des lobules de la plaque.

Les extrémités terminales des ramifications de la plaque motrice présentent les neurofibrilles sous un aspect très variable. Celles, qui affectent la disposition en grosse varicosité, renferment une sorte de corbeille de forme olivaire et à mailles polygonales, sans parler de leur abondant neuroplasma (fig. 136) ; dans les varicosités terminales de dimension moyenne, les

neurofibrilles, au nombre d'une à deux, se disposent en anse ou en un reticulum extrèmement simple (fig. 136) ; enfin, dans les ramifications les plus
ténues, où l'on ne rencontre qu'une fibrille délicate et souvent bifurquée,
celle-ci ou ses deux branches se terminent par un minuscule anneau neurofibrillaire parfaitement libre.

Leur aspect chez les oiseaux.

Chez les oiseaux jeunes, à côté de grosses branches contenant un réseau
neurofibrillaire abondant, on rencontre encore assez fréquemment des
rameaux, en nombre plus grand, formés par des neurofibrilles isolées,
qui se ramifient et s'enchevètrent de la façon la plus compliquée. Toutes se
terminent librement dans l'étendue de la plaque motrice ou dans son voisinage.

*Fibrilles ul-
traterminales.*

Nous avons remarqué, parfois, chez le lapin, des neurofibrilles de ce
genre, d'une longueur considérable. Elles correspondent, selon toute vraisemblance, aux *fibrilles ultraterminales* signalées, ces temps-ci, par Ruffini,
Gœttinger, Bremer, Grabower et d'autres. Nous tenons, cependant, à faire
remarquer que dans nos préparations ces fibrilles se terminent toujours,
ainsi que Ruffini l'a reconnu, à une certaine distance de l'arborisation d'où
elles émanent, qu'elles ne pénètrent point dans la substance musculaire
striée et n'engendrent point de réseaux intramusculaires, comme le supposent certains savants, trop enclins à accepter les conceptions théoriques
d'Apathy et de Bethe.

Noyaux. — La plaque contient dans son épaisseur plusieurs noyaux
ovoïdes, clairs, que l'on ne peut colorer ; ils occupent de préférence les
interstices des ramuscules pâles terminaux ; parfois, cependant, ils sont
placés sur ces derniers, mais sans contracter avec eux la moindre continuité
de substance. Ranvier appelle ces éléments : *noyaux de l'arborisation.*

*La fibre mo-
trice se termine
dans et non
pas sur la fibre
musculaire.*

La position de la matière granuleuse sous le sarcolemme et sa continuité
substantielle avec le substratum strié de la fibre musculaire montrent que
la plaque granuleuse n'est pas un corpuscule polynucléaire indépendant
de la fibre musculaire, mais plutôt une partie intégrante de son protoplasma.
La différence d'aspect des deux parties tient tout simplement à ce que
dans la fibre le protoplasma s'est différencié et strié, tandis que dans la
plaque il a gardé ses caractères embryonnaires. Ceci étant, on peut affirmer
que les fibres nerveuses motrices se terminent non *sur*, mais *dans* une portion de la cellule musculaire.

TERMINAISONS MOTRICES CHEZ LES VERTÉBRÉS INFÉRIEURS

Les fibres striées des batraciens ne possèdent ni colline, ni matière
granuleuse apparente au niveau des ramuscules pâles. L'appareil nerveux
terminal n'est constitué chez eux que par une ou plusieurs fibres à myéline
qui, après s'être débarrassées de cette enveloppe, perforent le sarcolemme
et s'épanouissent, presque à angle droit, en un certain nombre de ramuscules. Ceux-ci sont pâles, flexueux et ordinairement parallèles à la fibre
striée ; ils parcourent ainsi une étendue considérable de la fibre musculaire

et se terminent par des extrémités arrondies ou *boutons*, entre le sarcolemme et la substance striée. Les noyaux sont disposés à côté de ces ramuscules pâles ou sur eux.

Dans le muscle pectoral cutané de la grenouille, chez qui surtout nous avions étudié, il y a longtemps, les terminaisons motrices, à l'aide d'un procédé particulier de nitratation (nitrate d'argent associé à l'acide acétique)[1], les arborisations axiles affectent des formes très variées. La plus fréquente est représentée par un tube bifurqué en deux branchilles, d'abord enveloppées de myéline, puis nues et se résolvant alors en deux arborisations pâles presque parallèles (fig. 137). Il n'est pas rare, non plus, de rencontrer des fibres musculaires pourvues de deux arborisations assez voisines, marchant en sens inverse et provenant de deux tubes à myéline absolument indépendants. Ce sont là, sans doute, les terminaisons doubles que Krause et d'autres auteurs ont mentionnées. Du reste, il est démontré depuis les recherches de Sandmann, que les cellules musculaires très longues, celles du muscle couturier de la grenouille, par exemple, peuvent offrir deux ou plusieurs terminaisons nerveuses motrices, tout à fait indépendantes les unes des autres. L'étendue et la forme des arborisations pâles chez la grenouille présentent aussi de nombreuses variétés. Dans certaines ramifications, les ramuscules pâles sont épais, presque rectilignes et parallèles ; leur parcours atteint environ le cinquième ou le sixième de la longueur de la cellule musculaire. Dans d'autres, au contraire, les branchilles pâles sont très minces et variqueuses ; elles se divisent à maintes reprises et à tout petits intervalles ; l'arborisation qu'elles constituent ainsi, petite et dense, ressemble fort à celle des muscles de *Lacerta agilis*. Dans d'autres, enfin, les ramuscules pâles sont rares, au nombre d'un ou deux, longs et flanqués d'excroissances latérales, d'où leur aspect penniforme.

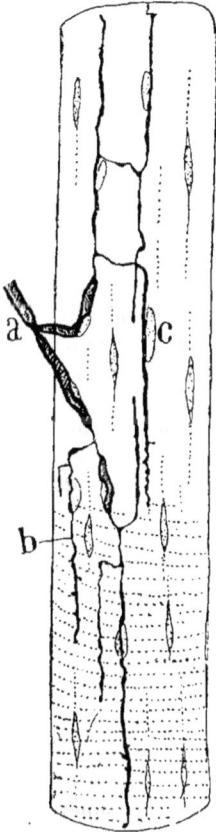

Fig. 137. — Arborisation nerveuse terminale sur une fibre musculaire de la grenouille. Méthode du chlorure d'or.

a, tronc de la fibre nerveuse, avec son manchon de myéline ; — *b*, fibres terminales sans myéline ; — *c*, noyaux de l'arborisation.

Nous avons retrouvé plus tard, par la méthode d'Ehrlich, toutes les formes diverses de l'arborisation motrice terminale dans le muscle pectoral cutané de la grenouille. Elles ont été également constatées chez les batraciens par Cuccati et Dogiel, à l'aide du bleu de méthylène. Ces

---

1. Cajal, Observaciones microscópicas sobre las terminaciones nerviosas en los músculos voluntarios (avec trois planches en lithographie). Zaragoza, 1881.

auteurs ne font pas mention de nos recherches, pour n'en avoir pas eu connaissance, probablement, Retzius [1] a, lui aussi, aperçu chez les batraciens et les
urodèles certaines des formes de ces arborisations terminales ; il a fait connaître, en outre, quelques détails nouveaux de leur structure.

Observations de Retzius, Cuccati et Dogiel.

Les observations de Cuccati [2], faites sur la grenouille et le triton, sont difficilement comparables aux nôtres pour deux raisons : 1° à cause de la différence
du matériel d'étude, et 2° parce que cet auteur a, sans doute, considéré comme
dispositions histologiques normales les déformations déterminées par le picrate
d'ammoniaque. Cette erreur est particulièrement sensible pour ce que Cuccati
appelle *piastre nastriforme composte* (plaques rubanées composées) qui nous
paraissent être simplement des arborisations altérées. Quant aux *piastre grap-
poliforme* (plaques en grappe) du même observateur, elles cadrent, au contraire,
assez bien avec la variété que nous dénommons *type à ramification riche et
dense* [3].

Dogiel [4] a aussi attiré l'attention sur le fait suivant, que nous avions déjà
signalé en 1881. Chez les batraciens, l'arborisation motrice terminale ne part pas
toujours de l'extrémité d'un tube myélinisé ; elle peut fort bien provenir de
la subdivision d'une collatérale amyélinique, sortie de l'étranglement d'un tube
médullaire de passage, c'est-à-dire destiné à des fibres musculaires plus ou
moins voisines.

On ne voit jamais d'anastomoses entre les ramuscules pâles terminaux chez
la grenouille. Nous considérons donc les rares anastomoses signalées par certains auteurs, Cuccati et Dogiel entre autres, comme des erreurs d'interprétation. Retzius est aussi de cet avis ; il les nie absolument.

Les terminaisons musculaires des poissons les plus inférieurs ont été
moins étudiées que celles des batraciens et des reptiles. On peut néanmoins
assurer, d'après ce que l'on en sait, que leur disposition est calquée sur celle
de la plaque motrice des mammifères. Quelques variantes existent ; nous
allons les relater. Selon Retzius, les terminaisons motrices se présentent chez
Myxine glutinosa sous deux formes : 1° avec des branches terminales pau-
vrement divisées et des ramuscules pâles, longs et parallèles au faisceau musculaire ; 2° avec des branches terminales épanouies en une ramure abondante et touffue de ramuscules pâles, fortement variqueux et groupés en une
plaque terminale authentique. La première forme se rencontre au centre
du faisceau musculaire ou, au moins, à distance de ses extrémités ; la
seconde se trouve, au contraire, très fréquemment sur ces extrémités.

*Les termi-
naisons mo-
trices chez les
poissons.*

1. Retzius, Zur Kenntniss der motorischen Nervenendigungen. *Biolog. Untersuch.*,
Neue Folge, Bd. III, 1892.

2. Cuccati, Delle terminazione nervose nei muscoli abdominali della rana tempo-
raria e della rana esculenta. *Internal. Monatschr. f. Anat. u. Physiol.*, Bd. V, 1888. —
Intorno al modo onde i nervi si distribuiscono e terminano nei pulmoni e nei muscoli
abdominali del triton cristatus. *Ibidem*, Bd. VI, 1889.

3. Cajal, Observaciones microscópicas sobre las terminaciones nerviosas en los
músculos voluntarios. Zaragoza, 1881. — Terminaciones nerviosas en los husos
musculares de la rana. (Contient une description des terminaisons nerveuses ordinaires, imprégnées au bleu de méthylène.) *Rev. trim. de Histol. norm. y pathol.*, n° 1,
mayo, 1888. — Manual de Histología normal y técnica micrográfica. Valencia, 1889.

4. Dogiel, Methylenblautinction der motorischen Nervenendigungen in den Muskeln
der Amphibien und Reptilien. *Arch. f. mikrosk. Anat.*, Bd. XXXV, 1890.

Ce type d'arborisation motrice, enveloppant l'extrémité d'une fibre musculaire, a été d'abord décrit par Retzius [1]. Il a été retrouvé par Giacomini [2] chez les urodèles et les poissons, ainsi que par Ceccherelli [3] dans les muscles dorsaux des amphibiens anoures adultes. Nous l'avons aussi rencontré dans les myomères de la queue, chez le têtard, en employant le procédé du nitrate d'argent réduit.

Chez les poissons osseux et cartilagineux, les terminaisons découvertes par Retzius sont disposées en vraies plaques, avec des arborisations tantôt allongées, ce qui est le cas des poissons osseux, tantôt plus contractées, comme chez les poissons cartilagineux : *Raja clavata*, etc.

Chez l'*Amphioxus* [4], l'arborisation terminale est très maigre et semble ne pas être immergée dans une plaque granuleuse. Elle n'est formée, suivant Retzius, que de fibres amyéliniques, épaisses, variqueuses, souvent indivises et achevées par des extrémités également variqueuses ; parfois ces extrémités se bifurquent, une ou deux fois, tout au plus. Chaque fibre terminale entre en rapport avec un grand nombre de petits faisceaux musculaires. Peut-être, le contact se fait-il entre un groupe de ces derniers et les volumineuses varicosités des fibres amyéliniques.

TERMINAISONS MOTRICES CHEZ LES INVERTÉBRÉS

Les terminaisons motrices dans les muscles striés des invertébrés ont été l'objet de nombreuses investigations. Parmi les observateurs qui nous ont renseignés sur cette question, en étudiant ces terminaisons au moyen des techniques modernes d'Ehrlich et de Golgi, il faut citer Biedermann [5], Retzius [6], Burger [7], R. Monti [8] et nous-même.

Chez les crustacés.

Il résulte des recherches de certains d'entre eux que, chez les crustacés, les fibres nerveuses amyéliniques courent le long des fibres musculaires striées, deviennent fortement variqueuses et se terminent par des extrémités

1. Retzius, Das Gehirn und die Augen von Myxine. *Biol. Unters.*, N. F., 1892, Bd. III.

2. Giacomini, Sulla maniera onde i nervi si terminano nei miotomi e all' estremità delle fibre muscolari dei miomeri negli anfibi urodeli. *Monitore zool. ital.* Anno IX, 1898, n° 4. — *Atti della Real. Accad. dei Fisiocritici in Siena*, fasc. IV e VIII, anno I, 1898.

3. Ceccherelli, Sulle « terminazioni nervose a paniere » del Giacomini nei muscoli dorsali degli anuri adulti. *Anat. Anzeiger*, Bd. XXIV, 1904.

4. Retzius, Zur Kenntniss des centralen Nervensystems des Amphioxus lanceolatus. *Biolog. Untersuch.*, Neue Folge, Bd. II, 1891 et Bd. III, 1892.

5. W. Biedermann, Zur Kenntniss der Nerven und Nervenendigungen in den quergestreiften Muskeln der Wirbellosen. *Sitzungsber. d. Kaiserl. Akad. d. Wissensch. zu Wien*, Bd. XCVI, 1887.

6. Retzius, Zur Kenntniss des Nervensystems der Crustaceen. *Biolog. Untersuch.*, Neue Folge, Bd. I, 1890.

7. Burger, Beiträge zur Kenntniss des Nervensystems der Wirbellosen : Neue Untersuchungen über das Nervensystem der Nemertinen. *Mittheilung a. d. zool. Station zu Neapel.*, Bd. X, 1891.

8. R. Monti, Ricerche microscopiche sul sistema nervoso degli insetti. *Rendiconti del Real Inst. Lombardo*, Ser. 2ᵉ, vol. XXV, 1891.

libres après un nombre modéré de divisions. Quelques-uns de ces animaux, *Palemon* par exemple possèdent, ainsi que Retzius l'a constaté, des arborisations plus ramassées, plus compliquées, indice déjà de la plaque terminale des mammifères.

Les arborisations motrices chez les vers sont encore plus simples. Si *Chez les vers.* nous nous en rapportons à Hansen [1] et à Heymans [2], les fibres motrices de la sangsue (*Hirudo medicinalis*) se terminent, à angle droit ou presque droit, par de petites plaques ovoïdes ou granuleuses, adhérentes à l'élément musculaire. Ces plaques seraient comparables aux *taches motrices* décrites par Ranvier [3] dans les muscles lisses du limaçon (*Helix pomatia*). Chaque fibre nerveuse terminale donne lieu à un grand nombre de ces plaques et agit ainsi sur une grande quantité de cellules musculaires.

Les auteurs diffèrent d'opinion au sujet de la nature de ces plaques, ce qui dépend peut-être de la diversité de leur matériel d'étude. Retzius, qui a imprégné ces appareils terminaux et chez *Nereis, Lumbricus*, etc., par les méthodes d'Ehrlich et de Golgi, pense que ce sont de simples varicosités volumineuses de la fibre, appliquées à la surface de la cellule contractile ; Soukatschoff [4], dont les études ont porté sur *Nephelis vulgaris* à l'aide de la technique au chromate d'argent, dessine, au contraire, cette plaque sous la forme d'une petite arborisation de ramuscules courts, variqueux, semblable à la terminaison motrice des mammifères ; enfin, Apathy [5] décrit chez la sangsue une arborisation neurofibrillaire diffuse, dont les derniers filaments très minces formeraient, peut-être, un réseau.

Chez les insectes, les fibres musculaires des pattes sont pourvues, comme *Chez les in-* Doyère l'avait déjà montré, de véritables plaques motrices analogues à celles *sectes.* des mammifères. Il est malheureusement impossible de colorer les fibres nerveuses et leur ramure ultime par le chlorure d'or, le bleu de méthylène ou le chromate d'argent ; aussi, ne connaît-on pas la forme réelle de l'arborisation nerveuse terminale engagée dans la plaque.

Dans les muscles des ailes, la disposition de l'appareil nerveux moteur est toute différente. Au lieu de plaques, nous avons trouvé un lacis compact de fibres et de cellules nerveuses enveloppant la totalité de la cellule musculaire [6]. Ce plexus reçoit, sans doute, les ramifications dernières de fibres nerveuses venues peut-être du système nerveux central. S'il en est vraiment ainsi, les muscles des ailes des insectes seraient comparables aux glandes ; car, dans celles-ci, on observe également l'existence d'un ensemble de cellu-

1. H. HANSEN, *Archives de Biolog.*, vol. II, 1881.
2. HEYMANS, *Anat. Anzeiger*, Bd. III, 1889.
3. RANVIER, Leçons d'anatomie générale : Appareils nerveux terminaux, etc. Paris, 1880.
4. SOUKATSCHOFF, Contributions à l'étude du système nerveux de la Nephelis vulgaris. Travail du laboratoire zootomique de l'Université de Saint-Pétersbourg, avril, 1897.
5. APATHY, Das leitende Element des Nervensystems. *Mitteilung aus. der Zool. Station zu Neapel*, Bd. XII, H. 4, 1897.
6. CAJAL, Sobre la terminación de los nervios y tráqueas en los músculos de las alas de los insectos. *Trabajos del laborat. anat. de la Fac. de med. de Barcelona*, 1890.

les nerveuses interstitielles, sans parler des fibres provenant soit du système nerveux central, soit de la chaîne sympathique. Rina Monti a constaté, elle aussi, par l'emploi de la méthode d'Ehrlich, la présence de ce plexus nerveux périmusculaire chez les insectes.

CHAPITRE XIII

CELLULES COMMISSURALES ET FUNICULAIRES

CELLULES COMMISSURALES ANTÉRIEURES ET POSTÉRIEURES. — CELLULES CORDONALES OU
FUNICULAIRES DIRECTES. — CELLULES DIFUNICULAIRES. — CELLULES FUNICULAIRES
CROISÉES OU HÉCATÉROMÈRES.

CELLULES COMMISSURALES ANTÉRIEURES

Les cellules de la substance grise de la moelle, que nous désignons sous
ce nom, sont caractérisées par un cylindre-axe qui, après s'être porté en
avant, coupe transversalement la ligne médiane, au niveau de la commissure blanche antérieure et pénètre dans le cordon antérieur du côté opposé ;
il forme, là, un des tubes de ce que nous avons appelé le *faisceau commissural.*

Ces cellules, dont Golgi, le premier, a fait connaître les connexions avec
le cordon antérieur, ont été décrites en détail par nous, Kölliker, Van Gehuchten, Cl. Sala, Lenhossék et Retzius.

On trouve les cellules commissurales dans toute l'étendue de la substance *Leur siège*
grise, sauf peut-être dans la substance de Rolando et la colonne de Clarke. *dans toute la*
On les rencontre aussi en plein foyer moteur ; elles n'y sont même pas très *s u b s t a n c e*
rares. Il faut reconnaître, cependant, comme l'ont fait Laura [1], Pick [2], May- *grise.*
ser [3] et surtout Lenhossék, [4] que le point où ces neurones se montrent particulièrement nombreux est la partie interne de la corne antérieure. Ils y forment même, en dedans du centre moteur, un vrai foyer, qui mérite très
justement le nom de *noyau commissural*, donné par Lenhossék.

La taille de ces corpuscules nerveux est très diverse, mais presque tou- *Taille.*
jours moindre que celle des cellules motrices. Leur forme la plus fréquente est
étoilée, avec trois dendrites ou davantage, à divisions et subdivisions successives. Assez souvent, ils sont aussi fusiformes ; de chacune de leurs extrémités polaires se détache, alors, un appendice protoplasmique abondamment
ramifié.

1. LAURA, Sur la structure de la moelle épinière. *Arch. ital. de Biolog.*, t. I, **1882.**
2. PICK, *Arch. f. Psychiatr.*, Bd. VIII, 1878.
3. MAYSER, *Arch. f. Psychiatr.*, Bd. VII et IX.
4. LENHOSSÉK, Untersuchungen über die Entwickelung der Markscheide und den
Faserverlauf im Rückenmarcke der Maus. *Arch. f. mikrosk. Anat.*, Bd. XXXIII, 1889.

Dans toutes ces dendrites, il n'est point possible de remarquer une orientation déterminée ; elles vont en tous sens, s'entrecroisent avec leurs congénères issues des cellules *funiculaires homolatérales* et produisent avec elles un lacis extrêmement enchevêtré.

Les cellules commissurales les plus internes de la corne antérieure envoient d'ordinaire quelques-uns de leurs prolongements protoplasmiques vers la ligne médiane ; ils la dépassent et s'entrecroisent, en avant du canal épendymaire, avec leurs homologues du côté opposé ; cet entrelacement con-

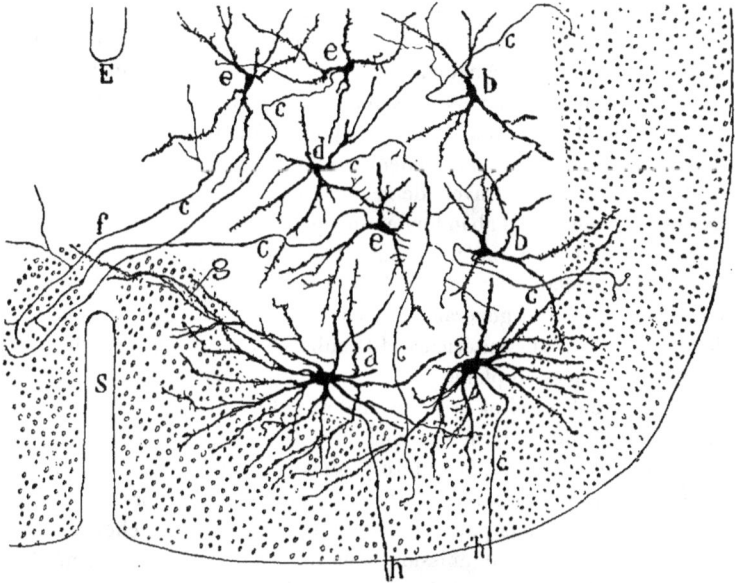

Fig. 138. — Cellules de la corne antérieure de la moelle ; embryon de poulet au 14ᵉ jour
de l'incubation. Méthode de Golgi.

a, cellules motrices ou radiculaires ; — *b*, cellules du cordon latéral ; — *c*, cylindre-axe ; — *d*, cellule du cordon antérieur ; — *e*, cellules commissurales ; — *f*, cylindres-axes de la commissure antérieure ; — *g*, expansion protoplasmique traversant la ligne médiane ; — *h*, racines antérieures ; — E, canal de l'épendyme ; — S, sillon antérieur.

tribue à former la commissure protoplasmique décrite dans le chapitre précédent.

Bifurcation
presque cons-
tante du cylin-
dre-axe dans
le faisceau
commissural.

Le cylindre-axe émane soit du corps cellulaire, soit de la racine d'un tronc dendritique quelconque ; il se dirige en avant et en dedans, non sans décrire parfois quelques larges sinuosités, coupe le raphé médian transversalement ou obliquement, en avant du canal central et va s'incorporer au faisceau commissural de la moitié opposée de la moelle. En certains cas, ce cylindre-axe se coude simplement, pour devenir tube longitudinal de la substance blanche, ainsi que Golgi l'avait signalé ; mais la plupart du temps, comme nous l'avons observé, il se bifurque en une branche ascendante et une branche descendante, et forme ainsi deux tubes de direction opposée dans le faisceau commissural. Cette bifurcation a l'aspect d'un Y et non d'un T. Les deux rameaux qui en dérivent peuvent être de calibre égal ou inégal.

Parfois, aussi, la situation des tubes longitudinaux donnés par cette bifurcation au cordon commissural est différente : ainsi, l'un d'eux peut s'infléchir dès sa naissance et monter ou descendre aussitôt, tandis que l'autre, continuant la direction horizontale du cylindre-axe générateur, ne devient vertical que dans un plan plus antérieur ou plus externe (figs. 129 et 138).

L'immense majorité des cylindres-axes commissuraux s'amasse, nous l'avons dit bien des fois déjà, dans la région du faisceau commissural. Ceux d'entre eux, qui vont ailleurs, par exemple au territoire du faisceau fondamental antérieur, sont extrêmement rares, si rares même, que sur trois cents fibres commissurales que nous avons pu compter dans une bonne série de coupes de la moelle embryonnaire du chat, c'est à peine si nous en avons pu voir quatre à six qui ne se rendaient pas au faisceau commissural [1].

Pendant leur trajet au travers de la substance grise, ces axones commissuraux ont pour habitude d'abandonner quelques collatérales. On pourrait distinguer trois catégories parmi ces dernières, d'après le point où elles prennent naissance : 1° les collatérales émises dans la substance grise où gît leur cellule d'origine ; elles sont généralement au nombre de deux ou trois et se distribuent dans la corne antérieure et la substance grise centrale (fig. 138) ; 2° les collatérales nées en pleine commissure antérieure ; elles sont peu fréquentes, traversent aussitôt la ligne médiane et s'épuisent dans la portion interne et frontale de la corne motrice du côté opposé ; 3° les collatérales qui émergent au delà du raphé antéro-postérieur, pendant que le cylindre-axe se rend de la commissure au faisceau auquel il s'incorpore. Toutes ces collatérales, aperçues déjà par Golgi, sont très nombreuses, chez les mammifères ; certains axones commissuraux en fournissent deux et même trois par leur côté antérieur, mais plus souvent par leur côté dorsal.

Ses collatérales diverses.

Chez tous les animaux où on les a observées, ces collatérales se dirigent en dehors et en arrière, pour s'arboriser abondamment dans la région interne de la corne antérieure et jusque dans la substance grise centrale. Il nous a paru qu'en général ces fibres sont destinées à transmettre l'excitation recueillie par leur cellule d'origine à d'autres neurones commissuraux, situés dans la même moitié ou dans la moitié opposée de la moelle ; on ne peut cependant repousser absolument la possibilité d'une connexion de ces collatérales avec les cellules motrices, connexion qui s'établirait peut-être au niveau de la commissure protoplasmique.

Cellules commissurales à cylindre-axe court. — Le type cellulaire commissural que nous venons de décrire ne serait pas le seul, d'après Lenhossék. Il en existerait un autre que cet auteur qualifie de *cellule de Golgi commissurale*. Les corpuscules de ce type avaient été signalés par Golgi lui-

Leur existence problématique.

1. S. CAJAL, La fine anatomie de la moelle épinière. *Atlas der pathologischen Histologie des Nervensystems*, Heft. IV, Berlin, 1895.

même[1]; mais Lenhossék[2] a réussi à les imprégner à nouveau dans la moelle des embryons de l'homme et des mammifères et aussi chez certains poissons, *Pristiurus*, par exemple. Les traits qu'il en donne sont les suivants : leur forme est étoilée, et leur aspect est semblable à celui des commissurales précédentes ; ils siègent dans la corne antérieure ; leur cylindre-axe traverse la ligne médiane et se résout en une arborisation terminale qui couvre la surface de la corne antérieure du côté opposé ; jamais aucune des branches de cette ramification ne se continue avec des tubes de la substance blanche.

Nous manquons d'expérience personnelle au sujet de ces cellules, car, malgré le nombre incalculable de préparations de moelle épinière que nous avons faites durant plus de huit années, nous ne les avons jamais entrevues, et Van Gehuchten n'a pas été plus heureux que nous. Ce n'est pas à dire que nous en nions l'existence ; nous savons trop combien les révélations du chromate d'argent sont parfois capricieuses. S'il ne s'était agi d'un observateur aussi consciencieux que Lenhossék, nous aurions présumé qu'il y avait peut-être là faute d'interprétation, et que les cylindres-axes courts ne sont en réalité que des cylindres-axes de cellules commissurales ordinaires, imprégnés seulement au début de leur course, en même temps que l'ensemble de leurs arborisations collatérales, destinées à la substance grise du côté opposé.

Commissure blanche ou antérieure. — La réunion et l'entrecroisement, en avant du canal épendymaire, des fibres nerveuses issues des cellules commissurales produisent ce plan de substance blanche transversale, qui est connu sous le nom de *commissure blanche ou antérieure*. Ce plan est parfaitement visible dans les préparations teintes par la méthode de Weigert-Pal, car les fibres qui le constituent possèdent une enveloppe de myéline ; ces préparations permettent, en outre, de constater que la plupart des fibres se portent dans le *faisceau commissural* du cordon antérieur.

Sa colorabilité par les méthodes de Weigert et d'Ehrlich.

Chez l'adulte, la commissure antérieure est également colorable par la méthode d'Ehrlich ; ses tubes montrent alors leurs étranglements et leurs collatérales, non seulement dans la commissure, mais en deçà et au delà. On peut même, à l'aide de cette technique, observer la bifurcation de ces tubes dans le cordon antérieur, ainsi que nous l'avons fait sur de bonnes préparations de moelle de chat.

Description sommaire de la commissure antérieure.

Maintes fois, dans le cours de cet ouvrage, nous avons fait allusion à la composition complexe de la commissure antérieure ; nous allons la résumer ici. Cette commissure offre chez les mammifères trois plans à considérer : *un antérieur* ou *interstitiel*, *un moyen* et *un postérieur*. Le *plan interstitiel* ou *frontal* se trouve au niveau des interstices transversaux qui produisent la segmentation du système commissural du cordon antérieur en paquets

---

1. GOLGI, Ueber den feineren Bau des Rückenmarkes. *Anat. Anzeiger*, Bd. V, 1890.
2. LENHOSSÉK, Ueber Golgi'sche Kommissurenzellen, in : Beiträge zur Histologie des Nervensystems und der Sinnesorgane, 1894.

isolés ; il est formé de la commissure protoplasmique des cellules motrices, des collatérales interstitielles en connexion avec elle et de quelques axones commissuraux. Le *plan moyen*, situé en arrière des paquets verticaux du système commissural, renferme surtout les cylindres-axes émanés des neurones commissuraux et aussi quelques collatérales croisées. Quant au *plan postérieur ou dorsal*, contigu au canal épendymaire, il est dû surtout à l'entrecroisement de fibres collatérales croisées et de dendrites venues, soit des cellules funiculaires, soit plus particulièrement de neurones commissuraux ; aussi donnons-nous à ce troisième plan le nom de *commissure protoplasmique des cellules funiculaires.*

CELLULES COMMISSURALES POSTÉRIEURES

Les neurones, dont le cylindre-axe se porte à la commissure postérieure, sont plutôt rares, peut-être même manquent-ils en bien des segments de

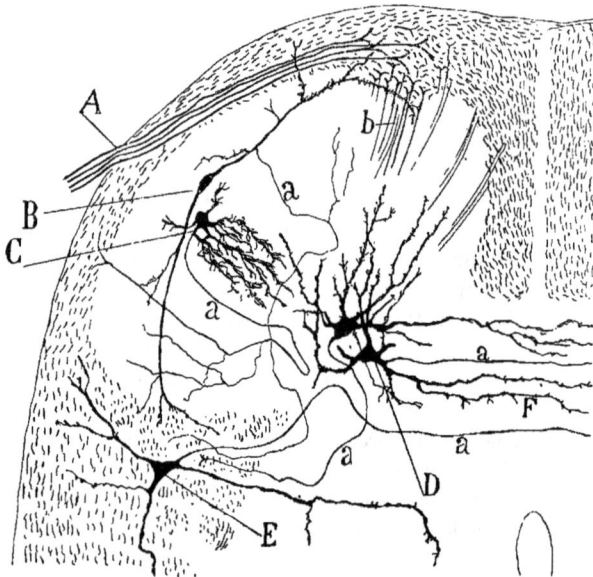

Fig. 139. — Cellules de la substance de Rolando et de la tête de la corne postérieure ; embryon de poulet au 15ᵉ jour de l'incubation. Méthode de Golgi.

A, racine postérieure ; — B, cellule fusiforme de la substance de Rolando ; — C, cellule dont le cylindre-axe se porte au cordon postérieur ; — D, cellule envoyant son cylindre-axe à la commissure postérieure ; — E, cellule du noyau interstitiel, dont l'axone se dirige vers la commissure postérieure ; — F, commissure protoplasmique postérieure.

l'axe spinal. Le petit nombre de ceux que nous avons découverts dans nos préparations se rencontrait dans les régions de la tête et de la base de la corne postérieure et dans le noyau interstitiel du cordon latéral. On les observe aussi bien chez les mammifères que chez les oiseaux. Leur forme est étoilée ou triangulaire (fig. 139, *E, D*). Leurs appendices dendritiques

Cellules peu nombreuses.

se comportent comme ceux des cellules funiculaires directes des mêmes parages. Quant à leur cylindre-axe, volumineux, il se porte en dedans, traverse la ligne médiane et pénètre dans la base de la corne sensitive du côté opposé, pour se continuer peut-être par un tube du cordon latéral. Le trajet de cet axone est considérable, ce qui explique pourquoi nous n'avons pu ni le suivre jusqu'au bout, ni déterminer le point de la substance blanche où il se jette. Nous ne l'avons pas vu émettre de collatérales.

Cylindre-axe croisé à destination indéterminée.

Les cylindres-axes de la commissure postérieure, découverts par nous[1], ont été constatés aussi par Valenza[2], à l'aide de la méthode de Golgi, dans les embryons de plusieurs mammifères. Leurs cellules d'origine se trouvent, selon cet auteur, dans la colonne de Clarke et la substance de Rolando, sans parler des régions que nous leur avons assignées tout à l'heure. D'autres micrographes ont aussi présumé de l'existence de ces cylindres-axes croisés : Oddi et Rossi[3], par les images qu'en donne la méthode de Marchi ; Breglia[4], par celles de la méthode de Weigert. Et en effet, lorsqu'on colore par l'hématoxyline de Weigert des coupes transversales de moelle, on y aperçoit constamment, au niveau de la commissure postérieure, des tubes épais plongés au milieu de fibrilles à myéline, fines et variqueuses, correspondant aux collatérales croisées ; ces tubes épais sont indubitablement des axones commissuraux. Mais la preuve, comme le remarque Valenza, ne peut en être donnée que par la méthode de Golgi.

Axones reconnaissables dans les préparations au Weigert.

CELLULES FUNICULAIRES DIRECTES

Ces éléments sont en plus grand nombre que les neurones commissuraux ; ils existent chez tous les vertébrés et occupent la surface entière de la substance grise, même les foyers moteurs, où ils sont d'ailleurs assez rares. Par contre, il y a des régions, comme la substance de Rolando, qui sont exclusivement constituées par des cellules de ce type.

Cellules fréquentes surtout dans la substance de Rolando.

La situation des neurones funiculaires par rapport à la substance blanche offre de multiples variétés. La disposition dominante peut être décrite ainsi :

Les cellules ne touchent ordinairement pas au cordon auquel elles adressent leur cylindre-axe ; par suite de l'existence du noyau moteur peut-être, elles sont presque toutes reportées en arrière, en sorte qu'au lieu de siéger au niveau ou dans le plan du système de substance blanche auquel elles

Leur situation à distance du cordon qui reçoit leur axone.

1. Cajal, Nuevas observaciones sobre la estructura de la médula espinal de los mamiferos. Barcelona, abril, 1890. — L'anatomie fine de la moelle épinière. *Atlas der pathologischen Histologie des Nervensystems*, Heft. IV, Berlin, 1895 (voir planche V).

2. G.-B. Valenza, De l'existence de prolongements protoplasmiques et cylindraxiles qui s'entrecroisent dans la commissure grise postérieure de la moelle épinière. *Bullet. d. la Société de biologie*, séance du 24 juillet, 1897.

3. Oddi e Rossi, Sul accesso delle vie afferenti del midollo spinale studiate col metodo delle degenerazioni. *Lo Sperimentale*, 15 marzo, 1891.

4. Breglia, Sulla possibile provenienza e funzione delle fibre a mielina della commissura grigia posteriore. *Giorn. d. Associaz. d. naturalisti e Medici*, Napoli, 1893.

appartiennent par leur cylindre-axe, elles occupent d'habitude un plan beaucoup plus reculé dans la substance grise. Les exemples de ce déplacement
sont nombreux ; nous en verrons, à mesure de notre description, dans différents points des cornes antérieure et postérieure, dans les noyaux du cordon
latéral, dans le groupe cellulaire du cordon antérieur, dans la substance de
Rolando, dans la tête de la corne sensitive, etc. Il existe pourtant quelques
exceptions à cette formule ; nous les exposerons en temps voulu.

Les cellules funiculaires ont un volume qui est très variable; il répond, en *Volume, for-*
général, à celui des commissurales. De ci de là, on rencontre, néanmoins, *me, dendrites.*
quelques corpuscules géants, presque aussi gros que les neurones moteurs.

Elles sont étoilées, triangulaires ou fusiformes ; mais quel que soit leur
aspect, elles donnent toujours naissance par les contours de leur corps à
des prolongements protoplasmiques longs, couverts de duvet. Ceux-ci
parcourent, en se divisant et redivisant, une grande étendue de la substance
grise. Certains d'entre eux peuvent s'introduire dans les cloisons voisines
qui entrecoupent les cordons blancs ; d'autres, qui sortent de cellules
funiculaires placées près des commissures, ne manquent pas d'aller à ces
dernières et de participer ainsi, avec les dendrites venues des cellules commissurales, à la formation des commissures protoplasmiques antérieure et
postérieure.

Le cylindre-axe est tantôt grêle, tantôt épais, selon le volume de la *Cylindre-*
cellule ; il s'incorpore à la substance blanche du côté où se trouve son neurone *axe; son dé-*
d'origine, mais ne va pas toujours à la portion qui en est la plus proche ; *tour et ses col-*
nous avons dit, en effet, que la cellule funiculaire siège très fréquemment plus *latérales ini-*
ou moins loin derrière le cordon qui doit contenir son cylindre-axe. L'axone *tiales.*
funiculaire fait souvent un grand détour et donne généralement ses premières collatérales, pendant la première partie de son parcours à travers la
substance grise. Ces détours qui se retrouvent, parfois aussi, sur les cylindres-axes des cellules commissurales, semblent obéir à un but, celui de
rendre aussi courtes que possible les collatérales initiales, dont le rôle est,
peut-être, de propager aux autres neurones funiculaires l'excitation transmise à l'un d'entre eux. Il se pourrait aussi que quelques-uns de ces détours
fussent dus à l'interposition de capillaires sur le passage du cylindre-axe ou à
des obstacles que celui-ci rencontre durant les premières phases de sa croissance. Les collatérales initiales de l'axone funiculaire sont au nombre de
deux ou trois; leur distribution présente une grande variabilité.

On peut distinguer les cellules funiculaires en diverses catégories *Classifica-*
d'après la manière dont leur cylindre-axe se comporte à l'intérieur de la subs- *tion des cel-*
tance blanche : *lules funicu-*
laires.
1° Cellules dont l'axone produit une fibre longitudinale ascendante ou *Cellules ho-*
descendante dans les cordons de la même moitié de la moelle. C'est, sans *molatérales à*
conteste, le type le plus commun, celui que l'on rencontre dans tous les *un seul tube.*
districts de la substance grise. La transformation du cylindre-axe en tube
vertical se fait ici par simple coudure, ce que Golgi avait déjà observé.

2° Cellules dont le cylindre-axe se bifurque dans la substance blanche
et qui donne ainsi deux tubes verticaux, l'un ascendant, l'autre descendant,

*Cellules ho-
molatérales à
axone unifu-
niculaire et bi-
furqué.*

égaux ou inégaux en diamètre. Cette bifurcation du cylindre-axe en Y, découverte par nous et constatée ensuite par Kölliker, Cl. Sala, Lenhossék,
Van Gehuchten et Retzius, est aussi commune que la précédente ; elle se
montre sur les neurones funiculaires de la corne antérieure tout autant
que sur ceux de la corne postérieure. Frappé de sa fréquence, Van Gehuchten
va même jusqu'à supposer que la continuation pure et simple, sans division, du cylindre-axe funiculaire par un tube de la substance blanche, n'est
qu'une fausse apparence, un effet d'imprégnations incomplètes. Nous ne
pouvons souscrire à cette manière de voir ; dans toutes les coupes de moelle
embryonnaire bien imprégnées, nous avons toujours vu, à côté de cellules
à axone bifurqué, un grand nombre de neurones à cylindre-axe indivis, sur
lequel, au niveau de l'inflexion, il est impossible d'apercevoir la moindre
trace, le moindre moignon d'une autre fibre.

La division de l'axone funiculaire aboutit, quelquefois, à la formation de
deux tubes placés dans des couches verticales et plus ou moins distantes
de substance blanche ; c'est là une transition à la catégorie que nous allons
décrire.

*Cellules ho-
molatérales à
axone plurifu-
niculaire.*

3º Cellules dont le cylindre-axe se divise en pleine substance grise, parfois au voisinage de la blanche, en deux ou trois fibres diversement
dirigées et se continuant par autant de tubes de cordons ; ces tubes sont
situés soit dans le même cordon, mais dans des plans éloignés, soit dans
des cordons différents. Ces neurones que nous avions appelés cellules *pluricordonales* ou à cylindre-axe complexe, ont été dénommées, depuis, *cellules
combinées* par Lenhossék et *cellules des cordons hétéromères* par Van Gehuchten. Golgi les a peut-être vues aussi ; mais il ne s'est pas rendu un compte
suffisant de leur disposition, comme l'indique un passage de son travail sur
la moelle [1].

Les cellules de ce type sont plus rares que celles des espèces ci-dessus
décrites. Elles ne diffèrent aucunement des neurones commissuraux et
funiculaires ordinaires ni par la forme de leur corps, ni par l'arrangement et
les caractères de leurs expansions dendritiques ; elles habitent dans les deux
cornes, n'ayant de prédilection marquée pour aucun de leurs points. Dans
la moelle embryonnaire, elles nous ont paru cependant s'amasser plus particulièrement dans la corne postérieure ; mais, peut-être, n'est-ce là qu'une
illusion, causée par leur imprégnation plus facile en ce parage. Toujours
est-il, que jusqu'à ce jour nous n'avons pu les découvrir ni dans le noyau
commissural antérieur ni dans la colonne de Clarke.

*Variétés sui-
vant la desti-*

Nous avons reproduit sur les figures 140 et 141 les cellules de cette catégorie, que nous avons observées dans nos préparations. La figure 140 repré-

1. « Il est des cas, dit Golgi, où les cellules ganglionnaires se mettent en rapport
en même temps avec le cordon latéral, le cordon postéro-latéral ou le cordon postérieur. » Il dit encore dans un autre passage : « Le cylindre-axe de quelques cellules
émet des collatérales qui s'adjoignent à divers cordons de la substance blanche. » Ces
citations sont tirées de l'ouvrage de Golgi : *Studi istologici sul midollo spinale. Con-
gresso di Psychiatria, Reggio Emilia*, 1880, travail reproduit dans l'*Anatomischer Anzeiger*, nº 13, 14 et 15, 1890.

sente celles que la moelle embryonnaire du poulet nous a révélées, et la figure 141, celles que nous avons reconnues dans une très riche collection de coupes de moelle de souris et de rats nouveau-nés ou âgés de quelques jours.

Parmi les variétés cellulaires visibles dans ces dessins, il en est qui méritent une mention spéciale ; ce sont :

a) Les cellules dont le cylindre-axe forme deux tubes verticaux de la substance blanche, l'un dans la partie antérieure du cordon latéral, l'autre dans sa partie postérieure ou faisceau de la corne sensitive (fig. 141, *A*) ;

b) Les cellules dont le cylindre-axe donne naissance à deux fibres qui

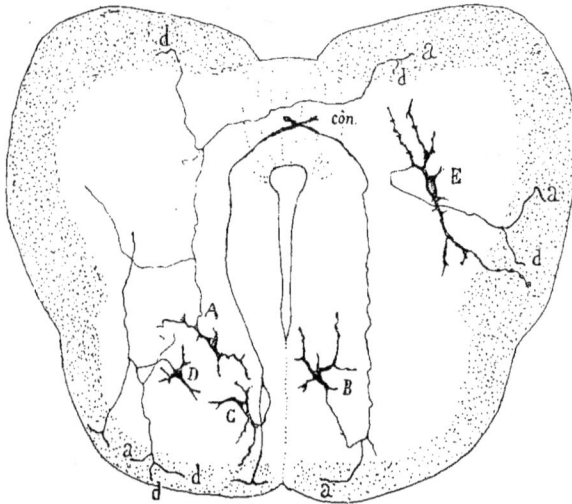

Fig. 140. — Cellules à cylindre-axe plurifuniculaire de la moelle; embryon de poulet au 5ᵉ jour de l'incubation. Méthode de Golgi.

A, cellule dont l'axone fournit en se dédoublant une fibre au cordon antérieur de son côté et une autre au cordon antérieur du côté opposé ; — B, C, cellules donnant, par bifurcation de leur cylindre-axe, une fibre au cordon postérieur et une autre à la commissure antérieure ; — D, cellule dont le cylindre-axe fournit au cordon postérieur cinq tubes, dont trois descendants.

vont, l'une à la portion fondamentale du cordon antérieur, l'autre à la région la plus antérieure du cordon latéral (fig. 141, *C*) ;

c) Les cellules dont le cylindre-axe se partage en deux tubes, l'un pour la portion fondamentale du cordon antérieur et l'autre pour son faisceau commissural (fig. 141, *B*) ;

d) Les cellules dont l'axone produit deux tubes, l'un destiné au cordon latéral et l'autre au cordon postérieur (fig. 151, *E*);

e) Les cellules dont le cylindre-axe se continue par deux ou plusieurs tubes du cordon postérieur, l'un dans ses régions moyenne et interne, l'autre dans sa région externe (fig. 140, *D*). Ces éléments se trouvent, d'ordinaire, dans la substance de Rolando.

Les deux fibres produites par la bifurcation du cylindre-axe sont, en gé-

Caractères
de la bifurca-
tion; ses con-
séquences; col-
latérales.

néral, de diamètre inégal; la plus mince semble être souvent une collatérale de l'autre (fig. 141, *C*, *F*), car le cylindre-axe ne change point son itinéraire pour lui donner naissance. Nous avons observé plusieurs fois, dans la moelle de rat et de souris, que la branche fine s'épaissit en arrivant à la substance blanche et forme là un tube longitudinal relativement gros. C'est un détail qui ne manque pas d'intérêt.

Cette transformation du cylindre-axe, ou plutôt des deux fibres provenant

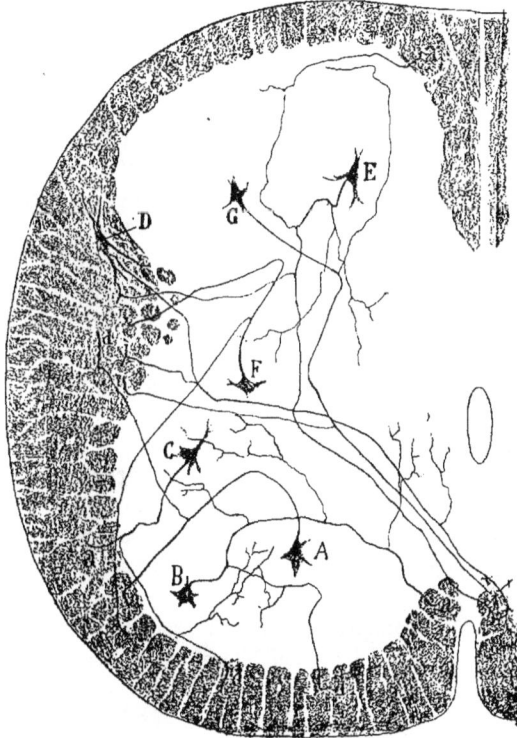

Fig. 141. — Cellules à cylindre-axe bi- ou multifuniculaire de la moelle; souris nouveau-née. Méthode de Golgi.

A, cellule dont le cylindre-axe forme deux fibres du cordon latéral; — B, neurone dont le cylindre-axe donne une fibre à la partie fondamentale du cordon antérieur et l'autre au faisceau commissural; — C, cellule dont l'axone fournit un tube au cordon antérieur et un autre tube au cordon latéral; — D, E, G, cellules donnant des fibres aux cordons de leur côté et au faisceau commissural du côté opposé; — F, cellule bifuniculaire du cordon latéral.

de sa division, en tubes de la substance blanche s'effectue par simple inflexion ou par bifurcation. Dans ce dernier cas, il est évident que le nombre des tubes fournis à la substance blanche se trouve accru; ainsi, une seule cellule bifuniculaire peut produire quatre conducteurs longitudinaux. Lorsque la transformation s'opère au moyen d'un coude, les deux fibres issues du cylindre-axe bifurqué, deviennent, en arrivant à la substance blanche, l'une ascendante, l'autre descendante, et cela, quelque différents ou distants que soient les cordons qu'elles envahissent. Jusqu'à présent, nous n'avons jamais vu le contraire, c'est-à-dire un cylindre-axe dont les branches de bifurcation devenaient toutes deux ascendantes ou descendantes. Nous avons noté qu'il y avait deux branches descendantes sur trois, au cas de trifurcation du cylindre-axe (fig. 140, *D*).

Pendant leur trajet dans la substance grise, le tronc du cylindre-axe et ses branches de division peuvent émettre des ramuscules collatéraux dont l'arborisation enveloppe les cellules nerveuses du voisinage. Ces fibres collatérales sont relativement abondantes dans la moelle des mammifères nouveau-nés (fig. 141), tandis qu'elles manquent tout à fait chez les embryons.

4° Cellules funiculaires hécatéromères ou dont le cylindre-axe fournit des tubes à des cordons des deux côtés. Ce type cellulaire, découvert par nous, est le plus compliqué de tous ceux qui existent dans la substance grise de la moelle. Son étude complète est rendue fort difficile par la longueur considérable des trajets que parcourent les branches de division de l'axone. On ne peut savoir s'il est aussi fréquent que les autres types ; car, dans le plus grand nombre des cas, on le méconnaît certainement par suite de la section ou de l'imprégnation insuffisante d'une quelconque des branches de l'axone. En dépit de ces difficultés, nous avons réussi à colorer et à observer dans leur entier quelques cellules de ce genre ; les figures 140 et 141 les représentent.

Cellules à cylindre-axe bilatéral et plurifuniculaire.

Voici les variétés que nous avons rencontrées :

Variétés.

a) Cellules de la corne postérieure, dont le cylindre-axe, très long, pénètre dans la commissure antérieure et passe dans le faisceau commissural du côté opposé ; il donne, à très peu de distance de son origine, une fibre au cordon latéral ou, pour préciser, au faisceau de la corne postérieure de son côté (fig. 141, *G*).

b) Cellules dont le cylindre-axe produit trois tubes, l'un incorporé au cordon postérieur, l'autre au cordon latéral de son côté, et le troisième, le plus important, au faisceau commissural de la moitié opposée (fig. 141, *E*).

c) Cellules dont l'axone se dédouble en une fibre commisurale et une fibre du cordon postérieur (fig. 140, *C*) ;

d) Cellules dont le cylindre-axe se partage en une fibre pour le cordon antérieur de leur côté et une fibre pour le faisceau commissural de l'autre côté (fig. 140, *A*).

Caractères du cylindre-axe et de ses divisions.

Chacun des tubes ainsi formés se divise ou ne se divise pas dans la substance blanche. Dans le premier cas, le nombre total des tubes dépendant d'une même cellule peut s'élever à quatre, six et davantage, selon le nombre des branches primaires du cylindre-axe. Dans ce type, comme dans le type bifuniculaire, précédemment décrit, il est possible de voir le tronc axile émettre des collatérales ; celles-ci se ramifient dans la substance grise.

En modifiant convenablement la méthode d'Ehrlich, nous avons pu cons-

Confirmation des faits précédents par la méthode d'Ehrlich.

tater la plupart des faits que nous venons de rapporter au sujet des cellules nerveuses de la moelle et du trajet de leur cylindre-axe [1].

Krause et Philippson [2], après nous, mais sans connaître nos travaux, ont également étudié, par la méthode d'Ehrlich modifiée, les collatérales, les arborisations nerveuses péricellulaires et l'itinéraire du cylindre-axe des diverses catégories de gros neurones médullaires. Ils sont arrivés aux mêmes conclusions que nous, relativement aux connexions cellulaires.

1. Cajal, El azul de metileno en los centros nerviosos. *Rev. trim. microgr.*, t. I, 1896. — Le procédé modifié consiste en : injection de bleu de méthylène en solution concentrée dans les vaisseaux de l'animal fraîchement tué, fixation des pièces dans le molybdate d'ammoniaque, durcissement dans l'alcool platinique, etc.

2. R. Krause u. M. Philippson, Untersuchungen über das Centralnervensystem des Kaninchens. *Arch. f. mikros. Anat.*, Bd. LVII, 1901.

CHAPITRE XIV

DISPOSITION DES CELLULES FUNICULAIRES DANS LES DIVERSES RÉGIONS DE LA SUBSTANCE GRISE

CORNE ANTÉRIEURE ET SES NOYAUX MOTEUR, COMMISSURAL, DU CORDON LATÉRAL, DE LA SUBSTANCE GRISE INTERMÉDIAIRE ET DE LA SUBSTANCE GÉLATINEUSE CENTRALE. — CORNE POSTÉRIEURE ET SES NOYAUX DE LA COLONNE DE CLARKE, BASILAIRE INTERNE, DE LA TÊTE ET DE LA PORTION BASILAIRE EXTERNE, DE LA SUBSTANCE DE ROLANDO, INTERSTITIEL, ETC. — CELLULES A CYLINDRE-AXE COURT.

Les éléments les plus abondants de la substance grise sont incontestablement les cellules funiculaires directes. Elles se groupent souvent en amas bien reconnaissables à leur délimitation topographique et aux particularités morphologiques distinctives des neurones qu'ils embrassent. Ces circonstances font à l'anatomiste une obligation d'adopter pour les cellules funiculaires un plan descriptif topographique. Une description basée sur le point d'aboutissement du cylindre-axe de ces cellules semble, *a priori*, plus convenable; elle le serait, en effet, si les cylindres-axes des cellules contenues dans un même foyer se rendaient tous au même endroit. Mais on sait qu'il en est autrement et que bien des noyaux gris renferment des cellules dont les connexions sont fort différentes. Le mode descriptif, basé sur les rapports du cylindre-axe, nous paraît donc entraîner plus de difficultés que l'ordre topographique et se prêter moins facilement à une connaissance précise de la texture de la moelle.

Description topographique; sa nécessité.

Corne antérieure. — Nous avons vu dans un des chapitres précédents que ce territoire gris renferme plusieurs foyers appelés : noyau moteur, noyau commissural et noyau du cordon latéral ou noyau postéro-externe. Nous allons étudier les neurones funiculaires de ces divers foyers.

Noyau moteur. — Les éléments caractéristiques de ce foyer, autrement dit les cellules motrices, nous sont déjà connus. Nous n'aurons, par conséquent, à étudier ici que les cellules funiculaires, généralement de petite taille, et quelques neurones commissuraux. Faisons observer dès l'abord qu'on trouve toujours ces deux espèces de cellules dans le noyau moteur.

La figure 142 représente les neurones non moteurs que nous avons rencontrés dans ce district de la corne antérieure, au niveau de la moelle cervicale du fœtus de chat. La plupart étaient assemblés tout près de la substance blanche; ils possédaient une taille moyenne et des prolongements dendriti-

Deux groupes cellulaires à cylindre-axe allant surtout

*au cordon an-
lérieur.*
ques de faible longueur. Cinq d'entre eux, dont deux seulement sont
marqués des lettres *A, C*, envoyaient leur cylindre-axe à la portion fondamentale du cordon antérieur ; un seul, *B*, l'adressait à la commissure
ventrale.

La base de la corne renferme, en arrière du noyau moteur, de nombreuses
cellules dont le cylindre-axe se porte à la portion fondamentale du cordon
antérieur. Quelques-unes d'entre elles peuvent être logées sur les limites de
la substance gélatineuse centrale, au voisinage immédiat du noyau intermédiaire. Les cylindres-axes de toutes ces cellules émettent, en passant au tra-

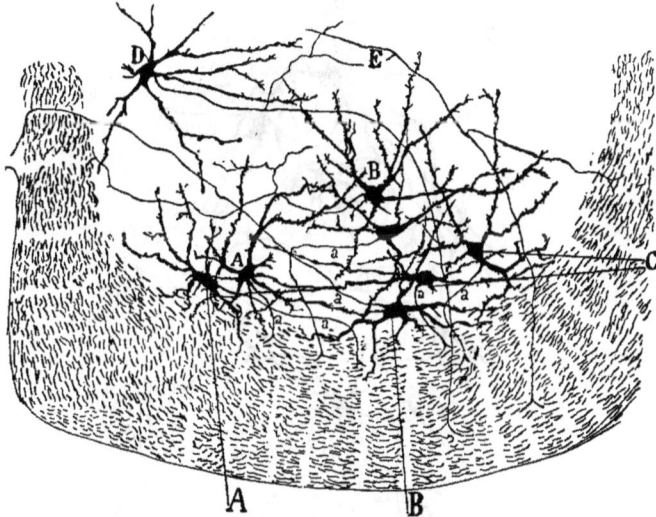

Fig. 142. — Cellules du cordon antérieur, siégeant dans les noyaux moteur et
commissural; fœtus de chat. Méthode de Golgi.

A, cellule dont le cylindre-axe se rend au cordon antérieur ; — B, cellule envoyant son axone au
faisceau commissural du côté opposé ; — C, cellule émettant un cylindre-axe pour le cordon antérieur ; — D, E, neurones dont le cylindre-axe se rend au cordon antérieur.

vers du foyer moteur, des collatérales qui se ramifient entre les neurones
radiculaires (fig. 143).

*Cause pro-
bable de la
formation des
deux groupes.*
La dissociation en deux groupes principaux que nous venons de constater dans les cellules funiculaires du cordon antérieur, tient vraisemblablement aux dislocations déterminées dans la corne ventrale par le développement du ou des noyaux moteurs. Surprises par l'invasion des volumineux corpuscules radiculaires, les cellules cordonales émigrent vers les frontières du
noyau moteur, et en particulier vers ses limites postérieures. Par conséquent, les unes, et c'est le plus grand nombre, s'établissent dans la base de
la corne motrice et les autres, plus rares, logent soit à la partie postéro-
externe, soit à la région antérieure de la même corne, au contact du cordon
antérieur. Quelques-unes, seulement, restent englobées au milieu des neurones moteurs.

Noyau commissural. — Nous avons déjà rapporté dans un autre chapitre que la plupart des cellules de ce territoire envoient leur cylindre-axe à la commissure antérieure. Il en est cependant qui le poussent jusque dans la portion fondamentale du cordon antérieur, comme on le voit, en *D* et *E*, sur la figure 142. Quelques autres, encore, le font pénétrer dans le faisceau com-

Cylindre-axe allant surtout à la commissure antérieure.

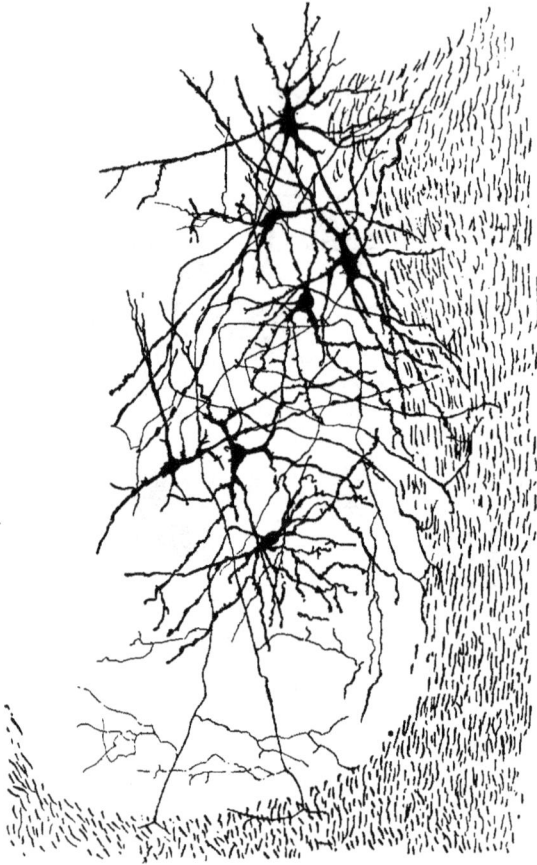

Fig. 143. — Noyau du cordon latéral de la moelle dorsale ; embryon de chat. Méthode de Golgi. — Les fibres en rouge sont cylindre-axiles.

missural de leur côté, ce qui prouve bien que ce faisceau n'est pas constitué exclusivement par des fibres commissurales.

Noyau du cordon latéral. — Nous dénommons ainsi toute l'étendue de substance grise qui est comprise entre le cordon latéral en dehors, le noyau moteur en avant et le noyau gris intermédiaire en dedans. Les frontières de ce territoire sont très indécises, surtout en arrière, où il se continue avec la base de la corne postérieure. Cependant, il nous faut lui trouver une limite de ce côté ; aussi, considérons-nous comme telle un plan transversal

Ses limites indécises.

Axones allant surtout aux cordons antérieur et latéral.

passant par le point le plus avancé du faisceau de la corne postérieure.

Nous avons reproduit sur la figure 143 quelques-uns des éléments les plus typiques de ce foyer, au niveau de la moelle dorsale, chez le fœtus de chat. En règle générale, on peut dire que les cylindres-axes de ces neurones ont deux destinations différentes. Celui des cellules les plus antérieures, c'est-à-dire de celles qui sont limitrophes du noyau moteur, après avoir donné deux ou plusieurs collatérales à ce foyer, se porte à la portion fondamentale du cordon antérieur. Celui des neurones placés le plus en arrière, pénètre, par contre, dans le cordon latéral, en avant du faisceau de la corne

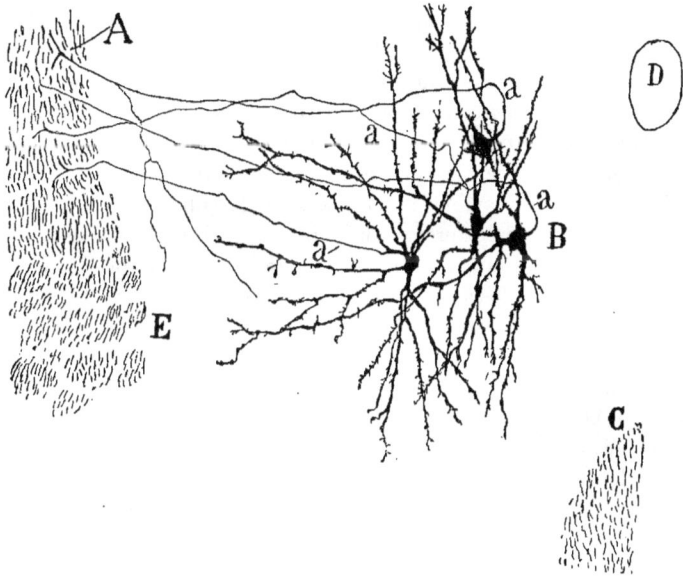

Fig. 144. — Noyau gris intermédiaire de la moelle cervicale ; embryon de chat.
Méthode de Golgi.

A, système du noyau intermédiaire dans le cordon latéral ; — B, cellules du noyau intermédiaire ; — C, cordon postérieur ; — D, canal épendymaire ; — E, faisceau de la corne postérieure ; — a, axone.

postérieure, autrement dit, dans l'espace compris entre ce système et les faisceaux radiculaires les plus externes. Il est hors de doute que le cylindre-axe de quelques-unes des cellules, dont il est question dans ce paragraphe, se rend aussi dans la région du cordon latéral, qu'on appelle système du noyau gris intermédiaire.

La règle générale que nous avons posée n'est pas sans exceptions, et l'on peut voir dans la figure 143 elle-même que des neurones, logés dans la partie la plus postérieure du foyer du cordon latéral, adressent leur cylindre-axe au cordon antérieur, d'ordinaire après un grand détour. Des collatérales en naissent auparavant; les unes s'arborisent autour des neurones du groupe dont elles sont originaires, les autres, en plus grand nombre, se ramifient dans le noyau moteur.

Nous avons déjà vu, sur la figure 141, que le noyau du cordon latéral renferme aussi quelques cellules à cylindre-axe bifuniculaire. Les cellules commissurales n'y font pas défaut non plus. Mais nous n'y avons jamais trouvé de neurones dont le cylindre-axe se jette dans le faisceau de la corne sensitive ou dans le cordon postérieur.

Noyau gris intermédiaire [1]. — Les cellules de ce foyer sont de taille moyenne. Leurs expansions dendritiques, très longues, peuvent être distinguées en antérieures, postérieures et externes (fig. 144, B). Les plus étendues sont les secondes ; elles cheminent d'ailleurs au milieu des collatérales sensitives et parallèlement à elles.

Axones destinés surtout au système du noyau intermédiaire, et peut-être chez l'homme au faisceau de Gowers.

Les cylindres-axes, qui se dirigent vers la commissure antérieure, forment le petit nombre ; car, le plus gros lot, et de beaucoup, se porte en dehors, pour s'incorporer à cette portion du cordon latéral que nous avons appelée *système du noyau intermédiaire*. Peut-être, chez l'homme, une bonne partie des cylindres-axes de cette dernière catégorie se rend-elle au faisceau de Gowers. Chez le chat et le rat, qui nous ont particulièrement servi pour l'imprégnation de ces cylindres-axes, la zone de substance blanche qui les recevait, se trouvait assez près de la substance grise. Leur transformation en tube longitudinal s'opérait, soit par inflexion, soit par bifurcation en branches ascendante et descendante. Avant de s'engager dans la substance blanche, ces cylindres-axes émettent quelques collatérales, dont la ramification se fait plutôt dans le noyau du cordon latéral.

Substance gélatineuse centrale. — Ce territoire est mal circonscrit et peu distinct, par conséquent, de ceux des cornes antérieure et postérieure, qui l'environnent. Ce qui le caractérise, c'est la petitesse de ses cellules qu'enveloppe un plexus névroglique compact.

Limites indécises.

Ses neurones sont pour la plupart fusiformes ou triangulaires : ils possèdent des dendrites dirigées en arrière et des dendrites orientées en avant ; les premières jouent le rôle de pôle récepteur sensitif ; les secondes sont, peut-être, en contact avec les collatérales des faisceaux commissural et fondamental du cordon antérieur.

Dendrites ; leurs connexions.

Les cylindres-axes se portent pour la plupart à la commissure antérieure. Nous en avons suivi un, néanmoins, jusqu'à la partie antérieure du cordon latéral.

Axones surtout commissuraux.

Deux fois, nous avons observé dans la substance gélatineuse centrale des cellules étoilées, dont les expansions protoplasmiques avaient surtout une direction externe et dont le cylindre-axe épais aboutissait au faisceau commissural du même côté.

La substance grise centrale doit être fort pauvre en cellules nerveuses chez l'homme ; car, dans la moelle d'enfant nouveau-né, nous n'avons réussi à imprégner que des cellules névrogliques et quelques rares fibres nerveuses.

Sa pauvreté en cellules chez l'homme.

1. Il est difficile de décider quel est, parmi les foyers signalés par les auteurs dans la corne postérieure de la moelle adulte, celui qui correspond au foyer gris intermédiaire. Nous serions porté, malgré tout, à identifier celui-ci avec le *noyau latéral* de Bechterew.

Corne postérieure. — Nous avons à y considérer : la colonne de Clarke, le noyau basal interne, le noyau interstitiel, le sommet et la base de la corne postérieure, la substance de Rolando et le noyau commissural postérieur.

COLONNE DE CLARKE. — Ce foyer, dont le développement est bien prononcé chez l'homme et les mammifères, affecte la forme d'un cylindroïde longitudinal. Il est placé, dans la moelle humaine, immédiatement en avant et en dehors de l'extrémité profonde ou fissuraire du cordon postérieur, au voisinage de la ligne médiane. Chez les autres mammifères, il peut éprouver un léger déplacement en avant et en dehors, détail déjà signalé par Waldeyer [1] chez le gorille, par Mott [2] chez le *cebus*, par Kölliker [3] chez le chien et par Lenhossék [4] chez la souris (figs. 117 et 145, *A*).

La colonne de Clarke renferme deux sortes d'éléments : les collatérales sensitives que nous avons précédemment étudiées et les cellules nerveuses. A l'exemple de Lenhossék, nous distinguerons ces dernières en focales et marginales.

Les cellules focales sont vraiment caractéristiques de la colonne de Clarke, ainsi qu'on peut s'en convaincre par l'examen des figures 117 et 145. Ce sont des neurones relativement volumineux, dont le corps, plus ou moins arrondi, lance de nombreuses dendrites à branches abondantes, mais ne sortant pas des bornes du foyer. Ces appendices ne cheminent point dans un plan horizontal unique ; ils se courbent et se recourbent en tous sens, au contraire ; et leur entremêlement produit un des plexus protoplasmiques les plus touffus que l'on connaisse. Le corps et surtout les dendrites sont hérissés d'épines et parfois d'appendices granuleux plus longs, qui leur donnent une apparence singulière. Ces villosités atteignent un développement considérable chez le chien et le chat ; elles peuvent manquer chez l'homme, mais cette absence pourrait être due à un défaut d'imprégnation [5].

La forme générale des cellules de la colonne de Clarke varie quelque peu suivant leur position. Les cellules centrales sont franchement étoilées, tandis que les marginales affectent souvent un aspect piriforme et surtout semi-lunaire (fig. 117). Ceci est le résultat de la situation de leur corps à la périphérie et de la direction exclusivement centripète de leurs dendrites. Comme aucune de ces dernières ne sort du foyer, la commissure protoplasmique postérieure ne peut en renfermer.

On voit par cette description, dont V. Lenhossék, Kölliker et Van Gehuchten ont confirmé les traits principaux, que les cellules de la colonne

Situation chez différents vertébrés.

Cellules focales. Leurs caractères, leurs dendrites.

---

1. WALDEYER, Das Gorilla-Rückenmark. *Abhandl. d. Kaiserl. Akad. d. Wissensch. zu Berlin*, 1888.
2. MOTT, Microscopical examination of Clarke's column in the man, the monkey and the dog. *Journ. of Anat. and Physiol.*, vol. XXII, 1888.
3. KÖLLIKER, Handbuch der Gewebelehre des Menschen, etc. 6e Aufl., 1894.
4. LENHOSSÉK, Untersuchungen über die Entwickelung der Markscheide, etc. *Arch. f. mikrosk. Anat.*, Bd. XXXIII, 1889.
5. Les figures relatives à la colonne de Clarke, que l'on trouve dans les divers ouvrages de Lenhossék et Van Gehuchten, montrent aussi ces cellules, dépourvues d'épines chez l'homme. Nous n'avons pas aperçu davantage ces dernières, chez l'enfant nouveau-né. Il se pourrait, au reste, que les épines se développent tardivement.

de Clarke sont loin d'être pauvres en expansions, comme le croyait Obersteiner [1] ; elles ne possèdent pas non plus la forme d'un corpuscule bipolaire, comme Mott [2] se l'imaginait.

Il est fort difficile de suivre le cylindre-axe des cellules de la colonne de Clarke dans la première partie de son trajet à l'intérieur du foyer même, et cela à cause de son parcours flexueux. Aussi, lors de nos premiers essais d'imprégnation chez le rat et le chien, n'avions-nous pu voir qu'une partie de son itinéraire. La seule notion que nous pûmes acquérir, alors, fut que le cylindre-axe avait une direction initiale variable ; car, parti de certaines cellules, il se portait en avant, et sorti d'autres cellules il se dirigeait en dehors.

Les cylin-dres-axes dif-ficiles à suivre dans le fais-ceau de Flech-sig.

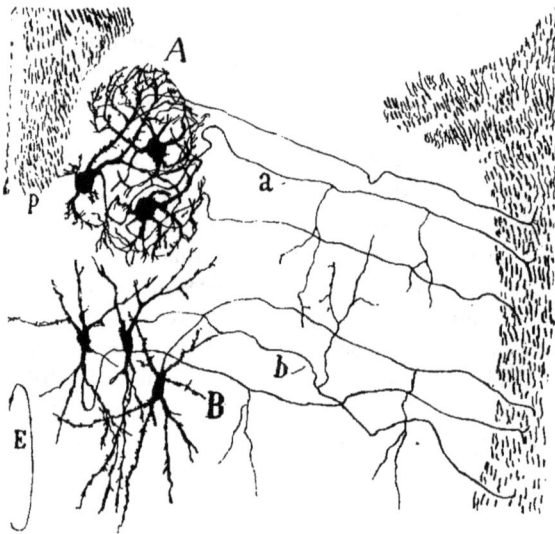

Fig. 145. — Colonne de Clarke et noyau intermédiaire de la moelle dorsale ; souris nouveau-née. Méthode de Golgi.

A, colonne de Clarke ; — B, noyau gris intermédiaire ; — P, cordon postérieur ; — a, cylindres-axes, issus de la colonne de Clarke, avec leurs collatérales ; — b, axones nés dans le noyau intermédiaire.

Lenhossék, Kölliker et Van Gehuchten n'avaient pas été plus heureux. Plus tard, nous sommes parvenu, cependant, à imprégner dans leur totalité quelques-uns de ces cylindres-axes dans la moelle de fœtus de souris presque à terme.

La figure 145 indique comment se comportent ces axones. Après un détour initial, pendant lequel ils ne fournissent aucune collatérale, ils atteignent la périphérie de la colonne de Clarke et s'avancent franchement en dehors vers le cordon latéral ; ils y pénètrent et y forment un ou deux tubes longitudinaux par simple inflexion ou par une division en т ; dans le pre-

1. OBERSTEINER, Anleitung beim Studium des Baues der nervösen Centralorgane. Leipzig u. Wien, 1892.
2. MOTT, The bipolar cells of the spinal cord and their connections. *Brain*, t. IV, 1890.

mier cas, la fibre prend une direction ascendante. Le faisceau de Flechsig, qui est, précisons-le, la région du cordon latéral à laquelle se rendent ces cylindres-axes de Clarke, semble être, chez la souris, plus profondément situé que chez l'homme ; cela tient probablement à ce que la voie pyramidale croisée siège, chez cet animal, dans le cordon postérieur.

Grâce à l'emploi du nitrate d'argent réduit, nous avons pu suivre, tout dernièrement, dans de grosses coupes de moelle du chat, âgé de quelques jours, les cylindres-axes de la colonne de Clarke jusqu'à la substance blanche corticale du cordon latéral. Nous avons aussi observé que ces cylindres-axes décrivent, à leur début, un grand crochet, soit dans leur noyau d'origine, soit dans son voisinage.

Autres axo-nes allant peut-être à la com-missure anté-rieure.

Outre ce courant principal de cylindres-axes aboutissant au cordon céré-belleux, la colonne de Clarke en envoie peut-être un autre à la commissure antérieure. Nous avons aperçu, en effet, deux ou trois fois, chez le chien nouveau-né, des cylindres-axes, qui se dirigeaient en avant, comme s'ils vou-laient s'engager dans la commissure ; mais, il faut l'avouer, nous ne les avons jamais vu aller jusqu'à la ligne médiane. Il est également possible que ces cylindres-axes, après ce trajet postéro-antérieur, changent de direction et s'incorporent, eux aussi, en définitive, dans le cordon latéral.

Myéline; col-latérales.

Les cylindres-axes envoyés par les cellules de la colonne de Clarke au faisceau cérébelleux de Flechsig, sont revêtus d'un manchon de myéline, ainsi que l'a appris la méthode de Weigert-Pal. Lenhossék pense, et nous partageons son opinion, que cette gaine médullaire commence sur l'axone, dès que celui-ci est sorti des limites de son foyer d'origine. Durant leur tra-jet horizontal, c'est-à-dire depuis la périphérie de la colonne jusqu'au cor-don latéral, les cylindres-axes de Clarke ne produisent pas de collatérales, habituellement ; pourtant, dans un cas, ainsi qu'il ressort de la figure 145, en *a*, deux collatérales en émanaient, pour aller s'arboriser dans la substance grise du noyau du cordon latéral.

Aucun axo-ne ne va au cordon posté-rieur.

Nous n'avons jamais pu surprendre, jusqu'à présent, un seul cylindre-axe allant de la colonne de Clarke aux cordons de Burdach ou de Goll. Takacs [1], Bechterew [2] et Flechsig ont soutenu le contraire. Il y a lieu d'attribuer leur opinion à quelque erreur ; d'autant, qu'en se servant de méthodes où seule la myéline se colore, ces auteurs ont très bien pu envisager, comme des cylin-dres-axes directs, les collatérales sensitives nombreuses, qui se rendent à la colonne de Clarke.

Autres preu-ves de la desti-nation des cy-lindres-axes de Clarke au

Nous avons démontré, anatomiquement, chose que nous croyons être le premier à avoir fait, que les axones nés dans la colonne de Clarke aboutis-sent au faisceau de Flechsig. Mais il existe d'autres arguments, qui viennent affirmer ce mode de terminaison. Ainsi, Kölliker [3], Gerlach [4], et surtout

1. A. Takacs, Ueber hinteren Wurzelfasern im Rückenmarke. *Neurol. Centralbl.*, Bd. I, 1887.
2. Bechterew, Ueber die hinteren Nervenwurzeln, ihre Endigung in der grauen Subs-tanz, etc. *Arch. f. Anat. u. Physiol.*, Anat. Abtheil., 1887.
3. Kölliker, Handbuch der Gwebelehre des Menschen, 1 Aufl., 1867.
4. Gerlach, Rückenmark in *Stricker's Handbuch*, 1871.

Flechsig [1] avaient observé, il y a longtemps, par les techniques de colo- *faisceau de* ration de la myéline, des petits paquets nerveux, qui, sortis de la colonne de *Flechsig.* Clarke, coupent transversalement la substance grise et gagnent la zone superficielle du cordon latéral. Ces faisceaux ont, en outre, ainsi que

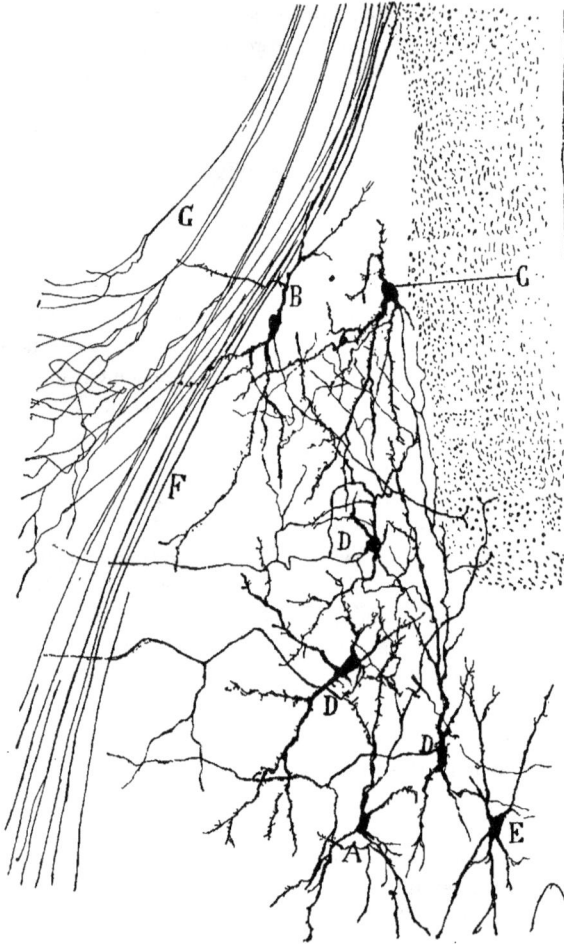

FIG. 146. — Noyau basilaire interne de la corne postérieure dans la moelle lombaire; chat nouveau-né. Méthode de Golgi.

A, B, C, cellules dont le cylindre-axe se rend au cordon postérieur; — D, cellules envoyant leur axone au cordon latéral; — E, neurones dont le cylindre-axe se porte en avant; — F, faisceau sensitivo-moteur; — G, collatérales destinées à la corne postérieure.

Flechsig l'a indiqué, une myélinisation précoce, qui permet de les étudier très aisément sur les fœtus humains de 35 centimètres; car, à l'âge correspondant à cette longueur, presque toutes les collatérales de la substance

1. FLECHSIG, Die Leitungsbahnen im Gehirn und Rückenmarke des Menschen. Leipzig, 1878.

blanche manquent encore d'enveloppe myélinique. Enfin, Mott [1] avait prouvé que la destruction de la colonne de Clarke entraîne la dégénération secondaire des tubes longitudinaux de la voie cérébelleuse de Flechsig.

Cellules marginales.

Tout ce que nous venons de rapporter concerne les cellules focales de la colonne. Quant aux cellules marginales ou limitantes, voici ce qu'on peut en dire. Elles sont peu nombreuses, triangulaires ou fusiformes et gisent aussi bien sur le bord antéro-interne que sur l'antéro-externe du foyer. Presque toutes leurs expansions dendritiques se portent d'avant en arrière ; celles, peu abondantes, qui se dirigent en sens contraire, pénètrent en partie dans le noyau gris intermédiaire ; d'autres envahissent la colonne de Clarke elle-même ; enfin, un petit nombre d'entre elles se rendent à la commissure protoplasmique postérieure.

Leur cylindre-axe va au système du noyau intermédiaire et à la commissure antérieure.

Le cylindre-axe grêle des cellules marginales ou limitantes émane souvent d'une expansion dendritique ; il se porte dans deux directions : dans certaines cellules, il se dirige franchement vers le cordon latéral et s'introduit, pour plus de précision, dans le système du noyau intermédiaire et dans les régions blanches avoisinantes ; dans d'autres cellules, il gagne directement la commissure antérieure.

Nous avions cru voir, parfois, des cellules étoilées, du type des limitantes ci-dessus décrites, dans l'intérieur même de la colonne de Clarke. Comme elles ne se sont pas montrées, de nouveau, dans nos dernières préparations, nous admettrions volontiers qu'il s'agissait d'exemplaires incomplètement colorés et un peu modifiés de la cellule velue, caractéristique de la colonne de Clarke.

NOYAU BASILAIRE INTERNE DE LA CORNE POSTÉRIEURE. — Dans la moelle cervicale et dans les portions moyenne et inférieure de la moelle lombaire, où la colonne de Clarke n'existe pas, on trouve, comme nous l'avons déjà dit, un foyer gris de forme triangulaire, constitué par des cellules de petite ou de moyenne taille. Ce foyer est limité en dehors par le faisceau sensitivo-moteur et en dedans par l'aile interne ou fissuraire du cordon postérieur. Il se confond par son contour antéro-interne avec la commissure dorsale.

Il remplace la colonne de Clarke dans la moelle cervicale et lombaire.

La figure 146 reproduit quelques-unes des cellules de ce foyer, imprégnées dans la moelle lombaire du chat nouveau-né. Il faut remarquer leur petitesse, leur forme globuleuse, triangulaire ou étoilée et leurs dendrites, toutes couvertes de duvet. Ces appendices rameux ne dépassent pas habituellement les bornes du foyer.

Ses cylindres-axes ; leur destination à la zone cornu-commissurale.

Le cylindre-axe de ces cellules est diversement orienté. Dans quelques corpuscules, tels que *A*, *B*, *C*, nous l'avons vu s'incorporer à la portion profonde du cordon postérieur ou zone cornu-commissurale de Marie ; il émettait pendant son trajet plusieurs collatérales, qui s'arborisaient dans l'intérieur du foyer basilaire même.

Ce n'est pas seulement chez les oiseaux, mais aussi chez les mammifères nouveau-nés, comme la souris, le rat, le chat, que nous avons établi la réalité de la pénétration de ces cylindres-axes dans le cordon postérieur. Len-

---

1. Mott, The bipolar cells of the spinal cord and their connections. *Brain*, t. IV, 1890.

hossék s'en est aussi assuré, ces temps derniers, chez les mammifères et chez l'homme. Quant à Kölliker et Van Gehuchten, ils n'ont pas encore réussi à imprégner ces fibres endogènes du cordon postérieur.

Dans d'autres cellules (fig. 146, *D*), le cylindre-axe faisait d'abord un léger détour, puis courait directement en dehors ; il coupait ainsi à travers le faisceau sensitivo-moteur et gagnait le faisceau latéral ou faisceau de la corne postérieure.

Enfin pour quelques autres corpuscules, *E*, peu nombreux d'ailleurs, nous avons pu suivre le cylindre-axe jusqu'au voisinage de la commissure antérieure.

Collatérales afférentes issues du cordon de Burdach.

Le noyau basilaire interne reçoit un grand nombre de collatérales fines, qui sortent de la portion profonde ou antérieure du cordon de Burdach ou de toute formation équivalente. Le plexus formé dans le foyer basilaire par les ramuscules déliés de ces fibres est extrêmement enchevêtré et dense. Les minces collatérales nées sur les tubes longitudinaux de la portion la plus antérieure du cordon postérieur, autrement dit, sur ceux qui ne sont point la continuation des racines sensitives, participent sans doute à ce plexus.

Nous avons vu également quelques fibres terminales sortir de la partie profonde du cordon de Burdach et venir se résoudre en arborisation dans le foyer basilaire. Ces fibres étaient probablement la continuation de tubes des racines postérieures.

Importance anatomo-pathologique de la zone cornu-commissurale.

Nous avons appris tout à l'heure que le foyer basilaire envoie des cylindres-axes au cordon postérieur. Ce fait ne manque pas d'une certaine importance, car il permet de comprendre quelques-uns des résultats obtenus par la méthode anatomo-pathologique. On sait, par exemple, que dans le tabes, la dégénération atteint peu à peu toutes les fibres sensitives du cordon postérieur ; et cependant, il reste dans la partie profonde de ce cordon un champ absolument intact, auquel P. Marie [1] a donné le nom de *zone cornu-commissurale*. Dans certaines myélites causées par la pellagre, etc., par exemple, où les cellules de la corne postérieure seraient lésées, le spectacle changerait du tout au tout : le champ des fibres de la zone cornu-commissurale serait dégénéré, tandis que le reste du cordon postérieur conserverait tous ses tubes en parfait état. P. Marie en conclut que les cylindres-axes ou voies courtes de la zone cornu-commisurale tirent leur origine des cellules de la corne postérieure. Cette conclusion ne nous semble pas correcte ; car, si les cellules de la corne postérieure étaient réellement détruites, ce n'est pas sur cette zone cornu-commissurale que la dégénération devrait principalement porter, mais sur le cordon latéral, et pour préciser, sur la couche limitante latérale de Flechsig, où se rendent l'immense majorité des cylindres-axes sortis de la corne sensitive et de la substance de Rolando. Nous reprendrons ce sujet, quand nous traiterons des racines postérieures.

NOYAU INTERSTITIEL. — On a signalé de divers côtés des cellules nerveuses

1. P. MARIE, Étude comparative des lésions médullaires dans la paralysie générale et dans le tabes. *Gaz. d. Hôpitaux*, 1894. — Sur l'origine exogène ou endogène des lésions du cordon postérieur, étudiées comparativement dans le tabes et la pellagre. *Semaine médicale*, t. XIV, 1894.

dans la substance blanche, à une distance plus ou moins grande des cornes. Cette anomalie de situation qui, en réalité, est un déplacement, n'est point particulière à la moelle, car semblable accident se produit aussi dans d'autres centres, comme le cerveau et le cervelet, ainsi que nous le verrons plus tard.

Les cellules interstitielles ou déplacées de la moelle ont été vues par plusieurs anatomistes, en particulier par Stilling [1] et Sherrington [2]. Ce dernier en a découvert dans différents points des cordons. Il est cependant un endroit dans le cordon latéral où elles sont extrêmement abondantes : c'est dans les cloisons du *processus reticularis* des auteurs, c'est-à-dire, dans les intervalles que laissent entre eux les paquets du faisceau de la corne postérieure. Cette agglomération cellulaire atteint le maximum de son développement au niveau de la moelle cervicale et du bulbe. Elle est si constante et de dimensions telles, que, le nom de *noyau interstitiel* que nous lui avons donné, nous paraît très justifié.

Les cellules de ce foyer sont volumineuses ; elles affectent surtout la forme triangulaire ; leurs longs bras protoplasmiques ondulent entre les paquets de substance blanche, dont ils épousent ainsi les contours. Quelques-unes des dendrites des neurones les plus profonds ou internes gagnent la substance grise immédiatement voisine et se mettent en contact avec les collatérales qui circulent dans la région intermédiaire et le noyau du cordon latéral. Les appendices protoplasmiques des cellules les plus périphériques, se ramifient, au contraire, presque tous dans le noyau interstitiel lui-même. La direction des cylindres-axes est variable : les uns effectuent un parcours énorme à travers une grande partie de la substance grise, pour arriver à la commissure antérieure, s'y engager et pénétrer dans le faisceau commissural du côté opposé ; d'autres vont former un tube de la portion antérieure du cordon latéral ; dans deux cas, nous avons pu suivre le cylindre-axe à l'intérieur de la commissure postérieure, au delà de la ligne médiane (fig. 147, E, a) ; enfin, nous avons trouvé aussi des axones funiculaires bilatéraux. Celui de la cellule, D, dans la figure 141, se rendait à la commissure antérieure et par là au faisceau commissural du côté opposé ; il envoyait, en outre, une branche à la portion du cordon latéral, que nous avons appelée faisceau de la corne postérieure.

Le noyau interstitiel reçoit ses collatérales des paquets du faisceau de la corne postérieure. Il reçoit aussi des collatérales sensitives directes ; celles-ci pénètrent par derrière, c'est-à-dire à travers la base de la corne postérieure. Elles sont plus développées dans le bulbe, où nous les avons étudiées plus particulièrement [3].

SOMMET ET PORTION BASILAIRE EXTERNE DE LA CORNE POSTÉRIEURE. — Macroscopiquement, on peut séparer ces deux régions sans aucune difficulté.

1. B. STILLING, Ueber medulla oblongata. Erlangen, 1843.
2. Cl. S. SHERRINGTON, On outlying nerve-cells in the mamalian spinal cord. *Philosoph. Transact. of the Roy. Soc.*, CLXXXI, 1890.
3. CAJAL, Nueva contribución al estudio del bulbo raquídeo. *Rev. trim. microg.*, fasc. 2, junio, 1897.

Mais, au point de vue histologique, il vaut mieux les joindre dans une même description, en raison de l'identité de leur structure et de la destination semblable des cylindres-axes émis par leurs cellules [1].

Les neurones de la corne postérieure sont triangulaires ou étoilés; on peut les distinguer, sous le rapport de la taille, en neurones géants et neurones moyens.

Les neurones moyens sont les plus nombreux; ils occupent toute la surface de la base et de la tête de la corne postérieure, qu'ils couvrent de leurs appendices dendritiques, extrêmement velus. L'orientation des den-

Neurones moyens.

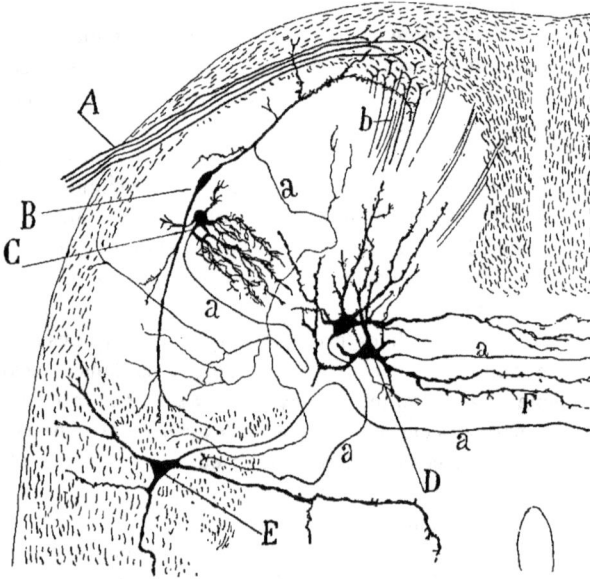

Fig. 147. — Quelques cellules de la corne postérieure; embryon de poulet au 15e jour de l'incubation. Méthode de Golgi.

A, racine postérieure; — B, C, cellules de la substance de Rolando, dont la première est transversale; — D, cellule de la corne postérieure, dont le cylindre-axe se rend à la commissure postérieure; — E, cellule du noyau interstitiel à cylindre-axe commissural postérieur; — F, commissure protoplasmique postérieure.

drites permet de les classer en postérieures, internes, antérieures et externes.

Les appendices postérieurs se portent en arrière, au nombre de deux ou trois; ils se dichotomisent une ou deux fois dans la tête de la corne postérieure et envahissent souvent le territoire de la substance de Rolando; ils se terminent en se ramifiant soit dans un lobule de cette substance, soit le long

Appendices dendritiques :

1o Postérieurs.

1. Nous comprenons dans cette région, les *cellules moyennes* de Waldeyer, les neurones isolés et le *foyer basilaire postérieur* d'autres auteurs. Nous les réunissons, parce qu'il est impossible de trouver entre ces divers groupes, dans les moelles adulte et embryonnaire, des limites nettes ou des caractères morphologiques spéciaux à leurs éléments.

et à l'intérieur des plans de collatérales sensitives qui traversent également cette substance. Ces rapports sont intéressants : ils apprennent que les cellules de la corne postérieure recueillent l'onde sensitive non seulement par leur corps, mais aussi par leurs expansions postérieures ; il pourrait se faire, en outre, que les collatérales sensitives, articulées avec ces deux parties de l'appareil protoplasmique, fussent différentes (fig. 121, A).

2°. Internes. Les branches dendritiques internes ne semblent pas, dans un grand nombre de cellules, dépasser les limites de la corne postérieure ; dans d'autres, au contraire, on les voit traverser la ligne médiane, habituellement dans le plan postérieur de la commissure grise, pour se ramifier dans le segment interne de la corne postérieure du côté opposé (fig. 147, F). Le passage de ces dendrites sur la ligne médiane produit une *commissure protoplasmique postérieure*, que nous avons été le premier à mentionner dans nos études sur le système nerveux des reptiles. Cl. Sala en a confirmé l'existence chez les batraciens, et nous-même l'avons retrouvée chez les oiseaux et les mammifères. Grâce à cette commissure, les neurones de la corne postérieure d'un côté peuvent entrer en relation avec les collatérales sensitives de l'autre.

3°. Anté-rieurs et exter-nes. Les appendices protoplasmiques antérieurs parviennent jusqu'à la substance grise intermédiaire ; ils se ramifient parfois. Les appendices externes, enfin, contournent souvent le bord externe de la substance de Rolando ou pénètrent dans le noyau interstitiel du cordon latéral.

Neurones géants. Le *type cellulaire géant* n'a été bien étudié par nous que chez les oiseaux [1]. Il se caractérise tout naturellement par sa grande taille et aussi par la grosseur et la longueur de ses expansions dendritiques. Les expansions postérieures traversent toute l'étendue de la substance de Rolando et se dichotomisent sur sa limite postérieure ; les antérieures franchissent la commissure dorsale et parviennent jusqu'au centre de la corne antérieure du côté opposé (fig. 148, B).

Cylindres-axes des deux sortes de neu-rones. Les cylindres-axes des cellules de la corne postérieure, quel qu'en soit le type, sont de diamètre différent. Ils partent tantôt du corps, tantôt d'une dendrite antérieure ou externe et décrivent souvent à l'intérieur même de la corne sensitive une courbe à concavité tournée en dehors. Ils donnent presque toujours quelques collatérales à cette corne ; certains d'entre eux émettent deux de ces fibres, ramifiées, l'une dans la tête et l'autre dans la base.

1°. Axones allant au fais-ceau de la corne posté-rieure. On connaît parfaitement aujourd'hui la destination du cylindre-axe des cellules de la corne postérieure, grâce à la précision avec laquelle on peut suivre son itinéraire dans les préparations de moelle embryonnaire imprégnée au chromate d'argent. Nous avons démontré que dans la grande majorité des cas, et cela aussi bien chez les oiseaux que chez les mammifères, ce cylindre-axe se porte en avant, puis en dehors pour se jeter dans la couche limitante du cordon latéral. La fixité de ce rapport nous a déterminé à

1. CAJAL, La structure fine de la moelle épinière. *Atlas der pathologischen Histologie des Nervensystems.* Heft. IV, Berlin, 1895.

donner à cette région le nom de *faisceau ou cordon de la corne postérieure* (figs. 147 et 148). Dans ce faisceau, le cylindre-axe forme un ou deux tubes longitudinaux, suivant qu'il s'infléchit purement et simplement ou se bifurque.

En dehors des cylindres-axes que nous venons de voir aller en nombre considérable au cordon latéral, il en existe quelques autres qui se rendent à la commissure antérieure. Dans leur marche en avant, ces cylindres-axes fournissent des collatérales à la corne postérieure même. Edinger [1] avait déjà signalé l'existence de ces cylindres-axes commissuraux, mais il n'avait

2° Axones allant à la commissure antérieure.

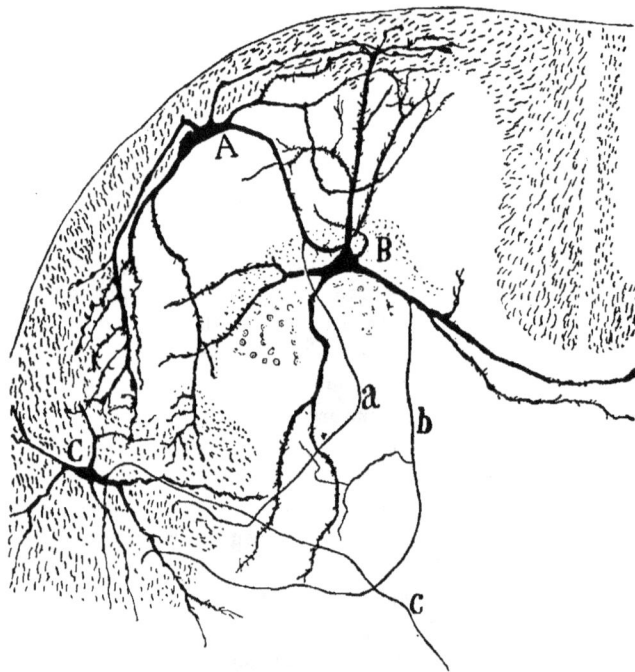

Fig. 148. — Cellules de la corne postérieure ; embryon de poulet au 19ᵉ jour de l'incubation. Méthode de Golgi.

A, grosse cellule marginale ; — B, cellule géante du centre de la corne postérieure ; — C, cellule du noyau interstitiel ; — a, b, c, cylindres-axes.

pu en fixer ni l'origine ni la nature, en raison de l'emploi exclusif qu'il faisait des méthodes de coloration de la myéline. Cl. Sala [2] en a constaté la présence chez les batraciens. Quant à l'homme, Lenhossék [3] prétend que ces longs axones commissuraux ne se trouvent pas chez lui. C'est là un jugement quelque peu prématuré, oserions-nous dire ; car, on n'a vraiment pas

1. Edinger, Vergleichend entwickelungsgeschichtliche und anatomische Studien im Bereiche des Centralnervensystems. *Anat. Anzeiger*, 1889.
2. Cl. Sala, Estructura de la médula espinal de los batracios. Barcelona, 1892.
3. Lenhossék, Der feinere Bau des Nervensystems etc. 2 Aufl., Berlin, 1895.

poussé encore assez loin l'étude de la moelle embryonnaire humaine pour décider de la nature et de la destination de toutes les fibres qui naissent dans la corne postérieure.

3° Axones allant au cordon postérieur.

Deux ou trois fois, nous avons rencontré des cellules de cette corne, dont le cylindre-axe se dirigeait vers la portion profonde ou antérieure du cordon postérieur et y entrait. Les corpuscules de ce genre nous semblent être fort rares dans le centre et la partie principale ou basilaire externe de la corne postérieure ; elles sont au contraire relativement abondantes, ainsi que nous l'avons rapporté plus haut, dans le noyau basilaire interne.

Cellules plurifuniculaires.

Enfin, la corne postérieure est particulièrement riche en cellules à cylindre-axe plurifuniculaire ou complexe, du type uni- et bi-latéral. Nous nous en sommes occupé précédemment (figs. 140 et 141).

Noyau commissural postérieur. — On rencontre dans les segments lombaire et cervical de la moelle, dans le centre de la commissure postérieure et sur la ligne médiane, une multitude de cellules nerveuses, ordinairement de moyenne ou petite taille. Ces corpuscules, fusiformes ou triangulaires et disposés irrégulièrement, lancent leurs expansions en tous sens, mais plutôt dans le sens antéro-postérieur. Beaucoup de ces dendrites passent le raphé et collaborent à la formation de la commissure protoplasmique postérieure. Ce foyer existe aussi dans la région dorsale ; mais il y est très diminué et ne contient plus qu'un petit nombre de cellules répandues entre les deux colonnes de Clarke, en avant et en arrière d'elles.

Son siège dans les segments cervical et lombaire.

Connexions des cellules.

Les cellules du noyau commissural postérieur semblent entrer en contact avec les ramifications axiles de la commissure grise, dont les plans antérieur et moyen sont, comme on l'a déjà appris, formés par des collatérales du cordon latéral.

Axone encore mal connu.

Nous ne pouvons dire que peu de chose du cylindre-axe. Dans quelques neurones, nous l'avons suivi jusqu'au faisceau de la corne postérieure, dans le cordon latéral. Mais dans beaucoup d'autres, il nous a été impossible d'en reconnaître tout le parcours, tant il est sinueux.

Faible développement de ce noyau chez l'adulte ; cause probable.

Le noyau commissural postérieur n'est bien développé que chez les embryons et les animaux nouveau-nés, car chez l'adulte il ne renferme qu'un très petit nombre de cellules et semble même faire complètement défaut dans certaines régions de la moelle humaine. Ce fait singulier pourrait s'expliquer, avec une très grande vraisemblance, par une émigration de ses cellules dans le noyau basilaire interne de la corne postérieure ou dans la substance grise intermédiaire, lorsque l'animal devient adulte.

Substance gélatineuse de Rolando. — Lorsqu'on examine ce district de la moelle dans des préparations colorées au carmin ou à l'hématoxyline et provenant de pièces durcies au bichromate, on le voit apparaître sous la forme d'un limbe transparent, finement granuleux, semé de noyaux et traversé d'arrière en avant par de nombreux paquets de fibres myélinisées. De la structure cachée sous cet aspect granuleux, il est impossible d'en rien savoir par ces préparations. Aussi, ne faut-il nullement être surpris de la multitude d'opinions émises par les savants sur la nature de cette substance.

Son aspect énigmatique dans les préparations ordinaires, est éclairé par la méthode de Golgi.

La méthode de Golgi, convenablement appliquée, a mis fin, par bonheur, à toutes les divergences, en montrant comment était constitué en réalité ce territoire, resté si longtemps énigmatique.

Le premier anatomiste qui distingua de la corne postérieure cette région particulière fut Rolando [1], dont elle porte le nom ; il la qualifiait de substance molle et d'aspect plus gélatineux que le reste de la corne sensitive. Clarke [2], Lissauer [3] et Waldeyer [4] en étudièrent avec soin la forme et la disposition topographique. Les deux derniers de ces histologistes eurent le mérite de diviser la substance de Rolando en deux zones : l'une antérieure ou substance gélatineuse proprement dite, l'autre postérieure, formée de la couche ou limbe marginal. Cette portion, que Waldeyer appelle *couche zonale* de la corne postérieure, et Lissauer *zone spongieuse* de la substance gélatineuse, est une mince coiffe de substance grise ordinaire, qui renferme de grosses cellules et sépare le cordon postérieur de la substance gélatineuse vraie.

Au point de vue de la structure, nous venons de dire l'anarchie des opinions qui régnaient ; chaque observateur en professait une, en propre. Il n'en pouvait être autrement, si l'on songe à l'insuffisance des données fournies par les méthodes en usage. Rapportons quelques-unes de ces manières de voir.

Kölliker [5], Gierke [6], H. Virchow [7] et Waldeyer étaient d'avis que la substance gélatineuse renferme des cellules nerveuses ; mais quelle était la forme de leurs prolongements dendritiques ? possédaient-elles un cylindre-axe ? quel était le caractère de ce dernier ? autant de questions insolubles pour eux, à cause de l'emploi qu'ils faisaient des techniques histologiques ordinaires. D'autres anatomistes, tels que Gerlach [8] et Bechterew [9], considéraient cette substance comme un amas de cellules névrogliques ; d'autres, et parmi eux Corning [10] et Lachi [11], croyaient qu'elle était formée de corpuscules nerveux, procédant de l'épithélium primordial mais restés à l'état embryonnaire. Lenhossék [12], de son côté, la supposait de nature franchement épithéliale ; c'était, pour lui, une agglomération de cellules épendymaires, ayant pour but de donner de la solidité et de la résistance à la partie postérieure de la moelle.

Opinions et découvertes relatives à la constitution de la substance gélatineuse.

1. S. Rolando, Ricerche anatomiche sulla struttura del midollo spinale. Torino, 1824.

2. Clarke, Further researches on the grey substance of the spinal cord. *Philosoph. Transact. of the Roy. Soc.*, 1859.

3. Lissauer, Beitrag zum Faserverlauf im Hinterhorn des menschlichen Rückenmarkes, etc. *Arch. f. Psychiatrie*, Bd. XVII, 1886.

4. Waldeyer, Das Gorilla-Rückenmarck. *Abhandl. d. Kaiserl. Akad. d. Wissensch. zu Berlin*, 1888.

5. Kölliker, Handbuch der Gewebelehre des Menschen. 1 Aufl., 1867.

6. Gierke, Die Stützsubstanz des Centralnervensystems. *Arch. f. mikrosk. Anat.*, Bd. XXVI, 1886.

7. H. Virchow, Ueber Zellen in der Substantia gelatinosa Rolandi. *Neurol. Centralbl.*, Bd. VI, 1887.

8. Gerlach, Rückenmark, in *Stricker's Handbuch*, 1871.

9. Bechterew, Ueber einen besonderen Bestandtheil der Lendenstränge des Rückenmarkes. *Arch. f. Anat. u. Physiol.*, Anat. Abtheil., 1886.

10. Corning, Ueber die Entwickelung der Substantia gelatinosa Rolandi beim Kaninchen. *Arch. f. mikrosk. Anat.*, Bd. XXXV, 1888.

11. Lachi, Sull' origine della sostanza gelatinosa di Rolando. *Atti dell' Acad. med., chirurg. di Peruggia*, vol. 1, 1889.

12. Lenhossék, Untersuchungen über die Entwickelung der Markscheide, etc. im Rückenmarke der Maus. *Arch. f. mikrosk. Anat.*, Bd. XXXV, 1889.

Toutes ces conceptions mal fondées perdirent toute importance quand Golgi [1] démontra, enfin, à l'aide de sa méthode, le caractère nerveux des cellules de la substance de Rolando. Il y découvrit ses deux types cellulaires classiques, mais n'en précisa ni la morphologie ni la situation ; il ne détermina pas davantage la destination de leurs cylindres-axes. Nos recherches [2] sur les embryons d'oiseaux et de mammifères nous permirent de combler ces lacunes et de faire connaître, en outre, un certain nombre de détails. Parmi eux, nous citerons le fait essentiel suivant : la plupart des petites cellules de la substance gélatineuse sont des neurones funiculaires dont le cylindre-axe se rend principalement au cordon de la corne postérieure. Les résultats de nos travaux ont d'ailleurs été confirmés, dans leur ensemble, par les observations de Cl. Sala [3] et Lenhossék [4].

Division de la substance de Rolando.

Pour étudier convenablement la substance de Rolando, il faut, à l'exemple de Waldeyer, y distinguer deux zones concentriques : la substance de Rolando proprement dite et la zone marginale de Waldeyer.

SUBSTANCE DE ROLANDO PROPREMENT DITE. — Elle est composée de collatérales de passage, de collatérales propres, de cellules nerveuses extrêmement petites et de corpuscules névrogliques. Nous allons passer en revue les principaux de ces éléments.

Collatérales de passage. — Il faut entendre sous ce nom les fibres groupées en petits faisceaux qui, nous l'avons dit maintes fois déjà, traversent la substance de Rolando d'arrière en avant, pour se distribuer dans divers territoires de la substance grise de la moelle. Deux ou trois de ces faisceaux attirent spécialement l'attention par leur plus gros volume et leur direction oblique à travers le tiers interne de la substance de Rolando ; ils constituent le système des *collatérales sensitivo-motrices.* Tous ces faisceaux découpent la substance que nous étudions en petits lobes ou segments méridiens, d'épaisseur inégale. C'est à l'intérieur de ces segments que les cellules nerveuses se trouvent réunies.

Elles partagent la substance de Rolando en lobules cellulaires.

Cellules. — Elles sont d'une taille fort réduite et constituent les plus petits neurones de la moelle épinière. Elles possèdent un corps triangulaire, fusiforme ou piriforme et se laissent aisément reconnaître au nombre considérable de leurs fines dendrites. Les ramifications de celles-ci ont un aspect tomenteux et un parcours extrêmement tortueux, qui est on ne peut plus caractéristique. Les dendrites et leur ramure s'entremêlent et s'entrecroisent en si grande abondance dans chaque lobule, qu'elles y forment un plexus protoplasmique d'une extraordinaire complication. C'est ce plexus d'expansions délicates, sectionnées pour la plupart transversalement dans les

1. GOLGI, *Anat. Anzeiger*, nos 14 et 15, 1890.

2. CAJAL, Nuevas observaciones sobre la estructura de la médula espinal de los mamíferos. Barcelona, abril, 1890. — Pequeñas contribuciones, etc. : La substancia gelatinosa de Rolando, Barcelona, agosto, 1891. — Los ganglios y plexos nerviosos del intestino y pequeñas adiciones á nuestros trabajos sobre la médula y simpático. Madrid, 1896, p. 41. — L'anatomie fine de la moelle épinière. *Atlas der pathologischen Anatomie des Nervensystems*, Liefer. IV, Berlin, 1895 (pl. IV et V).

3. Cl. SALA, Estructura de la médula espinal de los batracios. Barcelona, Febr., 1892.

4. LENHOSSÉK, Der feinere Bau des Nervensystems. 2 Aufl., Berlin, 1895.

coupes fines, qui donne à la substance gélatineuse colorée par le carmin ou l'hématoxyline cet aspect finement granuleux ou plexiforme dont les interprétations ont été si multipliées, ainsi que nous l'avons vu plus haut.

C'est aussi ce plexus qui, par son enchevêtrement extrême, dans la moelle adulte, a empêché, pendant longtemps, et même malgré l'emploi de la méthode de Golgi, de connaître la morphologie des cellules de Rolando et le cours de leur cylindre-axe. Pour tourner cette difficulté et mieux encore pour l'écarter entièrement, il faut, ainsi que nous l'avons fait, s'adresser à la moelle d'embryons et choisir une époque où les cellules, encore à leurs débuts, présentent une forme simple et un cylindre-axe relativement épais et presque dépourvu de détours. Ces conditions, nous les trouvons réunies dans la moelle de l'embryon du poulet du cinquième au dixième jour de l'incubation et dans celle de fœtus très jeunes de mammifères. Chez ceux-ci, le moment de la naissance est déjà trop tardif pour une étude profitable des cellules de la substance de Rolando, car, chez le chat, la souris ou le rat nouveau-nés, le trajet du cylindre-axe offre déjà une telle complication qu'il est extrêmement difficile de le suivre dans sa totalité.

Afin de donner un aperçu de tous les détails des cellules de Rolando, nous en avons reproduit sur la figure 149 un certain nombre, qui proviennent de l'embryon de poulet âgé de dix jours. On remarque tout de suite que la plupart de ces neurones sont fusiformes et que presque toutes leurs dendrites se portent soit en arrière, soit en avant. Quelques-unes de ces dernières gagnent la substance blanche du cordon postérieur et s'y terminent par des globules. Il existe, pourtant, des cellules franchement étoilées, où les expansions dendritiques rayonnent en tous sens, mais plus particulièrement dans la direction antéro-postérieure.

Aspect des neurones chez le poulet au 10e jour de l'incubation.

Si, au lieu d'embryons du septième au dixième jour de l'incubation, on étudie ceux du dix-septième au dix-neuvième, ou bien si l'on s'adresse à des mammifères nouveau-nés, on s'aperçoit que l'aspect des cellules de la substance de Rolando, tel que nous venons de le décrire, a beaucoup changé. Le nombre des dendrites s'est considérablement accru; par contre, quantité d'entre elles se sont rétractées et n'atteignent plus la substance blanche; elles restent enfermées dans les limites du lobule qui contient leur cellule d'origine. On retrouve encore dans chaque neurone des dendrites disposées généralement en deux faisceaux, l'un antérieur, l'autre postérieur; mais leur aspect n'est plus le même; elles sont maintenant couvertes d'une multitude de petits filaments. On voit que, par l'abondance, la gracilité et le duvet de leurs prolongements, les cellules de la substance de Rolando ressemblent fort aux corpuscules névrogliques de la substance grise (fig. 152).

Malgré leur entrelacement intime et leur distribution, en apparence arbitraire, on peut classer les cellules de la substance de Rolando, d'après leur position et leur forme, en deux types : 1° *les cellules limitrophes*, situées en arrière, au contact de la zone marginale de Waldeyer; elles ont, pour les caractériser, d'une part un corps ovoïde, piriforme ou semi-lunaire et d'autre part des expansions dendritiques, uniquement orientées en avant ou latéralement et groupées souvent en un bouquet postéro-antérieur (fig. 152, *C,F,I*);

Classification : cellules limitrophes, centrales, et transversales.

2° *les cellules centrales et antérieures*, fusiformes ou étoilées, pour la plupart et disposées dans des plans méridiens ; elles présentent fréquemment les deux panaches protoplasmiques antérieurs et postérieurs, dont nous avons parlé (fig. 152, *D, G, H*).

Parmi les cellules centrales, il en est quesques-unes de frappantes par leur direction transversale ou oblique et leur forme nettement en fuseau (fig. 152, *B*). Cette orientation et la longueur des appendices polaires permettent à ces cellules d'entrer en relation, au moyen de leurs branches protoplasmiques, avec deux ou plusieurs lobules distants de la substance de Rolando. Pour abréger, nous appellerons ces éléments : *corpuscules transversaux.*

Il est nécessaire, pour compléter notre connaissance de la morphologie

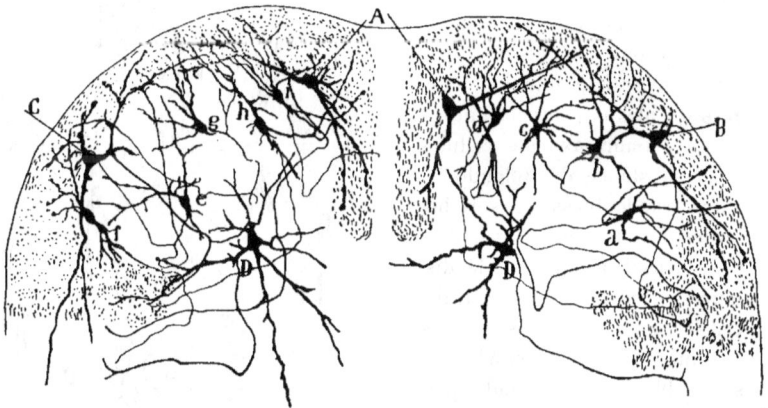

FIG. 149. — Cellules de la substance de Rolando ; embryon de poulet au 10ᵉ jour de l'incubation. Méthode de Golgi.

A, B, C, grosses cellules de la zone marginale ; — D, cellules du centre de la corne postérieure ; — *a, b,* cellules dont le cylindre-axe se rend au faisceau de la corne postérieure ; — *c,* neurone dont le cylindre-axe va au cordon postérieur ; — *e,* cellule émettant un cylindre-axe bifurqué en deux fibres du cordon postérieur ; — *f,* cellule dont le cylindre-axe se porte au faisceau du cordon postérieur ; — *g,* cellule envoyant son cylindre-axe au cordon postérieur ; — *h,* cellule dont le cylindre-axe va au faisceau du cordon postérieur ; — *i,* neurone donnant son cylindre-axe au cordon postérieur. — Les fibres en rouge sont cylindre-axiles.

Aspect des cellules dans les coupes longitudinales. des cellules rolandiques, d'examiner encore des coupes longitudinales de moelle. Pourvu que ces coupes soient tangentielles ou obliques et qu'elles portent sur la moelle de mammifères nouveau-nés, (chez qui, soit dit en passant, les cellules de la substance de Rolando ont presque atteint leur modelé définitif), on verra que ces neurones se rangent en séries verticales, séparées par les paquets des collatérales de passage, formant cloisons (fig. 150, *C*).

Chaque série est constituée uniquement par les éléments d'un seul et même lobule. Les cellules elles-mêmes paraissent, dans ces coupes, aplaties transversalement et pourvues d'une foule d'expansions dendritiques, les unes ascendantes, les autres descendantes. La prédominance de ces expan-

sions sur celles qui se portent en avant et en arrière nous apprend qu'en
réalité la plupart des cellules rolandiques sont allongées dans le sens vertical
et non pas radialement, comme les coupes transversales le donnaient à
croire. Les prolongements pro-
toplasmiques verticaux restent
exactement confinés dans le territoire de la série cellulaire qui
les a produits ; ils y forment un
plexus dendritique longitudinal
continu. On ne s'étonnera donc
plus maintenant que les collatérales de la substance de Rolando
cheminent, elles aussi, dans une
direction longitudinale ; c'est
pour elles un pur phénomène
d'adaptation, nécessitée par
l'exercice de leur fonction à l'é-
gard du plexus protoplasmique.

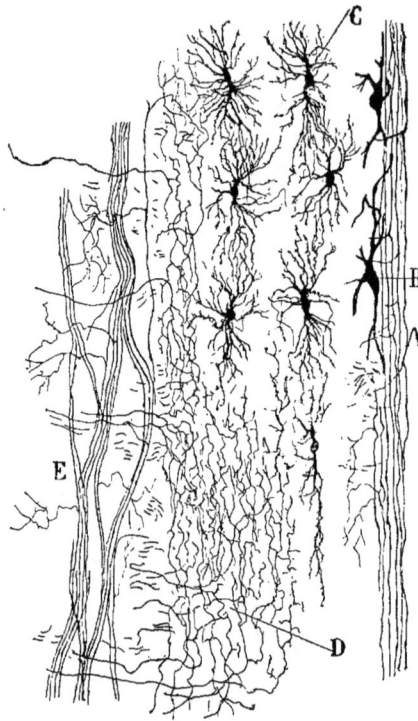

Les prolongements pro-

Le cylindre-axe des cellules
de la substance de Rolando est
d'une grande finesse ; il sort habituellement d'une grosse dendrite, parfois à une grande distance du corps cellulaire. Il décrit de grands circuits caractéristiques avant d'arriver à la substance blanche et se montre particulièrement tortueux dans son
parcours initial. C'est à cela qu'il
faut attribuer le retard qu'on a
mis à découvrir sa destination.
Dans les cellules limitrophes,
l'axone se dirige, ordinairement,
d'abord le long de la frontière
postérieure de la substance rolandique vraie, puis d'arrière en
avant. Dans les cellules centrales, son itinéraire est, au contraire, très variable ; de grandes

*Cylindre-
axe très fin,
et très sinueux*

Fig. 150. — Coupe verticale antéro-postérieure
et un peu oblique en dehors de la substance
de Rolando et de la tête de la corne postérieure ; chien nouveau-né. Méthode de
Golgi.

A, fibres du cordon postérieur ; — B, cellules limitrophes de la substance de Rolando ; — C. cellules
centrales de la substance de Rolando ; — D, plexus
longitudinal formé par les collatérales de la tête
de la corne postérieure ; — E. fibres longitudinales,
qui sont probablement des collatérales sensitives
du sommet de la corne postérieure.

flexuosités l'accidentent, en outre, aussi longtemps qu'il reste dans le territoire où il a pris naissance ; d'où, une grande irrégularité de cette portion de
son parcours.

Chez les embryons de poulet très jeunes, c'est-à-dire du cinquième au
neuvième jour de l'incubation, les cylindres-axes des cellules de la substance
de Rolando manquent encore de collatérales ; cette circonstance, jointe à la
brièveté relative des distances à parcourir, fait que l'on peut suivre ces

*Ses collaté-
rales.*

axones dans toute leur étendue. Dans la moelle d'embryons plus âgés, c'est-à-dire du quinzième au dix-neuvième jour, les collatérales se montrent, par contre, d'une façon constante. Elles naissent au nombre d'une, deux ou trois par cylindre-axe, en pleine substance de Rolando, s'y ramifient et s'y terminent sans en sortir ; elles se prolongent parfois jusqu'à la région apicale de la corne postérieure. Quelques-unes de ces collatérales partent du cylindre-axe, sur la frontière antérieure de la substance de Rolando, rétrogradent et pénètrent dans un lobule, où elles se divisent en ramuscules terminaux antéro-postérieurs (fig. 152, *A*).

Cause de la confusion entre les cellules à axone long et court.

Certains cylindres-axes produisent des collatérales presque aussi épaisses qu'eux-mêmes ; il n'est même pas rare qu'ils changent de direction, au point où ils donnent naissance à ces fibres-filles. Quand, parfois, ces dispositions coïncident avec un défaut d'imprégnation de la portion terminale du cylindre-axe, on a alors, sous les yeux une arborisation nerveuse qui a toute l'apparence de celle des neurones à cylindre-axe court. Cela nous conduit à penser que la majeure partie des cellules de ce type, que Golgi et d'autres histologistes ont cru apercevoir dans la corne postérieure des moelles embryonnaires, ne sont que des neurones à cylindre-axe long incomplètement imprégnés. Nous dirons plus : les cellules à cylindre-axe court sont, en réalité, extrêmement rares dans la substance de Rolando, ainsi que nous le montrerons tout à l'heure ; peut-être même ne faut-il pas considérer comme telles le plus grand nombre de celles que l'on y a vues.

Destination des cylindres-axes.

1° Au faisceau de la corne postérieure.

Quelle est la destination du cylindre-axe des cellules de la substance de Rolando ? D'après nos observations sur la moelle d'embryons très jeunes du poulet, nous pouvons affirmer, sans la moindre hésitation, que la très grande majorité de ces cylindres-axes, après un trajet irrégulier et flexueux à travers la substance de Rolando et la tête de la corne postérieure, pénètrent dans cette région du cordon latéral appelée par Flechsig couche limitante et par nous faisceau ou cordon de la corne postérieure (figs. 149 et 152). Presque tous les tubes fins que l'on aperçoit dans ce district du cordon latéral, dans les préparations au Weigert-Pal, correspondent donc, de fait, aux axones de la substance de Rolando. La transformation de ceux-ci en tubes longitudinaux s'effectue de deux façons : par bifurcation, d'où production d'une branche ascendante et d'une branche descendante, et par inflexion, d'où formation d'un tube ascendant ou descendant. C'est l'inflexion qui nous a paru le mode le plus habituel (fig. 152, *A*, *D*, *E*, *F*, *H*).

2° A la zone de Lissauer.

D'autres cylindres-axes, en nombre moindre, décrivant d'abord un arc à concavité tournée en arrière, vont se jeter dans la partie du cordon postérieur, connue sous le nom de zone de Lissauer. Ils y deviennent des tubes longitudinaux dans les mêmes conditions que les précédents (figs. 149, *J*, 151 *D* et 152, *G*, *I*).

3° Au cordon de Burdach.

Quelques-uns, enfin, provenant surtout des cellules enfermées dans les lobules les plus internes, se portent au cordon de Burdach. Les tubes fins, qui en forment la continuation, se trouvent non seulement dans le champ ventral ou cornu-commissural, mais aussi dans l'aire des bifurcations sensitives. D'après ce qui précède, nous pensons que presque tous les petits tubes visibles dans les préparations au Weigert-Pal, au niveau de la zone marginale de Lissauer et des régions du cordon de Burdach qui avoisinent la substance grise, sont la continuation des cylindres-axes des cellules de la substance de Rolando (fig. 149, C, I). Nageotte[1] a d'ailleurs démontré par ses recherches anatomo-pathologiques que la zone de Lissauer n'est pas constituée par des fibres exogènes, comme le croyaient Lissauer et après lui tous les anatomo-pathologistes.

Les neurones à cylindre-axe combiné abondent particulièrement dans cette substance. La figure 149 montre quelques-uns de ceux qui se présentent le plus souvent chez les embryons très peu avancés en âge. De la cellule, e, par exemple, part un cylindre-axe qui se dirige d'abord en avant, puis se divise en deux fibres ; parvenues en des points distants de la zone de Lissauer, celles-ci se bifurquent à leur tour pour se continuer par des tubes longitudinaux. La figure 151 reproduit, en E, une cellule dont le cylindre-axe produisait une fibre pour le faisceau de la corne postérieure dans le cordon latéral, et une autre pour la zone de Lissauer[2].

ZONE MARGINALE DE WALDEYER. — Il existe, avons-nous dit, sur la limite postérieure de la substance de Rolando, un plexus composé de grosses cellules nerveuses et de collatérales du cordon postérieur. Ces dernières

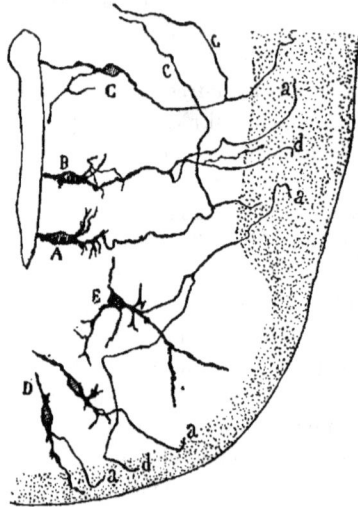

Cellules à cylindre-axe plurifuniculaire; leur grand nombre.

FIG. 151. — Moelle embryonnaire de poulet, au 8e jour de l'incubation. Méthode de Golgi.

D, deux cellules de la substance de Rolando envoyant leur cylindre-axe au cordon postérieur; — E, cellule du centre de la corne postérieure, dont le cylindre-axe bifurqué donne une fibre au cordon postérieur et une autre au cordon latéral.

1. J. NAGEOTTE, Étude anatomique des cordons postérieurs. *Nouv. Iconographie de la Salpêtrière*, 1904.
2. Dans un de nos travaux sur la substance de Rolando, en outre des types cellulaires communs dont le cylindre-axe se porte au cordon latéral ou au cordon postérieur, nous avions décrit des neurones pourvus de deux cylindres-axes qui pénétraient chacun dans un cordon différent. Nous les avions observés sur des moelles de très jeunes embryons de colombe. Depuis lors, nous les avons cherchés en vain sur des embryons plus âgés du même oiseau. Cette disparition nous amène à croire aujourd'hui que ces neurones à double axone constituent une forme très précoce et transitoire des cellules à cylindre-axe bifuniculaire. La transformation s'expliquerait par la création, pendant le développement, d'un pédicule commun aux deux cylindres-axes primitivement séparés ; ce processus serait analogue à celui qui survient dans les cellules des ganglions rachidiens et dans les grains du cervelet. Voir : CAJAL, Pequeñas contribuciones, etc. : La substancia gelatinosa de Rolando, Barcelona, agosto, 1891. — Los ganglios y plexos nerviosos del intestino, etc., y pequeñas adiciones à nuestros trabajos sobre la médula y gran simpático general, p. 41, Madrid, 1893.

ont été déjà étudiées; il nous reste donc à faire connaître les premières.

Cellules marginales. — Ces neurones, que divers auteurs avaient entrevus, mais dont les caractères principaux ont été révélés par nous, sont de gros éléments, triangulaires, fusiformes ou mitraux, pourvus de fortes expansions

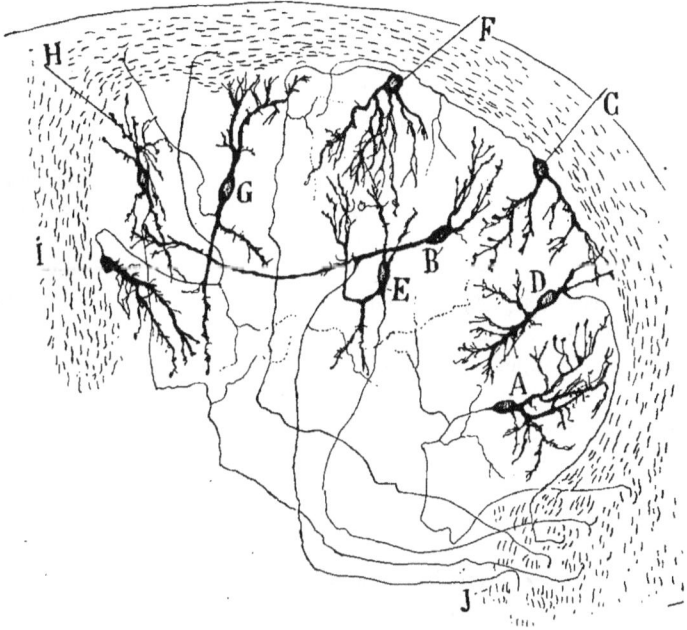

Fig. 152. — Cellules, presque adultes, de la substance de Rolando ; embryon de poulet au 19ᵉ jour de l'incubation. Méthode de Golgi.

A, D, E, cellules fournissant un cylindre-axe au faisceau de la corne postérieure ; — C, F, cellules limitantes, dont le cylindre-axe chemine d'abord dans une direction tangentielle à la substance de Rolando; — B, cellule transversale; — G, I, cellules dont le cylindre-axe se porte au cordon postérieur.

dendritiques. Celles-ci longent la courbure du cordon postérieur et forment une barrière entre ce cordon et la substance de Rolando. Ces neurones sont en petit nombre ; malgré cela, ils ne font jamais défaut ni chez les oiseaux ni chez les mammifères.

Leur répartition est la suivante : absents ou fort rares dans l'aile interne de la substance rolandique, ils existent constamment dans son sommet et deviennent très abondants dans son aile externe, au point d'y former parfois de véritables amas. Quelques-uns s'égarent jusque dans l'épaisseur de la substance blanche voisine et semblent former ainsi comme un prolongement postérieur du noyau interstitiel. En se joignant et s'entrecroisant dans leur propre domaine, les dendrites des cellules marginales constituent un plexus protoplasmique à branches principalement transversales, dont la richesse et la densité décroissent de dehors en dedans.

On peut voir, en *A*, *B*, *C*, sur la figure 149, un certain nombre de cellules marginales dessinées d'après la moelle d'un embryon de poulet au dixième jour de l'incubation. Les expansions en sont grosses, lisses, fortement variqueuses et peu ramifiées ; elles se terminent en pleine substance blanche par des renflements. Tout cela et d'autres détails donnent à ces cellules un aspect général très embryonnaire.

Si l'on veut voir ces neurones en plein développement, il faut recourir à des moelles d'embryons ayant de douze à dix-neuf jours d'incubation. Alors, comme le montre la figure 148, en *A*, les bras protoplasmiques sont plus ramifiés et les extrémités des appendices principaux s'épanouissent en un bouquet de ramuscules épineux, situés en grande partie à l'intérieur de la substance de Rolando. Grâce à ces branches terminales et tangentielles, fort longues, le neurone marginal embrasse tout le contour postérieur de la substance rolandique ; il peut donc, par là, entrer en contact avec la plupart des collatérales marginales sensitives réunies en plexus. Mais il envoie aussi, à l'occasion, quelques dendrites dans la corne postérieure, où elles pénètrent presque perpendiculairement, pour se ramifier dans la portion apicale. Parfois la ou les branches protoplasmiques destinées à la corne sensitive rebroussent chemin après y être parvenues et vont se diviser, en arrière, dans la substance de Rolando ; tel est le cas pour un des appendices dendritiques de la cellule *A*, dans la figure 148.

Connexions des dendrites.

Enfin, nous avons remarqué de temps à autre dans l'embryon de la colombe, que les dendrites tangentielles externes des neurones marginaux externes coupaient transversalement la corne postérieure et allaient participer à la commissure protoplasmique dorsale.

Le cylindre-axe des cellules, dont nous nous occupons, est épais ; il prend naissance presque toujours sur une grosse dendrite, parfois, à grande distance du corps cellulaire (figs. 148, *a* et 149, *A*, *C*), ce qui en rend souvent la découverte difficile. Son itinéraire est variable ; dans certaines cellules, en particulier dans celles qui se trouvent logées dans le bord externe de la substance de Rolando, il côtoie cette substance de dedans en dehors jusqu'au cordon latéral, où il pénètre ; dans la plupart des cas, cependant, il commence par se diriger franchement en avant, traverse ainsi toute la substance de Rolando et la tête de la corne postérieure, où il décrit une courbe à concavité externe ; enfin, il court transversalement jusqu'au cordon latéral. *Quel que soit leur parcours initial, tous les cylindres axes des cellules marginales se continuent par des tubes longitudinaux du faisceau de la corne postérieure ou couche limitante du cordon latéral.* Cette continuation s'opère, en général, par simple inflexion.

Le cylindre-axe va toujours au faisceau de la corne postérieure.

Ces cylindres-axes émettent, durant leur parcours, de rares collatérales, qui s'arborisent dans la substance de Rolando ainsi que dans la tête de la corne postérieure. On ne rencontre ces fibres dérivées que chez les animaux nouveau-nés ou les embryons d'oiseaux presque à terme ; aussi, les figures 148 et 149 n'en contiennent-elles pas, car elles correspondent à des stades trop précoces du développement, c'est-à-dire à des époques où ces collatérales ne se sont pas encore formées.

Ses collatérales rares.

Analogie des cellules marginales avec les cellules déplacées.

Par leur taille, par les caractères de leurs expansions dendritiques, par la destination de leur cylindre-axe, les cellules marginales ressemblent tellement aux neurones de la tête de la corne postérieure, qu'on peut les envisager comme de simples exemplaires déplacés de ces derniers. Considérées ainsi, elles seraient comparables aux éléments déplacés de la rétine et du cervelet, dont nous avons parlé dans la *Partie générale* de cet ouvrage. Peut-être, leur émigration obéit-elle à la loi d'économie d'espace et n'est-elle que la conséquence de l'augmentation du nombre des neurones de la corne sensitive.

Jusqu'à présent, on a trouvé les cellules marginales uniquement chez les batraciens (Sala), chez les oiseaux et chez les mammifères. Il ne serait donc pas surprenant si elles manquaient chez certains vertébrés, comme c'est le cas pour les autres corpuscules déplacés.

Une dernière remarque : c'est dans les cellules marginales que la loi du déplacement d'avant en arrière des neurones funiculaires se vérifie le mieux. On se rappelle que, d'après cette loi énoncée dans le chapitre précédent, la cellule funiculaire est, d'ordinaire, située en arrière du cordon blanc auquel se rend son cylindre-axe.

CELLULES A CYLINDRE-AXE COURT DANS LA MOELLE

Leur rareté extrême dans la moelle.

Golgi a signalé l'existence de nombreuses cellules de ce type dans les deux cornes de la moelle, dans la postérieure, en particulier. Kölliker, Lenhossék et Van Gehuchten semblent aussi les avoir observées. Or, nous avions été surpris, dès nos premières recherches sur la structure de la moelle, de la rareté extrême de ces neurones. Cette surprise, nos observations, à mesure qu'elles se multipliaient, l'ont transformée en quasi-certitude. Aujourd'hui donc, nous avons la conviction qu'il n'existe de cellules à cylindre-axe court ni dans la corne antérieure, ni dans la base et le centre de la corne postérieure. Toutes celles que les auteurs ont rencontrées dans ces régions sont pour nous, purement et simplement, des cellules funiculaires, peut-être des bifuniculaires uni ou bi-latérales, dont l'imprégnation métallique a été complète au niveau de leurs nombreuses collatérales et incomplète au niveau de leur cylindre-axe ou plutôt de la portion terminale de celui-ci.

Leur présence dans la substance de Rolando.

La seule exception que nous fassions est, comme nous l'avons indiqué, pour la substance de Rolando. A force de la fouiller, nous avons fini par y découvrir à peine quelques neurones à cylindre-axe court. Dans l'un, qui provenait de la moelle d'un chien nouveau-né, on voyait un corps, de petite taille, lancer des dendrites en tous sens, mais surtout dans le sens vertical ; il émettait un cylindre-axe fin, qui se résolvait rapidement en une arborisation de rameaux divergents. Dans d'autres cellules, la ramification axile nous a semblé se disposer principalement selon le grande axe de la moelle.

Nous avons déjà fait mention des cellules commissurales à cylindre-axe court, décrites par Golgi et retrouvées récemment par Lenhossék. Nous ne les nions pas, puisque leur existence est affirmée par deux histologistes considérables; mais nous devons dire que, malgré la recherche que nous en avons faite dans un nombre immense de bonnes préparations de moelle colorée par la méthode de Golgi, nous ne les avons jamais vues.

Cellules commissurales à cylindre-axe court ; leur inexistence très probable.

CHAPITRE XV

NEURONES EXTRA-MÉDULLAIRES, MAIS DONT LE CYLINDRE-AXE PÉNÈTRE DANS LA MOELLE

GANGLIONS RACHIDIENS. — CELLULES DE CES GANGLIONS CHEZ LES VERTÉBRÉS SUPÉRIEURS ; TYPE ORDINAIRE, VARIÉTÉS, ARBORISATIONS PÉRICELLULAIRES, STRUCTURE. — LA CELLULE DES GANGLIONS RACHIDIENS CHEZ LES VERTÉBRÉS INFÉRIEURS.

Identité de structure des ganglions rachidiens et crâniens.

Les racines postérieures ou sensitives de la moelle sont constituées par le prolongement interne des cellules unipolaires des ganglions spinaux ; toute racine sensitive, qu'elle soit médullaire ou crânienne, dépend donc toujours d'un ganglion qui est son centre trophique et d'où les courants lui arrivent. Ce ganglion est, pour les racines postérieures de la moelle, intercalé dans leur trajet, avant leur réunion aux racines antérieures.

Il y a quelques années encore, l'identité de structure de tous les ganglions sensitifs, tant spinaux que crâniens, n'était qu'une présomption rendue, il est vrai, extrêmement admissible, grâce surtout aux recherches embryologiques de His. Elle est maintenant une certitude. La preuve matérielle en a été donnée par nous [1] pour le ganglion de Gasser et par Van Gehuchten [2] pour ce même ganglion, pour le plexus gangliforme du vague et le ganglion du glosso-pharyngien. Lenhossék [3] et Retzius [4] ont continué et complété la démonstration, le premier, en faisant entrer le ganglion géniculé du facial dans le plan général, le second, en établissant la bipolarité des cellules du ganglion spinal du limaçon et du ganglion de Scarpa du nerf vestibulaire.

Parties constitutives de la cellule ganglionnaire.

Dans toute cellule de ganglion rachidien, il y a trois organes ou segments conducteurs à considérer : *le corps*, placé dans le ganglion ; *l'expansion centrale ou interne* qui forme la racine postérieure de la moelle et *l'expansion périphérique ou externe* terminée dans la peau ou dans les muqueuses, au moyen d'arborisations libres.

Chacun de ces segments fera l'objet d'un chapitre particulier.

1. CAJAL, Sobre la existencia de bifurcaciones y colaterales en los nervios sensitivos craneales y substancia blanca del cerebro. *Gaceta sanitaria de Barcelona*, 10 de abril, 1891.

2. VAN GEHUCHTEN, Contribution à l'étude des ganglions cérébro-spinaux. Nouvelles recherches sur les ganglions cérébro-spinaux. *La Cellule*, t. VIII, fasc. 2, 1892.

3. LENHOSSÉK, Beiträge zur Histologie des Nervensystems und der Sinnesorgane. Wiesbaden, 1894.

4. RETZIUS, Die Endigungsweise des Gehörnerven. *Biolog. Unters.* Neue Folge, Bd. III, 1892.

GANGLIONS RACHIDIENS ET CRANIENS

Toute coupe longitudinale de ganglion rachidien ou de ses homologues crâniens, les ganglions de Gasser, d'Andersch, le ganglion géniculé du facial, etc., présente, lorsqu'elle est colorée au carmin ou à l'hématoxyline trois régions :

Les trois régions d'un ganglion.

1° Une enveloppe extérieure, formée de tissu conjonctif et en continuité avec le névrilème de la racine postérieure ; 2° une zone épaisse, corticale, constituée, surtout, par les corps des cellules ganglionnaires, et 3° un axe ou région centrale, occupé principalement par des faisceaux de tubes nerveux parallèles les uns aux autres.

De ces trois régions, la plus importante à considérer, tant au point de vue de l'ontogénie qu'à celui de la phylogénie, est la zone centrale. Son aspect change avec la taille du ganglion et l'espèce animale. Ainsi, chez les poissons inférieurs, les cyclostomes, dont les cellules sensitives ganglionnaires affectent la forme bipolaire primitive, il n'existe pas de démarcation bien nette entre cette zone centrale et la zone périphérique ; toutes deux contiennent des corps cellulaires et des paquets de fibres. Mais dès que l'unipolarité fait son apparition dans les ganglions d'animaux appartenant aux classes des batraciens, reptiles, oiseaux et mammifères, la délimitation des deux régions se précise : le corps des cellules ganglionnaires s'installe à la périphérie, laissant la région centrale du ganglion aux tubes nerveux. Chez les vertébrés de faible taille, les corps cellulaires s'amassent d'ordinaire sur un côté du ganglion ; dans ce cas, les cordons des fibres nerveuses ne sont pas strictement axiaux, mais quelque peu excentriques.

Importance onto et phylogénique de la région centrale.

Chez les vertébrés supérieurs, la zone centrale peut offrir deux aspects différents. Chez ceux qui possèdent des ganglions de taille réduite, comme la grenouille, le lézard, la souris, etc., la région centrale presque totalement dépourvue de cellules nerveuses se trouve occupée surtout par un gros faisceau de tubes à myéline en continuité avec la racine postérieure. Mais pour les vertébrés supérieurs à ganglions volumineux, épais, tels que l'homme, le bœuf, le chien, le lapin, etc., la localisation des cellules et des tubes n'est pas si exclusive. La masse des corps cellulaires siège bien ici à la périphérie et l'axe est bien le lieu de quantités de faisceaux nerveux disposés en plexus ; mais entre ces faisceaux, entre les mailles de leur plexus, sont encore logées, en îlots plus ou moins allongés, des cellules nerveuses.

Voilà pour le point de vue topographique et phylogénique. Quant à l'ontogénie des cellules ganglionnaires, à la raison d'être de leur unipolarité chez les vertébrés supérieurs, nous avons essayé de nous en expliquer l'apparition par des lois utilitaires dans la *Partie générale* de l'ouvrage. Nous y disions que l'établissement d'une voie directe, au centre du ganglion pouvait avoir pour résultat d'accroître la rapidité de transmission de l'excitation sensitive venue de l'extérieur. Pour qu'une telle voie plus rapide se constitue, il faut de toute nécessité que les corps des cellules émigrent à

Lois économiques de sa formation.

la périphérie du ganglion. Mais cette émigration doit, elle aussi, avoir une limite et cette limite pourrait fort bien être imposée par la dépense excessive en protoplasma conducteur, qu'exigerait une trop grande longueur du tronc principal du neurone sensitif. En effet, lorsque le nombre des cellules d'un ganglion est petit, l'allongement du tronc principal de chacune des cellules n'atteint, lui aussi, que de faibles proportions et il n'y a, par suite, aucun inconvénient sérieux à ce que tous les corps des cellules se disposent à la périphérie du ganglion. Mais l'inconvénient deviendrait grave et la loi

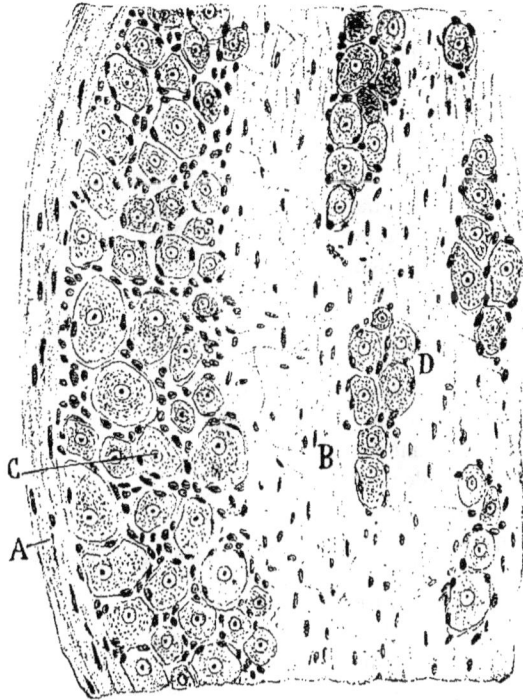

Fig. 153. — Coupe longitudinale d'un ganglion rachidien de chat. Méthode de Nissl.

A, capsule conjonctive; — B, substance blanche; — C. écorce formée par des cellules ganglionnaires; — D, groupes cellulaires centraux.

d'économie de substance protoplasmique se trouverait lésée dans une trop grande mesure, si les corps cellulaires abandonnaient complètement la région centrale aux tubes nerveux, dans les ganglions où les cellules sont très abondantes, comme, par exemple, dans les gros ganglions des mammifères; car, par suite de cette émigration, le tronc principal des cellules prendrait une trop grande longueur. Entre une dépense excessive de protoplasma conducteur et une trop lente transmission des courants, ou, si l'on aime mieux, entre l'économie de protoplasma et une accélération des courants, il semble s'être établi, en ce cas et de par l'évolution, une sorte de transaction, un compromis, qui est le suivant : De nombreux amas

linéaires de cellules se logent suivant le grand axe du ganglion, entre les
faisceaux tubuleux centraux. Les fibres de ces faisceaux, obligées de
contourner les amas cellulaires, s'allongent il est vrai ; mais qu'est-ce que
cet infime allongement, comparé à l'énorme économie apportée au trajet
des troncs principaux engendrés par les cellules de ces amas intercalaires !

LA CELLULE DES GANGLIONS RACHIDIENS CHEZ LES VERTÉBRÉS SUPÉRIEURS

Cellule sensitive ordinaire. — Lorsqu'on étudie des coupes de ganglions
colorées à l'hématoxyline, à la thionine ou par tout autre pigment, on voit
que le volume des cellules
offre une grande diversité.
Certaines sont de taille considérable ; car leur diamètre
oscille entre 6 et 12 centièmes
de millimètre, comme dans les
ganglions spinaux du chien.
D'autres, chez le même animal, par exemple, sont de dimensions relativement fort réduites et n'atteignent guère
plus de 14 à 30 μ de diamètre. Entre ces extrêmes, il
existe, bien entendu, de nombreux intermédiaires. Toutes
ces cellules, quelle que soit
leur taille, sont mêlées les
unes aux autres, sans ordre,
sans distribution particulière
même, sauf dans certains
amas cellulaires qui renferment en nombre prédominant

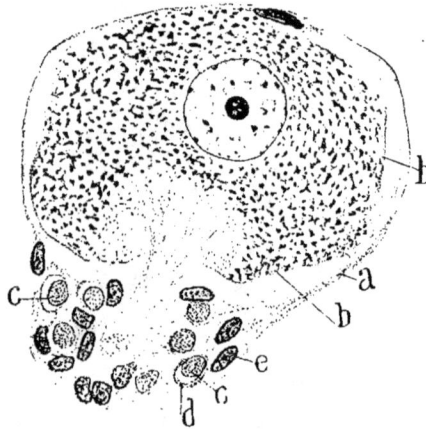

FIG. 154. — Cellule ganglionnaire rachidienne ; chat
adulte. Hématoxyline de Delafield avec coloration
progressive.

a, capsule ; — b, enveloppe fondamentale de la cellule ;
— c, cylindre-axe sectionné transversalement au niveau des sinuosités du glomérule ; — d, enveloppe adventice du cylindre-axe ; — e, noyaux du glomérule.

des neurones soit de grande, soit de petite taille. Notons que dans les
ganglions rachidiens, le diamètre de l'expansion principale est proportionnel
au volume des cellules ; il est grand, par suite, pour les neurones à corps
volumineux et petit pour ceux dont le corps est de faible dimension.

Forme. — Dans les coupes fines, la plupart des cellules des ganglions se présentent
sous la forme d'une sphère plus ou moins irrégulière ; mais il ne manque
pas de cellules ayant un autre aspect. Il en est, par exemple, de semi-sphé-
riques, de piriformes et même de semi-lunaires. Parfois le protoplasma,
contracté à l'intérieur de la capsule, affecte une apparence étoilée. Mais
cette disposition bien figurée par Ranvier n'a rien que d'artificiel ; elle est
due à l'action altérante des réactifs.

L'excavation glomérulaire. — Pour mettre en relief, de façon précise, la forme normale du neurone
sensitif, il faut, de toute nécessité, recourir à des méthodes qui colorent

intensément le corps cellulaire ; aux méthodes de Golgi et d'Ehrlich, par exemple. Dans les préparations imprégnées d'après ces procédés, on remarque fréquemment dans la région d'origine de l'expansion principale, une excavation, notre excavation glomérulaire [1], ou une facette plane dont le centre ou, peut-être même plus souvent, le contour est le point de départ de l'axone. Cette dépression, observée déjà par Retzius et par Lenhossék chez la grenouille, est sans doute destinée à loger le glomérule du tronc cylindre-axile, comme nous le verrons plus loin. On peut voir sur la figure 154 la dépression propre aux cellules sensitives ; les noyaux de la capsule sont plus nombreux à son niveau. Cette excavation apparaît de façon encore plus démonstrative dans les figures 156 et 157, où sont représentées des portions de préparations effectuées par la méthode d'Ehrlich.

Sa constitution, son endothélium.

Capsule péricellulaire (fig. 154, *a*). — Autour du corps, on aperçoit une membrane épaisse, d'aspect fibrillaire, parsemée de noyaux aplatis. Cette capsule (elle se continuerait, d'après Lenhossék, avec la gaine de Henle de l'expansion principale) est un composé de deux couches. L'extérieure, vaguement fibrillaire et quelque peu avide de couleurs aniliques acides, telles que fuchsine picrique de V. Gieson, indigo picrique de Cajal, est probablement formée de filaments collagènes très fins, disposés en plexus irréguliers. L'intérieure, finement granuleuse, est constituée, comme l'ont montré Schwalbe [2], Lenhossék [3] et Dogiel, par une rangée de corpuscules endothéliaux extrêmement ténus. D'après les observations de Lenhossék, le ciment interstitiel de ces cellules endothéliales se colore en noir par le nitrate d'argent et dessine, de la sorte, des champs polygonaux irréguliers. L'imprégnation de ce ciment endothélial n'est pas rare non plus par le bleu de méthylène ; les limites des cellules apparaissent alors intensément colorées. Dans les préparations effectuées par la méthode d'Ehrlich, on observe très souvent encore, comme Dogiel [4] l'a indiqué, un élargissement considérable de l'espace cimentaire, sous forme de vacuoles. Or ces vacuoles inter-endothéliales, dues à la rétraction du protoplasma des cellules qui les bordent, s'exagèrent à mesure de l'exposition de la préparation à l'air ; aussi, ne pouvons-nous les considérer que comme des produits artificiels.

Ils revêtent la face interne de la capsule

Corpuscules satellites. — En outre de l'endothélium, on trouve, à l'intérieur de la capsule, et la revêtant, certains éléments de nature énigmatique, que nous avons signalés [5], il y a quelque temps, dans les ganglions spinaux et

1. Cajal y F. Oloriz, Los ganglios sensitivos craneales de los mamíferos. *Rev. trim. microgr.*, n° 4, 1897.

2. Schwalbe, Ueber den Bau der Spinalganglien nebst Bemerkungen über sympathischen Ganglienzellen. *Arch. f. mikrosk. Anat.*, Bd. IV, 1888.

3. Lenhossék, Untersuchungen über die Spinalganglien des Frosches. *Arch. f. mikrosk. Anat.*, 1886.

4. Dogiel, Der Bau der Spinalganglien bei den Säugetieren. *Anat. Anzeiger*, Bd. XII, n° 6, 1896. — Zur Frage über den feineren Bau der Spinalganglien bei Säugetieren. *Internat. Monatschr. f. Anat. u. Physiol.*, Bd. XIV, Hefte 4 u. 5, 1897.

5. Cajal y F. Oloriz, *Voir note ci-dessus*, p. 135.

crâniens. La figure 155 montre leur aspect et leur disposition. De petits corpuscules étoilés ou fusiformes envoient de longues expansions, plus ou moins rubanées, autour du protoplasma de la cellule ganglionnaire ; ces expansions embrassent dans leur concavité une plus ou moins grande partie du corps cellulaire et se terminent sur lui, à son contact intime, par des extrémités libres, souvent élargies en volumineuses varicosités. Les corpuscules prennent aussi bien le Golgi que l'Ehrlich. Mais leur aspect varie un tant soit peu dans les préparations obtenues suivant l'une ou l'autre de ces deux méthodes. Par le bleu de méthylène, les expansions sont

et envoient leurs expansions sur la cellule.

plus déliées, plus variqueuses, avec, en certains points, de gros amas cyanophiles (fig. 155, B) ; par le chromate d'argent, les prolongements sont plus larges, plus plats, moins variqueux, et souvent, leurs contours sont anguleux ou déchiquetés (fig. 155, A). En outre de ces corpuscules satellites munis d'expansions longues, il en existe d'autres qui sont presque totalement dépourvus d'appendices (fig. 159, b).

La méthode de Nissl vient prouver, elle aussi, l'existence, sous la capsule, de ces cellules isolées, fusiformes ou étoilées. Dans les préparations de ganglions, colorées par ce procédé, on parvient à voir, plus particulièrement au niveau des sinuosités du glomérule dont nous allons bientôt parler, des noyaux sphériques, autour desquels un protoplasma pâle s'étire en deux ou plusieurs appendices polaires. En certains points, on acquiert même la preuve que ces noyaux sont situés sous l'endothélium et appliqués tout contre le protoplasma cellulaire. Pour nous, ces noyaux, que Courvoisier [1] avait signalés, il y a déjà longtemps, chez la grenouille et qu'il appelait *noyaux polaires*, ne font point partie de la capsule ; ce sont, tout simplement, des noyaux de ces corpuscules fusiformes dont nous par-

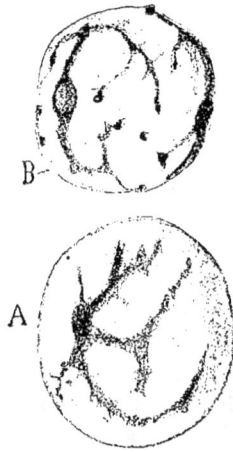

FIG. 155. — Corpuscules satellites appliqués à la surface des cellules nerveuses du ganglion de Gasser.

A. cellule ramifiée, imprégnée par la méthode de Golgi ; — B, cellules ramifiées, colorées par la méthode d'Ehrlich. Les grands cercles représentent les contours des cellules nerveuses sur lesquelles les corpuscules sont appliqués avec leur ramure.

lons et qui se rencontrent précisément, en plus grande abondance, entre les anses du glomérule. Les corpuscules péricellulaires que, pour abréger, nous nommerons *corpuscules ou cellules satellites*, se trouvent en grand nombre dans les cellules fenêtrées du ganglion plexiforme du vague. Ils y remplissent complètement les espaces laissés libres par les circonvolutions du glomérule (fig. 159, C).

Expansion principale. — Dès 1841, Kölliker [2] découvrait que chez les

Historique.

1. Courvoisier,, Ueber die Zellen der Spinalganglien sowie des Sympathicus beim Frosche. *Arch. f. mikrosk. Anat.*, Bd. IV, 1868.
2. Kölliker, Die Selbständigkeit und Unabhängigkeit des sympathischen Nervensystems. *Akad. Progr.*, Zurich, 1844.

vertébrés supérieurs, batraciens, reptiles, oiseaux et mammifères, les cellules des ganglions rachidiens ne possèdent qu'une seule et unique expansion. A cette découverte, Ranvier [1] en ajouta une autre : il démontra, en effet, qu'après un parcours variable, cette expansion, couverte d'une gaine de myéline, se soude à un tube de la racine postérieure, et cela, au niveau d'un étranglement. Mais pour Ranvier, un même tube radiculaire pouvait contenir les expansions de plusieurs cellules ganglionnaires ; c'était là une assertion qui fut infirmée par la suite, comme nous allons le voir.

La soudure de l'expansion de la cellule ganglionnaire à un tube de la racine postérieure qui ne fut signalée par Ranvier que chez le lapin en bas âge, fut retrouvée par Key et Retzius [2], chez un grand nombre d'autres vertébrés. Grâce à ses recherches, Retzius [3] nous apprit encore un autre fait anatomique des plus intéressants : c'est que l'expansion principale, unique, de la cellule unipolaire ne donne point naissance à une fibre unique, la radiculaire sensitive, mais bien à deux fibres, en se bifurquant, soit en т, comme l'avait dit Ranvier, soit en ʏ, d'où production de deux branches secondaires, l'une centrale, l'autre périphérique. Cette opinion fut acceptée par Ranvier lui-même [4], qui abandonna ainsi son hypothèse de la formation d'une fibre radiculaire unique par les expansions de plusieurs cellules ganglionnaires.

Lenhossék [5], au cours de ses études sur les ganglions de la grenouille, eut enfin le mérite de faire remarquer la minceur relative de la branche interne de cette bifurcation et parvint même à suivre cette branche jusque près de la moelle épinière. Mais la démonstration parfaite du trajet des deux branches de cette bifurcation n'a été faite pour la première fois que par nous [6], grâce à l'emploi de moelles embryonnaires d'oiseaux et de mammifères. Ce n'est, en effet, que dans les préparations de ganglions embryonnaires, traités par la méthode de Golgi, qu'il est possible de suivre l'expansion interne dans son entier, c'est-à-dire depuis son origine jusqu'à sa bifurcation dans la moelle. La découverte de ce fait montre, soit dit en passant, ce qu'avait de génial, malgré son caractère hypothétique, l'assertion de Ranvier lorsqu'il affirmait, il y a longtemps déjà, que cette branche interne pénètre dans la moelle.

Glomérule initial de l'expansion principale. — Lorsque dans les prépara-

1. Ranvier, Des tubes nerveux en т et de leurs relations avec les cellules ganglionnaires. *C. R. de l'Acad. d. Sciences*, vol. LXXXI, 1875.

2. A. Key u. Retzius, Studien in der Anatomie des Nervensystems und Bindegewebes. 2 Hälfte, 1 Abtheil., Stockholm, 1876.

3. Retzius, Untersuchungen über die Nervenzellen der cerebrospinalen Ganglien, etc. *Arch. f. Anat. u. Physiol.* Anat. Abtheil., 1880.

4. Ranvier, Sur les ganglions cérébro-spinaux. *C. R. de l'Acad. d. Sciences*, vol. XCV, 1882.

5. Lenhossék, Untersuchungen über die Spinalganglien des Frosches. *Arch. f. mikrosk. Anat.*, Bd. XXXI, 1888.

6. Cajal, Sur l'origine et les ramifications des fibres nerveuses de la moelle embryonnaire. *Anat. Anzeiger*, Bd. V, nº 3, 1890. — Pequeñas comunicaciones anatómicas sobre la existencia de terminaciones nerviosas pericelulares en los ganglios nerviosos raquidianos. 20 de diciembre de 1890, Barcelona.

tions provenant d'embryons d'oiseaux ou de mammifères et imprégnées au chromate d'argent on examine l'expansion principale d'une cellule de ganglion, on la voit naître, sans trace de disposition spéciale, d'un cône qui prolonge le corps cellulaire. Les seules particularités, et elles méritent à peine ce nom, que présente cette expansion, sont des flexuosités le long de son trajet, après sa naissance, quand elle serpente entre les corps des autres cellules. Ce n'est là, d'ailleurs, qu'un simple phénomène d'adaptation topographique.

Aspect divers de l'origine du cylindre-axe suivant les techniques.

Mais lorsque l'examen est pratiqué non plus sur des préparations au Golgi, mais sur des préparations au bleu d'Ehrlich (fig. 157), ou au nitrate d'argent réduit (fig. 156), alors apparaît dans la portion initiale de l'expansion, à l'intérieur même de la capsule, une sorte de peloton nerveux com-

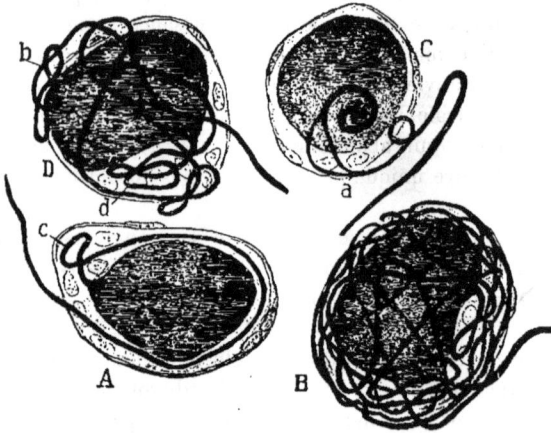

Fig. 156. — Cellules sensitives de l'homme. Méthode du nitrate d'argent réduit.

A, cellule du ganglion plexiforme ; — B, C, D, cellules des ganglions rachidiens ; — *a*, cylindre-axe à circonvolution fermée ; — *b, d*, glomérules formés par le pelotonnement de l'axone.

pliqué ; ce peloton, que nous allons étudier plus en détail, nous l'avons dénommé, par analogie avec le glomérule d'un certain nombre de glandes, *glomérule initial.*

En réalité, ce glomérule n'est pas nouveau dans la science. A diverses époques déjà, on trouve dans les auteurs des descriptions plus ou moins complètes, qui le désignent suffisamment pour qu'on puisse le reconnaître. Ainsi, Ranvier soupçonne partiellement l'existence et la configuration de cet organite. Avec Retzius surtout, qui décrit dans certaines cellules de la grenouille une spirale initiale enfoncée dans une masse pour ainsi dire granuleuse et riche en noyaux, la méprise n'est plus possible. De même, la portion de protoplasma, appelée par Rawitz *portion polaire* et considérée par Lenhossék, sous le nom de *plaque polaire,* comme un amas de corpuscules entassés dans la fossette d'origine de l'axone, répond indubitablement au glomérule initial. Si ces auteurs n'ont pu s'en faire une idée plus précise et le reconnaître comme tel, la faute en est à l'imperfection des méthodes qu'ils avaient employées. Enfin, Dogiel, en utilisant le bleu de méthylène, réussit à

Historique.

en donner une description circonstanciée, et c'est à lui que revient l'honneur
d'avoir définitivement éclairci ce point.

Le glomérule initial de la cellule ganglionnaire est une formation tardive.
Il fait complètement défaut chez les mammifères nouveau-nés, du moins chez
ceux de petite taille. Il est nécessaire, chez le chien et le chat, d'attendre l'âge
de huit jours pour le voir se dessiner sous la forme d'une ou deux anses
simples ; et c'est seulement après le premier mois, qu'on peut être assuré de
son développement parfait.

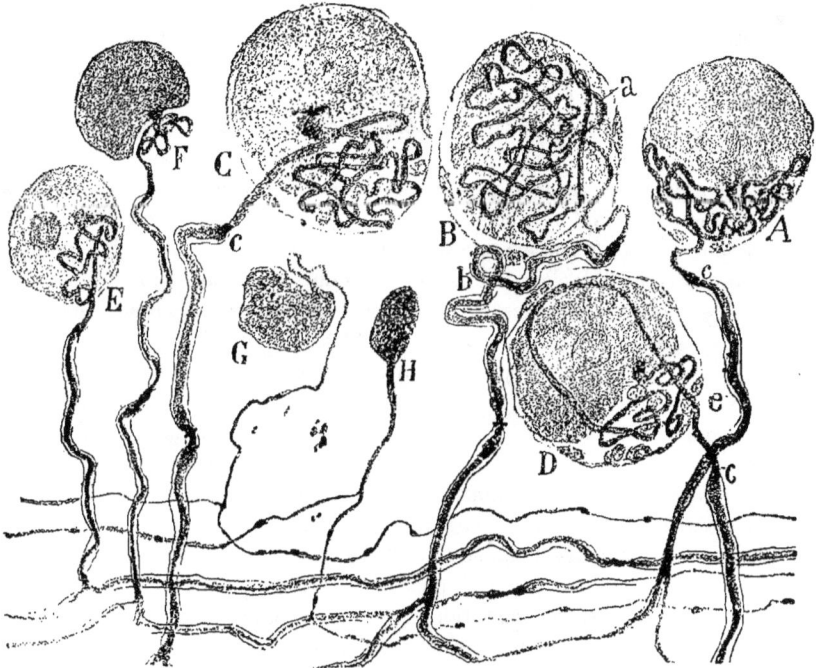

Fig. 157. — Divers types de cellules du ganglion de Gasser du chat. Méthode
d'Ehrlich avec fixateur mixte.

A, cellule à glomérule condensé et enchevêtré ; — B, cellule à glomérule diffus ; — C, grande cellule
à glomérule polaire ; — E, cellule dont le cylindre-axe décrit un arc de cercle à sa sortie du
glomérule ; — E, F, cellules de taille moyenne, avec glomérule simple ; — H, cellule dépourvue
de glomérule ; — c, début du manchon de myéline.

L'étendue et la complication de ce glomérule sont, à quelques variantes
près, fonction du volume de la cellule à qui il appartient. C'est ce que prouve
une étude comparative de cet organe dans des cellules de différentes tailles.
Ainsi que l'on peut s'en convaincre par les détails, E, F, G, de la figure 157,
les glomérules simples, de taille réduite, sont le propre des cellules
ganglionnaires moyennes ou petites, tandis que les glomérules compliqués
se rencontrent dans les cellules de grande taille.

Les dispositions affectées par les glomérules sont vraiment trop diverses
pour pouvoir être ramenées à un type morphologique unique. On peut, à la

rigueur, reconnaître dans toutes ces variétés deux formes principales : la première est celle du *glomérule contracté*, circonscrit, logé dans la fossette d'origine de l'axone et ne la dépassant pas, tel, *F*, de la figure 157 ; la seconde serait le *glomérule lâche* ou *diffus*, étendant ses pointes et ses zigzags capricieux sur la moitié ou plus de la moitié de la surface du protoplasma cellulaire ; tel, *a*, de la même figure. C'est principalement dans les grandes cellules du ganglion de Gasser que cette forme diffuse abonde. Nombre de transitions, cela va sans dire, relient ces deux types extrêmes. L'on peut même voir des glomérules qui participent des deux formes ; ils sont d'abord contractés, avec des anses tassées dans la fossette radicale de l'axone ; ils se développent ensuite, embrassent dans leurs circonvolutions une grande partie de la cellule et après ces longs détours viennent sortir de la capsule à peu de distance de la fossette ou pôle radical. *D*, de la figure 157, en est un exemple.

Le glomérule, prétend Dogiel, est formé d'une spirale. Cela n'est pas très exact. Il ne faut voir en effet, dans le glomérule, qu'un pelotonnement irrégulier, en tout comparable à celui de l'extrémité profonde des glandes sudoripares, où l'on voit parfois des tours de spires, mais où l'on rencontre aussi et plus souvent des zigzags, des ondulations de grande étendue, orientées dans toutes les directions possibles de l'espace.

Dogiel affirme encore que le glomérule manque quelquefois de myéline ; celle-ci ne commencerait que lorsque la fibre est sortie de la capsule. Il affirme que d'autres fois ce même glomérule est enveloppé d'un manchon médullaire, même avant de quitter l'espace intracapsulaire, où il est logé. Nous avons soumis à un examen minutieux plus de cinq cents glomérules parfaitement colorés dans leur ensemble, et, à notre tour, nous pouvons affirmer que, toujours, la gaine médullaire commence seulement en dehors de la capsule et à une distance plus ou moins grande de celle-ci. Ce fait, comme nous le verrons bientôt, a une certaine importance.

Le glomérule est toujours dépourvu de manchon de myéline.

Si, au lieu de considérer le glomérule en soi et dans une espèce animale déterminée ou encore dans ses généralités, comme nous l'avons fait jusqu'ici, nous l'étudions dans la série des animaux qui en sont pourvus, nous voyons alors ses dimensions et sa complexité varier dans de grandes proportions. Ne sortons même pas de la classe des mammifères, et déjà nous apprendrons que le glomérule, très étendu chez le chien et le chat, est petit, pauvre en boucles chez la souris et le lapin. Quant à l'homme adulte, chez qui ni la méthode de Golgi, ni celle d'Ehrlich ne sont applicables, son glomérule, imprégné par notre technique du nitrate d'argent réduit, se montre sous différents aspects. Sa forme la plus commune est celle d'un peloton péricellulaire (fig. 156, *B*), où le cylindre-axe, aussitôt après son émergence, décrit des circonvolutions autour du corps et l'entoure comme d'un nid de filaments très enchevêtrés.

Le glomérule dans la série des vertébrés.

Une fois hors de la capsule, et nantie, ainsi que nous venons de le dire, de sa gaine myélinique, l'expansion des cellules unipolaires des ganglions suit un trajet d'abord flexueux, puis presque rectiligne, et après un nombre variable d'étranglements, un, deux ou trois tout au plus, après un parcours

Trajet ultérieur de l'expansion principale ; son

mode de bifur-
cation.

plus ou moins long, mais, en réalité, toujours bref, elle se divise soit en T, soit en Y largement ouvert. De cette division résultent deux branches : l'interne, généralement la plus fine, se porte vers la moelle ; l'externe, la plus grosse, pénètre dans les nerfs correspondants.

Ce n'est point un caractère spécial aux ganglions rachidiens, que cette minceur plus grande de la branche interne ou centrale. Le même fait s'observe tout aussi bien dans le ganglion de Gasser et dans le ganglion plexi-

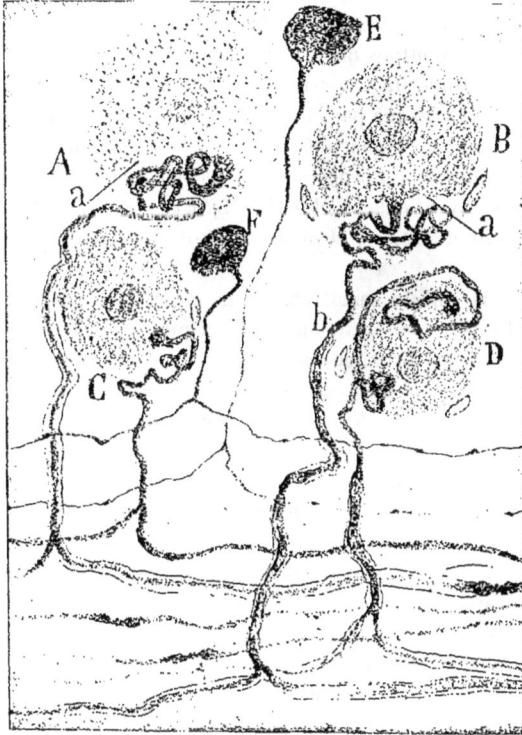

FIG. 158. — Cellules du plexus gangliforme du vague ; chat adulte. Méthode d'Ehrlich-Dogiel avec fixateur mixte.

A, cellules avec fossette ou dépression polaire et glomérule circonscrit ; — C, D, cellules de dimension moyenne avec petit glomérule polaire ; — E, F, petites cellules sans glomérule.

forme du pneumogastrique. Cependant, il ne faudrait pas faire de cette minceur relative une loi immuable pour la branche interne. Celle-ci n'est pas, nécessairement, toujours plus mince que l'externe. Il y a des exceptions. Et il peut se faire, Van Gehuchten l'a fait observer, que les deux branches soient de diamètre égal, et même, que la plus mince soit, au contraire, la branche externe [1].

1. VAN GEHUCHTEN, Nouvelles recherches sur les ganglions cérébro-spinaux. *La Cellule*, t. VIII, fasc. 2, 1892. — Contribution à l'étude des ganglions cérébro-spinaux. *Bullet. de l'Acad. d. Sciences de Belgique*, août, 1892.

L'angle sous lequel, dans la bifurcation en T ou en Y, branche centrale et branche périphérique se séparent, est d'ordinaire droit ou obtus. Après quoi, chacune d'elles tire de son côté, en ligne droite, dans l'un quelconque des divers faisceaux du centre du ganglion. Là, aussi, pourtant, rien d'absolu. Et nombre de fois, en particulier dans le ganglion de Gasser, les deux fibres secondaires, après séparation, marchent un certain temps côte à côte, parallèlement ou en divergeant à peine, puis, définitivement, elles prennent des directions opposées et rentrent dès lors dans le cas ordinaire.

Pour en finir avec les détails relatifs à l'expansion principale de la cellule ganglionnaire, ajoutons que par la méthode d'Ehrlich on découvre, au point de sa bifurcation, un épaississement triangulaire, homogène ou finement granuleux, tandis que par la coloration à l'hématoxyline on pourrait, suivant Lugaro, voir les trabécules du spongioplasma du tronc unique se diviser en deux faisceaux qui pénètrent dans chacune des deux branches de bifurcation. Nous avons déjà eu, dans la *Partie générale*, l'occasion d'exposer la manière de voir de Lugaro et de donner notre opinion à son sujet.

Aspect de la bifurcation.

Variétés de la cellule sensitive. — La description qui précède s'applique à la plus grande partie des cellules que renferment les ganglions rachidiens et crâniens. Mais, comme toujours, en anatomie et aussi ailleurs, il n'y a point de règle fixe, et bien qu'elles soient assez rares, il existe pour les cellules sensitives des ganglions certaines variantes, qu'il importe de connaître.

Grandes cellules dépourvues de glomérule. — On trouve parfois dans les ganglions crâniens de l'homme et des grands mammifères, des cellules qui, par la taille, ne diffèrent point des cellules ordinaires, mais ne possèdent pas de glomérule. Dans ces éléments l'espace sous-capsulaire ne renferme qu'un très petit nombre de corps satellites (fig. 159, *B*) [1].

Cellules unipolaires de petite taille. — L'attention a été attirée par Retzius sur certains petits corpuscules des ganglions rachidiens, dont l'expansion principale ainsi que les branches secondaires manqueraient de myéline. Dans ces éléments, la division en T produirait d'ordinaire des fibres-filles, interne et externe, de même épaisseur. Dogiel, qui a réussi également à teindre ces cellules par la méthode d'Ehrlich, en fait une description semblable et les donne comme des éléments piriformes, prenant le bleu avec intensité et dépourvus du glomérule initial. Ces corpuscules existent, en effet. On peut en voir des échantillons, en *H*, sur la figure 157, en *E*, *F*, sur la figure 158 et, en *A*, sur la figure 159. Ils présentent un corps pyramidal ou piriforme, pour lequel le bleu possède une très grande affinité, comme l'indiquent les teintes relatives. Leur expansion principale se dégage d'une éminence conique; elle ne décrit que de légères inflexions et se poursuit en une fibre variqueuse souvent bifurquée. Le lieu de cette bifurcation est ici plus rapproché de la cellule-mère que dans les cellules unipolaires com-

Leur expansion principale et les branches manqueraient de myéline.

1. S. R. CAJAL, Die Struktur der sensiblen Ganglien, etc. *Ergebnisse d. Anat. u. Entwickelungsgeschichte, v. Fr. Merkel u. R. Bonnel*, Bd. XVI, 1906.

munes. Enfin, comme le disent les auteurs précités, tronc principal et branches secondaires manquent, semble-t-il, de myéline.

*Leur exis-
tence problé-
matique.*

Cellules à cylindre-axe court ou de Dogiel. — En outre des types de cellules unipolaires que nous venons de décrire, on trouverait, d'après Dogiel, dans tous les ganglions spinaux, d'autres cellules unipolaires, en nombre restreint, il est vrai. Elles constitueraient le type second de Dogiel, caractérisé par une manière d'être toute spéciale de l'expansion principale. Cette dernière, recouverte d'ailleurs d'une enveloppe myélinique, au lieu de se partager, comme à l'ordinaire, en deux branches, l'une centrale, l'autre périphérique, se diviserait un nombre considérable de fois et se résoudrait ainsi en une multitude de branchilles ; toutes seraient destinées à ne pas sortir du

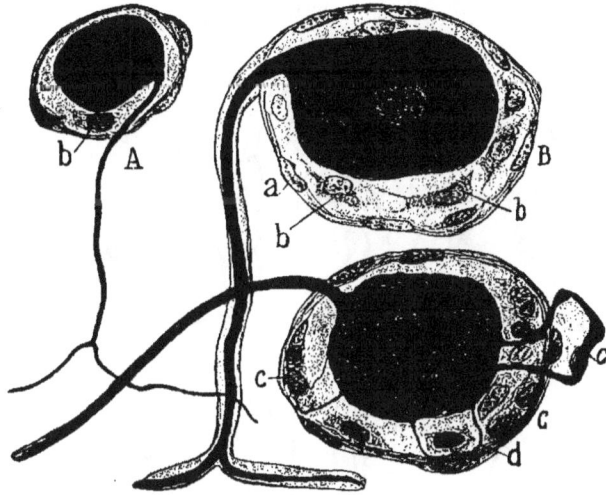

Fig. 159. — Cellules sans glomérule du ganglion plexiforme de l'homme.
Méthode du nitrate d'argent réduit.

A, petite cellule ganglionnaire ; — B, grande cellule ganglionnaire ; — C, autre grande cellule, dont le protoplasma présente des fenestrations en anses, c, d ; — a, cellule endothéliale de la capsule ; — b, corpuscule satellite.

ganglion et se continueraient, selon toute probabilité, par certaines arborisations nerveuses qu'on voit ramper autour du corps des cellules unipolaires communes, qui forment le type premier de Dogiel. Eh bien! malgré de nombreuses tentatives de coloration exécutées avec la collaboration de notre ami Oloriz, au moyen du bleu de méthylène d'Ehrlich, il nous a été impossible de voir la moindre trace des corpuscules signalés par Dogiel. Nous n'avons pas été plus heureux avec la méthode de Golgi ; elle, non plus, ne les imprègne jamais, ni chez les oiseaux, ni chez les mammifères. Si Dogiel ne s'en est pas laissé imposer par les apparences, en prenant, erronément, des tubes d'origine, de nature sympathique, pour des ramifications multiples, nées de cellules spéciales, il faut admettre avec nous que ces cellules doivent être d'une rareté extrême et qu'elles manquent peut-être en bien des ganglions.

Cellules unipolaires, pourvues d'appendices dendritiques extracapsulaires et de l'expansion ordinaire bifurquée. — On a signalé de divers côtés, dans les ganglions, des cellules d'un type pour ainsi dire étranger ; leur corps ou leur expansion principale donne naissance à quelques appendices dendritiques, peu étendus et terminés librement. Disse[1] a vu ce genre de cellules chez la grenouille et Lenhossék[2] chez l'embryon de poulet. Quant à Spirlas[3] et Dogiel[4], ils les ont aperçues chez les mammifères. Nous les avions observées, nous aussi, et depuis longtemps, chez l'embryon de poulet. Mais la brièveté des dendrites, l'extrême rareté de leurs ramifications, leur apparition exclusive, en outre, chez des embryons relative-

Historique.

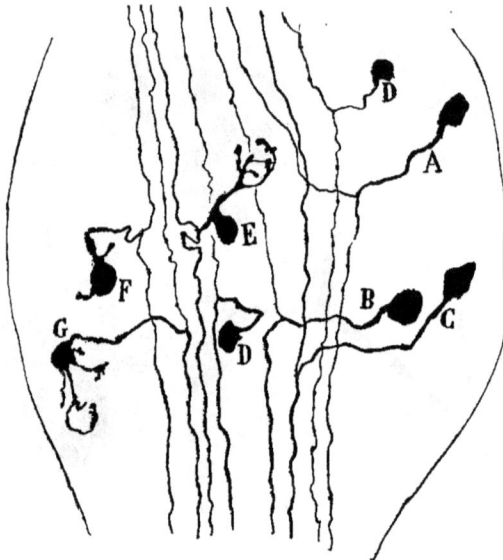

FIG. 160. — Cellules d'un ganglion rachidien ; fœtus de chat presque à terme.
Méthode de Golgi.

A, B, C, types ordinaires, unipolaires ; — D, type petit ; — E, F, G, types pourvus de dendrites.

ment peu avancés en âge, tout cela nous avait induit à regarder ces appendices comme des dispositions aberrantes, transitoires, appelées à disparaître une fois le développement achevé. Nous avions donc méconnu la réalité des corpuscules unipolaires à dendrites, dans les ganglions. Mais aujourd'hui, la méprise n'est plus possible. Nous avons, en effet, coloré ces cellules par le bleu de méthylène chez le chat adulte et par la méthode de

1. DISSE. Ueber die Spinalganglien der Amphibien. *Verhandl. d. VII Versamml. d. Anat. Gesellsch. Anat. Anzeiger.* Suppl. zum Jahrg. 1893.

2. LENHOSSÉK, Zur Kenntniss der Spinalganglien. Beiträge z. Histologie d. Nervensystems u. Sinnesorgane, 1894.

3. SPIRLAS, Zur Kenntniss der Spinalganglien der Säugethiere. *Anat. Anzeiger*, Bd. VIII, n° 21, 1894.

4. DOGIEL, *Anat. Anzeiger*, Bd. XII, n° 6, 1896 et *Internat. Monatschr. f. Anat. u. Physiol.*, Bd. XIV, Heft. 4 u. 5, 1897.

Golgi chez le fœtus de chat presque à terme. Nous les avons aussi imprégnées chez l'homme et chez d'autres vertébrés par notre méthode au nitrate d'argent réduit. Nous rectifions donc notre première manière de voir et nous nous associons entièrement à l'opinion de Lenhossék. Pour lui, ces éléments seraient des corpuscules unipolaires ordinaires, qui, pour augmenter la surface collectrice de leur corps, seraient pourvus de quelques appendices protoplasmiques plus ou moins rameux, en connexion peut-être, suivant la loi générale, avec des fibrilles nerveuses terminales.

Leur aspect.

La figure 160 présente trois corpuscules de cette espèce. Ces éléments possèdent, on le voit, un tronc principal, divisé comme celui des unipolaires ordinaires en une branche centrale fine et une branche périphérique épaisse. Mais le corps, au lieu de ne donner naissance qu'à cette seule expansion, irradie en outre, soit une, soit deux, soit trois ou même un plus grand nombre d'expansions; ces appendices sont de nature dendritique, courts, indivis parfois, comme c'est le cas, en *F*, franchement ramifiés d'autres fois, ainsi que le montrent les cellules *E* et *G*. Si on veut bien considérer avec quelque attention les dendrites de ces deux dernières cellules, on sera frappé d'un détail intéressant que les préparations au bleu d'Ehrlich nous ont aussi donné l'occasion d'observer; l'une de ces expansions se décompose en un bouquet de fibres variqueuses qui, prises isolément, forment des arcs, mais qui, ensemble, constituent des poches ou des nids, disposés autour d'un corpuscule voisin.

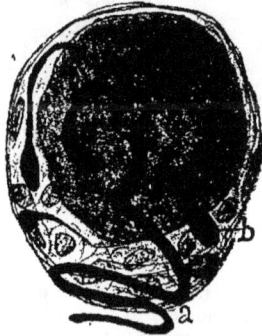

FIG. 161. — Cellule du ganglion du vague chez l'homme. Méthode du nitrate d'argent réduit.

a, cylindre-axe; — *b*, dendrites terminées en massue.

Cellules unipolaires munies de dendrites sous-capsulaires. — Nous avons aussi observé chez l'homme, grâce à notre méthode du nitrate d'argent réduit, des cellules ganglionnaires sensitives, munies de dendrites sous-capsulaires. On voit sur la fig. 161, que, par divers points, leur corps émet des prolongements épais, relativement courts et terminés sous la capsule par un renflement ; on voit aussi que de nombreux corps satellites sont répandus entre ces appendices dont la longueur, l'épaisseur et le nombre varient beaucoup d'un neurone sensitif à l'autre. Tout bien considéré, ces appendices pourraient n'être que des formes jeunes des prolongements à boules, dont nous allons parler.

Leurs dendrites ne seraient peut-être que des formes jeunes d'appendices à boule.

Historique.

Cellules unipolaires, munies d'appendices terminés par des excroissances ou des boules. — Dans les types de cellules unipolaires que nous venons de décrire, les dendrites sortent de la capsule et vont, nous le supposons du moins, se mettre au contact de fibrilles nerveuses éloignées. Mais d'après Huber [1], il existerait aussi des cellules unipolaires dont les dendrites, issues du corps cellulaire, ne sortent pas de la capsule et s'y terminent en se

1. HUBER, The spinal ganglia of Amphibians. *Anat. Anzeiger*, Bd. XII, 1896.

mettant peut-être en rapport avec les arborisations péricellulaires qu'Ehrlich, nous et Dogiel avons décrites. Ces dendrites mises en évidence par
Huber, chez une grenouille américaine, *Rana catesbiana*, *Shaw*, à l'aide du
bleu de méthylène, procéderaient de la portion initiale et intracapsulaire
de l'expansion principale ; elles envelopperaient parfois celle-ci de tours de
spires, se subdiviseraient ensuite modérément et s'achèveraient par des
varicosités volumineuses, aplaties et discoïdes, situées soit à la surface du
corps, soit entre les cellules de la plaque polaire.

Huber fut longtemps le seul qui eût vu ce genre de cellules et l'on com-
mençait même à oublier son observation, lorsqu'en nous servant de la
méthode du nitrate d'argent réduit nous eûmes la surprise d'apercevoir un
grand nombre de ces corpuscules, diversement disposés, dans les ganglions
nerveux des grands mammifères et de l'homme [1]. Ils ne manquent jamais
entièrement dans les ganglions rachi-
diens et crâniens du cheval, de l'âne,
du chien, du porc, du mouton, etc.,
adultes et bien portants. Mais, où on
les rencontre le plus abondamment, c'est
chez l'homme âgé, en particulier dans le
ganglion plexiforme du vague. Nageotte [2]
les a aussi observés chez l'homme, mais
dans les ganglions spinaux des tabé-
tiques.

Ces neurones singuliers affectent, chez
les mammifères, différentes dispositions
qui permettent de les classer sous plusieurs types.

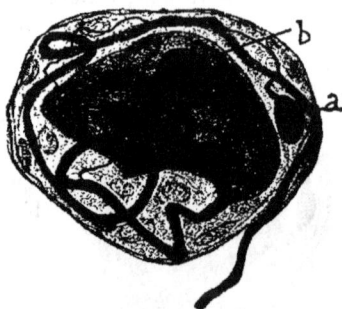

Fig. 162. — Cellule d'un ganglion rachidien ; homme âgé. Méthode du
nitrate d'argent réduit.

Deux expansions dendritiques filiformes et
terminées par une boule, *a* et *b*, partent
l'une du corps cellulaire, l'autre du cylindre-axe.

Les divers types.

*a) Type de Huber ou à dendrites nées sur
l'axone*. — Dans cette forme, à laquelle
nous attribuons le nom du savant qui a
découvert les cellules dont il est question ici, le cylindre-axe est pourvu d'un
glomérule, d'ordinaire peu développé ; de son trajet partent un, deux ou plusieurs rameaux très fins ; ceux-ci s'épaississent graduellement et se terminent
par des masses sphériques ou olivaires, de dimension variable (fig. 162, *b*). Une
enveloppe spéciale couvre ces masses, toujours logées sous la capsule générale
de la cellule sensitive. Parfois les rameaux se divisent ; ils se terminent alors
par plusieurs boules. D'autres fois, la terminaison a lieu par une sorte de
renflement olivaire ou fusiforme.

b) Type à dendrites nées sur le corps cellulaire. — Dans cette forme, les expansions protoplasmiques naissent directement sur le corps de la cellule et se
terminent en dehors de la capsule, parfois très loin, dans l'épaisseur des paquets de fibres nerveuses de passage. La boule finale, de volume variable, est
recouverte par une espèce de capsule formée d'une ou plusieurs rangées de
noyaux. Dans certains cas, les expansions se bifurquent et donnent ainsi lieu à
un groupe de boules terminales. Citons encore une variante de ce type dans

1. CAJAL, Mecanismo de la regeneración de los nervios. *Trab. d. Lab. d. Invest. biol.*, 1905.
2. NAGEOTTE, *Nouvelle Iconographie de la Salpêtrière*, n° 3, mai-juin, 1906.

laquelle les appendices issus du corps cellulaire se terminent sous la capsule assez souvent par des boules si volumineuses que le corps du neurone d'origine en est déformé.

c) *Types mixtes.* — Nous trouvons sur les cellulles mixtes des expansions émanant du cylindre-axe et du corps cellulaire, expansions qui se terminent dans et hors de la capsule (fig. 163).

On rencontre aussi des neurones qui, en outre des fines expansions terminées par des boules, possèdent les gros prolongements dont nous avons signalé l'existence sur les cellules munies de dendrites sous-capsulaires. Ce fait laisse-rait supposer que les soi-disant dendrites des neurones sensitifs constituent peut-être une phase de la formation des appendices à boules, quelque chose comme leur début.

Signification et rôle des appendices à boule.

Opinions de Cajal.

Opinion de Nageotte ; régénération collatérale.

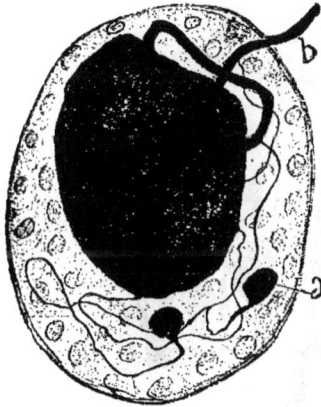

FIG. 163. — Cellule d'un ganglion rachidien de l'âne. Méthode du nitrate d'argent réduit.

On y voit partir du corps cellulaire et du cylindre-axe des appendices filiformes terminés par une boule.

La découverte que Nageotte a faite, chez l'homme malade, d'une quantité considérable de cellules pourvues d'appendices sphérulés à leur extrémité, cellules appartenant à tous les types que nous avons décrits chez l'homme et les animaux en état de santé, soulève un problème de solution difficile. Nous avions cru, tout d'abord, que ces dispositions cellulaires étaient normales et fixes, tout en admettant cependant qu'elles pouvaient se multiplier avec l'âge, puisque le vieillard les présente en plus grande abondance. Nous avions également pensé qu'elles avaient une action physiologique déterminée, qu'elles jouaient, peut-être, un rôle dans la cines-thésie intraganglionnaire ou intra-nerveuse, leurs boules encapsulées, si semblables aux appareils sensitifs terminaux, pouvant fonctionner comme des organes récepteurs spé-cifiques. Plusieurs faits nous portent maintenant à admettre que les cellules à boules sont des neurones en phase de création physiologique de fibres nerveuses. C'est, d'une part, l'absence totale de ces boules chez les animaux jeunes, etc; c'est, d'autre part, l'observation de Nageotte et celle que nous-même avons faite de boules semblables, sur les nerfs en voie de régénération[1] et sur les centres nerveux, atteints de lésions infectieuses ou traumatiques : cervelet de chiens affectés de la maladie spéciale des jeunes chiens, moelle épinière blessée, etc.

Pour Nageotte, les appendices à boules auraient une signification toute différente : ils constitueraient un processus de *régénération*, à laquelle il donne le nom de *collatérale*, parce qu'elle se produit non dans l'extrémité terminale du cylindre-axe, mais sur les branches de ce dernier ou encore sur le corps même de la cellule. Cette régénération serait essentiellement physiologique et déterminée, d'après cet histologiste, par la destruction, même à l'état normal, d'un grand nombre de fibres nerveuses, comme le prouvent les préparations

1. CAJAL, *Loc. cit.*

traitées par la méthode de Marchi. Le processus de régénération par appendices à extrémité sphérulée s'exagérerait dans le tabes et autres lésions, simplement parce que ces affections s'accompagnent d'une désorganisation des cylindres-axes sur une grande échelle [1]. Nous accepterions volontiers cette explication, s'il était parfaitement démontré que les cellules, qui sont le siège du processus de régénération, supposé par Nageotte, ont précisément leur cylindre-axe détruit ou, pour le moins, lésé. Jusqu'à présent, toutes nos préparations nous ont montré non seulement que l'axone principal de ces corpuscules persiste, mais que sa forme et sa structure paraissent tout à fait intactes. Ainsi, il est difficile pour l'instant de décider de la nature et du rôle des

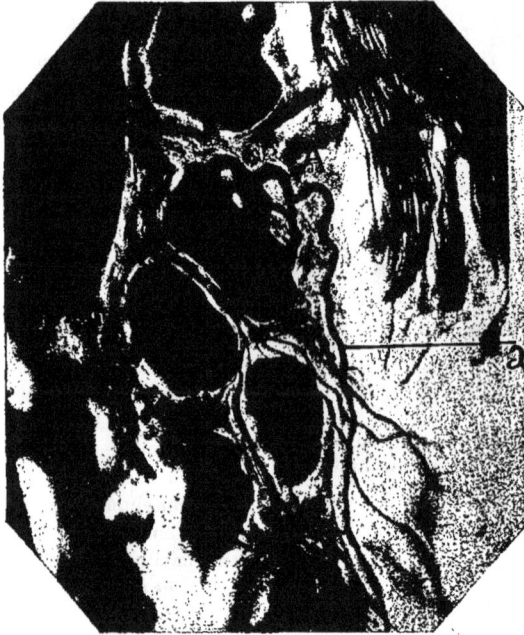

Fig. 164. — Ganglion plexiforme du chien adulte. Méthode du nitrate d'argent réduit.
(Microphotographie composite.)

A, une cellule fenêtrée; — a, son axone.

cellules à expansions sphérulées. L'anatomie pathologique expérimentale nous aidera, sans doute, puissamment à élucider cette question.

Quoi qu'il en soit, l'existence de ces cellules, dont l'intérêt pour la biologie du système nerveux est considérable, nous apprend que tout protoplasma nerveux possède la propriété de produire de nouvelles fibres nerveuses, et cela, sans le concours direct des cellules de la névroglie ou des corpuscules de Schwann.

Cellules fenêtrées. — Nous avons donné ce nom à des neurones tout à

1. NAGEOTTE, *Loc. cit.*

fait singuliers, mais très fréquents dans le ganglion plexiforme du vague, entre autres chez le bœuf, le chien, le cheval et le chat adultes. Ils existent, par contre, en moins grand nombre dans les ganglions spinaux, et y manquent même parfois, sauf chez l'âne, le cheval, le mouton, etc., chez qui, ils sont, au contraire, fort abondants. Ces neurones sont remarquables par les grandes fenestrations que leur protoplasma présente dans la région d'émergence de l'expansion principale [1].

Ces ouvertures, qui traversent le protoplasma de part en part et lui donnent [2] une apparence grillagée, sont délimitées par des cordons ou bandelettes, continues entre elles et attachées au corps cellulaire comme au cylindre-axe. La disposition des fenestrations et des bandelettes varie suivant les cellules et, surtout, suivant l'espèce animale.

Chez l'homme, par exemple, les cordons dendritiques sont ordinairement peu abondants et se présentent souvent sous forme d'anses, comme on peut le constater, en *D*, *E*, *F*, sur la figure 167.

Chez le chien, dans le ganglion plexiforme par exemple, les bandelettes protoplasmiques sont épaisses, relativement courtes et convergent souvent vers l'axone ; d'autres, cependant, vont simplement se souder à une partie du corps cellulaire (fig. 164, *A*).

Chez le bœuf, l'âne et le cheval, on trouve habituellement des cordons, minces, longs et très contournés. Les grandes circonvolutions, qu'ils décrivent sous la capsule, jointes aux dimensions considérables de la cellule, les rendent difficiles à observer sur tout leur parcours (fig. 166).

La disposition de ces cordons ou colonnes protoplasmiques est très intéressante chez le mouton. Ils partent fréquemment du cylindre-axe, puis

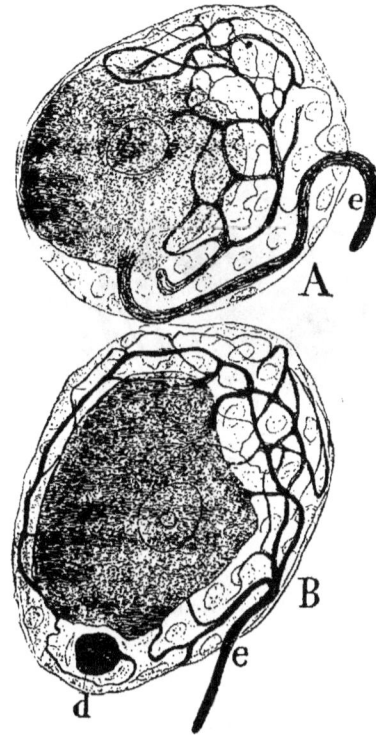

FIG. 165. — Cellules fenêtrées des ganglions rachidiens du mouton. Méthode du nitrate d'argent réduit.

A, cellule où l'appareil fenêtré est presque indépendant de l'axone. — B, autre cellule où cet appareil s'unit au cylindre-axe — *e*, cylindre-axe.

1. CAJAL, Los ganglios y plexos nerviosos del intestino con pequeñas adiciones á nuestros trabajos sobre la médula y gran simpático. Noviembre, 1893.
2. S. R. CAJAL, Tipos celulares de los ganglios sensitivos del hombre y mamíferos. *Trab. del Lab. de Inv. biol.*, t. IV, 1906.

se ramifient et s'anastomosent de façon compliquée, au point d'envelopper dans leurs tours et détours une portion assez considérable de la cellule ; ils finissent néanmoins par s'y souder et s'y incorporer. En outre de ces cordons nés sur le cylindre-axe, on en observe d'autres, également en anses, qui émanent du corps cellulaire et y retournent après un trajet sinueux et plus ou moins long (figs. 164 et 165, A).

Entre ces différents cordons, on trouve inclus de nombreux corpuscules satellites, d'apparence polyédrique et pourvus d'un petit noyau, pauvre en chromatine. Nous ne connaissons pas, en effet, la forme véritable de ces corps, le nitrate d'argent réduit étant inapte à colorer leur protoplasma. L'analogie nous autorise cependant à penser qu'ils sont étoilés ou fusiformes, comme ceux que l'on observe dans les cellules sensitives des ganglions rachidiens.

Quelle est, au point de vue morphologique, la signification des cordons protoplasmiques des cellules fenêtrées ? Celle du glomérule initial du cylindre-axe, selon toute probabilité. Ce qui nous porte à émettre cette opinion, c'est précisément l'absence presque constante de glomérule dans les neurones fenêtrés et le défaut de grillage dans toutes les cellules nerveuses glomérulées. Quant à leur fonction, les cordons ont apparemment pour but d'augmenter la surface de ré-

Le grillage protoplasmique jouerait le rôle du glomérule initial.

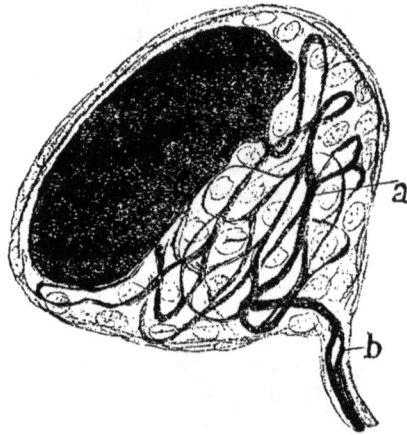

FIG. 166. — Cellule fenêtrée d'un ganglion rachidien ; âne adulte. Méthode du nitrate d'argent réduit.

a, anses anastomotiques ; — b, cylindre-axe sur lequel on aperçoit un fendillement.

ception des courants amenés par le plexus nerveux péricellulaire ; nous verrons bientôt que c'est vraisemblablement aussi le rôle joué par le pelotonnement initial du cylindre-axe.

Avant de quitter cette question des cellules sensitives fenêtrées, nous tenons à signaler qu'elles ont été entrevues, de façon très incorrecte, il est vrai, par Hans Daae, il y a déjà plusieurs années [1]. Après examen de préparations traitées par l'acide osmique, puis dissociées dans la glycérine acétique, cet auteur affirma que les cellules des ganglions rachidiens du cheval présentent une disposition curieuse et particulière, consistant en ce que le cylindre-axe naît, à la fois, par plusieurs racines myélinisées, de divers points du corps cellulaire. Personne n'attacha d'importance à cette affirmation, tant à cause du peu de précision des figures que de l'infidélité de la technique employée. On

Historique.

1. H. DAAE, Zur Kenntniss der Spinalganglienzellen bei Säugethieren. *Arch. f. mikrosk. Anat.*, Bd. XXXI, 1888.

pensa que Daae, à cette époque encore étudiant et peu versé dans les recherches histologiques, avait vraisemblablement pris pour des anses et des tubes convergeant au cylindre-axe les circonvolutions incomplètement imprégnées du glomérule. Cette manière de voir était d'autant plus plausible que malgré l'emploi du bleu de méthylène, qui, cependant, colore de façon parfaite les cellules des ganglions rachidiens, il n'était jamais arrivé à personne, à nous par exemple, de voir semblable disposition ni chez les petits mammifères, tels que chat, cobaye, souris, lapin, etc., ni chez les oiseaux et les reptiles.

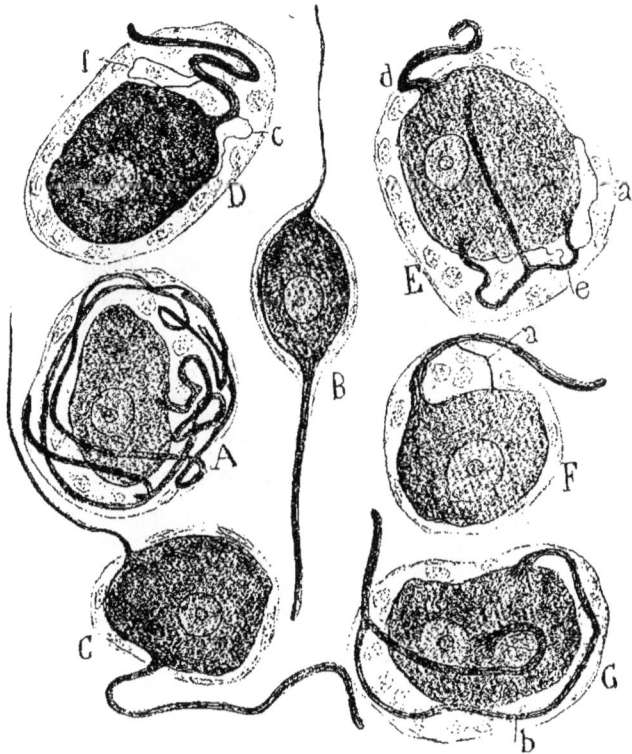

FIG. 167. — Divers types de cellules appartenant au ganglion plexiforme du nerf vague; homme adulte. Méthode du nitrate d'argent réduit.

A, cellule pourvue d'un glomérule initial : — B, C, cellules bipolaires; — D, E, F, G, diverses sortes de cellules pourvues d'anses anastomotiques (cellules fenêtrées).

Aujourd'hui, la chose n'est plus discutable, grâce à la méthode du nitrate d'argent réduit. Ce procédé, employé par nous le premier, en même temps qu'il nous a permis d'établir le bien fondé de l'affirmation de Daae, nous a mis à même de rectifier deux de ses erreurs. D'abord, les cordons ne possèdent point de gaine myélinique, ensuite, il n'est pas vrai que les cordons convergent toujours vers le cylindre-axe ; souvent, au contraire, ils en sont tout à fait indépendants et se trouvent situés en divers points de la surface cellulaire. Dans ce cas, fréquent, ainsi que nous venons de le dire, les neurofibrilles qu'ils renferment font communiquer seulement entre eux divers territoires du corps cellulaire.

On comprendra aisément pourquoi la découverte de Daae est restée si long-temps sans confirmation. C'est chez les animaux de grande taille et surtout adultes, comme le cheval, l'âne, le bœuf, le mouton, le chien, le chat et en particulier au niveau des ganglions du nerf vague, que l'on peut observer les cellules fenêtrées. Or, ces ganglions sont généralement peu étudiés chez ces animaux par les méthodes d'imprégnation.

Maintenant que le branle est donné, il est facile d'apercevoir les cellules fenêtrées. C'est ainsi que Franca [1] a pu dernièrement les reconnaître chez le renard (*Canis Vulpes*) et l'écureuil (*Sciurus vulgaris*) atteints de la rage. Cette maladie, soit dit en passant, augmente peut-être le nombre des neurones de cette espèce. Nageotte [2] les a vues, de même, dans les ganglions rachidiens de l'homme, où elles ne sont pas aussi abondantes que chez les autres animaux.

Parmi les auteurs qui les ont encore constatées, nous cite-rons Marinesco [3], Lenhossék [4] et Levi [5]. Ce dernier a découvert chez les poissons et les chéloniens de singuliers appareils ansiformes et fenêtrés, fort compliqués; il y a aussi retrouvé des excroissances épaisses que Pugnat [6] avait déjà signalées chez la tortue et qui hérissent le contour des cellules.

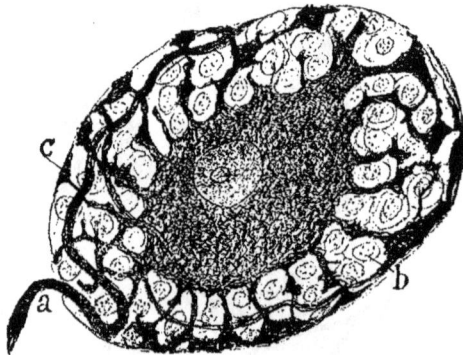

FIG. 168. — Cellule du plexus ganglionnaire du nerf vague; homme âgé. Méthode du nitrate d'argent réduit.

a. axone; — *b.* cellules sous-capsulaires; — *c.* terminaison périphérique des expansions du corps cellulaire.

Cellules bipolaires adultes. — On observe de temps à autre, dans les ganglions crâniens de l'homme adulte, de véritables cellules bipolaires, dont nous montrons un échantillon sur la figure 167, en *B* et *C*. D'ordinaire, ces éléments sont isolés au milieu des faisceaux de substance blanche, loin des gros amas compris dans la substance grise. Leur expansion externe est habituellement, tout comme dans les éléments unipolaires, plus épaisse que l'interne. La persistance de cette forme cellulaire semble obéir à la loi d'économie de matière ; siégeant entre des fibres parallèles et dans des ganglions très allongés comme le plexiforme, il ne serait, en effet, nulle-

Leur persistance aurait pour cause l'économie de matière.

1. FRANCA, *Compte rendu de la Société de biol.*, 1905.
2. NAGEOTTE. Régénération collatérale des fibres nerveuses terminées par des massues de croissance à l'état pathologique et à l'état normal, etc. *Nouvelle Iconographie de la Salpêtrière*, n° 3, mai-juin. 1906.
3 MARINESCO, *Le Névraxe*, vol. VIII, fasc. 1, 1906.
4. LENHOSSÉK, Zur Kenntniss der Spinalganglienzellen. *Arch. f. mikros. Anat.*, Bd. LXIX, 1906.
5. LEVI. La struttura dei gangli cerebro-spinali nei Selaci e nei Teleostei. *Monit. zool. ital.*, An. XVII, n°s 4 et 8, 1906.
6. PUGNAT, *Anat. Anzeiger*, Bd. XIV, 1897.

ment avantageux ni utile pour elle de posséder un tronc qui soit commun aux deux expansions.

Cellules caduques. — On rencontre souvent chez les vieillards un type spécial de corpuscules, que nous reproduisons sur la figure 168. On y voit, entre la capsule et le corps cellulaire, un grand espace, rempli de corpuscules satellites, proliférés ; au milieu d'eux, circulent, en grand nombre, de petits faisceaux de neurofibrilles, ramifiés de façon capricieuse et souvent terminés sous la capsule par un renflement qui varie de forme et de dimension. Le cylindre-axe de ces neurones ne semble pas altéré ; il a le même aspect qu'à l'état normal et s'imprègne fort bien par le nitrate d'argent réduit.

Historique.

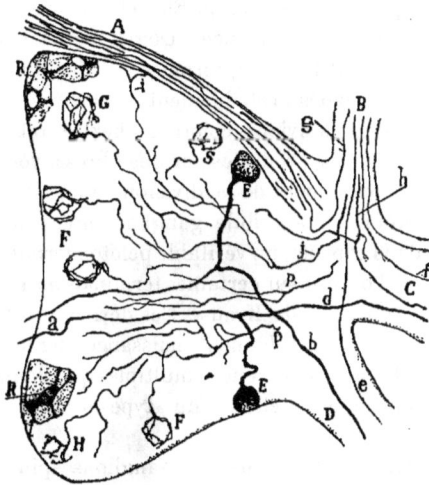

Fig. 169. — Arborisations péricellulaires d'un ganglion rachidien ; rat âgé de quelques jours. Méthode double au chromate d'argent.

A, racine motrice ; — B, *ramus communicans* du sympathique ; — C, D, branches postérieures et antérieures de la paire rachidienne ; — E, cellules unipolaires ordinaires ; — F, G, H. S, diverses terminaisons péricellulaires . — *h, i, p,* fibres sympathiques ramifiées et pénétrant dans le ganglion. (Figure extraite de notre travail fait en 1890.)

Arborisations péricellulaires (figs. 169 à 177). — Nous arrivons enfin à ces arborisations à la fois péri- et intracellulaires, dont il a été si souvent question précédemment. Les premiers, Ehrlich[1] et Aronson[2] crurent voir, dans leurs préparations au bleu de méthylène, autour des cellules des ganglions rachidiens, des arborisations nerveuses, péricellulaires, semblables à celles qu'Arnold avait découvertes, il y a longtemps, dans les cellules sympathiques du cœur de la grenouille. Mais la description qu'ils donnèrent de ces arborisations était trop vague, aucune figure ne l'accompagnait ; aussi, le monde savant ne fut-il pas du tout convaincu. Quelque temps après, il nous arriva de pouvoir imprégner ces arborisations, à l'aide de la méthode de Golgi, dans les ganglions du rat nouveau-né[3]. La figure 169, qui date de cette époque, montre avec quelle netteté nous les avions vues.

Dans le travail que nous publiâmes à cette occasion, en 1890, nous émettions l'idée que les arborisations des fibres sans myéline et dichoto-

1. EHRLICH, Ueber die Methylenblaureaction der lebenden Nervensubstanz. *Deutsche mediz. Wochenschr.*, n° 4, 1886.
2. ARONSON, Beiträge zur Kenntniss der centralen und peripheren Nervendigungen. *Inaug. Dissert.*, Berlin, 1886 (cité par Dogiel).
3. CAJAL, Sobre la existencia de terminaciones nerviosas periceluares en los ganglios nerviosos raquidianos. Barcelona, 1890.

misées à plusieurs reprises à l'intérieur du ganglion, pourraient bien être la terminaison de tubes nerveux sympathiques ou de Remak. Malheureusement l'imprégnation de ces arborisations péricellulaires par la méthode de Golgi est des plus inconstantes, des plus difficiles ; aucun auteur, sauf Huber, qui semble avoir coloré ces arborisations chez la grenouille, ne put réussir à les voir. On n'ajouta donc qu'une foi médiocre à notre observation. Aussi, ne faut-il point s'étonner de voir Van Gehuchten [1] et Retzius [2] exprimer dans leurs travaux des réserves sur l'existence de ces nids péricellulaires.

L'honneur d'avoir décrit ces nids en détail, chez divers mammifères, revient à Dogiel [3]. Du même coup, la découverte qu'Ehrlich, Aronson et nous avions faite, reçut droit de cité dans la science. Dogiel décrit deux espèces d'arborisations péricellulaires : 1° les unes, formées par des ramuscules amyéliniques fins et variqueux, émanés probablement de fibres sympathiques ; elles répondent à celles que nous avions colorées chez le rat, au moyen du chromate d'argent ; 2° les autres, produites par des fibres myélinisées et par les ramuscules nus, qui proviennent de la division de ces fibres ; ces ramuscules, en s'enroulant autour de la cellule ganglionnaire, constituent, sous et à l'intérieur même de la capsule, un véritable peloton terminal, qui rappelle complètement ceux que l'on voit sur certaines terminaisons périphériques, par exemple sur les corpuscules de Krause. Ces dernières arborisations et les fibres myélinisées qui leur donnent naissance seraient, d'après Dogiel, la continuation des branches nerveuses multiples que donne, en se divisant, l'expansion principale des cellules du type second de Dogiel.

Description détaillée de Dogiel ; sa classification.

Les observations, que nous avons faites dans les ganglions spinaux et crâniens, nous permettent de confirmer l'existence de ces deux sortes d'arborisations. Nous appellerons la première, *arborisations variqueuses péricellulaires*, pour ne pas trop préjuger de leur origine sympathique encore douteuse, et nous donnerons à la seconde, en l'honneur de l'auteur qui, le premier, les a décrites, du moins, avec précision, le nom d'*arborisations de Dogiel*. Mais, outre ces deux espèces d'arborisations, les préparations de ganglions, que nous avons faites par le bleu de méthylène, nous en ont révélé encore une troisième, également péricellulaire et intracapsulaire. Cette dernière enveloppe le glomérule initial de l'expansion principale. Nous la dénommerons, pour cela, *arborisation périglomérulaire*. Nous rencontrons donc autour de la cellule unipolaire des ganglions tant rachidiens que crâniens, non simultanément peut-être, trois arborisations qui diffèrent par l'aspect, la destination et, très probablement, par l'origine.

Notre classification : les trois sortes d'arborisations péricellulaires.

1. Van Gehuchten, Nouvelles recherches sur les ganglions cérébro-spinaux. *La Cellule*, t. VIII, 1892.

2. Retzius, Zur Frage von den freien Endigungen in den Spinalganglien. *Biolog. Untersuch.* Neue Folge, vol. VI, 1894.

3. Huber, ci-dessus cité, paraît aussi avoir imprégné ces arborisations chez la grenouille.

Nous les étudierons au rebours de l'énumération que nous venons d'en faire.

Arborisations périglomérulaires. — Le glomérule initial est constamment dépourvu de myéline, avons-nous dit. Lorsque nous fîmes cette observation, le soupçon nous vint aussitôt à l'esprit que les flexuosités initiales du tronc principal, constitutives du glomérule, pourraient bien n'être là que pour augmenter les surfaces de contact du tronc, soit avec les arborisations périsomatiques précitées, soit avec toute autre arborisation nerveuse spéciale, non encore vue. Ce soupçon devint réalité, lorsque nous explorâmes les nombreuses préparations exécutées par notre assistant le docteur Oloriz et par nous. Dans le ganglion de Gasser aussi bien que dans les ganglions spinaux, apparut, en effet, à nos yeux une sorte de peloton de fibres sans myéline, enroulées de façon inextricable autour de toutes les anses formées à l'intérieur de la capsule cellulaire par l'expansion principale.

Arborisation uniglomérulaire.

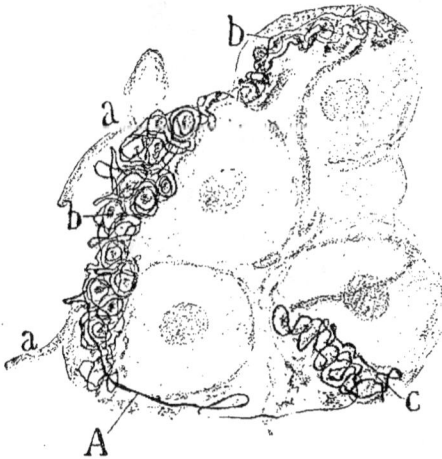

FIG. 170. — Fibre nerveuse formant des spirales sur quatre glomérules distincts d'un ganglion rachidien ; chat adulte. Méthode d'Ehrlich.

a, cylindre-axe des cellules ganglionnaires ; — *b*, sections des sinuosités du glomérule, montrant l'enveloppement de ces sinuosités par les fibres spirales ; — *c*, premier plexus formé par la fibre nerveuse à son arrivée.

L'aspect et la disposition de cette arborisation périglomérulaire sont fort variables. Un coup d'œil jeté sur les figures 170 et 171 montre les types principaux que l'on rencontre dans les ganglions spinaux et de Gasser. Dans la figure 171, en *A* et *B*, c'est le type le plus simple qui a été dessiné. Une fibre sans myéline, tantôt épaisse, tantôt mince, s'accole d'abord contre la portion extracapsulaire et myélinisée de l'expansion principale d'une cellule unipolaire et exécute parfois, autour d'elle, comme une plante volubile, un premier tour de spire ; elle pénètre ensuite, dans la capsule, s'attache à la portion non myélinisée interne de l'expansion principale et la suit dans ses multiples détours, en l'enveloppant partout d'anses sans nombre et sans ordre. Les dessins que nous donnons ne fournissent qu'une idée bien incomplète de ces arborisations nerveuses. Comment pourrait-il en être autrement, si l'on veut réfléchir aux combinaisons infinies de forme et de mouvement que tours de glomérule changeant constamment de sens et spires d'arborisation désordonnées peuvent parvenir à édifier par leur entremêlement ? L'on comprend, tout aussi bien, la vanité de toute tentative de description.

D'ailleurs, pour se rendre compte, dans la mesure du possible, des rapports qui existent entre les anses du glomérule et les spires de l'arborisation, il faut l'emploi d'un apochromatique à grand angle, 1,30 par exemple ; il faut, surtout, des préparations dans lesquelles le bleu de méthylène ait imprégné quelque peu l'expansion principale. Celle-ci, quoique pâle, apparaît alors et l'on peut suivre autour d'elle, dans ses nombreuses sinuosités, l'arborisation terminale, elle intensément colorée. Ce double résultat est obtenu principalement dans les ganglions que l'on a colorés par injection intensive de bleu, c'est-à-dire dans les ganglions où toutes les fibres nerveuses, même celles qui n'ont pas subi l'influence de l'air, acquièrent une légère teinte azurée.

Que la fibre terminale, dont il s'agit, se ramifie et se divise, il est impossible de l'affirmer ; l'extrême complication de ses spirales, sur laquelle nous

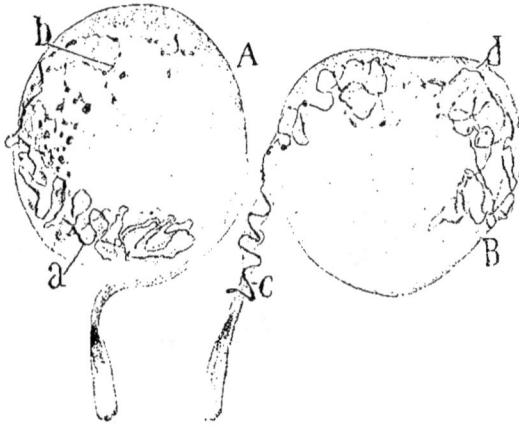

Fig. 171. — Arborisations périglomérulaires de deux cellules des ganglions rachidiens ; chat adulte. Méthode d'Ehrlich.

A, cellule dont une partie du corps est embrassée par l'arborisation terminale ; — B, cellule dont le glomérule seul est enveloppé par l'arborisation terminale ; — a, fibrille du plexus périglomérulaire ; — c, fibre spirale afférente.

venons de tant insister, empêche de suivre son cours entier et, par là même, de savoir si elle possède ou non des ramifications. Malgré tout, on est porté à penser que ces ramifications existent, quoiqu'en petit nombre, grâce à ce fait que souvent les volutes les plus ténues de la spirale sont perlées de varicosités.

La fibre périglomérulaire, lorsqu'elle est fine, paraît ne se terminer que dans un glomérule ; mais si, comme cela s'est présenté dans le cas reproduit sur la figure 170, la fibre est volumineuse, alors l'appareil spiralé est commun à deux et même à trois cellules. Cet ensemble de terminaisons offre, par suite, un aspect étrange, susceptible d'induire en erreur, surtout quand les glomérules correspondant à chacune des spirales sœurs, ne se sont pas colorés.

Arborisation pluriglomérulaire.

L'arborisation périglomérulaire n'est pas toujours uniquement périglomérulaire. Elle est parfois plus étendue et empiète sur une partie du corps protoplasmique de la cellule ; il en est ainsi, dans le neurone représenté sur la figure 171, au point *b*. Là, après avoir enveloppé le glomérule de ses replis, la fibre périglomérulaire envoie, au delà de l'origine de l'expansion principale, quelques filaments fins et variqueux, qui couvrent de leurs divisions perlées un espace relativement restreint du corps cellulaire.

Arborisation mixte plurigloméruolaire et péricellulaire.

Ce léger empiétement et cette maigre arborisation péricellulaire de la fibre spirale du glomérule peuvent devenir plus considérables ; nous aurons alors affaire à des arborisations mixtes du glomérule et de la cellule. De ces arborisations nous en avons rencontré, surtout dans le ganglion de Gasser et en particulier autour des corpuscules unipolaires volumineux. La figure 172 en montre deux échantillons. On y voit qu'une fibre sans myéline arrive au glomérule ; autour de lui, elle trace d'abord des spires simples et petites, qui n'embrassent que l'épaisseur de l'expansion

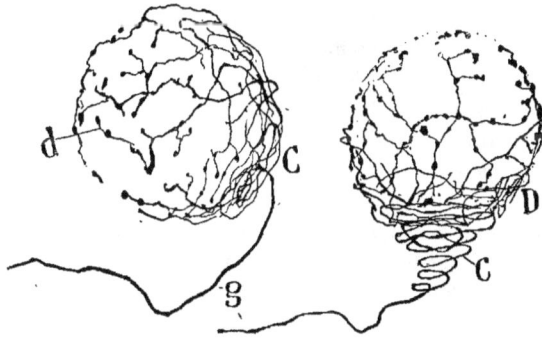

Fig. 172. — Arborisations péricellulaires mixtes du ganglion de Gasser du chat. Méthode d'Ehrlich.

C, D, cellules dont l'hémisphère supérieur est au point, pour montrer les détails de l'arborisation péricellulaire ; — *c*, spirale élégante autour du glomérule ; — *e*, terminaison variqueuse et libre de l'arborisation péricellulaire ; — *f*, capsule cellulaire ; — *g*, fibre afférente sans myéline.

principale : elle décrit, ensuite, des spires de plus en plus grandes, qui enveloppent tout ou partie des anses glomérulaires. Ce faisant, la fibre pourvoit le glomérule d'un plexus extrêmement touffu. Quelques branches se détachent des derniers grands tours de spires périglomérulaires, gagnent la surface du corps cellulaire, décrivent autour de lui d'amples circuits et se terminent par des divisions libres, passablement variqueuses et adhérant de façon intime à la surface protoplasmique.

Les cellules unipolaires couvertes de ce réseau rappellent les corpuscules sympathiques du cœur de la grenouille, avec cette différence que dans ceux-ci le massif de spires compliquées, qui entourent l'expansion principale à son origine, n'existe point.

Notre ignorance sur les rapports vrais de l'arborisa-

Entre cette arborisation mixte, à la fois périglomérulaire par ses spires et son plexus et périsomatique par ses divisions variqueuses, et l'arborisation périglomérulaire pure, la première décrite, il y a des transitions, des passages ; nous avons eu soin de les signaler. Toutes ces variétés ne seraient-elles pas en réalité des arborisations mixtes, privées par une imprégnation plus ou moins incomplète de tout ou partie de leurs ramifications périsomatiques ? Ne se pourrait-il pas, en un mot, qu'un seul type existât ? l'arborisation mixte. La chose est possible, bien que la prédominance des spires et pelotons imprime à l'arborisation périglomérulaire un cachet très spécial, qui la distingue, à première vue, de toutes les autres sortes d'arborisations décrites par Dogiel. Autre éventualité : il se pourrait aussi qu'il n'existât que des arborisations exclusivement périglomérulaires, n'ayant avec le corps de la cellule aucune relation et le laissant, au contraire, libre de recevoir le contact d'autres fibres nerveuses, de nature, d'origine et d'attribution différentes. Autant d'hypothèses, que seules des observations nouvelles et plus approfondies seront à même d'infirmer ou de confirmer.

Tous les glomérules initiaux des cellules ganglionnaires unipolaires possèdent probablement une arborisation spéciale ou, au moins, un plexus spiral particulier, en continuité ou non avec une arborisation périsomatique. Nous disons : « probablement », car, dans les préparations au bleu de méthylène, ces plexus périglomérulaires n'étant pas très souvent visibles, à cause, sans doute, de leur résistance à la coloration, il n'est guère possible d'être plus affirmatif.

Reste à se demander d'où provient la fibre qui engendre ces plexus spiralés. Pour nous, nous admettrions volontiers qu'elle tire son origine du grand sympathique. Voici nos raisons : jamais nous n'avons pu surprendre sur elle, durant tout son parcours à travers le ganglion, la moindre trace de gaine médullaire, fait absolument particulier aux fibres de Remak. En outre, dans les arborisations mixtes, la ramification périsomatique est la copie exacte, en aspect et caractère, des terminaisons péricellulaires des ganglions rachidiens mises autrefois en évidence par nous à l'aide de la méthode de Golgi ; or ces terminaisons semblent être le prolongement des tubes venus des *rami communicantes*.

Quoi qu'il en soit de toutes ces questions encore en suspens, un fait important se dégage des descriptions précédentes : la portion initiale du cylindre-axe de la cellule de ganglion est un appareil récepteur. Ce cas n'est ni le premier ni le seul dans la science. Qu'on se rappelle les cellules cérébelleuses de Purkinje et leur axone qui, dépourvu de myéline à ses débuts, entre ainsi en contact avec le bas-fond infundibuliforme des corbeilles terminales. Dans le lobe optique des reptiles, des batraciens et des oiseaux, dans les cellules à crosse par exemple, il est très fréquent de voir des cylindres-axes naître d'expansions protoplasmiques, décrire dans leur trajet initial un détour compliqué, puis se rendre en ligne droite à la couche des fibres à myéline. Ici, également, il est probable que ces détours du cylindre-axe ont pour but de le mettre en connexion avec certaines arborisations nerveuses. Ce but capital justifierait la transgression, constatée ici, de cette loi d'économie de protoplasma qui commande si sévèrement et le trajet et la forme générale des cylindres-axes. Toutes ces dispositions, où l'axone est, dans sa portion initiale, dépourvu de myéline, donnent de la vraisemblance à l'hypothèse d'après laquelle cette portion serait un véritable appendice

lion périglomérulaire.

La fibre périglomérulaire serait d'origine sympathique.

Le glomérule ou portion initiale de l'axone est un appareil récepteur de courants.

protoplasmique chargé de recueillir des courants nerveux, tout comme le corps et les dendrites. L'expansion unipolaire des cellules des ganglions sensitifs ne serait donc, elle aussi, qu'un prolongement protoplasmique, qui se serait recouvert de myéline, dans la seule partie de son parcours où il n'a point à entrer en contact avec des fibrilles nerveuses terminales.

Ces réflexions nous amènent à penser que la nature, lorsqu'elle veut multiplier la surface des appareils récepteurs ou transmetteurs de courants, met en œuvre deux moyens : l'un, le plus habituel, consiste dans la production de branches de division, comme les expansions dendritiques, les collatérales, les terminales nerveuses ; l'autre, réservé à des cas spéciaux et plus particulièrement à celui des cellules pauvres en appendices dendritiques, réside en la formation de tours et de détours, qui multiplient les contacts et assurent la conduction ; les pelotons périphériques sensitifs, les spirales des cellules sympathiques chez la grenouille, les spirales complexes des cellules dans les ganglions rachidiens, etc., en sont des exemples.

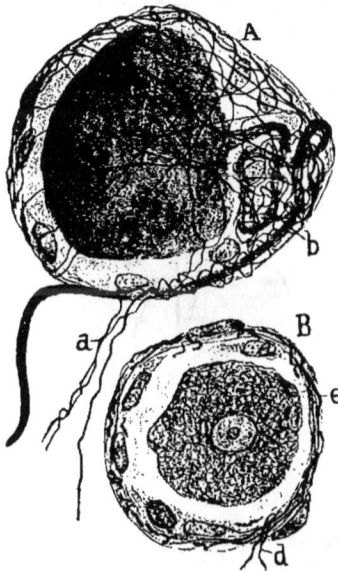

Fig. 173. — Deux cellules du ganglion plexiforme du vague chez l'homme. Méthode du nitrate d'argent réduit.

A, cellule pourvue d'un plexus à la fois périglomérulaire et péricellulaire ; — a, ses fibres afférentes. — B, cellule où l'on voit le plexus péricellulaire sous la capsule, à distance du corps du neurone.

Les arborisations périglomérulaires ne se colorent pas seulement par la méthode d'Ehrlich. Elles s'imprègnent également bien par notre méthode au nitrate d'argent réduit. C'est ainsi que Lenhossék [1] et nous [2] avons pu les voir chez l'homme. La figure 173, où nous avons représenté deux cellules du ganglion plexiforme humain, montre l'aspect de ces arborisations, lorsqu'elles sont colorées par notre procédé. En A, l'arborisation semble commune au glomérule et au corps cellulaire ; en B, on voit qu'elle siège souvent à quelque distance du corps de la cellule, sous la capsule même.

Leur origine probablement sympathique.

Arborisations variqueuses péricellulaires (fig. 177, d). — Sur quelques neurones sensitifs de ganglions, on voit, par la coloration au bleu de méthylène, une arborisation riche en ramuscules, disposés en nid autour du corps cellulaire, mais ne présentant ni spirales, ni divisions pour les glomérules. Les branchilles ultimes de cette arborisation se terminent par des extrémités

1. v. Lenhossék Zur Kenntniss der Spinalganglienzellen. *Arch. f. mikros. Anat.*, Bd. LXIX, 1906.

2. Cajal. Die Struktur der sensiblen Ganglien des Menschen und der Tiere. *Ergebn. der Anat. u. Entwickel; herausg. v. Fr. Merkel u. R. Bonnet.* Bd. XVI, 1906.

variqueuses sur la surface même du corps. Quant à la fibre qui produit cette
arborisation, elle est dépourvue de myéline et se ramifie souvent avant
de se résoudre en appareil terminal. Ces nids variqueux se sont montrés en
assez grande abondance dans nos préparations au bleu de méthylène. Leur
fréquence est, cependant, moindre que celle des pelotons terminaux dont
nous allons parler. Les arborisations que nous avons découvertes chez la
souris au moyen de la méthode de Golgi, appartiennent à ce type ; il en est
de même pour un grand nombre de celles qui ont été décrites et dessinées
par Dogiel. Il est probable, mais non certain, que ces arborisations sont
engendrées par des fibres sympathiques. C'est une opinion que Dogiel
partage également.

   Pelotons péricellulaires ou nids de Dogiel. — Certaines cellules des gan-

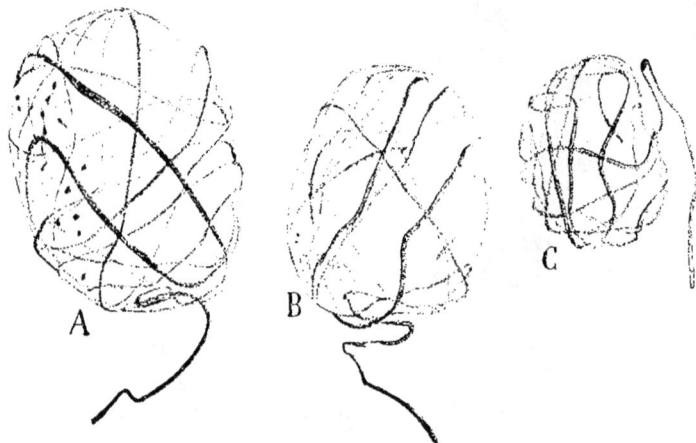

F*I*G. 174. — Pelotons péricellulaires des cellules du ganglion de Gasser du chat.
Méthode d'Ehrlich.

A. peloton enveloppant une grande cellule ; on y voit quelques fibres variqueuses, signes d'une
   ramification possible ; — B, C, pelotons de cellules moyennes ; aucune ramification n'y peut être
   décelée.

glions rachidiens et de Gasser possèdent, en outre des nids variqueux décrits ci-dessus, des terminaisons nerveuses en forme de peloton, que Dogiel
a bien décrites et figurées. Dans nos préparations, ces appareils terminaux
embrassent aussi bien les cellules volumineuses que les cellules de taille
moyenne (fig. 174). Ce qui les rend remarquables, c'est le grand nombre de
tours décrits sur le corps par la fibre enveloppante.

   Ces tours se font dans toutes les directions ; ils sont si nombreux et si
compliqués qu'il est impossible, bien souvent, de suivre dans son trajet
entier la fibre qui les forme. Au début de son parcours, cette fibre est
entourée de myéline, ainsi que Dogiel l'a démontré ; mais bientôt elle s'en
dépouille. Le cylindre-axe, nu maintenant et en apparence dépourvu de
ramifications, continue en tous sens son itinéraire circulaire autour du
corps, devient quelque peu variqueux dans ses dernières circonvolutions et

*Leur aspect
par la méthode
d'Ehrlich et le
nitrate d'ar-
gent réduit.*

se termine par une extrémité libre. Les cellules qu'entoure un peloton de ce genre possèdent probablement un glomérule, et cependant l'on peut affirmer que le peloton n'enveloppe ce dernier en aucun de ses points ; par conséquent, ce n'est pas lui qui constitue l'arborisation périglomérulaire décrite plus haut. Chez l'homme, les pelotons péricellulaires, parfaitement colorables par le nitrate d'argent réduit, sont très riches en fibres, comme le prouvent les figures 175 et 176, car chaque cellule reçoit plusieurs fibres afférentes.

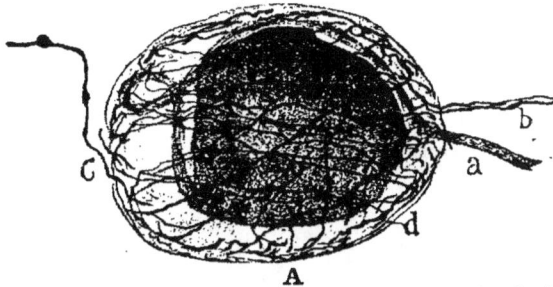

Leur origine inconnue.

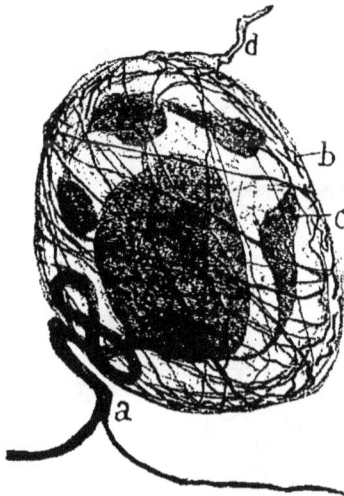

Nous ne sommes pas en état, par nos observations, de déterminer l'origine des tubes qui donnent naissance aux pelotons de Dogiel. La présence d'une gaine myélinique semble écarter l'idée d'une provenance sympathique ; et d'ailleurs la chose paraît peu probable, à cause du contraste frappant qui existe entre la disposition de ces pelotons et celle des ramifications péricellulaires authentiquement nées de fibres de Remak.

Le fait que les pelotons de Dogiel se cantonnent exclusivement sur le corps et qu'ils se rencontrent précisément sur des neurones sensitifs de grande ou de moyenne taille, pourvus de glomérule initial, nous porte à soupçonner que les cellules sensitives reçoivent en réalité deux appareils terminaux de source différente : l'un enveloppant le corps, et l'autre, d'essence sympathique, embrassant les tours du glomérule. Cette question exige néanmoins de nouvelles recherches, dont la difficulté est d'autant plus grande que ces deux sortes de terminaisons ne se colorent pas en même temps sur le même élément cellulaire.

La cellule sensitive recevrait deux arborisations différentes : l'une pour le glomérule, l'autre pour le corps.

FIGS. 175 et 176. — Pelotons nerveux péricellulaires sur des neurones du ganglion du vague ; homme adulte. Méthode du nitrate d'argent réduit.

FIG. A. — *a*, cylindre-axe ; — *b, c, d*, fibres nerveuses afférentes.

FIG. B. — *a*, cylindre-axe ; — *b*, fibres nerveuses du nid ; — *c*, expansions protoplasmiques de la cellule avec leurs terminaisons en massue ; — *d*, fibres nerveuses afférentes.

Nous ajouterons, pour terminer, que nous avons vu très souvent des fibres sympathiques ramifiées dans le ganglion de Gasser et dans les ganglions rachidiens. Dans ces derniers, nous avons aperçu, en outre, un plexus nerveux superficiel, sous-névrilématique, à mailles larges, formé et par des tubes à myéline et par des fibres amyéliniques. Chacune des fibres se divise

Fibres sympathiques dans les ganglions.

à plusieurs reprises et les branches qui naissent de ces divisions se portent à des fascicules différents, en s'enfonçant souvent dans l'écorce du ganglion sous-jacent. Quelques-unes des branchilles les plus fines cheminent parallèlement à la fibre médullaire mère et deviennent variqueuses; elles semblent se terminer librement sur les cellules sensitives des ganglions, à l'aide d'une arborisation assez pauvre en ramuscules (fig. 177, *b*). Quel est le rôle de ce plexus, visible aussi quelquefois par la méthode de Golgi? Nous l'ignorons. Nous ne savons pas, non plus, si quelques-unes de ses fibres se continuent avec des arborisations péricellulaires, car celles-ci se

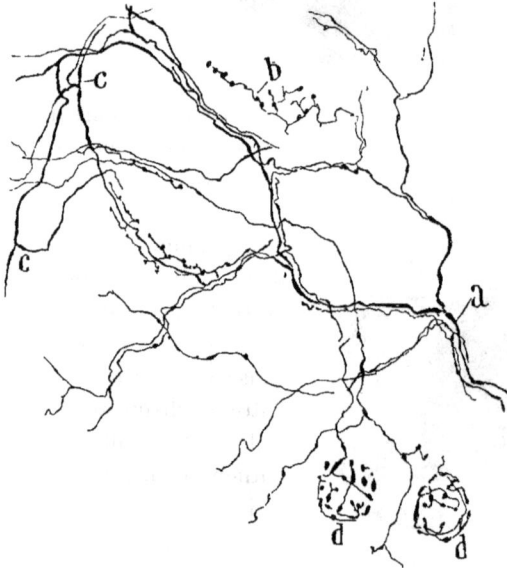

FIG. 177. — Plexus nerveux périphérique d'un ganglion rachidien du chat. Méthode d'Ehrlich.

a, fibre myélinisée et bifurquée ; — *b*, arborisation variqueuse terminale : — *c*, ramifications secondaires de fibres myélinisées ; — *d*, arborisations variqueuses péricellulaires du type sympathique.

colorent souvent en même temps que le plexus cortical, comme on peut s'en rendre compte par la figure 177, en *d*.

La pénétration de fibres sympathiques dans les ganglions rachidiens a été directement démontrée par nous chez les oiseaux, grâce à nos études sur l'embryon de poulet, et chez les mammifères par nos observations sur le rat et la souris nouveau-nés[1]. Ce fait concorde avec les résultats des numérations de tubes à myéline que Lewin[2] a opérées comparativement sur la racine postérieure, à son entrée dans le ganglion et à sa sortie. Ce savant a démontré, en effet, que la

1. CAJAL. Sobre la existencia de terminaciones nerviosas pericelulares en los ganglios nerviosos raquidianos. Barcelona, 1890.
2. GAULE (LEWIN), Ueber die Zahlen der Nervenfasern und Ganglienzellen in den Spinalganglien des Kaninchens. *Centralbl. f. Physiol.*. 1896.

portion externe de la racine postérieure contient, chez le lapin, environ 19 p. 100 plus de tubes que la portion interne. Birge [1] avait déjà observé quelque chose d'approchant sur les nerfs dorsaux de la grenouille. Buhler [2] a aussi compté, mais bien plus récemment, les tubes des racines antérieures et postérieures des nerfs dorsaux de ce batracien ; il a ainsi appris que le tronc commun de la paire rachidienne contient à peu près 25 p. 100 plus de fibres que l'ensemble de la racine antérieure et de la racine postérieure, quand celle-ci est examinée entre le ganglion et la moelle. Voici, d'ailleurs, les chiffres trouvés par Buhler : tronc commun, environ 1.488 tubes ; ensemble des deux racines, environ 1.105. Cet accroissement du nombre des tubes dans la portion externe de la racine postérieure répond donc, fort vraisemblablement, aux tubes sympathiques qui entrent dans le ganglion et s'y épuisent. Dans l'explication de cette augmentation du nombre, nous attachons moins d'importance aux divisions prématurées, intraganglionnaires, de la branche périphérique des cellules sensitives unipolaires, parce que ce fait, signalé par Dogiel et invoqué par Buhler, est extrêmement rare et qu'il ne nous a jamais été donné de le constater dans les centaines de bonnes préparations que nous avons obtenues par les méthodes de Golgi et d'Ehrlich.

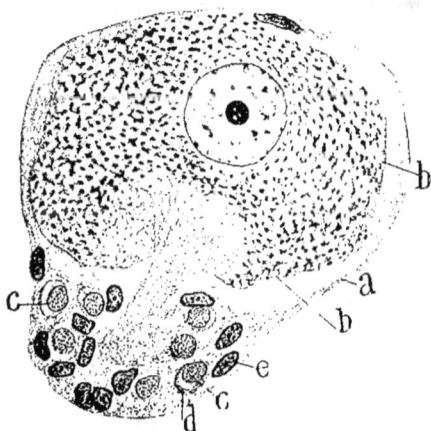

Fig. 178. — Cellule ganglionnaire rachidienne ; chat adulte. Hématoxyline de Delafield en coloration progressive.

a, capsule ; — b, enveloppe fondamentale de la cellule ; — c, cylindre-axe sectionné transversalement au niveau des sinuosités de glomérule ; — d, enveloppe adventice du cylindre-axe ; — e, noyaux du glomérule.

Structure des cellules des ganglions. — Nous avons exposé dans la *Partie générale* de cet ouvrage, à la page 171, les données fondamentales relatives à cette structure. Nous nous bornerons donc ici à quelques détails complémentaires relativement au protoplasma et à l'expansion unipolaire.

Lorsque l'on fixe tout ou partie d'un ganglion rachidien de mammifère dans le sublimé ou le liquide de Flemming et que l'on en teint les coupes dans l'hématoxyline de Delafield, comme l'ont fait Flemming [3], Lugaro, Levi, Buhler et d'autres, on voit que le protoplasma des cellules unipolaires est

Les quatre éléments de la cellule.

1. Birge, Die Zahl der Nervenfasern und der motorischen Ganglienzellen im Rückenmarke des Frosches. *Arch. f. Anat. u. Physiol.*, Anat. Abtheil., 1882.
2. A. Buhler, Untersuchungen über den Bau der Nervenzellen. *Verhandl. d. Physik. Mediz. Gesellsch. zu Würzburg*, Bd. XXXI, n° 8, 1898.
3. Flemming, *Arch. f. mikrosk. Anat.*, Bd. XLVI, 1895. Dans ce travail, Flemming conseille sa méthode de coloration progressive à l'aide de solutions faibles d'hématoxyline de Delafield. Rawitz (Ueber eine Modification in der Werwendung des Hämateins. *Anat. Anzeiger*, n° 10, 1895) préconise aussi la coloration lente à l'aide de son hématéine glycérinée.

constitué par les trois éléments déjà connus : le reticulum, les amas chromatiques et le suc cellulaire ou cytoplasma, auxquels il faut ajouter la membrane. L'hématoxyline présente ici une supériorité sur la méthode de Nissl, si excellente pour la mise en relief des amas chromatiques ; comme cette dernière, elle colore la chromatine protoplasmique, mais, en outre, elle révèle, en violet plus ou moins intense, les filaments du cylindre-axe et le reticulum cellulaire.

Reticulum protoplasmique et enveloppe fondamentale. — La figure 178, dessinée d'après une grosse cellule sensitive unipolaire de chat adulte, montre la grande délicatesse de la charpente fibrillaire du protoplasma ainsi que sa disposition en un réseau à mailles polygonales extrêmement étroites. Les nœuds de ces mailles renferment les amas chromatiques. Les fils du réseau, fils véritables et non cloisons, s'attachent en dedans au noyau et en dehors à une cuticule granuleuse, qui prend l'hématoxyline un peu plus vivement que le reste du reticulum. Cette couche marginale, que nous appelons *enveloppe fondamentale* du protoplasma, n'est bien perceptible que dans les points où le corps n'adhère pas à la capsule (fig. 178, *b*).

Aspect du réseau dans les cellules saines.

On admet généralement aujourd'hui que le protoplasma des cellules ganglionnaires spinales possède une structure réticulée, comme le montrent les méthodes ordinaires et celles des neurofibrilles. Si l'on emploie les techniques colorantes habituelles et en particulier l'hématoxyline de Delafield, on peut, à l'exemple de Lugaro [1], apercevoir très nettement les fils du reticulum, en étudiant les cellules des ganglions rachidiens du chien, empoisonné par l'arsenic. Le poison, ainsi que cet auteur l'a démontré, provoque une chromatolyse à la périphérie de ces cellules. Le reticulum, ainsi débarrassé des amas qui le cachaient, apparaît avec une grande netteté, surtout si les préparations ont été fixées au sublimé. Cette même technique permet, d'après Marinesco, d'apercevoir aussi le reticulum dans les cellules nerveuses des centres, lorsqu'elles sont affectées de chromatolyse.

Aspect du réseau dans les cellules en chromatolyse.

Si l'on emploie les méthodes de coloration des neurofibrilles, telles que celle de Bethe, Donaggio, Cajal, etc., le reticulum protoplasmique apparaît également, mais sans nodosités, sans amas intercalaires et constitué seulement par des filaments très fins, tout à fait homogènes. Ces filaments très fins ou neurofibrilles forment, par leurs anastomoses, des mailles polygonales et se groupent souvent en faisceaux entre les blocs chromatiques ; ils s'enchevêtrent à tel point qu'il est impossible de déterminer leurs rapports (fig. 179). Quoi qu'il en soit, dans les préparations où les neurofibrilles apparaissent colorées, on ne voit point ces dernières s'insérer ni sur la membrane du noyau ni sur celle du corps cellulaire. Il ressort de ce fait, que dans les préparations obtenues par la méthode de Nissl le reticulum neurofibrillaire est compliqué de quelque chose. Ce quelque chose pourrait être formé par des précipités albuminoïdes. Ce serait donc, à ces derniers, qu'il faudrait attribuer l'épaississement des travées du reticulum, la production des nodosités et l'existence des filaments d'insertion sur les membranes.

Aspect du réseau dans les préparations neurofibrillaires.

La figure 179, où nous avons reproduit des cellules d'un ganglion crânien,

1. Lugaro, Sulle alterazioni degli elementi nervosi nel avelanamento per arsenico e per piombo. *Riv. d. Patol. nervosa e mentale*, vol. II, fasc. 2, 1897.

pris chez un lapin âgé de quelques jours, montre l'aspect des neurofibrilles et leur arrangement. On remarquera leur disposition réticulée, leur fusion, en même temps que leur convergence vers les deux expansions polaires, où elles semblent se condenser en un faisceau compact. Cet aspect est semblable chez l'adulte, mais les fibrilles y acquièrent une telle finesse et forment entre les amas chromatiques des plexus si compliqués et si serrés, qu'il est impossible de deviner leur disposition véritable, même sur les coupes les plus minces.

Deux types cellulaires: l'un à grains fins, l'autre à amas épais. Leurs rapports avec la taille de la cellule.

Amas chromatiques. — Au point de vue de la disposition et de l'abondance des amas chromatiques, on peut, ainsi que l'ont fait divers auteurs, distinguer les cellules sensitives des ganglions en deux types: l'un à granules fins, extrêmement abondants, irréguliers et sans orientation (fig. 178); l'autre à amas épais, rares, allongés et souvent disposés en cercles concentriques. La taille des cellules ne semble pas avoir de rapport avec la disposition des grains chromatiques, car les deux types précédents se rencontrent indistinctement dans les neurones de grand et de moyen volume. Pourtant, les plus petites cellules sensitives ont presque toujours des granules très petits et très rapprochés, ce qui leur donne une apparence obscure dans les préparations obtenues, tant par la méthode de Nissl que par la technique à l'hématoxyline de Delafield. Peut-être aussi, faut-il, avec Lenhossék, attribuer cette plus grande colorabilité à la présence d'une substance répartie uniformément dans le protoplasma cellulaire et possédant une affinité particulière pour les pigments basiques.

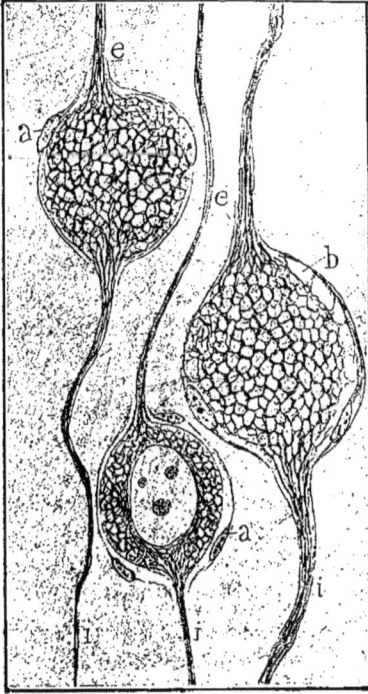

FIG. 179. — Cellule bipolaire du nerf vestibulaire ; lapin de quelques jours. Méthode du nitrate d'argent réduit.

a, capsule ; — *b*, vacuole périphérique ; — *e*, expansion externe ; — *i*, expansion interne.

Intestin cellulaire. — Les cellules des ganglions rachidiens renferment, comme l'a prouvé Golgi, un système de canalicules ou de sinus variqueux formant réseau autour du noyau. Cet appareil, qui occupe seulement une faible partie du corps cellulaire, ne semble pas être en communication avec l'extérieur, ni recevoir, quoique prétende Holmgren, des appendices de cellules adventices. Nous n'insisterons pas davantage sur ce point, puisque nous en avons déjà parlé dans la *Partie générale* de cet ouvrage.

Pénétration du cylindre-axe dans le protoplasma. — L'hématoxyline de Delafield, lorsqu'elle est convenablement employée, c'est-à-dire après fixation des pièces dans le sublimé, dans l'acide chromique ou, suivant le conseil de Buhler, dans un mélange de sublimé et d'acide osmique, montre le cylindre-axe sous un aspect franchement fibrillaire. Ces fibrilles ne sont pas, à vrai dire, parallèles, mais légèrement obliques les unes par rapport aux autres. Elles possèdent des épaississements quelque peu fusiformes et un peu plus colorés que le reste.

Structure fibrillaire de l'axone.

La structure du cylindre-axe est encore plus nette dans les préparations traitées par les méthodes neurofibrillaires. Ici, les filaments apparaissent bien distincts les uns des autres. On voit aussi qu'ils s'écartent et divergent à mesure que le neuroplasma devient plus abondant, c'est-à-dire, à mesure qu'ils approchent du corps de la cellule, où ils se jettent dans le reticulum général. Lorsque la coupe, bien imprégnée, se trouve être parallèle au cône d'origine du cylindre-axe, on observe, en outre, qu'avant de se perdre dans le réseau du corps cellulaire les neurofibrilles se divisent à angle aigu. Quant aux dispositions singulières que Flemming [1], Cox [2], Dogiel [3], Lenhossék [4], Buhler [5], et d'autres encore ont décrites dans le trajet des filaments du cylindre-axe à travers le corps cellulaire, les méthodes de coloration des neurofibrilles ne les révèlent pas en toute évidence.

CELLULES DES GANGLIONS RACHIDIENS CHEZ LES VERTÉBRÉS INFÉRIEURS

Poissons. — On sait, depuis les recherches déjà anciennes de Wagner, Bidder et Robin, que, chez ces animaux, les cellules dont il s'agit sont bipolaires, autrement dit que les expansions centrale et périphérique, au lieu de provenir d'un tronc commun, comme chez les mammifères, partent isolément du corps cellulaire, en des points opposés. Cette organisation n'est pas la règle absolue; il existe, en effet, des observations authentiques, prouvant que le passage de la forme bipolaire à l'unipolaire s'effectue déjà chez les poissons, et cela non seulement chez les espèces supérieures, mais encore chez les espèces les plus inférieures, les cyclostomes par exemple. Parmi ces observations nous citerons celles de Freud [6], qui a trouvé chez *Petromyzon*

Cellule généralement bipolaire.

1. FLEMMING, Ueber den Bau der Spinalganglienzellen bei Säugethieren, etc. *Arch. f. mikrosk. Anat.*, Bd. XLVI, 1895. — Ueber die Structur der centralen Nervenzellen bei Wirbelthieren. *Anat. Hefte v. Fr. Merkel u. Bonnet*, Bd. VI, H. XIX-XX, 1896.
2. COX, Der feinere Bau der Spinalganglienzellen des Kaninchens. *Anat. Hefte v. Fr. Merkel u. Bonnet*, 1898.
3. DOGIEL, *Anat. Anzeiger*, Bd. XII, 1896.
4. LENHOSSÉK, Ueber Nervenzellenstrukturen. *Ergänzungsheft d. Anat. Anzeiger*, Bd. XII, 1896. — Ueber den Bau der Spinalganglienzellen des Menschen. *Arch. f. Psychiatr.*, Bd. XXIX, Heft 2, 1896.
5. A. BUHLER, Untersuchungen über den Bau der Nervenzellen. *Verhandl. d. physik.-med. Gesellsch. zu Würzburg*. Bd. XXXI, n° 8, 1898.
6. FREUD, Ueber Spinalganglien und Rückenmark des Petromyzon. *Sitzungsber. d. math. Klasse d. kaiserl. Akad. d. Wissensch. zu Wien.*, Bd. LXXVIII, 1879.

les deux sortes de cellules, uni- et bipolaires, celles de Nansen [1] et Retzius, qui firent la même constatation chez la *Myxine glutineuse*, celles encore de Retzius [2], chez les Téléostéens du genre *Gobius*, enfin celles de Lenhossék [3] chez les Sélaciens et, pour préciser, chez les embryons de *Pristiurus*.

Structure analogue à celle des vertébrés supérieurs.

Au point de vue structural, la cellule ganglionnaire des poissons ressemble à celle des vertébrés supérieurs. Une double capsule, ainsi que Ranvier l'a démontré, entoure le corps cellulaire : l'interne se continue avec la gaine de Schwann des tubes nerveux émis par le neurone ; l'externe se continue aussi avec une gaine spéciale, qui protège également ces tubes nerveux, mais sans se modeler sur leurs étranglements : c'est la *gaine secondaire* de Ranvier. Le protoplasma montre déjà à l'état frais une texture fibrillaire. Sur les préparations fixées à l'acide osmique et examinées soit dans l'eau, soit dans un liquide indifférent, cette texture ne change point. Les fibrilles protoplasmiques, entrées par un pôle de la cellule, se dispersent dans sa région équatoriale, et là, semblent se jeter dans un réseau spongioplastique d'une très grande ténuité [4]. Pour Ranvier, au contraire, ces filaments resteraient indépendants et iraient, à travers le protoplasma cellulaire, se continuer par ceux de l'expansion du pôle opposé [5]. En ce qui concerne les amas chromatiques, Levi [6], qui en a fait une excellente étude chez les Téléostéens et les Sélaciens, affirme qu'ils sont très fins et se concentrent, en particulier, à la périphérie du corps et autour du noyau ; un espace en forme de calotte sphérique et répondant à l'extrémité où le noyau ne réside pas en est entièrement dépourvu.

Les neurofibrilles ont été également étudiées par ce savant. Des anses et des fenestrations protoplasmiques ont été aussi constatées par lui dans la région corticale des cellules sensitives, chez certaines espèces de poissons.

Cellule unipolaire ; ce qui la distingue de celle des vertébrés supérieurs.

Batraciens et reptiles. — Les recherches de Retzius ont établi que les cellules ganglionnaires affectent chez ces animaux la forme unipolaire, absolument comme chez les oiseaux et les mammifères [7]. Leur structure aussi est, en substance, la même que chez ces derniers. Certaines différences, signalées par Lenhossék, Levi et Buhler, les distinguent néanmoins ; ce sont : la présence d'un centrosome, l'orientation spiroïde du spongioplasma et l'excentricité du noyau.

1. NANSEN, The Structure and Combination of the histological Elements of the central nervous system. *Bergens Museum Aarsberetning for* 1895.
2. RETZIUS, Zur Kenntniss der Ganglienzellen der Spinalganglien. *Biolog. Untersuch.* Neue Folge, Bd. IV, 1892.
3. LENHOSSÉK, Beobachtungen an den Spinalganglien und dem Rückenmarke von Pristiurusembryonen. *Anat. Anzeiger*, Bd. VII, 1892.
4. CAJAL, Manual de Histología normal, etc. Valencia, 1889 (p. 556).
5. RANVIER, Traité technique d'histologie. Paris, 1889 (p. 544).
6. LEVI, Ricerche citologiche comparative sulla cellula nervosa dei vertebrati. *Riv. di patol. nervosa e mentale*, vol. II, fasc. 5-6, 1897.
7. En employant l'hématoxyline, nous avons vu aussi, chez la grenouille et le crapaud, des cellules bipolaires où les deux appendices naissaient sur le même côté du corps. C'est là une transition entre la forme unipolaire et la forme bipolaire.

a) *Centrosome.* — Cet organite, découvert tout d'abord par Lenhossék dans les petites cellules des ganglions rachidiens de la grenouille, a été récemment retrouvé par Dehler dans les neurones du grand sympathique du même animal et par Buhler dans les cellules sensitives ganglionnaires des batraciens, des reptiles et même des mammifères, en particulier du chien et du chat. Ce dernier savant est parvenu à déceler le centrosome jusque dans les cellules cérébrales des reptiles.

Sa présence chez les mammifères.

Les descriptions que Lenhossék et Buhler donnent du centrosome ne concordent pas en tous points; cette divergence dépend peut-être de variations, existant normalement dans le siège et le volume de cet organite. Ainsi, pour le premier de ces auteurs, le centrosome est constitué par un ou plusieurs granules, situés au centre du protoplasma cellulaire et environnés d'une atmosphère pâle; pour le second, le centrosome est toujours accolé au noyau, aussi bien chez les batraciens que chez les reptiles et mammifères; il est formé souvent par une paire de granules très voisins, dont les pôles donnent naissance à des filaments granuleux radiés qui vont se terminer à la périphérie de la cellule. C'est à ces filaments que Heidenhain et Buhler donnent le nom d'*appareil de centrage*. Autre différence d'observation : tandis que Lenhossék n'aperçoit le centrosome que dans les cellules sensitives de petite taille, Buhler le découvre dans toutes les cellules, grandes et petites.

Description non concordante de Lenhossék et Buhler.

b) *Spongioplasma et appareil spiroïde.* — Le protoplasma des cellules ganglionnaires rachidiennes des animaux que nous étudions en ce moment est formé d'un reticulum pâle et d'amas chromatiques. Conformément à l'observation de Lenhossék, ces derniers se disposent en deux zones : l'une, *ectoplasmatique* ou périphérique, renferme les amas volumineux et forme une couche corticale discontinue; l'autre, *endoplasmatique*, répond aux régions centrales du corps et contient des grains petits et diffus (fig. 180).

Amas chromatiques disposés en deux zones.

Mais le trait le plus caractéristique de ces régions centrales, c'est l'orientation du spongioplasma. Alors que, dans les parties périphériques de la cellule, celui-ci n'est orienté dans aucun sens et se montre franchement réticulé, dans le centre du protoplasma il s'organise en un faisceau courbe de filaments épars, qui, sur une coupe transverse, prend la figure d'un amas arrondi de grains pressés les uns contre les autres (fig. 180, *B*, en *a*, et *C*, en *b*).

Disposition spiralée du spongioplasma.

Cet aspect granuleux du faisceau tient à ce que chacun des fils qui le composent renferme des épaississements chromatiques allongés. Il est impossible, du reste, de remarquer la moindre travée unitive entre ces filaments; c'est là une particularité déjà signalée par Levi. Si l'on met au point les extrémités du faisceau courbe, on voit que ses fibres se dispersent en décrivant des spires et vont se continuer avec le spongioplasma non orienté de la périphérie. Le faisceau spongioplastique présente des variétés assez grandes suivant les cellules. Souvent, au lieu d'un seul faisceau, on en observe deux, un à chacune des extrémités de la cellule, unis par un faisceau intermédiaire; cet aspect appartient aux coupes tangentielles, qui n'intéressent pas le noyau. D'autres fois, les terminaisons spiralées du faisceau se portent l'une vers le noyau, l'autre vers la surface de la cellule (fig. 180, C). Il existe encore d'autres dispositions, mais plus complexes et d'interprétation encore plus difficile.

Les rapports de l'axone et du spongioplasma spiralé.

Y a-t-il continuité entre les fibrilles du cylindre-axe et toutes ces configurations, découvertes par Levi chez les reptiles (*Zamenis viridis*) et chez les batraciens du genre *Bufo*, puis retrouvées par Buhler dans ces deux familles zoologiques et par nous [1] chez la grenouille, le crapaud et le lézard des murailles? Buhler se prononce pour l'affirmative ; il soutient que les fibrilles

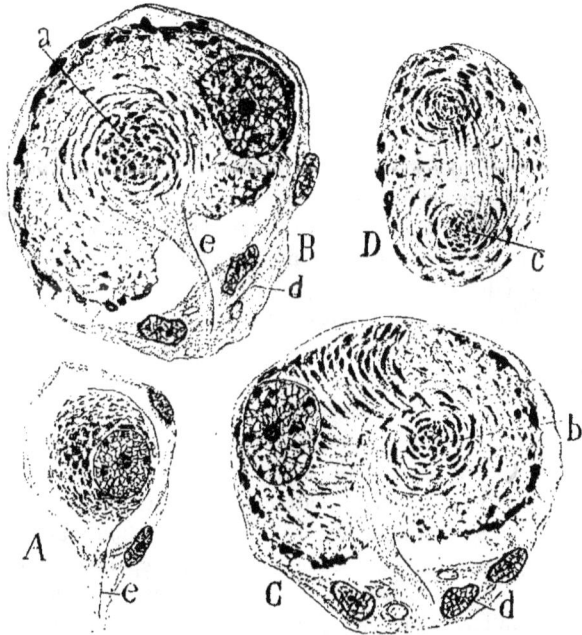

FIG. 180. — Cellules ganglionnaires de la grenouille. Hématoxyline diluée.

A, type cellulaire petit, sans glomérule ; — B, C, cellules munies d'un tourbillon de spongioplasma ; — D, cellule coupée tangentiellement et montrant deux tourbillons ou faisceaux spiralés de spongioplasma, en section optique ; — a, c, appareil spiral ou tourbillon de spongioplasma ; — b, faisceau central de ces tourbillons ; — d, noyau de la région glomérulaire de la capsule ; — e, cylindre-axe.

de l'axone décrivent des spirales, à partir du cône d'origine, et qu'elles se continuent avec les tourbillons spongioplastiques dont nous avons parlé. Levi, quoique moins explicite, admet que les fibrilles du cylindre-axe naissent du centre de la spirale spongioplastique. Dans nos préparations, on voit

1. C'est dans une excellente préparation de Levi, que nous avons vu pour la première fois les appareils spiroïdes, chez le crapaud sacrifié après la période d'hibernation. (Cette préparation nous avait été offerte très obligeamment par Lugaro.) Depuis, nous avons retrouvé ces appareils dans des préparations que nous avions tirées de crapauds, de lézards et de grenouilles ayant longtemps séjourné dans le laboratoire.

nettement que les filaments du cylindre-axe se mêlent aux figures spiralées, et semblent entourer le ou les faisceaux de spongioplasma ; mais c'est tout, et l'on ne peut en aucune façon déterminer la part que prennent les fibrilles axiles à la formation de ces faisceaux. Il serait intéressant de connaître les connexions qui existent d'une part, entre ces spirales, et les neurofibrilles du cylindre-axe et l'intestin cellulaire d'autre part. Les techniques neurofibrillaires ne nous donnent à ce sujet que peu d'éclaircissements.

c) *Neurofibrilles, dendrites terminées en massue, etc.* — Les neurofibrilles ont été récemment étudiées par Tello [1] et Levi [2] chez les reptiles. Ce dernier a démontré la réalité des excroissances ou lobes protoplasmiques, déjà signalées par Pugnat [3], dans les ganglions de la tortue. Il a, en outre, découvert l'existence de dendrites, terminées par des massues globuleuses, dendrites analogues à celles que nous avons décrites chez les mammifères.

Chez les batraciens, Warfwinge [4] a vu, en employant notre méthode de l'argent réduit, que la charpente neurofibrillaire du corps cellulaire est entourée d'une zone ectoplasmique pauvre en fibrilles. Il a constaté, aussi, la présence des disques terminaux décrits par Huber, sortes de renflements intra-capsulaires qui constituent le mode de terminaison de certaines collatérales du cylindre-axe.

d) *Noyau.* — Ainsi que Lenhossék l'a montré, le noyau occupe une position marginale et tout à fait excentrique dans la cellule ; au lieu d'être parfaitement sphérique, il est quelque peu déprimé du côté du centre cellulaire (fig. 180, B). Cette dépression, qui se retrouve aussi dans les noyaux des leucocytes et d'autres cellules, annoncerait toujours, comme Heidenhain en a fourni la preuve, la proximité du centrosome. Eu égard à sa structure, le noyau des cellules sensitives des batraciens et reptiles est la copie exacte de celui des neurones ganglionnaires des mammifères ; on y aperçoit, en effet, un réseau de spongioplasma, dont les trabécules épaisses attirent vivement l'hématoxyline ; un ou plusieurs nucléoles sphériques, qui prennent avec intensité les anilines basiques ; enfin certaines sphérules, peut-être d'œdématine, qui se teignent en couleur plus pâle et se trouvent placées aux nœuds du reticulum. A l'intérieur du gros nucléole, on peut reconnaître parfois, à l'aide de bons objectifs apochromatiques, l'existence de vacuoles sphériques ; peut-être sont-elles dues à l'action des réactifs histologiques. Elles correspondent probablement à ces granules spéciaux, intensément colorés par le bleu de méthylène et que Ruzicka [5] a signalés, il y a peu de

Son excentration et sa dépression.

Sa structure identique à celle du noyau des vertébrés supérieurs.

1. Tello, Las neurofibrillas en los vertebrados inferiores. *Trab. del Lab. de Invest. biol.*, t. III, 1904.

2. Levi, La struttura dei gangli cerebro-spinali dei cheloni. *Monitore zool. ital.*, An. XVII, n° 4, 1906.

3. Pugnat, Recherches sur la structure des cellules des ganglions spinaux de quelques reptiles. *Anat. Anzeiger*, Bd. XIV, 1897.

4. Warfwinge, Beiträge zur Kenntniss der spinalen und sympathischen Ganglienzellen des Frosches. *Arch. f. mikrosk. Anat.*, Bd. LXVIII, 1906.

5. Ruzicka, Ein Beitrag zur Untersuchungsmethodik und zur Histologie der Nucleolen der centralen Nervenzellen. *Zeitschr. f. Wissenschaftl. Mikrosk.*, Bd. XIV, Heft 4, 1898.

temps. Ajoutons, enfin, que Heimann [1] admet la présence, autour du nucléole, d'une cuticule ou couche corticale plus ferme que le contenu nucléolaire.

1. HEIMANN, Beiträge zur feineren Struktur der Spinalganglien. *Wirchow's Arch.*, Bd. CLII, Heft 2, 1898.

CHAPITRE XVI

TERMINAISONS DE L'EXPANSION PÉRIPHÉRIQUE DES CELLULES DES GANGLIONS RACHIDIENS

TERMINAISONS LIBRES INTRA-ÉPIDERMIQUES DE LA CORNÉE, DE LA PEAU, DES MUQUEUSES ET DES POILS. — TERMINAISONS PAR DES APPAREILS SPÉCIAUX ; FUSEAUX DE KÜHNE, ORGANES MUSCULO-TENDINEUX DE GOLGI, CORPUSCULES DE RUFFINI, CORPUSCULES DE GOLGI-MANZONI, CORPUSCULES DE MERKEL, DE MEISSNER, DE KRAUSE, DE PACINI, DE TIMOTEW.

Nous avons dit, bien des fois déjà, que le tronc unipolaire des cellules des ganglions spinaux se bifurque en deux branches : l'une fine, allant à la moelle et l'autre épaisse, se rendant à la périphérie. C'est cette dernière qui se jette dans la paire correspondante des nerfs rachidiens, y forme les tubes nerveux sensitifs et va se terminer soit dans la peau, soit dans les muqueuses, soit dans les muscles et les tendons.

Pendant tout leur trajet, du ganglion à la terminaison périphérique, les tubes sensitifs ne présentent rien qui permette de les distinguer des tubes moteurs; car, tout comme ces derniers, ils sont pourvus d'une gaine médullaire, d'étranglements de Ranvier et de tous les autres accidents de structure particuliers à la fibre myélinisée.

Les deux modes de terminaison des tubes sensitifs.

Les tubes sensitifs se terminent de deux façons : ou bien par des arborisations libres, appliquées, sans intermédiaire aucun, sur les cellules soumises aux ébranlements extérieurs; ou bien par des ramifications également libres, mais protégées et séparées des éléments cellulaires en contact avec le monde ambiant, par un appareil spécial, destiné peut-être à atténuer la vivacité et l'énergie de l'excitation.

A la première manière appartiennent les terminaisons nerveuses que renferment les épithéliums de la peau et des muqueuses ; à la seconde, les nombreux appareils terminaux : les fuseaux musculaires de Kühne, les organes musculo-tendineux de Golgi, ceux de Ruffini, les organes de Krause, de Timotew, de Merkel, de Meissner, les corpuscules nerveux des organes génitaux, les corpuscules de Pacini, ceux de Golgi-Manzoni, de Herbst, etc.

Terminaisons intra-épidermiques. — Nous pouvons les diviser en quatre variétés : les terminaisons de la cornée, celles de la peau, celles des muqueuses et enfin celles des poils.

Leurs quatre variétés.

Historique.

TERMINAISONS DANS LA CORNÉE. — Ce sont, parmi les terminaisons intraépidermiques, les premières qui aient été connues. Elles ont été découvertes par Cohnheim [1], qui les colora au moyen du chlorure d'or réduit par une solution aqueuse d'acide acétique en présence de la lumière. Les travaux presque contemporains de Kölliker [2], ceux plus tardifs de Hoyer [3], Lavdoswki [4], Izquierdo [5] et Ranvier [6], et ceux encore tout récents de Dogiel [7], sont venus confirmer la description de Cohnheim dans ses parties essentielles, tout en y ajoutant un grand nombre de détails nouveaux. Citons enfin Cappellini [8] qui appliqua avec avantage la méthode de Golgi à ces terminaisons.

Les tubes nerveux destinés à la cornée proviennent du trijumeau. A leur arrivée au pourtour de cette membrane, ils sont encore recouverts de leur manchon de myéline ; mais à peine ont-ils atteints la tunique conjonctive de la cornée, qu'ils perdent et ce manchon et leur gaine de Schwann.

Les plexus successifs.

Les fibres, réduites maintenant à des cylindres-axes nus, se portent à la rencontre de leurs voisines, s'enchevêtrent et forment, entre les lamelles conjonctives de la cornée, un plexus profond, à mailles larges et plates, auquel on a donné le nom de *plexus fondamental.* Chacune des travées de ce plexus est formée, ainsi que Dogiel l'a démontré dans la cornée de l'homme, non par la réunion de cylindres-axes, mais par la juxtaposition des branchilles fines et variqueuses que donne, en se décomposant, tout cylindre-axe cornéen aussitôt qu'il perd sa myéline. Ajoutons que ces faisceaux ou pinceaux de branchilles parallèles peuvent aussi émaner des étranglements de tubes nerveux, qui ne se sont pas encore dépouillés de leur enveloppe médullaire. Au niveau des nœuds du plexus, les fibrilles s'entremêlent et s'entrecroisent, mais simplement, en formant de véritables chiasmas. On voit souvent en ces points nodaux, un ou deux noyaux entourés d'une certaine quantité de substance granuleuse, que His [9] et Lavdowsky ont considérés, sans preuves solides, comme des cellules nerveuses ganglionnaires. Ces noyaux font du reste défaut sur les grosses travées et les chiasmas épais.

1° Le plexus profond ou fondamental.

2° Plexus sous basal.

Ce premier plexus donne naissance à des faisceaux fibrillaires plus grêles, qui traversent, comme par gradins, les couches conjonctives cor-

1. COHNHEIM, Ueber die Endigung der sensiblen Nerven in der Hornhaut der Säugethiere. *Centralblatt f. med. Wiss.*, Bd. IV, 1866, p. 401.

2. KÖLLIKER, Ueber die Nervenendigungen in der Hornhaut. *Würzb. Naturwissensch. Zeit.*, 1866.

3. HOYER, Ueber die Hornhaut. *Arch. f. mikrosk. Anat.*, Bd. IX, 1873.

4. LAVDOWSKY, Das Saugadersystem und die Nerven der Cornea. *Arch. f. mikrosk. Anat.*, Bd. VIII, 1872.

5. IZQUIERDO, Beiträge zur Kenntniss der Endigungen der sensiblen Nerven. Strasburg, 1879.

6. RANVIER, Traité technique d'histologie, 2e édit., 1889. — Terminaisons nerveuses sensitives : Cornée. *Leçons d'anatomie générale*, Paris, 1880.

7. DOGIEL, Die Nerven der cornea des Menschen. *Anat. Anzeiger*, nos 16 et 17, 1890.

8. CAPPELLINI, Sui nervi della cornea dimostrati col metodo di Golgi. *Arch. di Oftalmologia*, fasc. 11 et 12, 1897.

9. HIS, Beiträge zur normalen u. pathologischen Histologie der Cornea. Basel, 1856.

néennes antérieures, se joignent à d'autres fascicules du même genre et constituent, sous la membrane basale antérieure, un autre plexus aplati, à mailles plus étroites. Hoyer l'a appelé *plexus sous-basal*.

De ce réseau ou plexus sous-basal, sortent, enfin, des fibres extrêmement minces et variqueuses, à parcours tortueux ; brusquement, elles se coudent, passent au travers de la couche basale de la cornée et s'entrecroisent avec leurs congénères, aux pieds des cellules épithéliales de la rangée la plus profonde ; elles forment ainsi un troisième et dernier plexus, beaucoup plus

3° *Plexus sous-épithélial.*

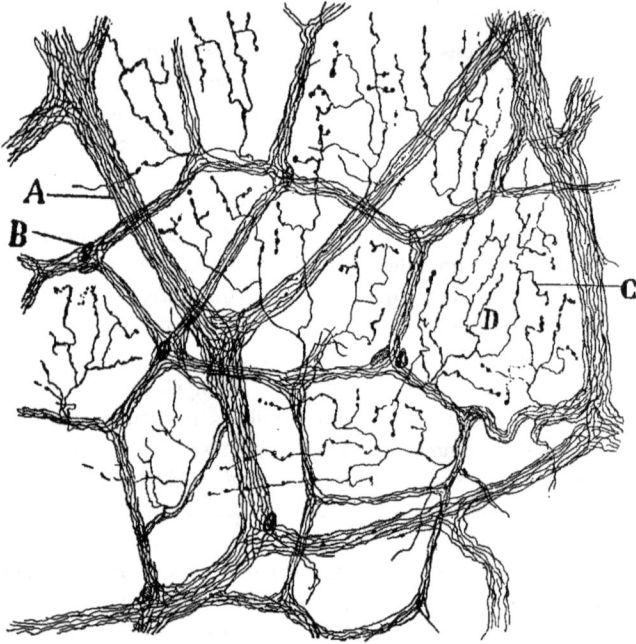

Fig. 181. — Plexus de la cornée chez le lapin. Méthode d'Ehrlich.

A, travée du plexus fondamental ; — B, plexus sous-basal ; — C, branches terminales inter-épithéliales ; — D, branches terminales sous-épithéliales.

délicat que les précédents et dépourvu de noyaux ; on lui a donné le nom de *plexus sous-épithélial*.

Après s'être divisées un certain nombre de fois, les fibrilles constitutives de ce plexus s'infléchissent, elles aussi, brusquement, s'élèvent en s'insinuant entre les cellules épithéliales et se terminent par une varicosité parfaitement libre, soit entre les éléments épithéliaux des couches profondes, soit entre ceux de la rangée la plus superficielle. Cohnheim pensait que le granule terminal faisait saillie au-dessus et hors de l'épithélium ; mais Kölliker et tous les auteurs qui ont étudié ce point après lui ont démontré que les fibrilles n'abandonnent jamais l'épithélium et qu'elles se terminent, toujours, entre ses cellules, c'est-à-dire, en plein ciment inter-épithélial (figs. 181, C et 182).

Terminaisons variqueuses libres.

*Terminai-
sons en pelo-
tons sur la cir-
conférence
cornéenne.*

Il existe, en outre, d'après Dogiel, à la circonférence de la cornée, au voisinage de la conjonctive, des fibres nerveuses, qui se terminent par des ramifications en pelotons, immédiatement en arrière de la membrane basale antérieure. Ces pelotons rappellent tout à fait ceux que Ciaccio [1] a décrits dans la rétine humaine sous le nom de *fioccheti nervosi* (houppettes nerveuses). Ces derniers sont, en quelque sorte, des corpuscules de Krause rudimentaires, où le système des capsules protectrices n'aurait pas encore fait son apparition.

TERMINAISONS DANS L'ÉPITHÉLIUM CUTANÉ. — Langerhans [2], le premier, découvrit des ramifications nerveuses dans l'épaisseur de la couche de

Historique.

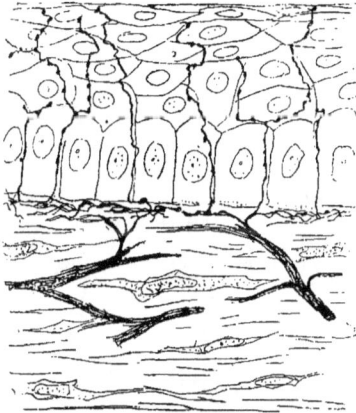

FIG. 182. — Terminaisons nerveuses dans l'épithélium antérieur de la cornée ; lapin adulte. Méthode du chlorure d'or. — On voit les fibrilles nerveuses les plus fines courir entre les cellules épithéliales et se terminer par des varicosités à la surface cornéenne.

Malpighi de la peau, à l'aide du chlorure d'or. Il crut que ces ramifications n'ont point leurs extrémités libres, mais qu'elles se continuent avec la substance de certains corpuscules étoilés de la couche malpighienne. Il considéra ces corpuscules, colorables en violet par le chlorure d'or, comme des cellules nerveuses. Les études postérieures d'Eberth [3], les travaux consciencieux et considérables de Merkel [4], qui étudia presque toute la série animale, et les recherches d'Arnstein, Ranvier et Retzius démontrèrent que ces corpuscules intra-épidermiques, pris par Langerhans pour des éléments nerveux, ne sont rien d'autre que des cellules migratrices, c'est-à-dire des leucocytes, qui, sortis des vaisseaux et ayant rampé jusque dans les interstices de l'épithélium, affectent la forme étoilée, par adaptation topographique. Toutes ces observations prouvèrent du même coup, qu'après plusieurs divisions les fibrilles nerveuses se terminent par des extrémités libres, en pleine couche de Malpighi et n'atteignent que bien rarement le stratum granulosum (fig. 183).

Les résultats, fournis par le chlorure d'or, surtout en ce qui concerne la terminaison libre des fibrilles nerveuses intra-épidermiques, ont été

1. CIACCIO, Osservazioni critiche sopra il lavoro di A. G. Dogiel intitolato : I corpusculi nervosi finali nella cornea e nella congiuntiva, etc. *Accad. di Scienze d. l'Istituto di Bologna*, t. XXX, aprili, 1893.
2. LANGERHANS, Ueber die Nerven der menschlichen Haut. *Virchow's Arch.*, Bd. XLIV, 1868.
3. EBERTH, Die Endigung der Hautnerven. *Arch. f. mikrosk. Anat.*, Bd. VI, 1870.
4. MERKEL, Tastzellen u. Tastkörperchen bei den Hausthieren u. beim Menschen. *Arch. f. mikrosk. Anat.*, Bd. XI, 1875.

confirmés en ces derniers temps par Retzius[1], Eberth et Bunge[2], Sclavunos[3], Dogiel[4] et Van Gehuchten[5], au moyen des méthodes d'Ehrlich et de Golgi. Nous avons pu aussi en contrôler l'exactitude, en colorant par la méthode de Golgi les arborisations intra-épidermiques des pattes et du mufle, chez le chien et le chat nouveau-nés. Nos observations concordent, d'ailleurs, en tous points avec les descriptions de Retzius et Van Gehuchten.

La figure 183 montre la disposition de ces terminaisons nerveuses. Dans le tissu conjonctif sous-cutané, de gros paquets de fibres se divisent et se subdivisent à maintes reprises, au-dessous du derme papillaire; il en résulte un plexus plus ou moins horizontal, à mailles larges. Parfois, de gros tubes nerveux se bifurquent au niveau de ces divisions. Les faisceaux du plexus

1° Arborisations à extrémités variqueuses et libres.

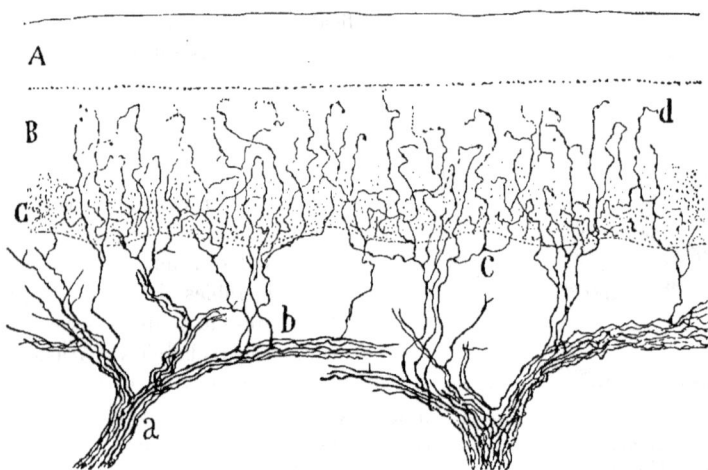

FIG. 183. — Terminaisons nerveuses dans la peau des pattes du chat âgé de quatre jours. Méthode de Golgi.

A, épiderme corné; — B, corps de Malpighi; — C, partie profonde du corps de Malpighi, parsemée de grains de pigment; — a, gros troncs nerveux; — b, fibres collatérales; — c, arborisation terminale; — d, extrémités terminales situées entre les cellules épithéliales.

ainsi constitué émettent des fibrilles, qui pénètrent dans le derme papillaire, s'y dichotomisent plusieurs fois et gagnent enfin l'épithélium. Ces fibrilles ascendantes, nées directement sur les faisceaux du plexus, sont très fréquemment des collatérales issues des grosses fibres horizontales; chacune

1. RETZIUS, Ueber die sensiblen Nervenendigungen in den Epithelien bei den Wirbelthieren. *Biol. Untersuch.* N. F., Bd. III, 1892. — Die sensiblen Nervenendigungen in der Haut des Petromyzon. *Biol. Untersuch.* N. F., Bd. IV, 1892.

2. EBERTH u. BUNGE, Die Endigungen der Nerven in der Haut des Frosches. *Sonderabdruck aus d. Anatomisch. Heften.* 1 Abtheil, Heft V, 1892.

3. SCLAVUNOS, Ueber die feineren Nerven u. ihre Endigungen in den menschlichen Genitalien. *Anat. Anzeiger*, n°⁸ 1 et 2, 1893.

4. DOGIEL, Die Nervenendigungen in der Haut der äusseren Genitalorganen des Menschen. *Arch. f. mikrosk. Anat.*, Bd. XLI, 1893.

5. VAN GEHUCHTEN, Les terminaisons nerveuses intraépidermiques chez quelques mammifères. *La Cellule*, t. IX, fasc. 2, 1893.

de celles-ci peut en émettre deux, trois et davantage, qui produisent autant
d'arborisations terminales dans des territoires cutanés relativement éloignés
les uns des autres.

Poursuivons maintenant les plus fines fibrilles ascendantes du derme
papillaire. Nous les voyons pénétrer dans le corps muqueux de Malpighi, en
divergeant plus ou moins; après quelques divisions, elles se terminent en
pleine couche épithéliale, par des extrémités libres, variqueuses, logées dans
le ciment intercellulaire. Les ramuscules les plus élevés s'incurvent souvent
près de leur terminaison, comme si la dureté de l'épiderme corné constituait

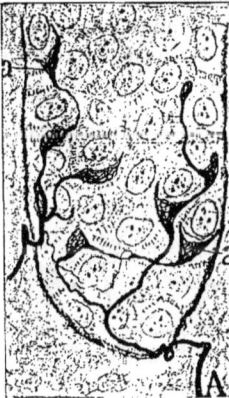

2º *Ménisques
tactiles.*

FIG. 184. — Terminaisons
hédériformes dans les
prolongements interpa-
pillaires de la peau du
doigt chez un enfant âgé
de quelques jours. Mé-
thode du nitrate d'ar-
gent réduit.

A, fibre afférente; — a, dila-
tations terminales réticulées situées au-dessous des
cellules épithéliales.

un obstacle insurmontable à leur ascension ; du
reste, aucun d'eux ne dépasse la couche granuleuse. Il est fréquent de voir des fibrilles intra-
épidermiques arriver à la partie supérieure du
corps muqueux, puis en redescendre vers les
zones les plus profondes, infiltrées, chez le chat,
de granulations de mélanine.

On peut considérer comme variété des terminaisons intra-épidermiques les arborisations nerveuses que Merkel[1] a découvertes dans le groin
du porc, mais dont Ranvier[2] a fait une meilleure
étude.

Nos recherches nous permettent de confirmer
entièrement la description qu'en donne ce dernier
auteur. Dans les cylindres ou formations épithéliales interpapillaires, on voit, disséminés, des
corpuscules ovoïdes (fig. 184); ce sont les cellules
de Merkel, que le chlorure d'or colore en violet.
Sous chacun de ces corpuscules, qui semblent être
des cellules épithéliales modifiées, se trouve, comme Ranvier l'a montré, un ménisque tactile, c'est-
à-dire un disque concavo-convexe, en continuité
avec une fibrille nerveuse dépouillée de myéline.
Ces fibrilles sont le produit de la division intra-
épithéliale de plusieurs tubes médullaires qui
arrivent du derme, en provenance du plexus sous-cutané. La gaine de
myéline de ces tubes s'arrête quand ceux-ci atteignent la rangée cellulaire
la plus inférieure de l'épithélium. Szymonowicz[3], qui a coloré les ménisques
tactiles du groin de porc par la méthode d'Ehrlich, en donne une description semblable. D'après lui, la couche limitrophe du derme contiendrait,
en outre, des arborisations nerveuses libres, appliquées sur l'épithélium.

1. MERKEL, Tastzellen u. Tastkörperchen bei den Hausthieren u. beim Menschen.
Arch. f. mikrosk. Anat., Bd., XI, 1875.
2. RANVIER, Nouvelles recherches sur les corpuscules du tact. *C. R. de l'Acad. d.
Sciences*, 27 septembre, 1880.
3. SZYMONOWICZ, Beiträge zur Kenntniss der Nervenendigungen in Hautgebilden.
Arch. f. mikrosk. Anat., Bd., XLV, 1895.

Les corpuscules de Krause de la variété simple, c'est-à-dire formés de la massue nerveuse centrale seulement, ne seraient pas non plus, d'après Szymonowicz, une rareté dans cette région tégumentaire du porc.

Les ménisques tactiles ne se rencontrent pas seulement dans le groin du porc; on les trouve aussi dans les poils sensibles des animaux, ainsi que nous le verrons tout à l'heure. Ranvier les a rencontrés encore, bien que dépourvus de cellules de Merkel ou cellules de soutènement, dans la pulpe des doigts de l'homme et dans les régions interpapillaires du corps de Malpighi où passe le canal excréteur des glandes sudoripares (fig. 184, *a*). Ces disques seraient appliqués sur la face profonde de l'épithélium, dans le voisinage du canal excréteur. Leur forme serait celle d'une lamelle anguleuse ou encore de quelque chose comme une feuille de lierre, d'où le nom de *terminaisons hédériformes* que leur donne Ranvier. Enfin, Dogiel signale aussi l'existence de disques terminaux sur un grand nombre de fibrilles nerveuses de la cornée; ces disques anguleux et irréguliers siègent derrière la membrane basale antérieure et ne se trouvent en rapport avec aucun corpuscule spécial.

Leurs différents sièges; terminaisons hédériformes.

TERMINAISONS NERVEUSES DANS LES MUQUEUSES. — Retzius a fait, il y a quelque temps, une étude excellente de ces terminaisons chez un grand nombre de vertébrés, et bien que nos observations soient encore incomplètes, nous pouvons confirmer en tous points les descriptions qu'il en donne.

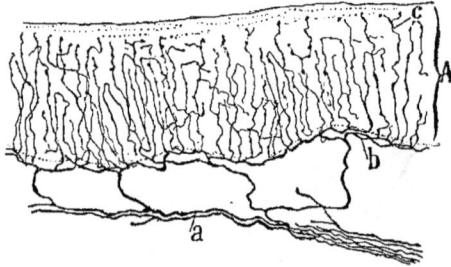

FIG. 185. — Ramifications nerveuses dans l'épaisseur de l'épithélium; région sus-glottique du larynx; chat âgé de quelques jours. Méthode de Golgi.

A, épaisseur de l'épithélium; — *a*, tronc nerveux; — *b*, arborisation terminale; — *c*, ramuscules ultimes.

Afin d'exposer convenablement tout ce qui a trait à ces terminaisons, édifiées, d'ailleurs, sur le même plan que celles de la peau, il nous paraît nécessaire de distinguer deux sortes d'épithélium : l'épithélium pavimenteux stratifié, par exemple celui de la langue, de l'œsophage, de l'urèthre, de la vessie, etc., et l'épithélium cylindrique.

Leur analogie avec celles de la peau.

a) Terminaisons dans l'épithélium cylindrique. — D'après Retzius, les fibres nerveuses sont modérément ramifiées dans l'épithélium, vibratile ou non, qui tapisse les bronches, la trachée, le larynx, la partie inférieure des fosses nasales, etc. Du côté de la périphérie, ces fibres montent entre les cellules épithéliales et se terminent par une varicosité, au voisinage de la surface libre; du côté du derme, celles qui font partie d'une même arborisation convergent, au contraire vers un tube d'origine, à myéline, et de nature sensitive. En outre de ces terminaisons, Retzius signale dans la muqueuse laryngée, l'existence de *boutons terminaux*, semblables aux tonnelets gustatifs de la muqueuse linguale. Ces boutons sont formés par un groupe

Terminaisons par fibrilles variqueuses et par boutons.

de cellules bipolaires, disposées en colonnette perpendiculaire à la surface de la muqueuse et rétrécie à ses deux extrémités. Les interstices de ces cellules, qui ne semblent point être nerveuses mais simplement épithéliales, abritent les ramuscules libres des fibrilles nerveuses afférentes.

Terminaisons par fibres variqueuses généralement très rapprochées de la surface libre.

b) *Terminaisons dans les muqueuses à épithélium pavimenteux stratifié.* — Ces terminaisons ressemblent tout à fait à celles de la peau ; la seule différence néanmoins est que, par suite de l'absence dans les muqueuses d'une couche cornée proprement dite, les ramilles nerveuses ultimes peuvent se rapprocher davantage de la surface libre. Cela n'est pas général toutefois ; car dans la langue, l'œsophage et la vessie, les rangées épithéliales les plus

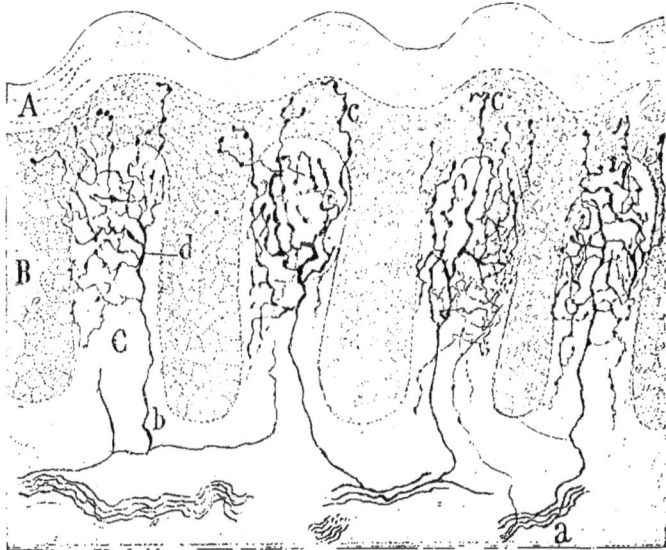

Fig. 186. — Terminaisons nerveuses dans la partie antérieure de la langue du chat. Méthode d'Ehrlich.

A, épithélium corné ; — B, corps de Malpighi ; — a, faisceaux nerveux sous-épithéliaux ; — b, branche destinée à une papille linguale ; — c, fibrilles intra-épidermiques ; — d, papille linguale.

superficielles, formées de cellules très aplaties, ne renferment pas, ordinairement, de terminaisons nerveuses.

Leur aspect dans la muqueuse laryngée du chat.

La figure 185, dessinée, ainsi que la suivante, d'après nos préparations, représente les arborisations nerveuses terminales de la partie sus-glottique de la muqueuse laryngée chez un chat âgé de quelques jours. Nous ne répéterons pas ce que nous venons de dire à son sujet ; nous ferons seulement observer la grande richesse du plexus sous-épithélial à branches épaisses, et le nombre extraordinaire des filaments qui traversent perpendiculairement l'épithélium. Beaucoup d'entre eux sont onduleux ; d'autres, ce qui n'est point rare, rétrogradent après avoir décrit un arc de cercle.

Leur aspect dans la langue

Dans la figure 186, nous avons reproduit les terminaisons nerveuses sensitives de la partie antérieure de la langue du chat adulte ; elles ont été im-

du chat, de l'homme et dans le tympan.

prégnées par la méthode d'Ehrlich. Chaque papille reçoit, on le voit, un groupe de fibres, dont un grand nombre ne sont que des collatérales du plexus sous-muqueux. Parvenue au sommet de la papille, chacune de ces fibres se ramifie abondamment et forme de la sorte, avec ses congénères, un plexus touffu et fortement variqueux. Quelques branchilles fines s'échappent de ce plexus et s'avancent vers l'épiderme, où elles se terminent par une extrémité libre ; elles ne dépassent jamais les rangées cellulaires tout à fait superficielles. Il est très possible que les plexus intrapapillaires renferment deux espèces de fibres terminales ; les unes, de caractère vaso-moteur peut-être et destinées au derme ; les autres, réellement sensitives et consacrées principalement au revêtement épidermique. Ceccherelli [1] a observé dans la langue humaine non seulement des arborisations semblables à celles que nous venons de décrire, mais aussi des corpuscules de Meissner, des ramifications libres disposées en corymbe, etc.

On a peu exploré les autres muqueuses ; citons, pourtant, les recherches de Forns [2] et de Deineka [3] sur les plexus terminaux et les arborisations libres de la membrane du tympan.

TERMINAISONS NERVEUSES DANS LES POILS. — Il faut distinguer deux genres de poils : *les poils ordinaires ou non caverneux*, auxquels appartiennent tous ceux de l'homme et du plus grand nombre des mammifères, et les *poils caverneux* appelés aussi *poils tactiles* ou *vibrisses*, longs, épais et implantés sur le mufle du chat, du chien, du cobaye, du lapin, de la souris, etc.

1° *Terminaisons dans les poils ordinaires.* — Ces terminaisons ont été, tout d'abord, étudiées par Schöbl [4] et Jobert [5], mais de façon incomplète ; Arnstein [6], Bonnet [7] et Ranvier [8] en donnèrent une meilleure description et y découvrirent, par le chlorure d'or, les fibrilles longitudinales amyéliniques et ultimes. Van Gehuchten [9] et Retzius [10] en ont fait chacun l'objet d'un travail excellent, à l'aide de la méthode de Golgi. Enfin, Tello [11] leur a

Historique.

1. Ceccherelli, Sulle espansioni nervose di senso nella mucosa della lingua dell' uomo. *Anat. Anzeiger*, Bd. XXV, 1904.

2. R. Forns, Terminaciones nerviósas en la membrana timpánica y mucosa de la caja. *Trab. del Lab. de Invest. biol.*, t. II, 1903.

3. Deineka, Ueber die Nerven des Trommelfells. *Arch. f. mikros. Anat.*, Bd. LXVI, 1905.

4. Schöbl, Die Flughaut der Fledermäuse, namentlich die Endigung ihrer Nerven. *Arch. f. mikrosk. Anat.*, Bd. VII, 1871.

5. Jobert, Recherches sur les organes tactiles des rongeurs et des insectivores. *C. R. Acad. d. Sciences*, vol. LXXVIII, 1874. — Des poils considérés comme agents tactiles chez l'homme. *Gaz. méd. de Paris*, 1875.

6. Arnstein, Die Nerven der behaarten Haut. *Sitzungsber. der Wiener Akad.*, Bd. LXXIV, Abtheil 3, 1876.

7. Bonnet, Studien über die Innervation der Haarbälge der Hausthiere. *Morphol. Jahrb.*, Bd. IV, 1878.

8. Ranvier, Traité technique d'histologie, 2ᵉ édit., 1889, p. 704.

9. V. Gehuchten, Contribution à l'étude de l'innervation des poils. *Anat. Anzeiger*, Bd. VII, 1892. — Les nerfs des poils. *Mémoire publié par l'Académie royale de Belgique*, t. XLIX, 1893.

10. Retzius, Ueber die Nervenendigungen an den Haaren. *Biol. Untersuch.* N. F., Bd. IV, 1892.

11. F. Tello, Terminaciones sensitivas en los pelos y otros organos. *Trab. del Lab. de Invest. biol.*, t. IV, fasc. 1 et 2, 1905.

*Leur aspect
d'après la mé-
thode de Golgi.*

appliqué récemment avec succès la technique du nitrate d'argent réduit.

Voici d'abord, en résumé, les renseignements que nous ont fournis Van Gehuchten et Retzius.

Chaque poil ordinaire, ainsi que Van Gehuchten l'a montré, reçoit d'habitude un seul tube nerveux, qui, très souvent, n'est qu'une simple collatérale des gros cylindres-axes destinés à s'arboriser dans l'épiderme. Mais il n'en est pas toujours ainsi, car, d'après Retzius, chaque poil peut recevoir plusieurs tubes nerveux ; parfois, aussi, l'appareil nerveux terminal tout entier proviendrait d'un seul tube spécial et indépendant (fig. 187).

Le tube nerveux descend de la partie supérieure du derme, plonge dans la profondeur du tissu conjonctif sous-cutané et aborde le follicule pileux, non loin de l'embouchure des glandes sébacées ; il se bifurque alors, et les deux branches, qu'il donne ainsi, décrivent autour du follicule, qu'elles embrassent, deux demi-cercles plus ou moins parfaits. Ces demi-anneaux nerveux, dont les extrémités libres sont indépendantes, sont logés dans la gaine conjonctive du poil. C'est d'eux que partent les très nombreuses fibres terminales, sous forme de collatérales épaisses et variqueuses, montant parallèlement les unes aux autres le long du poil. Cette disposition donne à leur ensemble l'aspect d'une palissade, qui entourerait le poil étroitement. Les extrémités plus ou moins renflées de ces collatérales s'appliqueraient contre la tunique vitrée et s'arrêteraient à la même hauteur, d'après les observations

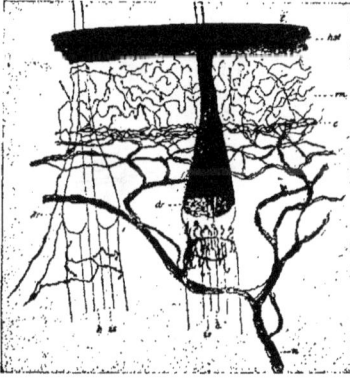

FIG. 187. — Terminaisons nerveuses dans la peau et les poils; souris âgée de quelques jours. Méthode de Golgi (d'après Retzius).

indépendantes de Retzius et de Van Gehuchten. L'appareil terminal des poils ordinaires serait donc extra-épithélial, puisqu'il ne va jamais plus loin que la paroi interne ou profonde de la tunique fibreuse du follicule (fig. 187).

*Leur aspect
d'après la mé-
thode du ni-
trate d'argent
réduit.*

Les recherches de Tello, effectuées sur le lapin et la souris adultes, nous apprennent que les choses n'en restent pas toujours là. A mesure que l'animal avance en âge, les dispositions simples, signalées par Van Gehuchten et Retzius, se modifient, se compliquent et prennent même des caractères tout nouveaux (fig. 188). Au lieu d'une seule fibre nerveuse, nous en voyons arriver au poil de l'adulte huit, dix et même davantage. A la place d'un anneau ou d'un demi-anneau nerveux, donnant naissance, d'après les deux auteurs précédents, aux branches terminales ascendantes ou branches en palissade, on aperçoit chez l'adulte une multitude de fibres circulaires, qui vont former le volumineux collier nerveux, dont Bonnet avait déjà fait mention. Enfin, les branches ascendantes ou en palissade, constituent le mode de terminaison de certaines fibres indépendantes. Ce dernier fait, le plus intéressant, ne s'accorde nullement avec l'opinion de Van Gehuchten et

Innveration probable des poils communs par deux systèmes indépendants de fibres.

Retzius sur l'origine des branches en palissade, puisque, d'après eux, elles proviennent des anneaux nerveux. En somme, le poil ordinaire serait innervé par deux systèmes indépendants de fibres : l'un constitué par des *fibres circulaires* formant plexus annulaire et se terminant, sans changer pour ainsi dire leur direction, par des boutons ou des excroissances réticulées (fig. 188, E); l'autre dû à des *fibres ascendantes*, dont la terminaison s'effectuerait par des renflements disposés en palissade sur la tunique vitrée (fig. 188, A).

2° *Terminaisons nerveuses dans les poils caverneux ou tactiles.* — L'accord des savants n'est pas si unanime en cette question. A notre avis, les divergences tiennent aux conditions différentes des recherches. L'un a étudié, en effet, les poils adultes, un autre les poils des animaux nouveau-nés ; un troisième a porté son examen sur les poils des petits mammifères, comme rat ou souris; un quatrième n'a examiné, au contraire, que ceux, plus compliqués peut-être, des animaux de grande taille. Cependant, l'entente peut se faire croyons-nous ; et les éléments s'en trouvent tout préparés dans les travaux publiés récemment.

Au point de vue de la structure, les poils tactiles ne diffèrent des poils ordinaires qu'en ce qu'ils possèdent dans la tunique fibreuse du follicule un diverticule caverneux, rempli de sang et communiquant avec des

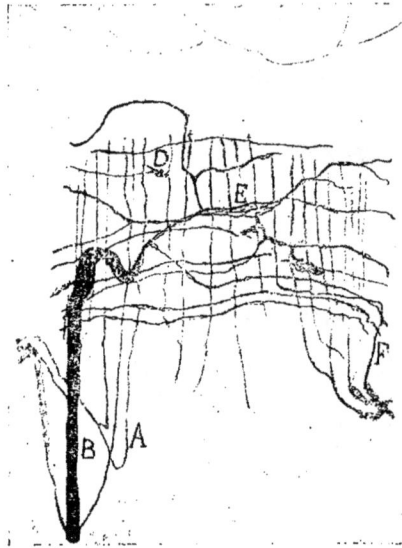

FIG. 188. — Terminaisons nerveuses dans les poils communs; museau du lapin. Méthode du nitrate d'argent réduit (d'après Tello).

A, fibres en palissade; — B, F, fibres nerveuses disposées en anneaux autour de l'épithélium du poil ; — E, ramifications des fibres annulaires.

Leurs différences de structure avec les poils communs.

capillaires. Ce diverticule embrasse, comme dans un manchon, le follicule sur presque toute sa hauteur, depuis la papille jusqu'au voisinage des glandes sébacées, point où la paroi interne folliculaire s'épaissit en un bourrelet volumineux de tissu conjonctif. Au-dessus de ce bourrelet, la paroi interne du sinus, c'est-à-dire la tunique fibreuse même du follicule, augmente peu à peu d'épaisseur et ferme en haut le diverticule sanguin (*corps conique*).

Nous devons les premières recherches sur l'appareil nerveux terminal des poils tactiles à Gegenbaur [1], Leydig [2] et Odenius [3]. Les résultats en

Historique.

1. GEGENBAUR, Untersuchungen über die Tasthaare einiger Säugethiere. *Zeitschrift f. Wissenschaft. Zool.*, Bd. III, 1851.
2. LEYDIG, Ueber die äusseren Bedeckungen der Thiere. *Arch. f. Anat. u. Physiol.*, 1859.
3. ODENIUS, Beitrag zur Kenntniss des anatomischen Baues der Tasthaare. *Arch. f. mikros. Anat.*, Bd. II, 1866.

étaient bien incomplets, d'ailleurs, puisque ces observateurs ne virent rien de plus que les plexus des tubes à myéline qui entourent le follicule. Nos connaissances sur ce sujet firent un grand pas ensuite, grâce aux investigations, tout d'abord peu précises, de Dietl[1]. Ce savant découvrit, en effet, les renflements terminaux des fibrilles de Remak, logées dans les couches péri-

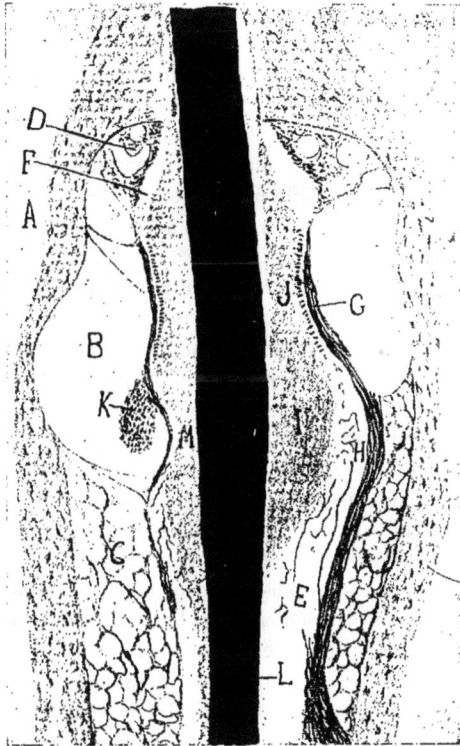

Fig. 189. — Section longitudinale d'un poil tactile du rat.
Méthode du nitrate d'argent réduit (d'après Tello).

A, gaine conjonctive externe; — B, sinus annulaire; — C, partie caverneuse de la gaine vasculaire; — D, région des anneaux nerveux; — E, gaine conjonctive interne; — F, sa dilatation supérieure; — G. fibres nerveuses afférentes; — H. arborisations libres; — I, enveloppe épithéliale ; — J, son étranglement supérieur, avec la série des ménisques tactiles sectionnés; — K, bourrelet annulaire : — L, le poil.

phériques de la gaine épithéliale externe. Sertoli[2], Mojsisowics[3], Merkel[4] et Bonnet[5] virent aussi ces renflements. Mais il nous faut arriver à la des-

1. Dietl, Untersuchungen über Tasthaare, *Sitzungsber. d. Wiener. Akad.*, Bd. LXIV, 1871.
2. Sertoli, Sulla terminazione dei nervi nei peli tattili. *Gaz. med. veter.*, 1872.
3. Mojsisowics, Ueber die Nervenendigung in der Epidermis der Säuger. *Sitzungsber. d. Wiener. Akad.* Abth. III, 1875.
4. Merkel, Tastzellen und Tastkörperchen bei den Hausthieren und beim Menschen. *Arch. f. mikros. Anat.*, Bd. XI, 1875.
5. Bonnet, Studien über die Innervation der Haarbälge, etc. *Morphol. Jahrb.*, Bd. IV, 1878.

cription de Ranvier [1] pour en avoir une notion exacte et une interprétation juste, car ces corpuscules terminaux ne sont point des cellules nerveuses, comme le pensait Merkel, mais de véritables ménisques tactiles intercellulaires, comparables à ceux que l'on trouve dans l'épiderme du groin de porc. La description de Ranvier, faite d'après des préparations au chlorure d'or, est reproduite, dans ses points essentiels, par celles qu'ont données, dans la suite, Ostroumow et Arnstein [2], Szymonowicz [3] et Botezat [4], à l'aide, pour certains de ces histologistes, de la méthode d'Ehrlich. Les travaux de Van Gehuchten et Retzius, exécutés au moyen du chromate d'argent, n'ont, au contraire, révélé que partiellement la structure de l'appareil terminal des poils tactiles ; peut-être, faut-il attribuer cet insuccès au développement incomplet des ménisques tactiles chez les mammifères nouveau-nés, ou encore à leur défaut de colorabilité par la méthode de Golgi. Par contre, la méthode du nitrate d'argent réduit a permis à Tello [5] de démontrer l'absolue réalité des ménisques.

Quoi qu'il en soit, l'ensemble des observations dues à tous ces savants nous apprend que l'appareil nerveux terminal des poils tactiles est fort compliqué. Au lieu d'un tube nerveux unique, chaque follicule en reçoit plusieurs paquets ; les fibres gagnent d'abord la paroi externe du sinus caverneux, se glissent, ensuite, dans les travées conjonctives de ce sinus et abordent la gaine fibreuse du follicule ; elles l'enveloppaient déjà, depuis le quart ou le cinquième de son étendue, dans le plexus extrêmement abondant de fibrilles longitudinales ascendantes, formé par leurs divisions répétées. Après avoir perdu leur myéline, ces fibrilles se terminent en différentes régions de la racine du poil, comme nous allons le voir.

Grande complexité de l'appareil nerveux terminal.

a) Une partie des fibrilles, la plus grande peut-être, s'accole à la tunique vitrée et la perfore après s'être dépouillée de la myéline, irrégulièrement et en différents points ; arrivées sur la face interne de la tunique vitrée, les fibrilles amyéliniques se résolvent en un nombre considérable de ramuscules courts, terminés par un renflement aplati, un véritable *ménisque tactile*, ainsi que l'ont montré d'abord Ranvier, puis Ostroumow, Szymonowicz et Botezat. Ces ménisques, aux contours anguleux, sont concaves et obliques en bas et en dedans ; ils siègent dans la première rangée des cellules de la gaine épithéliale externe de la racine ; là, ils sont appliqués intimement contre certains corpuscules ovoïdes, que Merkel a découverts et qui sont tout à fait analogues à ceux du groin de porc, dont nous avons déjà parlé. Selon Botezat, les ménisques pourraient, à leur tour, donner naissance à quelques ramuscules, insinués entre les cellules épithéliales et librement terminés ; ils

Les diverses espèces de terminaisons et leur siège.

1. RANVIER, Traité technique d'Histologie, 2e édit., 1889, p. 702.
2. OSTROUMOW u. ARNSTEIN, Die Nerven der Sinushaare. *Anat. Anzeiger.*, Bd. X, n° 24, 1895.
3. SZYMONOWICZ, Beiträge zur Kenntniss der Nervenendigungen in Hautgebilden. *Arch. f. mikros. Anat.*, Bd. XLV, 1895.
4. BOTEZAT, Die Nervenendigungen in den Tasthaaren von Säugethieren. *Arch. f. mikros. Anat. u. Entwickel.*, Bd. L, Heft I, 1897. — *Arch. f. mikros. Anat.*, 1903.
5. TELLO, Terminaciones nerviosas en los pelos y otros organos. *Trab. d. Labor. d. Invest. biol.*, t. IV, fasc. 1 et 2, 1905.

occuperaient, non seulement les environs du bourrelet conjonctif du follicule, mais toute la hauteur de ce dernier, jusqu'au voisinage de la papille.

Les ménisques tactiles traités par notre méthode de l'argent réduit, ainsi
que l'a fait Tello [1], montrent à l'intérieur un réseau lâche de neurofibrilles,
séparées par un abondant neuroplasma incolore (fig. 190, C, E). Ce réseau
est de même composition que celui du corps des cellules nerveuses ; il est
donc formé : 1° de neurofibrilles grosses ou principales, souvent récurrentes
et disposées en anse à leur terminaison ; 2° de fibrilles pâles et fines reliant
entre elles toutes les précédentes.

Un grand nombre de ménisques peuvent être fournis par une seule et
unique fibre nerveuse ; malgré cela, ils ne s'anastomosent jamais entre eux,

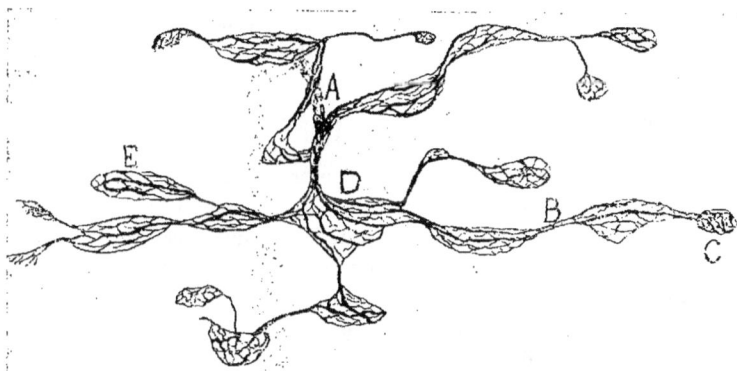

FIG. 190. — Ménisques tactiles produits par une seule fibre nerveuse chez le rat.
Méthode du nitrate d'argent réduit (d'après Tello).

A, division de la fibre ; — B, étranglement des branches ; — C, E, renflements terminaux montrant
la disposition des neurofibrilles ; — D, renflements des points de division.

contrairement à l'affirmation erronée d'Ostroumow, Szymonowicz, Ksjunin
et Botezat.

b) D'autres fibrilles, après s'être arborisées sur la vitrée jusqu'à une
faible distance du bourrelet marginal, se terminent sur elle par des appendices libres, parallèlement ascendants et disposés en spatule. Pour Ostroumow, ces appendices, que Ranvier avait déjà signalés, correspondent aux
terminaisons nerveuses des poils ordinaires. Cet auteur admet encore que
les fibres terminées en spatule sont de même origine que les ménisques
tactiles. Tello, grâce à la méthode du nitrate d'argent réduit, vient de prouver le contraire ; ces deux systèmes de fibres sont non seulement indépendants, mais le premier, celui des fibres terminées en spatule, n'a rien à faire
avec celui des fibres, qui engendrent les arborisations compliquées, situées
au-dessous du premier étranglement du poil tactile.

c) Un troisième groupe de fibrilles, décomposées en ramuscules termi-

1. TELLO, *Trab. d. Lab. de Invest. biol.*, t. IV, fasc. 1 et 2, 1905.

naux, variqueux et libres, s'adosse contre la tunique vitrée et couvre de ses ramuscules presque toute l'étendue du follicule. Ces fibrilles, que mentionnent Ostroumow et Arnstein, sont probablement les mêmes que celles dont Van Gehuchten et Retzius ont donné la description, pour les poils tactiles de la souris. D'après Tello, ces fibres se rencontrent surtout au-dessous du sinus annulaire et du premier étranglement du poil ; elles donnent naissance à des ramifications, qui se terminent par des renflements de forme variable.

d) Enfin, d'après Ostroumow, il existe encore des ramifications nerveuses libres, tant dans la paroi externe du lac sanguin que dans les travées conjonctives qui le traversent.

Terminaisons nerveuses sensitives par appareil spécial dans la peau. — Ces appareils sont situés dans le derme ou tissu conjonctif sous-cutané, mais à une distance variable de l'épiderme. On compte, parmi eux, les corpuscules de Grandry-Merkel, de Krause, de Meissner et de Pacini, de Herbst, de Timofew, etc.

Structure schématique d'un appareil nerveux terminal de la peau.

La fibre nerveuse de ces appareils se conforme à la règle qui gouverne toutes les terminaisons ; elle s'achève, elle aussi, par des ramuscules variqueux et libres. Mais ces ramifications sont, d'habitude, protégées par des capsules conjonctives et, parfois encore, par des cellules, dont le rôle semble être, soit de conserver à ces ramifications leur forme et leur position, soit d'amortir ou de modérer l'intensité des ébranlements extérieurs. Ajoutons qu'entre ces appareils et les arborisations nues, dont nous avons parlé jusqu'ici, il existe des formes de passage.

Tous les appareils terminaux, à une exception près, sont construits sur le même plan. Ordinairement, et tel est le cas des corpuscules de Krause, de Pacini et des organes génitaux, leur axe est formé par une *masse granuleuse* semi-liquide, dans laquelle plonge l'arborisation nerveuse terminale. Une ou plusieurs capsules conjonctivo-endothéliales, en continuité avec la membrane de Henle du tube nerveux afférent, entourent cette masse granuleuse. Parvenue à cette dernière, la fibre nerveuse abandonne sa gaine de Schwann et son manchon de myéline ; au moment de fournir sa ou ses branches terminales amyéliniques, elle subit un étranglement, qui a été noté par bien des auteurs et, en particulier, par Ruffini [1]. Cet observateur, qui a fait connaître quelques détails nouveaux à ce sujet, l'appelle *étranglement préterminal.* Enfin, les fibres pâles qui en dérivent se terminent par des extrémités libres, au pôle distal de la masse granuleuse. Telle est, schématiquement, la structure d'un appareil sensitif terminal ; nous allons maintenant passer en revue ses principales modalités.

Les divers appareils terminaux.

CORPUSCULES DE GRANDRY-MERKEL (fig. 191). — Dans les bords muqueux du bec et de la langue du canard et de beaucoup d'autres oiseaux, Grandry [2],

---

1. RUFFINI, Sullo strozzamento preterminale nelle diverse forme di terminazioni nervose periferiche. *Mon. zool. ital.*, anno VII, fasc. 5, 1896.
2. GRANDRY, Recherches sur les corpuscules de Pacini. *Journ. de l'Anat.*, 1869.

le premier et Merkel[1], après lui, découvrirent certains appareils terminaux dont les rapports véritables avec les tubes nerveux ne sont connus que depuis les recherches de Key et Retzius[2] et celles de Ranvier[3].

Les parties constituantes du corpuscule simple.

Ces appareils sont arrondis ou ovoïdes ; leur siège se trouve dans le derme de la muqueuse, à distance plus ou moins grande de l'épithélium. Les plus simples d'entre eux sont constitués par trois facteurs : 1° une coque conjonctivo-endothéliale, semée de noyaux et en continuité avec la gaine de Henle du tube nerveux afférent ; 2° deux cellules volumineuses, hémisphériques, opposées par leur face plane ou concave, cellules entre lesquelles est ménagée une cavité lenticulaire ; le protoplasma de ces cellules est trouble, réticulé, et les travées de son reticulum sont dirigées surtout perpendiculairement à la face plane ; 3° un disque biconvexe continu avec une fibre nerveuse et logé dans la cavité lenticulaire, entre les deux cellules (fig. 191, *B*). Ainsi que Ranvier et Retzius l'ont démontré, ce disque est une expansion terminale de la fibre. Il prend intensément le chlorure d'or et se détache en violet foncé sur le fond pâle des cellules qui l'enserrent.

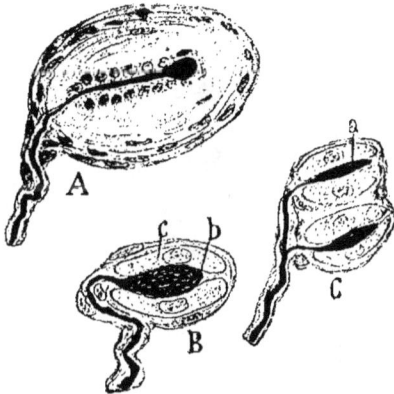

FIG. 191. — Terminaisons nerveuses dans les bords de la langue du canard. Méthode du nitrate d'argent réduit.

A, corpuscules de Herbst ; — B, corpuscule simple de Merkel ; — D, autre corpuscule de Merkel pourvu de deux disques terminaux.

La distribution particulière des fibrilles du cylindre-axe dans le disque.

La structure du disque a été étudiée minutieusement par Dogiel[4] à l'aide du procédé d'Ehrlich. D'après ces recherches, les fibrilles primitives du cylindre-axe ne se répandent pas également dans toute l'épaisseur du disque ; dès leur entrée, pour ainsi dire, elles se divisent en deux groupes, qui contournent intérieurement les bords du disque et vont se rejoindre à l'extrémité opposée. Cette disposition donne la clef de l'épaississement que d'autres histologistes avaient remarqué dans le contour du disque, épaississement proportionnel au calibre du cylindre-axe afférent. La matière du centre du disque représenterait, suivant Dogiel, de la substance nerveuse interfilaire et n'attirerait que faiblement le bleu de méthylène. Cette description concorde, en subs-

1. MERKEL, Tastzellen und Tastkörperchen bei den Säugethieren, etc. *Arch. f. mikros. Anat.*, Bd. IX, 1873.

2. KEY u. RETZIUS, Studien in der Anatomie des Nervensystems : 2ᵉ Partie. Stockholm, 1876.

3. RANVIER, De la terminaison des nerfs dans les corpuscules du tact. *C. R. Acad. des Sciences*, t. LCCCV, 1875.

4. DOGIEL, Die Nervenendigungen in Tastkörperchen. *Arch. f. Anat. u. Physiol.*, Anat. Abtheil., 1891.

tance, avec celle qu'a donnée Szymonowicz [1], d'après ses observations, faites aussi à l'aide du bleu de méthylène.

C'est encore à Dogiel [2] que l'on doit l'étude neurofibrillaire du disque tactile. Il y a trouvé, en se servant de notre méthode du nitrate d'argent réduit, comme l'a fait plus tard Van der Velde, un élégant reticulum neurofibrillaire, dont la disposition rappelle ce que nous avons trouvé dans les renflements des plaques motrices et ce que Tello a vu dans les ménisques tactiles des poils.

D'autres corpuscules de Grandry-Merkel possèdent trois et même quatre cellules protectrices, au lieu de deux, comme on peut s'en assurer, en *C*, sur la figure 191. Le nombre des disques terminaux ou *tactiles*, ainsi que Ranvier les appelle, s'élève alors respectivement à deux et trois.

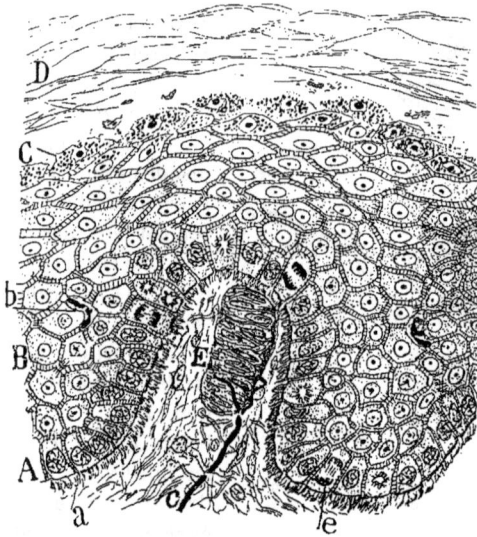

Fig. 192. — Coupe de la peau d'un doigt humain. Coloration par l'acide osmique et l'hématoxyline.

E, corpuscule de Meissner; — c, tube nerveux afférent.

Les corpuscules sont orientés dans le derme de façon que toute pression exercée sur l'épithélium situé au-dessus se transmet perpendiculairement aux cellules protectrices et de celles-ci au disque terminal ; or, d'après la disposition des fibrilles dans le disque, telle que Dogiel l'a signalée, celles-ci sont forcément horizontales. Rapprochée du sens dans lequel s'exerce la pression extérieure, cette horizontalité indique un fait d'une grande importance théorique ; c'est que, si les fibrilles du cylindre-axe sont ici l'élément conducteur, il faut de toute nécessité admettre que les courants peuvent y pénétrer latéralement.

1. Szymonowicz, *Arch. f. mikros. Anal.*, Bd. XLVIII, 1896.
2. Dogiel, Ueber die Nervenendigungen in den Grandry'schen und Herbst'schen Körperchen, etc. *Anal. Anzeiger*, Bd. XXV, 1904.

CORPUSCULES DU TACT OU DE MEISSNER (fig. 192 et 193). — Ces appareils dont la découverte est due à Wagner [1] et à Meissner [2], se trouvent surtout dans la pulpe des doigts et des orteils, dans le derme des lèvres, du mamelon et des organes génitaux externes. Ils siègent au sommet des papilles dermiques, dites encore papilles nerveuses de la peau, et y sont orientées perpendiculairement à la surface cutanée. Leur forme est ovoïde, mais parfois tubéreuse et lobée. Leurs dimensions sont extrêmement variables et oscillent entre 3o à 5o μ en longueur sur 20 à 3o μ en épaisseur.

Une capsule, une substance granuleuse interne et une arborisation nerveuse terminale constituent l'édifice du corpuscule de Meissner.

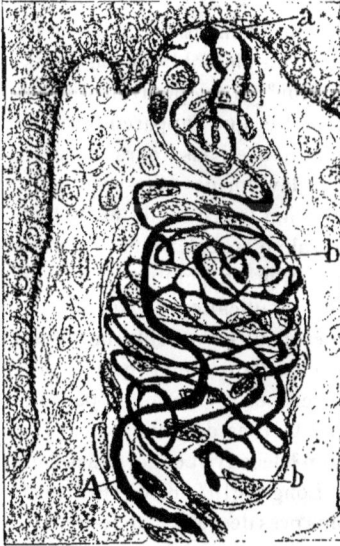

FIG. 193. — Corpuscule de Meissner de la peau humaine. Méthode du nitrate d'argent réduit.

A, fibre sensitive afférente; — *a*, bouton terminal situé sous l'épiderme; — *b*, terminaison des branches de division.

La *capsule*, épaisse, fibreuse, abonde en noyaux aplatis; elle se continue, à l'intérieur du corpuscule, avec la gaine de Henle du tube afférent; parfois elle émet, vers l'intérieur, une ou deux cloisons, qui partagent le corpuscule en deux ou trois segments superposés.

La *substance granuleuse*, qui a plus ou moins d'affinité pour le chlorure d'or et le bleu de méthylène, remplit tout le vide laissé dans le corpuscule par l'arborisation nerveuse terminale; ce vide, selon Dogiel, aurait pour limite externe une couche de cellules aplaties, adhérentes à la face interne de la capsule. Peut-être, ces cellules correspondent-elles aux éléments munis de noyaux transverses, que Ranvier signale également en dedans de la capsule [3].

L'arborisation terminale se comporte de la façon suivante. Si le corpuscule est uni-segmentaire, il reçoit seulement un tube nerveux; s'il est plurisegmentaire, il est abordé d'ordinaire par deux ou plusieurs tubes; mais, même dans ce cas, un seul tube, comme l'indique Ranvier, peut fournir, par ses divisions, à tous les lobules. Quel que soit son mode de production, la fibre perd sa myéline et sa gaine de Schwann en atteignant la capsule; elle pénètre ensuite dans la cavité centrale où elle se divise modérément.

Une grande incertitude plane sur la manière dont les fibres pâles s'arborisent et se terminent. Cela tient à ce que les tours de chacune de ces

1. WAGNER, Ueber das Vorhandensein bisher unbekannter eigenthümlicher Tastkörperchen, etc. *Göttinger Nachrichten*, 1852.

2. MEISSNER, Beiträge zur Anatomie und Physiologie der Haut. Leipzig, 1855.

3. RANVIER, Traité technique d'Histologie, 1889.

branches sont très embrouillés et surtout à ce que les fibres elles-mêmes sont très variqueuses ; elles le sont même à un tel point que, dans les préparations au chlorure d'or, les portions qui unissent les varicosités sont à peu près invisibles. Ces grosses varicosités (fig. 193, *b*) se trouvent souvent à la périphérie de la cavité centrale et présentent là un aplatissement plus ou moins marqué dans le sens vertical. Cette apparence et cette disposition peuvent faire croire à des terminaisons ; c'est en effet l'erreur que Ranvier et nous avons commise, lorsque nous avons décrit ces varicosités comme des terminaisons par renflement marginal, c'est-à-dire juxtaposé à la face interne de la capsule. La réalité, comme l'ont établi récemment Dogiel et Ruffini, le premier au moyen du bleu de méthylène et le second à l'aide du chlorure d'or, est que : 1° les fibres pâles, nées dans la cavité centrale, se disposent en paquets et en pelotons très compacts et 2° que les enroulements principaux de ces derniers sont circonférenciels et tracés dans un plan oblique ou transversal au grand axe du corpuscule [1]. Pour Ruffini [2], il se pourrait que les branches de division fissent complètement défaut et que l'appareil terminal consistât en une spirale très serrée du cylindre-axe ; les tours de cette spirale présenteraient des renflements fusi- ou clavi-formes. Ce serait à eux qu'il faudrait rapporter les apparences de striation transversale et de boutons libres que présente le corpuscule. Le nitrate d'argent réduit a permis à Tello et à Dogiel de confirmer cette disposition en peloton et de voir qu'en effet les fibres donnaient rarement des ramifications, mais en donnaient toujours cependant (fig. 193). Dogiel et d'autres savants ont aussi démontré que l'arborisation terminale intracapsulaire émet parfois une branche qui pénètre dans l'épiderme sus-jacent et s'y termine par une excroissance comparable à celle des ménisques tactiles de Ranvier.

Opinions diverses sur son mode de ramification et de terminaison.

CORPUSCULE DE KRAUSE — Le savant de ce nom [3] découvrit ces organes dans la conjonctive ; depuis, ils ont été étudiés par Longworth [4], Key et Retzius [5], Merkel [6], Schwalbe [7], Poncet [8], Suchard [9] et plus près de nous, par Retzius [10],

Historique.

1. DOGIEL, Die Nervenendigungen in Meissner'schen Tastköperchen. *Intern. Monatschrift f. Anat. u. Physiol.*, Bd. IX, Heft. 2, 1892. — Die Nervenendigungen in der Haut der äusseren Genitalorgane des Menschen. *Arch. f. mikros. Anat.*, Bd. XLI, 1894.

2. RUFFINI, Sulla presenza di nuove forme di terminazioni nervose nello strato papillare e subpapillare della cute dell'uomo, etc. *Monitore Zool. ital.* Anno VI, fasc. 8 et 9, 1895.

3. KRAUSE, Die terminalen Körperchen der einfachen sensiblen Nerven. Hannover, 1860. — Die Nervenendigung innerhalb des terminalen Körperchens. *Arch. f. mikros. Anat.*, Bd. XIX, 1883.

4. LONGWORTH, Ueber die Endkolben der Conjunctiva. *Arch. f. mikros. Anat.*, Bd. XI, 1875.

5. KEY u. RETZIUS, *Loc. cital.*

6. MERKEL, Ueber die Endigungen der sensiblen Nerven in der Haut der Wirbelthiere, Rostock, 1880.

7. SCHWALBE, Lehrbuch der Anatomie der Sinnesorgane. Erlangen, 1883.

8. PONCET, Recherches critiques et histologiques sur la terminaison des nerfs dans la conjonctive. *Arch. de Physiol.*, 1875.

9. SUCHARD, Corpuscules de la conjonctive. *Arch. de Physiol. norm. et pathol.*, t. IV, n° 8, 1884.

10. RETZIUS, Ueber die Endigungsweise der Nerven in den Genitalnervenkörperchen des Kaninchens. *Internat. Monatschr. f. Anat. u. Physiol.*, Bd. VII, 1890.

Dogiel [1] et Ruffini [2], à l'aide de la méthode d'Ehrlich. Ruffini s'est servi plutôt du chlorure d'or.

On connaît deux variétés de corpuscules de Krause ; l'une simple, appe-lée par Krause *massue terminale* (*Endkolben* en allemand), et pourvue d'une seule fibre centrale ; l'autre, composée et renfermant un peloton de fibres nerveuses.

a) *Type simple ou à fibre centrale unique.* — Cette variété a été consi-dérée par quelques auteurs comme un corpuscule de Pacini réduit et simpli-fié. On la rencontrerait surtout dans la conjonctive du bœuf et c'est là que Krause en fit la découverte ; mais on la voit encore dans bien d'autres points, par exemple dans le tissu conjonctif sous-cutané, selon Ruffini, et dans le derme du groin de porc, d'après Szy-monowicz. Ce type de corpuscule ovale et parfois très allongé, se compose de trois éléments : 1° l'en-veloppe fibreuse, semblable à celle du corpuscule de Meissner et, com-me dans ce dernier, continuée à sa partie inférieure par la gaine de Henle du tube nerveux afférent ; 2° la massue granuleuse centrale, en forme de cylindre à extrémité arrondie ; 3° la fibre nerveuse à myéline, qui attaque le corpuscule par son pôle profond, se dépouille de son manchon myélinique dès qu'elle pénètre dans la substance granuleuse centrale et se termine, après avoir parcouru cette sub-

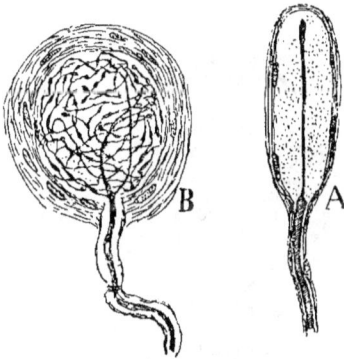

Fig. 194. — Deux corpuscules de Krause dans la conjonctive. Méthode d'Ehrlich.

A, type simple, dans la conjonctive du bœuf ; — B, type compliqué, dans la conjonctive de l'homme. (D'après Dogiel.)

stance dans toute sa longueur, par un épaississement, voisin du pôle supérieur de l'organe (fig. 194, *A*).

b) *Type compliqué* (fig. 194, *B*). — Il y a de nombreuses ressemblances entre les corpuscules de cette variété et ceux de Meissner ; la plus grande est le pelotonnement des fibres nerveuses.

Les corpuscules complexes de Krause siègent dans différentes régions : dans la conjonctive de l'homme, dans la peau des organes génitaux externes de l'homme et des autres mammifères, d'après les observations de Krause, Finger, Izquierdo, Merkel, Retzius et d'autres ; à la surface des tendons, comme l'ont démontré Golgi, Manzoni et Ruffini, enfin dans le tissu conjonctif sous-cutané, d'après ce dernier anatomiste.

Leur forme est plus ou moins sphérique ; parfois ils sont allongés, mais jamais autant que les corpuscules simples. Ils habitent le derme papillaire, non loin de l'épiderme ; mais ils peuvent être enfoncés, profondément, même,

1. Dogiel, Die Nervenkörperchen in der Cornea und Conjunctiva bulbi des Menschen. *Arch. f. mikros. Anat.*, Bd. XXXVII, 1891.
2. Ruffini, *Monit. zool. ital.*, 1895.

dans le tissu conjonctif sous-cutané. Ils sont ordinairement isolés, mais il n'est pas rare de les voir accouplés deux à deux ; dans ce cas, ils reçoivent leur fibre nerveuse d'un même tube à myéline. Ils se composent aussi : 1° d'une capsule fibreuse, garnie de noyaux aplatis et en continuité avec la gaine de Henle du tube afférent ; 2° d'une cavité centrale, ovalaire, séparée de la capsule, suivant Dogiel, par une assise de cellules plates ; 3° d'une arborisation nerveuse terminale moniliforme. Krause, Longworth, Waldeyer et Merkel avaient supposé que la cavité centrale était pleine de cellules plus ou moins allongées et que les fibres nerveuses se terminaient dans l'intervalle ou à l'intérieur de ces éléments. En réalité, et la démonstration en a été donnée par Retzius et Dogiel, cette cavité contient une substance granuleuse, qui comble les interstices existant entre les ramifications terminales. Quant à l'arborisation, elle affecte plusieurs dispositions. Dans les corpuscules des organes génitaux du lapin, les branches de la fibre-mère forment une arborisation variqueuse et relativement lâche qui remplit toute la cavité centrale ; ses extrémités terminales sont libres et renflées. Telle est la description de Retzius. Ruffini en donne une analogue pour les corpuscules des tendons et du tissu conjonctif sous-cutané, corpuscules qu'il appelle *organes de Golgi-Manzoni*. Mais c'est là une forme encore assez simple, car, à l'aide du bleu de méthylène, Dogiel[1] a découvert une bien plus grande complication dans les corpuscules de la circonférence de la cornée, de la conjonctive bulbaire et des organes génitaux externes de

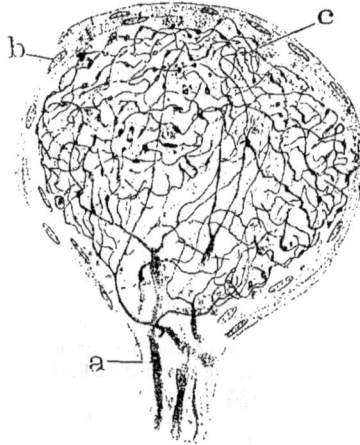

Fig. 195. — Corpuscule génital dans le gland de l'homme. Méthode d'Erhlich (d'après Dogiel).

a, fibres afférentes à myéline ; — *b*, capsule ; — *c*, arborisation terminale.

Les variétés de l'arborisation suivant son siège.

l'homme ; les branches engendrées par le cylindre-axe au pôle inférieur de la substance granuleuse centrale font, en effet, dans ces appareils, de tels détours, elles s'y enchevêtrent tellement, que, dans le peloton terminal qui en résulte, il est à peu près impossible d'apercevoir les ramifications variqueuses ultimes.

De tous ces organes de la sensibilité, les plus compliqués et les plus considérables par leur arborisation terminale sont les *corpuscules génitaux*, les *Genitalnervenkörperchen* de Dogiel. En réalité, nous avons affaire ici à des corpuscules de Krause de grande taille, plongés à une plus grande profondeur dans les téguments et répartis dans différents étages du tissu

Les corpuscules des organes génitaux.

1. Dogiel, Die Nervenkörperchen (Endkolben v. Krause) in der Cornea und Conjunctiva bulbi des Menschen. *Arch. f. mikros. Anat.*, Bd. XXXVII, 1891.

conjonctif sous-cutané des organes génitaux externes, gland, prépuce, etc. Aussitôt entrés dans la cavité centrale, qui est protégée par une capsule forte de deux ou trois lamelles, les tubes nerveux, au nombre de deux ou davantage, se convertissent en fibres sans myéline ; ils se divisent et se redivisent maintes fois, produisant ainsi des branches qui, en se pelotonnant, forment un des plexus les plus touffus que l'on connaisse. Les dernières branchilles se terminent par de grosses varicosités (fig. 195).

En somme, et c'est une observation de Dogiel que nous appuyons, les corpuscules de Meissner, la forme complexe de ceux de Krause et les organites génitaux ne sont que des variétés d'un même appareil terminal. Leurs différences tiennent à l'épaisseur variable de leur capsule, aux changements de forme et de volume du corpuscule et, surtout, à l'abondance très diverse des branches terminales nerveuses enroulées en peloton.

Analogie des corpuscules de Meissner, de Krause et des organes génitaux.

Siège et structure.

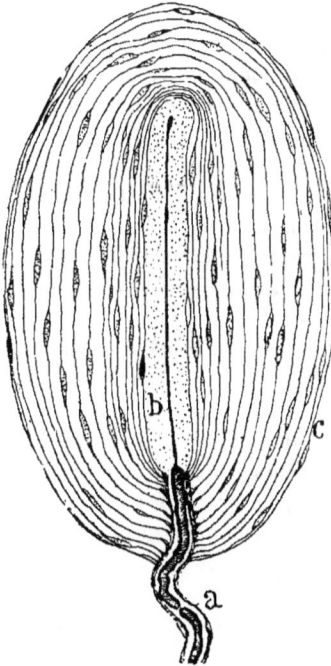

FIG. 196.— Corpuscule de Pacini dans la peau de l'homme. Méthode du chlorure d'or.

a, gaine de Henle du tube afférent ; — b, substance granuleuse centrale ; — c, capsules.

CORPUSCULES DE PACINI (fig. 196). — Ces organes terminaux sensibles, les plus volumineux parmi ceux qui nous sont connus, avaient été signalés par Vater[1] ; oubliés pendant longtemps, ils furent redécouverts par Pacini[2], qui en devina le rôle. Leur forme est ovoïde, et leur taille oscille entre 1 et 2 millimètres. On les trouve surtout dans le tissu conjonctif sous-cutané de la pulpe des doigts, chez l'homme ; mais ils existent aussi ailleurs, quoique moins fréquemment : sur les nerfs articulaires, sur les ligaments interosseux, dans le périmysium interne des muscles, etc. Il faut mentionner d'une façon toute spéciale les corpuscules qui siègent dans le mésentère et dans le mésocôlon du chat, à cause de leurs grandes dimensions et des facilités qu'ils donnent à l'étude.

Au point de vue de leur structure, les corpuscules de Pacini se composent : 1° d'un bulbe granuleux central, allongé selon le grand axe de l'organe et arrondi à ses extrémités; 2° d'une série de capsules concentriques ; ces dernières sont en réalité des lamelles de tissu conjonctif, séparées les unes des autres par des espaces lymphatiques et tapissées sur leur face interne par une couche de cellules endothéliales à noyaux aplatis,

1. VATER, Dissertatio de consensu partium corporis humani. Vitembergae, 1741.
2. PACINI, *Nuovo giornale dei letterati*, vol. 32, Pisa, 1836.

mais proéminents en dedans. Les capsules les plus voisines de la substance granuleuse centrale sont plus minces et plus rapprochées que celles
de la périphérie du corpuscule. La fibre nerveuse à myéline s'introduit dans
celui-ci par l'un de ses pôles, traverse les capsules et arrive à la substance
granuleuse centrale : à peine là, elle perd son enveloppe médullaire et sa
gaine de Schwann. Le cylindre-axe nu parcourt la substance granuleuse
pâle dans presque toute sa longueur et se termine, en se renflant légèrement,
à peu de distance du pôle supérieur ou du pôle opposé à celui par lequel il
était entré. Parfois, et c'est une disposition à peu près constante dans les
corpuscules du mésentère du chat, le cylindre-axe se résout, à son extrémité
terminale, en un bouquet de fibres à extrémités libres et arrondies, logées
dans un diverticule spécial ou prolongement mamelonné de la cavité qui
renferme la substance granuleuse centrale. La gaine de Henle du tube
nerveux est très épaisse ; elle se continue avec les diverses capsules conjonctives que traverse le tube et se termine par fusion avec les plus internes
d'entre elles. La méthode au nitrate d'argent réduit a permis à Dogiel [1],
Botezat, London et d'autres encore, de voir dans le cylindre-axe et ses
branches terminales un réseau neurofibrillaire à mailles relativement larges,
où se trouve contenu un neuroplasme abondant. Van der Velde [2] a fait la
même constatation au moyen de la technique de Bielschowsky.

En se servant de la méthode au chromate d'argent, Retzius [3] a reconnu
chez le canard que, dans certains corpuscules de Pacini du pancréas, le
cylindre-axe émet, pendant son trajet intragranuleux, de fines collatérales
terminées chacune par une nodosité. L. Sala [4] a fait semblable observation
en traitant par le bleu de méthylène le mésentère du jeune chat ; il a vu,
parfois, le cylindre-axe se diviser au voisinage du pôle profond du corpuscule et donner lieu ainsi à un faisceau de branches ascendantes ; celles-ci se
terminent par des varicosités au pôle périphérique. Dogiel avait autrefois
signalé cette disposition dans le bec des oiseaux.

Les corpuscules de Pacini présentent des variétés ; nous pouvons considérer comme telles : les organes de Herbst, que l'on trouve dans le bec *Variétés.*
des oiseaux, les corpuscules de Golgi-Manzoni des tendons, et ceux de
Timotew.

a) *Organes de Herbst* [5]. — Ces organites se rencontrent dans la langue et
la muqueuse du bec des oiseaux, où ils sont entremêlés aux corpuscules de
Merkel (fig. 191, *A*). Ils sont couchés horizontalement dans le tissu conjonctif sous-cutané ; leur taille est petite et ils ne possèdent qu'un petit
nombre de capsules. La fibre nerveuse s'achève au pôle distal de la substance granuleuse par un gros épaississement claviforme. La massue granuleuse centrale est bordée d'une couche de noyaux, qui appartiennent

1. Dogiel, Ueber die Nervenendigungen in den Grandry'schen und Herbst'chen
Körperchen, etc. *Anat. Anzeiger*, Bd. XXV, 1904.
2. Van der Velde, *Anat. Anzeiger*, Bd. XXXI, 1907.
3. Retzius, *Biol. Unters.*, N. F., Bd. VIII, 1898.
4. L. Sala, Ricerche intorno alla struttura dei corpuscoli di Pacini. *Boll. della
Società med. chirurg. di Pavia*, 1899.
5. Herbst, *Göttinger Nachrichten*, 1848.

peut-être à un endothélium. Szymonowicz [1] est d'avis que ces noyaux correspondent à deux assises de cellules tactiles, analogues à celles des corpuscules de Merkel. Cette manière de voir nous paraît peu vraisemblable.

b) *Organes de Golgi-Manzoni.* — Tel est le nom que Ruffini a donné à de petits corpuscules de Pacini, découverts par Golgi [2] et Manzoni [3] au point de réunion des muscles avec leurs tendons. Il s'agit dans ce cas de corpuscules allongés, cylindroïdes et enveloppés de capsules, tantôt nombreuses, tantôt rares. Dans les formes simples, qui appartiennent surtout aux tendons, le cylindre-axe forme une massue terminale à son arrivée à la substance granuleuse centrale. Dans les types plus compliqués, localisés dans certains tendons, dans le tissu conjonctif sous-cutané, etc., le cylindre-axe émet, en outre, dans la substance granuleuse, des ramuscules variqueux, libres, extrêmement enchevêtrés et renflés à leur extrémité terminale. Sfameni [4], qui en a fait une bonne étude, donne le nom d'*organe terminal de Ruffini* à cette

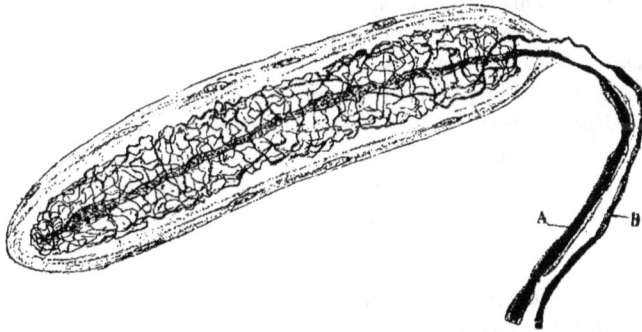

Fig. 197. — Corpuscule de Timotew; capsule prostatique du chien. Méthode d'Ehrlich.

A, grosse fibre en continuité avec le tronc axial du corpuscule ; — B, fibre fine, ramifiée autour de la substance granuleuse (d'après Timotew).

forme singulière d'arborisations, que l'on voit dans le tissu conjonctif lâche, souvent entre les lobules graisseux et dont la charpente mésodermique ne présente pas une disposition fusiforme bien évidente. D'autre part, Ruffini [5] affirme que dans les couches profondes du tissu conjonctif sous-cutané de l'homme, à la pulpe digitale, pour préciser, on trouve toutes les formes de transition entre les corpuscules de Pacini de petite taille et les organes sensitifs de Krause ou *Endkolben* des Allemands.

1. SZYMONOWICZ, Ueber den Bau und die Entwickelung der Nervendigungen im Entenschnabel. *Arch. f. mikros. Anat.*, Bd. XLVIII, 1896.
2. GOLGI, Sui nervi dei tendini dell' uomo e di altri vertebrati, vol. XXXII, 1880.
3. MANZONI, Osservazioni microscopiche sopra i cosi detti corpuscoli terminali dei tendini, etc. *Mem. Real. Accad. delle Scienze dell' Istituto di Bologna.* Ser. 6ᵉ, t. 1, 1891.
4. SFAMENI, Gli organi nervosi terminali del Ruffini. *Accad. real. delle scienze di Torino*, 1900.
5. RUFFINI, Di un nuovo organo nervoso terminale e sulla presenza dei corpuscoli Golgi-Manzoni nel connettivo sottocutaneo dei polpastrelli delle dita del' uomo. *Real. Accad. dei Lincei.* Serie 4, vol. VII, seduta 12 novembre 1893. — Ulteriori ricerche sugli organi nervosi terminali nel connettivo sottocutaneo dei polpastrelli del' uomo, etc. *Ricerche fatte nel Labor. di Anat. norm. della R. Univer. di Roma*, vol. V, fasc. 3, 1896.

c) *Corpuscules de Timotew* [1] (fig. 197). — Ces organites sont localisés, chez les mammifères, dans le derme des portions membraneuse et prostatique de l'urèthre ainsi que dans la capsule prostatique. La forme générale de ces appareils terminaux est celle du corpuscule de Pacini de petite taille, dont ils possèdent, au reste, les multiples capsules concentriques et la masse granuleuse centrale. Mais ces appareils offrent, en outre, un détail caractéristique, qui, au point de vue théorique, ne manque pas d'un certain intérêt; ils possèdent deux terminaisons nerveuses. Deux tubes nerveux au lieu d'un seul, pénètrent, en effet, par leur pôle profond. Ces deux tubes, l'un gros et l'autre fin, sont unis à leur entrée dans le corpuscule ; au delà, ils se séparent et se comportent très différemment. L'axone du gros tube traverse la substance granuleuse dans toute sa longueur et s'y termine à l'extrémité, sans se diviser, c'est-à-dire en formant une massue terminale, comme dans les corpuscules de Pacini ordinaires. L'axone du tube fin se ramifie, au contraire, abondamment et constitue autour, mais à distance du gros cylindre-axe, un plexus dense de ramuscules moniliformes. Ce plexus est adossé immédiatement à la face interne de la capsule ; il est, par suite, extérieur à la substance granuleuse. Les deux terminaisons ne se touchent donc pas et sont absolument indépendantes l'une de l'autre. Les tubes nerveux qui leur donnent naissance le sont également, car ils ne procèdent jamais d'un tronc commun. Si la découverte de Timotew se confirmait, on serait en droit de dire que les deux appareils terminaux ont pour origine des cellules nerveuses distinctes des ganglions spinaux et qu'ils remplissent des fonctions différentes.

Terminaisons nerveuses dans les muscles et les tendons. — Trois sortes d'appareils sensitifs terminaux sont répandus dans les muscles : les fuseaux de Kühne, les organes musculo-tendineux de Golgi, quelques corpuscules de Pacini et certaines ramifications terminales. *Variétés.*

Fuseaux de Kühne. — Ces organites intéressants ont été découverts par le savant dont ils portent le nom [2]. Kölliker [3] qui les étudia ensuite les considéra comme des fibres musculaires en voie de division ; enfin, Kerschner [4], Cajal [5], Ruffini [6], Sihler [7] et Dogiel [8] en ont fait récemment l'objet *Historique.*

1. TIMOTEW. Ueber eine besondere Art von eingekapselten Nervenendigungen in den männlichen Geschlechtsorganen bei Säugetieren. *Anat. Anzeiger*, Bd. XI, 1896.
2. KUEHNE, Die Muskelspindeln. *Virchow's Arch.*, Bd. XXVIII, 1883. — Ueber die Endigung der Nerven in der Nervenhügel der Muskeln. *Virchow's Arch.*, Bd. XXX.
3. KÖLLIKER, Handbuch d. Gewebelehre, 1867, p. 173.
4. KERSCHNER, Bemerkungen über ein besonderes Muskelsystem im willkürlichen Muskel. *Anat. Anzeiger*, nos 4 et 5, 1888. — Beitrag zur Kenntniss der sensiblen Endorgane. *Anat. Anzeiger*, no 10, 1888.
5. S. RAMÓN CAJAL, Terminaciones en los husos musculares de la rana. *Rev. trim. de Histol. norm. y patol.*, no 1, 1º Mayo, 1888.
6. RUFFINI, Considerazioni critiche sui recenti studi del apparato nervoso nei fusi muscolari. *Anat. Anzeiger*, nº 3, 1894. — Sulla terminazione nervosa nei fusi muscolari e sul loro significato fisiologico. *Rendiconti della R. Accad. dei Lincei*, Giugno 1892, et *Archiv. ital. de Biol.*, t. XVIII, 1893.
7. C. SIHLER, Ueber Muskelspindeln und intramusculare Nervenendigungen bei Schlangen und Fröschen. *Arch. f. mikros. Anat.*, Bd. XLVI, 1895.
8. DOGIEL, Methylenblautinktion der motorischen Nervenendigungen in den Muskeln der Amphibien und Reptilien. *Arch. f. mikros. Anat.*, Bd. XXXV, 1890.

de recherches qui, dans l'ensemble, ont abouti à des résultats concordants.

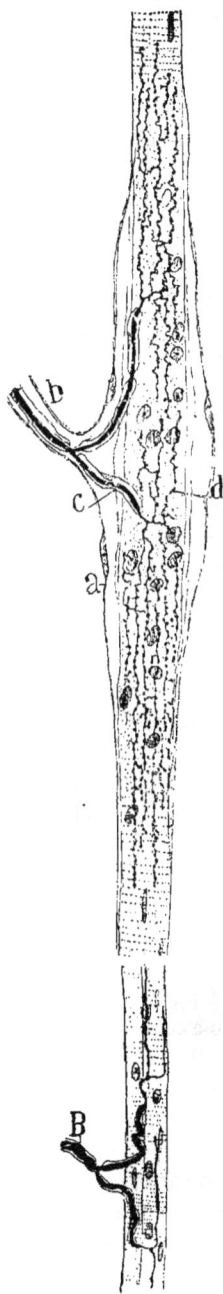

Lorsqu'on examine les fibres d'un muscle strié, l'attention se trouve attirée par certains faisceaux, extrêmement grêles et présentant sur leur segment médian un épaississement fusiforme. Ce renflement n'est autre qu'une terminaison nerveuse, et les fibres musculaires spéciales qui les portent sont des *fuseaux de Kühne*. Ces faisceaux sont peu nombreux ; dans le muscle pectoral cutané de la grenouille, par exemple, on n'en voit que deux ou trois (fig. 198).

Si l'on soumet le renflement fusiforme à une étude minutieuse, on parvient à y reconnaître quatre parties principales : *les capsules, la substance granuleuse, les fibres nerveuses à myéline* et *les arborisations terminales.*

La capsule ou plutôt les capsules, car chez la grenouille il en existe deux habituellement, forment un trait exclusif au fuseau musculaire. Ce sont des tubes membraneux minces, séparés par des espaces vaginaux remplis de plasma, espaces larges à la partie centrale du fuseau et de plus en plus étroits à mesure qu'ils s'en éloignent. Arrivées aux extrémités du fuseau, les capsules s'unissent tant entre elles qu'avec le sarcolemme. Ces membranes semblent identiques à la gaine de Henle des tubes nerveux, car elles en possèdent les noyaux menus et aplatis, que l'on aperçoit en mettant au point le contour du fuseau (fig. 198, *a*).

La substance striée du muscle devient granuleuse et comme protoplasmique au niveau de la partie moyenne du renflement capsulaire ; elle est semée, en même temps, d'un nombre considérable de noyaux, orientés, pour la plupart, suivant le grand axe de la fibre musculaire. Les extrémités de cette dernière présentent une bi- et même une trifurcation, ainsi que nous avons pu l'observer, il y a quelque temps [1].

Fig. 198. — Fuseau musculaire du muscle pectoro-cutané de la grenouille. Méthode d'Ehrlich.

Dans la partie inférieure on voit, en B, la terminaison motrice ordinaire ; la partie supérieure montre, au contraire, en A, la terminaison sensitive. En raison de la grande distance qui sépare ces deux terminaisons, on a supprimé dans la figure une partie de la fibre musculaire striée. — A, fibre à myéline afférente ; — *b*, tronc variqueux de l'arborisation spéciale ; — B, fibre nerveuse donnant naissance à la terminaison motrice ordinaire. (Copie de la figure publiée par nous en 1888.)

1. Cajal, *Rev. trim. microgr.*, vol. III, n° 4, 1897.

C'est probablement sur cette disposition qu'un certain nombre d'histologistes se sont appuyés pour supposer que le fuseau de Kühne constitue une phase de bipartition musculaire et nerveuse.

Le tube nerveux afférent, très gros, passe au travers des capsules, se divise en deux et jusqu'en cinq fibres flexueuses et revêtues de myéline. Ces dernières courent sur la partie granuleuse de la fibre musculaire et se résolvent, lorsqu'elles abandonnent leur manchon médullaire, en une arborisation variqueuse, qui s'étend sur une grande surface de la fibre contractile, au delà même des limites des capsules (fig. 198, *d*).

Le fuseau musculaire n'est pas innervé par cette seule arborisation intracapsulaire. Sa partie striée porte, en dehors des capsules, une autre terminaison nerveuse particulière. Dans un travail déjà ancien et resté ignoré des savants [1], nous décrivions cette double arborisation terminale de la manière suivante : *Notre description de 1888.*

« Chaque fuseau musculaire de la grenouille, quand on le colore par le bleu de méthylène, montre deux arborisations :

« 1° L'une se trouve dans la région striée, à une assez grande distance du renflement fusiforme ; elle a tous les caractères d'une terminaison motrice ordinaire ; ce qui l'en distingue uniquement, c'est d'être un peu plus petite et de présenter un moindre nombre de troncs pâles terminaux (fig. 198, *B*). En raison de cette analogie, on peut considérer cette terminaison comme une terminaison motrice, chargée de déterminer les contractions de la portion non granuleuse, c'est-à-dire striée du fuseau musculaire. *1° Terminaison motrice ordinaire.*

« 2° L'autre arborisation correspond à la portion épaisse et encapsulée du fuseau ; elle est beaucoup plus compliquée là où les fibres nerveuses, qui lui donnent naissance, sont grosses et flexueuses. Aussitôt qu'elles ont traversé les capsules et se sont dépouillées de leur myéline, elles se décomposent en une multitude de filaments très fins, moniliformes, parallèles, presque tous, au grand axe de la fibre musculaire qu'elles couvrent sur une très vaste étendue (fig. 198, *d*). Les varicosités de ces filaments ont une disposition telle, qu'au premier abord on hésite sur la nature nerveuse de ces arborisations; on est tenté de croire que le bleu de méthylène a imprégné simplement, ici, les grains adipeux si abondamment répandus dans les interstices de certaines fibres musculaires. Mais l'analogie que présentent ces arborisations, tant au point de vue de la délicatesse qu'à celui de l'aspect variqueux, avec les terminaisons arborescentes intra-épithéliales de la peau et de la cornée, porte à les considérer comme d'essence nerveuse. *2° Terminaison du fuseau.*

« Dans les muscles de *Lacerta agilis* (lézard des murailles), les fuseaux musculaires présentent aussi les deux espèces de terminaisons sus-indiquées. L'une d'elles, la terminaison ordinaire des muscles, est une véritable plaque motrice, avec tous ses caractères ; l'autre est disposée comme chez la grenouille, mais les troncs de son arborisation sont couverts de grains et de varicosités en bien plus grand nombre. Chez le lapin, le cobaye, le rat, animaux qui nous ont servi également à étudier les fuseaux musculaires par le

1. CAJAL, *Loc. cit.*

chlorure d'or et le bleu de méthylène, nous avons trouvé répétée, à peu de chose près, la disposition fondamentale que nous avons décrite ci-dessus[1]. »

Autres par-ticularités du fuseau.

Il résulte de nos observations plus récentes sur la grenouille, que les terminaisons motrices ordinaires peuvent être au nombre de deux, une pour chaque portion striée ou extra-capsulaire de la fibre. Nous avons vu de même que la segmentation longitudinale de la fibre musculaire en deux ou trois fibrilles secondaires est souvent complète, car elle intéresse jusqu'à la région granuleuse du fuseau. Enfin, dans plusieurs préparations, nous avons noté la disposition suivante, que les branchilles sensitives terminales prennent, selon Ruffini, dans les fuseaux musculaires du chat : ces ramuscules couvrent non seulement la surface de la substance granuleuse, mais pénètrent entre les fibrilles musculaires élémentaires et les enveloppent de tours et de spirales, comparables à celles que Ciaccio décrit dans les organes nerveux musculo-tendineux. Il est à présumer que ces arborisations intrafasciculaires et le grand nombre de fibrilles qui composent le fuseau doivent avoir pour but de favoriser la pression des terminaisons sensitives pendant la contraction et de provoquer, par suite, leur excitation.

Du reste, Kerschner, en même temps que nous mais indépendamment, a, lui aussi, admis l'existence d'une double terminaison motrice et sensitive dans le fuseau de Kühne. Plus tard, d'excellentes descriptions en ont été données par Ruffini, chez l'homme et le chat, par Sihler, chez les reptiles et batraciens ainsi que par Huber et Witt[2] et par Dogiel[3], qui est parvenu à les colorer fort bien par le bleu de méthylène. La description que Ruffini[4] a donnée de l'arborisation sensitive du fuseau chez les mammifères est excellente ; il a montré, en effet, que, dans les muscles du chat, les fibres nerveuses se terminent, soit par des anneaux et des spirales qui entourent les fibrilles élémentaires du fuseau, soit par des ramifications semblables à des branches fleuries. Ce dernier mode de terminaison ou *fiorami* des Italiens semble être le plus habituel chez l'homme.

Rôle des fuseaux de Kühne.

L'interprétation physiologique des fuseaux est devenue aujourd'hui plus accessible, surtout depuis la découverte des deux sortes de terminaison bien distinctes de ces appareils et depuis la démonstration de l'origine ganglio-rachidienne de l'arborisation spécifique du fuseau. Sherrington a, en effet, montré que cette arborisation dégénère après la section des racines pos-

1. Dans un travail récent, que nous citons ci-dessous, Ruffini a reconnu notre droit à la priorité dans la découverte du caractère sensitif des fuseaux de Kühne. Il l'a reconnu aussi pour la représentation graphique précise des deux terminaisons distinctes du fuseau musculaire. Comme nous le disons plus haut, Kerschner avait, au même moment que nous, mentionné ces deux terminaisons, mais il le fit sans les décrire d'une façon précise et sans accompagnement de figures. (A. RUFFINI, Una rivendicazione di priorità à S. R. Cajal nel considerare como Organi di seno i fusi neuro-muscolari, con qualche considerazione sui recenti studi dell' argomento. *Anat. Anzeiger*, Bd. XVI, n° 1, 1899.)

2. C. HUBER a. L. DE WITT, A contribution on the Motor-Nerve-endings and on the Nerve-endings in the Muscle-spindles. *Journ. of Comparative Neurology*, vol. VII, 1898 et vol. X, 1900.

3. DOGIEL, Die Nervenendigungen im Bauchfell, in den Sehnen, in den Muskelspindeln u. s. w. *Arch. f. mikrosk Anat.*, Bd. LXIX, 1907.

4. A. RUFFINI, Sulla terminazione nervosa nei fusi muscolari e loro significato fisiologico. *Rendicon. della R. Accad. dei Lincei*. Série 5, fasc. I, vol. I, seduta Luglio, 1892. — Sulla fina anatomia dei fusi neuro-muscolari del gatto. Sienna, 1898.

térieures en dehors du ganglion, ce qui n'aurait pas lieu si la fibre-mère était motrice.

Nous sommes donc du même avis que Kerschner et Ruffini, lorsque nous soutenons que l'arborisation la plus importante du fuseau est un appareil terminal sensitif ; cette opinion est d'ailleurs celle que nous avions soutenue déjà dans notre premier travail sur ce point.

Mais à quelle espèce de sensibilité les fuseaux sont-ils affectés ? Ici, il n'y a place que pour des hypothèses. La psychologie et la physiologie enseignent toutes deux qu'il existe un sens musculaire et, par conséquent, un appareil, qui nous fait connaître le degré de résistance éprouvé par nos muscles dans l'exécution d'un travail quelconque. Ne semble-t-il pas logique d'admettre que le fuseau musculaire est précisément chargé de cette fonction si importante ? Il est enfoncé dans l'épaisseur du muscle ; sa capsule contient un liquide destiné à unifier les pressions et à les transmettre également à toutes les branches de l'arborisation terminale ; il paraît donc être dans les meilleures conditions pour que, la pression transversale venant à augmenter par la contraction musculaire, la tension du liquide intra-capsulaire s'exagère aussi et provoque la compression et, partant, l'excitation des ramuscules nerveux. Le reste du fuseau, c'est-à-dire la portion extra-capsulaire, ne doit pas demeurer inactive pendant ce temps ; car, tout comme une fibre striée quelconque, elle doit se contracter sous l'onde nerveuse centrale, que ses plaques motrices ordinaires lui transmettent. En résumé, les fuseaux paraissent être des appareils enregistreurs de la contraction, quelque chose comme des dynamomètres chargés d'informer le sensorium de la valeur de l'effort ; le cerveau serait ainsi amené à modérer ou à accroître son pouvoir stimulant, en le rendant adéquat d'une part à la résistance à vaincre, et de l'autre à la somme de travail dont le muscle est capable sans dommage pour son intégrité anatomique. Dès que cette quantité de travail est dépassée, l'effort devient douloureux ; la pression éprouvée par l'appareil nerveux terminal a été excessive.

ORGANES MUSCULO-TENDINEUX. — Il en existe quatre variétés : les organes musculo-tendineux de Golgi ou des mammifères, les arborisations terminales des tendons chez les vertébrés inférieurs ou organes de Sachs et Rollet, les terminaisons simplifiées du tissu conjonctif sous-cutané ou terminaisons de Ruffini et les corpuscules de Golgi-Manzoni. *Variétés.*

a) *Terminaisons musculo-tendineuses chez les mammifères.* — Ces appareils terminaux ont été découverts par Golgi [1] ; depuis, ils ont fait l'objet de recherches minutieuses et approfondies de la part des histologistes italiens. C'est ainsi que nous devons à Marchi [2], la confirmation des résultats essentiels annoncés par Golgi ; à Cattaneo [3], une bonne description du système capillaire et endothélial des terminaisons nerveuses dont il est question ici ; *Historique.*

1. GOLGI, Sui nervi dei tendini dell'uomo e di altri vertebrati e di un nuovo organo terminale musculo-tendineo. *Memorie della Reale Accad. delle Scienze di Torino*, vol. XXXII, 1880.
2. MARCHI, Sugli organi terminali nervosi nei tendini dei muscoli motori del occhio. *Atti della Real. Accad di Scienze di Torino*, vol. XVI, 1881.
3. CATTANEO, Organes nerveux terminaux musculo-tendineux, etc. *Arch. ital. de Biologie*, t. X, fasc. III, 1888.

à Ciaccio [1], une excellente étude de ces mêmes terminaisons dans la série des vertébrés et la découverte des branches interstitielles ou intratendineuses spiroïdes de l'arborisation terminale ; enfin, à Ruffini [2], quelques détails nouveaux au sujet des corpuscules de Pacini, dont Golgi avait signalé l'existence dans les organes musculo-tendineux.

Siège et structure.

Les corpuscules de Golgi sont des faisceaux tendineux spéciaux, fusiformes, qui se détachent du plan général du tissu fibreux. Ils siègent à l'union du tendon et des fibres musculaires ; on ne les rencontre que dans les tendons des muscles doués d'une grande énergie ou jouant un rôle d'importance, comme le tendon d'Achille, chez l'homme et les mammifères, les muscles oculaires. le muscle radial externe chez les amphibiens anoures, etc. Par une de ses extrémités, l'organe nerveux se continue avec l'un des faisceaux secondaires ordinaires du tendon, par l'autre, il s'insère sur un groupe particulier de fibres musculaires au nombre de quatre, six ou davantage. Il est entouré d'une enveloppe plus ou moins épaisse, constituée par du tissu conjonctif lamelleux et tapissée à l'intérieur par un seul plan de cellules endothéliales. Ces dernières s'étendent encore quelque peu sur la gaine de Henle du tube nerveux afférent. Parfois, l'organe nerveux de Golgi présente un étranglement du côté de l'insertion musculaire ; c'est un anneau conjonctif ou conjonctivo-élastique qui en est la cause.

Arborisation terminale.

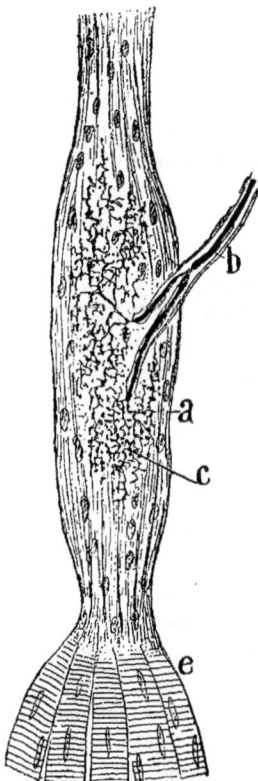

FIG. 199. — Organe musculo-tendineux de Golgi ; chat adulte. Méthode du chlorure d'or.

a, arborisation terminale ; — b, fibre afférente à myéline ; — c, ramuscules ultimes de l'arborisation terminale ; — e, fibres musculaires.

Le ou les tubes nerveux à myéline, destinés à l'organe nerveux terminal, sont fins ou épais, suivant les dimensions de ce dernier. En l'abordant, leur gaine de Henle se continue avec son enveloppe endothéliale. Ces tubes se divisent une ou deux fois lorsqu'ils arrivent sous la capsule. Les branches de ces divisions se portent ordinairement dans des directions opposées ; elles perdent leur manchon myélinique, après un certain trajet et se résolvent en arborisations libres d'une complication extraordinaire. Les ramuscules ultimes, très variqueux, au point de ressembler à des chapelets de perles, s'allongent sur une grande partie de l'appareil terminal (fig. 199, a).

1. CIACCIO, Intorno alle piastre nervose finali nei tendini dei vertebrati. *Memorie della R. Accad. delle Scienze di Bologna.* Serie 4, t. X, 1890.
2. RUFFINI, Di una particulare reticella nervosa e di alcuni corpuscoli del Pacini che si trovano in connessione cogli organi musculo-tendinei del gatto. *Rendiconti d. R. Accad. dei Lincei*, vol. I, fasc. 12, 1892.

Mais ces prolongements ne s'étalent pas seulement en surface; ils pénètrent aussi dans l'intérieur de l'appareil, qui, nous l'avons dit, est en réalité un faisceau tendineux secondaire, c'est-à-dire un faisceau composé de fascicules primitifs séparés par des cellules conjonctives. Là, ces prolongements se terminent, comme Ciaccio en a fait la découverte, par des branchilles interstitielles, qui entourent les fascicules primitifs et décrivent transversalement des cercles et des spirales. Dogiel [1] a constaté, lui aussi, l'existence de ces branches interstitielles. En les étudiant par notre méthode de l'argent réduit, il a vu, dans leurs renflements terminaux, des réseaux neurofibrillaires lâches, analogues à ceux que nous et Tello avons décrits dans les plaques motrices.

Le rôle des organes nerveux de Golgi s'explique, croyons-nous, par la présence des branchilles interstitielles. Ces organes doivent informer le sensorium du degré d'étirement et de tension éprouvé par le tendon, durant la contraction du muscle ; et cette information, comme le dit Ciaccio, dont l'opinion nous paraît très vraisemblable, a pour but de proportionner la force de contraction du muscle à la distension et à la résistance du tendon. Cette proportionnalité entre l'effort musculaire et la résistance tendineuse s'obtiendrait par simple réflexe, et seuls les tendons importants en auraient besoin.

Fonction des organes muscu l o-tendineux ; opinions diverses.

Golgi et Cattaneo pensaient, l'un que les corpuscules, dont nous parlons, sont des formes spéciales de terminaisons motrices, l'autre que ce sont les agents du sens musculaire. Ces manières de voir nous semblent inacceptables. Du reste, Sachs et Rollett avaient soutenu il y a déjà longtemps, que les appareils musculo-tendineux simples des vertébrés inférieurs sont de nature sensitive et servent à régler la tension tendineuse; cette idée n'a donc rien d'étrange, appliquée aux mêmes appareils chez les vertébrés supérieurs. De tout ceci, il faut conclure à l'existence d'un *sens tendineux* indépendant du *sens musculaire*, sens tendineux d'une grande utilité dans tous les exercices musculaires complexes, tels que la marche, le saut, la course, etc.

b) *Corpuscules de Golgi-Manzoni.* — On trouve parfois, dans les appareils musculo-tendineux, de petits corpuscules de Pacini auxquels Ruffini a donné le nom de corpuscules de Golgi-Manzoni. Ces organites ont été observés par Golgi, Manzoni, Cattaneo, Ciaccio et Ruffini. Ils sont quelquefois accouplés, et alors placés immédiatement sous la capsule. La fibre à myéline qui les innerve n'a rien de commun avec celle qui se termine dans l'arborisation musculo-tendineuse. Cette indépendance indique que ces deux espèces de terminaisons jouent un rôle physiologique différent.

c) *Terminaisons de Sachs [2] et Rollet [3].* — Ces deux observateurs ont décou-

1. Dogiel, Zur Frage über den fibrillären Bau der Sehnenspindeln der Golgischen Körperchen u. s. w., *Arch. f. mikrosk. Anal.*, Bd. LXVII, Heft 4, 1906.
2. Sachs, Die Nerven der Sehnen. *Arch. f. Anat. Physiol. u. Wissenschaft. Medicin.*, n° 4, 1874.
3. Rollet, Ueber einen Nervenplexus und Nervendigungen in einer Sehne. *Sitzungsber. d. Akad. de Wissensch. zu Wien.*, Bd. LXXVIII, Abth. 14, 1876.

vert chez les reptiles et les batraciens des appareils terminaux, que l'on peut considérer comme des formes rudimentaires des corpuscules de Golgi. Les faisceaux tendineux où ils se trouvent ne sont guère bien délimités du restant, et le lieu qu'ils occupent n'est pas toujours au voisinage du point d'insertion des fibres musculaires sur les tendons. La disposition de ces appareils terminaux est la suivante : le tube nerveux à myéline, qu'un capillaire escorte d'ordinaire, se divise abondamment ; chacune des branches nées de ces divisions perd son enveloppe médullaire et se termine par une *Arborisa-* arborisation réduite, bien séparée de ses voisines. Le caractère de ces arbo*tion terminale.* risations est d'avoir des ramuscules terminaux, courts et extrêmement rapprochés les uns des autres. Le tassement de ces derniers, joint à la multiplicité des varicosités qui les couvrent, donne à la terminaison un aspect granuleux et singulier, qui explique pourquoi Rollet l'a qualifiée de *motte terminale*, Sachs de *pinceau nerveux*, et Ciaccio de *gazon nerveux*. Toutes ces arborisations gisent dispersées et sans ordre dans l'épaisseur du tendon; d'après Ciaccio, elles seraient situées entre les faisceaux tendineux primitifs et appliquées sur la substance fibrillaire.

On observerait des terminaisons analogues chez les reptiles, mais plus vastes et plus faciles à résoudre en leurs ramuscules composants.

Leur siège   d) *Terminaisons de Ruffini* [1]. — Ce sont encore des appareils terminaux
dans des cor- semblables aux corpuscules musculo-tendineux de Golgi. Il s'en distinguent,
dons du tissu cependant, par leur siège ; car, au lieu de se trouver dans les tendons, ils sont
conjonctif logés dans de gros cordons conjonctifs du tissu cellulaire sous-cutané. Ces
sous-cutané. cordons, fusiformes d'aspect, sont constitués par des faisceaux conjonctifs et des fibres élastiques. Arrivé à l'appareil terminal, le tube à myéline afférent perd sa gaine de Henle, qui, en réalité, semble se continuer par une enveloppe spéciale de l'appareil sensitif; il se décompose ensuite en arborisations à branches courtes, variqueuses, dont quelques-unes pénétreraient également dans le tissu conjonctif même du fuseau.

Autres ter-   Rauber [2] a démontré que les muscles possèdent encore, en guise d'or-
minaisons sen- ganes sensitifs, des corpuscules de Pacini et de Krause. On les trouve sous
sitives dans les l'aponévrose, à la surface du muscle, ainsi que dans son épaisseur, c'est-à-
muscles. dire dans les cloisons conjonctives qui limitent les faisceaux secondaires. Au reste, ils sont rares et manquent dans bien des muscles.

Ajoutons, pour achever cette énumération des appareils spéciaux au muscle et à ses tendons, que dans certains muscles, tels que ceux de l'œil, chez l'homme et les mammifères, les terminaisons sensitives sont très nombreuses et fort riches. Dogiel [3], qui les a étudiées récemment, a vu qu'en outre des arborisations péricellulaires étendues des fuseaux musculaires ordinaires, il existe des ramifications en palissade, aux deux extrémités de chaque fibre musculaire.

1. Ruffini, Di un nuovo organo nervoso terminale, etc. *Real Accad. des Scienz.* Seduta, 12 novembre, 1893.
2. Rauber, *Bericht. der naturw. Gesellsch. in Leipzig*, 1876 et *Zool. Anzeiger*, 1880.
3. Dogiel, Die Endingungen der sensiblen Nerven in den Augenmuskeln, u. s. w. *Arch. f. mikrosk. Anat.*, Bd. LXVIII, Heft 4, 1906.

Certains auteurs, dont Kölliker [1], Reichert, Odenius et Sachs, avaient signalé auparavant la présence de terminaisons sensitives ramifiées entre les fibres musculaires.

Terminaisons sensitives dans le cœur et les artères. — Cœur et artères renferment des nerfs moteurs qui sont assez bien connus ; il était donc à présumer qu'ils contiennent aussi des terminaisons nerveuses servant de point de départ aux mouvements réflexes. Cette présomption, Smirnow [2] l'a transformée en réalité ; il a démontré l'existence de ces terminaisons et les a séparées définitivement des organes terminaux moteurs, avec lesquels, peut-être, elles avaient été confondues plus d'une fois.

Smirnow en donne la description suivante : sous l'endocarde, chez les mammifères et les batraciens, il existe un plexus nerveux, touffu, formé de fibres, en partie couvertes de myéline et venues de l'intérieur même du myocarde. De ce *plexus sous-endocardique* partent des fibres encore plus grêles, qui se rapprochent de l'endothélium et se ramifient de manière à produire un nouveau plexus plus délié que le premier. Enfin, chacune des fibrilles de ce *plexus sous-endothélial*, déjà privée de son manchon médullaire, se résout en une arborisation condensée de rameaux courts et variqueux, rappelant la plaque motrice (fig. 200). Ces arborisations aplaties s'étendent sous l'endothélium ; quelques-unes pourraient cependant être logées plus profondément, c'est-à-dire, sur les cloisons conjonctives, voisines du myocarde.

Terminaisons dans le cœur.

Plexus étagés et arborisations sous-endothéliales.

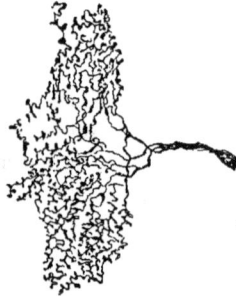

Fig. 200. — Arborisation nerveuse sensitive de l'endocarde du chien. Méthode d'Ehrlich (D'après Smirnow).

Deux points restent encore douteux : d'une part, il existerait une substance granuleuse dans les vides que laissent entre elles les arborisations sous-endothéliales si serrées soient-elles, et, d'autre part, des fibres fines échappées de ces arborisations, mais que Dogiel n'a pu constater, s'insinueraient dans l'endothélium.

Le caractère sensitif de ces terminaisons est extrêmement vraisemblable ; leur aspect anatomique, presque calqué sur celui des organes musculo-tendineux de Golgi, est un argument corroboré par les deux suivants : situation rigoureusement sous-endothéliale des arborisations et formation de celles-ci sans participation aucune de fibrilles issues des nerfs musculaires. Les appareils sensitifs du cœur, car les oreillettes en sont aussi bien pourvues que les ventricules, proviendraient du *nerf dépresseur*, branche du pneumogastrique.

1. Kölliker, Handbuch der Gewebelehre des Menschen. 1 Band, 6 Aufl. Leipzig, 1889.

2. Smirnow, Ueber die sensiblen Nervenendigungen im Herzen bei Amphibien und Säugetieren. *Anat. Anzeiger*, Bd. X, n° 23, 1895.

Terminai-
sons dans le
péricarde.

Dogiel [1] a confirmé la description précédente, grâce à ses recherches sur l'endocarde des mammifères. Il a décrit, à son tour, des arborisations tout à fait semblables dans le feuillet viscéral du péricarde, immédiatement au-dessous de l'endothélium. Ces vastes arborisations aplaties contiennent une substance granuleuse semée de corpuscules conjonctifs étoilés, qui, aux yeux de Dogiel, ont pour but de servir d'appui aux ramuscules nerveux terminaux. Toutes ces ramifications sont fournies par des tubes recouverts de myéline ; ce fait exclut l'idée que ces derniers puissent provenir des ganglions cardiaques, dont les fibres sont toujours amyéliniques.

Terminai-
sons dans les
artères et lym-
phatiques.

Les terminaisons nerveuses des artères du cœur appartiennent au même type que les précédentes. Dogiel a montré que leurs arborisations ultimes, plates et compliquées, s'étagent dans des plans différents de la tunique adventice, en dehors de la musculaire. Schemetkin, élève de Dogiel, prétend que toutes les artères possèdent cette sorte d'arborisations, car il les a retrouvées dans l'aorte, les artères pulmonaires, etc., et non seulement dans la tunique adventice, mais encore dans la tunique interne (fig. 201).

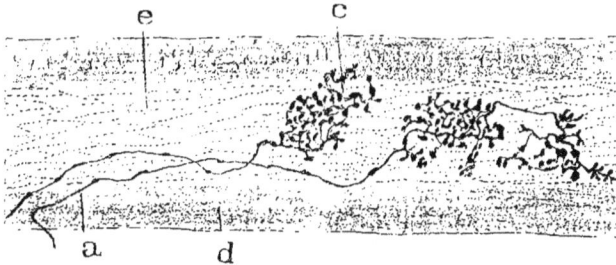

FIG. 201. — Terminaisons sensitives dans la tunique adventice d'une artère cardiaque du chat. Méthode d'Ehrlich (D'après Dogiel).

On retrouverait ces mêmes arborisations dans les lymphatiques, d'après Kytmanoff [2]. La veine cave supérieure et l'aorte du cobaye renfermeraient, en outre, d'après Rachmanow [3], des corpuscules de Pacini.

Mécanisme
de la vaso-di-
latation et con-
traction.

La découverte des terminaisons sensitives dans les vaisseaux est très importante ; elle nous permet de comprendre le mécanisme de la dilatation et de la contraction de la tunique musculaire artérielle, à la suite d'un excitant, tel que l'inflammation, certaines hyperhémies, etc., dont l'action est dilatatrice. Il ne s'agit, en effet, que d'un simple réflexe, dont le trajet serait le suivant : les fibrilles sensitives artérielles apportent, d'abord, la commotion à leurs cellules; ces dernières la transmettent, ensuite, par leur prolongement central, directement ou indirectement aux neurones sympathiques vaso-constricteurs et aux cellules nerveuses vaso-dilatatrices ou inhibitrices,

1. Dogiel, Die sensiblen Nervendigungen im Herzen und in den Blutgefässen der Säugetiere. *Arch. f. mikros. Anat.*, Bd. LII, 1898.
2. Kytmanoff, Ueber die Nervenendigungen in den Lymphgefässen, etc. *Anat. Anzeiger*, Bd. XIX, n° 15, 1901.
3. Rachmanow, Zur Frage der Nervenendigungen in der Gefässen. *Anat. Anzeiger*, Bd. XIX, 1901.

encore peu connues; enfin, le prolongement périphérique de toutes ces cellules transporte la commotion à la musculature vasculaire dans laquelle il se ramifie.

Les terminaisons sensitives des séreuses ont été l'objet d'études atten- *Terminai-* tives au moyen du bleu de méthylène, surtout de la part de Dogiel [1] et de *sons dans les* Timofejew [2]. Dans le péritoine par exemple, la plupart des fibres sensitives *séreuses.* se terminent, d'après ces savants, par des corpuscules qui ressemblent assez à ceux de Vater-Pacini. Ces corpuscules sont cependant plus petits ; ils renferment un moindre nombre de capsules ; dans leur bulbe granuleux vient se terminer une fibre nerveuse qui donne naissance à des appendices collatéraux. D'autres fibres se terminent, au contraire, librement. Leurs ramifications, non encapsulées, par conséquent, rappellent, moins la complication, celles que l'on rencontre dans l'endocarde. Timofejew ajoute qu'il existe dans la sous-séreuse péritonéale, non seulement des plaques dentelées terminales, analogues aux plaques motrices les plus simples, mais encore de longs bulbes encapsulés, sorte de corpuscules de Pacini très menus.

1. Dogiel, Die Nervenendigungen im Bauchfelle, etc. *Arch. f. mikros. Anat.*, Bd. LVIII, 1901.
2. Timofejew, Ueber die Nervenendigungen im Bauchfelle und in dem Diaphragma der Säugetiere. *Arch. f. mikros. Anat.*, Bd. LIX, 1902.

CHAPITRE XVII

EXPANSION INTERNE DES NEURONES DES GANGLIONS RACHIDIENS

HISTORIQUE. — BIFURCATION DES RACINES POSTÉRIEURES. — ÉTENDUE DE BRANCHES
ASCENDANTE ET DESCENDANTE. — FIBRES ENDOGÈNES DU CORDON POSTÉRIEUR.

Dès sa naissance, l'expansion interne des cellules ganglionnaires rachidiennes se porte en arrière ; elle émerge du ganglion à sa partie postérieure
et forme avec ses compagnes les racines postérieures de la moelle ; après
avoir pénétré dans ce centre nerveux, au niveau du sillon latéral postérieur,
elle se bifurque dans l'épaisseur du cordon postérieur, en deux branches,
l'une ascendante et l'autre descendante.

La concep-
tion des ra-
cines posté-
rieures avant
1889.

HISTORIQUE DE LA DÉCOUVERTE DES BIFURCATIONS DES RACINES POSTÉRIEURES.
— Avant 1889, époque où furent publiés nos travaux sur la moelle, voici comment les neurologistes les plus autorisés, comme Bechterew[1], Kahler[2], Edinger[3], Lenhossék[4], Obersteiner[5], etc., décrivaient le trajet des racines postérieures à l'intérieur de la moelle.

Dans chaque racine postérieure, on distinguait deux faisceaux : l'un *interne*,
volumineux, formé de tubes épais précocement myélinisés et destinés au
cordon de Burdach ; l'autre *externe*, grêle, constitué, d'après Bechterew,
Lenhossék, etc., par des tubes à myélinisation tardive ; ce faisceau se portait
à la zone marginale de Lissauer.

Les fibres constitutives du faisceau interne, que certains auteurs subdivi-
saient en faisceau interne et moyen, se comportaient diversement ; les unes
prenaient une direction ascendante dans le cordon de Burdach afin d'atteindre
le bulbe ; d'autres se dirigeaient en dedans de la substance de Rolando, pour
se terminer dans la corne postérieure ; quelques-unes formaient, en avant de

1. BECHTEREW, Ueber die Bestandtheile des Hinterstrangs des Rückenmarkes, etc.
Neurologisches Centralblatt, n° 2, 1885. — Ueber die hinteren Nervenwurzeln, ihre Endigung in der grauen Substanz des Rückenmarkes, etc. *Arch. f. Anat. u. Physiol.* Anat.
Abth. 1887.
2. KAHLER, Das Centralorgan, in *Lehrbuch der Gewebelehre* du Dr Toldt, 3 Aufl., 1888.
3. EDINGER, Ueber die Fortsetzung der hinteren Rückenmarkswurzeln zum Gehirn.
Anat. Anzeiger, 1889.
4. LENHOSSÉK, Hinterwurzeln und Hinterstränge. *Mittheilungen aus dem anatomischen
Institut. Vesalianum zu Basel.*, 1890.
5. OBERSTEINER, Anleitung beim Studium des Baues der nervösen Centralorgane
etc. Leipzig u. Wien., 1 Aufl, 1887.

cette substance, une voie verticale tantôt ascendante, tantôt descendante, qui correspondait au *faisceau longitudinal* de Kölliker; un certain nombre, cheminant en avant, allaient se perdre dans la corne antérieure; enfin, d'autres, assez nombreuses, se répandaient dans la substance grise du côté opposé, après avoir traversé les deux commissures.

Quant au faisceau externe ou à fibres fines, tous ses tubes avaient une direction ascendante dans la zone de Lissauer; de là, elles se dispersaient dans la substance grise, où elles se terminaient de façon inconnue, peut-être par des réseaux protoplasmiques. Pour Lenhossék, ces tubes étaient des voies sensitives courtes.

Cette description sommaire n'est, en quelque sorte, qu'une moyenne entre de multiples opinions, car si les auteurs étaient d'accord sur quelques points, ils différaient sur la plupart. Pour ne prendre qu'un exemple, il y avait autant d'avis que d'auteurs sur le nombre des petits faisceaux sensitifs et sur la forme de leurs connexions avec les cellules de la substance grise ou avec les tubes de la substance blanche: il était donc matériellement impossible de se faire une idée claire et précise du trajet et des rapports des racines postérieures.

Et pourtant, il existait déjà dans la science deux découvertes qui contenaient une partie de la vérité sur la manière d'être de ces racines; c'était: 1° la démonstration faite par Golgi[1], dès 1881, de l'absence de continuité directe des racines postérieures avec les cylindres-axes des cellules de la substance grise; pour Golgi, en effet, ces racines se ramifiaient abondamment dans la substance grise et y prenaient part au réseau nerveux interstitiel hypothétique, dont il a été question si souvent; 2° l'observation faite par Nansen[2] dans la moelle d'un poisson inférieur, *Myxine glutinosa*, de la continuité des tubes sensitifs avec les fibres de la substance blanche au moyen de bifurcations.

Premières observations incomplètes de Golgi et Nansen.

Mais les savants ne tenaient aucun compte de ces observations, d'abord parce que, l'esprit absolument dominé par les méthodes de Weigert et de Flechsig, ils n'admettaient, qu'avec les plus extrêmes réserves, les révélations, cependant lumineuses, du procédé de Golgi; ensuite et surtout parce que ces deux découvertes, tout à fait incomplètes, étaient accompagnées d'erreurs et semblaient en contradiction avec les faits établis.

Nansen, en effet, n'avait point tenté de confirmer sa découverte chez les vertébrés supérieurs; il n'avait pas davantage étudié les collatérales qui sont le mode principal de terminaison des racines[3]. Quant à Golgi, qui n'avait pu ni imprégner la bifurcation du tronc des radiculaires, ni suivre le trajet de ces dernières dans le cordon postérieur, toute confiance en son travail était rendue impossible par cela seul qu'il était en opposition flagrante avec les résultats de la méthode des dégénérations et de celle de la myélinisation successive des faisceaux chez l'embryon et le fœtus. Ces méthodes apprenaient qu'une grande partie des racines postérieures possèdent un parcours longitu-

1. Golgi, Ueber den feineren Bau des Rückenmarkes. *Anal. Anzeiger*, 1890. — Cet article est la traduction de : Studi istologici sul midollo spinale. *Arch. ital. per le Malattie nervose*, anno 18, 1881.

2. Fritjof Nansen, The structure and combination of the histological Elements of the central nervous System. *Bergens Museums Aarsberetning*. Jahrg. III, Bergen, 1885.

3. Nansen signale dans la *Myxine*, comme un phénomène rare, l'existence de quelques fibrilles collatérales, dont, au reste, il ne précise pas le mode de terminaison. Il est probable, en effet, que la très grande majorité des radiculaires, chez la *Myxine*, manquent de collatérales, car Retzius n'a pas réussi davantage à les déceler par la méthode d'Ehrlich.

dinal dans la substance blanche du cordon postérieur, et Golgi le niait par la prétendue arborisation de ces racines dans la substance grise.

Nos observations exactes et complètes, en 1889.

En 1889 parut notre travail sur la moelle; non seulement il expliqua les contradictions des savants, mais il compléta les résultats fragmentaires obtenus par les méthodes de Weigert, de Flechsig et des dégénérations secondaires et les réunit en un tout organique. Voici, en effet, ce que nous démontrion s dans ce travail : 1° les radiculaires postérieures, chez les oiseaux comme chez les mammifères, se bifurquent à l'intérieur du cordon postérieur et engendrent ainsi deux branches, l'une ascendante, l'autre descendante, toutes deux à long trajet longitudinal et terminées vraisemblablement dans la subs- tance grise, vers laquelle elles se recourbent pour y envoyer leur arborisation finale ; 2° du tronc radiculaire et des branches ascendante et descendante partent, à angle droit, une infinité de fibrilles collatérales qui, après avoir tra- versé la substance de Rolando, vont s'achever, au moyen d'arborisations libres, dans des parages divers de la substance grise ; 3° ces collatérales for- ment des faisceaux ou systèmes destinés à des régions diverses de cette subs- tance : corne antérieure, centre de la corne postérieure, commissures, etc.; 4° la plupart des fibres radiculaires, dont Bechterew, Edinger, Kahler, Ober- steiner, Lenhossék, etc., avaient observé l'entrée dans la substance grise, et les fibres sensitives dont Golgi avait vu l'arborisation se faire dans les cornes ne sont que des collatérales des branches ascendante et descendante.

Confirma- tions ultérieu- res chez divers vertébrés.

Pendant quelque temps, on douta [1]. Enfin, les neurologistes se mirent à l'œuvre et notre description fut confirmée entre autres par Kölliker [2] chez l'homme et les mammifères, par P. Ramón [3], Cl. Sala [4], Sclavunos [5] et Athias [6] chez les batraciens, par nous-même [7] chez les reptiles, par Van Gehuchten [8] chez les oiseaux, les poissons et les reptiles, par Retzius [9] chez les oiseaux et

---

1. Pour donner une idée de l'étonnement, pour ne pas dire du scepticisme, provo- qué par notre découverte des bifurcations radiculaires, nous reproduisons ci-après quelques phrases d'un ancien travail de Lenhossék.

« Il est bien étrange que personne n'ait pu observer les bifurcations dont nous parle l'histologiste espagnol, et cela, quoique la moelle ait été, depuis fort longtemps, l'objet que les neurologistes ont le plus étudié. On a vraiment grand' peine à comprendre que, dans un foyer nerveux exploré de tous côtés et à l'aide de toutes sortes de méthodes, les savants n'aient point réussi à apercevoir les bifurcations des fibres radiculaires sensitives, alors qu'on a vu si parfaitement celles de l'expansion princi- pale des cellules contenues dans les ganglions rachidiens. » LENHOSSÉK, *Hinterwurzeln und Hinterstränge.* Basel, 1890.

Les temps ont bien changé ; Lenhossék est aujourd'hui l'un des partisans les plus ardents de la doctrine, nouvelle alors, et, hâtons-nous d'ajouter, un de ceux qui l'ont enrichie le plus.

2. KÖLLIKER, Das Rückenmark. *Zeitschr. f. wiss. Zool.*, Bd. LI, 1890.

3. P. RAMÓN, Las fibras colaterales de la substancia blanca en la médula de las larvas de batracio. *Gazet. Sanit. de Barcelona*, 1890.

4. Cl. SÀLA, Estructura de la médula espinal de los batracios. Barcelona, 1892.

5. SCLAVUNOS, Beiträge zur feineren Anatomie des Rückenmarkes der Amphibien. *Festschrift f. A. v. Kölliker*, 1892.

6. ATHIAS, Structure histologique de la moelle épinière du têtard de la grenouille. *Bibliogr. Anat.*, n° 1, 1897.

7. CAJAL, La médula espinal de los reptiles. *Pequeñas comunicaciones*, etc. Barcelona, Agosto, 1891.

8. VAN GEHUCHTEN, La structure des centres nerveux : La moelle épinière et le cer- velet. *La Cellule*, t. VI, 1891.

9. G. RETZIUS, Zur Kenntniss des centralen Nervensystems von Myxine glutinosa. *Biol. Unters.*, N. F., Bd. II, 1891. — Zur Kenntniss des centralen Nervensystems von

plusieurs espèces de poissons et par Lenhossék [1] chez les oiseaux et les mammifères. D'autres travaux dus à Kölliker, Held, Van Gehuchten, Lenhossék et nous-même prouvèrent aussi, de façon indéniable, que dans les nerfs sensitifs crâniens il en était absolument comme dans les radiculaires rachidiennes : les fibres s'y bifurquent et s'y terminent par des collatérales. Bien plus, cette manière d'être des fibres sensitives fait également loi, selon les observations de Lenhossék et Retzius, jusque chez les invertébrés.

La nouvelle conception ne détruit pas, d'ailleurs, les faits qui servaient de base à l'ancienne. Beaucoup d'entre eux peuvent être admis comme exacts, à condition de les interpréter, ainsi que le fait Lenhossék, à l'aide des récentes découvertes de la bifurcation et des collatérales des racines postérieure s. Partant aussi de ce principe, bon nombre de cliniciens et anatomo-pathologistes tels que Marie [2], Marinesco [3], Dejerine et Spiller [4], Dejerine et Thomas [5], Goldscheider, etc., ont expliqué un grand nombre des symptômes et des lésions dégénératives qui surviennent au cours des affections de la moelle de l'homme ; ils ont, ainsi, fait progresser nos connaissances sur le trajet et les connexions des radiculaires sensitives.

Application de la conception nouvelle à la clinique et à l'anatomie pathologique.

La bifurcation des racines postérieures. — On se rend compte très aisément de la bifurcation des radiculaires postérieures dans les deux faisceaux tant interne qu'externe, en examinant des préparations au chromate d'argent, provenant d'embryons d'oiseaux et de mammifères ou de mammifères nouveau-nés. Le lieu où ces bifurcations se montrent en plus grand nombre est la portion antéro-externe du cordon de Burdach, portion qui chez les embryons et les jeunes est très étalée transversalement, au point de couvrir une grande partie de la substance de Rolando. Chez l'adulte, ce territoire des divisions se rétrécit et s'allonge, au contraire, dans le sens antéro-postérieur, sans pourtant jamais atteindre ni le cordon de Goll, ni la région profonde ou ventrale du cordon de Burdach. Dans la plupart des radiculaires, la forme de la bifurcation est en Y, avec des branches décrivant une courbe à grand rayon pour devenir verticales. Il est rare que la bifurcation se fasse en T ou que l'angle compris entre les deux branches ascendante et descendante soit aigu. D'une façon générale, les deux branches sont de calibre égal ou presque égal. Mais il n'est point exceptionnel de voir, comme l'ont fait observer d'abord Cl. Sala chez la grenouille et après lui Lenhossék chez les mammifères, que l'une d'elles possède un diamètre plus grand que l'autre.

Siège et forme.

Calibre différent des branches.

Amphioxus. *Biol. Unters.*, N. F., Bd. II, 1891. — Die nervösen Elemente im Rückenmarke der Knochenfische. *Biol. Unters.*, N. F., Bd. V, 1893. — Zur Kenntniss der ersten Entwickelung der nervösen Elemente im Rückenmarke des Hühnchens. *Biol. Unters.*, N. F., Bd. V, 1893.

1. LENHOSSÉK. Der feinere Bau des Nervensystems, etc. 2 Aufl., 1895.
2. MARIE, Leçons sur les maladies de la moelle. Paris, 1892.
3. MARINESCO. Pathologie des collatérales de la moelle épinière. *Bulletins et Mémoires de la Société médicale des Hôpitaux de Paris*, 6 mars 1896. — Lésions de la moelle épinière consécutives à la ligature de l'aorte abdominale. *Compte rendu de la Société de Biol.*, février 1896.
4. DEJERINE et SPILLER, Contribution à l'étude des cordons postérieurs de la moelle épinière. *Compte rendu des séances de la Société de Biol.*, juin 1895.
5. DEJERINE et A. THOMAS, Contribution à l'étude du trajet intramédullaire des racines postérieures, etc. *Compte rendu des séances de la Société de Biol.*, juin 1896.

*Zone d'irra-
diation.*

Les fibres parvenues au cordon postérieur par une même racine ne se bifurquent pas toutes simultanément. Elles se divisent à des distances différentes de leur point d'entrée dans le cordon de Burdach, les unes en avant ou en dedans des autres. Il en résulte, comme on peut le voir sur des coupes tangentielles bien imprégnées du cordon postérieur (fig. 203), une sorte de plexus diffus, formé par l'entrecroisement à angle plus ou moins oblique des branches de division des diverses radiculaires. Souvent, les fibres les plus haut placées d'une racine se relèvent, et les plus inférieures s'abaissent, avant de se bifurquer. La zone des bifurcations paraît ainsi se déployer en éventail et former ce que les auteurs appellent *la zone d'irradiation.* Cette disposition des fibres extrêmes d'une racine oblige l'une des branches de leur bifurcation à décrire une courbe plus accentuée et plus allongée pour prendre une direction longitudinale (fig. 203).

*Rareté des
radiculaires
sans bifurca-
tion.*

Ce n'est que d'une façon tout exceptionnelle que l'on aperçoit des fibres dépourvues de bifurcation. La moelle de poulet, par exemple, ne nous en a présenté que deux, qui, aussitôt, devenaient ascendante ou descendante. Nous verrons plus tard que ce qui est tout à fait exceptionnel dans la moelle constitue une disposition constante dans certains nerfs sensitifs crâniens, tels que la portion sensitive du pneumogastrique et du glosso-pharyngien.

La bifurcation des fibres radiculaires sensitives n'est pas seulement visible sur les préparations effectuées par le procédé de Golgi. La méthode d'Ehrlich la montre avec une égale évidence chez les mammifères adultes, chat, souris, cobaye, etc. Il en est de même de la technique au nitrate d'argent réduit.

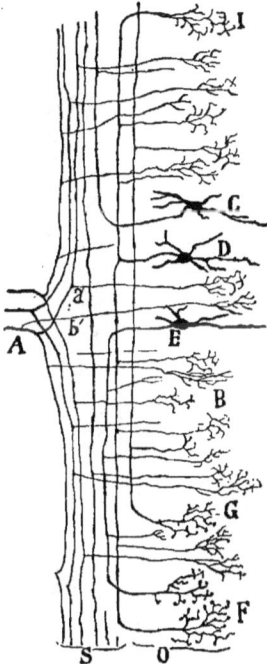

Fig. 202. — Bifurcation de quelques fibres radiculaires postérieures, chez l'embryon de poulet. Méthode de Golgi.

a, collatérales des branches ascendante et descendante ; — *b*, collatérale du tronc de la radiculaire.

*Aspect des
bifurcations
d'après la mé-
thode d'Ehr-
lich, chez les
différents ver-
tébrés.*

Chez les batraciens et les reptiles le bleu de méthylène colore également très bien la bifurcation ; il montre qu'elle se produit parfois en pleine racine postérieure, c'est-à-dire avant la pénétration des radiculaires sensitives dans la substance blanche. Chez les poissons, les caractères de la bifurcation révélés par le bleu d'Ehrlich sont les mêmes que chez les mammifères, d'après les recherches faites par Retzius[1] sur la *Myxine* et l'*Amphioxus.*

1. RETZIUS, Zur Kenntniss des centralen Nervensystems von Amphioxus lanceolatus. — Zur Kenntniss des centralen Nervensystems von Myxine glutinosa. *Biol. Unters.*, N. F., Bd. II, 1891.

Chez les mammifères, le bleu de méthylène fournit des renseignements que la méthode de Golgi ne donne point. Chez eux la bifurcation, comme nous l'avons montré dans un de nos travaux[1], se produit toujours au niveau d'un étranglement annulaire qui permet à l'axone, privé de myéline en ce point, de se teindre fortement en bleu. Quelquefois, l'angle de division contient une troisième branche épaisse, qui s'enfonce rapidement dans la substance de Rolando. Cette troisième branche, qui transforme la bifurcation en trifurcation, représente peut-être, vu son épaisseur remarquable, quelque collatérale longue ou réflexomotrice, née par anticipation. Et, en effet, on voit parfois une fibre semblable partir de la branche ascendante ou descendante, non loin de l'angle de division (fig. 203, b).

Le bleu de méthylène indique aussi l'existence d'un certain nombre de fibres radiculaires dépourvues de manchon myélinique et plus ou moins variqueuses (fig. 203, c). Ces fibres, qui n'ont pu être observées que chez des mammifères âgés d'un à deux mois, sont-elles pour toujours amyéliniques ? c'est ce que nous ignorons.

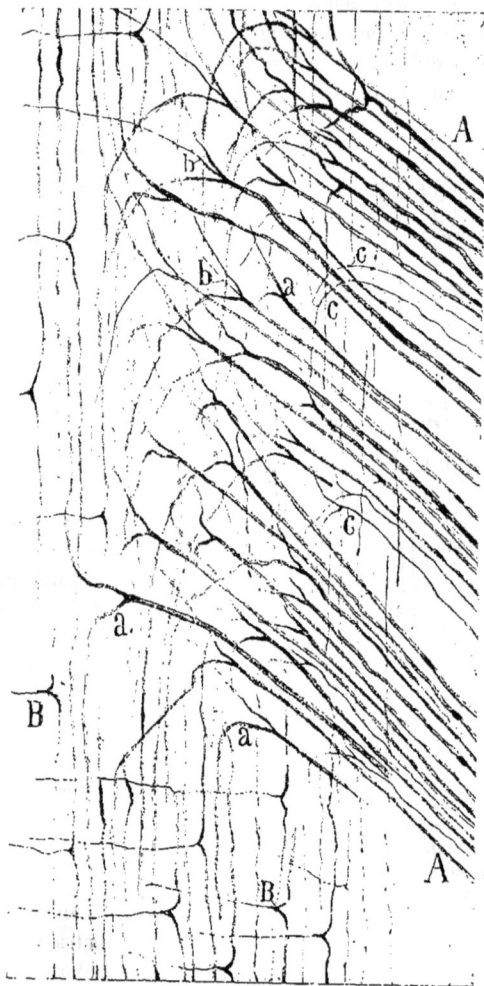

Radiculaires sans myéline.

FIG. 203. — Coupe longitudinale et tangentielle du cordon postérieur aux environs de l'entrée des racines postérieures ; chat de 15 jours. Méthode d'Ehrlich.

A, racine postérieure ; — B, cordon postérieur avec ses collatérales ; — a, b, bifurcation et trifurcation des racines sensitives ; — c, fibres fines bifurquées dans la zone de Lissauer.

1. Cajal, El azul de metileno en los centros nerviosos. *Rev. trim. microgr.*, n° 4, 1894.

S'il en était ainsi, on serait peut-être en droit de penser que ces fibres pâles continuent l'expansion centrale des cellules unipolaires de petite taille des ganglions rachidiens. Quoi qu'il en soit, ces fibres n'offrent pas toujours les caractères d'une véritable bifurcation en Y au moment où elles se divisent; car, ainsi qu'il ressort de la figure 203 en *c*, l'une des branches de division semble être, par sa direction, le prolongement même du tronc principal.

Terminaisons des radiculaires dans la moelle.

Dans quelque animal et à quelque âge que ce soit, la longueur des branches ascendante et descendante des radiculaires sensitives est si énorme que nulle coupe tangentielle, même la plus favorable, ne permet de suivre leur trajet entier dans le cordon postérieur. Tout au plus, parvient-on à remarquer une certaine tendance de la branche descendante à pénétrer dans la substance de Rolando. On en infère, que si on pouvait suivre du regard cette branche, un temps suffisant, on la verrait s'introduire dans la substance grise de la corne postérieure et s'y ramifier. C'est à cette terminaison des radiculaires sensitives qu'il faut vraisemblablement rapporter les fibres terminales que nous avons précédemment décrites (fig. 126, *A*, *B*, *C*), fibres qui abandonnent le cordon de Burdach et vont s'arboriser dans le centre de la corne sensitive.

COLLATÉRALES. — Les collatérales sensitives émanent du tronc, et principalement, on peut même dire presque totalement, des branches ascendante et descendante.

Collatérales du tronc. — Ces collatérales sont fréquentes, mais non constantes chez les mammifères et les oiseaux. Elles naissent, à angle tout à fait droit, au nombre d'une à deux, d'un point quelconque du tronc transversal de chaque fibre radiculaire et semblent se porter à la tête de la corne postérieure. Jusqu'à présent, nous n'avons vu sortir ces collatérales anticipées que des fibres du faisceau radiculaire interne ou à gros tubes.

Leur origine sur les fibres du faisceau radiculaire interne.

Collatérales des branches ascendante et descendante de la bifurcation. — Nous les avons étudiées en détail dans d'autres chapitres ; aussi, dirons-nous simplement ici qu'elles sont extraordinairement abondantes, que dans le plus grand nombre des préparations elles sont les seules à apparaître et qu'on peut les voir sortir par centaines d'une seule et unique branche de bifurcation.

Leur plus grand nombre au voisinage de la bifurcation.

L'étude minutieuse des régions du cordon postérieur qui fournissent des collatérales apprend que celles-ci sont d'autant plus nombreuses et épaisses que les tubes d'où elles proviennent sont plus voisins de la substance de Rolando ; ce qui revient à dire que les branches ascendante et descendante sont moins riches en collatérales près de leur terminaison que dans les parties qui avoisinent la bifurcation.

FAISCEAUX DES RACINES POSTÉRIEURES. — Les deux faisceaux interne et externe, mentionnés par Bechterew, Kahler, Obersteiner, Edinger, Lenhossék, etc., apparaissent aussi bien dans les préparations obtenues par la méthode de Golgi que dans celles effectuées par la technique de Weigert-Pal. On se rend compte, par elles, que le *faisceau externe* est, en effet, constitué par des fibres fines, rares, bifurquées dans la zone de Lissauer, tandis que le *faisceau interne* est formé par des fibres épaisses, nombreuses et en

Différence de leur constitution.

continuité avec les tubes du cordon de Burdach. Toutes les fibres de ce faisceau interne ne sont pourtant pas également épaisses ; il en est de calibre moyen et même petit (fig. 2o3).

Au point de vue des collatérales, ces deux faisceaux présentent aussi des différences. Les branches ascendante et descendante du faisceau interne émettent des collatérales épaisses, qui vont à la substance grise de la moelle ; parmi elles, se trouvent les collatérales sensitivo-motrices. Les collatérales des fibres du faisceau externe sont, au contraire, très ténues et se développent beaucoup plus tardivement que les précédentes, comme on peut le voir sur la figure 114, en *a* ; elles paraissent exclusivement destinées à la moitié ou au tiers externe de la substance de Rolando et à la région externe de la tête de la corne postérieure. En effet, il nous a été impossible jusqu'à ce jour de voir sortir de ce faisceau externe, soit des collatérales sensitivo-motrices, soit des branches destinées à la commissure postérieure et à la colonne de Clarke. Mais nous sommes loin de connaître exactement toutes les connexions de ce faisceau, à cause de son imprégnation difficile et souvent fragmentaire, même dans les meilleures préparations de moelle embryonnaires. Nous ignorons aussi totalement où et comment se terminent les branches de bifurcation des fibres du faisceau externe. Malgré cela, nous pensons, avec Lenhossék, que, très probablement, ces branches ascendantes et descendantes se perdent dans la substance grise voisine, après un court trajet longitudinal. Elles constitueraient donc des voies sensitives courtes.

Leur différence au point de vue des collatérales.

Terminaison encore inconnue du faisceau externe.

Longueur et siège des racines sensitives dans le cordon postérieur. — Quelle est l'étendue réelle des branches ascendante et descendante ? Ces branches ont-elles même longueur dans toutes les fibres radiculaires ? Quel est le siège, dans le cordon postérieur, des branches ascendante et descendante provenant des racines cervicales, dorsales et lombaires ?

Autant de questions que les méthodes anatomiques directes, tout juste capables de nous montrer les fibres nerveuses sur une très faible partie de leur trajet, sont dans l'impossibilité absolue de résoudre. Par bonheur, nous possédons les méthodes indirectes d'anatomie pathologique, en particulier celle des dégénérations secondaires, qui, aidées par les procédés de coloration de Weigert ou de Marchi, peuvent, d'une manière assez satisfaisante, combler cette lacune.

Renseignements fournis par l'anatomie pathologique seule.

Branche descendante. — Lorsqu'à une hauteur quelconque de la moelle on sectionne le cordon postérieur, ou mieux, lorsque l'on coupe les racines postérieures en dedans des ganglions rachidiens, on provoque le long du cordon postérieur deux dégénérations, l'une ascendante, l'autre descendante, répondant à chacune des branches de bifurcation. La dégénération descendante est courte ; elle s'étend en hauteur, d'après les travaux de Schultze, Kahler et Pick, Strümpell et Tooth, sur quelques centimètres seulement, deux et demi d'après Schultze. Berdez [1] et Schaffer ont vu, ce-

Sa longueur de quelques centimètres.

1. Berdez, Recherches expérimentales sur le trajet des fibres centripètes dans la moelle épinière. *Rev. méd. de la Suisse romande*, 20 mai 1892.

pendant, certaines fibres dégénérées descendre jusqu'aux régions les plus inférieures de la moelle. L'égalité fréquente du calibre des deux branches et même la supériorité que présente parfois celui de la descendante, dans les préparations au chromate d'argent, s'accorderaient bien avec ces faits.

Son siège dans la zone d'irradiation et la virgule de Schultze.

En largeur, l'aire de la dégénération, dont l'étendue va en diminuant progressivement, occupe d'abord toute la *zone d'irradiation*, c'est-à-dire toute la partie postéro-externe du cordon de Burdach limitrophe de la substance de Rolando ; elle se condense ensuite en un champ antéro-postérieur, de plus en plus réduit, de forme curviligne, *en virgule*, comme dit Schultze, champ situé dans la région moyenne du cordon de Burdach et adossé concentriquement à la partie interne de la substance de Rolando.

Variation et discordance des opinions sur l'anatomie de la dégénération descendante.

Les travaux de Schultze, Kahler et Pick, Strümpell, etc., que nous venons de citer, étaient inspirés par l'ancienne doctrine de l'individualité de chacune des fibres radiculaires ; il ne faut donc pas s'étonner que, pour mettre en harmonie le fait des dégénérations descendantes à la suite des lésions du cordon postérieur ou des racines avec la formule histologique alors courante, on ait imaginé la présence de radiculaires directes à trajet descendant. Il était également naturel, qu'aussitôt instruits de la vraie structure des radiculaires postérieures avec leurs bifurcations et leurs collatérales, les neurologistes aient mis toutes ces dégénérations sur le compte de la branche descendante des radiculaires. Malheureusement, cela n'est pas tout à fait exact, et les recherches entreprises, ces temps derniers, dans le but de mettre à découvert le trajet total de cette branche descendante ont donné des résultats en grande partie discordants. Ce désaccord est peut-être dû, comme le fait observer discrètement Lenhossék, à plusieurs facteurs : à la diversité des matériaux d'étude, homme et mammifères d'espèces différentes ; à celle des méthodes de recherches : méthode de Weigert, de Marchi, etc. ; à l'étendue des lésions : certains auteurs ayant étudié des dégénérations de tout le cordon postérieur, d'autres celles provoquées par l'ablation de quelques racines, d'autres encore, celles occasionnées par l'extirpation d'un petit ou d'un grand nombre de ganglions ; enfin, au siège même des dégénérations : à la région sacro-lombaire, dorsale, etc.

Donnons de cette diversité quelques exemples. Gombault et Philippe [1], qui ont eu à examiner des cordons postérieurs dégénérés, soit par tumeur cervicale, soit par lésion toxique des racines postérieures, n'ont pu apercevoir de dégénération dans la virgule de Schultze. Celles qu'ils ont observées étaient placées au voisinage du cordon de Goll.

Dejerine et Sottas [2], dont les observations ont porté chez l'homme sur des dégénérations du cordon postérieur, consécutives à la destruction de la queue le cheval, admettent que le faisceau en virgule contiendrait un grand nombre de fibres endogènes, c'est-à-dire de fibres nées de cellules de la corne postérieure.

Dejerine, cette fois en collaboration avec Thomas [3], a remarqué, en étudiant

1. GOMBAULT et PHILIPPE, Contribution à l'étude des lésions systématisées dans les cordons blancs. *Arch. d. Méd. expérimentale*, 1894.
2. DEJERINE et A. SOTTAS, Sur la distribution des fibres endogènes dans le cordon postérieur de la moelle et sur la constitution du cordon de Goll. *Compte rendu des séances de la Société de Biol.*, 15 juin, 1895.
3. DEJERINE et A. THOMAS, Contribution à l'étude des trajets intramédullaires des racines postérieures, etc. *Compte rendu des séances de la Société de Biol.*, 27 juin 1896.

les dégénérations provoquées par une lésion du plexus brachial, que les branches descendantes s'étendent dans la région dorsale sur deux à trois espaces inter-radiculaires et qu'elles se disposent suivant une ligne antéro-postérieure, dans la région moyenne du cordon de Burdach, en dedans de la zone d'irradiation. Dans le cordon de Burdach, d'où elles ne sortent pas, les fibres descendantes occuperaient un plan d'autant plus interne que les radiculaires d'où elles proviennent sont plus bas placées ; cela cadrerait bien avec la loi de Kahler sur la situation relative de la branche ascendante.

Nageotte [1] a fait les mêmes observations et publié des résultats analogues.

K. Schaffer [2], qui, déjà, à l'aide de la méthode de Weigert, avait constaté l'existence de fibres radiculaires longues descendantes dans le cordon postérieur, suppose que les branches descendantes répandues un peu partout dans le cordon postérieur, à l'exception cependant de la zone interne de Flechsig, se concentrent plus particulièrement dans la virgule de Schultze.

Enfin, Zappert [3] déduit de ses expériences et observations sur les dégénérations secondaires du cordon postérieur, que le faisceau en virgule contient, en toute certitude, des branches descendant de la région cervicale. Celles nées dans la région dorsale et descendues dans la moelle lombaire se trouveraient dans le faisceau postéro-interne du cordon postérieur, faisceau qui, par sa situation, est l'homologue du cordon de Goll de la moelle cervicale.

A notre avis, et en cela nous sommes d'accord avec Dejerine et Zappert, la position de la branche descendante varie dans les divers segments de la moelle. Au niveau de la région cervicale, ce rameau siégerait dans le tiers externe du faisceau de Burdach ; dans la région dorsale supérieure, il se localiserait vraisemblablement dans le tiers moyen de ce faisceau, en se disposant avec ses congénères sous forme de lame antéro-postérieure plus ou moins incurvée ; enfin, dans les portions dorsale inférieure et lombaire de la moelle, il se porterait graduellement en dedans, jusqu'à venir, peut-être, au contact de la ligne médiane. En un mot, il est vraisemblable pour nous que la branche inférieure se comporte comme la supérieure, c'est-à-dire qu'elle occupe dans le cordon postérieur une position d'autant plus externe que la radiculaire sensitive, d'où elle provient, est placée plus haut dans la moelle. Il est également fort probable qu'il existe des voies descendantes courtes et longues, et que la proportion de ces dernières n'est point la même dans tous les segments de la moelle. De là, une étendue et une forme de l'aire de la dégénération descendante variables dans chacun d'eux. Il nous paraît donc probable que la moelle cervicale abonde en fibres descendantes longues, dont quelques-unes vont peut-être jusqu'à la région lombaire, afin d'y provoquer des réflexes inférieurs, et qu'au contraire, la moelle lombaire est peut-être riche surtout en fibres descendantes courtes et ascendantes longues, ces dernières ayant pour but de déterminer des réflexes supérieurs.

Position variable occupée vraisemblablement par la branche descendante dans les divers segments de la moelle.

Branche ascendante. — Ici, les résultats des méthodes anatomo-pathologiques sont beaucoup plus concordants. Les dégénérations expérimentales

Elle forme des voies lon-

1. Nageotte, *Revue Neurologique*, 1895.
2. K. Schaffer, *Arch. f. mikros. Anat.*, Bd. XXXVIII, 1891. — Beitrag zur Histologie der sekundären Degeneration. *Arch. f. mikros. Anat.*, Bd. XLIII, 1894.
3. Zappert, Beiträge zur absteigenden Hinterstrangsdegeneration. *Neurol. Centralb.*, n° 3, 1898.

gues et des voies courtes. obtenues chez les animaux par Singer [1], Kahler [2], Löwenthal[3], Wagner [4], Borgherini [5], Tooth [6], Oddi et Rossi [7], Singer et Münzer [8], Berdez [9] et les dégénérations pathologiques observées chez l'homme par Türck [10], Bouchard [11], Kahler et Pick [12], Schultze [13], Hofrichter [14], Barbacci [15], Pfeiffer [16], Bruns [17], K. Schaffer [18], Sottas [19], Marie [20], Dejerine et Sottas [21], Dejerine et Spiller [22], Marinesco [23] et Bruce [24], ont toutes permis de constater que les branches ascendantes des radiculaires postérieures forment des *voies longues* qui s'étendent jusqu'aux noyaux des cordons de Goll et de Burdach dans le bulbe et des *voies courtes* qui se terminent dans les différents segments de la corne postérieure.

Le schéma, emprunté à Marie et modifié par nous, que représente la

1. SINGER, *Sitzungsber. d. Kais. Akad. Wien*, 1881.

2. KAHLER u. PICK, Weitere Beiträge zur Pathologie und pathologischen Anat. des Centralnervensystems. *Arch. f. Psychiatrie*, Bd. X, 1880

3. LÖWENTHAL, Dégénérations secondaires ascendantes, etc. *Revue médicale de la Suisse romande*, 1885. — Contribution expérimentale à l'étude des atrophies secondaires du cordon postérieur. *Recueil zoolog. suisse*, vol. IV, 1888.

4. WAGNER, Zur Anatomie des Rückenmarkes und der Medulla oblongata. *Centralbl. f. Nervenheilkunde u. Psychiatrie*, 1886.

5. BORGHERINI, Beitrag zur Kenntniss. d. Leitungsbahnen im Rückenmarke. *Mittheil. aus der. Institut. d. allgem. u. experim. Pathologie in Wien*, Bd. I, 1886.

6. TOOTH, The Gulstonian lecture on secondary degeneration of the spinal cord. London, 1889.

7. ODDI e ROSSI, Sul decorso delle vie afferenti del midollo spinale. *Reale Istit. di studii superiori pratici in Firenze*, 1891.

8. SINGER u. MUENZER, Beitrag zur Anat. des Centralnervensystems. *Abhandl. der Wiener Akad. d. Wissensch.*, Bd. LVII, 1890.

9. BERDEZ, Recherches expérimentales sur le trajet des fibres centripètes dans la moelle. *Extrait de la Revue médicale de la Suisse romande*. Année 12, n° 5, 1892.

10. TÜRCK, Ueber sekundäre Erkrankung einzelner Rückenmarksstränge u. ihrer Fortsetzung zum Gehirn. *Sitzungsber. Wiener Akad. d. Wissensch.*, Bd. XI, 1851.

11. BOUCHARD, Des dégénérations secondaires de la moelle épinière. *Arch. générales de Médecine*, vol. I, 1886.

12. KAHLER u. PICK, *Loc. cit.*

13. SCHULTZE, Beitrag zur Lehre von der sekundären Degeneration im Rückenmarke des Menschen. *Arch. f. Psychiatrie*, Bd. XIV, 1883.

14. HOFRICHTER, Ueber aufsteigende Degeneration des Rückenmarkes. Jena, 1883.

15. BARBACCI, Le degenerazioni sistematiche secondarie ascendenti del midollo spinale. *Rev. sperimentale di Freniatria*, vol. XVII, 1891.

16. R. PFEIFFER, Zw Fälle von Lähmung der unteren Wurzeln des Plexus brachialis. *Deutsch. Zeitschr. f. Nervenheilkunde*, Bd. I, 1891.

17. BRUNS, Ueber einen Fall totaler traumatischer Zerstörung des Rückenmarkes an der Grenze zwischen Hals und Dorsalmark. *Arch. f. Psychiatrie*, Bd. XXV, 1893.

18. K. SCHAFFER, Beitrag zur Histologie der sekundären Degeneration. *Arch. f. mikros. Anat.*, Bd. XLVII, 1894.

19. SOTTAS, Contribution à l'étude des dégénérescences de la moelle consécutives aux lésions des racines postérieures. *Rev. de méd.*, 1893.

20. MARIE, Leçons sur les maladies de la moelle. Paris, 1892.

21. DEJERINE et SOTTAS, Sur la distribution des fibres endogènes, etc. *C. R. d. séances de la Soc. de Biol.*, 15 juin 1895.

22. DEJERINE et SPILLER, *C. R. d. séances de la Soc. de Biol.*, 27 juillet, 1895.

23. MARINESCO, Pathologie des collatérales de la moelle épinière. *Bulletins et Mém. de la Société médic. des Hôpitaux*. Paris, 6 mars, 1896.

24. BRUCE and R. MUIR, On a descending degeneration in the posterior columns of the lumbo-dorsal region of the spinal cord. *Brain*, vol. LXXIV, 1896.

figure 204, montre en *a*, *b*, *c*, ces deux voies des radiculaires sensitives, les
voies longues correspondant sur-
tout au faisceau interne ou à gros
tubes, les voies les plus courtes
étant peut être constituées par les
fibres du faisceau externe.

Nous devons à la méthode anatomo-pathologique une autre découverte importante, celle de la *loi
de Kahler*, qui fixe la position relative occupée dans le cordon postérieur par les fibres radiculaires
issues des divers segments de la
moelle. On peut énoncer cette loi
de la façon suivante : les fibres ascendantes occupent dans le cordon
postérieur des plans d'autant plus
externes que le ganglion rachidien
d'où elles proviennent est situé plus
haut.

Lorsqu'après section complète du
cordon postérieur dans la région
dorso-lombaire, on examine la
moelle par la méthode de Marchi,
on voit, sur les coupes faites au
niveau même de la lésion, une dégénération étendue sur une vaste
surface, sur la presque totalité du
cordon postérieur. Mais dans des
coupes appartenant à des étages
de plus en plus élevés, on voit l'aire
dégénérative se rétrécir de plus en
plus et se cantonner en dedans,
tandis qu'en dehors s'élève une
zone intacte, progressivement plus
large et constituée par les branches
ascendantes des radiculaires situées
au-dessus de la lésion. Enfin, en
poursuivant la dégénération toujours plus haut, on la voit, à la région cervicale, se confiner exclusivement dans le cordon de Goll.
Ce cordon est donc formé par les
branches ascendantes les plus lon-

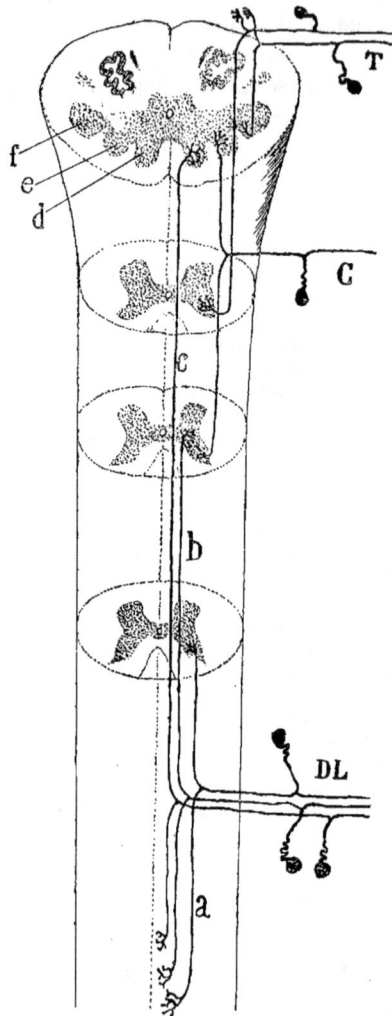

*Loi de Kah-
ler, sur la po-
sition relative
des radiculai-
res des divers
segments mé-
dullaires.*

*Aspect de la
dégénération
ascendante
dans le cordon
postérieur.*

*Voie longue
lombo-dorsale
ou cordon de
Goll ; voie lon-
gue dorso-cer-
vicale ou cor-
don de Bur-
dach.*

FIG. 204. — Schéma des voies radiculaires
sensitives de la moelle. (D'après Marie,
mais modifié par nous.)

D L, une racine de la région dorsale inférieure ou
lombaire ; — C. racine cervicale ; — T, trijumeau
ou racine sensitive crânienne ; — *a*, branche
descendante des radiculaires ; — *b*, branche
ascendante courte ; — *c*, branche ascendante
longue ; — *d*, noyau du cordon de Goll ; — *e*, noyau
du cordon de Burdach ; — *f*, noyau bulbaire de
la racine sensitive du trijumeau.

gues de la moelle lombaire et dorsale inférieure ; ce sont, au contraire, les
radiculaires sorties des ganglions rachidiens des régions dorsale supérieure

et cervicale qui en s'ajoutant les unes aux autres, de bas en haut et de dedans en dehors, édifient le cordon de Burdach.

*Leur termi-
naison dans les
noyaux de Goll
et de Burdach.*

Les fibres longues lombo-dorsales sont fines ; elles n'émettent point de collatérales et montent dans le bulbe jusqu'au noyau appelé d'après leur cordon : *noyau du cordon de Goll;* nous verrons plus tard qu'elles s'y terminent par des arborisations compliquées. Les branches ascendantes longues de la moelle cervicale se portent aussi au bulbe, mais comme elles sont plus externes que les précédentes, leur arborisation se termine en un noyau également plus externe, le *noyau du cordon de Burdach* (fig. 204, C, e).

*Rôle physio-
logique des
deux cordons.*

On voit par ce qui précède que le nombre des fibres longues destinées au bulbe augmente à mesure qu'on se rapproche de l'extrémité supérieure de la moelle. On apprend, de même, que les cordons de Goll et de Burdach constituent pour ainsi dire deux câbles, qui transportent, le premier, les excitations sensitives recueillies par les nerfs des extrémités inférieures et de la partie inférieure du tronc, et le second, celles qui viennent de la partie supérieure du tronc, des membres supérieurs et du cou. Transmises ainsi aux noyaux bulbaires des deux cordons, ces excitations sont reprises par un nouveau système de neurones sensitifs, formant le ruban de Reil ou voie sensitive centrale ; à son tour, celle-ci les transporte, peut-être sans autre intermédiaire, aux foyers moteurs de l'écorce cérébrale.

Fibres endogènes du cordon postérieur. — Nous avons dit, lorsque nous nous sommes occupé des cellules de la corne postérieure, que certains cylindres-axes nés dans' ce territoire, en particulier dans le noyau basilaire interne et la substance de Rolando, pénètrent dans le cordon postérieur pour s'y constituer en voies courtes longitudinales, ascendantes et descendantes. Malheureusement, la méthode de Golgi ne permet guère de fixer la quantité de ces fibres endogènes, ni de préciser le lieu de la substance blanche où elles s'amassent. On apprend seulement par ses préparations que ces fibres sont fines, et qu'au lieu de former dans le cordon postérieur un groupe bien délimité, elles s'entremêlent aux tubes radiculaires. Elles sont cependant plus abondantes dans la zone marginale de Lissauer, dans la région qui avoisine le bord interne de la substance de Rolando et dans la portion profonde ou ventrale du cordon postérieur, connue sous le nom de champ ventral ou de *zone cornu-commissurale* de Marie.

*Renseigne-
ments incom-
plets fournis
par la métho-
de de Golgi.*

*Opinions di-
verses sur leur
nombre et leur
siège.*

On a institué dans ces derniers temps quelques recherches et expériences afin de connaître, d'une façon exacte, la position et le nombre de ces fibres endogènes. Les résultats, disons-le par avance, ne sont nullement concordants.

Ainsi, Marinesco[1] affirme que ces fibres sont nombreuses et disséminées sans aucun ordre dans toute l'aire du cordon postérieur, le faisceau de Goll compris. (La méthode de Golgi, soit dit en passant, ne nous a jamais mon-

---

1. MARINESCO, Lésions de la moelle épinière consécutives à la ligature de l'aorte abdominale. *C. R. d. séances de la Société de Biol.*, 29 février 1896. — Lésions du cordon postérieur d'origine exogène. *Atlas der pathologischen Histologie.* Berlin, 1896.

tré de fibres endogènes dans ce faisceau, ni chez les mammifères ni chez les oiseaux.) Pour émettre cette affirmation, Marinesco se fonde sur ses études de dégénération secondaire provoquée par la ligature de l'aorte abdominale. On sait, par les démonstrations de Brieger, Ehrlich, Singer et Münzer, Wiener et d'autres que cette ligature détermine l'anémie et la dégénérescence des cellules de la substance grise et des tubes qui en proviennent.

Par contre, Dejerine, en collaboration d'abord avec Sottas [1], puis avec Spiller [2], nie la présence de fibres endogènes dans le cordon de Goll. Pour lui et ses collaborateurs, ces fibres se concentreraient en particulier dans le centre ovale de Flechsig et dans la virgule de Schultze, qui constituerait ainsi un faisceau de fibres descendantes nées dans la corne sensitive. Le champ ventral ou partie profonde du cordon postérieur contiendrait aussi de ces fibres endogènes, mais entremêlées à des fibres exogènes ou radiculaires. Telle est aussi l'opinion de Gombault et Philippe.

De son côté, Bruce [3] a étudié ce point très attentivement ; il soutient que les fibres endogènes s'amassent dans deux régions du cordon postérieur : 1° dans la *zone cornu-commissurale* de Marie, zone qui atteindrait son maximum de développement dans la moelle lombaire et se réduirait considérablement, au contraire, dans la moelle dorsale ; 2° dans la *zone septo-marginale*, appelée aussi *cordon de Muir et Bruce*, ou encore, comme le veut Edinger, *champ interne du cordon postérieur*. Cette seconde zone n'est autre que la lisière superficielle de substance blanche, que forme, en arrière, l'écorce du cordon postérieur, et en dedans, le bord du même cordon, le long de la cloison névroglique du sillon postérieur, jusqu'au voisinage de la zone cornu-commissurale. Cette bande angulaire, d'une plus grande étendue que le champ ventral, dégénère en grande partie de haut en bas, ainsi que Hoche l'a fait connaître. Dans un autre travail, Bruce admettait l'existence d'un bon nombre de fibres endogènes dans le centre ovale de Flechsig ; il assurait même qu'il les avait vues s'entrecroiser et se terminer dans la corne antérieure du côté opposé.

Enfin, Kölliker [4] et Marie [5] sont portés à croire que les fibres endogènes s'accumulent surtout dans la région antérieure ou cornu-commissurale du cordon postérieur.

1. DEJERINE et SOTTAS, *C. R. d. séances de la Soc. de Biol.*, 15 juin 1895.
2. DEJERINE et W. SPILLER, Du trajet intramédullaire des racines postérieures sacrées et lombaires inférieures. *C. R. d. séances de la Société de Biol.*, 27 juillet 1895.
3. BRUCE, On a descending degeneration in the posterior columns of the lumbo-sacral region of the spinal cord. *Brain*, vol. LXXIV, 1896. — On the endogenous or intrinsic fibres in the cord. *Brain*, vol. XX, part. III, 1897.
4. KÖLLIKER, Handbuch d. Gewebelehre, 6 Aufl., Bd. II, 1896.
5. MARIE, Leçons sur les maladies du système nerveux, Paris, 1892.

CHAPITRE XVIII

NÉVROGLIE DE LA SUBSTANCE GRISE DE LA MOELLE

CELLULES ÉPITHÉLIALES. — CELLULES NÉVROGLIQUES A EXPANSIONS LONGUES ET COURTES. — LEUR RÉPARTITION DANS LES DIVERS TERRITOIRES DE LA MOELLE. — VAISSEAUX SANGUINS. — ENVELOPPE NÉVROGLIQUE DE LA MOELLE.

La substance grise de la moelle renferme trois types de cellules qui ne sont pas nerveuses : le corpuscule épithélial ou épendymaire, la cellule névroglique étoilée à courts rayons et la cellule névroglique étoilée à longs rayons.

Forme et structure.

Cellules épithéliales. — Sur une coupe transversale de la moelle, colorée par le carmin, l'hématoxyline ou une couleur basique d'aniline, on voit le canal épendymaire tapissé sur sa face interne ou cavitaire d'une assise de cellules d'aspect épithélial. Ces éléments présentent : un corps allongé, prismatique, ovoïde ou fusiforme, presque entièrement occupé par le noyau, un prolongement court, central et un appendice long, périphérique.

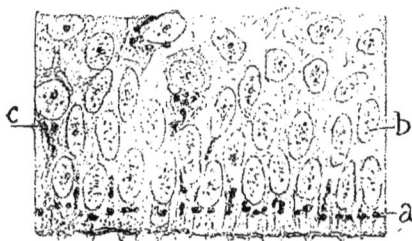

FIG. 205. — Épithélium du canal épendymaire; moelle de chat âgé de 15 jours. Méthode du nitrate d'argent réduit (5ᵉ formule).

Noyau.

Le noyau ne siège pas au même niveau dans toutes les cellules ; aussi semble-t-il exister parfois deux assises nucléaires. Un bon objectif montre en ce noyau une fine membrane achromatique et un réseau intérieur de linine qui nous a paru accolé à la membrane, comme dans le noyau des cellules névrogliques. Les nœuds du réseau contiennent de petits amas de chromatine, dont l'un, par son plus gros volume, ressemble à un nucléole. Un suc transparent et quelques filaments et grains de linine remplissent le centre du noyau.

Appareil tubuleux de Golgi-Holmgren.

Entre le noyau et la surface interne de la cellule, il existe, d'après nos observations, un tout petit tube ou plutôt un petit diverticule incurvé et parfois ramifié [1]. Il ne s'agit là que d'une forme réduite à sa plus simple

---

1. CAJAL, L'appareil réticulaire de Golgi-Holmgren coloré par le nitrate d'argent. *Trav. du Labor. de recherches biol.*, t. V, 1907, Madrid.

expression de l'appareil tubulaire de Golgi-Holmgren. On voit sur la fig. 205, que le diverticule intra-protoplasmique s'étire radialement lorsque le prolongement central de la cellule s'allonge ; dans ce cas, le diverticule descend au-dessous du niveau général chez les autres cellules.

L'expansion centrale ou interne possède un aspect finement granuleux ; sa longueur varie avec la distance qui sépare le noyau de la cavité épendymaire. A son extrémité, elle présente une mince cuticule hyaline, qui porte en son milieu un filament ou cil, flottant librement dans le liquide du canal de l'épendyme. Il n'existe qu'un cil unique par cellule, comme en témoigne la portion de moelle humaine, imprégnée au chromate d'argent et reproduite sur la figure 206. Les cils sont d'une altérabilité extrême ; aussi, n'est-il pas rare de les voir décomposés en grosses varicosités ou terminés par un renflement en forme de poire ou de massue. Le bleu de méthylène, qui, de fois à autre, imprègne le corps et l'appendice périphérique, n'a pour les cils aucune affinité.

Expansion interne ; son cil unique.

L'existence des cils dans les cavités centrales de l'axe cérébro-rachidien est connue depuis longtemps, et de nombreux auteurs, Valentin, Purkinje, Hannover, Leydig, H. Müller, Virchow, Kölliker, etc., les y ont observés. Dans ces derniers temps, Lenhossék et Kölliker ont émis l'hypothèse, que ces filaments pourraient bien disparaître à l'âge adulte. Il nous est impossible de souscrire à cette manière de voir, car nous avons réussi à les colorer par la méthode de Golgi dans la moelle d'un enfant âgé de plusieurs mois et dans celle du chat,

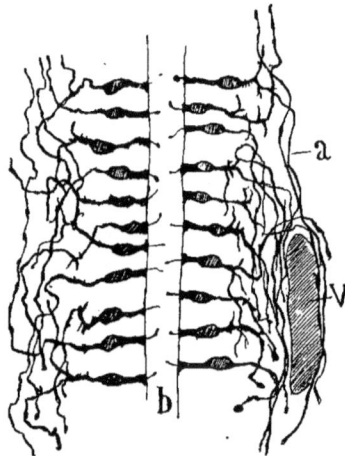

Fɪɢ. 206. — Coupe longitudinale et frontale du canal épendymaire; enfant âgé de quelques jours. Méthode de Golgi. *a* appendices longitudinaux des cellules épithéliales latérales ; — *b*, canal de l'épendyme; — *v*, vaisseau.

Historique des cils.

Leur persistance à l'âge adulte.

du lapin et du chien adultes. Retzius les a aussi retrouvés chez la lamproie âgée, et P. Ramón chez les reptiles et les batraciens arrivés à l'adolescence.

L'expansion périphérique des cellules épendymaires est beaucoup plus longue et plus déliée que l'interne ; elle se porte en dehors, en rayon de roue, et se perd bientôt dans le plexus névroglique serré, qui entoure le canal central. On ne peut savoir dans les préparations au carmin, ce que devient cette expansion périphérique. Sur les coupes au chromate d'argent, surtout si elles procèdent de mammifères jeunes, il est on ne peut plus facile, au contraire, de la voir se terminer par une extrémité libre, après un trajet variable, pendant lequel elle se bifurque assez fréquemment. Au reste, cette expansion se comporte de manière différente suivant les districts de la moelle, comme nous allons l'exposer.

Expansion périphérique : son aspect et sa terminaison suivant les districts de la moelle.

Les expansions qui proviennent des cellules épithéliales antérieures sont longues, épaisses et recouvertes d'excroissances épineuses. Après avoir décrit de grands détours dans la commissure blanche, elles vont s'achever au fond et sur les lèvres du sillon antérieur, par un renflement conique à base extérieure. En s'unissant les uns aux autres, ces renflements forment un revêtement ou cuticule à cette partie de la surface de la moelle. Cette disposition intéressante, découverte par nous dans les embryons du

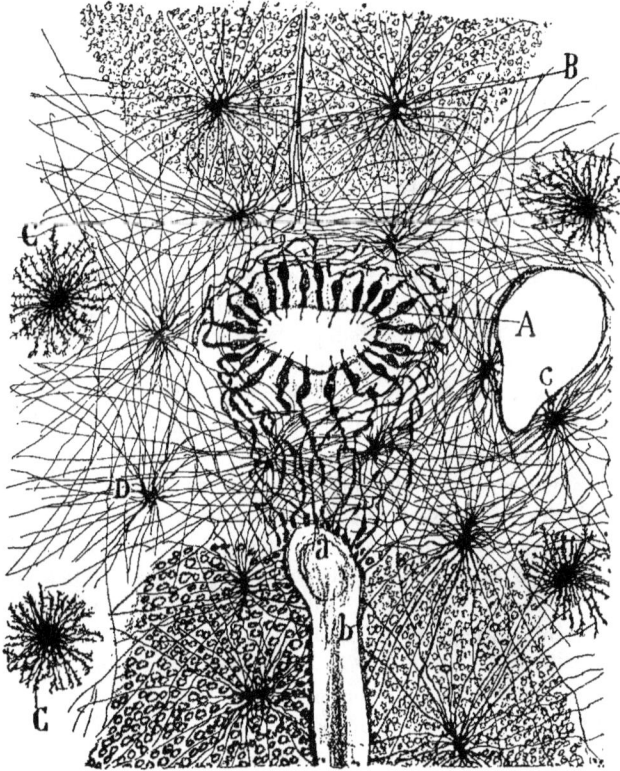

Fig. 207. — Cellules névrogliques de la région grise centrale et des parties voisines de la substance blanche; moelle d'un enfant de huit jours. Méthode de Golgi.

A, cellules épendymaires; — B, cellules névrogliques de la substance blanche; — C, cellules névrogliques à expansions courtes; — b, renflements terminaux des fibrilles névrogliques.

poulet et chez les mammifères jeunes, a été constatée également par Kölliker, Lenhossék, Retzius et Van Gehuchten, chez différents vertébrés. Elle semble être définitive, car nous l'avons revue jusque dans la moelle d'un enfant âgé de cinq mois, c'est-à-dire à une époque à laquelle le cycle évolutif de la névroglie médullaire paraît être clos pour toujours. Kölliker doute, cependant, que chez l'adulte, ces expansions parviennent jusqu'à la périphérie, et dans ses dessins, qui nous ont l'air d'être la reproduction d'imprégnations incomplètes, il les fait terminer à une petite distance du canal central.

Les expansions des cellules épendymaires postérieures se comportent de même façon que les précédentes. Elles font de grands détours, au point qu'il n'est pas rare de les voir se diriger d'abord en dehors et en arrière, puis vers la ligne médiane avant de s'insinuer dans la cloison médiane où elles forment des paquets antéro-postérieurs.

Expansions postérieures; elles forment la cloison médiane postérieure.

Au niveau de ces paquets, elles sont lisses et plus déliées que celles des cellules épithéliales antérieures ; leur terminaison est également libre et se produit au fond et sur les bords du sillon médian postérieur, fait que, le premier, nous avons établi. Le septum médian postérieur ne renferme donc point de cellules conjonctives, mais des faisceaux épithéliaux auxquels s'interposent de ci de là quelques corpuscules névrogliques à longs rayons. Cette disposition des cellules épendymaires postérieures a été constatée aussi chez l'homme par Lenhossék, Kölliker, Retzius et Azoulay et chez maints autres vertébrés par Sala, Cajal, Retzius, Lenhossék et Van Gehuchten.

Les appendices périphériques des cellules épithéliales latérales sont encore plus courts que ceux des antérieures ; ils ont un trajet des plus tortueux avant de se terminer par une extrémité libre en pleine substance gélatineuse centrale. Souvent, ces expansions se replient pour se porter en haut ou en bas, comme l'indique la figure 206, en *a*, et former tout contre l'épithélium un plexus longitudinal très compliqué. Celui de la moelle humaine a été fort bien reproduit par Kölliker.

Expansions latérales ; leur terminaison dans la substance gélatineuse centrale.

La plupart de ces prolongements nous ont paru indivis. Quelques-uns, cependant, sont bifurqués ; mais presque tous sont recouverts d'excroissances volumineuses et inégales au voisinage de leur corps cellulaire. Weigert a signalé tout récemment, autour de l'épithélium épendymaire, un lacis fort serré de fibrilles névrogliques colorables par sa méthode. Kölliker admet que les prolongements périphériques des cellules épendymaires font partie de ces fibrilles. Cette opinion n'est pas acceptable, car ces prolongements ne manifestent pas la moindre tendance à se colorer par le violet de méthyle. Le plexus péri-épendymaire signalé par Weigert, et dont les fibres très fines ne convergent jamais vers l'épithélium, est dû simplement aux expansions entrelacées de cellules névrogliques ordinaires.

Plexus péri-épendymaire névroglique de Weigert.

Nous verrons plus tard que les cellules épendymaires latérales ont, à l'époque embryonnaire, une disposition et un aspect très différents de ceux que nous venons de décrire. Golgi a montré, en effet, qu'à cette période de la vie, elles atteignent une telle longueur qu'elles traversent toute la moelle et viennent se terminer à sa surface libre ; dans le cours du développement, leur expansion périphérique s'atrophie graduellement et ne s'étend que dans le territoire voisin de la formation épendymaire.

Régression des expansions latérales.

Cellules névrogliques proprement dites. — Kölliker a établi que la substance grise de la moelle renferme deux types de cellules névrogliques : l'un à rayons courts, l'autre à longs rayons.

Les deux types.

Le *type névroglique à rayons courts* ou cellule névroglique de la substance grise, est, cela va de soi, le plus répandu dans cette substance. On le rencontre uniquement dans les noyaux de cellules nerveuses ; aussi, manque-t-il, comme l'a indiqué Lenhossék, au niveau des commissures, dans la moelle humaine, ainsi qu'autour du canal épendymaire, c'est-à-dire dans la substance gélatineuse centrale des auteurs.

Le type névroglique à longs rayons est mélangé au précédent sur toute l'étendue des cornes ; il est plus fréquent que lui sur les confins de la substance grise, et peut-être même y est-il seul. Il abonde aussi autour des gros vaisseaux et constitue la névroglie des commissures antérieure et postérieure.

Les expansions des cellules de cet ype, les périvasculaires exceptées, sont lisses et d'une longueur extraordinaire. Il n'est pas rare de les voir pénétrer dans la substance blanche et y renforcer les faisceaux névrogliques des cloisons funiculaires. Inversement, une grande quantité de fibrilles névrogliques, nées dans les cordons, se rendent dans la substance grise où leur parcours est très long.

RÉPARTITION DES DEUX CELLULES NÉVROGLIQUES DANS LA SUBSTANCE GRISE. — Nous allons donner, maintenant, quelques renseignements sur la proportion et la répartition des deux types névrogliques dans les divers foyers de la substance grise de la moelle.

Corne antérieure, etc. — Conformément à l'opinion de Lenhossék, nous avons trouvé les cellules à rayons courts en grande abondance dans les noyaux moteurs et dans le foyer commissural de la corne ventrale. A en juger par les cavités que les bouquets de prolongements de quelques-unes de ces cellules ménagent autour des neurones, les rapports des unes et des autres doivent être assez intimes.

Les corpuscules à radiations longues siègent surtout entre les noyaux nerveux et le long des paquets de tubes qui circulent dans la substance grise. Les prolongements de ce type névroglique n'entrent pas en relation avec le corps des cellules nerveuses, ainsi que le procédé tinctorial de Weigert pour la névroglie en donne la preuve. Ils tendent seulement à se grouper autour des vaisseaux et dans les intervalles des tubes à myéline.

La distribution de la névroglie est analogue dans le noyau intermédiaire, dans le noyau du cordon latéral ainsi que dans la base et le centre de la corne postérieure.

Commissure antérieure. — On y trouve de grosses cellules névrogliques à longs rayons orientés transversalement, pour la plupart, et, par conséquent, dans le sens même des fibres myélinisées. Les corpuscules à appendices courts y font entièrement défaut, nous l'avons dit. On se rappelle, en outre, que les cellules épendymaires antérieures lancent en avant, au travers de cette commissure et perpendiculairement à elle, leurs prolongements péri-

Trame né-vroglique et épendymaire.

phériques. Il résulte de cette accumulation de filaments non nerveux que chaque tube à myéline est séparé de ses compagnons par deux espèces de fibres : les unes, épaisses, obliques ou perpendiculaires et provenant des cellules épendymaires antérieures ; les autres, fines et transversales, nées des corpuscules névrogliques autochtones. Un certain nombre de ces fibres réunies en pinceaux se portent, cependant, en avant, et se terminent par des renflements libres, à la surface même de la scissure médiane antérieure ; elles imitent donc complètement les appendices des cellules épithéliales.

Substance grise centrale. — Tout l'espace compris entre le canal de l'épendyme et le plan que dressent en dehors les prolongements profonds ou fissuraires des cordons antérieurs et postérieurs, est occupé, dans la moelle humaine et dans celle des grands mammifères, par de gros vaisseaux et des astrocytes à radiations longues. Ces dernières cheminent dans toutes les directions, s'enchevêtrent avec les prolongements des cellules épithéliales et forment, autour du canal central, un feutrage névroglique extrêmement dense, dont Weigert et Lenhossék ont donné une bonne description. Les cellules névrogliques voisines du canal épendymaire en épousent souvent la courbure et les bouquets de fibrilles qui partent de leurs pôles produisent en entourant le canal un plexus de fibrilles en grande partie circulaire.

Colonne de Clarke. — Ce foyer abonde en corpuscules névrogliques à expansions courtes, revêtues de très gros appendices penniformes et flexueux. Le type cellulaire à radiations longues y est, par contre, très rare. De nombreux appendices, lisses et longs, provenant d'une couche de cellules névrogliques sises à la limite de la colonne de Clarke et accumulées surtout à sa partie antéro-interne, viennent aider à la constitution du plexus névroglique de ce noyau. Ces astrocytes marginaux, quoique logés près de la commissure postérieure et de la substance grise centrale, envoient, en effet, presque tous leurs prolongements en arrière, vers la colonne de Clarke, qui en est ainsi traversée de part en part, de dedans en dehors et d'avant en arrière.

Substance de Rolando. — Plusieurs histologistes avaient supposé que cette substance est particulièrement fournie en cellules névrogliques. Weigert et Lenhossék ont précisément démontré le contraire ; la substance de Rolando est pauvre en fibrilles névrogliques à long parcours. On conçoit aisément qu'il en doit être ainsi, quand on se rappelle que ce noyau gris est le lieu d'articulations ou contacts axo-dendritiques très nombreux et fort compliqués.

Les corpuscules névrogliques des deux types connus n'y manquent pas entièrement, néanmoins. Ceux dont les radiations sont longues ne se trouvent pas dans les îlots cellulaires ou lobules de la substance de Rolando ; on les rencontre habituellement en deux points : dans le limbe postérieur de cette substance, c'est-à-dire dans la zone marginale ou spongieuse des auteurs, et dans les gros paquets de collatérales myélinisées qui séparent les lobules.

Les corpuscules névrogliques du premier de ces points sont disposés en rangées discontinues, entre les grosses cellules nerveuses de la zone marginale. Leurs longs prolongements s'y enchevêtrent en un lacis très touffu, arciforme ; quelques-uns s'en dégagent pour s'avancer radialement dans la substance de Rolando et la traverser, à l'occasion, dans sa totalité. Quant aux astrocytes intercalés dans les faisceaux de collatérales, leurs fibres, plus ou moins allongées, se groupent en pinceaux orientés dans le sens même des tubes nerveux qu'ils isolent les uns des autres.

Plexus névroglique péri-épendymaire.

Sa pauvreté en cellules névrogliques.

Il n'est pas rare de voir se joindre à ces pinceaux des fibres longues, issues des cellules névrogliques de la tête de la corne postérieure.

Les cellules à radiations courtes n'habitent qu'à l'intérieur des îlots cellulaires nerveux de la substance de Rolando. Elles affectent une forme étoilée ; leurs appendices nombreux, très rapprochés, embrouillés, sont couverts d'épines granuleuses, qui semblent loger entre elles les fibrilles axiles et dendritiques, contenues dans les îlots.

Rôle de chacun des deux types névrogliques et mode de terminaison de leurs rayons.

Toute cette description confirme une fois encore la doctrine que nous avons exposée dans la *Partie générale* de cet ouvrage, relativement au rôle des deux types névrogliques. La cellule névroglique à radiations longues se présente, en effet, dans la moelle épinière, comme un tissu isolant pour vaisseaux et fibres à myéline ; elle semble chargée, par conséquent, d'aider à la nutrition des tubes conducteurs. Le corpuscule à radiations courtes paraît, au contraire, avoir pour but de combler les vides qui existent entre fibrilles axiles amyéliniques et appendices dendritiques ; par suite, sa fonction pourrait bien être d'isoler les conducteurs voisins et d'éviter ainsi les contacts inopportuns. Les rapports que certains prolongements de ce dernier type contractent avec les capillaires donnent lieu de supposer qu'il possède encore quelque activité végétative, inconnue de nous pour le moment. Au point de vue de la forme, il existe une différence considérable entre les cellules à radiations courtes et les astrocytes à radiations longues. Dans les premières, toutes les expansions, sauf celles qui vont adhérer aux capillaires, se terminent dans la substance grise, à une faible distance du corps cellulaire ; dans les secondes, les appendices sont fort longs, et les plus étendus s'éloignent jusqu'à atteindre les surfaces libres extérieures ; là, ils s'achèvent par des extrémités épaissies et accolées l'une à l'autre en une cuticule continue, véritable revêtement protecteur, qui sépare le tissu nerveux du tissu conjonctivo-vasculaire. Lorsque nous traiterons de l'histogénèse de la moelle, nous nous expliquerons cette disposition qui, au point de vue évolutif du corpuscule épithélial, nous présente l'astrocyte à longs rayons comme une forme moins achevée que la cellule névroglique à prolongements courts et divisés.

Cuticule péri-médullaire formée par les extrémités des longs rayons névrogliques.

HISTORIQUE DES PROGRÈS DE NOS CONNAISSANCES SUR LA TRAME NÉVROGLIQUE DE LA MOELLE. — Il a fallu un travail opiniâtre de près d'un demi-siècle pour élucider la texture de cette trame. Cette question a donc passé, comme toutes les autres, par divers stades que nous allons exposer aussi brièvement que possible.

Période des hypothèses.

Nous signalerons, tout d'abord, les recherches fragmentaires d'Arnold [1], Virchow [2], Wagner [3], Henle [4] et Bidder [5]. Pour tous ces auteurs, la substance

1. ARNOLD, Handbuch der Anatomie. Bd. I. Freiburg. i. Br., 1844.
2. R. VIRCHOW, Ueber eine im Gehirn und Rückenmarke gefundene Substanz mit der chemischen Reaktion der Cellulose. *Arch. f. pathol. Anat. u. Physiol.*, Bd. VI, 1853.
3. WAGNER, Neurologische Bemerkungen. *Göttinger Nachricht.*, 1854.
4. J. HENLE u. F. MERKEL, Ueber die sog. Bindesubstanz der Centralorgane des Nervensystems. *Zeitschr. f. ration. Med.*, Bd. XXXIV, 1868.
5. BIDDER u. KUFFLER, Untersuchungen über die Textur des Rückenmarkes. Leipzig, 1857.

fondamentale, interposée aux éléments nerveux dans les centres, était faite de tissu conjonctif, semé de cellules semblables à celles que l'on trouve dans le tissu conjonctif lâche. Cette erreur grave, ayant sa source dans un préjugé, n'a pu être détruite que dans ces derniers temps. Les travaux incomplets qui lui donnèrent naissance eurent néanmoins pour résultats de faire connaître deux détails histologiques certains : le corps et le noyau de la cellule névroglique, découverts par Virchow, et les appendices filiformes de ces cellules, démontrés par Bidder.

On savait donc par les observations de Bidder que le corpuscule névroglique est étoilé. Pourtant, on admettait encore, dans le tissu nerveux, l'existence d'une trame fibrillaire, internerveuse, indépendante des cellules névrogliques. Kölliker [1], le premier, rompit avec cette manière de voir, en imaginant que cette trame fibrillaire, dans les substances grise et blanche, n'était autre qu'un lacis formé par la jonction et l'entrecroisement des appendices des cellules névrogliques. Cette conception répond presque à la structure de la névroglie telle que nous la connaissons aujourd'hui. Deiters [2] en confirma la partie la plus importante, grâce à la méthode des dissociations qu'il avait inventée ; il montra, en effet, très nettement les appendices des cellules névrogliques et nia l'existence des anastomoses intercellulaires, supposées par Bidder et Kölliker. Malheureusement, Deiters n'osa pas rejeter définitivement l'hypothèse, devenue préjugé, de l'indépendance des fibrilles par rapport aux cellules névrogliques.

Détermination de la morphologie de la cellule névroglique.

Ce sont en réalité les travaux capitaux de Golgi [3] qui donnèrent à la conception de Kölliker la consécration expérimentale, tout en la débarrassant de l'erreur des anastomoses. Grâce à sa technique du chromate d'argent, Golgi compléta les renseignements fournis par les méthodes des coupes fines et des dissociations : il établit, entre autres, le véritable aspect des types névrogliques des substances blanche et grise, qui jusqu'à lui n'avaient été reproduits que par des dessins fort incomplets ; il montra aussi la forme différente de la cellule névroglique dans les divers centres, ainsi que les relations étroites qui existent entre les prolongements névrogliques et les capillaires. Tous ceux qui dans ces derniers temps ont employé la méthode de Golgi ont constaté l'exactitude des faits avancés par lui dans ses études de la névroglie.

Les observations considérables et minutieuses de Gierke [4], pourtant postérieures à celles de Golgi, marquent un véritable recul, car elles remettent en honneur la théorie des anastomoses et affirment erronément que les cellules névrogliques et leurs expansions renferment de la kératine.

Ranvier [5] eut le mérite de prouver, par le seul emploi de la méthode des dissociations, qu'il existe, dans les cellules névrogliques, deux substances, l'une granuleuse et l'autre fibrillaire, douées chacune de propriétés différentes. C'est à une conclusion identique qu'est parvenu Weigert [6], à l'aide d'une

Démonstration de la structure du protoplasma

1. A. Kölliker, Handbuch der Gewebelehre. 4 Aufl., 1863.
2. O. Deiters, Untersuchungen über Gehirn und Rückenmark, 1865.
3. Golgi, Contribuzione alla fina Anatomia degli organi centrali del sistema nervoso. *Riv. clin. di Bologna*, 1871-1872. — Sulla fina Anatomia degli organi centrali del sistema nervoso. Milano, 1886.
4. Gierke, Die Stützsubstanz des Centralnervensystems. *Arch. f. mikros. Anat.*, Bd. XXV, 1885 et Bd. XXVI, 1886.
5. Ranvier, De la névroglie. *C. R. de l'Acad. des Sciences*, t. XCIV, 1882.
6. C. Weigert, Bemerkungen über das Neurogliagerüst des menschlichen Centralnervensystems. *Anat. Anzeiger*, Jahr. V, 1890. — Beiträge zur Kenntniss der normalen menschlichen Neuroglia. Frankfurt. a M. 1895.

des cellules né-
vrogliques à
expansions
longues.

technique imaginée par lui pour étudier, par leur coloration élective, la distribution des fibrilles des astrocytes à longs rayons dans les centres. Grâce à cette
technique, Weigert démontra encore l'existence du plexus névroglique péri-
épendymaire et du lacis périvasculaire, la rareté des éléments névrogliques
dans la substance de Rolando, etc.

Reinke [1] s'est attaché tout récemment à la question de la structure des
cellules névrogliques; il a voulu établir, au moyen d'un procédé spécial de
coloration, que les astrocytes de la substance blanche possèdent deux sortes
de fibrilles, les unes protoplasmiques, longitudinales et colorables par la
méthode de Golgi, mais non par celle de Weigert; les autres, lisses, à direction surtout horizontale ou transversale, et colorables par la méthode de
Weigert, mais non par celle de Golgi. Cette distinction nous paraît reposer
sur des observations défectueuses ; car, au contraire des différences supposées
par Reinke, nous avons toujours trouvé une concordance parfaite tant pour la
direction que pour la longueur et le calibre entre les expansions névrogliques
teintes par la méthode du bleu de méthyle de Weigert et celles que le chromate
d'argent imprègne dans la substance blanche.

Démonstra-
tion des deux
types de cel-
lules névrogli-
ques dans la
substance gri-
se de la moelle.

Golgi avait déjà signalé quelques caractères morphologiques différentiels
entre les cellules névrogliques de la substance blanche et ceux de la substance
grise. Mais c'est en réalité à Kölliker [2] que l'on doit l'étude détaillée des différences qui séparent les deux types névrogliques ; c'est à lui aussi que l'on
doit la connaissance exacte de leur distribution dans la moelle. Ce savant histologiste affirma aussi qu'il existe des formes de transition entre le type névroglique à radiations courtes et le type à radiations longues; c'est une assertion
dont nous n'avons pu constater le bien fondé, malgré nos recherches.

Il faut encore mentionner parmi ceux qui ont collaboré à cette œuvre
de la différenciation des deux types névrogliques et de la connaissance, précise de leur répartition : Lenhossék [3], qui a donné une bonne étude de la
névroglie de la substance blanche, des commissures, de la région péri-épendymaire, etc., dans la moelle humaine ; Retzius [4], dont les observations
minutieuses et les dessins de main de maître nous ont renseignés sur la
névroglie et les cellules épendymaires chez les reptiles, les poissons, les
oiseaux et les mammifères; Azoulay [5], qui a décrit d'excellente façon les
deux types névrogliques dans la moelle de l'enfant; Nansen [6], Cajal [7], Lav-

1. F. REINKE, Ueber die Neuroglia in der weissen Substanz des Rückenmarks vom
erwachsenen Menschen. *Arch. f. mikros. Anat.*, Bd. L, H. 1, 1897.
2. KÖLLIKER, Zur feineren Anatomie des centralen Nervensystems : Das Rückenmark. *Zeitschr. f. wissensch. Zool.*, Bd. LI, 1890. — Handbuch der Gewebelehre des
Menschen, 6 Aufl., 1893, Leipzig, Bd. II, p. 148.
3. LENHOSSÉK, Zur Kenntniss der Neuroglia des menschlichen Rückenmarks.
Verhandl d. anatom. Gesellschaft auf der Versamml. in München, 18-20 mai, 1891. —
Beobachtungen an den Spinalganglien und dem Rückenmarke von Pristiurusembryonen. *Anat. Anzeiger*, vol. VII, 1892.
4. RETZIUS, Studien über Ependym und Neuroglia. *Biol. Unters.*, N. F., Bd. V, 1893,
Stockholm.
5. AZOULAY, Note sur les aspects des cellules névrogliques dans les organes nerveux de l'enfant. *Compt. rend. d. Séances de la Soc. de Biol.* Paris, 10 mars 1894.
6. NANSEN, The Structure and Combination of the Histological Elements of the
central Nervous System. *Bergens Museums Aarsberetning for* 1886. Bergen, 1887.
7. CAJAL, La médula espinal de los reptiles, 1891, Barcelona. — Voir aussi nos travaux sur la moelle des oiseaux et des mammifères ; on y trouvera des renseignements
sur la distribution de la névroglie et sur la disposition de l'épithélium.

dowsky [1], Cl. Sala [2], Van Gehuchten [3] et Martin [4], qui ont reconnu les diverses formes de la charpente névroglique chez les vertébrés inférieurs.

L'histogénèse de la névroglie a fait aussi l'objet d'un grand nombre de travaux. Ce n'est pas le lieu d'en exposer les résultats. Nous le ferons, plus à propos, lorsque nous étudierons le développement de la moelle épinière.

Vaisseaux de la moelle. — Les capillaires sanguins sont fort nombreux dans les substances grise et blanche de la moelle. Ils viennent de trois sources : 1° du tronc spinal antérieur, formé par les deux artères spinales antérieures, fusionnées au niveau du bulbe ; ce tronc longe de haut en bas et extérieurement le sillon médian antérieur ; 2° de l'artère spinale posté-   *Leur origine.*

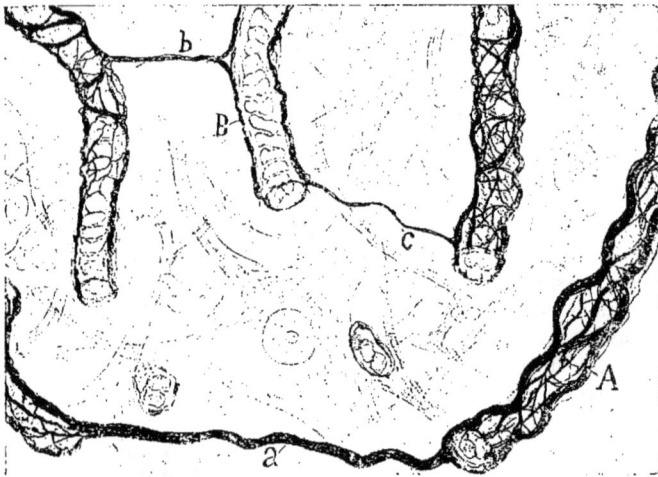

FIG. 208. — Gaine adventice des capillaires sanguins de la moelle épinière; chien adulte. Méthode du nitrate d'argent réduit.

A, gros capillaire; — B, faisceaux conjonctifs; — a, gros cordon unitif;
— b, c, cordons unitifs plus fins.

rieure, double, descendant le long du sillon collatéral postérieur de façon à embrasser les racines sensitives à leur émergence ; 3° du réseau artériel diffus de la pie-mère, réseau qui envoie à la substance blanche de nombreux vaisseaux radiés, débouchant dans le lacis capillaire intra-médullaire. Nous renvoyons, pour plus amples renseignements sur les rapports, la distribution et les anastomoses de ces artères, aux traités d'anatomie descriptive ou de neurologie macroscopique.

1. LAVDOWSKY, Vom Aufbau des Rückenmarks. *Arch. f. mikros. Anat.*, Bd. XXXVIII, 1891.
2. CL. SALA, Estructura de la médula espinal de los batracios. Barcelona. 1892. — La neuroglia de los vertebrados. Tesis, 1894.
3. V. GEHUCHTEN. Contribution à l'étude de la moelle épinière chez les vertébrés. *La Cellule*, t. XI, 1895. et t. XII, 1897.
4. MARTIN, Contribution à l'étude de la structure interne de la moelle épinière chez le poulet et chez la truite. *La Cellule*, t. XI, 1895.

*Le réseau ca-
pillaire des
substances gri-
se et blanche.*

Pour se rendre compte du réseau capillaire des deux substances blanche
et grise, il faut pratiquer une coupe dans une moelle qui a été injectée à la
gélatine carminée. On voit, alors, que le réseau de la substance grise est
formé de mailles, petites, arrondies et renfermant, sans ordre, les cellules
nerveuses. Celui de la substance blanche est au contraire plus lâche, avec
des mailles larges, plus ou moins rectangulaires et allongées dans le sens
même des tubes nerveux. Outre ces réseaux, et en continuité avec eux, les
deux substances contiennent des artérioles et des veinules. Parmi les
premières, il en est une qui est remarquable par son volume; elle est située
sur les côtés et à une certaine distance du canal central. Ce vaisseau longitudinal provient de la bifurcation et de l'anastomose verticale des innombrables branches sulco-commissurales du tronc artériel spinal antérieur.

*Structure des
capillaires très
fins.*

La structure des capillaires les plus fins est réduite à sa plus grande
simplicité dans la moelle. C'est un endothélium délicat, dont les noyaux
ovoïdes et quelque peu aplatis se voient très nettement sur les coupes fines
traitées par la méthode de Nissl. Le diamètre de ces capillaires ne s'abaisse
pas au-dessous de 12 à 14 µ. On n'aperçoit point de cellules névrogliques
autour de ceux qui sont les plus ténus, de sorte que leurs parois semblent
être en contact immédiat avec le tissu nerveux. Dans les capillaires un peu

*L'adventice
conjonctive
des gros capil-
laires.*

plus gros il existe, en dehors de l'endothélium, une membrane adventice
très mince, formée par l'entrelacement compliqué de fibres conjonctives.
Cette adventice émet souvent des faisceaux qui traversent la substance
grise pour aller s'insérer sur l'adventice d'autres capillaires (fig. 208). La
substance grise renferme donc, en outre des expansions névrogliques, un
système particulier de faisceaux unitifs intervasculaires. Ce système conjonctif
fasciculaire, que l'on rencontre également dans la substance grise des autres
centres nerveux, se colore par certaines formules d'imprégnation argentique[1].

*Structure
des artérioles;
leurs quatre
enveloppes.*

Les artérioles des substances grise et blanche ont quatre enveloppes :
un endothélium ; une tunique élastique fenêtrée, plus ou moins épaisse et
présentant des plis longitudinaux à l'état de vacuité des vaisseaux; une couche
de cellules musculaires lisses, pour la plupart circulaires et aisément
reconnaissables à leurs noyaux très longs et transversaux, alors que ceux de
l'endothélium ont une direction longitudinale; enfin, une adventice, qui, dans
les artères plus volumineuses seulement, nous semble être formée de tissu
conjonctif. Dans les artérioles de petit diamètre, cette adventice est due,
selon les recherches d'Andriezen, Weigert, Lenhossék et d'autres, à l'entrelacement de fibrilles issues de cellules névrogliques plus ou moins distantes,
ou de cellules voisines, appelées périvasculaires pour cette raison. Il faudrait
ajouter une cinquième membrane, décrite par Lenhossék sous le nom de
membrane limitante et constatée aussi par Obersteiner [2]. Extérieure à toutes
les autres, elle serait constituée par la juxtaposition, en une assise continue,
des innombrables cônes par lesquels les filaments névrogliques des terri-

---

1. CAJAL, Quelques formules de fixation destinées à la méthode au nitrate d'argent.
Trav. du Lab. de Recherches biol., t. V, 1907.
2. OBERSTEINER, Anleitung beim Studium des Baues des centralen Nervensystems,
etc. 3 Aufl., 1896, p. 191.

toires voisins viennent se terminer sur l'adventice. Il nous paraît douteux,
que ces cônes forment réellement une couche ininterrompue; nous croyons
plutôt qu'ils se groupent par endroits sur l'adventice, de manière à constituer des plaques isolées les unes des autres.

La structure des veines est à peu près la même que celle des artères; on
y trouve également une tunique interne endothéliale, une couche moyenne
conjonctive, mais avec de très rares fibres-cellules et une adventice d'une
extrême minceur. Cette dernière est revêtue, comme dans les artères, par
la couche discontinue des cônes qui terminent les fibrilles névrogliques.

Structure à peu près analogue des veines.

A l'inspection d'une coupe colorée par les méthodes ordinaires et provenant
d'une moelle durcie au bichromate ou à l'acide chromique, on note qu'un grand
nombre de vaisseaux des substances blanche et grise, ceux d'un assez gros
calibre surtout, sont séparés du tissu nerveux par un vide annulaire. Vient-on
à examiner ce vide à l'aide de l'apochromatique 1,30 de Zeiss, on voit qu'il est
traversé radialement par une multitude de filaments pâles qui ne sont autres
que les expansions vasculaires des cellules névrogliques environnantes. His [1]
et Obersteiner [2] ont considéré ce vide comme un diverticule lymphatique pré-
existant et en continuité, probablement, avec des vaisseaux ou des espaces lymphatiques de la pie-mère. Mais d'abord ce vide existe-t-il réellement dans le
tissu nerveux vivant ? Plusieurs auteurs, et nous avec eux, ne le croient pas;
pour eux, il s'agit d'un effet de la rétraction que les liquides durcissants provoquent dans les vaisseaux. Tout ce que l'on peut admettre, c'est que le tissu
nerveux n'adhère aucunement aux parois du vaisseau et qu'ainsi il existe un
espace périvasculaire virtuel. Ainsi compris, cet espace joue peut-être un rôle
important dans les états pathologiques, en servant à loger les exsudats, les
leucocytes, les hématies, etc. Si le tissu nerveux n'adhère pas à l'adventice du
vaisseau sanguin, par contre les filaments névrogliques y tiennent très
fortement par leurs cônes terminaux; aussi, les voit-on traverser l'espace
périvasculaire, tendus et rigides, lorsque les réactifs ont déterminé une rétraction considérable des vaisseaux.

Prétendu espace lymphatique périvasculaire.

Virchow, Robin et Obersteiner ont signalé l'existence d'un autre espace annulaire entre la couche musculaire et l'adventice dans les artères cérébrales;
peut-être, est-il dû, lui aussi, aux mêmes causes.

Autre espace prétendu.

Enfin, divers auteurs et parmi eux Friedmann, Obersteiner, etc., ont allégué
que les cellules nerveuses étaient suspendues pour ainsi dire dans des cavités communiquant avec les prétendus espaces lymphatiques périvasculaires, dont nous venons de parler. Ces cavités ne sont pas plus réelles que les
espaces périvasculaires. Tout d'abord, elles sont inconstantes, car dans les préparations durcies à l'alcool ou à l'acide osmique elles manquent fréquemment;
ensuite, on ne les aperçoit jamais dans les préparations de tissu nerveux frais,
coloré par la méthode d'Ehrlich; enfin, comme le fait remarquer Lenhossék,
nul n'est parvenu à démontrer la communication de ces espaces périvasculaires
et péricellulaires avec le système lymphatique, ni même avec les espaces
conjonctifs de la pie-mère ou de l'arachnoïde.

Prétendu espace lymphatique péricellulaire.

1. W. His, Ueber ein perivaskulares Kanalsystem in den nervösen Centralorganen
und dessen Beziehungen zum Lymphsystem. *Zeitschr. f. wiss. Zool.*, Bd. XV, 1865.
2. H. Obersteiner, Ueber einige Lymphräume im Gehirne. *Sitzungsber. d. Kais.
Akad. d. Wiss. zu Wien.*, Bd. LXI. Abtheil. I, 1870.

Rôle purement extérieur de la pie-mère.

Enveloppe névroglique de la moelle. — La pie-mère ne prend aucune part à la structure de la moelle ; elle ne fait que la protéger extérieurement, tout comme les autres membranes des centres nerveux. Le repli qu'elle envoie dans le sillon antérieur pour porter les vaisseaux sulco-commissuraux n'est toujours qu'un élément étranger, extérieur à la moelle ; quant au volumineux septum médian postérieur et aux cloisons radiées de la substance blanche, ce ne sont pas, comme le croyaient Schwalbe [1], Obersteiner, Vignal [2] et d'autres, des expansions intramédullaires de la pie-mère, mais uniquement des massifs de cellules névrogliques ou de prolongements de cellules épendymaires. On peut s'en convaincre aisément en colorant une coupe de moelle par une aniline acide, telle que la picro-fuchsine de V. Gieson, ou par le bleu d'indigo picrique de Cajal ; on voit alors que la membrane externe ou pie-mère et son prolongement dans le sillon antérieur ont seuls pris la couleur acide, tandis que les cloisons névrogliques se sont teintées en un jaune clair, caractéristique du protoplasma cellulaire. D'ailleurs, on sait, tant les histologistes l'ont prouvé, que les réactions microchimiques de la névroglie diffèrent considérablement de celles du tissu conjonctif.

Les deux couches de l'enveloppe névroglique générale de la moelle.

Si la pie-mère n'est pas une enveloppe propre à la moelle et adhérant étroitement à ses éléments, il existe cependant une membrane qui remplit complètement ce rôle et à laquelle Lenhossék [3] a donné le nom de *péridyme*. Cette membrane extrêmement mince et pâle, remarquée déjà par Bidder, Frommann [4] et Kölliker, mais bien étudiée seulement par Golgi, Schaffer [5] et Lenhossék, est fort ténue dans les régions cervicale et dorsale, et au contraire épaisse dans la moelle lombaire et sacrée, ainsi qu'au niveau de la sortie des racines. On y distingue deux couches. L'interne, relativement épaisse, est formée, d'après Golgi et Lenhossék, de cellules névrogliques marginales et de nombreux prolongements lisses de cellules à radiations longues ; l'externe, la cuticule proprement dite, est due à la juxtaposition, en mosaïque, de tous les cônes qui terminent, à la périphérie, les prolongements des cellules névrogliques aussi bien que les expansions des innombrables astrocytes de la substance blanche voisine.

1. Schwalbe, Lehrbuch der Neurologie. Erlangen, 1881.
2. W. Vignal, Sur le développement des éléments de la moelle des mammifères. *Arch. de Physiol. norm. et pathol.*, 1884.
3. Lenhossék, Der feinere Bau des Nervensystems, etc., 2 Aufl., 1895, p. 202.
4. Frommann, Untersuchungen über normale und pathologische Anatomie des Rückenmarkes. Jena, 1864.
5. J. Schaffer, Die oberflächliche Gliahülle u. das Stützgerüst des weissen Rückenmarksmantels. *Anat. Anzeig.*, Bd. IX, 1894. — *Arch. f. mikrosk. Anat.*, Bd. XL, 1894.

CHAPITRE XIX

INDUCTIONS PHYSIOLOGIQUES TIRÉES DE LA NOUVELLE CONCEPTION DE LA STRUCTURE DE LA MOELLE ÉPINIÈRE

COURANT SENSITIF. — RÉCEPTION DE L'EXCITATION PÉRIPHÉRIQUE PAR LES TERMINAISONS NERVEUSES SENSITIVES. — MARCHE DE L'EXCITATION A TRAVERS LE GANGLION RACHIDIEN. — ARRIVÉE DE L'EXCITATION A LA RACINE POSTÉRIEURE ET A LA MOELLE. — PROPAGATION DIRECTE DU COURANT AUX CELLULES MOTRICES : MOUVEMENTS RÉFLEXES ; LEURS DIFFÉRENTES ESPÈCES ; LEUR CARACTÈRE UTILITAIRE ; LEUR ORIGINE. — HYPOTHÈSE RELATIVE A LA TRANSFORMATION DES RÉACTIONS CONSCIENTES EN ACTES RÉFLEXES. — SCHÉMA DES VOIES SENSITIVES CENTRALES.
COURANT MOTEUR. — SCHÉMAS DES DEUX VOIES MOTRICES DESCENDANTES, DIRECTE OU CÉRÉBRO-MÉDULLAIRE ET INDIRECTE OU CÉRÉBRO-PONTO-CÉRÉBELLO-MÉDULLAIRE. — THÉORIES RELATIVES AU MÉCANISME DE L'ACTION DU CERVEAU SUR LES FOYERS MOTEURS DE LA MOELLE ; INHIBITION DES RÉFLEXES.

L'étude de la structure de la moelle épinière vient de nous montrer que cet organe n'est, en somme, que le point de concours et d'articulation de quatre espèces de neurones : 1° le neurone sensitif primaire, personnifié par la cellule des ganglions rachidiens ; 2° les neurones sensitifs secondaires et tertiaires, c'est-à-dire les cellules funiculaires directes ou croisées de la substance grise de la moelle ; 3° le neurone moteur primaire ou cellule radiculaire antérieure ; 4° enfin, les neurones moteurs secondaires, représentés et par les cellules pyramidales de la zone motrice du cerveau dont les axones constituent la voie pyramidale et par les cellules des ganglions centraux du cervelet dont les cylindres-axes ou fibres cérébelleuses descendantes de Marchi vont agir sur les cellules motrices de la corne antérieure.

Quelle peut être, à travers la multitude de ces différentes sortes de neurones, la marche des courants dans la moelle ? Quels peuvent être ces courants ? Ces questions semblent insolubles de prime-abord. Si nous faisons appel à la loi de la polarisation dynamique, nous découvrons, cependant, bien vite, que toute cette série compliquée de neurones ne sert, en fin de compte, qu'à transporter deux courants, de direction constante et convergeant vers un même point : le neurone moteur.

Malgré sa complication la moelle ne sert qu'au transport des courants sensitif et moteur.

L'un d'eux est le *courant sensitif ou périphérique* qui, né dans la peau, les muqueuses, les muscles, les tendons, etc., arrive à la moelle par les racines postérieures, s'y trifurque et peut ainsi atteindre les cellules motrices par trois voies différentes : soit par le raccourci des collatérales réflexo-motrices, qui représentent les voies courtes ou directes ; soit par le chemin plus long des cellules funiculaires, qui constituent les voies moyennes ; soit,

Résumé du trajet du courant sensitif et des courants moteurs direct et indirect.

enfin, par la route très longue et très détournée, qui, passant par les neurones sensitifs centraux des noyaux des cordons de Goll et de Burdach, monte le long du ruban de Reil issu de ces neurones, parvient aux cellules pyramidales du cerveau et redescend le long des cylindres-axes de ces dernières, c'est-à-dire le long de la voie pyramidale. L'autre est *le courant moteur volontaire*; parti de la zone motrice cérébrale où se terminent les fibres sensitives centrales, il emprunte, lui aussi, deux routes différentes pour arriver aux cellules motrices. Son chemin direct, sa voie courte, est constitué par le faisceau pyramidal de la moelle, dû, nous le savons, au groupement des cylindres-axes des cellules pyramidales ; son chemin indirect est la voie cérébro-ponto-cérébello-médullaire, qui, dans le cerveau, suit le même faisceau pyramidal que la précédente, mais s'en sépare, au niveau de la protubérance, pour s'engager dans les collatérales que le système pyramidal envoie aux cellules protubérantielles ; elle passe alors au travers de ces cellules, emprunte leurs cylindres-axes, générateurs des pédoncules cérébelleux moyens, pénètre dans les corpuscules de Purkinje, se porte aux cellules des ganglions cérébelleux centraux et rejoint, enfin, par leurs cylindres-axes, la voie descendante médullaire de Marchi.

Les deux courants principaux ne sont pas indépendants, comme on le voit ; le courant moteur continue le courant sensitif au niveau de l'écorce cérébrale, point culminant de l'arc excito-moteur, où s'opère, vraisemblablement, la perception sensitive et s'élabore l'impulsion motrice.

Nous allons étudier maintenant, avec plus de détails, la marche de ces deux courants.

COURANT SENSITIF

Réception de l'excitation par les terminaisons nerveuses périphériques. — Tout organe des sens, considéré au point de vue physiologique et réduit à son expression la plus simple, n'est qu'un faisceau de conducteurs disposés pour être impressionnés par les diverses tonalités, intensités et amplitudes d'un mode quelconque de mouvement : ondes lumineuses, ondes sonores, etc. On peut donc supposer, *a priori*, que la peau doit également posséder un appareil nerveux complexe, organisé pour enregistrer les intensités différentes et les qualités variées d'un stimulus. Et, en effet, les expériences des physiologistes, celles en particulier de Blich et Goldscheider, prouvent que la peau est sensible aux modalités diverses d'une des formes du mouvement : la chaleur. Elle possède deux espèces de fibres nerveuses pour répondre à deux tonalités de ce mouvement : la tonalité élevée qui donne les sensations de chaleur, et la tonalité basse qui fait naître les sensations de froid. Ces expériences semblent indiquer que le tégument renferme encore des fibres spéciales pour les impressions douloureuses et pour les impressions tactiles. Tout ceci donne lieu de penser que la peau est, en réalité, l'ensemble de trois sens correspondant à trois formes fondamentales de mouvement : la *chaleur* ou mouvement vibratoire des atomes ; le *choc mécanique non périodique*, comparable, sous certains rapports, au

Les divers modes de mouvement et les terminaisons nerveuses appropriées.

bruit, enfin, une sorte de mouvement, encore ignoré en physique et uniquement révélé par une sensation subjective, *l'impression doulou-reuse.*

Nous laisserons à la physiologie le soin délicat de déterminer la localisation des appareils sensitifs correspondant à ces impressions. Nous nous bornerons à exposer quelques considérations qui nous paraissent avoir une certaine valeur pour l'interprétation physiologique des terminaisons nerveuses de la peau.

Conjectures sur le fonctionnement des diverses terminaisons.

1° Dans les terminaisons tactiles, c'est-à-dire dans les corpuscules de Meissner, de Pacini, de Merkel, dans ceux des organes génitaux, dans les disques tactiles et les ramifications sensitives du cœur, etc., les branches de l'arborisation sont surtout orientées dans un sens perpendiculaire à celui de l'excitant. Ce fait établit pleinement la faculté conductrice transverse des ramuscules nerveux terminaux et des filaments axiles, s'il en est d'inclus dans l'appareil sensitif. Lorsque le corpuscule n'est constitué que par une seule branche nerveuse, comme celui de Pacini, celle-ci s'étend aussi parallèlement à la surface d'impression. Ceci nous apprend que le protoplasma des ramuscules terminaux est réellement pressé, serré, pendant l'action du stimulus, et que la décharge nerveuse se produit par l'excitation due à un mouvement mécanique.

Action perpendiculaire du stimulus sur la direction des terminaisons.

2° La sensibilité ou impressionnabilité de l'organe nerveux terminal varie vraisemblablement en proportion directe de l'étendue et de l'abondance des branches de son arborisation ultime. Ainsi s'expliquent les enroulements capricieux qui existent dans maintes ramifications, telles que celles des corpuscules de Meissner, des appareils sensitifs des organes génitaux, etc. Ce principe nous permet encore d'établir une échelle de sensibilité croissante, allant des corpuscules peu sensibles de Pacini et de Krause qui sont pourvus d'un tronc nerveux unique et central, jusqu'aux appareils si extraordinairement sensibles des organes génitaux, où les filaments nerveux sont, comme on sait, pelotonnés en arborisations compliquées.

Proportionnalité entre la sensibilité de la terminaison et le nombre ainsi que l'étendue de ses branches.

3° L'étendue de la surface impressionnable étant égale d'ailleurs, tout appareil terminal est d'autant plus sensible qu'il est plus superficiel. Aussi, les organes sensitifs destinés à subir les grandes pressions sont-ils enfouis dans les couches profondes de la peau ou dans des régions encore plus internes ; tel est le cas des corpuscules de Pacini logés dans le tissu conjonctif sous-cutané, dans celui des muscles, des tendons, etc. Les organes sensitifs aptes à être impressionnés par les contacts les plus délicats et les moindres frôlements siègent, au contraire, à fleur de peau, sur les limites mêmes des épithéliums : les corpuscules de Krause dans les muqueuses, les appareils tactiles de Meissner, de Merkel, etc., en sont des exemples. On pourrait très bien attribuer cette disposition à ce que chaque appareil terminal sensible à la pression est organisé pour recevoir une certaine quantité du stimulus ; cette quantité dépassée, l'appareil se fatigue et cesse de réagir ; d'autres appareils moins sensibles ou plus profondément situés entrent alors en jeu et le remplacent. Il y aurait ainsi dans la peau, comme

Sensibilité de la terminaison suivant sa distance aux surfaces libres.

Échelle des appareils tactiles en profondeur et sensibilité.

Ruffini l'a remarqué [1], une échelle d'appareils tactiles, gradués en profondeur et impressionnabilité, et correspondants à une série progressive de pressions. Il n'y aurait, donc, rien de surprenant à ce que la sensation de *chatouillement* soit due à l'excitation exclusive et successive d'un groupe des corpuscules tactiles les plus superficiels ou les plus sensibles.

Unité d'impression transmise par chaque appareil.

4° Chaque appareil sensitif récepteur ou chaque arborisation nerveuse épidermique ne transmet qu'une sensation unique, et cela, quel que soit le nombre d'excitations simultanément reçues. Les organes sensitifs innervés par les rameaux venus d'un cylindre-axe commun fonctionnent donc synergiquement et n'engendrent qu'une *unité* d'impression, nonobstant leur nombre. Mais, et c'en est le corollaire, lorsque l'appareil est parcouru par deux arborisations issus de deux fibres à myéline d'origine distincte, cas

Rôle des enveloppes des terminaisons.

des corpuscules de Timotew et de certains appareils complexes des organes génitaux, il peut y avoir deux impressions transmises à la fois ; l'une d'elles, il est vrai, peut être plus intense que l'autre, en raison même du degré d'impressionnabilité et de superficialité de chacune des ramifications composantes.

5° Les capsules, le liquide intercapsulaire et la substance granuleuse demi-solide, qui entourent ou baignent les arborisations nerveuses terminales dépouillées de myéline, sont des dispositions qui, vraisemblablement, ont pour but d'amortir la force trop vive de l'impression, en la diffusant vite à toute la surface impressionnable. De là, une moindre sensibilité aux pressions dans les corpuscules de Pacini, cuirassés de nombreuses capsules, que dans ceux de Krause ou de Meissner, enveloppés d'une, et, tout au plus, de deux membranes conjonctivo-endothéliales. De là encore, la grande impressionnabilité dont les arborisations sensitives de l'endocarde et du péricarde, dénuées de toute protection, doivent être douées.

Sensibilité différentielle.

6° La sensibilité différentielle, marquée par la distance minimum nécessaire à la reconnaissance distincte de deux impressions simultanées, est en raison directe du nombre des tubes nerveux, compris dans un espace donné de la peau ou des muqueuses et, par conséquent, en raison du nombre d'arborisations terminales indépendantes ou d'arborisations nerveuses distinctes. Nous reviendrons sur ce point à propos de la physiologie du cerveau.

Transmission directe de l'excitation par la branche périphérique à la branche centrale de la cellule ganglionnaire rachidienne.

Passage de l'excitation sensitive à travers les ganglions rachidiens. — Nous avons dit, maintes fois, dans cet ouvrage, que l'excitation sensitive déterminée au niveau de l'arborisation nerveuse périphérique court le long des nerfs vers les ganglions rachidiens et qu'arrivée là, au point de bifurcation du tronc des neurones unipolaires, elle passe directement dans la branche interne de cette bifurcation pour pénétrer dans la moelle. Elle suit ainsi le plus court chemin, laissant de côté et le corps et le tronc polaire des cellules ganglionnaires, qui lui auraient fait faire un détour préjudiciable

---

1. A. Ruffini, Ulteriori ricerche sugli organi nervosi terminali nel connettivo sottocutaneo, etc. *Ricerche fatte nel Lab. di Anat. norm. della R. Univer. di Roma*, vol. V, fasc. 3, 1896.

à l'économie de temps. Par conséquent, ces deux parties du neurone sensitif ne prennent point de part à la conduction, ou, si elles en prennent une, elle est beaucoup moins active que celle des deux branches de bifurcation.

Puisqu'il existe diverses catégories de fibres sensitives, il faut, de toute nécessité, admettre aussi l'existence dans le ganglion rachidien de cellules unipolaires, spéciales à chacune de ces catégories. Cette conclusion reste jusqu'à présent purement théorique, car, dans l'état actuel de nos connaissances, il est impossible de classer les cellules unipolaires suivant leurs fonctions. On pourrait, jusqu'à un certain point, tirer quelque argument du volume des cellules et du diamètre des branches externes qu'elles émettent, pour établir une ébauche de classification ; on pourrait présumer ainsi que les grosses cellules unipolaires donnent naissance aux épaisses fibres des fuseaux de Kühne et des organes musculo-tendineux, tandis que les neurones de moyenne et petite taille sont réservés aux autres appareils sensitifs. Mais le criterium basé sur l'analogie des dimensions n'est pas du tout sûr et la présomption que nous en faisons découler est bien aléatoire.

Hypothèse sur les cellules ganglionnaires rachidiennes spéciales à chaque catégorie de terminaisons sensitives.

L'hypothèse, que nous avions émise sur le passage direct de l'excitation de la branche périphérique à la branche centrale des cellules unipolaires, a rencontré quelques objections. L'une d'elles, la plus importante, a été formulée par Lugaro. Pour ce savant, le volume très grand, excessif du corps des neurones sensitifs semble indiquer que le reticulum neurofibrillaire et les amas chromatiques qu'il contient exercent une action réelle sur la production et la transmission de l'onde sensitive. Que répondre à cette objection ? sinon que nous ne nions aucunement la grande importance physiologique de ces deux espèces d'inclusions cellulaires, particulièrement pour la vie nutritive des expansions ; mais l'intervention directe du corps des neurones unipolaires dans la création et la propagation de l'onde sensitive ne nous semble pas du tout prouvée. Nous saisissons cette occasion pour ajouter ici quelques réflexions sur les fonctions du corps cellulaire, car il se peut que dans la *Partie générale* de ce livre nous n'ayons pas été assez explicite.

Réponses à quelques objections faites contre notre théorie du passage du courant dans les ganglions rachidiens.

L'étude comparative des divers neurones, au point de vue de leurs connexions et de leur structure, nous apprend que le corps cellulaire possède un grand volume dans les deux cas suivants : 1° lorsque la cellule entre par son corps en articulation avec de nombreuses arborisations axiles, exemple : les cellules de Purkinje, les cellules motrices, les cellules des ganglions rachidiens ; 2° lorsque les dendrites et le cylindre-axe du neurone atteignent des calibres considérables, car il existe une certaine proportion entre la masse du spongioplasma et le diamètre des prolongements du neurone. Il n'y a donc pas lieu de s'étonner si le corps de la cellule sensitive unipolaire se présente avec un grand volume. Il réunit les deux conditions précédentes ; d'une part, il est entouré d'arborisations péricellulaires qui nécessitent une augmentation de surface réceptrice et, par suite, un développement parallèle des voies internes du spongioplasma transmetteur ; d'autre part, il émet, par l'intermédiaire du tronc polaire, une branche puissante, ce qui, d'après la loi de proportionnalité mentionnée ci-dessus, exige aussi un accroissement de la masse protoplasmique. La même explication s'adresse, mais à rebours, à certaines cellules unipolaires ou *petites cellules de Retzius*, dont le corps, très réduit, n'est enveloppé d'aucune arborisation péricellulaire et dont l'expansion principale est très mince.

Conditions qui influent sur le volume du corps de la cellule rachiganglionnaire.

Il faut avouer, comme nous l'avons toujours fait d'ailleurs, que le corps cellulaire jouit encore d'autres propriétés ; il a des fonctions trophiques, que, dans notre ignorance de leur substratum vrai, nous pouvons hypothétiquement rapporter au suc cellulaire, au noyau et aux amas chromatiques. Il est donc tout naturel que le substratum de ces fonctions sera d'autant plus abondant que les prolongements cellulaires entretenus par lui seront plus volumineux et plus ramifiés ; ce substratum sera, en d'autres termes, proportionnel à la somme du protoplasma transmetteur des dendrites et du cylindre-axe. On comprend ainsi pourquoi tout neurone muni d'expansions puissantes et très arborisées est de grande taille ; pourquoi, au contraire, les dimensions sont réduites dans les cellules qui, à l'égal des grains du cervelet ou des bipolaires de la rétine, n'émettent que des appendices, rares, courts et minces. Cette action trophique est, comme bien des auteurs l'ont supposé, réciproque ; si le corps influe sur les expansions, celles-ci à leur tour ne manquent pas de réagir sur lui. Nous sommes obligé d'admettre cette solidarité nutritive, en raison des changements qu'éprouve la chromatine protoplasmique à la suite de diverses lésions, telles que section de la branche centrale comme dans les expériences de Lugaro sur les ganglions rachidiens, section de la branche périphérique comme dans les recherches de Nissl, Marinesco, Van Gehuchten, etc., sur les nerfs moteurs, action désorganisatrice directe de certains poisons sur le protoplasma nerveux du corps, etc. Ces perturbations trophiques ne dépendent, du moins d'une manière immédiate, ni du trouble déterminé dans la conduction ni de l'inaction à laquelle le corps se trouve condamné ; on les observe, en effet, dans ce corps, à un degré variable, il est vrai, aussi bien après la mutilation de l'appareil récepteur qu'après l'interruption de l'organe transmetteur.

Action trophique réciproque du corps cellulaire et de ses prolongements.

Le courant d'origine périphérique, transporté par les branches sensitives externes, n'est pas le seul que les racines postérieures transmettent à la moelle ; elles lui amènent encore les excitations recueillies par le corps et par le glomérule de l'expansion polaire des cellules des ganglions rachidiens [1]. On ignore la source, les nombreuses sources, peut-être, de ces excitations. Supposons cependant que certaines d'entre elles proviennent des ganglions sympathiques, dont les cylindres-axes s'arboriseraient autour des cellules des ganglions rachidiens ; nous aurions là un trait d'union entre le système sen-

Transmission à la moelle des courants recueillis par le corps et le glomérule de la cellule des ganglions rachidiens.

1. L'existence de ces courants cellulifuges dans l'expansion polaire des cellules sensitives et leur propagation à la moelle par la branche interne de bifurcation sont des arguments de plus contre l'opinion de Van Gehuchten et Lugaro, opinion d'après laquelle l'excitation sensitive pénètre dans le corps cellulaire. Si cette pénétration avait lieu réellement, le tronc polaire serait parcouru souvent par des courants de sens contraire. Cela est invraisemblable, à moins que le tronc polaire ne soit constitué par des conducteurs distincts, les uns cellulifuges, les autres cellulipètes. Or, nul n'a donné encore la preuve d'une telle structure, et les résultats des études histogéniques ne s'accordent guère avec cette hypothèse. Les aptitudes cellulipètes du tronc polaire des cellules sensitives ne sont donc rien moins que démontrées. Son caractère cellulifuge est par contre établi par les connexions de son glomérule initial avec des arborisations nerveuses particulières. C'est là, en effet, un trait essentiel, puisqu'on ne l'a rencontré jusqu'ici que sur le corps cellulaire et les expansions dendritiques. Il est un fait que Lugaro a voulu opposer à la thèse du passage direct de l'excitation sensitive dans la branche interne des cellules du ganglion rachidien : c'est la continuation fréquente des fibrilles de la branche périphérique avec celles du tronc polaire et non avec celles de la branche centrale. Cette objection a perdu toute force depuis que la conductibilité transversale des fibres nerveuses est devenue une vérité.

sitif inconscient ou sympathique et le système cérébro-spinal ou conscient, et ce trait d'union expliquerait bien des choses. Malheureusement, nous ignorons encore si le grand sympathique est pourvu d'un système sensitif spécial ou si, au point de vue sensitif, il ne dépend pas des ganglions rachidiens.

Entrée de l'excitation sensitive dans la moelle. — A peine transmise du ganglion à la moelle par la racine sensitive, l'excitation gagne le cordon postérieur ; elle se divise là en deux courants, l'un ascendant, l'autre descendant. Elle se divise encore bien davantage, car on se rappelle que le tronc et les deux branches montante et descendante de la fibre radiculaire postérieure émettent un grand nombre de collatérales. L'excitation se propage donc, aussi, le long de ces collatérales pour pénétrer dans la substance grise et passer aux cellules motrices et funiculaires.

Le courant nerveux a-t-il, dans tous les rameaux de l'arborisation de la radiculaire postérieure, une énergie identique? Nous ne le croyons pas. Selon toutes les probabilités, le courant nerveux, ici, comme dans la ramure de tout axone, se propage de la même façon que le courant sanguin dans le système vasculaire. La formule suivante, utile pour comprendre la transmission de l'excitation dans l'arc réflexe sensitivo-moteur, va nous le dire : *l'énergie de l'influx qui circule dans le cylindre-axe et les collatérales est proportionnelle au diamètre de ces conducteurs* [1]. D'autre part, il suffit de regarder une préparation ou une figure pour s'assurer que la somme des calibres des collatérales fournies par une radiculaire postérieure est supérieure au calibre du ramuscule terminal de cette même radiculaire ; par suite, il est rationnel de penser que la majeure partie de l'excitation est conduite par les collatérales et que ce sont ces dernières qui forment la voie habituelle des réflexes immédiats de la moelle. Les ramuscules ou troncs terminaux doivent, pour la raison contraire, transporter la partie de l'excitation qui détermine les réflexes diffus ou éloignés ; mais ils ne le font que lorsque l'excitation venue de la périphérie possède une certaine intensité. C'est ainsi que les fibres sensitives les plus longues, celles qui se terminent dans les noyaux de Goll et de Burdach, transportent la portion du courant qui doit devenir l'impression consciente.

La théorie que nous venons d'exposer sur la répartition et les effets réflexes de l'excitation sensitive dans les diverses branches de la radiculaire postérieure est en harmonie avec les faits expérimentaux. Ceux-ci nous montrent effectivement que, pour provoquer un réflexe diffus et lointain, le stimulant doit être beaucoup plus énergique que pour produire un réflexe unilatéral et circonscrit. Imaginée et plus ou moins développée par nous à plusieurs reprises [2], cette conception a été adoptée par un certain nombre

Formule de la marche et de la répartition de l'excitation dans les branches terminales et collatérales des radiculaires.

1. Nous ne mentionnons pas dans cette formule maintes causes encore indéterminées, qui influent certainement sur cette intensité : la longueur des conducteurs qui, peut-être, augmente plus qu'elle n'absorbe l'énergie du courant ; le degré d'excitabilité, probablement variable dans les diverses parties d'un même conducteur, etc.

2. S. R. CAJAL, Nuevas observaciones sobre la estructura de la médula espinal de los mamíferos. Barcelona, 1890.

d'auteurs et en particulier par Marquez [1], qui l'a utilisée pour expliquer le fonctionnement de la moelle.

On a des motifs de croire que le ciment interposé aux neurones et aux branchilles ultimes de l'arborisation nerveuse collatérale ou terminale n'est pas aussi bon conducteur que le protoplasma nerveux; il offrirait, au contraire, une certaine résistance au passage des courants, résistance qui ne serait vaincue que lors d'une tension suffisamment haute du courant dans l'arborisation nerveuse. Même surmonté, cet obstacle n'en ralentit pas moins la marche de l'onde nerveuse; l'on conçoit maintenant pourquoi le retard dans la progression du courant réflexe est d'autant plus grand que le nombre des neurones à traverser est plus considérable [2].

Propagation directe du courant aux cellules motrices ; Actes réflexes. — Les physiologistes appellent acte réflexe tout mouvement involontaire, coordonné ou non, provoqué par l'excitation des terminaisons sensitives. Jusqu'à

l'apparition de la doctrine récente sur la structure de la moelle, ces réflexes n'avaient reçu que des explications fort hypothétiques et surtout fort incomplètes. Depuis lors, ce domaine de la physiologie s'est trouvé, comme bien d'autres, vivement éclairé. On peut aujourd'hui comprendre avec facilité et la marche des courants nerveux dans les réflexes les plus divers et les lois empiriques qui les gouvernent. Ces lois ne sont, en quelque sorte, il est vrai, que de simples conséquences des principes de morphologie et des connexions présentées par les neurones de la moelle et des ganglions rachidiens.

Les premiers schémas que les notions histologiques nouvelles aient inspirés sur la marche des courants de la racine postérieure à la racine motrice, avec ou sans participation des cellules funiculaires et commissurales, furent exposés par nous dès 1890. Kölliker, Van Gehuchten, Waldeyer et Lenhossék nous suivirent dans cette voie; ils amplifièrent nos schémas et en construisirent d'autres, où apparaissent graphiquement tous les chemins que l'impression sensitive est susceptible de parcourir pour susciter soit

1. MARQUEZ, Algunas aplicaciones de las nuevas ideas sobre la estructura del sistema nervioso. *La Ciencia moderna*, Madrid, 1898.

La formule adoptée par cet auteur est la loi même des courants électriques dérivés de Becquerel et Kirchoff; elle est ainsi conçue : *l'intensité de chacun des courants dérivés est en raison inverse de la longueur et en raison directe de la section des conducteurs respectifs*. Bien que lumineux à certains points de vue, ce rapprochement entre les conducteurs électriques et nerveux ne peut être accepté intégralement. Il faut, en effet, ne pas oublier que le conducteur nerveux est différent du conducteur électrique, car il ne propage pas seulement l'énergie qu'on lui transmet, il en crée ; témoin l'avalanche motrice, phénomène bien connu, qui consiste en une intensité d'autant plus grande de la contraction musculaire que le point excité du nerf est plus éloigné du muscle.

2. Helmholtz a démontré que chez la grenouille le courant sensitif parti de la peau met, pour se transformer en mouvement musculaire, douze fois plus de temps qu'il n'en faut à l'excitation pour parcourir les nerfs. Le *temps réflexe*, c'est-à-dire la durée qu'il faut ajouter au temps de transmission à travers les fibres des nerfs, est de 0,008 à 0,015 de seconde, pour les réflexes courts et unilatéraux ; il faut augmenter ce chiffre d'un tiers pour les réflexes croisés et diffus (Landois). On voit que ce retard ne peut être attribué, à cause de sa trop grande importance, au seul accroissement de longueur du circuit conducteur.

les mouvements réflexes, soit les mouvements volontaires. Les figures 209, 210, 211 et 212 reproduisent ceux de nos schémas que nous croyons les plus nécessaires à l'intelligence du sujet.

Réflexe unilatéral circonscrit. — On appelle ainsi toute réaction motrice déterminée dans un muscle ou dans un petit groupe de muscles par l'excitation très légère d'une zone sensitive très limitée. Le réflexe rotulien, le réflexe abdominal par contraction du muscle droit, les réflexes crémastérien, pupillaire, palpébral etc., en sont des exemples. Pour se produire, ces réflexes n'exigent que le concours de deux sortes de neurones, les sensitifs et les moteurs, car les collatérales sensitivo-motrices qui unissent ces cellules et qui, on se le rappelle, naissent à peu de distance de la bifurcation des radiculaires postérieures, constituent la voie la plus courte et la plus largement ouverte entre la peau et les muscles. Le nombre de ces collatérales longues ou excito-motrices lancées par chaque radiculaire sensitive est d'ailleurs restreint, le contingent des neurones moteurs mis en branle par la décharge sensitive est conséquemment bien faible. L'ensemble de ces conditions explique, avec la plus extrême évidence, la rapidité et le caractère très circonscrit de ce réflexe.

Nous pouvons suivre avec la plus grande facilité sur la figure 209 la marche et la

Emploi des deux neurones moteur et sensitif, ainsi que des collatérales sensitivo-motrices.

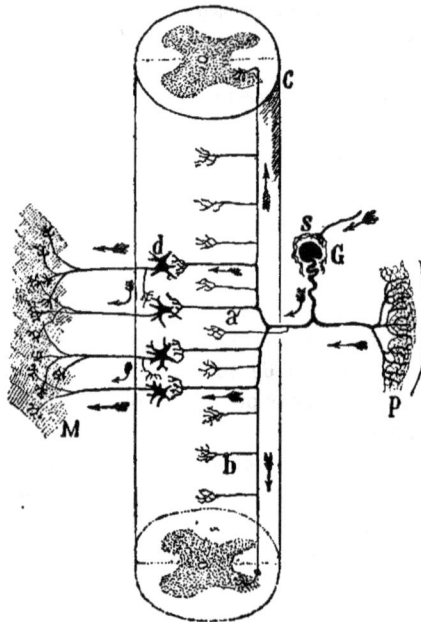

FIG. 209. — Schéma du sens des courants dans les réflexes unilatéraux circonscrits.

G, ganglion rachidien ; — M, muscles ; — P, peau ; — S, arborisation sympathique péricellulaire ; —*a*, collatérales réflexo-motrices ; — *b*, collatérales courtes ; — *d*, cellules motrices. — Les flèches indiquent le sens des courants.

distribution de l'influx nerveux dans le cas du réflexe circonscrit. L'excitation centripète (il faut ici la supposer peu intense) gagne directement la branche interne de la cellule sensitive et se trouve aussitôt dérivée, presque tout entière, par les collatérales longues. On se souvient que l'épaisseur totalisée de ces fibres volumineuses dépasse de beaucoup celle des branches terminales ascendante et descendante et les rend par suite plus aisément perméables aux courants. Des collatérales longues, l'excitation est transmise immédiatement aux cellules motrices, qui la dirigent sur deux voies : une voie principale, le cylindre-axe moteur, le long duquel elle est amenée jusqu'au muscle correspondant, et une voie accessoire, les collatérales motrices initiales, qui la propagent à d'autres neurones moteurs du même foyer.

Réflexe unilatéral diffus. — L'expérimentation apprend que lorsque l'excitation sensitive est passablement énergique ou réitérée, il se produit, non un mouvement localisé à un ou quelques muscles, mais une réaction, de caractère protecteur ou défensif, étendue à un grand nombre de muscles du même côté.

Emploi des trois neurones, sensitif, funiculaire et moteur.

Ce réflexe exige l'intervention de trois sortes de neurones, par conséquent, un de plus que dans le cas précédent. Pour en comprendre la production, ce que facilite le schéma de la figure 210, il est nécessaire tout d'abord de supposer que le courant déterminé par l'excitation périphérique atteint, dans le neurone sensitif A, une intensité suffisante pour pénétrer dans les collatérales fines ou courtes et dans les branches terminales de la radiculaire, afin d'être capable d'un effet utile. Des arborisations de toutes ces fibres, le courant passe au corps de cellules funiculaires C; les collatérales de celles-ci le transportent sur un nombre considérable de neurones moteurs B. Le cycle sera achevé par la contraction d'un grand nombre de muscles. Il est à peine besoin de dire, tant la chose est évidente, que les collatérales sensitivo-motrices, épaisses et longues, prennent part aussi à ce réflexe, moins efficacement, toutefois, que les collatérales sensitives fines. Durant leur trajet, elles émettent des branchilles, qui s'articulent avec les cellules du foyer intermédiaire ou cellules funiculaires du cordon latéral, tandis que, par leurs arborisations terminales, elles embrassent, en avant, les corpuscules moteurs et, peut-être, quelques neurones funiculaires directs et croisés.

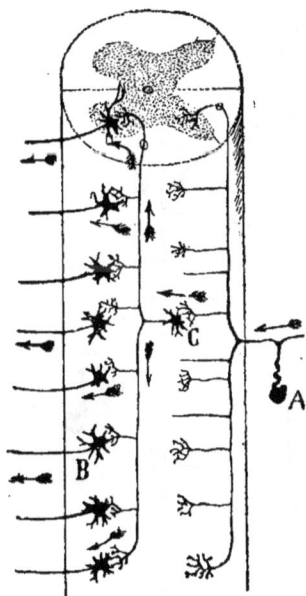

Fig. 210. — Schéma du sens des courants dans les réflexes unilatéraux diffus.

A, cellule ganglionnaire rachidienne ; — B, cellules motrices ; — C, cellules funiculaires. — Les flèches indiquent le sens des courants.

Réflexe croisé circonscrit et réflexe croisé diffus. — Lorsque l'excitation périphérique atteint une plus grande énergie encore, le réflexe devient bilatéral et, d'après la loi de symétrie, les mêmes muscles des deux côtés sont mis en mouvement.

Emploi des cellules commissurales.

Le réflexe bilatéral est-il diffus? Le courant sensitif apporté à la moelle par les radiculaires postérieures se dédouble : une partie va probablement aux cellules motrices de la moitié de la moelle correspondant au côté du corps qui a été excité et agit sur elles par l'intermédiaire des neurones funiculaires ascendants et descendants ; l'autre emprunte la voie des cellules commissurales pour se rendre aux cellules motrices de la moitié opposée (fig. 211). Cette seconde partie du courant passe vraisemblablement aussi par un autre chemin, par les collatérales sensitives croisées d'un côté et les cellules funiculaires du centre de la corne postérieure du côté opposé. On se souvient, en effet, des connexions qui existent entre ces collatérales et cellules. L'excitation peut ainsi déterminer un réflexe croisé par deux voies à la fois.

Le réflexe bilatéral est-il au contraire circonscrit à un muscle ou à quelques muscles voisins ? Il est à présumer qu'alors aucune cellule funiculaire ne participe à la conduction du courant. Les collatérales sensitivo-motrices seules suffisent ; mais pour cela, elles doivent agir sur les dendrites de la commissure protoplasmique avec lesquelles elles sont en contact, et, par elles, ébranler les neurones moteurs du côté opposé.

Réflexe ascendant et descendant à grande distance. — L'excitation périphérique est-elle extrêmement intense ? aussitôt, les muscles de la tête et des quatre membres entrent en contraction. L'excitation à son arrivée à la moelle se transmet de préférence vers les parties supérieures, conformément à la loi d'irradiation.

L'explication de ce réflexe est la même que pour le précédent : l'onde nerveuse, s'étant propagée dans toutes les collatérales et terminales de la fibre sensitive, envahit un grand nombre de cellules funiculaires et commissurales, et celles-ci, par leurs très longs cylindres-axes, la transportent à toute la série des foyers

Emploi de la commissure dendritique.

Emploi de tous les genres de cellules.

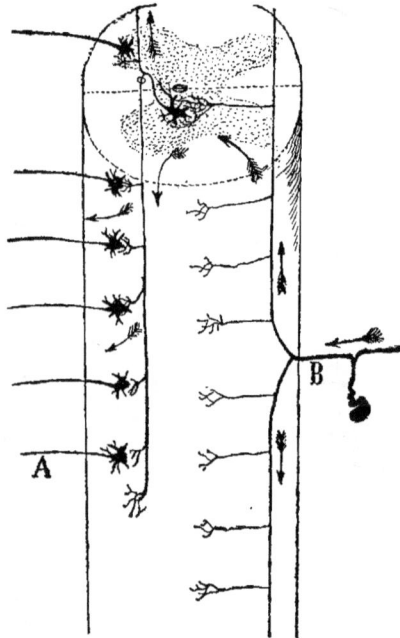

FIG. 211. — Schéma du sens des courants dans les réflexes croisés.

A, racine antérieure ; — B. racine postérieure. — Les flèches indiquent le sens des courants.

moteurs des deux côtés de la moelle. Les noyaux moteurs du bulbe sont également atteints par l'excitation, grâce aux branches terminales les plus hautes des funiculaires du cordon antéro-latéral. On peut aussi admettre dans la chaîne des neurones de ce réflexe les cellules funiculaires tertiaires, c'est-à-dire les cellules sensitives de troisième ordre. La diffusion plus marquée de l'excitation vers les muscles des régions supérieures du corps est d'interprétation aisée, si l'on se souvient que la branche ascendante née de la bifurcation des cylindres-axes funiculaires et commissuraux offre d'ordinaire une longueur plus grande et un diamètre plus considérable que la branche descendante.

Rôle de la branche ascendante des cellules funiculaires et commissurales.

Caractère utilitaire de l'acte réflexe. — Les mouvements réflexes, les diffus, en particulier, présentent un caractère utilitaire très net ; ce sont des actions coordonnées, concourant de façon harmonieuse à la satisfaction des exigences de la vie, telles que la fuite, le saut, la course, la préhension, la défense, la soustraction du corps aux agents nocifs, la toux, le vomissement, etc. Cette adaptation parfaite des réflexes aux besoins de l'existence nous force à supposer que les cellules funiculaires ou sensitives de deuxième et troisième ordre ne sont pas disposées au hasard ; elles doivent être, bien au contraire, arrangées en systèmes divergents. Nous voulons dire par là, que recevant d'un ou plusieurs neurones sensitifs des ganglions rachidiens l'excitation recueillie par ces dernières en un point limité de la peau, les cellules funiculaires la transmettent à un nombre considérable de muscles.

Adaptation exacte des voies médullaires à la défense de l'individu.

Les voies de communication à travers la moelle sont organisées, aussi, de manière que les muscles qui répondent en dernier ressort à l'excitation extérieure ressentie par un point donné de l'enveloppe cutanée sont précisément ceux qui doivent produire le mouvement synergique le plus approprié à la défense de ce point. L'espèce et le degré de complication de la réponse musculaire sont toujours automatiquement déterminés par quatre facteurs : l'intensité du stimulus cutané, l'espèce de fibre sensorielle impressionnée, le nombre des neurones sensitifs intramédullaires qui reçoivent le stimulus, enfin le degré d'excitabilité ou, si l'on aime mieux, le degré de résistance des diverses voies que doit traverser l'onde nerveuse [1]. On ne s'étonnera nullement, après cela, de l'inextricable complexité des voies intérieures de la moelle épinière. Il faut, en effet, que cet organe donne une réponse appropriée à chacune des innombrables excitations, qui, variables en siège, degré et nature, lui viennent de la peau, des muqueuses, des muscles, des ligaments, des tendons, des séreuses, sans parler de celles qui lui arrivent des sens supérieurs : œil, oreille, muqueuse olfactive et muqueuse linguale.

Leur rôle directeur sur les réflexes inférieurs.

Réflexes supérieurs. — En outre des noyaux réflexes de la moelle et du bulbe, divers physiologistes admettent l'existence de centres réflexes dans l'écorce cérébrale même. Ces centres, par leur intervention directe, auraient pour but de coordonner l'action des noyaux réflexes inférieurs, toutes les fois qu'il s'agit d'imprimer au corps un mouvement général, comme la course, le saut.

1. Le chemin suivi par l'excitation sensitive pourrait, selon Goldscheider, varier quelque peu, malgré la fixité qui lui semble fatalement imposée par les connexions des neurones. Cette variation serait causée par l'état de fatigue ou d'hyperexcitation auquel un neurone aurait été amené par un travail antérieur. Ainsi, une décharge électrique portant sur les nerfs de la face produit une paralysie momentanée des muscles d'un côté et une hyperexcitation des muscles du côté opposé ; ainsi encore, de petites excitations successives augmentent l'excitabilité du neurone; des excitations énergiques la diminuent, au contraire. Il suit de là que l'onde nerveuse, partie d'un point de la peau, pourra, dans certaines limites, changer son itinéraire dans la moelle ; car, selon la phase dans laquelle se trouveront les neurones qui doivent lui livrer passage, le chemin qui offre la moindre résistance sera différent. Voir :

GOLDSCHEIDER, Ueber die Bedeutung der Reize für Pathologie und Therapie im Licht der Neuron-Theorie. *Verhandlung d. XV Congresses f. innere Medicin*, Wiesbaden, 1897.

Ce n'est pas que moelle et bulbe soient incapables de provoquer ces grands mouvements ; la preuve en est que les animaux décapités et même les animaux privés de cerveau, comme le chien célèbre opéré par Goltz, présentent ces réflexes coordonnés de fuite ou de défense. Il semble indubitable, néanmoins, d'après les travaux de Munk [1], que toute réaction motrice complexe, déterminée chez des animaux à l'état normal, subit l'intervention de courants réflexes émanés de l'écorce cérébrale et se trouve comme régularisée par eux.

Nous reviendrons sur ces réflexes supérieurs quand nous étudierons la structure du cerveau. Pour l'instant, il nous suffit d'indiquer que leur production est soumise aux mêmes principes que nous avons établis précédemment. En effet, dans toute excitation, l'onde nerveuse se propage non seulement dans les collatérales des radiculaires sensitives, mais encore et surtout le long des branches de bifurcation ascendantes jusqu'à leurs terminaisons; quoique moins énergique dans ces dernières, elle n'en parvient pas moins par leur intermédiaire et celui de la voie sensitive centrale jusqu'à l'écorce cérébrale même. *Leur mode de production.*

Dans les conditions ordinaires, c'est-à-dire par suite de la faiblesse de l'irrigation sanguine de l'écorce cérébrale ou par suite d'autres causes qui diminuent les échanges nutritifs des cellules nerveuses et empêchent ainsi la naissance de l'acte conscient, la partie ascendante de l'onde nerveuse manque de l'intensité nécessaire pour provoquer une réaction commandée par la conscience. Son énergie n'est point perdue, pour cela ; elle est canalisée dans la voie pyramidale et mise à profit pour renforcer et coordonner l'acte réflexe. Il peut se faire que l'onde nerveuse, qui atteint le cerveau et redescend dans la moelle pour augmenter la puissance du réflexe médullaire, soit plus intense que celle qui a passé directement par les collatérales aux foyers moteurs des cornes antérieures. Cette plus grande intensité serait le résultat de l'accroissement de force que l'excitation acquiert en raison de la grande longueur des conducteurs qui la transportent ; elle serait peut-être due aussi au grand nombre des neurones qu'elle traverse.

Dans le cas d'une interruption de la voie sensitive ascendante, l'onde nerveuse, qui doit la parcourir, ne peut plus arriver jusqu'au cerveau ; elle dérive alors tout entière par les foyers moteurs de la moelle, et le réflexe médullaire en est intensifié. Nous aurions là, soit dit en passant, une explication de l'exaltation du pouvoir réflexe de la moelle, lors de la section de cet organe dans ses parties supérieures ou lors de la simple interruption des voies sensitives. Cette explication, à peine ébauchée par Pierret [2], a été complètement développée par Marquez. *Effet de l'interruption des voies sensitives supérieures sur les réflexes.*

Origine des réflexes. — Les réflexes se partagent, selon leur origine, en deux catégories : les réflexes instinctifs ou innés et les réflexes acquis.

Aux premiers appartiennent tous ces actes coordonnés que les animaux exécutent sans éducation préalable et cependant avec une aisance que, *Réflexes instinctifs; leurs*

1. H. Munk, Ueber die Fühlsphaeren der Grosshirnrinde, 5ᵉ Mittheilung. *Sitzungsber. d. k. Akad. d. Wiss. zu Berlin*, 1896.
2. Pierret, *Semaine médicale*, p. 122, 1896.

conditions his-
tologiques.

seule, une organisation achevée et préétablie peut permettre : ainsi, la préhension, la déglutition, la défécation, la toux, le vomissement, les mouvements réflexes de la pupille, de l'accommodation, etc. L'existence de ces réflexes supposent des connexions sûres et larges entre certaines espèces de cellules nerveuses, connexions qui, fatalement, se produisent durant la période fœtale ou dans les premiers mois de la vie.

L'invariabilité de ces réflexes et leur caractère héréditaire nous forcent à penser qu'ils sont la résultante d'une série d'adaptations anatomiques du système nerveux aux nécessités défensives les plus urgentes de l'organisme, série très longue, qui a dû commencer dès les premiers anneaux de la chaîne zoologique. Au début de leur apparition, les appareils servant à ces réflexes pouvaient être sujets à quelque variation, mais, dans la suite, ils sont devenus irréformables, du fait de l'hérédité et peut-être de la sélection même des connexions qui étaient les plus sûres et les plus réfractaires au changement.

Réflexes ac-
quis; mécanis-
me histologi-
que de leur
création.

Tout autre réflexe, qui manque du caractère de nécessité pour l'existence, et c'est d'habitude un réflexe compliqué, comme celui de la course, du saut, de la nage, de la parole, de l'écriture, du jeu des instruments musicaux, etc., fait partie, au contraire, des réflexes acquis par l'éducation. Ceux-ci ne sont aucunement héréditaires, et les connexions nerveuses qui leur servent de substratum n'ont rien d'irréformable. Leur caractère dominant est d'avoir été appris laborieusement dans les premières années de la vie et de s'être transformés en actes réflexes ou automatiques par un exercice répété et par un travail soutenu de l'attention, tous deux causes d'une plus grande facilité des mouvements. Il n'entre point dans nos vues d'exposer ici les diverses théories qui ont été proposées pour expliquer ce phénomène de transmutation d'un acte conscient en un acte inconscient. Nous nous permettrons, seulement, de dire quelques mots de l'hypothèse qui, selon nous, est la plus logique et la plus conforme aux données de l'évolution ontogénique.

Commençons par une affirmation, acceptée par un grand nombre de physiologistes. Pour qu'une excitation puisse atteindre le champ de la conscience, il est deux conditions nécessaires et suffisantes : c'est d'abord qu'elle possède une certaine intensité, c'est ensuite que l'écorce cérébrale, siège des phénomènes conscients, soit le lieu de ces états physico-chimiques encore inconnus qui, psychologiquement, se traduisent par le *réveil de l'attention*. Ceci posé, on peut admettre que pendant la jeunesse, c'est-à-dire avant que les arborisations nerveuses aient atteint leur modelé définitif, les collatérales sensitivo-motrices n'ont qu'un développement relativement restreint. Aussi, les courants nerveux se propagent-ils, de préférence, dans les troncs ascendant et descendant de la bifurcation des radiculaires postérieures; ils arrivent ainsi facilement aux ganglions de Goll et de Burdach dans le bulbe, puis à l'écorce du cerveau, et ici avec une force suffisante pour déterminer une réaction consciente. Plus tard, il n'en va plus ainsi; par suite de l'exercice qui, sans cesse, tend à y faire passer l'onde nerveuse, les collatérales réflexo-motrices grossissent, s'hypertrophient, tandis que les branches terminales des troncs ascendants et descendants restent, quant à leur épaisseur, plus ou moins stationnaires ; l'excitation sensitive, qui, naturellement, cherche toujours à se propager dans le sens de la moindre résistance, s'échappera donc, maintenant, surtout par les collatérales. Dès lors, quand un stimulus modéré agira à la périphérie, il n'arrivera plus au cerveau qu'un courant faible, incapable d'y faire naître une sensation ; mais, même dans ce cas, le fait de conscience peut prendre naissance, suivi des réactions motrices intentionnelles adéquates, pourvu que l'attention mette en jeu les mécanismes appropriés, c'est-à-dire pourvu qu'elle congestionne l'écorce cérébrale et en augmente l'excitabilité. En d'autres termes, l'onde sensitive n'est nullement incapable, chez l'adulte, de provoquer des réactions conscientes, mais elle a besoin, pour les déterminer, ou bien de posséder une intensité plus grande que dans la jeunesse, ou bien de trouver l'écorce cérébrale convenablement disposée pour la percevoir.

Nous avons attribué la prédilection de l'onde nerveuse pour certaines voies à un accroissement du calibre des conducteurs, peut-être sous l'effort même de l'excitation. D'autres circonstances pourraient encore accentuer cette prédilection et rendre la voie de plus en plus fréquentée : c'est, par exemple, le développement plus considérable des arborisations axiles et protoplasmiques qui entrent dans la constitution d'un arc réflexe, soit qu'elles se ramifient plus abondamment, soit qu'elles s'allongent davantage, de façon à accroître dans les deux cas les surfaces de contact ; c'est encore, comme Tanzi le suppose, le rapprochement graduel des parties qui forment l'articulation axo-protoplasmique, et, par conséquent, la résistance moindre opposée au passage des courants. En somme, il nous paraît très probable que les actes conscients ont pour voie afférente les branches sensitives terminales, tandis que les actes réflexes empruntent les branches collatérales ; l'exercice hypertrophie ces dernières de plus en plus.

Les diverses conditions histologiques des voies réflexes.

Le mécanisme des réflexes est encore enveloppé d'obscurités sur bien des points. Ainsi, nous ne savons comment certaines substances changent le pouvoir excito-moteur de la moelle épinière, les unes l'exaltant comme le font la strychnine, la brucine, l'atropine, la nicotine, etc., les autres l'atténuant comme la morphine, le chloroforme, le bromure de potassium, etc. Faute d'explication basée sur les faits, il a fallu s'adresser aux hypothèses, et elles sont nombreuses. On peut, à l'exemple de Marinesco, supposer que ces substances agissent, soit en accélérant, soit en modérant dans les neurones la consommation des principes organiques, dont la transformation chimique est liée à l'augmentation des ondes nerveuses ; ces principes organiques ont reçu de Marinesco le nom global de *kinetoplasma*. On peut au contraire admettre que les substances qui modifient le pouvoir réflexe provoquent un phénomène physique dans les articulations axo-protoplasmiques ; en cela, l'imagination a libre cours. Ces substances pourraient, comme le soutiennent Duval et ses partisans, provoquer des mouvements amiboïdes, cause de changements d'adaptation dans les articulations ; elles pourraient encore resserrer ou relâcher les connexions de ces articulations, en les rendant turgescentes ou flasques ; elles pourraient modifier le degré de résistance du ciment au passage du courant, provoquer des mouvements de rétraction ou d'expansion dans la névroglie inter-

Hypothèses sur le mécanisme des modifications des réflexes par : 1° les substances excitantes et calmantes.

calaire et rendre difficile ou aisée la propagation des ondes nerveuses à travers l'articulation ; elles pourraient agir de bien d'autres manières encore. Toutes ces explications manquent de fondement expérimental ; ce sont de simples hypothèses sujettes à discussion et ne visant qu'à montrer la possibilité de réduire le phénomène à des conditions physico-chimiques.

2° Les lésions du bulbe et de la moelle cervicale.

Les lésions du bulbe et de la moelle cervicale diminuent l'excitabilité de la partie supérieure de l'axe médullaire, tandis qu'elles laissent intacte ou exagèrent même celle de sa partie lombo-sacrée. Quel est le mécanisme de cette action singulière? On ne le sait point d'une façon certaine. L'augmentation du pouvoir réflexe à la suite de la section de la moelle ou de l'interruption de la voie pyramidale pourrait s'expliquer par un excès d'intensité de l'onde sensitive au niveau des collatérales sensitivo-motrices, excès déterminé par l'impossibilité pour l'onde nerveuse de se propager par la voie sensitive centrale jusqu'au cerveau. La diminution ou la suppression des réflexes dans les territoires médullaires voisins de la lésion sont soumis probablement à d'autres conditions. L'action tonique exercée par les foyers réflexes supérieurs sur les inférieurs pourrait être l'une de ces conditions, d'après Van Gehuchten. Ce pourrait être aussi, comme Rosenthal et Mendelsohn [1] le proposent, l'existence, dans la région bulbo-cervicale, des principaux points de connexion entre les voies sensitives et motrices venues des portions cervicale et dorsale de la moelle ; lorsque ces connexions sont brisées, les réflexes supérieurs cessent.

3° Les excitations faibles et répétées et les excitations énergiques et douloureuses.

Les physiologistes ont prouvé bien des fois déjà, que : 1° les excitations faibles et répétées, soit des noyaux moteurs, soit de la peau et des organes sensoriels, augmentent l'énergie des réflexes ; elles produisent ce qu'Exner appelle en allemand *die Bahnung*, c'est-à-dire la perméabilité des conducteurs, même dans les régions qui ne sont pas en relation directe avec les neurones stimulés ; 2° les excitations sensitives et sensorielles énergiques, et plus spécialement les excitations douloureuses, arrêtent les réflexes coordonnés, bien qu'elles aient lieu dans des sphères sensitives à la fois différentes et distantes de la zone cutanée, dont l'irritation provoque ordinairement la réaction motrice automatique.

Ce sont là encore deux faits, qu'il est très difficile d'interpréter au moyen des nouvelles doctrines physiologiques.

a) Accentuation des réflexes.

On peut à la rigueur comprendre le premier, en admettant que la somme des excitations centripètes amenées par des radiculaires différentes, mais reliées anatomiquement au même foyer moteur, engendre dans ce dernier une décharge plus forte que celle qui serait déterminée par l'excitation apportée par une seule fibre sensitive. Dans ce cas, la voie de connexion longitudinale utilisée pourrait bien être formée par les cellules funiculaires et commissurales, comme l'affirme Sternberg [2], à propos des réflexes tendineux.

b) Inhibition.

Quant au second, dont on connaît bien des exemples, tels que l'abolition générale des réflexes par suite de terreur, la paralysie de la marche par une douleur intense, la suppression du réflexe rotulien d'un côté par excitation électrique violente d'un nerf sensitif du côté opposé, etc., le mécanisme en est encore plus difficile à concevoir. Il est, en effet, vraiment étrange qu'une irritation énergique provoque une inhibition motrice au lieu d'amener des réflexes coordonnés étendus et des réactions conscientes. Quoi qu'il en soit, nous allons

---

1. Rosenthal und Mendelsohn, Ueber die Leitungsbahnen der Reflexe im Rückenmarke und den Ort der Reflexübertragung. *Neurol. Centralbl.*, n° 21, 1897.

2. Sternberg, Ueber Lähmung und Krampf. *K. Gesellschaft der Aerzte*, 26 mai 1893, Wien.

donner de ce phénomène une explication très risquée, nous l'avouons ; elle s'applique également à l'inhibition des réflexes produite par la volonté au moyen de la voie pyramidale. Le neurone moteur ne réagit, d'après nous, que sous des excitations comprises dans de certaines limites ; celles-ci dépassées, il reste inerte, que la stimulation lui vienne par la voie pyramidale ou par les nerfs sensitifs et sensoriels. On conçoit ainsi pourquoi les courants modérés apportés au neurone moteur par ces voies, le provoquent à une décharge motrice, alors que les courants très violents suspendent son activité. Mais, que l'intensité initiale exagérée du stimulus s'abaisse par fatigue du pouvoir inhibiteur de la voie pyramidale, si l'on veut, ou par irradition de l'excitation, comme il arrive lorsqu'une douleur très vive se modère, et les réflexes, tout à l'heure absents, réapparaîtront.

Voies sensitives centrales. — On sait que toute excitation sensitive recueillie à la périphérie est susceptible, lorsque son énergie est suffisante, de parvenir à l'écorce du cerveau, à la région motrice ou sensitivo-motrice, et de se transformer là en sensation, grâce à l'activité spécifique des cellules pyramidales.

Les excitations de différents genres, tactile, thermique, douloureuse, du sens musculaire et tendineux, suivent le long de l'axe cérébro-rachidien des routes variées pour chacune d'elles (fig. 212).

Routes distinctes pour chaque sensibilité.

a) Voie sensitive tactile centrale. — La seule route, qui soit assez connue, est celle des impressions tactiles, car nous savons déjà quels neurones la composent. Elle est représentée sur la figure 212, qui va nous permettre d'en suivre les courants. L'excitation tactile arrivée au ganglion *D* ou *C*, pénètre dans la moelle avec les radiculaires postérieures à grand parcours et monte le long de la branche ascendante de leur bifurcation jusqu'aux noyaux bulbaires des cordons de Goll et de Burdach, *E, F* ; là, elle est reprise par d'autres neurones dont les cylindres-axes ascendants s'entrecroisent sur la ligne médiane et produisent une voie sensitive centrale connue sous le nom de ruban de Reil médian (*lemniscus*), *G*. Cette voie s'achève dans la couche optique, où un autre système conducteur, la voie thalamo-corticale *H, I*, reprend l'excitation sensitive pour la mener à la zone motrice du cerveau. En ce point, les arborisations sensitives terminales entreraient en contact avec les bouquets protoplasmiques périphériques des cellules pyramidales.

On n'est pas entièrement d'accord sur le nombre des neurones successifs qui font partie de la voie sensitive au delà de la moelle. Les travaux de Flechsig et Hösel [1], exécutés au moyen de la méthode des dégénérations secondaires, semblaient établir que le ruban de Reil n'est constitué que par un neurone unique, et beaucoup de savants le croient encore (fig. 212). Mais les recherches récentes de Monakow [2] chez l'homme, celles de Mahaim [3], de Flechsig lui-même,

Nombre incertain de ses neurones au delà de la moelle.

1. FLECHSIG u. HÖSEL, Die Centralwindungen ein Centralorgan der Hinterstränge. *Neurol. Centralbl.*, 1890.

2. MONAKOW, Neue experimentelle Beiträge zur Anatomie der Schleife. *Neurol. Centralbl.*, 1885.

3. MAHAIM, Ein Fall von sekundärer Erkrankung des Thalamus opticus und der Regio subthalamica. *Arch. f. Psychiat.*, Bd. XXV.

de Dejerine [1], de Bielschowsky [2] et d'autres conduisent à penser que le ruban de Reil ou lemnisque interne des auteurs allemands est formé de deux neu-

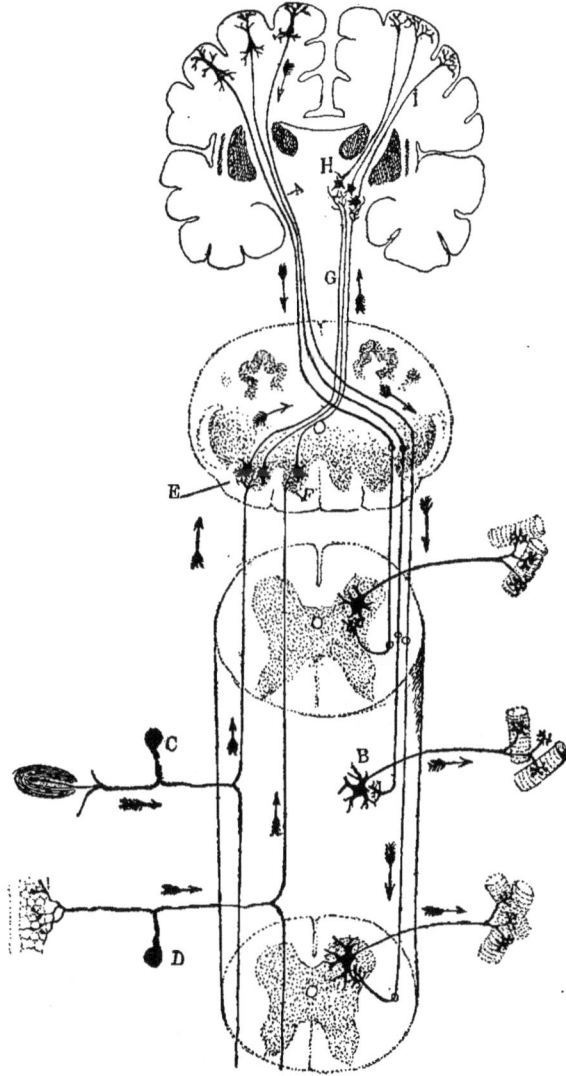

Fig. 212. — Schéma du sens des courants dans la voie sensitive tactile et dans celle des mouvements volontaires.

A, voie pyramidale ; — B, cellules motrices ; — C, D, cellules sensitives ; — E, noyau du cordon de Burdach ; — F, noyau du cordon de Goll ; — G, voie sensitive centrale. — Les flèches indiquent le sens des courants.

1. M. et Mme Dejerine, Sur les connexions du ruban de Reil avec la corticalité cérébrale. C. R. des séances de la Soc. de Biol., 6 avril 1895.

2. Bielschowsky, Obere Schleife und Hirnrinde. Neurol. Centralbl., 1895.

rones superposés. L'un d'eux siégerait dans les noyaux des cordons de Goll et de Burdach et enverrait son cylindre-axe, d'après Monakow, dans la région ventrale de la couche optique où il s'arboriserait ; l'autre, logé dans ce dernier noyau, adresserait son axone et ses ramifications axiles terminales à la circonvolution pariétale ascendante et au lobule paracentral, c'est-à-dire aux noyaux moteurs corticaux. Nous verrons plus tard que la découverte, que nous avons faite[1], des arborisations terminales du ruban de Reil et de l'origine de la voie sensitive supérieure confirme pleinement les conclusions de Monakow. Munk a démontré, en outre, par ses travaux intéressants, que chaque foyer moteur de l'écorce est relié, par l'intermédiaire des fibres de la voie sensitive, au territoire cutané d'où lui viennent ses excitations habituelles.

b) Voie cérébelleuse ascendante ou sensitive cérébelleuse. — Lorsque nous avons fait l'exposé des diverses voies de la substance blanche, nous avons parlé d'un système de fibres, qui naît dans les cellules de la colonne de Clarke, monte le long de la partie superficielle du cordon latéral et arrive enfin au cervelet, où il se termine, sans qu'on sache précisément ni où ni comment. Cette voie est certainement sensitive, comme l'indique la quantité extraordinaire de collatérales sensitives que reçoit la colonne de Clarke. Mais, quelle sorte de fibres sensibles reçoit-elle, quelle espèce de sensibilité transporte-t-elle ? on l'ignore. Cependant, si nous considérons que le cervelet, pour exercer son influence coordinatrice sur les mouvements musculaires, doit, par un moyen quelconque, être informé de l'énergie de la contraction et de la position des muscles et des tendons dans l'espace, il nous semble permis de supposer que ce moyen n'est autre que l'ensemble des fuseaux de Kühne, des organes musculo-tendineux de Golgi, des corpuscules intra-musculaires de Pacini ; par conséquent, le courant sensitif apporté au cervelet par la voie cérébelleuse ascendante doit provenir de ces divers corpuscules musculo-tendineux.

Son rôle possible dans le transport des impressions de la sensibilité musculo-tendineuse.

Nous verrons plus tard, en nous occupant du cervelet, par quel mécanisme ce centre agit sur la moelle. Pour le moment, nous nous permettons seulement d'avancer que tout mouvement réflexe a besoin de l'action coordinatrice du cervelet, et que cette action se produit et se continue, automatiquement, dès que le muscle se contracte, c'est-à-dire dès que les terminaisons nerveuses des fuseaux de Kühne sont mises en branle.

c) Voie des sensations douloureuses et thermiques. — Les physiologistes et les pathologistes croient, en général, que l'impression douloureuse se transmet, d'abord, du cordon postérieur à la substance grise de la moelle, puis de celle-ci, peut-être par l'intermédiaire d'un neurone funiculaire, au cordon latéral du côté opposé ; elle courrait dans la partie la plus antérieure de ce cordon, le long d'une voie ascendante, et parviendrait ainsi au cerveau. Leur opinion se fonde sur les deux ordres de faits suivants : 1° la section du cordon postérieur n'abolit que la sensibilité tactile, 2° la sensibilité à la douleur persiste dans les affections de la moelle chez l'homme, à

Sa constitution d'après les physiologistes et les pathologistes.

1. S. R. CAJAL, Contribución al estudio de la via sensitiva central y estructura del tálamo óptico. *Rev. trim. micrográf.*, t. V, 1900.

condition que le cordon latéral et la substance grise de la corne postérieure restent intacts. L'entrecroisement des voies conductrices de la douleur dans la moelle est chose bien connue depuis les expériences classiques de Vulpian. Après des hémisections de la moelle, cet auteur observa toujours de l'analgésie dans les régions du corps situées au-dessous et de l'autre côté de la lésion. Au reste, la substance grise peut à elle seule transmettre l'impression douloureuse vers les sphères supérieures, comme le prouve l'expérience dans laquelle, toute la substance blanche de la moelle étant coupée circulairement, l'impression d'une douleur provoquée au-dessous de la lésion n'en continue pas moins à parvenir à la conscience.

Avec les nouvelles idées sur la structure des centres nerveux, il n'est certes pas difficile d'imaginer la route que peuvent prendre les impressions douloureuses. Ce qui est malaisé, c'est de décrire la vraie route, celle qui satisfait à toutes les données anatomiques et physiologiques, y compris le croisement, dont tous les physiologistes admettent l'existence. Aussi, est-ce à titre de simple essai que nous allons entreprendre de tracer le trajet de l'impression douloureuse dans les centres.

Notre sché-ma hypothéti-que.   Qu'on nous accorde tout d'abord que les neurones médullaires chargés de recueillir les impressions douloureuses constituent les voies sensitives courtes de Marie, et que les collatérales sensitives croisées de la commissure postérieure ont pour fonction principale, sinon exclusive, de transporter l'impression douloureuse dans la moitié de la moelle opposée au côté impressionné du corps. Ceci étant, voici la route suivie : le courant passe des radiculaires postérieures aux collatérales commissurales sensitives; celles-ci, qui, on le sait, s'arborisent dans la corne postérieure du côté opposé, le transmettent aux neurones funiculaires du cordon latéral ; le courant monte alors le long de ce cordon jusqu'au bulbe, où certainement il doit pénétrer dans un autre neurone afin d'arriver au cerveau: il ne faut pas oublier, en effet, que toute dégénération ascendante déterminée par une hémisection de la moelle s'arrête toujours avant le bulbe ou dans le bulbe lui-même. Ce dernier neurone quel est-il ? est-ce celui de l'olive bulbaire ? Est-ce celui de la masse grise sous-jacente à la racine descendante du trijumeau et presque attenante au ganglion du cordon de Burdach? N'est-ce pas tout simplement celui de ce dernier ganglion ? Toute réponse à l'une quelconque de ces questions serait une hypothèse tout à fait arbitraire.

Quoi qu'il en soit, l'entrecroisement de l'impression douloureuse se trouve expliqué par le schéma précédent. Quant à sa diffusion ou irradiation, l'énergie même de la douleur paraît en être la cause suffisante. On conçoit, en effet, tant l'intensité de l'impression douloureuse est grande, que la commotion nerveuse provoquée puisse remplir une grande partie des voies commissurales et funiculaires de la moelle et monter ainsi au cerveau par des chemins fort différents. On peut, en certains cas, comprendre autrement le mécanisme de l'irradiation douloureuse : lorsque la douleur atteint une intensité excessive, l'onde nerveuse pourrait fort bien rétrograder, c'est-à-dire atteindre toute une série de neurones sensitifs de premier ordre ; elle pourrait se transmettre, par exemple, des collatérales d'un neurone radiculaire à celles d'un autre neurone de même espèce et plus ou moins éloigné, en empruntant ou non l'intermédiaire des cellules funiculaires. C'est de la sorte, pensons-nous, qu'on peut expliquer la diffusion de la douleur dans l'odontalgie, autrement dit, la propagation à toutes les branches du trijumeau de l'excitation douloureuse provoquée dans un nerf dentaire.

Opinion de Van Gehuchten. — Ce savant a émis sur le chemin suivi par les impressions thermiques, douloureuses et tactiles une hypothèse qui mérite d'être connue.

Les voies sensitives longues, constituées par les fibres du cordon postérieur qui se terminent dans les noyaux de Goll et de Burdach, transmettent, d'après lui, les impressions de la sensibilité musculaire, tendineuse et articulaire. Ce courant subit un entrecroisement dans le bulbe, par suite de la décussation du ruban de Reil qu'il parcourt.

Voies destinées aux impressions du sens musculaire, tendineux, etc.

Les voies sensitives courtes, formées par les radiculaires postérieures qui se terminent dans la substance grise de la moelle même, serviraient, par contre, à la propagation des impressions tactiles, douloureuses et thermiques, c'est-à-dire aux différents modes de la sensibilité cutanée ou superficielle.

En outre de la cellule des ganglions rachidiens, productrice de ces voies courtes, voici quels seraient les neurones successifs parcourus par les impressions de la sensibilité cutanée : 1° le neurone des noyaux d'origine du faisceau de Gowers et du faisceau cérébelleux ascendant; le premier de ces cordons serait formé surtout par des fibres entrecroisées le long de la moelle, dans la commissure antérieure; le second constituerait, au contraire, une voie directe; 2° le neurone de Purkinje ou cérébello-olivaire, terminé dans l'olive cérébelleuse ; 3° le neurone olivo-thalamique ou pédonculo-cérébelleux supérieur ; 4° un neurone, peu connu, qui transporterait le courant de la couche optique à l'écorce cérébrale.

Neurones parcourus par les impressions tactiles, douloureuses et thermiques.

Nous discuterons cette hypothèse lorsque nous en arriverons au pédoncule cérébelleux supérieur. Disons cependant, ici, qu'un certain nombre de faits d'observation se dressent contre elle, par exemple : le caractère centrifuge des branches de bifurcation et des collatérales du pédoncule cérébelleux supérieur, ainsi que le caractère moteur de la voie issue du noyau rouge, principale station terminale de ce pédoncule.

Objections.

COURANT MOTEUR OU DU MOUVEMENT VOLONTAIRE

Ce courant suit à la fois deux chemins : l'un direct à travers le cerveau et la moelle seulement, l'autre indirect à travers le cerveau, le pont de Varole, le cervelet et la moelle.

Voie directe. — Elle est constituée par deux neurones : la cellule pyramidale du cerveau et la cellule motrice de la moelle. Le schéma de la figure 212, montre en *A*, comment les choses semblent se passer. L'excitation centrifuge, née vraisemblablement dans le bouquet périphérique de la cellule pyramidale (car un grand nombre d'arborisations axiles sensitives viennent s'articuler avec lui), descend le long des cylindres-axes de la voie pyramidale jusque dans la moelle ; elle franchit l'articulation qui unit les

Ses deux neurones : la cellule pyramidale du cerveau et la cellule motrice de la moelle.

arborisations terminales de ces cylindres-axes aux dendrites de la cellule motrice de la corne antérieure, arrive au corps de cette cellule et parvient enfin au muscle. On sait que, grâce à la décussation des pyramides, le courant, né, par exemple, dans le cerveau droit, se rend à la moitié gauche de la moelle; mais cette décussation n'est jamais complète, ainsi que l'ont démontré de nombreuses expériences physiologiques, entre autres celles, toutes récentes et décisives, de Wertheimer et Lepage [1]; en réalité, chaque hémisphère cérébral commande partiellement aux deux moitiés de la moelle, quoique plus spécialement à celle du côté opposé.

Entrecroisement incomplet des faisceaux pyramidaux.

Utilité des entrecroisements.

Quel est, pour l'organisme, l'utilité ou l'avantage de ce singulier entrecroisement des voies sensitives et motrices? Que tout foyer nerveux, pour être à même d'exercer son influence sur les deux moitiés de la moelle ou du cerveau, possède à la fois des voies directes et croisées, cela se comprend aisément. Mais pourquoi faut-il que les voies croisées soient plus puissantes que les voies directes, alors que les réactions motrices du même côté semblent être celles dont l'organisme fait le plus souvent usage? Comment des voies directes sensitives et motrices, à action prédominante, ne se sont-elles pas plutôt établies, ne fût-ce que par cette raison d'utilité dont l'organisme est si esclave en d'autre cas?

Cause de l'entrecroisement des pyramides.

Dans un travail spécial [2], nous avons essayé de donner réponse à ces différentes questions. Nous y admettons, par exemple, que l'entrecroisement de la voie pyramidale, dont il s'agit ici particulièrement, est, chez tous les mammifères, le résultat d'une adaptation économique à la décussation du nerf optique, décussation provoquée elle-même par la nécessité, chez les animaux à vision panoramique, de rendre continues et adéquates les deux images visuelles cérébrales. Nous reviendrons d'ailleurs sur ce point, lorsque nous étudierons le nerf optique; alors nous montrerons que, généralisée, cette hypothèse est susceptible, au dire de plusieurs savants, d'expliquer un certain nombre de dispositions paradoxales des voies de conduction nerveuse.

Principes des entrecroisements; déductions anatomiques.

Contentons-nous pour l'instant de faire remarquer les détails caractéristiques suivants : 1° La prédominance des voies croisées n'est constante que dans les voies centrales sensitives et motrices; l'entrecroisement manque ou existe rarement dans les neurones moteurs et sensitifs de premier ordre, c'est-à-dire dans les anneaux extrêmes de la chaîne sensitivo-motrice; le nerf optique n'est pas une exception, puisqu'il représente, en réalité, une voie sensorielle de second ordre. 2° La décussation des principales voies sensorielles et sensitives a vraisemblablement déterminé, par adaptation corrélative, celle des voies motrices, car c'est seulement ainsi que le cerveau, qui reçoit surtout les excitations sensitives croisées, est en état de répondre par l'hémisphère auquel arrivent les commotions sensitives ou sensorielles les plus habituelles. 3° Le lieu où s'effectue l'entrecroisement et la forme qu'il affecte sont soumis aux lois d'économie de protoplasma conducteur et de temps de conduction; l'entrecroisement s'opère toujours, en effet, dans les points les

1. WERTHEIMER et LEPAGE, Sur les mouvements des membres produits par l'excitation de l'hémisphère cérébral du côté correspondant. *Arch. de Physiol. norm. et pathol.*, n° 1, 1897. — Sur les fonctions des pyramides bulbaires. *Arch. de Physiol. norm. et pathol.*, n° 3, 1896.

2. CAJAL, Estructura del kiasma óptico y teoria general de los entrecruzamientos nerviosos. *Rev. trim. microgr* n° 1, Marzo 1898.

plus favorables; il en résulte que l'angle de croisement est toujours le plus aigu possible et que, dans les systèmes formés de plusieurs neurones, celui qui se croise est le plus voisin de la ligne médiane, cela, quel que soit l'ordre de succession. En s'inspirant de cette règle, en tenant compte, également, des compensations qui s'établissent dans le trajet des neurones successifs d'un même système, il est parfois possible de conjecturer le siège et l'importance de la décussation de la voie centrale d'un nerf donné. Soit, par exemple, un nerf moteur entièrement entrecroisé, comme le pathétique; nous déduirons de cet entrecroisement total que : a) par compensation, la voie directe centrale de ce nerf doit être plus puissante que sa voie croisée; b), en vertu des lois d'économie précitées, cette voie directe sera plus éloignée de la ligne médiane. C'est le contraire qu'il nous faut présumer dans les nerfs non entrecroisés, c'est-à-dire dans la grande majorité des nerfs. 4° Il n'existe pas de voies reentrecroisées. 5° Les deux voies centrales, croisée et directe, sont probablement de même volume, lorsqu'elles partent de foyers nerveux moteurs qui agissent synergiquement et des deux côtés, comme ceux, par exemple, de la mastication, de la respiration, de la déglutition, de la convergence visuelle. 6° Quand ni les nerfs, ni leurs voies principales sensitives ou motrices ne présentent de décussation, il y a lieu de présumer qu'il existe un entrecroisement soit de collatérales nerveuses issues de ces voies, soit d'expansions protoplasmiques appartenant aux neurones d'où proviennent ces voies.

On ignore les connexions des fibres pyramidales directes ou croisées pendant leur trajet dans la moelle; il est, par suite, impossible de dire si chacune de ces fibres entre en rapport avec une cellule motrice ou avec un grand nombre d'entre elles. Si l'on tient compte du caractère complexe et de la coordination parfaite des mouvements volontaires, rarement limités à un seul et même muscle, on arrive néanmoins à une conclusion fort probable, c'est que la commotion amenée par une fibre de la voie pyramidale se propage à plusieurs groupes de neurones moteurs, et précisément à ceux-là dont la décharge est capable de provoquer un mouvement musculaire coordonné. Par conséquent, c'est à l'aide d'une seule fibre pyramidale, ou, tout au plus, d'un petit groupe d'entre elles, que le cerveau excitera un centre moteur réflexe de la moelle ou du bulbe. Cette conception cadre bien avec les observations de Nissl[1], de Sano[2] et d'autres savants, pour qui chaque muscle se trouve représenté dans la corne antérieure de la moelle, non par une cellule nerveuse, mais par un groupe de cellules nerveuses. D'un autre côté, un assez grand nombre de physiologistes, tels que Remak, Ferrier, Leo, Maracci, Féré, ont démontré que toute racine antérieure ou motrice renferme des cylindres-axes pour un grand nombre de muscles, pour tous ceux, précisément, dont le concours est nécessaire à la production d'un mouvement de protection ou de défense, volontaire ou réflexe. Bref, le courant moteur sorti d'une cellule pyramidale unique ou d'un petit lot de cellules pyramidales de l'écorce cérébrale doit faire boule

Hypothèses sur les connexions des fibres pyramidales et des cellules motrices de la moelle.

1. Nissl, Ueber eine neue Untersuchungsmethode der Centralorgane. *Centralbl. f. Nervenheilk. u. Psychiatr.* etc., 1894.
2. Sano, Les localisations motrices dans la moelle épinière. *Communication au Congrès de Neurologie.* Bruxelles, sept. 1897.

de neige à mesure qu'il descend, il doit intéresser une multitude de cellules motrices et se dégager de la moelle par tous les cylindres-axes d'une racine antérieure. Les mouvements d'une grande étendue et d'une grande complexité supposent l'excitation simultanée ou successive d'une grande quantité de cellules pyramidales, et conséquemment la décharge d'une foule de noyaux moteurs médullaires.

Loi de Flatau sur la situation des voies longues dans les cordons médullaires.

Les fibres nerveuses correspondant à un mouvement complexe déterminé ne sont pas disposées au hasard dans la voie pyramidale. Comme l'ont établi les recherches de Gad et Flatau [1], les fibres chargées, par exemple, de provoquer des mouvements dans les membres supérieurs et terminées pour cela dans la moelle cervicale occupent dans le cordon latéral une position plus profonde et plus antérieure que celles qui se rendent à des segments médullaires plus éloignés. Ceci indique, en somme, que la loi, dite de Flatau [2], sur la situation superficielle des voies longues dans la substance blanche, s'applique également aux voies pyramidales.

Rôle du faisceau pyramidal direct; hypothèses diverses.

Nous avons dit que les connexions principales de la voie pyramidale et de la moelle sont croisées. Il existe cependant un faisceau direct dans la voie pyramidale. Mais l'accord est loin d'être fait sur ses fonctions. A notre avis, son rôle est d'assurer une innervation double aux noyaux moteurs, bulbaires et médullaires, qui sont nécessaires à la vie ou très importants pour son maintien. Si notre hypothèse est exacte, toute interruption d'une des voies pyramidales croisées ne doit pas entraîner, *ipso facto*, l'inactivité de ces noyaux moteurs ; car s'ils cessent de recevoir toute excitation par cette voie, ils continuent d'être animés par la voie directe, restée intacte. C'est ce qui arrive, par exemple, lorsqu'une hémorragie cérébrale détruit la capsule interne d'un côté : les muscles innervés uniquement par la voie pyramidale croisée partie de ce côté sont paralysés; mais les muscles, qui reçoivent en même temps une excitation de la voie directe du côté opposé, continuent de fonctionner. Tel est le cas des muscles de la respiration, de la phonation, de l'abdomen, des paupières, de tous les appareils qui sont, en un mot, d'une nécessité urgente ou d'une grande importance pour la vie. Ce privilège, ils le doivent, sans doute, ainsi que nous le supposons, à ce que leurs noyaux moteurs sont reliés aux deux hémisphères cérébraux à la fois.

D'autres opinions ont été émises, qui paraissent moins probables. C'est ainsi que pour Charpy [3] le but du faisceau direct serait de fournir un complément d'innervation volontaire aux foyers médullaires moteurs du bras et de la main, foyers si développés chez les primates et surtout [chez] l'homme ; le faisceau de Türck s'accuse, en effet, au fur et à mesure du perfectionnement de la main, dans la série animale. Charpy pense également que la situation antérointerne de ce faisceau dans la moelle est motivée par des raisons économiques; il est placé effectivement tout près du noyau moteur antéro-interne du renflement cervical, où ses fibres se terminent.

1. GAD u. E. FLATAU, Ueber die grobere Localisation der für verschiedene Körperteile bestimmten motorischen Bahnen im Rückenmarke. *Neurol. Centralbl.*, nos 11 u. 12, 1897.
2. FLATAU, Das Gesetz der excentrischen Lagerung der langen Bahnen im Rückenmarke. *Zeitschr. f. klin. Medicin.*, Bd. XXXIII, H. 13, 1897.
3. CHARPY, Sur deux points récents de l'anatomie des centres nerveux. *Midi médical*, 30 juillet 1892, Toulouse.

D'un autre côté, Stoddart [1] s'appuie sur de nombreuses expériences physiologiques pour affirmer que, chez le chien, le faisceau pyramidal direct renferme aussi quelques fibres entrecroisées. Grâce à ces deux sortes de conducteurs et aux connexions spé-
ciales que Stoddart suppose
entre eux et la moelle lombaire, le faisceau de Türck
transmettrait les incitations
corticales au membre postérieur de son côté aussi bien
qu'à celui du côté opposé. Il
n'aurait, par contre, aucune
action sur les extrémités antérieures, par défaut de rapports
avec leurs foyers moteurs dans
la moelle cervicale ; cette opinion diffère, on le voit, de
ce qui est généralement admis.

**Voie indirecte ou cérébel-
leuse.** — Dans le paragraphe
précédent nous avons envi-
sagé la marche du courant
moteur direct, sans tenir
compte des dérivations qu'il
éprouve dans le cerveau lui-
même par le fait des collatérales encéphaliques. Ces collatérales, issues à angle droit
des cylindres-axes qui forment la voie pyramidale, envahissent le corps strié, le
pédoncule cérébral et la protubérance. Elles doivent donc
absorber une grande partie
de l'excitation produite dans
la région psycho-motrice de
l'écorce et la transmettre à
ces centres, de façon à solli-
citer la collaboration de leurs
cellules. Il semble que le pont
de Varole soit le noyau que le

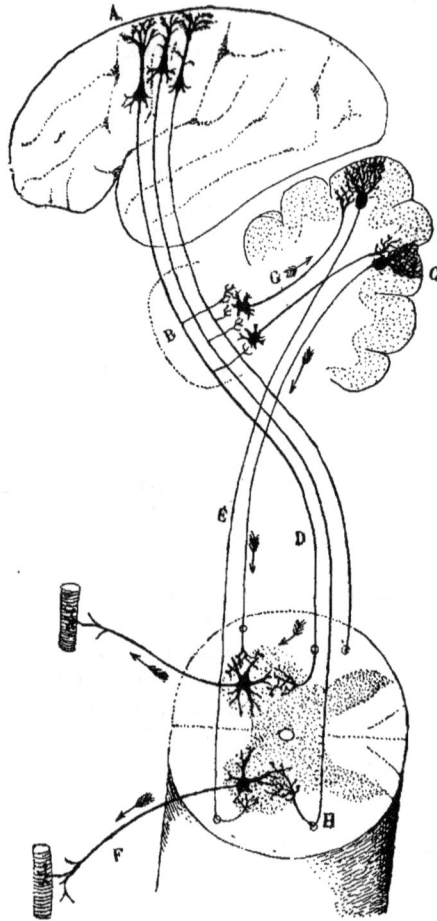

FIG. 213. — Schéma de la double voie motrice.

A, zone motrice de l'écorce cérébrale ; — B, protubérance
avec ses collatérales ; — C, cellules de Purkinje du cervelet ; — D, voie pyramidale croisée ; — E, voie cérébello-médullaire ou de Marchi ; — F, racines antérieures
ou motrices ; — G, voie ponto-cérébelleuse ou des pédoncules cérébelleux moyens. — Les flèches indiquent
le sens des courants.

courant descendant indirect veuille surtout atteindre, car les collatérales
de la voie pyramidale s'arborisent en nombre infini dans les masses grises

1. W. H. B. STODDART, An experimental investigation of the direct pyramidal tract.
Brain, vol. XX, n° 80, 1897.

protubérantielles, qui gisent autour ou dans les interstices de cette voie.

Ceci posé, voici, d'après nos observations anatomiques sur le cerveau et la protubérance, l'itinéraire que suit probablement le courant moteur indirect.

La figure 213 en donne la représentation graphique. L'excitation volontaire, après avoir parcouru la voie pyramidale et ses collatérales, arrive aux neurones de la protubérance, *B*; ceux-ci, par le canal du pédoncule cérébelleux moyen formé de leurs cylindres-axes, *G*, la transportent au tronc protoplasmique des cellules de Purkinje, *C*; les axones de ces cellules, qui, suivant les observations de Marchi et les nôtres, constituent la voie cérébelleuse descendante de la moelle, la propagent à l'olive cérébelleuse et au ganglion du toit. Le pédoncule cérébelleux supérieur naît en ce point; sa branche inférieure, qui constitue la voie de Marchi et qui se rend à la moelle, transmet enfin l'excitation aux cellules motrices de cette dernière. Nous verrons plus tard qu'en outre de la voie ponto-cérébelleuse collatérale, ainsi nommée à cause de ses connexions avec les collatérales protubérantielles du faisceau pyramidal, l'homme et les grands mammifères possèdent un autre système ponto-cérébelleux, innervé par des fibres terminales, qui vont de l'écorce à la protubérance.

Les neurones moteurs reçoivent donc l'incitation du cerveau par deux voies: l'une *directe*, ou voie pyramidale proprement dite; l'autre *indirecte* ou *voie de Marchi*, faite des fibres cérébelleuses descendantes du cordon antéro-latéral.

Ainsi, le cervelet intervient dans n'importe quel mouvement volontaire ou involontaire. Mais dans quel but? Dans celui, pensons-nous avec Thomas [1] et Lugaro [2], de rétablir l'équilibre que tout mouvement fait perdre au tronc et à la tête. Une simple réaction motrice compensatrice, produite automatiquement par le cervelet, que sollicite chaque excitation descendant de l'écorce, suffit à maintenir la stabilité du corps, quelles que soient la nature et l'étendue du mouvement. D'ailleurs, le cervelet peut avoir d'autres fonctions; il est encore, si nous en croyons Luciani, Dupuy et Schiff, un centre de tonicité musculaire, un foyer d'énergie et de renforcement pour les neurones moteurs du bulbe et de la moelle.

Hypothèses sur l'action des deux voies motrices. — De quelle façon la double voie motrice agit-elle? c'est encore là une question des plus obscures. On a proposé bien des hypothèses; mais aucune ne satisfait pleinement aux exigences de la clinique et de la physiologie. Pour être bonne, toute hypothèse sur le mécanisme des voies motrices devrait expliquer: le mouvement normal volontaire, la paralysie simple qui suit immédiatement la lésion de la capsule interne, les contractures et les réflexes exagérés dont sont atteints les hémiplégiques, les contractures sans paralysie, déterminées par l'interruption de la voie pyramidale directe dans la moelle, les parésies, les hypotonicités et les déséquilibrations du tronc et de la tête à la suite d'extirpation du cervelet ou de lésion

---

1. THOMAS, Le cervelet. *Étude anatomique, clinique et physiologique.* Paris, 1897.
2. LUGARO, Sulla genesi delle circonvoluzioni cerebrali e cerebellari. *Riv. di patol. nervosa e mentale,* n° 3, 1897.

des voies qui l'unissent à la moelle et au faisceau pyramidal, etc. Nous allons voir comment quelques-unes des théories les plus récentes et les plus recommandables ont tenté de réaliser cet idéal.

Hypothèse de Marie [1]. — Le faisceau pyramidal agit sur les foyers moteurs, comme le pneumogastrique sur le cœur; il leur sert de frein. A l'état de repos, le faisceau pyramidal transmet à la substance grise de la moelle des courants, qui modèrent les réflexes et empêchent le fonctionnement intempestif et incessant de la machine motrice médullaire. En intervenant, la volonté suspend de façon temporaire cette action inhibitrice dans les fibres qui se rendent aux foyers moteurs préposés à la contraction de tel ou tel muscle; on s'explique ainsi pourquoi les réactions motrices sont plus ou moins localisées. Si l'action inhibitrice est suspendue de façon permanente, comme c'est le cas dans la paralysie de la voie pyramidale, la machine motrice privée de son frein fonctionne indéfiniment, et les contractures et l'exagération des réflexes surviennent.

Le faisceau pyramidal serait un frein pour les cellules motrices de la moelle.

Gerest [2], Mya et Levi [3] ont défendu, dans ces derniers temps, l'hypothèse de Marie. Pour répondre à l'objection de l'apparition lente des contractures, de l'hypertonicité musculaire et de l'exagération des réflexes, Mya et Levi, prétendent que les neurones périphériques, ayant perdu brusquement leurs relations avec les neurones cérébraux dont ils recevaient le mot d'ordre, ont besoin d'un certain laps de temps pour acquérir une autonomie fonctionnelle; de sorte que c'est seulement quand cette autonomie est obtenue, que les phénomènes précédents font leur apparition.

Bien que nous trouvions fort ingénieuse la manière dont Marie envisage le mécanisme de la voie motrice, nous ne pouvons nous empêcher d'éprouver à son égard un sentiment de répugnance. Ne nous oblige-t-elle pas, en effet, à admettre, suivant les propres paroles de ce savant, que les foyers moteurs sont toujours *sous pression*, qu'ils sont constamment en train de créer et d'emmagasiner de l'énergie, cela, en pure perte, grâce au frein permanent de la voie pyramidale? Étant donné les visées économiques de la nature, cette dissipation continue d'énergie nous semble peu probable. A notre avis, il serait plus conforme au principe de sévère utilité dont l'organisme fait montre dans toutes ses manifestations, de supposer, que sous l'influx cérébral amené par la voie pyramidale, la dépense d'énergie se limite seulement aux foyers dont l'excitation est nécessaire à la production du mouvement volontaire. D'autre part, il est vraiment difficile de concevoir comment un courant peut en supprimer un autre. S'agit-il ici d'un phénomène d'interférence? Onuf [4] le croit; et dans le travail où il expose son opinion, il affirme que le courant arrivé par la voie pyramidale circule dans la cellule motrice à rebours de celui de la voie sensitivo-motrice réflexe. Pour donner une base à son hypothèse, Onuf admet que les arborisations des fibres pyramidales entrent en contact avec les collatérales initiales des cylindres-axes radiculaires moteurs. L'explication est alors la suivante : l'onde nerveuse amenée par la voie pyramidale et propagée le long du cylindre-axe radiculaire vers la cellule motrice (pourquoi vers elle

Objections.

1. Marie, Leçons sur les maladies de la moelle. Paris, 1892, p. 24.
2. Gerest, Les affections nerveuses systématiques et la théorie des neurones. Paris, 1898.
3. Mya e Levi, Studio clinico e anatomico relativo a un caso di diplegia spasmotica congenita. *Riv. di patol. nervosa e mentale*, 1896.
4. Onuf, A tentative explanation of some of the Phenomena of Inhibition on a Histophysiological Basis. *The State Hospital Bulletins*. April 1897.

plutôt que vers le muscle, l'auteur ne le dit pas) rencontre l'onde sensitivo-réflexe qui vient du corps du neurone moteur et s'oppose à elle. Cette hypothèse s'appuie malheureusement sur une connexion anatomique tout à fait gratuite et sur un schéma dynamique des neurones qui n'est pas moins arbitraire.

Théorie de Van Gehuchten[1]. — Des différents travaux publiés sur cette question par cet anatomiste découle une théorie que l'on peut exposer ainsi. Le cerveau est en communication avec les foyers moteurs de la moelle au moyen de deux sortes de conducteurs : 1° par les *fibres directes* ou *cortico-spinales*, autrement dit par les fibres qui naissent dans la région motrice de l'écorce et descendent sans interruption jusqu'aux foyers moteurs médullaires; 2° par les *fibres indirectes*, c'est-à-dire par celles qui se terminent dans le pont de Varole, où, grâce à des collatérales et des arborisations finales, elles s'articuleraient avec les cellules des pédoncules cérébelleux moyens. La voie motrice indirecte, ainsi formée, serait due à l'enchaînement de trois neurones superposés : le neurone moteur cortical, le neurone protubérantiel, enfin le neurone cérébelleux constituant la voie descendante de Marchi. C'est à cause de cette constitution que Van Gehuchten a donné à la seconde route des excitations volontaires le nom de voie *cortico-ponto-cérébello-spinale*.

Le rôle physiologique de ces deux voies serait fort différent : les fibres cortico-spinales ou directes agiraient par inhibition sur les foyers moteurs de la moelle; les fibres cortico-ponto-cérébello-médullaires auraient, au contraire, une action tonique; ce sont elles qui provoqueraient la décharge motrice volontaire.

L'interruption complète de la voie pyramidale au niveau de la capsule interne intéresse toujours les deux ordres de fibres; aussi, la fonction des fibres toniques et inhibitrices étant suspendue, les symptômes de la lésion doivent-ils être la paralysie flasque avec exagération presque immédiate des réflexes.

L'interruption dans la moelle des seules fibres inhibitrices ou de la voie directe détermine un abaissement du pouvoir modérateur des réflexes, et par suite, une prédominance de l'action tonique de la voie indirecte. Des spasmes, des contractures, de l'hypertonicité musculaire surviendront donc, mais point de paralysie; car la volonté a toujours à sa disposition la voie tonique cortico-ponto-cérébello-spinale, pour influer sur les foyers moteurs de la moelle.

Il est un fait bien établi par les recherches récentes, c'est que l'interruption des deux voies motrices à la partie supérieure de la moelle par compression due à une fracture du rachis, par hémisection médullaire ou par toute autre cause, se traduit par la paralysie flasque avec abolition des réflexes. Or, puisque l'action inhibitrice du cerveau manque ici comme dans la lésion de la capsule interne, la paralysie devrait être, au contraire, accompagnée d'exagération des réflexes. C'est là une grave difficulté pour la théorie. Afin de l'écarter, Van Gehuchten propose une seconde hypothèse complémentaire de la précédente. La voici : le tonus des cellules motrices diminue considérablement jusqu'à rendre impossibles les actes réflexes, lorsque toutes les voies descendantes longues, cérébrales, cérébelleuses et sensitives médullaires, qui se rendent à ces cellules, sont interrompues de façon permanente.

Existence de deux voies motrices distinctes ; l'une directe inhibitrice, l'autre indirecte tonique.

1. Van Gehuchten, Contribution à l'étude du faisceau pyramidal. *Journal de neurologie et d'hypnologie*, 1896. — L'exagération des réflexes et la contracture chez le spasmodique et chez l'hémiplégique. *Journ. de Neurol. et d'Hypnologie*, 1897. — A propos de la contracture post-hémiplégique. *Travaux du Laboratoire de Neurologie*, fasc. 1, 1895. — État des réflexes et anatomie pathologique de la moelle lombo-sacrée dans un cas de paraplégie flasque, etc. *Travaux du Laboratoire de Neurologie*, fasc. 1, 1898.

Lugaro [1] a donné son adhésion à toute cette théorie. Voici d'ailleurs comment il conçoit les choses. Chaque hémisphère cérébral exerce, au moyen du faisceau pyramidal, une action dépressive sur le tonus nerveux et musculaire de la moitié opposée du corps ; il exerce en même temps, au moyen de la voie cortico-protubérantielle ou voie cortico-ponto-cérébello-spinale de Van Gehuchten, une action tonique à la fois directe et croisée sur les deux côtés de l'individu.

Ainsi complétée et corrigée par Lugaro, la théorie de Van Gehuchten explique la plupart des faits pathologiques. Elle a, cependant, un inconvénient, c'est d'être basée sur des données anatomiques encore mal établies, car la double voie motrice, parfaitement déterminée au-dessous de la protubérance, est loin de l'être au-dessus.

Nous devons dire néanmoins sur quels faits s'appuient Van Gehuchten et Lugaro pour admettre l'existence d'une voie motrice double au-dessus du pont de Varole. Le premier fait démontré, semble-t-il, par Dejerine [2] est qu'un groupe de fibres motrices nées de la région temporale de l'écorce du cerveau, des deuxième et troisième circonvolutions temporales pour préciser davantage, se terminent dans la protubérance après s'être logées dans le cinquième externe du pédoncule cérébral. Le second fait est l'observation de Pusateri [3], qui croit avoir vu les arborisations terminales de ces fibres et leurs articulations avec les cellules protubérantielles, dont les cylindres-axes, ainsi que nous l'avons découvert, sont en continuité avec les pédoncules cérébelleux moyens.

Nous ne voulons point nier l'existence, chez l'homme, du faisceau articulé cortico-ponto-cérébello-spinal, ni son indépendance par rapport à la voie cortico-spinale, dans la région encéphalique ; nous ferons observer cependant que nous n'avons pu en déceler le moindre vestige chez le chat, le lapin et la souris. Peut-être, ces animaux ne possèdent-ils qu'une seule espèce de fibres motrices, terminées, non dans la protubérance, mais dans le bulbe, où elles constituent le faisceau pyramidal proprement dit. Or, nous avons dit antérieurement que la voie pyramidale devait se relier au cervelet par les collatérales qu'elle émet à angle droit et qui vont se ramifier autour des cellules de la protubérance. Nous avons aussi montré, il y a quelque temps [4], que dans un certain nombre de fibres pyramidales, les collatérales, dont il s'agit, sont plus volumineuses que les troncs d'où elles proviennent, en sorte que pour ces fibres la voie cortico-cérébelleuse ou collatérale est plus importante que la voie cortico-médullaire ou directe. Peut-être, faut-il admettre cette prépondérance des collatérales pour toutes ou au moins pour le plus grand nombre des fibres pyramidales, car la somme des surfaces de section des diverses collatérales émises par chaque fibre surpasse de beaucoup l'aire transversale de celle-ci.

Pour tous ces motifs, il n'existe assez vraisemblablement, au-dessus du pont de Varole, qu'une seule voie de fibres motrices et qu'un seul courant descendant ; mais au pont même, voie et courant se dédoublent : une partie de ce dernier, la plus importante, se porte d'abord au cervelet par les collatérales

Correctif de Lugaro.

Bases anatomiques de l'hypothèse de Van Gehuchten et Lugaro.

Objections.

1. E. Lugaro, Sui rapporti fra il tono muscolare, la contrattura e lo stato dei riflessi. *Riv. di Patol. nerv. e mentale*, vol. III, fasc. 11, 1898.
2. Dejerine, Sur l'origine et sur le trajet intracérébral des fibres de l'étage inférieur du pied du pédoncule cérébral. *Mémoires de la Société de Biol.*, séance du 30 déc. 1893.
3. Pusateri, Sulla fina anatomia del ponte di Varolio nel uomo. *Rev. di patol. nervosa e mentale*, vol. I, fasc. 1, 1896.
4. S. Ramón y Cajal, *Rev. trim. microgr.*, vol. III, 1898.

protubérantielles des fibres pyramidales et par les pédoncules cérébelleux moyens, puis aux foyers moteurs de la moelle par les cylindres-axes des cellules de Purkinje ; l'autre partie descend sans interruption et directement jusqu'à ces mêmes foyers médullaires.

Si les voies motrices sont réellement disposées comme nous venons de le dire, et la constatation des collatérales protubérantielles des fibres pyramidales faite indépendamment de nous par Held et plus récemment par Pusateri est déjà un sérieux appoint, le schéma proposé par Van Gehuchten n'est plus soutenable ou ne l'est qu'à la condition de subir des modifications profondes.

Existence d'une voie unique, dédoublée à partir et au-dessous du pont de Varole.

Notre hypothèse. — A notre tour, nous allons essayer de donner une explication du mécanisme de la voie pyramidale et des phénomènes qui résultent de son interruption. Nous n'avons pas, bien entendu, grand espoir de réussir, car le problème est difficile et les données positives, nécessaires à l'édification d'une hypothèse quelque peu certaine, font encore défaut. Nous demanderons qu'on veuille bien admettre, au préalable, les propositions suivantes, conditions *sine quâ non* de notre théorie :

1° La voie pyramidale peut ébranler les foyers moteurs de la moelle par des excitations de diverses intensités :

a) Par des excitations faibles, inconscientes ; c'est ainsi que l'écorce psycho-motrice participe à tous les réflexes ;

b) Par des courants plus énergiques ou incitations motrices volontaires et, par conséquent, conscientes ;

c) Par des décharges violentes, grâce auxquelles le cerveau est maître de supprimer ou d'atténuer un grand nombre de réflexes. A l'état normal, tous ces courants circulent en même temps dans les deux voies motrices, directe et indirecte, avec cette différence, pourtant, que la voie indirecte ou cortico-ponto-cérébello-médullaire en emporte la plus grande part, grâce à la prépondérance du diamètre global des collatérales protubérantielles sur celui de chacune des fibres pyramidales qui les fournissent. Les deux voies, directe et indirecte, sont excitatrices ; la voie indirecte ou cérébelleuse est en outre tonique.

2° Ainsi que Pierret, Sternberg, Marquez et d'autres l'ont laissé entendre de façon plus ou moins explicite, dans toute fibre nerveuse coupée, la charge ou tension du courant augmente au-dessus du point sectionné, autrement dit entre ce point et la cellule d'origine ; la tension s'accroît même dans tous les neurones articulés avec l'appareil récepteur de la cellule mutilée.

3° La quantité de courant qui circule dans un conducteur, qu'il soit axile ou dendritique, est proportionnelle au diamètre de celui-ci ; cela revient à dire que si un tronc principal est beaucoup plus mince dans sa partie terminale que l'ensemble des collatérales émises par lui dans son parcours initial, ce sont ces dernières qui absorberont la plus grande partie du courant.

4° Les foyers moteurs de la moelle sont étroitement subordonnés au cervelet, comme le supposent Fränkel [1] et Onuf ; ils peuvent recevoir de lui, en certaine quantité, le courant qui est la cause du tonus de leurs cellules. Les noyaux du bulbe et des régions supérieures de la moelle peuvent, comme le veut Van Gehuchten, exercer la même action tonique sur les neurones moteurs [2]. Si

1. Fraenkel, New-York neurological Society. April 1897.
2. Cette formule n'est évidemment qu'une supposition plus ou moins vraisemblable et approchée ; car l'intensité du courant diminue probablement moins vite que le diamètre des conducteurs, grâce au phénomène de l'avalanche ; ceci, en tous cas, toucherait peu au fond de l'hypothèse que nous exposons.

l'action de tous ces noyaux supérieurs vient à cesser, le neurone moteur se trouve incapable du moindre réflexe ; car, le courant qui lui est apporté par les fibres sensitives directes et indirectes, est insuffisant pour le charger à point [1].

Ces propositions admises, les phénomènes pathologiques s'expliquent aisément ainsi :

Explication des phénomènes pathologiques.

a) La paralysie flasque consécutive à l'interruption de la capsule interne est due à ce que, par cette lésion, l'influence de la voie cortico-cérébello-médullaire ou tonique et celle de la voie cortico-médullaire ou excitatrice deviennent nulles.

b) L'exagération des réflexes et les contractures, symptômes qui surviennent quelque temps après la lésion, sont imputables à l'excès de courant sensitif que le cerveau n'absorbe plus, et qui, par suite, n'est plus transformé en réactions motrices volontaires. Cette hypertonicité nerveuse est d'autant plus compréhensible que le cervelet, dont les connexions avec la moelle par l'intermédiaire des faisceaux de Gowers et de Flechsig ne sont pas interrompues, continue à décharger ses courants réflexes sur les cellules motrices médullaires ; peut-être même, les décharge-t-il avec plus d'énergie si, comme la chose est possible, l'autonomie et le pouvoir tonique du cervelet croissent à mesure que l'action du cerveau diminue.

c) La suppression de tout réflexe, après section de la moelle à sa partie supérieure, a pour cause la cessation de l'influence tonique du cervelet; car, lorsqu'elle est coupée, la voie cérébelleuse de Marchi ne peut plus apporter aux neurones des foyers moteurs médullaires les courants réflexes descendants.

d) Les spasmes et contractures sans paralysie, qui surviennent à la suite de lésion de la voie pyramidale dans la moelle, sont dus à ce que, le champ d'expansion de l'excitation volontaire étant réduit par la lésion, les courants sortis de l'écorce passent maintenant en entier ou presque en entier par la voie ponto-cérébello-médullaire, d'où exagération de l'action tonique du cervelet sur la moelle.

e) Enfin, quand, par suite de l'ablation du cervelet, l'ébranlement volontaire ne descend plus que par la voie directe ou cortico-médullaire, la conséquence en est, non une paralysie, mais l'absence de tonus musculaire et le défaut de la coordination des mouvements, nécessaire à l'équilibration du tronc et de la tête.

---

1. En faveur de l'idée d'une action tonique exercée les uns sur les autres par les foyers nerveux, on peut encore invoquer les expériences suivantes. Belmondo et Oddi ont diminué l'excitabilité des racines motrices de la moelle en cocaïnisant les racines sensitives afin de les empêcher d'apporter à la moelle les excitations périphériques; d'autre part, Tomasini a vu l'excitabilité de l'écorce diminuer grandement, quand on coupe une ou plusieurs racines postérieures sur la moitié opposée de la moelle. Voir :

— BELMONDO et ODDI, Ricerche sperimentali intorno all' influenza delle radici spinali posteriori sull' eccitabilità delle anteriori. *Riv. speriment. di freniatria*, XVI, 1890.

— TOMASINI, L'eccitabilità della zona motrice dopo la recisione delle radici spinali posteriori. *Lo Sperimentale*, 295-315, 1891.

CHAPITRE XX

HISTOLOGIE COMPARÉE DE LA MOELLE ÉPINIÈRE

AMPHIOXUS. — MYXINE ET LAMPROIE. — POISSONS SUPÉRIEURS. — BATRACIENS. — REPTILES. — OISEAUX. — COUP D'ŒIL GÉNÉRAL SUR LA MOELLE DES VERTÉBRÉS.

Maintenant que le plan fondamental de la moelle des mammifères nous est connu, il nous faut consacrer quelques pages à l'étude de cet organe chez les vertébrés inférieurs.

Considéra-
tions généra-
les; corréla-
tion entre la
structure de la
moelle et les
autres orga-
nes.

Le système nerveux est un appareil de relation entre les divers tissus et organes; sa forme, son étendue, sa structure, doivent, par conséquent, se subordonner à la conformation des parties avec lesquelles ses connexions sont les plus étroites. Il est donc à présumer que dans cet examen comparatif de la moelle nous rencontrerons des changements importants dans le mode de distribution des substances blanche et grise, dans le nombre des foyers cellulaires, dans la morphologie et la fonction des neurones et des fibres, changements dus à des adaptations aux dimensions et à la configuration des muscles et viscères, au nombre des métamères et antimères, à l'étendue sensible du tégument et des muqueuses, aux divers appareils d'attaque et de défense. Ces différences d'organisation nerveuses impliquent nécessairement des différences fonctionnelles ; car, il va de soi que, tout en restant substantiellement le même, le mécanisme de la moelle admet, pour chaque type de vertébrés, des variantes dans le nombre, la rapidité et la complication des réflexes.

Si nous connaissions de façon plus complète la signification physiologique de la forme, des dimensions et de la structure des cellules de la moelle, il est certain que, guidés par ce principe de corrélation entre le centre directeur et les organes régis, nous pourrions deviner, à la simple vue des changements survenus dans la moelle, quelle est la particularité extra-nerveuse à laquelle ils répondent. Mais cela est rarement possible, et nous devons avouer qu'aujourd'hui nous ignorons le sens d'un grand nombre d'étrangetés histologiques, telles que les fibres colossales de Mauthner chez les poissons, le plexus perimédullaire des reptiles et batraciens, les cellules funiculaires géantes des poissons et des urodèles, etc., etc.

AMPHIOXUS

Aspect de la moelle.

La moelle épinière présente chez cet animal certains caractères très intéressants, qui l'éloignent considérablement de ce que nous avons vu chez les vertébrés supérieurs.

Par son aspect extérieur c'est un prisme à trois faces, dont les arêtes sont arrondies. On y aperçoit des racines antérieures et postérieures, mais point de sillons et, chose plus singulière, point de ganglions rachidiens.

Structure.

Quant à la structure, en voici une description sommaire d'après les travaux exécutés à l'aide des méthodes ordinaires de coloration par Owsjanikow[1], Stieda[2], Langerhans[3], Rolph[4], Rohon[5], et surtout par Rohde[6], qui l'a si minutieusement étudiée.

Sur une coupe transversale, teinte au carmin, on distingue immédiatement trois parties : 1° le canal épendymaire, en fente antéro-postérieure, revêtu de cellules épithéliales, analogues à celles de la moelle embryonnaire des mammifères ; 2° une couche mince antéro-postérieure de substance grise, ou pour mieux dire, une série discontinue de cellules nerveuses situées sur tout le pourtour du canal épendymaire, presque entre les corps mêmes des cellules épithéliales; 3° une masse épaisse de substance blanche, embrassant la presque totalité de la section de la moelle et constituée par une infinité de fibres fines et par quelques groupes de fibres grosses, toutes dépourvues de gaine de myéline, comme chez les invertébrés.

Névroglie épithéliale.

Examinons de plus près les éléments de chacune de ces parties. Nous voyons que l'épithélium, l'unique névroglie de l'amphioxus, d'après Nansen et Rohde, est constitué par des cellules allongées, munies d'un noyau au voisinage de la cavité épendymaire et envoyant à travers la substance blanche leur expansion externe ; celle-ci se termine à la périphérie médullaire par des épaississements coniques.

Substance blanche à fibres sans myéline.

La substance blanche est dépourvue de toute différenciation en cordons ; des cloisons formées par les prolongements des cellules épithéliales et par les innombrables expansions dendritiques des cellules nerveuses la partagent en paquets de fibres. Il existe, avons-nous dit, des fibres fines et des fibres épaisses. Parmi ces dernières, mention spéciale doit être faite d'une fibre colossale impaire, placée dans la substance blanche antérieure et dont le diamètre atteint 26 µ, selon Kölliker. Nous citerons encore d'autres fibres

1. Owsjanikow, Ueber das Centralnervensystem des Amphioxus lanceolatus. *Bullet. de l'Acad. imp. des Sciences de Saint-Pétersbourg*, t. XII, 1868.

2. Stieda, Studien über den Amphioxus lanceolatus. *Mémoires de l'Acad. imp. de Saint-Pétersbourg*, t. XIX, 7ᵉ série, 1873.

3. Langerhans, Zur Anatomie des Amphioxus lanceolatus. *Arch. f. mikrosk. Anat.*, Bd. XII, 1876.

4. Rolph, Untersuchungen über den Bau des Amphioxus. *Thèse*, Leipzig, 1876.

5. Rohon, Untersuchungen über Amphioxus lanceolatus. *Denkschr. der Kaiserl. Akad. der Wissensch. zu Wien*, 1882.

6. Rohde, Histologische Untersuchungen über das Nervensystem von Amphioxus lanceolatus. *Zoologische Beiträge, herausgegeben von Schneider*, Bd. II, Heft 2, 1888.

moins volumineuses, disposées en trois groupes que Rohde distingue en ventral externe G, ventral interne F, et dorsal H (fig. 214).

Les cellules sont piriformes ou en bouteille, avec une expansion périphérique. Sous le rapport de la taille, ces cellules peuvent se ranger en géantes, moyennes et petites, et au point de vue des connexions, en funiculaires, sensitives et motrices.

Retzius [1], qui a réussi à les imprégner par la méthode d'Ehrlich, nous en a fait connaître les principales propriétés ; nous allons les indiquer pour chacune des espèces.

a) *Cellules sensitives.* — Un fait d'une importance capitale les caractérise : c'est que, tout en étant les congénères des cellules des ganglions rachidiens des mammifères, elles siègent à l'intérieur de la moelle. Aussi, la racine postérieure ne peut-elle être ici, chez l'amphioxus, l'homologue de celle des vertébrés supérieurs, car ce ne sont pas les branches internes des cellules sensitives qui la constituent, mais bien les branches externes ou périphériques (fig. 215).

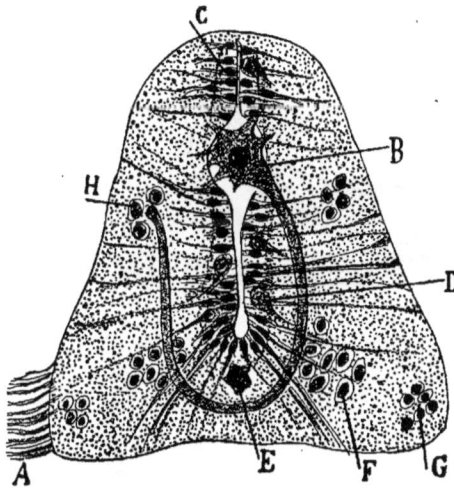

Fig. 214. — Coupe transversale de la moelle de l'amphioxus (figure composée à l'aide de plusieurs dessins de Rohde).

A. racine antérieure ; — B, cellule géante ; — C, cellules épendymaires ; — D, neurones de petite taille ; — E, fibre colossale impaire ; — F, groupe ventral interne de grosses fibres ; — G, groupe externe ; — H, groupe dorsal.

Ces neurones sensitifs intramédullaires ont un corps en fuseau, couché presque horizontalement et orienté d'avant en arrière.

De chacun de leurs deux pôles opposés émane une

expansion : l'une, *a* et *A* (fig. 215), sort de la moelle pour former la racine postérieure ou sensitive et donne souvent naissance, au préalable, à une dendrite, qui se ramifie, longitudinalement, dans la substance blanche postérieure de la moelle ; l'autre, *b*, s'engage, au contraire, dans la substance blanche, où, après s'être divisée en deux ou plusieurs branches, elle s'épuise bientôt en ramuscules répandus dans les cloisons. On peut donc considérer cette branche interne comme l'homologue vraisemblable de celle des racines postérieures des autres vertébrés, avec cette différence, cependant, que chez l'amphioxus, au lieu de se bifurquer, elle se résout,

1. G. Retzius, Zur Kenntniss des Centralnervensystems von Amphioxus lanceolatus. *Biol. Unters.*, N. F., Bd. II, 1891.

d'ordinaire immédiatement en une arborisation terminale luxuriante.

Cette description a été confirmée par Heimans et Van der Stricht [1], chez l'embryon de l'amphioxus, à l'aide de la méthode de Golgi. Pour eux, la position intramédullaire des cellules sensitives de cet animal serait due à la rétention de leurs germes, durant le stade embryonnaire. Ainsi empêchés d'émigrer au dehors et en avant, ces germes resteraient contenus dans la moelle avec ceux des autres neurones de la substance grise.

b) Cellules funiculaires. — Leur nombre est considérable. Il en est parmi elles qui, par leurs dimensions colossales, attirent tout particulièrement l'attention. La forme de ces neurones géants, déjà vus par Stieda, mais mieux décrits par Rohde, est, d'après Retzius, celle d'un flacon, avec un corps

Leur axone à collatérales dendritiques.

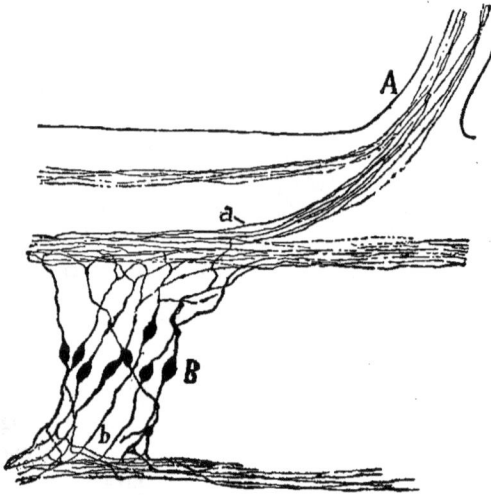

Fig. 215. — Vue longitudinale de la moelle de l'amphioxus avec ses cellules sensitives intramédullaires. Méthode d'Ehrlich (d'après Retzius).

A, racine sensitive ; — B, cellules bipolaires en continuité avec elle ; — *a*, ensemble des expansions radiculaires de ces cellules ; — *b*, les prolongements profonds de ces mêmes cellules, allant se ramifier dans la substance blanche.

adossé à l'épendyme. Ce corps, peu ou point ramifié vers le centre de la moelle, émet un appendice volumineux à direction périphérique. Cet appendice se continue à angle droit par une fibre épaisse, longitudinale, qui court dans la substance blanche de son côté ou du côté opposé. Mais auparavant, au moment même où il s'infléchit pour contribuer ainsi à cette substance, il émet des collatérales, qui vont aux deux moitiés de la moelle et s'y répandent entre les paquets de fibres. Retzius compare fort ingénieusement ces collatérales aux dendrites ou expansions accessoires des neurones chez les invertébrés. On ignore le point où se terminent les cylindres-axes des cellules funiculaires géantes.

1. HEIMANS et O. VAN DER STRICHT, Sur le système nerveux de l'amphioxus, Bruxelles, 1898.

Les cellules funiculaires moyennes ne différeraient guère des précédentes; elles donneraient naissance, elles aussi, à des fibres de la substance blanche, mais à des fibres plus fines.

c) Cellules motrices. — Jusqu'à présent, les cellules d'origine des racines

Encore indéterminées.

antérieures de la moelle de l'amphioxus ne sont pas connues de façon incontestable. Heymans et O. Van der Stricht inclinent pour certaines cellules géantes, dont l'axone homolatéral sortirait de la moelle sous forme de fibre de la racine antérieure, après avoir longuement parcouru la substance blanche, parallèlement au grand axe médullaire. C'est du moins ce qu'ils croient avoir entrevu un certain nombre de fois dans les embryons d'amphioxus traités par la méthode de Golgi.

Comparaison avec la chaîne ganglionnaire des invertébrés.

En résumé, chez l'amphioxus, on retrouve en grande partie les dispositions des neurones des invertébrés. On y retrouve, en général, la forme unipolaire du corps, le déplacement des dendrites qui naissent sur le cylindre-axe, l'absence de gaine médullaire, etc., etc. Il y a donc lieu de présumer que l'articulation axo-protoplasmique s'établit de même, c'est-à-dire par contact entre les dendrites déplacées et les branches nerveuses terminales des corpuscules sensitifs, au niveau des cloisons de la substance blanche. Quant à la texture, le seul progrès important qui soit venu différencier la moelle de l'amphioxus de la chaîne ganglionnaire des invertébrés, c'est l'établissement d'une substance blanche périphérique et la formation d'une cavité épendymaire bordée par un épithélium qui, au point de vue fonctionnel, est en réalité identique à la névroglie de la moelle des vrais vertébrés.

MYXINE GLUTINEUSE ET LAMPROIE (PETROMYZON)

La moelle de la myxine nous est connue grâce aux travaux effectués par Nansen [1] et surtout par Retzius [2], au moyen des méthodes de Golgi et d'Ehrlich. Pour celle de la lamproie, ce que nous en savons de plus important est dû aux observations de Freud [3], Ransom d'Arcy et Thompson [4], et aussi de Retzius. Nous allons extraire de toutes ces études une description succincte de la moelle des deux animaux en question.

Myxine (fig. 216). — La moelle fortement aplatie d'avant en arrière de cet animal se présente sous la forme d'un accent circonflexe. Elle contient une lame transversale de substance grise nettement caractérisée, que le canal

1. NANSEN, The structure and combination of the histological elements of the central nervous system. *Bergens Museum Aarsberetning for* 1886, Bergen, 1887.

2. RETZIUS, Zur Kenntniss des centralen Nervensystems vom Myxine glutinosa. *Biolog. Untersuch.*, N. F., Bd. II, 1891.

3. FREUD, Ueber den Ursprung der hinteren Nervenwurzeln im Rückenmarke von Ammocœtes (Petromyzon Planeri). *Sitzungsber. d. Kaiserl. Akad. der Wissensch. zu Wien*, Bd. LXXV, 1877. — Ueber Spinalganglien und Rückenmark des Petromyzon. *Sitzungsber. der Kaiserl. Akad. der Wissensch. zu Wien*, Bd. LXXVIII, 1878.

4. V. B. RANSOM and THOMPSON, On the spinal and visceral nerves of cyclostomata. *Zoolog. Anzeiger*, 1886.

épendymaire, médian, partage en deux bandes latérales minces, où les cellules nerveuses et les corpuscules névrogliques s'entremêlent sans ordre.

Les cellules nerveuses, ovoïdes, piriformes ou même pluripolaires, possèdent, presque toutes, suivant Retzius, deux appendices dendritiques. L'un se porte en dedans, pour s'arboriser, semble-t-il, dans la substance grise; l'autre, volumineux, se dirige vers la périphérie, où, après un long trajet indivis, il se ramifie uniquement dans la substance blanche et sous la pie-mère; ses divisions y constituent, par leur entrelacement avec celles de ses pareils, des plexus d'une grande densité. Le cylindre-axe prend naissance sur l'appendice périphérique, parfois très loin du corps cellulaire, en pleine substance blanche; là, il s'infléchit brusquement et contribue, selon Retzius, à grossir le nombre des fibres de cette substance.

Leurs caractères encore du type invertébré.

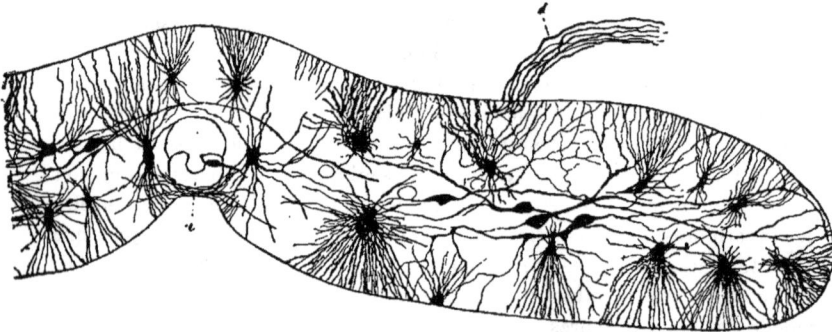

Fig. 216. — Coupe transversale de la moelle de la myxine glutineuse.
Méthode de Golgi (d'après Retzius).

d, racine sensitive ; — e, cavité épendymaire. — L'axe des ailettes médullaires est occupé par les neurones de la substance grise; — la bordure interne de la substance blanche est jalonnée par les corps des cellules névrogliques.

On n'a point réussi, jusqu'à présent, à identifier les neurones moteurs.

En somme, les cellules nerveuses de la myxine ne dépassent guère, au point de vue morphologique, celles des invertébrés, puisque leurs dendrites continuent de procéder, en majeure partie, de l'expansion principale.

Les cellules névrogliques existent sous les deux types connus chez les vertébrés supérieurs: cellules épendymaires vraies et cellules névrogliques proprement dites. Les corps de ces dernières gisent sur la limite des substances grise et blanche ; de là leur gerbe de fibrilles, terminées sous la pie-mère par un épaississement, rayonne, vers l'extérieur (fig. 216).

La myxine possède, enfin, des ganglions rachidiens authentiques, avec des cellules, pour la plupart, bipolaires, ainsi que l'a montré Retzius[1] ; quelques-unes cependant ont des formes intermédiaires entre la bi- et l'unipolarité.

Ganglions rachidiens extra-médullaires.

Suivant Nansen, la racine postérieure se bifurque dans la substance blanche, en deux rameaux, l'un ascendant, l'autre descendant.

1. RETZIUS, Biolog. Untersuch., N. F., Bd. III, 1890.

Les *collatérales de la substance blanche* semblent faire défaut; c'est du moins ce qui ressort des tentatives infructueuses de Retzius.

Lamproie (*Petromyzon*). — La moelle de ce vertébré est également très comprimée. Sa forme rappelle celle de la myxine. La *substance blanche*, en réalité grise, comme chez la myxine, y est constituée par des fibres sans myéline, les unes très nombreuses, de calibre grêle ou moyen, les autres plus rares, de taille énorme. Ces fibres géantes dites de Müller, en l'honneur du savant qui les découvrit, peuvent atteindre, affirme Kölliker, un diamètre de 45 à 57 μ. Elles sont disposées en deux groupes, en avant et sur les côtés de la cavité épendymaire. F. Mayer[1], qui a étudié ces fibres de Müller chez l'*Ammocète* ou larve de la lamproie, croit avoir trouvé leur

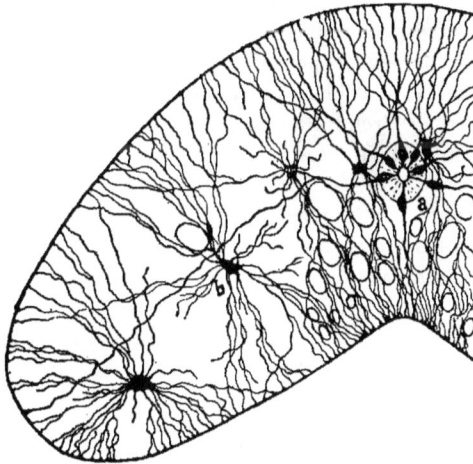

FIG. 217. — Coupe transversale de la moelle épinière de la Lamproie (*Petromyzon*). Méthode de Golgi (d'après Lenhossék).

a, canal épendymaire avec ses cellules épithéliales ; — *b*, cellules névrogliques.

origine en des cellules énormes du bulbe, de la région de la commissure postérieure, du noyau du moteur oculaire commun et du cerveau moyen. Pour lui, ces neurones seraient peut-être articulés avec les arborisations terminales de nerfs sensitifs crâniens et constitueraient alors, vraisemblablement, une voie sensitive secondaire, qui relierait les foyers sensitifs supérieurs aux noyaux moteurs de la moelle épinière. Chez les poissons supérieurs, les cellules géantes de ce genre résident seulement dans la sphère terminale de l'acoustique.

La *substance grise* possède une structure calquée sur celle de la myxine,

---

1. F. MAYER, Das Centralnervensystem von Ammocœtes. *Anat. Anzeiger*, Bd. XIII, n° 24, 1897.

si l'on s'en rapporte aux recherches de Freud [1], Ahlborn [2], Reissner [3], Langerhans [4], Retzius [5] et Kölliker. On y trouve, de même, des cellules nerveuses allongées et des corpuscules épithéliaux et névrogliques, ces derniers envahissant, indifféremment, selon Kölliker, les substances blanche et grise.

Dans cette substance grise, Freud nous a révélé un fait de structure de grand intérêt. Le voici : aux environs du canal épendymaire, se tiennent certains corpuscules bipolaires massifs, dont l'expansion interne paraît se perdre dans la substance grise, tandis que l'externe sort de la moelle par la racine postérieure où elle joue le rôle de fibre sensitive. Il n'y a point de vraisemblance, en effet, que ces corpuscules soient des neurones moteurs de la racine postérieure. Ce sont plutôt des cellules de ganglions rachidiens, retenues dans la moelle, exactement comme chez l'amphioxus. Mais la lamproie n'a pas que des cellules de ganglions rachidiens incluses dans la moelle ; elle en possède d'autres, hors de la moelle, assemblées en véritables ganglions spinaux. En sorte qu'au delà du ganglion, chaque racine postérieure se compose et des prolongements périphériques des neurones sensitifs intraganglionnaires et des expansions externes des neurones sensitifs intramédullaires ou cellules de Freud. Rien de semblable n'existe chez la myxine, selon Kölliker ; Ransom et Thompson se sont trompés en croyant retrouver chez elle ces curieuses cellules retardées.

Cellules sensitives intra-et extra-médullaires.

Les autres neurones de la moelle de la lamproie appartiennent aux espèces *funiculaires* et *motrices*. Reissner et Kölliker attribuent aux éléments de cette dernière catégorie une taille considérable ; ils habitent dans les parties latérales de la substance grise et donnent naissance à plusieurs appendices dendritiques ainsi qu'à un cylindre-axe, qui concourt à la formation de la racine antérieure.

POISSONS SUPÉRIEURS (TÉLÉOSTÉENS, SÉLACIENS, GANOÏDES, DIPNOÏQUES)

La moelle épinière des poissons supérieurs présente déjà les traits essentiels de la moelle des mammifères. L'aspect macroscopique y montre, de façon très nette, quatre cornes ou prolongements, dont deux ventrales et deux dorsales, ainsi qu'une région grise commissurale postérieure. Les cornes ventrales rappellent encore, par leur grand développement transverse, les phases phylogéniques précédentes de la myxine et de la lamproie.

Aspect macroscopique déjà semblable à celui des mammifères.

Dans la substance blanche, les tubes nerveux à myéline, réunis en paquets, se trouvent séparés par des cloisons édifiées aux dépens des corpuscules épithéliaux, cloisons où quantité de prolongements de cellules

1. FREUD, Ueber den Ursprung der Hinteren Nervenwurzeln beim Ammocetes Planeri. *Sitzungsber. der Kaiserl. Akad. der Wissensch. zu Wien*, Bd. LXXV, 1877. — Ueber Spinalganglien und Rückenmark von Petromyzon. *Ibid.*, Bd. LXXVIII, 1878.

2. AHLBORN, Das Gehirn d. Petromyzonten. *Zeitschr. f. wissensch. Zoolog.*, Bd. XXXIX, 1883.

3. REISSNER, Beiträge zur Kenntniss des Rückenmarkes von Petromyzon fluviatilis. *Müller's Archiv*, 1860.

4. LANGERHANS, Untersuchungen über Petromyzon Planeri. Freiburg, 1873.

5. RETZIUS, *Loc. cit.*

nerveuses viennent se rencontrer. Sur la ligne médiane, un sillon antérieur apparaît clairement, formé par un repli de la pie-mère; de même, un septum se dresse en arrière, dû à un tassement de cellules épithéliales en une lamelle verticale, tout le long de la moelle.

Structure. L'aspect microscopique des substances grise et blanche nous a été révélé par les recherches de Retzius[1], von Lenhossék[2], Van Gehuchten[3] et Martin[4]. Ces recherches, exécutées à l'aide des techniques les plus modernes, nous apprennent que les cellules nerveuses appartiennent aux trois types : moteur, funiculaire et commissural, et qu'il existe des corpuscules épithéliaux, mais pas encore de névroglie vraie, c'est-à-dire de cellules araignées, sans trace d'orientation radiale.

Cellules épithéliales. Les cellules épithéliales, bien imprégnées par Retzius et Van Gehuchten chez les téléostéens, ressemblent à celles des embryons de mammifères et à celles des batraciens et reptiles, comme nous le verrons plus tard. Leur corps ovoïde est situé tout contre l'épendyme ; il en part, vers la périphérie, un filament, qui se termine sous la pie-mère, souvent par plus d'une branche. Dans son trajet, et plus particulièrement lors de son passage à travers la substance blanche, l'expansion radiale émet, par toute sa circonférence, une multitude d'appendices courts, qui semblent s'interposer aux tubes nerveux.

Cellules nerveuses de la corne antérieure; plexus dendritique interstitiel. Parmi les neurones, les mieux connus sont ceux de la corne antérieure. Ils atteignent une taille considérable et varient d'aspect, car les uns sont fusiformes, d'autres piriformes, d'autres encore triangulaires ou étoilés. Mais chez tous, domine le caractère suivant que l'on voit se perpétuer dans la moelle d'êtres parvenus à des stades phylogéniques plus avancés, c'est-à-dire chez les reptiles et batraciens. Parmi les expansions protoplasmiques de ces neurones, il en est deux, très volumineuses, qui côtoient la face interne de la substance blanche du cordon antéro-latéral et envoient, presque à angle droit, entre les paquets de fibres de ce cordon et souvent jusqu'à la pie-mère, une foule de ramuscules. Chez les poissons, le siège principal des appendices dendritiques est donc la trame interstitielle de la substance blanche, lieu où précisément les collatérales nerveuses viennent se ramifier, de préférence. Cette disposition est, remarquons-le, l'inverse de celle qui existe chez les mammifères et oiseaux ; chez ceux-ci, en effet, les dendrites ne sortent pour ainsi dire pas de la substance grise. Cette disposition n'existe, il est vrai, qu'à l'âge adulte, et les vertébrés supérieurs, alors qu'ils sont encore à la période embryonnaire, présentent, eux aussi, la disposition dendritique si spéciale des poissons, batraciens et reptiles.

On connaît moins bien les neurones de la corne postérieure, surtout ceux de la substance de Rolando, qui, soit dit en passant, semble peu déve-

1. Retzius, Die nervösen Elemente im Rückenmarke der Knochenfische. *Biolog. Untersuch.*, N. F., Bd. V, 1893.
2. Lenhossék, Beobachtungen an den Spinalganglien u. dem Rückenmarke von Pristiurusembryonen. *Anat. Anzeiger*, Bd. VII, 1892.
3. Van Gehuchten, La moelle épinière de la truite. *La Cellule*, t. XI, fasc. 1, 1895.
4. Martin, *La Cellule*, t. XI, fasc. 1, 1895.

loppée chez les animaux qui nous occupent. Cependant, les monographies de Retzius, Lenhossék et Van Gehuchten permettent d'affirmer l'existence de cellules propres à cette corne dorsale; les unes sont grandes, les autres moyennes, fusiformes ou étoilées et pourvues d'un cylindre-axe qui se dirige, le plus souvent, vers la commissure postérieure. Ces cellules apparaissent, du reste, en toute évidence, dans les coupes colorées à l'hématoxyline (fig. 219, *E*); on les voit amassées surtout près de la ligne médiane et en avant de la substance de Rolando. Parfois, ainsi que l'ont observé Retzius et Van Gehuchten, quelques cellules volumineuses, fusiformes et transversalement orientées, se trouvent en pleine commissure postérieure, d'où leur axone chemine tantôt vers la commissure antérieure, tantôt, d'après Van Gehuchten, vers le cordon latéral opposé. Les expansions dendritiques de ces neurones engendrent, par leur entrecroisement avec d'autres nées de cellules différentes, une *commissure protoplasmique postérieure*.

Neurones de la corne postérieure; commissure dendritique postérieure.

Dans les ganglions rachidiens, les cellules sont bipolaires, avec une expansion périphérique épaisse, et une autre déliée, destinée à la moelle. Lenhossék a démontré toutefois qu'il existe aussi dans les ganglions des sélaciens, du moins chez les embryons de *Pristiurus*, des neurones unipolaires et des formes de passage tendant à

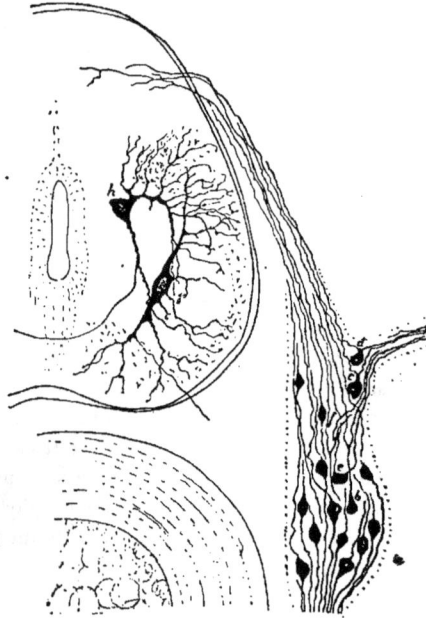

FIG. 218. — Moelle et ganglions rachidiens de l'embryon d'un sélacien (*Pristiurus*). Méthode de Golgi (d'après V. Lenhossék).

a, partie antérieure du ganglion rachidien, occupée par des cellules bipolaires ; — *b, c, d, e,* cellules unipolaires et de formes intermédiaires, siégeant dans la partie postérieure du ganglion et envoyant leur expansion périphérique dans le nerf sensitif dorsal ; — *g*, cellule motrice ; — *h*, cellule commissurale de la moelle.

Ganglions rachidiens; cellules bipolaires et transitions à l'unipolarité.

l'unipolarité. Dans ce cas, les éléments unipolaires siègent dans les parties les plus reculées du ganglion et forment, à l'aide de leurs branches externes, un nerf sensitif dorsal supplémentaire. Ce nerf accessoire se constitue bien avant la paire rachidienne correspondante (fig. 218, *d*). Cellules bipolaires et formes de transition vers l'unipolarité ont été également observées par Van Gehuchten chez *Trutta fario*, et par Holmgren [1]

1. HOLMGREN, Kurze vorläufige Mitteilungen über die Spinalganglien der Selachier und Teleostier. *Anat. Anzeiger*, Bd. XV, n° 8, 1898.

chez les sélaciens du genre *Raja* et chez les téléostéens du genre *Gadus*, entre autres. Ce dernier auteur, qui s'est servi de la méthode d'Ehrlich chez les animaux adultes, a appelé l'attention des savants sur le détail intéressant que voici : au niveau du pôle unique ou des deux pôles des cellules ganglionnaires, on aperçoit un anneau périsomatique, d'un bleu intense, anneau causé par certains épaississements des fibrilles primitives du cylindre-axe. Au-dessus de l'anneau existe un ciment imprégnable par le nitrate d'argent. Ce serait à ce ciment sus-annulaire, analogue aux étranglements de Ranvier des tubes à myéline, que viendrait se souder l'extrémité de la membrane la plus interne du tube nerveux, de la membrane de Schwann, vraisemblablement.

Anneau périsomatique de ciment.

V. Lenhossék[1], qui étudia les sélaciens, et Martin[2], dont les observations portèrent sur les téléostéens, sont les premiers qui aient constaté chez les poissons supérieurs la bifurcation des fibres radiculaires postérieures. Depuis, ce fait que l'on peut élever au rang de loi de structure de l'axe encéphalo-rachidien, a été confirmé à plusieurs reprises par Van Gehuchten[3] chez la truite, par Von Lenhossék[4], lui-même, chez la raie et par Retzius[5] chez *Acanthias vulgaris*. Quant aux collatérales sensitives issues des radiculaires bifurquées, c'est Van Gehuchten qui les a particulièrement étudiées.

Bifurcation des racines postérieures.

Les racines antérieures proviennent des grands neurones moteurs de la corne ventrale. Les cylindres-axes, qui les constituent, sont dépourvus de collatérales et prennent souvent naissance sur une dendrite. Quoique moins accusée, c'est encore la disposition mentionnée précédemment chez la myxine et la lamproie.

Racines antérieures sans collatérales initiales.

PARTICULARITÉS HISTOLOGIQUES. — Complétons cette vue d'ensemble sur la structure de la moelle chez les poissons supérieurs par l'exposé de quelques particularités de leur organisation médullaire. Elles ne leur sont pas exclusives, il est vrai, mais elles se montrent chez eux remarquablement développées.

Commissure accessoire. — Les téléostéens possèdent deux commissures antérieures : l'une mince, située en avant de l'épendyme, entre ce dernier et la substance blanche, l'autre plus fournie en fibres et placée dans l'épaisseur de l'aile fissuraire du cordon antérieur, qui est ainsi partagé en deux formations, superficielle et profonde. Cette seconde commissure, qui est la *commissure accessoire* (fig. 219, *B*), encore appelée *commissure transverse*, ou de *Mauthner*, a été vue, il y a longtemps, par Stieda; Mauthner, Kölliker, Burckhardt, Sanders, etc., en ont également confirmé l'existence. Elle est formée, d'après les recherches récentes de Retzius, Lenhossék, Van

Elle correspond à la commissure antérieure des mammifères.

1. LENHOSSÉK, *Anat. Anzeiger*, Bd. VII, 1892.
2. MARTIN, Contribution à l'étude de la structure interne de la moelle épinière chez le poulet et chez la truite. *La Cellule*, t. XI, fasc. 1, 1895.
3. VAN GEHUCHTEN, La moelle épinière de la truite. *La Cellule*, t. XI, fasc. 1, 1895.
4. LENHOSSÉK, Zur Kenntniss des Rückenmarkes des Rochens. *in* Beitr. zur Histol. des Nervensystems, etc., Wiesbaden, 1894.
5. RETZIUS, Ueber den Bau des Rückenmarkes der Selachier. *Biolog. Untersuch.*, N. F., Bd. VII, 1895.

Gehuchten et Kölliker, par des cylindres-axes commissuraux entrecroisés et destinés au cordon antéro-latéral. Elle renfermerait, en outre, selon Van Gehuchten, des collatérales entrecroisées du cordon antérieur et quelques appendices protoplasmiques déjà mentionnés, d'ailleurs, par Lenhossék, dans son étude sur la moelle de la raie. En somme, cette commissure acces-

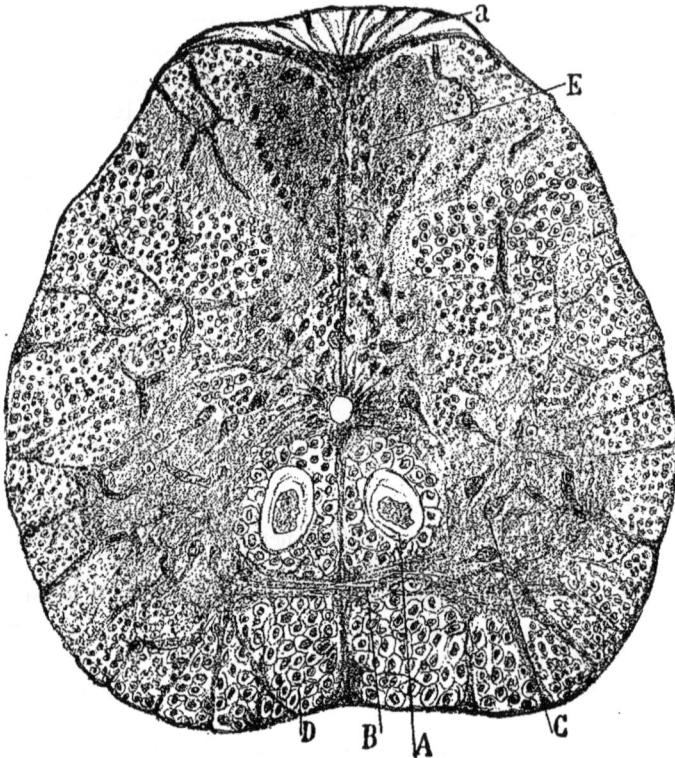

Fig. 219. — Coupe transversale de la moelle épinière d'un jeune téléostéen (*Cyprinus Carpio*). Coloration à l'hématoxyline.

A, fibre colossale ou de Mauthner; — B, commissure accessoire ; — C, cellules motrices piriformes ; — D, gros tubes du cordon ventral dans sa partie antérieure ; — E, petites cellules de la partie interne de la substance de Rolando ; — a, extrémités saillantes des corpuscules épithéliaux.

soire ou transverse répond exactement à la commissure antérieure des mammifères.

Fibres de Mauthner. — Nous venons de dire que la commissure accessoire partage le cordon antérieur en deux faisceaux : l'un superficiel, l'autre profond. Ce dernier faisceau, que Van Gehuchten appelle *faisceau dorsal* du cordon antérieur, contient les tubes nerveux les plus épais de toute la substance blanche. Parmi eux se trouvent deux fibres à myéline, colossales (fig. 219, *A*), qui ont reçu le nom de fibres de Mauthner, en l'honneur du savant qui les a découvertes. Ces tubes volumineux se rencontrent chez

Leur analogie avec les fibres de Müller des cyclostomes.

presque tous les téléostéens, mais ils manquent chez les plagiostomes. Ce sont évidemment les équivalents des tubes de Müller des cyclostomes. Deiters et Stieda ont fait clairement voir que ces fibres s'entrecroisent dans le bulbe. Quant à leurs cellules d'origine, cellules géantes, à coup sûr, elles siégeraient, dans les noyaux acoustiques du bulbe, d'après les recherches de Goronowitsch, Burckhardt, Beccari et les nôtres.

Cellules sensitives intramédullaires. — Nous avons déjà dit que Freud avait découvert, chez la lamproie, des cellules nerveuses sensitives, intra-médullaires, dont une expansion pénètre dans la racine postérieure. Or, des cellules semblables ont été retrouvées par Rohon chez la truite [1]. Van

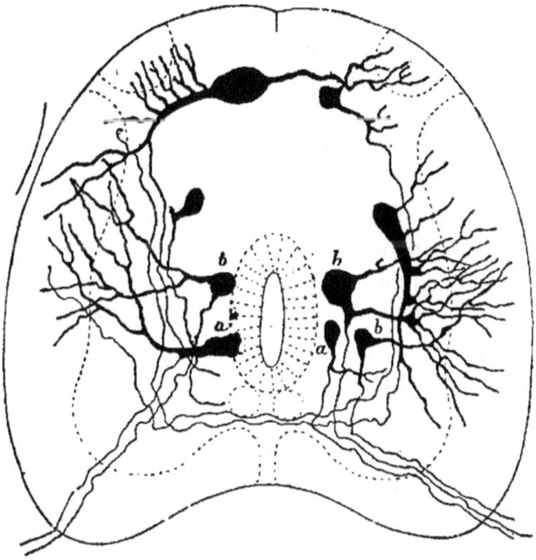

Elles sont unipolaires.

FIG. 220. — Moelle de l'embryon de la truite (*Salmo Fario*). Méthode de Golgi (d'après Van Gehuchten).

a et b, cellules motrices. — La cellule postérieure, volumineuse, est un des éléments dorsaux médians de Van Gehuchten.

Gehuchten [2], qui les a colorées au chromate d'argent, les a revues chez le même animal ; nous en avons aussi constaté l'existence par le nitrate d'argent réduit.

Ces cellules sont logées dans la corne postérieure; leur forme est unipolaire. L'expansion, qui s'en dégage, se bifurque, pour donner lieu à deux branches; l'une, fine, va constituer une fibre du cordon postérieur; l'autre, épaisse, pénètre dans la racine sensitive.

Cellules funiculaires géantes. — D'autres cellules colossales existent

1. ROHON, Zur Histogenese des Rückenmarkes der Forelle. *Sitzungsb. d. math. u. physik. Klasse d. Bayer. Akad.*, 1884.
2. VAN GEHUCHTEN, Les cellules de Rohon dans la moelle épinière et la moelle allongée de la truite. *Bullet. de l'Acad. roy. de Belgique*, pp. 495-519, 1895. — Contribution à l'étude des cellules dorsales (Hinterzellen) de la moelle épinière des vertébrés inférieurs. *Bullet. de l'Acad. roy. de Belgique*, 3ᵉ série, t. XXXIV, 1897.

dans la substance grise de la corne postérieure chez les poissons, d'après les observations de Studnicka [1], Beard [2], Dahlgren [3], Tagliani [4], Van Gehuchten [5], Kolster [6], Sargent [7] et d'autres.

Chez la perche, Kolster signale l'existence de cellules colossales, placées sur la ligne médiane, en arrière, sous la pie-mère, où elles s'étagent en une colonne verticale. Chez *Clenolabrus cæruleus*, Sargent les a vues récemment, dans la même disposition. Ces éléments cellulaires ou leurs analogues atteignent, selon Tagliani, 200 μ chez *Solea impar* et jusqu'à 500 μ chez *Lophius piscatorius*. Leur cylindre-axe s'engage, semble-t-il, dans la substance blanche, où il devient longitudinal. Quant à sa terminaison on ne peut faire que des hypothèses. Pour Dahlgren et Tagliani, qui ont étudié ces cellules, le premier chez *Pleuronectes americanus*, le second chez *Solea impar*, le cylindre-axe aboutirait, en fin de compte, aux racines postérieures. Ces cellules seraient donc sensitives. Beard reste hésitant, au contraire ; il ne décide point si elles sont motrices ou sensitives; néanmoins, dans son nouveau travail il paraît pencher, bien que sans preuves suffisantes, pour leur rôle sensitif. Sargent, qui a observé ces cellules ou d'autres semblables dans la moelle de *Clenolabrus cæruleus*, est d'un autre avis; elles posséderaient, d'après lui, une expansion axile, qui se décomposerait en deux branches : l'une d'elles se ramifierait dans la substance grise et présenterait les caractères d'une dendrite ; l'autre, revêtue du cachet cylindre-axile, mais non myélinisée, courrait le long de la substance blanche pour sortir avec la racine de la Ve paire. De la sorte, les cellules géantes formeraient un noyau moteur médullaire pour la racine centrifuge du trijumeau.

Observations et opinions diverses.

Divers auteurs ont signalé un fait vraiment singulier au sujet de ces cellules géantes. Certaines d'entre elles ne persistent pas jusqu'à l'âge adulte chez quelques poissons, tels que *Raja, Acipenser, Salmo, Trutta*, etc. ; elles constituent de simples dispositions embryonnaires, destinées à disparaître ou à se transformer profondément, plus tard. Ce même phénomène surviendrait également, suivant Burckhardt [8] et Studnicka, chez les larves des batraciens. Leurs cellules transitoires seraient, d'après Van Gehuchten, qui est parvenu à les imprégner, non pas sensitives, mais funiculaires.

Disparition de certaines cellules à l'âge adulte.

1. STUDNICKA, Ein Beitrag zur vergleichenden Histologie und Histogenese des Rückenmarkes. *Sitzungsber. d. Königl. Böhmischen Gesellsch. der wissensch.-math.-natur. Klasse*, 1895.

2. BEARD, The transient ganglion-cells and their nerves in Raja batis. *Anat. Anzeiger*, 1892.

3. DAHLGREN, The giant ganglion-cells in the spinal cord of the order Heterosomata, etc., *Anat. Anzeiger*, Bd. XIII, 1897.

4. TAGLIANI, Ueber die Riesennervenzellen im Rückenmarke von Solea impar. *Anat. Anzeiger*, Bd. XV, n° 13, 1898. — *Monitore zool. ital.*, vol. VIII, n° 264, 1897.

5. VAN GEHUCHTEN, *Loc. cit.*

6. KOLSTER, Ueber bemerkenswerthe Ganglienzellen im Rückenmarke von Perca fluviatilis. *Anat. Anzeiger*, Bd. XV, n° 9, 1898.

7. PORTER EDWARD SARGENT, The giant ganglion-cells in the spinal cord of Ctenoabrus cæruleus. *Anat. Anzeiger*, Bd. XV, 1899.

8. BURCKHARDT, Histologische Untersuchungen am Rückenmarke der Tritonen. *Arch. f. mikrosk. Anat.*, Bd. XXXIV, 1888.

Nous rencontrerions bien d'autres particularités qu'il serait intéressant d'examiner de près, si nous passions en revue la structure de la moelle chez tous les genres de poissons. Mais nous dépasserions les limites que nous nous sommes assignées dans cette courte étude comparée. Nous citerons, cependant, la conformation vraiment remarquable de la substance grise chez la raie. D'après les dessins de Lenhossék, cette substance est répartie en deux territoires, séparés l'un de l'autre par une cloison transversale blanche, due, elle-même, à la fusion des deux cordons latéraux, sur la ligne médiane, en arrière de l'épendyme. Ainsi qu'on peut le voir sur la figure 221,

Disposition de la substance grise chez la raie.

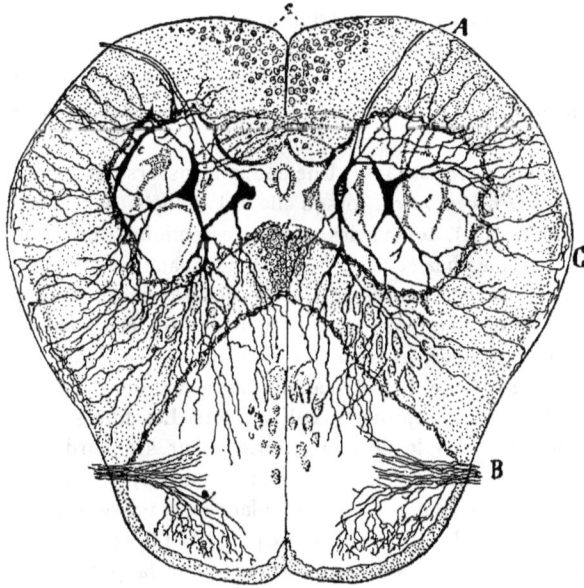

FIG. 221. — Coupe transversale de la moelle de la raie (*Raia Batis*). Méthode de Golgi (d'après Lenhossék).

A, fibres radiculaires motrices provenant de cellules, telles que *a* et *b* ; — B, racines sensitives ; — C, plexus périmédullaire ; — *d*, pont de substance blanche interrompant la substance grise.

tirée du travail de Lenhossék [1], les cellules motrices constituent, chez la raie, à l'aide de leurs dendrites, un plexus protoplasmique périmédullaire, ainsi que nous l'avions précédemment énoncé. Mais, fait nouveau et intéressant, les dendrites dorsales de ces cellules, après avoir traversé la cloison de substance blanche, se portent vers la corne postérieure, pour y recueillir l'influx apporté par les collatérales sensitives ; de là, le nom de *dendrites réflexes* qui leur a été donné.

La moelle des poissons électriques, du *Gymnotus electricus* par exemple,

1. LENHOSSÉK, Beitrage zur Histologie des Nervensystems, etc. Zur Kenntniss des Rückenmarkes des Rochens. II, Wiesbaden, 1894.

est d'une structure encore plus originale. Il y manque la corne antérieure, selon Fritsch [1] ; l'on y aperçoit seulement un noyau central de cellules nerveuses de fort volume, placé derrière et sur les côtés de l'épendyme. Les racines motrices semblent être produites par les axones de ces cellules.

Poissons électriques; absence de corne antérieure.

BATRACIENS

La moelle épinière des amphibiens a été l'objet de nombreuses recherches. En outre des études déjà anciennes de Kupffer, Reissner et Stieda, à qui l'on doit la connaissance de la forme générale des substances grise et blanche, du volume et de la distribution des cellules, etc., nous citerons les travaux histologiques de Pedro Ramón [2], Cl. Sala [3], Lavdowsky [4] et Athias [5] sur la grenouille et le crapaud et ceux de Sclavunos [6], Kölliker [7] et Van Gehuchten [8] chez les urodèles tels que triton, salamandre, axolotl.

Anoures (*Rana, Bufo*, etc.). — Une coupe transverse de moelle épinière de *Rana* ou de *Bufo* montre, lorsqu'elle est colorée par la méthode de Weigert-Pal (fig. 222), toutes les parties essentielles de la moelle des mammifères. Comme chez ceux-ci, la substance blanche est divisée en deux moitiés latérales par les fissures antérieure et postérieure. Les tubes nerveux dont elle est formée, pour la plupart myélinisés et de calibre moyen, sont répartis par groupes, grâce à des cloisons radiées, dans lesquelles la méthode de Golgi révèle l'existence de faisceaux de collatérales et de nombreux prolongements épithéliaux divergents. Les fibres les plus épaisses se rencontrent dans le cordon antérieur, sur ses bords antérieur et interne ou fissuraire. En arrière du cordon antérieur, s'étend d'une moitié à l'autre de la moelle une commissure blanche massive, qui, d'après les observations de Cl. Sala, renferme deux plans de fibres : l'un, en avant, à fibres grosses, cylindres-axes commissuraux, pour la plupart ; l'autre, en arrière, plus épais, à fibres fines, transversales, ayant les caractères de collatérales. La commissure accessoire des poissons manque ; de même la paire de fibres colossales de Mauthner. Le cordon postérieur est déjà très

Aspect macroscopique.

1. Fritsch, Weitere Beiträge zur Kenntniss der schwach elektrischen Fische. Berlin. 1891.— Die Electrischen Fische: 1, *Malapterurus*, 1887. — Das Gehirn u. Rückenmark von *Gymnotus electricus : Sachs u. Dubois-Reymond's Zitteraal*. Leipzig, 1891.

2. Pedro Ramón, Las fibras colaterales de la substancia blanca en la médula de los batracios. *Gazet. Sanitaria de Barcelona*, 10 octubre 1890.

3. Cl. Sala y Pons, Estructura de la médula espinal de los Batracios. Barcelona, febrero, 1892.

4. M. Lavdowsky, Vom Aufbau des Rückenmarkes. *Arch. f. mikrosk. Anat.*, Bd. XXXVIII, 1891.

5. M. Athias, Structure histologique de la moelle du têtard de la grenouille. *Bibliographie anatomique*, t. V, 1897.

6. Sclavunos, Beiträge zur feineren Anatomie des Rückenmarkes der Amphibien. *Separatabdr. aus des Festschrift. d. 50 Jahr. Doktorjubiläum v. Prof. v. Kölliker*. Leipzig, 1892.

7. Kölliker, Handbuch der Gewebelehre. 6ᵉ Aufl. Bd. II, 1882 et années suivantes.

8. Van Gehuchten, La moelle épinière des larves de batraciens (*Salamandra maculosa*). *Extrait des Archives de Biolog.*, t. XV, 1897.

développé; on y voit, en avant et en dedans, une saillie médiane ou fissuraire, et, en dehors, une zone quadrilatère ou triangulaire, remplie de fibres ténues, la plupart à myéline; cette zone est l'homologue de la zone marginale de Lissauer chez les mammifères (fig. 222, H). La substance

Différences avec la moelle des poissons.

grise atteint un grand développement. On y remarque, par rapport à la moelle des poissons, deux changements importants : d'une part, la diminution transversale de la surface occupée par la corne antérieure, et, d'autre part, l'étendue plus grande de la corne postérieure et de la substance de Rolando. Le territoire de la commissure grise ou postérieure est, lui aussi, très

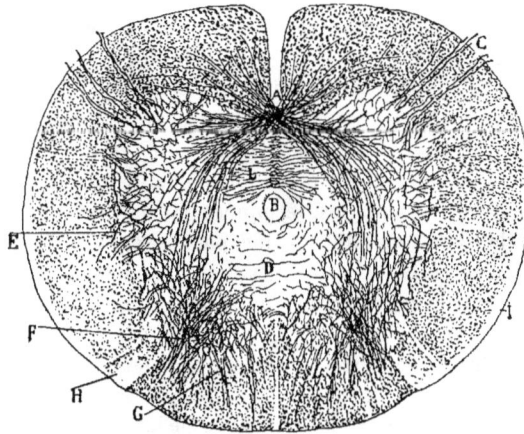

FIG. 222. — Coupe de la moelle épinière de la grenouille adulte (*Rana esculenta*). Méthode de Weigert-Pal (d'après Cl. Sala).

A, commissure de cylindres-axes ; — B, canal épendymaire ; — C, racines antérieures ; — D, commissure postérieure ; — G, collatérales sensitives ; — H, zone de Lissauer ; — I, plexus périmédullaire ; — L, commissure de collatérales.

augmenté ; un nombre assez considérable de fibres myélinisées y courent transversalement.

Cellules nerveuses. — Les cellules de la substance grise possèdent des tailles fort diverses ; les motrices sont les plus grosses; elles s'assemblent en

Leurs groupes.

un groupe, appelé *latéro-ventral* par Kölliker, à cause de sa position dans la région antéro-externe de la corne antérieure. Les éléments cellulaires, qui siègent dans la portion interne de cette corne et forment ainsi le noyau *médio-ventral* du même auteur, sont de taille moyenne. Quant aux plus petites cellules, elle habitent : les unes, sur les côtés de l'épendyme, ce sont les *cellules latérales* de Kölliker; les autres dans la corne postérieure, d'où leur nom de *cellules dorsales*. Athias distingue encore d'autres cellules, qu'il appelle *marginales*, parce qu'elles s'allongent d'avant en arrière, sur la limite de la substance blanche.

C'est à Cl. Sala, que nous devons les premières recherches exactes sur la morphologie et les connexions des neurones de la substance grise, ainsi que sur la disposition des racines et des collatérales de la substance blanche.

Les résultats de ces recherches, exécutées à l'aide de la méthode de Golgi sur les larves de grenouille et de crapaud, ont été confirmés par Athias, à qui nous sommes également redevables de quelques données intéressantes et nouvelles. Voici, en résumé, les observations de ces deux savants.

On peut classer les neurones, d'après le trajet et la terminaison de leur cylindre-axe, en *moteurs, funiculaires* et *commissuraux*.

Les neurones moteurs sont fusiformes et allongés d'avant en arrière (fig. 223, *A*). Ils ont conservé l'aspect de leurs homologues chez quelques poissons, c'est-à-dire que leur corps et leurs volumineuses dendrites polaires émettent une multitude de branches protoplasmiques vers la circonférence de la moelle. Ces branches traversent le cordon antéro-latéral dans sa totalité et viennent former, sous la pie-mère, un plexus touffu, qui s'étend depuis le sillon antérieur jusqu'à la zone de Lissauer. Ce plexus, qui correspond au *plexus périmédullaire* découvert par nous, auparavant, chez les reptiles, avait été vu aussi par Lavdowski, chez la grenouille. Mais, c'est Cl. Sala, qui en a fourni une interprétation exacte. Il le décrit, en effet, comme un entrelacement de dendrites motrices, terminées par une extrémité libre à la surface de la moelle, sans continuité aucune, par conséquent, avec des fibres motrices ou radiculaires, contrairement à ce que soutient Lavdowsky. Ce plexus n'est pas uniquement protoplasmique ; il renferme encore, et cela de façon certaine, des fibres nerveuses ramifiées. Celles-ci proviennent, comme nous l'avons démontré [1], de deux sources principales : 1° de nombreuses collatérales périphériques de la substance blanche et 2° de certains axones de cellules commissurales ; ces axones s'insinuent le long du sillon antérieur, vont se répandre à la surface externe du cordon antéro-latéral et, là, abandonnent vraisemblablement des collatérales au plexus protoplasmique périphérique. Les fibrilles nerveuses de ce plexus pourraient encore émaner d'une troisième source ; dans un cas, en effet, Cl. Sala y a observé des branchilles collatérales issues de cylindres-axes moteurs (fig. 223, *U*).

En outre des branches protoplasmiques externes qui concourent à la formation du plexus périmédullaire, les neurones moteurs possèdent des dendrites internes peu nombreux ; ces appendices franchissent la ligne médiane en avant de l'épendyme et constituent de la sorte la *commissure protoplasmique* de Cl. Sala.

Les cellules funiculaires et commissurales se comportent esssentiellement comme chez les oiseaux et les mammifères. La figure 223 montre, en *B, D, J, N*, beaucoup de ces éléments, dont le cylindre-axe se bifurque, habituellement dans la substance blanche, en deux branches : l'une ascendante, l'autre descendante. Les cellules commissurales existent, d'après Cl. Sala, dans les deux cornes antérieure et postérieure. Le plus grand nombre des éléments, et de beaucoup, que l'on rencontre dans cette dernière, sont des cellules funiculaires de taille moyenne ; leur cylindre-axe se rend à la portion la plus profonde du cordon latéral, c'est-à-dire à ce que nous

Cellules motrices et plexus axo-dendritique périmédullaire.

Commissure protoplasmique antérieure.

Cellules funiculaires et commissurales.

1. CL. SALA, Estructura de la médula espinal de los batracios, 1892. — Aux pages 13 et suivantes, l'auteur cite nos observations sur la constitution du plexus périmédullaire.

appelons le faisceau de la corne postérieure. Pour ce qui est des cellules de la substance de Rolando, elles envoient leur axone très fin, tantôt au faisceau de la corne postérieure, tantôt aux divers segments du cordon postérieur. En un mot, on retrouve chez les batraciens, grâce aux recherches de Cl. Sala, les faits essentiels de la distribution des cylindres-axes dans la substance grise, que Golgi, nous-même, Kölliker, Retzius, Lenhossék et

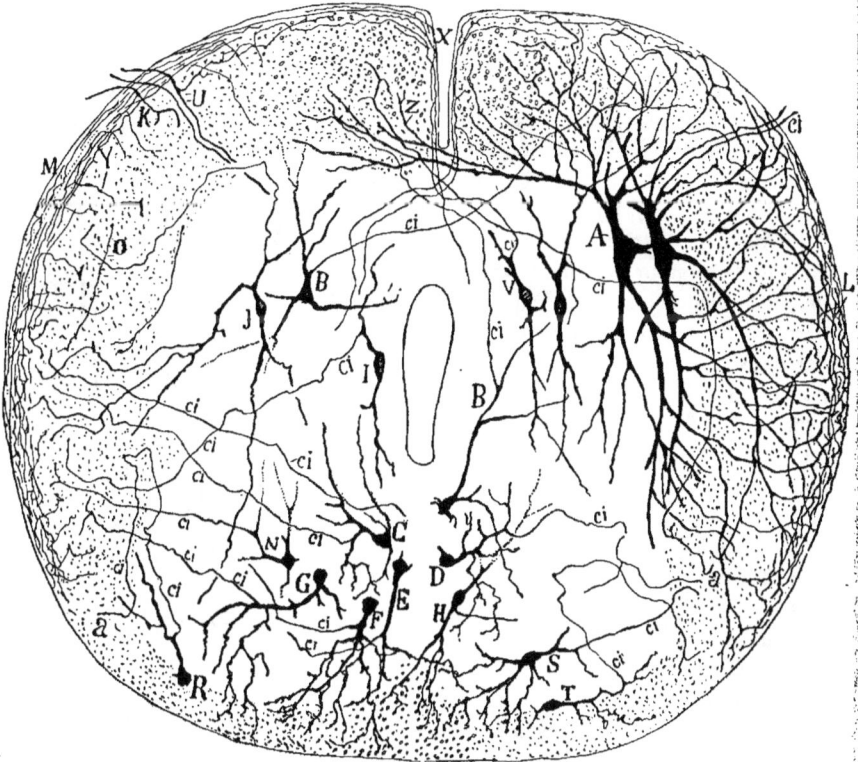

Fig. 223. — Coupe transversale de la moelle d'un têtard de crapaud presque à terme (*Bufo vulgaris*). Méthode de Golgi (d'après Cl. Sala).

A, cellules motrices ; — B, neurones commissuraux ; — I, J, neurones du cordon latéral ; — D, G, R, S, T, cellules de la corne postérieure, dont le cylindre-axe se porte au faisceau de la corne dorsale ; — L, plexus périmédullaire ; — K, U, collatérales des radiculaires motrices ; — X, axones se rendant au plexus périmédullaire ; — ci, cylindres-axes.

Van Gehuchten avaient découverts dans l'axe médullaire des mammifères et des oiseaux.

Collatérales sensitivo-motrices.

　　Collatérales. — La disposition des collatérales sensitives est presque la même que chez les mammifères et les oiseaux. On y distingue, en effet, un vrai faisceau sensitivo-moteur ou à collatérales longues, divers faisceaux qui se ramifient dans la substance de Rolando et la tête de la corne postérieure, un faisceau commissural postérieur, issu des cordons de Goll et de Burdach du côté opposé et formant, en partie, la commissure grise ou postérieure, etc.

On discerne également, dans la substance grise, de nombreuses colla- Collatérales funiculaires, interstitielles et périmédullaires. térales, venues de toutes les régions des cordons blancs pour se ramifier autour des cellules nerveuses. Parmi ces collatérales, il nous faut mentionner : 1° celles dont les terminaisons entrelacées édifient le plexus qui enveloppe les cellules motrices ; 2° celles de l'arrière-plan de la commissure antérieure ; 3° les deux faisceaux antérieur et moyen de la commissure postérieure. À vrai dire, il s'agit là plutôt de plans de fibres, car ces dernières ne sont pas toujours disposées en faisceaux. 4° les collatérales interstitielles et les collatérales du cordon latéral, signalées par nous et Sala et bien décrites par Athias (fig. 224, D).

Le mode de distribution de toutes ces collatérales autour des neurones de la moelle des batraciens montre que l'influx nerveux pénètre dans la cellule nerveuse par deux régions : 1° par le corps et la portion des dendrites encloses dans la substance grise, grâce surtout aux collatérales sensitives ; 2° par les appendices protoplasmiques funiculaires et périmédullaires qui entrent en contact avec les collatérales périphériques et interstitielles, c'est-à-dire avec les ramuscules émanés des cylindres-axes funiculaires et commissuraux.

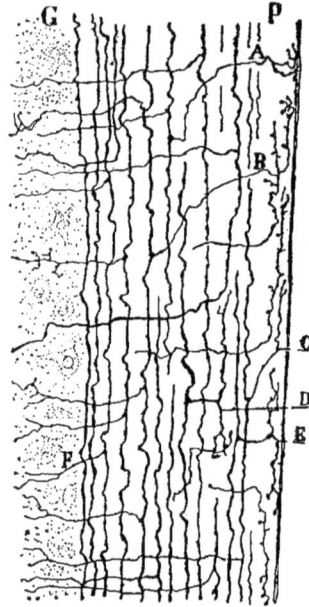

Fig. 224. — Coupe longitudinale du cordon latéral ; moelle de têtard de grenouille presque à terme (*Rana esculenta*). Méthode de Golgi.

A, B, C, E, collatérales externes ou périphériques ; — D, collatérales interstitielles ; — F, collatérales internes destinées à la substance grise.

Névroglie. — Les études de Cl. Sala, confirmées par Athias, sont concluantes sur ce point. Chez les larves très jeunes (fig. 225, B, D), toutes les cellules névrogliques sont franchement épithéliales et s'étendent depuis le canal épendymaire jusqu'à la surface de la moelle. Chez la Différenciation de la cellule épithéliale chez l'adulte ; absence de l'astrocyte à longs rayons. grenouille adulte, une distinction s'établit déjà ; on y observe deux types épithéliaux : la *cellule épendymaire*, dont le corps est resté à sa place première, mais dont l'expansion radiale s'est atrophiée et n'atteint plus la périphérie, d'après les observations de Lavdowsky, Cl. Sala et Athias, et la *cellule épithéliale déplacée*, homologue du corpuscule névroglique des mammifères. Le corps de cette dernière espèce de cellule, hérissé de courts appendices, est situé en différents points de la substance grise ; son expansion radiale, volumineuse, se ramifie en un bouquet de fibrilles, toutes terminées sous la pie-mère par un épaississement conique. Sur la ligne médiane, en avant et en arrière du canal de l'épendyme, les cellules conservent le type épendy-

maire primitif et s'étendent, groupées en faisceaux denses, de la cavité
centrale jusqu'au fond des scissures. Lavdowsky, que semblent appuyer
Lenhossék et Kölliker, admet l'existence d'astrocytes ou vraies cellules
névrogliques dans la substance blanche. Il fonde son assertion sur la
présence de noyaux colorables par les méthodes ordinaires. Pourtant, ni
Cl. Sala, ni Athias n'ont découvert ces cellules névrogliques vraies. En
outre, comme le fait remarquer ce dernier auteur, l'existence de noyaux
dans l'épaisseur des cordons blancs de la grenouille adulte ne prouve
rien en faveur de leur nature névroglique, car ces noyaux s'observent

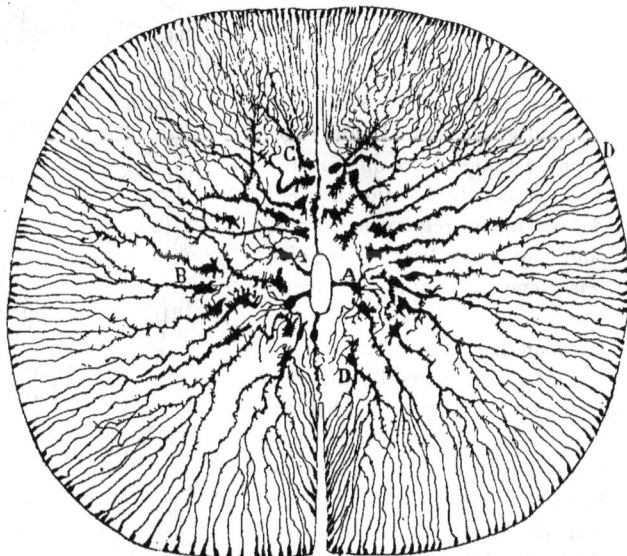

FIG. 225. — Cellules névrogliques de la grenouille adulte (*Rana esculenta*). Méthode
de Golgi (d'après Cl. Sala).

A, corpuscules épendymaires ; — B, corpuscules névrogliques du cordon latéral ; — C, corpuscules névrogliques du cordon antérieur ; — D, cônes terminaux constituant la membrane basale
externe.

aussi chez les larves très jeunes de batraciens, et cependant, à cette époque,
il n'y a chez elles que des cellules épendymaires.

Le rôle isolant des cellules épithéliales, dont P. Ramón et Cl. Sala se
sont faits les défenseurs, est affirmé de même par Athias. Il s'appuie sur
ce que les expansions latérales de ces corpuscules sont d'autant plus
développées dans la substance grise que la myélinisation des cylindres-axes
et des collatérales y est moins avancée.

*Leurs cellu-
les unipolai-
res; les tran-
sitions vers la
bipolarité.*

Ganglions rachidiens et racines postérieures. — On sait, grâce aux
recherches importantes de Lenhossék, que les cellules des ganglions rachidiens sont unipolaires chez la grenouille, et que des deux branches issues
du dédoublement du tronc axile, l'interne, la plus fine, pénètre dans la
racine postérieure. Mais ces cellules obéissent, elles aussi, à la loi de la

bipolarité originelle, découverte par His ; car chez les larves très jeunes, Athias a pu les voir pendant les phases successives de leur développement affecter toutes les formes de transition entre la bipolarité franche et l'unipolarité.

La bifurcation des racines sensitives a été aperçue pour la première fois par P. Ramón, qui en a vu aussi les collatérales, chez les larves de grenouille. Il faut cependant, pour avoir une connaissance précise de la disposition des racines postérieures, arriver au travail de Cl. Sala.

Nous avons dit que la branche interne de la cellule sensitive se rend au cordon postérieur pour se diviser (fig. 226, A). C'est d'ordinaire dans la couche superficielle de ce cordon qu'elle se bifurque en ses deux rameaux ascendant et descendant, dont l'un, dans bien des cas, est plus mince que l'autre, d'après Cl. Sala. Mais la bifurcation ne s'effectue pas dans la même région du cordon postérieur pour toutes les fibres. Il faut distinguer, chez la grenouille, d'après le lieu des bifurcations des racines sensitives, un faisceau interne et un faisceau externe, tout comme l'avaient fait Lissauer, Bechterew, Kahler, Obersteiner, Edinger, Lenhossék et d'autres auteurs, chez les vertébrés supérieurs. Le faisceau *interne* passe au travers des fibres du cordon postérieur et se bifurque non loin de la ligne médiane ; le faisceau *externe* se porte en avant et en dehors et se termine surtout dans la zone de Lissauer, dont il constitue, en grande partie, les fibres fines.

Bifurcation des radiculaires; faisceaux interne et externe.

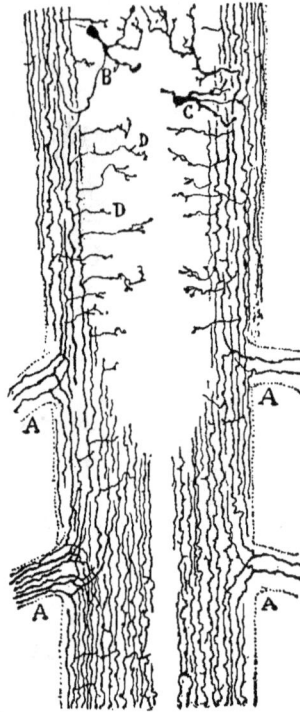

FIG. 226. — Coupe tangentielle et postérieure de la région dorsale de la moelle; têtard de crapaud (*Bufo vulgaris*). Méthode de Golgi (d'après Cl. Sala).

A, racines postérieures ; — B. axone d'une cellule funiculaire ; — C. autre cellule funiculaire à cylindre-axe bifurqué ; — D, collatérales rudimentaires du cordon postérieur.

Urodèles. — La moelle de *Salamandra*, *Triton*, *Siredon*, *Pleurodeles*, etc., présente un plan de structure fondamentalement semblable à celui de la moelle de la grenouille. Mais sa simplicité est plus grande et sa parenté avec la moelle des poissons supérieurs est plus étroite. En effet, c'est à peine s'il existe un rudiment de corne postérieure dans la moelle de *Proteus*, *Geotritus* et *Triton*, comme l'ont reconnu Stieda, Burckhardt et Kölliker. Néanmoins, la moelle de *Siredon*, d'après Stieda, et celle du *Pleurodeles Wallii*, d'après nos propres observations, renferment ce territoire gris, de façon très nette. La corne antérieure est encore très développée dans le sens transversal, comme chez les poissons, et l'on y distingue avec Kölliker deux groupes de cellules

Disposition générale intermédiaire entre celle de la grenouille et des poissons supérieurs: caractères.

nerveuses : l'un, externe, à éléments remarquables par leur taille ; ce sont les homologues des cellules motrices des autres vertébrés ; l'autre, interne, situé tout contre le canal épendymaire et dont les corpuscules sont plus petits.

La figure 227 représente une coupe de la moelle dorsale de *Pleurodeles Waltii*. On y voit reproduites les dispositions essentielles de la moelle de grenouille. Pourtant, on est frappé de la pauvreté de sa subtance grise en tubes à myéline, de l'absence d'une substance de Rolando bien différenciée, de l'envahissement de la corne postérieure par de nombreux faisceaux de fibres verticales, etc. La commissure accessoire fait défaut dans le

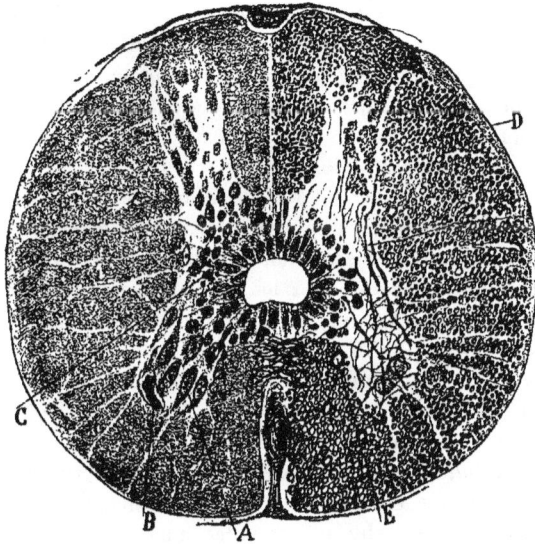

Fig. 227. — Coupe de la moelle dorsale supérieure de *Pleurodeles Waltii* adulte. Méthode de Weigert-Pal et carmin.

A, cellules fusiformes motrices ; — B, capillaire de la corne antérieure ; — C, petites cellules nerveuses contenant des gouttes de graisse ; — D, limbe périphérique répondant au plexus périmédullaire ; — E, tube épais du cordon antérieur.

cordon antérieur ; mais souvent on aperçoit dans ce cordon deux tubes nerveux, inégaux, plus épais que les autres et rappelant les fibres colossales de Mauthner. Cette particularité a été signalée aussi par Burckhardt, Sclavunos et Kölliker. Le plexus protoplasmique périmédullaire est bien développé, en particulier dans la portion la plus postérieure du cordon latéral.

La *structure de la substance grise* des urodèles, surtout des larves, a été étudiée, comme nous l'avons dit précédemment, par divers auteurs. O. Schultze, que cite Kölliker, y découvrit les bifurcations des radiculaires postérieures et les collatérales sensitives par ses recherches sur les larves de *Siredon* ; Sclavunos, par l'emploi de la méthode de Golgi chez les larves de *Siredon* et de *Salamandra*, confirma la réalité des bifurcations et des collatérales sensitives et funiculaires ; il remarqua encore la bipolarité primitive des cellules des ganglions rachidiens. Van Gehuchten, enfin, retrouva dans les larves de *Salamandra* nombre de faits rapportés par Cl. Sala dans ses travaux sur la moelle de grenouille. Nous allons analyser de plus près l'étude de Van Gehuchten, car elle mérite une attention spéciale.

Observations de Van Gehuchten.

Les *cellules funiculaires* y sont bien décrites. Parmi elles, Van Gehuchten a reconnu les cellules pluricordonales que nous avons découvertes et auxquelles il donne le nom de cellules des cordons hécatéromères.

Les *collatérales* de la substance blanche sont mieux analysées que par Sclavunos ; elles sont classées, comme le font Cl. Sala et Athias, en collatérales pour la substance grise, collatérales pour le plexus périmédullaire et collatérales interstitielles. Vu la rareté des premières et l'abondance des dernières, Van Gehuchten considère le contact des collatérales interstitielles avec les plexus protoplasmiques de la substance blanche comme constituant l'articulation principale des neurones de la moelle.

Van Gehuchten appelle encore l'attention sur les faits suivants :

a) L'absence de *collatérales* longues ou *sensitivo-motrices*. De ce qu'il n'a pu les voir, Van Gehuchten tend à admettre qu'elles n'existent pas ; car, d'après lui, elles sont devenues inutiles par suite de la grande longueur des dendrites postérieures des cellules motrices. Mais cette absence, qu'Athias a cru aussi remarquer chez les larves très jeunes de grenouille, pourrait bien ne pas être définitive, puisque chez la grenouille adulte et chez les urodèles, *Pleurodeles Wallii* par exemple, la méthode de Weigert révèle quelques fibres myélinisées longues, issues du cordon postérieur et allant jusque près du noyau moteur. Du reste, ces fibres sensitivo-motrices se trouvent représentées dans les dessins de Cl. Sala et Kölliker.

b) L'absence de *collatérales initiales* dans les cylindres-axes funiculaires. Cette absence aurait une certaine importance, si elle persistait après le stade embryonnaire ; elle établirait, en effet, une ligne de démarcation très nette entre la moelle des reptiles, oiseaux et mammifères d'un côté et celle des batraciens et poissons de l'autre. Ajoutons que Cl. Sala et Athias ne sont pas sûrs, eux aussi, d'avoir aperçu ces collatérales.

c) L'existence de *cellules géantes postérieures*, placées dans la région dorsale de la substance grise et destinées à disparaître à l'âge adulte. Van Gehuchten confirme ainsi la découverte que firent Burckhardt[1] et Studnicka[2] de ces cellules dans les larves de *Triton*, *Pelobates*, *Salamandra*, etc. Mais pour lui, ces éléments ne seraient que des cellules funiculaires directes ou croisées.

REPTILES

La moelle des reptiles n'a pas été l'objet d'autant de recherches que celle

---

1. BURCKHARDT, Histologische Untersuchungen am Rückenmarke der Tritonen. *Arch. f. mikrosk. Anat.*, Bd. XXXIV, 1888.

2. STUDNICKA, Ein Beitrag zur vergleichenden Histologie und Histogenese des Rückenmarkes. *Sitzungsber. d. Königl. Böhmischen Gesellsch. d. wiss.-math.-natur. Klasse*, 1895.

des batraciens et des poissons. Les observations de valeur ne manquent pas cependant. Parmi elles nous citerons celles de Stieda[1], faites à l'aide de colorations au carmin ; celles de Schaffer[2], effectuées chez *Anguis fragilis* et *Tropidonotus*, par la méthode de Weigert ; les nôtres[3], exécutées chez *Lacerta agilis* au moyen de la méthode de Golgi ; celles de Kölliker[4], réalisées chez *Lacerta ocellata* et *Testudo espec* ; enfin, celles plus récentes et plus détaillées de Retzius[5] et de Van Gehuchten[6], entreprises sur *Tropidonotus natrix* et *Anguis fragilis* par l'emploi du chromate d'argent.

Disposition générale très voisine de celle des vertébrés supérieurs.

Une coupe transversale de la moelle dorsale supérieure du lézard adulte, lorsqu'elle est colorée au Weigert, nous apprend, comme on peut le voir sur la figure 228, que la disposition des substances blanche et grise chez les reptiles se rapproche déjà beaucoup de celle des oiseaux et des mammifères. Les cordons antérieur, latéral et postérieur, bien marqués, possèdent des fibres à myéline plus abondantes et plus fines que chez les batraciens et les poissons. Les fibres les plus épaisses se rencontrent dans les plans superficiels et surtout dans le faisceau postérieur ou profond du cordon antérieur, c'est-à-dire en arrière de la commissure accessoire. Le canal épendymaire, plus étréci, se trouve en contact intime avec la substance blanche du cordon antérieur. La région de la commissure postérieure, d'une très grande étendue, renferme un nombre considérable de fibres à myéline fines et transversales, parfois disposées en fascicules. Dans la moelle dorsale supérieure, ces fibres se groupent, comme on le voit sur la figure 228, en deux faisceaux commissuraux : l'un, *d*, placé immédiatement derrière le canal central et constitué, selon toute vraisemblance, par des collatérales croisées, venues du cordon antéro-latéral ; l'autre, *c*, situé au milieu de la commissure, en forme d'arc à concavité tournée en arrière ; ce faisceau est constitué par des collatérales sensitives entrecroisées. Chez *Tropidonotus*, Schaffer a également reconnu trois portions ou faisceaux dans la commissure postérieure ou grise.

Ses caractères primitifs.

En dépit de son organisation élevée, la moelle des reptiles offre deux traits caractéristiques d'une texture primitive ; c'est, d'une part, l'existence d'une *commissure accessoire* (fig. 228, *C*), identique à celle des poissons, et, d'autre part, la présence, dans le cordon latéral, d'un limbe périmédullaire, granuleux, pauvre en fibres à myéline et considérablement élargi un peu en arrière de l'origine apparente de la racine antérieure (fig. 228, *e* et 229, *F*).

1. STIEDA, *Loc. cit.*

2. SCHAFFER, Vergleichend anatomische Untersuchungen über Rückenmarksfaserung. *Arch. f. mikrosk. Anat.*, Bd. XXXVIII, 1891.

3. S. RAMÓN CAJAL, La médula espinal de los reptiles. Pequeñas contribuciones al conocimiento del sistema nervioso. Barcelona, 1891.

4. KÖLLIKER, Handbuch der Gewebelehre. 6 Aufl., Bd. II, p. 190, 1893.

5. RETZIUS, Die embryonale Entwickelung der Rückenmarkeselemente bei den Ophidiern. *Biolog. Untersuch.*, N. F., Bd. IV, 1894. — Weiteres über die embryonale Entwickelung der Rückenmarkeselemente der Ophidiern. *Biol. Untersuch.*, N. F., Bd. VIII, 1898. — Zur Kenntniss der Entwickelung des Rückenmarkes von Anguis fragilis. *Biolog. Untersuch.*, N. F., Bd. VIII, 1898.

6. VAN GEHUCHTEN, Contribution à l'étude de la moelle épinière chez les vertébrés (*Tropidonotus natrix*). *La Cellule*, t. XII, fasc. 1, 1896.

Substance grise. — Elle continue, comme dans les stades phylogéniques précédents, à se modeler, dans chaque moitié de la moelle, en deux cornes, l'une antérieure, l'autre postérieure. La corne antérieure, très large, renferme trois groupes cellulaires, dont l'*antéro-externe* est formé par les plus gros éléments ou neurones moteurs, tandis que les groupes *antéro-interne* et *postérieur* ne sont remplis que de corpuscules de taille plus petite. La corne postérieure est extrêmement étroite ; les cellules, qui y siègent, sont

Groupes cellulaires.

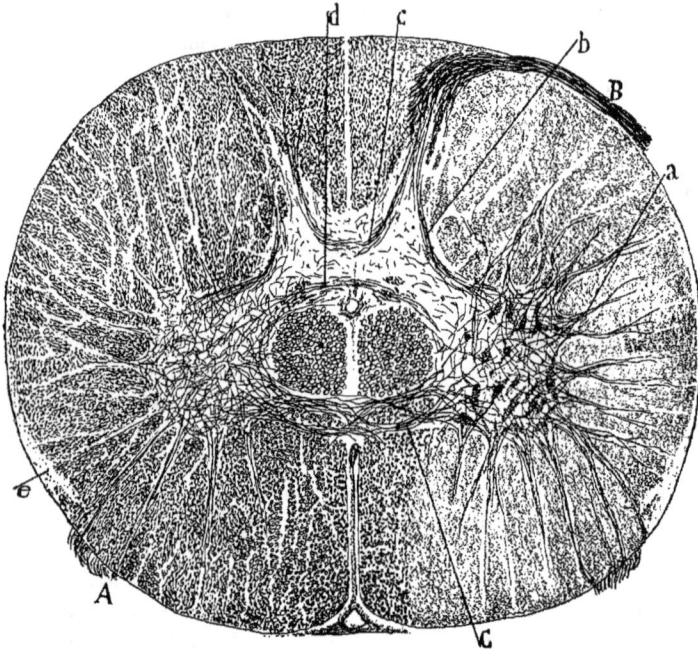

Fig. 228. — Coupe transversale de la moelle dorsale supérieure du lézard adulte. Méthode de Weigert-Pal.

A, racine antérieure ; — B, racine postérieure ; — C, commissure accessoire d'axones commissuraux ; — *a*, collatérales funiculaires ; — *b*, faisceau sensitivo-moteur ; — *c*, *d*, faisceaux de collatérales de la commissure postérieure ; — *e*, plexus périmédullaire.

très menues, surtout au niveau de la tête, coiffée d'une substance de Rolando rudimentaire.

Grâce à la méthode de Golgi, qui fut appliquée pour la première fois par nous chez le lézard de muraille jeune et à l'état d'embryon, nous avons pu recueillir un certain nombre de faits relatifs à la distribution et à la morphologie des neurones ; nous allons les exposer.

Les cellules nerveuses des reptiles peuvent, à l'exemple de celles des mammifères, être distinguées en motrices, funiculaires et commissurales (fig. 229).

Cellules motrices. — Elles sont fusiformes et allongées, de préférence d'avant en arrière ; les plus externes d'entre elles bordent la face concave

Plexus den-
dritique in-
terstitiel et pé-
rimédullaire.
Commissure
accessoire.

de la substance blanche. Leurs pôles donnent naissance à deux troncs protoplasmiques volumineux, l'un dirigé en avant, l'autre en arrière. Ces deux
troncs se rapprochent de la substance blanche ou s'adossent à elle et
lancent vers la périphérie de la moelle une multitude de branches divisées
à maintes reprises et de plus en plus fines. En passant ainsi entre les faisceaux du cordon antéro-latéral, ces rameaux, plus ou moins gros, y engendrent un plexus très touffu, divisé en paquets ; c'est le plexus des *cônes protoplasmiques*. En arrivant à la surface de la moelle, les rameaux les plus
fins constituent, sous la pie-mère, un second plexus, qui n'est autre que
le *plexus dendritique périmédullaire*. Mais les neurones moteurs émettent

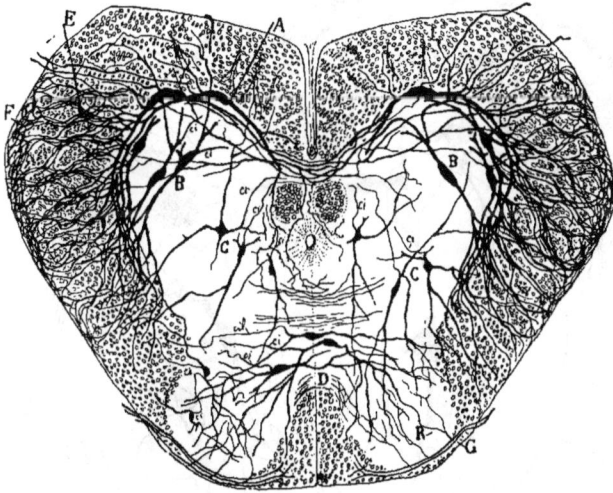

Fig. 229. — Coupe transversale de la moelle dorsale du lézard des souches (*Lacerta
agilis*), âgé de 15 jours. Méthode de Golgi.

A, cellule radiculaire motrice, arciforme ; — B, cellules commissurales antérieures, fusiformes ; —
C, cellules commissurales plus petites ; — D, cellules dont les appendices protoplasmiques
forment la commissure protoplasmique postérieure ; — E, cônes ou stries des branches protoplasmiques ; — F, plexus protoplasmique périmédullaire ; — G, racine postérieure avec ses bifurcations et ses collatérales, R ; — *ci*, cylindres-axes.

d'autres expansions protoplasmiques, celles-ci internes, qui se dirigent vers
le centre de la moelle et traversent la commissure accessoire. Elles y créent
ce que nous avons appelé la *commissure protoplasmique* (fig. 229).

Il est un fait qui explique pourquoi ni Retzius, ni Van Gehuchten n'ont
pu découvrir chez *Tropidonotus natrix* et *Anguis fragilis* la commissure
protoplasmique et le plexus dendritique périmédullaire, si extraordinairement développés chez les animaux adultes ou jeunes ; c'est qu'ils font défaut
chez les embryons. En tout cas, commissure accessoire et plexus périmédullaire existent également chez les chéloniens (*Emys europœa*) et chez le
lézard adulte, qu'on examine la moelle de ce dernier par la méthode de
Weigert ou par celle de Golgi.

Le cylindre-axe des cellules motrices sort en général d'un des troncs

protoplasmiques et pénètre dans la corne antérieure sans émettre de colla- *Cylindre-axe*
térales, du moins d'après nos préparations. D'ailleurs, Retzius et Van *sans collaté-*
Gehuchten n'ont pas réussi davantage à les voir dans leurs imprégnations. *rales initiales.*
Schaffer soutient que certains axones moteurs passent au côté opposé, à travers la commissure antérieure, et constituent ainsi des cylindres-axes croisés.
Nous n'avons jamais rien vu de semblable, ni chez le lézard des murailles, ni
chez le lézard commun.

    Cellules commissurales. — Elles sont répandues dans toute la substance
grise. Il en est de moyennes et de volumineuses, comme l'ont remarqué

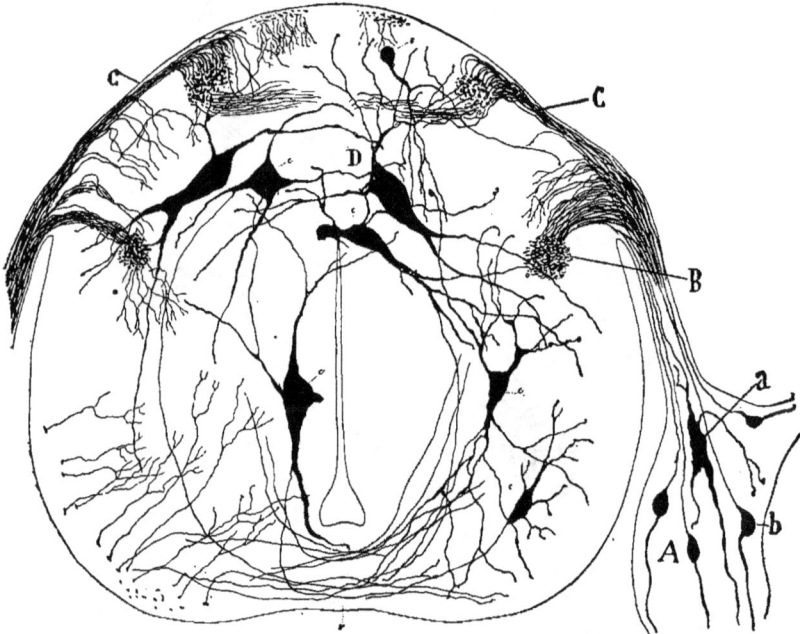

FIG. 230. — Moelle de l'embryon de la couleuvre à collier (*Tropidonotus natrix*).
Méthode de Golgi (d'après Retzius).

A. ganglions rachidiens ; — B, faisceau antérieur de la racine sensitive ; — C, faisceau postérieur ; —
D, cellules dorsales ; — *a*, cellule multipolaire volumineuse des ganglions rachidiens ; — *b*, type
bipolaire commun ; — *c*, neurones commissuraux.

Retzius et Van Gehuchten. Les grosses cellules projettent souvent des troncs
protoplasmiques polaires, à l'exemple des neurones moteurs ; et ces troncs, *Leur partici-*
comme ceux des éléments précités, entrent dans la substance blanche, où *pation aux*
ils vont compliquer les plexus intra-funiculaires et prendre part au plexus *plexus proto-*
périmédullaire. Nous nous sommes assuré récemment de ce fait chez le *plasmiques et*
lézard. Quant à leur axone, il se porte en avant, s'introduit dans la commis- *à la commis-*
sure accessoire, dépasse la ligne médiane et va se continuer par un tube du *sure acces-*
cordon antérieur du côté opposé. Ainsi, la commissure accessoire renferme *soire.*
des fibres commissurales. Les préparations obtenues par la méthode de
Weigert-Pal le manifestaient déjà de façon évidente (fig. 228, *C*).

Cellules funiculaires. — Ces corpuscules, signalés par nous et bien décrits par Retzius et Van Gehuchten chez les embryons, présentent des caractères semblables à ceux des oiseaux et des mammifères. Le cylindre-axe de la plupart de ceux qui siègent dans la corne antérieure, dans la substance intermédiaire et dans la base de la corne antérieure, se rend au cordon antéro-latéral ; celui des neurones de petite taille, logés dans le centre et le sommet de la corne dorsale, se joint, au contraire, aux fibres du cordon postérieur. Ce fait, mis récemment en lumière par Van Gehuchten, nous apprend que chez les reptiles, comme chez les oiseaux et les mammifères, le cordon postérieur renferme des fibres endogènes.

Fibres endo-gènes du cordon posté-rieur.

Parmi les cellules funiculaires et commissurales, certaines, de taille assez

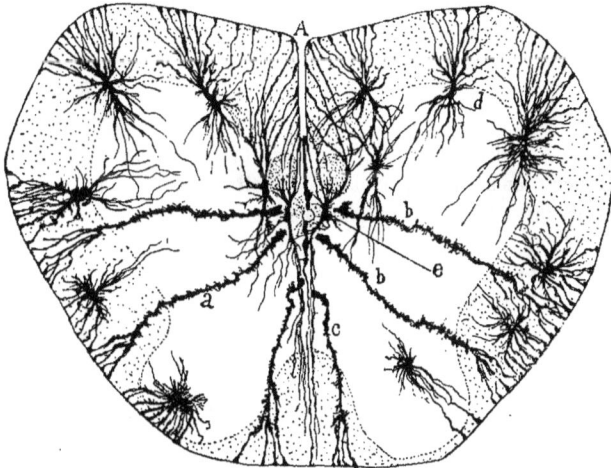

Fɪɢ. 231. — Coupe transversale de la moelle du lézard des souches (*Lacerta agilis*) âgé de 20 jours. Méthode de Golgi.
On n'a représenté que les cellules épithéliales et névrogliques.

a, b, c, corpuscules épithéliaux, qui, en dedans, ne parviennent pas jusqu'au canal épendymaire ; — *d*, corpuscules névrogliques envoyant des prolongements à la périphérie de la moelle ; — *e*, corpuscules névrogliques antéro-postérieurs ; — A, sillon antérieur de la moelle.

Cellules dor-sales moyen-nes et commis-sure proto-plasmique postérieure.

grande et d'aspect fusiforme, sont remarquables par leur position ; elles sont, en effet, placées transversalement, en pleine commissure postérieure (figs. 229 et 230). Leurs troncs protoplasmiques polaires envahissent les deux cornes postérieures ; elles s'arborisent là, ainsi que dans la substance blanche du cordon postérieur.

Ces cellules, découvertes par nous chez le lézard des murailles et appelées *dorsales moyennes* par Van Gehuchten, ont été retrouvées par Retzius et Van Gehuchten dans les embryons de *Tropidonotus natrix* et *Anguis fragilis* ; elles atteignent chez eux un volume inusité. Ces auteurs ont aussi montré que l'axone, né généralement d'une dendrite, se porte tantôt à la commissure antérieure, tantôt au cordon antéro-latéral. Par leur entrelacement avec d'autres dendrites qui traversent la ligne médiane, en arrière du canal central, les appendices protoplasmiques de ces cellules dorsales forment la *commissure protoplasmique postérieure*, que nous avions déjà fait connaître chez les reptiles (fig. 229, *D*). Du reste, on retrouve cette commissure ainsi que les grosses cellules dorsales moyennes dans la moelle lombaire et le cône terminal des mammifères [1].

Gaskell a observé chez l'alligator une formation grise située à la périphérie de la moelle et analogue au noyau d'Hoffmann, que nous décrirons tout à l'heure chez les oiseaux.

Noyau périphérique chez l'alligator.

COLLATÉRALES DE LA SUBSTANCE BLANCHE. — L'excellente étude qu'en ont faite Van Gehuchten et Retzius nous apprend que leur distribution cadre presque complètement avec celle que nous leur connaissons chez les oiseaux et les mammifères. En effet, le cordon antéro-latéral fournit un grand nombre de collatérales, qui se ramifient tant dans le noyau cellulaire externe ou moteur que dans l'antéro-interne et le postérieur. Un certain nombre d'entre elles s'introduisent en groupe dans la commissure accessoire et y produisent une *commissure de collatérales*. La commissure accessoire se trouve composée, par conséquent, de trois facteurs : par des expansions protoplasmiques, des cylindres-axes et des collatérales. Un autre groupe de collatérales croisées, venues vraisemblablement du cordon latéral, donne naissance au faisceau antérieur de la commissure postérieure ; enfin, bien que Retzius et Van Gehuchten n'en signalent pas la présence, il existe probablement aussi des collatérales périphériques et interstitielles. Nous croyons en avoir aperçu quelques-unes, non entièrement imprégnées, il est vrai, dans la moelle du lézard des murailles et du lézard commun, âgés de quelques jours. Bauchi a également vu ces collatérales chez *Emys europæa*. Il a observé aussi chez ce chélonien des fibres motrices dans la racine postérieure et des cellules à cylindre-axe court dans la substance grise.

Commissure de collatérales dans la commissure accessoire.

Collatérales interstitielle et périmédullaires.

NÉVROGLIE. — La névroglie dessinée sur la figure 231 provient de la moelle d'un lézard des murailles, âgé de vingt jours. Deux types cellulaires y sont nettement distincts : les cellules névrogliques ou de Deiters et les corpuscules épithéliaux.

Ses deux espèces de cellules.

Les *cellules épithéliales*, logées tout contre le canal central, s'étendent jusqu'à la surface de la moelle, où elles se terminent par un bouquet de filaments variqueux. Mais à côté de ces corpuscules épendymaires purs, il en existe d'autres, *b*, dont le corps s'est éloigné du canal de l'épendyme, et qui, néanmoins, ont leurs terminaisons sous la pie-mère. Ces derniers éléments constituent, selon toute vraisemblance, des phases de transition entre l'épithélium primitif et la cellule de Deiters évoluée. Chez le lézard adulte, les stades intermédiaires ont disparu, et l'on peut voir chez lui que dans les cellules épendymaires vraies, c'est-à-dire dans celles qui restent adossées au pourtour du canal central, l'expansion périphérique est atrophiée

1. S. R. CAJAL, Estructura fina del cono terminal de la médula espinal. *Rev. trim. micrográfica*, vol. III, 1898.

et ne va plus maintenant que jusqu'à la substance grise, ou elle se subdivise en ramifications terminales.

Les *astrocytes* ou *corpuscules de Deiters* sont répandus chez le lézard des murailles jeune tant dans la substance blanche que dans les zones limitrophes des substances blanche et grise. Leur forme, souvent allongée suivant les rayons de la moelle, est celle d'un corps pourvu de deux bouquets opposés de fibrilles. Le panache périphérique renferme les fibres les plus grosses ; après avoir traversé la substance blanche, celles-ci s'achèvent par des épaississements coniques, adhérents à la pie-mère (fig. 231, *d*).

Cellules bipolaires devenant unipolaires.

GANGLIONS RACHIDIENS. — Comme nous l'avons démontré, les cellules des ganglions rachidiens des reptiles sont de forme bipolaire pendant les stades primitifs de la vie embryonnaire ; ensuite, ils deviennent peu à peu unipolaires, comme chez les oiseaux et les mammifères. Retzius et Van Gehuchten ont fait la même observation sur l'embryon de *Tropidonotus natrix*.

Cellules pluripolaires diverses.

En outre des cellules ordinaires, bipolaires ou unipolaires, suivant l'âge auquel on les étudie, Retzius [1] a découvert, dans les ganglions rachidiens, de grosses cellules multipolaires, qu'il a considérées comme des éléments du grand sympathique. Van Gehuchten les a revues plus tard ; mais pour lui, ces éléments sont identiques aux cellules de Disse de la grenouille, dont nous avons parlé à la page 433. En sus des deux expansions centrale et périphérique, normales, il y a décrit deux ou trois dendrites, qui ne sortent point du ganglion. D'après le savant belge, ces dendrites ne seraient qu'une disposition anatomique embryonnaire, disparaissant chez l'adulte. Dans un travail plus récent, Retzius [2] n'émet plus d'opinion sur la nature de ces corpuscules ; il se borne à donner une reproduction fidèle de leurs dendrites, dont quelques-unes, par leur grande longueur et leur direction vers la périphérie, ressemblent à des divisions anticipées de l'expansion cellulipète. Levi [3] a retrouvé encore chez la tortue, en employant notre méthode de l'argent réduit, des cellules pourvues d'appendices terminés par des boules. Enfin, Pugnat [4] avait montré, il y a déjà longtemps, qu'il existe des neurones ganglionnaires dont le corps est recouvert d'épaisses excroissances protoplasmiques, formant comme des lobes cellulaires.

Bifurcation de la branche interne ; collatérales sensitivo-motrices.

Radiculaires postérieures. — La branche interne des cellules ganglionnaires rachidiennes se bifurque dans le cordon postérieur. Ce détail, découvert par nous chez *Lacerta agilis*, a été confirmé par Retzius chez *Tropidonotus natrix* et *Anguis fragilis*, et par Van Gehuchten chez le premier de ces deux reptiliens. Les branches ascendante et descendante de la bifurcation émettent des collatérales, qui se distribuent dans la substance grise. On distingue, parmi elles, les collatérales longues ou réflexo-motrices, les

1. RETZIUS, *Biolog. Untersuch.*, N. F., Bd. VI, 1894.
2. RETZIUS, *Biolog. Untersuch.*, N. F., Bd. VIII, 1898.
3. G. LEVI, La struttura dei gangli cerebro-spinali dei Cheloni. *Monit. zool. ital.* Ann. XVII, n° 4, 1906.
4. PUGNAT, Recherches sur la structure des cellules des ganglions spinaux de quelques reptiles. *Anat. Anzeiger*, Bd. XIV, 1897.

collatérales courtes, destinées à la corne postérieure et les commissurales postérieures, visibles même dans les préparations au Weigert.

Chez les ophidiens, dans le cas présent chez *Tropidonotus*, Van Gehuchten a trouvé sur les radiculaires postérieures une disposition intéressante, que Retzius a constatée à son tour. Arrivées à la substance blanche, ces radiculaires se partagent en deux faisceaux : l'un *épais* et *postérieur*, dont les bifurcations s'opèrent dans le cordon postérieur ; l'autre *mince* et *antérieur*, qui, après avoir traversé le cordon latéral, suivant une courbe, aborde la substance grise de la portion antéro-externe de la corne dorsale ; là, ses fibres se bifurquent et forment ainsi un faisceau vertical, nettement distinct du cordon latéral. C'est de ce faisceau vertical que sortent, chez *Tropidonotus*, les collatérales sensitivo-motrices (fig. 230, *B*). Quant aux collatérales tributaires de la substance de Rolando et de la base de la corne postérieure, elles partent toutes du faisceau postérieur ou principal, vertical lui aussi. Il en est de même des collatérales croisées ou commissurales postérieures.

Groupement différent des radiculaires chez les ophidiens et les sauriens.

La disposition histologique que nous venons d'exposer ne s'observe pas chez les sauriens ; chez eux, chez *Lacerta agilis, viridis*, etc., les racines postérieures se comportent plus ou moins comme chez les oiseaux et les mammifères. *Anguis fragilis* ne la présente pas davantage, d'après les récentes observations de Retzius, qui confirme ainsi notre première description. *Emys europæa* la présente, au contraire. Bauchi, qui a étudié ce chélonien, a vu le faisceau externe donner naissance à des collatérales réflexo-motrices, ainsi qu'à d'autres branches, destinées à la colonne de Clarke.

OISEAUX

La moelle des oiseaux a été étudiée autrefois, au point de vue de sa texture macroscopique, par Metzler [1] et Stieda [2]. En ces derniers temps, c'est sa structure histologique, qui a surtout donné lieu à de nombreuses observations, grâce à l'emploi de la méthode de Golgi. Les résultats de ces recherches, qui ont tant contribué à notre connaissance de l'anatomie fine des centres nerveux, ont été exposés avec détail, lorsque nous avons examiné la moelle des mammifères. Nous nous bornerons donc ici à décrire quelques particularités de la moelle des oiseaux.

Particularités de leur moelle.

Ganglion ou noyau cellulaire marginal de la substance blanche. — Hoffmann, Gadow, Lachi et d'autres auteurs ont signalé, il y a déjà longtemps, l'existence d'un noyau gris, segmentaire, dans la zone marginale du cordon latéral, chez les oiseaux. Ce noyau, situé tout contre le ligament dentelé, se renfle considérablement dans la moelle lombaire, où il forme une intumescence très accusée sur les côtés de la moelle. Dans ce foyer, appelé

1. METZLER, De medulæ spinalis avium textura. Dorpat, 1855.
2. STIEDA, Studien über das centrale Nervensystem der Vögel und Säugethiere. *Zeitschr. f. wissensch. Zool.*, Bd. XIX, 1869.

noyau de Hoffmann par Kölliker [1], on trouve des cellules multipolaires, qui ont été imprégnées au chromate d'argent, d'abord par nous [2], puis par Lenhossék [3].

Ces *cellules* sont fusiformes et allongées dans le sens antéro-postérieur. Leurs dendrites, généralement issues des pôles de la cellule, ont leurs contours rudes; elles se divisent et se subdivisent dans les limites du foyer même, parfois cependant jusqu'entre les faisceaux du cordon latéral. Le cylindre-axe se porte d'abord en avant, puis en dedans, et va se perdre entre les fibres du cordon antéro-latéral ; nous ne sommes point parvenu à connaître le lieu de sa terminaison réelle. Lenhossék y a réussi, par contre; il a pu le suivre jusque dans la commissure antérieure et dans le cordon antérieur du côté opposé. Les éléments du noyau périphérique ne seraient donc que des *cellules commissurales déplacées*.

Les *fibres nerveuses* proviennent des substances blanche et grise ; la plupart nous ont paru être des collatérales périphériques. Elles pénètrent dans le noyau par différents côtés et y donnent lieu, par leurs ramifications luxuriantes, à un plexus très dense, dont les mailles enserrent les cellules. Des fibres nerveuses terminales pourraient s'y rencontrer aussi ; mais jusqu'à ce jour, nous n'avons pu élucider ce point.

Sinus rhomboïdal. — La moelle des mammifères se termine inférieurement, comme on sait, par un cône, dont la pointe de plus en plus déliée perd son caractère nerveux ; elle se transforme, en effet, en un canal revêtu de cellules épithéliales, tout à fait semblables à celles de l'épithélium embryonnaire. Chez les oiseaux, la moelle, dans sa portion sacrée, possède aussi une particularité, le *sinus rhomboïdal*, que Duval [4] et Lachi [5] ont bien étudié. D'après le dernier de ces savants, le sinus rhomboïdal est dû à l'écartement des cordons postérieurs par un lobe allongé, très renflé et constitué par de la substance gélatineuse en continuité avec celle qui entoure le canal central. Par suite de cette sorte de hernie dorsale de la substance péri-épendymaire, les cordons postérieurs et latéraux se trouvent rejetés en dehors ainsi que la corne antérieure ; le cordon antérieur, dont les bords internes et externes sont garnis de lobules saillants de substance gélatineuse, remplis de groupes de grandes cellules, est, pour la même cause, considérablement aplati. Ces particularités anatomiques sont encore

1. KÖLLIKER, Handbuch der Gewebelehre des Menschen. Bd. II (Elemente des Nervensystems). Leipzig, 1893. — Weitere Beobachtungen über die Hoffmann'schen Kerne am Marke der Vögel. *Anat. Anzeiger*, Bd. XXI, nos 3 et 4, 1904. — Nous renvoyons à ce travail pour plus de détails sur la topographie et l'étendue de ce noyau.

2. CAJAL, Los ganglios y plexos nerviosos del intestino de los mamíferos y pequeñas adiciones á nuestros trabajos sobre la médula y gran simpático. 23 de noviembre, 1893.

3. LENHOSSÉK, Beiträge zur Histologie des Nervensystems und der Sinnesorgane. IV, Ueber oberflächliche Nervenzellen im Rückenmarke des Hühnchens. Wiesbaden, 1894.

4. M. DUVAL, Sur le sinus rhomboïdal des oiseaux. *Gaz. méd. de Paris*, 1876 et *Journ. de l'Anat. et de la Physiol.*, n° 1, 1877.

5. LACHI, Alcune particolarità anatomiche del ringonfiamento sacrale nel midollo degli uccelli. Pisa, 1889.

imparfaitement connues au point de vue de leur structure ; il serait à souhaiter qu'un des partisans de la méthode de Golgi entreprît à leur sujet des recherches plus approfondies et plus minutieuses.

COUP D'ŒIL GÉNÉRAL SUR LA MOELLE ÉPINIÈRE DES VERTÉBRÉS

Si l'on suit les étapes parcourues par les neurones de la moelle dans leur progrès morphologique, on ne peut manquer de voir qu'ils passent par trois phases évolutives principales. Dans la première, le corps est lisse et ne possède qu'une expansion, le cylindre-axe, dont le tronc, à son origine, donne naissance à des dendrites lisses ; c'est ce que l'on observe chez les invertébrés, l'*Amphioxus*, la *Myxine*. Dans la deuxième, le corps est pourvu de dendrites lisses et d'un tronc protoplasmique épais, vestige de l'expansion axile des cellules du premier stade ; c'est de ce tronc protoplasmique épais que part le cylindre-axe ; tel est le cas des cellules médullaires chez les poissons, les batraciens et les reptiles. Dans la troisième enfin, le corps est hérissé de nombreuses dendrites épineuses et donne naissance à un cylindre-axe soit directement, soit indirectement au niveau de la base d'une expansion protoplasmique ; c'est le stade habituel des cellules médullaires chez les oiseaux et les mammifères. Il va sans dire qu'il existe toutes sortes d'intermédiaires entre ces phases types et que, parfois chez le même animal, on peut voir des cellules répondant à deux des stades évolutifs. Du reste, cette évolution des cellules dans la série des êtres se produit aussi, avec quelques variantes et simplifications, pendant le développement des individus appartenant aux vertébrés supérieurs.

La diversité dans la longueur et la distribution des dendrites, dans la taille relative et le nombre des cellules, dans l'abondance des collatérales, etc., semble être régie par les lois suivantes :

1° A mesure des progrès de la moelle épinière, les neurones diminuent de taille et les dendrites diminuent de longueur proportionnellement à la section de la moelle qui les renferme. Cette loi, déjà signalée par Lenhossék, explique pourquoi les dendrites sont obligées, chez les poissons, batraciens et reptiles, d'embrasser une grande partie de la substance blanche. Chez les mammifères, la réduction protoplasmique aboutit à la rétraction des dendrites antéro-externes et à leur confinement dans la substance grise seule.

2° La différenciation de la substance grise et l'accroissement de son étendue transversale sont d'autant plus marqués que l'on s'élève dans l'échelle animale. Chez l'*Amphioxus*, la substance grise n'existe qu'à l'état d'ébauche ; chez la *Myxine*, elle commence à se dessiner, et chez les oiseaux et les mammifères elle atteint ses plus grandes dimensions.

3° Ce qui caractérise la chaîne ganglionnaire des invertébrés, c'est l'existence de plexus ou de zones moléculaires, dépourvus de neurones et consacrés uniquement au contact entre arborisations axiles et dendritiques. Ce caractère se maintient en partie encore chez les vertébrés inférieurs : Amphioxus, poissons, batraciens, reptiles, et s'y manifeste par les cloisons

Les trois phases évolutives des neurones médullaires.

Lois évolutives des éléments de la moelle.

de la substance blanche, le plexus périmédullaire et la commissure accessoire. Chez les mammifères, il n'en reste presque plus trace ; car, chez eux, les plexus protoplasmico-nerveux se cantonnent dans les districts mêmes où résident les corps des neurones. Si, donc, l'on considère le corps des cellules nerveuses, au seul point de vue de ses articulations avec les fibrilles axiles terminales, l'on peut dire que son importance croît à mesure du développement phylogénique des vertébrés.

4° Les petites cellules de la corne postérieure et de la substance de Rolando, c'est-à-dire les cellules qui produisent les voies courtes, prennent d'autant plus de part à l'édifice de la moelle que l'animal est plus élevé dans la série.

5° En même temps, les tubes de la substance blanche diminuent de calibre et deviennent beaucoup plus nombreux ; c'est le signe d'une augmentation considérable dans la quantité des neurones d'association intramédullaire, c'est-à-dire, des cellules funiculaires et commissurales.

6° Corrélativement aux modifications précitées, il s'établit un changement dans l'orientation des collatérales de la substance blanche : de périphériques et interstitielles qu'elles sont chez l'Amphioxus, la Myxine, les poissons, les batraciens et peut-être aussi les reptiles, elles deviennent centrales et convergentes chez les oiseaux et les mammifères ; en même temps, leurs arborisations s'étendent presque exclusivement dans la substance grise.

7° Les collatérales réflexo-motrices et, en général, tous les faisceaux de collatérales, que nous voyons épars dans la substance grise chez les oiseaux et les mammifères, doivent leur longueur et leur groupement à la simple rétraction des expansions dendritiques externes et postérieures des neurones moteurs et funiculaires ainsi qu'à leur cantonnement dans le territoire étroit des cornes antérieure et postérieure ; car, le contact devant toujours être maintenu entre collatérales et dendrites, les collatérales doivent s'allonger pour compenser le raccourcissement des dendrites. On peut affirmer, par suite, que la longueur des collatérales est en raison inverse du développement des prolongements protoplasmiques.

8° La névroglie n'est représentée chez les vertébrés inférieurs que par des cellules épithéliales ; mais dans la série phylogénique, ces cellules passent par les mêmes formes évolutives que pendant le développement ontogénique du mammifère. Il n'existe de cellules araignées ou astrocytes vraies, c'est-à-dire de névroglie parfaite, que chez les oiseaux et les mammifères.

CHAPITRE XXI

HISTOGÉNÈSE DE LA MOELLE ÉPINIÈRE ET DES GANGLIONS RACHIDIENS

ÉPITHÉLIUM PRIMITIF ET CELLULES GERMINALES. — NEUROBLASTES ET SPONGIOBLASTES. — CROISSANCE ET ÉVOLUTION DES CELLULES NERVEUSES ; CÔNE DE CROISSANCE, ARBORISATION TERMINALE PRIMITIVE, FORMATION DES DENDRITES, DÉVELOPPEMENT DES COLLATÉRALES ET DES SUBSTANCES BLANCHE ET GRISE. — LOIS ÉVOLUTIVES DES NEURONES. — CROISSANCE ET ÉVOLUTION DE L'ÉPITHÉLIUM ET DE LA NÉVROGLIE. — DÉVELOPPEMENT DES GANGLIONS RACHIDIENS. — FORMATION DES NERFS ; THÉORIES ET HYPOTHÈSES. — HYPOTHÈSES RELATIVES AUX CAUSES DE LA CROISSANCE ET DE LA TRANSFORMATION DES NEURONES ET DES CELLULES NÉVROGLIQUES.

ÉPITHÉLIUM PRIMITIF ET CELLULES GERMINALES

La moelle épinière n'est autre qu'un repli de l'ectoderme et ses éléments constitutifs ne sont, en réalité, que des cellules épithéliales transformées. *Les premiè-* Les phases premières de cette transformation sont connues aujourd'hui, *res phases,* grâce aux observations fondamentales de His [1], faites surtout chez l'embryon *d'après les tra-* humain. *vaux de His.*

On fit tout d'abord peu de recherches pour contrôler les travaux de ce savant. Dans la suite, apparurent nos observations [2] et celles de Lenhossék [3], effectuées sur l'embryon de poulet à l'aide de la méthode de Golgi. Cette méthode nous permit à tous deux de confirmer les résultats essentiels obtenus par His ; elle nous mit encore à même de surprendre les formes primordiales des corpuscules nerveux et épithéliaux et de suivre leurs transformations ultimes, mieux que ne le pouvait faire ce savant au moyen des méthodes ordinaires de coloration. Voici, en résumé, d'après His, les premières étapes de la formation de la moelle.

1. His, Ueber die Anfänge des peripherischen Nervensystems. *Arch. f. Anat. u. Physiol.*, Anat. Abth., 1879. — Ueber das Auftreten der weissen Substanz und der Wurzelfasern am Rückenmark der menschlichen Embryonen. *Ibidem*, 1883. — Zur Geschichte des menschlichen Rückenmarkes und der Nervenwurzeln. *Abhandl. d. math.-physik. Klasse d. Königl. Sächsich. Gesellsch. d. Wissensch.*, Bd. XIII, 1886. — Die Neuroblasten und deren Entstehung im embryonalen Rückenmarke. *Ibidem*, Bd. XV, 1887. — Die Entwickelung der ersten Nervenbahnen beim menschlichen Embryo. Uebersichtliche Darstellung. *Arch. f. Anat. u. Physiol.*, Anat. Abth., 1887.

2. S. Ramón Cajal, A quelle époque apparaissent les expansions des cellules nerveuses de la moelle épinière du poulet ? *Anat. Anzeiger*, Bd. V, n°s 21 et 22, 1890.

3. M. v. Lenhossék, Zur Kenntniss der ersten Entstehung der Nervenzellen und Nervenfasern beim Vogelembryo. *Verhandl. d. X. internat. medizin. Kongresses zu Berlin*, Bd. II, 1890.

ÉPITHÉLIUM PRIMITIF. — Dans la région de l'ectoderme, où doit apparaître le *canal neural*, première ébauche du canal médullaire, les cellules épithéliales, disposées en une seule assise, s'allongent et deviennent prismatiques, tandis que leur noyau se rapproche de la partie profonde du corps cellulaire. Celui-ci, s'étant allongé comme nous venons de le dire, présente deux extrémités ou expansions : l'une interne et recouverte d'une couche ou cuticule homogène, qui borde ce qui, avec le temps, formera le canal épendymaire, d'où son nom de *membrane limitante interne* ; l'autre externe, plus longue et plus épaisse, terminée aussi par une cuticule, qui la sépare du tissu conjonctif voisin et que l'on appelle *membrane limitante externe*. A mesure que le canal neural se creuse en profondeur et que ses bords tendent à se rejoindre, les cellules épithéliales se multiplient (on ignore par quel processus), s'allongent, et leur noyau se place à diverses hauteurs dans les différentes cellules. Le tout ressemble alors à un épithélium pluristratifié (fig. 234). Cette pluristratification n'est apparente que parce que dans le stade actuel, comme dans le précédent, tous les éléments épithéliaux se terminent par deux surfaces libres.

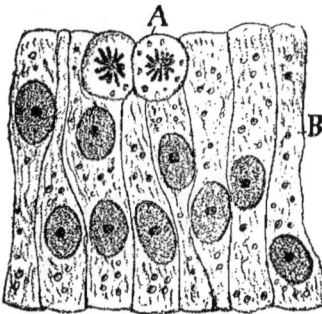

FIG. 232. — Épithélium du canal neural de l'ectoderme. (D'après His.)

A, cellules germinales; — B, cellules épithéliales primitives.

CELLULES GERMINALES. — L'on sait, depuis les recherches d'Altmann [1], Rauber [2], Merk [3] et Kölliker [4], qu'aux environs de la cavité épendymaire et entre les cellules épithéliales, il existe, dispersés çà et là, des éléments globuleux en travail mitosique. Ces éléments, étudiés de très près par His dans l'embryon humain, ont reçu de lui le nom de *cellules germinales.* Leur taille varie de 10 à 14 μ; leur protoplasma, qui est granuleux, devient presque homogène à la périphérie, où une cuticule très mince semble le limiter. Le nitrate d'argent réduit les imprègne parfaitement, comme le montre la figure 237, en A, b, c. A l'état de repos, le noyau possède une forme ovoïde, et sa chromatine, très abondante, est disposée en une charpente très dense (figs. 232, A et 233, A).

Les cellules germinales sont, pour His, des éléments spécifiques, les seuls qui donnent naissance aux neuroblastes ou cellules nerveuses primitives. Cette opinion, peut-être par trop absolue, paraît reposer uniquement sur des faits négatifs. His n'a jamais aperçu de transitions entre les cellules germinales et les épithéliales ; il n'a pu davantage assister à la

1. R. ALTMANN, Ueber embryonales Wachstum. Vorläufige Mittheilung. (Brochure) Avril 1881.
2. RAUBER, Die Kerntheilungsfiguren im Medullarohr der Wirbelthiere. *Arch. f. mikrosk. Anat.*, Bd. XXVI, Heft 4, 1886.
3. MERK, Die Mitosen im Centralnervensystem. Ein Beitrag zur Lehre vom Wachstum derselben. *Denkschriften der Wiener Akad.*, Bd. LIII, 1887.
4. KÖLLIKER, Handbuch der Gewebelehre, 6 Aufl., 1897.

division directe de ces dernières ; par contre, il est parvenu à constater tous les aspects intermédiaires entre la cellule germinale et le neuroblaste. Malgré toutes ces lacunes d'observation, il est un fait certain, c'est que le nombre des cellules épithéliales s'accroît considérablement, aussitôt qu'apparaissent, par différenciation, les cellules germinales. Aussi, pour expliquer cette multiplication, nous paraît-il fort vraisemblable, à nous ainsi qu'à Schaper [1] et à Kölliker, que les éléments sphériques, en voie de mitose, sont des formes cellulaires, non pas spécialisées, comme le veut His, mais encore indifférentes et aptes à procréer à la fois des cellules épithéliales primitives et des neuroblastes. La spécificité cellulaire ne se montrerait que plus tard, et seulement aux phases de spongioblaste et de neuroblaste. De même, il est probable pour nous, qu'à l'exemple de ce qui arrive dans les épithéliums ordinaires de la peau, des testicules, des glandes sébacées, etc., et dans les organes hématopoïétiques, la cellule germinale, en se divisant, produit deux cellules d'avenir différent : l'une doit servir de germe à de multiples cellules par des mitoses ultérieures; l'autre reste incapable de proliférer, elle deviendra seulement cellule nerveuse primordiale ou neuroblaste. Telle est également la manière de penser de Schaper.

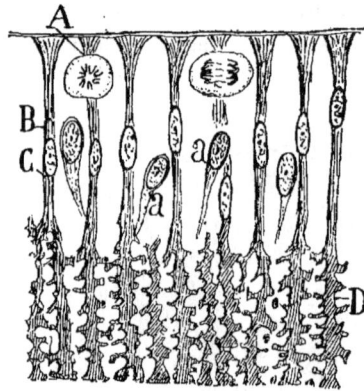

Fig. 233. — Coupe schématique de la paroi du sillon médullaire. (D'après His).

A, cellules germinales; — B, épithélium; — C, noyau des cellules épithéliales primitives; — D, expansion externe des cellules épithéliales ; — a, neuroblaste.

Au moment où le canal médullaire se convertit en un conduit par coalescence de ses bords, les cellules épithéliales qui le tapissent s'allongent considérablement, par étirement de leur expansion interne. Il en résulte une formation anatomique, dans laquelle His distingue trois zones concentriques :

Les trois couches concentriques du canal médullaire.

1° *La couche des colonnes* ou *Säulenschicht* de cet auteur, formée par les extrémités internes, allongées et amincies des cellules épithéliales (fig. 233, *B*); entre ces extrémités sont ménagées des cavités arrondies où se logent les cellules germinales; 2° *la couche des noyaux*, la plus étendue au début, à cause de la forme longue des noyaux et surtout de leur situation à des niveaux très divers dans le protoplasma de chaque cellule; 3° *Le voile marginal*, le *Randschleier* de His, formation d'apparence spongieuse, par suite de l'affluence et de l'entrecroisement en ce point des neuroblastes, et peut-être aussi, comme l'admet His, par suite du gonflement et de la réticulation que présente le protoplasma du segment périphérique ou externe des cellules épithéliales (fig. 233, *D*).

1. SCHAPER, Die frühesten Differenzirungsvorgänge im Centralnervensystem, etc. *Arch. f. Entwickelungsmechanik der Organismen*, Bd. V, Heft 1, 1897.

NEUROBLASTES ET SPONGIOBLASTES

Les cellules germinales peuvent évoluer, comme nous l'avons dit, dans deux directions et devenir, ainsi, soit des cellules nerveuses embryonnaires, nommées *neuroblastes* par His, soit des cellules épithéliales embryonnaires, appelées *spongioblastes* par le même auteur.

CROISSANCE ET ÉVOLUTION DU NEUROBLASTE EN CELLULE NERVEUSE

Le neuroblaste, découvert par His, provient du corpuscule germinal par transformation graduelle ; son rôle est de procréer les cellules nerveuses adultes, ainsi que nous l'avons indiqué.

Cet élément cellulaire possède un corps piriforme, dont la grosse extrémité est tournée vers l'épithélium ; il jouit de mouvements amiboïdes, grâce auxquels il quitte la zone des colonnes où il a vu le jour, traverse ensuite la couche des noyaux et se fixe, enfin, dans un territoire allongé d'arrière en avant et situé entre la zone des noyaux et le voile marginal de His ou premier rudiment de la substance blanche.

La figure 234 reproduit l'aspect d'une moelle, à cette phase du développement. Cette moelle appartenait à un embryon humain âgé de quatre semaines. La coupe représentée mérite un examen attentif, parce que, déjà, les futures régions des substances blanche et grise s'y trouvent bien marquées.

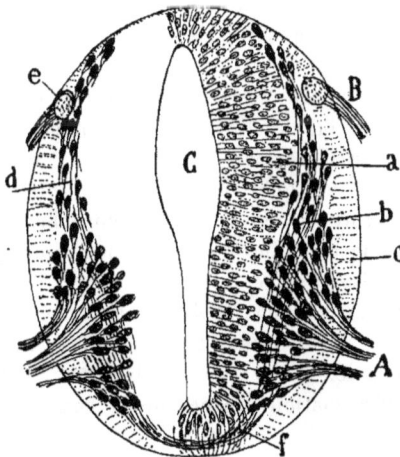

Aspect du neuroblaste et de la moelle humaine, à quatre semaines.

FIG. 234. — Coupe schématique de la moelle d'un embryon humain âgé de quatre semaines. (D'après His.)

A. racine antérieure ; — B, racine postérieure ; — C, canal de l'épendyme ; — a, mur épithélial ou plaque interne de His ; — b, neuroblastes moteurs ; — c, voile marginal ou substance blanche primordiale ; — d, faisceau oval ; — e, neuroblastes commissuraux ; — f, commissure antérieure.

Ce qui frappe, tout d'abord, c'est la cavité épendymaire, encore très vaste et en forme de longue boutonnière antéro-postérieure. L'épithélium la limite et la borde de toutes parts. Entre les colonnes ou expansions internes de l'épithélium se voient encore quelques cellules germinales retardataires. Ce large massif épithélial, où l'on ne trouve que peu ou point de neuroblastes, a reçu de His le nom de *plaque interne* (*Innenplatte*) ; on peut l'appeler aussi *mur interne* (fig. 234, a).

A la périphérie de la plaque interne, se trouve ja couche des neuroblastes ou *couche recouvrante* de His (*Mantelschicht*), très épaisse à la hauteur de

la future corne antérieure, plus mince en arrière et faisant complètement
défaut sur la ligne médiane, devant et derrière le canal épendymaire. La
troisième assise extérieure ou *voile marginal* est constituée par les expansions périphériques des spongioblastes, entrelacées avec les appendices
périphériques des neuroblastes, appendices encore dénués de myéline et
formant une ébauche de substance blanche.

Analysons maintenant, de façon plus minutieuse, les caractères du neuroblaste. Nous y considérerons d'abord la structure, puis la forme.

Structure. — Suivant His, le neuroblaste est essentiellement constitué par : 1° un noyau sphérique ou un peu ovoïde, renfermant une charpente
lâche, pauvre en grains et réseaux chromatiques ; 2° un protoplasma finement granuleux, en couche très mince autour du noyau et plus particulièrement amassé au pôle d'où s'élance l'expansion unique ; 3° enfin,
cette expansion unique elle-même, faite d'un protoplasma pâle, marqué
d'une légère striation longitudinale, comme s'il possédait une texture
fibrillaire.

D'après His.

La méthode du nitrate d'argent réduit décèle des neurofibrilles dans
le neuroblaste dès le troisième jour de l'incubation chez le poulet. La
formation neurofibrillaire est donc très précoce et commence, sans
doute, au moins dès le deuxième jour. Quoi qu'il en soit, on voit, comme
le montrent la figure 236, en *D*, et la figure 237, en *A*, que les neurofibrilles
commencent à se former dans le cône d'origine de l'expansion unique
du neuroblaste et s'y disposent en un réseau serré, très dense et très difficile à analyser. De là, les neurofibrilles gagnent rapidement l'extrémité
terminale de l'expansion. Le côté profond des neuroblastes ne présente,
à ce moment, qu'un neuroplasma pâle. Nous verrons bientôt qu'en
certains cas il est le siège d'une différenciation précoce de la charpente
neurofibrillaire.

*D'après la
méthode au
nitrate d'ar-
gent réduit.*

Forme. — D'après His, le neuroblaste, dans l'immense majorité des cas, est
piriforme, avec un pédicule s'étendant en une longue expansion. Nous avons
imprégné au chromate d'argent, chez l'embryon de poulet, au troisième
jour, les neuroblastes dans leurs phases les plus précoces, et nous pouvons dire qu'en effet l'aspect piriforme est celui qui prédomine.

L'expansion externe ou primordiale est permanente et s'accroît en longueur
peu à peu. Elle part d'un épaississement conique du corps cellulaire,
s'amincit ensuite et prend à sa terminaison, nous le verrons plus loin,
un aspect caractéristique. Or, fait capital, découvert par His et constaté
ensuite par nous chez presque tous les vertébrés que nous avons étudiés dans
ce but, ce prolongement périphérique est le *cylindre-axe* ou *axone* de
la future cellule nerveuse. Cette disposition ontogénique est intéressante,
parce qu'elle nous révèle le caractère fondamental de cet appendice, et se
trouve être la reproduction de la phase philogénique primitive du neurone,
telle qu'on peut la voir chez les invertébrés et les vertébrés inférieurs. Elle
est aussi une preuve péremptoire en faveur de la thèse défendue, il y a déjà

*Cylindre-axe
primitif.*

Opinion an-
cienne de
Kupffer sur
l'origine du
cylindre-axe.

longtemps, par Kupffer [1], à l'occasion de ses études sur la formation des
racines antérieure et postérieure dans la moelle embryonnaire du poulet.
Cet auteur soutenait, en effet, que les fibres nerveuses sont de simples
expansions des cellules nerveuses embryonnaires et non pas un produit de
coagulation dans le sein des blastèmes ou un résultat de différenciation des
corpuscules mésodermiques.

Les recherches exécutées en ces dernières années par Besta [2], Held [3] et
nous [4], à l'aide du nitrate d'argent réduit, ont apporté quelques données nou-

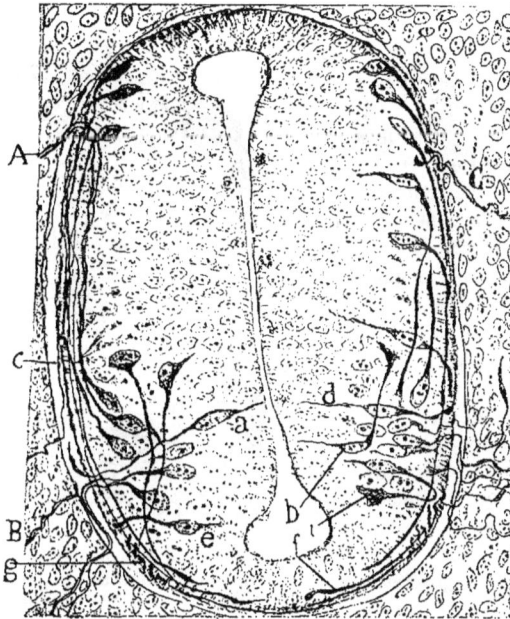

Fig. 235. — Embryon de poulet à la 56ᵉ heure de l'incubation. Méthode du nitrate
d'argent réduit.

A, fibres postérieures motrices; — B, racines antérieures; — C, fibres sensitives terminées en
massue; — a, cellule bipolaire; — b, i, cellules pourvues de massues géantes; — c, axone
moteur décrivant un crochet dans l'espace vaginal; — d, e, cellules bipolaires disposées en
palissade; — f, fibres commissurales; — g, ébauche du cordon antérieur. (Les cellules ont été
dessinées d'après trois coupes successives).

velles sur la morphologie et la structure du neuroblaste dans ses diverses
phases évolutives.

D'après Held, le reticulum fibrillaire, d'abord grossier et localisé en un

1. BIDDER u. G. KUPFFER, Untersuchungen über die Textur des Rückenmarkes.
Leipzig, 1857. — C'est dans la partie embryologique de ce travail, rédigée par Kupffer,
que se trouve soutenue la thèse fondamentale sur l'origine des fibres nerveuses.

2. BESTA, Ricerche intorno alla genesi e al modo di formazione della cellula nervosa, etc. *Rivista sperim. di Freniatria*, t. XXX, fasc. 1, 1904.

3. HELD, Zur Histogenese der Nervenleitung. Xᵉ *Versamml. d. Anat. Gesellsch. zu
Rostock., Anat. Anzeiger*, 1906.

4. CAJAL, Nouvelles observations sur l'évolution des neuroblastes, etc. *Trav. d.
Labor. d. Rech. biol.*, t. V, fasc. 4, déc. 1907.

point du protoplasma, qu'il appelle *zone fibrillogène*, fait son apparition avant la phase de neuroblaste, c'est-à-dire à la phase de *cellule germinale de His*. Les neurofibrilles partent de cette zone fibrillogène pour s'avancer progressivement vers le pôle distal et constituer l'axone primordial (figs. 236 et 237).

Nos récentes recherches sur des embryons de canard et de poulet à la 52e heure de l'incubation nous ont permis de confirmer l'observation de l'histologiste de Leipzig. A notre avis, les phases que parcourt le corpuscule nerveux rudimentaire sont les suivantes : 1° *cellule germinative de His*, 2° *cellule apolaire ou polygonale*, 3° *cellule bipolaire*, 4° *cellule unipolaire* (neuroblaste de His), 5° *cellule multipolaire*.

Les phases diverses du neurone rudimentaire d'après les derniers travaux.

Cellule germinative. — Elle correspond à la cellule germinale de His et se caractérise par des signes évidents de prolifération. Son protoplasma finement granuleux ne prend pas le nitrate d'argent réduit.

Cellule apolaire. — C'est le neuroblaste primitif de Held. D'après nos observations, ces éléments, déjà capables de fixer l'argent, sont très abondants dans la rétine et la vésicule cérébrale antérieure, chez l'embryon de poulet de la 56e à la 60e heure (figs. 236, *A* et 237). La phase apolaire ne correspond pas à celle du corpuscule germinatif de His, mais à un stade spécial de la cellule nerveuse rudimentaire, stade pendant lequel celle-ci, ayant achevé ses processus de division, commence son mouvement migrateur et se prépare à édifier une charpente neurofibrillaire, pourvue de propriétés chimiques particulières. D'ordinaire, le corpuscule apolaire siège sur la même ligne que les cellules germinatives, c'est-à-dire tout près de la cavité ventriculaire voisine (fig. 237, *a*, *b*); parfois, il s'en éloigne un peu ; très

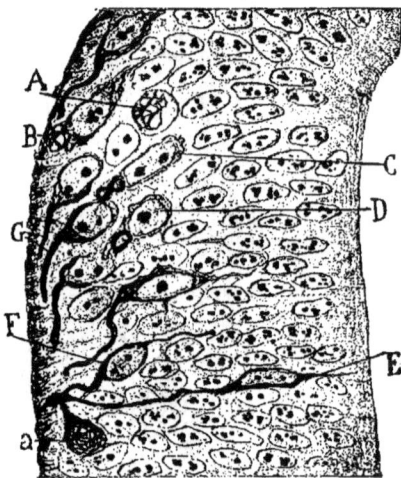

FIG. 236. — Partie postérieure de la moelle lombaire ; embryon de poulet au 3e jour de l'incubation. Méthode du nitrate d'argent réduit.

A, C, cellules apolaires avec zones fibrillogènes ; — B, cellule bipolaire rudimentaire ; — E, cellule bipolaire ; — F, corpuscule bipolaire muni d'un énorme cône de croissance, a ; — G, cellules au stade de neuroblaste.

rarement, on le trouve à une grande distance de la membrane basale interne (fig. 236, *A*, *D*). Peut-être, ces cellules apolaires éloignées de leur lieu d'origine descendent-elles des éléments déplacés, qui présentent des mitoses extra-ventriculaires, d'après l'observation de Merk, Buchholz, Schaper, Paton et Hamilton.

Parmi les autres caractères de la cellule apolaire, il nous faut signaler l'existence d'un réseau neurofibrillaire nettement localisé dans la portion distale du protoplasma (*zone fibrillogène* de Held). Ce réseau varie passablement dans sa forme, son étendue et sa densité. Il s'agit, le plus souvent, d'un petit nombre de cordons flexueux et anastomosés ; d'autres fois, cependant, ce n'est qu'une anse neurofibrillaire simple, ou encore un anneau, une ellipse, diversement orientés et d'où partent quelques filaments vers le protoplasma incolore ou le noyau fig. 237, *C*). Parfois aussi, quelques travées se détachent du réseau, s'insinuent entre les spongioblastes et s'y terminent par une varicosité, comme on peut le voir, en *a*, sur la figure 237.

La phase apolaire s'observe plus rarement dans la moelle, parce que, d'ordinaire, ses cellules ne s'imprègnent par le nitrate d'argent réduit qu'aux stades plus avancés de la bi- et de l'unipolarité. Elle ne s'en produit pas moins dans ce centre nerveux, comme le prouve la figure 236, en *A* et *C*.

Les cellules du sympathique et des ganglions viscéraux passent également par cette phase; mais chez elles la zone fibrillogène n'a pas toujours le même siège dans le protoplasma; en outre, il existe souvent deux et même trois foyers fibrillogènes, qui sont situés dans des lobes destinés à devenir plus tard des expansions.

Pendant cette phase, le noyau ne semble pas éprouver de grandes modifications.

Cellule bipolaire. — Cette phase n'est pas constante, ainsi que nous l'avons dit; néanmoins, elle se présente fréquemment dans la vésicule cérébrale antérieure, dans la rétine et la moelle épinière. Elle est due à la formation simultanée ou presque simultanée de deux prolongements polaires. Cette transformation se produit alors que la cellule, d'abord juxta-ventriculaire, émigre progressivement vers la couche des neuroblastes (*plaque médullaire de His*). On peut voir sur les figures 235 en *a*, 236 en *E*, et 237 en *B*, les dispositions les plus fréquentes que nous avons rencontrées dans la moelle épinière et la vésicule cérébrale antérieure de l'embryon de poulet. Remarquons d'abord que, dans la plupart des cas, le prolongement distal ou axone primordial est plus gros, plus foncé et plus riche en fibrilles que le prolongement proximal,

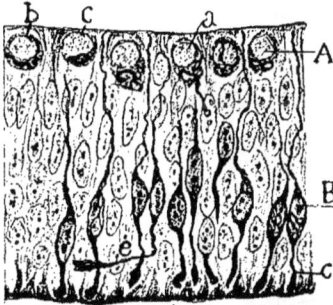

Fig. 237. — Coupe de la paroi de la vésicule cérébrale antérieure; embryon de poulet au 3e jour et demi de l'incubation. Méthode du nitrate d'argent réduit.

A, cellules nerveuses au stade apolaire; — B, cellules nerveuses bipolaires; — c, cône de croissance; — e, axone tangentiel.

bien que la disposition inverse ne soit pas extrêmement rare. De plus, tandis que le premier se termine à une distance variable de la basale externe, soit par un grumeau arrondi, soit en pointe de pinceau, le prolongement interne, ordinairement plus court, se termine par une pointe fine et pâle, qui s'étend jusqu'à la surface ventriculaire ou un peu au delà.

Jusqu'ici, les deux prolongements semblent avoir à peu près les mêmes propriétés; mais dorénavant ils vont se différencier très nettement l'un de l'autre. Au fur et à mesure que les neuroblastes bipolaires s'approchent de la membrane limitante externe, l'axone gagne rapidement en diamètre et en longueur et présente, à son extrémité, un épaississement qui n'est autre que le cône de croissance.

En général, ce cône s'accroît dans le sens radial; c'est seulement après que sa pointe s'est heurtée contre la couche limitante externe que l'axone prend une direction tangentielle. Dans la rétine (fig. 242, *a*, *b*), on voit souvent les cônes arrêtés former une palissade sous la limitante; dans la moelle, ce sont les cellules funiculaires qui présentent surtout cette disposition (fig. 241, *a*). Quant aux corpuscules moteurs, leurs cônes s'arrêtent moins fréquemment ; car ils perforent très vite la basale externe et donnent lieu ainsi aux fibres radiculaires (fig. 241, *F* et *E*).

Cellule unipolaire ou neuroblaste de His. — Comme le prouvent les figures 236, *G* et 242, *F*, ce stade est ordinairement le résultat : 1° de l'atrophie du prolongement proximal et 2° de l'allongement considérable de l'axone, dont le cône de croissance, pour le cas des cellules motrices, s'est déjà engagé dans le mésoderme, à travers les interstices des cellules conjonctives.

Cône de croissance et arborisation terminale primitive. — Nous avons

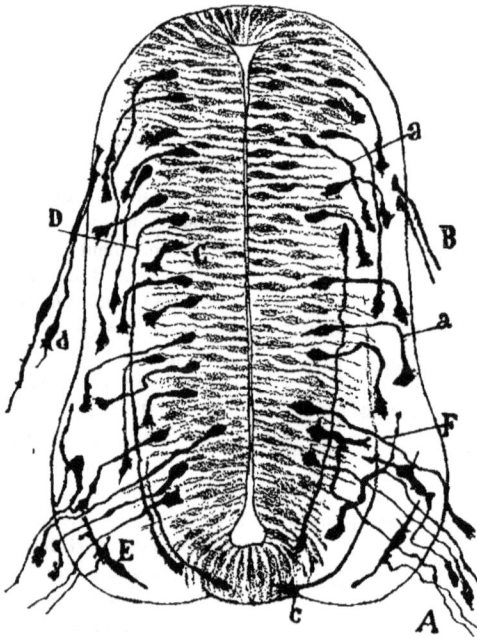

Fig. 238. — Moelle de l'embryon de poulet au 3ᵉ jour de l'incubation.
Méthode de Golgi.

A, racine antérieure ; — B, racine postérieure ; — C, neuroblaste primitif ; — D, neuroblaste commissural ; — E, cellules motrices déjà pourvues de dendrites ; — F, neurone moteur muni de son cône de croissance ; — *a*, neuroblaste pourvu d'une expansion interne ; — *c*, cône de croissance commissural.

déjà vu que, d'après His, le neuroblaste possède une expansion dirigée vers la substance blanche, et que cette expansion, très courte au commencement, s'allonge peu à peu pour constituer une fibre radiculaire ou funiculaire. Mais ni His, ni Kupffer, ni aucun des embryologistes qui se servirent des méthodes colorantes ordinaires pour leurs observations, ne purent jamais observer l'extrémité de ce cylindre-axe en voie de croissance, car les terminaisons pointues, que l'on aperçoit dans les dessins de His, ne sont pas des extrémités libres, mais de simples coupes de fibres, produites par le

sectionnement de la moelle. Jusque-là, par conséquent, Hensen [1] avait toujours raison d'alléguer contre Kupffer que personne n'avait encore pu apercevoir l'extrémité d'une fibre en train de croître, et qu'il se pourrait fort
que les tubes nerveux fussent de simples ponts protoplasmiques unissant
deux cellules de même origine, l'une centrale, l'autre périphérique, cellules
de plus en plus éloignées l'une de l'autre, mais jamais séparées. Ce litige
fut définitivement tranché par la découverte, faite par nous, du cône de
croissance des cylindres-axes primitifs.

Cône de
croissance du
cylindre-axe.

Cet organe est un épaississement conique, sorte d'amas de protoplasma,
dont la partie la plus large correspond à l'extrémité même de l'axone. Ses
contours, plus ou moins rudes dans les neuroblastes très jeunes, deviennent
très irréguliers et comme déchiquetés dans les neuroblastes plus âgés.

Son aspect,
1° par la mé-
thode de Golgi.

D'ordinaire, le cône est un peu aplati de haut en bas, alors qu'il parcourt
la substance grise, et
ses bords se montrent
hérissés d'ailettes ou appendices lamelleux, par-
fois creusés de fosset-
tes. Ces ailettes, à cause
de leur grande min-
ceur, apparaissent colo-
rées en brun clair dans
les préparations au
chromate d'argent (fig.
239, *A*). Sur la base
même, c'est-à-dire sur
l'extrémité large du
cône, il n'est pas rare
d'observer un prolonge-
ment membraneux plus
long, formant comme
un éperon protoplas-
mique, insinué dans les interstices des cellules ou de l'épithélium. Parfois,
enfin, on observe des cônes extrêmement aplatis et ressemblant à des
membranes renforcées par des crêtes d'impression ; le tout rappelle l'aspect
d'une patte de palmipède.

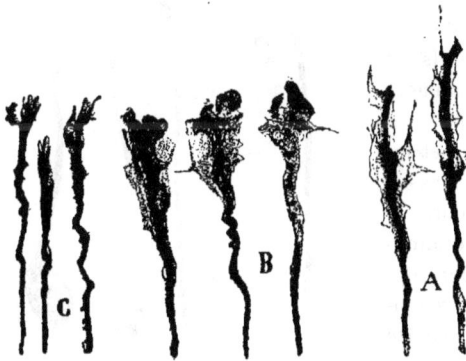

Fig. 239. — Cônes de croissance dans la moelle d'un embryon de poulet au 4° jour de l'incubation. Méthode de
Golgi. (Obj. apochr. Zeiss., 1,80.)

A, cônes cheminant à travers la substance grise ; — B, cônes
situés dans la commissure antérieure ; — C, cônes circulant
dans la substance blanche du cordon antérieur.

2° par les
méthodes neu-
rofibrillaires.

On voit également bien le cône de croissance dans les préparations neurofibrillaires ; mais il y apparaît sous un aspect beaucoup plus simple, parce
que les appendices et les excroissances latérales restent incolores [2]. Lorsqu'on compare des préparations au chromate d'argent et des préparations
au nitrate d'argent réduit (fig. 240), on note que le cône de croissance est
constitué par deux éléments : 1° le *faisceau neurofibrillaire*, placé dans

1. HENSEN, Die Entwickelung des Nervensystems. *Virchow's Arch.*, Bd. XXX, 1864,
et *Zeitschr. f. Anat. u. Entwickel.*, Bd. I, 1876.
2. CAJAL, Genesis de las fibras nerviosas en el embrión, etc. *Trab. del Lab. de Invest.*
biol., t. IV, 1905-1906.

l'axe du cône et dans la partie du cylindre-axe avoisinante ; 2° la *substance neuroplasmique* ; c'est cette dernière, fort avide de chromate d'argent, qui donne naissance aux appendices et excroissances dont le cône de croissance est enveloppé. L'extrémité terminale du faisceau neurofibrillaire se présente sous l'aspect effiloché d'une mèche, qui devient peu à peu si pâle qu'on ne la voit plus dans le cône.

Les cônes qui proviennent des cellules motrices affectent souvent dans le mésoderme la forme en grain d'orge terminé par une pointe fine et très pâle. Parfois, les cônes se bifurquent en présence d'un obstacle ; ils sont alors bicornes, comme le montrent les figures 241, en *D*, et 242, en *b*. Mais jamais on ne voit, comme le prétend Held, les cônes cheminer à l'intérieur de ponts protoplasmiques unissant en séries les cellules du mésoderme

Ses rapports avec les cellules du mésoderme.

(*plasmodesmes de Held*). Les cônes se bornent toujours à côtoyer seulement les cellules ; ils ne contractent avec elles que des rapports accidentels de contact. Ces rapports, les réactifs les transforment souvent en apparences de continuité par agglutination.

La substance grise traversée et les cordons atteints, le cône, ou massue terminale, devient plus volumineux, plus foncé, par disparition ou diminution de ses appendices lamelleux (fig. 239, *C*). Au niveau de l'encoignure épithéliale antérieure, où le cône se butte contre des obstacles qu'il ne peut surmonter que lentement, sa base s'élargit (fig. 235, *i*) et se recouvre souvent d'amas protoplasmiques arrondis et de vacuoles, qui font croire à l'existence de trous circulaires (fig.

Causes de ses formes diverses.

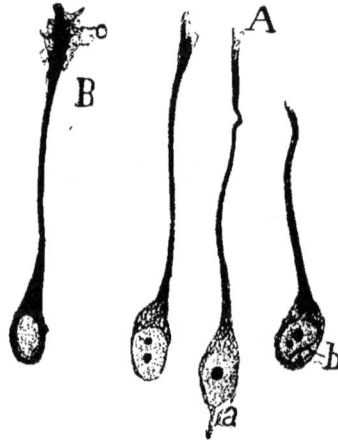

FIG. 240. — Aspect des cônes de croissance.

A, suivant la méthode du nitrate d'argent réduit ; — B, suivant la méthode de Golgi.

239, *B*). Ailleurs, il prend encore la forme d'une massue géante lorsque sa marche est retardée (figs. 235, *i* et 236, *a*).

Le cône de croissance des radiculaires antérieures perd ses aspérités, dès qu'il est sorti de la moelle ; sa forme est alors celle d'un fuseau, d'un grain d'orge et moins souvent celle d'un bouton (fig. 241, *f*).

Tout cela prouve que les contours du cône ont des formes très variables et que celles-ci dépendent de la disposition des interstices dans lesquels le cône s'insinue et sur lesquels il se moule comme la cire sur le cachet.

Au point de vue fonctionnel, on peut dire que le cône de croissance est une sorte de massue ou de bélier, doué d'une sensibilité chimique exquise, de mouvements amiboïdes rapides et d'une certaine force d'impulsion, qui lui permet d'écarter ou de franchir les obstacles dressés sur sa route, et de se forcer ainsi un passage dans les intervalles cellulaires jusqu'à ce qu'il parvienne à destination. Quant aux appendices de protoplasma, qui couron-

Son rôle et ses qualités.

nent cet épaississement conique, ce sont des rudiments de l'arborisation nerveuse terminale.

L'étude du cône de croissance exige que l'on recoure à des embryons très jeunes, tels que ceux du poulet aux troisième et quatrième jours de l'incubation; elle exige, en outre, l'emploi de la méthode de la double ou triple imprégnation chromo-argentique [1]. Chez l'embryon, au cinquième jour, les cônes se raréfient déjà beaucoup, car à ce moment presque tous les cylindres-axes sont parvenus à destination, les uns, en sortant de la moelle sous forme de radiculaires antérieures, les autres, en allant constituer des tubes de la substance blanche.

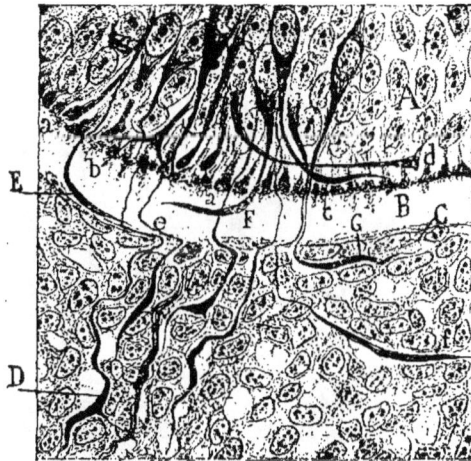

Fig. 241. — Ébauche des racines motrices dans la moelle lombaire; embryon de canard à la 70e heure de l'incubation. Méthode du nitrate d'argent réduit.

A, moelle épinière; — B, espace périmédullaire; — C, membrane méningée; — D, cône bifurqué; — E. F, cônes engagés dans l'espace périmédullaire; — G. cônes égarés, et se dirigeant vers la région dorsale; — *a*, *b*, cônes en palissade; — *c*, *d*, cônes cheminant dans la direction antéropostérieure, sous la membrane basale; — *e*, fibres en escalier.

La phase neuroblastique, avec sa forme caractéristique et son cône de croissance, a été constatée dans presque toutes les classes de vertébrés. Après notre travail et celui de Lenhossék sur la moelle embryonnaire du poulet, plusieurs savants ont appliqué avec succès la méthode de Golgi à l'étude des neuroblastes et des cellules épithéliales; Retzius, Lenhossék, Van Gehuchten et Van der Stricht chez les embryons de poissons; P. Ramón, Sclavunos, Athias et Van Gehuchten, chez ceux des batraciens; nous-même, Retzius et Van Gehuchten, chez ceux des reptiles; Lenhossék et Kölliker, chez ceux de l'homme et des mammifères supérieurs.

Le neuroblaste est, d'après l'opinion de His, une cellule spécifique, incapable de proliférer et lancée désormais sur la piste d'une évolution qui ne rétrogradera jamais. Plus tard, il grandira en devenant neurone, il établira ses connexions avec d'autres éléments cellulaires. projettera de longs filaments, mais il restera stérile pour toujours, jamais il ne se reproduira [2].

1. S. R. Cajal, A quelle époque apparaissent les expansions des cellules nerveuses de la moelle épinière du poulet? *Anat. Anzeiger*, Bd. V, n°° 21 et 22, 1890.

2. Quelques auteurs admettent, néanmoins, que les corpuscules nerveux de petite taille sont aptes à proliférer. Ainsi Levi (Sulla cariocinesi delle cellule nervose. *Riv. di Patol. nerv. e mentale*, anno III, fasc. 3, 1898), qui a étudié la cicatrisation des plaies cérébrales chez le cobaye, dit avoir vu des mitoses dans les petites cellules

Aussi, peut-on affirmer que lorsque s'épuise le nombre des cellules germinales, mères des neuroblastes, le nombre des neurones de chaque animal est du même coup définitivement arrêté.

Formation des fibres des racines et de la substance blanche. — Dès que les neuroblastes se trouvent assemblés dans la substance grise, la différenciation des dendrites commence. Nous traiterons ce point un peu plus tard ; pour le moment, nous nous contenterons d'attirer l'attention sur la forme bipolaire et l'orientation antéro-postérieure de la plupart des cellules, qui paraissent être fortement comprimées entre la couche des noyaux épithéliaux en dedans et l'ébauche de la substance blanche ou voile marginal en dehors (figs. 243 et 249).

Formation de la substance blanche.

La substance blanche commence à se former un peu après l'apparition des racines antérieures. Elle débute presque en même temps dans la bordure externe du cordon antéro-latéral et dans la région périphérique antérieure du cordon postérieur. Dans cette dernière région, on voit apparaître un faisceau grêle, ovale sur coupe, d'où le nom de *faisceau ovale*, que lui a donné His. Il est constitué par des fibres sensitives venues des ganglions rachidiens (fig. 243, B). His pensait que ces fibres s'infléchissent pour devenir verticales ; il n'en est pas ainsi, en réalité ; elles se bifurquent en deux branches longitudinales, l'une ascendante, l'autre descendante, comme on peut le

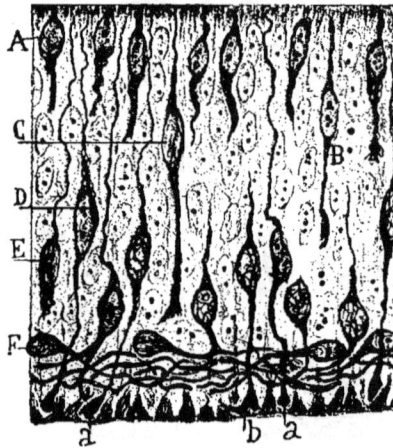

FIG. 242. — Rétine de l'embryon de poulet au 4e jour de l'incubation. Méthode du nitrate d'argent réduit.

A, B, C, phases diverses des cellules bipolaires ; — D, corpuscule bipolaire dont l'axone pourvu d'un cône de croissance touche la membrane limitante interne ; — F, neuroblaste de His ; — a, b, cônes de croissance.

constater déjà chez les embryons de poulet, au troisième jour de l'incubation.

Dans la figure 244, dessinée d'après des préparations neurofibrillaires, on peut voir, en C, les phases de cette bifurcation. Tout d'abord, la fibre sensitive présente à son extrémité un renflement ou cône de croissance, gros et court ; puis, ce cône pénètre dans la moelle et s'y élargit graduellement ; il devient ensuite bicorne par la formation de deux appendices pointus ; chacun de ces appendices est enfin l'origine d'une expansion. Les deux expansions ainsi formées sont d'abord horizontales ; plus tard, elles prendront une direction longitudinale.

Faisceau ovale ; bifurcation des racines postérieures.

pyramidales, mais non dans les grandes, pas plus d'ailleurs que dans les neurones moteurs de la moelle, en un mot, dans les cellules à chromatine centralisée. Centralisation chromatique signifierait donc stérilité du neurone, d'après cette observation et d'après notre opinion, déjà bien ancienne.

L'examen des cônes de croissance dans les moelles de poulet du troisième au cinquième jour de l'incubation éclaire vivement le mécanisme qui
préside à la formation des fibres de la substance blanche. En effet, la position de ces cônes nous fournit le moyen de reconnaître quelles sont les
fibres nerveuses de la moelle qui, les premières, abandonnent la substance
grise et arrivent à leur station dernière.

Un regard jeté sur les figures 238 et 243, où nous avons représenté les
neurones et les cônes de croissance visibles chez les embryons de poulet
âgés de trois à cinq jours, suffit pour montrer que les cellules nerveuses

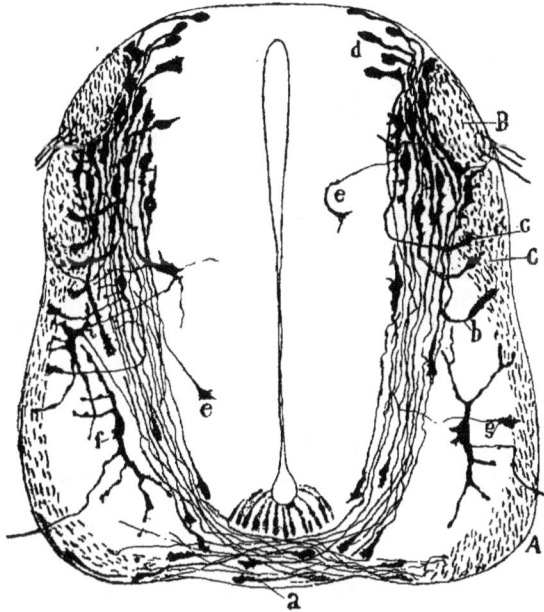

FIG. 243. — Moelle d'un embryon de poulet au 4e jour de l'incubation.
Méthode de Golgi.

A, cordon antérieur; — B, faisceau sensitif ou ovale; — *a.* cônes de croissance commissuraux; —
b. cônes destinés au faisceau de la corne postérieure; — *d.* cellules plus postérieures et encore au
stade de neuroblaste; — *e,* cônes égarés dans l'épithélium; — *f,* cellules motrices; — *g,* cône
destiné au cordon latéral.

les plus avancées sont les cellules motrices. A la fin du troisième jour,
presque tous les cônes qui appartiennent à ces dernières cellules ont quitté
la moelle; on peut, à ce moment, les voir engagés déjà plus ou moins loin
dans la racine antérieure. Par contre, les axones des neuroblastes funiculaires et commissuraux sont très courts, très rares, et il en est peu qui aient
atteint leur destination. Dans ces phases si précoces, il est déjà facile de
remarquer dans les cônes de croissance une orientation qui présage la
région vers laquelle ils vont se rendre. Ainsi, pour les neuroblastes funiculaires, le cône se porte vers les cordons; quant à celui des neurones commissuraux, il se tourne vers la partie antérieure de la ligne médiane.

Quelques-uns de ces cônes commissuraux touchent déjà au coin épithélial antérieur (fig. 238, c). Enfin, le cylindre-axe des cellules bifuniculaires apparaît bifurqué et pourvu de deux cônes, chacun d'eux pointé vers son cordon respectif.

Dans la moelle d'un embryon au quatrième jour et à plus forte raison au début du cinquième, l'immense majorité des cônes visibles appartient aux neuroblastes commissuraux; ces cônes sont alors si nombreux qu'ils constituent un faisceau puissant, qui va des points les plus postérieurs de la moelle jusqu'à la commissure antérieure (fig. 243, a). A l'extrémité la
2° aux 4ᵉ et 5ᵉ jours.

plus reculée de ce faisceau, en *d*, beaucoup de neuroblastes conservent encore un aspect piriforme et se trouvent enserrés entre les cellules épithéliales; c'est une disposition que Lenhossék et Retzius ont également bien observée et dessinée. Au contraire, les neuroblastes placés plus en avant dans le faisceau sont aussi plus évolués; leur corps est fusiforme et pourvu, en outre, d'une expansion caudale assez volumineuse. L'ensemble des neuroblastes et axones commissuraux prend, dans la substance grise et sur les préparations colo-rées au carmin ou à l'héma-toxyline, l'aspect de stries courbes. Cet aspect, qui n'a pas échappé à His, a été appelé par lui *formatio ar-cuata* ou *formation arquée*.

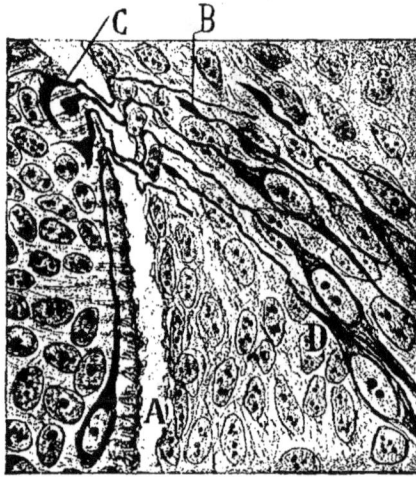

Fig. 244. — Portion d'une coupe transversale de moelle lombaire et de ganglion rachidien; em-bryon de poulet à la 56ᵉ heure de l'incubation. Méthode du nitrate d'argent réduit.

A, cellule motrice de la racine postérieure; — B, cônes de croissance des cellules sensitives; — C, entrée et division d'une racine postérieure dans la moelle; — D, ébauche de ganglion rachidien. — Les cellules re-présentées ici appartenaient à deux coupes succes-sives.

Formation arquée de His.

Les cônes de croissance compris dans ce faisceau arciforme sont innombrables; ils se concentrent principalement au voisinage des cellules épithéliales de la commissure antérieure ou entre elles et semblent éprouver une grande difficulté à franchir la muraille élevée par ces cellules éphithéliales. A notre avis, les cônes progressent avec rapidité, tant qu'ils traversent la substance grise ou passent entre les piliers de l'épithélium; mais dès qu'ils cheminent dans la substance blanche qui a déjà commencé à se former, leur marche devient plus lente. C'est ce qui arrive surtout lorsqu'ils pénè-trent dans le coin épithélial antérieur. Ils y semblent arrêtés et ne par-viennent à sortir d'embarras qu'en s'insinuant entre les jointures cellulaires de la portion antérieure de ce coin, c'est-à-dire en avant de la région où
Cause de la marche lente des axones commissu-raux.

siègent les noyaux. La répugnance éprouvée par les cônes pour cette région des noyaux épithéliaux est si invincible que sur des centaines de coupes nous n'avons pu découvrir que trois cônes insérés entre les portions internes de l'épithélium, autrement dit dans la zone des noyaux et des colonnes (fig. 243, e). C'est sans doute en raison de cet obstacle que les cônes des neuroblastes commissuraux parviennent à destination plus lentement que ceux des funiculaires ; leur retard est même si grand que quelques-uns ne sont pas arrivés au but au septième jour de l'incubation.

Cônes retar- *dataires.*

Toujours est-il qu'à l'exception des cônes commissuraux très tardifs de la corne postérieure et de ceux qui émanent de la substance de Rolando et de quelques corpuscules funiculaires, la majorité des cylindres-axes qui forment le faisceau commissural atteignent leur habitat définitif entre les cinquième et sixième jours de l'incubation.

Fausses routes des cônes et erreurs d'évolution. — Les obstacles que les cônes de croissance ont à surmonter pour atteindre leur station terminale sont considérables. Nous possédons même quelques indices de leur insuccès éventuel à les franchir. Plus d'une fois nous avons pu observer des cônes retardataires appartenant à des neuroblastes funiculaires et commissuraux, qui, même au huitième jour, n'étaient pas encore rendus à destination. Nous avons aperçu également, dans la moelle d'embryons de poulet de sept jours, des cônes de croissance commissuraux en train de traverser, de façon irrégulière, le coin épithélial

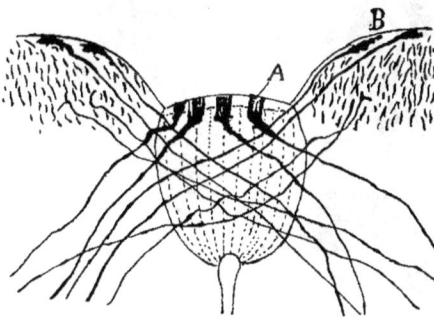

FIG. 245. — Région commissurale de la moelle ; embryon de poulet au 4ᵉ jour de l'incubation. Méthode de Golgi.

A, cônes arrêtés et enclavés au-dessous de la cuticule épithéliale ; — B, cônes situés au-dessous de la limitante externe du cordon latéral.

antérieur ; leur base regardait en avant et se trouvait intimement appliquée contre la face interne de la limitante du sillon antérieur ; de longues franges s'en dégageaient pour pénétrer dans les interstices de l'épithélium (fig. 245, A). Cette étrange direction des bases, sans parler du retard dans l'évolution des cônes, est bien l'origine de la fausse route prise par ces derniers. Dans deux autres cas, nous avons pu voir des cônes commissuraux égarés dans la zone nucléaire de l'épithélium ; l'un d'eux, qui appartenait à un neuroblaste bifuniculaire, s'était introduit jusqu'à la membrane limitante interne. Nous avons rencontré parfois, dans les préparations neurofibrillaires, des cônes géants égarés (fig. 235, i), qui, au lieu de se porter vers la racine antérieure, se dirigeaient vers le canal épendymaire. La fausse route peut aller jusqu'à faire tomber le neuroblaste dans une cavité épendymaire ; tel est le cas des neuroblastes du bulbe qui sont représentés sur la figure 246 ; ils sont tombés dans le ventricule. Fait singulier, ces neuroblastes semblent vouloir s'orienter dans le liquide et gagner la paroi épithéliale, afin de redevenir des cellules nerveuses normales. Parfois même, les neuroblastes tombent deux fois de suite dans la cavité, comme en témoigne le trajet fort compliqué de leur cylindre-axe.

Ces cônes, retardataires ou vagabonds, finissent-ils cependant par rejoindre le point auquel ils étaient destinés ? C'est là une question à laquelle aucune réponse catégorique ne peut être faite, faute d'observations suffisantes. La figure 247, qui fournit un bien bel exemple de fausses routes, semble indiquer, cependant, que les cônes erratiques peuvent finir par se rendre à destination. On y voit, en *C*, des fibres radiculaires du pathétique, qui s'étant d'abord

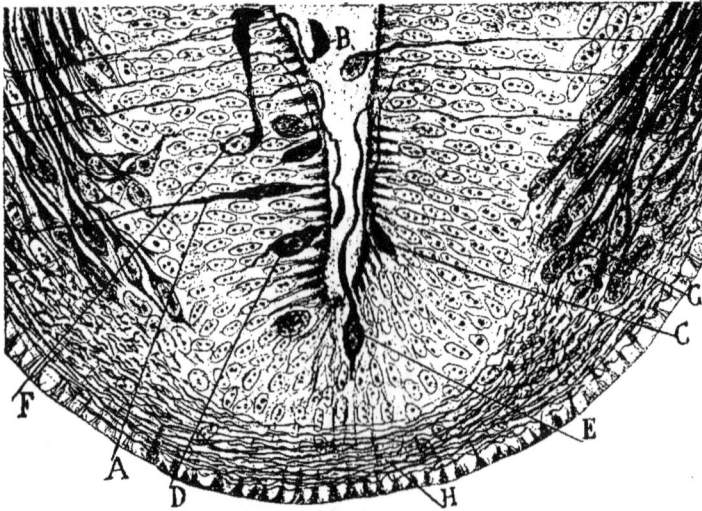

Fig. 246. — Bulbe de l'embryon de poulet au 4ᵉ jour de l'incubation.
Méthode du nitrate d'argent réduit.

B, neuroblastes tombés dans la cavité ventriculaire ; — D, E, neuroblastes ayant regagné l'épithélium après être tombés dans le ventricule.

portées, par erreur, vers le raphé, décrivent un crochet pour revenir vers leur point de départ et se joindre au gros des autres radiculaires du nerf. Mais cela n'empêche pas de supposer que certains cônes retardataires et désorientés peuvent s'atrophier ou encore aller former des connexions anormales. On aurait la clef de bien des aberrations psychiques d'un grand nombre d'hommes, si on pouvait étendre cette hypothèse au cerveau humain, où les erreurs d'évolution semblent survenir peut-être plus facilement que dans la moelle.

Conjecture probable sur les causes de l'inflexion des cylindres-axes dans la substance blanche. — La présence d'une membrane basale, limitante, à la périphérie de la moelle embryonnaire, membrane contre laquelle vient se briser l'impulsion des cônes, peut nous expliquer pourquoi les axones, d'abord dirigés vers l'extérieur de la moelle, s'infléchissent dans la substance blanche et deviennent longitudinaux. Selon nous, la membrane basale externe est une muraille infranchissable pour les premiers cônes funiculaires et commissuraux qui apparaissent ; aussi, dès qu'ils se heurtent contre sa face interne, canaliculée au niveau des interstices laissés entre elles par les lamelles ou épaississements périphériques de l'épithélium, les cônes se glissent-ils vers le haut ou vers le bas, suivant leur inclinaison, pour cheminer ensuite verticalement. Dans les axones bifurqués, chacun des cônes produit, cela va de soi, deux fibres longitudinales et de sens opposé. Lorsqu'une écorce continue de substance blanche s'est ainsi déposée à la

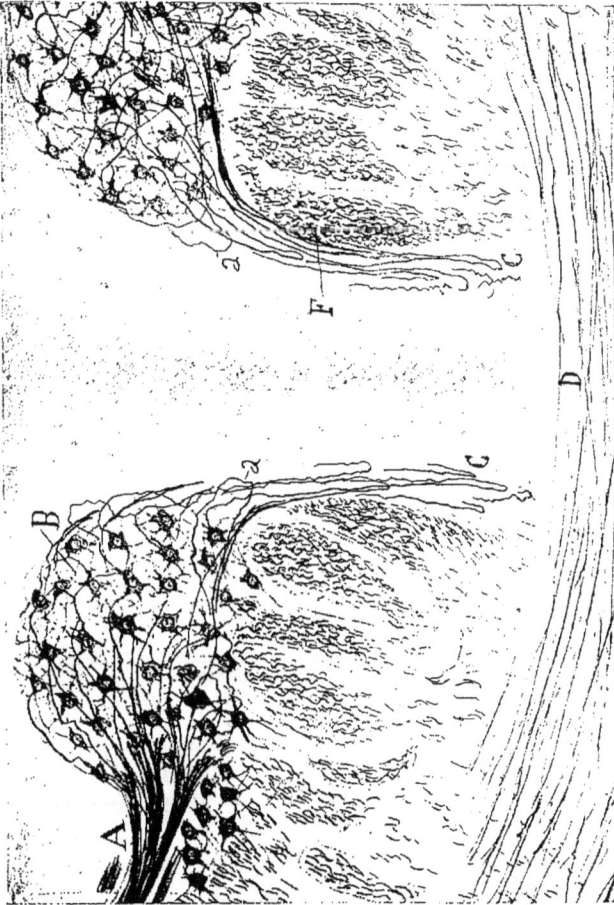

FIG. 247. — Coupe frontale du noyau d'origine du nerf pathétique ; apin nouveau-né. Méthode du nitrate d'argent réduit.

A, fibres radiculaires normales du pathétique ; — B, cellules d'origine de ces radiculaires ; — C, fibres radiculaires du pathétique, d'abord égarées, puis formant une anse pour rejoindre les radiculaires normales du nerf ; — entrecroisement du pédoncule cérébelleux supérieur.

périphérie de la moelle, les fibres longitudinales nouvellement formées se trouvent obligées de se placer désormais en dedans des premières.

Mode et ordre de formation des cordons de la substance blanche. — La première couche de fibres est donc déposée, grâce à leur inflexion longitudinale. Des cônes funiculaires et commissuraux, appartenant à de nouvelles fibres, viennent renforcer cette écorce ; c'est ce que nous venons de voir. Mais dans quel ordre la renforcent-elles ? et quelles sont les voies qui sont constituées les premières ?

L'étude comparée de la croissance des trois cordons médullaires et celle de la position des cônes retardataires relativement à l'écorce de substance blanche initiale nous permettent d'affirmer que, si l'on prend comme point de repère la ligne médiane antéro-postérieure, les dimensions transversales des diverses voies de la substance blanche ne s'accroissent pas toutes du même côté. Ainsi, le faisceau commissural du cordon antérieur paraît augmenter de dehors en dedans et d'arrière en avant, c'est-à-dire que les cônes nouveaux, qui deviendront des fibres verticales, viennent s'ajouter aux premières fibres formées, en se plaçant en dedans et en avant d'elles. Quelle que soit la phase évolutive où se trouve le faisceau commissural, on verra donc toujours les cônes aborder la membrane limitante externe et ramper au-dessous d'elle, après avoir traversé le point faible de l'épithélium du sillon antérieur, c'est-à-dire sa couche marginale ou protoplasmique.

Mode de formation :

1° du faisceau commissural.

Les voies courtes et non commissurales du cordon antéro-latéral s'accroissent, au contraire, de dedans en dehors; les axones nouvellement formés s'y placent en dedans des anciens, comme si la substance blanche était pour eux un obstacle à leur marche vers la périphérie.

2° des voies courtes du cordon antéro-latéral.

Enfin, les voies sensitives du cordon postérieur s'accroissent de dehors en dedans, par adjonction de radiculaires fraîchement venues du ganglion correspondant.

3° du cordon postérieur.

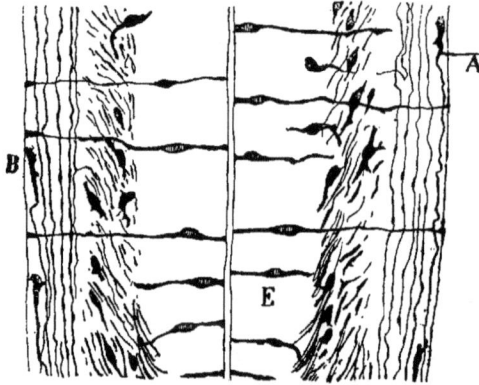

FIG. 248. — Coupe longitudinale de la moelle ; embryon de poulet au 4ᵉ jour de l'incubation. Méthode de Golgi.

A, B, cônes cheminant à la périphérie de la moelle ; — E, mur épithélial.

Mais ceci n'est exact que pour la zone des bifurcations ou *faisceau ovale de His*, qui, au début, est très extérieur. A partir du quatrième jour de l'incubation, le cordon postérieur augmente de volume par sa face interne, c'est-à-dire par le côté qui avoisine le sillon dorsal ; ceci se produit, non pas grâce à l'arrivée de nouvelles radiculaires, mais à cause de l'allongement des branches ascendantes ou voies longues, issues des radiculaires du segment inférieur à celui que l'on considère. C'est de la sorte que, du quatrième au dixième jour de la vie embryonnaire chez le poulet, la région du sillon postérieur se comble de fibres sensitives ; c'est ainsi, également, que dans la portion cervicale de la moelle se crée le cordon de Goll. La partie éloignée ou distale des branches ascendantes nées des bifurcations se forme donc passablement de temps après leur partie proximale ou voisine de la division. Les voies courtes qui constituent le faisceau externe de la racine postérieure et les fibres endogènes du cordon postérieur ont aussi, selon toute vraisemblance, un développement tardif ; dès leur apparition, elles s'appliquent contre la face antérieure de la formation sensitive.

Ordre d'apparition des cordons. Quant à l'ordre d'apparition des cordons, faisons remarquer que le cordon sensitif de His et le faisceau commissural sont les premiers à se former. Dans les moelles d'embryons de poulet à la cinquante-sixième heure d'incubation (fig. 235), on voit déjà quelques grosses fibres commissurales en avant des racines antérieures; c'est plus tard que se montrera le reste de la substance blanche.

Formation de l'arborisation terminale. — Le cône de croissance conserve sa forme aussi longtemps que le cylindreaxe s'avance à travers la substance grise ou blanche. Dans les couches superficielles du cordon antéro-latéral coupé verticalement (fig. 248, *A*, *B*), nous l'avons vu, bien des fois, présenter pourtant des caractères un peu différents de ceux qu'il manifeste dans la substance grise. Quoi qu'il en soit, il change d'aspect aussitôt qu'il retourne à la substance grise; alors, l'amas protoplasmique qui le constitue se décompose en une volumineuse arborisation de rameaux courts, chargés d'épaisses varicosités (fig. 250, *b* et 252, *A*). Ces ramifications rudimentaires se

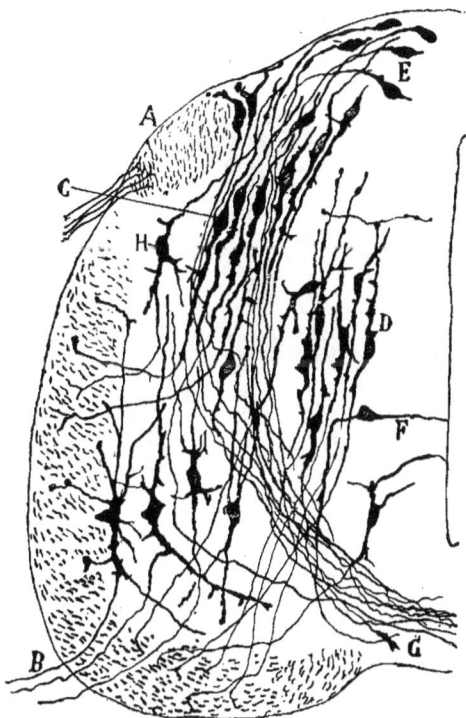

Fig. 249. — Moelle d'un embryon de poulet au 4ᵉ jour de l'incubation. Méthode de Golgi.

A, faisceau sensitif ou ovale; — B, racine antérieure; — C, faisceau de cellules commissurales; — D, faisceau de cellules du cordon antérieur; — E, cellules commissurales de la corne postérieure; — F, cellule à dendrite épendymaire; — G, cellule retardataire; — H, cellule du cordon latéral.

L'arborisation terminale : 1° dans la substance grise.

2° hors de la moelle.

voient quelquefois sur les fibres motrices pendant leur trajet dans le cordon antérieur (fig. 252, *A*). Cependant, la plupart des axones moteurs traversent, sans se diviser, le mésoderme interposé entre la moelle et le myotome. Pendant ce parcours, ils présentent ordinairement à leur extrémité un cône de croissance simple, pointu et très allongé. Mais les cônes bifurqués sont loin d'être rares ; ils sont même fréquents, comme le montre la figure 241, en *D*. Ces bifurcations se produisent surtout lorsque l'extrémité de la fibre rencontre un obstacle pendant sa progression. Les cônes qui s'égarent ou rebroussent chemin en présence d'un obstacle ne sont pas rares, non

plus (fig. 269, E). L'arborisation nerveuse terminale des axones moteurs ne
se forme, avons-nous dit, que lorsque le cône atteint le myotome, événement qui a lieu surtout à partir du quatrième jour de l'incubation. Au cinquième jour, la ramification a déjà atteint l'épaisseur des muscles, et rien
n'est plus fréquent que de voir alors des fibres largement divisées en plein
tissu musculaire, comme le montre, en c, la figure 250, pour les nerfs des
muscles du rachis. Mais ces ramifications, qui sont simplement l'ensemble des branches produites par la division de chaque tube à myéline, ne

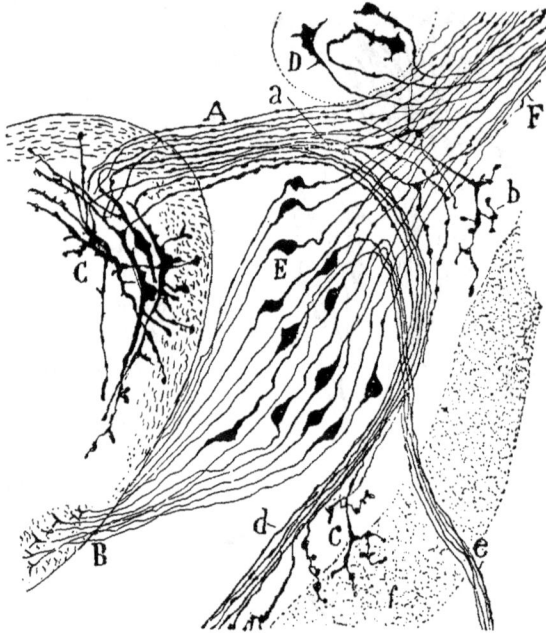

Fig. 250. — Moelle, ganglions rachidien et sympathique, arborisation terminale
musculaire; embryon de poulet au 5ᵉ jour de l'incubation. Méthode de Golgi.

A, racine antérieure; — B, racine postérieure; — C, cellules motrices; — D, ganglion sympathique; — E, cellules du ganglion rachidien à la phase bipolaire; — F, branche antérieure de la
paire rachidienne; — a, fibre motrice deux fois bifurquée; — b, arborisation motrice embryonnaire; — c, arborisation motrice dans les muscles du dos; — e, nerf sensitif.

doivent pas être prises pour des plaques motrices rudimentaires. L'arborisation terminale, qui forme ces dernières, ne se montre que beaucoup plus
tard dans l'embryon de poulet, du quatorzième au dix-septième jour seulement; elle consiste soit en un filament indivis et fortement variqueux, soit
en un petit bouquet de branchilles courtes, terminées par des sphérules ou
varicosités. Faisons encore observer que les extrémités des branches de
division de toute fibre sensitive ou musculaire, qui émigre tardivement ou
se trouve retardée par une cause accidentelle quelconque, sont toujours
formées par une grosse varicosité.

Ainsi, toute fibre qui circule dans les racines déjà bien développées ou qui

*Aspect des
extrémités de
l'arborisation
terminale re-
tardataire.*

est en train de se rendre à destination alors que toutes ses congénères ont presque terminé leur croissance, se termine par une sphérule ou bouton libre et non par un cône, comme les cylindres-axes embryonnaires. Ce fait important se retrouve chez les embryons et dans les nerfs en voie de régénération, grâce aux révélations de la méthode de l'argent réduit. On l'observe également dans le cervelet, le pont de Varole, le cerveau, etc., sur les cylindres-axes tardifs de la substance blanche, c'est-à-dire sur les cylindres-axes appartenant à des systèmes qui s'établissent, après coup, entre les voies principales déjà formées et déjà très développées.

Nous montrons, plus loin, dans la figure 275, un nerf sensitif en voie de croissance; on y remarque entre autres choses un cylindre-axe terminé par un bouton. Il en est de même sur la figure 251, où l'on voit des boutons terminaux dans la substance blanche du cervelet, chez un fœtus de chat passablement âgé.

Il ne faut pas croire néanmoins que ce soit là une règle générale; toutes les fibres nerveuses en voie d'accroissement ne sont pas, sans exception aucune, terminées par une sphérule. En examinant attentivement des préparations bien imprégnées, on voit, en effet, que le bouton terminal disparaît, lorsque l'axone rentre dans la phase de ramification. La figure 251 montre, par exemple, un fait qui se produit fréquemment : les deux branches néoformées se trouvent terminées par deux légers renflements coniques. Dans les nerfs en voie de régénération, même phénomène se passe; les cylindres-axes de nouvelle formation sont pourvus soit d'un bouton terminal, soit de branches variqueuses et courtes.

En résumé, le cylindre-axe à développement tardif ou en train de se rendre à destination passe souvent par deux phases : 1° une phase de ramification, pendant laquelle la substance contenue dans la sphérule semble être employée à la formation de branches; 2° une phase de progression, pendant laquelle le jeune axone se dirige vers sa destination, en portant, à son extrémité, une sphérule plus ou moins volumineuse. Sur les fibres égarées ou arrêtées des nerfs en voie de régénération, ce renflement atteint de très grandes dimensions

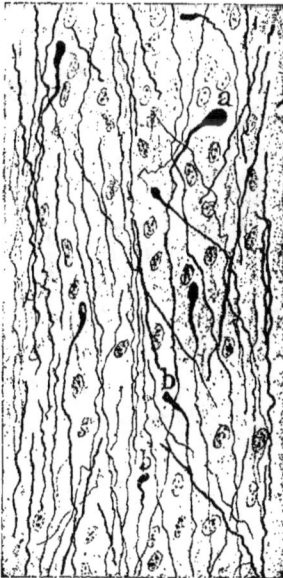

Fig. 251. — Massues de croissance dans la substance blanche du cervelet; fœtus de chat presque à terme. Méthode du nitrate d'argent réduit.

et se trouve, en outre, coiffé d'une capsule de Schwann. Quant aux fibres très embryonnaires, leur extrémité est ornée, comme nous l'avons décrit, d'un renflement fusiforme ou conique, dont l'aspect et la longueur sont variables (fig. 235).

Étendue des arborisations motrices.

Dans les coupes de moelle de poulet du cinquième au sixième jour de l'incubation, on voit une disposition intéressante, qui montre l'étendue énorme que peuvent embrasser les divisions préterminales des fibres motrices. Arrivées devant le ganglion rachidien correspondant, ces fibres se bifur-

quent en deux branches ; l'une se porte en avant, avec la paire rachidienne,
l'autre se perd dans les muscles du dos. Parfois, aussi, la fibre radiculaire
donne naissance, par deux dédoublements consécutifs (fig. 250, *a*), à quatre
rameaux ou davantage, qui divergent et se portent, les uns en avant, les
autres en arrière, pour innerver vraisemblablement des muscles distincts.
Cette modalité anatomique, qui pourrait expliquer comment une excitation
transmise à un neurone moteur est capable de mettre simultanément en
branle plusieurs muscles, se perpétue probablement jusque dans l'âge adulte ;
il y a lieu de présumer, cependant, que les branches principales des
divisions changent de place lorsqu'elles quittent la racine.

Développement des dendrites. — D'après nos recherches et celles de
Lenhossék, les dendrites font leur appari-
tion sur les neuroblastes, lorsque le cylindre-axe est arrivé ou est sur le point
d'arriver à destination. Elles commencent
déjà à se montrer, au troisième jour de
l'incubation, sur les gros neurones moteurs. Dans le cours du quatrième jour,
ce sont les cellules funiculaires et commissurales les plus antérieures, qui se
couvrent, à leur tour, d'expansions dendri-
dritiques. Du cinquième au septième jour,
cette différenciation protoplasmique atteint les corpuscules commissuraux les
plus reculés et les éléments funiculaires
de la base et du centre de la corne postérieure. Les plus lents à se revêtir de dendrites sont les petites cellules de la substance de Rolando, dont quelques-unes
conservent encore leur aspect neuroblastique pur, même au huitième jour.

Les expansions dendritiques commencent à paraître sous forme d'épines courtes, qui, bientôt, croissent avec rapidité et
se bifurquent à angle aigu. Toutes les
faces du corps cellulaire peuvent en porter ; mais il est des points de prédilection

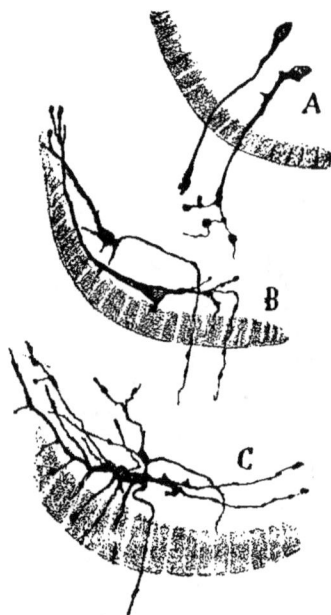

FIG. 252. — Divers stades du développement de la cellule motrice ; embryon de poulet. Méthode de Golgi.

A, neurone au 3ᵉ jour de l'incubation ; —
B, neurone au 4ᵉ jour ; — C, neurone au
5ᵉ jour.

*Ordre d'ap-
parition des
dendrites sur
les diverses
cellules.*

*Les phases
de développe-
ment des den-
drites :*

pour leur émergence ; ce sont le pôle interne ou central, qui peut être postérieur dans les neuroblastes nouvellement sortis de l'épithélium, et l'origine
ou la portion initiale du cylindre-axe. Dans quelques cellules, l'origine de
l'axone est le seul point d'où jaillissent les dendrites ; tel est le cas, en particulier, des neurones moteurs, qui, sous cet aspect fugace, sont la reproduction
de leurs homologues, chez les invertébrés et les poissons les plus inférieurs.

Nous représentons dans la figure 252 les phases les plus habituelles
de la cellule motrice chez l'embryon de poulet. En *A*, les dendrites

1° *dans les cel-
lules motrices.*

n'existent que sur le tronc de l'axone; en *B*, une longue expansion postérieure fait saillie sur le pôle opposé au cylindre axe; enfin, en *C*, tout le
corps de la cellule est couvert de dendrites et les deux gros prolongements
polaires, primitifs, portent, à leur tour, de nouveaux appendices. Quelques-
uns de ceux-ci, en divergeant au travers du cordon antéro-latéral, peuvent
aller jusqu'au contact de la membrane périphérique, contre laquelle ils se
terminent par une épaisse varicosité. En même temps que se produit cette

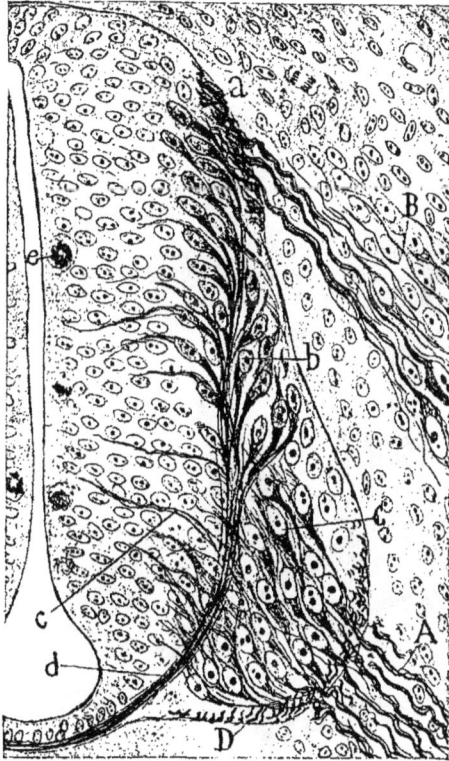

Fig. 253. — Moelle d'un embryon de poulet au 4ᵉ jour de l'incubation.
Méthode du nitrate d'argent réduit.

A, racine antérieure; — B, ganglion rachidien ; — C, cellules motrices ; — D, substance blanche
du cordon antérieur; — c, dendrites internes ; — b, d, cellules et fibres de la commissure
antérieure.

transformation dans l'apparence du neurone, le corps change de position;
il se rapproche de la substance blanche, raccourcissant ou allongeant ainsi
le pont protoplasmique qui l'unit à l'origine de son cylindre-axe. Dans
les jours suivants, la complication grandit encore, les contours des dendrites existantes deviennent plus irréguliers par la production d'appendices
de troisième et quatrième ordre.

2° *dans les*
neurones com-   Même évolution pour les dendrites des cellules funiculaires et commissurales, sauf que chez elles l'orientation antéro-postérieure du corps

(fig. 249) et la bipolarité primitive persistent plus longtemps, celle-ci à cause de la précocité de l'expansion protoplasmique caudale.

On peut aussi étudier l'apparition et la croissance des dendrites dans les préparations neurofibrillaires. La figure 253, où nous avons représenté une coupe de la moelle de poulet au quatrième jour de l'incubation, montre qu'à cette époque les neurones sont pourvus de quelques dendrites ; ils pos-

missuraux et funiculaires.

L'évolution des dendrites d'après les méthodes neurofibrillaires.

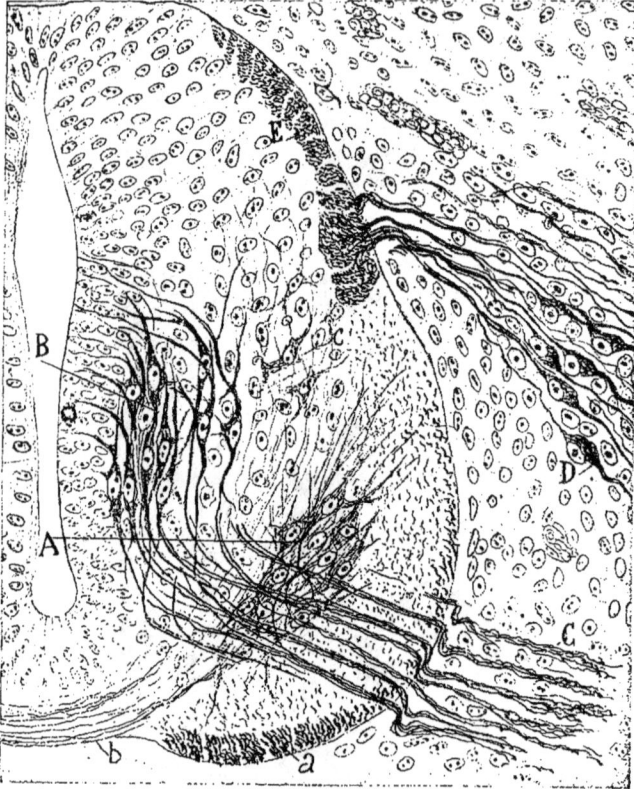

FIG. 254. — Moelle dorsale d'un embryon de poulet au 5e jour de l'incubation.
Méthode du nitrate d'argent réduit.

A, B, cellules motrices ; — C, racines antérieures ; — D, racines postérieures ; — a, substance blanche superficielle ; — b, fibres commissurales.

sèdent, en particulier, l'expansion radiale interne, née du pôle profond de la cellule et dirigée soit en dedans, soit en arrière. Dans cette même figure, les neurofibrilles apparaissent bien développées ; le réseau intrasomatique s'est compliqué et on y voit déjà des groupes ou faisceaux de filaments primaires qui vont du cylindre-axe aux dendrites ou de l'une de ces dernières à sa voisine. Le noyau occupe d'habitude, à ce moment, une position périphérique, au point de toucher à la membrane par un de ses côtés. Les jours suivants (fig. 254), le corps cellulaire augmentant de volume, la charpente neurofibrillaire se complique de nouveaux paquets de fibrilles ; les expansions protoplasmiques les plus fines contiennent alors des neuro-fibrilles ; enfin, le noyau se déplace pour devenir plus ou moins central.

Corrélation entre l'évolu- tion des neu- rofibrilles et celle de la morphologie cellulaire.

Comme on pouvait le présumer, il existe une relation entre l'apparition des neurofibrilles dans les divers neurones et leur différenciation mor-phologique. Ainsi, au troisième jour de l'incubation, le reticulum neuro-fibrillaire n'apparaît bien manifestement que dans les cellules motrices et sensitives et dans quelques corpuscules commissuraux de grande taille. Il se passe ensuite plusieurs jours avant que des neurofibrilles soient impré-gnables dans les cellules funiculaires de la corne postérieure et, en général, dans les neurones de petit volume et d'évolution tardive.

Résorption de dendrites et configuration définitive de la cellule nerveuse. — Il existe des différences importantes entre un neurone moteur ou funicu-laire jeune de la moelle du poulet, du huitième au douzième jour de l'incu-bation, et les mêmes neurones devenus adultes ou près de l'être, chez le poulet nouveau-né, ou encore chez le chat et le chien âgés de quelques jours.

Tout d'abord, les expansions dendritiques ont diminué de nombre par la résorption totale de certaines d'entre elles. Celles qui restent, et dont au-paravant la substance blanche était peuplée, se sont retirées dans la sub-stance grise où elles se ramifient presque exclusivement maintenant. Toutes, dès lors, ne présentent plus les grosses varicosités et les appendices trian-gulaires courts en forme de crêtes d'impression, qui les caractérisaient dans leur premier stade évolutif. Enfin, leurs contours et même ceux du corps, primitivement couvert d'aspérités, sont hérissés, en bien des points, de courts appendices épineux, grêles et terminés par un épaississement. Ces épines sont déjà assez reconnaissables sur les neurones de la corne anté-rieure des embryons de dix-sept jours chez le poulet et de 44 millimètres chez l'homme. Elles sont, également, bien formées chez le chat à terme, ainsi que chez le lapin et la souris nouveau-nés. Elles constituent un perfec-tionnement propre à la moelle des oiseaux et vertébrés, où, cependant, leur abondance et leur régularité ne sont jamais aussi grandes que dans le cerveau et le cervelet.

Double pro- cessus de for- mation et d'a- trophie des dendrites. Sa formule.

En somme, le développement morphologique de la ramure dendritique ne doit pas être considéré comme une simple croissance graduelle des appendices initiaux, mais, plus conformément aux faits, comme le résultat d'un double processus de construction et de démolition. Au début, en effet, le neuroblaste envoie de longs appendices en tous sens, et de préférence aux points de résistance moindre. Mais cela change avec le temps et les conditions mécaniques du milieu ; alors, seules certaines de ces expansions se conservent et se développent ; ce sont celles qui ont réussi à se mettre au contact de fibrilles nerveuses terminales ; d'autres, au contraire, moins fortunées dans leur poursuite après les ramifications axiles terminales, s'atrophient et disparaissent. Parmi ces dernières, il faut compter toutes les dendrites, qui étaient logées primitivement dans la substance blanche et une bonne partie des prolongements protoplasmiques polaires à direction antéro-postérieure. D'autres expansions, enfin, se transforment par rétraction et résorption de quelques-unes de leurs branches, par émission de nouveaux bourgeons et par déplacement et orientation différente des rameaux persistants.

Plus tard, quand nous étudierons l'histogénèse des ganglions sensitifs, du cerveau, du cervelet et de la rétine, nous rencontrerons de nombreux exemples qui viennent à l'appui de la thèse que nous venons d'exposer. Cette doctrine, qui a été confirmée par Calleja [1] et Terrazas [2] en ce qui concerne les grains du cervelet, peut se résumer de la façon suivante : *Avant l'apparition des arborisations nerveuses qui doivent se mettre en contact avec lui, le corps émet des dendrites qui croissent dans toutes les directions où la résistance est moindre ; mais lorsque les arborisations nerveuses périsomatiques et péridendritiques entrent en scène, il se fait dans le corps et les dendrites y attenant, un travail parallèle de sélection et de destruction, par suite duquel la ramure protoplasmique s'établit dans sa forme définitive* [3]. Grâce à cette retouche morphologique et à cette sélection des appendices utiles, il ne demeurera donc que les expansions les mieux disposées pour édifier des connexions avec les fibres nerveuses terminales.

On voit, par là, combien on s'expose à l'erreur en considérant comme achevées des conformations histologiques observées seulement chez l'embryon. Les méprises ne peuvent être évitées qu'à une condition : celle de comparer les préparations faites chez les embryons avec celles obtenues chez les animaux adultes ou très proches du terme de leur développement nerveux.

Époques d'apparition des collatérales de la substance blanche. — Les collatérales ne commencent à apparaître qu'au cinquième jour de l'incubation, ainsi que nous et Lenhossék l'avons découvert, indépendamment l'un de l'autre. Elles débutent dans le cordon antérieur, sous forme d'appendices courts, droits, indivis et terminés souvent par des épaississements coniques, rendus irréguliers et rugueux par de minuscules épines. Ce renflement terminal, signalé aussi par Van Gehuchten dans les collatérales d'un ophidien, le *Tropidonotus*, n'est autre qu'un petit *cône de croissance* (figs. 134, G et 255, d).

Dans le cordon antérieur.

Au sixième jour, les collatérales du cordon antéro-latéral s'allongent et se subdivisent ; quelques-unes d'entre elles traversent déjà la commissure antérieure, où elles constituent ainsi la commissure des collatérales, pour aller se répandre dans la corne antérieure du côté opposé (fig. 123, a).

Après les collatérales du cordon antérieur, c'est au tour de celles du cordon latéral à se montrer ; elles le font dans le cours du sixième jour. Les collatérales de la partie interne du cordon postérieur naissent presque

Dans le cordon latéral.

1. CALLEJA, Histogénesis de los centros nerviosos. *Thèse*, Madrid, 1896.

2. TERRAZAS, Notas sobre la neuroglia del cerebelo y el crecimiento de los elementos nerviosos. *Rev. trimestr. micrográfica*, t. II, 1897.

3. Nous avions déjà formulé cette théorie dans notre deuxième travail sur le cervelet : A propos de certains éléments bipolaires du cervelet avec quelques détails nouveaux sur l'évolution des fibres cérébelleuses. *Journ. internat. d'Anat. et de Physiol.*, etc., 1890, ainsi que dans : La rétine des vertébrés. *La Cellule*, t. IX, 1892.

en même temps, à la fin du sixième jour, et leur croissance est passablement avancée aux septième et huitième. C'est seulement à la fin de ce
huitième jour ou même dans le courant du neuvième que les collatérales
réflexo-motrices s'étendent jusqu'à la corne antérieure. A partir du
dixième jour, les plexus de collatérales de la substance grise sont, peut-on
dire, parvenus à leur complète organisation. Il n'y manque plus qu'un petit
nombre de collatérales de la substance de Rolando, issues de la zone de
Lissauer; elles apparaissent du quinzième au dix-septième jour de l'incubation. Chez les mammifères, ces mêmes collatérales ne terminent leur évolution qu'après la naissance.

Collatérales initiales des cylindres-axes moteurs et funiculaires.

— Nous
avons vu, parfois, les collatérales motrices déjà formées au septième
jour de l'incubation, moment
où aucune collatérale initiale
n'est différenciée. Nous avons
vu, de même, les collatérales
motrices dans la moelle d'un
embryon humain de 3 centimètres ; elles étaient non
seulement constituées, mais
déjà pourvues de rameaux de
second et de troisième ordre,
qui s'étendaient dans la partie frontale de la corne antérieure.

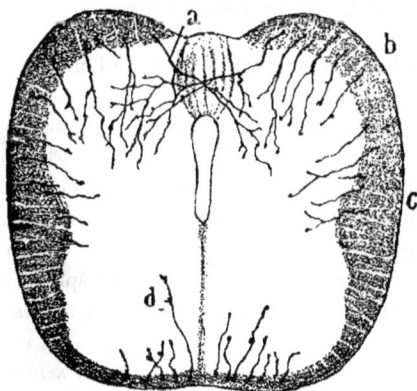

Fig. 255. — Développement des collatérales de la
substance blanche ; embryon de poulet au
5ᵉ jour de l'incubation. Méthode de Golgi.

a, collatérales commissurales; — *b*, collatérale du cordon
antérieur ; — *d*, collatérales sensitives.

Les collatérales initiales
des cellules funiculaires et
commissurales sont plus lentes à paraître que celles des
neurones moteurs. Pour les
apercevoir, il faut recourir
aux moelles d'embryon de poulet du treizième au quinzième jour. Elles
sont visibles aussi et souvent bifurquées dans l'embryon humain de 44 millimètres, où elles prennent naissance sur de nombreux cylindres-axes de la
corne antérieure.

En résumé, les collatérales apparaissent dans l'ordre suivant : 1° les collatérales du cordon antéro-latéral ou collatérales d'association ; 2° les
collatérales du cordon postérieur ou sensitives ; 3° les collatérales initiales
motrices ; 4° les collatérales initiales des tubes commissuraux et funiculaires.

Les bifurcations des cylindres-axes plurifuniculaires et celles qui
s'opèrent dans la substance blanche ont le même âge que les cylindres-axes
eux-mêmes ; elles précèdent donc, de beaucoup, la production des collatérales. La meilleure époque pour étudier les axones plurifuniculaires est,
par conséquent, celle où les collatérales ne sont pas encore formées ou

sont encore très courtes, c'est-à-dire du quatrième au sixième jour de
l'incubation chez le poulet.

Lois histogéniques de l'évolution de la moelle. — La plupart des faits
que nous venons de passer brièvement en revue ont été pleinement vérifiés
par plusieurs savants chez différents vertébrés. Lenhossék, dont les observations ont été indépendantes des nôtres, les a observés chez les embryons
de poulet et de sélacien (*Pristiurus*) ; Retzius les a constatés chez ceux du
poulet, du lapin, de l'homme et des reptiles ; Van Gehuchten et Martin
les ont étudiés chez ceux du poulet ; ils ont été encore retrouvés par Van
Gehuchten chez ceux des téléostéens et des reptiles, par Athias, dans les
larves très jeunes de batraciens, etc. On peut donc assurer que ce sont des
faits évolutifs généraux ; nous verrons, plus tard, que beaucoup d'entre
eux ont même un caractère si général qu'ils s'appliquent à tous les centres
nerveux.

On peut synthétiser tous ces faits et en dégager les lois de l'histogénèse
et de l'organogénèse de la moelle. Ces lois, les voici :

1° *Loi de la polarisation postéro-antérieure des neurones embryonnaires.*
— Cette loi est manifeste sur les figures 235, 238, 243 et 249. Plusieurs
circonstances l'expliquent : l'aplatissement bilatéral initial de la moelle,
l'arrivée de fibres exogènes (les racines sensitives) dans la partie latérale du
cordon postérieur, le rapprochement des faces latérales du canal épendymaire, enfin le grand développement de la zone nucléaire de l'épithélium,
développement qui ne laisse comme premier habitat aux neuroblastes
qu'une bande antéro-postérieure, etc.

2° *Loi de l'antériorité évolutive de la corne motrice sur la corne sensitive.*
— Les neurones de la corne antérieure, les neurones moteurs, en particulier,
se développent, comme l'avaient déjà montré His et Vignal, avant ceux de
la corne postérieure. Cette évolution cellulaire d'avant en arrière s'observe
jusque dans la corne sensitive, puisque la substance de Rolando y est la
dernière à se former.

3° *Loi de la priorité évolutive de la substance blanche du cordon antérieur sur celle du cordon postérieur.* — Cette loi régit aussi l'ordre d'apparition des collatérales funiculaires.

4° *Loi de l'époque de formation des voies suivant l'épaisseur de leurs
fibres.* — Les voies constituées par des tubes fins sont postérieures à celles
qui sont formées de tubes gros et moyens ; en d'autres termes, la différenciation des cellules volumineuses précède celle des corpuscules moyens et
petits.

5° *Loi d'apparition des voies selon leur origine.* — Les voies exogènes du
cordon postérieur, c'est-à-dire les fibres sensitives, se produisent avant les
voies endogènes.

6° *Loi d'antécédence des voies selon leur longueur.* — Sauf quelques exceptions, il nous a paru qu'en général les voies longues, tant funiculaires
que sensitives, se forment avant les voies courtes.

Formation des amas chromatiques, de la myéline et des capillaires. —
Pour suivre l'évolution cytologique dans les cellules nerveuses, il faut avoir
recours à des coupes de moelle colorées par la méthode de Nissl ou par
l'action lente de l'hématoxyline. Les observations faites ainsi par Vignal,
His, Lenhossék, Kölliker, Levi et nous-même sont malheureusement fort
incomplètes encore. Elles permettent cependant d'affirmer qu'au stade neuroblastique le protoplasma est rare, finement granuleux et sans affinité
pour les anilines basiques de la méthode de Nissl. C'est seulement lorsque
les dendrites ont commencé à se montrer, chez l'embryon humain de 2 à
3 centimètres par exemple, que l'on peut noter quelques granules chromatiques à la périphérie du corps, dont la masse protoplasmique s'est, entre
temps, considérablement augmentée. Le processus de formation chromatique va, dès lors, s'accentuant. Chez les embryons de 44 millimètres, les
neurones moteurs sont déjà pourvus d'une mince couche extérieure de
fuseaux chromatiques; les dendrites et toute une grande aire du corps,

*Amas chro-
matiques.*

autour du noyau, en manquent encore ; mais, peu à peu, les amas
s'avancent davantage dans l'intérieur du corps, qu'ils finissent par
remplir jusqu'au noyau même. Dans
les derniers mois de la vie intra-
utérine, ils envahissent déjà la racine des grosses dendrites.

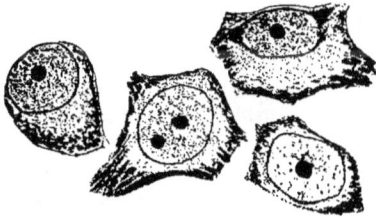

FIG. 256. — Cellules motrices de la moelle
épinière d'un embryon humain de 44 millimètres. Méthode de Nissl.

*Myéline, sa
formation tar-
dive.*

La formation de la myéline autour des fibres de la substance blanche est un phénomène contem-
porain des derniers perfectionne-
ments morphologiques éprouvés par les collatérales et les dendrites. Selon
Flechsig et ses élèves, la myéline se dépose sur les fibres dans la seconde
moitié de la vie intra-utérine chez l'homme. Chez d'autres mammifères, la
souris par exemple, elle apparaît plus tardivement, suivant Lenhossék, et
seulement du premier au troisième jour après la naissance. Chez le poulet,
elle se développe dans les quatre ou cinq derniers jours de l'incubation.

Quant au processus formatif de la myéline, tous les savants s'accordent
pour admettre que cette dernière est un produit de sécrétion du cylindre-
axe. Telle est, plus ou moins tranchée, l'opinion de Kölliker[1], Vignal[2] et
Westphal[3]. Mais on ignore jusqu'ici les étapes de cette formation ainsi que
les causes de son interruption au niveau des étranglements.

Capillaires.

Les capillaires de la moelle se développent, chez le poulet, dès le quatrième jour de la vie embryonnaire, peut-être même auparavant. His les a
même aperçus pendant la phase neuroblastique. Dans les préparations au

1. KÖLLIKER, Histologische Studien an Batrachierlarven. *Zeitschr. f. wissensch·
Zool.*, Bd. XLIII, 1886.
2. VIGNAL, Formation de la substance grise embryonnaire, etc. *Arch. d. Physiol.*, 1885.
3. WESTPHAL, Die elektrischen Erregbarkeitverhältnisse des peripherischen Nervensystems des Menschen, etc. *Arch. f. Psychiatrie*, Bd. XXVI, 1894.

chromate d'argent, on voit toujours deux gros vaisseaux dirigés d'avant en arrière et placés sur les côtés de l'épithélium. Ces vaisseaux ne tardent pas, à la fin du quatrième jour ou dans le cours du cinquième, à donner naissance, par le phénomène des pointes de croissance, à quelques anses capillaires. On remarque, sur le trajet de ces capillaires, certains appendices fins et courts, terminés par une extrémité libre ; on ne sait rien de précis sur leur signification.

DÉVELOPPEMENT DE L'ÉPITHÉLIUM ÉPENDYMAIRE ET DE LA NÉVROGLIE

Évolution des cellules épithéliales et formation du canal épendymaire. — On se rappelle que les spongioblastes de His sont les germes de l'épithélium et des cellules névrogliques de la moelle. Pendant un certain laps de temps, la moelle embryonnaire ne contient, par conséquent, en fait d'appareil de soutien que ces seuls spongioblastes. Comme Hensen l'avait soupçonné et comme le démontrèrent His et surtout Golgi, ces spongioblastes sont disposés en rayons de roue, avec un corps voisin du canal central et une expansion terminée sous la pie-mère par un épaississement (figs. 257, 258 et 259).

Nous avons déjà rapporté la manière dont His considère le spongioblaste. Pour lui, le spongioblaste est un élément spécifique, chargé de former l'épithélium épendymaire et incapable de donner le jour soit à des neuroblastes, soit à des cellules nerveuses jeunes. Lenhossék et Retzius soutiennent la même thèse. Dès nos premières observations embryologiques [1] sur la moelle du poulet, nous avons reconnu qu'en effet le spongioblaste est la souche d'où proviennent les cellules épendymaires et névrogliques. Mais nous constatâmes aussi, dans les moelles embryonnaires très jeunes, des phases de transition entre le spongioblaste et de vraies cellules nerveuses. Cette remarque nous porta à faire des réserves sur la spécificité indiquée par His et à admettre la possibilité de transformations de certaines cellules épithéliales en neuroblastes. Des phases intermédiaires, semblables à celles que nous avions observées, ont été également décrites par Retzius [2] chez *Anguis fragilis* et par Athias [3] chez les larves de grenouille.

Cellules nerveuses nées, en apparence, de spongioblastes.

La figure 151 montre en *A*, *B*, *C*, quelques-unes de ces formes. Elles sont caractérisées : par la situation de leur corps, siégeant dans la zone des colonnes, en plein épithélium; par la présence d'un ou deux gros appendices centraux, allant jusqu'à la cavité épendymaire ; enfin, par leur continuité, vers la périphérie, avec un cylindre-axe funiculaire ou commissural.

La première idée qui vient à l'esprit, lorsqu'on regarde ces corpuscules, c'est que ce sont des formes de passage entre les spongioblastes et les cellules nerveuses, ou peut-être entre les éléments indifférents, nés des cellules germinales et les neuroblastes de His, comme le veut plutôt Schaper. Mais il reste une autre possibilité, et c'est vers elle que nous penchons aujourd'hui. His

1. CAJAL, A quelle époque apparaissent les expansions des cellules nerveuses de la moelle épinière du poulet? *Anat. Anzeiger*, Bd. V, nᵒˢ 21 et 22, 1890.
2. RETZIUS, Zur Kenntniss der ersten Entwickelung des Rückenmarkes von Anguis fragilis. *Biolog. Untersuch.*, N. F., Bd. VIII, 1898.
3. ATHIAS, Structure histologique de la moelle du têtard, etc. *Bibliogr. anatom.*, 1897.

soutient que la cellule germinale n'abandonne pas toujours et nécessairement les couches de l'épithélium pour préparer sa transformation en neuroblaste ; elle pourrait, selon les circonstances, subir cette métamorphose et les changements subséquents dans les lieux mêmes où elle logeait tout d'abord. Il se produirait ainsi, par adaptation aux interstices de la zone des colonnes, un corpuscule nerveux bipolaire, disposé en rayon et tout à fait semblable à un spongioblaste. Cette origine anormale et en apparence spongioblastique des cellules nerveuses donnerait la clef de nos observations, et la cellule nerveuse proviendrait toujours, en définitive, d'une cellule germinale devenue neuroblaste.

Aptitudes prolifératives des cellules épithéliales primitives.

Les cellules épithéliales primitives, celles, du moins, que l'on voit dans la moelle embryonnaire du poulet aux quatrième et cinquième jours de l'incubation, sont aptes à proliférer. Un fait observé par nous à maintes reprises plaide en faveur de cette conjecture. Il existe dans le corps de quelques-unes de ces cellules deux noyaux, tantôt parallèles et très rapprochés, comme si la segmentation du noyau générateur venait de s'achever, tantôt obliques l'un par rapport à l'autre, tantôt, enfin, éloignés radialement (fig. 257, *a* et *b*). L'existence de ce double noyau indiquerait que le protoplasma se divise transversalement. Elle indiquerait aussi que cette division doit aboutir à la formation de corpuscules épendymaires, courts, dépourvus d'expansion externe et porteurs d'un noyau à leur extrémité périphérique. De fait, on voit, et même en assez grand nombre, des cellules de cet aspect, comme la figure 257, en *c* et *d*, en fournit la preuve ; leur corps épais et plus ou moins épineux est terminal ; il s'arrête à la limite externe du mur épithélial.

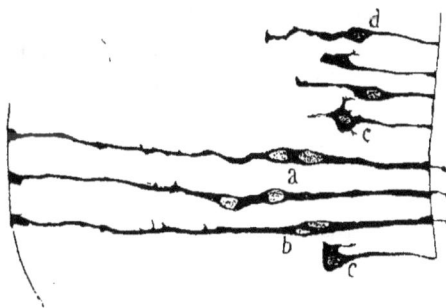

FIG. 257. — Cellules épithéliales de l'embryon de poulet au 4ᵉ jour de l'incubation. Méthode de Golgi.

a, b, cellules binucléées ; — *c,* cellules semblant provenir d'une division cellulaire antérieure ; — *d,* cellules dont l'expansion externe s'allonge.

Mais cela peut n'être qu'une apparence, car les cellules épithéliales ordinaires revêtent aussi cet aspect, lorsque, événement fréquent, leur expansion périphérique ne s'est pas imprégnée de chromate d'argent ; tel nous semble être plus particulièrement le cas des cellules marquées de la lettre *c*. Il est donc fort possible de se tromper et de prendre des cellules épendymaires courtes, produites par segmentation, pour des cellules ordinaires, incomplètement imprégnées et *vice versa*. Ce point d'évolution cellulaire, qui est encore en suspens, réclame par conséquent des observations nouvelles et plus précises. La forme binucléaire n'est d'ailleurs pas l'apanage des seuls spongioblastes médullaires ; on la constate, de même, dans les spongioblastes de la rétine chez les mammifères nouveau-nés et dans l'épithélium du cerveau. His lui-même l'a observée, puisque, sur des figures contenues dans ses derniers travaux, on voit des spongioblastes en cours de mitose ; mais le savant allemand n'y a pas attaché d'importance.

La forme radiée, que présentent les spongioblastes de l'embryon de mammifère, avec extension depuis l'épendyme jusqu'à la pie-mère, est absolument générale, comme semblent le prouver les recherches de nombreux savants. Nansen l'a constatée chez la myxine ; Golgi[1], nous, Lachi, Retzius et Van Gehuchten, sur les embryons de poulet ; Kölliker, Lenhossék et Van Gehuchten, sur ceux des mammifères et des oiseaux ; Burckhardt, P. Braun, Lavdowsky, Cl. Sala et Athias, sur les larves de batraciens ; nous, Retzius et Van Gehuchten, sur les embryons de reptiles ; enfin, ces deux derniers auteurs et Lenhossék l'ont également vue chez diverses espèces de poissons. Il existe un certain nombre de raisons pour admettre que chez les cyclostomes et l'amphioxus, l'épithélium persiste toute la vie avec sa disposition radiée et sa terminaison aux deux surfaces externe et interne de la moelle. Mais chez les téléostéens, batraciens, reptiles, oiseaux et mammifères, il n'en est certainement pas ainsi. Déjà, pendant la période embryonnaire, il éprouve des modifications d'aspect et de position. Afin de pouvoir exposer ces changements avec plus de clarté, nous distinguerons dans l'évolution du spongioblaste quatre époques ; à chacune d'elles correspond une forme prédominante, que nous appellerons : 1° *spongioblaste primitif ou de His* ; 2° *cellule épithéliale primordiale ou corpuscule de Golgi* ; 3° *cellule épithéliale jeune ou ramifiée* ; 4° *cellule épendymaire ou épithéliale définitive.*

Existence du spongioblaste radié chez tous les vertébrés.

Les quatre phases évolutives du spongioblaste.

1° *Spongioblaste primitif ou cellule de His* (fig. 232, *B*). — Il est représenté par l'élément épithélial volumineux qui constitue avec ses congénères le sillon médullaire primitif, avant l'apparition des neuroblastes. Nous avons déjà parlé avec détails de cette forme, à la page 590. Le spongioblaste ne se colore pas par le chromate d'argent à cette phase si précoce ; c'est pourquoi nous ne connaissons point sa morphologie aussi bien que celle de l'épithélium primordial ou cellule de Golgi. Parmi les traits histologiques attribués par His au spongioblaste primitif, il en est un que nous devons retenir, c'est le suivant : la portion externe des spongioblastes subit une métamorphose spéciale, consistant en un gonflement et en une vacuolisation abondante de son protoplasma ; elle prend ainsi l'aspect d'un réseau. Cette transformation de la moitié externe des cellules ne serait-elle pas due à la sécrétion d'une substance chimiotactique, qui attirerait les corpuscules germinaux et les changerait en neuroblastes ? Nous examinerons plus loin les indices qui plaident en faveur de cette hypothèse.

Aspect réticulé de sa moitié externe.

1. Golgi, Sull'anatomia degli organi centrali, etc., pp. 180 et 179, Pavia, 1886. — Golgi a bien vu la forme générale de l'épithélium, qu'il décrit comme constitué par des fibres radiées allant de l'épendyme jusqu'à la pie-mère, où elles se termineraient, soit par un épaississement conique, soit par de minces filaments insérés sur les capillaires. La fibre radiée donnerait naissance, pendant son trajet, à des branchilles secondaires, qui vont se terminer, en partie, sur les vaisseaux. Mais Golgi n'a pas étudié la morphologie de l'épithélium dans les divers territoires de la moelle, ni ses liens de parenté avec la névroglie.

Falzacappa semble aussi avoir imprégné, au moins partiellement, l'épithélium primitif chez les embryons d'oiseaux, si l'on en juge par une courte notice renfermée dans son travail intitulé : Ricerche istologiche sul midollo spinale. Nota preliminare. R. C. della R. Accad. dei Lincei, vol. V, 1er semest., fasc. 9, maggio 1899, Roma.

2° *Épithélium primordial.* — A partir du troisième jour de l'incubation, chez le poulet, pendant que se fait la différenciation qui aboutit aux neuroblastes, les spongioblastes s'allongent et s'amincissent considérablement. La figure 258 montre leur aspect et leur disposition dans la moelle de l'embryon du poulet de quatre jours, âge auquel les spongioblastes commencent à se colorer par la méthode de Golgi.

Les cellules épithéliales primordiales ont augmenté de nombre de façon extraordinaire, sans que cependant l'épendyme se soit étendue en proportion. Il résulte de ce désaccord évolutif deux faits inévitables : 1° l'amincissement des expansions internes et externes, et 2° l'émigration des noyaux, qui s'échelonnent à des distances plus ou moins grandes de la cavité centrale. Par suite de cette modification, la totalité de l'épithélium est divisible en deux zones : l'une, interne, ou *mur épithélial*, renfermant l'ensemble des corps cellulaires et de leurs noyaux ; l'autre, externe, constituée par les longs prolongements radiés, qui vont jusqu'à la pie-mère, après avoir traversé la zone des neuroblastes où ils sont lisses ou presque lisses, et le voile marginal ou première ébauche de la substance blanche où ils sont raboteux et comme variqueux. La première zone ou mur épithélial est relativement étroite en avant ; mais elle s'élargit au fur et à mesure que l'on y considère des segments de plus en plus postérieurs, si bien qu'en arrière elle touche largement à la surface de la moelle (fig. 258, *F*).

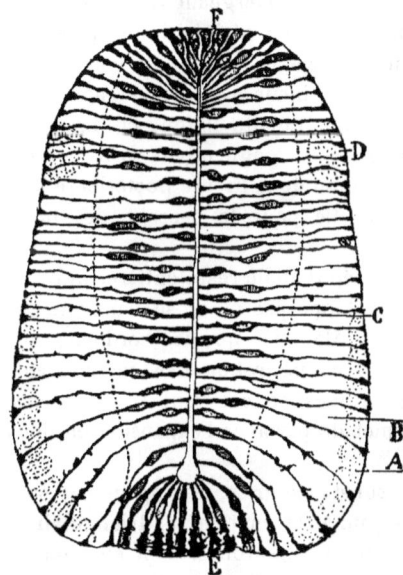

FIG. 258. — Épithélium de la moelle d'un embryon de poulet au 3e jour de l'incubation. Méthode de Golgi.

A, région du cordon antérieur ; — D, faisceau ovale de His ; — E, tonnelet épithélial ; — F, épithélium du sillon postérieur.

Ses deux zones.

L'épithélium dans les fissures antérieure et postérieure.

L'expansion périphérique de l'épithélium primordial est en général très grêle. Il est deux régions où, cependant, elle garde une certaine épaisseur, celles des sillons antérieur et postérieur.

Dans la région de la fissure antérieure, l'épithélium présente les caractères suivants, comme nous l'avons démontré le premier [1]. Ses corpuscules y sont courts, volumineux, arciformes, avec concavité de la courbure regardant la ligne médiane. Le prolongement interne de ces cellules est d'autant

1. CAJAL, Contribución al estudio de la médula espinal. *Rev. trimestr. de Histología norm. y patol.*, n°ˢ 3 et 4, marzo de 1889.

plus ténu que celles-ci sont plus éloignées du raphé médian. Enfin, l'expansion externe est très épaisse ; ses contours sont déchiquetés et parfois creusés de profondes dentelures, sous l'effort des premiers cônes de croissance ; ils peuvent même être percés de vrais trous. L'ensemble de cette singulière formation histologique a été appelée *coin épithélial antérieur* par Retzius [1] et *septum épendymaire ventral* par Kölliker. Lenhossék le compare à un tonnelet et l'attribue à la tendance que manifeste le cordon antérieur à se porter en avant et en dedans.

La région du sillon postérieur, *coin épithélial postérieur* de Retzius ou *septum épendymaire dorsal* de Kölliker, est composée de cellules épithéliales courtes, pressées les unes contre les autres et convergeant vers l'extrémité postérieure de la cavité centrale ; leur expansion périphérique épaisse et lisse se termine sous la pie-mère par un renflement, tandis que leur prolongement central, plus fin et plus long, souvent incurvé en crochet, aboutit au canal de l'épendyme, où sa membrane basale projette un long cil (fig. 259). Le noyau siège en un point quelconque de la longueur du corps, ce qui provient, sans doute, de ce que dans la région de la fissure postérieure il ne s'est point différencié de zone superficielle pour le passage des fibres nerveuses.

3° *Épithélium ramifié*. — La cellule épithéliale reste entière, indivise, tant que la substance blanche ne se développe pas ou ne se manifeste que par quelques très rares fibres marginales. Mais dès que les cordons prennent forme, l'épithélium subit dans sa configuration des changements importants et ses expansions périphériques se couvrent d'appendices, dont l'aspect est si différent qu'il permet de partager l'expansion en deux régions.

Aspect divers des appendices suivant la région de la moelle.

Dans la région correspondant à la substance grise, les appendices sont des sortes d'excroissances lamellaires, jaunâtres, en général triangulaires, indivises ou ramifiées et intercalées entre les neurones, dont elles empêchent ainsi plus ou moins le contact. Elles affectent d'ordinaire une direction antéro-postérieure, pour s'adapter aux intervalles des neurones qui, à cette époque, ont, pour la plupart, un corps fusiforme et allongé d'arrière en avant.

Dans la région correspondant à la substance blanche, les appendices de la zone externe ont un tout autre caractère. C'est ou une bifurcation ou une ramification en bouquet du tronc même de l'expansion périphérique. Les branches de cette division, peu ou très nombreuses, ordinairement lisses ou un peu inégales, s'écartent à leur naissance de façon à décrire des arcs plus ou moins étendus, avant leur entrée dans la substance blanche ; c'est ce que Retzius a bien montré par ses recherches sur la moelle des embryons d'homme et de poulet. Elles traversent ensuite la substance blanche en passant dans les interstices de ses fibres et vont finir sous la pie-mère par autant de renflements.

Les divisions de l'expansion épithéliale périphérique se trouvent toujours

1. RETZIUS, Zur Kenntniss der Ependymzellen der Centralorgane. *Verhandl. der Gesellsch. der Biolog. in Stockholm*, 1891.

Influence des
s u b s t a n c e s
blanche et gri-
se sur ces as-
pects.

dans les parages où la substance blanche forme des dépôts épais et saillants; il semble donc naturel d'attribuer leur production à une influence inductrice de la subtance blanche. Nous pouvons, par extension, admettre que tous les appendices des troncs épithéliaux périphériques sont l'œuvre des neurones et dire que si le bouquet des branches terminales doit son origine à l'action des cylindres-axes de la substance blanche, les crêtes lamelleuses situées dans la substance grise doivent la leur à l'influence des corps cellulaires et de leurs gros rameaux protoplasmiques.

Quel est le mécanisme de cette action inductrice? On l'ignore, et toute hypothèse qui n'est pas trop hasardeuse peut être proposée; voici la nôtre:

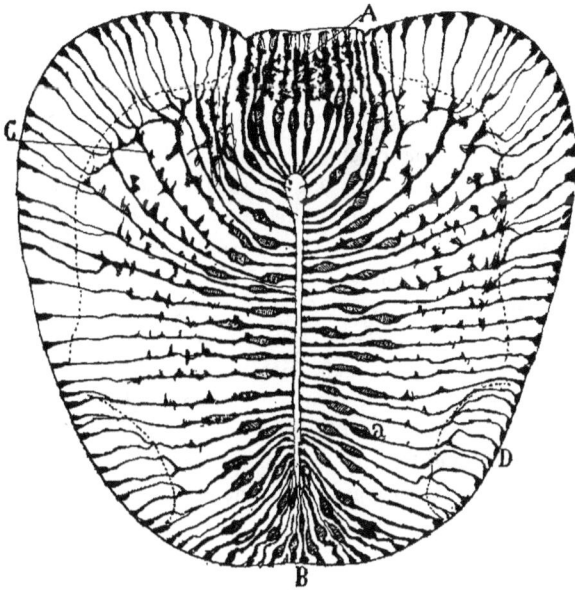

FIG. 259. — Épithélium de la moelle; embryon de poulet au 5ᵉ jour de l'incubation. Méthode de Golgi.

A, tonnelet épithélial ; — B, épithélium du sillon postérieur ; — C, fibres ramifiées dans le cordon antérieur ; — D, fibres ramifiées dans le cordon postérieur.

La cellule épithéliale se partage en deux régions dont les propriétés sont différentes : 1° la région nucléaire et l'extrémité interne, avec un protoplasma immobile, incapable d'être impressionné par les neurones; 2° la région du tronc ou périphérique, constituée par un protoplasma amiboïde, apte à se contracter, à s'étirer, à se ramifier sous des incitants mécaniques ou chimiques, tels que tactismes, chimiotactismes, etc. Ceci étant, admettons que ce tronc amiboïde subisse une pression ou un étirement, à la suite, par exemple, de l'augmentation du nombre des axones de la substance blanche et de l'écartement consécutif des fibres épithéliales, aussitôt il se produira sur lui, au delà du point excité, une division en rameaux. Ceux-ci, à cause de la forme des intervalles voisins et aussi, peut-être, par l'effet de quelque attraction chimiotactique de la périphérie médullaire, de la pie-mère vraisemblablement, se dirigeront vers la limitante externe, dont ils combleront les vides par leurs renflements terminaux. Des phénomènes analogues se passeraient dans la substance grise ; le contact des corps de neurones déterminerait, dans les points où les troncs épithéliaux ne sont pas comprimés, l'apparition de crêtes et autres appendices, qui s'insinueraient dans les interstices, c'est-à-dire dans les points de moindre résistance.

Les branches de division du tronc épithélial se montrent dans la zone radiculaire du cordon antérieur dès le quatrième jour de l'incubation. On peut les voir déjà à la fin du troisième jour, comme le prouve la figure 258, où on peut remarquer une de ces bifurcations en cet endroit. Celles du cordon postérieur, dans sa partie radiculaire, se forment ensuite. Au cinquième jour de l'incubation, les panaches épithéliaux envahissent une grande partie du cordon antéro-latéral et dans les jours suivants elles s'étendent sur presque tous les territoires de la moelle (fig. 259). Seule, la région du sillon postérieur en reste encore longtemps dégarnie, par suite du lent développement de sa substance blanche (fig. 259, B). L'épithélium du sillon antérieur, quoique lent aussi à se ramifier, est déjà couvert d'appendices latéraux et de branches dès le quatorzième jour, chez l'embryon de poulet ; ses rameaux se cantonnent entièrement dans la portion antérieure du sillon, la seule que traversent les fibres commissurales. Dans la figure 260, en A, nous représentons l'épithélium du segment lombaire de la moelle, chez un embryon humain de 44 millimètres ; on y voit les ramifications compliquées du coin ou tonnelet épithélial antérieur, ramifications qui couvrent non seulement le fond, mais encore les parois de la scissure. Le regard est aussi attiré par le développement énorme que le bouquet terminal de l'épithélium latéral prend chez l'homme. On est frappé, enfin, du grand nombre de filaments fins et très longs, qui partent de l'expansion périphérique de l'épithélium et vont s'achever par une extrémité libre, tant dans la substance grise que dans la blanche.

Ordre d'apparition des branches de division de l'épithélium suivant les cordons.

4° *Épithélium épendymaire définitif.* — Ce qui appelle tout d'abord l'attention, lorsqu'on examine les moelles embryonnaires du poulet du douzième au quatorzième jour, ou celles de l'homme, au second mois de la vie intra-utérine, c'est la diminution considérable du canal épendymaire, qui se trouve maintenant réduit à sa partie antérieure ou rétro-fissurale antérieure. Cette réduction s'effectue, non par un rétrécissement graduel et uniforme de toute la cavité épendymaire, mais, comme l'ont démontré Waldeyer[1], Balfour[2], His[3], Barnes[4], Corning[5],

Réduction du canal épendymaire.

1. W. WALDEYER, Ueber die Entwickelung des Centralkanals im Rückenmarke. *Arch. f. path. Anat.*, Bd. LXVIII, 1876.
2. F. BALFOUR, Handbuch der vergleichenden Embryologie. (Traduction allemande de C. Vetter), Iena, 1881.
3. W. HIS, Zur Geschichte des menschlichen Rückenmarkes und der Nervenwurzeln. *Abhandl. d. math.-Physik. Klasse d. Königl. Sächsich. Gesellsch. d. Wissensch.*, Bd. XIII, 1886.
4. BARNES, On the development of the posterior fissure of the spinal cord and the reduction of the central canal in the pig, 1884.
5. CORNING, Ueber die Entwickelung der Substantia gelatinosa Rolandi, etc. *Arch. f. mikrosk. Anat.*, Bd. XXXI, 1888.

Wilson[1] et Prenant[2], par rapprochement et fusion de ses parois latérales, sur les trois quarts postérieurs de son étendue. On peut voir la phase préliminaire de cette coalescence dans la figure 260, en *C*, reproduction de la moelle lombaire d'un embryon humain de 4 centimètres et demi.

Conséquences de cette réduction.

Le résultat de cette diminution de la cavité centrale et de l'émigration des cellules épithéliales nécessaires à la formation des éléments névrogliques est marqué par un amoindrissement considérable du nombre des cellules épendymaires. Seules, les cellules qui forment les contingents des sillons

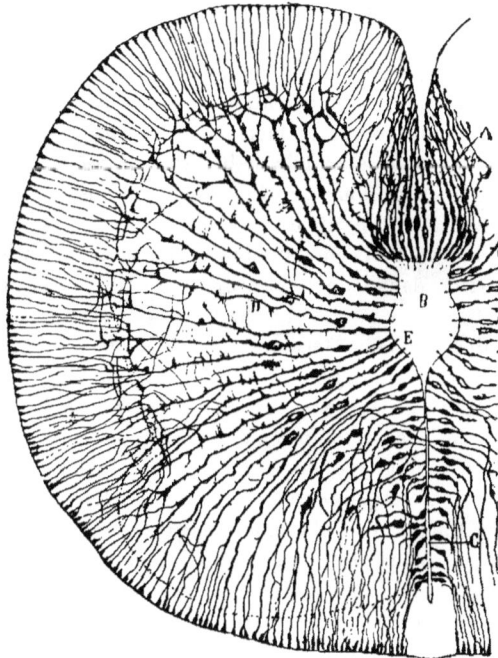

FIG. 260. — Cellules épendymaires dans la moelle lombaire; embryon humain de 44 millimètres. Méthode de Golgi.

A, tonnelet épithélial; — B, canal de l'épendyme; — C, fissure épendymaire postérieure sur le point de se souder; — D, cellules épithéliales déplacées ou astroblastes.

postérieurs et antérieurs restent en place et ne subissent aucun déchet. Quand le moment en est venu, les cellules épithéliales bordant le canal central subissent l'atrophie partielle suivante : leur expansion périphérique s'amincit rapidement et perd sa ramure terminale; elle se trouve ainsi réduite à un filament épais, variqueux, bifurqué ou divisé de façon plus ou moins complexe et ne dépassant pas les alentours immédiats du canal; elle

1. F.-T. WILSON, On the closure of the central canal of the spinal cord, etc. *Transact. intern. medic. Congress*, Sydney, 1892.
2. PRENANT, Critériums histologiques pour la détermination de la partie du canal épendymaire primitif. *Internat. Monatschr. f. Anat. u. Physiol.*, Bd. XI, 1894.

forme, là, avec ses congénères, la substance gélatineuse centrale des auteurs.

La fonction ayant cessé, l'organe devient superflu; il doit disparaître ou se transformer ; l'atrophie de la cellule épendymaire est un nouvel exemple de cette loi générale des organismes. L'épithélium jeune, avec ses appendices latéraux et terminaux, remplissait en effet le rôle que joue la névroglie chez l'adulte ; il isolait et séparait les corps, les dendrites et les axones pour empêcher tout court-circuit dans les courants nerveux. Aussi, dès que la névroglie apparaît, le corpuscule épendymaire devient inutile, et, comme Sala le dit fort bien, condamné dès lors au repos, il s'atrophie et se désorganise.

Cette régression de l'épithélium commence déjà, chez l'embryon de poulet, au quatorzième jour de l'incubation, peut-être avant; elle s'accentue jusqu'à l'éclosion. A partir de ce moment, il n'est pas possible de suivre l'expansion épithéliale externe au delà de la région péri-épendymaire. Chez le chat, le lapin et la souris nouveau-nés, on aperçoit aussi le prolongement périphérique, réduit à une petite tige ramifiée dans la substance grise voisine du canal central. Le corps est alors ovoïde et court; il est adossé à la cavité épendymaire, dans laquelle il projette un cil, souvent terminé par une varicosité.

Ordre de régression de l'épithélium suivant les régions.

L'épithélium des sillons antérieur et postérieur résiste longtemps à l'atrophie. Ainsi, chez les animaux nouveau-nés, homme, souris, chien, chat, lapin, le coin antérieur conserve encore sa forme originelle ; il n'a perdu que la ramification la plus compliquée de ses prolongements périphériques, qui, chez l'homme surtout, se disposent en un plexus touffu, dans la commissure blanche. L'épithélium de la scissure postérieure a pris la forme d'un faisceau très long, allant du canal épendymaire au sillon médian dorsal. Mais tous ses éléments n'atteignent pas cette étendue. Ceux qui s'allongent depuis le canal jusqu'au fond du sillon en passant par le raphé, ont cette plus grande longueur; les autres, plus nombreux, sont beaucoup plus courts; tous ont leur terminaison sous la pie-mère, mais leur corps pourvu du noyau est logé à différentes distances du canal central, le long du raphé. Cette disposition n'est d'ailleurs que la conséquence de la façon dont s'est obturée la partie postérieure du canal. En effet, après cette occlusion, les cellules épithéliales postérieures ont dû se porter en avant, pour reconstituer le coin épendymaire dorsal; pendant cette émigration, les unes sont arrivées à leur but et ont entouré le canal épendymaire, tandis que les autres, restant en arrière, se sont pour ainsi dire échelonnées le long du plan médian.

Les expansions périphériques de l'épithélium fissuraire postérieur conservent leur unité pendant toute leur évolution; elles n'ont point tendance à se ramifier. Leur extrémité externe se termine sous la pie-mère, en plein sillon postérieur, par un épaississement conique; leur extrémité centrale, effilée et aiguë, est irrégulière et dépourvue de limitante, même dans les éléments qui parviennent à border la cavité centrale.

L'atrophie de l'expansion périphérique du corpuscule épendymaire a été

Opinions diverses sur l'origine des cellules épendymaires définitives.

tout d'abord démontrée par nous. La réalité en a été constatée ensuite par Retzius, Cl. Sala, Kölliker et même par Lenhossék, qui primitivement la croyait impossible. Dans la dernière édition de son ouvrage sur la moelle, ce savant suppose une autre origine aux corpuscules épendymaires définitifs; il pense que ces corpuscules ne sont point ceux de la première phase embryonnaire, car ceux-ci ont été utilisés complètement pour l'édification de la névroglie; ce sont, pour lui, d'autres corpuscules, nés sur place, peut-être par transformation d'éléments indifférents. Nous ne nierons certes pas la possibilité du fait; mais nous le croyons peu vraisemblable, pour cette raison, entre autres, que l'identité de l'épithélium adulte avec l'épithélium primitif est déjà parfaitement établie pour d'autres centres nerveux, la rétine, le cerveau, le lobe optique, par exemple.

Formation de la névroglie. — Aux premières phases du développement de la moelle, il n'existe, comme éléments de soutien dans cet organe, que les cellules épithéliales. Les cellules névrogliques vraies ou cellules araignées, c'est-à-dire les corpuscules de Deiters à courts et longs rayons, ne se montrent que beaucoup plus tard, du treizième au quinzième jour de la vie embryonnaire chez le poulet, à partir du troisième mois de l'existence intra-utérine chez l'homme, peu de jours avant la naissance chez les fœtus de chat et de lapin.

Son apparition.

Son origine épithéliale.

D'où viennent ces cellules? Nos recherches ont démontré de la manière la plus catégorique qu'elles ne sont rien d'autre que des cellules épithéliales déplacées et transformées. Tous les degrés de cette transformation peuvent se voir, avec la plus grande facilité, grâce à l'imprégnation chromato-argentique, dans la moelle de l'embryon du poulet, à partir du quatorzième jour de l'incubation (figs. 260 et 261). Tout d'abord, les corps des cellules épithéliales quittent le pourtour du canal épendymaire, pour émigrer en rayonnant jusqu'en des points de la substance grise, situés à différentes distances du centre. Arrivés là, les corps s'arrêtent et subissent les multiples changements suivants. Le prolongement interne s'atrophie, le corps s'accroît dans le sens transversal et se couvre d'une infinité d'expansions courtes, variqueuses, entrelacées, qui ne tardent pas à se charger d'une ramure compliquée; les appendices latéraux de l'expansion externe se développent davantage. Le bouquet de rameaux périphériques de cette expansion reste, au début, adhérent à la membrane basale externe; on peut même supposer, comme le fait Cl. Sala, que c'est la fixité de cette insertion, jointe à la contractilité du protoplasma de la portion périphérique ou extranucléaire du tronc épithélial, qui détermine le déplacement des corps cellulaires, leur graduelle émigration et leur arrêt dans les zones les plus diverses de la substance grise. Mais dans les derniers jours de l'incubation chez le poulet et peu de temps avant la naissance chez les mammifères, le bouquet de rameaux périphériques se résorbe dans un grand nombre de cellules épithéliales déplacées, et l'expansion externe s'amincit. Dès lors, les cellules épendymaires sont devenues des cellules névrogliques, étoilées, hérissées de nombreux appendices, parmi lesquels il en est deux, l'un interne, l'autre

Mécanisme de sa transformation.

externe, qui conservent encore très longtemps une longueur un peu plus grande et qui, par leur orientation radiée, semblent rappeler l'ancêtre épithélial d'où ils proviennent. Pour éviter tout malentendu, nous désignerons chacune des phases précédentes d'un nom particulier : nous appellerons *cellule névroglique primordiale*, ou, comme Lenhossék, *astroblaste*, la cellule épithéliale déplacée, mais dont l'expansion périphérique est encore attachée à la pie-mère par des renflements terminaux ; nous appellerons *cellule névroglique jeune*, celle qui, ayant rétracté ses deux prolongements radiés, accuse

Les deux phases de transformation.

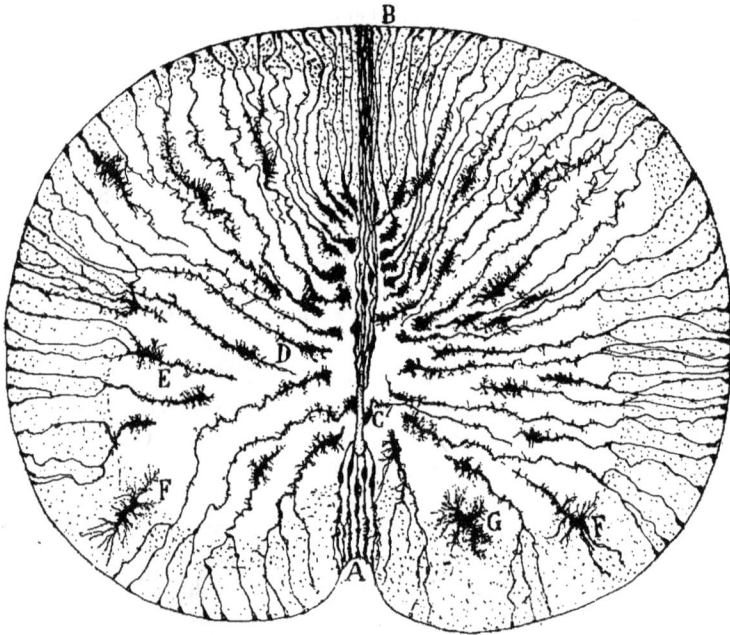

FIG. 261. — Épithélium et névroglie primordiale chez la souris nouveau-née.
Méthode de Golgi.

A, tonnelet épithélial; — B, faisceau fissuraire postérieur; — D, astroblastes ou cellules épithéliales déplacés; — F, G, cellules névrogliques jeunes.

encore, par son allongement et son orientation suivant les rayons de la moelle, sa récente descendance de l'épithélium.

Astroblaste. — La position et la direction de ces éléments ou cellules épithéliales déplacées varient quelque peu dans la substance grise suivant les territoires de la moelle, comme on peut s'en assurer par la figure 261, en D. Ceux qui sont placés vis-à-vis des parois latérales du canal central convergent toujours vers lui, leur corps occupant un point quelconque de la surface de la substance grise. Beaucoup d'entre ces astroblastes, entraînés par leur mouvement migratoire, vont butter contre la substance blanche, et restent quelque temps stationnaires sur ses confins (figs. 261 et 262).

Les astroblastes voisins du tonnelet épithélial décrivent un arc à con-

Ses caractères suivant les régions.

cavité antérieure ; parvenus à la frontière de la substance blanche, ils se ramifient en deux ou trois branches volumineuses, qui viennent aboutir à la surface de la scissure antérieure.

Les astroblastes postérieurs présentent une particularité intéressante, déjà signalée par Lenhossék[1] et Retzius. Au lieu de converger vers la cavité épendymaire actuelle, ils se dirigent vers ce qui a disparu de l'ancienne cavité, étendue en arrière, on s'en souvient, jusqu'au voisinage du sillon médian postérieur. Le déplacement des cellules épithéliales qui bordaient autrefois les côtés du canal et leur situation actuelle dans la commissure grise ainsi que dans les territoires voisins de la corne sensitive sont dus, par conséquent, à cette réduction du canal central par coalescence de sa portion dorsale et à l'allongement consécutif de la partie ventrale de l'ancien faisceau fissuraire postérieur. La figure 261 montre ces cellules déplacées ; on les voit d'abord plus ou moins perpendiculaires au raphé antéro-postérieur ; elles s'incurvent ensuite en arrière et en dehors, et s'arborisent dans les diverses zones du cordon postérieur, pour aller se terminer sous la pie-mère par autant de renflements que de branches de divisions. Les éléments les plus internes longent d'ordinaire les côtés de la bande épithéliale fissuraire, et font aboutir leurs terminaisons non loin du sillon médian postérieur. Un grand nombre d'autres, par contre, s'éloignent beaucoup de la ligne médiane et rétractent leurs corps jusque dans la substance de Rolando, où elles sont extrêmement velues ; il n'est pas rare qu'elles s'y orientent selon des lignes méridiennes.

Cellule névroglique jeune. — Chez le poulet, elle se différencie tout d'abord dans la région des cellules motrices, non loin du cordon antérieur, à peu près entre le douzième et treizième jour de l'incubation. La métamorphose de l'astroblaste en cellule névroglique jeune gagne, plus tard, les autres districts des substances grise et blanche.

Ses débuts.

L'aspect du corpuscule névroglique jeune est variable suivant les points de la moelle et aussi suivant le degré de transformation qu'il a atteint. Les principaux changements que subissent ces éléments jusque près de l'époque adulte sont représentés sur la figure 261.

Ses étapes :

Les cellules, qui siègent dans la substance grise, se trouvent à des étapes différentes de leur développement. Les plus avancées se rencontrent dans la corne antérieure. Elles sont caractérisées par leur forme étoilée pure, sans trace, pour ainsi dire, des appendices épithéliaux primitifs ; leurs expansions sont recouvertes d'un grand nombre d'excroissances latérales, qui donnent à l'ensemble une apparence spongieuse. Dans d'autres corpuscules moins évolués, les prolongements polaires anciens persistent encore ; mais, souvent, ils ont perdu leur orientation originaire et se sont hérissés de filaments granuleux, semblables à ceux du corps. C'est surtout dans la substance de Rolando, où elles se répartissent uniformément et affectent une grande diversité de formes, que l'on remarque des cellules de ce type

1° dans la substance grise.

---

1. LENHOSSÉK, Zur Kenntniss der Neuroglia der menschlichen Rückenmarkes. *Verhandl. d. anat. Gesellsch.*, III° Versammlung, 1891.

Les plus frappantes sont celles qui tapissent le bord postérieur de la substance gélatineuse ; elles envoient, en effet, dans cette dernière, un assez long appendice ramifié ; les côtés de leur corps émettent, en outre, de nombreux filaments courts et transversaux. D'ailleurs, à côté de cellules en pinceau, comme les précédentes, il en existe d'autres, allongées et rappelant le boa de la toilette féminine ; toutes ces cellules continuent à subsister dans la substance gélatineuse des mammifères nouveau-nés, ainsi que nous l'avions signalé et représenté lors de notre travail sur la moelle épinière [1].

Des astroblastes authentiques sont encore visibles dans la substance de Rolando, à l'époque où la cellule névroglique jeune s'est déjà différenciée ; leur expansion périphérique, en voie d'atrophie et cependant ramifiée et

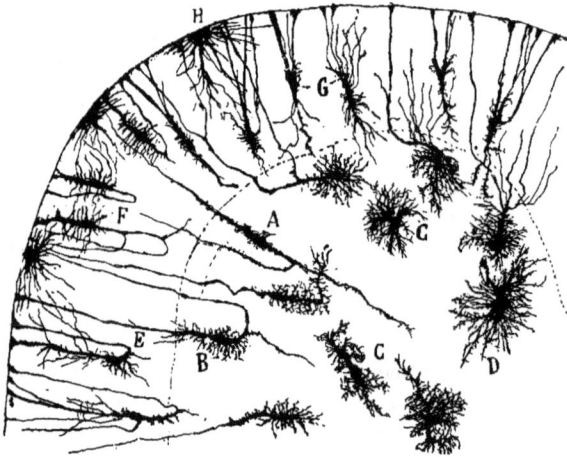

Fig. 262. — Névroglie de la corne et du cordon antérieur chez l'embryon du chat.
Méthode de Golgi.

A, B, cellules arciformes voisines de la substance blanche; — cellule névroglique jeune de la substance grise; — E, F, cellule névroglique jeune du cordon antérieur; — H, cellules marginales.

garnie de nombreuses épines latérales, ne dépasse pas le territoire gélatineux.

2° dans la substance blanche.

Les cellules névrogliques de la substance blanche des mammifères nouveau-nés ou presque à terme varient de caractère suivant les points qu'elles habitent. Celles qui sont parvenues jusqu'à la pie-mère, sont étoilées, sans ou presque sans vestige d'extrémité interne ; elles sont pourvues d'une sorte de manche ou grosse excroissance terminale, appliquée contre la périphérie de la moelle et représentant, selon toute vraisemblance, le reste du cône sous-méningé d'un astroblaste émigré (fig. 262, H). Les éléments névrogliques placés dans l'épaisseur des cordons blancs sont fusiformes ou triangulaires ; leur corps envoie, perpendiculairement ou obli-

1. CAJAL, Rev. trimestr. de histología norm. y patol., nos 2 et 3, 1889.

quement à lui-même, de nombreuses expansions, fines, lisses ou granuleuses, qui, en cheminant, croisent les fibres nerveuses, à angle droit surtout. Du côté interne, on note encore la présence du prolongement épendymaire, mais en cours de régression ; il en naît deux ou trois rameaux qui, par un mouvement arciforme, rétrogradent vers la membrane limitante externe et se terminent soit sous cette dernière, soit, plutôt, dans l'épaisseur même du cordon latéral ; du côté externe de la cellule névroglique intrafuniculaire, on aperçoit deux ou plusieurs branches du bouquet épithélial primitif, qui ont persévéré dans leurs anciennes attaches à la suface de la moelle (fig. 262, E, F).

3º *Sur la limite des deux substances.*

Les corpuscules névrogliques, qui siègent en pleine substance grise, mais tout proche de la substance blanche, en sont encore à la phase d'astroblaste ; ils s'en distinguent, néanmoins, parce qu'ils possèdent une expansion polaire interne plus ou moins longue, et surtout parce que celle-ci donne naissance à un, deux ou plusieurs rameaux, qui décrivent une courbe à concavité externe, pour aller, sous la pie-mère, fixer leurs renflements terminaux (fig. 262, A, B). Pour nous, ces corpuscules sont de vraies cellules névrogliques de la substance blanche ; car, d'après notre observation et d'une façon générale, dans toute cellule destinée à la substance grise la ramure périphérique s'atrophie de très bonne heure, ce qui n'est pas le cas ici ; toute cellule destinée à la substance blanche conserve, au contraire, cette ramure et même l'augmente de branches accessoires arciformes, fournies tant par le corps que par le restant de l'expansion centrale ; or, ce sont bien là les caractères présentés par les corpuscules névrogliques qui chevauchent sur les deux substances.

Mécanisme de l'émigration de la névroglie dans la substance blanche.

Par quel mécanisme l'élément névroglique de la substance blanche, d'abord situé hors de celle-ci, en pleine substance grise, se déplace-t-il et se trouve-t-il enfin englobé dans les cordons blancs ? L'émigration ne peut être seule invoquée ; car la cellule, par sa configuration même, est tout à fait empêchée, ou pour le moins fort gênée pour se porter extérieurement ; elle est, en effet, maintenue en place, comme par des chevilles, par les faisceaux les plus internes des fibres blanches qu'elle embrasse dans les angles divergeants que forment les rameaux de son bouquet périphérique ; elle ne peut aller au delà de ces fibres qu'en résorbant ou modifiant grandement cette ramure externe ; or, nous savons que cette dernière persiste d'ordinaire.

Notre opinion.

Il y a cependant, à notre avis, émigration véritable, mais seulement, au début, lorsque les faisceaux de fibres sont rares et minces. Plus tard, quand la substance blanche a acquis une certaine épaisseur, la chose n'est plus possible, et l'englobement du corpuscule névroglique dans les cordons s'opère grâce à un processus différent. La substance blanche augmente son épaisseur de dehors en dedans, avons-nous dit, par apposition de couches successives de fibres sur sa face interne. Dans le même temps que se fait cette croissance graduelle, les neuroblastes émigrent, les uns après les autres, de dedans en dehors. Les premiers neuroblastes, rencontrant dans leur émigration les premières couches blanches déposées, sont arrêtés par elles, mais bientôt une autre couche de fibres les recouvre, qui à son tour arrête de nouveaux neuroblastes, et ainsi de suite, jusqu'à ce que la substance blanche soit complètement formée de fibres entremêlées de neuroblastes. Nous ne refusons pas du tout de croire, néanmoins, que, même à cet état de la constitution des cordons, le corps des neuroblastes puisse subir un déplacement et leur ramure périphérique une atrophie qui aideraient aux perfectionnements ultérieurs des branches rayonnantes et à leur meilleure adaptation aux espaces interfasciculaires.

Origine des deux espèces de névroglie des substances grise et blanche.

Autre question : Comment se produisent les deux types de la névroglie adulte, l'un à expansions courtes et épineuses, l'autre à rayons longs et lisses ? Proviennent-ils tous deux de l'astroblaste ou cellule épithéliale déplacée, ou bien leur origine est-elle diverse? Pendant bien longtemps nous avons hésité sur ce problème ardu, et, plus d'une fois, nous avons penché pour la solution admise par His, Lachi, Kölliker et d'autres, c'est-à-dire pour une différence d'origine des névroglies appartenant aux deux substances blanche et grise.

Notre opinion.

Mais l'étude attentive de la moelle chez les animaux nouveau-nés et âgés de quelques jours, nous a décidé pour le premier terme de l'alternative. Nous sommes aujourd'hui persuadé que les deux variétés névrogliques sont toutes deux issues du corpuscule épithélial déplacé. La forme et l'aspect divers de leurs prolongements dépendent entièrement du lieu dans lequel chacun des deux types névrogliques achève son évolution. L'astrocyte jeune, par exemple, qui habite la substance grise, où il est soumis à l'active influence des neurones, exagère, par adaptation aux interstices les plus menus qui existent entre corps cellulaires et entre dendrites, la multiplication de ses prolongements et leur villosité primitive. L'astrocyte logé, au contraire, dans la substance blanche ou sur ses confins, loin de l'action des neurones, voit ses expansions conserver leurs anciens rapports avec la pie-mère, s'allonger rapidement, devenir lisses et créer de nouvelles et nombreuses relations avec les vaisseaux. A notre avis, la cellule névroglique de la substance grise, avec ses appendices courts, garde vraisemblablement jusqu'à l'âge adulte sa contractilité amiboïde ; celle de la substance blanche la perd, par contre, et tombe dans l'immobilité absolue, par suite des modifications survenues dans ses appendices, telles que perte de l'aspect protoplasmique, et élaboration d'une matière spéciale, colorable par la méthode névroglique de Weigert.

Mais si les deux types névrogliques ne diffèrent pas quant à leur origine, ils diffèrent cependant, et très nettement, quant à l'époque de leur génération. Lenhossék a observé, en effet, que les corpuscules de la substance blanche sont les produits de transformation des astroblastes ou éléments épithéliaux, déplacés les premiers ; ceux de la substance grise seraient, par corollaire, les produits d'astroblastes plus récents.

ÉVOLUTION DES IDÉES RELATIVES A L'ORIGINE DE LA NÉVROGLIE. — Il est peu de sujets en histogénie qui aient provoqué plus de discussions et donné lieu à plus d'opinions divergentes que l'origine des cellules épithéliales et névrogliques. Des théories imaginées avant l'invention de la méthode de Golgi, seul moyen mis à notre disposition pour suivre avec une certitude absolue l'évolution de la cellule épithéliale jusqu'à sa métamorphose en corpuscule de Deiters, quelques-unes à peine subsistent ; toutes les autres se sont évanouies sous l'observation directe. Cet anéantissement nous enseigne, une fois encore, combien il est périlleux de bâtir des doctrines et des hypothèses sur les notions incertaines et confuses que donnent au sujet de la structure des tissus et des éléments les méthodes imparfaites, comme celle des coupes colorées au carmin et aux anilines, celle de la dissociation, etc.

Nous exposerons cependant les principales théories émises sur l'origine de la névroglie, celles qui ont précédé l'apparition de la méthode de Golgi et celles qui l'ont suivie.

*Théorie mé-
sodermique*

1° *La névroglie provient du mésoderme.* — La névroglie est un tissu conjonctif spécial, immigré entre les éléments nerveux d'origine ectodermique. Virchow[1], Schultze, Kölliker en 1867, Golgi[2], Ranvier[3], Schwalbe et d'autres auteurs ont de façon plus ou moins implicite professé cette opinion ; pour eux, la névroglie adulte n'est qu'une espèce de tissu conjonctif. Citons deux variantes de cette manière de voir. D'une part, Hensen[4] supposait que la névroglie arrivait à la moelle par l'intermédiaire des vaisseaux de la pie-mère ; d'autre part, Eichhorst[5], qui avait noté chez le fœtus humain l'absence de névroglie dans la substance blanche de la moelle jusqu'au quatrième mois, pensait que les corpuscules névrogliques étoilés étaient des leucocytes immigrés dans la moelle et devenus dès lors immobiles.

*Théories
mésodermi-
ques et ecto-
dermiques.*

2° *Les cellules névrogliques sont engendrées autant par le mésoderme que par l'ectoderme.* — Ce point de vue a pour partisans : Duval[6], His[7], Gadow[8], Lachi[9], et d'autres savants. Seules, quelques nuances les divisent.

a) Suivant His, la trame névroglique est un composé de deux formations : 1° le *myélospongium*, espèce de réseau tissé dans la substance blanche et grise par les anastomoses des expansions latérales et terminales des spongioblastes ; 2° certains éléments mésodermiques, doués de contractilité amiboïde et qui, envahissant la moelle humaine à partir du deuxième mois de la vie embryonnaire, se répandent aussi bien dans la substance blanche que dans la grise et se

1. Virchow, *Zeitschrift für Psychiatrie*, 1846. — Ueber eine im Gehirn und Rückenmark gefundene Substanz mit der chemischen Reaction der Cellulose. *Arch. f. pathol. Anat. u. Physiol.*, Bd. VI, 1853.

2. Golgi, Contribuzioni alla fina Anatomia degli organi centrali del sistema nervoso. Milano, 1885 et 1886.

3. Ranvier, Sur les éléments conjonctifs de la moelle épinière. *Compt. rend. de l'Acad. des Sciences*, 1873. — De la Névroglie. *Compt. rend. d. l'Acad. des Sciences*, 1882.

4. Hensen, Beobachtungen über die Befruchtung und Entwickelung des Kaninchens und Meerschweinchens. *Zeits. f. Anat. u. Entwick.*, Bd. 1, 1876.

5. Eichhorst, Ueber die Entwickelung des menschlichen Rückenmarkes und seiner Formelemente. *Virchow's Archiv*, Bd. LXIV, 1875.

6. Duval, *Système nerveux*, in Nouveau Dictionnaire de Médecine et Chirurgie pratiques, 1877. — Recherches sur le sinus rhomboïdal des oiseaux. *Journ. de l'Anat. et de la Physiol.*, janvier, 1877.

7. His, Voir ses travaux et en particulier son article d'ensemble : Histogenese und Zusammenhang der Nervenelemente. *Arch. f. Anat. u. Physiol. Anat. Abtheil.*, 1890.

8. Gadow, Klassen und Ordnung des Thierreichs : Vögel. Lief. 16-17, Leipzig, 1887.

9. Lachi, Contributo all'istogenesi della neuroglia nel midollo spinale del pollo. Pisa, 1890.

transforment là en véritables cellules de Deiters. Il nous suffira de dire que le prétendu *myélospongium* de His n'a point de réalité; c'est une illusion d'optique, due à l'examen de la trame nerveuse traitée par les méthodes histologiques ordinaires.

b) Lachi distingue deux périodes dans le développement de la névroglie; dans la première, la charpente médullaire n'est faite que des spongioblastes de His et de leurs dérivés; elle a donc jusque-là une origine purement ectodermique. A la seconde période, la substance blanche se couvre d'éléments qui viennent du mésoderme; ces éléments, qui pourraient également envahir la substance grise, auraient la faculté de se multiplier encore par division mitosique. D'autres corpuscules, de source vasculaire, et peut-être de nature endothéliale ou leucocytaire, viendraient s'ajouter à ces cellules exogènes.

c) Duval et Gadow sont portés à croire que les éléments névrogliques de la substance grise sont nés de l'épithélium et que ceux de la substance blanche descendent des cellules du mésoderme. Des opinions mixtes semblables ont été aussi énoncées par Ranvier, Renaut et Lœwe, mais toujours sous forme dubitative.

d) Nous-même, au début, étions d'un avis analogue, quoique nous ayons démontré, dans notre travail de 1890, l'origine épithéliale indubitable des névroglies des deux substances blanche et grise. Nous admettions que quelques éléments névrogliques, en petit nombre d'ailleurs, partaient des vaisseaux; nous avions été amené à cette hypothèse parce que nous avions observé, sur la paroi des capillaires embryonnaires de la moelle et du cerveau, certains épaississements d'où croissaient des prolongements pointus et divergents, qui allaient s'intercaler entre les éléments voisins. Mais depuis, nous avons constaté ces prolongements des capillaires embryonnaires, dans les muscles, la langue, le foie, etc.; ils n'ont donc pas de rapports exclusifs avec la névroglie et représentent, croyons-nous, des pointes aberrantes de croissance de l'endothélium embryonnaire, quelque chose comme des expansions de protoplasma, chargées de porter les sucs nutritifs à des cellules un peu éloignées. Aussi, avons-nous, depuis longtemps, renoncé totalement à notre première interprétation, pour donner, sans retour, notre adhésion à la doctrine unitaire.

3° *Les cellules névrogliques sont toutes d'origine ectodermique, car elles dérivent des éléments du canal médullaire primitif.* — C'est cette théorie qui a été confirmée par les observations exactes, effectuées en ces dernières années. Elle avait été mise en avant déjà par Boll[1], Unger[2], Vignal et Gierke[3]; mais elle s'accompagnait, chez quelques-uns de ces auteurs, d'erreurs et d'inconséquences dues à l'imperfection des méthodes employées par eux. Ainsi, Gierke suppose que la névroglie, issue pour lui très certainement de l'ectoderme, parvient à la moelle par l'intermédiaire des vaisseaux. Boll admet que les éléments névrogliques sont étrangers à la pie-mère et qu'ils se développent avec les cellules germinales de la moelle, et cependant il leur attribue un caractère conjonctif. Vignal[4], plus explicite, est bien près de la vérité entière; il affirme

Théories ectodermiques.

Théorie de Vignal.

1. BOLL, Die Histologie und Histogenese der nervösen Centralorgane. *Arch. f. Psych. u. Nervenkr.*, Bd. IV, 1874.

2. UNGER, Untersuchungen über die Entwickelung der cerebralen Nervengewebe. *Sitzungsber. d. Kais. Akad. d. Wissensch. zu Wien.*, Bd. LIII, Abtheil. 3, 1879.

3. GIERKE, Die Substanz des Centralnervensystems. *Arch. f. mikrosk. Anal.*, Bd. XXXV u. XXXVI, 36, 1885.

4. VIGNAL, Formation et structure de la substance grise embryonnaire de la moelle

que les corpuscules névrogliques de la substance grise sont les produits de transformation du neuro-épithélium primitif du canal médullaire et que ceux de la substance blanche proviennent des premiers, par émigration. Voici sur quoi Vignal se fonde pour admettre cet exode : aux périodes très précoces du développement, la substance blanche de la moelle ne renferme point de noyaux; mais ceux-ci y apparaissent graduellement et augmentent de nombre ; ils viennent de la substance grise, car ceux de cette dernière diminuent au fur et à mesure de l'émigration.

Recherches de Nansen.

La théorie, encore fort problématique, de l'unité d'origine des deux névroglies trouva dans les recherches de Nansen [1], chez la myxine, poisson des plus inférieurs, le premier appui sérieux. A l'aide de la méthode de Golgi, ce savant vit comment le corps des cellules épithéliales primitives ou spongioblastes de His se dégageait et s'éloignait du canal central. Mais ce poisson n'a point de vraies cellules araignées, sa seule névroglie étant constituée par le corpuscule épithélial déplacé. Aussi, Nansen ne put-il donner du problème une solution définitive. Elle le fut par nous [2]. Grâce au choix des animaux qui nous servirent de matériel d'étude : embryons d'oiseaux et de mammifères chez qui

Nos recherches ; la solution définitive.

existent de vraies cellules de Deiters, nous fûmes à même de constater et de montrer toutes les formes de transition entre le spongioblaste de His et la cellule épithéliale déplacée, tous les passages entre celle-ci et le corpuscule névroglique étoilé ou de Deiters. Kölliker [3], Van Gehutchen [4], Lenhossék [5], Retzius [6], Cl. Sala [7] et d'autres, attestèrent l'exactitude de nos observations. La doctrine unitaire est en principe admise par tous ces savants; mais plusieurs d'entre eux professent, à l'égard de quelques-uns de ses détails, des opinions diverses qu'il est bon de signaler.

Variante de Kölliker.

Ainsi, Kölliker soutient qu'une bonne partie des astrocytes adultes dérivent, par transformation directe, de spongioblastes jeunes non développés, qui conservent leur forme arrondie et leur indifférenciation morphologique jusqu'à des époques très tardives.

Variante de Lenhossék.

D'autre part, tout en reconnaissant la réalité de la transformation des cellules épithéliales déplacées ou astroblastes en cellules névrogliques dans le plus grand nombre des cas, Lenhossék affirme qu'une partie considérable des astroblastes adultes tirent leur origine de la cellule germinale cantonnée soit aux environs du canal central, soit au point même où la cellule névroglique sera logée. Cette dernière ne passerait donc pas, au préalable, par la phase

épinière des vertébrés supérieurs. — Sur le développement des éléments de la moelle épinière des mammifères. *Arch. de Physiol.*, n° 7, 1885. — Développement des éléments du système nerveux cérébro-spinal, Paris, 1889.

1. NANSEN, The structure and combination of the histological elements of the central nervous system. *Bergens Museum Aarberetning* for 1886. Bergen, 1887.

2. CAJAL, Contribución al estudio de la estructura de la médula espinal. *Rev. trimestr. d. Histol. norm. y patol.*, t. I, fasc. 3 et 4, 1° marzo 1889. — *Anat. Anzeiger*, Bd. V, nᵒˢ 3 et 4, 1890.

3. KÖLLIKER, Zur feineren Anatomie des centralen Nervensystems. Zweiter Beitrag : das Rückenmark. *Zeitschr. f. wissensch. Zool*,, Bd. LI, 1890.

4. VAN GEHUCHTEN, La structure des centres nerveux: la moelle épinière et le cervelet. *La Cellule*, t. VII, 1891.

5. LENHOSSÉK, Zur Kenntniss der Neuroglia des menschlichen Rückenmarkes. *Verhandl. d. anat. Gesellsch.*, Vᵉ Versamml., 1891.

6. RETZIUS, Ependym und Neuroglia. *Biolog. Untersuch.*, N. F., Bd. V, 1893.

7. CL. SALA, La neuroglia de los vertebrados. Barcelona, 1894.

d'épithélium épendymaire. L'argument fourni par Lenhossék en faveur de ce dualisme chronologique, appelé par lui *développement cœnogénétique*, peut être présenté ainsi : « Il y a disproportion entre la masse énorme des cellules névrogliques de la moelle adulte et le nombre relativement minime des corpuscules épithéliaux épendymaires et déplacés. Une partie des cellules névrogliques doit provenir, par conséquent, des cellules germinales. » Cette disproportion est réelle et on ne peut la nier ; mais il faut tenir compte de ce que le corpuscule épithélial, même à la phase d'astroblaste, est capable de se multiplier, comme nos observations l'ont démontré. La difficulté disparaît ainsi.

Schaper [1], bien qu'il adopte la doctrine de la métamorphose des éléments épithéliaux déplacés en cellules araignées, admet également l'existence d'une formation névroglique complémentaire. Voici son explication. Des cellules indifférentes, de forme sphéroïdale et provenant des cellules germinales de His, émigreraient en grand nombre au travers du mur épithélial, franchiraient la zone des noyaux et, arrivées à la couche des neuroblastes ou *Mantelselchicht* de His, s'y arrêteraient ; là, elles proliféreraient encore par division karyokinétique et les cellules-filles deviendraient soit des neurones, soit des astrocytes.

Variante de Schaper.

Les conceptions de Kölliker, Lenhossék et Schaper se heurtent à une objection de fait : il n'existe point de formes de passage entre les vraies cellules étoilées et les cellules indifférentes, sphéroïdales et dépourvues d'expansions, qu'ils supposent. Par contre, rien n'est plus aisé que de saisir toutes les gradations de forme et de situation entre les corpuscules de Deiters et la cellule épithéliale déplacée.

Objections à ces variantes.

DÉVELOPPEMENT DES GANGLIONS RACHIDIENS

Comme la moelle épinière et l'encéphale, les ganglions rachidiens sont aussi des formations ectodermiques. Leurs germes, d'après les recherches embryologiques de His [2], Balfour [3], Beard [4] et Lenhossék [5], constituent une zone ou cordon de petits éléments sphéroïdaux, zone allongée selon le grand axe de l'embryon et située de chaque côté de la ligne médiane, à l'union de la lame médullaire, creusée en ébauche de la future moelle, avec la lame cornée ou reste de l'ectoderme.

On peut voir sur la figure 263, empruntée au travail de Lenhossék sur le développement des ganglions de l'embryon humain, qu'au moment même où le canal médullaire va se clore, les deux cordons ganglionnaires se rapprochent de la ligne axiale et finissent par se fondre en un cordon unique ;

Inclusion primitive des cellules sensitives dans la moelle.

1. A. SCHAPER, Die frühesten Differenzierungsvorgänge im Centralnervensystem, etc. *Arch. f. Entwickelungsmechanik d. Organismen*, Bd. V, Heft 1, 1897.

2. His, Zur geschichte des menschlichen Rückenmarkes und der Nervenwurzeln, *Abhandl. d. math.-physik. Klasse d. Königl. Sächsich. Gesellsch. d. Wissensch.* Bd. XIII, 1886. — Ueber die Anfänge des peripherischen Nervensystems. *Arch. f. mikrosk. Anat. u. Physiol.*, Anat. Abtheil., 1879.

3. BALFOUR, On the development of spinal nerves in Elasmobranch fishes. *Philosophical Transactions*, 1876.

4. BEARD, The development of the peripherical nervous system of vertebrates. *Quarterl. Journ. of microscop. Science*, vol. XXIX, 1889.

5. LENHOSSÉK, Die Entwickelung der Ganglienanlagen bei dem menschlischen Embryo. *Arch. f. Anat. u. Physiol.*, Anat. Abtheil., 1891.

ils forment, alors, une sorte de coin, qui s'engage entre les bords de la gouttière médullaire, obture celle-ci et devient momentanément sa paroi postérieure. Ainsi, au début de leur évolution, les cellules sensitives font partie des éléments de la moelle épinière. Les observations de Freud, Retzius, Van Gehuchten, Heimans, etc., ne peuvent donc nous surprendre, lorsqu'elles nous enseignent que chez l'amphioxus, la lamproie et certains téléostéens comme la truite, quelques cellules sensitives restent définitivement dans la moelle, mêlées aux neurones de la corne postérieure.

Leur sortie de la moelle; leur accumulation en ganglions.

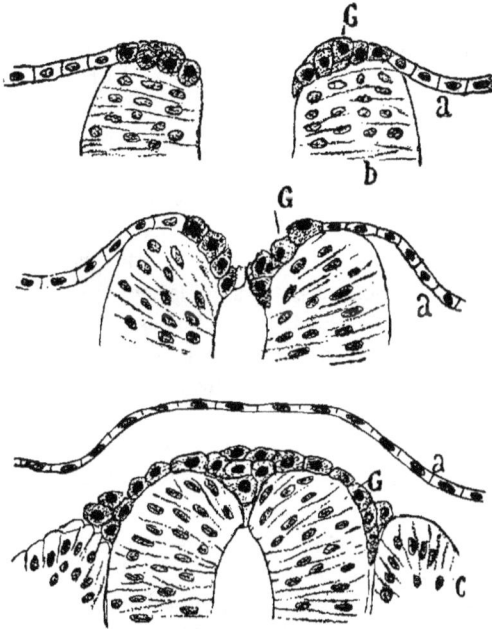

FIG. 263. — Étapes de la différenciation et de l'émigration des cellules sensitives ou ganglioblastes chez l'homme. (D'après Lenhossék.)

G, ganglioblastes; — *a*, ectoderme; — *b*, épithélium médullaire; — *c*, protovertèbres.
Les ganglioblastes ont été estompées pour les distinguer des autres cellules.

Plus tard, un phénomène intéressant survient : les éléments sensitifs qui forment le coin dont nous avons parlé, se portent en avant, sur les côtés de la moelle, en vertu d'un processus que Lenhossék compare, fort à propos, au débordement d'un verre trop plein. Les cellules, en émigrant, côtoient constamment la limite postérieure de la moelle ; elles parviennent de la sorte jusqu'à l'angle dessiné par cette dernière et les protovertèbres ; elles s'insinuent dans cette anfractuosité qui les arrêtera, et, dès lors, elles s'accumuleront en amas segmentaires et symétriques ; chacun de ces groupes de ganglioblastes se changera en ganglion rachidien. Du fait de l'émigration des ganglioblastes, la fente postérieure de la moelle se trouve à découvert et le canal médullaire est de nouveau béant ; mais ses bords épithéliaux se rapprochent pendant l'émigration des cellules sensitives, se soudent et voilà le canal clos pour toujours. La brèche de l'ectoderme s'était fermée auparavant.

Étapes de la cellule sensitive. — Pendant que s'opèrent toutes ces modifications, le ganglioblaste n'est pas inactif ; il prolifère et se multiplie ; jusque-là, il joue donc le rôle de cellule germinale indifférente. D'après His, cette phase reproductive persiste au moins dans quelques cellules, alors que la formation du ganglion est très avancée. Pour Morpurgo [1], les mitoses

Phase proliférative indifférente.

1. MORPURGO, Sullo sviluppo dei gangli intervertebrali del coniglio. *Annali di Freniatria e scienze affini*, Torino, 1892.

des ganglioblastes s'effectuent encore chez les embryons de lapin de 4 centimètres ; elles cessent, désormais, pour les ganglioblastes dont le nombre reste à jamais invariable, et se continuent seulement pour les cellules conjonctives et capsulaires.

La plupart des corpuscules sensitifs passent par trois étapes morphologiques. Ils sont d'abord *irrégulièrement étoilés*, puis *bipolaires*, enfin *unipolaires*. *Phases morphologiques.*

1° *Phase de la forme étoilée irrégulière ou de l'indifférenciation morphologique.* — Lorsqu'on imprègne au chromate d'argent les ganglions rachidiens de l'embryon de poulet au troisième jour de l'incubation, on rencontre toujours, à côté de formes bipolaires pures, d'autres éléments d'aspect irrégulièrement étoilé ou polyédrique, pourvus de courtes expansions sur leurs arêtes (fig. 264). Il n'est pas rare d'observer, comme en *a*, des corpuscules allongés, hérissés de filaments ramifiés au nombre de trois, quatre ou davantage, filaments orientés d'ordinaire, les uns en avant, les autres en arrière (fig. 264, *b*, *d*). Ces aspects sont tous passagers, mais leur existence n'en est que plus intéressante à constater. Ils prouvent, une fois de plus, la tendance de tous les neurones à pousser en tous sens, alors qu'ils sont très jeunes, des expansions divergentes, quitte, plus tard, à développer largement les unes et à résorber les autres jusqu'à l'atrophie totale, sous l'influence de conditions physico-chimiques particulières, encore indéterminées [1].

Il est fort aisé de saisir sur quelques cellules les formes de transition de la phase étoilée à la phase bipolaire ; on voit, en effet, des corpuscules dont les appendices latéraux et polaires supplémentaires se sont atrophiés et chez qui il ne reste plus que deux prolongements, l'un épais, à contours irréguliers et dirigé vers l'extérieur (fig. 264, *c*, *f*) et l'autre plus ténu, orienté vers la moelle, mais encore tout entier dans le ganglion. Parfois, on aperçoit à l'extrémité de ce dernier prolongement un cône de croissance, *e* ; à sa place on trouve, chez d'autres, une arborisation en miniature ou un simple renflement variqueux. L'appendice périphérique se montre souvent bifurqué en deux courtes branches ou encore terminé par une pointe fine, comme dans les dendrites communes. En un mot, nous ne sommes pas du tout certain d'avoir constaté la phase neuroblastique dans les cellules des ganglions rachidiens, car dans les quelques cas, où, comme en *e*, elle nous est apparue, il s'agit, croyons-nous, d'un simple hasard. Il est donc probable, selon nous, que toutes les cellules passent, par gradations insensibles, de la forme étoilée ou polygonale à la forme bipolaire. *Formes de transition à la bipolarité.*

2° *Phase bipolaire.* — Un fait important dans l'histoire du développement de la cellule des ganglions rachidiens, fait auquel maintes fois nous *Son existence chez tous les vertébrés.*

1. Nous croyons que les anastomoses intercellulaires tout récemment décrites par Held dans le ganglion de Gasser, chez l'embryon de canard à la 56e heure de l'incubation, ne sont que des produits d'accolement des appendices irréguliers de certains ganglioblastes. Dans nos préparations neurofibrillaires exécutées chez l'embryon de poulet à la même période d'incubation, l'immense majorité des neurones se présentent, en effet, avec une forme nettement bipolaire.

avons fait allusion dans le cours de cet ouvrage, a été découvert par His au moyen des méthodes colorantes ordinaires ; c'est la bipolarité originaire du ganglioblaste chez les embryons d'oiseaux et de mammifères et sa transformation progressive en unipolarité. A la suite de His, la bipolarité fut attestée par quantité de savants. La méthode de Golgi nous permit de la constater chez l'embryon de poulet, de mammifère et de reptile. Elle fut observée, de même, chez un grand nombre de vertébrés par Lenhossék, qui opéra sur les oiseaux et les poissons ; par Retzius, qui étudia les poissons, les reptiles, les mammifères ; par Van Gehuchten, qui examina les poissons, les reptiles et les mammifères ; par Athias, dont les observations portèrent sur les batraciens, et par Azoulay qui la rechercha dans l'embryon de l'homme [1].

Formation des deux pôles.

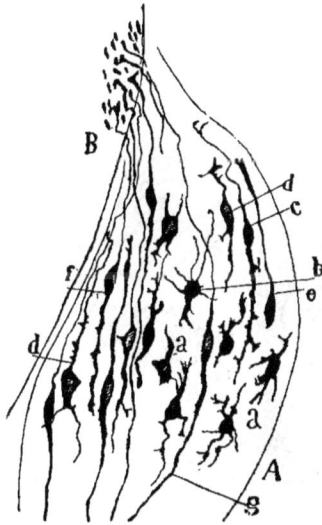

FIG. 264. — Ganglion rachidien d'un embryon de poulet au 3ᵉ jour de l'incubation. Méthode de Golgi.

A, ganglion ; — B, moelle épinière ; — a, ganglioblastes étoilés ; — b, autres ganglioblastes pourvus d'appendices plus longs ; — c, d, cellules à la phase bipolaire, mais encore hérissées d'appendices courts ; — e, cellules dont l'expansion interne se termine par un cône de croissance ; — f, g, cellules pourvues de longues expansions.

Prolongement interne ; sa sphérule terminale, sa bifurcation.

La forme bipolaire se produit de très bonne heure, puisque même avant le troisième jour de l'incubation chez le poulet, quelques cellules en sont déjà revêtues, comme on peut le voir sur les figures 244 et 264. A cette phase, chez les oiseaux, le corps de la cellule du ganglion rachidien est mince et fusiforme, parfois ovoïde ou semi-lunaire. Il est d'ordinaire plus épais et globuleux ou sphéroïdal chez les mammifères et chez l'homme ; enfin, il n'est pas rare, comme en C (fig. 264), qu'il soit garni d'expansions courtes, destinées vraisemblablement à disparaître, car dans les phases ultérieures on ne les voit plus que d'une façon exceptionnelle.

Les deux pôles du corps cellulaire s'étirent en extrémités coniques, d'où partent, en sens contraire, les prolongements. L'externe, habituellement plus volumineux, sort du ganglion pour faire partie de la paire correspondante des nerfs rachidiens (fig. 250, F) ; l'interne, plus fin, se dirige avec ses congénères vers la région postéro-interne du ganglion ; de là, il gagne le cordon postérieur de la moelle, où il se bifurque, au niveau du faisceau ovale, en une branche ascendante et une branche descendante ; il s'épaissit d'ordinaire en atteignant la moelle et décrit une sinuosité sous sa membrane (fig. 264, B). Parfois, l'extrémité du prolongement interne paraît s'arrêter en dedans de la membrane ; néanmoins, du petit amas protoplasmique qui le termine, se dégageront plus

1. L. Azoulay, *Bull. de la Soc. de Biologie*, 19 mai 1894.

tard les deux branches de la bifurcation. Les phases de ce processus apparaissent, en *C*, sur la figure 265. On voit qu'avant de se bifurquer le prolongement interne porte, à son extrémité, une sphérule ou intumescence, d'où partiront les branches de division.

L'expansion périphérique du ganglioblaste en phase bipolaire croît avec une telle rapidité que, dès le quatrième jour de l'incubation, elle est parvenue aux couches limitrophes de l'épiderme, où déjà commencent à s'étendre quelques-unes de ses ramifications variqueuses encore rudimentaires. Tel est, en particulier, le cas pour le nerf sensitif dorsal, très précoce chez les

Prolongement externe, sa croissance rapide.

oiseaux et formé d'un petit faisceau isolé d'expansions périphériques qui sortent par la face externe du ganglion (fig. 250, *e*).

L'ensemble de nos observations sur la croissance des racines sensitives nous autorise à affirmer que les nerfs sensitifs se développent en même temps que les nerfs moteurs. Cette opinion, partagée également par Lenhossék, nous met en contradiction avec Kupffer et d'autres savants qui attribuent la priorité évolutive aux cylindres-axes de la racine antérieure.

Les nerfs sensitifs se développent en même temps que les nerfs moteurs.

Les cellules sensitives présentent, au point de vue de l'évolution de leur structure, une précocité fort remarquable. Besta et nous avons montré, en effet, que les neurofibrilles y apparaissent, déjà, au troisième jour de l'incu-

Neurofibrilles; leur développement.

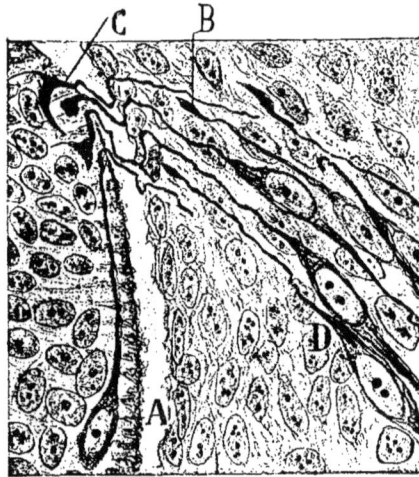

FIG. 265. — Portion d'une coupe transversale de moelle lombaire et de ganglion rachidien ; embryon de poulet à la 59ᵉ heure de l'incubation. Méthode du nitrate d'argent réduit.

A, cellule motrice de la racine postérieure ; — B, cônes de croissance des cellules sensitives ; — C, entrée et division d'une racine postérieure dans la moelle ; — D, ébauche de ganglion rachidien. — Les cellules représentées ici appartenaient à deux coupes successives.

bation ou même avant, sous forme d'un paquet allongé, placé sur un côté du corps et unissant les deux expansions. En fait, les neurofibrilles sont encore plus précoces au niveau des expansions que dans le corps; en effet, on rencontre, même au troisième jour, des cellules où le corps est pâle et seulement rempli d'un spongioplasma incolorable, sans trace de faisceau neurofibrillaire, tandis que les deux appendices polaires en sont pourvus (fig. 266, *B*). Plus tard, lorsque le protoplasma qui environne le noyau a augmenté d'étendue, il s'y forme, surtout vis-à-vis de l'origine des deux expansions polaires, un massif neurofibrillaire compliqué, qui servira dans la suite à former le tronc commun d'où partent les deux appendices.

3° *Développement de l'unipolarité.* — Ainsi que nous l'avons démontré pour la moelle embryonnaire du poulet, la bipolarité fait place à l'unipolarité à partir du quatorzième jour de l'incubation ; au dix-septième, presque tous les neurones sensitifs sont pourvus d'un prolongement unique dédoublé en branche centrale et branche périphérique. Chez l'homme, l'unipolarité et les formes transitoires qui y aboutissent sont déjà nettement visibles sur l'embryon de 44 millimètres (fig. 267).

Le prolongement unique ; sa formation.

Voici les modifications que subit la cellule sensitive bipolaire pour devenir unipolaire (figs. 267 et 268). Sur un des côtés du corps cellulaire, généralement le plus rapproché de la périphérie du ganglion, il se fait une grande concentration de protoplasma, qui se traduit au dehors par une gibbosité de plus en plus saillante. Par suite de cette accumulation du protoplasma cellulaire vers la périphérie, les pôles d'origine des deux expansions se rapprochent peu à peu, et la portion de protoplasma placée entre les deux pôles s'allonge d'abord en un tronc court et épais, puis en un appendice conique, qui s'amincit et s'allonge de plus en plus en un filament flexueux dont l'extrémité porte maintenant la bifurcation. L'expansion unique, plus loin bifurquée, du corpuscule sensitif adulte n'est pas, comme le veulent quelques auteurs, le résultat de l'accouplement des appendices polaires primitifs, mais

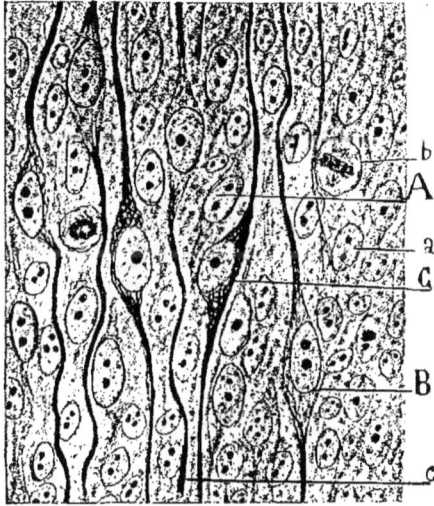

Fig. 266. — Cellules d'un ganglion rachidien ; embryon de poulet au 3ᵉ jour de l'incubation. Méthode du nitrate d'argent réduit.

A, cellules dont le corps reste incolore ; — B, cellules dont les expansions s'imprègnent d'argent ; — C, cellules bien imprégnées dans leur totalité.

le produit de l'étirement et de la différenciation d'un des côtés du corps cellulaire. Aussi, faut-il considérer l'expansion principale comme une portion du corps, qui s'est entourée d'une enveloppe de myéline à cause de sa grande longueur ou pour d'autres raisons que nous ignorons encore.

En somme, l'unipolarité est due à la combinaison de deux faits évolutifs ; d'abord l'émigration du noyau et de la plus grande partie de la masse protoplasmique vers la périphérie, dans un sens perpendiculaire à celui des expansions ; ensuite la fixité de ces expansions dans les régions du ganglion occupées par elle dès le début.

La figure 268 présente les détails de ce processus de transformation dans les cellules sensitives des ganglions rachidiens chez le poulet, au quatorzième jour de l'incubation [1]. On voit que, lorsque le pédicule se forme, les deux

1. CAJAL, Asociación del método del nitrato de plata al embrionario para el estudio de los focos motores y sensitivos. *Trab. del Lab. de Inv. biol.*, t. III, fasc. 2 et 3, 1904.

faisceaux de neurofibrilles polaires, d'abord distincts, se rapprochent peu à peu, sans se confondre. Pourtant, ils ne gardent pas leur indépendance, car entre eux s'établit tout un ensemble de filaments, surtout marqué au niveau du point où l'expansion unique se dédouble. Quand le pédicule s'allonge à mesure de l'âge, les deux faisceaux de neurofibrilles se confondent et on ne peut les distinguer, même dans l'angle de division du tronc commun, où ils apparaisssent souvent comme soudés par un pont de neuro-fibrilles. Parfois, ce pont n'est pas très accusé; on voit, alors, une légère

Aspect des neurofibrilles dans le prolongement unique.

ligne de séparation entre les deux courants. au voisinage de l'angle de division. C'est très vraisemblablement cette disposition, encore visible chez l'adulte, qui a conduit Michotte [1] à affirmer l'indépendance absolue des deux faisceaux neurofibrillaires, qui sont contenus dans les deux branches sensitives de la cellule ganglionnaire. On comprend ainsi pourquoi cet auteur assure que l'excitation recueillie par la branche périphérique doit nécessairement passer au travers du corps cellulaire, avant d'être transmise à la branche centrale.

Le déplacement successif des corps cellulaires du centre à la périphérie joint à l'accroissement de leur taille, augmente le volume du ganglion et lui forme une nou-

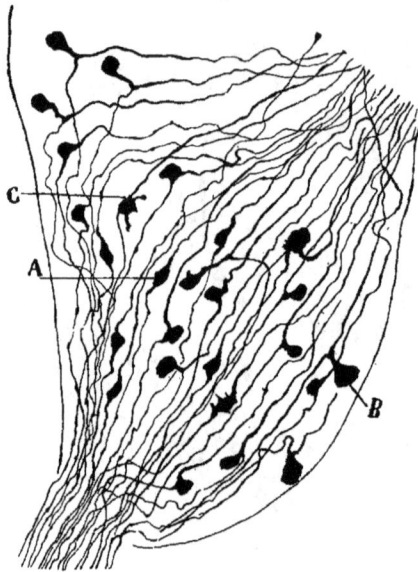

FIG. 267. — Portion d'un ganglion rachidien; embryon humain de 44 millimètres. Méthode de Golgi.

A, cellules bipolaires; — B, cellules unipolaires; — C, cellules munies de courtes dendrites.

Changements corrélatifs dans la forme et le volume du ganglion.

velle assise : la couche des corps ganglionnaires ou corticale. Le ganglion change aussi d'apect; naguère allongé et fusiforme, il devient semi-lunaire; sa face interne se creuse, sa face externe reste toujours convexe, et de ses deux extrémités antérieure et postérieure partent les racines. Le contact immédiat de la face interne du ganglion avec la moelle, en limitant l'émigration centrifuge des corps cellulaires de ce côté, explique, peut-être, le développement moindre de la couche corticale en ce point.

En général, et sauf quelques exceptions, ce sont les cellules les plus extérieures, qui, les premières, passent de la bipolarité à l'unipolarité. Cette observation s'applique surtout aux corps cellulaires placés dans les deux convexités interne et externe du ganglion (fig. 267 et 268). Les plus centrales

Ordre de métamorphose des cellules sensitives.

1. ALBERT MICHOTTE, La fibre nerveuse et sa bifurcation dans les ganglions (méthode de Cajal). *Le Névraxe*, vol. VI, fasc. 2, 1903.

se métamorphosent les dernières, et c'est vraisemblablement à cette tardivité qu'il faut attribuer l'encastrement de groupes de cellules entre les faisceaux d'expansions. Ces cellules n'ont pu se rendre à la périphérie, parce que la couche corticale, formée par les cellules plus précoces, est pour elles, dernières nées, une muraille presque impénétrable, qui les oblige à rebrousser chemin et à se loger en différents plans de la substance blanche centrale.

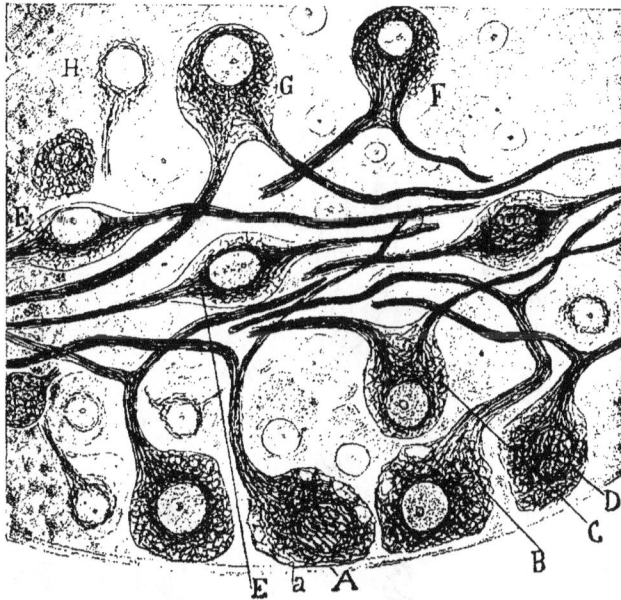

Fig. 268. — Portion d'un ganglion rachidien ; embryon de poulet au 14e jour de l'incubation. Méthode du nitrate d'argent réduit.

A, B, D, cellules devenues unipolaires ; — E, cellule encore bipolaire ; — C, F, G, formes de passage entre la bipolarité et l'unipolarité. — On voit dans ces dernières cellules un réseau entre les deux faisceaux neurofibrillaires dont l'union formera le faisceau neurofibrillaire de l'expansion unique.

Développement des autres éléments de la cellule sensitive. — Nous avons vu comment se forment les neurofibrilles à l'intérieur de la cellule, pendant la phase bipolaire. Quant aux amas chromatiques, nous les avons *Amas chro-* déjà aperçus dans l'embryon humain, alors que sa longueur ne dépassait pas *matiques.* 44 millimètres (fig. 270, a). Ils forment à la périphérie de la cellule des masses discontinues, séparées du noyau par un anneau de spongioplasma clair. Les expansions ne contiennent pas de granulations chromatiques.

Myéline ; L'évolution des autres parties de la cellule a été encore peu étudiée. On *capsules péri-* sait seulement, que chez les mammifères, le tronc principal et les deux *cellulaires.* expansions cellulaires ont leur enveloppe de myéline avant la naissance ; on sait encore, par Morpurgo, que les capsules péricellulaires sont visibles, chez le lapin, aussitôt que les embryons atteignent 4 à 5 centimètres.

D'autre part, le glomérule initial se forme progressivement après la naissance, pour atteindre son entier développement à l'âge adulte. Il en est de même des cellules fenêtrées, qui manquent dans les ganglions des chats et chiens jeunes, mais deviennent abondantes, dans le ganglion du vague par exemple, après la première année. Les cellules satellites jouent peut-être un rôle dans ces retouches de la forme du neurone sensitif ; peu nombreuses, en effet, avant la phase glomérulaire de ce neurone, elles se multiplient considérablement pendant cette phase et celle de la fenestration.

Glomérule ; cellules fenêtrées.

FORMATION DES NERFS

Nous venons de voir comment les cylindres-axes des neuroblastes moteurs et des cellules bipolaires sensitives donnent naissance aux nerfs périphériques par la croissance progressive et l'émigration de leur extrémité terminale. Il nous faut maintenant étudier de près quelques-uns des détails de cette croissance et examiner tout particulièrement les cellules de Schwann ou *lemmoblastes* de Lenhossék, dont le rôle est si grand dans la formation du tube conducteur définitif.

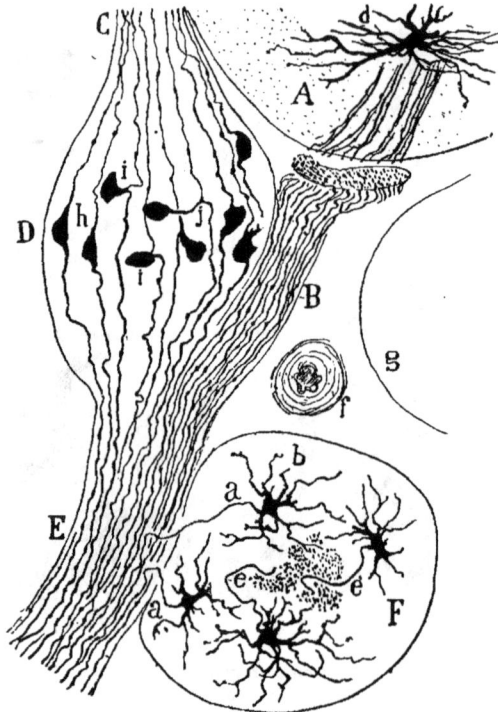

FIG. 269. — Ganglion rachidien ; embryon de poulet au 17e jour de l'incubation. Méthode de Golgi.

A, moelle épinière ; — B, racine motrice ; — C, racine sensitive ; — D, ganglion rachidien ; — E, paire rachidienne ; — F, ganglion sympathique ; — a, *rami communicantes* ; — b, cellule sympathique multipolaire ; — d, cellule motrice ; — e, cylindre-axe sympathique se rendant à des ganglions sympathiques sus- ou sous-jacents ; — f, vaisseau ; — g, vertèbre ; — h, cellule ganglionnaire rachidienne bipolaire ; — i, cellules en train de devenir unipolaires ; — j, cellule devenue unipolaire.

Tout d'abord, ce n'est ni au hasard, ni à l'aveuglette que les cylindres-axes cheminent à travers le mésoderme (fig. 271). Abstraction faite, pour l'instant, des influences chimiotactiques, dont nous parlerons bientôt, l'émigration des cylindres-axes embryonnaires vers leur destination se trouve singulièrement facilitée par la création de larges espaces plasmatiques inter-cellulaires, d'aspect caverneux, espaces situés sur les points du mésoderme où les cylindres-axes doivent passer. Dans ces espaces, le cône de croissance rencontre, par conséquent, le minimum de résistance. Il ne s'agit pas là,

Cheminement du cylindre-axe dans les espaces plasmatiques du mésoderme.

bien entendu, d'espaces préétablis, comme His le pensait, ni de voies cellulaires radiées, comme le soutient Held; mais d'espaces
mésodermiques particulièrement perméables, où le cône
cylindre-axile terminal ne tarde pas, grâce à son activité amœboïde, à se frayer un canal; ce conduit une
fois ouvert, les faisceaux de cylindres-axes jeunes s'y
précipitent (fig. 271).

Au début, c'est-à-dire du deuxième au troisième jour
de l'incubation chez le poulet, les cylindres-axes sont
d'une minceur extrême; ils sont très rapprochés les uns
des autres, en faisceaux; aucun noyau ne les accompagne. La fig. 272 montre, en *a*, qu'il existe, en effet,
habituellement un espace plein de plasma intercellulaire entre les faisceaux axoniques embryonnaires et
les cellules conjonctives. Rien n'annonce donc à ce moment la formation d'un périnèvre. Tout change dès le
quatrième jour. On aperçoit, alors, dans les cellules
mésodermiques voisines des faisceaux nerveux une modification de forme et une tendance à entourer ces
faisceaux; on voit, même, intercalées entre les cylindres-axes, quelques cellules conjonctives dont le protoplasma peu abondant

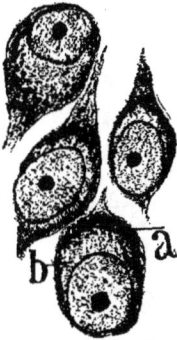

Fig. 270. — Cellules des ganglions rachidiens; embryon humain de 44 millimètres. Méthode de Nissl.

a, écorce de granulations chromatiques; — *b*, région centrale de protoplasma pâle.

Formation de la gaine lamelleuse.

et pâle laisse nettement
transparaître le noyau.
Au cinquième et au
sixième jour, ces cellu-
les interstitielles, plus
nombreuses entourent
les fascicules et sem-
blent leur former un
commencement de gai-
ne lamelleuse; de son
côté, le cordon nerveux
tout entier se trouve
enveloppé par des cel-
lules conjonctives allon-
gées et juxtaposées. Il
est donc pourvu, à ce
moment, d'un périnèvre
purement cellulaire,
constitué par des cor-
puscules aplatis, dispo-
sés sur un seul rang.
Remarquons que, jus-
qu'à présent, les fasci-
cules nerveux ne ren-
ferment eux-mêmes aucune cellule. Cette disposition se maintiendra encore

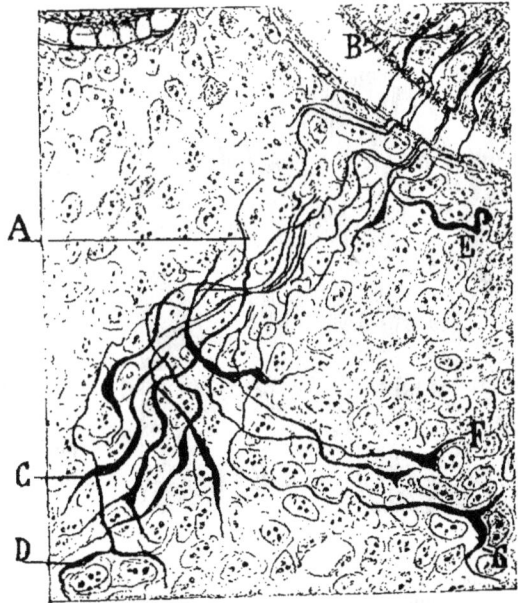

Fig. 271. — Fibres motrices de la moelle épinière traversant le mésoderme; embryon de poulet à la 58ᵉ heure
de l'incubation. Méthode du nitrate d'argent réduit.

A, racine antérieure; — B, moelle épinière; — E, massue
égarée et recroquevillée.

très longtemps. Kölliker, Gurwitsch, Neal, Kerr, Lenhossék, etc., ont
montré que les cellules intra-fascicu-
laires manquaient chez les mammifères pendant un temps fort long, laissant ainsi les cylindres-axes nus, dans
des nerfs entiers. Nous donnons un
exemple de cet état de choses dans la
figure 273; c'est un morceau du nerf
hypoglosse chez l'embryon de lapin,
long de 2 cm. 5; aucun noyau intercalaire ne s'y trouve. Il en est de
même dans les nerfs sensitifs; et la
figure 274, où nous avons reproduit
une coupe du ganglion et du nerf du
vague, chez le même embryon, le démontre. En un point, seulement, dans
un interstice vasculaire, on aperçoit
quelques cellules conjonctives.

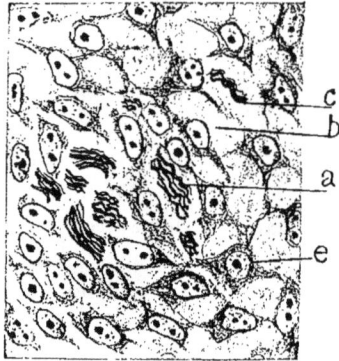

Fig. 272. — Coupe transversale d'une racine antérieure de la moelle : embryon
de poulet à la 58ᵉ heure de l'incubation.
Méthode du nitrate d'argent réduit.

a, faisceau de cylindres axes nus ; — b, espaces intercellulaires ; — c, axones circulant
dans un espace mésodermique.

Ces faits, empruntés à des préparations irréprochables, sont très signi-
ficatifs. Ils ruinent complètement l'hy-
pothèse suivante, que soutiennent certains histologistes actuels. D'après
eux, en effet, les nerfs périphériques sont formés par la fusion et la trans-

Théorie caténaire, sa fausseté.

formation d'une chaîne de
cellules, dont les noyaux deviendraient, le temps aidant,
les noyaux des cellules de
Schwann du tube médullaire.
On voit que cette hypothèse
ne répond aucunement à la
réalité.

A partir du dixième jour de
l'incubation chez le poulet, et
à des époques fort tardives
chez le mammifère, on voit
les cellules interstitielles ou
périfasciculaires, dont le nombre s'est considérablement
accru, pénétrer à l'intérieur
des faisceaux nerveux, y devenir fusiformes, s'allonger
dans le sens du nerf et entourer individuellement chaque cylindre-axe. Tel est le
mode suivant lequel se con-

*Cellules in-
terstitielles et
formation de
la gaine de
Schwann.*

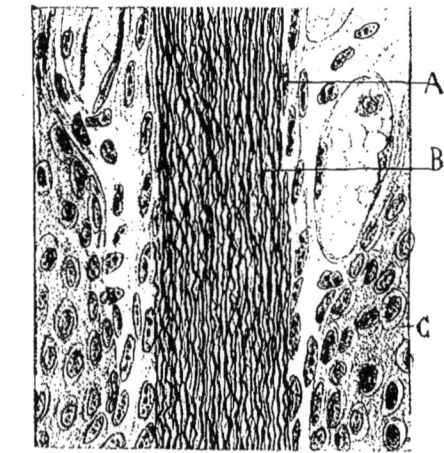

Fig. 273. — Portion du nerf hypoglosse: embryon
de lapin de 2,5 centimètres. Méthode du nitrate
d'argent réduit.

A, cellules conjonctives du névrilème ; — B, cylindres-
axes dépourvus de noyaux ; — C, cartilage de la base
du crâne.

stitue la fibre jeune amyélinisée ; par sa structure, elle rappelle alors, tout à fait, la fibre de Remak ou du grand sympathique. Plus tard, une membrane se forme autour du cylindre-axe et de la cellule de Schwann ; en même temps, les premières gouttelettes de myéline apparaissent au-dessous du protoplasma péri-axile.

Origine des cellules de Schwann. Opinions diverses.

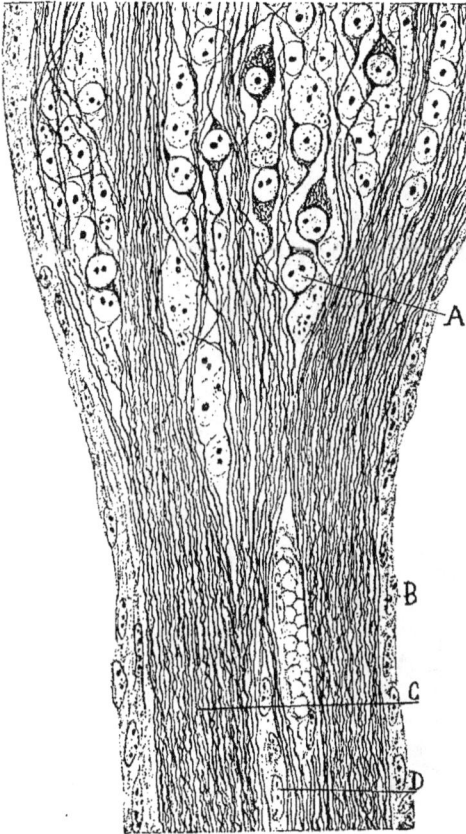

L'étude de l'évolution du nerf soulève une question importante, qui n'est pas encore résolue : c'est celle de l'origine des cellules de Schwann ou *lemmoblastes* de Lenhossék. Plusieurs savants, entre autres Bethe, Harrison, Kölliker et Lenhossék lui-même admettent qu'elles sont de nature ectodermique ; ils supposent qu'elles émigrent vers la périphérie en se multipliant très activement pendant la formation des nerfs. Nos observations nous portent à accepter plutôt l'opinion de His sur l'origine mésodermique de ces éléments, opinion que partagent d'ailleurs beaucoup d'autres savants. A notre avis, les fibres nerveuses embryonnaires attirent, en raison de leur activité chimiotactique, les cellules conjonctives voisines ; celles-ci se multiplient abondamment et deviennent alors des cellules satellites, tout à fait comparables à celles qui entourent et protègent les cellules nerveuses des ganglions sensitifs. C'est, du moins, ce qui résulte de l'examen de préparations de fibres nerveuses

Fig. 274. — Ganglion jugulaire du nerf vague ; embryon de lapin de 2,5 centimètres. Méthode du nitrate d'argent réduit.

A, cellule bipolaire ; — B, début de névrilème ; — C, faisceau de cylindres-axes sans noyaux ; — D, corpuscules conjonctifs placés entre les faisceaux adventifs.

jeunes, imprégnées par le nitrate d'argent réduit. Dans de telles préparations, on peut voir, en effet, toutes les transformations et toutes les étapes, par lesquelles passent les cellules conjonctives voisines, pour se rapprocher du cylindre-axe. Voici, par exemple, un nerf sensitif en voie de croissance (fig. 275). Les rares cellules de Schwann, appliquées contre les fascicules nerveux embryonnaires, ne diffèrent des corpuscules connectifs du voisinage que par un certain allongement ; or, on peut constater ici toutes les transitions, quant à la forme et à la position, entre les cellules de Schwann et les cellules mésodermiques (fig. 275, *f*).

Un autre fait plaide en faveur de notre manière de voir, c'est que les cellules de Schwann commencent à apparaître dans les minces fascicules et sur les fibres isolées, du côté de leur extrémité périphérique ; plus tard, beaucoup plus tard seulement, on les aperçoit au voisinage des centres d'origine. Or c'est l'inverse qui devrait avoir lieu, si vraiment ces cellules pro-

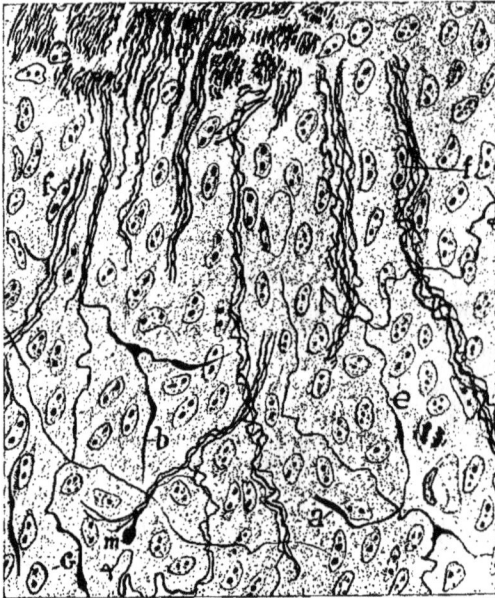

Fig. 275. — Branches périphériques des cellules sensitives du ganglion de Gasser croissant à travers le mésoderme ; embryon de poulet au 4ᵉ jour de l'incubation. Méthode du nitrate d'argent réduit.

a, massues ou cônes de croissance allongés ; — *b*, autre massue en grain d'orge ; — *m*, massue en forme de bouton.

venaient de l'ectoderme et avaient à émigrer des centres vers la périphérie.

Ajoutons, enfin, que les phénomènes de division cellulaire sont rares chez les lemmoblastes, et, en tous cas, infiniment moins nombreux que ne l'indiquerait l'énorme quantité de cellules de Schwann qui infiltrent les nerfs jeunes.

En somme, le même mécanisme préside au développement du cylindre-axe, dans les voies centrales de la moelle et du bulbe, et dans les nerfs périphériques : c'est l'accroissement libre de ces cylindres-axes et de leurs gaines. Il existe une différence, cependant, et la voici. Les cylindres-axes périphériques rencontrent sur leur chemin des cellules conjonctives em-

Même mode de formation de l'axone dans les voies centrales et les nerfs.

bryonnaires et s'associent à elles, en une symbiose qui dure indéfiniment ; les cylindres-axes centraux n'en rencontrent pas ; aussi, se transforment-ils en tubes myélinisés, sans noyaux.

Quelques hypothèses modernes sur la genèse des nerfs. — Quelqu'étrange que cela puisse paraître, la conception vraiment géniale de Kupffer et His sur l'histogénèse des fibres nerveuses n'a pu réunir tous les suffrages, malgré tous les travaux anciens ou récents de Cajal, Lenhossék [1], Retzius, Calleja, Kölliker [2], Harrison [3], Gurwitsch [4], Neal [5], Kerr [6], Lugaro [7], etc. Un groupe d'embryologistes, jeunes pour la plupart, met en doute les observations, pourtant nettes, précises et catégoriques, sur lesquelles se fonde cette doctrine ; ils rejettent même le principe du développement unicellulaire du cylindre-axe et soutiennent, au contraire, avec un enthousiasme digne d'une meilleure cause, la soi-disant *théorie caténaire.*

Théorie ca- Émise, il y a longtemps, par Beard [8], Dohrn [9], Balfour [10] et Paladino [11],
ténaire. oubliée ensuite et reprise récemment par Sedgwick, Bethe, Capobianco [12] et Fragnito [13], Joris [14], Besta, Pighini [15], Schultze, Kohn [16] et d'autres encore, cette

1. v. Lenhossék, Zur Frage nach der Entwickelung der peripherischen Nervenfasern. *Anat. Anzeiger*, nos 11-12, 1906.

2. A. Kölliker, Die Entwickelung der Elemente des Nervensystems. *Zeitschr. f. wissenschaftliche Zoologie*, Bd. LXXXII, 1905.

3. R. G. Harrison, Neue Versuche über die Entwickelung der peripherischen Nerven der Wirbelthiere. *Sitzungsber. d. Niederrhein. Ges. d. Natur. u. Heilk.* zu Bonn., 1904. — Ueber die Histogenese des peripheren Nervensystems bei *Salmo salar. Arch. f. mikr. Anat.*, Bd. LVII, 1901.

4. Gurwitsch, Die Histogenese der Schwannschen Scheide. *Arch. f. Anat.*, 1900.

5. H. V. Neal, The development of the ventral nerves of Selachii : 1. Spinal ventral nerves in Mark. *Anniversary vol.* Art. 15, 1903.

6. Graham Kerr, On some points in the early development of motor nerve-trunks and myotomes in *Lepidosiren paradoxa. Transactions of the Royal Society of Edimburgh.* Vol. XLI, num. 7, 1904.

7. Lugaro, *Riv. di patol. ner. e mentale,* 1904.

8. Beard, The development of the peripheral nervous system in Vertebrates. *Quart. Jour. of micr. Science,* 1888. — The Histogenesis of Nerve. *Anat. Anzeiger,* Bd. VII, 1892.

9. Dohrn, Studien zur Urgeschichte des Wirbelthierkörpers, der Ganglienzellen und Nervenfasern. *Mittheilungen aus der Zool. Station zu Neapel,* 1891.

10. Balfour, Handbuch der vergleichenden Embryologie. Trad. allemande de B. Vetter, Jena, 1881.

11. Paladino, Della continuazione del neuroglio nello scheletro mielinico e della costituzione pluricellulare del cilindrasse. *Rend. della R. Accad. delle Scienze fisiche e mat. di Napoli,* 1892.

12. Capobianco e Fragnito, *Annali di Neurologia,* Vol. XVI, fasc. 2 e 3, 1898.

13. Fragnito, Sulla genesi dei prolungamenti protoplasmatici della cellula nervosa. *Annali di Neurologia,* Anno XXII, fasc. 4, 1904. — Su le vie di conduzione nervosa extracellulari. *An. di Neurol.,* fasc. 5, 1904. — Sulla genesi delle fibre nervose centrali. *Idem,* 1905, fasc. 1-2. — La celulla nervosa representa un unità embriologica ? *Ann. di Neurol.,* Vol. XVIII, 1899. — Su le vie di conduzione nervosa extracellulari. *Ann. di Neurol.,* Anno XXII, fasc. 5, 1904.

14. Hermann Joris, Histogénèse du neurone. Bruxelles, 1904.

15. G. Pighini, Sullo sviluppo delle fibre nervose periferiche e centrali dei gangli spinali e dei gangli cefalici nell' embryone del pollo. *Riv. sperim. di Freniatria,* vol. XXX, fasc. 1, 1904. — Sur l'origine et la formation des cellules nerveuses chez les embryons de sélaciens. *Bibliographie anat.,* fasc. 1, t. XIV, 1904.

16. A. Kohn, Ueber die Entwickelung des peripheren Nervensystems. *Verhandl. d. XIXe, Versamml. d. Anat. Gesellschaft,* 1905.

hypothèse prétend que le cylindre-axe des tubes nerveux n'est pas dû à l'accroissement et à l'émigration de l'expansion principale du neuroblaste primitif ; elle admet, au contraire, que le cylindre-axe est le produit commun d'un grand nombre de cellules embryonnaires d'origine ectodermique, appelés *neuroblastes périphériques* dans cette conception. Voici comment cette hypothèse conçoit la suite des événements histologiques qui aboutissent à la constitution du tube nerveux. Les cellules qui, en se fusionnant, doivent donner le cylindre-axe, sont, dans l'origine, disposées en forme de chaîne, de là le nom de théorie caténaire. Plus tard, la masse protoplasmique provenant de la fusion des cellules caténaires, se différencie, d'un côté, en une partie neurofibrillaire conductrice, qui se continue secondairement avec la cellule nerveuse, et de l'autre, en une partie adventive, formée par les cellules de Schwann, futurs éléments du segment myélinique interannulaire. La masse protoplasmique donne naissance, non pas à un cylindre-axe unique, mais à un grand nombre de cylindres-axes, à des paquets entiers.

Les partisans de la théorie que nous venons de résumer ne sont pas tous d'accord. Certains ne l'admettent que pour les nerfs périphériques. Il leur répugne de l'appliquer à la genèse des cellules et des voies centrales, où l'examen le plus superficiel démontre l'absence totale de noyaux originaires et par suite de chaînes cellulaires. D'autres, et parmi eux nous citerons Paladino, Capobianco, Fragnito, Joris, Pighini, ne craignent pas d'expliquer par cette théorie la formation des voies périphériques, celle des voies centrales et même celle des corpuscules nerveux ; pour eux, en effet, une cellule nerveuse est le simple résultat de la fusion et de la différenciation coordonnée d'une colonie de neuroblastes. *Ses variantes.*

Il va de soi que de nombreuses nuances séparent encore les opinions de ces partisans outranciers de la théorie caténaire et les rendent inconciliables. Il nous est difficile de les exposer toutes. Nous en exposerons une cependant, celle de Sedgwick [1], qui le mérite d'ailleurs par son extravagance. Cet auteur suppose que la substance grise primitive est constituée par un amas de noyaux plongés dans une gangue protoplasmique commune. Il suppose, en outre, que cette sorte de blastème formateur se différencie plus tard et donne naissance aux expansions cylindre-axiles et dendritiques des cellules. Pour Sedgwick, le neuroblaste de His est donc pure illusion ; la croissance, l'émigration et la ramification qui aboutissent à la formation des cylindres-axes sont donc, pour lui, du domaine de la fantaisie. *Théorie de Sedgwick.*

On est vraiment surpris qu'une conception aussi étrange, qu'une conception qui nous ramène au beau temps du cytoblastème, ait été accueillie, même partiellement, par Bethe [2]. Évidemment, celui-ci ne nie pas complètement l'unité d'origine du neuroblaste, il ne refuse pas encore aux expansions une naissance autonome, mais il affirme que les cellules jeunes croissent et se métamorphosent grâce aux dépôts et condensations que font sur elles un blastème, une substance diffuse.

De preuves positives, il n'y en a point.

Voilà où conduisent l'abandon des méthodes électives et la foi exclusive dans les procédés colorants ordinaires, si peu aptes à teindre le protoplasma et à définir nettement les contours des expansions. Vraiment, on dirait que ces

1. A. SEDGWICK, *Quarterly Journal of microscopical Science*, XXXVII, 1895.
2. A. BETHE, Allgemeine Anatomie u. Physiologie des Nervensystems, Leipzig, 1903.

savants, qui ont fait litière et de la sage réserve nécessaire à l'interprétation histologique et des règles les plus élémentaires de la logique scientifique, se sont mis en tête de faire passer pour des réalités les images les plus grossières des préparations micrographiques. Voici encore un exemple de cette présomption. Les fautes de technique s'y associent à une ingénuité tout à fait surprenante.

Théorie de Schultze ; faits contraires à cette théorie.

O. Schultze croit découvrir des réseaux nerveux dans les portions terminales des nerfs sensitifs de la peau, chez les larves de triton et de salamandre, et cette apparence réticulaire lui semble être la preuve péremptoire de l'hypothèse caténaire. Pour lui, en effet, dès le début du développement, un grand nombre de neuroblastes ectodermiques émigrent vers la périphérie, où, par leur allongement, leur ramification et leur coalescence en réseaux protoplasmiques pleins, ils constituent les rudiments des futurs cylindres-axes. Or, le plus léger examen des dessins de Schultze suffit pour jeter bas tout cet édifice fantaisiste ; les prétendus réseaux de neuroblastes sensitifs devenus périphériques sont purement et simplement de petits paquets nerveux, qui donnent l'illusion de cordons pleins et sont entourés de cellules conjonctives anastomosées. La preuve en est que si on emploie les techniques de Golgi, d'Ehrlich, ou mieux du nitrate d'argent réduit comme nous l'avons fait chez les larves de grenouille [1], au lieu du procédé insuffisant de Schultze [2], qui ne différencie pas les fibres amyéliniques des cellules connectives enveloppantes, on ne voit rien, absolument rien du prétendu réseau de cordons pleins. On n'aperçoit, au contraire, et avec la plus grande évidence, que des fibrilles à l'intérieur des cordons, des divisions de cylindres-axes, dont les branches s'entrecroisent au niveau des ponts unitifs. On constate aussi que les soi-disant neuroblastes ne sont que des éléments conjonctifs, dont les expansions, fort longues et anastomosées, enveloppent chaque paquet nerveux et se distinguent nettement du contenu fibrillaire.

Théorie de Held.

Held, nous l'avons déjà dit, a formulé également une opinion particulière sur la genèse des fibres nerveuses. Cette opinion, qui rappelle en certains points la vieille hypothèse de Hensen, réfutée jadis par His et Kölliker, peut se résumer ainsi :

1. Le développement du système nerveux chez l'embryon est le résultat de la collaboration de deux ordres de cellules : *a*) les neuroblastes, qui produisent l'axone et les neurofibrilles ; *b*) les cellules conductrices (Leitzellen) à l'intérieur desquelles marchent et s'accroissent les fibres nerveuses embryonnaires.

2. L'axone primordial, qui est constitué par un faisceau de neurofibrilles, naît d'un pôle spécial des neuroblastes (*zone fibrillogène* du protoplasma) ; il se termine, ainsi que nous et bien d'autres auteurs l'avons signalé, par un cône de croissance ; mais ni ce renflement terminal, ni la fibre nerveuse elle-même ne cheminent jamais librement dans les espaces intercellulaires, comme le croient les partisans de la doctrine de His : en réalité, ces prolongements sont contenus dans l'intérieur d'un système de travées protoplasmiques préexistantes, représentées dans les centres nerveux par le réseau des spongioblastes (*neurospongium*) et dans le mésoderme par les expansions anastomotiques (*plasmodesmes*) des corpuscules étoilés ou cellules conductrices.

1. CAJAL, Genesis de las fibras nerviosas del embrión, etc. *Trab. del Lab. de Invest. biol.*, t. IV, 1906.
2. O. SCHULTZE, Beiträge zur Histogenese des Nervensystems, etc. *Arch. f. mikros. Anat. u. Entwickl.*, Bd. LXVI, 1905. — Weiteres zur Entwickelung d. periph. Nerven, etc. *Verhandl. der phys. med. Gesellsch. zu Würzburg*, N. F., Bd. XXXVII, 1905.

3. · Ces derniers éléments conducteurs, qui seraient peut-être d'origine ectodermique, auraient aussi pour mission de nourrir et de protéger les axones, en devenant ultérieurement des cellules de Schwann ; néanmoins, ils ne seraient pas capables de produire des neurofibrilles.

4. Enfin, l'indépendance des neurones n'existe guère, ni dans les premières phases, ni chez l'adulte, puisque les neurofibrilles d'un neuroblaste pénètrent souvent dans l'intérieur d'un autre neuroblaste, en produisant des réseaux diffus ; ces réseaux peuvent se modifier chez l'adulte, mais ils ne disparaissent jamais complètement. De pareilles anastomoses existeraient aussi entre les axones primordiaux [1].

Ces assertions nous semblent nées d'un trop vif désir de trouver des arguments favorables à la thèse de l'incrustation des nids péricellulaires et de la pénétration des neurofibrilles dans le protoplasma des neurones, thèse que Held soutient depuis longtemps.

Discussion et faits contraires.

Quoi qu'il en soit, les observations, que nous avons eu récemment l'occasion d'effectuer à l'aide de notre méthode du nitrate d'argent réduit, ne nous permettent pas de confirmer ces assertions.

Ces prétendues pénétrations de cônes de croissance dans l'intérieur des cellules épithéliales de la moelle (neurospongium) et des corpuscules mésodermiques (soi-disant neuroblastes, plasmodesmes, etc.) sont, d'après nous, des apparences dues à des agglutinations d'axones embryonnaires avec les cellules épithéliales ou mésodermiques voisines. Quant aux anastomoses inter-neuroblastiques décrites par Held, ce sont ou des fusions cellulaires accidentelles produites par les réactifs, ou des dispositions monstrueuses. En admettant même que dans un certain nombre de cas ces apparences d'anastomoses répondent à des dispositions préexistantes, on ne peut s'en servir pour expliquer les prétendues anastomoses inter-neuronales chez l'adulte, car ces fusions, d'ailleurs très rares et inconstantes, sont destinées à disparaître complètement après le cinquième jour de l'incubation.

D'autres faits, nombreux et bien démontrés, sont encore contraires à l'hypothèse de Held. Nous en avons exposé une bonne part dans une critique récente. Nous n'en rappellerons ici que quelques-uns.

D'abord la facilité, démontrée par nous, avec laquelle les neuroblastes glissent entre les cellules épithéliales et tombent dans la cavité ventriculaire, d'où, peut-être sous l'influence de substances chimiotactiques, ils reviennent s'insinuer entre les cellules congénères et se transformer en neurones moteurs définitifs. On peut voir sur la figure 246 plusieurs de ces éléments déplacés et tombés dans la cavité ventriculaire ; leur corps est tout à fait dénué d'appendices latéraux. Ces faits nous contraignent à attribuer au corps cellulaire, au cylindre-axe primordial et au cône de croissance une liberté de mouvements qui ne se concilie pas aisément avec l'hypothèse d'un système de liens inter-neuronaux (plasmodesmes et neurodesmes), ni avec celle d'une charpente de voies préétablies, par lesquelles les fibres nerveuses jeunes seraient obligées de passer. Ces faits, conformes à la doctrine classique de His, nous montrent, au contraire, que les axones et aussi les corps cellulaires ont la faculté de glisser à travers les interstices inter-épithéliaux et de tomber même, par erreur ou par

---

1. HELD, Die Entstehung der Neurofibrillen. *Neurol. Centralbl.*, août 1905. — Zur Histogenese der Nervenleitung. *Verhandl. d. Anat. Gesellschaft. X*e *Versamml. zu Rostock*, 1-5 juin 1906.

accident, dans le liquide ventriculaire ; tout cela, sans perdre d'une façon appréciable leur vitalité, puisqu'ils sont encore capables de donner naissance à des fibres nerveuses définitives.

Les nombreux faits de régénération nerveuse pathologique, découverts dans ces derniers temps par Perroncito, nous, Marinesco, Nageotte, Lugaro, Tello, etc., plaident aussi contre l'existence de gaines cellulaires préétablies pouvant servir de guides aux cylindres axes en voie de croissance. Nous ne pouvons les exposer ici avec détails : nous rappellerons seulement que, dans leurs phases tout à fait primitives, toutes les fibres nerveuses, néoformées à la suite d'influences pathologiques, manquent de gaine adventice et circulent librement soit à l'intérieur de la gaine de Schwann, soit dans les interstices cellulaires (phénomène des boules et création de nids cylindre-axiles et de dendrites par transplantation de tissu nerveux, faits découverts récemment par Nageotte et Marinesco, etc. ; phénomène de Perroncito et création de branches collatérales et terminales nouvelles). Pour comprendre la valeur de ces observations, qui sont si peu en harmonie avec les hypothèses de Dalfour et de Hensen, nous prions le lecteur de vouloir bien consulter les figures de notre travail sur la régénération et la dégénération nerveuses, et surtout celles de notre dernier mémoire sur ce sujet [1] ; on y trouvera non seulement des axones jeunes et nus, cheminant sans *Leitzellen*, à travers le tissu conjonctif, mais encore des neurofibrilles isolées et nouvelles ; ces dernières circulent et se ramifient, en décrivant des cercles et des spirales d'une complication extrême, soit à l'intérieur du segment nécrotique des axones blessés, soit entre les détritus graisseux du tube nerveux dégénéré, soit encore au-dessous de la membrane de Schwann.

Théorie de Paton.

Pour être complet, nous citerons un travail de Paton [2] où se reflètent les théories d'Apathy et de Bethe.

Suivant Paton, qui a opéré sur les embryons de *Pristiurus*, à l'aide de la méthode de Bielschowsky modifiée, toutes les cellules de la moelle embryonnaire, sans distinction de neuroblastes et de spongioblastes, constitueraient un réseau continu ; en outre, on trouverait aussi, comme Held le soutient, des ponts préétablis, reliant ce reticulum *plasmodesmal* aux corpuscules mésodermiques. Quant à la nature des ponts unitifs, Paton ne se prononce pas ; il hésite à les considérer comme de véritables prolongements cellulaires ou comme une substance spéciale, sécrétée par les corpuscules médullaires. Pour ce qui est de l'apparition des neurofibrilles, Paton s'écarte de la conception de Held. D'après le savant américain, elles ne proviendraient pas de la *zone fibrillogène* des neuroblastes et ne s'accroîtraient pas en direction centrifuge ; elles feraient, au contraire, leur apparition à la périphérie, en dehors des cellules, pour, de là, pénétrer dans la moelle par les ponts extramédullaires préétablis et se propager aux cellules et aux plasmodesmes du tube médullaire, par différenciation *in situ*. Chez l'embryon de *Pristiurus*, les neurofibrilles se formeraient simultanément dans le myotome, les ponts qui relient ce dernier à la moelle (racines antérieures) et les cellules nerveuses de Beard. Enfin, la charpente neurofibrillaire initiale des neuroblastes décrite par Besta, Held et nous serait

1. CAJAL, Les métamorphoses précoces des neurofibrilles dans la régénération et la dégénérescence des nerfs. *Trav. du Lab. de Recherches biologiques*, etc. Tomo V, fasc. 1 et 2, 1907.

2. S. PATON, The Reactions of the Vertebrate Embryo to Stimulation and the Associated Changes in the Nervous System. *Mittheil. aus der Zool. Station zu Neapel*, Bd. XVIII, ll. 2-3, 1907.

un produit artificiel de notre procédé d'imprégnation ; car, cela va sans dire, la méthode qu'il propose et qui ressemble bien plus à la nôtre qu'à celle de Bielschowsky est seule capable de donner des résultats sérieux.

Ce n'est pas ici le lieu de faire la critique de l'hypothèse bizarre de Paton, hypothèse qui est en contradiction complète avec les faits incontestables fournis par les méthodes de Golgi et du nitrate d'argent réduit ; nous affirmerons seulement que s'il existe dans le domaine difficile de l'histogénèse nerveuse une donnée qui soit hors de doute, c'est bien l'apparition des neurofibrilles dans le protoplasma des neuroblastes de His et leur accroissement centrifuge à partir de la zone fibrillogène. *Objections. Causes d'erreurs techniques.*

Pour comprendre l'opinion singulière du savant américain, il faut supposer que le procédé d'imprégnation argentique employé par lui colore de façon très incomplète les neurofibrilles primitives et que le dépôt métallique colloïdal porte uniquement sur la portion des axones éloignée du pôle distal des neuroblastes. D'ailleurs, les figures annexées au travail de Paton contiennent nombre de dispositions contraires à sa théorie (apparence réticulaire des neurofibrilles dans les neuroblastes, etc.). On y observe aussi, malgré les allégations de l'auteur, que, loin d'avoir coloré les neurofibrilles à une phase antérieure à celle qui permit à Held, Besta et nous de les mettre en évidence, il les a imprégnées, en réalité, à une époque postérieure, à un moment où les neuroblastes sont très développés et où les racines antérieures sont déjà grosses et longues.

THÉORIES SUR LES CAUSES DE L'ACCROISSEMENT ET DES CONNEXIONS DES CELLULES ET DES FIBRES NERVEUSES

Par quels mécanismes les dendrites et les axones croissent-ils ? qu'est-ce qui les pousse dans des directions préétablies et leur fait contracter, sans la moindre hésitation ni erreur, comme s'ils étaient guidés par une force intelligente, des rapports parfaitement déterminés avec les éléments nerveux, les fibres musculaires, les appareils tactiles épidermiques, etc. ? C'est là une des questions les plus ardues que soulève l'histogénèse du système nerveux. *Le problème de l'accroissement et des connexions des neurones.*

Ces attractions secrètes, qui précipitent des éléments les uns sur les autres avec des vitesses considérables, malgré les obstacles et les distances, ne constituent en somme qu'une des faces du problème transcendant de l'évolution ontogénique ; elles sont, néanmoins, un exemple frappant de la grande solidarité qui unit tous les habitants de la même colonie organique.

Si restreinte que soit la question, sa difficulté met encore en défaut tous nos moyens d'investigation. Il nous est donc impossible de lui donner une réponse, basée sur l'observation. Nous devons en attendant nous contenter d'hypothèses ; nous allons exposer quelques-unes de celles qui ont été imaginées et qui attribuent à ce phénomène des causes physico-chimiques.

Hypothèse de His [1]. — Entre les neuroblastes et entre leurs expansions, autrement dit dans le réseau du *neurospongium*, il y aurait des vides plasmatiques disposés de telle sorte que le neuroblaste, sans autre force interne que sa tendance à croître en tous sens et à s'adapter aux vides préétablis, *Croissance dans la direction de la moindre résistance.*

1. His, Die Entwickelung der ersten Nervenbahnen beim menschlichen Embryo. *Arch. f. Anat. u. Physiol.*, Anat. Abtheil., 1887.

allongerait ses expansions, engendrerait la substance blanche et les nerfs, et se mettrait en relation avec d'autres éléments. Une fois hors de la moelle, les fibres nerveuses seraient guidées par les interstices situés entre les muscles, les protovertèbres et les membranes, et le courant protoplasmique du cylindre-axe serait canalisé par l'obstacle même des tissus durs qui sont échelonnés sur sa route.

Discussion.   On remarque de suite que la conjecture ingénieuse de His déplace seulement la difficulté, mais ne l'élucide pas ; elle transforme le problème limité de neurogénie, que nous nous étions proposé de solutionner, en une question bien plus ample d'histogénie et d'organogénie, que l'on pourrait ainsi formuler : pour quelles raisons l'épithélium médullaire et les organes environnants, d'origine mésodermique, se modèlent-ils de façon à réserver des espaces où vient couler et se mouler le jet amiboïde des cylindres-axes et des dendrites ? Or, cette question, His ne la résout pas.

On peut, d'ailleurs, adresser une objection tout à fait topique à l'hypothèse de His : les cellules épithéliales primitives ne forment, à aucune époque de leur développement, comme il le croit, un système de tubes enlacés, un réseau d'expansions dans les mailles duquel les axones pourraient se glisser. Les prolongements émis par ces cellules constituent, au contraire, un ensemble extrêmement simple, d'espaces larges, divergents ou parallèles. Nous ne devons pas cacher cependant que ces prolongements périphériques portent des expansions latérales, qui dans les substances grise et blanche se disposent en un certain lacis. Mais appendices latéraux et lacis se produisent tardivement, alors que presque tous les axones et dendrites sont déjà parvenus à leur but ; ils sont, peut-être, effet et non cause de la direction prise par les expansions du neurone. En un mot, c'est l'épithélium qui s'adapte aux neurones et non point les neurones à l'épithélium. La même objection, fondée sur les mêmes faits d'observation, peut être opposée à la théorie de His si on examine le cerveau, le cervelet et la rétine embryonnaires. Ici, nous trouvons les neurones, sous les formes les plus diverses, avec les orientations les plus variées, précisément à une période où l'épithélium ne consiste qu'en fibres divergentes, qui vont de la cavité centrale à la périphérie et sont dépourvues de tous appendices latéraux ; à plus forte raison, n'y rencontre-t-on point les dispositions réticulées ou tubuleuses, dont His suppose l'existence dans les myélospongium. L'étude impartiale de la trame épithéliale aux premières phases du développement des centres nerveux, la simplicité et l'uniformité de direction des vides inter-épithéliaux, qui ressortent de cet examen, amènent donc à penser que ces vides sont tout à fait insuffisants pour expliquer la grande diversité d'orientation des cylindres-axes et des dendrites. Nous ne pouvons vraiment nous en contenter, quand nous nous demandons pourquoi certains axones vont à la commissure antérieure et d'autres au cordon latéral ; pourquoi, encore, les cylindres-axes moteurs brisent la membrane épithéliale externe et sortent de la moelle, tandis que les cylindres-axes sensitifs, par une marche inverse, envahissent cet organe et lancent le long de son cordon postérieur une branche ascendante et une branche descendante. Ni l'hypothèse des vides interépithéliaux, ni celle de la croissance dans la direction de la moindre résistance ne jettent de lumière sur ces problèmes; force nous est donc de faire appel à d'autres circonstances et, jusqu'ici, nous les ignorons.

Théorie de W. His fils[1]. — D'après ce savant, les expansions des cellules nerveuses prendraient toujours la direction des territoires qui se trouvent dans le meilleur état de nutrition. Lenhossék critique très justement cette conjecture, car elle ne peut nous rendre compte des premières divergences de direction des axones. Est-il possible, en effet, que dans l'étroite enceinte de la moelle primitive et à une époque où les capillaires n'ont pas encore paru, il y ait de grandes différences locales dans le milieu alimentaire? Nous ne le croyons guère, et de plus, nos observations nous l'ont appris, l'apparition des capillaires dans la moelle, apparition due à un phénomène de croissance aussi mystérieux que celui dont nous recherchons la cause, n'apporte aucun changement dans la position et la direction des axones et des dendrites.

Opinion de Strasser[2]. — Pour cet auteur, qui vise surtout à l'explication de la croissance des fibres motrices vers le myotome, les neuroblastes sont capables d'une certaine activité fonctionnelle accompagnée de phénomènes électro-moteurs. Pendant la phase germinale, le pôle extérieur du neurone se chargerait d'électricité positive; le myotome ou rudiment des fibres musculaires dégagerait, au contraire, de l'électricité négative; par suite de cette différence de potentiel, le cône de croissance du cylindre-axe, entraîné par le courant électrique, se porterait à la rencontre des cellules musculaires.

La conception de Strasser a un défaut grave, elle ne s'appuie que sur une hypothèse toute gratuite : sur l'existence de courants électriques dans les neurones embryonnaires et sur une différence de potentiel entre les neurones et le myotome. En outre, comme le remarque Lenhossék, ces explications, qui, à la rigueur, pourraient nous faire comprendre comment les nerfs se terminent dans les muscles, ne peuvent en aucune façon nous aider à concevoir pourquoi chaque fibre musculaire se met en rapport avec une seule et unique fibre nerveuse. On comprend encore moins, par le moyen de cette hypothèse, la différence de direction des axones dans les centres eux-mêmes et l'établissement de contacts entre neurones distants.

Notre théorie. — Nous allons rappeler ici ce que nous avons dit à propos de l'évolution des éléments nerveux de cette membrane dans notre travail sur la rétine[3], paru en 1892 : « Sans nier l'importance des influences mécaniques invoquées par His, nous croyons que l'on pourrait admettre également des circonstances analogues à celles qui entrent en jeu dans le phénomène appelé chimiotaxie par Pfeffer[4], phénomène dont la réalité a été

Attraction alimentaire.

Action électro-motrice réciproque des axones moteurs et des myotomes.

Attraction chimiotactique.

1. His (junior), Die Entwickelung des Herznervensystems bei Wirbelthieren. *Abhandl. d. math.-physik. Klasse d. Königl. Sächsich. Gesellsch. d. Wissensch.*, Bd. XVIII, 1893.
2. Strasser, Alte und neue Probleme der Entwickelungsgeschichtlichen Forschung auf dem Gebiete des Nervensystems. *Ergebnisse d. Anat. u. Entwickelungsgesch.* Bd. I, 1892.
3. S.-R. Cajal, La rétine des vertébrés. *La Cellule*, t. IX, fasc. 1, novembre, 1892.
4. Pfeffer, Untersuchungen aus d. botanischen Institute in Tübingen. Bd. I, p. 363.

constatée chez les leucocytes par Massart et Bordet[1], Gabritchewsky[2], Büchner[3] et Metchnikoff[4], et auquel ce dernier auteur a attribué le fait singulier de la réunion des pointes de croissance des vaisseaux embryonnaires. »

« Si l'on admet que les neuroblastes sont doués de cette sensibilité chimiotactique, on peut imaginer qu'ils sont capables de mouvements amiboïdes, à l'instigation de substances sécrétées par les éléments épithéliaux, nerveux ou mésodermiques. Leurs expansions s'orienteront, par conséquent, dans le sens des courants chimiques et se porteront à la rencontre des corpuscules sécréteurs. »

« Dans ce processus, les cellules épithéliales et leurs membranes limitantes auraient peut-être pour fonction de diriger les mouvements amiboïdes, d'empêcher, par suite, les prolongements cellulaires de se lancer en ligne droite vers la source chimiotactique et de leur faire suivre plutôt les itinéraires les plus propices à l'édification anatomique des centres nerveux. »

Voici, en outre, les explications que nous donnions, dans ce même travail, sur les principaux cas de croissance et de transformation des neurones : 1° le déplacement des corps cellulaires, de ceux, par exemple, des grains du cervelet et des cellules sensitives des ganglions, est déterminé par une chimiotaxie positive, qui attire ces corps vers les points où ils émigrent ; 2° la croissance des cylindres-axes moteurs est déterminée par la sécrétion de substances attractives dans le myotome; 3° l'établissement de rapports de contiguïté entre les cellules nerveuses est amené par une chimiotaxie positive réciproque des axones émis par les unes et de la ramure dendritique émise par les autres ; 4° les connexions multiples de chaque neurone sont le produit de nombreuses influences chimiotactiques, successives et échelonnées.

Malgré toutes les objections que l'on peut faire contre cette théorie, nous croyons, avec Lenhossék, qu'il n'y a point d'inconvénient à l'accepter, en attendant que la science nous fournisse de la croissance et de l'organisation des cellules nerveuses embryonnaires une interprétation plus plausible. Nous allons donc l'exposer à nouveau ici, mais élargie et adaptée au cas particulier de l'histogénèse et de l'organogénèse de la moelle.

La croissance des neurones obéit à trois catégories de conditions : 1° aux influences mécaniques; 2° à la sécrétion de substances attractives; 3° à la sensibilité chimiotactique ou amiboïdisme de cause chimique.

Conditions mécaniques. — Elles ont pour but de canaliser dans un sens déterminé le mouvement amiboïde, aveugle au début, parce que la sécrétion de substances attractives par les épithéliums et les tissus mésodermiques, qui doit un peu plus tard mettre en jeu l'amiboïdisme chimiotactique, ne s'est pas encore produite. Comme exemple de dispositions mécaniques

1. MASSART et BORDET, *Annales de l'Institut Pasteur*, p. 417, 1891.
2. GABRITCHEWSKY, *Annales de l'Institut Pasteur*, 1890.
3. BÜCHNER, *Berliner klin. Wochenschr.*, n° 47, 1890.
4. METCHNIKOFF, Leçons sur la pathologie comparée de l'inflammation. Paris, 1892.

influant sur la direction des axones, nous citerons : *a*) l'amincissement du tronc périphérique des spongioblastes, phénomène qui crée, dans toute la zone externe de la moelle, de vastes espaces plasmatiques, triangulaires et divergents, qui serviront de champ d'expansion aux neurones ; *b*) l'édification d'un mur de soutènement autour du canal épendymaire, grâce à des corps et noyaux de l'épithélium unis en une assise dense, mur d'où l'une après l'autre sont chassées mécaniquement, comme par expression, les cellules germinales ; *c*) la production de la membrane basale externe, paroi résistante, sur la surface interne de laquelle glisseraient, pour changer de direction, les cônes de croissance.

Sécrétion de matières attractives ou chimiotropiques positives. — Pour que nous puissions tirer de cette hypothèse les éléments d'une explication suffisante, nous sommes obligé de supposer que la sécrétion ne s'établit pas partout en même temps, qu'elle s'effectue, au contraire, successivement, dans les divers corpuscules embryonnaires pendant les phases les plus précoces de leur développement. La source chimiotactique, qui ferait la première son apparition, serait celle de l'extrémité externe du spongioblaste, extrémité vacuolisée, suivant l'opinion de His ; c'est à elle qu'il faudrait rapporter la marche des cônes de croissance vers la périphérie, au début ; ensuite, naîtrait le flux chimiotactique du myotome et de l'épithélium cutané [1]. Ce serait plus tard seulement, quand se sont taris les premiers courants, que des matières attractives s'élaboreraient dans les neurones moteurs et funiculaires de la moelle épinière.

Dans les cellules nerveuses de la moelle, la *phase attractive* ou de sécrétion de substances chimiotropiques est de courte durée ; elle coïncide avec la période évolutive, pendant laquelle le corps cellulaire émet des dendrites aveuglément, en tous sens. Mais comme nous l'avons supposé en commençant, cette phase attractive est éprouvée successivement par les diverses catégories de neurones, et l'ordre rigoureux de cette succession explique de façon très naturelle les lois de priorité de développement que nous avons exposées précédemment : formation précoce des racines antérieures, du cordon antérieur, etc.

Sensibilité aux substances attractives. — Tous les segments du neurone embryonnaire en seraient doués : le corps, les dendrites (simples résultantes des forces attractives des cellules nerveuses sur le protoplasma périsomatique de l'une d'entre elles) et le cylindre-axe, dont l'extrémité ou cône de croissance posséderait cette sensibilité au plus haut degré. L'intensité de cette aptitude se mesure par la vitesse de formation et la longueur des expansions dirigées vers les sources chimiotactiques.

La production des ramifications sur les cylindres-axes et les dendrites reconnaît pour cause la multiplicité des forces chimiotropiques positives, qui, simultanément ou à tour de rôle, agissent sur l'amiboïdisme d'un neurone ; celui-ci émettra donc autant d'appendices qu'il recevra de sollicita-

---

1. Cependant, les interstices à direction radiale existant entre les cellules épithéliales pourraient également jouer un rôle dans cette orientation.

tions d'éléments différents. Mais plusieurs cellules nerveuses peuvent être provoquées par un seul et unique élément, pourvu que son énergie chimiotactique soit suffisamment puissante ; ainsi, de nombreuses branchilles nerveuses, appartenant à des neurones différents, pourront être attirées par lui. Tels sont les deux procédés qui président à l'établissement des rapports intercellulaires multiples.

Il est inutile d'ajouter que chaque cellule est tour à tour active et passive dans ce processus chimiotactique ; elle attire des expansions, et quand le moment en est venu, elle est attirée par d'autres cellules et leur adresse alors ses appendices amiboïdes. Mais, ne l'oublions pas, ces influences réciproques ne peuvent s'éprouver qu'entre expansions hétéronymes, c'est-à-dire, entre corps et dendrites d'une part, axones et collatérales de l'autre.

La différenciation des appendices cellulaires en cylindres-axes et dendrites dépendrait de l'ordre d'apparition des sources chimiotropiques. Ainsi, les spongioblastes, étant les premiers à distiller des substances attractives, déterminent la formation de cylindres-axes ; quand les spongioblastes cessent de sécréter, les cellules motrices et funiculaires entrent en activité, et, sous leur attirance, l'arborisation nerveuse terminale pousse, d'abord rudimentaire, à l'extrémité de l'axone. Enfin, cette arborisation nerveuse terminale elle-même verse dans les liquides de la substance grise des matières attractives qui irritent le protoplasma cortical du corps cellulaire, et les dendrites définitifs sortent ou s'étendent. On peut donc considérer la quantité immense des expansions et connexions intercellulaires qui existent dans le système nerveux adulte, comme l'expression matérialisée des innombrables courants de substances chimiotropiques positives, qui ont agi dans l'espace médullaire, pendant toute la période du développement. La ramure entière d'un neurone raconte donc, en traits visibles, l'histoire des luttes qu'il a soutenues pendant sa vie embryonnaire. Les expansions des neurones ne représentent pas vraisemblablement la totalité des attractions éprouvées. Elles ne répondent sans doute qu'aux forces les plus intenses, à celles qui, à chaque phase de l'évolution embryonnaire, ont été prédominantes. Dans cette sorte de lutte pour l'existence, les appendices, qui parviennent à établir des connexions utiles, persistent seuls.

Ajoutons, enfin, que des sources attractives, agissant en même temps et avec une énergie semblable sur une expansion, y produiraient une bifurcation dont l'ouverture angulaire dépendrait de la position occupée par les sources d'attraction.

Les fondements de la théorie sont maintenant exposés ; voyons, en quelques mots, comment ils peuvent s'appliquer à un certain nombre de cas particuliers.

Formation des racines motrices. — La précocité de la phase sécrétante dans le myotome, jointe à celle de la sensibilité chimiotactique dans les neurones de la corne motrice explique la priorité de cette formation. Les cônes des cellules nerveuses sont attirés en avant avec une telle violence qu'ils triomphent de la résistance de la membrane épithéliale externe et se lancent rapidement vers les fibres musculaires. Au moment où les premières substances attractives se manifestent au dehors, c'est-à-dire dans les myotomes, il n'existe dans la moelle aucune source chimiotactique ; il est donc tout naturel que les cellules nerveuses médullaires les plus proches de ces substances soient les premières à en subir l'influence.

Bipolarité des cellules sensitives. — Elle résulte de deux actions attractives de sens contraire : attraction de l'un des pôles vers les portions externes de l'épithélium médullaire à la phase spongioblastique ; attraction de l'autre vers les corpuscules de l'ectoderme. Les causes mécaniques invoquées par His règlent le cours du mouvement amiboïde.

Formation de la substance blanche. — Ses causes sont au nombre de deux, ainsi que nous l'avons relaté antérieurement : l'attraction chimiotactique qu'exercent les extrémités périphériques de l'épithélium, et le choc éprouvé par le cône de croissance lancé contre la membrane basale, choc qui renvoie l'axone dans une direction longitudinale.

Inclinaison initiale des cylindres-axes commissuraux. — La production, au niveau de la moitié antérieure du bourrelet épithélial, de substances attractives d'une puissance supérieure à celles émises par le restant de l'épithélium expliquerait cette direction oblique. Cette même supériorité d'influence rendrait également compte de la rapidité avec laquelle certains cônes de croissance s'infléchissent en avant, aussitôt qu'ils ont franchi le mur épithélial (fig. 238). Enfin, la prolongation, pendant un temps suffisant, de la phase sécrétrice dans le tonnelet épithélial, justifierait la durée, relativement longue, employée par la commissure antérieure pour s'édifier.

Il est plus difficile de comprendre la croissance ultérieure du cylindre-axe jusqu'à la membrane basale externe du cordon antérieur de la moitié opposée de la moelle, où il devient longitudinal. Peut-être, est-il permis de faire appel à quelque influence des extrémités épithéliales de ce cordon ou encore à une force d'attraction de la part des neurones moteurs qui se trouvent dans des segments médullaires plus éloignés.

Formation des collatérales de la substance blanche. — Une fois transformé en fibre longitudinale, le cylindre-axe des cellules funiculaires et commissurales s'étend le long de la moelle, jusqu'à ce qu'il entre dans la sphère d'action de neurones en plein travail sécréteur. Le cône de croissance est attiré par eux, et par eux aussi modelé en arborisation terminale. Plus tard, d'autres corpuscules, parvenus successivement à la maturité attractive et échelonnés tout le long de la substance grise, font sentir leur puissance inductrice sur l'axone qui les avoisine, excitent son protoplasma et y provoquent la saillie de filaments qui ne sont autres que les collatérales de la substance blanche.

Antériorité des collatérales du cordon antérieur. — Elle est la conséquence de la précocité de la phase sécrétrice ou attractive dans les cellules motrices et funiculaires de la corne antérieure.

L'apparition des collatérales sensitives s'explique de même. Dès que les branches ascendantes et descendantes des radiculaires postérieures se sont allongées, les cellules motrices les induisent ; aussi les collatérales sensitivomotrices sont-elles les premières à se montrer. Au contraire, les collatérales destinées à la substance de Rolando sont fort tardives, précisément à cause de la lenteur du développement des cellules qui y habitent et de la tardivité de leur phase chimiotropique. Quant aux collatérales croisées, leur production a pour cause la diffusion bilatérale des courants chimiotactiques. Or, nous savons qu'en général les fibres longitudinales les plus proches de la ligne médiane sont les sources les plus importantes des collatérales croisées ; théorie et observation s'accordent donc. Les commissures protoplasmiques, enfin, doivent leur origine à cette même diffusion bilatérale des courants attractifs.

Émigration des corps cellulaires. — Lorsque la direction et la position des axones et dendrites se trouvent fixées, l'état sécréteur disparaît dans la plupart des cellules et, du même coup, cesse toute attraction chimiotactique. Aussi, quand de nouveaux cylindres-axes pénètrent dans un territoire nerveux parvenu à ce stade de repos relatif, les neurones ne peuvent-ils ni détruire les contacts déjà établis, ni enlever les dendrites aux connexions où elles sont engagées, pour répondre aux exigences des fibres nerveuses nouvelles. Les neurones attribuent à ces fibres le seul protoplasma indifférencié qui reste à leur disposition, celui du corps, et voici comment : ou bien de nouvelles dendrites sortent du corps cellulaire, ou bien le corps cellulaire lui-même se transporte, comme une expansion protoplasmique énorme, vers les arborisations nerveuses envahissantes pour se mettre à leur contact. C'est ce qui se produit dans le cervelet, quand les fibres moussues apparaissent dans la couche des grains : les corps des grains superficiels s'enfoncent pour les rejoindre. Il en est encore vraisemblablement de même dans les ganglions rachidiens, à l'arrivée des ramifications du grand sympathique ; celles-ci occupent de préférence les zones périphériques du ganglion, et les corps des cellules sensitives émigrent vers elles. C'est peut-être à l'absence totale d'influences chimiotactiques, même tardives, qu'il faut attribuer le maintien, jusqu'à l'âge adulte, de la forme bipolaire dans les cellules olfactives, dans celles des ganglions des nerfs cochléaire et vestibulaire et dans certains neurones de la rétine. Enfin, le défaut d'arborisation péricellulaire de maints corpuscules sensoriels remonte peut-être aussi à la dernière cause que nous invoquons.

Chimiotaxie chez l'enfant et chez l'adulte. — Aussitôt l'évolution morphologique du neurone terminée, la sensibilité chimiotactique et la production de substances attractives s'interrompent ou s'atténuent considérablement. Néanmoins, elles ne cessent pas pour toujours et partout. Pour nous, il est très possible, en effet, que, même à l'âge adulte, la sécrétion de matières chimiotropiques et l'amiboïdisme chimique des dendrites et arborisations nerveuses se rétablissent partiellement, grâce au travail exagéré de certaines cellules nerveuses ; de là, non seulement une augmentation des voies de connexions intercellulaires existantes, mais encore la création d'associations tout à fait nouvelles.

Cet amiboïdisme lent, qui perfectionne la texture nerveuse et répond aux nouvelles nécessités fonctionnelles par de nouvelles adaptations morphologiques, ne s'arrête pour toujours que chez les vieillards ; mais, là, comme partout, les différences individuelles doivent être multiples et importantes. Nous reviendrons avec plus de détails sur ce point ainsi que sur d'autres, relatifs également à l'amiboïdisme lent ou rapide des neurones, lorsque nous étudierons l'écorce cérébrale.

La théorie chimiotactique que nous venons d'exposer explique assez bien le développement du système nerveux chez l'individu ; mais ce n'est qu'une théorie, une synthèse commode de tous les faits histogéniques ; ce n'est pas une doctrine définitive. N'oublions pas, en effet, que, pour l'édifier, nous sommes parti de suppositions, telles que sécrétion de substances attractives, sensibilité chimiotactique des neurones, apparition successive de l'état sécréteur. Mais admettons un instant que cette théorie soit passée au rang de vérité établie, le problème de l'ontogénie nerveuse en serait-il pour cela décidément résolu ? Point du tout, il resterait encore tout entier, toujours enveloppé de ses difficultés obsédantes. Au lieu même de l'éclairer, nous n'avons fait que l'obscurcir, car notre théorie soulève, à son tour, d'autres questions encore plus embarrassantes. Quelles sont les causes des influences mécaniques qui canalisent les courants amiboïdes? Pourquoi la phase sécrétrice se produit-elle à tel moment et en tel point, plutôt qu'en d'autres ? Pourquoi la sensibilité chimiotactique s'arrête-t-elle ou diminue-t-elle à certaines époques ?

L'avenir pourra, seul, élucider ces problèmes, en les réduisant sans doute à des phénomènes physico-chimiques.

La théorie chimiotactique, dont nous avions fait l'exposé en 1892, lors de nos études sur le développement de la rétine, a été admise en principe par plusieurs histologistes, Lenhossék et Lugaro, en particulier. Cette théorie, qui au début paraissait être une conjecture sans vérification possible, a reçu, en ces dernières années, l'appui de l'expérimentation, surtout en matière de régénération nerveuse.

Faits favorables à la théorie chimiotactique.

Rappelons ici quelques faits positifs, qui impliquent presque nécessairement l'existence de substances capables d'orienter les cylindres-axes et sécrétées ou par les cellules de Schwann, ou par les corpuscules satellites des cellules sensitives, ou par les terminaisons nerveuses diverses.

1° Florsmann, par ses expériences déjà anciennes, démontra que les substances produites par la désintégration de morceaux de nerfs isolés possédaient la propriété d'attirer les cylindres-axes en voie de régénération dans les nerfs mutilés.

2° Lugaro a établi, par ses expériences de régénération des racines postérieures, que si l'on sectionne ces racines, on y voit souvent pénétrer des fibres de nouvelle formation, issues des racines antérieures. Ces fibres sont attirées par des substances attractives, lorsque les racines antérieures sont plus ou moins affectées par la lésion.

3° Quand on sectionne un nerf, on observe, ainsi que nous, Lugaro et Marinesco l'avons fait, que les fibres néoformées, d'abord dispersées dans la cicatrice, convergent vers la partie sectionnée du bout périphérique et s'engagent dans les gaines anciennes, comme si les cellules de Schwann, qui les remplissent par suite de leur prolifération, sécrétaient une substance qui dirige les fibres néoformées.

4° D'après Tello[1], dont nous avons confirmé les recherches intéressantes, les plaques motrices des animaux, chez qui on sectionne le sciatique, se régénèrent lorsque leur siège se trouve envahi par la boule de croissance d'une fibre nerveuse embryonnaire, bientôt décomposée en arborisation terminale. Cette fibre n'arrive qu'après un long trajet libre à l'ancienne plaque, dont seuls les noyaux subsistent; on est donc amené à supposer que ces noyaux sécrètent des substances qui attirent les sphérules terminales des cylindres-axes musculaires.

5° Lors de ses belles recherches sur la transplantation des ganglions sensitifs, Nageotte[2] a souvent constaté que les branches nerveuses, nouvellement formées aux dépens du glomérule d'un neurone, sont fortement attirées par les amas de corpuscules satellites ou sous-capsulaires qui appartiennent à des neurones nécrosés voisins, et que leurs terminaisons enchevêtrées forment autour de ces neurones des nids extrêmement compliqués.

6° La théorie chimiotactique est encore corroborée, indirectement, il est vrai, par les cas où les fibres, après s'être égarées ou avoir été arrêtées dans leur marche par un obstacle imprévu, finissent par retrouver leur chemin, comme si, à un moment donné, elles avaient subi l'influence de substances chimiotactiques. Les fibres égarées du pathétique, chez les lapins nouveau-nés (fig. 247), ainsi que les neuroblastes tombés accidentellement dans le ventricule et retournés dans la substance grise (fig. 246, D, E), constituent de bons exemples de cette preuve indirecte.

1. Tello, Dégénération et régénération des plaques motrices après la section des nerfs. *Trav. du Lab. de rech. biol.*, t. V, fasc. 3, 1907.
2. Nageotte, Étude sur la greffe des ganglions rachidiens. *Anat. Anzeiger.* nᵒˢ 9 et 10, 1907, et les très intéressantes communications à *la Société de biologie de Paris*, 1907.

CHAPITRE XXII

BULBE RACHIDIEN

ASPECT EXTÉRIEUR

Le bulbe rachidien, appelé aussi moelle allongée, est le segment épaissi et conique qui termine la moelle à son extrémité supérieure, quand elle s'unit à la protubérance et au cervelet. Il est logé, en partie, dans la cavité crânienne. Ses limites sont : en haut, le bord postérieur de la protubérance, en bas, le point d'émergence de la première paire cervicale.

Le bulbe rachidien n'est, en réalité, que le prolongement de la moelle épinière ; car il comprend, comme elle, des racines sensitives et motrices, de la substance blanche disposée à la périphérie et des foyers gris ou cornes antérieures et postérieures. Mais toutes ces parties ont subi des déplacements et des changements tels, que la structure du bulbe en acquiert un cachet particulier. Avant de nous lancer dans le détail de toutes ces modifications internes, il est bon de jeter un coup d'œil sur l'aspect extérieur de l'organe que nous voulons étudier. Pour la commodité de la description, nous considérerons le bulbe comme une pyramide à base supérieure quadrangulaire et à quatre faces, une antérieure, deux latérales et une postérieure.

FACE ANTÉRIEURE (fig. 276). — Tournée en avant et en bas, cette face présente, en son milieu, un sillon vertical, le *sillon médian antérieur*, qui se continue inférieurement avec le sillon de même nom de la moelle ; en haut, au point où il atteint la protubérance, ce sillon se termine dans une dépression ou fossette, appelée *trou borgne de Vicq d'Azyr*. Sa profondeur diminue à mesure qu'il descend vers la moelle ; il se trouve même presque interrompu, par suite de l'apparition de nombreux faisceaux blancs qui s'entrecroisent à angle aigu, en passant des profondeurs de la moelle au cordon antérieur du bulbe (fig. 276, *G*), et forment l'*entrecroisement* ou *décussation des pyramides*. De chaque côté du sillon médian, on voit une saillie constituée par un faisceau volumineux de substance blanche, qui s'amincit en descendant ; c'est la *pyramide antérieure* (fig. 276, *A*). Inférieurement, ce cordon blanc est en continuité apparente avec le cordon antérieur de la moelle ; en réalité, il a pour suite la voie pyramidale ou motrice croisée et directe. Supérieurement, il perfore la protubérance et pénètre dans le pédoncule cérébral et le cerveau. Un autre sillon vertical, continuation du sillon antéro-latéral de la moelle, limite, en dehors, chacune des pyramides ; c'est le *sillon collatéral antérieur*. A sa partie supérieure, émergent les racines du nerf hypoglosse (fig. 276, *XII*), tandis qu'à sa partie inférieure il est croisé par quelques fibres arciformes venues de la face postérieure du bulbe (fig. 276, *C*). Enfin, plus en dehors encore, apparaît une éminence blanche, oblongue, arrondie à ses extrémités, limitée en haut par la protubérance, libre en bas, où elle atteint presque le niveau supérieur de la décussation des pyramides. Cette saillie n'est autre que l'*olive bulbaire*

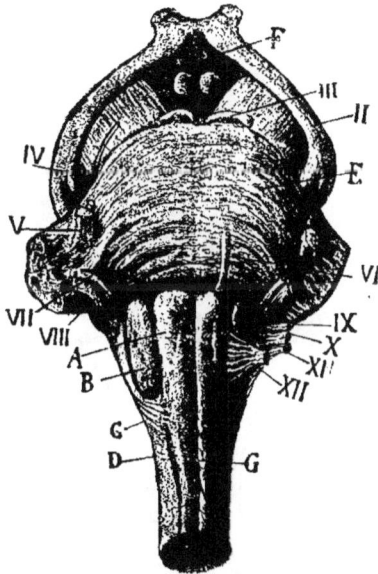

FIG. 276. — Face antérieure du bulbe et de la protubérance de l'homme.

A, pyramides ; — B, olives ; — C, fibres arciformes ; — D, cordon latéral ; — F, *tuber cinereum* ; — G, sillon médian antérieur et entrecroisement des pyramides ; — II, bandelette optique ; — III, moteur oculaire commun ; — IV, pathétique ; — V, trijumeau ; — VI, moteur oculaire externe ; — VII, facial ; — VIII, auditif; — IX, glosso-pharyngien ; — X, vague ou pneumogastrique ; — XI, spinal ; — XII, hypoglosse.

(fig. 276, *B*), un des organes les plus importants du bulbe et dont la taille semble être toujours proportionnée au volume du cervelet. Au côté externe de l'olive, est creusé un sillon superficiel, qui, en bas, vient confluer dans le sillon collatéral antérieur.

FACE LATÉRALE. — Le bulbe présente, sur ses côtés, un mince cordon, seule partie visible et bien petite d'un faisceau très important, situé dans la profondeur et en continuité avec le cordon latéral de la moelle. En arrière de ce cordon, on aperçoit le *sillon collatéral postérieur*, prolongement du sillon de même nom de la moelle. Trois nerfs en émergent, le glosso-pharyngien, le vague et le spinal, c'est-à-dire les nerfs mixtes du bulbe rachidien (fig. 276, *IX*, *X*, *XI*).

FACE POSTÉRIEURE. — Sa physionomie est très spéciale, par suite de l'ouverture du canal épendymaire. Ce sont les parois élargies et transversalement étendues de ce canal qui constituent le plancher du quatrième ventricule ou ventricule cérébelleux. Il faut distinguer deux portions dans cette face postérieure: l'une, inférieure ou sous-ventriculaire, l'autre, supérieure ou ventriculaire.

Portion sous-ventriculaire. — On y remarque de dedans en dehors : le *sillon médian postérieur* (fig. 277), prolongement du sillon homonyme de la moelle; la *pyramide postérieure* (fig. 277, *A*), saillie allongée de haut en bas, triangulaire, à base supérieure épaissie en massue et à sommet inférieur, en continuité avec le cordon de Goll ; le *sillon intermédiaire postérieur*, P, qui sépare cette pyramide du cordon postérieur proprement dit ; et enfin, le *corps restiforme* (fig. 277, *D*), gros faisceau arrondi, en apparence continu avec le cordon postérieur de la moelle, mais, en réalité, formé par des fibres nées du bulbe et par d'autres fibres qui vont se jeter dans le cordon latéral de la moelle. En haut, le corps restiforme se dilate et s'écarte graduellement de la ligne médiane ; il encadre ainsi le plancher du quatrième ventricule et se termine par continuation avec le pédoncule cérébelleux inférieur (fig. 277, *D*). En dehors, il paraît limité par un sillon qui prolonge le sillon collatéral postérieur de la moelle ou sillon d'émergence des racines sensitives (fig. 277, *C*). Son bord interne est défini par le *sillon intermédiaire pos-*

térieur, suite de celui qui, dans la moelle, sépare les cordons de Goll et de Burdach (fig. 277, *P*). A peu de distance du sillon collatéral posté-rieur, le corps restiforme présente une tache grise, saillante, oblongue, plus apparente chez le nouveau-né que chez l'adulte ; c'est *le tubercule cendré de Rolando*. Ce tubercule n'est autre chose que la tête de la corne postérieure de la substance grise bulbaire, à peine recouverte de substance blanche. C'est là que vient se terminer la racine descen-dante du trijumeau.

Portion supérieure ou ventricu-laire. — Elle est presque tout entière occupée par une dépression rhomboïdale, de couleur générale-ment grisâtre, qui n'est rien d'autre que le plancher du quatrième ven-tricule. Seule, la partie inférieure de ce plancher appartient au bulbe, la partie supérieure formant la face postérieure de la protubérance. Nous avons déjà dit que ce plan-cher représente l'intérieur ouvert et étalé du canal épendymaire, qui, en

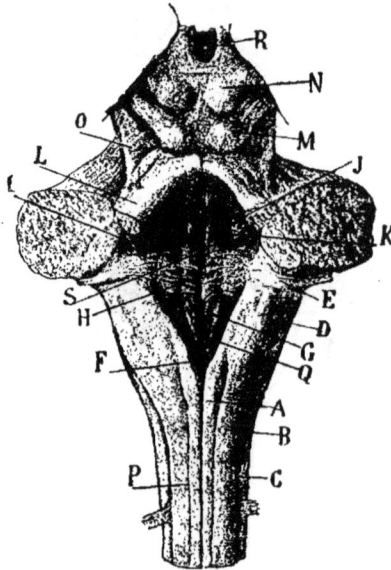

Fig. 277. — Face postérieure du bulbe et de la protubérance de l'homme.

A, pyramide postérieure ; — B, cordon postérieur ; — C, sillon collatéral postérieur ; — D, corps restiforme ; — E, nerf acoustique ; — F, bec du *calamus* ; — G, aile blanche interne ; — H, barbes du *calamus* ; — I, tubercule acoustique ou aile blanche externe ; — K, éminence *teres* ; — L, pé-doncule cérébelleux supérieur ; — M, tubercule quadrijumeau postérieur.

se fendant, s'est considérablement élargi. Il n'a donc plus de paroi posté-rieure. La valvule de Vieussens et le cervelet lui en tiennent lieu, en haut.

Le plancher du quatrième ventricule possède plusieurs accidents, qui trahissent au dehors, quoique de façon très imparfaite, les divers foyers gris moteurs et sensitifs sous-jacents. Voici les particularités les plus inté-ressantes de ce plancher. Sur la ligne médiane, on voit un sillon qui va du canal central de la moelle en bas à l'aqueduc de Sylvius en haut (fig. 277). L'aspect de ce sillon, à sa partie inférieure, joint à celui qu'il présente dans sa portion supérieure, d'où semblent partir des stries blanches transversales, lui a fait donner le nom de *calamus scriptorius* (fig. 277, *F*). De chaque côté du calamus, on aperçoit une saillie allongée, gris clair, le *funiculus teres*. La région moyenne, large, du *funiculus teres* s'épaissit en une petite éminence appelée *eminentia teres* (fig. 277, *K*), à laquelle répond le noyau du moteur oculaire externe. Les extrémités supérieure et inférieure du *funiculus teres* s'amincissent, au contraire; la dernière, qui porte le nom d'*aile blanche interne*, représente la face postérieure du noyau d'origine de l'hypoglosse (fig. 277, *G*).

En dehors du *funiculus teres* et de haut en bas, on remarque encore trois taches grises, de forme triangulaire; la plus élevée, voisine de l'aqueduc de Sylvius, est le *locus cæruleus, J;* la moyenne, excavée, s'appelle *fossette antérieure* et l'inférieure, placée tout près du calamus, se nomme *aile grise* (fig. 277, *Q*). Plus en dehors, enfin, et à proximité du corps restiforme, se dessine une grosse éminence semi-lunaire qui manifeste à l'extérieur le noyau de terminaison du nerf acoustique; c'est le *tubercule acoustique* ou *aile blanche externe* (fig. 277, *I*).

Les stries blanches, transversales, dont nous avons parlé à propos du calamus et que leur blancheur fait si nettement ressortir sur le fond gris du plancher, sont de petits faisceaux, qui, partis du bord du corps restiforme, se portent au raphé ou sillon médian postérieur; on les appelle *barbes du calamus scriptorius* (fig. 277, *H*).

CHAPITRE XXIII

CONFORMATION INTÉRIEURE DU BULBE

IDÉE GÉNÉRALE DE LA DISTRIBUTION DES SUBSTANCES BLANCHE ET GRISE. — ÉTUDE DE LA CONFORMATION INTÉRIEURE DU BULBE A L'AIDE DE COUPES TRANSVERSALES SÉRIÉES.

Le bulbe rachidien renferme, comme la moelle, une écorce de substance blanche à la périphérie et des masses grises au centre ; des nerfs moteurs y prennent naissance, des nerfs sensitifs viennent s'y terminer. Mais la position des masses grises, la situation et la direction des cordons blancs et des nerfs subissent dans le bulbe des changements considérables. Parmi les causes dont l'action combinée a produit des modifications dans la substance blanche, nous citerons : 1° l'apparition de noyaux cellulaires nouveaux, tels que l'olive, les noyaux des cordons de Goll et de Burdach, etc. ; l'intercalation de ces foyers dans les voies montant de la moelle provoque de multiples dislocations dans la substance blanche ; 2° le développement important des noyaux d'origine et de terminaison des nerfs qui animent les territoires de motilité et de sensibilité exquise, comme le trijumeau, le pneumogastrique, le glosso-pharyngien, l'hypoglosse, etc. ; 3° l'ouverture et l'élargissement du canal épendymaire ; la fente, qui s'est produite dans le canal, au niveau du sillon médian postérieur de la moelle, a rejeté sur les côtés et par suite relégué dans le plancher du quatrième ventricule les noyaux d'origine des paires rachidiennes ; 4° le déplacement et la décussation des voies motrice et sensitive ; ces deux faits, survenant dans la portion inférieure du bulbe, déterminent un accroissement sensible de la masse blanche située en avant des foyers gris ; 5° l'établissement de nombreuses voies transversales arciformes entre certains des noyaux bulbaires et le cervelet ; enfin, 6° la production de plusieurs voies sensitives et sensorielles centrales, d'une grande puissance, qui s'ajoutent aux voies sensitives issues de la moelle et se placent derrière elles et sur leurs côtés.

Causes qui ont modifié la disposition :
1° de la substance blanche.

Quant à la substance grise de la moelle, les causes que nous venons de mentionner ont agi sur elle, dans le bulbe, de la façon suivante. La corne antérieure, transformée en noyaux moteurs, occupe maintenant une situation postéro-interne, tandis que les noyaux sensitifs, continuation de la corne postérieure, siègent dans la région postéro-externe. En outre, les groupes cellulaires, qui dans les cornes se trouvaient réunis, sont, dans le bulbe, dissociés et séparés par des faisceaux de substance blanche. C'est

2° de la substance grise.
a) corne antérieure.

ainsi que les deux pléiades principales de la corne motrice sont devenues, dans le bulbe, deux colonnes distinctes. L'*interne*, avoisinant le raphé postérieur, donne naissance à l'hypoglosse, aux premières paires cervicales, à l'oculo-moteur externe, à l'oculo-moteur commun et au pathétique ; l'*externe*, souvent subdivisée en deux sous-noyaux antérieur et postérieur, engendre les portions motrices des nerfs spinal, glosso-pharyngien, facial et trijumeau. Les limites supérieures de ces deux colonnes ne se trouvent pas au même niveau ; la colonne motrice interne remonte jusqu'au tubercule quadrijumeau antérieur, tandis que l'externe ne dépasse pas la protubérance, où on lui donne le nom de noyau masticateur.

b) corne postérieure.

Les cornes postérieures ou sensitives de la moelle, qui, dans le bulbe, forment la plus grande partie de la substance grise du quatrième ventricule, se sont également partagées chacune en deux colonnes. L'*antérieure*, représente la substance de Rolando, ainsi que la tête et le centre de la corne postérieure ; elle constitue un foyer latéral, superficiel, de grande longueur, dans lequel se ramifient la racine sensitive du trijumeau et en partie celle du vague et du glosso-pharyngien ; la *postérieure*, possède une masse considérable et représente peut-être la région de la base de la corne postérieure ; l'acoustique, la majeure partie des fibres sensitives du glosso-pharyngien et du vague ainsi que la totalité de celles du nerf intermédiaire de Wrisberg viennent s'arboriser dans cette masse. Enfin, la substance grise inter-

c) substance grise intermédiaire. etc.

médiaire, le noyau interstitiel et les cellules exclusivement funiculaires, directes ou croisées, de la corne antérieure de la région cervicale de la moelle se trouvent probablement remplacées dans le bulbe par les grandes cellules interstitielles de cette substance blanche qui, sous le nom de substances réticulées blanche et grise, s'étend sur les côtés du raphé, en avant des noyaux sensitifs. Par conséquent, et cela nous le montrerons plus tard, les noyaux moteurs ne possèdent habituellement dans le bulbe que des cellules d'une seule espèce, c'est-à-dire des cellules motrices ; les neurones producteurs de voies courtes y font défaut.

ÉTUDE DE LA CONFORMATION INTÉRIEURE DU BULBE A L'AIDE DE COUPES SÉRIÉES

Pour mieux comprendre la disposition macroscopique des masses grises et blanches du bulbe, il est indispensable d'examiner des coupes transversales sériées de cet organe, de les comparer entre elles et de suivre ainsi sur chacune d'elles la position des voies principales descendues de l'encéphale ou émanées de la moelle.

Cette étude doit être pratiquée à l'aide de bonnes préparations, colorées par la méthode de Weigert et provenant de l'homme ou des mammifères supérieurs.

Les figures que nous donnons reproduisent un certain nombre de coupes intéressantes tirées de deux séries : l'une est fournie par un enfant âgé de quelques jours ; l'autre, par un homme adulte atteint d'hémiplégie ; aussi, la voie pyramidale a-t-elle disparu sur une moitié des coupes, entraînant un léger aplatissement dans les régions voisines. L'absence de voie pyramidale est avantageuse ici ; elle permet, en effet, d'étudier plus commodément les fibres arciformes et commissurales qui traversent ce système moteur dans le bulbe.

Région de transition entre le bulbe et la moelle (fig. 278). — La coupe reproduite sur cette figure passe par la portion supérieure de la moelle cer-

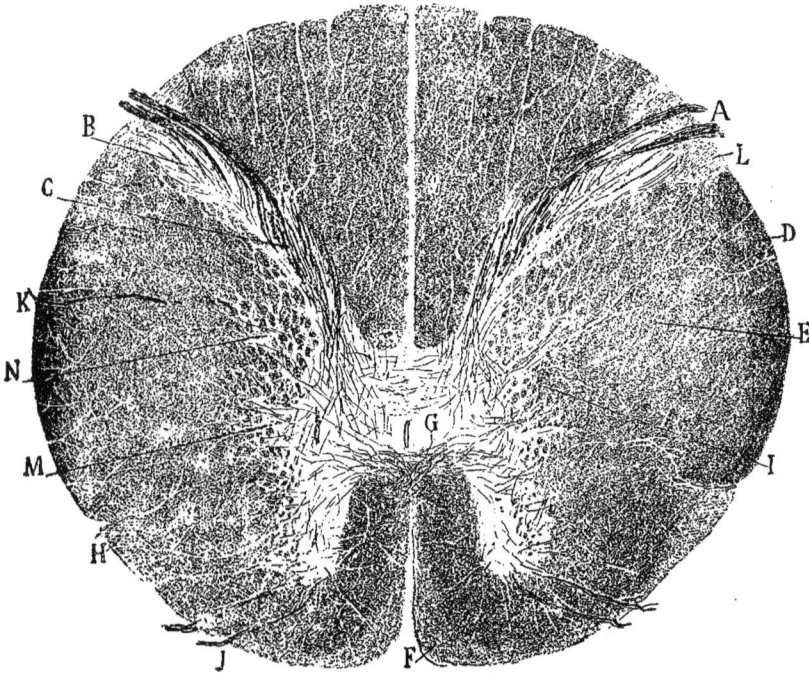

Fig. 278. — Coupe transversale passant par la partie supérieure de la moelle cervicale d'un enfant de quinze jours. Méthode de Weigert-Pal.

A, racines postérieures ; — B, tête de la corne postérieure ; — C, faisceaux longitudinaux des radiculaires postérieures ; — D, cordon cérébelleux de Flechsig ; — E, voie pyramidale croisée ; — F, voie pyramidale directe ; — G, commissure antérieure ; — J, racine antérieure ; — K, nerf spinal ; — L, zone marginale de Lissauer ; — M, corne latérale ; — N, noyau interstitiel.

vicale, non loin de la première paire rachidienne et à 2 ou 3 millimètres au-dessous de la décussation. Nous allons y examiner la disposition des deux substances blanche et grise.

Substance grise. — Ce qui attire tout de suite les regards, c'est la grande minceur et l'allongement de la *corne postérieure*. Celle-ci est constituée : 1° par un pédicule, C, que des faisceaux blancs, déplacés, du cordon de Burdach envahissent en grande partie ; 2° par une portion terminale, élargie en massue et comprenant la substance de Rolando ainsi que la tête de la corne postérieure. Sur cette tête, et la coiffant, se trouve une aire quadran-

gulaire peu myélinisée, même chez l'enfant de quinze jours ; c'est la zone
marginale de Lissauer, *L*. La corne postérieure n'a plus la même direction ; elle s'est portée sur le côté, en dehors, sous la poussée des cordons
de Goll et de Burdach, devenus maintenant extrêmement volumineux.

Les transformations éprouvées par la *corne antérieure* sont moindres.
Seules, certaines dispositions, déjà ébauchées dans la moelle cervicale, s'y
exagèrent. On y rencontre, en effet, comme dans la moelle, un foyer moteur antérieur, d'où émane la *première paire cervicale, J*, et un autre foyer
postérieur ou postéro-latéral, placé en face de la commissure ventrale et donnant naissance au *spinal inférieur* ou *nerf accessoire*. Les racines de ce nerf,
K, se dirigent en arrière et en dehors pour émerger en plein cordon latéral.

Derrière le plan formé par la commissure antérieure, la substance grise
émet un prolongement qui se ramifie dans le territoire du cordon antéro-
latéral. Il est constitué par des amas de cellules nerveuses et par de petits
faisceaux, lâches, verticaux, de substance blanche. Ce prolongement répond
à ce que les auteurs appellent *corne latérale, M*. Plus en arrière, en face de
la commissure postérieure, la substance grise projette semblablement une
autre saillie, *N*. Ces deux expansions grises marginales, qui répondent au
ganglion interstitiel de la moelle, varient d'ailleurs beaucoup dans leur
forme. Autour du canal épendymaire, la *substance grise gélatineuse* est particulièrement développée, comme l'a fait observer Kölliker.

SUBSTANCE BLANCHE. — Les *racines*, tant motrices que sensitives, ont subi
une déviation très marquée; elles sont maintenant très obliques, presque
transversales. Les *racines sensitives* présentent, en outre, un changement
intéressant. Après avoir côtoyé le bord externe du cordon de Burdach, une
partie de leurs fascicules pénètrent dans le centre et la base de la corne postérieure et se continuent là, par bifurcation vraisemblablement, avec certains faisceaux longitudinaux, qui encombrent le pédicule de cette corne,
sur une vaste étendue. Les collatérales sensitives proviennent, par conséquent, autant de ces faisceaux déplacés que du cordon de Burdach.

Quant aux *cordons*, plusieurs changements tout à fait frappants y sont
survenus : citons, entre autres, le développement énorme acquis par ceux
de Goll et de Burdach ; le volume, non moins exceptionnel, du cordon
latéral, dont les faisceaux constitutifs de la voie pyramidale, s'approchent
quelque peu de la ligne médiane et étranglent ainsi la base de la corne antérieure ; l'aspect réticulé de la portion externe du cordon antérieur, etc.

Coupe passant par l'entrecroisement des pyramides. — Les sections, qui,
à l'exemple de celles représentées sur les figures 279 et 280, intéressent la
décussation des pyramides, révèlent des modifications encore plus importantes.

SUBSTANCE GRISE. — La *corne postérieure* s'y montre coupée en deux parties : l'une apicale, l'autre basilaire. Cette division semble due à deux
causes : d'une part, à ce que de nombreux faisceaux blancs du cordon de
Burdach, déplacés, pénètrent dans le centre de la corne postérieure et,
d'autre part, au développement considérable du cordon de la corne posté-

rieure ; ce cordon, repoussé par la voie pyramidale qui a changé de place, se porte maintenant en arrière et en dedans. Le déplacement de la voie pyramidale, elle-même devenue à la fois plus interne et plus antérieure, a contribué aussi à cette division de la corne postérieure (fig. 279, C).

La *tête* ou portion apicale de cette corne prend une forme arrondie (fig. 279, F). Elle est constituée par la substance de Rolando et les cellules centrales de la tête de l'ancienne corne dorsale. Le nombre des petits faisceaux méridiens de collatérales sensitives qui traversent la substance de Rolando est devenue considérable. Un nouveau contingent de fibres longi-

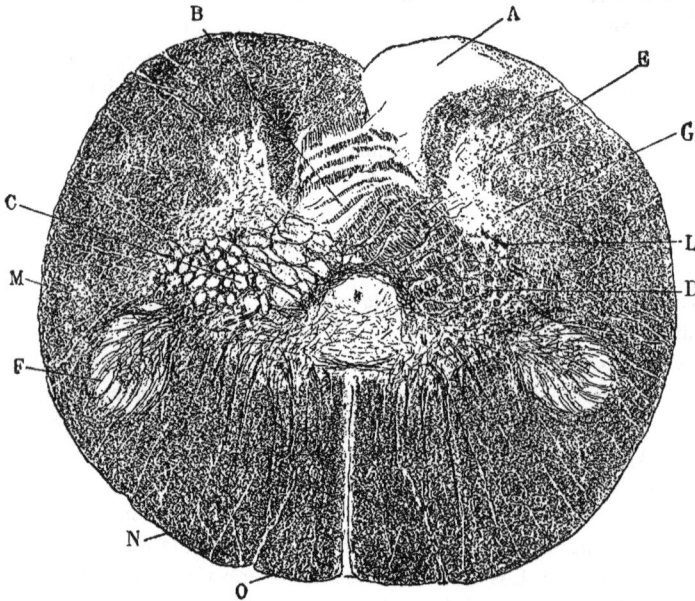

Fig. 279. — Coupe du bulbe d'un hémiplégique, faite à la hauteur de l'entrecroisement des pyramides. Méthode de Weigert-Pal.

A, pyramide dégénérée ; — B, ses faisceaux situés dans la région commissurale et venus de C, partie encore en place de la voie motrice croisée ; — D, voie pyramidale saine ; — E, corne antérieure ; — F, corne postérieure ; — G, noyau externe de la corne antérieure ; — L, M, onzième paire ; — N, cordon de Burdach ; — O, cordon de Goll.

tudinales, celles de la racine sensitive descendante du trijumeau, en venant renforcer la zone de Lissauer et les autres territoires qui appartiennent au cordon postérieur et qui émettent des collatérales sensitives, est la cause de la multiplication de ces faisceaux méridiens.

La *portion basilaire* de la corne postérieure figure un vaste espace irrégulier, en continuité avec la commissure postérieure ; ses limites sont : en avant, les faisceaux croisés de la voie pyramidale ; en dehors, le cordon de la corne postérieure, désagrégé en nombreux fascicules ; en arrière, les cordons de Goll et de Burdach. De cette dernière limite, du point même où les deux cordons s'unissent, la portion basilaire de la corne postérieure projette une expansion grise qui s'insinue en plein cordon de Burdach ; ce n'est rien d'autre que le commencement du *noyau du cordon de Burdach*. Cette expansion n'est pas encore très manifeste dans la coupe représentée par la figure 279. Elle atteindra, dans les coupes plus élevées de cette région du bulbe, une plus grande étendue et netteté (fig. 281). Enfin, le cordon de Goll, que la figure 279 nous montre exclusivement formé de substance blanche, renferme, dans des sections plus hautes, des cloisons et des amas gris; c'est l'ébauche du *noyau du cordon de Goll*, qui commence à rejeter à la périphérie les tubes nerveux longitudinaux, mais qui n'est pas encore relié à la base de la corne postérieure. Dans la figure 280, dessinée d'après une coupe du bulbe d'un enfant nouveau-né, on voit, en *A*, ce noyau déjà bien dessiné, mais non encore en continuité avec la substance grise de la corne dorsale.

Outre l'expansion grise qui pénètre dans le cordon de Burdach par sa face antérieure, on aperçoit dans le corps même de ce cordon, et cela d'une façon constante, quelques noyaux gris très nets, arrondis ou piriformes, que leur position permet de distinguer en interne et externe. L'interne, nous l'appellerons *noyau rond interne* du cordon de Burdach, est plus petit que l'externe et gît près du ganglion de Burdach, non loin du sommet de ce dernier. Parfois, il manque dans une des moitiés du bulbe, surtout chez les adultes ; d'autres fois, sa position change, ou bien encore il se confond avec la substance grise voisine. Le *noyau rond externe*, plus volumineux et aussi plus constant que le précédent, siège non loin de la substance de Rolando de la corne postérieure, débute plus bas que le noyau interne et persiste encore à la hauteur de la décussation sensitive. Un pont le réunit, quelquefois, à la substance de Rolando, dont il partage les caractères microscopiques (fig. 280, *D*). Ajoutons, pour être complet, qu'il existe, mais d'une manière quelque peu inconstante, dans les zones superficielles du cordon de Burdach, des masses grises irrégulières, disposées suivant une courbe (fig. 282, *R*) ; elles portent le nom de *foyer accessoire du noyau de Burdach*. Ce foyer acquiert un développement considérable au-dessus de la décussation sensitive.

La *corne antérieure* a été, elle aussi, décapitée, à sa base (fig. 279). Elle a perdu, de la sorte, sa continuité avec la substance gélatineuse centrale et la substance grise intermédiaire. La figure 280 apprend, avec la dernière évidence, que cette séparation de la corne antérieure est le résultat de l'entrecroisement de la voie pyramidale. La corne antérieure s'est en outre rétrécie dans le sens transversal, par suite de l'apparition, dans la région fissuraire du cordon antérieur, de nouvelles fibres longitudinales venues de la voie pyramidale. Par contre, le vide progressivement formé dans le cordon latéral par l'émigration de ses fibres motrices vers la pyramide bulbaire antérieure, semble avoir été comblé par de nombreuses cellules funiculaires et commissurales, qui ont abandonné la corne antérieure pour se porter en dehors. Les éléments cellulaires de la corne antérieure se trouvent, par suite, disposés en trois foyers principaux : deux moteurs, dont l'un, antérieur, destiné à la *première paire cervicale*, et l'autre, postérieur ou postéro-externe, d'où naît le *spinal*. Le troisième noyau est externe et volumineux ;

il se ramifie dans le cordon antéro-latéral (fig. 279, *G*) et se prolonge [en arrière en de nombreuses cloisons grises, qui fragmentent le reste non encore entrecroisé de la voie pyramidale et les faisceaux du cordon de la corne postérieure.

Substance blanche. — Il s'y est effectué, aussi, quelques changements.

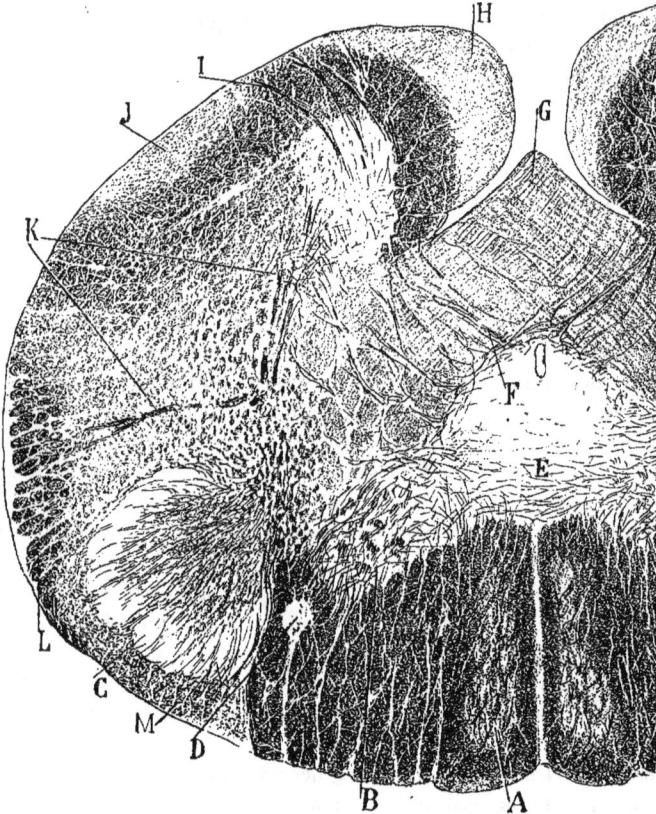

Fig. 280. — Coupe du bulbe d'un enfant de quinze jours, faite dans la région de l'entrecroisement des pyramides. Méthode de Weigert-Pal.

A, noyau du cordon de Goll ; — B, commissure du noyau du cordon de Burdach ; — C, substance gélatineuse de Rolando ; — D, noyau rond externe ; — E, commissure antérieure ; — F, fibres épaisses à myéline de la commissure antérieure ; — G, éperon de la décussation des pyramides ; — H, portion déjà croisée des pyramides ; — I, racines antérieures ; — J, faisceau de Gowers ; — K, nerf spinal ; — L, faisceau cérébelleux ascendant.

Le *cordon antérieur*, considérablement grossi par l'adjonction de la voie pyramidale, offre maintenant deux aires distinctes : l'une, interne ou fissuraire, formée de fibres fines ou motrices (fig. 280, *H*) ; l'autre, externe, à fibres épaisses, continuation de leurs congénères du cordon antérieur de la moelle. Le *cordon commissural*, suffisamment développé, occupe un plan de plus en plus postérieur et externe ; il est aminci et comme comprimé entre la voie pyramidale et la corne motrice.

La *commissure antérieure* subsiste encore en avant du canal central,
mais ne forme plus, comme dans la moelle cervicale, une bande massive de
fibres transversales. Ses éléments se sont disposés en un plexus de petits
fascicules fins, ondulés, répandus et serpentant entre les gros faisceaux de
la décussation motrice. Dans la figure 279, image de la coupe d'un bulbe
d'hémiplégique, ces fibres commissurales apparaissent très nettement dans
la voie pyramidale dégénérée; on peut les suivre, sans difficulté, jusque
dans la portion profonde du faisceau commissural du cordon antérieur.
Elles sont également visibles dans la figure 280, en *F*.

Le *cordon latéral* s'amoindrit dans de grandes proportions, dès que la
voie motrice se déplace pour se porter en avant et en dedans. Ses dimensions antéro-postérieures s'en trouvent surtout réduites, et il ne compte
plus dans sa constitution que quatre ordres de fibres : le faisceau cérébelleux de Flechsig, qui s'allonge d'avant en arrière en une lame triangulaire
(fig. 280, *L*), le faisceau de Gowers, les fibres non motrices ou des voies
courtes du cordon latéral et le cordon de la corne postérieure.

Quant au *cordon postérieur*, son épaisseur a aussi éprouvé une diminution sensible d'avant en arrière, et cela à cause de l'apparition des ganglions de Goll et de Burdach et de la terminaison de nombreuses fibres longitudinales dans ces foyers mêmes.

L'*entrecroisement des voies motrices*, enfin, se dessine, avec la dernière
netteté, comme le montrent les figures 279 et 280. La décussation s'opère
par fascicules généralement épais, qui s'approchent de la ligne médiane sous
un angle droit ou presque droit, s'inclinent ensuite et deviennent verticaux
dans la portion fissuraire du cordon antérieur du côté opposé. Les premières
fibres qui se croisent font partie du plan le plus interne du faisceau moteur
du cordon latéral ; elles occupent, du moins pour la plupart, la région
interne de la voie pyramidale du bulbe. Les fibres, qui se croisent à des
niveaux supérieurs de la décussation, appartiennent, au contraire, au plan
le plus externe du faisceau moteur et vont, dans le bulbe, se placer dans les
couches les plus profondes des pyramides. Il est impossible de savoir si
cette disposition se maintient, plus haut, lorsque la pyramide bulbaire, complètement formée, se rétrécit d'avant en arrière et prend sur coupe un aspect
triangulaire (fig. 281, *H*). La décussation motrice a pour conséquence naturelle, d'une part, la diminution de profondeur du sillon médian antérieur
du bulbe et, d'autre part, la production d'un éperon triangulaire, le *processus mamillaris*, dont le volume augmente de bas en haut (fig. 280, *G*).
Mais lorsque survient la décussation sensitive, le sillon reprend sa profondeur première et l'éperon s'efface.

**Coupe passant par l'entrecroisement sensitif et les noyaux de Goll et
de Burdach.** — La coupe bulbaire, représentée par la figure 281, passe immédiatement au-dessus de l'entrecroisement des pyramides ; elle montre la
décussation sensitive déjà bien accusée et les noyaux des cordons de Goll et
de Burdach en plein développement.

SUBSTANCE GRISE. — La *corne postérieure* présente, comme dans les coupes précédentes, deux régions : l'une, apicale, volumineuse, arrondie, constituée par la substance de Rolando et la tête de l'ancienne corne dorsale médullaire ; l'autre, basilaire, extrêmement vaste, sans limites définies, et en continuité avec la région commissurale postérieure, la substance grise intermédiaire, le ganglion interstitiel du cordon latéral, etc. Du bord postérieur de cette région basilaire, partent deux saillies, qui pénètrent dans le

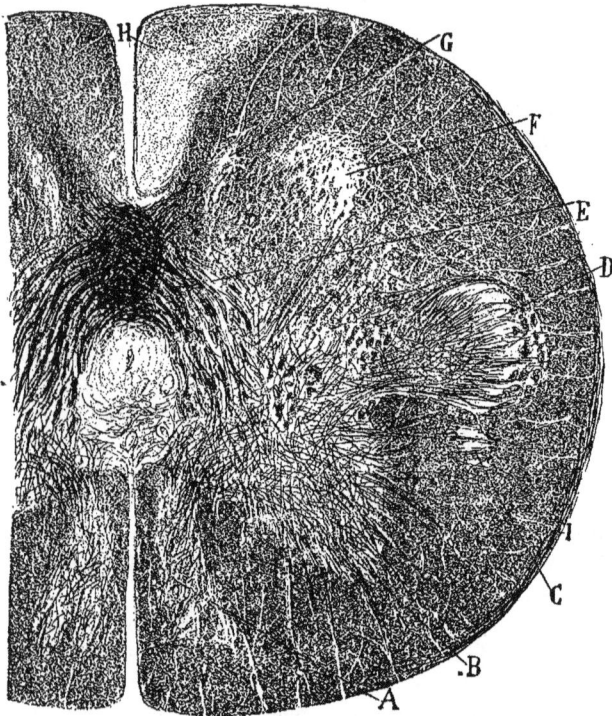

Fig. 281. — Coupe du bulbe d'un hémiplégique, faite au niveau de l'entrecroisement de la voie sensitive. Méthode de Weigert-Pal.

A, noyau du cordon de Goll ; — B, noyau du cordon de Burdach ; — C, noyau rond externe ; — D, substance de Rolando sous-jacente à la racine descendante du trijumeau ; — E, voie sensitive ou ruban de Reil; — F, portion externe de la corne antérieure ; — G, sa portion interne ou motrice ; — H, voie pyramidale dégénérée ; — I, fibres arciformes antérieures ou externes.

cordon postérieur comme des promontoires ; ce sont les deux noyaux de Goll et de Burdach.

Le *noyau de Goll* débute avant son compagnon dans des coupes plus inférieures, où l'on voit s'opérer encore l'entrecroisement des pyramides. Il apparaît alors sous la forme d'un foyer gris, moucheté de faisceaux blancs longitudinaux et enveloppé presque entièrement par la substance blanche du cordon postérieur. Sur des coupes plus hautes, telles que celle de la figure 281, le nombre de ses cellules nerveuses augmente ; en même temps, il s'allonge d'avant en arrière en un pédicule qui va sans cesse croissant, au point qu'il finit par se confondre avec la région grise commissurale. Mais quels que soient sa forme et le niveau où on le considère, jamais ce noyau ne perd l'aspect plexiforme, qu'il doit au grand nombre de fibres nerveuses qui viennent s'y terminer.

Nous avons vu le *noyau du cordon de Burdach* commencer aussi, en des coupes plus inférieures (fig. 279, *B*), sous la forme d'une légère dépression dans la partie antérieure du cordon de même nom. Il atteint son développement maximum à un étage supérieur à celui où le noyau de Goll atteint le sien (fig. 281). Il se présente, alors, sous l'aspect d'une volumineuse saillie grise, triangulaire ou semi-circulaire, qui s'enfonce d'avant en arrière dans une encoche profonde et de même forme du cordon de Burdach. Celui-ci s'en trouve aminci en son milieu et partagé en deux bandes blanches latérales, l'une interne, l'autre externe. Ce noyau possède également un aspect plexiforme, à cause de la quantité énorme de fascicules myélinisés qui y naissent ou s'y achèvent. On peut considérer les noyaux *ronds interne et externe*, dont nous avons parlé plus haut, comme des noyaux accessoires du noyau de Burdach.

La *région commissurale de la corne postérieure* est très épaisse et contient une grande quantité de fibres transversales, ainsi que nous le verrons plus loin.

La *corne antérieure*, devenue très étroite transversalement, est divisée en deux territoires par de nombreux petits faisceaux blancs venus du cordon antérieur. Le territoire interne (fig. 281, *G*), réservé exclusivement aux cellules motrices, est le point de départ du *nerf spinal* et de la *première paire cervicale*. Le territoire externe, semilunaire ou falciforme, est mal défini extérieurement; il semble formé par le groupement des neurones commissuraux et funiculaires (fig. 281, *F*). En dehors et en arrière de ce dernier territoire, s'étend, sur une vaste surface qui embrasse toute la portion profonde du cordon latéral, un ensemble compliqué et intimement entremêlé de faisceaux blancs verticaux et d'amas gris d'aspect réticulé. Cette infiltration grise du cordon latéral marque le début de *la substance réticulée grise*, région importante du bulbe, où viennent se loger une infinité de cellules commissurales et funiculaires de grande taille. Cette substance semble être produite par les décussations motrice et sensitive ou par d'autres causes, qui ont fait émigrer en dehors les innombrables cellules cordonales et commissurales de la région intermédiaire des cornes de la moelle.

SUBSTANCE BLANCHE. — a) *Fibres arciformes internes et décussation sensitive*. — La décussation sensitive signale l'apparition d'un facteur de haute importance dans l'architecture bulbaire : les *fibres arciformes*. Ce sont, en effet, comme nous le verrons plus tard, des conducteurs croisés de second ordre, qui, au-dessus, se continuent avec la voie sensitive générale de la protubérance et des pédoncules cérébraux.

La masse principale des fibres arciformes internes naît, sans aucun doute, des noyaux des cordons de Goll et de Burdach; ces fibres se groupent aussitôt en petits faisceaux, souvent entrecoupés à angle aigu au début de leur trajet ; elles gagnent ensuite, en décrivant des courbes à

concavité interne, la substance grise centrale ou péri-épendymaire ; arrivées dans la région de la commissure antérieure, elles s'entrecroisent avec
leurs homologues du côté opposé et passent dans le cordon antérieur ; là,
elles deviennent longitudinales et sont placées derrière la voie pyramidale,
en dedans et en arrière du faisceau commissural du cordon antérieur.

Les fibres qui s'entrecroisent les premières proviennent du noyau de
Goll, noyau que les fibres du cordon postérieur rencontrent tout d'abord
dans leur marche ascendante. L'entrecroisement des fibres émanées du
noyau de Burdach ne s'effectue que plus tard.

Dans les coupes bulbaires voisines de la décussation des pyramides motrices (fig. 281, *E*), les faisceaux de tubes sensitifs entrecroisés sont épais,
très rapprochés et forment, en avant du canal central, sur la ligne médiane,
un massif ou plexus fibrillaire, inextricable, de faible hauteur verticale. A
mesure que les coupes étudiées appartiennent à un étage bulbaire plus
élevé, ces faisceaux s'amincissent et se disposent en arcs concentriques, embrassant une étendue considérable (fig. 282, *M*). Dans les zones plus hautes
du bulbe, les fibres arciformes édifient, par leur arrivée successive, une
muraille épaisse de conducteurs verticaux, muraille accolée à chacun des
côtés du raphé médian et remplissant l'espace compris entre la voie motrice, en avant, et la substance grise péri-épendymaire, en arrière. Plus haut
encore, ce courant sensitif important occupera l'espace qui sépare les deux
olives bulbaires.

En résumé, la voie sensitive, venue des noyaux de Goll et de Burdach,
s'installe en arrière de la voie motrice et conserve cette position jusqu'à la
protubérance. A partir de ce point, elle prendra le nom de *ruban de Reil
médian* ou de *ruban de Reil* (*lemniscus, fillet*).

b) *Fibres arciformes externes.* — Les fibres arciformes sensitives constituent, avons-nous dit, un système d'arceaux internes, concentriques à la
substance grise centrale. A cette situation profonde est dû leur nom de
fibres arciformes internes. Mais au niveau des noyaux de Goll et de Burdach, commence un autre système de fibres, celui des arciformes externes,
qui semblent s'être détachées de la substance blanche du cordon de Burdach ; ces fibres cheminent en avant, tout contre la surface du bulbe,
gagnent, en passant sur le front des pyramides, la scissure médiane antérieure, et finissent par se jeter dans la voie sensitive principale, dont elles
font, dès lors, partie intégrante (fig. 282, *I, J, L*).

Dans le *cordon antérieur*, le déplacement latéral se poursuit et s'accentue ;
le *cordon latéral* proprement dit décroît peu à peu, à mesure que la substance de Rolando se porte plus en avant ; la substance blanche qui coiffe la
tête de la corne postérieure, devenue racine sensitive du trijumeau, augmente de volume ; dans l'ensemble, le *cordon postérieur* diminue, et cette
diminution est surtout sensible dans l'écorce blanche du noyau de Goll,
point terminal d'une multitude de tubes sensitifs longs ; la profondeur du
raphé médian dorsal se réduit également, etc.

Coupe passant au-dessous de l'olive. — Sur des coupes faites un peu plus haut, comme dans celle que reproduit la figure 282, on voit la *décussation sensitive* se continuer encore et l'aire occupée par les *noyaux de Goll et de Burdach* s'élargir davantage. En outre, et c'est ce qui attire tout d'abord l'attention, la *corne antérieure* a disparu ; ses restes cellulaires semblent avoir émigré, pour former des îlots séparés par des faisceaux blancs. Ces îlots et d'autres, d'origine différente ou nouvelle, constituent un certain nombre de foyers gris, dont nous allons étudier les principaux.

a) *Le reste du noyau interne de la corne antérieure.* — Ce foyer,

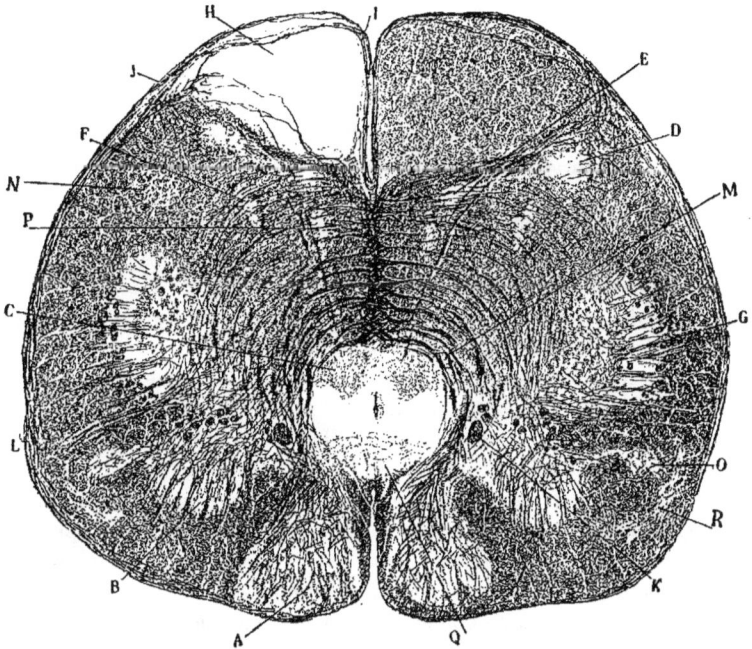

FIG. 282. — Coupe du bulbe d'un hémiplégique, faite immédiatement au-dessous de l'olive. Méthode de Weigert-Pal.

A, noyau de Goll ; — B, noyau de Burdach ; — C, commencement du noyau de l'hypoglosse ; — D, E, noyaux post-pyramidaux ; - F, reste du noyau externe de la corne antérieure ; — G, substance de Rolando ; — H, pyramide dégénérée ; — I, J, L, fibres arciformes antérieures ou externes ; — K, faisceau solitaire ; — M, fibres sensitives ou arciformes internes ; — N, noyau du cordon latéral ; — O, noyau rond externe ; — P, reste du noyau interne de la corne antérieure ; — Q, ganglion commissural de Cajal ; — R, foyer accessoire du noyau de Burdach.

qu'Obersteiner appelle *noyau du cordon antérieur*, est le prolongement de la partie antéro-interne de la corne antérieure. Kölliker l'a pris, par erreur, pour une dépendance de l'olive accessoire interne ; il n'a pourtant, avec cette dernière formation, que des rapports de voisinage. Toujours est-il qu'à sa partie supérieure et avant que l'olive accessoire interne ne fasse son apparition, ce résidu de la corne antérieure diminue de diamètre et finit par se perdre, dissous, pour ainsi dire, dans la substance réticulée blanche.

b) *Reste du noyau externe de la corne antérieure.* — Il s'agit ici d'un amas de cellules, plus constant et plus volumineux que le précédent, et

faisant suite à la substance grise de la moitié externe de la corne (fig. 282, *F*).
Sa coupe est ellipsoïde; il commence bien avant l'olive, derrière et en dehors
de laquelle il se place; il finit quand celle-ci arrive au maximum de son développement. Quoique le noyau, dont il est question, se trouve dans la région
où se montrera *l'olive accessoire externe*, il ne nous semble pas que ces
foyers aient la moindre relation, car il n'existe entre eux ni analogie de
structure, ni continuité de substance. Kölliker, Obersteiner et d'autres font
cependant du premier une dépendance du second.

c) *Noyau du cordon latéral* (fig. 282, *N*). — Nous avons dit qu'aussitôt
la corne antérieure désagrégée, ses cellules se dispersent pour former
plusieurs foyers autonomes. Bon nombre de ces cellules, probablement
funiculaires et commissurales, se portent en dehors et gagnent ainsi les zones
centrales du restant du cordon latéral, entre l'olive et la racine descendante
du trijumeau; elles forment là un foyer étendu : *le noyau du cordon latéral*,
dont l'aspect réticulé est dû aux faisceaux longitudinaux de fibres à myéline qui le traversent. Ce foyer se montre bien différencié dans la région
olivaire, mais il avait fait déjà son apparition, au-dessous, au niveau de
l'entrecroisement des pyramides.

d) *Ganglion post-pyramidal.* — Avant l'apparition de l'olive, on remarque, derrière chaque pyramide, deux agglomérations de cellules, plus
ou moins indépendantes à leur extrémité inférieure, mais ne tardant pas à
se souder par leur extrémité supérieure (fig. 282, *D*, *E*). Elles forment alors
une bandelette oblique, comprise entre la pyramide, en avant, et la face
antérieure de la voie sensitive, en arrière. Elles semblent, parfois, se joindre,
en dedans, au reste du noyau interne de la corne ventrale (fig. 282, *P*). Ce
foyer, qui, en raison de sa situation, a reçu le nom de *ganglion post-pyramidal*, se réduit en surface et semble même se fragmenter, lorsqu'apparaît
l'olive accessoire interne. Pourtant, on le retrouve encore dans les régions
olivaires supérieures, comme le démontre la figure 284, en *A*. Les auteurs
regardent aussi ce noyau comme une dépendance de *l'olive accessoire
interne*; témoin les gravures et descriptions des ouvrages d'Obersteiner,
Kölliker, Edinger, etc. Nous ne sommes pas de cet avis; un examen
attentif de la texture et des connexions de ce noyau, sur des coupes en série,
nous a, en effet, convaincu qu'il s'agit ici d'un foyer spécial, situé au-dessous de la véritable olive accessoire interne et dans un plan plus antérieur.
D'ailleurs, l'olive accessoire interne ou noyau juxta-olivaire antéro-interne
possède une texture franchement olivaire, et le ganglion que nous étudions
en est dépourvu.

e) *Noyau arciforme ou pré-pyramidal* (*noyau pré-pyramidal ventral de
Kölliker*). — C'est un foyer gris irrégulier, placé en avant de la voie
pyramidale et dont l'entier développement n'a lieu qu'en des coupes plus
élevées.

f) *Noyau ambigu ou de Clarke.* — Ce dernier noyau est placé en arrière
du ganglion du cordon latéral (fig. 283, *m*), où il occupe divers niveaux
d'une ligne oblique, dirigée d'avant en arrière, dans la substance réticulée
grise. Dans la coupe représentée ici, ce foyer est de très faible étendue;

il ne parvient à son maximum que plus haut, c'est-à-dire à l'étage où les radiculaires du vague font leur apparition.

Autour et en avant du canal épendymaire, se montre un ganglion important : *le noyau du nerf hypoglosse* (fig. 282, *C*). Nous l'étudierons plus loin. Un autre amas cellulaire, médian, apparaît encore près du canal central, mais en arrière, en pleine commissure postérieure : c'est notre *ganglion commissural* (fig. 282, *Q*), qui existe chez l'homme, mais qui prend un très grand développement chez les rongeurs. En dehors, ce ganglion commissural est en continuité avec une colonne verticale de substance grise, accolée à un faisceau de tubes nerveux descendants. Ce dernier n'est autre que le *cordon solitaire ou faisceau respiratoire* de Krause (fig. 282, *K* et 283, *D*). Il atteint son volume le plus considérable dans les segments supérieurs du bulbe, mais on le retrouve encore plus bas, au niveau de la décussation des pyramides, quoique ses fibres ne soient pas toujours faciles à reconnaître. Ce faisceau, parfois constitué par deux ou trois paquets plus ou moins proches, fait suite au groupe des fibres descendantes appartenant aux nerfs vague, glosso-pharyngien et apparemment au nerf de Wrisberg.

Coupes passant par la région olivaire du bulbe. — Pour bien étudier cette région, il est nécessaire d'examiner plusieurs coupes passant par des plans différents de l'olive.

1° **Coupe passant par le tiers inférieur de l'olive.** — La première coupe, que nous reproduisons dans la figure 283, intéresse le tiers inférieur de l'olive. Elle offre, comparée à la coupe précédente, plusieurs modifications importantes. L'une d'elles est la disparition de la paroi postérieure du canal épendymaire, et par conséquent, du raphé médian postérieur et de la substance blanche du cordon de Goll. Par suite de cette *transformation du canal central en plancher du quatrième ventricule*, les trois amas gris de la région postérieure du bulbe, c'est-à-dire le foyer moteur vago-spinal, *c*, le ganglion du cordon de Goll, *b*, et le ganglion du cordon de Burdach, *H*, se sont déplacés latéralement et sont maintenant disposés, sous le plancher du quatrième ventricule, de dedans en dehors et sur une ligne transversale, dans l'ordre même où nous les avons nommés. L'apparition de l'olive ainsi que l'accroissement considérable du noyau de l'hypoglosse sont d'autres changements également importants.

Passons, à présent, aux détails de cette coupe.

SUBSTANCE GRISE. — L'*olive bulbaire* (fig. 283, *c*), un des ganglions les plus considérables du bulbe, se trouve en plein cordon antéro-latéral, c'est-à-dire au milieu du reste des voies courtes de ce cordon, dont les fibres, repoussées en dehors par la voie sensitive, sont adossées à la face postérieure et externe de la voie pyramidale. L'olive est formée d'une lame grise bien délimitée, plissée dans le sens vertical et fermée en avant et en dehors ainsi qu'à ses extrémités supérieure et inférieure. Dans sa région centrale ou intermédiaire, elle possède une ouverture ou hile, par laquelle pénètre son principal contingent de fibres. Le hile, dont l'ouverture regarde en dedans et en arrière, se trouve en face du noyau post-pyramidal et de l'olive accessoire interne. Chez l'homme, comme chez tous les animaux munis d'un cervelet volumineux, l'olive est énorme, et ses plis sont nombreux et compliqués. Elle est, au contraire, petite, chez les vertébrés à cervelet réduit, tels que les rongeurs ; ses plissements sont alors simples. Autour de l'olive, se montre une couche de fibres blanches, qui lui forme comme une enveloppe : c'est la *capsule olivaire*.

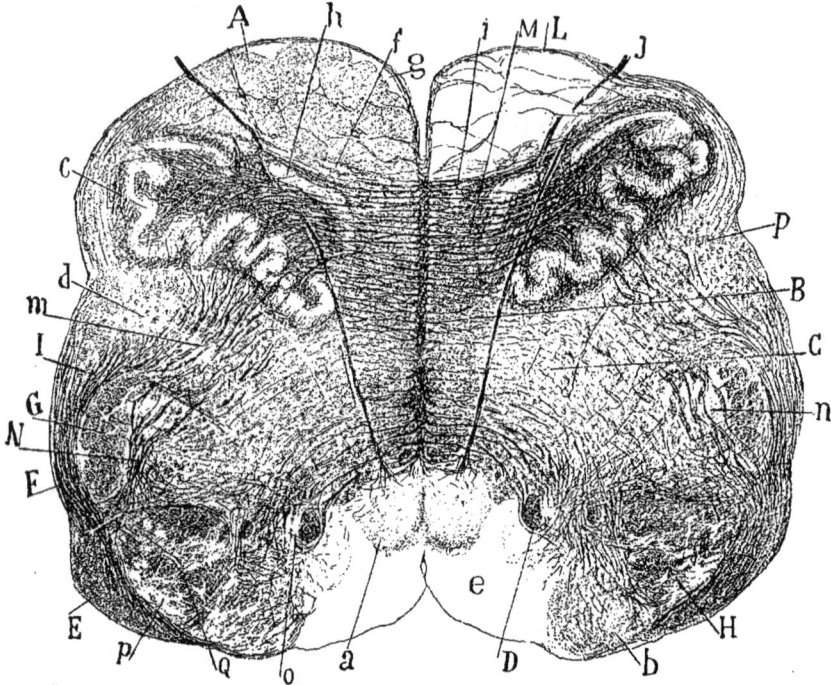

Fig. 283. — Coupe du bulbe d'un hémiplégique, faite au niveau du tiers inférieur de l'olive. Méthode de Weigert-Pal.

A, pyramide ; — B, substance réticulée blanche ; — C, substance réticulée grise ; — D, faisceau solitaire ; — E, corps restiforme ; — F, fibres olivaires ou arciformes moyennes ; — G, racine descendante du trijumeau ; — H, restes du cordon de Burdach ; — J, hypoglosse ; — L, fibres arciformes antérieures ; — M, faisceaux transversaux des fibres interolivaires ; — N, fibres olivaires ou arciformes moyennes post-trigéminales ; — P, reste du cordon latéral ; — a, noyau de l'hypoglosse ; — b, noyau de Goll ; — c, olive ; — d, noyau du cordon latéral ; — e, foyer vago-spinal ou noyau dorsal du vague ; — f, noyau post-pyramidal ; — g, noyau pré-pyramidal ou arciforme principal ; — h, olive accessoire interne ; — i, foyers gris erratiques du noyau arciforme ou pré-pyramidal ; — m, noyau ambigu ou innominé ; — n, noyau de la cinquième paire ; — o, noyau interstitiel ou colonne grise externe du faisceau solitaire ; — p, noyau accessoire du ganglion de Burdach.

En avant et en dedans de chaque pyramide, s'étend, maintenant complètement développé, le *noyau arciforme*, g, composé souvent de plusieurs groupes cellulaires plus ou moins distincts. Il existe encore au voisinage de la voie motrice d'autres foyers gris erratiques qui appartiennent, peut-être, aussi au noyau arciforme ; nous en citerons un en particulier, qui est allongé transversalement et qui siège en arrière de la pyramide, en bordure du ruban de Reil (fig. 283, f). Il n'est même pas rare d'en découvrir qui sont logés en plein ruban, comme celui figuré, en *i*. Enfin, un autre noyau, lamelliforme, à cheval sur le raphé médian, entre les deux voies sensitives, et appelé *noyau du raphé* par certains auteurs, nous semble faire également partie de cet ensemble gris arciforme.

A côté de l'olive, et à sa partie antéro-interne, est obliquement couché un foyer gris, lamelleux ; c'est *l'olive accessoire interne* ou *noyau juxta-olivaire antéro-interne*, que nous verrons complètement développée sur une coupe plus élevée (fig. 283, *h*).

Le *noyau du cordon latéral*, *d*, et le *noyau ambigu*, *m*, qui voisinent derrière l'olive, nous sont déjà connus ; ils sont ici plus visibles que dans les coupes précédentes.

Plus loin encore, en arrière, proche du plancher du quatrième ventricule, du raphé médian et du faisceau longitudinal postérieur, s'épanouit un large foyer gris, constitué par des neurones de grande taille. C'est le *noyau d'origine de l'hypoglosse* qui, en hauteur, s'étend sur toute la région olivaire du bulbe (fig. 283, *a*). Ce foyer est très vaste dans la coupe que nous étudions ; on voit même un faisceau du nerf hypoglosse s'en échapper, se porter en avant et s'insinuer entre l'olive principale et l'olive accessoire interne, pour émerger du bulbe sur le côté externe de la voie pyramidale. Chez les rongeurs, dont la voie motrice ainsi que l'olive sont plus chétives que celles de l'homme, l'origine apparente de la douzième paire se produit en dehors du ganglion olivaire ou à travers son tiers externe.

Un autre foyer gris, oblong et considérable, le *noyau dorsal du vague* ou mieux *noyau vago-spinal*, *e*, est situé encore plus en arrière, sur les côtés de la ligne médiane. Il a débuté déjà plus bas, alors que le canal épendymaire ne s'était pas ouvert. Sur la coupe soumise à notre examen, il siège en face de l'angle formé par la partie postérieure de la substance réticulée grise et le cordon solitaire. La portion de substance grise de ce noyau vago-spinal qui est accolée au cordon solitaire constitue le *foyer descendant des nerfs des neuvième et dixième paires*. On ne le distingue pas très nettement dans les figures 283 et 284, à cause de son aspect presque identique à celui de la substance grise centrale.

Tout à fait en arrière, cette fois, et formant plancher sur les côtés du quatrième ventricule, on remarque un amas gris, plexiforme, presque totalement dépourvu de fibres longitudinales ; c'est le *ganglion du cordon de Goll*, *b*. Plus en dehors, une autre grosse agglomération cellulaire, triangulaire, le *noyau du cordon de Burdach*, *H*, que nous connaissons déjà, contient d'épais faisceaux blancs verticaux, séparés par de vastes agrégats de cellules nerveuses. Dans cette coupe, le noyau de Burdach conserve toute la puissance qu'il possédait dans les précédentes ; mais il devient très irrégulier, parce qu'il s'adjoint de nouveaux îlots gris, disséminés sur divers points de la substance blanche avoisinante. L'un d'eux, de plus en plus prédominant, n'est autre que le *noyau accessoire* du ganglion que nous venons d'étudier (figs. 283, *p* et 284, *T*).

Nous mentionnerons encore la *substance gélatineuse de la corne postérieure*, déchiquetée par le passage des fibres arciformes ; elle est convertie actuellement en noyau terminal du trijumeau, *n*. N'oublions pas, aussi, un petit foyer gris, qui côtoie la face antéro-externe du faisceau solitaire ; nous lui avons donné le nom de *noyau interstitiel* ou *colonne grise externe du cordon solitaire* (fig. 283, *o*).

Substance blanche. — *Fibres longitudinales.* — Ces fibres ont peu changé dans la coupe que nous avons représentée dans la figure 283. Indiquons seulement : la voie pyramidale, *A* ; la voie sensitive ou ruban de Reil, *M*, c'est-à-dire la substance blanche logée dans l'espace interolivaire ; la racine descendante du trijumeau, composée, maintenant, de plusieurs faisceaux verticaux bien circonscrits, *G* ; le cordon solitaire, dont l'épaisseur s'accroît de bas en haut, *D* ; la voie cérébelleuse de Flechsig, placée en avant et en dehors de la racine descendante du trijumeau et partiellement réunie au corps restiforme ; le reste du cordon latéral, *P*, ensemble de faisceaux médullaires, rejetés près de la surface bulbaire, sur le côté externe de l'olive, entre celle-ci et la racine descendante de la cinquième paire ; enfin, un nouveau groupe très important de fibres blanches, le *corps restiforme* ou *pédoncule cérébelleux inférieur*, *E*, que nous verrons croître peu à peu au-dessus. Il se dresse derrière le reste du noyau de Burdach et affecte, sur coupe, un aspect falciforme. Il est formé par les fibres fines venues de l'olive bulbaire et par le faisceau cérébelleux ascendant de Flechsig.

Fibres horizontales. — On en distingue trois espèces : 1° les *arciformes externes ou périphériques*, bien visibles, particulièrement sur les faces antérieure et latérale des pyramides motrices, entre lesquelles elles s'insinuent pour courir le long du raphé et aller se perdre dans la substance réticulée blanche (fig. 283, *L*). Dans l'espace vide laissé par la pyramide droite dégénérée, on peut voir qu'il existe aussi des fibres arciformes, intra-pyramidales, ondulées, dont origine et terminaison sont identiques à celles des externes ; 2° les *arciformes internes* ou *postérieures*, cachées dans la portion profonde du bulbe et venues des noyaux de Goll, de Burdach, du trijumeau, de la substance grise adjacente au cordon solitaire, etc. ; 3° un nouveau système d'arciformes, les *arciformes olivaires* ou *intermédiaires*, fibres extrêmement nombreuses, qui, assemblées en petits faisceaux, traversent la substance réticulée grise, les olives et le raphé pour s'entrecroiser là avec celles du côté opposé. Dans leur trajet interolivaire, les fibres ourdissent une sorte de trame serrée de fascicules transversaux, *M*, qui segmentent la voie sensitive en multiples bandelettes ascendantes. Ces faisceaux arciformes ont plus d'épaisseur en dehors de l'olive ou derrière elle ; ils convergent vers la partie postérieure de la racine descendante du trijumeau, *G*, pour plonger dans le corps restiforme. Suivant que les fibres de ces faisceaux passent en avant, en dedans ou en arrière de la racine de la cinquième paire, on les appelle fibres *pré-*, *intra-*, ou *post- trigéminales*.

Mention spéciale doit être faite de la *substance blanche centrale* du bulbe. Cette substance, composée, en grande partie, de voies sensitives courtes, continue la masse fondamentale des anciens cordons antérieur et latéral de la moelle, où régnaient les voies courtes commissurales. Mais dans le bulbe il n'en est plus comme dans la moelle ; les tubes nerveux ne sont pas seuls ;

les petits faisceaux longitudinaux qu'ils forment s'entremêlent de neurones interstitiels. La substance blanche, dont nous parlons, est donc, en réalité, plus ou moins bigarrée de gris. Le territoire qu'elle occupe dans le bulbe est très vaste ; aussi, la partage-t-on en districts ou aires secondaires de limites conventionnelles. On y distingue en général deux champs, d'après la prédominance des tubes à myéline ou des cellules nerveuses : 1° l'interne, appelé *substance réticulée blanche* (fig. 283, *B*), où les faisceaux verticaux de fibres couvrent le plus de surface ; ses bornes sont : le raphé en dedans, les racines de l'hypoglosse et l'olive en dehors, le noyau de l'hypoglosse en arrière et la voie pyramidale en avant ; 2° l'externe, très étendu, porte le nom de *substance réticulée grise*, *C* ; les cellules nerveuses y sont prépondérantes. Par sa face interne cette substance touche aux racines de l'hypoglosse, par sa face postérieure à la substance grise centrale et au noyau des neuvième et douzième paires, et, par sa face externe aux divers foyers du cordon de Burdach et à la substance gélatineuse qui flanque la racine descendante du trijumeau.

Quoique les substances réticulées grise et blanche aient leurs cellules éparses entre les faisceaux, il est des points où ces dernières forment des amas bien circonscrits. Ainsi, en arrière des olives et en dehors de l'hypoglosse, Kölliker a trouvé un groupe de cellules de forte taille auquel il a donné le nom de *noyau magno-cellulaire diffus*. C'est ce même groupe que Bechterew appelle *nucleus reticularis tegmenti* ou *noyau réticulé de la calotte*. Un autre amas se trouve encore en avant du noyau de l'hypoglosse ; c'est le *noyau de Roller* (fig. 284, *P*).

2° Coupe passant par le tiers moyen de l'olive. — Si nous examinons une coupe faite à une hauteur plus grande de l'olive, vers son tiers moyen, par exemple, nous remarquerons, à peu de chose près, les mêmes parties que dans la section précédente. Elles ont subi, cependant, quelques modifications (fig. 284).

Substance grise. — L'organe qui a éprouvé le plus grand changement est l'*olive*, *B* ; nous la trouvons maintenant au maximum de son développement, vaste et largement pourvue de plicatures. L'*olive accessoire interne*, *G*, mince et plus nettement différenciée qu'auparavant, est logée plus en arrière, à présent, sous forme de croissant épais à convexité tournée en dedans ; elle est parallèle au raphé médian et se trouve traversée par de nombreux fascicules horizontaux de fibres interolivaires. En dehors de l'olive un autre noyau a pris naissance : l'*olive accessoire externe* ou *noyau juxta-olivaire antéro-externe*, *D*, feuillet gris, presque rectiligne et effilé, croisé par des faisceaux arciformes et orienté de manière telle qu'il semble former la corde de l'arc décrit par la paroi externe de l'olive principale. Ces deux olives accessoires subsistent encore sur une certaine hauteur au-dessus ; mais elles disparaissent avant l'olive principale ; aussi, ne les aperçoit-on plus sur des coupes qui intéressent l'extrémité supérieure de ce dernier noyau.

Entre la voie sensitive et la voie motrice, on découvre deux amas cellulaires, *A*, sans continuité avec l'olive accessoire interne; ils représentent probablement le *noyau post-pyramidal*.

Le *noyau de Goll*, *X*, a diminué d'étendue. Il n'en est pas de même du *noyau de Burdach*, *V*, qui conserve son volume, bien que son cordon lui fournisse beaucoup moins de fibres. Parmi celles qui demeurent, un certain nombre, groupées en gros faisceau de section ovoïde, retiennent plus

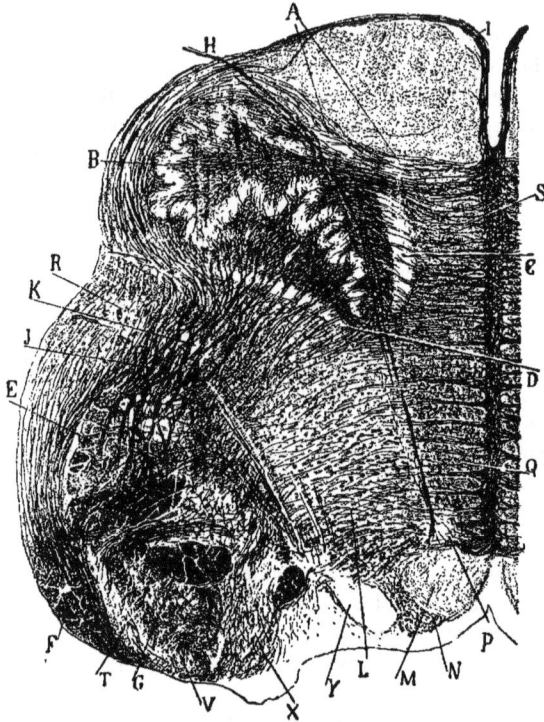

Fig. 284. — Coupe du bulbe d'un hémiplégique, faite au niveau du tiers moyen de l'olive. Méthode de Weigert-Pal.

A, noyaux post-pyramidaux ; — B, olive ; — C, olive accessoire interne ; — D, olive accessoire externe ; — E, racine descendante du trijumeau ; — F, corps restiforme ; — G, gros faisceau du cordon de Burdach ; — H, hypoglosse ; — I, fibres arciformes antérieures ; — J, fibres arciformes moyennes ou olivaires ; — K, noyau ambigu ; — L, substance réticulée grise ; — M, noyau de l'hypoglosse ; — N, noyau intercalaire ; — P, noyau de Roller ; — Q, substance réticulée blanche ; — R, noyau du cordon latéral ; — S, région du ruban de Reil ; — T, noyau accessoire du cordon de Burdach ; — V, noyau de Burdach ; — X, restes du noyau du cordon de Goll ; — Y, noyau dorsal du vague.

spécialement l'attention (fig. 284, *G*). Elles répondent à l'angle ou mur externe de substance blanche, qui, dans des coupes plus inférieures du bulbe, forme une cloison entre le ganglion de Burdach et la tête de la corne postérieure. Les *fibres arciformes* qui sortent de ces deux foyers gris ont aussi diminué de quantité. Actuellement, une bonne partie des arciformes internes proviennent des foyers de la substance réticulée grise, où se terminent le trijumeau, le vague et le glosso-pharyngien. Par contre, le *noyau de l'hypoglosse* s'est encore accru ; il prend ici la forme d'un rectangle, dont l'angle antérieur donne naissance aux faisceaux du nerf. Dans cet angle antérieur, qui pénètre en pleine substance réticulée blanche, et qui, traversé par quelques fibrilles de cette dernière, devient une sorte d'aire triangulaire presque indépendante, on rencontre un amas particulier de petites cellules, que nous connaissons déjà sous le nom de *noyau de Roller*, P. Nous verrons plus tard que ce foyer n'a aucun rapport avec les racines de l'hypoglosse.

En arrière et en dehors du noyau de l'hypoglosse, s'étend un autre noyau allongé, formé de petites cellules isolées entre de minuscules faisceaux blancs longitudinaux ; c'est le *noyau intercalaire de Staderini*, N. Enfin, plus en dehors, en arrière de la substance réticulée grise, on remarque un agrégat oblong de petites cellules, agrégat presque entièrement dénué de fibres à myéline, ce qui, sur les préparations au Weigert, lui donne une teinte plus claire que les parties environnantes. Ce foyer important n'est autre que le *noyau moteur dorsal du vague*, dont nous avons déjà parlé. Il s'est agrandi maintenant et occupe une situation plus externe.

SUBSTANCE BLANCHE. — En ce qui concerne les divers territoires de cette substance, nous signalerons : l'augmentation du *corps restiforme*, produite par l'adjonction de fibres arciformes olivaires ; la diminution graduelle du *cordon latéral* ; la multiplication des fibres qui constituent le *cordon solitaire* et la *racine descendante* du *trijumeau*, etc. Les *fibres arciformes olivaires* ou moyennes se sont encore multipliées ; il n'en a pas été ainsi des *arciformes superficielles* ou pré-pyramidales, qui ont, au contraire, éprouvé quelques pertes.

3° Coupe passant par le tiers supérieur de l'olive.

— La dernière coupe faite dans la région olivaire du bulbe passe par le tiers supérieur de l'olive. Elle est représentée par la figure 285 et nous montre les détails suivants :

SUBSTANCE GRISE. — L'*olive* reste très considérable. Son feuillet antérieur, surtout, se développe et se rapproche du raphé médian, empiétant ainsi davantage sur la voie sensitive ou ruban de Reil. Les olives accessoires ont disparu ; quelques groupes cellulaires irréguliers, F, situés à l'entrée du hile de l'olive principale et rangés parfois sur deux lignes parallèles au raphé, pourraient faire croire à la persistance de l'olive accessoire interne ; il n'en est rien, semble-t-il ; ces groupes cellulaires n'auraient point de rapport avec elle (fig. 285, *f*).

Noyau et fibres du cordon latéral se sont fortement amoindris, l'espace occupé par eux entre l'olive et la racine descendante du trijumeau s'étant resserré. Le *noyau ambigu* ou *innominé de Clarke*, D, est conservé et se montre même plus nettement que dans les coupes précédentes.

Mais c'est le plancher du quatrième ventricule qui présente les changements les plus nombreux. Tout d'abord, les *noyaux de Goll et de Burdach* se sont éteints. A leur place on voit un foyer gris, sillonné de stries blanches et remplissant l'intervalle compris entre le faisceau solitaire ou racine descendante des nerfs vague et glosso-pharyngien d'un côté, et le corps restiforme de l'autre. Cette nouvelle colonne, dont les dimensions transverses iront en croissant au-dessus, est le *noyau descendant du nerf vestibulaire, b.*

Un autre noyau, le *noyau gustatif de Nageotte*, fait ici son apparition, au contact postérieur du faisceau solitaire dont il coiffe l'extrémité supérieure. Ce noyau ou plutôt cette colonne grise, bien distincte malgré sa fragmentation par des paquets de fibres horizontales, reçoit les fibres les plus élevées

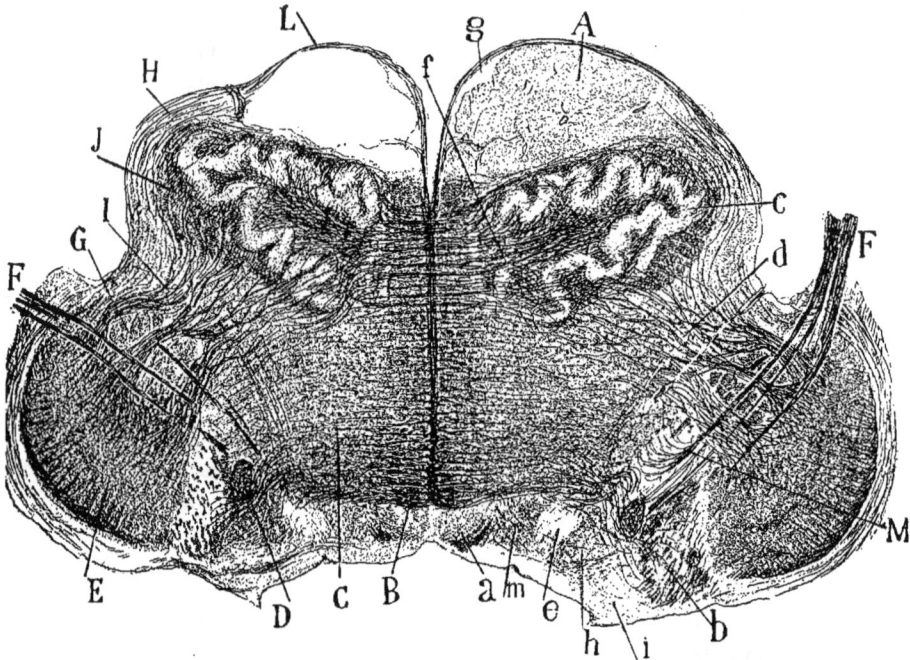

Fig. 285. — Coupe du bulbe d'un hémiplégique, faite au niveau du tiers supérieur de l'olive. Méthode de Weigert-Pal.

A, pyramide saine ; — B, substance réticulée blanche ; — C, substance réticulée grise ; — D, faisceau solitaire ; — E, corps restiforme ; — F, nerf vague ; — G, racine descendante du trijumeau ; — H, fibres arciformes externes ; — I, fibres arciformes pré-trigéminales ; — J, capsule de l'olive ; — L, fibres arciformes antérieures allant au raphé médian ; — M, portion du vague se rendant au noyau ambigu ; — a, noyau de l'hypoglosse ; — b, noyau descendant du nerf vestibulaire ; — c, olive ; — d, noyau ambigu ; — e, noyau dorsal du vague ; — f, olive accessoire interne ; — g, noyau arciforme ou pré-pyramidal ; — h, noyau sensitif de la dixième paire ; — i, noyau dorsal du nerf vestibulaire ; — m, noyau intercalaire.

du glosso-pharyngien, celles de l'intermédiaire de Wrisberg et les fibres gustatives ou nerf lingual du trijumeau.

Le noyau principal ou dorsal du vague, e, apparaît encore, mais il est devenu plus externe et plus profond ; il s'est écarté davantage de la masse nucléaire de l'hypoglosse par suite du grand développement acquis par le *noyau intercalaire de Staderini.*

La *substance grise centrale* ou péri-épendymaire, C, s'est étalée encore plus dans le sens transversal, obéissant ainsi à l'ouverture plus grande de l'angle ou sillon postérieur du raphé.

Le *noyau de l'hypoglosse*, *a*, est toujours présent, mais ses diamètres ont sensiblement diminué ; en arrière, il touche maintenant au plancher du quatrième ventricule, qu'il soulève.

Enfin, on continue de voir le *noyau arciforme*, *g*, en avant de la voie pyramidale, ainsi que la substance grise de la racine descendante de la cinquième paire.

SUBSTANCE BLANCHE. — Aucun changement important n'est survenu dans les *voies pyramidale* et *sensitive* ou *ruban de Reil*, pas plus que dans les *substances réticulées blanche*, *B*, et *grise*, *C*. La *racine descendante du trijumeau*, *G*, a gagné en épaisseur, quoique souvent elle soit subdivisée en deux ou trois paquets par les fibres arciformes olivaires. Même subdivision affecte le *faisceau solitaire*, *D*, devenu aussi plus volumineux. Mais de tous les cordons blancs longitudinaux du bulbe, c'est le *corps restiforme*, *E*, qui, à cette hauteur, a bénéficié du plus grand accroissement ; il occupe un vaste champ semi-lunaire, dans les parties latérales extrêmes du bulbe, sur lesquelles il produit un relief considérable. Il reçoit, comme le montre la figure 285, en *E*, une infinité de fibres olivaires ou arciformes moyennes.

Parmi les cordons de fibres blanches horizontales, ce sont les *racines des nerfs vague et glosso-pharyngien*, *F*, qui attirent surtout les regards ; elles prennent naissance dans le faisceau solitaire et ses environs immédiats, se dirigent en avant et en dehors, groupées en petits paquets indépendants, passent au travers de la racine descendante du trijumeau et du segment antérieur du corps restiforme et émergent, enfin, en avant de ce corps et en arrière du reste du cordon latéral. Un certain nombre de filets de ces racines ne pénètrent pas dans le faisceau solitaire; ils arrivent tout près de lui, puis vont, en décrivant des courbes, se perdre dans certaines formations grises, *M*, situées derrière le noyau du cordon latéral et appartenant au *noyau ambigu* ou *innominé*.

Pour ce qui est des *fibres arciformes*, on y distingue toujours les trois systèmes que nous avons décrits précédemment : les *arciformes externes*, *L*, qui, après avoir contourné la surface de l'olive et de la pyramide, s'enfoncent profondément dans le raphé médian ; les *arciformes moyennes* ou *olivaires*, *T*, qui, maintenant, sont groupées en puissants faisceaux allant des deux olives au corps restiforme ; enfin, les *arciformes internes* ou *postérieures*, qui, naissant à ce niveau, de plusieurs masses grises : noyau du vestibulaire, colonne adossée au faisceau solitaire, substance gélatineuse du trijumeau, etc., traversent les substances réticulées grise et blanche et franchissent le raphé pour se continuer par des fibres verticales dans les deux substances réticulées du côté opposé. En général, les arciformes émanées du noyau du nerf vestibulaire forment des filets épais, qui encadrent en dedans le cordon solitaire, *D*.

Coupes passant par le bord postérieur de la protubérance et les noyaux des nerfs facial, vestibulaire et cochléaire. — La figure 286 nous révèle les organes principaux de cette région très importante du bulbe ; elle est la reproduction d'une coupe faite chez un enfant de quinze jours, âge auquel les voies nerveuses et les foyers gris se dessinent avec une extrême netteté, sans atteindre les proportions colossales et fort gênantes qu'ils ont chez l'adulte. Dès le premier coup d'œil jeté sur cette figure, on voit que le bulbe s'est considérablement élargi et que le plancher du quatrième ventricule s'est, corrélativement, très étendu.

Substance grise. — Parmi les noyaux que nous avons déjà étudiés et qui sont visibles sur cette coupe, nous énumérerons : l'*olive supérieure, c*, très rapetissée, sans plus de hile ni de noyaux accessoires ; la *substance gélatineuse du trijumeau, g*, qui occupe maintenant un territoire plus vaste et non fragmenté par les fibres arciformes olivaires ; le *noyau du cordon latéral*, déjà absent ou sur le point de disparaître ; enfin, si on voit encore le *noyau gustatif* de Nageotte, d'autre part, on n'aperçoit plus aucun vestige du *noyau ambigu*, du *faisceau solitaire* et de la *colonne grise* qui l'escortait.

Un noyau nouveau, très important, fait, par contre, son apparition, en *a* ; c'est le *noyau d'origine du facial*, logé en dedans de la racine descendante du trijumeau et séparé à peine de la surface antérieure du bulbe par le reste fort aminci du cordon latéral. A des niveaux plus élevés, il sera situé plus profondément, à cause de la grande quantité de fibres protubérantielles qui passeront au-devant de lui. Mais chez les petits mammifères, il restera toujours superficiel, parce que ces fibres, comme le montre la figure 288, en *D*, sont, chez eux, relativement rares.

Le noyau du facial a la forme d'une sphère irrégulière, par suite des divers lobules qui accidentent sa surface et qui, d'après les recherches modernes, constituent autant de noyaux partiels et particuliers, auxquels obéissent des muscles déterminés de la face.

Deux autres ganglions gris sont nés sur les parties latérales du bulbe : l'un antérieur, ovoïde et en rapport direct avec le nerf cochléaire, est rempli de grosses cellules ; on l'appelle *noyau antérieur de l'acoustique, b* ; l'autre, situé plus en arrière et en dehors, est constitué par des neurones de petite taille ; on lui a donné le nom de *ganglion latéral* ou *tubercule acoustique, f*. Ce dernier noyau forme, sur le plancher du quatrième ventricule, une saillie qui encadre le corps restiforme en dehors et en arrière. C'est lui qui sert de point de départ aux barbes du *calamus scriptorius*. Nous retrouverons, d'ailleurs, ces noyaux, plus développés, à des étages supérieurs.

Enfin dans la région de la colonne grise du nerf vestibulaire, les cellules sont devenues plus volumineuses ; l'espace occupé par elles s'est également ment accru ; elles forment le point principal de terminaison du nerf vestibulaire, c'est-à-dire le *ganglion de Deiters, d*.

Substance blanche. — Les *fibres longitudinales* sont restées à peu près les mêmes que dans les coupes précédentes. Entre les olives, se dresse la *voie sensitive* ou *ruban de Reil, C*, qui, chez le nouveau-né, ressort très nettement à cause des fibres épaisses, parfaitement myélinisées qu'elle contient. En avant de la voie sensitive, descend la *voie pyramidale, A*, un peu aplatie dans le sens antéro-postérieur. Plus en arrière, après les olives, le long et de chaque côté du raphé médian, s'étale une vaste bande quadrilatère de substance blanche qui touche presque au plancher du quatrième ventricule ;

c'est la *substance réticulée blanche*. Son bord postérieur, celui qui précisément avoisine le plancher du quatrième ventricule, acquiert, par son épaississement considérable, une certaine individualité, marquée surtout dans des régions plus élevées ; c'est ce qui lui a valu la dénomination spéciale de *faisceau longitudinal postérieur*, B.

Du côté externe de la substance réticulée blanche, se développe aussi, sur une grande étendue, la *substance réticulée grise*, très riche en cellules, dont

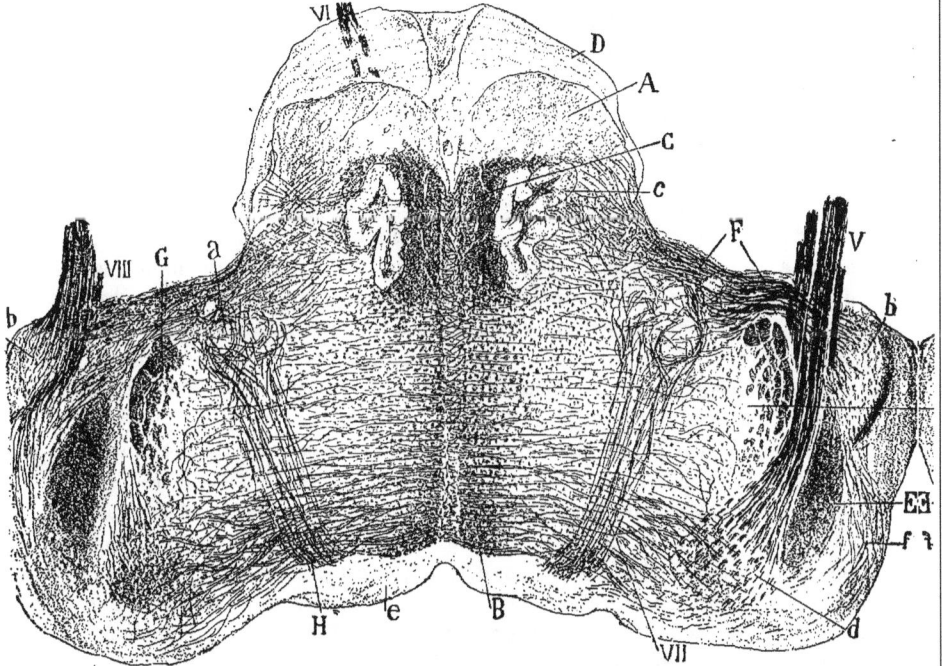

Fig. 286. — Coupe du bulbe, passant par le bord postérieur de la protubérance ; enfant de quinze jours. Méthode de Weigert-Pal.

A, pyramides ; — B, cordon longitudinal postérieur ; — C, voie sensitive ; — D, protubérance ; — E, pédoncule cérébelleux inférieur ; — F, fibres du corps trapézoïde ; — G, racine descendante du trijumeau ; — H, fibres du facial ; — V, nerf vestibulaire ; — a, noyau du facial ; — b, noyau ventral du nerf cochléaire ; — c, olive ; — d, noyau descendant du nerf vestibulaire ; — e, substance grise centrale ; — f, tubercule acoustique ; — g, substance gélatineuse de la cinquième paire ; — VI, moteur oculaire externe ; — VII, facial ; — VIII, nerf cochléaire.

quelques-unes sont très volumineuses. Plus latéralement, nous mentionnerons encore le *pédoncule cérébelleux inférieur* ou *corps restiforme*, E, pressé entre le nerf vestibulaire en dedans et les ganglions cochléaires en dehors.

Abstraction faite des fibres protubérantielles, qui commencent déjà à poindre, en D, quatre groupes de *fibres horizontales* appellent notre attention. Trois de ces groupes ont une direction antéro-postérieure ; ils appartiennent : l'un, au *nerf facial, VII*, constitué par un ensemble de petits faisceaux, qui émergent du noyau, a, du facial, se portent en arrière, gagnent le rebord postérieur de la substance réticulée grise et, là, se massent en un volumineux cordon ascendant ; l'autre, au nerf *cochléaire, VIII*, qui sort du ganglion antérieur de l'acoustique, *b*, par sa face interne ; et le troisième, au *nerf vestibulaire, V*, qui, après avoir pénétré dans le bulbe entre le ganglion antérieur de l'acoustique, *b*, et la racine descendante du trijumeau, *g*, s'insinue aussitôt entre cette dernière racine et le corps restiforme, *E*, pour atteindre enfin le ganglion de Deiters, *d* ; mais il ne s'y termine pas en totalité, car une partie de ses fibres continuent leur trajet et deviennent verticales. Quant au quatrième groupe, ses fibres ont une direction transversale. Ce groupe, encore à l'état d'ébauche dans la coupe que nous étudions, n'est autre que le *corps trapézoïde* ; il deviendra très puissant dans des coupes plus élevées. C'est une voie acoustique importante, née dans les ganglions cochléaires et entrecroisée, au niveau du raphé, avec son homonyme du côté opposé.

Coupes passant par le quart postérieur de la protubérance, le corps trapézoïde et ses noyaux annexes, les noyaux du facial et du moteur oculaire externe. — La coupe représentée par la figure 287, et dont une moitié est d'un niveau supérieur à l'autre, correspond au bord postérieur du pont de Varole d'un enfant nouveau-né ; elle montre, complètement épanoui, le corps trapézoïde et ses foyers gris annexes : olive supérieure ou principale, olive accessoire et noyau du corps trapézoïde. La coupe reproduite sur la figure 288 provient de la même région bulbaire, mais chez un chat jeune ; tous les foyers acoustiques de second ordre, *F* et *G*, y sont encore plus apparents.

Avant de passer en une revue systématique tous les détails de ces deux coupes, constatons que les pédoncules cérébelleux moyens, *B*, et les ganglions protubérantiels, qui se sont ajoutés à la face antérieure du bulbe, ont beaucoup modifié l'aspect de ce dernier ; il est maintenant très aplati d'avant en arrière ; par suite, les noyaux d'origine des nerfs siègent à une plus grande profondeur et le trajet intra-bulbaire des fibres radiculaires s'allonge considérablement.

Substance grise. — a) *L'olive supérieure* (fig. 287, *d*) est un foyer gris de petites dimensions, constitué, comme l'olive bulbaire, par une lamelle verticale plissée. Chez les animaux, chat, lapin, chien, son développement est plus grand, et son contour mieux délimité que chez l'homme, comme le montre la figure 288, en *G*, pour l'olive supérieure du chat. On voit, de même, que celle-ci approche davantage de la surface, car la protubérance ne la recouvre pas, qu'elle affecte la forme d'un s, et qu'elle est située immédiatement au-dessus et un peu en dedans du noyau du facial, entre la portion émergente de ce nerf et l'olive supérieure accessoire.

b) *L'olive supérieure accessoire* est une lame grise, mince, allongée d'avant en arrière, dont la coupe est semilunaire ou falciforme, avec concavité externe ; elle est logée en dedans de l'olive principale et s'ajuste sur son lobe interne (figs. 287, *e*, et 288, *F*) ; mais elle descend plus bas qu'elle, ainsi que le prouve, en *C*, la figure 288, dont une des moitiés montre l'olive principale disparue, et l'accessoire, au contraire, dans toute son ampleur. La texture histologique de ces deux noyaux diffère quelque peu.

c) Plus en dedans, au voisinage des racines du moteur oculaire externe, *VI*, on aperçoit plusieurs amas de cellules nerveuses; le plus important d'entre eux (fig. 288, *E*) a reçu le nom de *noyau du corps trapézoïde*.

d) Les trois foyers gris, que nous venons de décrire, font partie du domaine de l'auditif; ce sont les seuls que l'on observe en ce point, chez l'homme. Chez les autres mammifères, le chat spécialement, on compte encore deux autres foyers acoustiques, l'un semilunaire, placé en avant de l'olive princi-

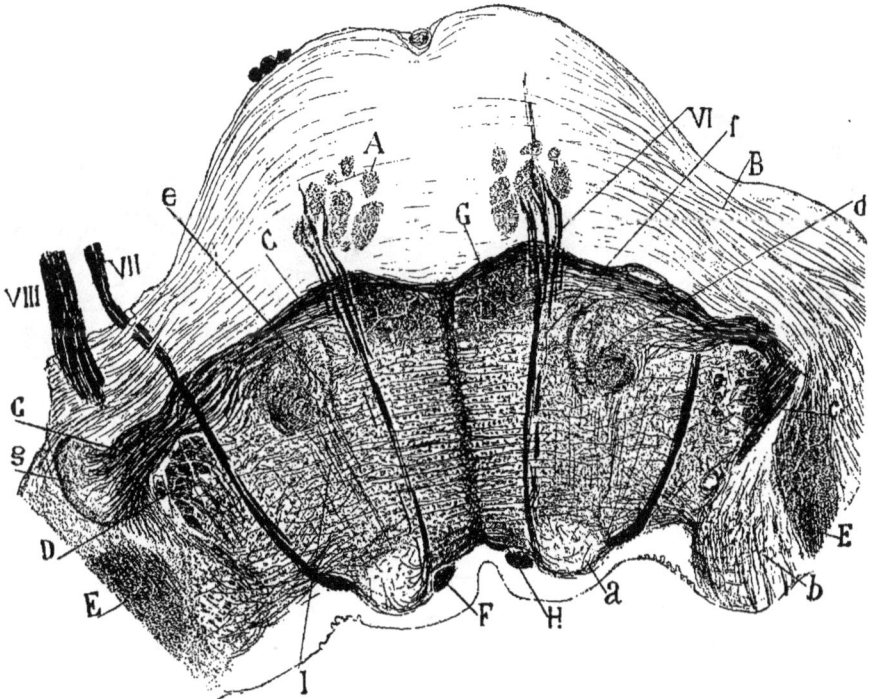

Fig. 287. — Coupe du bulbe, passant par le quart postérieur de la protubérance ; enfant nouveau-né. Méthode de Weigert-Pal.

A, pyramide ; — B, pédoncules cérébelleux moyens ; — C, corps trapézoïde ; — D, trijumeau ; — E, corps restiforme ; — F, racine ascendante du facial ; — G, voie sensitive centrale ; — H, faisceau longitudinal postérieur ; — I, manche de l'olive ; — a, noyau du moteur oculaire externe ; — b, noyau de Deiters ; — c, substance gélatineuse du trijumeau ; — d, olive supérieure ; — e, olive accessoire supérieure ; — f, noyau du corps trapézoïde ; — g, ganglion ventral du nerf cochléaire ; — VI, moteur oculaire externe ; — VII, facial ; — VIII, acoustique.

pale ; l'autre irrégulier, situé au-devant de l'olive accessoire et limitrophe du noyau du corps trapézoïde, avec lequel les auteurs l'ont confondu, sans doute. Nous avons attribué au premier le nom de *noyau semilunaire* ou *préolivaire externe*, et au second, celui de *noyau préolivaire interne*.

Tout à fait à l'arrière du bulbe, assez près du raphé, on aperçoit un autre foyer important, le *noyau d'origine du nerf oculo-moteur externe*. Ce noyau arrondi, dont la position exacte est indiquée, en *a*, sur la figure 287, se trouve placé au voisinage du plancher ventriculaire, derrière la substance réticulée grise, immédiatement en dehors du faisceau longitudinal postérieur.

Mentionnons encore, pour terminer, les grandes *masses grises de la protubérance* (fig. 287, *B*), les *amas cellulaires, c*, qui bordent la *racine descendante du trijumeau* et dont les changements sont peu profonds, enfin le *ganglion de Deiters, b.*

SUBSTANCE BLANCHE. — Les modifications éprouvées à cette hauteur par les régions formées de fibres nerveuses sont de moindre importance.

Parmi les *fibres horizontales* ou *transverses*, deux groupes frappent surtout le regard : ce sont les fibres de la protubérance et celles du corps tra-

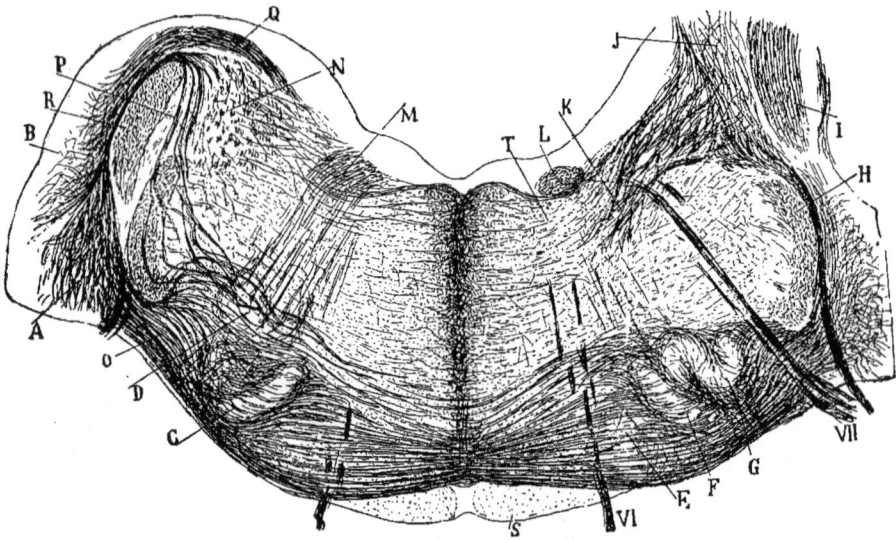

FIG. 288. — Coupe transversale du bulbe, passant par la région du corps trapézoïde ; chat de huit jours. (A droite, le plan est plus élevé qu'à gauche.) Méthode de Weigert-Pal.

A, noyau ventral du nerf cochléaire ; — B, tubercule acoustique ; — C, F, olive accessoire supérieure ; — D, noyau du facial ; — E, noyau du corps trapézoïde ; — G, olive principale ; — H, racine descendante du trijumeau ; — I, pédoncule cérébelleux inférieur ; — J, faisceau cérébello-acoustique ; — K, voie centrale du noyau de Deiters ; — L, racine ascendante du facial ; — M, premier coude du facial ; — N, noyau de Deiters ; — O, fibres trapézoïdes externes ; — P, fibres trapézoïdes postérieures ; — Q, strie acoustique ; — R, corps restiforme ; — S, pyramide ; — T, noyau du moteur oculaire externe ; — VI, moteur oculaire externe ; — VII, facial.

pézoïde. Les *fibres protubérantielles*, fines, myélinisées et à direction transversale, constituent dans la substance grise du pont de Varole de nombreux paquets, qui feront partie des pédoncules cérébelleux moyens. La myélinisation est tardive dans ces fibres ; elle ne s'est pas encore produite chez l'enfant nouveau-né. Aussi, les voit-on à peine sur la figure 287, dessinée d'après une protubérance d'un enfant de cet âge. Dans la protubérance de l'enfant de quinze jours, elles sont déjà bien plus apparentes, comme en témoigne la figure 289.

Le second groupe de *fibres transversales*, celui du *corps trapézoïde*, est encore plus important. Nous y avons fait maintes allusions à propos de coupes situées à des niveaux inférieurs. Ce groupe se présente sous la forme d'une large bande horizontale qui unit les ganglions cochléaires d'un côté à ceux du côté opposé. Il est divisé en une multitude de petits faisceaux, qui laissent passer entre eux, près de la ligne médiane, la voie sensitive centrale ou ruban de Reil médian, fragmentée en lamelles et faisceaux verticaux.

Chez l'homme, le corps trapézoïde, placé derrière la protubérance, se trouve masqué par les amas cellulaires et les fibres transversales les plus profondes de ce centre. Il n'en est pas de même chez les autres mammifères, tels que le chat, le chien, le lapin, la souris, etc. ; chez eux, en effet, le corps trapézoïde est situé au-dessous du pont ; il est par suite superficiel. Il se révèle donc au dehors par un relief transversal de substance blanche, facile à distinguer de la protubérance, et par son apparence de ruban plus délié, et par sa position derrière les pyramides.

Nous verrons plus tard que le corps trapézoïde représente surtout une voie acoustique centrale croisée, dont le rôle est de mettre en rapport les foyers auditifs d'un côté, directement avec les noyaux auditifs accessoires du côté opposé, c'est-à-dire avec l'olive supérieure, l'olive accessoire, les noyaux préolivaires et le noyau du corps trapézoïde, etc., et indirectement avec le tubercule quadrijumeau postérieur, par la voie du ruban de Reil latéral.

Le corps trapézoïde est dirigé à peu près transversalement chez les petits mammifères, comme on peut s'en rendre compte sur la figure 288, dessinée d'après le bulbe du chat. Chez l'homme, sa forme est au contraire celle d'un arc à convexité supérieure, ce qui empêche d'en voir la totalité dans une seule coupe. Il commence à paraître, en effet, dans la coupe représentée sur la figure 286 ; il est alors constitué par de gros faisceaux blancs, issus des ganglions ventral et latéral du nerf cochléaire (fig. 287, *F*). On aperçoit ensuite une grande partie de son trajet en avant de l'olive et du ruban de Reil, sur la figure 287, en *C*. Enfin, dans la figure 289, en *C*, on a sous les yeux la région centrale du corps trapézoïde arrivé à son maximum d'ampleur ; on y voit des faisceaux transverses, nombreux et épais, qui divisent, comme nous l'avons déjà dit, le ruban de Reil en couches parallèles longitudinales.

Pour être complet, nous signalerons encore, parmi les conducteurs transverses de ce niveau, les innombrables *fibres arciformes* postérieures et internes, qui viennent des noyaux du vestibulaire, du trijumeau et de la substance grise, franchissent le raphé et se continuent par les voies longitudinales que renferment les substances réticulées grise et blanche.

Les systèmes de *fibres longitudinales* ou *verticales* que l'on rencontre dans les coupes passant par le quart postérieur de la protubérance sont multiples. En allant d'avant en arrière, nous trouvons tout d'abord la *voie pyramidale* ; au lieu de former, comme précédemment, une masse compacte, elle se présente sous l'aspect de faisceaux séparés les uns des autres par les cloisons de substance grise de la protubérance. Nous remarquons ensuite, à peu près au centre de la coupe bulbo-protubérantielle (figs. 287, *G* et 289, *D*), de chaque côté de la ligne médiane, la *voie sensitive centrale* ou *ruban de Reil*. Cette dernière voie occupe l'espace encadré latéralement par les nerfs oculo-moteurs externes. Plus en arrière encore, nous apercevrons la substance réticulée blanche, restée sans grands changements, et à sa limite postérieure le *faisceau longitudinal postérieur* (fig. 287, *H*), dont l'individualité va s'accentuant. Presque au contact de ce faisceau, sur le bord interne du noyau de l'oculo-moteur externe, nous noterons l'existence d'un paquet de tubes nerveux, épais, verticaux et serrés : c'est la *portion ascendante* de la racine du *facial*, vue en section transversale (fig. 288, *L*). Pour comprendre la présence de cette racine en cet endroit, il faut se rappeler que le nerf facial, loin de sortir du bulbe aussitôt après son émersion du noyau qui porte son nom, décrit dans ce segment de l'axe nerveux un grand crochet que l'on peut diviser en trois portions. La *portion initiale* est obliquement antéro-postérieure, car le nerf, parti de son noyau d'origine, en avant de la substance réticulée grise, se porte en arrière, tout près du plancher du quatrième ventricule ; là, il change de direction ; il se porte, tout d'abord, un peu en dedans jusqu'au voisinage du faisceau longitudinal postérieur, puis il monte le long de celui-ci ; ce dernier trajet, peu étendu, constitue, à proprement parler, la *portion ascendante* de la racine du facial : c'est celle dont la figure 288 montre la coupe. Ensuite, la racine s'incurve à nouveau ; elle redevient à peu près horizontale, chemine à la fois en avant, en dehors et en bas pour sortir du bulbe, au-devant de la racine descendante du trijumeau, dans le sillon horizontal qui sépare le bulbe de la protubérance, c'est-à-dire dans le voisinage du point de sortie du nerf vestibulaire et de l'intermédiaire de Wrisberg. Cette troisième partie forme la *portion émergente* ou *radiculaire externe* du facial. Le sommet de l'angle formé par les deux dernières portions est ce qu'on appelle le *genou du facial*. La concavité de ce genou embrasse le *noyau du nerf oculo-moteur externe* (fig. 287, *a*, et 288, *T*), qui se trouve, par conséquent, en avant de la portion ascendante.

En inspectant les régions latérales du bulbe, nous constaterons la présence de deux autres gros faisceaux de fibres verticales : l'un est le *corps restiforme* (fig. 287, *E*), qui tend à changer de direction et à se porter en dehors pour entrer dans le cervelet ; l'autre est la *racine descendante du trijumeau*, toujours accompagnée par la substance gélatineuse de Rolando (fig. 287, *D*).

Les groupes de *fibres antéro-postérieures* sont au nombre de deux ; nous en voyons un sur les côtés du bulbe, entre l'olive et la racine descendante du trijumeau (figs. 287 et 288, *VII*). Nous le connaissons déjà : c'est la *portion terminale* ou *émergente* de la racine du facial. Quant à l'autre, que les mêmes figures montrent en *VI*, c'est le cordon intra-bulbaire du *nerf oculo-moteur externe* ; il est situé en dedans du précédent, sur la limite externe de la substance réticulée blanche ; il se dirige vers la protubérance, la traverse et sort par son bord postérieur, c'est-à-dire par le sillon creusé entre la protubérance et les pyramides (fig. 276, *VI*). En outre de ces groupes de fibres antéro-postérieures fortement agglomérés en cordons, nous en rencontrons d'autres, disposés en faisceaux lâches, à peu près vers le milieu des

parties latérales du bulbe. Ces faisceaux, qui ne sont pas toujours très nettement marqués, semblent relier l'olive supérieure au noyau de la sixième
paire (fig. 287, *I*).

**Coupe de la protubérance à la hauteur du trijumeau. Noyaux de la cin-
quième paire** (fig. 289). — Un grand nombre des organes décrits précédemment persistent à ce niveau : ainsi, la *voie pyramidale*, *A*, maintenant plus

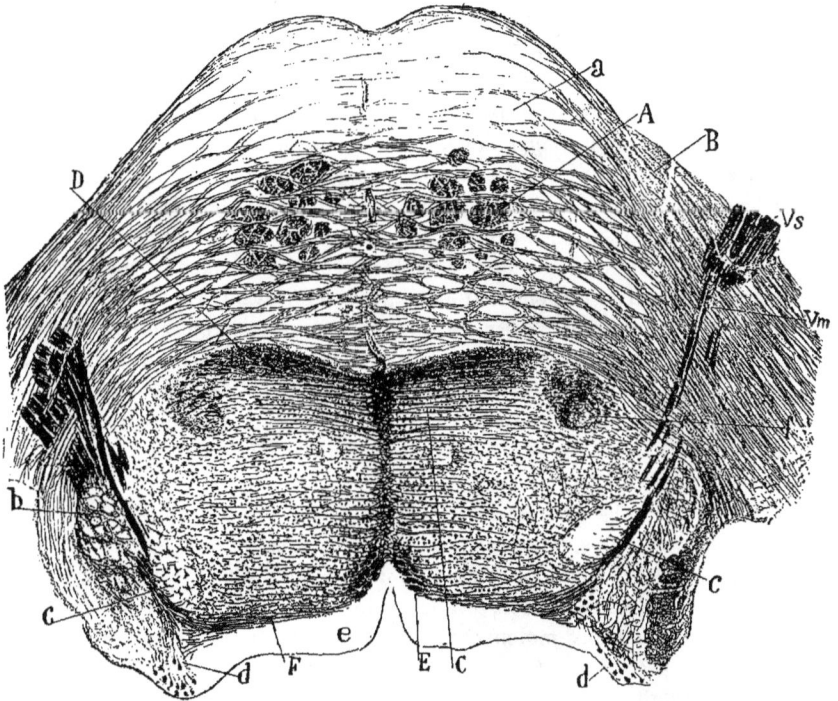

Fig. 289. — Coupe du bulbe, passant par le tiers moyen de la protubérance ; enfant de
quinze jours. Méthode de Weigert-Pal.

A, faisceaux de la voie pyramidale ; — B, pédoncules cérébelleux moyens ; — C, corps trapézoïde ;
— D, voie sensitive centrale ; — E, faisceau longitudinal postérieur ; — F, fibres arciformes postérieures ; — a, noyaux de la protubérance ; — b, noyau terminal sensitif du trijumeau ; --
c, son noyau moteur principal ; — d, son noyau moteur supérieur ; — e, substance grise centrale ; — f, olive supérieure ; — Vs, racine sensitive de la cinquième paire ; — Vm, sa racine
motrice.

éloignée de la voie sensitive, et partagée en faisceaux très écartés les uns
des autres ; les *ganglions de la protubérance*, *a* ; les fibres, considérablement
développées, du *pédoncule cérébelleux moyen*, *B* ; la *voie sensitive*, *D*, encore
sillonnée par les fibres les plus hautes du corps trapézoïde et transformée
actuellement en un ruban transverse, situé entre le raphé et le sommet de
l'olive ; les *substances réticulées grise et blanche*, le *faisceau longitudinal
postérieur*, *E*, etc.

Ce qui caractérise néanmoins cette coupe, c'est la présence bien évidente des trois noyaux d'où le trijumeau tire ses fibres. L'un est le *noyau sensitif* (fig. 289, *b*); il est en continuité avec cette substance gélatineuse dont nous avons parlé tant de fois et qui accompagne, pendant la totalité de son long trajet vertical, la racine descendante de la cinquième paire. La coupe que nous avons reproduite passe par la partie supérieure du triju- meau ; sa moitié gauche appartient à un point moins élevé que sa moitié droite. Les fibres longitudinales de la racine descendante sont peu nom- breuses dans la première de ces deux moitiés, car la racine est encore en voie de formation ; on voit dans ce même côté la continuation bien nette de cette racine avec le nerf de la cinquième paire. Dans la moitié droite, le noyau sensitif a cessé d'être visible ; on n'aperçoit plus que des restes de la substance gélatineuse et des fibres descendantes du trijumeau. Le second foyer porte le nom de *noyau masticateur* ou de *noyau principal* de la racine motrice (fig. 289, *c*); c'est une masse grise, ovoïde, placée en arrière et en dedans du noyau précédent et constituée par des cellules de grande taille. Les tubes du nerf masticateur sortent par la face externe de ce noyau en décrivant de petits arcs à concavité antérieure ; ils s'accolent ensuite à cette face externe, qu'ils longent tout en se portant en avant. Le troisième foyer s'appelle *noyau moteur accessoire*, *noyau supérieur* ou *descendant du triju- meau*. On n'en distingue, en *d*, sur la figure 289, que la partie inférieure. Ce noyau allongé est constitué par une traînée de cellules piriformes, qui monte de l'extrémité postérieure du noyau masticateur jusqu'au voisinage de l'aqueduc de Sylvius et à la partie inférieure du tubercule quadrijumeau postérieur.

Les fibres du *nerf trijumeau* procèdent de ces trois noyaux et forment, à la surface du bulbe, deux racines : l'une, très volumineuse, est la *racine sensitive* ; elle se continue, comme on l'apprendra plus tard, par la racine descendante ; l'autre, mince, est la *racine motrice* ; elle prend naissance dans les deux noyaux moteurs que nous venons de signaler et émerge en avant de la précédente. On remarque entre les noyaux moteurs des deux moitiés du bulbe, des fibres transversales (fig. 289, *F*) ; certains auteurs les regardent comme constituant une décussation des tubes du nerf masticateur.

CHAPITRE XXIV

LOIS GÉNÉRALES DE LA STRUCTURE DU BULBE. NOYAU DE L'HYPOGLOSSE

La moelle allongée renferme, avons-nous dit, deux sortes d'organes :
1º des foyers gris et des conducteurs, qui, lui étant particuliers, n'ont pas
leurs équivalents dans la moelle, et 2º des foyers et des voies qui ont leurs
homologues dans cet organe. Nous allons commencer l'étude de l'anatomie
fine du bulbe par ces derniers. Nous verrons que, tout en obéissant au
plan général de structure de l'axe spinal, ils offrent des détails spéciaux
d'organisation, qui rendent nécessaire la description que nous nous proposons de donner.

Les parties du bulbe que l'on peut considérer comme des homologues
de celles de la moelle sont : *les nerfs moteurs et leurs noyaux d'origine, les
nerfs sensitifs et les foyers où ils se terminent, les noyaux d'association ou
centres sensitifs de deuxième et de troisième ordre, enfin les voies longues et
courtes de la substance blanche.*

LOIS GÉNÉRALES DE LA STRUCTURE DU BULBE

Lorsque nous avons étudié la structure de la moelle et particulièrement
les origines des racines nerveuses, nous avons insisté, plus d'une fois, sur le
caractère général de certaines dispositions morphologiques, telles que la
structure des ganglions sensitifs, la bifurcation de leurs fibres radiculaires,
l'origine des nerfs moteurs dans les cellules de la corne antérieure, dispositions communes à la moelle et au bulbe.

Nous allons revenir sur ces dispositions, en les résumant brièvement :

1º Les nerfs moteurs, tant dans le bulbe que dans la moelle, sont la continuation des cylindres-axes de certaines cellules multipolaires de grande
taille, qui siègent dans des foyers particuliers, appelés *noyaux moteurs.*

2º Les noyaux moteurs reçoivent des fibres collatérales ou terminales de
deux espèces : des fibres sensitives de second et même de troisième ordre,
et des fibres descendantes de la voie motrice volontaire.

3° Les centres d'origine des nerfs sensitifs ou des parties sensitives des nerfs mixtes se trouvent, suivant la démonstration de His, confirmée par nous et Kölliker, hors du bulbe, en certains ganglions homologues de ceux de la moelle. Ce sont : le *ganglion de Gasser*, pour la portion sensitive du trijumeau ; le *ganglion géniculé*, pour l'intermédiaire de Wrisberg ; les *ganglions d'Andersch* et *d'Ehrenritter*, pour le glosso-pharyngien ; les *ganglions jugulaire* et *plexiforme*, pour le nerf pneumogastrique ; le *ganglion de Scarpa*, pour le nerf vestibulaire ; le *ganglion spiral du limaçon*, pour le cochléaire ou auditif proprement dit.

4° Tous ces foyers, à l'exception des ganglions de Scarpa et spiral du limaçon dont les cellules sont bipolaires, sont formés de neurones unipolaires. L'expansion unique de ces neurones se bifurque en deux branches ; une externe, qui se porte vers la périphérie pour s'y diviser en terminaisons sensitives, et une interne, qui constitue ce qu'on est convenu d'appeler la racine ou le nerf sensitif. Celle-ci pénètre dans le bulbe pour se subdiviser encore, au niveau d'une formation spéciale de substance blanche, en deux branches, l'une ascendante, l'autre descendante ; enfin ces dernières émettent, sur leur trajet, de nombreuses collatérales qui se ramifient et se terminent par des extrémités libres dans certains foyers gris, appelés, à tort, *noyaux d'origine* car ce sont, en réalité, des noyaux de terminaison.

5° Par suite de la faible longueur des foyers moteurs du bulbe, les branches ascendantes, nées de la bifurcation des nerfs sensitifs bulbaires, sont plus courtes que les descendantes ; tel est le cas des nerfs trijumeau et cochléaire ; elles peuvent même manquer tout à fait, comme dans la racine sensitive du vague, du glosso-pharyngien et de l'intermédiaire de Wrisberg.

6° Les foyers, où les nerfs sensitifs viennent se terminer, contiennent des cellules dont les cylindres-axes constituent des voies sensitives de second ordre, les unes, courtes et achevées dans le bulbe même, les autres, longues et destinées à d'autres centres ; ces dernières sont directes ou croisées.

7° L'immense majorité et peut-être la totalité des fibres réflexo-motrices du bulbe sont des émanations des voies sensitives de second ordre, si extraordinairement développées dans cet organe. Les relations immédiates entre collatérales des nerfs sensitifs et foyers moteurs semblent, au contraire, très rares ou même absentes.

8° Un grand nombre de collatérales des voies sensitives secondaires vont envelopper des cellules funiculaires et commissurales de la substance réticulée ; or, les axones de ces cellules contribuent, eux aussi, à former les faisceaux blancs de cette substance réticulée ; ceux-ci constituent donc des voies sensitives de troisième ordre.

Énumération des paires nerveuses crâniennes ; leur classification physiologique. — De même que la moelle possède des nerfs ou paires rachidiennes au nombre de 31, de même l'encéphale contient des cordons nerveux qui lui sont propres et qu'on appelle paires crâniennes. Les neurologistes, par un accord à peu près unanime, en fixent le nombre à 12.

Ce sont, en les énumérant d'avant en arrière : la I™ paire, ou *nerf olfactif* ; la II™, ou *nerf optique* ; la III™, ou *nerf moteur oculaire commun* ; la IV™, ou *nerf pathétique*; la Ve, ou *trijumeau*; la VIe, ou *nerf moteur oculaire externe*; la VIIe, ou *facial*; la VIIIe, ou *nerf acoustique*; la IXe, ou *glosso-pharyngien*; la Xe, *nerf pneumogastrique* ou *nerf vague*; la XIe, ou *nerf spinal* et la XIIe, ou *nerf hypoglosse*. La région encéphalique d'où proviennent ces nerfs est différente : ainsi, le nerf olfactif part du cerveau antérieur ou télencéphale; le *nerf optique*, du cerveau moyen ou mésencéphale et, à proprement parler, des tubercules quadrijumeaux, couche optique et corps genouillé externe ; le *moteur oculaire commun* et le *pathétique* partent aussi du cerveau moyen ; les nerfs *facial, acoustique, moteur oculaire externe, glosso-pharyngien, vague, spinal* et *hypoglosse*, du bulbe et de la partie postérieure de la protubérance ; enfin le *trijumeau*, de l'épaisseur même de cette dernière.

Par rapport à leur fonction, on peut classer les nerfs crâniens en : *nerfs sensoriels*, comprenant les nerfs olfactif, optique, acoustique et glosso-pharyngien ou gustatif ; *nerfs moteurs*, dont relèvent les nerfs moteur oculaire externe, pathétique, moteur oculaire commun, spinal et hypoglosse ; et *nerfs mixtes* ou *sensitivo-moteurs*, renfermant le trijumeau, le facial avec l'intermédiaire de Wrisberg, qui est sa racine sensitive, le pneumogastrique et le glosso-pharyngien.

Dans le paragraphe et les chapitres qui vont suivre, nous décrirons seulement les nerfs qui ont leur origine ou leur terminaison dans le bulbe; nous nous occuperons des autres paires crâniennes lorsque nous étudierons les portions de l'encéphale dont elles dépendent.

NOYAU DU NERF HYPOGLOSSE OU NERF DE LA XIIe PAIRE

Situation.

Le noyau d'origine de l'hypoglosse a été identifié, il y a bien longtemps, en 1843, par Stilling. Il répond à un amas de grosses cellules, étendues dans le plancher du quatrième ventricule, le long et de chaque côté de la ligne médiane, au niveau de la région gris blanchâtre appelée *aile blanche interne*. La longueur de ce noyau atteint presque celle de l'olive. Sa situation particulière, en avant et sur les côtés de ce qui était le canal épendymaire, et en arrière de la continuation du cordon antérieur de la moelle, conduit à penser que le noyau de l'hypoglosse n'est qu'un tronçon de la corne motrice médullaire.

Constitution.

Comme tout foyer moteur, le noyau que nous étudions comprend quatre éléments principaux : *les neurones moteurs, les fibres radiculaires, les collatérales sensitives de second ou troisième ordre, et les fibres motrices ou pyramidales*.

Cellules motrices. — Une coupe transversale de ce foyer (fig. 290, *A*), chez l'homme ou les mammifères, permet de reconnaître, après coloration par la méthode de Nissl, que les cellules d'origine de la XIIe paire sont multipolaires et aussi volumineuses que les plus grosses cellules de la moelle. Elles ressemblent encore à ces dernières par la grandeur et le nombre considérable des fuseaux chromatiques de leur protoplasma. On voit aussi que les corps de ces neurones sont passablement écartés les uns des autres, ce qui est dû à l'interposition d'un plexus interstitiel très abondant en fibrilles et noyaux de névroglie.

Les neurones de l'hypoglosse sont répartis irrégulièrement ; ils pullulent dans les régions dorsales interne et externe du ganglion plus que dans sa partie frontale ; au centre de celle-ci, au point de départ des fibres radiculaires du nerf, il existe même un espace presque dégarni de cellules. On pourrait le nommer *hile* du noyau de l'hypoglosse (fig. 290, *B*).

Répartition et forme.

Les neurones de la XIIᵉ paire sont souvent triangulaires ou quadrila-

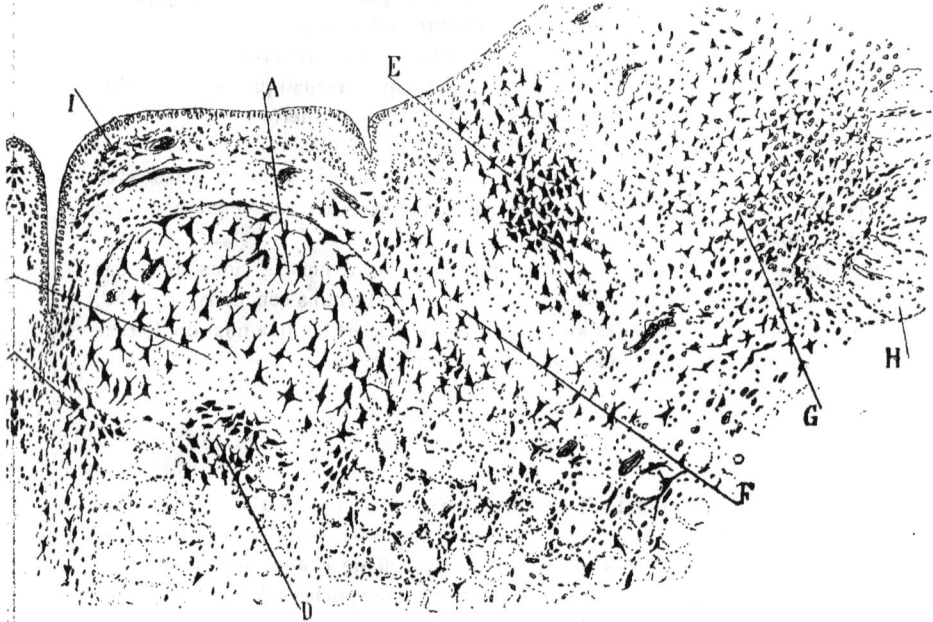

Fig. 290. — Plancher ventriculaire du bulbe humain, avec les noyaux moteurs des Xᵉ et XIIᵉ paires. Méthode de Nissl.

A, cellules du noyau de l'hypoglosse ; — B, hile de ce noyau ; — C, noyau du raphé ; — D, noyau de Roller ; — E, noyau moteur postérieur de la Xᵉ paire ; — F, noyau intercalaire de Staderini ; — G, noyau terminal sensitif des nerfs des IXᵉ et Xᵉ paires ; — H, faisceau solitaire ; — I, cellules de la substance grise centrale.

tères, du moins sur les préparations au Nissl ; de longues et puissantes expansions naissent de leurs angles et vont dans toutes les directions. D'autres cellules sont étoilées ou fusiformes ; on les observe, en particulier, sur les bords du noyau, dont elles embrassent fréquemment les contours à l'aide de leurs dendrites.

On ne peut apprécier les vraies formes de tous ces neurones, ainsi que leurs rapports avec les fibres de l'hypoglosse, que par la méthode de Golgi. Livio Vincenzi est le premier, soit dit en passant, qui ait appliqué cette méthode au noyau de la XIIᵉ paire et qui soit parvenu à démontrer la continuité de ses cylindres-axes avec les filets du nerf. La figure 291 reproduit, en *A*, un certain nombre de neurones de l'hypoglosse de la souris nouveau-née, d'après une coupe imprégnée au chromate d'argent. Leur corps, on le voit, est volumineux, et leurs appendices protoplasmiques, longs, épais et sinueux, divergent en tous sens. Dans le plus grand nombre de ces neu-

Dendrites. rones, les prolongements dendritiques, souvent épineux, s'achèvent, après quelques divisions, dans les limites mêmes du foyer ; mais pour d'autres, ces limites sont dépassées, et les prolongements se répandent dans les terri-

Groupes cel- toires voisins ; à ce point de vue, il faut distinguer deux espèces de cellules :
lulaires. les internes et les externes ou antéro-externes.

Les cellules *internes*, c'est-à-dire voisines de la ligne médiane, lancent quelques-unes de leurs dendrites par delà cette ligne, dans le noyau opposé de l'hypoglosse, où elles se ramifient et s'achèvent. Cette disposition intéressante, découverte par Van Gehuchten, prouve qu'il existe aussi, dans le bulbe, une *commissure protoplasmique*.

Dans les cellules *antéro-externes*, ce sont les expansions dendritiques externes qui franchissent la frontière du noyau. Ces expansions, épaisses, se réunissent, comme on peut le voir sur la figure 292, en *C*, en petits faisceaux, qui s'insinuent et se subdivisent à maintes reprises entre les paquets de fibres verticales de la substance blanche adjacente, c'est-à-dire de la voie centrale des nerfs vague et glosso-pharyngien. Un fait rend ces expansions vraiment remarquables : elles se mettent en contact parallèle ou longitudinal avec les innombrables collatérales sensitives sorties à leur rencontre.

Fibres radiculaires. — Les cylindres-axes des cellules du noyau que nous étudions sont épais et manquent de collatérales ; après un parcours initial irrégulier, souvent flexueux et même rétrograde, ils convergent tous en avant, pour se continuer sous forme de fibres dans le nerf hypoglosse. Cette continuité ne fait pas l'ombre d'un doute, car elle a été établie par les diverses méthodes de Gudden, de Golgi et de la désintégration chromatique de

Leur trajet Nissl. Les radiculaires de l'hypoglosse, souvent disposées en deux paquets
intra-bulbaire. au sortir du noyau, se portent en avant et en dehors, cheminent à travers la substance réticulée grise, à peu de distance et en divergeant à peine, puis émergent du bulbe, sur le côté externe de l'olive, chez le lapin, la souris, etc., et sur son côté interne, chez l'homme.

Absence de Dans nos préparations, l'hypoglosse provient exclusivement du *noyau*
fibres croisées. *principal*, et toutes ses fibres sont directes; Duval[1], Livio Vincenzi[2], Kölliker[3] et d'autres avaient déjà reconnu qu'il en était ainsi. Mais, Van Gehuchten[4] a

---

1. Mathias Duval, Recherches sur l'origine réelle des nerfs. *Journ. de l'Anat. et de la Physiol.*, 1880.

2. L. Vincenzi, Sull'origine reale del nervo ipoglosso. *Estr. degli Atti della R. Acad. delle scienze di Torino*, vol. XX, avril 1885.

3. Kölliker, Handbuch der Gewebelehre, Bd. II, p. 333 et suivantes, 1896.

4. Van Gehuchten, Sur l'existence ou la non-existence de fibres croisées dans le tronc périphérique des nerfs moteurs crâniens. *Journ. de neurol.*, 1898. — Recherches sur l'origine réelle et le trajet intracérébral des nerfs moteurs. *Le Névraxe*, t. V, 1903.

cru observer, en outre, quelques radiculaires croisées, chez les oiseaux. De nouvelles études effectuées à l'aide de la méthode dégénérative de Nissl et de la méthode des dégénérations indirectes l'ont fait changer d'avis ; il se prononce, aujourd'hui, de façon formelle contre tout entrecroisement. Marinesco [1] est aussi de cet avis.

En outre des radiculaires issues du noyau principal de l'hypoglosse, il en existe d'autres, d'après quelques savants ; celles-ci proviendraient du *ganglion de Roller* et du *noyau accessoire* ou *antéro-externe* de Duval.

Prétendues radiculaires issues :

1° du noyau de Roller ;

Le noyau de Roller est un groupe de petites cellules, situé sur le bord postérieur de la substance réticulée blanche, en avant du noyau principal de l'hypoglosse et le long des radiculaires de ce nerf (fig. 290, *D*). D'après Roller [2], les radiculaires du foyer principal s'adjoindraient d'autres fibres motrices, en passant par ce petit ganglion. Cette opinion, due aux apparences trompeuses inhérentes aux procédés de coloration par le carmin et par l'hématoxyline de Weigert, n'a pas été bien accueillie par les savants. Ni Koch [3], ni Obersteiner [4], ni Forel [5], ni Vincenzi [6], ni Kölliker [7], ni Van Gechuchten n'ont pu s'assurer de la nature motrice de ce noyau. Nous-même avons signalé dans nos deux mémoires sur le bulbe, dans le dernier [8], en particulier, que la masse grise de Roller est un reste de la moelle, reste où se sont accumulées, exclusivement, des cellules funiculaires, chargées probablement de former un certain nombre des voies courtes de la substance réticulée grise. Nous donnerons en temps et lieu plus de détails sur la structure de ce noyau.

Quant au *noyau accessoire* de l'hypoglosse, Meynert et plus tard Duval ont considéré comme tel un amas de cellules renfermé dans la substance réticulée, en avant et en dehors du noyau principal ; c'est cet amas que Duval appelle *noyau antéro-latéral*. Koch admet cette manière de voir et regarda le noyau accessoire comme le représentant bulbaire du groupe antéro-externe des cellules de la corne antérieure, groupe qui, dans la moelle, est la source des racines inférieures du spinal. Kölliker pense également, que si toutes les cellules de ce noyau ne donnent pas leur cylindre-axe aux racines de la XIIᵉ paire, il en est ainsi, du moins, pour les plus volumineuses, qui sont placées en dedans et en arrière de ces radiculaires. Nous n'avons pu confirmer complètement cette opinion. Chez certains animaux, tels que souris et lapin, il nous a été impossible de voir pénétrer dans les paquets du nerf hypoglosse des cylindres-axes nés de ces grandes cellules ; par contre, chez le fœtus de chat, nous avons observé que le cylindre-axe arciforme de certaines cellules logées en dedans du nerf, en pleine substance réticulée blanche, allait s'incorporer aux

2° du noyau accessoire de l'hypoglosse.

1. MARINESCO, Veränderungen der Nervencentren nach Ausreissung der Nerven, mit einigen Erwägungen betreffs ihrer Natur. *Neurol. Centralbl.*, n° 19, 1898.

2. ROLLER, Ein kleinzelliger Hypoglossuskern. *Arch. f. mikrosk. Anat.*, 1881.

3. P. KOCH, Untersuchungen über den Ursprung und die Verbindungen des. N. Hypoglossus. *Arch. f. mikrosk. Anat.*, Bd. XXXI, 1887.

4. OBERSTEINER, Anleitung beim Studium des Baues der nervösen Centralorgane, etc., 3ᵉ Aufl., 1896, p. 431.

5. FOREL, Ueber das Verhältniss der experimentellen Atrophie und Degenerationsmethode zur Anatomie u. Physiologie des Centralnervensystems, etc.

6. VINCENZI, Note istologiche sull'origine reale di alcuni nervi cerebrale. Torino, 1884.

7. KÖLLIKER, Lehrbuch der Gewebelehre, 6ᵉ Aufl., 1896.

8. CAJAL, Nueva contribución al estudio del bulbo raquídeo ; VII. Estructura del nucleo de Roller y del extremo superior del asta anterior de la médula. *Revista trimestr. micrográfica*, vol. II, fasc. 2, 1897.

filets de la XIIe paire. Nous n'irons pas néanmoins jusqu'à affirmer que ces cylindres-axes additionnels sortent du bulbe en même temps que la racine de l'hypoglosse, d'abord parce que nous ne les avons pas suivis dans tout leur trajet, ensuite parce que ces cylindres-axes pourraient appartenir à de grandes cellules funiculaires ; s'il en était ainsi, il y aurait lieu de craindre que ces axones, après un certain parcours en commun avec les radiculaires de l'hypoglosse, n'abandonnent celles-ci pour se transformer en fibres longitudinales. Nous avons d'autant plus raison d'être prudent, que dans la substance réticulée nombreuses sont les grandes cellules dont le cylindre-axe adopte un trajet analogue à celui que nous avons décrit. Nos recherches à l'aide de la méthode dégénérative de Nissl ne plaident pas davantage en faveur de la conception de Duval.

Les autres cellules nerveuses voisines du noyau de l'hypoglosse n'ont que faire non plus avec ses radiculaires. Avec Kölliker, nous ne considérons donc pas comme motrices : les petites cellules adossées à la face interne du noyau, celles du foyer linéaire du raphé (fig. 290, C) et celles du noyau intercalaire de Staderini, qui est compris entre l'amas gris de l'hypoglosse et le noyau moteur postérieur du vague (fig. 290, F).

Plexus du noyau de l'hypoglosse.

Collatérales sensitives. — Lorsqu'on examine le noyau de l'hypoglosse sur des préparations au Weigert-Pal, on aperçoit entre ses cellules un plexus de fines fibrilles myélinisées. Koch, qui avait déjà vu ces dernières, les appelait *fibres propres*. Elles sont particulièrement nombreuses au voisinage du bord externe du foyer, vers sa partie inférieure ; dans des coupes transversales, elles se montrent, pour la plupart, taillées en biseau.

En outre de ces fibrilles plexiformes et intrafocales, on rencontre souvent un certain nombre de filets transversaux, qui passent, en avant, entre le noyau de la XIIe paire et la substance réticulée blanche ; ces filets semblent former parfois comme une commissure entre les deux foyers opposés. Cramer [1], surtout, paraît s'en tenir à cette interprétation.

Caractère probablement sensitif de ses fibres.

Origine diverse des collatérales.

Il est difficile, en réalité, de spécifier l'origine et la terminaison de toutes ces fibres; nous croyons, néanmoins, que le plus grand nombre de celles qui pénètrent et se ramifient dans le noyau de l'hypoglosse sont des *collatérales ou des terminales appartenant à des voies sensitives de second ordre*.

D'après nos recherches sur le bulbe de la souris et du lapin âgés de quelques jours, les fibres sensitives qui se rendent au noyau de la XIIe paire sont :

a) Des collatérales que des cylindres-axes émis par les noyaux de terminaison de la racine sensitive des nerfs vague et glosso-pharyngien donnent pendant leur trajet horizontal. Sur la figure 293, en *a*, on voit qu'un de ces cylindres-axes projette deux collatérales. Parfois, la collatérale abandonnée au noyau de la XIIe paire semble être une branche de bifurcation, à cause de son épaisseur ;

b) Des collatérales nées sur les fibres arciformes ou sensitives secondaires qui proviennent du noyau de terminaison du trijumeau ; elles nous ont paru peu abondantes;

1. CRAMER, Beiträge zur feineren Anatomie der Medulla oblungata, etc. Jena, 1894.

c) Des collatérales sorties du reste ou de la continuation du cordon antéro-latéral de la moelle. On aperçoit ces fibres particulièrement dans les coupes vertico-antérieures du bulbe. Elles proviennent de divers points des

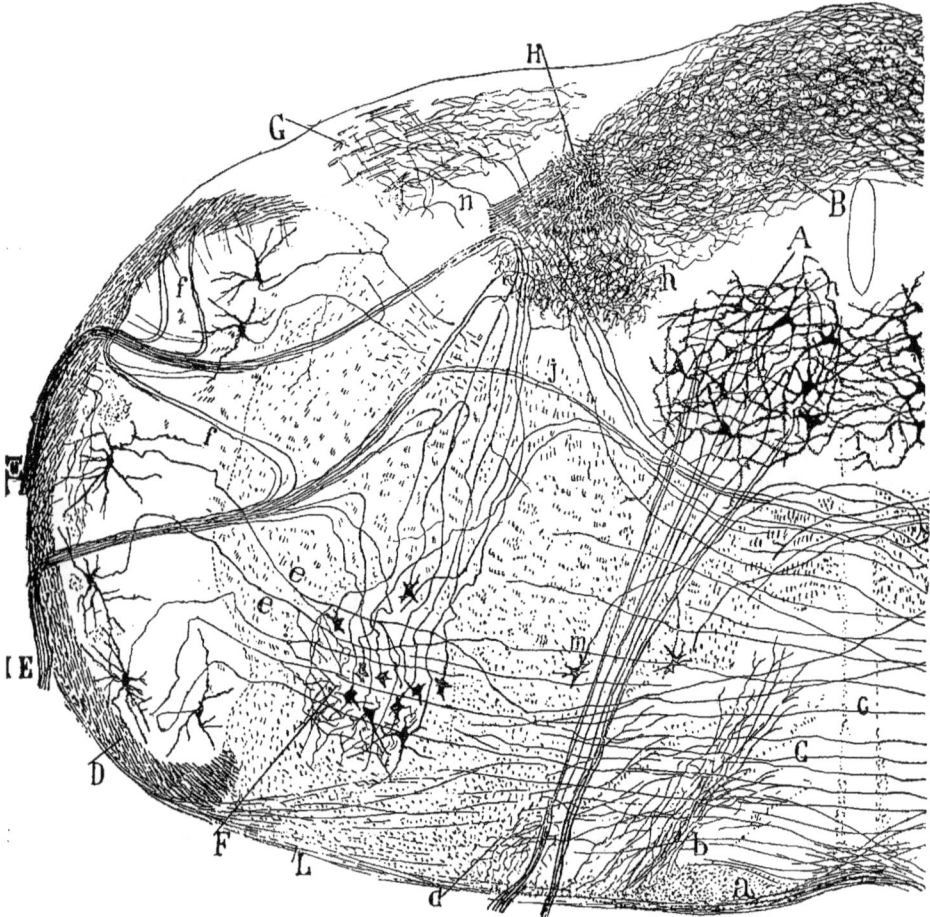

FIG. 291.—Coupe transversale du bulbe d'une souris de quatre jours. Méthode de Golgi.

A, noyau de l'hypoglosse ; — B, ganglion commissural ; — C, olive bulbaire ; — D, racine descendante sensitive du trijumeau ; — E, racines motrices du vague et du glosso-pharyngien ; — F, noyau ambigu ; — G, partie terminale du ganglion vestibulaire descendant ; — H, coupe transversale du faisceau solitaire ; — L, fibres allant à l'olive ; — *a*, pyramides ; — *b*, collatérales provenant de la substance blanche située en avant des pyramides et des pyramides elles-mêmes ; — *d*, collatérales du reste du cordon latéral ; — *e*, collatérales sensitives destinées au noyau ambigu ; — *f*, fibres récurrentes de la racine motrice allant à la racine du trijumeau ; — *h*, collatérales de la racine sensitive des IX° et X° paires, destinées au noyau descendant du faisceau solitaire ; — *j*, radiculaires motrices croisées des nerfs vague et glosso-pharyngien.

substances réticulées blanche et grise, se portent tout droit en arrière et pénètrent dans le noyau de l'hypoglosse, soit par son hile, soit par sa face externe ;

d) Des collatérales émanées des voies sensitives de deuxième ordre, appartenant aux nerfs trijumeau, glosso-pharyngien et pneumogastrique. Ces voies se trouvent placées, chez la souris et le lapin, à la limite postérieure de la substance réticulée grise, entre les noyaux des trois nerfs susdits et de l'hypoglosse.

Importance des collatérales issues des voies sensitives des V⁶, IX⁶ et X⁶ paires.

De toutes les collatérales du noyau de la XII⁶ paire, les dernières, que nous venons de citer, sont incontestablement les plus importantes. Kölliker les a certainement vues, sans pouvoir cependant en déterminer l'origine. Leur nombre est tel, que le noyau de l'hypoglosse se trouve, pour ainsi dire, couvert d'un plexus extrêmement serré et inextricable, lorsque l'imprégnation les atteint toutes.

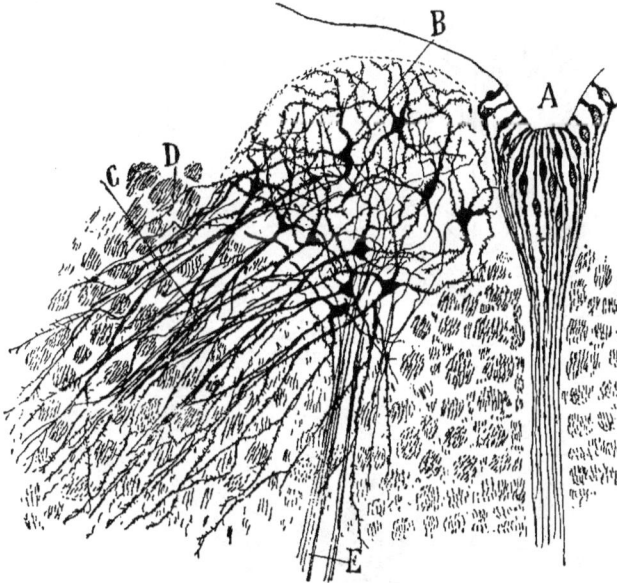

Fig. 292. — Coupe du noyau de l'hypoglosse à son tiers supérieur ; chat de huit jours. Méthode de Golgi.

A, raphé médian, avec son barillet épithélial ; — B, cellules nerveuses du noyau de l'hypoglosse ; — C, dendrites externes ; — D, voies centrales des nerfs trijumeau, glosso-pharyngien et vague ; — E, fibres radiculaires de la XII⁶ paire.

Leur aspect, trajet et entrecroisement.

Dans la coupe de bulbe de lapin que nous reproduisons sur la figure 293, ces collatérales se colorèrent presque à l'exclusion d'autres éléments, comme on le remarque, en *B*. On voit que ces collatérales sortent des paquets de fibres verticales voisines, appartenant à la voie sensitive du vague et du glosso-pharyngien, qu'elles se dirigent ensuite transversalement en dedans, soit isolément, soit en petits groupes et qu'enfin elles se divisent en ramilles entre les neurones du noyau. Mais beaucoup de ces collatérales ne s'en tiennent pas là ; après avoir fourni des branchilles au noyau situé de leur côté, elles franchissent la ligne médiane, en décrivant des courbes à concavité postérieure et s'épuisent dans le noyau du côté opposé. Il se forme ainsi une commissure de collatérales sensitives de second ordre, qui permet à l'excitation sensitive provoquée dans une moitié de la langue d'ébranler les deux noyaux hypoglosses et de susciter en retour des contractions dans les muscles des deux moitiés de cet organe. D'autres collatérales ont un parcours différent ; arrivées aux environs de la ligne médiane et de la frontière postérieure du noyau, elles s'infléchissent, deviennent verticales

Commissure interfocale.

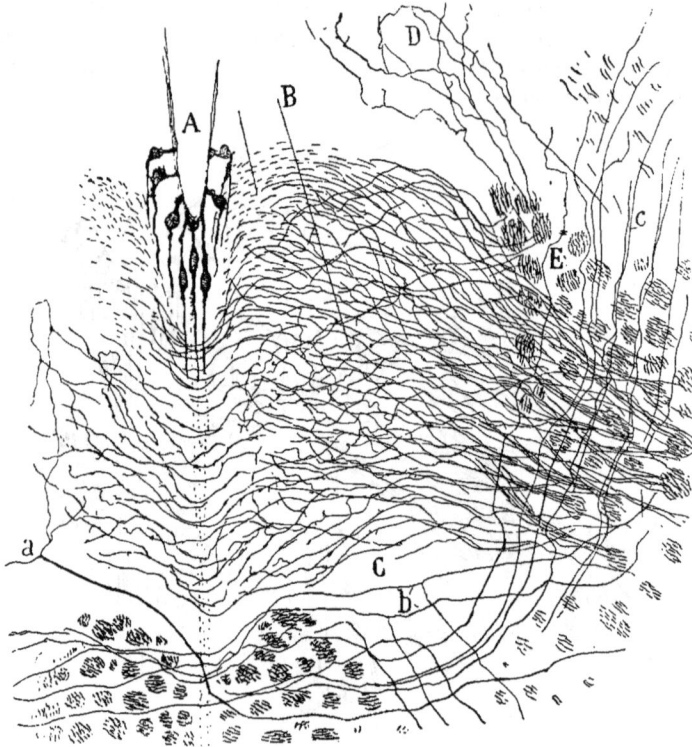

Fig. 293. — Noyau de l'hypoglosse d'un fœtus de lapin presque à terme. Méthode de Golgi.

A, canal de l'épendyme ; — B, collatérales émanées de la voie centrale des nerfs vague et glosso-pharyngien ; — C, noyau de Roller sans collatérales ; — D, collatérales issues des voies centrales ; — E, des nerfs des Ve, IXe et X^e paires et se rendant au noyau moteur du spinal : — *a*, collatérale d'une fibre arciforme ; — *b*, fibres arciformes passant en avant du noyau de l'hypoglosse.

et vont se distribuer dans ses divers étages. Ces collatérales constituent, partiellement du moins, la capsule blanche périfocale, que les préparations effectuées par la méthode de Weigert-Pal mettent bien en évidence.

Capsule blanche périfocale.

L'arborisation ultime des collatérales issues des voies sensitives appartenant aux nerfs trijumeau, glosso-pharyngien et pneumo-gastrique est modérément fournie en ramuscules secondaires, chez la souris et le lapin nouveau-nés ; elle en possède davantage chez le chat de huit à quinze jours, chez qui ses branchilles courtes, en nombre infini, naissent à angle presque droit et se terminent par une varicosité.

Arborisation terminale.

Nature de la commissure interfocale.

Il résulte de cet exposé que la commissure interfocale, bien vue par les auteurs, en particulier par Vincenzi, Cramer et Kölliker, n'est pas à proprement parler une commissure, mais un entrecroisement de collatérales sensitives de second ordre. Kölliker, qui a le mieux décrit ces collatérales interfocales, nous laisse néanmoins dans le doute et sur leur origine et sur leur rôle, car il ne sait si elles sont motrices ou sensitives ; il ne sait même pas, au cas où elles mériteraient cette dernière appellation, si ce sont des voies sensitives de premier ou de second ordre.

Absence des collatérales sensitives directes dans les noyaux bulbaires.

Autre question : Existe-t-il des collatérales sensitives directes qui viennent se terminer aussi dans le noyau de l'hypoglosse ? Se basant sur l'homologie qui devrait régner, à ce point de vue, entre foyers bulbaires et médullaires, Kölliker penche pour leur existence ; nous n'avons pu cependant les découvrir ni dans le noyau de la XIIᵉ paire, ni dans aucun autre centre gris du bulbe. On devrait les apercevoir cependant sans aucune difficulté, à cause de la proximité des noyaux sensitifs terminaux des Vᵉ, IXᵉ et Xᵉ paires et de l'imprégnation extrêmement constante des collatérales sensitives de ces noyaux par le chromate d'argent. L'absence de ces collatérales dans le noyau de l'hypoglosse est, par conséquent, des plus significatives.

Leur existence problématique.

Fibres pyramidales ou motrices. — Il existe, très probablement, une voie motrice spéciale, destinée à mettre en relation les circonvolutions cérébrales rolandiques avec les noyaux de l'hypoglosse. Aussi, quelques auteurs, Meynert, Koch et Kölliker entre autres, se sont-ils efforcés d'en déterminer l'origine et le parcours. Kölliker dit, par exemple, qu'un grand nombre de fibres sagittales qui franchissent la ligne médiane, traversent la substance réticulée grise et viennent se résoudre dans le noyau de la XIIᵉ paire du côté opposé, naissent peut-être dans une des pyramides ; mais, il n'en est pas bien certain, car, de son propre avis, ces fibres pourraient être des collatérales issues des fibres arciformes olivaires ou des tubes verticaux de la substance réticulée.

Toutes nos tentatives ont échoué lorsque nous avons cherché à savoir si, parmi les nombreuses fibres qui pénètrent dans le noyau principal, il en est de vraiment pyramidales ou motrices. Les fibres, auxquelles Kölliker attribue une origine pyramidale, existent cependant, mais elles sont beaucoup moins nombreuses que les collatérales sensitives externes ; d'ailleurs, même lorsqu'elles sont bien imprégnées, les plus longues ne semblent jamais aboutir à la voie motrice. A notre avis, la plupart de ces fibres antéro-postérieures sont des collatérales émanées soit des faisceaux arciformes sensitifs, soit des tubes verticaux de la substance réticulée blanche ; elles doivent, par conséquent, faire partie des première et seconde catégories de collatérales que nous avons décrites. Notre avis serait tout différent, il est vrai, si l'on démontrait qu'un certain nombre des tubes verticaux de la substance réticulée constituent un système moteur, intercalé entre la voie pyramidale et le noyau de l'hypoglosse.

Considérations physiologiques. — Comme tout noyau moteur, celui de l'hypoglosse est excité par deux sortes de courants venus d'autres centres : par *un courant excito-moteur volontaire*, dont on ignore l'itinéraire, comme nous venons de l'exposer, et par *un courant sensitivo-réflexe*, dont les voies principales ont été mises en évidence dans les lignes précédentes. Il est donc aisé d'imaginer quelle peut être la marche des courants réflexes depuis les extrémités périphériques des nerfs sensitifs de la langue : lingual du trijumeau, corde du tympan du facial et glosso-pharyngien, jusqu'aux muscles de cet organe, qui sont innervés, on le sait, par l'hypoglosse.

Supposons une excitation produite sur les terminaisons du nerf lingual ou du glosso-pharyngien par le contact d'un aliment ; cette excitation chemine, comme l'indique le schéma de la figure 294, le long des deux nerfs

Trajet de l'arc réflexe de la gustation, mastication, etc.

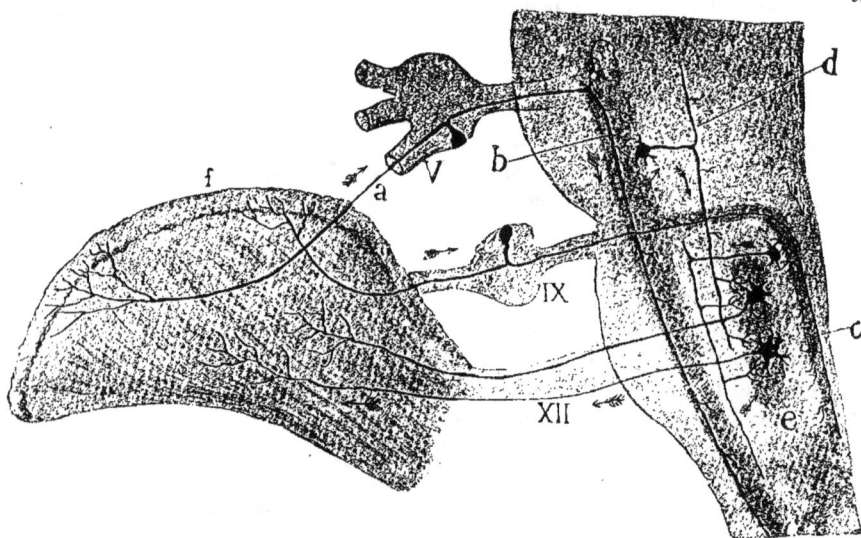

FIG. 294. — Schéma destiné à montrer la marche des courants dans les nerfs des Vᵉ, IXᵉ et Xᵉ paires.

V, ganglion de Gasser ; — IX, ganglion d'Andersch du glosso-pharyngien ; — XII, nerf hypoglosse ; — *a*, nerf lingual ; — *b*, noyau terminal de la racine sensitive du trijumeau ; — *c*, faisceau solitaire ; — *d*, voie centrale du trijumeau ; — *e*, noyau de l'hypoglosse ; — *f*, muqueuse linguale. — Les flèches indiquent le sens des courants.

jusqu'à leurs ganglions; de là et par leur branche interne, elle atteint les noyaux sensitifs bulbaires, où les Vᵉ et IXᵉ paires viennent se terminer en multiples collatérales ; dans ces noyaux, l'ondulation passe des collatérales sur les cellules qui sont en contact avec elles ; elle passe ensuite dans le cylindre-axe de ces neurones, cylindre-axe qui, nous le savons, forme la voie centrale des deux nerfs récepteurs ; alors l'excitation dérive par les collatérales de cette voie sur les cellules de l'hypoglosse et les muscles de la langue se contractent. C'est par un circuit, en tout semblable, que s'effectuent les divers réflexes : *de la mastication, de la déglutition, de la succion*, etc., qui exigent le concours des muscles linguaux.

CHAPITRE XXV

NERF SPINAL OU DE LA XIᵉ PAIRE

RACINE MÉDULLAIRE. — CELLULES D'ORIGINE. — RADICULAIRES. — COLLATÉRALES SENSITIVES.
RACINE BULBAIRE — NOYAU D'ORIGINE. — RADICULAIRES. — COLLATÉRALES SENSITIVES.

Le *nerf spinal*, qu'on appelle encore *nerf accessoire de Willis*, est un nerf exclusivement moteur. Il naît par deux racines : l'une *médullaire et ascendante*, qui, chez l'homme, s'étend sur une hauteur d'environ 5 centimètres, depuis l'olive jusqu'au cinquième nerf cervical ; l'autre, *bulbaire*, placée transversalement dans le sillon collatéral postérieur, en arrière de l'olive et au-dessous de la racine du pneumogastrique.

RACINE MÉDULLAIRE OU ASCENDANTE

Historique.

Cellules d'origine. — Elles siègent dans la corne antérieure de la moelle cervicale, au niveau du groupe externe ou postéro-externe. Roller[1] est le premier qui ait précisé cette origine en même temps que le trajet des fibres radiculaires.

Plus tard, Darkschewitsch[2], Dees[3], Holl[4] et Kölliker[5] ont donné de ce noyau et de ses radiculaires des descriptions qui ne diffèrent que par quelques menues additions.

Plus près de nous, enfin, Bunzl-Federn[6] et Van Gehuchten[7] ont reconnu l'exactitude de l'origine attribuée par Roller au spinal médullaire, en appliquant à la recherche de son noyau la méthode des dégénérations de Nissl.

1. ROLLER, Der centrale Verlauf des Nervus Accessorius. *Zeitschr. f. Psych.*, 1881.
2. DARKSCHEWITSCH, Ueber den Ursprung des N. Accessorius. *Arch. f. Anat.*, 1885.
3. DEES, Ueber den Ursprung und den centralen Verlauf des N. Accessorius. *Allgem. Zeitschr. f. Psych.*, Bd. XLIII u. XLIV.
4. HOLL, Ueber den N. Accessorius Willisii. *Arch. f. Anat. u. Physiol.*, 1878.
5. KÖLLIKER, Handbuch der Gewebelehre, Bd. II, p. 338. Leipzig, 1896.
6. BUNZL-FEDERN, Ueber den Kern des N. Accessorius. *Monatsschr. f. Psychiatr. u. Neurol.*, Bd. II, 1897.
7. VAN GEHUCHTEN, Anatomie du système nerveux de l'homme, 3ᵉ éd., 2ᵉ vol., 1900.

Mais les travaux de ces savants ne renferment pas de détails sur la morphologie des neurones du noyau de la XI° paire et sur leurs connexions avec les fibres nerveuses exogènes. Pour combler cette lacune, nous avons

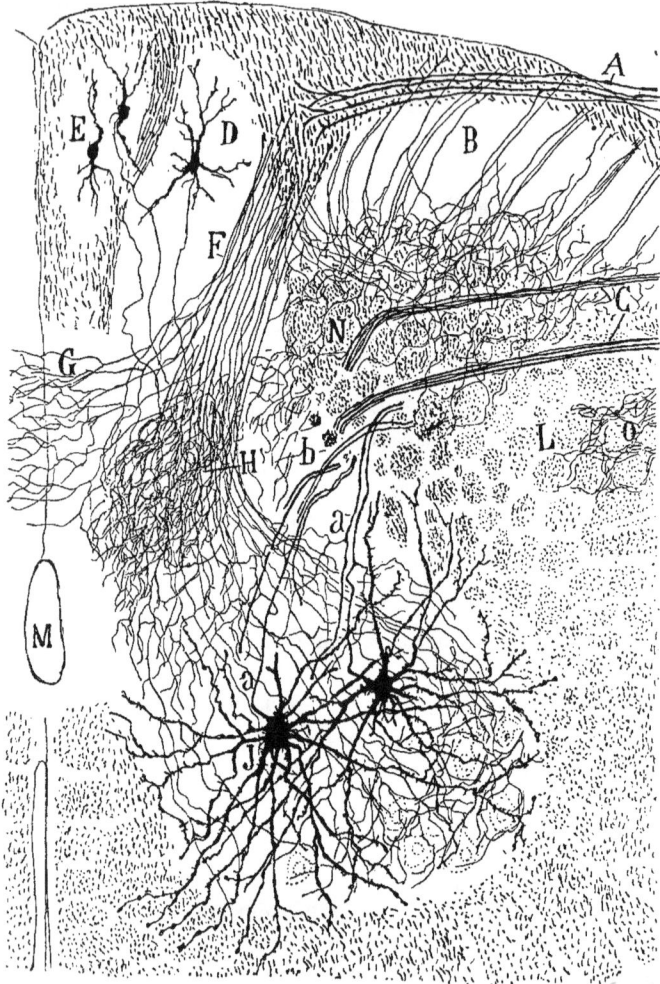

FIG. 295. — Coupe du bulbe au-dessous de l'entrecroisement des pyramides ; fœtus de chat. Méthode de Golgi.

A, racines postérieures : — B, substance gélatineuse de Rolando ; — C, radiculaires du spinal ; — D, noyau du cordon de Burdach ; — E, noyau du cordon de Goll ; — F, faisceau reflexo-moteur ; — J, cellules du spinal.

effectué un certain nombre de préparations par la méthode de Golgi chez des embryons de chat et de lapin [1].

1. CAJAL, Nueva contribución al estudio del bulbo raquídeo : I, las células de origen del nervio espinal. *Revista trimestr. micrográf.*, vol. II, 1897.

Aspect des cellules.

Les figures 295 et 296 reproduisent quelques-unes des cellules du foyer du spinal médullaire, ainsi que deux neurones moteurs des cornes antérieures. On voit sur-le-champ que le type morphologique des cellules du spinal est la copie exacte de celui des cellules motrices ordinaires de la moelle ; les deux espèces de neurones sont, en effet, volumineux, étoilés et pourvus de prolongements protoplasmiques longs et épais. Plusieurs auteurs avaient pensé qu'il en était ainsi ; leur présomption se trouve donc justifiée.

Dans les portions les plus inférieures du noyau que nous étudions, les cellules d'origine du spinal habitent le district le plus externe de la corne antérieure et touchent ainsi au cordon latéral (fig. 296, *A*) ; elles abandonnent donc les territoires antérieur et interne de cette corne aux cellules motrices ordinaires (fig. 296, *D* et *C*). Mais à mesure que l'on s'élève, les neurones du spinal gagnent sur le territoire interne, envahissent peu à peu toute la moitié postérieure de la corne motrice et relèguent dans la région antéro-interne extrême les cellules motrices vulgaires, dont le nombre décroît progressivement.

Dans la figure 295, dessin d'une coupe passant immédiatement au-dessous de la décussation des pyramides, on voit, en *J*, que les neurones du spinal médullaire occupent aussi bien le centre que la partie externe de la corne motrice.

Leurs dendrites.

Les expansions protoplasmiques de ces neurones vont dans toutes les directions, mais davantage d'avant en arrière ; quelques-unes atteignent même jusqu'à la région grise intermédiaire. La plupart des dendrites des neurones les plus périphériques (fig. 296, *A*) longent le cordon latéral et forment, près de celui-ci, un plexus serré dans le quart externe de la corne motrice et de la région grise intermédiaire. Les appendices protoplasmiques internes n'arrivent pas jusqu'au raphé médian, du moins dans les portions inférieures du foyer. Dans nos préparations de moelle du chat, où nous avons pu suivre la commissure protoplasmique jusqu'au-dessus de la décussation de la voie motrice, on constate que cette commissure est constituée par des dendrites qui proviennent des cellules motrices du premier nerf cervical et de quelques cellules funiculaires et commissurales.

Fibres radiculaires. — Le cylindre-axe épais des neurones du spinal médullaire se porte en arrière, soit en droite ligne, soit après un crochet, en compagnie d'autres de ses congénères, avec lesquels il forme ainsi des petits faisceaux antéro-postérieurs. Au début de leur trajet, ces axones

Leurs collatérales initiales, cantonnées strictement dans le noyau d'origine.

émettent, presque constamment, une, deux, rarement trois collatérales, qui se divisent et se subdivisent en multiples branches, toutes terminées par des arborisations libres. Ces dernières restent strictement cantonnées dans le territoire du foyer spinal ; elles n'empiètent jamais, en d'autres termes, sur la région antéro-interne de la corne motrice (fig. 296, *c*).

Il en est de même pour les collatérales provenant des radiculaires ordinaires ; elles restent localisées d'habitude dans la région d'origine de leur cylindre-axe. On peut s'en convaincre en suivant sur la figure 296 les branchilles nées de l'axone fortement coudé des cellules *C* et *D* ; leur distribution s'effectue, de préférence, dans le tiers antérieur de la corne, précisément dans l'aire occupée par les cellules motrices. Ce fait, déjà observé par Lenhossék [1] dans la moelle de la souris, prouve que le trajet des collatérales

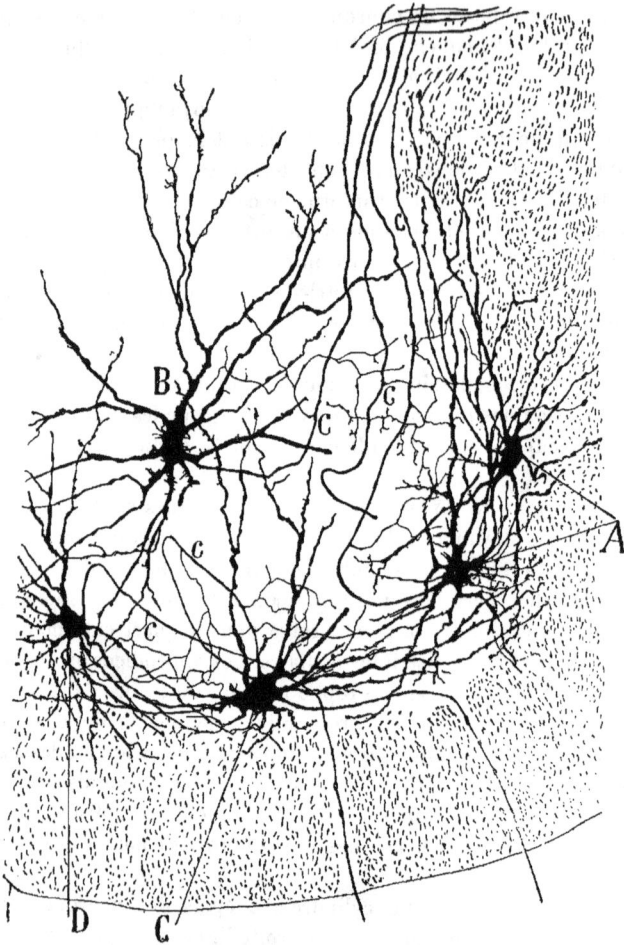

FIG. 296. — Corne motrice de la partie supérieure de la moelle cervicale d'un fœtus de chat. Méthode de Golgi.

A et B, cellules du spinal médullaire ; — C et D, cellules motrices ordinaires ; — C, collatérales motrices des cellules de la XIe paire.

motrices n'est pas toujours récurrent, comme le veut Schaffer [2]. Cette récurrence se produit seulement lorsque les collatérales naissent de l'axone en plein cordon antérieur, disposition qui, entre parenthèses, nous semble

1. LENHOSSÉK, Der feinere Bau des Nervensystems im Lichte neuester Forschungen. Berlin, 1895.

2. SCHAFFER, Zur feineren Struktur der Hirnrinde, etc. Arch. f. mikrosk. Anat., Bd. XLVIII, 1897.

être embryonnaire et par suite transitoire; lorsqu'elles partent au niveau de la substance grise, ces collatérales ne manifestent aucune tendance à rétrograder; elles se ramifient immédiatement entre les cellules motrices voisines.

Trajet des radiculaires.

Le parcours ultérieur des radiculaires du spinal est très compliqué; seule l'étude comparative de coupes en série permet de le déterminer. La

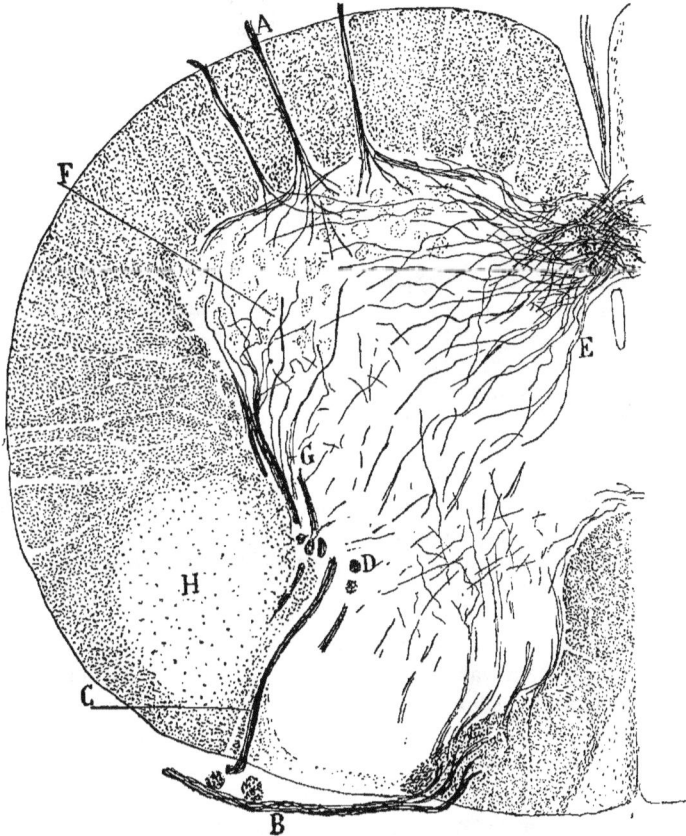

FIG. 297. — Coupe passant par la partie supérieure de la moelle cervicale d'un chat âgé de quelques jours. Méthode de Weigert-Pal.

A, racines motrices des nerfs cervicaux; — B, une de leurs racines sensitives; — C, partie médullaire du nerf spinal émergeant de la moelle; — D, trajet ascendant du spinal médullaire; — G, son trajet horizontal ou initial; — F, son foyer d'origine ou noyau médullaire de la XIᵉ paire; — H, voie pyramidale non encore myélinisée.

figure 297, image d'une moitié de moelle cervicale prise chez un chat âgé de quelques jours et colorée par la méthode de Pal, en décèle le début. Les fibres, G, groupées en paquets, ont un trajet horizontal, mais seulement tant qu'elles circulent dans la substance grise de la corne antérieure; dès qu'elles arrivent en face de la couche limitante du cordon latéral, appelée encore faisceau de la corne postérieure, elles s'infléchissent pour devenir ascendantes; aussi, les voit-on en ce point, D, coupées en travers ou obliquement.

D'autres figures nous apprendraient qu'après un certain parcours vertical elles redeviennent horizontales, croisent alors les voies pyramidale et cérébelleuse et sortent, enfin, en avant de la substance gélatineuse de Rolando, en plein cordon latéral. Quelques filets prennent naissance à travers la portion profonde du cordon postérieur, après avoir pénétré partiellement dans la corne sensitive. Suivant Kölliker, certaines fibres des racines du spinal auraient un trajet plus simple ; elles seraient seulement un peu obliques en arrière et en dehors, depuis leur origine jusqu'à leur émergence. Une partie de l'itinéraire du spinal médullaire est visible aux points, *L* et *K*, sur les figures 279 et 280, relatives à la décussation des pyramides. A remarquer quelques filets du nerf sortant du bulbe au travers du cordon cérébelleux de Flechsig.

Les radiculaires du spinal ont soulevé un certain nombre de questions, auxquelles nos observations n'ont apporté que des réponses négatives. Ainsi, il nous a été impossible de confirmer, soit par la méthode de Golgi, soit par celle de Weigert, la part importante que Darkschewitsch attribue au cordon de Burdach et à son noyau dans la constitution du spinal médullaire. Nous n'avons pas pu constater, non plus, l'existence de fibres spinales descendantes, ni celle du contingent de tubes, que le cordon latéral fournirait, d'après Roller, au nerf de la XI⁽ᵉ⁾ paire, ni celle, enfin, des fibres spinales entrecroisées dont parle Obersteiner [1].

Inexistence de radiculaires d'une autre origine, et de l'entrecroisement du spinal.

Ce sont là, nous semble-t-il, des suppositions infondées. Sur nos coupes, les fibres du spinal émanent, exclusivement, des neurones moteurs de la corne antérieure, et leur trajet est toujours plus ou moins oblique et ascendant. Quelques tubes ont même une obliquité si faible, qu'il est facile de les suivre à travers une bonne partie de la substance réticulée, c'est-à-dire de la région interne du cordon latéral.

Collatérales sensitives. — Un grand nombre de collatérales pénètrent dans le territoire du noyau médullaire du spinal. La plupart d'entre elles proviennent du faisceau réflexo-moteur, comme on peut s'en rendre compte sur la figure 295, en *F* ; d'autres y sont envoyées par les fibres du cordon antéro-latéral, entre les faisceaux duquel elles s'insinuent ; quelques-unes, enfin, sont peut-être des collatérales et des terminales de la voie motrice. Le plexus qui enveloppe les cellules de ce noyau du spinal nous a paru être formé exclusivement par des fibrilles sensitives et par des collatérales du cordon antéro-latéral ; du moins, en est-il ainsi dans nos préparations, où on ne peut, malgré un examen méticuleux, voir une seule des fibrilles motrices arriver jusqu'au corps d'un neurone médullaire du spinal ; toutes s'arrêtent constamment dans le territoire gris intermédiaire, c'est-à-dire en arrière de la corne antérieure et dans le voisinage du reste du cordon latéral.

Leur origine.

Plexus sans fibrilles motrices.

RACINE BULBAIRE

Noyau d'origine. — Le spinal bulbaire, appelé aussi *nerf accessoire du vague*, naît, suivant une opinion très répandue, du même noyau d'origine

Opinions diverses.

1. Obersteiner, Anleitung beim Studium des Baues der nervösen Centralorgane, etc. Leipzig u. Wien, 1896.

que les fibres motrices des dixième et neuvième paires, c'est-à-dire du
noyau ambigu. Nous savons déjà que cette colonne cellulaire s'élève en
pleine substance réticulée grise, en arrière et à quelque distance du noyau
du cordon latéral (fig. 283, *m*). On a supposé, en outre, que les fibres radiculaires de cette partie du spinal sont engendrées par les cellules les plus
inférieures du noyau ambigu, les cellules les plus élevées étant réservées à
la production de la racine motrice des nerfs vague et glosso-pharyngien. On
admet aussi qu'elles cheminent d'abord en arrière, puis en avant, pour
émerger le long d'une ligne verticale dont l'extrémité supérieure est au
niveau de la moitié ou du tiers inférieur de l'olive. Enfin, on convient que,
dans son trajet extra-crânien, la partie bulbaire du spinal se fusionne au
delà du ganglion jugulaire avec le nerf pneumogastrique. Le spinal serait,
d'après cela, et ainsi que Schwalbe l'a déjà fait observer, une simple dépendance du nerf pneumogastrique, auquel il apporterait un contingent considérable de fibres motrices.

La question de l'unicité ou de la dualité des origines réelles du spinal a été
fort débattue et, quoique en très bonne voie, sa solution n'est pas encore
définitive.

Les doutes portent non pas sur le spinal médullaire, dont les origines sont
parfaitement déterminées, mais sur le spinal bulbaire, qui, pour certains
auteurs, naîtrait du même foyer que son congénère.

Ainsi, Darkschewitsch[1] croit que les deux parties, bulbaire et médullaire,
émanent du même noyau externe de la corne antérieure, noyau qui, dans la
région olivaire du bulbe, siégerait en arrière et en dehors des olives et qui
aurait été pris, par erreur, pour un prolongement du noyau ambigu.

Pour Duval[2], le foyer d'origine du spinal bulbaire ne serait autre que le
segment inférieur du noyau moteur postérieur du vague.

Quant à Kölliker[3], son opinion est la suivante : le spinal aurait deux origines
réelles : l'une principale dans le noyau ambigu, l'autre accessoire dans un autre
noyau plus petit, situé près et sur le côté externe du précédent.

La question a tout récemment changé de face grâce aux expériences faites
par Bunzl-Federn[4] et Van Gehuchten[5] au moyen de la méthode de Nissl. Ces
auteurs coupent, chez le lapin, le nerf spinal dans la boîte crânienne ; au bout de
deux jours, ils recherchent les cellules nerveuses atteintes de chromatolyse et
les rencontrent uniquement, pour la partie médullaire, dans la corne antérieure
de la moelle, et pour la partie bulbaire, dans une petite colonne grise, postée
de chaque côté du raphé médian du bulbe, derrière la portion inférieure du
noyau de l'hypoglosse. Or, cette petite colonne est un appendice descendant
du noyau moteur postérieur du vague, ce qui, selon Van Gehuchten, justifie le

1. DARKSCHEWITSCH, Ueber den Ursprung des N. Accessorius. *Arch. f. mikrosk.*
Anat., 1889.
2. DUVAL, Recherches sur l'origine réelle des nerfs crâniens. *Journ. de l'Anat. et de*
la Physiol., 1880.
3. KÖLLIKER, Handbuch der Gewebelehre, Bd. II, p. 337. Leipzig, 1896.
. 4. BUNZL-FEDERN, Ueber den Kern des N. Accessorius. *Monatschr. f. Psychiatr. u.*
Neurol., Bd. II, 1897.
5. VAN GEHUCHTEN, De l'existence ou de la non-existence de fibres croisées dans le
tronc périphérique des nerfs crâniens. *Journ. de Neurol.*, 1899.

nom de foyer *pneumo-spinal*, que Duval lui donne. A la partie inférieure du bulbe, la colonnette se rapproche beaucoup du canal épendymaire, dont elle longe la paroi postéro-externe. Nulle trace de chromatolyse n'est visible dans les cellules du noyau ambigu; c'est dire qu'il n'existerait aucun rapport entre ce dernier et le nerf spinal.

D'après nos recherches, voici ce qu'il en est de l'origine du spinal bulbaire. Lorsqu'on coupe le spinal au-dessus de son union avec le vague ou lorsqu'on sectionne ce dernier nerf au-dessous de son plexus gangliforme, par conséquent, dans la portion de son trajet où il contient tout le contingent de fibres motrices apportées par la branche interne de la XI° paire, on trouve, en proie à la chromatolyse, toute une longue colonne de cellules,

Le noyau du spinal bulbaire, d'après nos recherches.

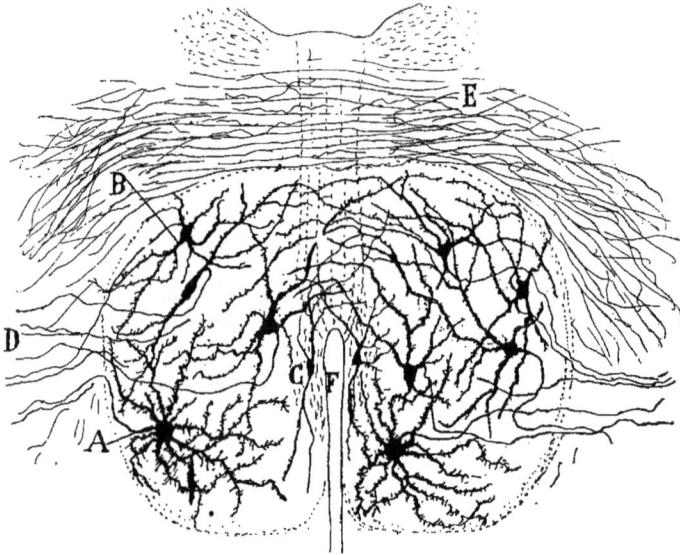

FIG. 298. — Noyau d'origine du spinal bulbaire, chez le lapin. Méthode de Golgi.

A, grosse cellule nerveuse très abondamment pourvue de dendrites; — B, cellule de taille moyenne; — C, neurones fusiformes, qui semblent être des funiculaires; — D, radiculaires du spinal bulbaire; — E, fibres de la commissure postérieure; — F, canal épendymaire.

qui descend du ganglion commissural, au niveau duquel cesse le noyau postérieur de la dixième paire, jusqu'au delà de l'entrecroisement des pyramides. Sur quelques préparations, on aperçoit encore des cellules en chromatolyse au-dessous du plan où commence le noyau du cordon de Burdach, en pleine commissure postérieure. D'ordinaire, la désintégration chromatique s'observe exclusivement dans le foyer qui est situé du même côté que le nerf lésé; pourtant, dans deux cas, nous avons observé quelques cellules dégénérées dans le foyer du côté opposé, au voisinage de la ligne médiane; on pourrait présumer, d'après cela, qu'il existe quelques radiculaires spinales croisées.

Le noyau cellulaire, ainsi mis en lumière par la méthode de Nissl, est de forme hémisphérique ; il abonde en cellules et se trouve logé de chaque côté de la ligne médiane, tout contre la moitié postérieure du canal épendymaire ; il touche en arrière à la commissure grise et en dehors au faisceau sensitivo-moteur ou à ce qui en reste dans les parties supérieures ; à son extrémité supérieure, il se continue. d'après nos coupes en série, avec le noyau moteur postérieur du vague. Cette continuation, découverte par Duval, a été confirmée, comme on l'a vu, par Bunzl-Federn et Van Gehuchten.

Dans les préparations au chromate d'argent, les neurones de ce noyau ressemblent à ceux de la Xe paire (fig. 298) ; ils sont donc multipolaires, triangulaires ou polygonaux, disposés sans ordre et pourvus de nombreuses dendrites qui, d'ordinaire, ne dépassent pas les limites du foyer. Quelques expansions protoplasmiques, engendrées par des cellules voisines du raphé médian, franchissent néanmoins celui-ci et se subdivisent dans le noyau du côté opposé ; il en résulte, sur la ligne médiane, une *commissure protoplasmique* (fig. 298). Au point de vue de la taille, les cellules de ce foyer se classent en deux types : l'un, *A*, volumineux, polygonal, hérissé de nombreuses dendrites extrêmement épineuses ; l'autre, *B*, moyen ou petit, peu fourni en appendices protoplasmiques, qui, du reste, ne sont garnis que de rares épines. On rencontre aussi, dans la région interne de cette colonne grise, quelques cellules funiculaires, *C*, qui semblent avoir émigré du territoire de la commissure postérieure.

Les cylindres-axes des neurones moteurs du noyau bulbaire du spinal manquent de collatérales ; ils se dirigent en dehors, pénètrent dans la substance réticulée grise et, après un parcours un peu ascendant, sortent à travers la racine descendante du trijumeau.

Des collatérales venant de la substance réticulée grise voisine et issues probablement du prolongement inférieur des voies centrales des nerfs vague, glosso-pharyngien et trijumeau circulent entre les cellules du noyau que nous étudions. Quelques fibres viennent peut-être aussi du faisceau réflexo-moteur, ici très rapproché ; mais nous n'avons pu nous en assurer. Mentionnons, enfin, certaines collatérales très fines, nées d'un système de fibres longitudinales, qui semble siéger en dehors et en arrière du canal épendymaire, *F*.

On a longtemps discuté pour savoir où se rend la branche interne ou bulbaire du spinal. Grâce aux recherches de Van Gehuchten et Bochenek [1] d'une part, grâce aux travaux de De Beule [2] d'autre part, cette question est, peut-on dire, complètement résolue aujourd'hui. D'après ces savants, cette racine, incorporée d'abord au pneumogastrique, va constituer le nerf laryngé inférieur, qui innerve le muscle thyro-arythénoïdien externe. Cette terminaison donne encore plus de vraisemblance à l'opinion que nous venons d'exposer sur les rapports du spinal bulbaire avec le nerf pneumo-gastri-

1. Van Gehuchten et Bochenek, Le nerf de Willis dans ses connexions avec le pneumogastrique. *Le Névraxe*, vol. II, 1900-1901. — Recherches sur l'origine réelle et le trajet intracérébral des nerfs moteurs. *Le Névraxe*, vol. V, 1903.

2. De Beule, Recherches expérimentales sur l'innervation motrice du larynx chez le lapin. *Le Névraxe*, vol. IV, 1903.

que, puisque ce dernier fournit, lui aussi, des filets aux muscles du larynx.
Quant aux fibres de la racine médullaire, elles vont, d'après Van Gehuchten,
innerver le muscle sterno-cléido-mastoïdien et le trapèze.

Il résulte de tout cet exposé que le spinal bulbaire n'est, en réalité, *Le spinal bulbaire, racine du pneumogastrique.*
qu'une racine du pneumogastrique, racine qui se joint à ce dernier, non
dans le crâne, mais en dehors du crâne, à la partie supérieure du ganglion
plexiforme, peut-être par raison d'économie de trajet. La parfaite similitude
de structure des noyaux postérieur du vague et bulbaire du spinal, leur
continuité en hauteur sur les côtés du canal central et l'analogie de distribution périphérique entre la branche interne du spinal, qui s'incorpore au
pneumogastrique, et les fibres motrices de ce dernier, militent en faveur de
cette opinion ; elle apparaîtra encore plus plausible quand nous traiterons
du noyau dorsal du vague.

CHAPITRE XXVI

NERFS PNEUMOGASTRIQUE ET GLOSSO-PHARYNGIEN OU NERFS DES IXe ET Xe PAIRES

RACINES SENSITIVES. — GANGLIONS D'ORIGINE DU VAGUE ET DU GLOSSO-PHARYNGIEN. — BRANCHE PÉRIPHÉRIQUE DU GLOSSO-PHARYNGIEN : BOUTONS GUSTATIFS ET ARBORISATIONS TERMINALES. — BRANCHE PÉRIPHÉRIQUE DU VAGUE. — BRANCHE INTERNE OU RACINE DU VAGUE ET DU GLOSSO PHARYNGIEN. — FAISCEAU SOLITAIRE ; SES COLLATÉRALES, SES TERMINAISONS. — NOYAUX SENSITIFS DU VAGUE ET DU GLOSSO-PHARYNGIEN. — VOIE CENTRALE.
RACINE MOTRICE. — NOYAU DORSAL ; SES COLLATÉRALES SENSITIVES. — NOYAU AMBIGU.
CONSIDÉRATIONS PHYSIOLOGIQUES.

Les nerfs pneumogastrique et glosso-pharyngien, quoique séparés dans leur trajet périphérique, constituent, dans leur parcours intra-bulbaire, une véritable unité anatomique. Ils naissent, en effet, tous deux des mêmes noyaux, où il est extrêmement difficile de reconnaître les fibres qui appartiennent à l'un et à l'autre. Telle est la raison pour laquelle nous englobons ces deux nerfs dans une même description.

Les nerfs pneumogastrique et glosso-pharyngien possèdent deux sortes de racines : des motrices et des sensitives ; nous commencerons par l'étude de ces dernières.

RACINES SENSITIVES DES IXe ET Xe PAIRES

Il est de toute nécessité d'adopter pour l'examen de la structure des nerfs sensitifs un plan descriptif spécial, basé sur une appréciation raisonnée des divers facteurs qui entrent dans la constitution des foyers terminaux de ces nerfs ; car ces foyers ne sont pas, comme ceux des nerfs moteurs, des centres de projection de courants vers la périphérie, mais des stations, où s'articulent les fibres sensitives de premier et de second ordre.

Plan descriptif général des nerfs sensitifs. Voici l'ordre dans lequel il convient d'exposer les diverses parties de tout nerf sensitif : 1° le *ganglion*, où se trouvent les cellules sensitives qui donnent naissance au nerf ; 2° les *terminaisons périphériques* de la branche externe ; 3° le *parcours de la racine sensitive* ou branche interne avec ses collatérales et arborisations terminales ; 4° les *cellules* du *noyau central*, avec lesquelles les ramuscules ultimes de la branche interne entrent en contact ; enfin, 5° les *voies sensitives centrales* de la substance blanche, voies chargées de mettre en communication ces divers foyers sensitifs avec d'autres noyaux de l'axe cérébro-spinal.

Cet ordre d'exposition correspond, à quelques légères différences près, à celui des stations qu'ébranle successivement le choc subi à la périphérie par le nerf sensitif ou sensoriel.

GANGLIONS D'ORIGINE

Ganglions du vague. — Les racines sensitives du vague prennent naissance dans deux ganglions : l'un supérieur, gros et court, appelé *ganglion jugulaire*; l'autre inférieur, long et mince, situé à côté du précédent et portant le nom de *ganglion plexiforme*. Ces deux foyers sont constitués sur le modèle des ganglions rachidiens, ainsi que Van Gehuchten, nous et Olóriz [1] l'avons démontré respectivement par la méthode de Golgi et celle d'Ehrlich ; c'est dire qu'ils renferment des cellules de forme unipolaire, dont l'expansion unique se bifurque en deux branches: une, *interne*, qui se porte en dedans et en haut pour entrer dans le crâne et pénétrer enfin dans le bulbe ; et l'autre, *externe*, qui avec ses congénères forme le nerf pneumogastrique et se dirige vers la périphérie, où elle se termine dans les muqueuses de la bouche, du pharynx et des voies respiratoires.

Ganglions jugulaire et plexiforme.

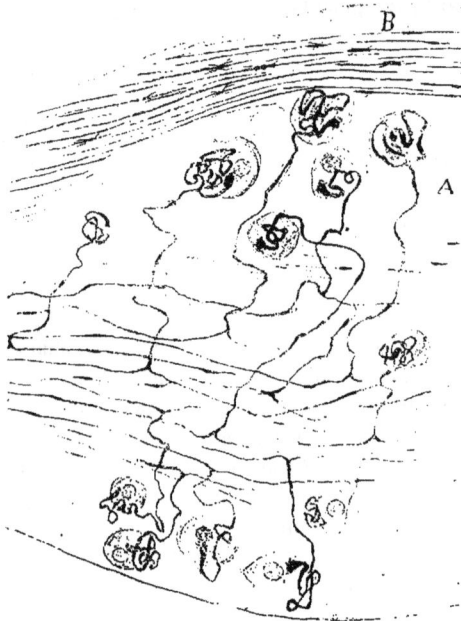

FIG. 299. — Portion du plexus gangliforme du pneumogastrique pris chez le chat adulte. Méthode d'Ehrlich.

A, cellules ganglionnaires ; — B, racine motrice.

Nous reproduisons, sur la figure 299, une coupe vertico-longitudinale du plexus gangliforme pris chez le chat et coloré par le bleu de méthylène. On voit que les cellules unipolaires y sont, en général, de taille moindre que dans les ganglions rachidiens et que, parmi elles, il en est de toutes tailles, de grandes et de petites. Le glomérule initial y est très apparent, mais moins compliqué, d'ordinaire, que celui des cellules des ganglions de Gasser et de la moelle. Après un trajet flexueux, de longueur variable, l'expansion

Cellules du ganglion plexiforme; cellules fenêtrées; bifurcation de leur expansion unique, etc.

1. CAJAL y OLÓRIZ, Los ganglios sensitivos craneales de los mamíferos. *Rev. trim. microg.*, t. II, 1897.

unique se fend en Y sous des angles inconstants et donne une branche interne, d'habitude plus ténue que la branche externe. Les fibres sensitives dues à cette bifurcation se logent de préférence dans l'axe même du ganglion ; elles s'y groupent en faisceaux longitudinaux séparés par de petits amas de cellules. Les fibres de la racine motrice qui s'adosse au ganglion, en occupent, au contraire, la périphérie et sur un côté seulement ; elles sont, à l'ordinaire, moins épaisses que les sensitives périphériques du même ganglion et que les radiculaires motrices des autres nerfs.

En outre des cellules sensitives que nous venons de décrire, le ganglion plexiforme renferme, chez l'homme, le chien, le chat, etc., arrivés à l'âge adulte, un grand nombre de cellules fenêtrées, ainsi que quelques neurones fusiformes ou bipolaires. Mais, jusqu'à présent, nous n'avons pu y découvrir des arborisations péricellulaires, sauf chez l'homme qui en possède d'assez nombreuses.

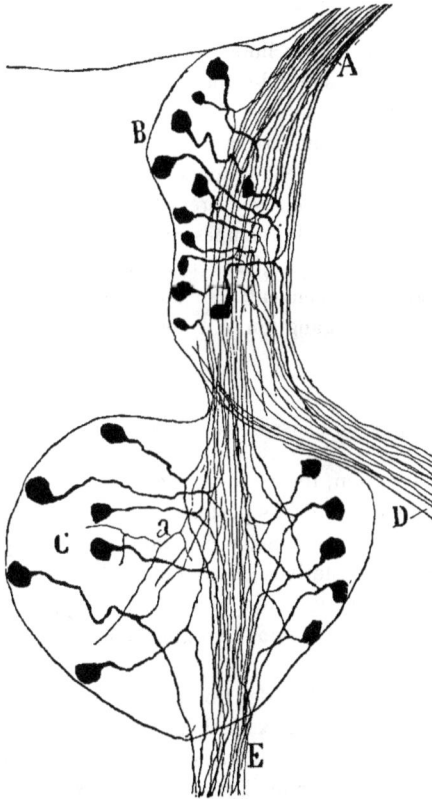

Fig. 300. — Les deux ganglions du glosso-pharyngien chez le fœtus de chat. Méthode de Golgi.

A, racine du glosso-pharyngien ; — B, ganglion d'Ehrenritter ; — C, ganglion pétreux ou d'Andersch ; — D, branche anastomotique de Jacobson ; — E, portion principale du glosso-pharyngien ; — a, fibres à ramifications compliquées.

Ganglions du glosso-pharyngien. — Ce nerf provient de deux noyaux gris extra-centraux : l'un, grand, arrondi, est couché dans une dépression du rocher, voisine du trou déchiré postérieur ; on l'appelle *ganglion pétreux* ou *d'Andersch*, du nom de l'anatomiste qui, le premier, l'a bien décrit ; l'autre, petit, fusiforme, se trouve en plein trou déchiré postérieur ; on le nomme, d'après l'anatomiste qui l'a découvert, *ganglion d'Ehrenritter*.

La figure 3oo représente ces deux ganglions dont nous avons réussi quelquefois l'imprégnation argentique chez la souris nouveau-née. Le ganglion d'Ehrenritter, *B*, s'y présente sous l'aspect d'un épaississement de la portion initiale du nerf. Ses cellules, logées pour la plupart en avant du cordon nerveux, sont unipolaires ; leur expansion unique se divise, comme à l'ordi-

Ganglion d'Ehrenritter; ses cellules; branche ex-

naire, en deux branches : l'une interne, allant au bulbe, l'autre externe, souvent plus grosse, se dirigeant en dehors et en arrière. Cette dernière ne pénètre pas d'habitude dans le ganglion d'Andersch ; elle émerge avant de l'avoir atteint et forme avec ses compagnes un nerf volumineux, qui est, peut-être, le nerf anastomotique de Jacobson, *D*. Outre ces cellules, le ganglion d'Ehrenritter en contient beaucoup d'autres, de forme unipolaire également, mais du petit type.

lerne de leur bifurcation et nerf de Jacobson

Le ganglion d'Andersch, *C*, qui est le plus important des deux, affecte l'aspect d'un cœur chez la souris ; de son hile, tourné vers le ganglion supérieur ou d'Ehrenritter, sortent les branches internes ; sa pointe, qui regarde en dehors, donne naissance, au contraire, aux branches externes.

Ganglion d'Andersch ; ses cellules; ses fibres afférentes.

Les cellules de ce ganglion sont également unipolaires ; elles nous ont paru plus grandes, en général, que celles du foyer précédent. Nous avons observé, à l'intérieur du ganglion, quelques fibres fines ramifiées à plusieurs reprises et qui émanent, peut-être, du ganglion cervical supérieur du sympathique. Ces fibres (fig. 3oo, *a*) ne peuvent être confondues ni avec l'expansion principale des cellules du ganglion d'Andersch, ni avec ses branches de bifurcation en Y.

BRANCHE PÉRIPHÉRIQUE DU GLOSSO-PHARYNGIEN

On sait que le nerf glosso-pharyngien, formé des branches externes nées du ganglion d'Andersch, se termine dans le tiers postérieur de la muqueuse linguale ; on sait aussi que ce nerf est considéré comme le principal conducteur spécifique des sensations gustatives. Nous allons donc étudier les terminaisons de ce nerf ou plutôt de ses fibres, et nous verrons que leur mode de distribution, bien particulier, mérite quelque attention.

Sa terminaison dans la muqueuse postérieure de la langue.

Bourgeons gustatifs. — L'appareil terminal des fibres du glosso-pharyngien est connu depuis longtemps, grâce aux recherches de Lovén et Schwalbe, faites en 1867, et aussi grâce aux travaux ultérieurs d'Engelmann, V. Wyss, Honigschmiedt et Hermann, Drasch et d'autres. C'est un organe microscopique en forme de tonnelet ou de bouteille pansue, que l'on appelle *bourgeon* ou *bouton gustatif*; il en existe un très grand nombre dans l'épithélium du sillon qui entoure les papilles caliciformes et fongiformes de la langue.

Historique.

Aspect chez l'homme.

Chez le lapin, animal qui a particulièrement servi aux recherches histologiques sur ce point, l'appareil terminal possède une autre physionomie ; il est formé de deux plaques rondes, placées sur les deux côtés du tiers postérieur de la langue et recouvertes de crêtes parallèles, d'où leur nom d'*organe folié*.

Leur aspect et composition chez le lapin.

Examinons au microscope une coupe fine de cet organe folié, après coloration par l'hématoxyline ou une aniline basique (fig. 3o1) ; nous apprendrons que les bourgeons ou tonnelets gustatifs sont disposés sur deux ou trois rangées parallèles dans la paroi latérale des sillons et que ces rangées, enfouies dans l'épithélium pavimenteux de la muqueuse, sont isolées les unes des autres, par des cloisons de ce même épithélium. Les bourgeons sont, comme nous l'avons dit, en forme de tonnelets ; ils ont toute l'épaisseur de l'épithélium ; à leur niveau, la surface libre de la muqueuse présente une légère dépression, qu'on nomme *pore gustatif, I.* Quand les coupes passent exactement par l'axe des bourgeons, on peut voir qu'ils se composent de deux sortes de cellules : 1° des *corpuscules de soutènement, A*, éléments épais, situés à la périphérie et riches en protoplasma pâle, peu colorable et parfois creusé de vacuoles ; et 2° des *corpuscules bipolaires, B*, placés au centre ; ceux-ci, beaucoup plus minces et en forme de fuseau, possèdent un corps quelque peu épaissi par le noyau et deux appendices délicats : l'un périphérique, allant jusqu'au pore gustatif, où il se termine par un cil ténu et l'autre profond, plus volumineux, qui atteint la limite du derme, où il s'achève librement.

Le pore gustatif est bien réellement une ouverture qui donne, ainsi qu'Ebner [1] l'a démontré, dans une cavité spéciale, au fond de laquelle on voit les cils des cellules bipolaires. La description de Graberg [2] est en tout semblable. Mais cet auteur reconnaît deux ouvertures à la cavité ou fossette gustative, le *pore externe* ou pore gustatif classique et un pore *interne* ou profond : la fossette serait ainsi un conduit ou canal gustatif intermédiaire. Pour ce savant, la fossette gustative manquerait parfois dans les bourgeons de la langue, chez l'homme. Outre les cellules de soutènement et les bipolaires, il existerait quelquefois, sous les premières, des éléments étoilés, de nature conjonctive peut-être, qui ont été signalés par Hermann et Graberg sous le nom de *cellules basales.*

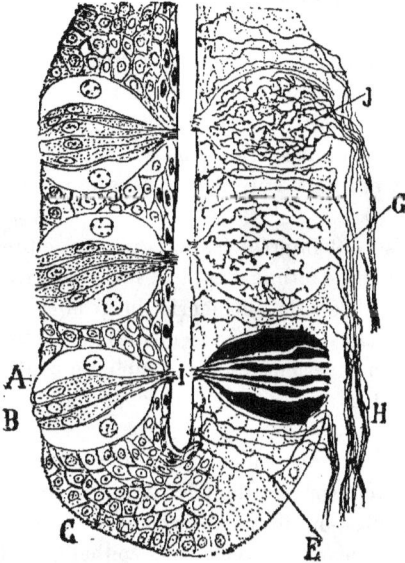

FIG. 301. — Coupe verticale d'un repli épithélial de l'organe folié chez le lapin. — A gauche les bourgeons gustatifs sont colorés au carmin, à droite ils sont imprégnés par la méthode de Golgi. (D'après Retzius et Lenhossék.)

A, cellules de soutien ; — B, cellules bipolaires ; — C, épithélium pavimenteux ; — E, fibres nerveuses intergemmales ; — G, arborisations nerveuses intergemmales ; — H, faisceaux nerveux, circulant dans le chorion lingual ; — I, pore gustatif ; — J, bourgeon gustatif où le plexus nerveux s'est montré complètement imprégné.

1. EBNER, Ueber die Spitzen der Geschmacksknospen. *Sitzungsbericht d. kaiserl. Akad. d. Wissensch. zu Wien*, Febr. 1897.

.2. GRABERG, Zur Kenntniss des cellulären Baues der Geschmacksknospen beim Menschen. *Anat. Hefte herausgegeb. von Merkel u. Bonnet*, Heft. 39, 1899.

Arborisations nerveuses. — Les arborisations nerveuses distribuées dans l'appareil gustatif ont été étudiées dans ces dernières années par plusieurs savants, en particulier, par Arnstein[1], Fusari et Panasci[2], Retzius[3], Lenhossék[4] et Jacques[5] à l'aide tantôt du bleu d'Ehrlich, tantôt du chromate d'argent de Golgi. Nous avons pu confirmer en partie les principaux résultats auxquels ces histologistes sont parvenus. Ces résultats, essentiellement concordants, ont conduit à admettre l'existence de deux sortes de fibrilles terminales dans l'appareil formé par les boutons gustatifs. Nous allons étudier ces fibrilles, qui semblent être en continuité avec les tubes du nerf glosso-pharyngien.

Les deux espèces de fibrilles terminales.

1° *Fibres intragemmales* (fig. 301, G et J). — Ce sont des fibrilles délicates, très nombreuses, chargées d'une multitude de varicosités ; elles rampent, sous l'épithélium, associées en petits faisceaux, abordent le bouton gustatif par son extrémité profonde et s'y épanouissent en une arborisation très compliquée de ramuscules variqueux et libres, qui enlacent dans leurs tours et détours les cellules bipolaires.

Lorsque les fibres intragemmales sont imprégnées en grand nombre, comme on le voit, en J (fig. 301), le plexus terminal est très luxuriant, très dense ; dans ce cas, il ne reste pas localisé à la périphérie du groupe des cellules bipolaires, mais pénètre entre elles. De toutes façons, ces branchilles ultimes s'achèvent toujours par une varicosité, qui s'applique contre la surface de la cellule bipolaire ; c'est là un véritable contact par articulation longitudinale.

2° *Fibres intergemmales*. — Quelques fibres peu ramifiées et rectilignes ou presque telles, s'insinuent dans les cloisons épithéliales qui séparent les bourgeons gustatifs ; aussi, les appelle-t-on fibres intergemmales. Elles proviennent, elles aussi, des petits faisceaux nerveux sous-épithéliaux et montent jusqu'à la surface libre de la muqueuse, où elles se terminent par une extrémité variqueuse, souvent courbée ou pliée en zigzag (fig. 301, E).

On ignore le rôle de ces dernières fibres. Quant aux premières ou intragemmales, tous les auteurs s'accordent pour les considérer comme des terminaisons sensorielles spécifiques, chargées de faire connaître au sensorium les qualités sapides des aliments et boissons.

Leur rôle respectif.

Dans l'appareil gustatif terminal, l'impression n'est donc pas reçue directement par les extrémités du nerf, mais par des corpuscules, *les cellules bipolaires*, homologues parfaits, au point de vue fonctionnel, des cônes et

1. ARNSTEIN, *Anat. Anzeiger*, 1887. — Die Nervenendigungen in dem Schmacksorgan der Säuger. *Arch. f. mikrosk. Anat.*, Bd. XLI, 1893.

2. FUSARI et PANASCI, Les terminaisons des nerfs dans la muqueuse et dans les glandes séreuses de la langue. *Arch. Italiennes de Biologie*, 1891.

3. RETZIUS, Die Nervenendigungen in dem Geschmaksorgan der Säugethiere und Amphibien. *Biol. Untersuchungen*, N. F., Bd. IV, 1892.

4. v. LENHOSSÉK, Der feinere Bau und die Nervenendigungen der Geschmacksknospen. *Anat. Anzeiger*, 1893. — Beiträge zur Histologie des Nervensystems und der Sinnesorgane. Wiesbaden, 1894.

5. P. JACQUES, Terminaisons nerveuses dans l'organe de la gustation. *Trav. du labor. d'anat. de la Faculté de méd. de Nancy*, 1894.

bâtonnets de la rétine, des cellules ciliées des appareils acoustique et vestibulaire.

Historique de la découverte des arborisations dans les bourgeons gustatifs.

C'est à Ehrlich que l'on doit la découverte des arborisations nerveuses libres dans les bourgeons gustatifs ; il avait appliqué, en 1886, à la langue de la grenouille, sa célèbre méthode au bleu de méthylène. Arnstein, un peu plus tard, en 1887, confirma cette découverte du plexus périgemmal ; mais il commit l'erreur de croire que les cellules bipolaires ou en bâtonnet étaient en continuité avec des fibres nerveuses. Fusari et Panasci, qui, les premiers, appliquèrent la méthode de Golgi aux bourgeons gustatifs, tombèrent dans la même faute, tout en faisant connaître avec plus de détails les arborisations intra- et intergemmales. Mais, c'est surtout à Retzius et à Lenhossék que nous devons la connaissance exacte de la distribution et des rapports de ces fibres. Grâce à leurs observations sur un grand nombre de vertébrés, ils sont parvenus à une conclusion dont nous avons reconnu l'exactitude ; c'est que les cellules bipolaires sont des corpuscules épithéliaux particuliers, en contact seulement avec les arborisations nerveuses terminales du nerf glosso-pharyngien.

Les bourgeons gustatifs :

Les bourgeons gustatifs des vertébrés inférieurs sont construits sur le type de ceux des mammifères.

1° chez les poissons ;

L'appareil gustatif des poissons, d'après les études indépendantes et presque simultanées de Retzius [1] et de Lenhossék [2], est constitué aussi par des cellules de soutien et des cellules gustatives ou bipolaires. Ces dernières occupent l'axe du tonnelet ; leur extrémité profonde, quelque peu ramifiée, se termine librement dans le pôle interne de l'organe. Les fibres nerveuses s'épuisent de deux façons dans les bourgeons gustatifs des poissons : 1° sous forme d'arborisations intragemmales, identiques à celles que nous venons de décrire chez les mammifères ; 2° sous la forme d'une plaque basilaire, située sous les extrémités profondes des cellules bipolaires et constituée par des branches courtes et serrées. Lenhossék donne à cette plaque le nom de capsule. D'après Dogiel [3], qui, lui aussi, a bien étudié les boutons gustatifs des poissons, il existerait encore une troisième espèce d'arborisation entre les cellules bipolaires. De tous ces plexus, seul, le sous-gemmal ou plaque basilaire, serait chargé des fonctions gustatives ; les autres n'auraient à recueillir que les sensations ordinaires.

2° chez les batraciens.

Chez les batraciens, Retzius a trouvé, dans la muqueuse linguale, des terminaisons semblables, grâce à l'heureux emploi de la méthode de Golgi.

BRANCHE PÉRIPHÉRIQUE DU VAGUE

Les branches externes des cellules logées dans les ganglions du nerf pneumogastrique se terminent par des arborisations libres dans la muqueuse des voies aériennes et, peut-être aussi, dans celle de l'œsophage et de l'estomac. On n'a pas encore étudié ces arborisations sensitives dans

1. Retzius, Die Nervenendigungen in den Endknospen resp. Nervenhügeln der Fische und Amphibien. *Biol. Untersuchungen*, N. F., Bd. IV, 1892. — Ueber Geschmacksorgan bei Petromyzon. *Biol. Untersuchungen*, N. F., Bd. V, 1893.

2. Lenhossék, Die Nervenendigungen in den Endknospen der Mundschleimhaut der Fische. Juni, 1892. — Der feinere Bau und die Nervenendigungen der Geschmacksknospen. *Anat. Anzeiger*, 1893.

3. Dogiel, Ueber die Nervenendigungen in den Geschmacksendknospen der Ganoiden. *Arch. f. mikros. Anat.*, Bd. XLIX, 1897.

tous les territoires de distribution du nerf; mais, à en juger par celles de la muqueuse laryngienne qui sont fort bien connues, toutes doivent être calquées sur le modèle des terminaisons des nerfs sensitifs cutanés.

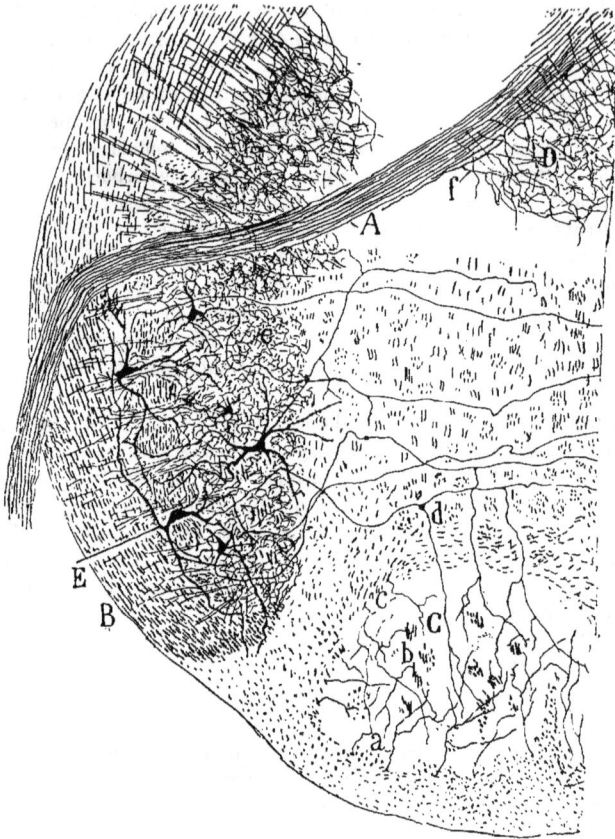

FIG. 302. — Coupe frontale du bulbe à la hauteur du noyau du facial; souris âgée de quelques jours. Méthode de Golgi.

A, racine sensitive du glosso-pharyngien ; — B, racine sensitive descendante du trijumeau, coupée transversalement ; — C, noyau du facial ; — D, noyau terminal supérieur des nerfs vague et glosso-pharyngien ; — E, cellule géante de la substance gélatineuse du trijumeau ; — a, collatérales issues du reste du cordon latéral et destinées au facial ; — b, faisceaux interstitiels du cordon latéral, avec leurs collatérales ; — c, plexus de la substance gélatineuse ; — d, collatérales provenant de fibres sensitives de second ordre et allant au facial ; — f, collatérales émanées des fibres radiculaires des nerfs vague et glosso-pharyngien.

BRANCHE INTERNE OU RACINE PROPREMENT DITE DES NERFS GLOSSO-PHARYNGIEN ET PNEUMOGASTRIQUE

Les prolongements internes des cellules logées dans les ganglions d'Andersch, jugulaire et plexiforme se dirigent vers le bulbe, réunis en petits paquets ; ceux-ci, après avoir embrassé la face latérale du bulbe, y pénètrent obliquement par le sillon des nerfs mixtes; ils sont

Trajet des branches internes des cylindres-axes

*issus des gan-
glions d'An-
dersch, jugu-
laire et plexi-
orme.*

mêlés à ce moment aux racines motrices, dont néanmoins ils se distinguent aisément, en ce que leur entrée s'effectue un peu plus en arrière.
Chez le chat, le lapin et la souris, sur lesquels nos observations ont surtout
porté, les racines sensitives traversent la racine descendante du trijumeau
dans sa moitié ou son tiers postérieur lorsqu'elles pénètrent dans le bulbe ;
les racines motrices, au contraire, émergent, par différents plans, de son
tiers moyen et même antérieur. Pour faciliter l'étude de leur trajet ultérieur,
il est bon de distinguer les radiculaires sensitives des nerfs vague et glosso-
pharyngien en deux groupes : un *groupe principal ou profond* et un *groupe
externe ou trigéminal.*

Radiculaires du groupe principal. — Ces fibres, qui forment de beaucoup la plus grande partie des racines sensitives des neuvième et dixième
paires, commencent par perforer la racine descendante du trijumeau ; elles
traversent ensuite la substance gélatineuse sous-jacente à cette racine en la

*Formation
du faisceau
solitaire.*

coupant obliquement, d'avant en arrière et de dehors en dedans ; elles arrivent ainsi au-devant du noyau descendant du nerf vestibulaire, en arrière
et en dehors de la substance réticulée grise, et là se coudent sous un angle
obtus pour devenir enfin verticales et descendantes dans le *faisceau* ou
cordon solitaire qu'elles constituent.

Radiculaires du groupe externe ou trigéminal. — Nous avons démontré,
dans un de nos travaux [1], que les paquets des nerfs vague et glosso-pharyn-
giens ne passent pas tous dans le cordon solitaire. Certains d'entre eux
s'associent à la racine descendante du trijumeau dont ils forment le sixième
ou le septième postérieur. Ces diverses fibres, que nous pouvons comprendre
sous le terme de *faisceau externe* ou *trigéminal*, sont très visibles, en *f*, sur
la figure 291, qui représente le nerf glosso-pharyngien de la souris et, en *E*,
sur la figure 303, où nous avons reproduit une partie des radiculaires sensitives des nerfs des neuvième et dixième paires chez le fœtus de chat. On
voit, en effet, d'après ces dessins, comment certaines radiculaires, après
avoir gagné la substance gélatineuse de la cinquième paire et même parfois
après l'avoir dépassée, décrivent une courbe à concavité externe et rétrogradent pour devenir verticales et descendantes dans la région postérieure
de la racine du trijumeau ; alors, elles se trouvent confondues avec les fibres
de ce nerf. Chez le chat, le chemin parcouru par ces petits faisceaux n'est
pas aussi considérable que chez la souris ; ils ne vont généralement pas jusqu'à la substance gélatineuse du trijumeau, mais passent directement du
nerf glosso-pharyngien aux fibres de la cinquième paire.

*Voie descen-
dante confon-
due avec celle
du trijumeau.*

La voie verticale descendante ainsi constituée ne peut être distinguée de
celle du trijumeau ; il est à supposer qu'à l'exemple de cette dernière elle
envoie à la substance gélatineuse sous-jacente des collatérales qui s'y ramifient. Peut-être le groupe cellulaire postérieur de la substance gélatineuse
entre-t-il presque seul en relation avec les nerfs vague et glosso-pharyngien.

1. Cajal, Nueva contribución al estudio del bulbo raquídeo : V. Sobre un fascículo
especial del vago-gloso-faríngeo que se asocia al quinto par. *Rev. trim. microgr.*,
t. II, 1897.

Van Gehuchten[1] a mis en doute l'existence du faisceau trigéminal que nous venons de décrire ; il base son opinion sur l'absence de dégénération dans la racine sensitive de la cinquième paire, lorsqu'on sectionne les nerfs vague et glosso-pharyngien hors du bulbe. Le fait est possible. Mais il n'en est pas moins

Objections de Van Gehuch- ten à l'encon- tre du faisceau trigéminal ; son existence réelle.

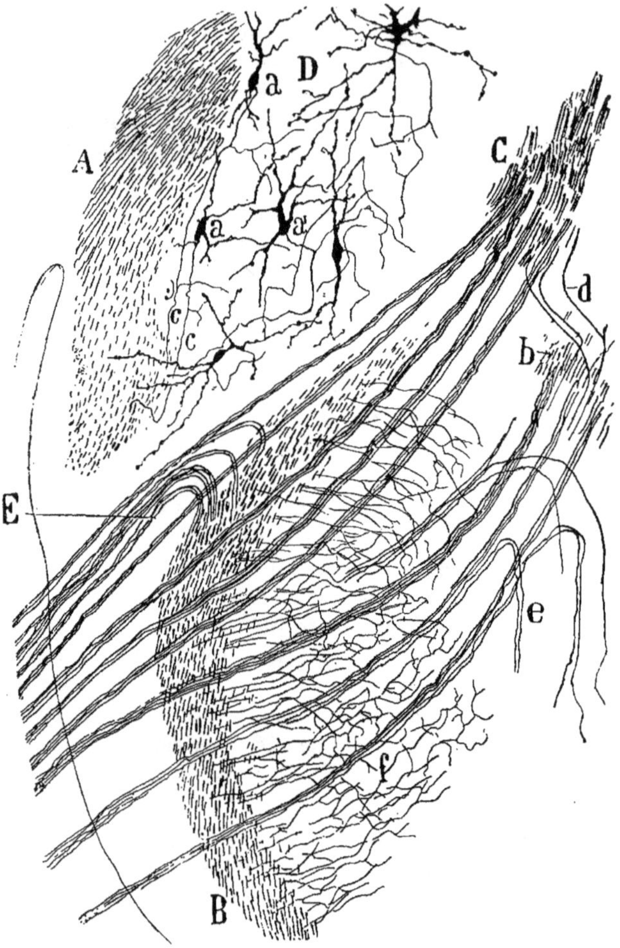

Fig. 303. — Bulbe d'un fœtus de chat. Méthode de Golgi.

A, corps restiforme ; — B, racine descendante du trijumeau ; — C, faisceau solitaire ; — D, noyau du nerf vestibulaire ; — E, portion trigéminale des nerfs vague et glosso-pharyngien ; — b, fais- ceaux accessoires du cordon solitaire ; — c, fibres motrices des IX⁰ et X⁰ paires, provenant du noyau ambigu.

certain que le faisceau trigéminal existe ; nos préparations, où il se montre si net et si constant, ne laissent place à aucun doute. On pourrait expliquer, de façon plausible, l'absence de dégénération après la section des neuvième et dixième paires et le désaccord entre les dires de Van Gehuchten et les nôtres.

1. Van Gehuchten, Le faisceau solitaire. *Le Névraxe*, vol. I, fasc. 2, 1900.

en supposant que le faisceau trigéminal est composé de fibres motrices. Mais pour que cette interprétation fût acceptable, il faudrait démontrer la continuité des fibres du faisceau trigéminal avec des cylindres-axes incontestablement moteurs, et c'est ce dont, jusqu'à présent, nous n'avons pu nous assurer.

Rapports des IXᵉ et Xᵉ paires avec la racine descendante du nerf vestibulaire.

On a décrit également d'autres rapports contractés par les nerfs vague et glosso-pharyngien avec différentes voies nerveuses. Held, par exemple, a signalé des fibres sensitives qui partaient des neuvième et dixième paires pour se joindre à la racine descendante du nerf vestibulaire et suivre son trajet. Il en a remarqué encore d'autres de même source, qui montaient avec le corps restiforme jusqu'au cervelet. Nous n'avons jamais vu ces dernières dans nos préparations; aussi tendrions-nous à les nier. Quant aux premières, elles existent, au contraire; un examen attentif de nos meilleures imprégnations du bulbe chez la souris nouveau-née nous les a fait retrouver sous forme de petits faisceaux, erratiques, transportés hors de la racine du trijumeau; au lieu de devenir verticaux et descendants au niveau du faisceau solitaire, ils le deviennent seulement plus en arrière, en pleine région du nerf vestibulaire, comme le dit Held. Ces petits filets erratiques sont alignés, d'ordinaire, obliquement d'avant en arrière et de dehors en dedans, sur la limite interne même du noyau descendant du nerf vestibulaire; nous ignorons s'ils constituent une disposition durable ou embryonnaire, c'est-à-dire passagère.

Faisceaux accessoires des branches internes des IXᵉ et Xᵉ paires.

Nous devons ajouter, pour être complet, que dans quelques préparations du bulbe chez le fœtus de chat, nous avons observé, outre les deux groupes, principal et trigéminal, des fibres des neuvième et dixième paires, un certain nombre de *faisceaux accessoires* (fig. 303, *b*), courant en avant du cordon solitaire et échangeant parfois quelques fibres avec le groupe principal.

Faisceaux sensitifs croisés. — Chez certains animaux, le lapin en particulier, une portion des fibres radiculaires sensitives des neuvième et dixième paires ne s'incorpore pas au faisceau solitaire du même côté; cette portion se porte en dedans, longe la frontière postérieure de la substance réticulée, passe derrière le faisceau longitudinal postérieur et traverse enfin le raphé médian pour se jeter dans le faisceau solitaire du côté opposé. Quelques-unes des fibres qui se dirigent vers ce faisceau n'y arrivent pas cependant; elles s'arrêtent en un point situé plus en avant et en dedans, près de la limite de la substance réticulée grise, tout à côté de la voie centrale des nerfs vague et glosso-pharyngien; là, ces fibres s'infléchissent et deviennent verticales.

Leur destination au faisceau solitaire et autres régions.

Faisceau solitaire et ses collatérales. — Nous avons dit précédemment que les fibres horizontales ou obliques du groupe radiculaire principal des neuvième et dixième paires donnaient naissance par simple inflexion au faisceau solitaire, où elles deviennent toutes descendantes; elles ne se bifurquent donc pas, comme les autres fibres sensitives, en branche supérieure et branche inférieure, et la loi d'après laquelle les fibres des nerfs sensitifs se divisent avant leur terminaison se trouve, cette fois, mise en défaut. Cette infraction à la règle est si évidente dans toutes nos préparations de souris, lapin et chat, que nous n'hésitons pas à traiter d'erreurs d'observation les faits de division en branche descendante longue et branche

Absence de bifurcation des fibres d'origine du faisceau solitaire.

ascendante ou transversale courte, signalés par Kölliker et Van Gehuchten au niveau du faisceau solitaire. Il se peut néanmoins qu'il s'agisse simplement d'une erreur d'interprétation de la part de ces savants; ils auront considéré comme branche de bifurcation la première collatérale des fibres descendantes du cordon solitaire ; et pourtant, cette collatérale ne diffère en rien, ni en direction, ni en mode de distribution, de toutes les autres fibres de son espèce. Sur la figure 304, où nous avons dessiné une partie du cours oblique initial et tout le trajet inférieur ou descendant du cordon solitaire chez la souris, on percevra bien l'absence totale de collatérales et de dédoublement des fibres au niveau de l'inflexion.

Erreurs de Kölliker et VanGehuchten.

Le cordon solitaire est composé de plusieurs petits faisceaux placés à petite distance les uns des autres et descendant verticalement. Ils sont accompagnés de deux masses grises : l'une, de faible volume, externe ou antéro-externe, comprise parfois dans l'épaisseur même du cordon et qu'on pourrait appeler, pour cette raison, *foyer interstitiel* (fig. 307, *B*) ; l'autre, grosse, située sur le côté interne du faisceau solitaire et que les auteurs nomment *ganglion descendant* (fig. 307, *A*). Nageotte [1] ad-

Fibres et noyaux du faisceau solitaire.

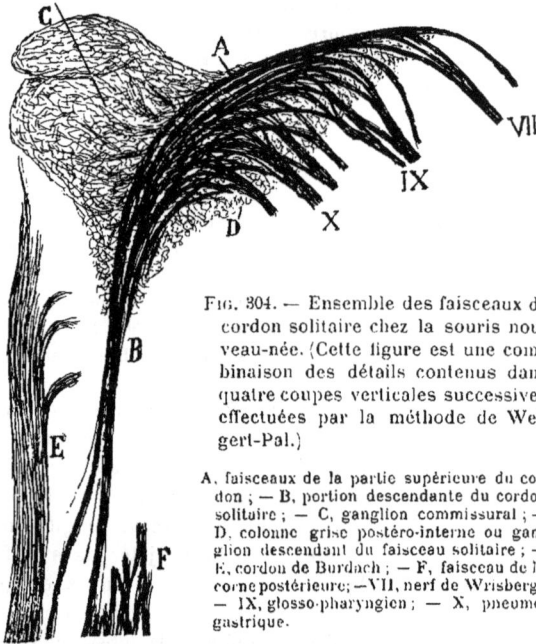

Fig. 304. — Ensemble des faisceaux du cordon solitaire chez la souris nouveau-née. (Cette figure est une combinaison des détails contenus dans quatre coupes verticales successives effectuées par la méthode de Weigert-Pal.)

A, faisceaux de la partie supérieure du cordon ; — B, portion descendante du cordon solitaire ; — C, ganglion commissural ; — D, colonne grise postéro-interne ou ganglion descendant du faisceau solitaire ; — E, cordon de Burdach ; — F, faisceau de la corne postérieure ; — VII, nerf de Wrisberg ; — IX, glosso-pharyngien ; — X, pneumogastrique.

met qu'un troisième noyau ou *noyau gustatif*, qu'il a distingué chez l'homme, coiffe, à son extrémité supérieure, le sommet du faisceau solitaire. Peut-être, est-ce là une partie du ganglion descendant.

A ses débuts, à la hauteur du noyau du facial et de l'arrivée du nerf de Wrisberg, le cordon solitaire ne possède que peu de fibres ; le nombre de celles-ci s'accroît bientôt par l'adjonction des premiers contingents fibrillaires envoyés par les neuvième et dixième paires ; quand toutes les radiculaires du groupe principal de ces nerfs se sont incorporées à lui, le cordon solitaire est devenu un gros faisceau ; il s'incline alors peu à peu vers la ligne médiane, tout en poursuivant sa marche descendante. Au moment où il atteint le niveau où le quatrième ventricule se clôt pour se transformer

Son trajet.

1. NAGEOTTE, The pars intermedia, etc. *Review of Neurology and Psychiatry*, July, 1906.

en canal épendymaire, une grande partie des fibres s'infléchissent en dedans, deviennent horizontales, gagnent le plan médian, et là, s'entrecroisent avec leurs congénères du côté opposé. Cet entrecroisement s'effectue au point où s'étend transversalement, en avant du raphé, un ganglion spécial découvert par nous, le *ganglion commissural*, formé par la fusion des extrémités inférieures des deux *ganglions descendants* précités. Bien que fort appauvri en tubes, le cordon solitaire n'en continue pas moins sa course vers des régions plus inférieures ; il atteint ainsi la décussation des pyramides et se prolonge même au-dessous ; il se loge alors dans une masse grise, placée en avant du noyau du cordon de Burdach ; il descend encore plus bas et lorsque le noyau de Burdach a disparu, on le voit pénétrer dans la partie interne de la base de la corne sensitive médullaire, dans le territoire même de la commissure postérieure. Dans quelques préparations (fig. 3o4, *B*), nous avons pu voir la portion la plus inférieure du faisceau solitaire se partager en deux parties : l'une s'approchait du cordon de Burdach, l'autre s'unissait aux fibres du faisceau de la corne postérieure, c'est-à-dire aux voies courtes du cordon latéral. Que ce soit là une disposition constante ou accidentelle, nous l'ignorons.

Pendant tout son trajet vertical, le faisceau solitaire émet, selon la démonstration de Kölliker, confirmée par Held, une quantité infinie de collatérales ; celles-ci pénètrent, se ramifient et se terminent dans le ganglion descendant, où elles constituent un des plexus les plus denses que l'on puisse rencontrer dans les centres nerveux. On se fera une idée de l'aspect de ce plexus chez la souris, en examinant les figures 291, en *h*, et 3o2, en *D*. D'autres collatérales, mais en moindre nombre, se dirigent en avant et en dehors vers le petit foyer interstitiel (fig. 3o5, *B*) où s'effectue leur épanouissement. Fait digne d'attention, aucune collatérale issue du faisceau solitaire n'entre dans les foyers moteurs voisins ; toutes semblent destinées exclusivement aux colonnes grises qui l'escortent.

Les diverses portions du cordon solitaire n'émettent pas de collatérales en nombre à peu près égal. Les différences sont même très notables. La figure 3o4 est fort instructive à cet égard, quoique la direction et le parcours du faisceau solitaire chez la souris y soient un peu schématisés par suite de la projection sur un plan unique des multiples détails observés dans une série de coupes. On voit dans cette figure que les collatérales sont rares dans la portion du cordon formée par le nerf de Wrisberg ; qu'elles se multiplient ensuite, au fur et à mesure qu'elles naissent plus bas et plus en arrière, et cela jusqu'au ganglion commissural où elles atteignent le plus grand nombre et le plus grand développement. Au-dessous, les collatérales se raréfient rapidement ; elles cessent tout à fait sur les minces paquets ultimes qui semblent se jeter dans le cordon de Burdach et dans le faisceau de la corne postérieure. La même figure apprendra que le cordon solitaire reçoit des radiculaires uniquement par sa portion supérieure, presque horizontale ; il ne lui en arrive aucune dans son cours inférieur ou descendant.

Le cordon solitaire diminue d'épaisseur de haut en bas. Cette diminution est provoquée, cela va sans dire, par l'amincissement de ses fibres,

Son entre-croisement ; le ganglion commissural.

Sa terminaison.

Ses collatérales.

amincissement imputable lui-même à l'émission des collatérales. Mais cette diminution est due aussi, sans conteste, au départ d'un grand nombre de ses conducteurs vers les masses grises attenant au cordon, en particulier vers le ganglion descendant, dans lesquelles leur terminaison s'effectue certainement. Pour le prouver, nous montrons sur la figure 305 trois terminaisons de radiculaires du nerf vague dans le bulbe de la souris. L'une d'elles, *c*, ne se bifurque pas et se porte en dedans, sur une certaine longueur, avant de se résoudre en une arborisation finale très compliquée ; mais d'autres, comme *b*, se partagent, avant de se terminer, en deux branches qui se ramifient l'une à l'avant, l'autre à l'arrière du ganglion descendant. La radiculaire, *a*, est un peu spéciale ; elle se bifurque aussi, et sa branche postérieure pénètre et se désagrège également dans le ganglion descendant ; mais sa branche antérieure se porte en dehors vers le ganglion interstitiel, où elle se décompose en une arborisation fort enchevêtrée. La bifurcation des radiculaires du faisceau solitaire avant leur terminaison est plutôt exceptionnelle, bien que nous l'ayons aussi observée dans le bulbe du chat. En général, les fibres abandonnent le faisceau solitaire, sans se dédoubler, et fournissent une arborisation terminale irrégulière, semblable à celle formée par les collatérales, mais un peu plus étendue et compliquée.

Ses arborisations terminales.

L'immense majorité des fibres du faisceau solitaire paraît se terminer, comme nous l'avons démontré chez la souris, le lapin et le chat, dans le ganglion commissural, où elles produisent, par l'entrelacement de leurs divisions, un plexus des plus serrés (fig. 306, *A*).

La figure 306 indique, en *c*, comment les fibres terminales du cordon solitaire se dirigent en dedans, franchissent la ligne médiane en décrivant de grandes sinuosités et se ramifient principalement dans la moitié opposée du ganglion ; toutefois, avant de s'y enfoncer, un certain nombre d'entre elles lancent une ou plusieurs petites collatérales dans la moitié de leur côté.

Le ganglion commissural atteint des proportions énormes dans le bulbe de la souris, chez laquelle nous l'avons découvert pour la première fois ; chez le lapin, le chat et le chien, il est relativement moindre, quoique bien développé ; il en est de même chez l'homme.

Le ganglion commissural, noyau de terminaison du faisceau solitaire.

L'entrecroisement que les fibres sensitives des nerfs vague et glosso-pharyngien éprouvent au niveau du ganglion commissural et le ganglion commissural lui-même ne sont pas sans analogues dans la moelle ; ils correspondent, comme dispositions anatomiques, à la commissure sensitive et à la substance grise médiane postérieure de l'axe rachidien.

Dispositions médullaires analogues à celles du faisceau solitaire.

Les fibres apportées par le cordon solitaire ne participent pas toutes à l'entrecroisement, ainsi que nous l'avons dit ; mais la plupart et peut-être même la totalité de celles qui s'entrecroisent nous semblent être des radiculaires du pneumogastrique. L'entrecroisement de ces fibres possède, cela va de soi, une grande importance au point de vue physiologique ; car, grâce à son existence, on peut imaginer qu'une excitation quelconque recueillie dans les muqueuses par les terminaisons du vague pourra provoquer des réactions synergiques et bilatérales aussi bien dans les muscles lisses des poumons que dans les muscles inspirateurs à fibres striées.

Importance physiologique de l'entrecroisement du faisceau solitaire.

Positions
relatives des
fibres des VIIe,
IXe et X^e pai-
res dans le
faisceau soli-
taire, d'après
Van Gehuch-
ten.

Il est extrêmement difficile de déterminer, d'après les préparations au Weigert et au Golgi, les positions relatives occupées dans le cordon solitaire par les fibres des VIIe, IXe et X^e paires. Van Gehuchten [1] s'est proposé d'élucider ce détail à l'aide de la méthode de Marchi. La conclusion à laquelle il est parvenu est la suivante. Vers son extrémité supérieure dans le bulbe, au niveau de l'acoustique et du noyau du facial, le faisceau solitaire ne contient que les fibres du nerf de Wrisberg ; plus bas, quand le glosso-pharyngien s'ajoute au nerf intermédiaire, les fibres de la IXe paire se placent en avant de celles de la VIIe ; enfin, lorsque les radiculaires du vague viennent accompagner celles des deux nerfs précédents, elles se logent encore au-devant du glosso-pharyngien. Par conséquent, les nerfs pneumogastrique, glosso-pharyngien et intermédiaire de Wrisberg se

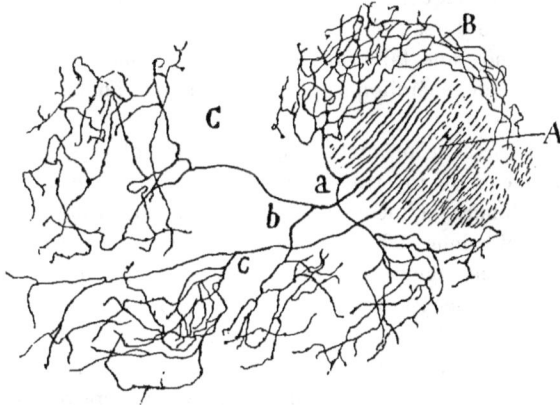

FIG. 305. — Fibre terminale du faisceau solitaire chez le fœtus de la souris.
Méthode de Golgi.

A, faisceau solitaire ; — B, colonne grise externe ou ganglion interstitiel du faisceau solitaire ; — C, colonne grise interne ou ganglion descendant du même faisceau ; — *a, b,* fibre partagée en deux branches, une antérieure, l'autre postérieure ; — *c,* fibre terminale non bifurquée.

couvrent d'avant en arrière et dans l'ordre où nous les avons cités, à l'endroit où tous trois sont réunis dans le cordon solitaire. Van Gehuchten assure, d'autre part, que ces trois nerfs ne parcourent pas toute la longueur du cordon solitaire ; ils cesseraient à différentes hauteurs de son trajet, l'un après l'autre et suivant l'ordre même de leur entrée dans le cordon ; en sorte qu'au niveau du ganglion commissural il ne resterait dans le cordon solitaire, que le nerf dernier arrivé, c'est-à-dire le pneumogastrique ; et ce sont les fibres de celui-ci qui, en s'entrecroisant, formeraient seules l'entrecroisement des faisceaux solitaires. Les fibres qui cheminent dans la partie la plus inférieure du cordon ne seraient peut-être alors que des radiculaires sensitives de la première paire cervicale. Cette dernière assertion nous paraît douteuse, car nous n'avons jamais pu observer dans nos coupes l'in-

1. Van Gehuchten, Le faisceau solitaire. *Le Névraxe,* vol. I, fasc. 2, 1900.

glosse et le spinal ; nous y reviendrons cependant plus d'une fois, car ces voies sont la source principale des collatérales sensitives qui vont aux noyaux moteurs des V°, VII° et X° paires, que nous n'avons pas encore examinés.

RACINE MOTRICE DES IX° ET X° PAIRES

La racine motrice des nerfs vague et glosso-pharyngien tire son origine réelle de deux foyers : du noyau *dorsal* ou *principal*, constitué par de petites cellules, et du *noyau antérieur* ou *ambigu*, formé de gros neurones.

Ganglion dorsal. — Jusqu'à présent, on avait admis que ce foyer était commun aux deux nerfs ; mais Van Gehuchten et nous avons reconnu qu'il appartient, en très grande partie sinon en totalité, au pneumogastrique. En effet, lorsque, dix jours après la section de ce dernier nerf, on examine le noyau dorsal, on y voit que toutes ou presque toutes les cellules de grande et moyenne taille, les motrices, par conséquent, sont en chromatolyse ; cette dégénération s'opère même de très bonne heure, comme l'a observé Marinesco.

Le noyau dorsal se présente sous forme de colonne, aplatie d'avant en arrière au niveau du foyer de l'hypoglosse, cylindrique au-dessus. On lui attribue d'ordinaire la même longueur qu'au noyau de la XII° paire ; en réalité, il est plus long et le dépasse un peu par son extrémité supérieure. Sa situation varie légèrement, suivant l'étage où on le considère, comme c'est le cas pour tous les amas cellulaires voisins du canal de l'épendyme, et cela, à cause de l'ouverture de ce dernier et de sa transformation en plancher du quatrième ventricule. A son extrémité inférieure, signalée par sa continuité avec le noyau du spinal et mieux encore par le point précis où, doublé en arrière par le ganglion commissural, le canal épendymaire va se fendre, le foyer dorsal du vague est près de celui-ci ; chez l'homme, il en est séparé par une légère couche de substance grise centrale ; chez le chat et le lapin, il en est encore plus rapproché, comme l'a remarqué Van Gehuchten (fig. 307, *D*). Il est placé, à ce moment, entre le sommet du ganglion commissural en arrière et en bas, le ganglion descendant du faisceau solitaire en dehors, et le noyau à petites cellules de Staderini [1] en avant, noyau qui empêche son contact avec la masse nucléaire de l'hypoglosse.

Situation, rapports.

Plus haut, lorsque le canal central s'est tout à fait ouvert, étalant sur un même plan ses parois latérales et postérieures, le foyer dorsal du pneumogastrique se trouve rejeté plus en dehors, presque sur le côté externe du ganglion de la XII° paire, dont le noyau intercalaire de Staderini le sépare toujours. Cette latéralisation l'a amené à occuper, dans le plancher du quatrième ventricule, un espace situé en dehors de l'aile blanche interne dont un sillon le sépare ; cet espace n'est autre que l'*aile grise* (fig. 308, *E*).

Enfin, à son point le plus élevé, alors qu'apparaît le noyau du nerf ves-

---

1. STADERINI, Sopra un nucleo di cellule nervose intercalato fra i nuclei del vago e dell' ipoglosso. *Monitore Zool. Italiano*, An. V.

tibulaire et que cesse celui de l'hypoglosse, le noyau moteur du vague, rapetissé, s'écarte à la fois, et très sensiblement, du plancher ventriculaire et de la ligne médiane : il se met ainsi en rapport, en arrière avec le noyau descendant du nerf vestibulaire, en dehors avec le ganglion descendant, ici très diminué, du cordon solitaire, en avant avec le noyau intercalaire, dont le développement est très grand à ce niveau.

Ses cellules ; leur aspect par la méthode de Nissl.

Les cellules du noyau dorsal du vague se montrent, dans les préparations

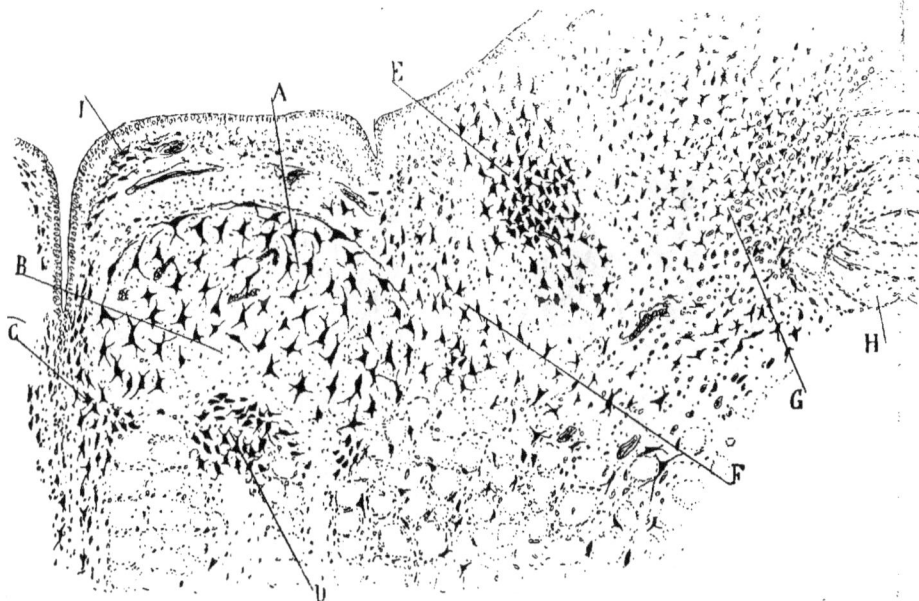

Fig. 308. — Plancher ventriculaire du bulbe humain, avec les noyaux moteurs des Xᵉ et XIIᵉ paires. Méthode de Nissl.

A, cellules du noyau de l'hypoglosse ; — B, hile de ce noyau ; — C, noyau du raphé ; — D, noyau de Roller ; — E, noyau moteur postérieur de la Xᵉ paire ; — F, noyau intercalaire de Staderini ; — G, noyau terminal sensitif des nerfs des IXᵉ et Xᵉ paires ; — H, faisceau solitaire ; — I, cellules de la substance grise centrale.

colorées par le procédé de Nissl, sous l'aspect de corpuscules multipolaires, de forme très variée, bien que les types triangulaire et en fuseau soient prédominants. Leur corps n'excède pas 20 à 25 μ, en diamètre ; par là, elles sont plus grandes que les neurones des noyaux sensitifs limitrophes et de la substance grise centrale, mais plus petites que celles du noyau de l'hypoglosse. Elles sont écartées les unes des autres par de maigres plexus interstitiels, mais si peu que de tous les ganglions bulbaires le noyau moteur du vague est peut-être celui où elles se pressent le plus. Elles sont, en général, disposées sans ordre et ne forment pas de groupes distincts. Cependant, chez l'homme, au point où le noyau est le plus épais, elles se localisent en deux zones : l'une superficielle, lâche, où elles se tiennent à distance les unes des autres ; l'autre centrale, plus ou moins circulaire, où, au contraire, elles se serrent de plus près. Au-dessous de ce point, on aperçoit encore des traînées cellulaires, constituant un petit amas très peu dense (fig. 3o8, E).

Leur disposition chez l'homme.

Étudiées par la méthode de Golgi, les cellules du noyau moteur du vague apparaissent étoilées, avec des expansions dendritiques tendant à se porter en dehors, comme Van Gehuchten l'a figuré et décrit. Mais il ne

Leur aspect par la méthode de Golgi.

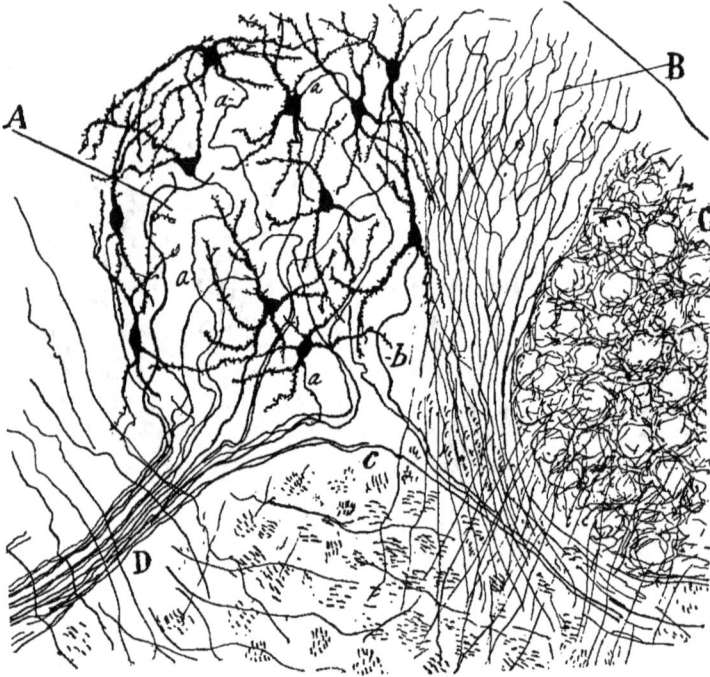

FIG. 309. — Ganglion de l'hypoglosse et ganglion moteur dorsal du pneumogastrique chez le chat nouveau-né. Méthode de Golgi.

A, noyau moteur du vague ; — B, noyau intercalaire ; — C, noyau de l'hypoglosse ; — D, racine motrice du pneumogastrique ; — b, fibres paraissant se diriger vers la ligne médiane. — Les cylindres-axes sont marqués de la lettre, a.

manque point de ces cellules étoilées qui lancent leurs dendrites en tous sens ; on les rencontre surtout dans la région inférieure du noyau ou région juxta-épendymaire. D'autres cellules sont franchement fusiformes, et leurs appendices protoplasmiques se dirigent les uns en avant, les autres en arrière. Corps et appendices, dans tous ces neurones, sont souvent recouverts de nombreuses épines.

Leur cylindre-axe naît sur le corps et, plus souvent encore, sur une dendrite à direction antérieure ou externe ; il se porte en dehors et en avant, mais non en ligne droite, car, obligé de s'insinuer entre les cellules, il en épouse tour à tour la courbure, d'où ses nombreuses flexuosités. Arrivé

Leur cylindre-axe à collatérales nulles ou rares.

à la limite antéro-externe de son foyer, il se joint à plusieurs de ses compagnons pour former de minces fascicules. Ces derniers traversent alors la
substance réticulée grise, à distance assez considérable du cordon solitaire et des racines sensitives qui le forment, transpercent ensuite obliquement la substance gélatineuse ainsi que la racine descendante du trijumeau,
et, après avoir croisé les fibres arciformes qui coiffent cette racine, émergent enfin du bulbe. Pendant tout leur parcours, intra- et extra-ganglion-
naire, les cylindres-axes ne fournissent d'habitude aucune collatérale ; des
exceptions existent, comme nous l'avons vu en deux ou trois cas, où une
fibrille se détachait de l'axone pour se ramifier à l'intérieur même du noyau
du vague.

*Radiculai-
res, toutes ou
presque toutes,
directes.*

Toutes ou presque toutes les fibres radiculaires de ce noyau sont
directes, ce qui concorde parfaitement avec les résultats de la méthode
dégénérative de Nissl. Néanmoins, sur quelques bonnes préparations chro-
mato-argentiques de bulbe, tant du chat que du lapin, il n'est pas rare de
voir quelques cylindres-axes sortir du noyau en avant et en dedans, cheminer dans cette dernière direction vers la ligne médiane et se comporter
tout à fait comme des fibres croisées (fig. 309, *b*). Malheureusement, nous
n'avons pu constater leur trajet au delà du bord antérieur du noyau de
l'hypoglosse et ignorons, dès lors, leur vraie destination. Si, à la suite de
la section de la racine motrice du vague, quelques cellules du noyau dorsal
de ce nerf n'étaient pas atteintes de chromatolyse, il y aurait vraiment lieu de
croire à l'existence de ces fibres croisées.

*Cellules du
noyau dorsal,
à cylindre-axe
probablement
court.*

Outre les cellules motrices que nous venons d'étudier dans toutes leurs parties, et abstraction faite des corpuscules névrogliques, le noyau dorsal du vague
contient des neurones de taille moyenne ou petite, moindre, en tous cas, que
celle des éléments moteurs, et de forme fuselée, étoilée ou triangulaire. Leur
cylindre-axe, très ténu, ne semble pas pénétrer dans les faisceaux des radiculaires. Quelques-uns de ces petits neurones sont dessinés, d'après une coupe
de bulbe de chat âgé de peu de jours, sur la figure 307 ; on les trouvera dans
le noyau dorsal *D*, sous les lettres *c* et *d*. La différence de volume qui existe entre
eux et les cellules motrices saute immédiatement aux yeux. L'un des petits neurones, *c*, possédait un cylindre-axe, d'une grande minceur, qui allait en avant,
émettait quelques collatérales et se perdait finalement dans le ganglion même,
sans parvenir jusqu'aux faisceaux radiculaires. Un autre était pourvu d'un
axone, qui se dirigeait en dedans et s'épanouissait bientôt en une arborisation
terminale de branchilles très fines. Quant au neurone fusiforme, *d*, son expansion axile semblait continuer son cours, malgré qu'elle engendrât un certain
nombre de ramuscules grêles. Tout cela nous inciterait à admettre que presque
toutes les petites cellules du noyau moteur du vague sont des neurones à
cylindre-axe court; il ne nous paraît pas invraisemblable, non plus, que ceux
de ces petits éléments dont le cylindre-axe ne perd pas son individualité et ne
s'incorpore pas cependant aux faisceaux de radiculaires, représentent simplement des neurones émigrés, soit de la substance grise péri-épendymaire, soit du
foyer voisin, attenant au cordon solitaire.

Collatérales sensitives destinées au noyau dorsal du vague. — Le noyau du pneumogastrique est, de tous les foyers moteurs connus, sans contredit, le plus pauvre en arborisations sensitives intercellulaires. C'est au point que, dans les préparations du bulbe de chat, lapin et chien, faites par la méthode de Golgi, il apparaît comme une tache claire, en vif contraste avec le fond obscur des ganglions environnants de l'hypoglosse, de Staderini, du cordon solitaire, eux très riches en plexus terminaux. Kölliker avait déjà fait remarquer la rareté exceptionnelle des tubes à myéline dans ce noyau. Du reste, pour ce savant, le petit nombre de fibres, que le chromate d'argent y révèle, appartiendrait, non pas à la racine motrice des nerfs vague et glosso-pharyngien, mais à leur racine sensitive. Cette opinion était due à ce que cet histologiste croyait fermement que le noyau dorsal du vague était un foyer sensitif. Il ne pouvait donc être question, dans l'esprit de Kölliker, d'y rechercher des fibres sensitivo-réflexes. D'autre part, Van Gehuchten le passe sous silence. Serait-ce que, faisant exception à la règle, le noyau dorsal du vague ne posséderait point de voies réflexo-motrices? ou bien, autre hypothèse, ces voies ne se développeraient-elles que fort tard, comme c'est le cas pour divers noyaux? Cette dernière supposition nous semble la plus plausible. En effet, chez les animaux nouveau-nés, il ne nous a jamais été possible de découvrir, entre les cellules motrices du vague, des plexus de fibres sensitives, alors que, tout à côté, le ganglion sensitif descendant du cordon solitaire se montrait couvert d'arborisations nerveuses. Mais chez des animaux plus âgés, chez le chat de huit, quinze et vingt jours, on voit déjà passablement de fibrilles intercellulaires, très fines, peu ramifiées, cheminant d'avant en arrière, groupées en minces fascicules et formant sur toute la surface du noyau un plexus délicat difficilement analysable. Si, à l'aide d'un objectif apochromatique 1,3o, on suit ces fibres vers le point d'où elles semblent venir, c'est-à-dire en avant, on s'aperçoit que ce sont des collatérales nées dans la substance réticulée grise, sur les faisceaux situés aux côtés du noyau de l'hypoglosse. Or, d'après nos observations, ces faisceaux feraient partie des voies centrales des nerfs vague, glosso-pharyngien et trijumeau. Les collatérales qui en proviennent et dont nous venons de parler ne se myéliniseraient pas, même chez l'adulte.

Il est possible que d'autres collatérales pénètrent encore dans le noyau dorsal du vague; mais nous n'avons pu nous assurer de leur existence en toute certitude. Parfois, il nous a semblé y voir entrer un très petit nombre de fibres venues du territoire occupé par le ganglion descendant du cordon solitaire, mais nous n'avons pas réussi à savoir si c'étaient des collatérales émises par les fibres verticales de ce cordon. De toute façon, si ces dernières collatérales existent, elles doivent être en nombre extrêmement restreint. C'est là un fait intéressant et contraire à tout ce qu'on pouvait présumer; car, a priori et d'après les considérations physiologiques, il semble qu'il devrait y avoir entre les foyers sensitifs et moteurs du vague des collatérales excito-motrices directes, et ce, en quantité considérable.

Les idées que l'on se faisait sur la structure et les rapports du noyau dorsal du vague ont subi, ces temps derniers, d'importantes modifications; il faut en

Leur apparente rareté.

Leur développement tardif.

Leur origine probable dans les voies centrales des Ve, IXe et Xe paires.

Autres collatérales possibles.

Historique des opinions

sur la struc-
ture et les
rapports du
noyau dorsal.

attribuer la cause à l'application de la méthode dégénérative de Nissl que Marinesco [1], Van Gehuchten et d'autres histologistes ont faite à ce noyau.

Avant les travaux de ces savants, on croyait, et c'était l'opinion dominante,
que le noyau dorsal du vague était un foyer sensitif, le lieu principal où venaient
se terminer les racines centripètes du pneumogastrique et du glosso-pharyngien. Kölliker donna à cette croyance tout l'appui de sa grande autorité ; il dé-
crivit, en effet, d'après des coupes imprégnées par la méthode de Golgi, des
radiculaires sensitives qui entraient, se bifurquaient et se ramifiaient dans ce
noyau. Nous acceptâmes [2], sans réserve, la croyance courante, ainsi fortifiée
par l'argument histologique en apparence décisif de Kölliker, et cela pour deux
raisons. D'une part, les cellules motrices du noyau dorsal et leurs cylindres-
axes radiculaires ne se montraient pas à nous chez le rat et la souris, qui servirent à nos premières recherches sur les origines des neuvième et dixième
paires (nous avons appris plus tard qu'il était presque absolument impossible
pour le chromate d'argent de les imprégner chez ces animaux). D'autre part,
les fibres nées du noyau ambigu étaient seules à se colorer. Nous considérions
donc le noyau dorsal comme un simple appendice, une intumescence du sommet de la colonne grise interne du cordon solitaire. Pourtant, une autre opinion
s'était fait jour ; c'était celle de Forel [3], qui avait affirmé depuis longtemps que
le noyau dorsal est en rapport avec les racines motrices du pneumogastrique.
Ce savant était arrivé à cette conclusion par la méthode de Gudden. Cette méthode lui avait révélé, en effet, que si l'on arrache le nerf vague, le noyau
dorsal s'atrophie comme l'aurait fait tout autre noyau moteur en de telles circonstances. Il était réservé à Marinesco de transformer cette opinion en certitude et de prouver de façon indiscutable le caractère moteur du noyau dont
il s'agit.

Cet auteur démontra clairement que si, quelques jours après avoir sectionné le pneumogastrique, on recherche dans le bulbe, à l'aide du procédé de
coloration de Nissl, les cellules qui sont en chromatolyse, on les rencontre
toutes, et de très bonne heure, dans le noyau dorsal ; plus tard, seulement, on
en voit aussi dans le noyau ambigu. Nous devons ajouter que, pour Marinesco,
le noyau dorsal serait un centre excitateur de fibres lisses, tandis que le noyau
ambigu en serait un pour les fibres striées. Des opinions identiques ont été
exposées, indépendamment du précédent auteur, par Onuf et Collins [4]. De
Beule [5] et Alfewsky [6] ne sont pas néanmoins de cet avis ; pour eux, au contraire, le noyau dorsal envoie ses fibres exclusivement aux muscles striés
du larynx.

Depuis la découverte de Marinesco, maints chercheurs sont venus confirmer

1. MARINESCO, Les noyaux musculo-striés et musculo-lisses du pneumogastrique.
Bullet. de la Soc. de Biologie, séance du 13 février 1897. *La Presse médicale*, 5 octobre
1898.

2. CAJAL, Apuntes para el estudio del bulbo raquídeo, etc. Madrid, 1895.

3. FOREL, Ueber das Verhältniss der experimentelle Atrophie und Degenerationsmethode, etc., 1891.

4. ONUF et COLLINS, Experimental researches on the localisation of the sympathetic nerve in the spinal cord and brain, etc. *The Journal of nervous and mental di-
seases*, sept. 1898.

5. DE BEULE, Recherches expérimentales sur l'innervation motrice du larynx chez
le lapin. *Le Névraxe*, vol. VII, 1905.

6. ALFEWSKY, Les noyaux sensitifs et moteurs du nerf vague chez le lapin. *Le
Névraxe*, vol. VII, 1905.

la nature motrice du noyau dorsal du vague. Van Gehuchten, après quelques hésitations, s'y est rallié ; il a répété les expériences de Marinesco, les a étendues et a publié une étude complète de la question [1] ; il a eu, en outre, le mérite d'imprégner les cellules du noyau dorsal par la méthode de Golgi, ce à quoi ni Kölliker, ni nous-même n'étions parvenus. Mahaim [2], dans un récent opuscule, s'est aussi déclaré partisan de la nature motrice du noyau dorsal, à la suite de recherches expérimentales analogues à celles de Marinesco et Van Gehuchten. Enfin, Bunzl-Federn [3] s'est fait également le champion de cette doctrine.

Tant d'affirmations concordantes, basées sur une méthode digne de confiance, nous firent entreprendre [4], il y a peu de temps, à l'aide des méthodes dégénérative de Nissl et colorante de Golgi, de nouvelles investigations minutieuses sur la structure du noyau dorsal. Nous choisîmes, cette fois, le lapin et le chat, âgés de huit à quinze jours, animaux dont le bulbe se montre suffisamment favorable à l'imprégnation chromato-argentique. Nous eûmes ainsi la bonne fortune, non seulement de colorer, à la perfection et dans un très grand nombre de coupes, les cellules du noyau dorsal, mais de suivre leur cylindre-axe sur un trajet considérable et jusqu'à l'intérieur des petits faisceaux radiculaires.

Noyau ambigu (*Noyau à grosses cellules ou noyau ventral du glosso-pharyngien*). — Les recherches de Bechterew, Duval, Obersteiner, Gudden, Dees, Edinger, Kölliker, etc., ont prouvé qu'une partie des racines motrices des nerfs vague et glosso-pharyngien provient d'un noyau autre que le foyer dorsal ci-dessus décrit. Ce second centre moteur siège dans l'épaisseur de la substance réticulée grise, en arrière du noyau du cordon latéral, dans un espace compris entre les racines de l'hypoglosse et la substance gélatineuse du trijumeau ; on l'appelle *noyau ambigu*. La continuité des cylindres-axes de ses neurones avec les radiculaires des neuvième et dixième paires a été mise hors de doute par nous, chez la souris, à l'aide de l'imprégnation métallique de Golgi ; elle est devenue un fait définitivement acquis à la science, grâce aux récentes expériences de Marinesco et Van Gehuchten par la méthode dégénérative de Nissl.

Situation.

Les cellules du noyau ambigu sont, comme on peut le voir sur la figure 310, en *A*, volumineuses, multipolaires, pourvues de dendrites épaisses, épineuses, ramifiées, surtout à l'intérieur du foyer. Elles constituent, en hauteur, une colonne grise à contour irrégulier, traversée souvent par des bandelettes verticales de substance blanche. Cette colonne s'étend depuis le niveau des racines du glosso-pharyngien en bas, jusqu'à l'extrémité inférieure de l'olive ou même un peu plus haut ; elle présente fréquemment des asymétries latérales, c'est-à-dire qu'interrompue ou très amincie en un point, elle réapparaît dans le voisinage.

Cellules.

1. Van Gehuchten, Recherches sur l'origine réelle des nerfs crâniens : III. Le nerf glosso-pharyngien et le nerf vague. *Trav. du Labor. de Neurol.*, fasc. 2, 1898.

2. Mahaim, Les progrès réalisés en anatomie du cerveau par la méthode expérimentale. *Journ. de Neurol.*, 1898.

3. Bunzl-Federn, Der centrale Ursprung des N. Vagus. *Monatschr. f. Psychiatr. u. Neurol.*, Bd. V, 1899.

4. Cajal, Apuntes para el estudio de la médula oblungada, etc., 1895.

Radiculaires directes.

Les cylindres-axes des cellules du noyau ambigu se groupent en petit nombre dans de minces filets ; ceux-ci cheminent dans des plans superposés, se portent en arrière, s'infléchissent en dehors en décrivant des courbes à concavité antéro-externe et se joignent enfin à de petits faisceaux moteurs venus du noyau dorsal. Une fois confondus avec ces derniers, dont, parfois, ils restent séparés pendant tout leur trajet, ils traversent la substance gélatineuse, coupent en différents points le croissant de substance blanche que forme la racine descendante du trijumeau et sortent du bulbe (fig. 311, *E*).

Collatérales initiales.

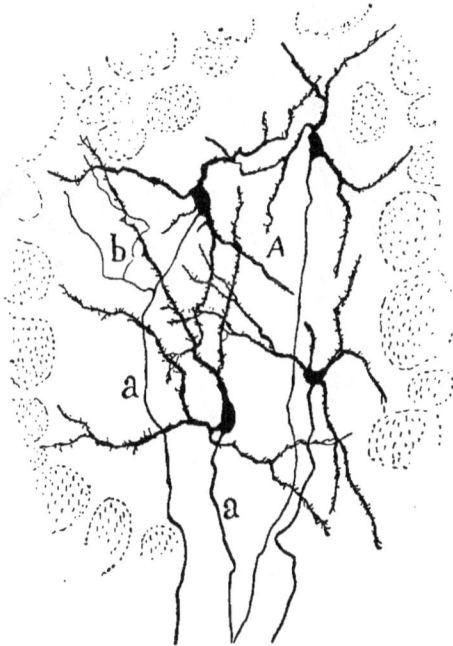

FIG. 310. — Cellules du noyau ambigu du bulbe de chat. Méthode de Golgi.

A, noyau ambigu et ses cellules ; —*a*, radiculaires se portant en arrière ; — *b*, collatérales.

Radiculaires croisées.

Au début de leur parcours, ces fibres radiculaires n'émettent généralement pas de collatérales ; néanmoins, aussi bien chez la souris que chez le chat et le lapin (fig. 310, *b*), nous avons pu en apercevoir quelques-unes, lançant une collatérale, qui allait se ramifier entre les cellules mêmes du noyau.

Certains auteurs, tels : Bechterew, Obersteiner, Cramer, etc., ont signalé l'existence de fibres croisées parmi les radiculaires du noyau ambigu. Van Gehuchten a nié qu'il en fût ainsi. Ces fibres croisées existent cependant, et nous l'avons démontré de manière formelle, dans le bulbe de la souris, à l'aide de préparations irréprochables au chromate d'argent. Parties du noyau ambigu, ces fibres se dirigent d'abord en arrière, comme les radiculaires directes ; mais arrivées à la hauteur de la voie centrale du trijumeau, elles s'en séparent, tournent en dedans et franchissent la ligne médiane, en arrière du faisceau longitudinal postérieur (fig. 311).

On voit également d'autres fibres venir de l'autre côté de la ligne médiane et se porter vers les racines motrices des nerfs glosso-pharyngien et vague, pour s'y unir ; telles sont les fibres marquées de la lettre, *j*, sur la figure 311. Il est impossible de ne pas considérer ces conducteurs comme des fibres croisées ; nous devons avouer cependant que toutes ces fibres croisées sont très rares, comparées aux fibres directes. C'est peut-être là l'explication des résultats négatifs fournis chez le lapin par la méthode chromatolytique de Nissl, à en juger, du moins, par les expériences de Van Gehuchten [1] et les nôtres. Il se pourrait aussi que ces fibres manquent chez

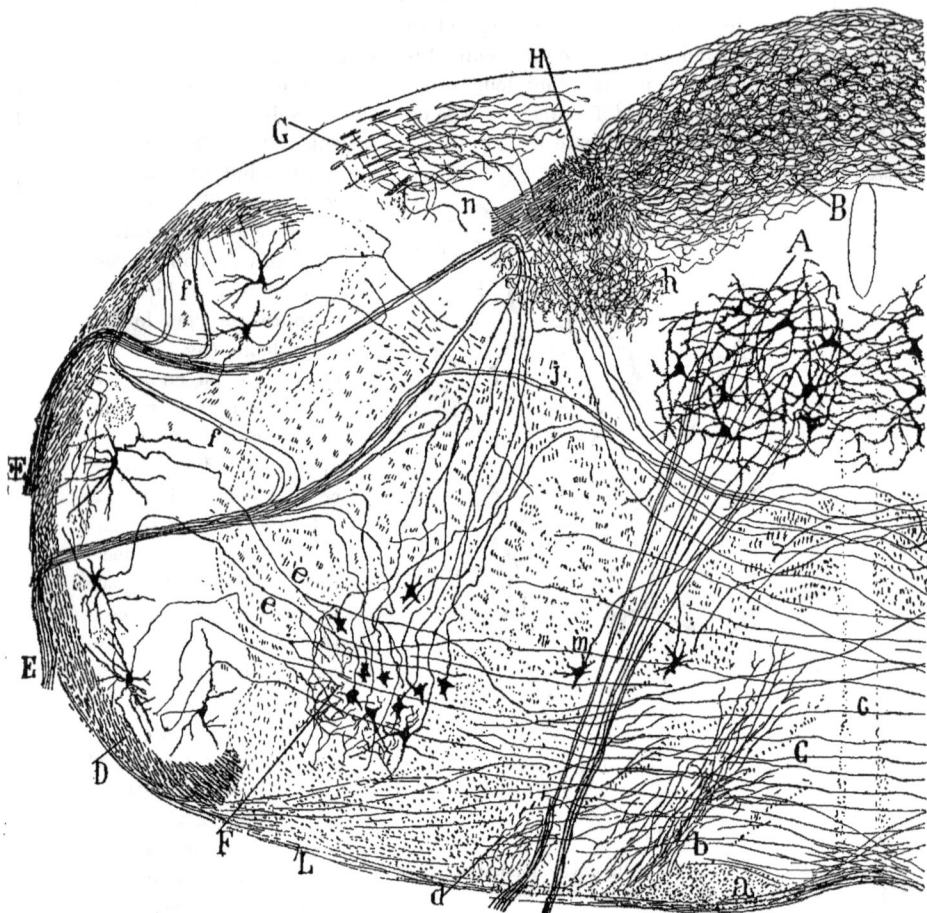

FIG. 311. — Coupe transversale du bulbe d'une souris de quatre jours. Méthode de Golgi.

A, noyau de l'hypoglosse ; — B, ganglion commissural ; — C, olive bulbaire ; — D, racine descendante sensitive du trijumeau ; — E, racines motrices du vague et du glosso-pharyngien ; — F, noyau ambigu ; — G, partie terminale du ganglion vestibulaire descendant ; — H, coupe transversale du faisceau solitaire ; -- L, fibres allant à l'olive ; — a, pyramides ; — b, collatérales provenant et de la substance blanche située en avant des pyramides et des pyramides elles-mêmes ; — d, collatérales du reste du cordon latéral ; — e, collatérales sensitives destinées au noyau ambigu ; — f, fibres récurrentes de la racine motrice allant à la racine du trijumeau ; — j, radiculaires motrices croisées des nerfs vague et glosso-pharyngien ; — h, collatérales de la racine sensitive de ces nerfs destinées au noyau attenant au faisceau solitaire.

cet animal, car nous n'avons pas davantage réussi à les mettre en évidence

1. VAN GEHUCHTEN, Recherches sur l'origine réelle des nerfs crâniens, etc. Le Névraxe, vol. V, 1903.

par l'imprégnation au chromate d'argent. Au reste, il semble bien en être ainsi, car nos recherches à l'aide du nitrate d'argent réduit ne nous ont donné aucun résultat et chez l'embryon du lapin et chez celui du chat. Nous sommes donc porté à croire que ces fibres entrecroisées n'existent que chez certains vertébrés.

Voies sensitivo-réflexes du noyau ambigu. — Le noyau ambigu est rempli d'un plexus intercellulaire très fin, produit par l'arborisation de collatérales issues, pour la plupart, de la substance blanche environnante. Chez le chat, la complication et l'abondance du plexus sont telles qu'il nous a été impossible de déterminer l'origine des fibres-mères ; nous avons été, par contre, plus heureux dans des préparations de bulbe de la souris. Des coupes de cet organe, dans lesquelles la substance blanche et ses collatérales s'étaient colorées seules, nous ont amené à cette conviction que les fibres génératrices du plexus du noyau ambigu proviennent de trois sources au moins.

Origines diverses des collatérales arborisées dans le noyau ambigu.

Quelques collatérales émanent des fibres arciformes de la voie centrale croisée du trijumeau, fibres arciformes que l'on peut voir sortir de leur cellule d'origine, passer au travers du noyau ambigu ou dans son voisinage et se porter vers le raphé, qu'elles franchissent (fig. 311, e). D'autres collatérales arrivent du restant du cordon latéral ; avec ce cordon, formé par des neurones sensitifs de second ordre, elles constituent ainsi une voie qui relie les foyers sensitifs de la moelle au noyau ambigu. D'autres collatérales, enfin, sont envoyées par certains paquets de substance blanche, voisins du noyau du trijumeau et faisant partie, peut-être, de la voie descendante de l'olive cérébelleuse. Nous traiterons de cette dernière en étudiant le cervelet.

CONSIDÉRATIONS PHYSIOLOGIQUES

Si incomplètes que soient les données histologiques précédentes sur les nerfs glosso-pharyngien et vague, particulièrement en ce qui concerne la position et les rapports de leur voie motrice volontaire et de leurs voies sensitives centrales, elles permettent cependant de se figurer par quel mécanisme l'acte réflexe s'effectue dans les divers mouvements qui relèvent de ces nerfs. Nous n'essayerons pas, bien entendu, d'examiner tous les réflexes des nerfs des neuvième et dixième paires ; ce serait une entreprise démesurée, hors de propos et sujette, en outre, à de nombreuses interprétations arbitraires, sinon erronées. Notre but ici sera plus simple ; nous voulons montrer, par quelques exemples, comment les nouvelles études anatomiques peuvent venir en aide à l'explication des faits physiologiques ; nous choisirons la toux, le vomissement et l'inspiration. Sans viser à en donner une formule définitive, nous allons indiquer la marche possible des courants nerveux dans la production de ces trois actes.

Mécanisme réflexe de la toux.

Suivons, sur la figure 312, l'excitation qui va amener la toux. Partie de la muqueuse laryngienne ou trachéale irritée, l'onde nerveuse court le long du nerf laryngé supérieur, *A*, traverse les ganglions du pneumogastrique, *B*, et atteint dans le bulbe le cordon solitaire, *C* ; de ce cordon et par l'intermédiaire des collatérales et terminales qui en naissent, elle se propage aux ganglions commissural et descendant qui en dépendent. Les cylindres-axes

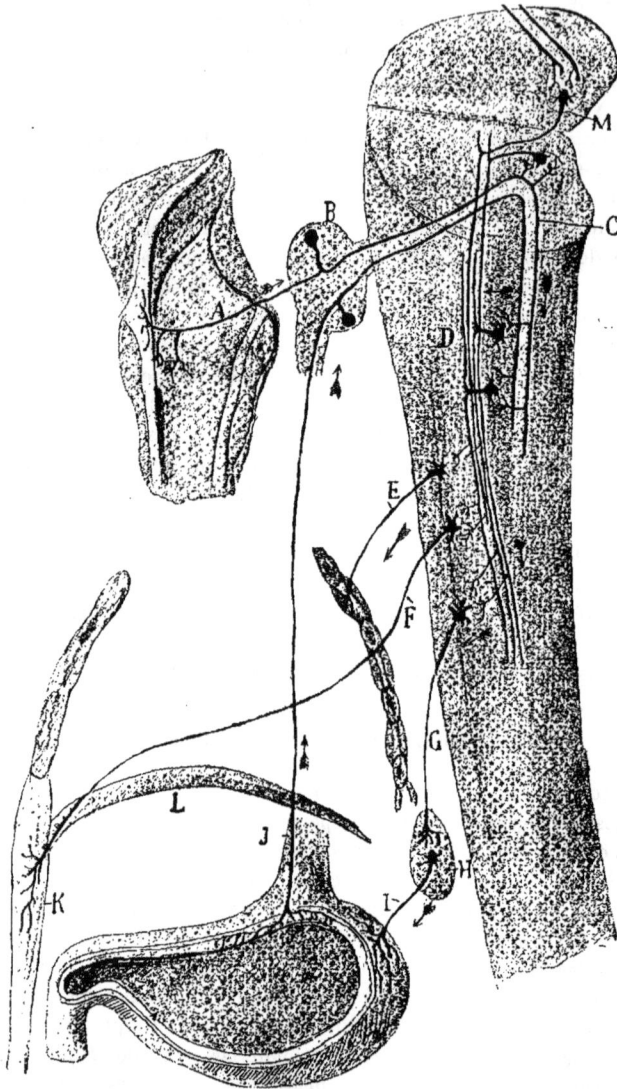

Fig. 312. — Schéma montrant le mécanisme du réflexe dans le vomissement et dans la toux.

A, fibres sensitives laryngées du pneumogastrique ; — B, les ganglions d'origine jugulaire et plexiforme de ce nerf ; — C, faisceau solitaire ; — D, voie centrale des nerfs glosso-pharyngien et vague ; — E, nerf moteur expirateur allant aux muscles intercostaux internes ; — F, autre nerf expirateur commandant les muscles de la paroi abdominale ; — G, nerf excitant la musculature de l'estomac par l'intermédiaire du sympathique ; — H, un ganglion de la chaîne du sympathique ; — I, une branche viscérale du sympathique ; — J, branche sensitive du pneumogastrique innervant l'estomac ; — L, diaphragme ; — M, noyaux centraux sensitifs du vague. — Les flèches indiquent la marche des courants nerveux.

bifurqués ou non et issus de ces ganglions forment, on l'a vu, dans la partie postérieure de la substance réticulée grise, la voie centrale des nerfs vague et glosso-pharyngien, qui descend jusque dans la moelle ; l'onde nerveuse s'engage dans cette voie et par les collatérales qui en émanent se transmet aux noyaux moteurs du bulbe et de la moelle cervicale ; enfin, les nerfs la portent aux muscles expirateurs, droits et obliques de l'abdomen, etc., qu'elle contracte.

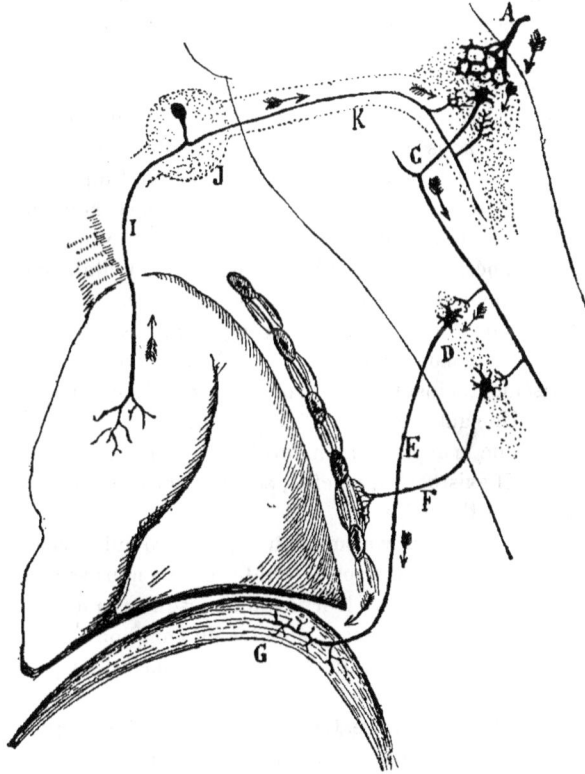

FIG. 313. — Schéma montrant le mécanisme du réflexe dans l'inspiration.

A, capillaires des noyaux respiratoires du bulbe ; — C. voie centrale du pneumogastrique ; — D, noyaux moteurs de la moelle cervicale destinés au diaphragme et aux autres muscles inspirateurs ; — E, F, nerfs allant à ces divers muscles ; — G, diaphragme ; — J, ganglion d'origine du pneumogastrique ; — I, branche périphérique des cellules de ce ganglion, destinée aux bronches ; — K, racine sensitive du vague. — Les flèches indiquent la marche des courants nerveux.

La bilatéralité de la réaction musculaire s'explique bien, si on se rappelle l'entrecroisement d'une partie des fibres du faisceau solitaire, ainsi que la constitution de la voie centrale sensitive des neuvième et dixième paires par des fibres directes et croisées.

Mécanisme réflexe du vomissement. Le réflexe du vomissement suit le même itinéraire (fig. 312) ; ses points de départ dans la muqueuse et d'arrivée aux noyaux moteurs diffèrent seuls. L'excitation débute, en effet, au niveau des filets sensitifs que le pneumogastrique distribue dans l'estomac, et sa réaction sur les cellules motrices, provoquée par les collatérales de la voie centrale, comme dans l'exemple précédent, s'effectue particulièrement dans le noyau d'origine du nerf phrénique et dans ceux qui commandent la musculature de l'estomac.

Quant à l'inspiration, le parcours de l'onde nerveuse qui la détermine est un peu plus problématique.

Mécanisme réflexe de l'inspiration.

D'après les enseignements de la physiologie, l'entrée de l'air dans les poumons, qui est due à la contraction des muscles inspirateurs, n'est pas un acte réflexe, comme on l'entend d'ordinaire ; c'est une simple conséquence de l'excitation directe du centre bulbaire de l'inspiration par le sang chargé d'acide carbonique.

Mais, quel est celui d'entre les noyaux du bulbe qui joue le rôle de centre inspirateur dont nous parlent les physiologistes? Si, d'une part, nous tenons compte de la situation macroscopique que Vulpian, Schiff, Claude Bernard, etc., assignent à ce centre ; si, d'autre part, nous prenons en considération les résultats fournis par les recherches physiologiques et anatomiques, nous n'hésitons pas à affirmer que le nœud vital, le centre respiratoire est purement et simplement formé par le ganglion commissural et les deux ganglions descendants, ses composants par fusion. Cette région grise du bulbe abonde en capillaires ; elle est, par suite, fort propre à ressentir aisément l'insuffisance d'oxygène ou l'excès d'acide carbonique dans le sang. Une autre considération plaiderait encore en faveur de cette opinion, c'est que le noyau commissural est une formation phylétiquement très ancienne. Il existe déjà, en effet, chez les poissons, comme l'ont montré les recherches de Herrick [1].

Laissons de côté le mécanisme intime, aujourd'hui encore inconnu, qui préside à l'excitation des noyaux respiratoires que nous venons d'indiquer et recherchons le trajet suivi par leur irritation jusqu'aux muscles inspirateurs. On ne peut nier que toute lésion étendue du ganglion commissural et des colonnes grises du cordon solitaire ne soit capable de suspendre l'inspiration. Or, cette lésion aura brisé du même coup la continuité de la voie sensitive centrale de second ordre. C'est donc la voie centrale qui serait chargée de faire parvenir jusqu'aux foyers moteurs du diaphragme et des autres muscles inspirateurs l'excitation déterminée dans les noyaux précités par le sang saturé d'acide carbonique. Par contre, l'acte respiratoire ne sera en rien troublé par une hémisection antérieure.

1. HERRICK, *Journ. of comparat. Neurol.*, etc. Vol. XVII, 1907.

CHAPITRE XXVII

NERF ACOUSTIQUE — NERF VESTIBULAIRE

GANGLION DE SCARPA. — TERMINAISON PÉRIPHÉRIQUE DU NERF VESTIBULAIRE. — TERMI-
NAISONS CENTRALES. — NOYAU DE DEITERS, NOYAU DORSAL, NOYAU DE BECHTEREW,
NOYAU DESCENDANT ET NOYAU INTERSTITIEL. — VOIES CENTRALES DU NERF VESTIBU-
LAIRE.

*Nerf acous-
tique; ses deux
nerfs compo-
sants, dis-
tincts.*

Le nerf acoustique ou de la huitième paire est, on le sait, un nerf sensoriel, dont les terminaisons périphériques se trouvent dans l'oreille interne.
Quoiqu'il soit considéré ordinairement comme un nerf unique, il est composé, en réalité, de deux cordons nerveux, qui, en contact intime pendant leur
trajet dans le crâne et le rocher, se séparent dès qu'ils pénètrent dans le
bulbe, et, là, vont aboutir à des foyers gris différents. Le cordon nerveux
antérieur, appelé *nerf vestibulaire*, s'enfonce dans le bulbe, en avant du
corps restiforme, entre celui-ci et la racine descendante du trijumeau,
très volumineuse et proéminente chez les mammifères de petite taille ; il
s'achève dans certains ganglions placés dans le plancher du quatrième ventricule. Le cordon postérieur, nommé *nerf cochléaire*, occupe, lui, une position plus latérale et se porte, à la fin de son trajet intra-bulbaire, dans
des amas cellulaires qui flanquent en dehors le corps restiforme.

Puisque, par l'origine, la terminaison et les fonctions physiologiques,
ces deux nerfs ou racines de l'acoustique sont différents, nous les étudierons chacun en particulier.

NERF VESTIBULAIRE

*Plan des-
criptif.*

Comme pour tout cordon nerveux sensitif, nous avons à considérer dans
le nerf vestibulaire : le *ganglion périphérique d'origine*, la *branche périphérique* ou *terminale*, la *branche centrale* ou *racine proprement dite*, les *ganglions de terminaison centrale* et les *voies secondaires centrales* ou *réflexes*
reliées aux ganglions précédents.

Nous décrirons le nerf cochléaire d'après ce même plan.

Ganglion d'origine ou de Scarpa. — Les recherches de His[1], de Ret-

1. His, Zur Geschichte des Gehirns sowie der centralen und peripherischen Nervenbahnen. *Abhandlung. d. math.-physik. Classe d. Königl. Sächs. Gesellschaft. d. Wissenschaft.*, Bd. XIV, 1888.

zius [1] et de Lenhossék [2], confirmées par les nôtres, apprennent que le ganglion de Scarpa, petit renflement gris situé dans le rocher, est le noyau d'origine du nerf vestibulaire.

Les cellules de ce noyau ne sont pas unipolaires, mais bipolaires. De leurs deux expansions, l'interne, qui est quelquefois la plus grosse, ainsi que l'a montré Lenhossék, se dirige en dedans et constitue avec ses com-

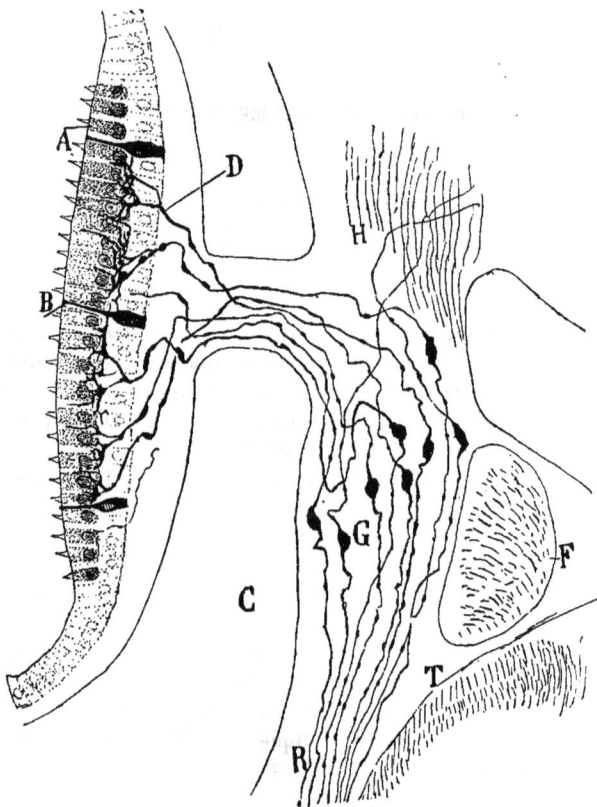

Fig. 314. — Ganglion de Scarpa et terminaisons des branches périphériques du nerf vestibulaire dans une tache acoustique ; fœtus de souris presque à terme. Méthode de Golgi.

A, cellules ciliées ; — B, cellules de soutien ; — C, rocher ; — D, bifurcations terminales des branches périphériques du nerf vestibulaire ; — F, facial ; — G, ganglion de Scarpa ; — T, bulbe.

pagnes le nerf vestibulaire ; l'externe, après avoir gagné le labyrinthe, se termine en arborisations libres dans les taches acoustiques de l'utricule et dans la portion ampullaire des canaux semi-circulaires.

On voit, dans la figure 314, en *G*, un certain nombre de cellules du gan-

1. Retzius, Die Endigungsweise des Gehörnerven. *Biol. Untersuch.*, N. F., III, Stockholm, 1892.

2. Lenhossék, Die Nervenendigungen in den Maculæ und Cristæ acusticæ. *Versammlung der anatomischen Gesellschaft zu Göttingen*, 23 mai 1893.

glion de Scarpa chez le fœtus de souris. Dans la figure 315, nous en reproduisons d'autres qui proviennent de la souris nouveau-née.

Fibres affé-
rentes, d'origi-
ne inconnue.

　　Dans cette dernière figure, on aperçoit à l'intérieur du ganglion une
particularité remarquable. Des fibres y pénètrent, s'y ramifient et s'y ter-

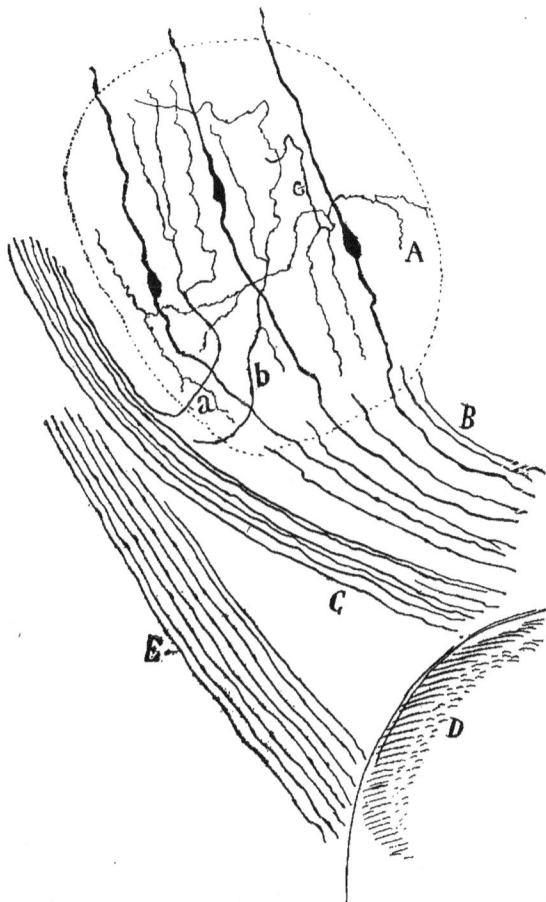

Fig. 315. — Le ganglion de Scarpa chez la souris nouveau-née. Méthode de Golgi.

A, ganglion de Scarpa ; — B, branches internes du nerf vestibulaire ; — C, nerf de Wrisberg ; —
D, bulbe ; — E, nerf facial ; — *a, b,* fibres venues avec le nerf de Wrisberg ; — *c,* ramuscules
terminaux intra-ganglionnaires.

minent librement autour des cellules, selon toute vraisemblance. Les branches variqueuses et ondulées de cette arborisation terminale, qui ne semble
pas avoir atteint son entier développement, se portent de préférence, soit
en dehors, soit en dedans. Dans deux cas, en *a* et *b* (fig. 315), nous avons vu
les cylindres-axes générateurs de ces arborisations arriver de l'extérieur,
amenés par le nerf de Wrisberg. Quelle est l'origine de ces axones ? il nous

est impossible de le dire. On peut, avec autant de raison, supposer que ce

sont des fibres du sympathique ou des rameaux internes sensitifs du ganglion géniculé.

Branche externe et terminaison périphérique. — Examinons maintenant, sur une coupe mince colorée à l'hématoxyline, les portions épaissies ou taches de la membrane du saccule et de l'utricule ; nous verrons que, dans ces portions occupées par des terminaisons vestibulaires, la membrane est revêtue d'un épithélium allongé, dont les éléments sont de deux espèces : 1º des *cellules de soutien*; 2º des *cellules ciliées* ou *neuroépithéliales*. Les premières sont en forme de bouteille ; leur corps ou fond, renflé et chargé du noyau, descend jusqu'à la basale ; leur col allongé atteint, par contre, la surface libre, où une cuticule mince le termine. Les secondes sont cylindriques et plus courtes, car elles ne dépassent guère la moitié de la hauteur de l'épithélium. Leur extrémité profonde, arrondie et un peu épaisse,

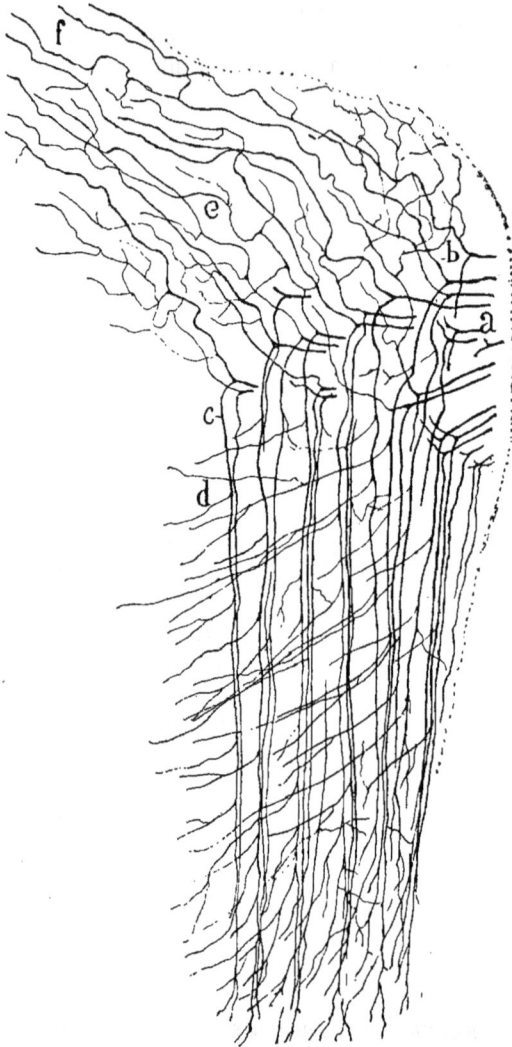

Structure de la membrane des taches et crêtes acoustiques.

FIG. 316. — Coupe longitudinale et latérale du bulbe; fœtus de souris. Méthode de Golgi.

a, branches internes ou centrales du ganglion de Scarpa ; — *b*, branche ascendante née de leur bifurcation ; — *c*, branche descendante de cette bifurcation ; — *d*, collatérales de la branche descendante ; — *e*, collatérales de la branche ascendante.

contient le noyau ; leur extrémité superficielle est couverte d'une cuticule d'où s'élève un cil gros et rigide baignant dans l'endolymphe où il se trouve au contact de certains cristaux de carbonate de chaux. Ces cristaux, dont l'existence est constante dans le labyrinthe des vertébrés, semblent avoir pour rôle d'exciter, par leurs chocs, les cils des cellules neuro-épithéliales chaque fois que l'endolymphe est agitée par les mouvements de la tête.

Les branches périphériques, issues des cellules du ganglion de Scarpa, sont grosses; elles se groupent en petits filets qui pénètrent, par des pertuis spéciaux du rocher, jusqu'aux taches et crêtes acoustiques de l'utricule et des conduits semi-circulaires. Arrivées au tissu conjonctif sous-épithélial de ces régions auditives, les fibres deviennent très variqueuses et présentent quelques divisions; elles gagnent alors la face profonde de l'épithélium qu'elles traversent en des directions variées, offrent en ce point encore quelques divisions et parviennent au plan dans lequel s'alignent les extrémités inférieures des cellules ciliées. Là, c'est-à-dire en plein épithélium, chacune d'elles se décompose en une arborisation horizontale, enchevêtrée avec ses voisines, comme l'ont démontré Lenhossék, Niemack et Retzius, et comme nous l'avons reconnu chez la souris nouveau-née (fig. 314). Les rameaux épais et variqueux de cette arborisation vont se mettre en contact intime avec les extrémités profondes et les bas côtés des cellules ciliées. Mais si intime que soit ce contact, il ne s'agit jamais de continuité directe entre ramuscules vestibulaires et cellules ciliées. En supposant cette continuité, Ayer [1] a commis une erreur, tout comme Niemack [2], lorsqu'il dit avoir observé, dans le plexus horizontal, des anastomoses que nous n'avons pu retrouver. Quelques ramuscules, d'une autre espèce, montent plus haut, entre les cellules, comme l'a montré Retzius, et atteignent presque la surface libre de l'épithélium. Ajoutons que seules les parties épaissies de la membrane labyrinthique sont pourvues et des cellules ciliées et des terminaisons nerveuses spéciales que nous venons de décrire; toute autre région en est privée. La figure 314 montre, en *D*, les terminaisons vestibulaires observées par nous dans les taches acoustiques de l'utricule de la souris; elle montre aussi le ganglion de Scarpa, *G*, et la coupe du nerf facial, *F*.

Les terminaisons du nerf vestibulaire dans les taches et crêtes acoustiques s'imprègnent fort bien par le nitrate d'argent réduit. On en a la preuve par la figure 317. Chez les oiseaux et les poissons [3], cette méthode permet de discerner clairement les deux sortes de fibres terminales. Les unes ou *fibres colossales*, *a*, vues, il y a déjà longtemps, par Retzius, s'achèvent en soudant, pour ainsi dire, leur calice neurofibrillaire à l'extrémité inférieure d'une ou plusieurs cellules ciliées; elles ont donné auparavant quelques branches horizontales. Les autres ou *fibres fines*, *c*, s'épanouissent en une ramure diffuse, dans la couche moyenne de l'épithélium; elles sont placées dans les espaces laissés libres par les fibres colossales et se ren-

1. H. Ayer, Ueber das peripherische Verhalten des Gehörnerven und den Wert der Haarzellen des Gehörorganes. *Anat. Anzeiger*, Bd. VIII, 1893.

2. Niemack, Maculæ und Cristæ acusticæ mit Ehrlich's Methylenblaumethode. *Merkel u. Bonnet's Anatomische Hefte*, Bd. II, 1892.

3. Cajal, Asociación del método del nitrato de plata con el embrionario, etc. *Trab. d. Lab. d. Invest. Biol.*, t. III, 1904. — Sur un ganglion spécial du nerf vestibulaire des poissons et des oiseaux. *Trav. du Lab. de Recherches biol.*, t. VI, 1908.

contrent exclusivement sur les côtés ou versants des crêtes acoustiques.

Dans un mémoire fort intéressant sur les recherches qu'il a faites avec Brühl, chez le cobaye, à l'aide de sa méthode d'imprégnation neurofibrillaire, Bielschowsky[1] appelle tout particulièrement l'attention sur l'étroitesse, l'intimité même, des rapports qui existent entre le calice terminal nerveux et la cellule ciliée. Il va jusqu'à soutenir que les fibrilles de l'un pénètrent dans le protoplasma de l'autre, fait tout à fait discutable à nos yeux. Ce même savant a découvert dans le corpuscule cilié un anneau neurofibrillaire indépendant, analogue, en principe, à celui que Held et nous avons décou-

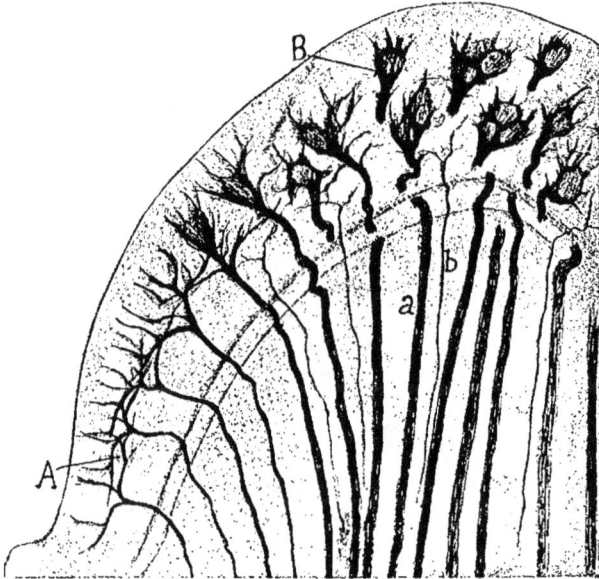

Fig. 317. — Coupe oblique d'une crête acoustique ; embryon de poulet au 16ᵉ jour de l'incubation. Méthode du nitrate d'argent réduit.

A, région de terminaison des fibres fines; — B, région de terminaison des fibres colossales; — a, fibres colossales terminées par des calices ; — b, fibres fines.

vert dans les neuroblastes de l'embryon de poulet, aux stades les plus précoces de leur développement.

Branche interne ou racine du vestibulaire. — L'ensemble des branches internes, nées des cellules du ganglion de Scarpa, forme la racine du nerf vestibulaire, cordon nerveux, à tubes épais, qui, nous l'avons déjà dit, pénètre dans le bulbe, en avant du corps restiforme, entre celui-ci et la racine descendante du trijumeau. Après un certain trajet intrabulbaire, les fibres de la racine vestibulaire vont se terminer dans quatre foyers continus entre

Généralités.

1. BIELSCHOWSKY u. BRÜHL, Ueber die nervösen Endorgane im häutigen Labyrinth der Säugethiere. *Arch. f. mikros. Anat.*, Bd. LXXI, Heft. 4, 1907.

eux : le *noyau dorsal* ou *principal*, le *noyau de Deiters*, le *noyau de Bechterew* et le *noyau descendant*. Il faudrait y ajouter certaines masses grises du cervelet, dont nous parlerons plus tard.

Historique.

Les connexions du nerf vestibulaire avec ces quatre foyers ont été établies grâce aux recherches et aux résultats essentiellement concordants de Bechterew [1], Onufrowicz [2], Forel [3], Flechsig [4], Roller [5], Bumm [6], Obersteiner [7], Cramer [8], etc. Ces anatomistes se sont servis dans ce but de la méthode de Flechsig et de celle des dégénérations et atrophies secondaires. Ces moyens, excellents pour déterminer les connexions du vestibulaire, sont incapables de nous renseigner sur le mode de terminaison de ses fibres. Il a donc fallu recourir à d'autres techniques, à la méthode de Golgi, en particulier ; c'est ce que L. Sala, Kölliker, Held et Martin ont fait avec succès, en ces dernières années.

Bifurcation des fibres de la racine du vestibulaire;leurs collatérales.

L'une des conquêtes les plus grandes que l'on doive à cette méthode est, sans contredit, la découverte de la bifurcation des fibres du nerf vestibulaire. Voici comment Kölliker [9] décrit cette bifurcation : « En arrière de la branche descendante sensitive du trijumeau, les fibres vestibulaires se bifurquent, engendrant ainsi une branche descendante, qui va peut-être constituer la racine ascendante des auteurs, et une branche ascendante, destinée spécialement au noyau dorsal ou principal. Ces deux branches émettent des collatérales qui se distribuent dans les noyaux terminaux de la racine vestibulaire. » Held [10] a confirmé, en la complétant quelque peu, la découverte du savant de Wurzbourg et en a fait un exposé tout semblable. Malgré leur brièveté, les descriptions de ces deux savants sont exactes ; nous avons pu le constater par nos études sur le rat, la souris et le lapin âgés de quelques jours.

On peut voir dans les figures 316, en *a*, et 318, en *B*, que chaque fibre du nerf vestibulaire se divise, en effet, en deux branches écartées comme les deux bras d'un Y et rarement d'épaisseur égale ; l'une d'elles est ascendante et mince d'ordinaire, l'autre descendante et épaisse.

1. BECHTEREW, Ueber die innere Abtheilung des Strickkörpers und den achten Hirnnerven. *Neurol. Centralbl.*, 1885. — Zur Frage über den Ursprung des Gehörnervens. *Neurol. Centralbl.*, 1887.

2. ONUFROWICZ, Experimenteller Beitrag zur Kenntniss des Ursprungs des Nervus Acusticus, etc. *Arch. f. Psychiatr.*, Bd. XVI.

3. FOREL, Vorlaüfige Mittheilung über den Ursprung des Nervus Acusticus. *Neurol. Centralbl.*, 1889.

4. FLECHSIG, Weitere Mittheilungen über die Beziehungen der unteren Vierhügel zum Gehörnerven. *Neurol. Centralbl.*, 1890.

5. ROLLER, Die cerebralen und cerebellaren Verbindungen der 3-12 Hirnnerven. *Allgem. Zeitschr. f. Psych.*, Bd. XXXVIII, 1882.

6. BUMM, Experimenteller Beitrag zur Kenntniss des Hörnervensprungs beim Kaninchen. *Allgem. Zeitschr. f. Psych.*, Bd. XLIX.

7. OBERSTEINER, Anleitung beim Studium des Baues der nervösen Centralorgane, etc., et la traduction française du Dr Coroënne, 1893.

8. CRAMER, Beiträge zur feineren. Anatomie der Medulla oblongata und der Brücke, etc., 1894.

9. KÖLLIKER, Der feinere Bau des verlängerten Markes. *Anat. Anzeiger*, 1891. — Handbuch der Gewebelehre des Menschen. 6e Aufl., 1893, Bd. II, 1 Hälfte.

10. H. HELD, Die Endigungsweise der Sensiblen Nerven im Gehirn. *Arch. f. Anat. u. Physiol.*, Anat. Abtheil., 1892.

La branche ascendante, qui, aussitôt après sa naissance, se porte en haut *Branche* et en arrière, en décrivant de nombreuses sinuosités, envahit le noyau de *ascendante.* Bechterew, puis se lance dans le faisceau acoustico-cérébelleux (fig. 318, *a*). Le long de son trajet très irrégulier, elle projette de multiples collatérales, qui se répandent dans le sommet du noyau de Deiters et surtout

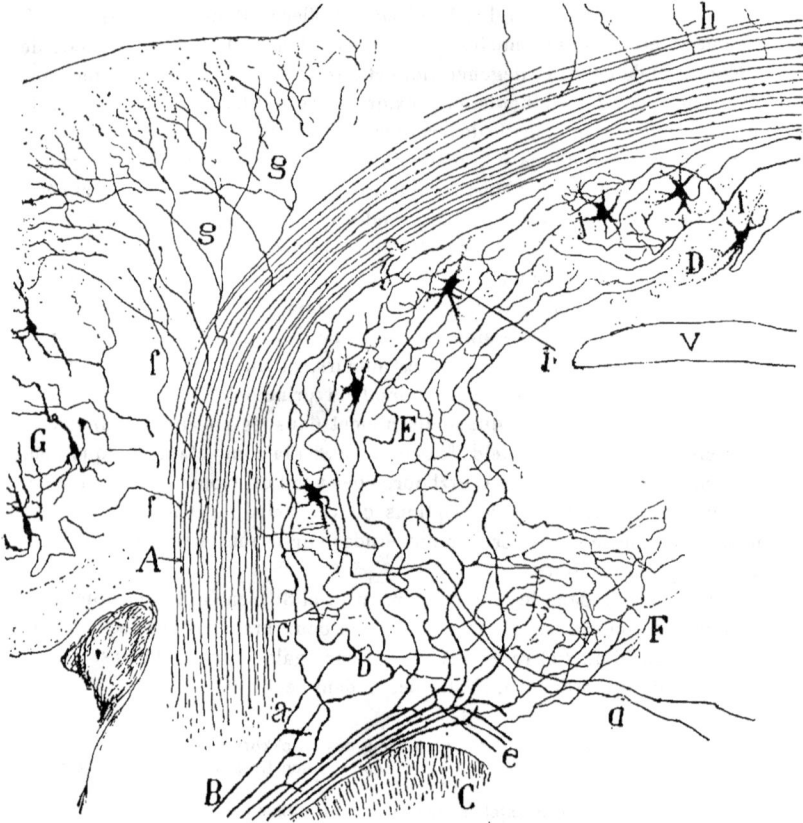

Fig. 318. — Coupe transversale de la région intermédiaire au bulbe et au cervelet ; souris nouveau-née. Méthode de Golgi.

A, pédoncule cérébelleux inférieur ; — B, radiculaires du nerf vestibulaire ; — C, racine descendante du trijumeau ; — D, ganglion du toit ; — E, ganglion de Bechterew ; — F, extrémité supérieure du noyau de Deiters ; — G, olive cérébelleuse ; — *b*, branche descendante des radiculaires du nerf vestibulaire.

dans l'épaisseur du noyau de Bechterew, où, peut-être, quelques branches ascendantes mères se terminent aussi. Plus loin, à propos du faisceau vestibulo-cérébelleux, nous verrons mieux les connexions de cette branche ascendante.

La branche descendante, rectiligne depuis son origine jusqu'au point où, *Branche* ayant atteint la partie inférieure du noyau descendant, elle se décompose en *descendante.* son arborisation terminale (fig. 316, *c*), s'associe à d'autres de ses compa-

gnes pour former des faisceaux qui s'enfoncent presque verticalement, ou
plutôt un peu obliquement en dedans et en arrière. En chemin, chacun de
ces faisceaux, constitutifs de ce qu'on peut appeler la racine descendante
du nerf vestibulaire, émet, à angle droit ou presque droit, une grande quantité de collatérales volumineuses, comme on peut le voir sur les figures 316
et 318. Ces dernières se portent en dedans et envoient vers la substance grise
du quatrième ventricule une ample arborisation de ramuscules variqueux
et libres.

Ses collaté-
rales.

Les innombrables collatérales fournies par cette racine descendante
forment incontestablement la principale terminaison du nerf vestibulaire.
Chez les animaux nouveau-nés, et mieux encore chez les fœtus de souris,
rien n'est plus aisé que de suivre ces collatérales ; on en jugera par les
figures 316 et 322. Mais chez le lapin et le chat âgés de quelques jours, il
n'en est plus de même ; elles deviennent si flexueuses et si enchevêtrées,
elles engendrent une si grande abondance de ramuscules secondaires qu'il
devient impossible d'accompagner l'arborisation jusqu'à sa fin.

Sa termi-
naison dans
le ganglion
descendant.

La racine descendante du vestibulaire ainsi que le foyer gris qui l'escorte diminuent déjà sensiblement d'épaisseur au niveau du noyau commissural des nerfs vague et glosso-pharyngien ; ils cessent tout à fait au-dessus
du noyau de Goll. En approchant de leur terminaison, les branches qui
constituent cette racine diminuent considérablement de diamètre ; les
collatérales qu'elles donnent sont plus fines, plus courtes, moins ramifiées ; elles-mêmes s'inclinent, enfin, en dedans et vont s'achever dans le
ganglion descendant ; là, elles se partagent simplement en deux ramuscules variqueux, ou bien s'épanouissent en une arborisation un peu plus
riche, mais toujours peu ample.

Son trajet et
son aspect.

Faisceau vestibulaire croisé [1]. — Dans le bulbe des fœtus de chat et de souris,
nous avons vu, de façon très nette, partir du nerf vestibulaire, un peu avant la
bifurcation de ses tubes, un faisceau de fibres serrées, qui semblent être des
fibres radiculaires. Ces fibres se portent en dedans, et en passant derrière la
branche descendante du trijumeau et en avant du coude du facial ; elles côtoient
ensuite la face postérieure du noyau du moteur oculaire externe, franchissent
la ligne médiane et se perdent enfin dans la moitié opposée de la moelle
allongée. Origine et parcours de ce faisceau sont représentés dans la figure 319.

Dans la première partie de son trajet, ce faisceau est compact ; mais, à son
passage en arrière de la substance grise, il se désagrège en fascicules entrecroisés, d'où un aspect plexiforme qui s'accentue encore dans les portions
plus internes. Il est malheureusement impossible de suivre ses fibres jusqu'à
leur terminaison, car, au moment où elles traversent la ligne médiane, elles
perdent leur disposition fasciculée et se mêlent à des tubes venus de divers
côtés, mais surtout à ceux qu'envoie le ganglion de Deiters de la moitié bulbaire opposée.

Ces fibres ne se bifurquent pas durant leur parcours ; elles n'émettent pas
davantage de collatérales. Quoique nous n'ayons pas observé leur trajet entier,

---

1. CAJAL, Nueva contribución al estudio del bulbo raquídeo : VI, Sobre un manojo
cruzado del nervio vestibular. *Revista trimestr. micrográfica*, t. II, 1897.

nous ne serions pas surpris si elles se terminaient dans les foyers vestibulaires du côté opposé. Les fibres de faisceaux homologues, que nous avons trouvés récemment chez les poissons[1], ont cependant une orientation qui ne semble pas corroborer cette opinion ; elles se portent, en effet, à la substance réticulée, où elles prennent une direction descendante.

Faisceau vestibulo-cérébelleux. — La pénétration des branches ascendantes du nerf vestibulaire dans le faisceau de fibres qui va des noyaux de Deiters et de Bechterew au cervelet, c'est-à-dire dans le pédoncule cérébelleux inférieur, est un fait certain, facile à percevoir, chez les fœtus de souris et de lapin, et aussi bien par la méthode de Golgi que par celle de

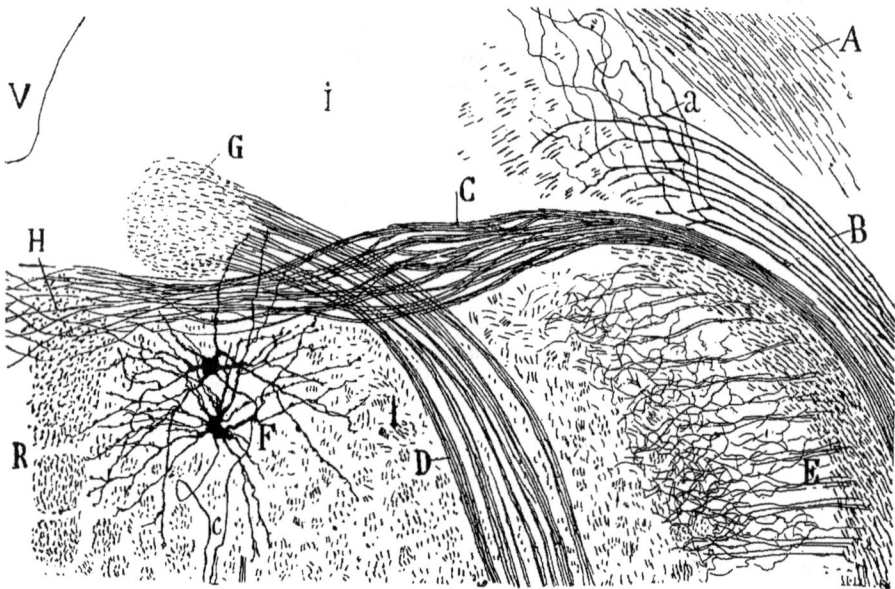

Fig. 319. — Coupe transversale du bulbe chez le fœtus du chat. Méthode de Golgi.

A, corps restiforme ; — B, portion principale et non entrecroisée du nerf vestibulaire ; — C, sa portion entrecroisée ; — D, facial ; — F, noyau du moteur oculaire externe.

Weigert. Ces fibres vestibulo-cérébelleuses, représentées, en c, sur la figure 318, correspondent, sans le moindre doute, à celles que divers auteurs, Forel, Sala, Kölliker, etc., ont décrites sur le bord interne du pédoncule cérébelleux inférieur. Sala les fait venir directement du nerf vestibulaire et les fait achever dans le cervelet ; Kölliker, qui les groupe sous le nom de *portion latérale du vestibulaire*, tend à leur attribuer comme foyer terminal le noyau de Deiters lui-même et aussi le noyau dorsal. Elles répondent égale-

1. CAJAL, Sur un noyau spécial du nerf vestibulaire des poissons et des oiseaux. *Trav. du Lab. de Rech. Biol.*, n⁰ˢ 1 et 2, t. VI, 1908.

ment aux fibres qui vont du vestibulaire au cervelet, d'après les résultats obtenus par Thomas [1], à l'aide de la méthode des dégénérations.

Toutes les fibres dont parlent ces auteurs sont donc, non pas comme Sala paraît l'avoir supposé, des troncs radiculaires venus directement du nerf vestibulaire, mais, ainsi que nous l'avons démontré, des branches ascendantes, nées de la bifurcation d'un certain nombre de ces troncs. Nous avons déjà dit, d'une part, que les branches ascendantes sont, en général, plus minces que les descendantes et parfois leurs égales et, d'autre part, qu'elles se portent en haut et en arrière en décrivant de grandes sinuosités. Avant d'arriver au noyau de Bechterew, elles émettent une volumineuse collatérale qui se rend à l'extrémité supérieure du noyau de Deiters. Elles pénètrent ensuite dans le noyau de Bechterew, le parcourent en divers sens et projettent, sous un angle aigu ou obtus, plusieurs collatérales qui se ramifient abondamment entre les cellules multipolaires du noyau. Aucune des branches ascendantes que nous venons de voir pénétrer dans le noyau de Bechterew ne semble s'y terminer; toutes poursuivent, au contraire, leur trajet, se joignent au faisceau vestibulo-cérébelleux, envoient de nouvelles collatérales aux cellules génératrices de ce faisceau ou cellules du noyau cérébello-acoustique de Cajal et se répandent, enfin et uniquement, dans l'écorce du cervelet. Un groupe de ces fibres contourne en avant le pédoncule cérébelleux inférieur, s'introduit dans le noyau dentelé du cervelet et semble se diriger vers le lobe latéral et le floccule de cet organe.

Les fibres qui pénètrent dans l'écorce cérébelleuse sont très difficiles à percevoir chez les mammifères. Il n'en est plus de même chez les reptiles, les poissons et les oiseaux, et surtout chez leurs embryons [2]. On y voit, très nettement, une partie du faisceau vestibulo-cérébelleux sortir des ganglions cérébelleux centraux, franchir la ligne médiane et se perdre dans la moitié opposée du cervelet. Edinger avait déjà reconnu, chez les poissons, ce courant de fibres croisées.

En résumé, la branche ascendante du vestibulaire permet à ce nerf d'exercer son influence sur la partie supérieure du noyau de Deiters, la totalité du noyau de Bechterew, les cellules nerveuses multipolaires intercalées dans le faisceau acoustico-cérébelleux, le noyau du toit et l'écorce des deux côtés du cervelet, du vermis, surtout.

Il nous est impossible de déterminer la quantité des branches ascendantes du nerf vestibulaire qui vont se terminer dans le cervelet. Mais, à en juger par ce que nous avons observé dans les coupes sagittales faites sur la masse encéphalique du fœtus de la souris, nous croirions volontiers que toutes les branches s'y rendent. Beaucoup d'entre elles, en arrivant au cervelet, n'ont plus guère l'apparence d'un tronc important, mais plutôt d'une simple collatérale, tant elles ont été amincies par l'émission de fibres-filles destinées aux ganglions de Deiters et Bechterew. Mais il en est d'autres,

1. THOMAS, Les terminaisons centrales de la racine labyrinthique. *Bull. de la So- ciété de Biologie*, fév. 1898.
2. CAJAL, Sur un noyau spécial du nerf vestibulaire, etc. *Trav. du Labor. de Rech. Biol.*, t. VI, 1908.

qui, ayant subi en route peu de déperditions, se prolongent jusqu'au delà
du ganglion du toit, en conservant leur diamètre presque entier.

Ganglion de Deiters. — Ce foyer ganglionnaire, appelé aussi *noyau la-*   *Sa situation.*
téral ou *externe, noyau à cellules géantes*, est situé au-dessous du plancher
du quatrième ventricule, entre le noyau descendant ou à petites cellules en
dedans et le corps restiforme en dehors; en avant, il touche à la substance
réticulée grise et à la racine descendante du trijumeau. Chez la souris, on

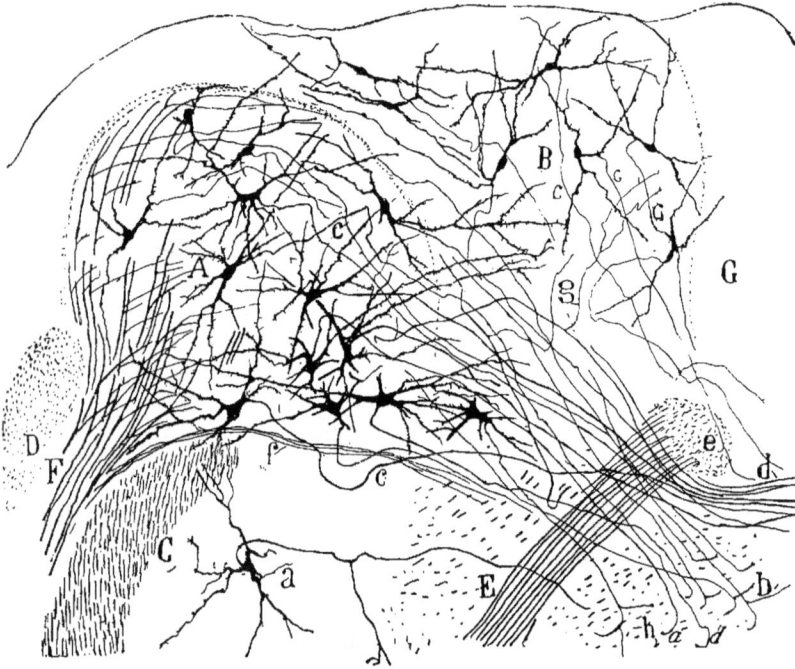

Fɪɢ. 320. — Coupe transversale de la région postérieure et latérale du bulbe d'une souris
nouveau-née. Méthode de Golgi.

A, ganglion de Deiters ; — B, noyau dorsal ; — C, racine descendante du trijumeau ; — D, corps
restiforme ; — E, nerf facial ; — F, racines du nerf vestibulaire ; — a, cellule de la substance
grise de la Vᵉ paire ; — b', voie centrale directe ou externe du nerf vestibulaire ; — d', voie centrale croisée ou interne du même nerf; — a et d, axones ascendants et descendants de la voie
directe du nerf vestibulaire ; — c, cylindres-axes ; — g, collatérales des axones issus du noyau
de Deiters.

peut s'en rendre compte par la figure 320, en *A*, ce noyau se renfle considérablement en arrière du corps restiforme, par suite du faible développement de ce dernier; il affecte ainsi, sur coupe, l'aspect d'une poire, à grosse
extrémité dirigée en dehors et en arrière.

La forme des neurones qui composent ce noyau peut être étudiée sur   *Ses cellules.*
cette même figure. Elle répond très nettement à la description qu'en ont
donnée entre autres L. Sala et Kölliker. Leur corps étoilé et multipolaire
est pourvu de longues dendrites épineuses, divisées à plusieurs reprises.
Dans quelques cellules, ces expansions sont tellement longues qu'elles

dépassent les frontières de leur foyer d'origine et empiètent tantôt sur le noyau dorsal ou descendant, tantôt sur le paquet des tubes nerveux postéro-internes qui constituent la voie vestibulaire centrale.

Le *cylindre-axe* de ces neurones est épais ; il part souvent d'une dendrite. En se portant en avant et en dedans, il forme avec ses congénères le paquet de tubes de la voie vestibulaire centrale que nous venons de citer. La plus grande partie de ces axones ne donnent, pendant qu'ils traversent leur ganglion, aucune fibrille secondaire ; on en aperçoit, de temps à autre, qui lancent des collatérales, dont la ramification se répand habituellement dans l'épaisseur du noyau dorsal ou interne (fig. 320, *g*).

Lorsque les imprégnations sont complètes, l'intérieur du noyau de Deiters se montre rempli d'un plexus touffu de fibres fines, courant entre les cellules. Ces fibres ne sont rien d'autre que les collatérales des branches descendantes du nerf vestibulaire. Çà et là, on peut voir de ces branches groupées en gros faisceaux et coupées en travers ou plus souvent obliquement. Le noyau de Deiters acquiert, de ce fait, un aspect caractéristique, qui le différencie et le désigne au milieu de tous les foyers environnants.

Plexus et terminaison des collatérales des branches descendantes vestibulaires.

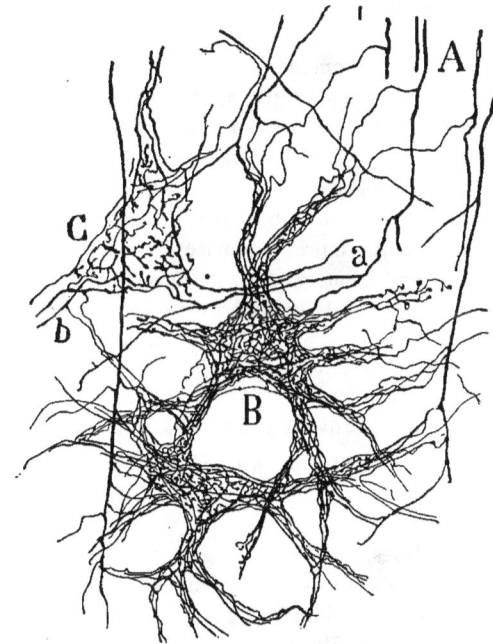

Fig. 321. — Arborisations péricellulaires du noyau de Deiters ; chat de vingt jours. Méthode de Golgi.

A, collatérales de la branche descendante du nerf vestibulaire ; — B, C, nids nerveux ; — *a*, ramuscules fournissant à plusieurs nids péricellulaires.

Mais les collatérales des branches descendantes du nerf vestibulaire ne s'arrêtent pas à ce plexus. Dans les coupes, qui proviennent d'animaux âgés de quelques jours, outre ce plexus dont les mailles s'étendent entre les cellules, on voit, en effet, étroitement appliqués sur les cellules elles-mêmes, des sortes de nids fibrillaires très denses, tout-à-fait comparables à ceux qui enveloppent les cellules cérébelleuses de Purkinje [1] ou les neurones du noyau rouge de la calotte. Les branchilles de ces nids, dont l'existence a été confir-

1. Cajal, Beiträge Zum Studium der Medulla oblungata, etc., p. 72, Leipzig, 1896.

méc par Held [1] et Veratti [2], serrent de si près la cellule et sont tellement abondantes qu'elles dessinent, à la perfection, les contours du corps et de la portion initiale des dendrites. La figure 321, copiée sur une coupe du noyau de Deiters du chat, montre nettement, en *B*, que les ramuscules, qui pénètrent dans ces nids péricellulaires pour les former, sont très nombreux et proviennent du plexus intercellulaire ; ce sont donc, sans doute possible, des collatérales de la branche descendante du vestibulaire. On constate aussi que quelques-unes des collatérales répartissent leurs branchilles de division entre plusieurs nids ; elles se mettent donc en rapport avec plusieurs neurones simultanément. Pour faire leur entrée dans les nids, les collatérales abordent les dendrites, s'y attachent comme le lierre sur un tronc d'arbre, et rampent sur elles pour se porter vers le corps ; après plusieurs bifurcations, elles atteignent enfin ce corps et l'enveloppent d'un nid péricellulaire en entrelaçant autour de lui leurs divisions ultimes avec celles de quantité de leurs semblables. Parfois, la trame ainsi formée est si compacte, si épaisse qu'il est fort pénible d'en discerner les mailles ; pour faire une bonne étude de ces nids, il faut donc choisir ceux dont l'imprégnation a été incomplète. Les nids ne sont pas toujours indépendants ; car, parfois, au point où de grosses dendrites appartenant à deux cellules différentes se trouvent en contact, les nids de ces cellules se continuent entre eux. Par conséquent, les connexions établies entre les neurones du noyau de Deiters et les branches du nerf vestibulaire ne sont pas individuelles, mais plutôt collectives ; à un groupe de branches issues de plusieurs fibres vestibulaires descendantes répond, donc, un certain nombre de neurones, groupés par la continuité des nids.

Aspect des nids terminaux; leur association.

Noyau dorsal ou à petites cellules. — Ce foyer gris, triangulaire sur une section transversale, est couché dans le plancher du quatrième ventricule, au côté interne du noyau de Deiters ; il lui fait suite, mais s'en distingue aisément par l'absence de faisceaux de fibres épaissses et par le volume menu de ses cellules. A son extrémité supérieure, ce foyer atteint jusqu'au niveau du noyau du moteur oculaire externe et le dépasse même ; il touche alors, en avant, à la portion descendante du facial et à la substance réticulée grise. Son extrémité inférieure s'amincit peu à peu et descend jusqu'au sommet du noyau de l'hypoglosse. Enfin, sa face postérieure ou sous-ventriculaire est parcourue par les stries acoustiques, sorte de petits faisceaux de tubes nerveux qui tirent leur origine des ganglions du nerf cochléaire. Chez l'homme et au niveau du sommet du noyau de l'hypoglosse, le noyau dorsal entre en rapport, en avant et en dedans avec la colonne grise interne du cordon solitaire, et en dedans avec le prolongement inférieur rétréci du noyau de Deiters, qui descend un peu plus bas (fig. 285, *b*).

Situation et rapports.

La figure 320 reproduit, en *B*, les divers caractères des cellules logées

Ses cellules.

1. H. Held, Beiträge Zum Studium der Nervenzellen und ihre Fortsätze. *Arch. f. Anal. u. Physiol.*, 1897.
2. Veratti, Su alcune particolarità di struttura dei centri acustici nei mammiferi. Pavia, 1900.

dans le noyau dorsal. Elles sont petites, triangulaires, fusiformes ou étoilées et plongent, comme celles du noyau de Deiters, dans un plexus d'arborisations cylindre-axiles. Leurs expansions protoplasmiques, fines et variqueuses, se divisent maintes fois et s'étendent fort loin ; quant à leur axone, mince et noueux, il se porte en dedans pour pénétrer dans la substance réticulée blanche et se rendre, dans la plupart des cas, ainsi qu'il nous a semblé, à la double voie vestibulaire dont il sera bientôt question.

Son plexus de collatérales afférentes.   Ce noyau donne asile, comme tous ses congénères, à de nombreuses collatérales exogènes ; elles lui viennent surtout, comme nous l'avons dit plus haut, de la branche descendante du nerf vestibulaire. D'autres colla-

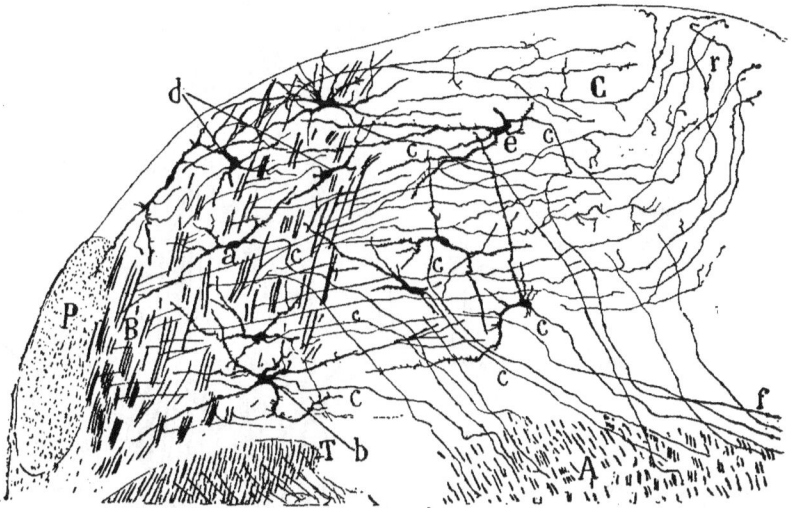

Fig. 322. — Coupe transversale du bulbe, au-dessous du genou du nerf facial ; souris de quatre jours. Méthode de Golgi.

A, substance réticulée grise, dans laquelle se trouve la voie directe du nerf vestibulaire ; — B, portion externe du ganglion vestibulaire descendant ; — C, sa portion interne ; — P, pédoncule cérébelleux inférieur ; — T, racine sensitive du trijumeau ; — *a, b*, cellules nerveuses dont les axones se portent vers la voie vestibulaire directe ; — *c*, indique les cylindres-axes ; — *d*, cellules dont les cylindres-axes se dirigent en dehors ; — *e, f*, cylindres-axes allant vers le raphé.

térales, terminales aussi, lui sont envoyées par les cylindres-axes des cellules du noyau de Deiters, mais en petit nombre seulement, pendant leur trajet intra-ganglionnaire (fig. 320, *g*). Quant aux collatérales qui, d'après le dessin de Held, émaneraient du faisceau longitudinal postérieur, nous n'en avons jamais vu trace.

Ganglion vestibulaire descendant. — Dans des coupes bulbaires trans-

Ses deux masses grises interne et externe.   versales qui passent au-dessous du plan d'inflexion de la racine du facial, les foyers acoustiques ne sont plus représentés que par deux masses grises continues entre elles, car le noyau de Deiters a disparu. La masse interne est un simple prolongement du noyau dorsal ; l'externe, allongée derrière la racine sensitive descendante du trijumeau, est un noyau nouveau, auquel on a donné le nom de *ganglion vestibulaire descendant*. Des faisceaux, plus ou moins obliquement sectionnés, provenant de la racine descendante du vestibulaire parsèment ce noyau et aident à le reconnaître (fig. 322, *B*). Ajoutons que des amas cellulaires, relevant de ce noyau, peuvent être observés entre les fibres de la racine descendante du vestibulaire jusqu'auprès de la décussation sensitive.

Sa situation ; son aspect.

Les cellules du noyau vestibulaire descendant sont petites, fusiformes

Ses cellules.

ou triangulaires, avec de longues dendrites variqueuses; on rencontre, néanmoins, des corpuscules plus volumineux dans la région externe du noyau, où, par leurs appendices protoplasmiques nombreux et intensément divisés, ils rappellent un peu les neurones du noyau de Deiters.

Les axones se comportent, pour la plupart, comme ceux du noyau principal ; mais certaines cellules de la région externe émettent un cylindre-axe qui présente un tout autre trajet (fig. 322, *d*). Il se dirige en dehors et en arrière, décrit quelques crochets, puis se mêle aux paquets de fibres de la racine descendante du vestibulaire, qu'il accompagne. Nous avons constaté l'existence de cette sorte de cylindres-axes verticaux chez la souris et le fœtus de chat ; nous avons remarqué, en même temps, chez ce dernier animal, que certaines cellules, voisines du corps restiforme, y envoient leur cylindre-axe, qui devient ainsi le compagnon des fibres longitudinales de ce cordon. Nous

Leur axone.

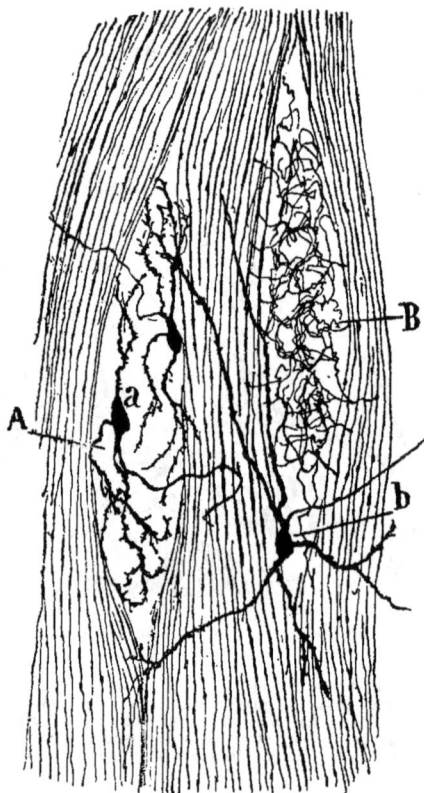

Fig. 323. — Noyaux interstitiels du nerf vestibulaire; chat nouveau-né. Méthode de Golgi.

A, cellules nerveuses ; — B, collatérales ; — *a*, neurones à dendrites courtes; — *b*, neurones à dendrites distribuées dans plusieurs noyaux.

voyons, par là, que le pédoncule cérébelleux inférieur contient, en outre des voies longues qui lui viennent de la moelle et de l'olive bulbaire, d'autres voies, courtes probablement, nées du domaine du vestibulaire et se rendant peut-être à la moelle. Ne s'agirait-il pas ici, par hasard, d'un système de fibres vestibulaires de second ordre, incorporé au cordon postérieur de la moelle, d'un système un peu analogue au groupe de tubes,

Ses rapports avec le pédoncule cérébelleux inférieur.

qui, d'après Monakow, mettrait en relations le noyau de Deiters avec le cordon de Burdach ?

Son homologie possible avec le noyau tangentiel des oiseaux.

Ganglion interstitiel. — Avant que le nerf vestibulaire aborde le ganglion de Deiters et se dédouble en racines ascendante et descendante, on découvre, entre les faisceaux de ses radiculaires, une, deux ou trois petites masses cellulaires, fusiformes ou oblongues, qui, en raison de leur situation, peuvent très bien recevoir le nom de noyaux interstitiels du nerf vestibulaire (fig. 323). Leurs *cellules*, entrevues déjà par L. Sala, sont grosses, fusiformes, ovales ou triangulaires avec des dendrites abondamment ramifiées dans les limites de chaque noyau. Quelques cellules, telles que *b*, envoient, néanmoins, leurs expansions protoplasmiques dans deux ou trois noyaux. Les *cylindres-axes* cheminent tantôt en avant, tantôt en dedans. Nous ne les avons jamais suivis assez loin pour pouvoir découvrir leur destination.

Les fibres vestibulaires qui encadrent ces noyaux, envoient, à angle droit, de nombreuses *collatérales*, entre leurs cellules, pour les envelopper d'un plexus extrêmement touffu (fig. 323, *B*).

Le ganglion interstitiel, qui est si peu développé chez les mammifères, correspond, peut-être, au volumineux *noyau tangentiel*, que nous avons découvert chez les poissons et les oiseaux [1], et dont nous donnerons la description lorsque nous étudierons le nerf acoustique chez ces derniers.

Noyau de Bechterew. — Dans l'angle externe du plancher du quatrième ventricule, au niveau où le gros faisceau *cérébello-acoustique* ou *vestibulo-cérébelleux* quitte le bulbe pour entrer dans le cervelet, le noyau de Deiters présente à sa partie postérieure une intumescence, qui s'enfonce précisément dans ce faisceau. Cette intumescence, considérée par Kölliker comme un simple appendice du ganglion de Deiters, porte le nom de *noyau de Bechterew*.

Sa position.

Ses caractères chez la souris.

Chez la souris, où nous avons le mieux étudié ce noyau, il présente la *forme* d'un triangle, confondu en avant et par sa base avec le noyau de Deiters, contigu par son côté interne à la substance grise antérieure ou périventriculaire et flanqué sur son côté externe par le pédoncule cérébelleux inférieur. Il renferme de nombreuses *cellules* multipolaires, de taille moyenne, séparées les unes des autres par des fascicules de fibrilles antéro-postérieures. Les *cylindres-axes*, nés de ces neurones, émettent parfois quelques collatérales épanouies dans le foyer même; ils se portent ensuite en avant et envahissent le noyau de Deiters, où ils se joignent peut-être à ses axones pour former avec eux la voie vestibulaire centrale.

Cellules interstitielles du faisceau vestibulo-cérébelleux.

Lorsque nous nous occuperons des pédoncules cérébelleux, nous apprendrons que le faisceau vestibulo-cérébelleux contient, dans son épaisseur, de nombreuses cellules, disposées sous forme de traînées prolongées jusque tout près du ganglion du toit lui-même. Le cylindre-axe de ces cellules adopte la même direction que celui des neurones du ganglion de Bechterew.

Voies centrales du nerf vestibulaire. — Les auteurs ne sont pas d'accord

1. Cajal, Sur un ganglion spécial du nerf vestibulaire des oiseaux et des poissons. *Trav. du Labor. de Rech. Biol.*, t. VI, 1908.

sur le trajet ultérieur que suivent les fibres sensorielles de second ordre nées dans les noyaux dépendant du nerf vestibulaire, et plus spécialement dans celui de Deiters.

Opinions diverses sur leur trajet.

Pour L. Sala, les axones originaires de ces foyers prennent des directions diverses. La plupart chemineraient en avant, vers l'olive et le noyau du cordon latéral ; d'autres gagneraient la ligne médiane. Mais dans aucun cas Sala n'est parvenu à suivre un de ces cylindres-axes depuis son point de départ jusqu'à son entrée dans la substance blanche ; et cela se comprend, si on se rappelle que cet anatomiste a opéré sur des chats et des lapins, animaux chez qui les ganglions vestibulaires atteignent des dimensions considérables.

Opinion de L. Sala.

Kölliker admet que le ganglion de Deiters ainsi que celui de Bechterew et le noyau dorsal donnent naissance aux courants de fibres suivants : 1° un courant qui se jette dans le faisceau cérébello-acoustique ; 2° un courant qui, après avoir franchi la ligne médiane, soit par devant, soit par derrière le faisceau longitudinal postérieur, constitue en arrière de l'olive supérieure une voie longitudinale ; 3° un courant déjà observé par Bruce, Held et Obersteiner, courant dont les fibres se portent en avant, longent en dedans la première partie, horizontale, du trajet du facial dans le bulbe et deviennent enfin ascendantes dans le ruban de Reil médian ; 4° un courant qui, émané du noyau de Deiters et du ganglion vestibulaire descendant, se rend au noyau du moteur oculaire externe.

Opinion de Kölliker.

Held est d'un avis analogue, lorsqu'il estime qu'une bonne partie de la voie centrale du nerf vestibulaire se dirige en avant et forme une voie verticale, en dehors du noyau de la sixième paire, en pleine substance réticulée grise ; mais il s'écarte de Kölliker, lorsqu'il suppose que ce système de fibres longitudinales est en continuité avec le reste du cordon latéral de la moelle.

Opinion de Held.

Held croit encore que l'extrémité supérieure ou reste du cordon antéro-latéral de la moelle comprend des fibres nées dans les foyers bulbaires où se terminent les nerfs trijumeau et vestibulaire. Mais il ne sait s'il s'agit là de cylindres-axes tirant leur origine de ces foyers, ou de fibres, peut-être collatérales, dont les cellules-mères résideraient, plus bas, dans le territoire de la corne antérieure de la moelle. Quoi qu'il en soit, le reste du cordon antéro-latéral se continuerait, en haut, avec le faisceau longitudinal postérieur ; et c'est ce dernier qui, en passant vis-à-vis du genou du facial, fournirait des collatérales au noyau du moteur oculaire externe et à ceux où le nerf vestibulaire vient se terminer. Dans un travail postérieur, Held précise davantage tous ces rapports et affirme que les fibres parties des noyaux vestibulaires pour se rendre au reste du cordon antéro-latéral prennent naissance dans le noyau principal ou dorsal du nerf vestibulaire [1].

Les conclusions de Held se basent principalement sur les résultats que lui ont donnés la méthode de Flechsig et les préparations au chromate d'argent. Les figures, presque toutes schématiques, sur lesquelles cet auteur a marqué les origines et le trajet des voies vestibulaires centrales ne donnent pas, cependant, la sensation bien nette qu'il ait réussi à suivre, individuellement et dans son parcours total, aucun des cylindres-axes dont il parle. Cette impression se trouve fortifiée, si on songe que, malgré leur imprégnation parfaite, nous n'avons

1. Held, Beiträge zur feineren Anatomie des Kleinhirns und des Hirnstammes. *Arch. f. Anat. u. Physiol.*, 1893.

jamais pu découvrir la station terminale de ces axones, dans le bulbe du chat et du rat, animaux sur lesquels les expériences de Held ont surtout porté.

Notre opinion.

Pour élucider ce point, nous nous sommes placé dans les conditions les plus favorables; nous avons donc employé, soit des fœtus de souris, imprégnés par la méthode double au chromate d'argent, soit des souris nouveau-

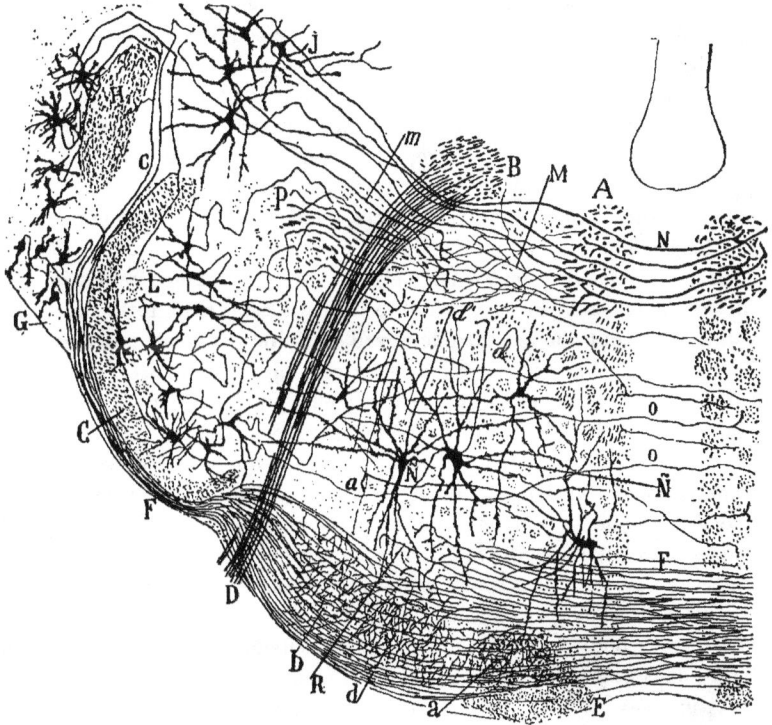

Fig. 324. — Coupe transversale du bulbe passant par l'émergence du nerf facial et le plan du corps trapézoïde ; souris nouveau-née. Méthode de Golgi.

A, faisceau longitudinal postérieur où pénètre la voie vestibulaire croisée ; — B, nerf facial ; — C, trijumeau ; — D, sortie du facial ; — E, pyramide motrice ; — F, fibres trapézoïdes antérieures ; — G, noyau antérieur du nerf vestibulaire ; — H, tubercule acoustique ; — J, noyau de Deiters ; — L, substance gélatineuse du trijumeau ; — M, noyau du moteur oculaire externe, avec les collatérales qu'il reçoit du faisceau longitudinal postérieur ; — N, cylindres-axes venus du noyau de Deiters et formant la voie vestibulaire centrale croisée ; — O, fibres trapézoïdes issues du tubercule acoustique ; — P, voie centrale directe du trijumeau.

Les deux courants direct et croisé.

nées. Dans ces conditions, nous avons pu reconnaître, avec la dernière évidence, que les cylindres-axes des cellules logées dans les noyaux de Deiters et de Bechterew donnent lieu à deux courants ou voies vestibulaires de second ordre. L'un, déjà décrit par Held, forme, en effet, une voie verticale en avant et en dehors du noyau du moteur oculaire externe; nous l'appellerons *voie externe* ou *directe*. L'autre, croisé et ascendant, constitue une partie très considérable du faisceau longitudinal postérieur du côté opposé ; nous la nommerons *voie interne* ou *croisée*.

Voie directe ou externe.— Cette voie centrale vestibulaire est constituée par les cylindres-axes nés : 1° des cellules siégeant dans tous les points du noyau de Deiters ; 2° des neurones du noyau dorsal. Ces axones se dirigent en dedans, croisent le genou du facial et deviennent verticaux dans cette région de la substance blanche, qui est située en dehors et en avant du noyau du moteur oculaire externe (fig. 320, *b'*, et 324, *m*). La plupart de ces fibres, en arrivant à la substance blanche, se coudent simplement pour devenir verticales et descendre vers la moelle ; d'autres se bifurquent en une branche ascendante et une branche descendante ; quelques-unes, enfin, avant de s'élever ou de s'enfoncer, lancent un rameau vers la ligne médiane qu'il franchit pour se rendre, peut-être, à la voie vestibulaire directe du côté opposé. Nous avons noté, dans deux ou trois cas, que l'une des branches de bifurcation des axones de la voie directe émet, avant de prendre une direction longitudinale, une fibre collatérale qui se porte horizontalement en avant pour se perdre entre les cellules de la substance réticulée grise (fig. 320, *h*). Ce sont peut-être des fibres de cette espèce qui forment, d'après Kölliker, un trait d'union entre le noyau de Deiters et l'olive supérieure.

Voie croisée ou interne. — Cette voie centrale vestibulaire est due aux cylindres-axes que fournissent un certain nombre de cellules, les plus volumineuses peut-être, du noyau de Deiters (fig. 320, *A* et *d'*). Ces axones courent en dedans, contournent en avant le genou du facial, passent soit en avant, soit au travers du noyau du moteur oculaire externe, et, parvenus au delà du raphé, se partagent dans l'épaisseur même du faisceau longitudinal postérieur en branches ascendantes et descendantes, celles-ci souvent plus minces et parfois aussi plus grosses ; la bifurcation a la forme d'un Y (fig. 324, *N*). Tous les axones de la voie croisée ne se dédoublent pas ; quelques-uns, en petit nombre, s'infléchissent seulement et deviennent ascendants ; dans ce cas, il n'est pas rare qu'une collatérale horizontale parte du cylindre-axe avant l'angle d'ascension et aille se ramifier entre les cellules d'origine du moteur oculaire externe (fig. 324, *M*).

La voie interne ou croisée que renferme le faisceau longitudinal postérieur a été mentionnée par nous, le premier, chez les mammifères. Van Gehuchten, Wallenberg et d'autres ont, depuis, reconnu son existence chez les vertébrés supérieurs, grâce à la méthode des dégénérations secondaires ; enfin, elle a été retrouvée chez les oiseaux, les reptiles et les poissons par Edinger, etc. *Les voies du vestibulaire dans la série des vertébrés.*

Quant à la voie externe ou directe, elle existe aussi chez les vertébrés inférieurs, où elle prend même un grand développement, comme Edinger l'a montré. Nous l'avons étudiée, ces temps derniers, chez la truite et avons constaté qu'elle reçoit des conducteurs émanés du ganglion de Deiters des deux côtés.

CHAPITRE XXVIII

NERF ACOUSTIQUE : SA BRANCHE COCHLÉENNE OU NERF COCHLÉAIRE

NERF COCHLÉAIRE. — GANGLION SPIRAL; SES BRANCHES PÉRIPHÉRIQUES ET LEURS TERMINAI-
SONS DANS L'ORGANE DE CORTI; SES BRANCHES INTERNES ET LEURS TERMINAISONS; LEURS
BIFURCATIONS ET COLLATÉRALES. — GANGLION VENTRAL. — TUBERCULE ACOUSTIQUE OU
GANGLION LATÉRAL.
VOIES ACOUSTIQUES CENTRALES. — OLIVE SUPÉRIEURE. — OLIVE ACCESSOIRE. — NOYAU DU
CORPS TRAPÉZOÏDE. — NOYAUX PRÉ-OLIVAIRES INTERNE ET EXTERNE. — CORPS TRAPÉ-
ZOÏDE; ORIGINE ET TRAJET DE SES FIBRES. — RUBAN DE REIL LATÉRAL ET SES NOYAUX.
SCHÉMA DE LA MARCHE DES COURANTS DANS LES VOIES VESTIBULAIRES ET COCHLÉAIRES. —
LES NOYAUX ACOUSTIQUES CHEZ LES OISEAUX.

NERF COCHLÉAIRE

Le nerf cochléaire, appelé aussi branche cochléenne de l'acoustique, est un conducteur sensoriel dont les fibres périphériques ont pour champ de distribution la cavité du limaçon, l'organe même de l'analyse des sons ; c'est donc le nerf spécifique de l'audition.

Ganglion spiral ou cochléaire. — Le noyau qui donne naissance au nerf cochléaire, est une masse grise, située à l'intérieur du limaçon et disposée autour de la columelle, en un cordonnet spiral, d'où le nom de ganglion spiral donné à ce noyau.

Ses cellules et leurs prolongements. — Les figures 325 et 327, dessinées d'après des coupes horizontales du limaçon et de l'organe de Corti chez le fœtus de souris, montrent, la première, en *A*, la seconde, en *B*, que les cellules, découvertes par Corti dans ce ganglion, sont bipolaires et possèdent deux expansions : l'une périphérique ou ascendante et l'autre centrale, toutes deux d'épaisseur égale ou presque égale. A l'époque de leur complet développement, ces branches sont recouvertes d'une gaine de myéline.

Le *prolongement ascendant*, dont la gaine s'interrompt près du point où il aborde la membrane basilaire de l'organe de Corti, se porte immédiatement en haut et en dehors, vers cette membrane et l'épithélium dans lequel il se termine. Mais tous les prolongements ascendants n'adoptent pas un trajet aussi direct; comme on peut le voir dans les mêmes figures, en *e*, quelques-uns d'entre eux, à leur arrivée au flanc extérieur du ganglion spiral, s'infléchissent presque à angle droit pour longer ce flanc, se groupent en petits faisceaux et vont ainsi, en spirale, s'achever, sans doute, dans des paliers plus élevés de l'organe de Corti. D'autres prolongements, parvenus de même au flanc extérieur du ganglion spiral, s'y bifurquent en deux branches, généralement de diamètre inégal, qui se rendent, peut-être, après un parcours spiral variable, à des cellules ciliées fort distantes les unes des autres ; enfin, quelques autres expansions périphériques, peu nombreuses, se

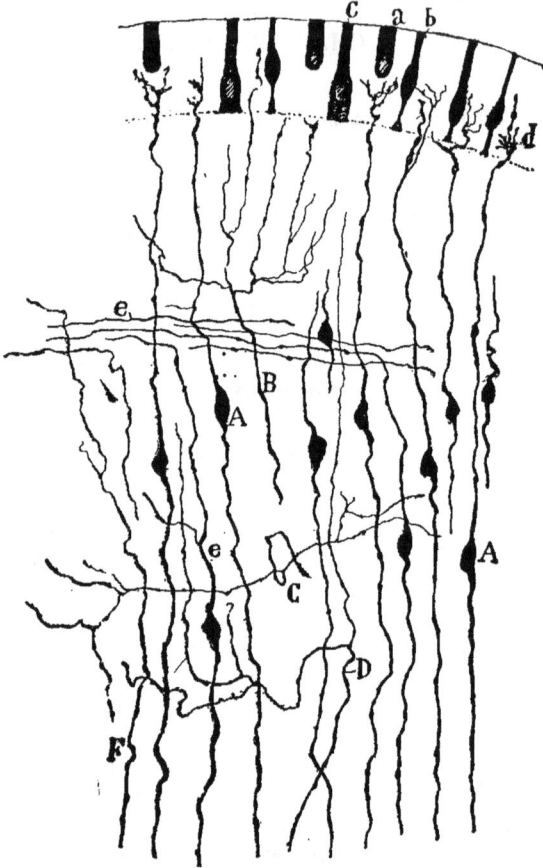

Fig. 325. — Coupe transversale et horizontale du ganglion spiral du limaçon et de la membrane basilaire chez la souris. Méthode de Golgi.

A, cellules bipolaires donnant naissance au nerf cochléaire ; — B, une branche périphérique divisée en nombreux rameaux ; — C, D, F, fibres spéciales ramifiées, dont la terminaison a lieu en grande partie dans le ganglion spiral ; — a, cellule ciliée ; — b, cellule de soutien à pédicelle grêle ; — c, cellule de soutien à pédicelle épais ; — e, faisceaux nerveux situés sur le contour externe du ganglion spiral et appartenant à ce dernier.

divisent en trois ramuscules ou davantage, qui cheminent parallèlement vers les cellules ciliées situées devant eux (fig. 325, B et 327, F).

Quant aux *expansions centrales* des cellules du ganglion spiral, elles se réunissent en petits faisceaux, s'engagent, ainsi groupées, dans chacun des nombreux canaux efférents qui, dans la columelle, vont du canal de Rosenthal au crible spiroïde de la lame du limaçon, et au sortir du crible s'assemblent en un cordon unique, le nerf cochléaire proprement dit. Ces faisceaux ont donc, à partir du ganglion spiral, la même direction que les canaux où ils sont contenus; aussi, se portent-ils d'abord en arrière et en dedans vers l'axe de la columelle, puis franchement en arrière et parallèlement à cet axe. Plus loin, nous étudierons le trajet ultérieur de ces branches internes du ganglion spiral.

Fibres d'origine centrale.   Outre les fibres qui émanent des pôles de ses cellules, le ganglion spiral en contient d'autres, particulières, ramifiées, qui semblent se terminer dans son épaisseur (fig. 325, *C* et *D*). Nous avons poursuivi quelques-unes de ces fibres jusqu'au nerf cochléaire, à la base de la columelle et jamais nous ne les avons vu sortir d'aucune cellule bipolaire qui aurait pu s'égarer jusque-là. Quelques-uns des ramuscules, que ces fibres donnent en se divisant dans le ganglion spiral, tels que ceux des fibres, *D* et *F*, dépassaient le ganglion et allaient, peut-être, jusqu'à l'organe de Corti. Faisons remarquer que ces fibres ramifiées, d'origine centrale, sont plus nombreuses dans les coupes traitées par la méthode du nitrate d'argent réduit que dans celles de la méthode de Golgi. Chez le chat, par exemple, où leur diamètre est supérieur à celui des fibres issues des cellules bipolaires, on les voit se bifurquer, souvent au delà du ganglion spiral, en branches en partie spiralées et disposées en faisceaux parallèles à la membrane basilaire; ces branches se terminent dans l'épithélium acoustique, mais d'une façon inconnue.

Il est impossible actuellement de nous faire une opinion sur l'origine et la signification de ces fibres; rappelons que nous en avons déjà découvert de semblables dans le ganglion de Scarpa. Ces fibres seraient-elles les analogues de celles trouvées par Ehrlich, nous et Dogiel dans les ganglions cérébro-spinaux? La chose est possible.

Terminaisons des branches périphériques des cellules du ganglion spiral.

Historique.   — C'est Retzius [1] qui, en ces dernières années, a résolu le problème de la terminaison du nerf cochléaire dans l'organe de Corti. Confirmation pleine et entière de ses découvertes a été donnée ensuite par Van Gehuchten [2], Geberg [3], nous [4] et Held [5].

Avant d'entrer dans le détail de cette terminaison, il est indispensable d'exposer, en ses traits essentiels, la structure de l'organe de Corti (fig. 326).

L'organe de Corti; sa structure.   Le limaçon renferme un canal cylindrique qui fait, en spirale, trois fois le tour de l'axe osseux ou columelle dans laquelle le nerf cochléaire est logé. Le canal cylindrique est dédoublé en deux canaux ou *rampes spirales* par

1. Retzius, Die Endingungsweise des Gehörnerven. *Biol. Untersuch.*, N. F., III, 1892.
2. Van Gehuchten, Contribution à l'étude des ganglions cérébro-spinaux. *La Cellule*, t. VIII, 1892.
3. Geberg, Ueber die Endigung des Gehörnerven in der Schnecke der Säugethiere. *Anat. Anzeiger*, Bd. VIII, 1892.
4. Cajal, Les nouvelles idées sur la structure du système nerveux, traduction de L. Azoulay. Paris, 1894.
5. Held, Zur Kenntniss der peripheren Gehörleitung. *Arch. f. Anat. u. Physiol.*, Anat. Abtheil., 1897.

une cloison intérieure transversale, osseuse près de l'axe et membraneuse à la périphérie, où on la nomme *membrane basilaire*. Au sommet du limaçon, les deux rampes communiquent entre elles par un petit pertuis, appelé *hélicotréma*. Mais à la base, l'une des rampes s'ouvre dans le vestibule, d'où son nom de *vestibulaire*, et se continue par là avec le saccule; l'autre, au contraire, se termine à la fenêtre ronde, fermée par une mince membrane qui la sépare de la caisse du tympan; ce rapport a valu à ce dernier canal le nom de *rampe tympanique*.

La rampe vestibulaire est partagée à son tour en deux conduits prismatiques par une mince *membrane*, dite de *Reissner*. De ces deux conduits, celui qui est sous-tendu par la membrane basilaire est le plus important ; il

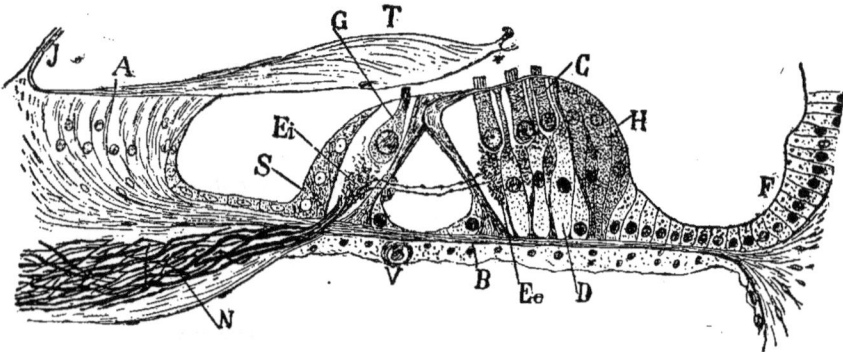

FIG. 326. — Coupe de l'organe de Corti chez l'homme (d'après Retzius).

A, crête spirale ; — B, membrane basilaire ; — C, cellules ciliées externes ; — D, cellules de soutien ; — Ei, faisceau nerveux spiral interne ; — Ee, faisceau nerveux spiral externe ; — F, épithélium du sillon spiral externe ; — G, cellules ciliées internes ; — H, cellules d'appui de Hensen ou de Claudius ; — N, nerf cochléaire de Corti au-dessus du ganglion spiral ; — I, membrane tectoria ; — V, vaisseau spiral ; — J, membrane de Reissner à son origine ; — S, épithélium du sillon interne.

contient l'organe de Corti, l'appareil analyseur des sons, où viennent se terminer les fibres nerveuses.

La membrane basilaire supporte une série d'arcades, formant par leur continuité un tunnel prismatique et naturellement spiral. Ce tunnel est constitué par deux séries de piliers qu'en raison de leur position par rapport à l'axe du limaçon on distingue en internes et externes (fig. 326). Ces piliers sont des cellules épithéliales transformées en une substance dure, homogène et élastique, sauf au voisinage de leurs extrémités inférieures, où le noyau et un reste de protoplasma primitif persistent encore. Ces piliers se fixent inférieurement sur la membrane basilaire, à une certaine distance les uns des autres. Supérieurement, ils se rejoignent et s'articulent, la tête des piliers externes venant s'engager dans une cavité creusée au sommet des piliers internes. En dehors des piliers externes et les flanquant, se dresse une formation épithéliale dont la hauteur diminue au fur et à mesure que l'on s'éloigne du tunnel de Corti. Cette couche épithéliale comprend deux sortes de cellules : 1º les *cellules de Deiters* ou de soutien (fig. 326, *D*), très allongées, et dont l'extrémité inférieure, volumineuse, s'implante dans la membrane basilaire, tandis que l'extrémité supérieure plus mince se porte en haut et se termine à la surface épithéliale ; 2° les *cellules ciliées* ou *corpuscules acoustiques*, disposées sur trois ou quatre rangées, alternes avec celles des éléments précédents. Les corpuscules acoustiques, *C*, se distinguent des cellules épithéliales par un corps épais, court, surmonté par une touffe de cils et arrondi à sa partie inférieure qui est soutenue par les cellules de Deiters. En dedans du pilier interne on observe encore un autre revêtement épithélial, moins étendu cependant; il est constitué par un rang de *cellules ciliées*, analogues à celles que nous venons de décrire, et par plusieurs séries de cellules de soutien, non ciliées, par conséquent. Ces éléments sont

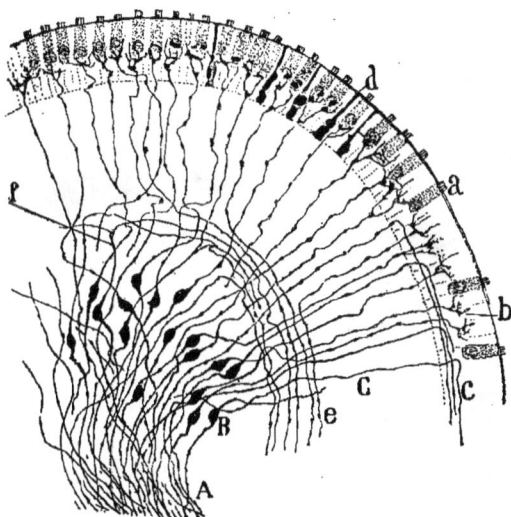

Fig. 327. — Coupe horizontale du ganglion spiral ; fœtus de souris. Méthode de Golgi.

A, nerf cochléaire ; — B, ganglion spiral ; — C, membrane basilaire ; — *a*, cellule ciliée ; — *b*, arborisation nerveuse terminale ; — *c*, fibres spirales externes ; — *d*, cellule de soutien ; — *e*, fibres spirales profondes ; — *f*, fibre bifurquée.

d'autant moins élevés qu'ils sont plus internes; ils finissent par avoir la hauteur des corpuscules aplatis du sillon spiral interne, *S*.

Trajet et mode de terminaison des fibres périphériques vestibulaires.   Les branches périphériques des cellules bipolaires du ganglion spiral, après avoir cheminé, en rayonnant, entre les deux lames de la cloison spirale osseuse, atteignent la membrane basilaire et pénètrent enfin dans l'organe de Corti (fig. 328, *D*). Là, ces fibres se comportent de deux façons, comme l'a montré Retzius : les unes, les plus nombreuses, gagnent l'épithélium et se terminent sous les cellules ciliées par un bouquet de filaments variqueux, ascendants, en contact intime avec l'extrémité inférieure et les faces latérales de ces corpuscules acoustiques ; les autres, en moins grand nombre, parcourent en spirale une étendue variable, entre les cellules de Deiters, et finissent par se ramifier comme les précédentes (fig. 327, *c*). Dans l'organe de Corti, encore embryonnaire chez la souris âgée de quelques jours, ces dernières fibres spirales forment un paquet unique, placé sous les cellules ciliées externes et au-dessus de la membrane basilaire; chez l'homme, au contraire, les fibres spirales sont disposées, d'après la description de Retzius [1], en deux paquets : l'un *interne* ou *faisceau du tunnel*, situé au-dessous des cellules ciliées internes (fig. 326, *Ei*), et l'autre *externe*, subdivisé en trois ou quatre fascicules secondaires, circulant entre les cellules de Deiters, sous les cellules ciliées externes (fig. 326, *Ee*). *Leur disposition chez l'homme.*

De même qu'il existe deux zones ou régions de cellules ciliées, de même on observe deux sortes de fibres terminales : les *fibres internes*, peu nom- *Fibres internes et externes.*

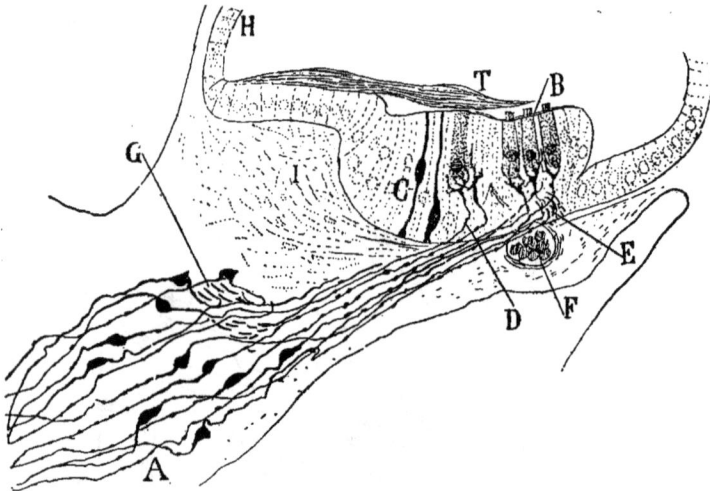

Fig. 328.— Coupe du ganglion spiral et de l'organe de Corti; souris âgée de cinq jours. Méthode de Golgi.

A, cellules bipolaires du ganglion spiral; — B, cellules ciliées externes ; — C, cellules de soutien; — D, arborisation terminale d'une fibre nerveuse acoustique ; — E, faisceau nerveux spiral ; — F, vaisseau spiral ; — G, fibres circulant en spirale pour se ramifier dans des points éloignés de l'organe de Corti ; — H, membrane de Reissner à son origine ; — T, membrane tectoria ou de Corti.

breuses, ramifiées sous les cellules ciliées internes, sans dépasser le tunnel de Corti (fig. 328, *D*), et les *fibres externes*, très abondantes, qui, chez l'adulte, se réunissent en petits faisceaux pour traverser le tunnel et se terminer, de la manière que l'on sait, sous les cellules ciliées externes (fig. 328, *E*).

Terminaison des branches internes des cellules du ganglion spiral. — C'est l'ensemble des expansions profondes des cellules bipolaires acoustiques qui forme le nerf cochléaire proprement dit. Ce nerf passe d'abord par l'axe du limaçon; il se porte ensuite dans le conduit auditif interne, où il se réunit aux nerfs vestibulaire et facial et pénètre, enfin, dans le bulbe où il se place derrière le nerf vestibulaire. Là, il se termine dans deux ganglions princi- *Leur trajet, leurs noyaux de terminaison.*

1. RETZIUS, Das Gehörorgan der Wirbelthiere. Bd. I, Stockholm, 1881 et 1884.

paux : le *noyau ventral* ou *antérieur* qui fait saillie sur la face externe de la racine descendante du trijumeau et le *ganglion latéral*, qu'on appelle aussi *tubercule acoustique*; ce dernier est placé plus loin, derrière le précédent, et

Historique de leur termi-naison.

couvre la face externe et le bord postérieur du corps restiforme. Les recherches, essentiellement concordantes, de Meynert [1], Bechterew [2], Forel [3], Onufrowicz [4], Baginski [5], Flechsig [6], Monakow [7], Bumm [8] et Kirlizew [9]

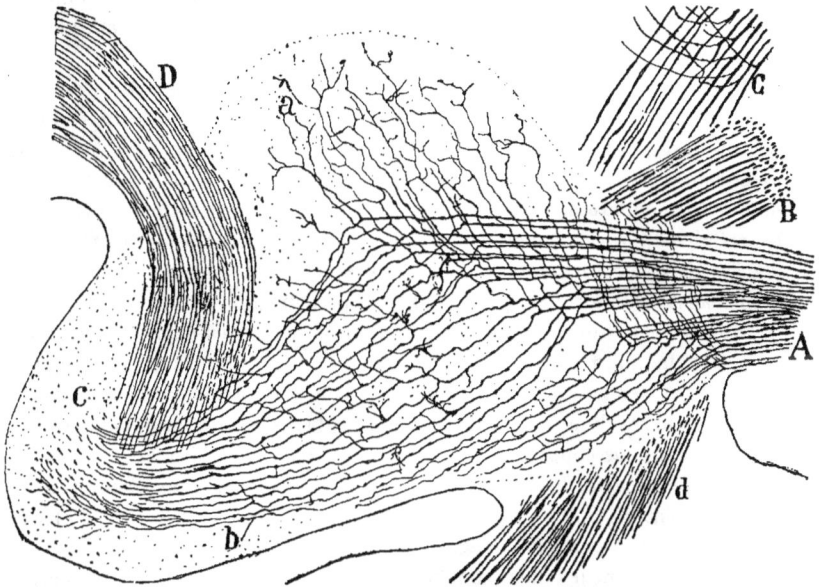

Fig. 329. — Coupe longitudinale et très latérale du bulbe ; fœtus de souris. Méthode de Golgi.

A, nerf cochléaire ; — B, nerf vestibulaire ; — C, racine descendante du trijumeau ; — D, pédoncule cérébelleux inférieur ; — a, branche ascendante du nerf cochléaire ; — b, branche descendante du même ; — c, prolongement de la branche descendante en arrière du corps restiforme.

ont établi depuis longtemps que le nerf cochléaire entre principalement en

1. MEYNERT, in *Stricker's Gewebelehre.* Leipzig, 1870.

2. BECHTEREW, Zur Frage über den Ursprung des Hörnerven. *Neurol. Centralbl.*, 1887.

3. FOREL, Vorläufige Mittheilung über den Ursprung des Nervus Acusticus. *Neurol. Centralbl.*, 1887.

4. ONUFROWICZ, Experimenteller Beitrag zur Kenntniss des Ursprungs des Nervus acusticus des Kaninchens. *Arch. f. Psychiatrie*, Bd. XVI, 1885.

5. BAGINSKI, Ueber den Ursprung und den centralen Verlauf des Nervus acusticus des Kaninchens. *Virchow's Arch.*, Bd. CIX, Heft. 1.

6. FLECHSIG, Weitere Mittheilungen über die Beziehungen des unteren Vierhügels zum Hörnerven. *Neurol. Centralbl.*, 1890.

7. MONAKOW, Ueber den Ursprung des Nervus acusticus. *Monatschr. f. Ohrenheilk*, 1886.—Ueber striæ acusticæ und untere Schleife. *Arch. f. Psychiatrie*, Bd. XXII.

8. BUMM, Experimenteller Beitrag zur Kenntniss des Hörnervenursprungs beim Kaninchen. *Allgm. Zeitschr. f. Psychiatrie*, Bd. XLV.

9. KIRLIZEW, Zur Lehre vom Ursprung und centralen Verlauf des Gehörnerven. *Neurol. Centralbl.*, 1892.

rapport avec les éléments de ces deux ganglions. Mais comment les fibres de ce nerf s'y terminent, en réalité, c'est ce que ces auteurs n'avaient pu préciser, par suite de l'insuffisance des méthodes qui leur permirent, cependant, de fixer l'origine réelle du nerf et d'acquérir des notions nombreuses sur la structure de ces ganglions et de leurs voies afférentes : corps trapézoïde, stries acoustiques, ruban de Reil latéral, etc. Ce point ainsi que la morphologie des cellules logées dans les ganglions ventral et latéral n'ont été élucidés qu'en ces dernières années par L. Sala [1], H. Held [2], A. Kölliker [3], Martin [4], Cajal [5], Meyer [6] et Lavilla [7], grâce à l'emploi des méthodes au chromate d'argent et au bleu de méthylène.

BIFURCATIONS ET COLLATÉRALES DU NERF COCHLÉAIRE. — Dès leur arrivée au ganglion ventral antérieur, les fibres radiculaires du cochléaire se bifurquent, ainsi que l'ont démontré Held et Kölliker, en deux branches, l'une ascendante, l'autre descendante; ces branches fournissent à leur tour de nombreuses collatérales qui se terminent par des arborisations libres entre les cellules du noyau. Quelques ramuscules de ces arborisations formeraient, d'après Held, de véritables corbeilles terminales autour des cellules, corbeilles analogues à celles des corpuscules de Purkinje.

Nous avons étudié avec soin la bifurcation des fibres cochléaires chez la souris et le lapin nouveau-nés, en recourant de préférence aux coupes sagittales et très latérales du bulbe, car l'on y peut suivre facilement les branches qui résultent du dédoublement de la fibre afférente. On voit tout de suite, dans ces coupes, que les fibres cochléaires se bifurquent dans des plans un peu écartés les uns des autres et comme échelonnés à l'intérieur du ganglion ventral; on y remarque aussi que les branches ascendantes et descendantes sont à peu près d'égal diamètre, sauf dans les cas exceptionnels où indifféremment les unes sont plus fines ou plus grosses que les autres.

La *branche ascendante*, courte, se porte en haut et en arrière et se termine au sommet du ganglion ventral, après avoir donné quelques collatérales, à angle presque droit.

La *branche descendante* est beaucoup plus longue; elle se dirige en bas et en arrière, et, après avoir émis un grand nombre de collatérales pour le ganglion ventral lui-même, contourne le pédoncule cérébelleux inférieur et pénètre dans la queue ou prolongement postérieur du ganglion ventral

1. L. SALA, Sur l'origine du nerf acoustique. *Arch. ital. de Biol.*, t. XVI, et *Neurol. Centralbl.*, 1892.
2. HELD, Die centralen Bahnen des Nervus acusticus bei der Katze. *Arch. f. Anat. u. Physiol.*, Anat. Abtheil., 1891. — Die centrale Gehörleitung. *Arch. f. Anat. u. Physiol.*, Anat. Abtheil., 1893.
3. KÖLLIKER, Handbuch der Gewebelehre des Menschen, 6e Aufl., 1898, Bd. II.
4. MARTIN, Handbuch der Anatomie der Hausthiere. 3e Aufl., 1891-1893. — Zur Endigung des Nervus acusticus im Gehirn der Katze. *Anat. Anzeiger*, nos 5 et 6, 1893.
5. CAJAL, Beiträge zum Studium der Medulla oblongata, des Kleinhirns u. Ursprungs der Hirnnerven, etc. Leipzig, 1896, p. 77. — El azul de metileno en los centros nerviosos. *Rev. trimestr. micrográf.*, t. 1, 1896.
6. S. MEYER, Ueber eine Verbindungsweise der Neuronen. *Arch. f. mikrosk. Anat.*, Bd. XLVII, 1896.
7. LAVILLA, Algunos detalles concernientes á la oliva superior y focos accesorios. *Rev. trimestr. micrográf.*, t. III, 1898.

ainsi que dans le tubercule acoustique. Chez la souris, on le voit sur la
figure 329, en *b*, toutes les fibres descendantes, d'abord écartées, convergent
l'une vers l'autre et s'unissent en un faisceau curviligne, dense, que l'on

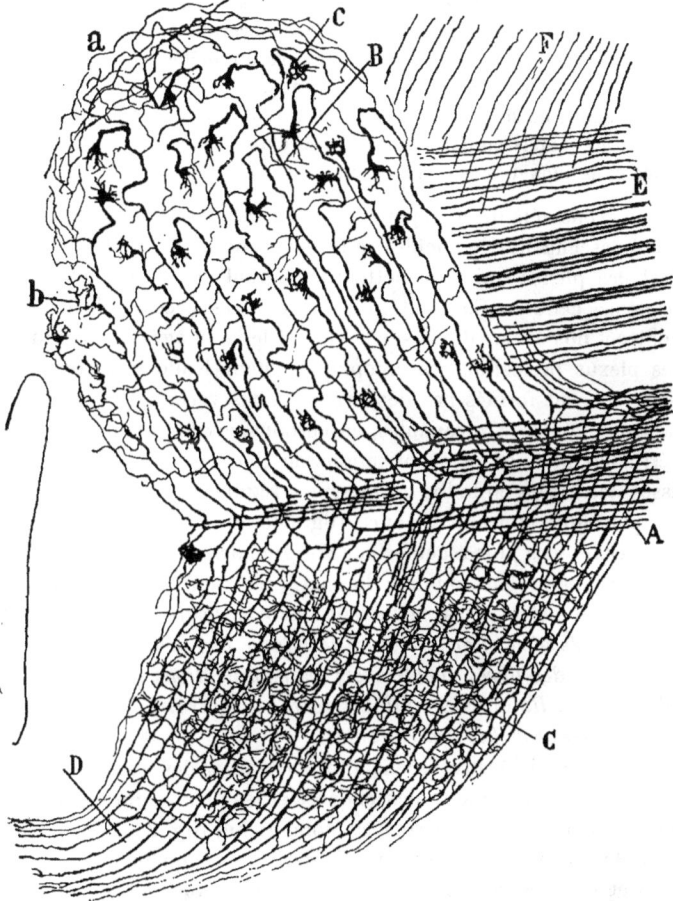

; FIG. 330. — Coupe longitudinale et antéro-postérieure du ganglion ventral du nerf
acoustique ; chien nouveau-né. Méthode de Golgi.

A, nerf cochléaire ; — B, partie supérieure du ganglion ventral dans laquelle se termine la branche
ascendante du nerf cochléaire ; — C, partie inférieure du même ganglion dans laquelle se trouvent les terminaisons de la branche descendante du nerf cochléaire ; — D, faisceau destiné à la
queue du ganglion ventral et du tubercule acoustique ; — *a*, plexus marginal supérieur ; — *b*, arborisations terminales de la branche ascendante du nerf cochléaire ; — *c*, nids péricellulaires formés
par les collatérales de la branche descendante.

peut suivre jusqu'à la partie la plus postérieure du tubercule acoustique et
du ganglion ventral. Sur leur trajet, ces fibres descendantes s'épuisent
également en collatérales ramifiées (fig. 332), jusqu'à se réduire elles-mêmes
à un ramuscule qui se ramifie tout comme une collatérale.

Dans quelques préparations de bulbe de souris, lapin et chat, nous avons observé qu'un groupe de fibres, en continuité apparente avec les branches descendantes du cochléaire, longe le corps restiforme, passe derrière lui et gagne enfin le noyau de Deiters ainsi que la substance réticulée grise. En raison du trajet énorme de ces fibres, nous n'avons pu déterminer le lieu de leur terminaison; peut-être correspondent-elles à certaines fibres cochléaires directes, qui, selon Oseretzkowsky [1], s'incorporeraient aux stries médullaires et iraient se terminer dans l'olive supérieure du même côté. Les recherches que nous avons effectuées chez les embryons, à l'aide de la méthode du nitrate d'argent réduit, ne sont cependant pas favorables à cette manière de voir, car nous n'avons jamais pu constater l'entrée d'une radiculaire cochléaire directe dans les ganglions du corps trapézoïde.

Fibres d'apparence cochléaire et à terminaison inconnue.

Nous avons déjà dit que, pour Held, les collatérales des branches ascendante et descendante du cochléaire forment autour des cellules du ganglion ventral des plexus qui transmettent le courant acoustique, par contact, au corps de ces cellules. En réalité, il existe deux espèces de plexus, comme le démontrent nos observations sur le chat et le lapin âgés de quelques jours : 1° des plexus péricellulaires compliqués, dont Kölliker a fourni de bons dessins; ils sont formés par des arborisations variqueuses, fines et lâches (figs. 330, C et 332, C), capables, en certains points, de donner naissance à de véritables nids; 2° les arborisations de Held, constituées par des fibres épaisses, terminées en bulbe ou massue irrégulière, d'où partent, en divergeant, plusieurs appendices courts (fig. 330, c).

Les deux espèces de plexus péricellulaires des fibres cochléaires.

Des recherches plus récentes sur l'origine de ces deux espèces d'arborisations terminales dans le bulbe du chat [2], nous ont conduit à un fait qui ne manque pas d'intérêt; c'est le suivant : *les ramifications en massue ou bulbe de Held représentent l'arborisation terminale des branches ascendantes de la bifurcation des fibres cochléaires; les ramifications fines qui produisent les plexus péricellulaires compliqués sont, au contraire, la continuation des collatérales des branches descendantes.*

Modes particuliers de terminaison des branches ascendante et descendante.

La branche cochléaire ascendante émet aussi des collatérales, mais en moins grand nombre que la descendante et les plexus, qui en dérivent, sont incomparablement moins serrés et moins riches (fig. 330, B); jamais ils ne forment de véritables nids. Ces particularités expliquent les grandes différences que l'on observe dans les plexus du ganglion ventral selon le niveau d'où proviennent les coupes.

Collatérales et plexus de la branche ascendante.

Les figures 330 et 331 donnent un certain nombre de détails sur la disposition générale de l'arborisation des branches ascendantes. On y voit que la fibre terminale change ordinairement de direction et devient par là plus ou moins horizontale, lorsque la dernière collatérale a été lancée et que le bulbe final s'applique sur le corps d'une cellule nerveuse du ganglion ventral. La figure 333 est encore plus explicite sur la disposition singulière qu'affectent

Ses terminaisons. Bulbes de Held; leur aspect par la méthode de Golgi.

---

1. Oseretzkowsky, Beiträge zur Frage vom centralen Verlauf des Gehörnerven. *Arch. f. mikrosk. Anat.*, Bd. XLV, 1895.

2. Cajal, Disposición terminal de las fibras del nervio coclear. *Rev. trimest. micrográf.*, t. V, 1900.

les bulbes de Held. On y remarquera leur forme, souvent pyramidale ou conique, avec base périphérique; on notera aussi les appendices, qui partent du contour de la masse protoplasmique terminale, sous la forme d'épines

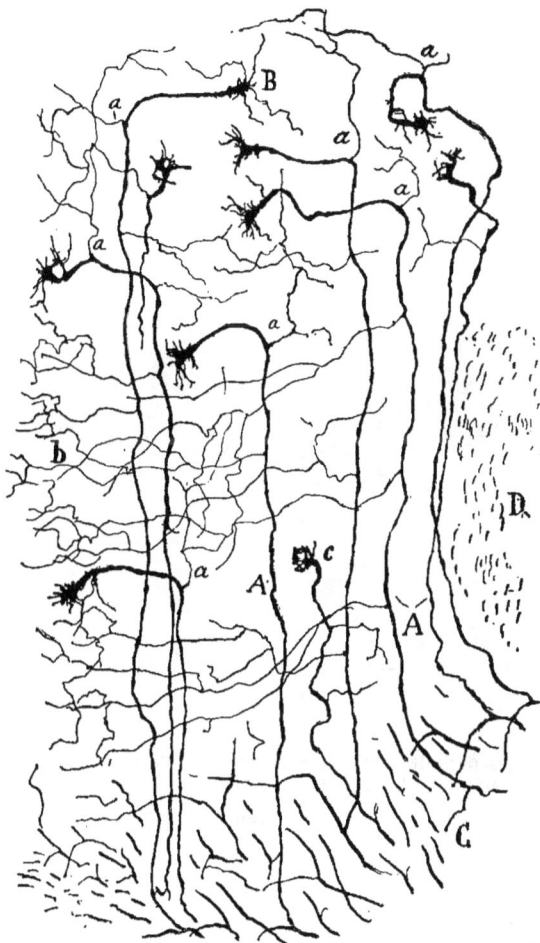

Fig. 331. — Coupe longitudinale de la partie supérieure du ganglion ventral du nerf acoustique; chat âgé de quelques jours. Méthode de Golgi.

A, fibres de la branche ascendante du nerf cochléaire ; — B, bulbes terminaux ; — C, troncs radiculaires, avant leur bifurcation ; — D, nerf vestibulaire ; — a, dernière collatérale généralement ascendante et issue de la branche ascendante du cochléaire ; — b, premières collatérales issues des mêmes branches et se portant habituellement en dehors.

courtes ou d'expansions un peu plus longues et divisées. Bulbe et appendices s'appliquent d'étroite façon, comme nous l'avons montré ailleurs [1],

1. CAJAL, Beiträge zum Studium der Medulla oblongata, des Kleinhirns u. Ursprungs der Hirnnerven, etc. Leipzig, 1896, p. 77.

sur la surface à peu près sphérique des cellules nerveuses et forment autour
d'elles un nid ou corbeille plus ou moins complet. Quelques ramuscules du
bulbe terminal s'allongent parfois jusqu'à entrer en contact avec les cellules
voisines ou avec les dendrites du corpuscule embrassé par le bulbe générateur. On voit aussi, assez fréquemment, des cellules sur lesquelles viennent
s'accoler deux et même trois bulbes terminaux (fig. 334, c), qui enveloppent
le corps entier de leurs appendices. On remarque sur quelques corbeilles
un détail intéressant : c'est un trou ou une encoche, creusé dans la base du
bulbe terminal et donnant passage, vraisemblablement, à l'origine d'une
dendrite volumineuse.

La taille des bulbes et la complication des corbeilles terminales varient

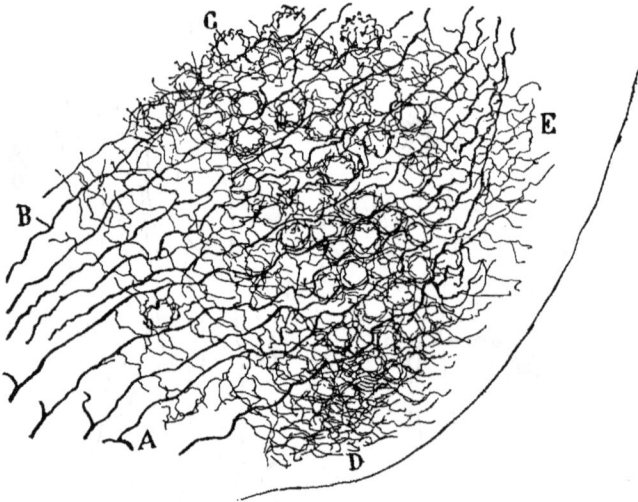

FIG. 332. — Plexus péricellulaires fournis par les collatérales de la branche descendante du nerf cochléaire ; chat âgé de quelques jours. Méthode de Golgi.

A, radiculaires du nerf cochléaire avant leur bifurcation ; — B, branche ascendante de ce nerf ; —
C, nids formés par les collatérales ; — D, plexus touffu situé dans la couche des grains.

un peu selon les plans du ganglion ventral ; en tout cas, ces corbeilles sont
d'autant plus pauvres en rameaux et les bulbes d'autant plus gros que l'on
se rapproche de l'extrémité supérieure de ce ganglion ; au voisinage de la
région des radiculaires, les bulbes prennent souvent la forme de corbeilles
véritables.

Les méthodes de coloration neurofibrillaire imprègnent fort bien les *Leur aspect*
bulbes de Held ; notre procédé au nitrate d'argent réduit, en particulier, *par les métho-*
montre que chaque cellule du noyau ventral entre en rapport avec trois *des de colora-*
ou plusieurs fibres cochléaires terminales dont les bulbes forment une sorte *tion neurofi-*
de nid ou corbeille (fig. 333). Cette même technique nous apprend qu'il *brillaire.*
existe un réseau neurofibrillaire aplati dans les renflements terminaux un
peu volumineux ; les branches ténues s'achèvent, au contraire, par des
anneaux neurofibrillaires ; elles forment, peut-être aussi, par leur coales-

104

cence, les plus grands anneaux, tels que ceux marqués de la lettre c dans la figure 333.

Ajoutons que les bulbes si intéressants de Held sont une disposition exclusivement propre au ganglion ventral du nerf cochléaire ; rien de semblable n'existe ni dans le tubercule latéral, ni dans les foyers olivaires.

Situation et rapports ; ses deux portions.

Ganglion antérieur ou ventral du nerf cochléaire. — La position que ce foyer occupe, à ras du bulbe, sur le trajet initial du nerf cochléaire, l'a fait comparer aux ganglions rachidiens. C'est une masse grise, piriforme, large en avant et mince en arrière, où elle présente une queue qui s'insinue entre le tubercule acoustique en dehors, et la racine descendante du trijumeau, suivie du corps restiforme en dedans. De là, une division très naturelle de ce foyer en une portion antérieure ou céphalique et une portion postérieure ou caudale. En dehors et en avant, ce ganglion est revêtu d'un prolongement de l'épendyme ; en dehors et en arrière il est couvert en même temps que l'appendice caudal tout entier par le tubercule acoustique. Ces rapports éprouvent quelques altérations aux extrémités supérieure et inférieure du ganglion ; en haut, en effet, ce ganglion s'élève bien au-dessus du tubercule acoustique et va plonger en plein cervelet, avec lequel il entre en relation par sa face externe ; en bas, c'est-à-dire au niveau du noyau du facial, le ganglion ventral s'arrête, alors que le tubercule acoustique persiste encore.

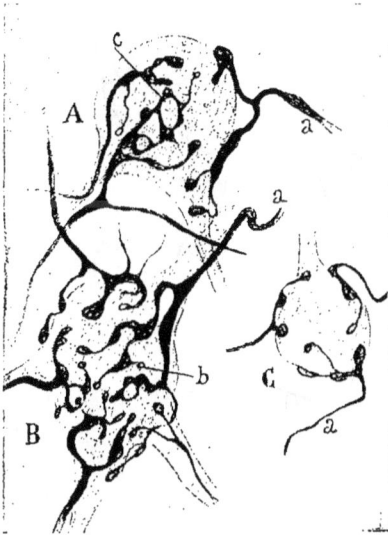

Fig. 333. — Bulbes de Held ou arborisations terminales des branches ascendantes du nerf cochléaire ; lapin adulte. Méthode du nitrate d'argent réduit ; 4ᵉ formule à l'ammoniaque.

a, fibre cochléaire afférente ; — *b*, anneau terminal ; — *c*, grand anneau ou fenêtre formée peut-être par la coalescence de deux ramuscules.

Caractères des portions céphalique et caudale.

La portion antérieure ou céphalique du ganglion ventral est caractérisée surtout par sa richesse en substance blanche. Nous avons déjà dit, en effet, que, dans cette portion, les cellules du noyau ventral sont partagées en masses parallèles distinctes et de direction semblable par plusieurs gros paquets de fibres du nerf cochléaire, qui pénètrent d'avant en arrière. La portion caudale, elle, est moins fournie en fibres à myéline, qui, du reste, cheminent presque toutes dans le même sens que les précédentes.

Une coupe fine, colorée par la méthode de Nissl, comme celle que repré-

Aspect du ganglion dans les préparations au Nissl.

sente la figure 335, nous montre dans ce ganglion une trame très variée. On y reconnaît, de dehors en dedans, les strates suivantes : 1° une couche épithéliale, *A* ; 2° une couche plexiforme, *B* ; 3° une couche de grains ou de petites cellules, *C*, et 4° une couche des faisceaux blancs et des cellules de grande taille, *D*. Cette stratification fait défaut dans la région de la queue ainsi que dans la partie la plus antérieure du ganglion ; on ne trouve plus là que la quatrième couche. La partie du noyau, qui plonge dans le cervelet, est également dépourvue de l'assise épithéliale et de celle des grains.

Structure des différentes couches.

1° La *couche épithéliale* est constituée par un ou deux rangs de cellules épendymaires, comparables à celles de la moelle. Leur noyau est placé au niveau de la surface même du ganglion; leur corps et le prolongement principal, épais, flexueux et chargé de nombreux appendices collatéraux, pénètrent au contraire dans les strates sous-jacentes où ils séparent les cellules nerveuses les unes des autres. La méthode de Golgi imprègne bien ces corpuscules épithéliaux.

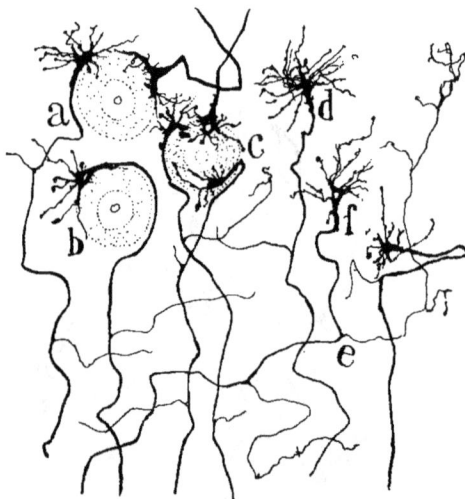

Fig. 334. — Détails des bulbes de Held ou terminaisons des fibres de la branche ascendante du nerf cochléaire ; lapin âgé de quelques jours. Méthode de Golgi.

a, cellule enveloppée par deux bulbes ; — *b*, cellule en contact avec un seul bulbe ; — *c*, cellule embrassée par trois bulbes ; — *e*, dernière collatérale des fibres de la branche ascendante ; — *d*, *f*, bulbes astériformes pourvus de nombreux appendices.

2° La *zone plexiforme* est ainsi appelée, parce qu'elle est le lieu de concours et de ramification d'un grand nombre de dendrites; elle possède aussi, de-ci, de-là, comme le montrent les préparations au Nissl, quelques grains, un certain nombre de corpuscules nerveux et des cellules névrogliques clairsemées, faciles à reconnaître grâce au réseau chromatique périphérique et aux nucléoles multiples de leur noyau. Cette zone n'est bien développée qu'au voisinage du tubercule acoustique.

Aspect des grains.

3° La *couche des grains* tire son nom de ce qu'elle contient une quantité considérable de petits noyaux sphériques ou ellipsoïdes qui renferment un nucléole central et sont tout à fait semblables aux grains du cervelet. Dans quelques-uns de ces éléments, la méthode de Nissl révèle l'existence de prolongements, surtout d'un prolongement profond ou central, qu'on ne peut suivre bien loin à cause de sa faible coloration. La méthode de Golgi est malheureusement à peu près impuissante à imprégner ces grains. Dans les préparations fort rares au chromate d'argent, où ces éléments se sont colorés, nous les avons vus sous la forme de cellules toutes petites, multipolaires et

*Leur cylin-
dre-axe, enco-
re inconnu.*
pourvues de plusieurs fines dendrites, dont les divisions ne s'étendent qu'à une faible distance. Quant au cylindre-axe, il nous a été impossible jusqu'à présent de le découvrir. Aussi, devons-nous suspendre notre jugement sur la signification et le rôle de ces corpuscules. Un certain nombre d'auteurs les ont pris pour des cellules épithéliales ou névrogliques ; c'est une erreur. Il est plus probable que ce sont des cellules sans cylindre-axe, analogues aux spongioblastes de la rétine ou aux cellules à axone très fin, comme les grains du cervelet.

*Cellules ner-
veuses dépla-
cées.*
Au milieu des grains, on voit aussi un petit nombre de cellules nerveuses de grande et de moyenne taille, semblables à celles qui caractérisent la couche suivante. La zone des grains n'est, d'ailleurs, bien développée que dans la partie latérale et postérieure du ganglion ; elle manque totalement en avant et réapparaît quelque peu en dedans, c'est-à-dire, du côté qui avoisine le corps trapézoïde.

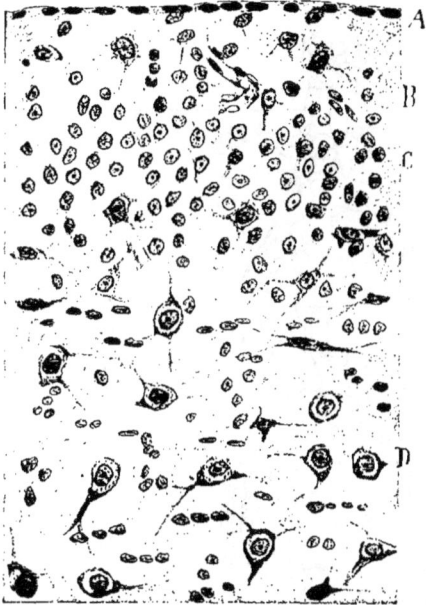

Fig. 335. — Coupe de la région postérieure de la tête du ganglion ventral de l'acoustique ; bulbe de chat. Méthode de Nissl.

A, assise épithéliale ; — B, zone plexiforme superficielle ; — C, couche des grains ; — D, couche des cellules ganglionnaires.

*Aspect des
cellules.*

4° *Zone des faisceaux nerveux et des cellules nerveuses de grande taille.* — Nous sommes, ici, en présence de la couche la plus considérable, de celle qui renferme les éléments les plus importants du ganglion ventral. Les cellules, disposées en groupes ou îlots, sont de grande taille. La méthode de Nissl décèle leur forme plus ou moins sphérique ; elle montre aussi que leur corps contient un abondant protoplasma à réseau chromatique très apparent et un noyau vésiculeux à chromatine concentrée en nucléole. Les blocs chromatiques sont très ténus ; il n'est pas rare qu'ils soient comme fondus et tous transportés vers une dendrite profonde. Ce déplacement est, croyons-nous, l'œuvre des réactifs.

La méthode de Golgi imprègne très bien les cellules de cette couche, ainsi que L. Sala l'a montré, le premier. Cet auteur les a décrites comme des corpuscules globuleux, munis d'un cylindre-axe et en grande partie privés de prolongements protoplasmiques. En réalité, les prolongements ne font *Leurs dendrites.* jamais défaut, suivant l'observation de Kölliker. Fait intéressant et déjà

observé par Sala, la longueur et l'abondance des prolongements protoplas-

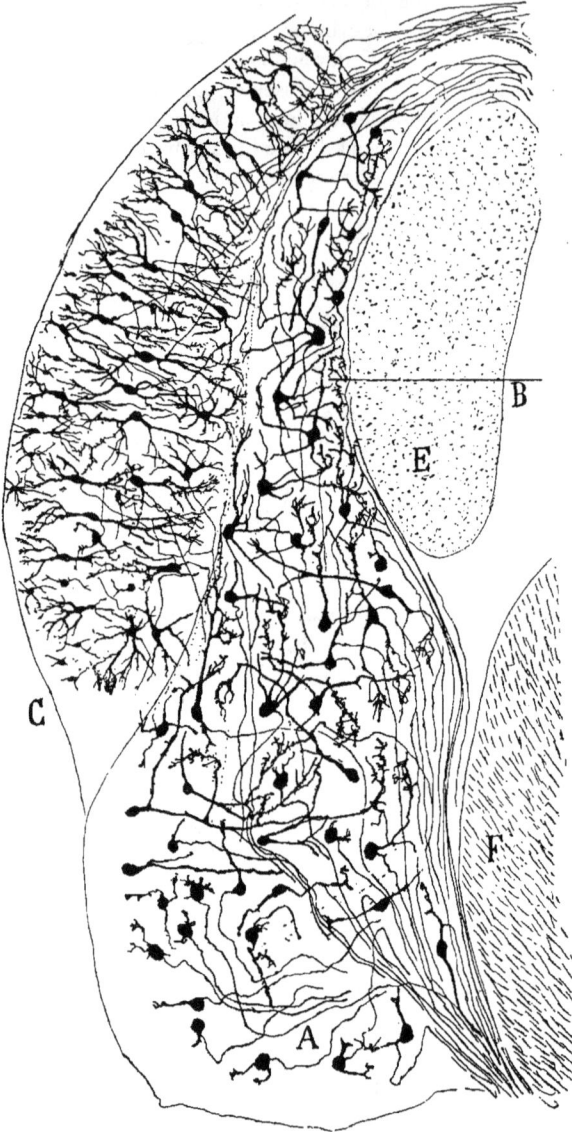

Fig. 336. — Portion latérale d'une coupe transversale bulbo-protubérantielle, montrant l'ensemble des cellules nerveuses des ganglions ventral et latéral du nerf cochléaire ; lapin de huit jours. Méthode de Golgi.

A, ganglion ventral ; — B, queue de ce ganglion ; — C, tubercule acoustique ou ganglion latéral ; — E, corps restiforme ; — F, trijumeau.

miques s'accroissent au fur et à mesure que les cellules auxquelles ils appartiennent sont plus postérieures. C'est ainsi que les cellules les plus antérieures ne présentent souvent qu'un ou deux appendices dendritiques courts, à contours raboteux et terminés, soit par des excroissances irrégulières, soit par des bouquets de ramuscules épais ; en arrière, au contraire, les dendrites s'allongent et deviennent plus nombreuses. C'est dans la portion la plus profonde et dans la queue du ganglion que se rencontrent les éléments pourvus des expansions les plus longues, bifurquées dans leur parcours et terminées à une grande distance par des branchages fortement épineux. L'arborisation terminale est souvent disposée en bouquet et ressemble parfois à la frange terminale des cellules mitrales du bulbe olfactif (figs. 336, A, B et 337).

Leurs cylindre-axe et collatérales.

Le cylindre-axe, assez volumineux, de ces cellules prend naissance sur le corps ou sur une dendrite ; il se porte en avant et en dedans, en décrivant des sinuosités calquées sur le corps des cellules entre lesquelles il passe ; il pénètre enfin dans le corps trapézoïde ; nous avons pu l'y suivre bien des fois au delà de l'olive supérieure.

Ces cylindres-axes manquent ordinairement de collatérales ; néanmoins, à la suite d'un examen attentif de préparations bien imprégnées et provenant du chat âgé de quelques jours (fig. 338, *d*), nous avons acquis la conviction que certains axones sont pourvus d'une, deux et jusqu'à trois collatérales, toutes distribuées dans le ganglion que nous sommes en train d'étudier. Celles qui naissent sur des cylindres-axes très postérieurs vont se ramifier dans la partie la plus antérieure du ganglion ; celles nées, au contraire, de cellules placées à l'avant ou au milieu du noyau se dirigent d'avant en arrière, en se rapprochant de la racine descendante du trijumeau ; elles s'infléchissent ensuite en dehors, à des distances variables, et vont s'arboriser dans la région la plus reculée, c'est-à-dire dans la queue du ganglion. Ces dispositions sont, d'ailleurs, sujettes à de grandes variations.

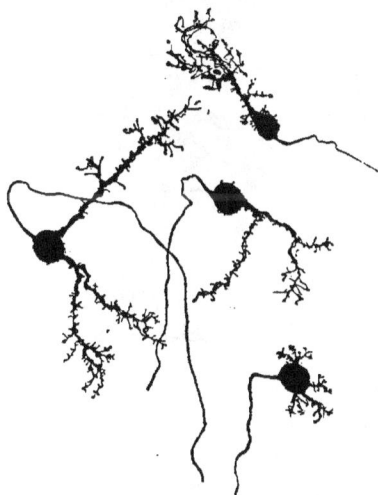

FIG. 337. — Cellules du noyau ventral du cochléaire ; chat âgé de quelques jours. Méthode de Golgi.

Apparente bifurcation du cylindre-axe ; erreur de L. Sala.

Lorsque la collatérale naît sur le cylindre-axe, celui-ci change de direction, et cet embranchement prend la forme d'un Y et même d'un T. Cette apparence, que L. Sala a sans doute vue, a été pour lui une cause d'erreur grave. Après avoir assimilé les cellules du ganglion ventral à celles des ganglions rachidiens, il a supposé, en effet, qu'il s'agissait là d'une bifurcation dont la branche externe sort du ganglion et se continue avec les fibres radiculaires du nerf cochléaire. Pour réfuter cette assertion, qui a tout l'air d'une idée purement théorique, il nous suffira de dire que, sur des centaines d'axones bien imprégnés, jamais nous n'avons pu en surprendre un qui présentât la moindre tendance à sortir du ganglion avec les fibres du nerf cochléaire. Ce que l'on voit très nettement, au contraire, c'est que la branche antérieure la plus volumineuse, c'est-à-dire l'axone, se continue toujours par une fibre du corps trapézoïde, tandis que la collatérale, plus déliée, se ramifie, du moins partiellement, dans l'épaisseur du ganglion ventral. Ce mode de terminaison des collatérales nées des cellules

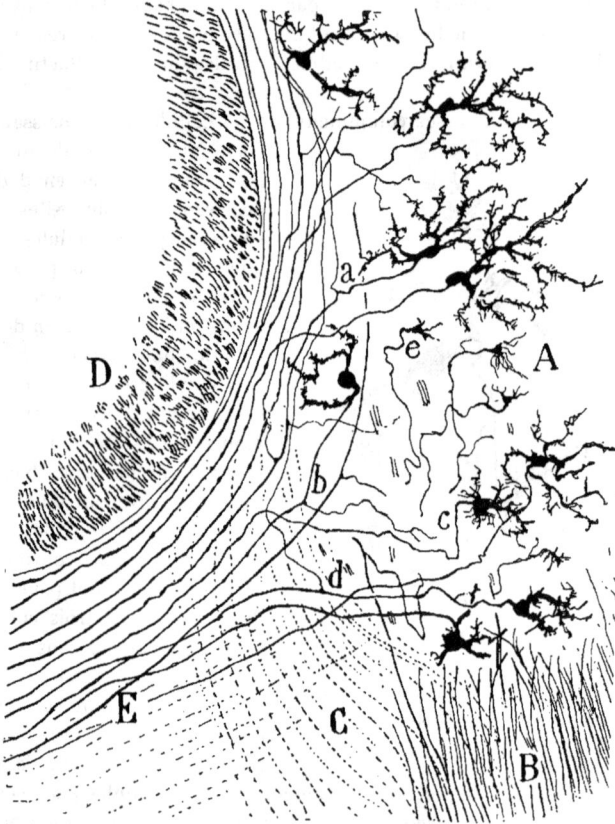

Fig. 338. — Portion d'une coupe transversale du ganglion ventral du nerf cochléaire ; chat âgé de quelques jours. Méthode de Golgi.

A, ganglion ventral ; — B, nerf cochléaire ; — C, nerf vestibulaire ; — D, trijumeau ; — E, fibres d'origine du corps trapézoïde ; — a, d, collatérales dirigées en arrière ; — b, collatérales dirigées en avant ; — e, bulbes de Held.

nerveuses de ce ganglion corrobore une fois de plus l'opinion que nous avons exposée si souvent dans le cours de ces études ; il prouve, en effet, que les voies sensitives ou sensorielles de second ordre ne constituent pas des conducteurs parfaitement isolés pendant leur trajet intra-ganglionnaire, mais bien plutôt des voies de conduction parcourues de préférence par l'excitation venue de la périphérie. En outre du courant principal, il existe donc des dérivations, qui assurent, le cas échéant, l'efficacité de la conduction en associant de nouveaux neurones de même genre à la chaîne nerveuse maîtresse.

Caractère des voies sensorielles de second ordre.

Le cylindre-axe des cellules de la région caudale se rend aussi au corps trapézoïde ; mais, ainsi que Held l'a observé, il ne se porte pas toujours directement en avant ; il longe d'abord le flanc externe du pédoncule cérébelleux, forme une anse qui embrasse la partie postérieure de ce pédoncule, retourne en avant et en dedans et pénètre dans le corps trapézoïde, soit en dehors, soit en dedans de la branche descendante du trijumeau. Dans la figure 358, nous représentons, en c, quelques-unes de ces fibres telles que nous les avons vues chez la souris âgée de quelques jours ; on notera que certaines d'entre elles émettent, à leur passage au travers du foyer terminal

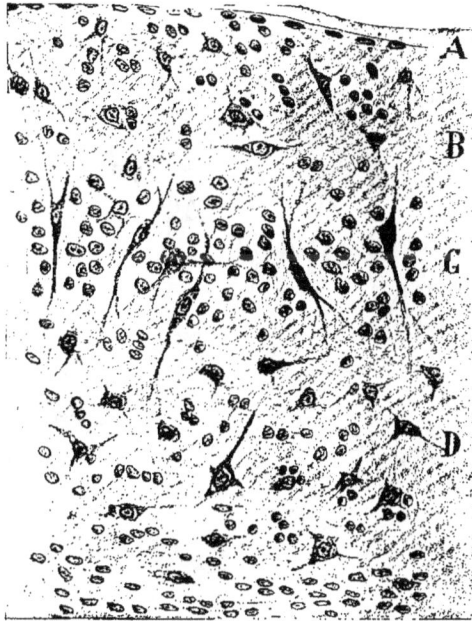

Fɪɢ. 339. — Coupe transversale du tubercule acoustique ; lapin adulte.
Méthode de Nissl.

A, assise épithéliale ; — B, zone plexiforme superficielle ; — C, couche des grains et des grandes
cellules fusiformes ; — D, couche des cellules ganglionnaires ou couche plexiforme profonde.

du nerf vestibulaire, une ou deux collatérales qui vont se ramifier dans le noyau de Deiters. Dans un cas, le cylindre-axe se bifurquait au moment d'atteindre le bord postérieur de la racine du trijumeau, pour fournir, sans doute, deux fibrilles au corps trapézoïde. La figure 359, dessinée d'après une coupe du corps trapézoïde du chat et colorée au Weigert, montre clairement les fibres à myéline trapézoïdiennes naissant de la région caudale du ganglion que nous étudions.

Tubercule acoustique ou ganglion latéral. — Ce noyau, peu développé chez l'homme, l'est beaucoup plus chez les autres mammifères, en particulier chez le cobaye, le lapin et le chat. Masse grise renflée en tubercule ovoïde à direction antéro-postérieure, ce noyau couvre la région caudale du ganglion ventral et contourne en dehors le corps trapézoïde ; il se termine en arrière de celui-ci et se met ainsi en rapport avec le foyer de Deiters et le noyau dorsal du vestibulaire. Nous avons déjà dit que le tubercule acoustique ne s'élève pas aussi haut que le ganglion ventral ; par contre, il descend plus bas dans le bulbe, dont il contourne le bord inférieur.

Les préparations au Nissl, telles que celle représentée par la figure 339, révèlent dans ce noyau l'existence des mêmes couches que dans le ganglion

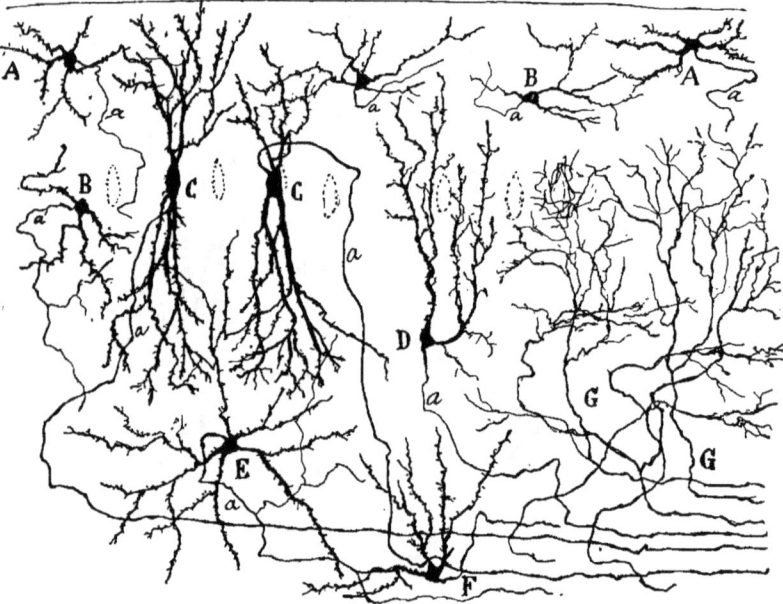

FIG. 340. — Principaux types cellulaires que l'on rencontre dans le tubercule acoustique ; chat âgé de huit jours. Méthode de Golgi.

A, B, cellules de la couche plexiforme ; — C, cellules fusiformes de la couche des grains ; — B, grains ; — D, E, F, neurones de la couche des cellules ganglionnaires ; — G, arborisations terminales libres du nerf cochléaire.

cochléaire antérieur ; nous y trouverons donc : 1° *une zone épithéliale, A* ; 2° *une zone plexiforme, B* ; 3° *une zone des grains*, comme les appelle Onufrowicz[1] ; 4° *une zone des grandes cellules nerveuses* ou zone principale, *D*. En arrière, la couche des grains se rapproche de la surface bulbaire et remplace la couche plexiforme dans la partie la plus dorsale du tubercule.

1° et 2° Les *zones épithéliale* et *plexiforme* sont constituées de même que dans le ganglion ventral. Dans la figure 340, nous montrons deux types de cellules de cette dernière assise. L'un, *B*, minuscule, à dendrites ténues et à cylindre-axe délié et horizontal ; l'autre, *A*, plus volumineux, muni de

---

1. ONUFROWICZ, Experimenteller Beitrag zur Kenntniss des Ursprungs des Nervus Acusticus des Kaninchens. *Arch. f. Psychiatrie*, Bd. XVI, 1885.

dendrites épineuses et d'un axone, qui, après quelques détours, descend pour se porter, peut-être, au corps trapézoïde.

3° La *zone des grains* est peuplée d'éléments très petits, pressés les uns contre les autres et d'apparence multipolaire ; en réalité, la morphologie de ces éléments n'est pas connue, car le chromate d'argent ne les imprègne pas. Au milieu d'eux, de distance en distance, on aperçoit des corpuscules nerveux fusiformes, à grand axe perpendiculaire à la surface du tubercule, de taille moyenne ou grande et disposés assez régulièrement sur un même rang. Leur pôle externe donne naissance à une ou plusieurs dendrites épineuses qui se ramifient dans la couche plexiforme ; leur pôle interne produit deux troncs protoplasmiques ou davantage, épineux également, et abondamment arborisés sur une vaste étendue de la quatrième couche ou couche profonde. Quant au cylindre-axe, d'ordinaire épais, il pénètre dans le corps trapézoïde après quelques détours assez souvent initiaux (figs. 339, *C* et 340, *C*) ; il ne donne point de collatérales pendant son trajet. Nous avons observé, néanmoins, dans la partie la plus profonde du tubercule acoustique, des cellules fusiformes qui lançaient, par l'intermédiaire de leur cylindre-axe, jusqu'à trois collatérales, dont l'une remontait dans la zone plexiforme pour s'y arboriser (fig. 341).

Cellules fusiformes de la couche des grains ; leur axone.

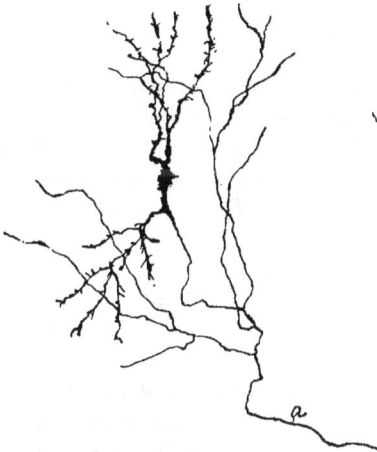

FIG. 341. — Cellule fusiforme de la région postérieure du tubercule acoustique du chat. Méthode de Golgi.

a, cylindre-axe.

4° *La zone des grandes cellules nerveuses*, la plus importante et la plus épaisse, contient des éléments de grande et de moyenne taille, éléments séparés les uns des autres par une grande quantité de fibrilles d'aspect plexiforme. Les études que nous avons faites sur la morphologie de ces cellules concordent essentiellement avec les descriptions de L. Sala, Kölliker et Held.

Aspect des cellules.

Comme on peut le voir sur les figures 336 et 340, les cellules, allongées, ovoïdes, fusiformes ou triangulaires et orientées en divers sens, y sont disposées sur plusieurs assises ; elles portent d'ordinaire deux ou trois troncs polaires que terminent des dendrites variqueuses, enchevêtrées et remarquablement épineuses, chez le chat surtout. Les corpuscules de cette sorte, dont certains atteignent de grandes dimensions, possèdent les expansions ramifiées et épineuses les plus abondantes et les plus compliquées. Nous montrons dans la figure 340, en *D, E, F*, les formes cellulaires qui se sont présentées à nous le plus souvent.

Leur cylindre-axe, parti du corps ou d'une grosse dendrite, se dirige tantôt dans un sens, tantôt dans un autre, mais avec tendance vers la profondeur du ganglion ; il finit par pénétrer dans les faisceaux du corps trapézoïde. Au début de son parcours, il fournit, mais non d'une façon constante, une, deux et même trois collatérales qui s'arborisent entre les cellules de la couche même. *Leur axone et les deux courants cylindre-axiles.*

Tous ces axones se groupent pour constituer deux courants : un *antérieur*, issu des cellules de la région antérieure du tubercule acoustique et incorporé aux fibres trapézoïdes que donne la région céphalique du ganglion ventral ; et un *postérieur*, qui se porte profondément d'avant en arrière et le long de la face externe de la queue du ganglion ventral ; ce courant côtoie ensuite le bord postérieur du corps restiforme et va faire partie enfin des stries acoustiques et peut-être aussi du corps trapézoïde.

VOIES ACOUSTIQUES CENTRALES

Le corps trapézoïde est, avons-nous dit, une voie auditive secondaire importante, dont le rôle est d'associer les noyaux acoustiques d'un côté au tubercule quadrijumeau postérieur et au corps genouillé interne du côté opposé. Son influence s'étend, en outre, pendant son trajet dans le bulbe, à une partie des noyaux de second ordre suivants : *l'olive supérieure ou protubérantielle, l'olive supérieure accessoire*, le *noyau préolivaire interne*, le *noyau semilunaire ou préolivaire externe*, le *noyau du corps trapézoïde* et le *noyau du ruban de Reil latéral*. Avant d'aborder l'étude du trajet des fibres trapézoïdes, nous nous occuperons de la structure de ces divers foyers. *Foyers bulbaires innervés par le corps trapézoïde.*

Olive supérieure. — Ce ganglion, placé sur le trajet des fibres trapézoïdes, en avant de la racine descendante du trijumeau et en dehors du noyau du corps trapézoïde, est constitué par une lamelle grise, très compacte et plissée dans le sens vertical ; la figure 343, dessinée d'après l'olive supérieure du chat âgé de quelques jours, montre cet aspect. Le plissement est double, en sorte que, sur une section transversale, l'olive a la forme d'une s, dont une boucle est dirigée en arrière et l'autre en avant. Même disposition chez le lapin, mais la couche de substance grise est plus mince (fig. 342, A). *Rapports et aspect.*

L'olive supérieure renferme trois sortes d'éléments : 1° les *cellules* ; 2° les *arborisations trapézoïdes intercellulaires*, et 3° la *voie centrale*, originaire de ce noyau. *Structure.*

Cellules. — Elles ont été bien décrites par Held et Kölliker ; ce sont des corpuscules facilement colorables par le chromate d'argent, de taille moyenne, généralement fusiformes et orientés suivant les rayons de la double courbure olivaire (fig. 343, A). Elles sont disposées sur plusieurs couches irrégulières, discontinues par suite de l'extrême abondance du plexus interstitiel qui les entoure. La plupart des cellules possèdent deux dendrites polaires volumineuses, vite décomposées en un bouquet de rameaux, allant jusqu'aux limites de la lamelle grise et arborisés suivant un mode compliqué. Des cellules, comme on en peut voir dans la figure 343, avec *Leurs dendrites.*

deux et même trois dendrites jaillissant de chaque pôle, ne sont pas rares ;
mais ces dendrites, qui ne s'écartent les unes des autres qu'à angle aigu,
se comportent comme les précédentes. Les cellules voisines des frontières
du ganglion sont ordinairement ovoïdes ou triangulaires, et comme il fallait
s'y attendre, les dendrites, qu'elles lancent du côté périphérique de l'olive,
sont courtes et n'envoient pas de ramifications hors du noyau.

Il est difficile de voir sur une seule coupe l'ensemble de l'appareil dendritique de la plupart des cellules que nous sommes en train d'étudier. Cela
provient de ce que les expansions polaires ont fréquemment une direction
ascendante ou descendante et se ramifient suivant des plans verticaux ; aussi,

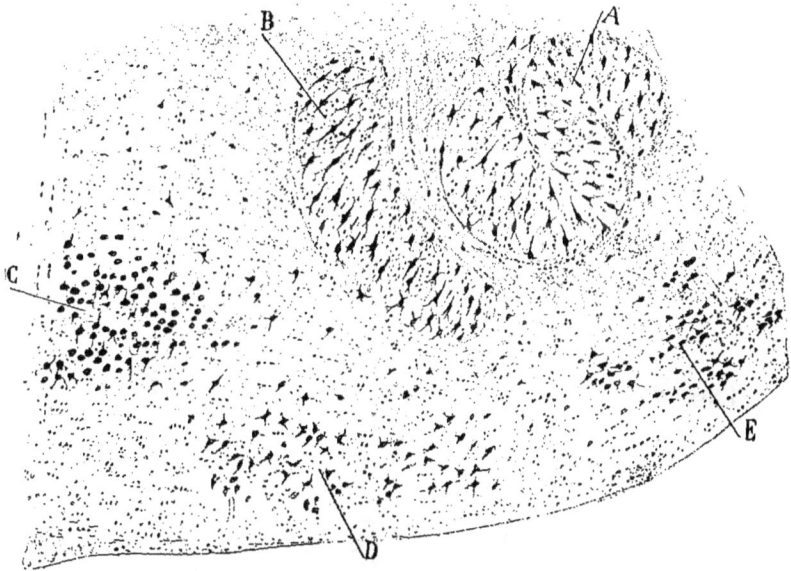

FIG. 342. — Ensemble des foyers acoustiques secondaires ; lapin adulte.
Méthode de Nissl.

A, olive supérieure ; — B, olive accessoire ; — C, noyau du corps trapézoïde ; — D, ganglion
préolivaire interne ; — E, ganglion préolivaire externe.

ne peut-on observer la ramure protoplasmique entière que sur des coupes longitudinales, parallèles aux cellules. Les ramuscules ultimes de toutes ces
dendrites sont extrêmement épineux et compliqués ; ils tendent à s'accumuler dans les confins du ganglion. On en rencontre néanmoins en assez
grand nombre dans les parties centrales.

*Leur axone ;
ses deux cou-
rants.*

Le cylindre-axe, sorti du corps ou de la base d'une dendrite, se porte, par
un trajet irrégulier, vers les contours du ganglion et se perd dans l'abondante
couche de fibres nerveuses qui circonscrit l'olive supérieure. Avant de
quitter définitivement leur noyau d'origine, certains cylindres-axes fournissent une ou deux collatérales, qui se subdivisent entre les cellules olivaires.

Il est fort difficile de suivre le trajet ultérieur de ces axones, surtout chez le chien et le chat, car on ne peut presque jamais, chez eux, en saisir la trace au delà des bornes du ganglion. Il n'en est pas de même, fort heureusement, chez la souris, dont les fœtus nous ont servi à élucider ce point. Chez eux, en effet, on parvient de temps à autre à observer l'itinéraire de ces cylindres-axes ; on apprend alors qu'ils se dirigent presque toujours en arrière, en suivant les contours de l'olive, arrivent à la substance réticulée grise située derrière ce noyau et, là, deviennent verticaux après

1° *Courant de la voie acoustique de 3° ordre.*

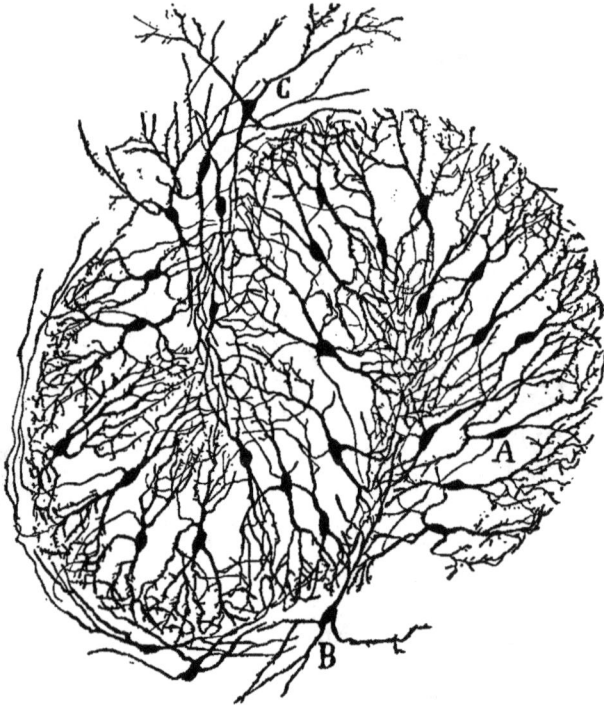

Fig. 343. — Ensemble des cellules de l'olive supérieure ;
chat de huit jours. Méthode de Golgi.

A, cellules fusiformes intrafocales ; — B, cellules marginales du bord antérieur ; — C, cellules
marginales du hile postérieur.

inflexion ou bifurcation ; ils forment de la sorte une voie bulbaire acoustique de troisième ordre.

D'autres cylindres-axes vont aux côtés de l'olive et gagnent les faisceaux du corps trapézoïde, auxquels ils s'incorporent ; nous n'avons pu les suivre plus loin et déterminer leur destination, par conséquent. Held, qui avait déjà mentionné ces axones agrégés au corps trapézoïde, suppose qu'ils vont soit jusqu'au raphé, soit vers le ganglion ventral du cochléaire ; il croit aussi que quelques-uns d'entre eux pénètrent dans le pédoncule de l'olive et se rendent au noyau d'origine du moteur oculaire externe. Nous n'avons pu rien voir de pareil ; en tout cas, il nous semble, du moins d'après les dessins

2° *Courant incorporé au corps trapézoïde.*

de Held, qu'il n'a suivi ni ces dernières fibres, ni les précédentes, sur une étendue suffisante pour en fixer le trajet et la terminaison.

Cellules marginales. — Sur les contours de l'olive supérieure on aperçoit des cellules, fusiformes, triangulaires ou étoilées, dont les appendices proto-plasmiques s'étendent en arcs de cercle et ne pénètrent pas, d'ordinaire, dans l'intérieur du ganglion ; il existe pourtant des exceptions, puisque certains corpuscules envoient des dendrites à l'intérieur du noyau, où elles se ramifient entre les neurones olivaires. Les cellules limitantes abondent sur-

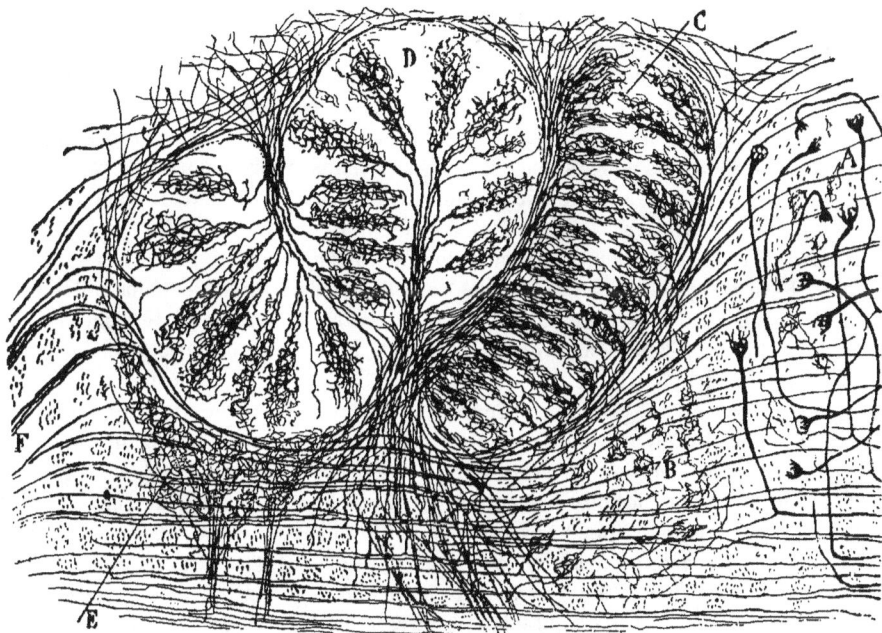

Fig. 344. — Ensemble des arborisations nerveuses des noyaux olivaires et trapézoïdes ; chat âgé de quelques jours. Méthode de Golgi.

A, noyau du corps trapézoïde ; — B, noyau préolivaire interne ; — C, olive accessoire ; — D, olive supérieure ; — E, foyer semilunaire ou préolivaire externe ; — F, fibres trapézoïdes.

tout dans la boucle postérieure (fig. 343, C) et dans les hiles, dans l'anté-rieur plus particulièrement.

Ses fibres constitutives autochtones et trapézoïdes.

Plexus nerveux intraolivaire. — Deux sortes de fibres constituent ce plexus, l'un des plus compliqués et des plus ténus qui soient dans les centres nerveux : ce sont les collatérales des cylindres-axes autochtones, déjà mentionnées, et les fibres venues du corps trapézoïde. Le contingent principal des fibres à myéline qui parviennent à l'olive est formé par ces dernières.

Collatérales trapézoïdes postérieures et antérieures.

Les fibres d'origine trapézoïde ont été bien figurées et décrites par Kölliker ; il est le premier qui en ait vu les arborisations terminales. Held et nous-même avons constaté l'exactitude de ses descriptions.

La figure 344 reproduit, en D et C, l'ensemble des arborisations que les fibres trapézoïdes émettent dans l'olive supérieure et dans les noyaux accessoires. Parmi ces fibres, les unes pénètrent par la partie postérieure de l'olive ; ce sont des collatérales de tubes trapézoïdes situés sur la face postérieure de ce noyau et constituant la *voie trapézoïde postérieure* de Held ; les autres, les plus nombreuses sans doute, entrent par la face antérieure et sont, elles aussi, des collatérales ; elles naissent sur la *voie trapézoïde antérieure* de Held, c'est-à-dire sur les nombreux tubes trapézoïdes directs qui passent, groupés en petits faisceaux, au travers du reste du cordon latéral et par devant la racine descendante du trijumeau. La plupart des fibres destinées à l'olive peuvent être considérées, ainsi qu'on vient de le voir, comme des collatérales ; il en est, cependant, à qui leur épaisseur, égale ou même supérieure à celle de leur tube générateur, peut faire attribuer le titre de branches de bifurcations. D'autres, enfin, ont tous les caractères de branches terminales, car, en remontant leur cours, on note qu'à leur arrivée aux faisceaux trapézoïdes elles s'infléchissent en dedans pour se porter au raphé médian. Il nous a semblé que les collatérales sont généralement des fibres trapézoïdes directes ; les terminales seraient au contraire des fibres trapézoïdes croisées. Ce point est encore douteux, néanmoins.

Fibres terminales et bifurcations trapézoïdes.

C'est principalement par les hiles ou concavités que les fibres collatérales et terminales pénètrent dans l'olive, le hile ventral servant de porte d'entrée aux fibres trapézoïdes antérieures et le hile dorsal aux postérieures. Il ne manque pourtant pas de fibres qui accèdent à l'olive par ses surfaces convexes. En tout cas, les fibres cheminent ordinairement un certain temps sur les confins de l'olive avant de pénétrer dans sa masse grise. C'est là l'origine du *limbe ou capsule fibrillaire*, qui entoure ce noyau. Pendant leur trajet arciforme, les fibres émettent des branches, au nombre de deux ou trois ou davantage, qui, à l'exemple de la fibre-mère, envahissent perpendiculairement la lame grise olivaire voisine. Là, toutes se résolvent en de magnifiques arborisations, également perpendiculaires à la lame grise et formant des mailles innombrables et serrées, où sont logés les corps de neurones olivaires, au nombre de quatre, six ou plus encore. Ces arborisations, d'ordinaire peu volumineuses, sont plus larges dans le sens vertical que dans le sens transversal ; d'autres, cependant, sont très étendues et en rapport avec un grand nombre de cellules plus ou moins éloignées les unes des autres. Les ramuscules les plus fins de ces arborisations sont extrêmement variqueux et suivent un parcours très compliqué. En s'enchevêtrant, ils forment des nids qui enveloppent le corps et les appendices principaux des cellules olivaires. La figure 344 les montre sous un aspect un peu schématique.

Porte d'entrée et mode de distribution des fibres et collatérales trapézoïdes.

Nids péricellulaires.

Nous avons vu que chaque fibre, qui pénètre dans l'olive supérieure, s'y met en rapport avec de nombreuses cellules grâce aux multiples arborisations qu'elle donne ; il s'ensuit que le courant sensoriel amené par une seule fibre trapézoïde se transmet à une quantité considérable de neurones olivaires.

Olive supérieure accessoire. — Ce noyau semilunaire et situé en dedans de l'olive supérieure embrasse celle-ci par sa face externe concave. Comme le foyer qu'il avoisine, il renferme des cellules et des arborisations nerveuses afférentes.

Cellules. — Les neurones olivaires accessoires se montrent, dans les coupes colorées par la méthode de Nissl [1], sous l'aspect d'éléments fusiformes, volumineux, plus volumineux même que les neurones olivaires ; ils apparaissent, en outre, dirigés perpendiculairement au plan du noyau et offrent une structure franchement réticulée. Leur morphologie a été bien étudiée par Lavilla [2], à l'aide de la méthode de Golgi. D'après la figure 345, que nous empruntons à cet auteur, on voit, en *A*, par exemple, que ce sont des cellules volumineuses, fusiformes ou triangulaires, qui, par chacun de leurs pôles, émettent deux, trois ou plusieurs fortes dendrites orientées d'ordinaire perpendiculairement au plan du ganglion. Ces dendrites se terminent d'habitude près des limites du foyer par un bouquet de rameaux courts, épineux, dont les contours, très inégaux et comme déchiquetés, rappellent les branchages des fibres moussues du cervelet. Les neurones eux-mêmes, ceux du moins qui habitent les parties centrales et

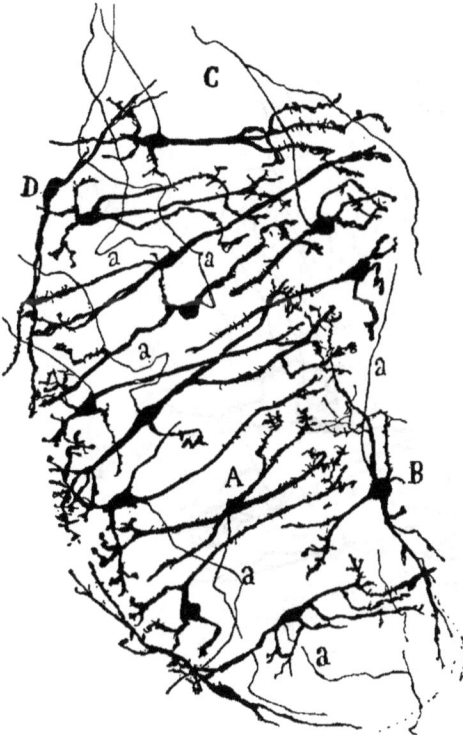

Dendrites.

FIG. 345. — Cellules de l'olive supérieure accessoire ; chat de 20 jours. Méthode de Golgi (d'après Lavilla).

A, cellules centrales ; — B, neurones marginaux ; — C, région profonde du foyer ; — a, axone.

qui forment le plus grand nombre, sont disposés sur quatre ou cinq rangs irréguliers ; un plexus interstitiel très abondant les tient quelque peu écartés les uns des autres. La même figure 345 montre en outre, en *B*, des cellules moins fréquentes, étoilées ou fusiformes, auxquelles leur siège sur les frontières du noyau a valu, de la part de Lavilla, le nom de *cellules marginales.*

---

1. CAJAL, Estructura del protoplasma nervioso. *Rev. trimest. micrográf.*, t. I, 1896.
2. LAVILLA, Algunos detalles concernientes á la oliva superior y focus accesorios. *Rev. trimestr. micrográf.*, t. III, 1898.

Le cylindre-axe, relativement épais, part du corps cellulaire ou d'une forte dendrite, traverse l'épaisseur de l'olive accessoire supérieure en différents sens, et lance, de-ci de-là, mais non constamment, quelques collatérales pour les cellules autochtones. Quant à la destination du cylindre-axe lui-même, il est impossible chez le lapin et le chat d'en rien savoir. Tout ce que l'on peut dire, c'est qu'il pénètre dans la couche fibrillaire marginale de l'olive supérieure accessoire, en particulier dans sa région interne et postérieure. Kölliker et Held prétendent, mais à titre d'hypothèse, que quelques-uns de ces cylindres-axes se portent au pédoncule de l'olive et peut-être au

Cylindre-axe probablement incorporé au ruban de Reil latéral.

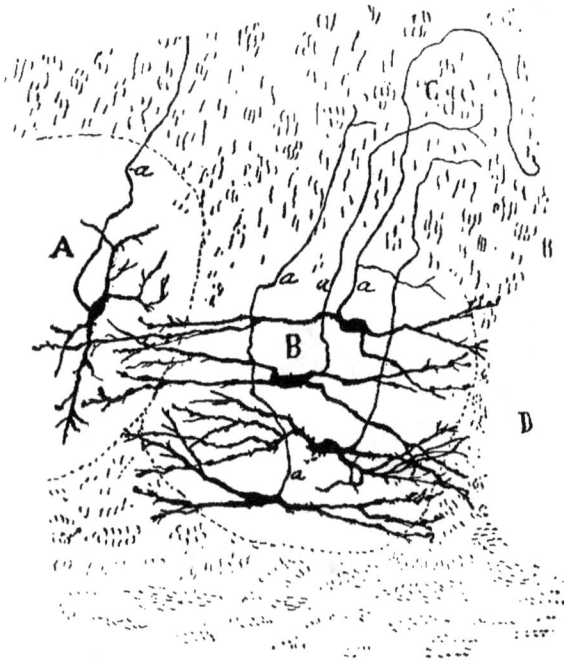

Fig. 346. — Olive accessoire ; fœtus de souris. Méthode de Golgi.

A, olive principale montrant une cellule dont le cylindre-axe se porte en arrière ; — B, olive accessoire ; — D, territoire du noyau du corps trapézoïde.

noyau du moteur oculaire externe. C'est là un fait que la méthode de Golgi ne permet pas de confirmer.

Fort heureusement, on peut mieux reconnaître le cours de ces axones chez le fœtus de souris. En effet, on voit, en B, dans la figure 346, dessinée d'après l'olive supérieure accessoire de cet animal, que la plupart d'entre eux se portent en arrière et que, parvenus dans la substance blanche post-olivaire, ils produisent, soit par dédoublement, soit par inflexion simple, une voie verticale que le ruban de Reil latéral ou système acoustique central paraît continuer. Sans nier que l'olive accessoire et l'olive supérieure puissent avoir d'autres connexions encore indéterminées, nous avons lieu

Voie acoustique de 3e or-

de croire que toutes deux constituent, dans la substance réticulée grise,
une voie acoustique de troisième ordre, chargée, selon toute vraisemblance,
d'apporter l'excitation auditive aux foyers moteurs bulbaires et médullaires
de l'ouïe : noyaux du facial commandant aux muscles du marteau, noyaux
moteurs de la tête et du cou, etc.

Fibres nerveuses afférentes. — Ces fibres, comme d'ailleurs celles de
l'olive supérieure, ont été décrites par Kölliker, Held et nous-même ;
mais c'est Lavilla qui les a étudiées avec le plus de détails. La figure
344 permet de suivre, en *C*, la description que nous allons en donner. Elles

viennent du corps trapézoïde, dont elles forment soit des collatérales, soit
des terminales, et entrent dans le noyau olivaire accessoire par deux portes :
par le côté interne ou convexe, qui est l'entrée de choix pour la très grande
majorité d'entre elles, et par le côté externe ou concave, qui sert d'accès à
celles qui, naissant sur les tubes trapézoïdes antérieurs, se glissent entre
le hile ventral de l'olive supérieure et le noyau accessoire que nous étudions.
Mais quel que soit le lieu de pénétration de ces fibres, la très grande majorité d'entre elles proviennent, d'après nos observations, du courant trapézoïde antérieur. Quant à leur mode de terminaison, nous allons rapporter ce
qu'en dit Lavilla, dont nous avons pu confirmer les observations.

« Lorsqu'on examine, sur des préparations au chromate d'argent, le ganglion accessoire de chats âgés de vingt jours et au delà, c'est-à-dire d'un
âge auquel on peut considérer l'évolution des fibres nerveuses comme
presque ou entièrement achevée, on est souvent frappé d'une disposition
fort singulière. Autour de certaines cellules, qui, elles, ne sont pas imprégnées, on voit un plexus de fibres nerveuses, extrêmement touffu et
appliqué si intimement sur le protoplasma du corpuscule, qu'à première
vue, on croit avoir affaire à une membrane péricellulaire. Mais un examen
attentif montre, et cela sans laisser place au moindre doute, qu'il s'agit
simplement d'un de ces nids péricellulaires aplatis que notre maître, le Professeur Cajal, a découverts dans le noyau rouge, dans les cellules du ganglion
de Deiters et qui ont été décrits à nouveau, il y a peu de temps, par Held[1]
dans ce même noyau et dans le ganglion antérieur de l'acoustique.

« L'aspect de ce plexus varie avec les divers segments de la cellule ; au
niveau du corps et de la base des grosses dendrites, il est serré au plus haut
point, car les trabécules nerveuses y sont si rapprochées que le chromate
d'argent imprègne avec elles le ciment qui les sépare. Aussi, cette imprégnation en bloc donne-t-elle souvent aux parties du plexus où elle survient
l'aspect d'une croûte continue, de couleur fauve, adhérente à la cellule,
croûte sur laquelle, de-ci de-là, ressortent en relief les fibres les plus
grosses. On note cependant des cellules dont les plexus sont parfaitement
purs et fouillés dans leurs moindres détails, grâce à une imprégnation
chromatique exactement limitée aux fibrilles. Dans ces cas, on peut
constater que les travées fibrillaires se croisent sous différents angles et

---

1. HELD, Beiträge zur Structur der Nervenzellen und ihrer Fortsätze ; 8ᵉ Abhandlung. *Arch. f. Anat. u. Physiol.*, Anat. Abteil., 1897.

qu'elles se divisent en de nombreux ramuscules fortement variqueux.

« Au niveau des troncs protoplasmiques, le plexus se raréfie et la coalescence des fibrilles par dépôt intercalaire de chromate d'argent se produit très rarement. Ici, les travées sont parallèles, pour la plupart, aux dendrites qu'elles recouvrent et leurs contours sont plus lisses (fig. 347, *B*). En arrivant sur les dendrites de deuxième et troisième ordre, les fibres du plexus augmentent d'épaisseur, deviennent de plus en plus rares et finissent par abandonner les prolongements protoplasmiques pour aller se perdre à la périphérie de l'olive, c'est-à-dire sur ses bords interne et externe.

2° sur les dendrites.

« Chaque nid péricellulaire est le produit, non d'une fibre nerveuse, mais d'un grand nombre d'entre elles. Ces fibres forment deux courants, l'un interne, l'autre externe, correspondant aux deux bords de l'olive accessoire. Les fibres de chacun d'eux cheminent, en réalité, dans un sens contraire à celui que nous avons adopté pour la description précédente ; c'est dire qu'elles abordent les cellules par leurs plus fines dendrites, passent successivement sur des dendrites de plus en plus grosses et couvrent enfin le corps cellulaire. Au point où les dendrites se bifurquent, certaines fibrilles nerveuses se divisent aussi et envoient leurs

Les deux courants de fibres afférentes.

Trajet réel des fibres sur les neurones olivaires.

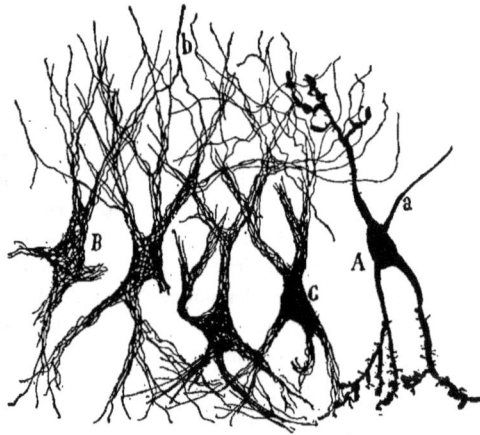

Fig. 347. — Nids péricellulaires de l'olive supérieure accessoire ; chat de deux mois. Méthode de Golgi (d'après Lavilla).

A, cellule imprégnée ; — B, plexus péricellulaire dessinant la forme de la cellule ; — C, un plexus dont les mailles sont comblées par le précipité de chromate d'argent ; — a, axone ; — b, collatérales du corps trapézoïde.

branches secondaires soit au corps, soit à des prolongements protoplasmiques voisins. Il n'est pas rare de voir les fibres afférentes se diviser, avant d'entrer dans le plexus péridendritique, pour aller participer à plusieurs nids péricellulaires. »

Les nids, dont parle Lavilla, font défaut chez les mammifères nouveau-nés. Pour les apercevoir chez le chat par exemple, il faut attendre l'âge de huit jours. Dans l'olive accessoire du chat âgé de quelques jours (fig. 344, *C*), des bouquets de filaments variqueux sont déjà appliqués sur les troncs protoplasmiques des cellules fusiformes, sans néanmoins, y former encore des nids bien caractérisés. Chez l'adulte, les fibrilles de ces nids sont garnies à leur extrémité d'un renflement accolé au protoplasma de la cellule,

Formation tardive des nids.

Noyau du corps trapézoïde. — On désigne sous ce nom un amas dense de cellules sphéroïdales, placé entre l'olive supérieure accessoire en dehors,

Situation et rapports.

les faisceaux radiculaires du moteur oculaire externe en dedans, et le corps trapézoïde en avant. Chez le chat, dont le noyau trapézoïde est représenté dans la figure 349, ce ganglion a, sur coupe, une forme triangulaire; sa base, antérieure et sans limites précises, est voisine d'un groupe cellulaire qui est notre noyau préolivaire interne; son sommet, postérieur, s'appuie contre l'olive accessoire. Chez le lapin et la souris, le noyau que nous étudions est de forme elliptique et siège plus en avant, immédiatement en dehors et en arrière de la voie pyramidale (fig. 342, C). Ce qui caractérise ce ganglion, en dehors de la forme globuleuse de ses cellules, c'est la présence de certaines arborisations remarquables, qui ont l'aspect d'une corolle ou d'une

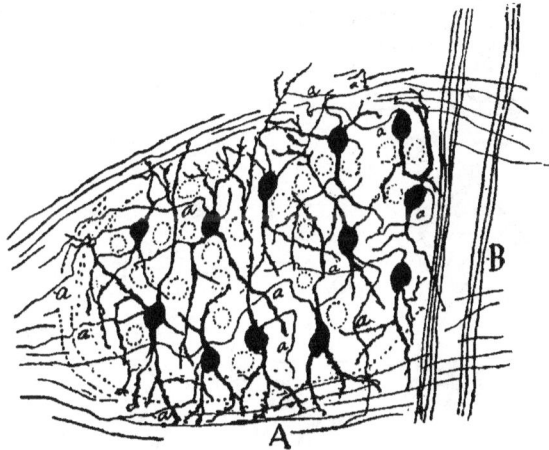

FIG. 348. — Cellules du noyau du corps trapézoïde; fœtus de lapin.
Méthode de Golgi.

A, face antérieure du foyer; — B, nerf oculo-moteur externe; — a, axones se portant ordinairement en dehors.

coupe et que nous appellerons *nids ou calices de Held*, en l'honneur du savant qui les a découvertes.

Cellules nerveuses. — En jetant un regard sur la figure 349, on voit, en *b*, que les cellules du noyau du corps trapézoïde sont globuleuses, de taille moyenne, et munies d'une, deux ou plusieurs dendrites relativement grêles, qui se portent en tous sens, mais de préférence dans le sens antéro-posté-

Dendrites. rieur. Chez le fœtus de lapin, les dendrites, comme on peut le voir sur la figure 348, sont fines et peu ramifiées. Mais chez le lapin âgé de huit jours, elles sont déjà plus longues et plus rameuses et se terminent par des branches ou bouquets de ramuscules épineux. Toutes les expansions protoplasmiques s'arborisent dans le foyer même, avec tendance à s'accumuler dans ses confins antérieur et postérieur.

Chez la souris nouveau-née ou âgée de quelques jours seulement, les cellules n'ont pas encore pris la forme sphérique; aussi, en trouve-t-on surtout de fusiformes ou triangulaires.

Le cylindre-axe pénétrerait, selon Held et Kölliker, dans le corps trapézoïde et se dirigerait avec lui vers l'olive ou le raphé ; sur son parcours, il
émettrait des collatérales, ramifiées, d'après Held, entre les cellules de son
noyau d'origine et aussi entre celles de l'olive supérieure.

Nos recherches nous ont permis de confirmer cette continuité des
cylindres-axes avec le corps trapézoïde lui-même. Mais dans nos prépara-

Axone ; ses
rapports :
1o d'après
Held et Kölli-
ker ;
2o d'après
nous.

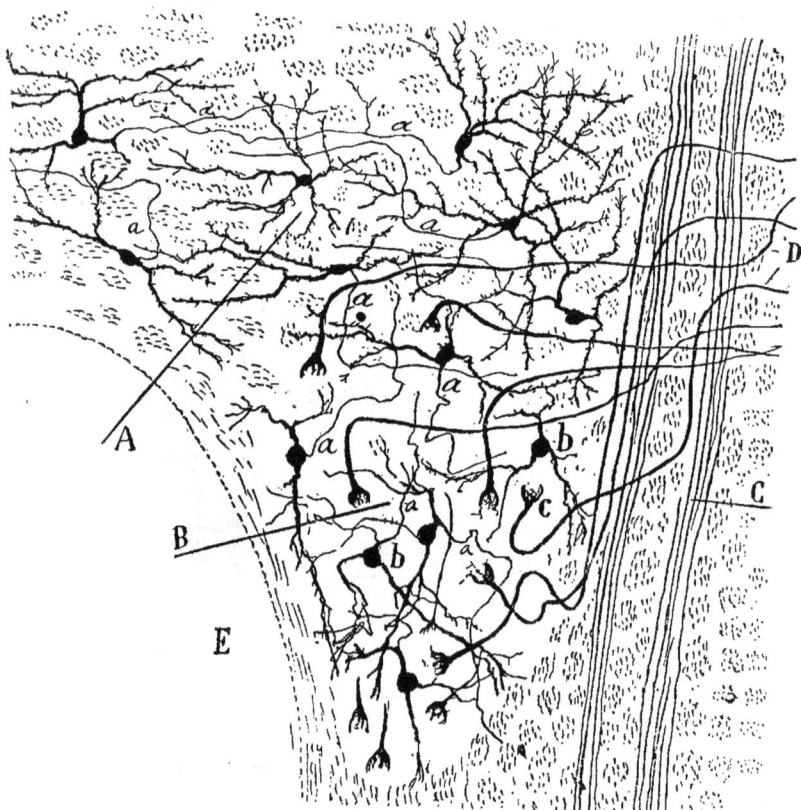

FIG. 349. — Ensemble des noyaux du corps trapézoïde et préolivaire interne ;
chat de huit jours. Méthode de Golgi.

A. cellules du noyau préolivaire interne dont les cylindres-axes se portent en majorité en dehors ; —
B, noyau du corps trapézoïde ; — C, faisceaux du nerf moteur oculaire externe ; — D, grosses
fibres terminées par des calices de Held ; — E, territoire de l'olive supérieure accessoire ; —
a, axone ; — b, cellules du noyau trapézoïde ; — c, calices terminaux de Held.

tions (fig. 348, a), ils se portent pour la plupart en dehors, pénètrent parmi
les tubes profonds du corps trapézoïde, dépassent la face antérieure de
l'olive et s'incorporent franchement au paquet de fibres issues du ganglion
ventral ; jamais nous n'avons pu les poursuivre jusqu'aux cellules de ce
noyau. Nous avons vu aussi d'autres axones se diviser, dans le plan antérieur du noyau du corps trapézoïde, en deux branches, dont l'interne, la
plus fine en général, se portait au raphé, tandis que l'externe se dirigeait

vers l'olive. Dans deux ou trois cas, les branches de la bifurcation semblaient aller toutes deux vers l'olive. Pendant leur trajet de dedans en dehors, un grand nombre des cylindres-axes du noyau que nous étudions projettent des collatérales qui s'arborisent et se distribuent dans la région interne du noyau du corps trapézoïde et dans le ganglion préolivaire. Il ne nous a jamais été donné de voir ces cylindres-axes se terminer dans l'olive.

Fibres terminées dans le noyau du corps trapézoïde. — Elles sont de deux sortes : les fibres ordinaires terminées par des arborisations et celles qui s'achèvent par les corbeilles de Held.

a) Fibres terminées par des arborisations ordinaires.

Les *fibres ordinaires* sont des collatérales ou des terminales des tubes du corps trapézoïde. Les collatérales émanent, à angle droit, des fibres trapézoïdes qui passent au travers ou en dehors du noyau que nous étudions ; elles produisent, comme nous l'avons signalé et comme l'a décrit Lavilla avec plus de détails, un plexus délicat, dans lequel on remarque des groupes de corbeilles ou nids péricellulaires (fig. 35o, *e*, *d*). Ces nids sont constitués par des ramuscules ténus, extrêmement variqueux, appliqués étroitement sur le corps de la cellule, si bien que, dans la mise au point sur l'équateur de ce corps, celui-ci apparaît entouré par une ligne noire correspondant à la section optique des ramuscules.

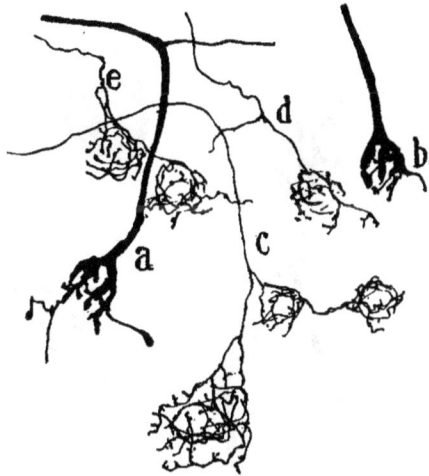

Fig. 35o. — Arborisations nerveuses du noyau du corps trapézoïde ; chat de quinze jours. Méthode de Golgi (d'après Lavilla).

a, b, calices de Held ; — *c, d, e*, fines arborisations péricellulaires.

« Au contraire des nids de Held, ainsi parle Lavilla, ces *Leur description d'après Lavilla.* fibrilles laissent entre elles de larges intervalles et ne s'aplatissent nullement. Mais la différence capitale entre ces nids et ceux de Held, c'est que les premiers sont dus, non à une seule fibre volumineuse, mais au concours de maintes fibrilles, orientées en tous sens et provenant elles-mêmes de deux, trois ou plusieurs fibres nerveuses diverses. Souvent aussi, comme on peut le voir, en *c*, dans la figure 35o, une même fibre collabore à deux, trois ou même à un plus grand nombre de nids terminaux.

« Ces nids de filaments fins sont très nombreux ; ils apparaissent, fréquemment, groupés en amas, c'est-à-dire qu'en certains points on aperçoit deux ou plusieurs cellules voisines enfouies dans ces nids, tandis qu'en d'autres elles en sont entièrement dépourvues. Ce fait, joint à ce que les corps des cellules enveloppées par les nids épais de Held ne peuvent offrir de place à d'autres arborisations, nous porte à soupçonner que les nids à fibrilles fines entrent en rapport avec des éléments particuliers du noyau du corps trapézoïde ; en d'autres termes, ce noyau renferme, croyons-nous, des cellules dont les unes entrent en contact spécialement avec les nids à fibres fines, et les autres avec les nids de Held. »

D'après nos recherches sur la souris, les fibres qui donnent naissance à ces nids de filaments fins, viennent du raphé, c'est-à-dire du corps trapézoïde du côté opposé ; mais leur origine réelle est encore problématique. *Leur origine problématique.*

Fibres épaisses et nids terminaux de Held. — Les zones superficielles du noyau du corps trapézoïde sont traversées, de même que le ganglion préolivaire interne, par des tubes à myéline, épais, les plus épais même du corps trapézoïde. Parvenus à la hauteur des faisceaux du moteur oculaire externe et au delà, ces tubes, qui viennent du raphé et probablement du ganglion antérieur du cochléaire, *b) Fibres terminées par les calices de Held.*

Origine et trajet.

tournent brusquement en arrière pour pénétrer dans le noyau du corps trapézoïde, où ils s'achèvent. Pour la plupart, ce sont des fibres terminales; d'autres, toutefois, dérivent, à l'état de collatérales, du trajet transverse de tubes qui poursuivent leur route vers un point encore inconnu. Mais, même dans ce cas, on peut considérer la collatérale comme une terminale véritable, car elle est plus volumineuse que la suite du tronc d'où elle émane. Une fois dans le ganglion, la fibre épaisse augmente encore de volume, aborde une des cellules sphéroïdales décrites ci-dessus, se renfle en

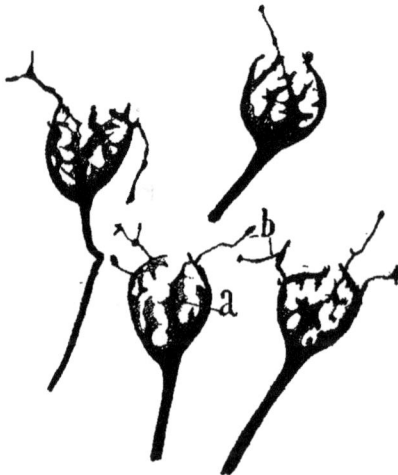

Fig. 351. — Détails des calices de Held ; chat âgé de quelques jours. Méthode de Golgi.

a, branches principales ; -- b, appendices grêles.

Calices de Held.
1° par la méthode de Golgi;

base cônique et embrasse le corps cellulaire dans les branches, grosses, courtes, aplaties et terminées librement qu'elle émet. Cette arborisation couvre d'ordinaire plus de la moitié, parfois même la totalité du corps de la cellule, et ses trous ou mailles livrent passage aux dendrites. Mais elle ne se limite pas au seul corps de la cellule ; chez le chat et le lapin, on voit, en effet, comme nous et plus tard Lavilla, Veratti et Vincenzi l'avons montré, que le contour du calice terminal projette des fibrilles fines et variqueuses, très abondantes chez la souris et le lapin, plus rares chez le chat, fibrilles qui divergent en tous sens, sont peu ramifiées et se terminent soit par un granule, soit par une varicosité. A notre avis, ces expansions s'appliquent sur les dendrites de la cellule enveloppée par le nid qui leur donne naissance, mais nous ne nions pas qu'elles puissent aussi entrer en contact avec les prolongements protoplasmiques de cellules voisines.

Les corbeilles de Held prennent aussi le bleu de méthylène d'Ehrlich,

*2° par la mé-
thode d'Ehr-
lich ;*

comme Semi Meyer et nous l'avons prouvé. La figure 353 représente les
nids terminaux de Held, colorés par cette méthode chez le lapin adulte. On
remarquera que ces arborisations terminales sont plus abondantes et plus délicates que celles du chat où il existe de grands vides entre les branches (fig. 351). En outre, tandis que chez ce dernier animal le nid est presque
sphérique, il est, chez le premier, de forme allongée. On aperçoit, encore
assez fréquemment, des vacuoles à la base du calice ou sur quelques-unes
de ses grosses branches (fig. 353, *a*). Or, ces vacuoles ne sont jamais visibles
sur les préparations au chromate d'argent, il y a donc lieu de les considérer
comme des productions artificielles. Il existe une autre différence entre les

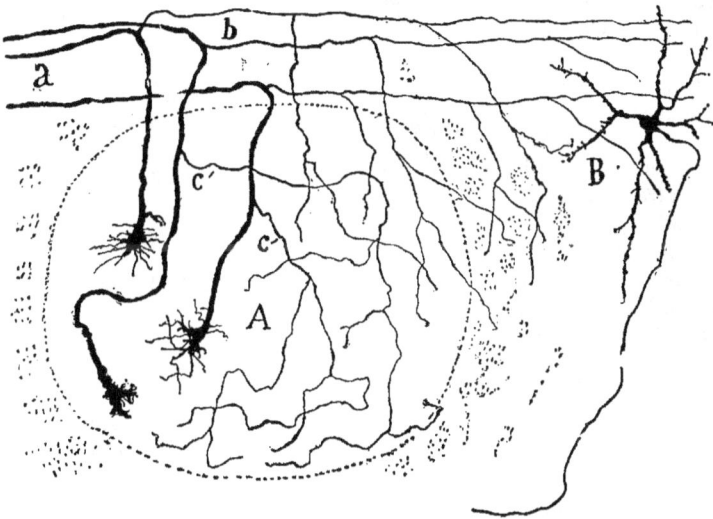

Fig. 352. — Noyau du corps trapézoïde ; fœtus de cobaye presque à terme.
Méthode de Golgi.

A, noyau montrant trois calices terminaux à un état encore très embryonnaire ; — B, cellule du
foyer préolivaire interne ; — *a*, grosses fibres terminées par les calices de Held ; — *b*, collatérales extrafocales, ramifiées dans les noyaux préolivaire et du corps trapézoïde ; — *c*, collatérales
ultimes ou intrafocales.

préparations au chromate d'argent et celles au bleu de méthylène. Dans les
premières, les ramuscules de l'arborisation sont déliés, aplatis et nullement
variqueux ; ils sont, au contraire, dans les secondes, plus épais et variqueux,
surtout à leurs extrémités libres. Épaississement et aspect moniliforme nous
semblent être encore de purs phénomènes cadavériques, impossibles avec la
méthode de Golgi, grâce à l'action fixatrice immédiate de l'acide osmique.

*3° par les
méthodes neu-
rofibrillaires.*

Les calices de Held s'imprègnent fort bien par la méthode du nitrate d'argent réduit, comme nous [1], Vincenzi, Held et d'autres l'avons constaté. La
figure 354 montre que les neurofibrilles, en faisceau compact dans le tronc de
la fibre afférente, se disséminent dans les branches terminales qui entourent

1. Cajal, Un sencillo método de coloración selectiva, etc. *Trab. del Laborat. de
Investig. biol.*, t. II, 1903.

étroitement le corps cellulaire. Cette même figure montre, contrairement à l'opinion de Held, que ni les neurofibrilles, ni les grosses branches qui les contiennent ne pénètrent dans le corps de la cellule enveloppée. Au reste, nous n'avons jamais vu pareille pénétration dans nos coupes ; en outre, nous avons déjà établi que Held a pris pour des fibres et fibrilles pénétrantes les bâtonnets cristalloïdes si fréquents dans les neurones du corps trapézoïde (fig. 355, *a*, *b*).

Chez le lapin, le chat et la souris, la fibre-mère du calice de Held ne fournit pas de collatérales sur son trajet, ou bien elle n'en donne qu'une, au moment où elle s'infléchit brusquement en arrière pour rentrer dans le noyau du corps trapézoïde. Chez le cobaye, par contre, elle

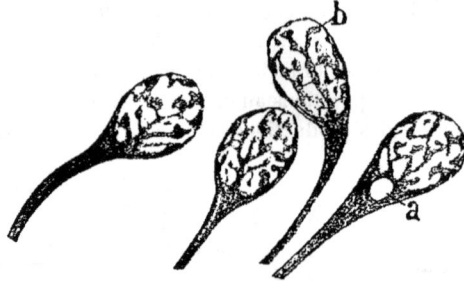

Collatérales de la fibre-mère des calices de Held.

Fig. 353. — Calices de Held ou terminaisons péricellulaires dans le noyau du corps trapézoïde; lapin adulte. Méthode d'Ehrlich au bleu de méthylène, réaction à l'abri de l'air; objectif apochromatique, 1,30.

a, vacuole; — *b*, branche terminale.

émet assez souvent deux collatérales : l'une supérieure, qui part de l'angle sus-mentionné, s'arborise et se termine peut-être dans le ganglion préolivaire externe; l'autre, qui sort de la fibre-mère peu avant sa terminaison en calice et s'épuise complètement entre les éléments voisins du noyau trapézoïde. Nous reproduisons dans la figure 352, en *b* et *c*, ces deux sortes de collatérales, copiées sur une préparation de cobaye. On voit sur cette figure que les calices de Held sont encore rudimentaires et rappellent les bulbes du nerf cochléaire par l'absence de fossette et par le grand nombre de filaments qui jaillissent de sa base.

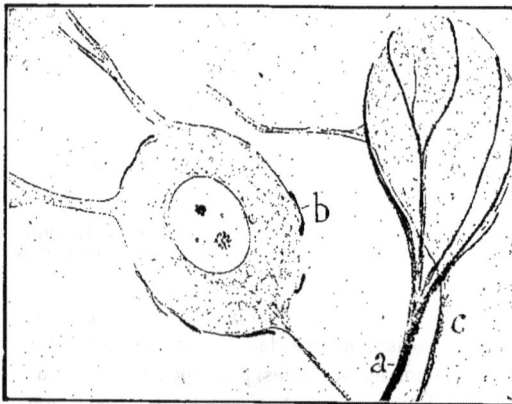

Fig. 354. — Terminaisons des fibres afférentes dans le noyau du corps trapézoïde; lapin adulte. Méthode du nitrate d'argent réduit.

a, fibres formant un calice de Held; — *b*, ces mêmes fibres vues en section optique sur l'équateur de la cellule; — *c*, dendrites.

D'où viennent les fibres terminées en corbeilles de Held? Pour le savant de ce nom, elles tireraient leur origine des cellules du noyau du corps trapézoïde du côté opposé; car, dit-il, les cylindres-axes de ces cellules fournissent, parfois, pour le noyau même qui les a produits, des collatérales qui se

Origine des fibres à calices de Held.

1° Opinion de Held ; elles naîtraient du noyau trapézoïde.

terminent en plaques. Tout d'abord, ces collatérales ne ressemblent pas aux calices acoustiques par leur mode de terminaison ; ensuite, trois faits d'observation militent contre l'opinion de Held : 1° les cylindres-axes nés dans le noyau trapézoïde, se portent, dans la très grande majorité des cas, en dehors et non vers le raphé, comme cela devrait être, s'il leur fallait s'achever dans le foyer homonyme du côté opposé ; 2° ces axones sont beaucoup plus fins que les fibres très grosses qui se terminent en calice ; 3° dans nos préparations de bulbe de lapin nouveau-né, les fibres terminées en calice peuvent être suivies jusqu'au delà des olives supérieures, grâce à leur épaisseur énorme, supérieure, comme nous l'avons vu, à celle de toutes les autres fibres trapézoïdes. Cette remarque semble indiquer que ces tubes sont ou des fibres acoustiques directes ou des axones issus des grosses cellules du noyau ventral du nerf cochléaire.

2° *Notre opinion ; elles proviendraient du noyau ventral du cochléaire.*

En l'absence d'observations précises sur l'origine de ces fibres, c'est la première de ces suppositions que nous admettrions, pour l'instant. En effet, il existe une telle analogie entre les calices de Held et les bulbes terminaux du nerf cochléaire dans le noyau antérieur de l'acoustique, il y a tant de ressemblance entre les collatérales préterminales des deux sortes de fibres, une telle analogie dans leur épaisseur, une telle similitude, enfin, dans la forme des éléments sur lesquels elles s'appliquent dans les deux foyers, qu'involontairement on est porté à faire la même supposition que nous ; on est poussé, en un mot, à admettre que les grosses fibres génératrices des calices ou corbeilles de Held ne sont que des branches terminales as-

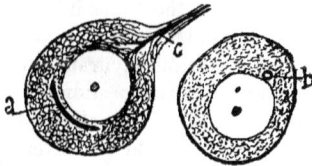

Fig. 355. — Cellules du noyau du corps trapézoïde ; lapin adulte. Méthode du nitrate d'argent réduit.

a, bâtonnet vu dans sa longueur ; — *b,* coupe transversale d'un bâtonnet. — Ces bâtonnets ont été considérés par Held comme une des preuves de sa théorie de l'incrustation.

cendantes d'un petit nombre de tubes du nerf cochléaire, qui se dégageraient du ganglion ventral un peu après y avoir pénétré et se mêleraient ensuite à des fibres trapézoïdes, nées également dans ce ganglion. Du reste, nous ne sommes pas le seul de cette opinion ; plusieurs auteurs soutiennent, en effet, que les ganglions trapézoïdes et olivaires renferment des fibres cochléaires directes. Thomas[1], qui s'appuie sur les résultats des méthodes dégénératives, est aussi de cet avis.

Historique des calices de Held. — L'importance théorique des corbeilles de Held et la diversité des manières dont les savants les ont envisagées exigent que nous donnions ici quelques indications historiques et critiques.

Opinion de Held.

Les fibres de Held ont été décrites, pour la première fois, par le savant de ce nom[2], comme des tubes volumineux, venus du raphé et pénétrant dans le noyau du corps trapézoïde, où, après avoir émis quelques collatérales, elles se terminent par des corbeilles péricellulaires, les *Fasernkörbe* de Held. Pour

1. THOMAS, Les terminaisons centrales de la racine labyrinthique. *Soc. de Biol.*, 1898.
2. HELD, Die centrale Gehörleitung. *Arch. f. Anat. u. Physiol.*, Anat. Abteil., 1893.

expliquer l'apparence homogène et massive du centre de ces curieuses arborisations terminales, cet auteur admet qu'il s'est fait un précipité uniforme de chromate d'argent entre les fibrilles les plus proches dont cette arborisation est composée.

Kölliker [1] a également vu et figuré ces plaques terminales ; mais surpris, sans doute, par l'étrangeté de leur forme, il a été porté à les considérer comme des dispositions artificielles, quelque chose comme des corps de cellules nerveuses qui se seraient incomplètement imprégnés.

Opinion de Kölliker.

Nous avons eu l'occasion, à notre tour, de confirmer la description de Held et d'y ajouter quelques détails, lors de nos études sur les foyers acoustiques par la méthode de Golgi. Nous avons trouvé ainsi que le chromate d'argent dessine ces terminaisons de deux façons distinctes. Parfois, il présente les branches de l'arborisation péricellulaire comme soudées entre elles par une substance lamellaire, granuleuse ; cette disposition est si habituelle chez le lapin et la souris, qu'au début [2] nous pûmes croire que chez ces animaux les fibres de Held se terminaient par un disque. D'autres fois, et cela particulièrement chez le chat, le chromate d'argent montre la lame terminale découpée en festons qui lui donnent l'aspect tout à fait caractéristique d'une fleur.

Notre opinion.

Semi Meyer [3] a également étudié ces fibres par sa méthode des injections sous-cutanées de bleu de méthylène ; il en a représenté les corbeilles comme Held les avait décrites, c'est-à-dire sous forme d'une arborisation à ramuscules isolés. C'est ce travail qui nous a suggéré l'idée de reprendre la question à l'aide du bleu de méthylène [4], en l'appliquant d'une façon spéciale : par injection intravasculaire et *post mortem* de grandes quantités de bleu, fixation au moyen du liquide molybdique de Bethe et débitage en coupes après durcissement dans le mélange de formol-platinique. Ce procédé qui, dans le cas présent, nous a donné d'excellents résultats, nous a démontré qu'en effet le chromate d'argent imprègne souvent un ciment péricellulaire étendu dans les mailles de l'arborisation, tandis que le bleu de méthylène le laisse incolore. A ce point de vue, certes, le bleu est supérieur ; mais il fournit des résultats moins complets et il ne décèle pas les filaments terminaux ou marginaux des corbeilles de Held.

Recherches au bleu de méthylène faites par S. Meyer et nous.

D'autres auteurs, encore, ont étudié les corbeilles dont il s'agit : Lavilla [5], Turner et Hunter [6] qui ont utilisé la méthode au bleu de S. Meyer, Veratti [7] qui s'est servi du bleu et du chromate d'argent, et enfin Livio Vincenzi qui a employé d'abord la méthode de Golgi seule, puis avec nous, Held et d'autres les méthodes neurofibrillaires.

Autres recherches.

Les conclusions auxquelles Veratti et Vincenzi [8] sont arrivés offrent quel-

1. Kölliker, Handbuch der Gewebelehre des Menschen., 6ᵉ Aufl., 1898, Bd. II.

2. Cajal, Apuntes para el estudio del bulbo raquídeo, cerebelo, etc. XI, Nervio coclear y ganglios acústicos, Madrid, 1895.

3. Semi Meyer, Ueber eine Verbindungsweise der Neuronen. *Arch. f. mikrosk. Anat.*, Bd. XLVII, 1896.

4. Cajal, El azul de metileno en los centros nerviosos. *Rev. trimestr. micrográf.*, t. I, 1896.

5. Lavilla, Algunos detalles concernientes á la oliva superior y focos accesorios. *Rev. trimestr. micrográf.*, t. III, 1898.

6. W. Al. Turner and W. Hunter, On a form of nerve-termination in the central nervous system, etc. *Brain*, 1899.

7. Veratti, Su alcune particolarità di struttura dei centri acustici nei mammiferi. Pavia, 1900.

8. Vincenzi, Ueber eigentümliche Faserendingungen im Trapezkern. *Anat. Anzeiger*, nᵒˢ 15-16, sept. 1899.

Opinions singulières de Veratti et Vincenzi.

que chose de si étrange et de si inattendu qu'on peut, à coup sûr, les citer comme les exemples les plus éloquents des funestes erreurs d'interprétation dans lesquelles peuvent tomber des observateurs de talent, lorsqu'ils se laissent guider par un préjugé d'école plus que par l'amour de la vérité.

Rompant en visière avec tous ceux qui s'appuient sur des observations minutieuses pour admettre que les corbeilles et leurs fibres génératrices constituent un appareil cylindre-axile terminal et péricellulaire, Veratti affirme que les corbeilles sont tout simplement des membranes propres aux cellules trapézoïdes dont elles enveloppent le corps et le commencement du cylindre-axe pour se continuer avec la gaine de ce dernier. Quant à la fibre génératrice des corbeilles, ce ne serait, d'après lui, que le cylindre-axe des cellules du corps trapézoïde ; car ces cellules, loin d'être multipolaires, comme Held, Kölliker et nous l'avons décrit, seraient des éléments multipolaires tout à fait semblables à ceux des ganglions rachidiens. Rappelons seulement deux faits qui ruineront cette théorie : 1° l'arborisation péricellulaire de Held se colore par quatre méthodes, celle de Golgi, celle de S. Meyer, celle de Held et la nôtre ; et par ces quatre méthodes, elle se présente sous la forme de ramuscules péricellulaires indépendants et non avec l'apparence d'une membrane continue ; 2° chez le lapin et le chat, nous avons imprégné bien des fois les cellules du noyau trapézoïde ; elles se sont toujours montrées sous la forme multipolaire, jamais leur cylindre-axe ne s'est trouvé en continuité avec les fibres de Held. La figure 348, dans laquelle nous avons reproduit toutes les cellules contenues dans une seule et même coupe, prouve que nous ne parlons pas d'une cellule particulière, d'une cellule rare dans le ganglion du corps trapézoïde, mais de la cellule spécifique, caractéristique de ce ganglion.

L'opinion de Vincenzi n'est pas moins extraordinaire. Il soutenait que les nids de Held n'avaient rien à voir avec les cellules du noyau trapézoïde et n'étaient que des arborisations nerveuses destinées à s'appliquer sur les capillaires de ce ganglion. Dans un travail récent, Vincenzi [1] a courageusement rectifié sa manière de voir et confirmé la description que Held, nous et S. Meyer avons donnée.

Nouvelle opinion de Held : la continuité neurofibrillaire.

Held est revenu, il y a peu de temps [2], sur la question des corbeilles terminales qu'il a réussi à colorer par une méthode consistant en fixation dans un mélange picro-sulfurique et coloration par l'érythrosine et le bleu de méthylène. Les résultats qu'il en a obtenus le portent à croire qu'à l'état adulte ces nids font corps ou se fusionnent avec le protoplasma des cellules qu'ils enveloppent ; il va même jusqu'à admettre que des appendices de ces nids pénètrent dans le corps cellulaire ; enfin, il prétend, à la suite d'observations qu'il a faites au moyen de notre méthode du nitrate d'argent réduit, que les neurofibrilles de l'arborisation terminale se continuent avec celles du réseau protoplasmique du corpuscule. Toutes ces assertions nous paraissent peu admissibles.

Noyau semi-lunaire ou préolivaire externe. — En avant de la partie convexe de l'olive supérieure, non loin de la racine descendante du trijumeau,

1. VINCENZI, *Anat. Anzeiger*, 1900. — Sui calici di Held. *Anat. Anzeiger*, Bd. XXXV, 1904.
2. HELD, Beiträge zur Structur der Nervenzellen und ihrer Fortsätze ; 3ᵉ Abhandlung. *Arch. f. Anat. u. Physiol.*, Anat. Abteil., 1897. — Zur Kenntniss einer neurofibrillären Continuität im Centralnervensystem der Wirbeltiere *Arch. f. Anat. u. Physiol.*, Anat. Abteil., 1905.

on aperçoit un amas cellulaire spécial de même caractère que les autres foyers acoustiques du corps trapézoïde. Ce noyau, dont la première description se trouve dans un de nos travaux [1], embrasse le contour antérieur de l'olive, comme dans un croissant; d'où le nom de *foyer semilunaire* que nous lui avons donné. C'est dans le bulbe du chat que ce noyau est le plus développé, comme on peut s'en rendre compte d'après la figure 356, en *C*; il est également très marqué chez le lapin et la souris, mais il occupe chez eux une position plus antérieure et sa forme est un peu différente (fig. 342, *E*).

Aspect, position et rapports chez divers vertébrés.

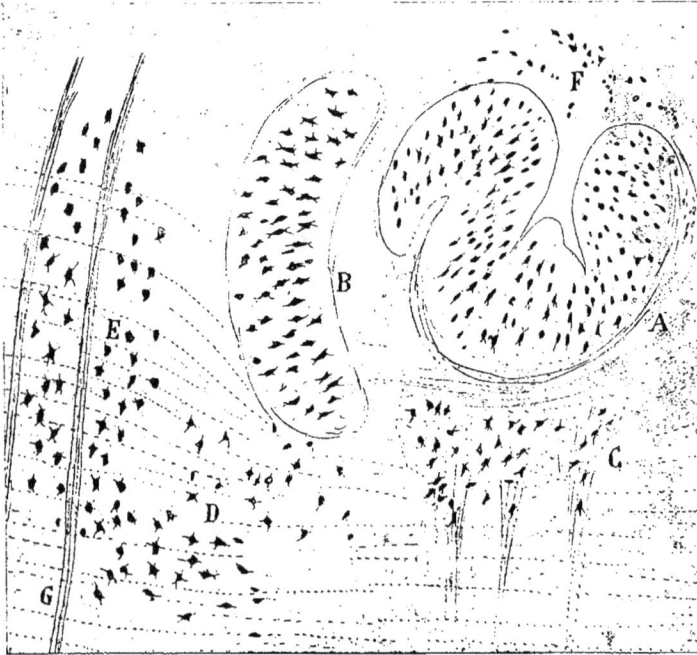

Fig. 356. — Ganglions acoustiques secondaires ; chat adulte. Méthode de Nissl.
A, olive ; — B, olive accessoire ; — C, noyau préolivaire externe ; — D, noyau préolivaire interne ; E, noyau du corps trapézoïde ; — F, amas rétro-olivaire.

Dans le bulbe du chat, le foyer semilunaire est simple en arrière, où il coiffe l'olive ; mais en avant, il se fragmente en deux ou trois groupes de cellules, dont chacun reçoit un gros faisceau de collatérales venues du corps trapézoïde. Chez le lapin et la souris, les groupes cellulaires qui composent le noyau sont séparés de l'olive par de volumineux paquets de substance blanche (fig. 342, *E*).

Cellules. — Toutes les cellules du noyau préolivaire externe sont étoilées, triangulaires ou fusiformes ; elles sont immergées dans un plexus nerveux extrêmement touffu. Ceux de ces corpuscules qui avoisinent l'olive étendent transversalement la plus grande partie de leurs expansions ; les

1. CAJAL, Beiträge zum Studium der Medulla oblongata, etc. Leipzig, 1896, p. 77.

plus profonds moulent leurs dendrites sur la convexité de l'olive, tandis que les antérieurs, qui siègent dans les pointes ventrales du ganglion, orientent leurs appendices protoplasmiques surtout d'arrière en avant et les mêlent aux faisceaux de collatérales trapézoïdes qui leur arrivent par devant. D'habitude, nulle dendrite ne sort des limites du ganglion qui sont les limites mêmes de son plexus de collatérales.

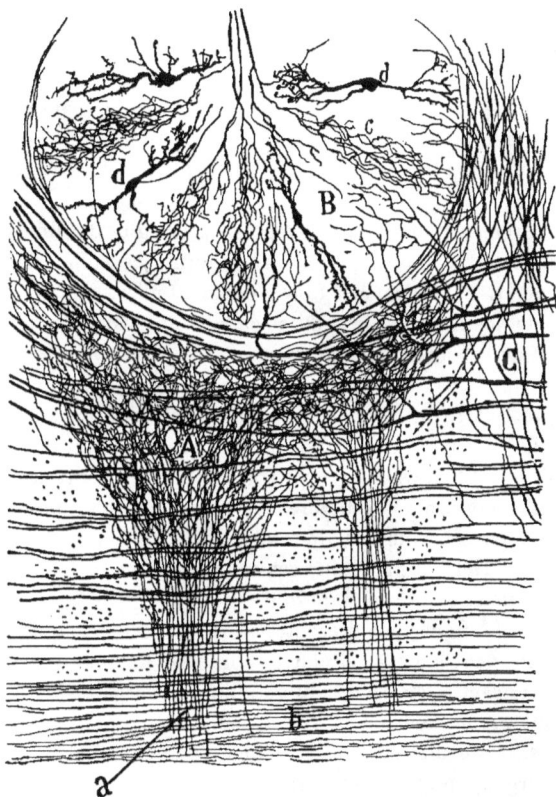

Fig. 357. — Noyau préolivaire externe ; chat de quelques jours. Méthode de Golgi.

A, noyau préolivaire externe ; — B, olive supérieure ; — C, grosses collatérales allant à l'olive ; — a, fines collatérales se rendant au noyau préolivaire externe ; — b, fibres trapézoïdes fines et superficielles ; — d, cellules de l'olive supérieure.

Il est difficile de suivre bien loin le *cylindre-axe* à cause de la complication de son parcours. Dans plusieurs cas, pourtant, nous sommes arrivé à le voir se porter en dehors et s'unir aux fibres du corps trapézoïde.

Collatérales afférentes. — Le caractère le plus saillant du noyau semilunaire coloré par la méthode de Golgi est de présenter deux ou plusieurs faisceaux de fines collatérales, qui naissent à angle droit sur les fibres trapézoïdes les plus superficielles et pénètrent dans son épaisseur; elles y forment un plexus intercellulaire nettement circonscrit, où les espaces occupés par les cellules sont signalés par des vides. Les fibrilles ultimes de ce plexus extrêmement touffu sont très grêles et variqueuses.

On voit aussi très clairement ces faisceaux de collatérales fines dans les préparations au Weigert-Pal, où certainement d'autres auteurs les avaient déjà reconnus. Kölliker, qui en a donné un bon dessin, est de ce nombre ; mais pour lui, ces collatérales pénètrent et se ramifient dans l'olive supérieure. C'est là une erreur ; on voit, aisément en effet, dans les préparations réussies au chromate d'argent (fig. 357, en *A*), que ces collatérales fines se distribuent exclusivement dans l'intervalle et autour des cellules du noyau préolivaire, cellules que Kölliker n'a point remarquées. La plupart des tubes destinés à l'olive supérieure y entrent, au contraire, par des plans plus internes, par le hile surtout, et proviennent, non des fibres fines ou superficielles du corps trapézoïde, mais des fibres épaisses et profondes (fig. 357, *C*).

Erreur de Kölliker sur leur destination.

Nous ignorons totalement, jusqu'à présent, l'origine des fibres trapézoïdes fines qui donnent au noyau préolivaire externe les collatérales que nous venons d'étudier. Peut-être, ces fibres émanent-elles, comme nous l'avons dit dans un de nos travaux, des petites cellules du ganglion ventral du nerf cochléaire et du tubercule acoustique.

Leur origine possible.

Noyau préolivaire interne. — Nous appelons ainsi un amas de cellules placé entre l'olive supérieure accessoire, les petits faisceaux trapézoïdes les plus superficiels et le noyau du corps trapézoïde qu'il continue (fig. 344, *B*). Les auteurs englobent d'ordinaire ce foyer dans le noyau du corps trapézoïde ; il en est pourtant bien distinct, parce qu'il ne contient pas de corbeilles de Held et parce que ses cellules ne ressemblent pas aux corpuscules globuleux du noyau trapézoïde [1].

Cellules. — La figure 349 présente, en *A*, les cellules qui s'imprègnent le plus souvent dans le noyau préolivaire interne du chat, noyau placé chez cet animal en avant et en dehors du ganglion du corps trapézoïde. Ces corpuscules plus grands, en général, que ceux de ce dernier ganglion sont triangulaires, fusiformes ou étoilés au lieu d'être globuleux. Leurs dendrites épaisses divergent en tous sens, mais plus spécialement dans le sens transversal ; elles sont souvent couvertes d'un grand nombre d'appendices ramifiés et comme épineux qui peuvent manquer presque totalement sur les expansions d'autres corpuscules.

1° chez le chat ;

Le *cylindre-axe* affecte des directions très diverses qui le rendent difficile à suivre. Chez le chat, nous avons pu, cependant, en voir quelques-uns se continuer avec les tubes des faisceaux verticaux qui traversent le territoire ou les confins du noyau préolivaire interne. D'autres axones nous ont semblé prendre une direction transversale, sans qu'il nous ait été possible de constater s'ils se continuent, eux aussi, avec des fibres trapézoïdes. Quoi

1. Held suppose que notre noyau préolivaire interne correspond à l'olive accessoire ; c'est une méprise et l'examen des figures 342, *D* et 356, *D*, prouvera surabondamment qu'il s'agit là d'un amas cellulaire spécial, facile à voir chez la souris, le lapin et le chat (comparez aussi les figures 344, *E* et 349, *A*).

qu'il en soit, tous ces cylindres-axes donnent, assez souvent, une ou deux collatérales, qui se ramifient dans le noyau d'origine.

2° chez le la-pin, etc.

Chez le lapin et la souris, le noyau préolivaire interne est plus superficiel et moins volumineux que dans le bulbe du chat. Ses cellules, pourvues de longues dendrites divisées à plusieurs reprises, lancent un cylindre-axe que nous avons pu suivre jusqu'à la substance blanche de l'olive supérieure, où il devient vertical.

Voie acous-tique tertiaire formée par ses axones.

En somme, les axones des cellules du noyau que nous étudions, contri-buent, comme ceux des autres ganglions olivaires, à former, en pleine substance réticulée grise du bulbe, une voie verticale, voie acoustique de troisième ordre, dont la station terminale nous est inconnue.

Leur origine trapézoïde.

Collatérales afférentes. — Le noyau préolivaire interne est traversé par des fibres trapézoïdes qui envoient une infinité de collatérales se ramifier entre ses cellules. A ce point de vue, les neurones situés sur les bords anté rieurs et latéraux du noyau constituent, toutefois, chez le lapin, un nodule particulier, nodule caractérisé par la complication et la densité très grandes du plexus de collatérales qui viennent du corps trapézoïde.

Plexus; nids péricellulai-res groupés.

La plupart des collatérales présentent chez les animaux nouveau-nés une ramure diffuse et fort compliquée. Chez les animaux plus âgés, tels que le chat ou le lapin âgés de huit jours et davantage, elles prennent, au contraire, une disposition curieuse en corbeille terminale, analogue à celle que nous et Lavilla avons signalée dans le noyau du corps trapézoïde. Ces corbeilles sont formées par le concours des arborisations de plusieurs collatérales trapézoïdes ; elles sont fréquemment groupées en îlots ou amas de plusieurs cellules, îlots reliés par des fibres communes (fig. 344, *B*).

Absence de terminaisons en calices.

Enfin, et c'est là un trait qui distingue entièrement ce foyer de celui du corps trapézoïde, les terminaisons en calice ou corbeille si caractéristiques de ce dernier, manquent tout à fait dans le noyau préolivaire interne (fig. 349, *A*).

Origine et trajet des fibres trapézoïdes. — La source principale des fibres trapézoïdes est constituée par les ganglions ventral et latéral du nerf cochléaire. Le premier fournit surtout les fibres grosses, le second les fibres moyennes et fines; mais en cela rien d'absolu. Les fibres trapézoïdes ont encore d'autres sources : les foyers préolivaires et le noyau du corps trapézoïde ; enfin, mais hypothétiquement comme nous l'avons déjà dit, quelques radiculaires directes du nerf cochléaire pourraient faire partie de ces fibres.

Noyaux d'o-rigine.

Dispositions des diverses fibres.

Quelle que soit leur origine, toutes ces fibres se mêlent et se confondent pendant leur parcours transversal. Néanmoins, la plupart de celles qui pro-viennent du ganglion ventral du cochléaire sont situées au-devant de celles que fournit le tubercule acoustique. Il en est de même pour les tubes sortis des petites cellules; ils se placent en avant de ceux que produisent les neurones de grande taille. Après avoir donné quelques collatérales à leur foyer d'origine, les fibres trapézoïdes se portent d'abord en dedans, passent devant la racine descendante de la cinquième paire en traversant les fais-

ceaux du reste du cordon latéral et arrivent enfin aux limites de l'olive supérieure, où elles prennent une direction franchement transversale. Les fibres
les plus profondes décrivent des courbes à concavité externe au niveau des
faisceaux restants du cordon latéral.

Les fibres trapézoïdes issues du ganglion latéral forment trois courants : *Les trois
courants éma-
nés du noyau
latéral.*

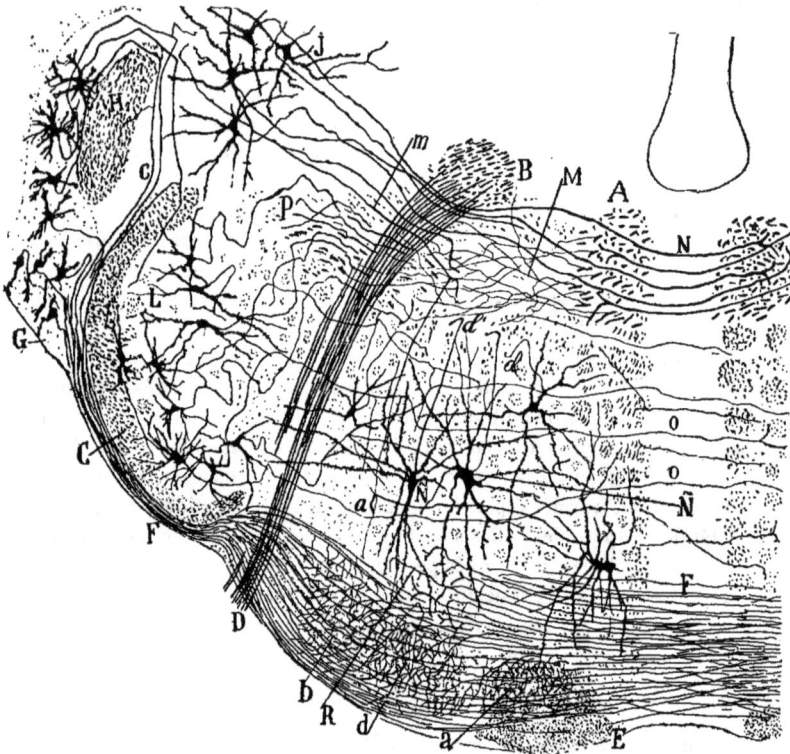

FIG. 358. — Coupe transversale du bulbe à la hauteur de la sortie du nerf facial
et dans le plan du corps trapézoïde ; souris nouveau-née. Méthode de Golgi.

A, faisceau longitudinal postérieur où pénètre la voie vestibulaire croisée ; — B, nerf facial ; —
C, trijumeau ; — D, émergence du nerf facial ; — E, pyramide ; — F, fibres trapézoïdes antérieures ; — G, ganglion ventral du nerf vestibulaire ; — H, tubercule acoustique ; — J, ganglion
de Deiters ; — L, substance gélatineuse du trijumeau ; — M, noyau de la VIᵉ paire avec les collatérales qu'il reçoit du faisceau longitudinal postérieur ; — N, cylindres-axes venus du noyau
de Deiters et formant la voie vestibulaire centrale croisée ; — O, fibres trapézoïdes issues du
tubercule acoustique ; — P, voie centrale directe du trijumeau.

un *antérieur*, un *moyen* ou *faisceau de Held* et un *postérieur*, qui constitue
les stries acoustiques ou barbes du *calamus scriptorius*.

a) Le *courant antérieur* ne présente rien de particulier ; il sort de la
région ventrale du tubercule acoustique et s'unit aux fibres émanées du
ganglion antérieur du cochléaire ; il passe, en majeure partie, en avant de
l'olive supérieure (fig. 358, *F*).

b) Le *courant moyen*, bien décrit par Held dans le bulbe du chat, part des

108

segments moyen et postérieur du tubercule acoustique, tourne d'abord en
arrière pour longer le corps restiforme, revient ensuite en avant, où il
traverse en partie la substance gélatineuse du trijumeau et en partie sa
racine descendante et gagne, enfin, la région postérieure de l'olive supérieure pour devenir transversal (fig. 359, *P*). Ce courant est très développé

*Son absen-
ce chez l'hom-
me.*

chez le lapin et le chat ; il ferait entièrement défaut chez l'homme, d'après
Kölliker ; et en effet, la méthode de Weigert ne nous en a révélé aucune
trace, ni dans le bulbe de l'homme adulte, ni dans celui de l'enfant.

*Cause possi-
ble de cette
absence.*

L'absence de la voie trapézoïde moyenne n'implique pas nécessairement, chez
l'homme, un faible développement de ses voies acoustiques centrales ; selon
toute vraisemblance, cette absence dépend du déplacement subi par une
partie de ces voies en raison d'adaptations économiques d'espace et de substance conductrice. Nous l'expliquerions volontiers par le développement considérable du pédoncule cérébelleux inférieur, développement qui aurait imposé
à la voie trapézoïde moyenne un détour extrêmement long. Chez le lapin et le
chat, dont les pédoncules cérébelleux inférieurs sont très peu marqués, ce crochet est insignifiant.

c) Le *courant postérieur,* que forment les stries acoustiques, atteint, au
contraire, un grand volume chez l'homme. Il existe aussi chez le lapin, le
chat et la souris. Il consiste en fascicules séparés de fibres, qui sortent de la
partie la plus dorsale du tubercule acoustique, passent derrière le pédoncule
cérébelleux inférieur, courent transversalement dans la région superficielle
du ganglion de Deiters, dans le plancher même du quatrième ventricule, et
gagnent le raphé, où, après s'être entrecroisés, ils se perdent dans la substance réticulée. Il est très difficile de suivre ces fibres à partir du noyau de
Deiters ; chez le chat de huit jours et chez l'enfant, dix-neuf jours après sa
naissance, les préparations au Weigert ne nous ont permis de suivre ce
courant que jusqu'à la substance réticulée grise située en avant de la portion
ascendante du facial du même côté. Au delà, les fibres de ce courant se
dispersent et se confondent avec les innombrables tubes transversaux de la
substance réticulée blanche.

*Opinions di-
verses sur sa
terminaison.*

Nombre de savants font arriver ce courant croisé jusqu'à l'olive supérieure ;
d'autres, comme Kölliker, sont plus circonspects et avouent n'avoir pu le suivre
jusqu'à destination ; il leur paraît vraisemblable que, parvenu au voisinage des
olives, ce courant forme une voie centrale longitudinale, en continuité avec le
ruban de Reil latéral ou lemnisque externe. Kölliker admet que, chez les mammifères, le chien et le chat par exemple, une partie des stries acoustiques ne
traverse pas le raphé, mais va se terminer dans l'olive supérieure du même
côté. Nos observations ne nous autorisent à aucune conclusion sur ce point.
Tout ce que nous pouvons affirmer, et cela contrairement à Bechterew, c'est
qu'en aucun cas elles n'atteignent le *flocculus* du cervelet.

*Fibres co-
chléaires di-
rectes des
stries acousti-
ques.*

Nous avons dit précédemment que les stries acoustiques pourraient fort bien
contenir, comme le soutient Oseretzkowsky, des fibres cochléaires directes.
Dans les coupes de la région acoustique du chat, nous avons vu constamment
un certain nombre de paquets de ces stries se continuer avec un faisceau de
tubes à myéline, placé d'abord en dehors du pédoncule, ensuite entre le tuber-

cule acoustique et la bordure externe du ganglion ventral. Or, ce plan de gros tubes semble se continuer en avant avec une partie du nerf cochléaire. Un fait plaide en faveur de cette continuité : c'est que les stries acoustiques, dans le bulbe du chat, se trouvent seulement dans les coupes transversales, faites à la hauteur du noyau du facial et montrant l'émergence du nerf cochléaire. A des niveaux plus élevés, lorsque l'olive supérieure est entièrement formée, le nerf cochléaire a disparu et, en même temps que lui, la partie initiale des stries.

Des tubes nerveux, non issus des foyers acoustiques primaires, suivent aussi, avons-nous dit plus haut, la direction des fibres trapézoïdes transverses. Pour Held et Kölliker, il s'agirait là de cylindres-axes horizontaux émanés des cellules du noyau trapézoïde et aussi, cette fois pour Held seul, d'axones nés dans l'olive supérieure. Mais ces fibres ne semblent accompagner les faisceaux tra-

Autres fibres formant une voie acoustique de troisième ordre.

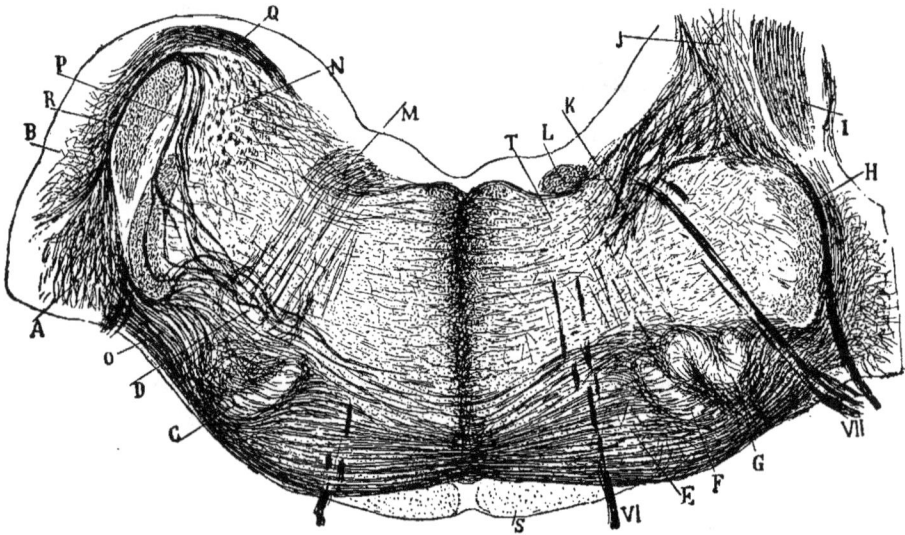

Fig. 359. — Coupe transversale du bulbe dans la région du corps trapézoïde ; chat de huit jours. Méthode de Weigert-Pal. — La moitié droite de la figure représente une coupe faite à un niveau plus élevé que la moitié gauche.

A, noyau ventral du nerf cochléaire ; — B, tubercule acoustique ; — C, F, olive supérieure accessoire ; — D, noyau du facial ; — E, noyau du corps trapézoïde ; — G, olive supérieure ; — H, portion descendante du trijumeau ; — I, pédoncule cérébelleux inférieur ; — J, faisceau cérébello-acoustique ; — K, voie centrale du noyau de Deiters ; — L, portion ascendante de la racine du facial ; — M, première inflexion de cette racine ; — N, noyau de Deiters ; — O, fibres trapézoïdes externes ; — P, fibres trapézoïdes moyennes ; — Q, strie acoustique ; — R, corps restiforme ; — S, pyramide ; — T, noyau du moteur oculaire externe ; — VI, nerf moteur oculaire externe ; — VII, facial.

pézoïdes que sur une certaine étendue ; nous pouvons même affirmer, à l'égard d'un grand nombre d'entre elles, surtout de celles qui tirent leur origine de l'olive supérieure, qu'elles ne traversent pas le raphé et deviennent verticales dans la substance blanche préolivaire ou dans des régions plus internes, où elles forment des voies acoustiques longitudinales de troisième ordre. Si l'on démontrait que les fibres cochléaires directes se terminent dans le noyau du corps trapézoïde et dans l'olive supérieure accessoire, il faudrait, évidemment, considérer les voies verticales issues de ces deux foyers comme des systèmes acoustiques de second ordre. Mais la chose est encore douteuse et l'on ne peut rejeter tout à fait l'idée que ces noyaux soient à la fois les stations terminales de fibres venues du ganglion ventral et les stations initiales de voies centrales acoustiques de troisième ordre.

Opinions sur l'origine, le trajet, les connexions et la terminaison des fibres trapézoïdes. — La connaissance exacte de ces différents points constitue un des problèmes les plus ardus de l'anatomie du système nerveux. Il n'est donc pas surprenant que le désaccord règne parmi les savants et que leurs opinions, changeant avec les travaux qui se font jour, ne s'affirment pas en formules claires et définitives.

Difficultés du problème ; questions encore à résoudre.

Voici, en effet, parmi d'autres, un certain nombre de questions que soulève encore ce sujet. Le corps trapézoïde possède-t-il des fibres commissurales qui mettent en relation les ganglions acoustiques ? Outre la voie acoustique croisée, dont on ne peut mettre l'existence en doute, existe-t-il une voie acoustique directe ? Les fibres trapézoïdes se rendent-elles, toutes, au ruban de Reil latéral, ou bien en est-il un certain nombre qui s'épuisent, à force de se ramifier, dans les noyaux acoustiques secondaires du bulbe ? Les cellules des foyers olivaires et du noyau du corps trapézoïde renforcent-elles de leurs cylindres-axes la voie acoustique centrale, c'est-à-dire le ruban de Reil latéral, ou n'engendrent-elles pas plutôt des voies acoustiques, courtes, spéciales, chargées de provoquer des actes réflexes ?

Voyons ce que les neurologistes les plus éminents répondent à quelques-unes de ces questions :

Opinion des anatomo-pathologistes, embryologistes, etc.

Les savants qui font état des recherches de Flechsig, Bechterew, Baginski, Monakow, Gudden, etc., supposent, en général, l'existence de deux voies trapézoïdes : une *grande* ou *croisée*, qui traverse le raphé et se continue par le ruban de Reil latéral du côté opposé ; et une *petite* ou *directe*, qui se jette dans le ruban de Reil latéral du même côté. Mais cette opinion n'est nullement partagée par ceux qui, à l'exemple de Held, Kölliker et Van Gehuchten, ont voulu la soumettre à l'épreuve des méthodes histologiques exactes, car elle n'y a pas résisté.

Opinion de Held.

Pour Held, les fibres trapézoïdes se diviseraient, en effet, d'après leur origine, en quatre espèces : 1° des *acoustiques directes*, c'est-à-dire des collatérales ou des axones du nerf cochléaire, qui se rendraient au ruban de Reil latéral du côté opposé, après avoir abandonné des fibres-filles aux noyaux olivaires et trapézoïdes des deux côtés ; 2° des *acoustiques de second ordre* qui émaneraient des noyaux antérieur et latéral du cochléaire d'un côté et se porteraient au ruban de Reil latéral opposé ; 3° des *acoustiques de troisième ordre*, pourrions-nous dire, ou cylindres-axes qui proviendraient des ganglions olivaires et du noyau trapézoïde d'une moitié bulbaire pour aboutir aux foyers homologues et peut-être au ruban de Reil latéral de la moitié opposée ; 4° des *acoustiques interfocales*, constituées par des cylindres-axes qui partent des noyaux olivaires d'un côté pour pénétrer dans ceux du côté opposé, et par d'autres axones issus de ces derniers foyers pour atteindre le noyau antérieur du cochléaire ; ces accoustiques formeraient ainsi une voie rétrograde composée de deux neurones, etc. Une partie des fibres issues des olives ne quitteraient peut-être pas la moitié du bulbe où elles ont pris naissance ; elles se rendraient directement au ruban de Reil du même côté, créant, ainsi, une voie acoustique directe de second ordre à laquelle s'ajouteraient quelques collatérales acoustiques de premier ordre.

En résumé, le ruban de Reil latéral ou voie acoustique centrale renfermerait, selon Held, les fibres acoustiques ascendantes que voici : 1° des cylindres-axes du noyau antérieur du cochléaire, de l'olive supérieure et du noyau trapézoïde du côté opposé ; 2° des cylindres-axes du noyau antérieur du cochléaire, de l'olive supérieure et du noyau trapézoïde du même côté ; 3° et, suivant toute vraisemblance, des fibres radiculaires croisées du cochléaire.

Objections.

Tous ces systèmes acoustiques compliqués sont, nous regrettons de le dire, purement hypothétiques, car, même en se mettant dans les meilleures conditions, il est impossible de suivre une de ces fibres trapézoïdes depuis le noyau ventral d'un côté jusqu'au delà du raphé. Une seule de ces voies pourrait exister, c'est celle que forment les collatérales directes du cochléaire; il ne faudrait pas cependant la considérer comme une voie centrale, mais comme un système spécial du corps trapézoïde, avec terminaison dans les noyaux de l'autre côté. A notre sens, jamais un nerf sensitif ou sensoriel ne constitue de véritables voies centrales ; ses fibres s'épuisent toujours dans des foyers sensitifs ou sensoriels primaires. Ces derniers seuls donnent naissance à la voie centrale véritable.

En fait, de toutes les fibres trapézoïdes que cite Held, les seules, dont on puisse affirmer le trajet, sont les acoustiques de second ordre, c'est-à-dire les fibres qui naissent dans les ganglions ventral et latéral d'un côté, franchissent le raphé, émettent des collatérales pour les olives supérieures et leurs ganglions accessoires et se continuent par le ruban de Reil latéral opposé.

Opinion de Kölliker.

Passons maintenant aux idées de Kölliker, qui, du reste, ne s'est pas essayé à donner une solution complète du problème des origines et connexions du corps trapézoïde. En premier lieu, il pense que bon nombre des fibres trapézoïdes venues du tubercule acoustique traversent le raphé et se terminent probablement dans l'olive supérieure du côté opposé, d'où, probablement aussi, des fibres partiraient pour se rendre au ganglion latéral de l'autre côté. On aurait donc, là, une voie croisée double entre l'olive d'une moitié bulbaire et le ganglion latéral de l'autre. En second lieu, Kölliker ne se prononce pas catégoriquement sur l'existence des fibres trapézoïdes de second ordre, qui seraient en continuité avec le ruban de Reil latéral. Il est plutôt favorable à l'idée que la voie acoustique centrale se compose de cylindres-axes de troisième ordre, issus de l'olive et dirigés vers la partie supérieure du bulbe; car il lui a paru que dans les préparations au Weigert-Pal les fibres du ruban de Reil latéral sortent du contour même de l'olive et ne se continuent pas avec des fibres trapézoïdes.

Discussion.

Il est certain que, chez l'homme, le ruban de Reil latéral commence, en partie du moins, au-dessus de l'olive supérieure ; mais il est également indubitable, comme nous l'a prouvé toute une série de coupes de bulbe provenant de l'enfant âgé de quelques jours et traitées par la méthode de Weigert-Pal, que la plupart des fibres trapézoïdes se groupent, sans y pénétrer, au-devant des foyers olivaires du côté opposé et prennent là une direction longitudinale pour former le ruban de Reil. Le gros de ces fibres verticales se trouve en dehors et en avant de l'extrémité supérieure de l'olive accessoire. Le peu de développement de l'olive supérieure chez l'homme milite aussi en faveur de la part, très faible, que ce foyer prend à la formation du ruban de Reil; car, malgré l'importance minime de cette olive, l'homme possède un corps trapézoïde et un ruban de Reil latéral beaucoup plus développés que le chat et le lapin par exemple, animaux pourvus, cependant, de foyers olivaires volumineux. On pourrait objecter, il est vrai, que l'olive accessoire est, toutes proportions gardées, aussi développée chez l'homme que chez le chat ; mais ce foyer, d'après ce que nous avons vu chez le lapin et la souris, ne semble pas donner de fibres trapézoïdes, et les tubes qu'il fournit constituent peut-être une voie courte, située dans la substance réticulée voisine. En somme, nos recherches nous permettent de conclure que la quantité des fibres du corps trapézoïde et du ruban de Reil latéral est fort vraisemblablement dans une relation très étroite avec le volume du ganglion ventral de l'acoustique. C'est ce même rapport qui commande, sans doute, la grosseur inusitée du corps trapézoïde chez l'homme.

D'ailleurs, nous avons constaté maintes fois, chez le fœtus de souris, la continuité du ruban de Reil latéral avec les fibres trapézoïdes de second ordre, c'est-à-dire avec les fibres qui naissent dans les foyers acoustiques primaires. Dans les coupes qui intéressent la région voisine de la protubérance (fig. 338, R), on remarque que ces fibres prennent une direction verticale, soit en dehors, soit en arrière des noyaux olivaires. Quelques-unes se bifurquent en deux branches, dont la descendante est ordinairement plus grêle ; d'autres, avant de se dédoubler ou de devenir verticales, fournissent une collatérale à l'olive supérieure.

Quant aux fibres rétrogrades, qui vont, selon Kölliker, de l'olive supérieure au ganglion latéral du côté opposé, nous n'avons pu en constater l'existence avec une entière certitude. Ce n'est pas que nous nions la possibilité de voies centrifuges pour les foyers acoustiques ; elles existent dans la rétine et le bulbe olfactif ; elles peuvent donc exister également ici. Tout ce que nous voulons dire, c'est que les méthodes anatomiques exactes ne permettent pas d'apercevoir ce système de fibres décrit par Held et partiellement admis par Kölliker.

Opinion de Van Gehuchten. — Les recherches que Van Gehuchten[1] a effectuées au moyen de la méthode de Marchi le portent à des conclusions qui ne diffèrent pas essentiellement des nôtres. Elles lui ont montré, en effet, que les fibres issues des noyaux ventral et latéral de l'acoustique pénètrent dans le corps trapézoïde, franchissent le raphé et donnent naissance au ruban de Reil latéral ou lemnisque externe qui va se terminer dans le corps genouillé interne et le tubercule quadrijumeau postérieur.

Les faits probables relatifs aux fibres trapézoïdes. — Les résultats obtenus par nous et Van Gehuchten et la discussion à laquelle nous venons de soumettre les opinions de Held et de Kölliker nous amènent à formuler les propositions suivantes qui ont pour elles un certain degré de probabilité :

1° Toutes ou presque toutes les fibres trapézoïdes qui se continuent avec le ruban de Reil latéral et qui, par suite, forment la voie acoustique centrale, sont des cylindres-axes acoustiques de second ordre, nés dans le ganglion ventral du cochléaire et peut-être aussi dans le noyau du corps trapézoïde ; ce dernier foyer pourrait être considéré, alors, comme un segment déplacé du premier.

2° Les axones issus des olives supérieure et accessoire et peut-être aussi

---

1. Van Gehuchten, Recherches sur la voie acoustique centrale, *Le Névraxe*, t. IV, 1902.

ceux qui émanent des foyers préolivaires constituent, dans la substance blanche bulbaire, des voies acoustiques courtes et verticales, chargées vraisemblablement de porter l'excitation auditive aux noyaux moteurs du facial, du spinal, du moteur oculaire externe, des nerfs moteurs de la tête et du cou, etc.

3° Les fibres acoustiques de second ordre ou trapézoïdes proprement dites, qui se continuent, comme nous venons de le dire, avec le ruban de Reil latéral, sont, pour une part extrêmement grande, des conducteurs croisés. Nous n'avons pu constater l'existence de la voie directe, représentée, peut-être, par les stries acoustiques.

4° Dans son parcours à travers le bulbe, la voie croisée de second ordre, que nous venons de citer, fournit de nombreuses collatérales à tous les foyers acoustiques du corps trapézoïde : olives supérieure et accessoire, ganglions préolivaires, noyau du corps trapézoïde, etc. La plupart de ces fibres trapézoïdes semblent abandonner des collatérales exclusivement aux foyers de leur côté ; toutefois, certaines d'entre elles en envoient aussi aux noyaux de l'autre côté. Quoi qu'il en soit, il faut bien se rappeler que la voie réflexe créée par ces collatérales est en grande partie directe, cas ordinaire des voies sensitives de second ordre.

5° L'existence des fibres trapézoïdes terminales, issues des ganglions acoustiques primaires, est probable. Nous considérons comme telles, c'est-à-dire comme terminales, les fibres trapézoïdes croisées qui se ramifient dans l'olive accessoire. Néanmoins, il n'est pas tout à fait impossible que ces fibres terminales soient des tubes nés dans le noyau ventral du cochléaire.

6° Certaines fibres trapézoïdes, en se continuant avec le ruban de Reil latéral, émettent des branches ou des collatérales descendantes, qui forment peut-être une voie acoustique courte ; il est possible que ces collatérales se distribuent dans les noyaux du facial et dans les autres noyaux moteurs du bulbe.

7° Il ne semble pas exister dans le corps trapézoïde de fibres commissurales chargées de relier les foyers acoustiques homonymes, pas plus qu'il n'en existe entre les rétines et, en général, entre les noyaux sensitifs de premier ordre.

Ruban de Reil latéral et ses noyaux. — Les fibres du corps trapézoïde constituent, en arrière et autour des foyers olivaires, une voie longitudinale ascendante pour la plus grande partie, descendante pour le reste. La voie descendante, à laquelle prennent part un grand nombre de cylindres-axes de l'olive et des ganglions immédiatement voisins, se porte, en bas, derrière le facial, et suit un trajet dont on ne peut préciser ni les circonstances ni la longueur. Le courant ascendant, plus considérable et formé de fibres trapézoïdes issues des ganglions acoustiques primaires, constitue la grande voie appelée *voie acoustique centrale, ruban de Reil latéral, lemnisque externe*, etc. Ce système de fibres semble atteindre son plus grand développement lorsque l'olive supérieure et ses noyaux accessoires font place à la substance du pont de Varole. Il est on ne peut plus facile de voir la continuité du corps

Sa formation.

Son point de développement maximum.

trapézoïde avec le ruban de Reil latéral dans les coupes transversales du pont de Varole qui intéressent le tubercule quadrijumeau postérieur chez le rat et la souris nouveau-nés, par exemple.

Sa constitu-
tion.

Le ruban de Reil latéral est formé, ainsi que le montre la figure 36o, en *A*, par de petits faisceaux de fibres disposés en plexus et séparés par des îlots de cellules nerveuses. Ces dernières se groupent en deux masses principales : l'une, volumineuse, bien développée et située à la partie inférieure du ruban, est connue sous le nom de *noyau du ruban de Reil latéral;* l'autre, plus haut placée et formée de petits amas cellulaires discontinus, pourrait s'appeler *noyau supérieur du ruban de Reil latéral.* Chez la souris et le lapin, ces deux foyers sont réunis par des traînées cellulaires moins importantes et interrompues par des petits paquets de fibres.

Ses deux
noyaux.

Noyau inférieur du ruban de Reil latéral. — Roller et Held regardent ce foyer comme une simple continuation de l'olive supérieure par inflexion ascendante. Nous ne pouvons partager cette manière de voir, car les *cellules* de ce noyau ne ressemblent aux corpuscules olivaires ni par la forme ni par

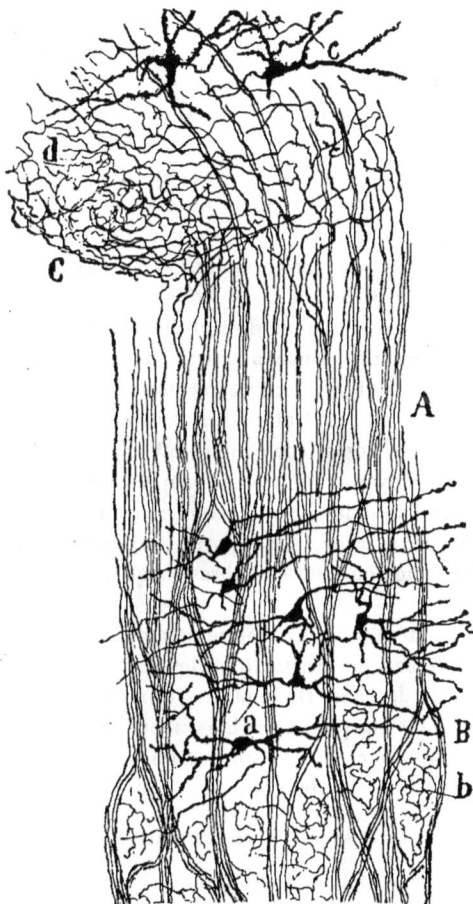

Fig. 360. — Noyau supérieur du ruban de Reil latéral. Souris âgée de quelques jours. Méthode de Golgi.

A, ruban de Reil latéral ; — B, cellules de son noyau ; — b, collatérales de la voie acoustique centrale ; — C, tubercule quadrijumeau postérieur ; — c, ses cellules ; — d, son plexus péricellulaire.

les connexions ; au lieu d'être petites et pourvues d'appendices dendritiques compliqués et pennés, elles sont volumineuses, étoilées ou fusiformes et présentent de longues dendrites, nues, divisées à plusieurs reprises et souvent dirigées de dehors en dedans. Leur *cylindre-axe* n'est pas ascendant,

comme le figure Held ; il se porte toujours en dedans, dans nos préparations du moins, et semble aller dans la direction du raphé ; mais nous
n'avons pu le suivre assez loin pour nous assurer de sa destination.

Les fibres du ruban de Reil ou lemnisque externe envoient à ce noyau et
à angle droit une multitude de *collatérales*, courtes, variqueuses, maintes
fois divisées et subdivisées. Ces collatérales, déjà mentionnées par Held,
enveloppent les cellules dans un plexus extrêmement touffu.

Noyau supérieur du ruban de Reil latéral. — Les *cellules* de ce noyau,
plus disséminées que celles du précédent, sont fusiformes et munies d'expansions protoplasmiques polaires transversales. Le *cylindre-axe* se porte
presque toujours en dedans et franchit peut-être la ligne médiane pour former avec d'autres fibres la décussation antérieure de la calotte. Le ruban de
Reil donne à sa partie supérieure, à la hauteur du noyau que nous décrivons, des *collatérales* droites, très longues, qui ne s'arborisent pas autour
des cellules de ce noyau, mais se prolongent en dedans et atteignent peut-
être le raphé. Nous n'avons pas réussi à voir les cylindres-axes qui, selon
Held, partent de la portion céphalique du ruban de Reil latéral et pénètrent
dans le pédoncule cérébelleux supérieur ; nous n'avons pas davantage découvert dans les noyaux du ruban des cellules dont l'axone serait descendant.

*Trajet ulté-
rieur du ruban
de Reil latéral.*

La partie des fibres du ruban de Reil latéral qui ne s'arborisent pas dans
le noyau du tubercule quadrijumeau postérieur pénétrerait, d'après l'auteur
que nous venons de citer, dans le noyau du côté opposé, après avoir traversé
la ligne médiane, au-dessus de l'aqueduc. Nous avons constaté, en effet,
cette continuation du lemnisque externe, à sa partie supérieure, mais
nous n'avons jamais pu suivre une seule de ses fibres jusqu'au-dessus de
l'aqueduc.

Les fibres du ruban de Reil latéral abordent, au moins pour la plupart,
le noyau du tubercule quadrijumeau postérieur, où elles se terminent par
des arborisations que Held a bien décrites. De là partirait une nouvelle voie
ascendante qui irait probablement jusqu'aux régions acoustiques du cerveau. Nous reviendrons sur cette voie et sur le ganglion qui lui donne naissance lorsque nous nous occuperons des tubercules quadrijumeaux.

CONSIDÉRATIONS PHYSIOLOGIQUES SUR LES NOYAUX ET LES VOIES ACOUSTIQUES

Les connaissances, que nous possédons aujourd'hui sur les terminaisons
centrales et périphériques des ganglions de Scarpa et du ganglion spiral du
limaçon ou noyaux d'origine des nerfs vestibulaire et cochléaire, permettent d'expliquer plus facilement le rôle physiologique des voies acoustiques
et vestibulaires. Néanmoins, en raison des lacunes anatomiques que nous
avons signalées, bien des doutes et des obscurités persistent encore sur le
fonctionnement de ces nerfs et en particulier sur la marche des courants
dans les voies centrales issues des noyaux de premier et de second ordre.
En tout état de cause, nous allons exposer les conclusions physiologiques
que l'on peut tirer des faits acquis jusqu'à présent.

*État de la
question.*

Marche du courant dans l'appareil vestibulaire. — Le courant commence dans les cellules ciliées qui revêtent les crêtes acoustiques des canaux

Trajet de l'excitation. semi-circulaires ; il est provoqué par l'agitation que les mouvements de la

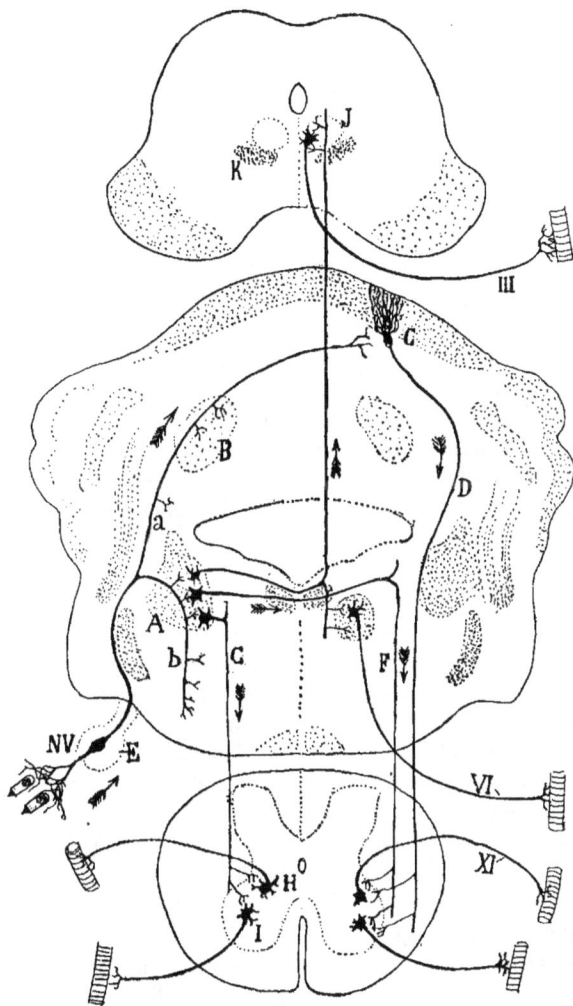

FIG. 361. — Schéma de la marche des excitations dans les voies du nerf vestibulaire du chat.

A, noyau de Deiters ; — B, ganglion du toit, dans le cervelet ; — C, cellule de Purkinje ; — D, voie descendante de Marchi ; — E, ganglion de Scarpa ; — F, G, voies vestibulaires courtes du bulbe ; — H, noyau du spinal ; — I, noyau moteur des nerfs cervicaux ; — J, noyau du moteur oculaire commun ; — K, faisceau longitudinal postérieur ; — III, nerf moteur oculaire commun ; — VI, moteur oculaire externe ; — XI, spinal ; — NV, nerf vestibulaire. — Les flèches indiquent le sens des courants.

tête impriment au liquide contenu dans ces canaux. Des cellules ciliées l'ébranlement passe à l'arborisation périphérique des branches axiles externes des cellules du ganglion de Scarpa; il passe ensuite aux branches internes qui le propagent de proche en proche aux noyaux de Deiters et de Bechterew, aux noyaux dorsal et descendant et, enfin, au cervelet lui-même. Parvenu dans ces foyers, il est recueilli par le corps et les dendrites des cellules qui y siègent; de là, il s'engage dans un certain nombre de voies secondaires, les unes ascendantes et terminées, comme le faisceau longitudinal postérieur, dans les noyaux moteurs des yeux, les autres, plus nombreuses, descendantes et achevées directement ou indirectement dans les noyaux moteurs de la tête et du tronc. Le passage de l'excitation nerveuse dans toutes ces voies successives est un excellent argument en faveur des théories de la polarisation dynamique et de l'avalanche de conduction. En effet, l'excitation, reçue par un groupe de cellules ciliées et propagée à un seul corpuscule bipolaire du ganglion de Scarpa, se transmet, lorsqu'elle arrive aux noyaux vestibulaires de premier ordre, à un nombre immense de neurones. Ce nombre devient encore plus considérable, quand, par les collatérales et terminales des voies de second ordre, l'excitation atteint les noyaux moteurs. Cette diffusion extrême de l'excitation s'accorde très bien avec le caractère indéterminé et tout spécial des impressions reçues par l'appareil vestibulaire. On sait, en effet, que cet appareil n'est pas doué de la délicatesse d'analyse de l'ouïe ou de la vision; il semble n'être qu'un système de réflexes moteurs, organisé, non pour susciter des sensations précises, mais pour rétablir rapidement et de façon automatique les positions d'équilibre de la tête et du tronc. Bien qu'indéterminée, l'impression reçue ne va pas, comme on pourrait le croire, jusqu'à ébranler toutes les voies secondaires, lorsque seul un groupe de cellules bipolaires reçoit le choc. Non, l'excitation ne passe que dans des catégories spéciales de conducteurs, qui, si étendues qu'on le veuille, n'en restent pas moins parfaitement indépendantes les unes des autres. On conçoit ainsi qu'à un mouvement particulier de la tête puisse répondre l'action compensatrice du groupe de muscles propres à rétablir l'équilibre rompu.

Importance de ce trajet pour la théorie de la polarisation dynamique et l'avalanche de conduction.

Caractère indéterminé des impressions reçues par le vestibulaire.

L'association dynamique entre l'appareil nerveux sensible aux déviations de la tête et les muscles chargés de rétablir l'équilibre exige, de toute nécessité, la présence de connexions entre l'appareil vestibulaire et le cervelet, que les physiologistes regardent comme le centre de la coordination des mouvements d'équilibre. Ces connexions existent, en effet, et c'est la branche ascendante, née de la bifurcation des radiculaires du nerf vestibulaire, qui les constitue. L'excitation recueillie par le groupe de bipolaires annexées à un canal semi-circulaire peut donc se propager directement à une certaine lamelle cérébelleuse; là, elle rencontre les cellules de Purkinje qui, au moyen de la voie descendante médullaire de Marchi, commandent aux noyaux moteurs du bulbe et de la moelle et, par eux, aux muscles chargés de rétablir l'équilibre.

Branche ascendante vestibulaire et équilibre de la tête.

La branche descendante du vestibulaire, les collatérales qui en dérivent et les voies secondaires qui prennent naissance dans le noyau de Deiters, le noyau dorsal, etc., pourraient servir à la production de mouvements associés et conjugués d'ordre réflexe. On sait, par exemple, que lorsque nous bougeons la tête pour regarder un objet, les yeux exécutent un mou-

Branche descendante et mouvements réflexes conjugués.

vement contraire à celui de la tête, afin que l'image de l'objet se fasse dans la fossette centrale. Ce mouvement réflexe conjugué peut très bien s'expliquer grâce à la part que le noyau de Deiters prend à l'édification du faisceau longitudinal postérieur, dont les relations avec les noyaux moteurs de l'œil sont connues. Il se peut, d'ailleurs, que toutes les voies formées par les branches descendantes servent de passage aux réflexes moteurs ; car, vu leur simplicité, ces derniers ne doivent pas exiger le concours de la coordination supérieure dévolue au cervelet.

Courants de l'appareil cochléaire. — Nous avons déjà donné, à la page 118 de ce livre, un résumé de la marche de ces courants, lorsqu'il s'est agi de corroborer par des exemples la théorie de la polarisation dynamique. Nous n'aurons donc plus ici qu'à exposer un certain nombre de considérations relatives au rôle des divers neurones qui entrent dans ces voies.

Rôle des cellules ciliées de Corti dans l'analyse des sons.

Quelque hypothèse que l'on accepte pour expliquer le mécanisme de l'impression auditive, soit que l'on considère les cils des cellules ciliées comme des cordes ou des bâtonnets élastiques aptes à vibrer à l'unisson d'ondes déterminées, soit qu'on les envisage comme de simples appareils récepteurs des chocs provoqués par la membrane tectoria, sous la pression des ondes du liquide labyrinthique, un fait reste indubitable, à notre avis : c'est que les cellules ciliées de l'appareil de Corti, homologues des cônes et bâtonnets de la rétine, sont les premiers anneaux de la chaîne de conduction auditive ; ce sont eux qui analysent et convertissent en impulsions nerveuses les ébranlements produits dans le liquide de la rampe vestibulaire par les oscillations de l'étrier. Or, on se rappelle que, du moins chez certains animaux, les cellules ciliées entrent en contact, par petits groupes, avec des arborisations nerveuses terminales distinctes, issues du ganglion spiral ; cela suppose donc que chaque groupe de cellules ciliées analyse les sons d'une façon qui lui est propre, ou, en d'autres termes, que chaque espèce de son fait vibrer sympathiquement non pas une cellule ciliée unique, mais le groupe entier des cellules ciliées qui sont en connexions avec un seul et même corpuscule bipolaire.

Signification de leur connexion, en groupe, avec une seule bipolaire.

Dans quel but certaines cellules bipolaires sont-elles pourvues d'une expansion périphérique dont les deux ou trois branches vont s'articuler avec des groupes de cellules ciliées fort éloignées et peut-être chargées de percevoir des sons différents ? C'est ce qu'il est très difficile de savoir. Ces bipolaires servent-elles à transmettre l'impression complexe des sons harmoniques ? La chose est possible. Il nous manque cependant, pour que cette hypothèse prenne consistance, et la connaissance des terminaisons ultimes des branches périphériques de ces cellules bipolaires et une théorie définitive du mécanisme qui permet au son d'impressionner les cellules ciliées.

Signification possible de leur connexion en groupes éloignés avec une cellule bipolaire.

Parvenue aux cellules bipolaires du ganglion spiral du limaçon, la commotion auditive se transmet, par leurs prolongements axiles internes, aux neurones du ganglion ventral et du tubercule acoustique, et, aussi, peut-être, à ceux du noyau du corps trapézoïde. De là, l'onde acoustique passe au corps trapézoïde et se partage en deux courants. Le courant *réflexe*, épanché par les collatérales et terminales du corps trapézoïde, atteint les

Les deux courants réflexe et central du nerf cochléaire.

olives et noyaux préolivaires et circule dans les cylindres-axes des neurones

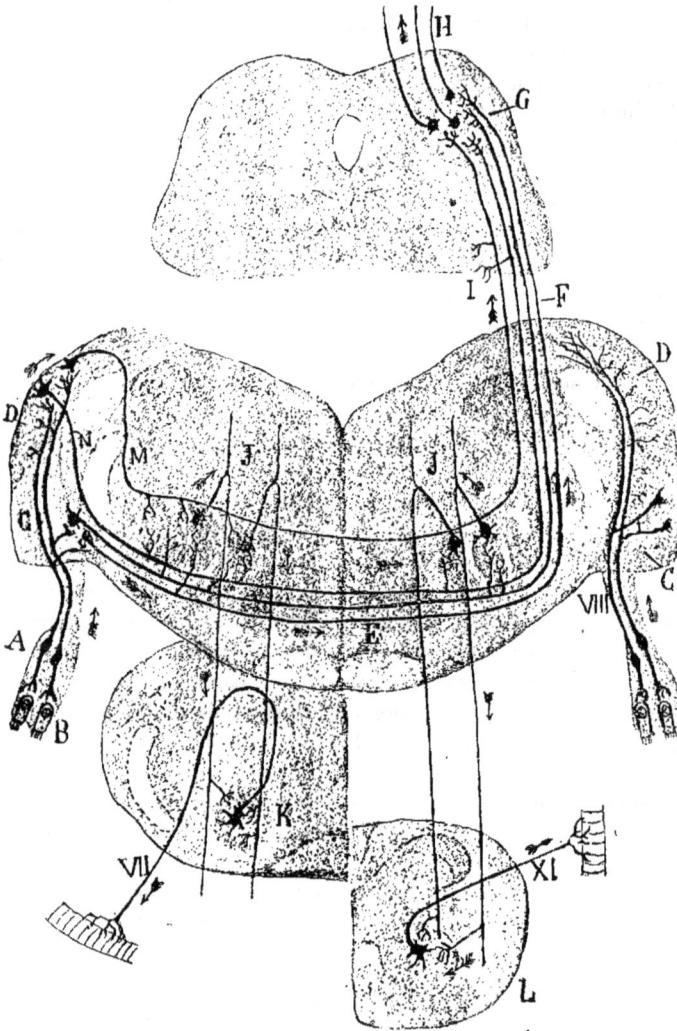

FIG. 362. — Schéma de la disposition du corps trapézoïde et de la marche des courants dans l'ensemble des voies acoustiques primaires et secondaires.

A, ganglion spiral du limaçon ; — B, cellules ciliées ; — C. ganglion ventral du nerf cochléaire ; — D, tubercule acoustique ; — E, corps trapézoïde ; — F, ruban de Reil latéral ou voie acoustique ascendante ; — G, noyau du tubercule quadrijumeau postérieur : — H, voie acoustique centrale ou de troisième ordre ; — I, collatérales allant au noyau supérieur du ruban de Reil latéral ; — J, voies acoustiques courtes, nées dans les foyers olivaires ; — K, noyau du facial ; — L, moelle cervicale avec le noyau du spinal ; — VII, septième paire ou facial ; — VIII, huitième paire ou acoustique ; — XI, onzième paire ou spinal.— Les flèches indiquent le sens des courants.

de ces foyers, c'est-à-dire dans les voies acoustiques bulbaires courtes qui aboutissent aux noyaux d'origine des nerfs moteurs; le *courant direct* ou *central* chemine dans les cylindres-axes de la voie trapézoïde, traverse en grande partie, par leur intermédiaire, la ligne médiane, emprunte le ruban de Reil latéral du côté opposé et va irriter les cellules nerveuses du tubercule quadrijumeau postérieur ; là, un nouveau conducteur le reprend pour le porter enfin au cerveau.

Notre ignorance sur les détails physiologiques des voies acoustiques.

Les ganglions acoustiques et le corps trapézoïde servent, les uns de point de départ et les autres de voie de conduction aux fibres nerveuses chargées de transmettre les sons aux organes centraux. En bloc, la chose est bien démontrée depuis les recherches de Flechsig, Bechterew, etc. Mais, dans le détail, que savons-nous ? rien de précis. Force est donc au chercheur de s'en tenir à des possibilités, de faire des conjectures plus ou moins rationnelles sur le rôle particulier joué par ces noyaux et cette voie, conjectures qui deviennent autant de questions adressées aux expérimentateurs et anatomistes de l'avenir.

Hypothèse sur les systèmes distincts du cochléaire.

Admettons le caractère analytique de la sensation acoustique ainsi que la diversité des appareils collecteurs (cellules ciliées de catégories différentes) d'où procède le nerf cochléaire ; il nous faut présumer, alors, en raisonnant par *a priori*, que ganglion ventral et corps trapézoïde sont constitués par des groupes distincts et pour ainsi dire parallèles de neurones échelonnés d'avant en arrière, groupes dont chacun est chargé de transmettre un son particulier ou un ensemble de sons très voisins. La disposition des terminaisons du nerf cochléaire est une forte présomption en faveur de la réalité de cet échelonnement de neurones. Ses fibres ne s'achèvent pas toutes, en effet, dans la même région du ganglion ventral ; elles ne forment pas un plan unique d'où les collatérales partent en tous sens, comme c'est le cas des nerfs sensitifs ; elles se bifurquent, au contraire, successivement depuis la face antérieure du ganglion jusqu'à sa face postérieure. Même tendance dans les collatérales nées des branches ascendante et descendante de chaque fibre cochléaire ; elles suivent un certain ordre dans leur distribution, en se portant surtout en dehors et en entrant peut-être en rapport avec un plan particulier de cellules nerveuses. La forme et l'aspect différents des neurones antérieurs et postérieurs du ganglion ventral plaident eux-mêmes en faveur de la disposition des neurones en groupes isodynamiques.

Signification de la différence de terminaison des branches ascendante et descendante du cochléaire.

Lorsque nous avons étudié la bifurcation des fibres du nerf cochléaire, nous avons vu que la branche ascendante s'achève par de gros bulbes appliqués sur le corps des cellules du ganglion ventral ; nous avons vu aussi que la branche descendante émet des ramuscules dont la terminaison dans le tubercule acoustique a lieu, au contraire, par d'amples arborisations libres. Comment interpréter cette différence de dispositions ? En admettant, selon nous, que la branche ascendante est la route suivie par le courant acoustique central allant au cerveau, tandis que les innombrables collatérales et les terminales de la branche descendante forment, par contre, le chemin du courant réflexe. Deux faits viennent à l'appui de cette manière de voir : 1° les articulations établies entre les bulbes terminaux de la branche ascendante et les cellules du ganglion ventral sont très individualisées, puisque chaque cellule est embrassée par un, deux, ou au plus trois bulbes terminaux cochléaires. Eh bien ! cette individualisation, qui n'existe pas dans les articulations de la branche descendante, répond parfaitement à une individualisation des voies de transmission, c'est-à-dire à l'existence d'une voie spéciale pour chaque son distinct ; 2° cette disposition est absolument analogue à celle des voies sensitives médullaires que nous connaissons si bien. On n'a pas oublié, en effet, que les fibres sensitives longues, issues des cellules des ganglions rachidiens, se dédoublent, elles aussi, en deux branches : l'une, ascendante, très longue, qui conduit le courant centripète, puisqu'elle se termine dans les ganglions de Goll et de Burdach, sources bulbaires du ruban de Reil médian ; l'autre, descendante, qui, avec ses collatérales et celles de la branche ascendante, sert, sans doute aucun, de voie réflexe.

Si notre interprétation du rôle respectif des branches ascendante et descendante du cochléaire est exacte, il faut alors considérer le tubercule acoustique, non comme le foyer d'origine de la voie centrale, mais comme le point de départ de voies courtes intrabulbaires, destinées aux courants réflexes. Or, cette supposition n'a rien d'invraisemblable, si l'on songe, d'une part, que c'est peut-être ce foyer qui donne naissance à toutes les fibres trapézoïdes terminées dans les olives et les autres noyaux bulbaires, et, d'autre part, que le tubercule acoustique, de même que les autres noyaux olivaires, est relativement moins développé chez l'homme que chez les animaux. Ce trait, joint aux grandes dimensions du ganglion ventral dans le bulbe humain, semble indiquer que la voie acoustique centrale part de ce dernier ganglion et non du tubercule acoustique. *Caractère physiologique: 1° du tubercule acoustique; 2° du ganglion ventral.*

Les voies réflexes acoustiques directes prédominent, on le sait, sur les voies croisées, issues des collatérales du corps trapézoïde ; c'est là un fait dont il est aisé de présumer la signification au point de vue physiologique. En effet, lorsqu'un son frappe notre oreille, nous tournons instinctivement la tête du côté du corps sonore qui l'a produit. Ce mouvement est déterminé par les muscles du cou et de l'épaule, contractés par un courant nerveux qui parcourt probablement les collatérales directes trapézoïdes, l'olive et ses noyaux accessoires du même côté, les cylindres-axes et collatérales des cellules de ces foyers et enfin les noyaux moteurs médullaires du spinal et des paires cervicales. *Prédominance des voies réflexes directes; sa signification.*

Trajet du réflexe : 1° dans le cas d'un bruit ordinaire;

C'est un chemin semblable que doit suivre l'excitation acoustique, lorsqu'un bruit violent provoque, par réflexe, la tension de la membrane du tympan. Dans ce cas, les collatérales de la voie acoustique secondaire descendante participent à la conduction ; car, quelques-unes d'entre elles se terminent dans le noyau moteur qui innerve le muscle du marteau. *2° dans le cas d'un bruit violent.*

NOYAUX CENTRAUX DU NERF ACOUSTIQUE CHEZ LES OISEAUX

Les foyers terminaux des nerfs cochléaire et vestibulaire se trouvent groupés, chez les oiseaux, sur la face postérieure du bulbe, au voisinage du plancher ventriculaire. Ces noyaux ont été étudiés particulièrement par

Noyaux ter-
minaux :
1° du cochlé-
aire;

2° du vesti-
bulaire.

Brandis [1], nous-même [2], Deganello [3] et Wallenberg [4]. Pour Brandis et Wallenberg, le nerf cochléaire se terminerait dans deux amas cellulaires, l'un externe, qu'ils appellent *noyau angulaire (Eckkern)* (fig. 363, *C*), et l'autre dorsal, auquel ils ont donné le nom de *noyau à grosses cellules (Grosszelligenkern)*, *D*. Il existerait encore un autre noyau, le *noyau laminaire d'Edinger* ou *à petites cellules*, *E*, qui ne fait jamais défaut chez les reptiles et les oiseaux, mais dont on ignore les fonctions. Le nerf vestibulaire s'épuiserait dans : 1° un amas placé en avant des deux précédents ; cet amas, appelé *champ acoustique*, se continue inférieurement avec un noyau qui

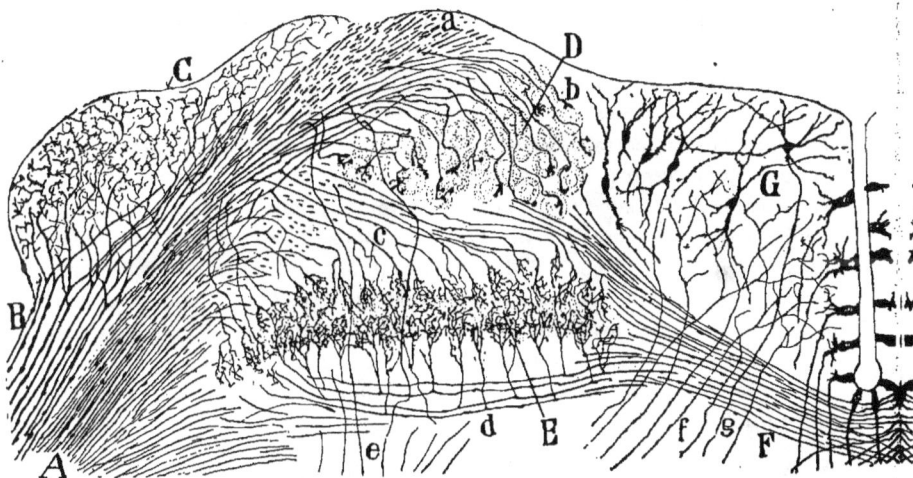

FIG. 363. — Noyaux acoustiques chez l'embryon de poulet âgé de quatorze jours.
Méthode de Golgi.

A, radiculaires du nerf cochléaire ; — B, bifurcations des radiculaires ; — C, noyau angulaire ; — D, noyau à grosses cellules ; — E, noyaux à petites cellules ; — F, corps trapézoïde ; — G, noyau dorsal du nerf vestibulaire ; — *a*, branches ascendantes du nerf cochléaire, sectionnées obliquement ; — *b*, bulbes terminaux de ces fibres ; — *c*, collatérales cochléaires destinées au noyau à petites cellules ; — *d*, autres collatérales destinées au même foyer, mais venues du côté opposé.

descend jusqu'à la moelle ; 2° un noyau postérieur, de section triangulaire et placé dans le plancher ventriculaire, tout contre le raphé ; 3° le noyau latéral du cervelet ; 4° le noyau du moteur oculaire externe ; 5° le noyau tangentiel, formé de cellules sphériques, volumineuses, et découvert par nous [5], chez les poissons et les oiseaux, dans le tronc même du vestibu-

1. BRANDIS, Untersuchungen über das Gehirn der Vögel : I Teil. *Arch. f. mikrosk. Anat.*, Bd. XLI, 1893 et II Teil, Bd. XLIII, 1894.
2. S. R. CAJAL, Algunas contribuciones al conocimiento de los ganglios del encéfalo : IV, Origenes del nervio acustico en las aves. *Anal. de la Socied. Española de Histor. Natur.*, t. XXIII, 1894.
3. DEGANELLO, Asportazione dei canali semi-circulari ; degenerazione consecutive nel bulbo e nel cervelletto. *Rev. Sperim. di Freniatria*, vol. XXIX, 1899.
4. WALLENBERG, Ueber centrale Endstätten des Nervus octavus der Taube. *Anal. Anzeiger*, nos 4-5, 1900.
5. CAJAL, Sur un noyau spécial du nerf vestibulaire des poissons et des oiseaux. *Trav. du Labor. de Rech. biolog.*, t. VI, 1908.

laire, peu après son entrée dans le bulbe. Des fibres vestibulaires directes se rendraient aussi, d'après Wallenberg, au cordon antéro-latéral du bulbe et au corps restiforme, en prenant une direction ascendante.

Il est très difficile d'établir l'homologie de tous ces foyers avec ceux des mammifères ; il n'est pas plus aisé d'indiquer avec précision ceux qui sont en rapport soit avec le nerf cochléaire, soit avec le vestibulaire. C'est le déplacement de tous ces noyaux et aussi leur changement de forme qui rendent la besogne si ardue. Il n'est donc pas surprenant que nous ayons beaucoup hésité avant de nous prononcer sur les connexions de ces deux nerfs. Nous l'oserons aujourd'hui cependant, grâce aux recherches importantes que Brandis a exécutées à l'aide de la méthode de Weigert ; grâce, également, à celles que Deganello et Wallenberg ont effectuées par le procédé de Marchi. Voici les homologies que nous sommes porté à admettre, en nous guidant principalement sur la structure. Les *noyaux angulaire* et à *grosses cellules* correspondraient respectivement au *tubercule acoustique* et au *ganglion ventral* des mammifères ; le *foyer à petites cellules* pourrait représenter *l'olive supérieure*, comme le veut Brandis, ou mieux peut-être *l'olive accessoire*, comme nous l'avons supposé dernièrement ; *le noyau sous-ventriculaire*, placé en dedans du noyau à grandes cellules, représente *le noyau dorsal* du vestibulaire des mammifères, tandis que *le champ acoustique*, situé en avant des noyaux du cochléaire, serait leur noyau descendant et leur ganglion de Deiters ; enfin, le *noyau tangentiel* semble n'être pas représenté chez les mammifères, à moins que ce ne soit par le *noyau interstitiel*.

Homologie entre les foyers acoustiques des oiseaux et ceux des mammifères.

Noyaux cochléaires. — *a*) *Noyau angulaire* (fig. 364, *C*). — Nos observations sur l'embryon de poulet nous ont montré que le nerf cochléaire se bifurque à sa terminaison, chez les oiseaux comme chez les mammifères ; l'une de ses branches, mince et à direction dorso-ventrale, correspond à la descendante de ces derniers animaux ; elle se termine par des arborisations qui enveloppent les cellules du noyau et forment parfois des nids denses autour d'elles. Les *cellules*, elles-mêmes, sont étoilées ou fusiformes et très abondamment pourvues de dendrites. Quant à leur *cylindre-axe*, il se porte en dedans, traverse le champ acoustique et se continue par des fibres terminales de la substance réticulée, fibres dont nous ignorons la destination.

Terminaison de la branche dorso-ventrale du cochléaire.

b) *Noyau à grosses cellules* (fig. 364, *A*). — C'est dans ce noyau que pénètre la branche interne, la plus longue et la plus grosse du cochléaire, branche qui représente l'ascendante des mammifères. Ses fibres se terminent, comme chez ces derniers, par de petits bulbes ou par des ramifications noueuses et très pauvres en ramuscules ultimes. De même que dans le noyau ventral des mammifères, les arborisations terminales distales sont les plus épaisses et les moins riches en ramuscules ; les arborisations proximales forment parfois, au contraire, de véritables nids péricellulaires. Chez les oiseaux âgés de quinze à vingt jours, la méthode du nitrate d'argent réduit montre que ces fibres se terminent dans la région interne du noyau

Terminaison de la branche interne du cochléaire.

par des calices ou des coupes semblables aux terminaisons que Held a découvertes dans le noyau du corps trapézoïde.

Les *cellules* du noyau que nous étudions sont sphéroïdales et grosses ; leurs dendrites, très peu abondantes, sont courtes et raboteuses. Le corps émet un *cylindre-axe* épais, qui se dirige vers le raphé et produit avec ses congénères, en plein plancher ventriculaire, derrière le faisceau longitudinal postérieur, un volumineux paquet de fibres à myéline ; c'est, en partie du moins, l'équivalent du corps trapézoïde ou voie acoustique centrale des mammifères. Cette voie acoustique dorsale est surtout croisée ; mais elle renferme aussi des fibres directes. Les dernières recherches que nous avons faites à l'aide de la méthode du nitrate d'argent réduit nous ont appris, en

Voie acoustique dorsale. effet, que cette voie acoustique dorsale est constituée par : 1° des *fibres croisées*, servant à relier le noyau à grosses cellules d'un côté au noyau laminaire d'Edinger ou noyau à petites cellules du côté opposé ; 2° de *fibres directes*, chargées d'associer les noyaux à grosses et petites cellules du même côté.

Ses deux sortes de collatérales afférentes. c) *Noyau à petites cellules.* — Ce foyer, de forme allongée, est placé en avant du précédent. Une particularité remarquable le distingue ; il sert de station terminale à deux sortes de collatérales. Les unes, à direction postérieure, lui viennent de la voie directe que nous venons de mentionner, pendant son trajet d'avant en arrière (fig. 363, *E*) ; elles se terminent par d'élégantes arborisations touffues dans la moitié postérieure du ganglion ; les autres, à direction antérieure, tirent leur origine de fibres venues du raphé ; elles se ramifient comme les précédentes, mais dans la partie antérieure du ganglion. Les fibres, qui donnent naissance à ces collatérales, appartiennent au contraire à la voie croisée qui franchit le raphé pour unir le noyau à grosses cellules d'un côté au noyau laminaire de l'autre.

Les *cellules* du noyau que nous étudions ressemblent fort à celles de l'olive supérieure accessoire des mammifères ; elles sont fusiformes et possèdent deux bouquets de dendrites épineuses. Leur *cylindre-axe* se porte en avant et pénètre dans une voie arciforme, placée horizontalement dans la moitié antérieure du bulbe. Cette voie, fort importante, que Wallenberg assimile au corps trapézoïde des mammifères, se continuerait, d'après ce savant, par le ruban de Reil latéral et se terminerait dans le cerveau moyen.

Voie acoustique centrale. En résumé, la voie acoustique centrale est fournie par un neurone de troisième ordre, qui a son siège dans le noyau laminaire où aboutit la voie acoustique de deuxième ordre ou voie acoustique dorsale.

Noyaux vestibulaires. — Nous n'avons que fort peu de renseignements sur ces noyaux, car les bonnes imprégnations des pièces qui les renferment chez l'embryon de poulet sont très rares.

Bifurcation et distribution des fibres vestibulaires. Parlons tout d'abord de la bifurcation du nerf vestibulaire, à laquelle toutes les radiculaires ne participent pas, comme nous le verrons tout à l'heure. Lorsqu'elle a lieu, elle se produit près de la surface du bulbe ; de ses deux branches, l'une est ascendante et l'autre est horizontale. La *branche ascendante* se rend au cervelet avec le cordon cérébello-acoustique et donne des collatérales à un foyer qui est placé à l'entrée du cervelet, foyer appelé par nous *noyau cérebello-acoustique* ou *vestibulo-acoustique* et par Brandis *ganglion pédonculaire*. La *branche horizontale* court en avant, puis en arrière, à travers le champ acoustique, auquel elle donne plusieurs collatérales ; l'une de ces dernières, peut-être la branche terminale, à cause de sa plus grande épaisseur, traverse le corps trapézoïde et pénètre dans le noyau dorsal où elle s'achève par d'amples arborisations libres (fig. 363, *G*).

Le champ acoustique renferme deux amas ganglionnaires. L'*externe* est formé de grosses cellules ; il répond, peut-être, au ganglion de Deiters. L'*interne*, plus étendu, puisqu'il va jusqu'au voisinage du faisceau longitudinal postérieur, est constitué par des cellules étoilées plus petites. Il est possible que ce soit l'homologue du ganglion descendant, mais nous ne pouvons l'affirmer. Des arborisations péricellulaires, issues des collatérales du nerf vestibulaire, se distribuent dans les deux amas. Quant aux cylindres-

Noyaux du champ acoustique.

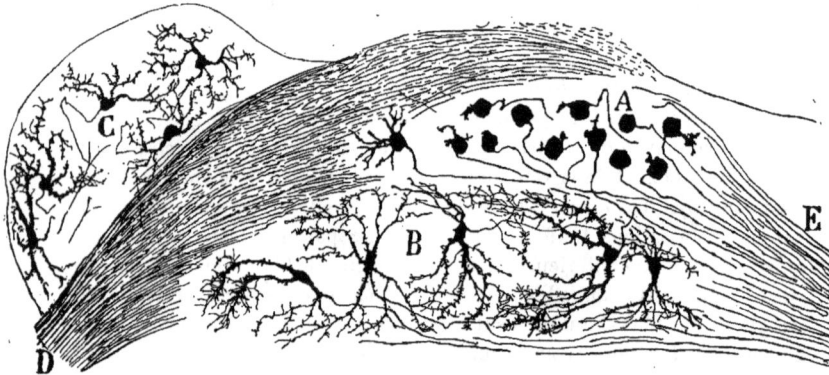

FIG. 364. — Noyaux acoustiques de l'embryon de poulet. Méthode de Golgi.

A, noyau à grosses cellules ; — B, noyau à petites cellules ; — C, noyau angulaire ; E, corps trapézoïde.

axes autochtones, nous ne savons rien de certain sur eux, pas plus d'ailleurs que sur ceux du noyau dorsal.

Toutes les fibres du vestibulaire ne se bifurquent pas, avons-nous dit. Wallenberg et nous avons montré, en effet, qu'il existe des fibres vestibulaires *directes*. Les unes, se portent, d'après Wallenberg, directement à la substance réticulée où elles prennent une direction longitudinale; les autres, en assez grand nombre et fort épaisses, se dirigent vers le ganglion de Deiters, mais entrent auparavant en contact avec un noyau spécial, le *noyau tangentiel*, que nous avons découvert chez les oiseaux et les poissons, chez qui il est fort considérable [1] (fig. 365).

Radiculaires vestibulaires directes.

Le noyau tangentiel est placé dans l'épaisseur même du nerf vestibulaire, juste après son entrée dans le bulbe. Ses *cellules*, volumineuses et plus ou

Noyau tangentiel.

1. CAJAL, Sur un ganglion spécial du nerf vestibulaire des oiseaux et des poissons. *Trav. du Labor. de Recherches biol.*, t. VI, 1908. — Les ganglions terminaux du nerf acoustique chez les oiseaux. *Journ. f. Psych. u. Neurol.*, Bd. XIII, 1908.

*Sa voie effé-
rente médul-
laire.*

*Articulation
de ses cellules
avec les fibres
vestibulaires
de passage.*

moins sphériques, projettent un *cylindre-axe* qui constitue avec ses congénères une voie croisée, descendant jusqu'à la moelle ; cette voie fournit des
collatérales au noyau du moteur oculaire externe et à d'autres noyaux moteurs. Mais ce qui fait la singularité de ce noyau, c'est le mode d'articulation de ses cellules avec les fibres épaisses du vestibulaire (fig. 366). En
passant au voisinage des cellules, les radiculaires vestibulaires émettent, à
angle aigu, une branche courte et épaisse, dont l'extrémité se creuse en
coupe pour embrasser une portion du contour du corps cellulaire. Cette
coupe ou ventouse donne naissance, en particulier chez les oiseaux, à des

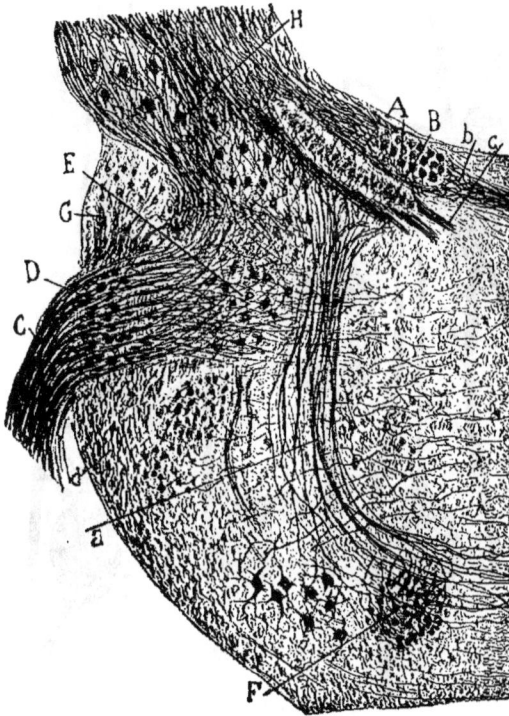

Fig. 365. — Portion d'une coupe de la région acoustique chez les oiseaux ; bulbe de
milan (*Milvus regalis*, Briss.) âgé de quelques jours. Méthode du nitrate d'argent réduit.

A, noyau acoustique à grandes cellules ; — B, noyau acoustique à petites cellules ; — C, racine
vestibulaire du nerf acoustique ; — D, noyau tangentiel ou interstitiel ; — E, noyau de Deiters ; —
F, olive supérieure ; — *a*, corps trapézoïde.

appendices appliqués également sur le corps cellulaire (fig. 366). Ce dernier
caractère rapproche la terminaison des fibres vestibulaires dans le noyau
tangentiel des terminaisons en calices de Held. Aussitôt après avoir émis la
branche courte qui se termine si singulièrement dans le noyau tangentiel, la
radiculaire vestibulaire poursuit son trajet vers le ganglion de Deiters, où,
du moins chez les poissons, elle ne se bifurque pas. Ce détail nous porte à

croire que la branche adressée au noyau tangentiel chez les poissons comme chez les oiseaux, est l'homologue de la branche ascendante du vestibulaire chez les mammifères. Dans cette hypothèse, il n'y aurait donc pas de vestibulaires directes et toutes les radiculaires seraient bifurquées tôt ou tard. Quant à la façon dont se terminent les vestibulaires à branche destinée au noyau tangentiel, nous l'ignorons encore complètement.

A quel noyau vestibulaire des mammifères peut correspondre le noyau tangentiel ? Si nous avions une hypothèse quelconque à faire, nous suppo-

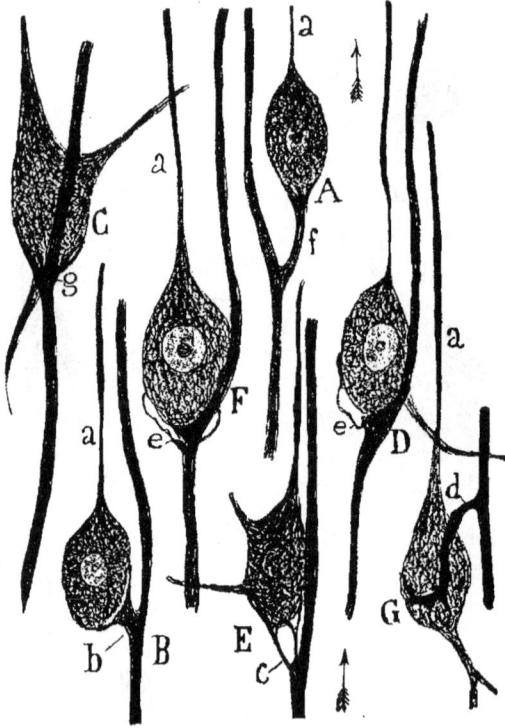

FIG. 366. — Modes de connexion des fibres du nerf vestibulaire avec les grosses cellules du noyau tangentiel chez les oiseaux; bulbe de milan (*Milvus regalis*, Briss.) âgé de quelques jours. Méthode du nitrate d'argent réduit.

A, B, connexion au moyen d'une branche courte terminée par un calice péricellulaire; — C, D, F, connexion par une coiffe appliquée sur un pôle de la cellule.

serions volontiers qu'il répond au petit noyau interstitiel, réduit à un simple vestige par atrophie survenue dans le cours de l'évolution phylétique.

En résumé, les foyers acoustiques des oiseaux sont bâtis sur le même plan que ceux des mammifères. Ils ont seulement changé de forme et de position pour s'adapter à la configuration et à l'étendue des autres noyaux et voies bulbaires; aussi, est-il parfois difficile de les identifier. Les voies centrales acoustiques, particulièrement celles qui partent du noyau à grandes cellules, sont très développées chez les oiseaux chanteurs : chardonneret, serin des Canaries, etc. Chez eux, elles atteignent même parfois un développement supérieur à celui qu'elles ont chez les petits mammifères, tels que rat et souris. Une étude comparative du corps trapézoïde chez les oiseaux chanteurs et non chanteurs serait donc très instructive. Peut-être permettrait-elle de déterminer la situation des voies conductrices des sons, en les isolant de celles qui ne transmettent que les bruits. Pour ce qui est des voies centrales du vestibulaire chez les oiseaux, les renseignements que nous possédons ne nous permettent aucune conclusion certaine.

CHAPITRE XXIX

NERF FACIAL

NOYAU MOTEUR ET SES RADICULAIRES. — VOIES SENSITIVES RÉFLEXES. — GANGLION GÉNICULÉ. — NERF DE WRISBERG. — CONSIDÉRATIONS PHYSIOLOGIQUES SUR LES RÉFLEXES DU FACIAL.

Ce nerf possède deux racines : une principale ou motrice, qui est le *nerf facial proprement dit*, et l'autre accessoire mince ou sensitive, connue sous le nom de *nerf intermédiaire de Wrisberg*.

Ses deux racines.

PORTION MOTRICE

Noyau moteur. — Chez l'homme, le noyau moteur du facial se trouve dans la protubérance, en dedans de la racine descendante du trijumeau, en arrière des fibres les plus inférieures du corps trapézoïde et du reste du cordon latéral ; il est entouré sur ses côtés externe et interne ainsi que sur sa face dorsale par la substance réticulée grise. Chez les rongeurs, comme le lapin et la souris, chez les carnassiers tels que le chat et le chien, le noyau du facial est plus proche de la face antérieure du bulbe, à cause de la plus grande minceur de la protubérance et du corps trapézoïde ; il descend également plus bas chez ces animaux, comme le montre, en *A*, la figure 368, sur laquelle on voit en même temps les racines du pneumogastrique avec leur noyau sensitif et le noyau moteur de la septième paire. Ce noyau, allongé de bas en haut, présente des contours irréguliers et comme lobés ; on aperçoit à sa partie antérieure une dépression, occupée par les faisceaux du cordon latéral. A son point le plus élevé, il atteint presque l'olive supérieure, tandis que par son extrémité inférieure il touche le sommet du noyau ambigu.

Situation et rapports.

Les préparations au Nissl montrent que ce noyau est formé par des amas cellulaires verticaux et horizontaux que séparent des cloisons de substance blanche (fig. 367).

Aspect dans les coupes au Nissl.

Marinesco [1] et Van Gehuchten, qui ont employé la méthode de Nissl, disent que le noyau du facial contient trois colonnes de cellules, placées en avant, et une colonne isolée, située derrière elles. Cette dernière (fig. 367, *CP*), à laquelle on peut donner le nom de *noyau dorsal*, serait, d'après ces

Colonnes de cellules et muscles qu'elles innervent.

---

1. MARINESCO, L'origine du facial supérieur. *Rev. Neurol.*, 1898. — Nouvelles recherches sur l'origine du facial supérieur. *Presse médicale*, n° 69, 1899.

auteurs, l'origine du facial supérieur, c'est-à-dire de la branche du facial qui
innerve les muscles frontal, sourcilier et orbiculaire des paupières. Quant
aux trois colonnes cellulaires antérieures, voici quels seraient leur rôle et
leurs connexions. L'*interne* exciterait les muscles de l'oreille interne et du
pavillon de l'oreille, car lorsqu'on sectionne le facial au delà de sa branche
auriculaire, c'est-à-dire en un point où il a déjà donné tous les filets destinés
aux muscles de la caisse du tympan et du pavillon, les cellules de cette
colonne interne restent intactes ; l'*intermédiaire* et l'*externe* fourniraient

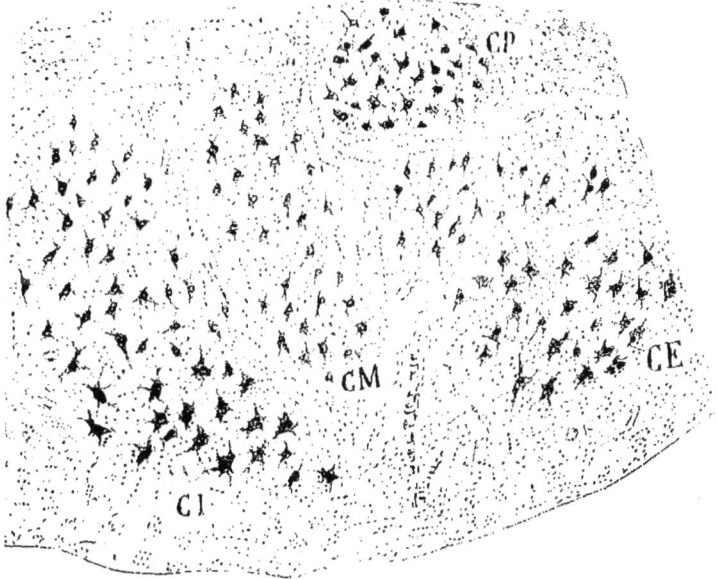

FIG. 367. — Coupe transversale du noyau du facial ; lapin. Méthode de Nissl.

CI, colonne cellulaire interne ;— CM, colonne cellulaire moyenne ;— CE, colonne cellulaire externe ;
CP, colonne postérieure.

*Absence de
relations entre
le noyau de la
VIe paire et
les fibres de la
VIIe.*

respectivement, d'après Marinesco, les rameaux buccaux inférieurs et
supérieurs. Ni Marinesco, ni Van Gehuchten [1] n'ont pu trouver la moindre
trace des rapports que Duval, Testut et Mendel avaient supposés entre les
fibres du facial supérieur et le noyau d'origine du moteur oculaire externe.
Nous n'avons pas été plus heureux, bien que nous ayons employé les méthodes de Golgi et de Nissl chez la souris, le lapin et le chat.

La coupe transversale du noyau du facial, que nous représentons sur la
figure 367, nous apprend que, chez le lapin, l'abondance des cellules et leur
volume diffèrent quelque peu dans les quatre colonnes ou foyers secondaires
dont se compose ce noyau. C'est dans les colonnes interne et externe que

1. VAN GEHUCHTEN, Recherches sur l'origine réelle des nerfs crâniens : le nerf
facial. *Journ. de Neurol.*, 1898. — Anatomie du système nerveux, etc., 3e édition, 1900,
vol. II, p. 107 et suivantes.

les cellules sont le plus abondantes, le plus volumineuses et le plus fournies en fuseaux chromatiques ; c'est, par contre, dans les colonnes médiane et postérieure qu'elles sont peu nombreuses et de petite taille. En général, et à quelques exceptions près, les dimensions des cellules semblent décroître

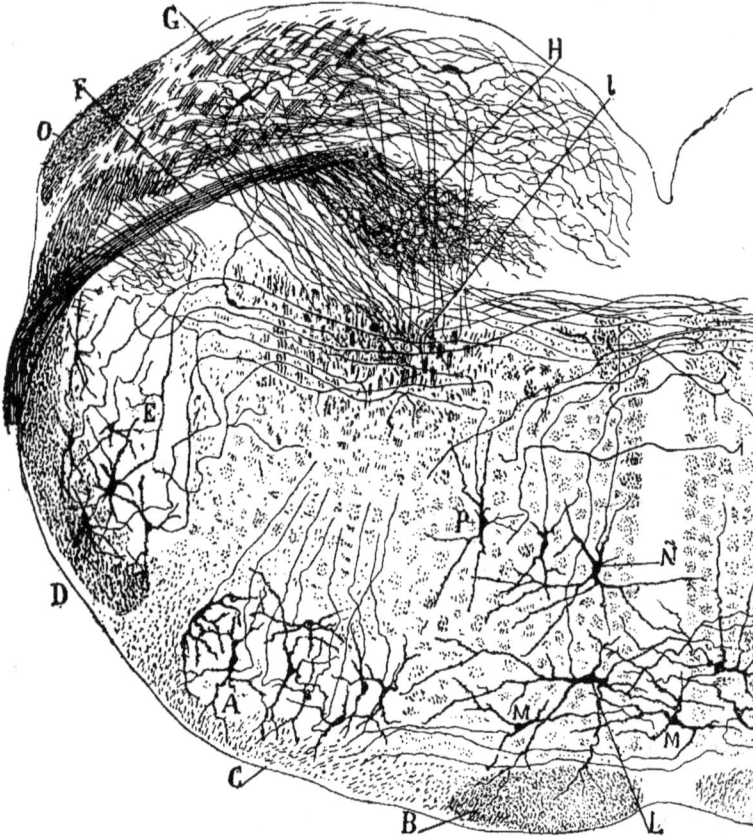

Fig. 368. — Coupe du bulbe à la hauteur du noyau du facial ; souris nouveau-née. Méthode de Golgi.

A, noyau du facial ; — B, voie pyramidale ; — C, reste du cordon latéral ; — D, trijumeau ; — E, sa substance gélatineuse ; — F, pneumogastrique ; — G, noyau descendant du nerf vestibulaire ; — H, colonne grise interne du cordon solitaire ; — J, voie centrale du nerf vestibulaire ; — O, corps restiforme.

d'avant en arrière, les plus grosses se trouvant dans la partie antérieure de la colonne interne.

Si l'on étudie ce noyau par la méthode de Weigert, on y voit, chez le lapin et le chat par exemple, un plexus compliqué de fibres à myéline. Les fibres épaisses sont vraisemblablement la continuation des radiculaires ; les fibres fines sont, au contraire, les prolongements de collatérales de la sub-

Aspect dans les coupes au Weigert.

111

stance blanche voisine. On voit, en outre, entre les colonnes, et dans leur épaisseur même, de nombreux petits paquets de fibres longitudinales à myéline.

Jetons un coup d'œil sur la figure 369, image d'une coupe faite à travers
le noyau facial de l'homme et
colorée précisément par la méthode de Weigert-Pal. Le noyau
présente une forme très irrégulière ; il est allongé d'avant en
arrière et possède une extrémité
antérieure pointue, ainsi qu'une
base postérieure volumineuse ;
c'est de là que partent les fibres
radiculaires. Les amas de cellules sont plus serrés que chez
le lapin et le chat ; aussi, éprouve-
t-on bien plus de difficulté à distinguer chaque colonne. Entre
les amas cellulaires, courent, horizontalement, des petits paquets
de gros tubes qui ne sont autres
que des fibres radiculaires faciales. En général, ces fibres serpentent d'abord plus ou moins
transversalement, font ensuite un
crochet et gagnent, enfin, la bordure externe du noyau pour prendre une direction antéro-postérieure. Le nombre et la disposition des radiculaires diffèrent
suivant les régions du ganglion
facial ; aussi, peut-on y discerner
une région antérieure pauvre en
fibres et traversée, en outre, par
quelques faisceaux de fibres trapézoïdes ; une région moyenne
large et sillonnée par de multi-

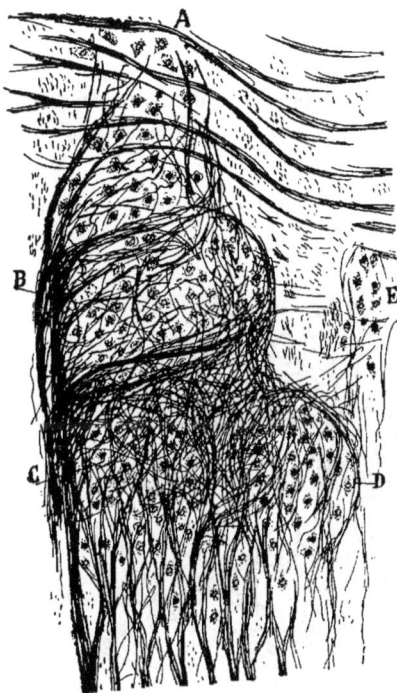

Fig. 369. — Coupe transversale du noyau du
facial ; enfant de 15 jours. Méthode de Weigert-Pal.

A, sommet antérieur du noyau du facial, traversé par
des fibres trapézoïdes ; — B, portion intermédiaire
du noyau ; — C, portion profonde et large du même
noyau, bordée sur son côté externe par de nombreuses fibres radiculaires ; — D, noyau interne ; —
E, petit groupe cellulaire isolé.

ples fascicules obliques et transversaux, et une région postérieure, plexiforme, où prédominent les fibres à direction antéro-postérieure. Enfin, cette
coupe montre, en E, en dedans du noyau du facial, une petite tache cellulaire, dont nous ne connaissons pas l'homologue chez les autres mammifères.

Aspect dans
les prépara-
tions au Golgi.

Pour déceler toute la morphologie des cellules du noyau du facial et le
parcours total de ses fibres, nous recourrons, comme d'ordinaire, à la
méthode de Golgi. La figure 370 est justement la copie d'une préparation
faite par cette méthode. On voit que les cellules, multipolaires et de taille
moyenne ou grande, ressemblent tout à fait à celles du noyau de l'hypoglosse. Leurs formes dominantes sont triangulaires, fusiformes ou étoilées.

Leurs angles donnent naissance à des dendrites épaisses, longues, velues, courant en tous sens, mais surtout d'avant en arrière. Ces prolongements protoplasmiques ne sortent pas d'habitude du noyau; mais les infractions à cette règle ne manquent pas et l'on peut voir les cellules attenant aux frontières antérieure et postérieure lancer de longues dendrites dans la substance blanche avoisinante. Nous avons même vu quelquefois des dendrites externes pénétrer dans le noyau sensitif du trijumeau. *Cellules et dendrites.*

Le cylindre-axe, épais, sort du corps cellulaire ou d'une dendrite; il va parfois directement en arrière; mais d'autres fois, il décrit auparavant, c'est- *Cylindre-axe.*

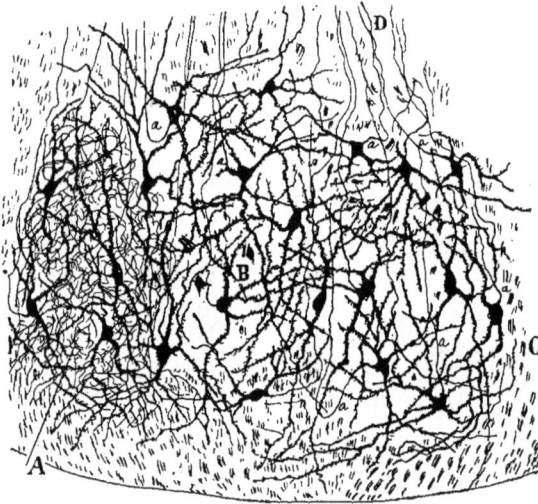

Fig. 870. — Noyau facial; souris de 8 jours. Méthode de Golgi.
A, colonne interne où abondent les collatérales; — B, colonne moyenne; — C, colonne externe; D, radiculaires se portant en arrière.

à-dire dans son parcours initial, une grande courbe à concavité postérieure; il n'émet aucune collatérale pendant son trajet dans le noyau.

RADICULAIRES. — Dès qu'ils ont atteint les limites du ganglion, les cylindres-axes se portent directement en arrière, en formant des petits faisceaux plexiformes qui couvrent une vaste étendue de la substance réticulée blanche; les faisceaux verticaux de cette dernière passent donc entre les paquets du facial. Le parcours ultérieur des radiculaires faciales nous étant déjà connu, nous arrêterons là cette description. Rappelons seulement que, parvenues à la limite postérieure de la substance réticulée grise, elles se portent en haut, forment ainsi le genou du facial, arrivent au niveau de la limite inférieure du corps trapézoïde, s'infléchissent là pour se diriger en avant et émergent enfin sur le bord postérieur de la protubérance. *Radiculaires directes et genou du facial.*

Lorsque les radiculaires de la VIIe paire prennent une direction longitudinale, il s'en détache un groupe qui se porte en dedans, côtoie le faisceau longitudinal postérieur par derrière et s'entrecroise sur le raphé avec son *Radiculaires croisées.*

congénère du côté opposé. Duval et Kölliker ont nié cette décussation motrice, signalée, il y a déjà longtemps, par Stieda et Obersteiner. Van Gehuchten[1], Lugaro[2], Cramer[3] et Marinesco[4], forts de leurs recherches, soutiennent une opinion contraire. Il est vrai que la méthode de Nissl dont s'est servi Marinesco ne fournit pas de révélations concluantes; à telles enseignes que Van Gehuchten[5] est revenu sur son ancienne opinion, parce que cette méthode n'avait pu le convaincre de l'existence de la décussation. Cependant, cette décussation existe; nous l'avons constatée chez l'homme et chez le chat, par le simple emploi du procédé de Weigert. Chez

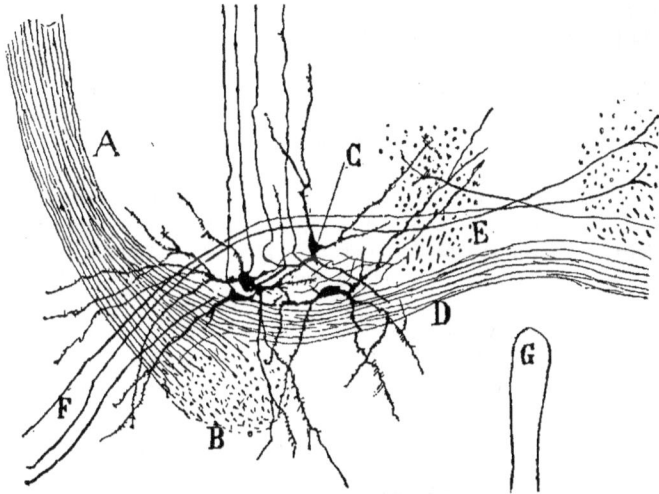

Fig. 371. — Portion d'une coupe transversale du bulbe d'un fœtus de chat. Méthode de Golgi.

A, nerf facial; — B, portion principale émergente de ce nerf; — C, noyau de l'oculo-moteur externe; — D, portion croisée du nerf facial; — F, voie vestibulaire croisée; — N, canal épendymaire.

ces animaux, on voit que la majeure partie des fibres entrecroisées provient de la portion ascendante du trajet du nerf, au point où il s'infléchit une seconde fois pour devenir horizontal.

HYPOTHÈSES SUR L'ORIGINE DU GENOU DU FACIAL. — Quelles sont les causes qui ont déterminé la courbe si singulière du facial dans son trajet intrabulbaire? C'est là une question d'histogénie captivante, fort difficile à résoudre, d'ailleurs. Il est évident que cette courbe n'a pas été produite en vue de quelque but utilitaire, mais plutôt par suite de nécessités évolutives, dont nous

1. VAN GEHUCHTEN, Anatomie du système nerveux de l'homme, 1re édition, 1893.
2. LUGARO, Sull'origine di alcuni nervi encefalici : V, VI, VII, VIII. *Arch. di Ottalmolog.*, vol. II, fasc. 6, 1894.
3. CRAMER, Beiträge zur feineren Anatomie der Medulla oblongata und der Brücke, etc., 1894.
4. MARINESCO, L'origine du facial supérieur. *Rev. Neurol.*, 1898.
5. VAN GEHUCHTEN, Recherches sur l'origine réelle des nerfs crâniens; le nerf facial. *Journ. de Neurol.*, 1898.

ignorons encore les conditions mécaniques. Ce qui prouve qu'il en est ainsi, que cette courbe est bien un effet de l'évolution du système nerveux, c'est qu'elle n'existe que chez les mammifères. Elle manque effectivement chez les poissons, les batraciens et les reptiles. Les dessins et les descriptions d'Herrick, d'Edinger [1] et d'autres semblent démontrer que le noyau moteur du facial forme, chez ces vertébrés, comme un groupe antérieur de cellules appartenant au nerf masticateur, groupe dont les cylindres-axes se portent directement en dehors et émergent non loin de ceux du masticateur. Chez les oiseaux, d'après nos observations et celles de Brandis [2], la courbe ascendante fait encore défaut; l'on ne voit chez eux, en effet, qu'une inflexion transversale peu marquée, concave antérieurement et semblable à celle que les radiculaires du pneumogastrique, issues du noyau ambigu, présentent chez les mammifères. Ainsi, il est hors de doute que le trajet ascendant du nerf de la VIIe paire ainsi que sa double courbure transversale et verticale constituent des attributs exclusifs aux mammifères, attributs liés, sans aucun doute, à une condition particulière, imposée à la croissance de leur nerf facial dans le bulbe. Quelle est cette condition? His [3] admet que ce pourrait être la *vésicule auditive*, organe épithélial embryonnaire qui entoure les régions bulbaire et protubérantielle, précisément au niveau du point qui aurait servi à l'émergence des radiculaires du facial si elles avaient suivi le plus court chemin. En présence de cet obstacle, le facial, ne pouvant décrire une courbe en dehors du bulbe, la décrit dans son épaisseur, ce qui le fait sortir par-dessus et en dehors de la vésicule. His a démontré, en outre, que la courbe du facial, du moins dans sa portion transverse, est déjà visible dans les premiers stades du développement du bulbe, car le nerf sort par un plan très externe et cherche, pour ainsi dire, le voisinage de l'émergence des nerfs mixtes et auditif. Admettons l'hypothèse de His; nous pouvons, en lui appliquant la théorie chimiotactique, imaginer que la vésicule auditive, agissant comme un écran indifférent, désoriente les neuroblastes du noyau facial et pousse les cônes de croissance de leurs cylindres-axes à se porter en arrière; là, ils rencontrent la cuticule épendymaire et buttent contre elle; mais comme celle-ci possède une inclinaison en arrière et en dehors, ils glissent transversalement sur elle jusqu'au moment où ils peuvent sentir les courants chimiotactiques qui proviennent du myotome.

Cela n'explique cependant ni la forme ni l'étendue considérable de la double courbure du facial et encore moins le parcours vertical adopté par ce nerf dans une partie de son trajet intrabulbaire. Pour comprendre la cause de ces configurations, il faut, nous semble-t-il, faire appel à de nouveaux facteurs mécaniques : au développement et à l'accroissement du noyau du moteur oculaire externe, refoulé lui-même en arrière par la croissance des substances réticulées blanche et grise; à l'apparition des voies centrales du trijumeau, du vague et du glosso-pharyngien, et surtout à la formation des voies entrecroisées issues du noyau de Deiters, voies qui, pour passer devant le facial, obligent ce nerf à exagérer de plus en plus sa courbe postérieure. Notons à ce propos, et la remarque est d'importance, que dans les coupes sagittales du bulbe qui

Absence du genou chez les vertébrés inférieurs et les oiseaux.

Obstacle formé par la vésicule auditive à la marche des axones du facial, d'après His.

Autres causes possibles.

---

1. EDINGER, *Vorlesungen über den Bau der Nervösen Centralorgane*, etc., 6e Aufl., 1900.
2. BRANDIS, Untersuchungen über das Gehirn der Vögel. *Arch. f. mikrosk. Anat.*, Bd. XLIII, 1894.
3. HIS, Zur Geschichte des Gehirns sowie der centralen und peripherischen Nervenbahnen beim menschlichen Embryo. *Abhandl. d. Math.-Phys. Classe d. Königl. Sächs. Gesellsch. d. Wissensch.*, Bd. XIV, n° 7, 1888.

renferment la courbure du facial, chez la souris par exemple, la partie verticale de cette courbe s'étend uniquement sur la longueur occupée par la voie vestibulaire croisée et par le noyau du moteur oculaire externe.

Cause déterminante du point d'émergence du facial.

Quant à la sortie du facial sur les côtés du bulbe, près du sillon des nerfs mixtes, elle dépendrait d'une loi visant à l'économie de trous crâniens et vertébraux. Seule, cette loi utilitaire peut rendre compte du concours des racines motrices et sensitives des nerfs rachidiens, par exemple, vers un même orifice de la colonne vertébrale, malgré que leur origine dans la moelle et leur distribution à la périphérie soient très différentes. Il en est de même dans le crâne ; le conduit auditif interne y sert de canal à quatre nerfs à la fois, au facial, à l'intermédiaire de Wrisberg, au vestibulaire et au cochléaire ; le trou déchiré postérieur y livre également passage au vague, au glosso-pharyngien et au spinal, etc.

FIBRES SENSITIVES AFFÉRENTES DU NOYAU FACIAL. — Les fibres qui se

Opinion de Kölliker.

terminent dans ce noyau sont les suivantes, d'après Kölliker : 1° des fibres croisées de la voie pyramidale, car elles viennent du côté opposé ; 2° des collatérales directes ou longues de la racine sensitive descendante du trijumeau ; 3° des collatérales issues du reste du cordon latéral ; 4° des collatérales provenant du corps trapézoïde et de l'olive supérieure. Malgré le nombre considérable de coupes que nous avons pratiquées chez les embryons comme chez les animaux nouveau-nés, malgré l'excellence de

Notre opinion.

l'imprégnation de la voie pyramidale, des collatérales du trijumeau et du corps trapézoïde, nous n'avons jamais vu dans nos préparations les fibres de ces divers faisceaux se terminer dans le noyau facial. A quoi faut-il donc attribuer l'affirmation de Kölliker ? A une erreur, sans doute ; cet auteur aura pris pour des collatérales longues celles qui naissent sur les limites ou au voisinage du noyau que nous étudions.

Nous allons décrire les collatérales que nous avons observées d'une façon absolument constante et que nous représentons sur les figures 311 et 370.

a) *Collatérales du reste du cordon latéral.* — Cette voie réflexe est, sans conteste, la principale du nerf de la VIIe paire. Mais elle n'est pas composée seulement de collatérales, comme le titre semblerait l'indiquer ; elle renferme aussi des terminales du cordon latéral. C'est pour ce motif que le reste de ce cordon paraît fort réduit au-dessus du noyau facial. Les collatérales, dont il s'agit, sont très abondantes ; les unes proviennent des fibres placées au-devant du noyau facial, les autres des faisceaux interstitiels qui continuent également le cordon latéral ; quelques-unes émanent, enfin, des petits faisceaux placés sur les côtés du foyer de la VIIe paire. Toutes ces fibres, arrivées de tous côtés au noyau, s'y ramifient et y produisent un plexus très riche qui, en certains points, se condense en nids péricellulaires. On distingue nettement ces nids chez le chat de quinze jours, où ils sont disposés par groupes et reçoivent les arborisations de collatérales. C'est la région interne du noyau facial, c'est-à-dire la colonne grise interne, qui est le plus abondamment fournie en collatérales nées du reste du cordon latéral (fig. 370, *A*).

Ces collatérales apportent indubitablement au facial l'influence réflexe des noyaux sensitifs de la moelle épinière, car le cordon latéral est en réalité une voie sensitive courte, de second ordre, ascendante et descendante dans la moelle, mais presque exclusivement ascendante dans le bulbe. *Rôle physiologique.*

b) *Fibres acoustiques.* — En arrière du noyau du facial, on voit, comme nous l'avons déjà dit, des fibres descendantes qui continuent les branches inférieures nées de la bifurcation des fibres du corps trapézoïde, au moment où celui-ci vient grossir le ruban de Reil latéral. On aperçoit aussi, dans ce même point, des fibres descendantes, venues des noyaux olivaires. Or, de cette région même, qui avoisine la substance réticulée, sortent des collatérales dont les arborisations s'étendent entre les cellules du noyau facial. Nous sommes donc porté à penser que quelques-unes de ces fibres, sinon toutes, sont des collatérales acoustiques de second ou de troisième ordre et que, grâce à l'influence réflexe du nerf auditif qu'il reçoit par leur intermédiaire, le facial met en mouvement les osselets de la caisse tympanique, les muscles du pavillon de l'oreille, etc. *Rôle physiologique.*

c) *Fibres de la voie centrale du trijumeau.* — Les collatérales sensitives abandonnées par cette voie au noyau du facial sont nombreuses; elles proviennent non de la racine descendante du trijumeau, mais des cylindres-axes transversaux lancés par les cellules qui siègent d'ordinaire dans la partie antérieure de la substance gélatineuse. Chacun de ces cylindres-axes fournit assez souvent deux fortes collatérales au noyau.

Les connexions du trijumeau et du facial rentrent, on le voit, dans une règle commune à toutes les relations sensitivo-motrices du bulbe. A une exception près, toutes ces connexions ont lieu, en effet, uniquement par le moyen de collatérales ou de terminales de fibres de second ordre. Dans le cas particulier du facial, en raison même de l'extrême proximité de son noyau et de la racine sensitive du trijumeau, on devrait apercevoir avec la plus grande aisance, les collatérales directes qui uniraient ces deux organes; or, nous ne les avons jamais vues, bien que dans le plus grand nombre de nos préparations de fœtus et de nouveau-nés de souris les collatérales de la racine descendante du trijumeau fussent admirablement et complètement imprégnées.

PORTION SENSITIVE DU FACIAL OU NERF INTERMÉDIAIRE DE WRISBERG

On donne ordinairement à cette portion le nom de *nerf intermédiaire de Wrisberg.* C'est une racine déliée, qui accompagne le nerf facial sur une partie de son trajet et s'en sépare dans le rocher, pour constituer la corde du tympan, après son passage dans un trou particulier de cet os.

Ce nerf tire son origine, comme tout nerf sensitif, d'un ganglion, le *ganglion géniculé*, logé dans le rocher et homologue des ganglions rachidiens.

*Son homolo-
gie avec les
ganglions ra-
chidiens.*

Ganglion géniculé. — Cette homologie, soupçonnée par nombre d'auteurs, a été entièrement démontrée par Retzius [1], Penzo [2] et plus récemment par Lenhossék. Ce dernier a vu les cellules unipolaires de ce ganglion émettre deux branches dont l'une, centrale, entre avec le facial dans le bulbe et dont l'autre, périphérique, s'accole aussi au facial, pour se continuer probablement par la corde du tympan.

*Cellules uni-
polaires.*

Nous avons fait, chez la souris âgée de quelques jours, les mêmes constatations que Lenhossék. La figure 372 montre, en *B*, le ganglion géniculé,

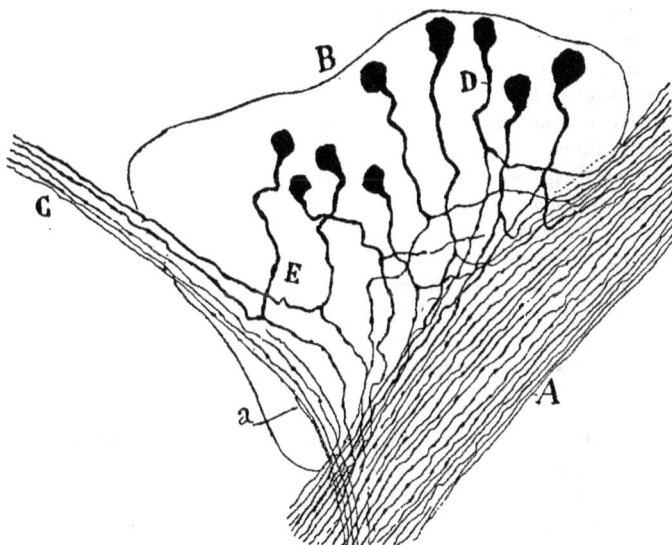

Fig. 372. — Ganglion géniculé du facial; fœtus de souris. Méthode de Golgi.

A, tronc du facial; — B, ganglion géniculé; — C. nerf grand pétreux superficiel; — D, cellules dont le cylindre-axe se porte vers la périphérie du nerf facial; — E, cellules dont l'axone se rend au nerf pétreux; — *a*, fibres motrices de ce nerf.

*Leur prolon-
gement uni-
que.*

avec sa forme triangulaire sur coupe transversale. Le prolongement unique de ses cellules se bifurque, comme celui des cellules des ganglions rachidiens, en une branche interne, incorporée à la portion centrale du facial, et en une branche externe mêlée aux fibres de la portion périphérique de ce même nerf. Les branches internes sont presque toutes plus fines que les externes; dans certains cas, elles leur sont égales ou presque égales en épaisseur. La corde du tympan, c'est-à-dire le nerf formé par les branches externes du ganglion géniculé, se distribue dans les deux tiers antérieurs de la muqueuse linguale, d'après les expériences physiologiques et les observations anatomiques.

*Sa bifurca-
tion en bran-
ches interne et
externe.*

1. Retzius, Untersuchungen über die Nervenzellen der cerebro-spinalen Ganglien, etc. *Arch. f. Anat. u. Physiol.*, Anat. Abtheil., 1880.

2. Penzo, Ueber das Ganglio geniculi und die mit derselben zusammenhangenden Nerven. *Anat. Anzeiger*, Bd. VIII, 1893.

Historique.

Sapolini [1] a démontré, le premier, en 1883, que le nerf intermédiaire de Wrisberg n'est pas une racine du facial, mais l'émanation interne du ganglion géniculé, dont le prolongement périphérique est formé par la corde du tympan ; or cette dernière est nettement un nerf sensitif, comme l'ont appris les expériences physiologiques démonstratives de Duval, Vulpian, Schultze, etc.

L'analogie du ganglion géniculé et des ganglions rachidiens a été reconnue, il y a déjà longtemps, par His [2] et Martin [3]. Ces mêmes auteurs remarquèrent aussi que ses cellules sont primitivement bipolaires chez les embryons de mammifères.

Lenhossék [4], qui a le premier appliqué avec succès la méthode de Golgi à ce ganglion, admet que ses branches périphériques s'accolent au facial et l'accompagnent jusqu'au point d'émergence de la corde du tympan ; il admet encore que d'autres fibres, motrices probablement et venues en grand nombre de la portion interne du facial, traversent le ganglion, sortent par son angle libre et se continuent avec les fibres du nerf grand pétreux superficiel. Ces fibres motrices du grand pétreux existent, en effet, comme on peut le voir, en *a*, sur la figure 372 ; mais nous croyons qu'un certain nombre de fibres sensitives sortent, en même temps qu'elles, du ganglion géniculé. Aussi, pourrait-on considérer, selon toute vraisemblance, le nerf grand pétreux superficiel, comme un nerf mixte, au cas, bien entendu, où ce serait celui que reproduit, en *C*, la figure 372. Lenhossék ajoute que d'autres fibres, de source inconnue, pénètrent dans le ganglion géniculé et continuent leur trajet avec la portion périphérique du facial ; nos préparations ne nous ont montré rien d'approchant.

Fibres diverses traversant le ganglion géniculé, d'après Lenhossék.

BRANCHE INTERNE. — Arrivée au bulbe avec le facial, cette branche s'éloigne un peu du point où le nerf de la VIIe paire sort de la masse bulbaire ; elle gagne alors la face antérieure du vestibulaire, dont elle paraît dépendre maintenant ; elle traverse ensuite la racine descendante du trijumeau, s'écarte du vestibulaire qui reste ainsi plus en arrière, poursuit sa course, d'avant en arrière et de dehors en dedans, à travers la substance gélatineuse et parvient au bord postérieur de l'arc décrit par la racine de la Ve paire ; là, elle se coude, descend verticalement et constitue avec ses congénères la première série des fibres verticales qui, s'ajoutant à d'autres fibres des IXe et X[e] paires, vont former le gros cordon longitudinal du faisceau solitaire. Van Gehuchten a montré, par la méthode de Marchi, que le nerf de Wrisberg, situé d'abord très latéralement et presque confondu avec les fibres les plus postérieures du trijumeau, se porte ensuite un peu plus en arrière et s'incorpore au faisceau solitaire qu'il accompagne sur un espace très restreint. Au moment où ses fibres s'infléchissent pour descendre dans le faisceau solitaire, elles entrent en connexion avec un petit

Son trajet.

Ses rapports avec le faisceau solitaire et un petit faisceau annexe.

1. SAPOLINI, Études anatomiques sur le nerf de Wrisberg et la corde du tympan. *Journ. de médec.* de Bruxelles, 1884.

2. W. HIS, Die morphologische Betrachtung der Kopfnerven. *Arch. f. Anat. u. Physiol.*, Anat. Abtheil., 1887.

3. P. MARTIN, Die erste Entwickelung der Kopfnerven bei der Katze. *Œsterreich. Monatsschr. f. Thierheilk.*, Jahrg. XV, 1890.

4. LENHOSSÉK, Beiträge zur Histologie des Nervensystems und der Sinnesorgane : VIII. *Das ganglio geniculi nervi facialis*, etc. Wiesbaden, 1894.

noyau, où, d'ailleurs, elles se terminent avec une partie de celles du glosso-
pharyngien.

Dans nos préparations de bulbe de souris et de chat, ce nerf se tient, en
effet, à la partie la plus postérieure de la racine descendante du trijumeau.
On le voit sur la figure 373, en VII. Les faisceaux qui le composent traversent

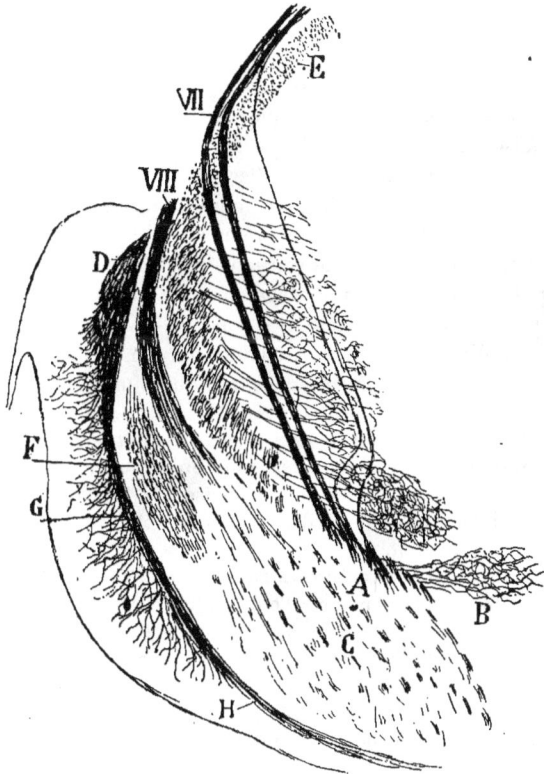

FIG. 373. — Nerf de Wrisberg de la souris. Méthode de Golgi.

A, portion verticale descendante du nerf de Wrisberg ; — B, plexus de collatérales issues de ce
nerf ; — C, noyau de Deiters ; — D, nerf cochléaire ; — E, racine descendante du trijumeau ; —
F, pédoncule cérébelleux inférieur ; — G, rameaux cochléaires destinés au tubercule acoustique ; — H, faisceau cochléaire donnant naissance aux stries acoustiques ; — VII, nerf de
Wrisberg ; — VIII, nerf vestibulaire.

ensuite obliquement la substance gélatineuse de la Vᵉ paire, arrivent à
l'angle postérieur de la racine sensitive de ce nerf, s'infléchissent en ce
point et prennent les uns après les autres une direction descendante ; ils
forment alors une bandelette plexiforme presque verticale, placée en avant
de la racine descendante du vestibulaire. Ses faisceaux se distinguent de
ceux de cette dernière par leur plus grande densité et leur plus grand voisinage.

Les branches internes de l'intermédiaire de Wrisberg ne présentent pas de bifurcations; elles ne fournissent que des collatérales, assez rares à l'endroit où les branches-mères s'infléchissent, mais de plus en plus nombreuses à mesure de la descente de leur tronc générateur. Les branches internes peuvent donner plusieurs collatérales; nous en avons compté jusqu'à trois dans un cas. On voit en *B*, sur la figure 373, le groupe que forment les collatérales du nerf de Wrisberg; elles se ramifient dans un petit amas cellulaire à direction antéro-interne. A un examen superficiel, cet amas semble être la continuation des plexus de collatérales de la substance gélatineuse du trijumeau. Les premiers contingents de fibres du glosso-pharyngien renforcent sensiblement ce plexus et repoussent en dehors et en arrière les faisceaux du nerf de Wrisberg.

Collatérales de l'intermédiaire de Wrisberg.

Le petit noyau où viennent se ramifier les collatérales du nerf intermédiaire possède des cellules étoilées de faibles dimensions. Où se porte le cylindre-axe de ces cellules ? Le nombre restreint de bonnes préparations dans lesquelles nous avons pu le voir nous permet seulement de présumer qu'il se joint à ceux du glosso-pharyngien et du pneumogastrique et qu'il constitue avec eux la voie centrale de ces nerfs.

Noyau où elles se jettent; destination possible de ses axones.

Le nerf de Wrisberg ne reçoit aucune fibre motrice et n'abandonne aucun de ses axones à la racine descendante du trijumeau.

De nombreux auteurs, entre autres Duval, His, Cramer, Kölliker et plus récemment Wallenberg avaient admis, plus ou moins implicitement, avant nous et Van Gehuchten, ce mode de terminaison de l'intermédiaire de Wrisberg dans le faisceau solitaire et dans un noyau plus ou moins identique à celui que nous avons décrit.

Les études que Nageotte [1] a faites, à l'aide de la méthode de Marchi, sur un cas de paralysie faciale chez l'homme, l'ont conduit à des opinions quelque peu différentes et très intéressantes au point de vue anatomique et physiologique.

Noyau gustatif de Nageotte.

Pour lui, les fibres de l'intermédiaire sont les unes ascendantes, les autres descendantes; toutes se jettent, cependant, non dans le cordon solitaire, mais exclusivement dans un noyau allongé qui accompagne, en partie, ce cordon. Ce foyer, auquel Nageotte donne le nom de *noyau gustatif* et dont Duval, Roller, His, Martin, Cramer, Dexter, Wallenberg, Van Gehuchten et nous n'aurions vu que des portions plus ou moins considérables, s'étend chez l'homme sur une longueur d'environ 14 millimètres. A sa partie moyenne, il est aminci et se trouve compris entre la corne postérieure du croissant trigéminal en avant et le sommet antérieur du triangle acoustique en arrière (fig. 374, *n. g.*). Il est renflé, au contraire, à ses deux extrémités, dont la supérieure fait partie de la *convolutio trigemini*, tandis que l'inférieure, prolongée par un éperon postéro-interne, constitue la substance gélatineuse du faisceau solitaire. Ce noyau, fragmenté en petits amas arrondis de cellules non encore suffisamment étudiées, reçoit trois nerfs : à sa partie moyenne l'intermédiaire de Wrisberg, dans sa portion supérieure le lingual, et dans sa portion inférieure les fibres du glosso-pharyngien. La distribution de ces nerfs est assez particulière. L'in-

1. Nageotte, The pars intermedia or nervus intermedius of Wrisberg and the bulbo-pontine gustatory nucleus in man. *Rev. of Neurol. and. Psychiatry*, 1906. (La figure 374, représentée ici, est empruntée à ce travail.)

termédiaire donne des fibres ascendantes qui remontent peu et des fibres descendantes qui vont jusqu'au point où le faisceau solitaire aborde le noyau ; quelques-unes descendraient même plus bas, d'après Wallenberg. Les fibres descendantes du lingual occupent plus des trois quarts supérieurs du noyau, tandis que les fibres ascendantes et descendantes du glosso-pharyngien

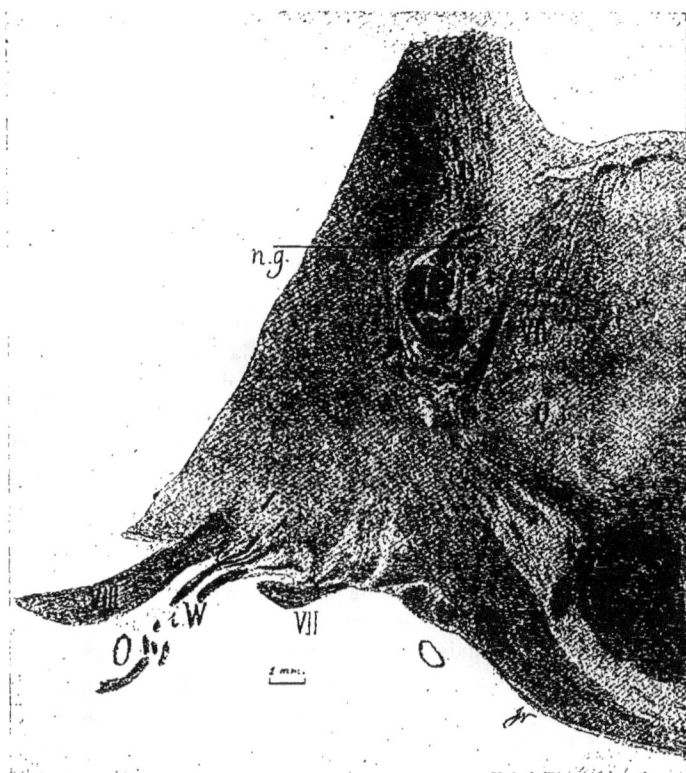

FIG. 374. — Coupe transversale d'un bulbe humain, montrant le nerf intermédiaire de Wrisberg et le noyau gustatif où il se termine. Méthode de Marchi (d'après Nageotte).

D, noyau de Deiters ; — *i. W.*, nerf intermédiaire de Wrisberg ; — *n. g.*, noyau gustatif ; — o. s., olive supérieure ; — P, faisceau pyramidal ; — V, VII, VIII, nerfs trijumeau, facial et acoustique.

s'étendent sur le tiers inférieur. Les aires de distribution de ces nerfs empiètent donc les unes sur les autres.

Nous serions assez enclin à penser que les divergences d'opinion que nous venons de constater au sujet des connexions et du mode de terminaison de l'intermédiaire de Wrisberg tiennent, en général, au développement fort différent de ce noyau suivant l'espèce animale.

Considérations physiologiques. — Les connexions sensitivo-motrices que nous venons d'exposer expliquent suffisamment bien les réflexes du facial. *Trajet des courants dans:* Elles nous font connaître en même temps le sens probable des courants qui le parcourent. Voici le trajet de ces derniers dans quelques réflexes.

L'irritation provoquée sur la cornée et la conjonctive est recueillie par les filets nerveux sensitifs du trijumeau, c'est-à-dire par les filets de la branche ophtalmique de ce nerf ; elle passe au ganglion de Gasser, puis à la racine descendante de la cinquième paire ; elle dérive alors par les collatérales sensitives de cette dernière et se transmet ainsi aux cellules de la substance gélatineuse et aux voies centrales de la cinquième paire. Ces voies, constituées à leur début par des fibres arciformes transversales, émettent des collatérales ; l'irritation emprunte la route de ces collatérales pour arriver enfin aux cellules motrices du facial, qui font contracter le muscle orbiculaire des paupières. Le réflexe du clignement est bilatéral, d'où l'on peut conclure, avec une très grande vraisemblance, que les fibres arciformes ou sensitives de deuxième ordre, dont nous venons de parler et qui proviennent du noyau du trijumeau, fournissent des collatérales aux deux noyaux du facial à la fois.

1° le réflexe du clignement;

L'ébranlement dont les terminaisons sensitives du trijumeau sont atteintes dans la muqueuse buccale se transmet à la voie centrale de ce nerf, d'où il passe, le long de collatérales, au noyau du facial ; celui-ci, on le sait, régit les muscles buccinateur et orbiculaire des lèvres, etc.

2° le réflexe de la succion;

La bilatéralité de ce réflexe s'explique comme ci-dessus. On pourrait aussi l'interpréter en faisant intervenir l'entrecroisement partiel des radiculaires du facial. Il suffit pour cela de supposer que les cellules motrices correspondantes du noyau facial innervent les muscles homonymes des deux côtés.

Les contractions que les muscles de la physionomie éprouvent à la suite de l'excitation faible du chatouillement ou d'une excitation forte des nerfs sensitifs de la peau se produisent vraisemblablement grâce à l'existence de communications entre le noyau du facial et le reste du cordon latéral ou voie médullaire ascendante sensitive et courte. Ces contractions seraient dues également à des ordres venus du cerveau; mais jusqu'à présent, et en dépit de tous les efforts, on n'a jamais surpris l'entrée de fibres pyramidales dans le noyau du facial.

3° le rire, le pleurer, etc.

CHAPITRE XXX

NERF MOTEUR OCULAIRE EXTERNE OU DE LA VIᵉ PAIRE

NOYAU D'ORIGINE. — CELLULES MOTRICES. — RADICULAIRES. — COLLATÉRALES SENSITIVES
ET SENSORIELLES. — NOYAU ACCESSOIRE. — CONSIDÉRATIONS PHYSIOLOGIQUES.

Noyau d'origine. — Le nerf oculo-moteur externe, dont la terminaison périphérique s'effectue dans le muscle droit externe de l'œil, tire son origine d'un noyau situé dans la partie la plus postérieure de la substance réticulée blanche du bulbe, immédiatement en avant du trajet ascendant du facial et dans l'anse même de ce nerf. Les histologistes modernes ont tous confirmé cette origine, établie par les recherches anciennes de Deiters, Stieda, Krause, Laura, etc.

Situation et rapports. Les figures 371 et 375 montrent la situation et la disposition des neurones de la sixième paire. Ils constituent un amas, triangulaire chez les petits mammifères et ovoïde chez l'homme, amas borné, en arrière par la courbe du facial et les voies vestibulaires croisées. en dedans par le faisceau longitudinal postérieur et partie de la substance réticulée blanche, et en dehors par une portion du trajet transversal du facial. Point de limites bien tranchées en avant, car les neurones de l'oculo-moteur externe y sont mêlés à des faisceaux longitudinaux et à des cellules nerveuses de la substance réticulée. Chez quelques mammifères, la souris et le lapin par exemple, la pointe antérieure du noyau s'avance un peu entre les faisceaux de radiculaires qu'il émet ; aussi, y voit-on quelques cellules déplacées. A l'intérieur du noyau, des petits paquets de fibres verticales font tache entre les cellules.

CELLULES MOTRICES. — La taille des neurones du nerf de la sixième paire est grande, moindre cependant que celle des corpuscules du facial. Leur forme est celle qu'ils ont dans tout ganglion moteur ; elle est donc étoilée, avec de longues dendrites velues, sortant des angles cellulaires et ramifiées à maintes reprises. Beaucoup de ces expansions restent dans les *Dendrites ; leurs trois groupes.* limites du noyau, mais d'autres les dépassent ; c'est un détail qui a, ici, son importance. Parmi les expansions extra-focales, nous citerons : *a)* les dendrites *postéro-internes*, très nombreuses, qui se portent en arrière et en dehors, comme l'indique leur qualificatif ; elles croisent le facial et se terminent, après quelques divisions, dans le noyau dorsal du vestibulaire,

où, vraisemblablement, elles entrent en contact avec les collatérales de la
branche descendante de ce nerf (fig. 375, b) ; à l'exception peut-être des
plus antérieurs, presque tous les neurones du ganglion de la sixième paire
ont des dendrites de cette catégorie ; b) les *dendrites internes*, moins nombreuses et moins longues que les précédentes ; elles se dirigent vers le

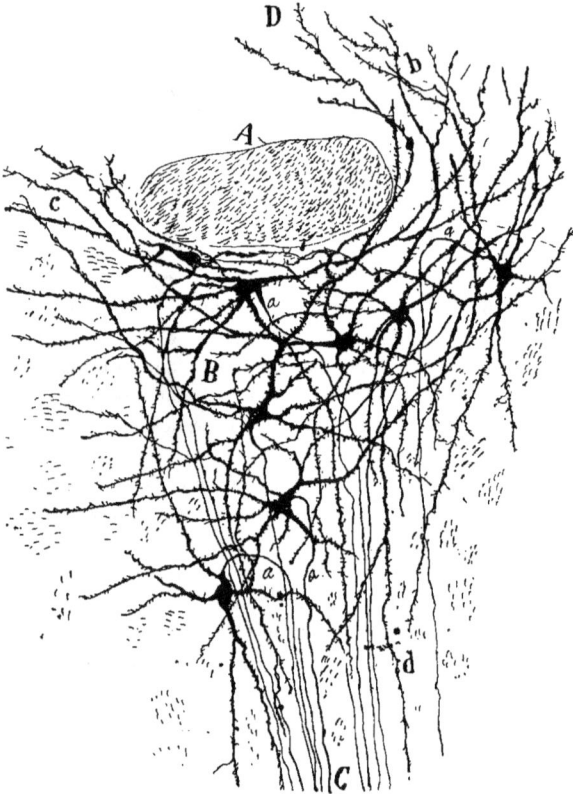

FIG. 375. — Noyau du moteur oculaire externe ; chat de quelques jours.
Méthode de Golgi.

A. coupe de la portion ascendante de la racine du facial ; — B, noyau de l'oculo-moteur externe ou
de la VIᵉ paire ; — C, fibres radiculaires ; — D, noyau dorsal du nerf vestibulaire ; — a, axone :
— b, dendrites postérieures ; — c, dendrites internes.

pourtour du faisceau longitudinal postérieur, à la rencontre des collatérales
de ce faisceau et s'articulent largement avec elles ; c) les *dendrites antérieures*, c'est-à-dire du côté antérieur du noyau ; elles sortent en même
temps que les radiculaires, les accompagnent sur une certaine longueur,
et vont s'entrelacer avec les collatérales de la substance réticulée blanche
(fig. 375, d).

*Son exis-
tence chez
l'homme et di-
vers animaux.*

Noyau accessoire de l'oculo-moteur externe. — Van Gehuchten [1] a observé dans l'embryon de poulet un autre groupe de cellules placé en avant du ganglion que nous venons de décrire et non loin du noyau du facial. Les cylindres-axes de ces neurones, dirigés d'abord en arrière, s'incurveraient pour aller se joindre aux radiculaires sorties du noyau principal de la sixième paire. Lugaro [2] a également vu ce foyer accessoire dans l'embryon du lapin où il serait situé un peu au-dessus du foyer principal, entre les noyaux du facial et du masticateur. La méthode de Nissl, c'est-à-dire l'arrachement du nerf oculo-moteur externe, chez l adulte, a montré récemment à Van Gehuchten [3] que le lapin possède, en effet, le ganglion accessoire. Il existerait aussi chez l'homme, d'après les travaux de Pacetti [4].

*Destination
encore incer-
taine de ses
axones.*

Dans les fœtus de souris et de lapin que nous avons eu à examiner, il existe de grandes cellules multipolaires disséminées dans la substance réticulée, en avant du noyau de la sixième paire; leur axone très épais se porte en arrière, mais nous n'avons pu nous assurer s'il s'incorporait, en définitive, aux radiculaires de l'oculo-moteur externe.

RADICULAIRES. — Les cylindres-axes issus du noyau de la sixième paire se dirigent en avant, quelquefois après un crochet. Ils se réunissent en petits paquets rectilignes, traversent tout droit la substance réticulée blanche en côtoyant la face interne du noyau du corps trapézoïde et sortent du sillon creusé entre la pyramide antérieure et le bord postérieur de la protubérance. Chez l'homme, le pont de Varole, à cause de son grand développement, recouvre le corps trapézoïde ; aussi, la partie du nerf qui précède sa sortie est-elle plongée au milieu des foyers gris de la protubérance, comme le montre la figure 287, en *VI*. Les cylindres-axes de l'oculo-moteur externe

*Pas de col-
latérales ini-
tiales.*

ne donnent aucune collatérale durant leur trajet initial.

*Absence de
radiculaires
croisées et de
radiculaires
pour le facial.*

Le nerf de la sixième paire n'a pas de fibres croisées ; c'est un fait prouvé par les recherches anatomiques et la méthode expérimentale de Nissl.

Un certain nombre de savants, et parmi eux Stilling, Meynert, Clarke, Duval, etc., avaient supposé autrefois que la région antéro-latérale du noyau du nerf qui nous occupe fournit des radiculaires au facial. Les histologistes modernes, avec leurs techniques directes, n'ont pas confirmé cette conjecture. Du reste, Mayser et Gudden avaient déjà vu qu'à la suite de l'arrachement du facial seules les cellules du noyau de ce nerf sont atteintes d'atrophie.

COLLATÉRALES SENSITIVES ET SENSORIELLES. — Dans les préparations obtenues par la méthode de Weigert-Pal, on aperçoit, entre les cellules du ganglion de l'oculo-moteur externe, un plexus fin de fibres à myéline qui semblent provenir des faisceaux de la substance blanche voisine. La méthode de Golgi permet de reconnaître l'origine et le mode de terminaison de ces

*Leurs trois
courants.*

fibres, où nous distinguerons trois courants principaux :

1. VAN GEHUCHTEN, Le système nerveux de l'homme, 1ʳᵉ éd., 1893.

2. LUGARO, Sull'origine di alcuni nervi encefalici. *Archiv. di Ottalmologia*, vol. II, fasc. 6, 1894.

3. VAN GEHUCHTEN, Recherches sur l'origine réelle des nerfs crâniens : I, les nerfs moteurs oculaires. *Journ. de Neurol.*, 1898.

4. PACETTI, Sull'origine dell'abducente. *Ricerche fatte nel laboratorio d'anatomia normale di Roma*, 1896.

a) Courant vestibulaire croisé ou des collatérales du faisceau longitudinal postérieur. — Les fibres nombreuses de ce courant naissent du cordon longitudinal postérieur voisin et de tubes qui, d'après nos recherches[1], sont la continuation de cylindres-axes du noyau de Deiters. Elles se portent en dedans, pénètrent dans le ganglion de l'oculo-moteur externe et s'y terminent en un plexus compliqué. Chez le chat de quinze jours, ce petit plexus se condense en nids péricellulaires à mailles plus lâches et à fibrilles plus fines que dans ceux du facial. La figure 358 représente, en *M*, quelques-unes de ces collatérales dans le bulbe de la souris.

b) Courant vestibulaire direct. — Avant de se terminer dans le faisceau longitudinal postérieur, la voie vestibulaire croisée passe derrière le noyau de l'oculo-moteur externe et lui abandonne quelques collatérales. La voie vestibulaire directe, placée en dehors et en arrière de ce foyer, lui cède aussi un petit nombre de collatérales. On comprendra que la quantité de ces dernières collatérales ne puisse être considérable, si on se rappelle que les principales connexions directes entre le vestibulaire et l'oculo-moteur externe sont établies par les longues dendrites postéro-externes (fig. 375, *b*) sorties du noyau de ce nerf.

c) Courant de la substance réticulée blanche ou olivaire. — Sur la frontière antérieure du noyau de la sixième paire, on note la présence de quelques fines collatérales ; celles-ci pénètrent également dans le noyau et contribuent comme les précédentes au plexus intercellulaire. Held et Kölliker assurent que certaines d'entre elles sont des cylindres-axes directs des olives. Nos recherches sur le lapin et le chat nous autorisent à dire que ce sont plutôt des collatérales, assez nombreuses, en réalité, et provenant de cylindres-axes des olives et en particulier de l'olive supérieure accessoire. Au reste, d'après la région d'où elles émanent dans la substance réticulée blanche, il était à présumer que ces collatérales pourraient venir des voies acoustiques longitudinales courtes du bulbe ; or, l'on sait que les cylindres-axes des cellules olivaires font partie de ces voies.

Il nous a été impossible, jusqu'à présent, de voir entrer dans le noyau du moteur oculaire externe des fibres provenant soit de la voie pyramidale, soit des voies directe et croisée du trijumeau.

Considérations physiologiques. — Les connexions sensitivo-sensorielles du noyau de l'oculo-moteur externe peuvent expliquer la synergie si connue des mouvements de la tête et des yeux. Lorsqu'un bruit frappe notre oreille, nous tournons, en effet, instinctivement la tête ou les yeux du côté de la source présumée du bruit. De même, si nous tournons la tête pour regarder un objet, les axes des globes oculaires se meuvent en sens inverse et l'objet peut ainsi projeter son image sur la fossette centrale de la rétine. Les relations établies entre le noyau de l'oculo-moteur externe et les voies acoustiques courtes bulbaires par les collatérales issues de ces dernières expliquent le premier de ces réflexes. Les connexions du noyau de

Synergie des mouvements de la tête et des yeux.

1. CAJAL, Apuntes para el estudio del bulbo raquídeo, etc. *Anal. d. l. Soc. españ. d. Histor. natur.*, 6 febrero, 1895.

la sixième paire avec les voies vestibulaires directe et croisée rendent compte du second.

Synergie des muscles droits interne et externe de l'œil. On sait, d'autre part, que dans les mouvements d'adduction et d'abduction des globes oculaires, le muscle droit interne, innervé par le nerf oculo-moteur commun et le muscle droit externe, régi par le nerf oculo-moteur externe, se contractent synergiquement. Cette synergie s'explique, théoriquement du moins, en supposant que les fibres vestibulaires, qui donnent des collatérales directes au noyau du moteur externe, en donnent aussi au noyau du moteur oculaire commun.

CHAPITRE XXXI

NERF TRIJUMEAU OU DE LA Vᵉ PAIRE

RACINE SENSITIVE. — GANGLION DE GASSER. — BRANCHE PÉRIPHÉRIQUE DES CELLULES
DE CE GANGLION. — BRANCHE CENTRALE : SA BIFURCATION, SES BRANCHES ASCENDANTE ET
DESCENDANTE ET LEURS COLLATÉRALES. — CELLULES DE LA SUBSTANCE GÉLATINEUSE DU
TRIJUMEAU. — VOIE SENSITIVE CENTRALE : VOIES CENTRALES COURTES ET VOIES CEN-
TRALES LONGUES.
RACINE MOTRICE ; NOYAU PRINCIPAL OU MASTICATEUR ET SES COLLATÉRALES SENSITIVES
AFFÉRENTES. — NOYAU ACCESSOIRE OU DESCENDANT ; SES DEUX FOYERS SECONDAIRES
INFÉRIEUR ET SUPÉRIEUR.
CONSIDÉRATIONS PHYSIOLOGIQUES.

Le trijumeau possède deux racines : l'une *sensitive* ou *grosse*, l'autre *motrice* ou *petite* ; toutes deux sortent de l'axe cérébro-spinal sur les côtés de
la protubérance (fig. 276, V).

RACINE SENSITIVE

Cette racine, très volumineuse et formée de tubes très gros, provient, en
réalité, du ganglion de Gasser ; elle pénètre dans la protubérance un peu
en arrière et en dehors de la racine motrice.

Ganglion de Gasser. — Ce ganglion, appelé aussi ganglion *semi-lunaire*
à cause de sa forme, est un renflement de la racine sensitive, logé sur la *Sa situation.*
face antérieure et l'extrémité interne du rocher. Il en part trois grosses
branches nerveuses, d'où le nom de nerf trijumeau ; ce sont le *nerf ophtalmique* ou branche ophtalmique de Willis, le *nerf maxillaire supérieur* et le
nerf maxillaire inférieur.

La structure de ce ganglion reproduit exactement celle des ganglions ra- *Sa structure*
chidiens. En effet, ses cellules sont unipolaires, et leur prolongement uni- *analogue à*
que se bifurque en deux fibres, l'une centrale, l'autre périphérique (fig. 378). *celle des ganglions rachi-*
Les deux branches atteignent souvent la même épaisseur ; la branche cen- *diens.*
trale peut même surpasser la périphérique, comme le montre la figure 376,
qui représente le ganglion de Gasser chez la souris.

Les *cellules* de ce ganglion possèdent, ainsi que nous l'avons signalé au
chapitre XV, un glomérule initial très développé. Elles sont embrassées par
des arborisations de divers types, placées à l'intérieur des capsules cellulaires et faisant suite peut-être à des fibres venues du ganglion cervical

supérieur du grand sympathique. Ces détails révélés, nous l'avons dit ailleurs, par le bleu de méthylène d'Ehrlich, peuvent se voir sur les figures 171, 172 et 174, aux pages 445, 446 et 449.

De même que dans les gros ganglions rachidiens, on trouve dans celui de Gasser les cellules partagées en plusieurs groupes par des faisceaux de substance blanche, où s'effectuent les bifurcations des troncs unipolaires.

Branche périphérique des cellules du ganglion de Gasser. — Cette branche se distribue à la peau du visage et aux muqueuses conjonctivale, nasale et buccale. Ses arborisations libres, terminées dans l'épithélium ou dans des corpuscules de Krause, sont l'exacte reproduction de celles que nous avons décrites pour la branche périphérique des cellules des ganglions rachidiens.

Branche centrale ou racine sensitive proprement dite. — Les branches internes sorties du ganglion de Gasser et réunies en racine pénètrent dans la protubérance et s'insinuent entre les paquets de fibres des pédoncules cérébelleux moyens ; parvenues en un point voisin du noyau masticateur et de la substance réticulée grise, elles se bifurquent, à leur tour, en une branche ascendante

Ses arborisations libres cutanées et muqueuses.

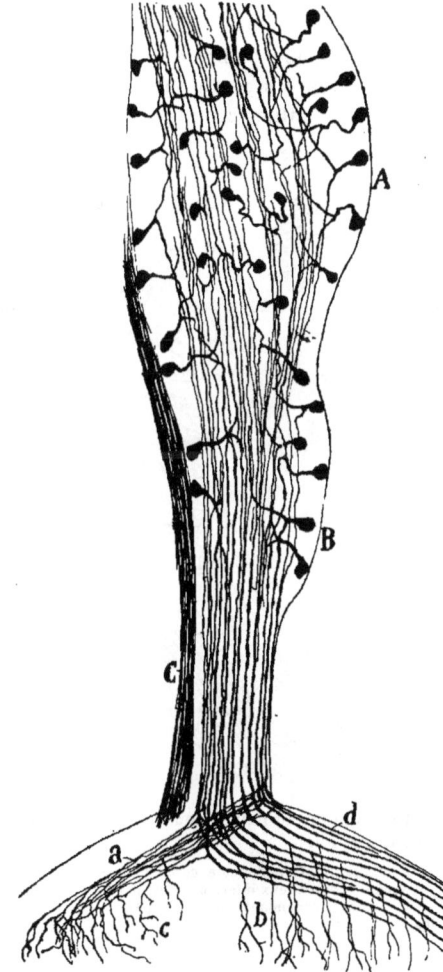

FIG. 376. — Coupe sagittale du ganglion de Gasser faite vis-à-vis de l'entrée du trijumeau dans la protubérance ; souris nouveau-née. Méthode de Golgi.

A, lobe principal du ganglion ; — B, lobe inférieur ou accessoire ; — C, racine motrice du nerf trijumeau ; — a, branche ascendante ; — b, c, collatérales de ces branches ; — d, branche descendante.

Aspects divers de sa bifurcation.

fine et une branche descendante grosse. La bifurcation affecte communément la forme d'un Y avec les deux branches également inclinées sur le tronc générateur. Parfois, cependant, la fibre sensitive prend la direction de la branche descendante dès son entrée dans la protubérance ; dans ce cas, la fibre ascendante fine a l'allure d'une collatérale.

Un coup d'œil jeté sur la figure 377, en *a*, nous apprend comment se comporte la branche ascendante. Elle chemine un certain temps dans la couche corticale de la protubérance et abandonne, pendant ce parcours, à la substance gélatineuse, des collatérales, au nombre de quatre, cinq ou davantage : puis elle décrit un arc de cercle à la partie supérieure de cette substance et se résout enfin en une arborisation compliquée, ayant même

Branche ascendante ; ses collatérales et sa terminaison.

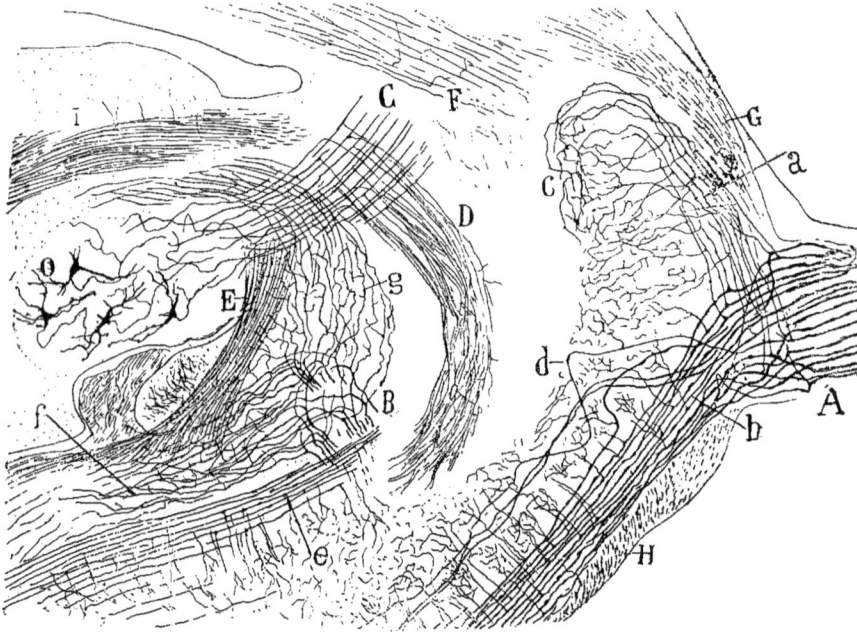

Fig. 377. — Coupe longitudinale et très latérale du bulbe ; souris nouveau-née. Méthode de Golgi.

A, trijumeau ; — B, bifurcation du nerf vestibulaire ; — C, pédoncule cérébelleux supérieur ; — D, faisceau olivo-bulbaire direct ; — E, pédoncule cérébelleux inférieur ; — G, pédoncule cérébelleux moyen ; — H, corps trapézoïde ; — *a*, branche ascendante de la Ve paire ; — *b*, branche descendante ; — *d*, radiculaires profondes.

distribution que les collatérales. Arrivée dans les régions profondes de la substance gélatineuse, l'arborisation terminale se replie parfois vers le bas ; ses ramuscules ultimes ont alors une direction plus ou moins descendante.

La branche descendante (fig. 377, *b*), que nous allons étudier bientôt avec plus de détails, est extrêmement épaisse et dévale franchement vers le bulbe ; elle court dans la couche superficielle et latérale de ce centre, émet pendant son trajet une multitude de collatérales, se prolonge au delà de l'entrecroisement des pyramides et renforce la couche de fibres qui coiffe le sommet de la substance de Rolando de la corne postérieure médullaire.

Branche ascendante ; son trajet.

Notre dé-
couverte des
bifurcations
sensitives tri-
géminales.

Les deux bifurcations, celle du prolongement unique des cellules du ganglion de Gasser et celle des branches centrales ou sensitives du trijumeau dans le bulbe ont été signalées pour la première fois dans un de nos travaux qui est passé inaperçu [1]. Nous allons citer le passage de ce travail où il est question de ces bifurcations : « Chez les fœtus de souris à terme, la partie latérale de la protubérance présente un faisceau épais, longitudinal et si superficiel qu'on en voit le relief à l'extérieur. Ce faisceau est formé par l'ensemble des branches ascendantes et descendantes nées de la bifurcation de chacune des

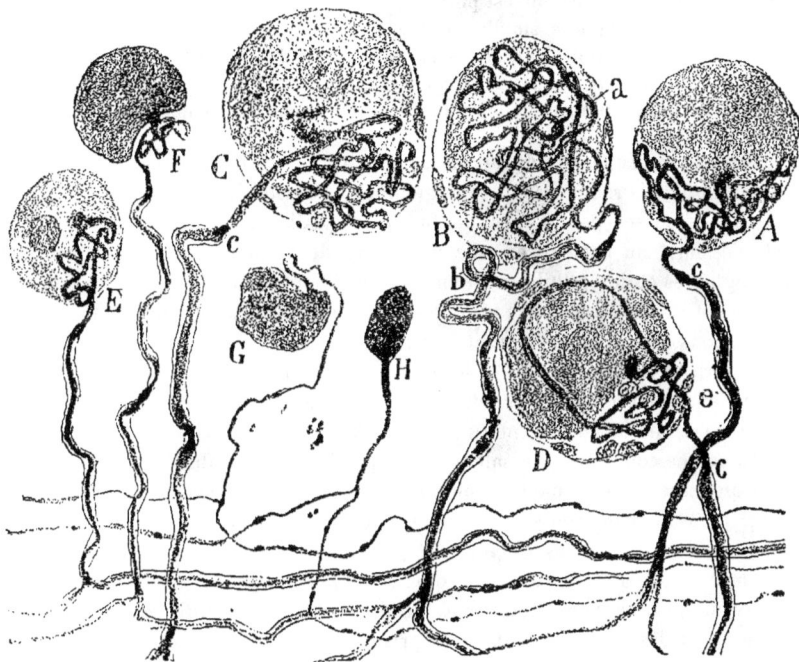

Fig. 378. — Types divers de cellules du ganglion de Gasser du chat. Méthode d'Ehrlich, fixateur mixte, montage dans le baume.

A, cellule pourvue d'un glomérule dense et enchevêtré ; — B, cellule à glomérule diffus ; — C, grande cellule dont le glomérule est polaire ; — D, cellule dont l'axone décrit un arc au moment de sortir du glomérule ; — E, F, cellules de taille moyenne avec des glomérules simples ; — H, cellule sans glomérule ; — c, début de la myéline.

fibres venues du ganglion de Gasser. Cette bifurcation affecte la forme d'un angle obtus, comme dans les racines sensitives de la moelle. Les deux branches issues de la bifurcation donnent des collatérales fines, courtes, terminées par une arborisation variqueuse. La racine motrice n'offre pas de bifurcations. » Quelque temps après, Kölliker [2] et Held [3] les observèrent chez les mammi-

1. Cajal, Sobre la existencia de bifurcaciones y colaterales en los nervios sensitivos craneales y substancia blanca del cerebro. *Gaceta sanitaria de Barcelona*, 10 abril 1891.

2. Kölliker, Der feinere Bau des verlängerten Markes. *Anat. Anzeiger*, nos 14 et 15. August, 1891.

3. H. Held, *Arch. f. Anat. u. Physiol.*, Anat. Abtheil., 1892.

fères ; Van Gehuchten [1] les découvrit un peu plus tard dans l'embryon de poulet, où il vit encore que les deux branches de bifurcation des fibres de la racine sensitive sont parfois inégales, l'ascendante étant plus grêle que la descendante.

Mais ces anatomistes ne semblent pas avoir nettement vu la branche ascendante, ni l'avoir suivie jusqu'à sa terminaison. Ainsi, Kölliker considère que bien des fibres sensitives ne se bifurquent pas et que les deux branches de celles qui se divisent prennent une direction descendante. Held ne donne pas de cette branche ascendante une description plus exacte, et si l'on examine les figures où il l'a dessinée, on est porté à penser qu'il a pris erronément pour la branche ascendante une simple collatérale de la descendante. Toutes ces erreurs proviennent de ce que ces savants ne semblent pas avoir étudié les fœtus de souris ou les souris nouveau-nées, seuls animaux chez lesquels l'ensemble des bifurcations et de leurs branches se montre clairement [2].

Branche descendante de la racine sensitive. — Cette branche, la plus importante de la racine sensitive trigéminale, descend le long du bulbe, en formant avec ses compagnes un faisceau aplati ou courbe à concavité interne, faisceau partagé en une multitude de paquets par des cloisons névrogliques et des cellules nerveuses. Chez l'homme, cette racine descendante est relativement peu développée ; elle atteint, au contraire, des dimensions proportionnellement énormes chez les petits mammifères tels que souris et lapin, car, sous la forme de lame incurvée à petit axe concentrique à la surface extérieure du bulbe, elle occupe une grande partie de l'écorce latérale de cet organe (figs. 368 et 380, *D*).

Sa forme, ses dimensions suivant les mammifères.

Dans une coupe transversale, colorée par la méthode de Weigert, cette portion descendante se montre composée de trois plans successifs. 1º Le plan *superficiel* ou *semi-lunaire*, le plus voisin de la périphérie bulbaire et le plus développé chez les rongeurs et petits mammifères, apparaît comme une masse compacte de tubes nerveux. 2º Le *plan moyen*, plus considérable en avant qu'en arrière, est formé d'ordinaire par une suite de faisceaux séparés par des bandes de substance grise. 3º Le *plan profond*, très distant des autres, se distingue par ses faisceaux arrondis, disséminés irrégulièrement dans la substance gélatineuse, plus nombreux et plus serrés, cependant, près de la limite interne de cette substance ; ce plan est celui qui possède le plus de développement chez les grands mammifères, chez l'homme surtout. Toutes les fibres, qui constituent ces trois couches, sont bien la continuation des branches descendantes nées de la bifurcation des racines sensitives du trijumeau. On en a pour preuves et leur allure semblable, car toutes lancent des collatérales à la substance gélatineuse, et leur aspect dans des coupes verticales du bulbe de souris, par exemple.

Ses trois plans de fibres.

En examinant la figure 377, on voit, en effet, en *d*, des fibres descendantes qui, au lieu de se loger dans les plans superficiels, s'infléchissent, puis s'enfoncent dans les régions les plus profondes de la substance gélatineuse, où elles descendent, groupées en petits faisceaux plexiformes et

1. Van Gehuchten, Le système nerveux de l'homme, 1894.
2. Cajal, Apuntes para el estudio del bulbo raquídeo, cerebelo y origen de los nervios craneales. *Anal. de la Soc. españ. de Histor. natur.*, 6 febrero, 1895.

onduleux. Ces fibres donnent, tout comme les superficielles, une quantité de collatérales à la substance gélatineuse.

*Sa forme et
ses rapports
suivant les
mammifères et
les niveaux du
bulbe.*

L'ensemble de la racine descendante de la cinquième paire a une forme très variable suivant les différents niveaux du bulbe et selon les mammifères (figs. 283, *G*, 284, *G*, 286, *H*). Chez l'homme, à la hauteur du noyau du facial, la coupe de cette racine est triangulaire ; un amas gris, orienté d'avant en arrière, y sépare le plan moyen du plan superficiel ; quant au plan profond, il se soude en avant aux deux autres et forme ainsi une sorte de coin ; en outre, la substance gélatineuse est fragmentée en îlots irréguliers, dont quelques-uns sont logés très profondément.

Au niveau des olives, la masse des plans superficiel et moyen s'allonge et s'amincit d'avant en arrière ; le noyau interstitiel, encore persistant, est traversé par des faisceaux antéro-postérieurs venus des olives.

Enfin, à mesure que les coupes appartiennent à des segments plus inférieurs du bulbe, les plans superficiel et moyen de la racine descendante s'allongent et se régularisent, la substance gélatineuse prend de l'extension dans le sens antéro-postérieur et se débarrasse des faisceaux interstitiels ; on voit, en même temps, les tubes de la racine entière, appauvris par les nombreuses collatérales qu'ils ont émises pendant leur long trajet, devenir de plus en plus grêles. Quand on arrive à l'entrecroisement des pyramides, la ressemblance entre les deux substances gélatineuses du trijumeau et de Rolando est déjà parfaite, car le noyau interstitiel, les îlots indépendants de substance grise et tous plans distincts de substance blanche ont entièrement disparu. D'ailleurs, à ce niveau, la substance blanche qui enveloppe extérieurement la substance gélatineuse du trijumeau se grossit, à sa face interne, du contingent des radiculaires sensitives du cordon de Burdach ; nous verrons plus loin que beaucoup de ces dernières se rendent dans les portions profondes de la substance de Rolando.

Jusqu'où les branches descendantes du trijumeau plongent-elles, dans le bulbe ? Des coupes sériées de bulbe de mammifères nouveau-nés nous l'apprennent lorsqu'on les colore par la méthode de Weigert. Dans celles qui passent par la décussation des pyramides, les gros tubes à myéline de la cinquième paire sont déjà très raréfiés, et il n'en reste plus que très peu au niveau de la naissance de la portion spinale de la onzième paire. En cet endroit, la coiffe de substance blanche qui couvre le sommet et la partie externe de la substance de Rolando ne contient que des fibres fines peu ou pas myélinisées, ou des tubes également fins mais recouverts de myéline ; les unes sont issues des cellules de la substance de Rolando ; les autres sont en continuité avec la portion externe des radiculaires sensitives de la moelle, c'est-à-dire avec la zone marginale de Lissauer.

Les branches inférieures ou descendantes que nous venons de décrire dans la racine sensitive du trijumeau donnent, à angle droit, une multitude de fortes collatérales, comme l'ont si bien décrit Kölliker et Held. Ces fibres secondaires vont toutes à la substance gélatineuse de Rolando, s'y arborisent abondamment et forment autour de ses cellules des nids de fibrilles enchevêtrées. Les arborisations qui terminent ces collatérales ne constituent pas un plexus unique et diffus ; elles se disposent, au contraire, en étages distincts, ce qui permet à chaque tube sensitif d'avoir des connexions cellulaires indépendantes.

Leurs catégories régionales.

De même que dans notre travail sur le bulbe, nous distinguerons ici plusieurs sortes de collatérales, suivant la région à laquelle elles se distribuent.

1° Les *collatérales interfasciculaires*, dont les arborisations se répandent, en dedans du plan superficiel de la racine descendante du trijumeau, autour de certaines cellules logées dans ces parages ; 2° les *collatérales moyennes* ou *marginales*, dirigées soit en avant soit en arrière et côtoyant la face interne des faisceaux du plan moyen ; leurs ramifications enveloppent des cellules fusiformes, orientées d'avant en arrière ; 3° les *collatérales méridiennes* ou *internes*, en nombre extraordinairement grand ; elles se réunissent en petits paquets passant entre les faisceaux du plan trigéminal profond ; leurs arborisations extrêmement touffues forment deux ou trois étages superposés dans la substance gélatineuse. Beaucoup de ces collatérales, particulièrement celles qui proviennent de la portion la plus postérieure de la racine descendante, se terminent dans certains îlots cellulaires assez bien délimités et situés tout à fait en arrière dans la substance gélatineuse.

Leur mode de terminaison.

Une collatérale est souvent capable, chez le chat par exemple, de former, à l'aide de son arborisation terminale, un petit plexus comprenant deux, trois et quatre nids de fibrilles variqueuses et très enchevêtrées (fig. 379). L'arborisation terminale peut acquérir un développement encore plus considérable et envoyer ses branches à un plus grand nombre d'îlots cellulaires. Les arborisations de ce genre constituent, d'ordinaire, les terminaisons mêmes des tubes de la racine inférieure.

Nous avons déjà vu, à propos de l'intermédiaire de Wrisberg, comment, d'après Nageotte, des fibres sensitives du trijumeau, du lingual par conséquent, viennent se terminer dans la partie supérieure d'un amas gris auquel il a donné le nom de noyau gustatif ; nous n'y reviendrons pas.

Collatérales longues de Kölliker ; leur existence problématique.

Toutes les fibres que nous venons de décrire appartiennent à la catégorie des collatérales courtes et ne dépassent pas la substance gélatineuse. Existe-t-il aussi des collatérales longues ou réflexo-motrices ? Kölliker le suppose ; il affirme même l'existence de connexions entre ces collatérales et les noyaux de l'hypoglosse, du facial et du masticateur. Nous ne les avons jamais vues.

Cellules de la substance gélatineuse du trijumeau et voie centrale de ce nerf. — Beaucoup d'histologistes ont vu ces cellules, mais, autant que nous sachions, aucun n'en a fait une étude minutieuse. Kölliker, qui les mentionne dans la dernière édition de son traité, les partage en deux catégories, l'une de petites et l'autre de grandes cellules. Le cylindre-axe de ces neurones serait dénué de collatérales et se porterait probablement en dedans. Kölliker avoue ne pas l'avoir suivi assez loin ; il admet cependant que cet axone décrit des courbes comme les fibres du ruban de Reil médian, qu'il traverse le raphé, devient vertical et contribue à la formation de la voie sensitive centrale. Durant son trajet longitudinal dans le ruban de Reil, ce cylindre-axe émettrait des collatérales probablement arborisées autour des cellules des substances réticulées blanche et grise.

Description sommaire de Kölliker.

Quoique basée principalement sur l'examen de préparations colorées par la méthode de Weigert-Pal, cette description se trouve répondre, en grande partie, à la réalité, comme nous avons pu nous en convaincre *de visu* à l'aide de coupes excellentes faites dans le bulbe du fœtus de souris ; car chez cet animal on peut suivre, très facilement, le cours entier des cylindres-axes sortis des cellules de la substance gélatineuse.

Ces cellules, qui constituent le noyau sensitif bulbaire du trijumeau, sont disposées en trois zones occupées de dedans en dehors par : 1° les cellules

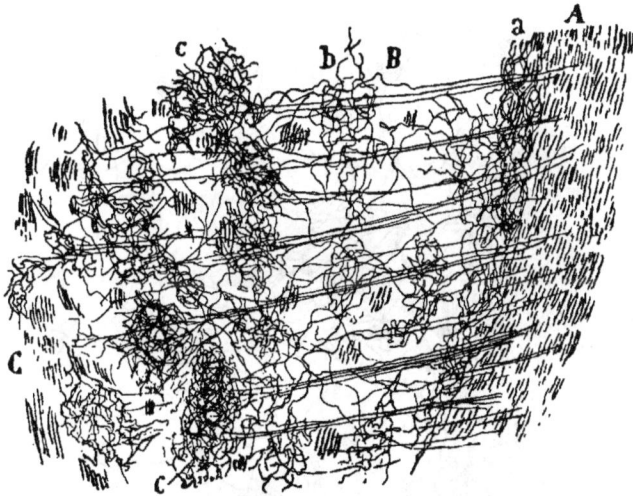

FIG. 379. — Portion de la racine descendante de la V⁰ paire ; chat nouveau-né. Méthode de Golgi.

A, ensemble des plans superficiel et moyen de la racine ; — B, substance gélatineuse ; — C, fibres radiculaires du plan profond ; — *a*, collatérales marginales ; — *b*, *c*, îlots formés par les arborisations méridiennes ou internes.

interstitielles, 2° les cellules marginales ou limitantes, 3° les cellules profondes ou internes.

1° Les *cellules interstitielles* (fig. 380, *a*), triangulaires ou étoilées, fusiformes parfois, siègent soit entre les faisceaux du plan radiculaire trigéminal moyen, soit entre ceux-ci et le plan superficiel. Chez l'homme, un foyer spécial bien développé, le noyau interstitiel, résulte quelquefois de leur agglomération. Les prolongements protoplasmiques de ces neurones s'insinuent entre les faisceaux du plan moyen et vont les uns en avant, d'autres en arrière et quelquefois en dedans. Leur *axone*, souvent orienté dans le sens antéro-postérieur, pénètre dans les petits paquets de fibres voisines ; d'autres fois, il se rend à la substance gélatineuse et se continue par une fibre de la voie sensitive centrale. Presque toutes les cellules que nous venons de décrire sont de taille moyenne ; quelques-unes atteignent pourtant de très grandes proportions.

2° Les *cellules marginales* (fig. 380, *c*) disposées en une mince couche,

flanquent en dedans le plan moyen de la racine descendante du trijumeau.
Celles qui affectent la forme en fuseau, avec expansions dendritiques polaires dirigées dans le sens antéro-postérieur, sont nombreuses ; d'autres ont

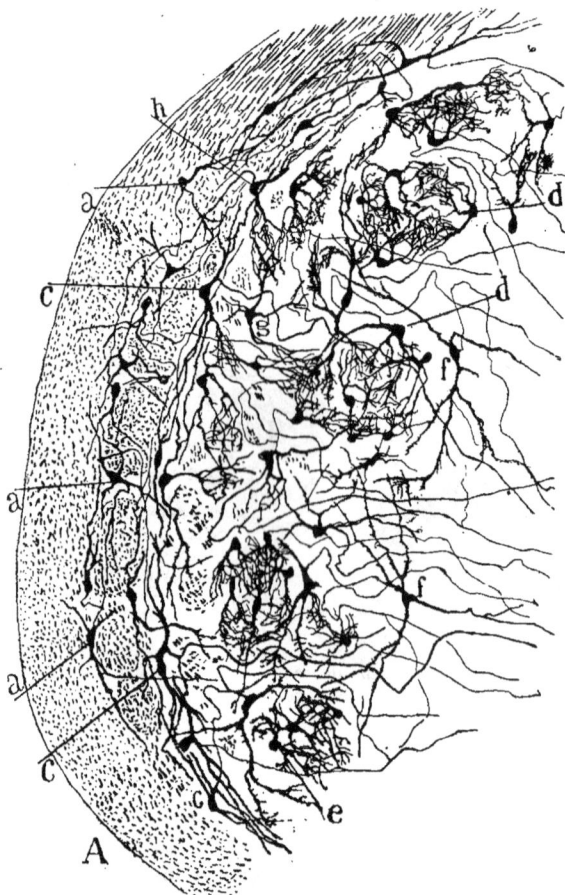

G. 380. — Coupe transversale de la racine sensitive ou descendante du trijumeau ;
lapin nouveau-né. Méthode de Golgi.

A, région antérieure de la racine ; — a, cellules interstitielles ; — c, cellules marginales ; — d, îlots
cellulaires de la substance gélatineuse ; — e, petites cellules comprises dans ces îlots ; —
f, grandes cellules étoilées ne formant pas d'îlots ; — g, cellules isolées entre les îlots ; — h, une
cellule marginale, dont le cylindre-axe semble se porter vers la substance blanche ou région
antérieure de la racine.

un aspect mitral ou même piriforme ; dans celles-ci, les prolongements
protoplasmiques, la plupart antéro-postérieurs aussi, naissent sur la face
interne du corps cellulaire. Dans deux ou trois cas, nous avons vu le *cylindre-axe* se porter en avant, fournir une collatérale à la substance gélatineuse
et se continuer par un tube vertical du plan profond ; dans d'autres cas, il se

dirigeait en dedans pour se jeter dans la voie sensitive centrale. Les cellules marginales nous semblent être les homologues des neurones de même nom que nous avons découverts dans la substance gélatineuse de Rolando de la moelle. Leur quantité est d'autant plus considérable que l'on approche davantage de l'extrémité inférieure du bulbe.

3° Les *cellules profondes* ou de la substance gélatineuse proprement dite, sont habituellement triangulaires ou étoilées ; leur taille permet d'y distinguer un *type petit* et un *type géant*.

Leurs deux types.

a) Le *type petit* est très abondant ; si quelques-unes de ses cellules sont disséminées sans ordre dans la substance gélatineuse, la plupart, au contraire, s'y trouvent pressées ou groupées en îlots dont les limites ne sont pas toujours bien définies ; on rencontre constamment de ces îlots dans la région postérieure de la substance gélatineuse. Outre les cellules, ces amas renferment trois autres facteurs : des expansions dendritiques extrêmement ramifiées, moniliformes et épineuses, provenant de cellules fusiformes ou triangulaires qui logent dans les intervalles des îlots ; des prolongements protoplasmiques très compliqués, issus des petits neurones inclus dans les îlots mêmes ; enfin, des arborisations axiles très touffues, en nombre extraordinaire, et dues aux collatérales lancées par la branche descendante du trijumeau (fig. 379, *c*). Les cellules périphériques de ces îlots, souvent mitrales ou piriformes, donnent des expansions protoplasmiques uniquement par leur face interne. Ces expansions pénètrent donc dans l'amas ; elles s'y décomposent en touffes de ramuscules variqueux, rappelant ceux des cellules mitrales olfactives. Le *cylindre-axe* des cellules du type petit est très fin ; il émet plusieurs collatérales qui se ramifient dans la substance gélatineuse du trijumeau. Son parcours est si irrégulier, qu'il est rare de pouvoir le suivre hors de cette substance ; nous avons réussi, néanmoins, à le voir parfois jusque dans la substance réticulée grise, d'où, peut-être, il se rendait à la voie sensitive centrale.

b) Dans le *type géant*, qui comprend aussi des cellules de taille moyenne, les neurones ne sont pas disposés en amas, mais dispersés irrégulièrement dans toute la substance gélatineuse. Leurs expansions dendritiques embrassent souvent, comme le montrent aussi les préparations au Nissl, les faisceaux verticaux de la substance gélatineuse. Leur *axone* nous est connu dans tous ses détails, car nous avons pu le suivre. Il sort communément de la base d'une grosse dendrite, se dirige en dedans et en arrière en décrivant une courbe à concavité interne et projette dans ce trajet une, deux ou plusieurs collatérales qui se ramifient dans la substance gélatineuse et dans la substance réticulée grise ; il traverse ensuite la ligne médiane du bulbe à différents niveaux et surtout en arrière, et se continue enfin par une fibre verticale ascendante de la voie centrale du trijumeau du côté opposé. Cette continuation ne s'effectue pas d'ordinaire par simple inflexion, car, le plus souvent, le cylindre-axe des cellules du type géant se bifurque en branches ascendante et descendante, au moment où il touche à la voie centrale.

Tous les axones de ce type cellulaire ne franchissent pas le raphé ; il en est, en effet, qui, parvenus à la limite postérieure de la substance réticulée

grise, se coudent et produisent avec leurs congénères une voie à la fois
ascendante et descendante par une bifurcation qui s'opère en un point voisin
du genou du facial.

Voies centrales courtes du trijumeau (fig. 381, *P*). — La région de la
substance blanche où se concentrent la plupart des cylindres-axes directs

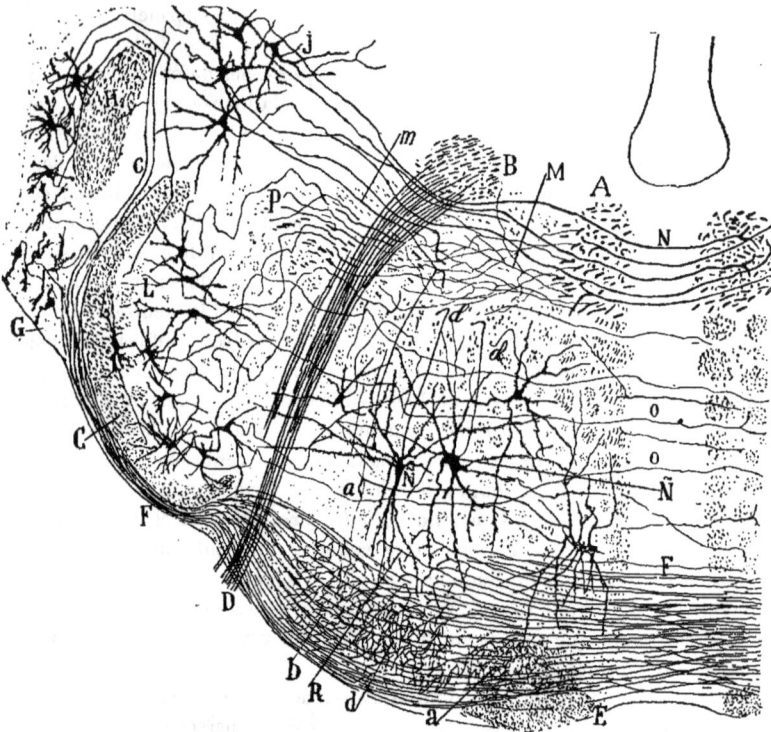

Fig. 381. — Coupe transversale du bulbe au niveau du ganglion de Deiters et du corps
trapézoïde chez la souris. Méthode de Golgi.

A, faisceau longitudinal postérieur ; — B, genou du facial ; — C, racine sensitive descendante du
trijumeau ; — E, pyramides ; — F, corps trapézoïde ; — J, ganglion de Deiters ; — L, substance
gélatineuse du trijumeau montrant les grandes cellules et l'itinéraire de leur cylindre-axe ;
beaucoup de ces derniers forment une voie longitudinale, en P, mais d'autres traversent le
raphé.

et indirects issus de la substance gélatineuse trigéminale a été déterminée
pour la première fois par nous [1], chez les petits mammifères. Cette région,
de forme irrégulière, est située dans la partie postérieure de la substance
réticulée grise, en avant des voies vestibulaires directes et des voies données
par les noyaux du vague et du glosso-pharyngien. Des fibres directes et indirectes affluent à cette région. Parfois, les cylindres-axes qui s'y rendent se partagent en deux branches, l'une entrant dans la voie centrale sensitive trigémi-

1. CAJAL, Apuntes para el estudio del bulbo, etc. *Anal. d. l. Soc. d. Histor. natur.*, 1895.

nale située du même côté que leur cellule d'origine, l'autre traversant le raphé, pour s'incorporer à la voie homonyme du côté opposé, où, à son tour, elle
se bifurque en branches ascendante et descendante. Cette dernière division
est assez fréquente ; les deux branches qui en résultent sont indifféremment
plus grosses l'une que l'autre. Que la voie à laquelle ils aboutissent soit placée dans la moitié bulbaire où ils ont pris naissance ou dans l'autre moitié,
toujours est-il que ces cylindres-axes émettent, pendant leur parcours transversal et vertical, de nombreuses collatérales qui se ramifient dans les interstices des substances réticulées blanche et grise ; quelques-unes d'entre elles
se jettent, en particulier, dans les noyaux moteurs facial et ambigu.

Voies centrales longues. — On peut considérer les voies que nous venons
de décrire comme des conducteurs sensitifs courts, chargés, exclusivement
peut-être, de provoquer des réflexes dans les foyers moteurs du bulbe. Il
existe, cependant, d'autres voies issues également de la substance gélatineuse trigéminale et situées dans les régions mêmes où se trouve le ruban
de Reil médian ou voie sensitive centrale de la moelle. Cette situation don-
nait à penser que ces voies constituent un système à long trajet, surtout
ascendant, système prolongé, peut-être, jusqu'à la couche optique ou plus
loin encore. En effet, nous avons vu sortir, de la portion la plus antérieure
de la substance gélatineuse, des cylindres-axes qui se divisaient en branches
ascendante et descendante dans la région antéro-latérale de la substance réticulée blanche, point où se trouvent précisément nombre de fibres du ruban
de Reil. D'autres axones de même origine franchissaient le raphé, entraient,
non loin de lui, dans différents plans de la substance réticulée blanche du
côté opposé, et y prenaient une direction verticale. Tous ces cylindres-axes
donnaient aussi des collatérales à la substance réticulée.

Les voies centrales du trijumeau d'après Wallenberg. Van Gehuchten, etc.

Depuis la publication de nos recherches sur les voies secondaires issues de
la substance gélatineuse du trijumeau, Wallenberg et Van Gehuchten ont fait
connaître les résultats de leurs investigations sur ces mêmes voies par la
méthode de Marchi. Nous allons résumer ces résultats en remarquant, dès
l'abord, qu'ils complètent et rectifient, du moins partiellement, ceux que nous
avions obtenus à l'aide de la méthode de Golgi.

Wallenberg[1] admet qu'il existe, au moins, *deux voies trigéminales centrales:*
l'une *dorsale,* émanée de la portion bulbaire de la substance gélatineuse de la
V° paire ; l'autre *ventrale,* issue de sa portion inférieure ou spinale.

La *voie dorsale,* dont l'existence a été confirmée de tous points par Van
Gehuchten[2] qui en a donné une description précise et des figures très
suggestives, répond, en partie, à celle que nous avons décrite dans la région
postérieure de la substance réticulée ; c'est une voie croisée, fort importante.
Ses fibres passent, d'abord, au-devant du noyau de l'hypoglosse, traversent
ensuite le raphé et prennent une direction longitudinale dans la substance
réticulée du côté opposé, à une certaine distance de la ligne médiane. Là, elles

1. WALLENBERG, *Anat. Anzeiger,* Bd. XII, 1896. Die sekundäre Bahn des sensiblen
Trigeminus. — Sekundäre sensible Bahnen im Gehirnstamme des Kaninchens, etc. *Anat.
Anzeiger,* Bd. XVIII, 1900.
2. VAN GEHUCHTEN, La voie centrale du trijumeau. *Le Névraxe,* vol. III, 1901.

se portent de plus en plus en dehors et en arrière ; aussi, à la hauteur de la protubérance, se trouvent-elles logées sur la limite postérieure de la substance réticulée, en dedans du pédoncule cérébelleux supérieur. Plus haut, enfin, dans la couche optique, elles sont situées derrière le ruban de Reil médian ou voie sensitive centrale ; elles se terminent vraisemblablement dans un des noyaux semilunaires qui forment en avant et en arrière le grand noyau ventral ou sensitivo-thalamique. Nous étudierons de plus près cette terminaison lorsque nous traiterons de la couche optique.

Quant à la *voie ventrale*, dont l'origine se trouve dans la portion médullaire de la substance gélatineuse trigéminale, elle se dirige en avant et en dedans à travers la substance réticulée, franchit le raphé et s'incorpore au ruban de Reil médian, au niveau de l'espace interolivaire.

Il existerait encore d'autres voies trigéminales centrales, dont l'une partirait de la portion protubérantielle du trijumeau pour se jeter aussi dans le ruban de Reil.

Les recherches de Levandowsky [1] et Hösel [2] concordent, en substance, avec ce que nous venons de relater.

RACINE MOTRICE OU NERF MASTICATEUR

La *racine motrice* du trijumeau, qu'on appelle également *nerf masticateur*, tire son origine de deux noyaux. L'inférieur, appelé *noyau principal* ou *masticateur*, est volumineux et se trouve situé dans la substance réticulée grise du bulbe, en dedans du sommet de la substance gélatineuse du trijumeau. Le supérieur, qui a l'aspect d'une traînée cellulaire, est le *noyau accessoire ;* il est placé dans le tubercule quadrijumeau postérieur, au voisinage du pédoncule cérébelleux supérieur et porte encore le nom de *racine descendante, petite racine, racine cérébrale* du trijumeau (fig. 382, *Vs* et *Vm*).

Ses deux noyaux.

Noyau principal. — Ce noyau, arrondi ou ovoïde et logé en pleine substance réticulée grise, a les rapports suivants. En bas, il touche au genou et à la partie du facial qui va émerger du bulbe ; en dehors, il est borné par les amas gris les plus élevés du noyau sensitif du trijumeau et par les radiculaires du noyau accessoire ; en arrière, ce sont les faisceaux transverses de la voie sensitive secondaire du trijumeau qui le bordent ; en dedans, enfin, il est embrassé par la substance réticulée blanche.

Situation, rapports, etc.

Cellules. — Elles sont disposées en trois ou quatre groupes mal délimités et possèdent exactement la forme que nous avons reconnue au type moteur. Sur des coupes colorées par le procédé de Nissl, elles sont très volumineuses et de dimensions semblables à celles du facial ; leur corps est multipolaire ou étoilé et renferme un protoplasma où les grumeaux chromatiques se pressent les uns contre les autres. La méthode de Golgi, que Lugaro a appliquée le premier à ce noyau, montre aussi que les cellules y sont nettement étoilées ; il en part trois, quatre ou plusieurs dendrites,

---

1. LEVANDOWSKY, Untersuchungen über die Leitungsbahnen des Truncus cerebri, 1904 (cité par Wallenberg).
2. HÖSEL, Die Centralwindungen ein Centralorgan der Hinterstränge und Trigeminus. *Arch. f. Psychiatrie*, Bd. XXXIV, 1901.

épaisses, velues, divisées et subdivisées, qui serpentent à travers la presque totalité du noyau, pour s'insinuer entre les corps des cellules. Leur corps est recouvert d'épines comme les expansions protoplasmiques. Ces cellules sont plongées dans un plexus fibrillaire assez considérable, dans lequel l'hématoxyline de Weigert-Pal révèle l'existence d'une multitude de fibres à myéline entrecroisées et de nombreux faisceaux verticaux de tubes épais. Ces derniers, ainsi que nous avons pu nous en assurer par des coupes sériées

Plexus et faisceaux nerveux de passage.

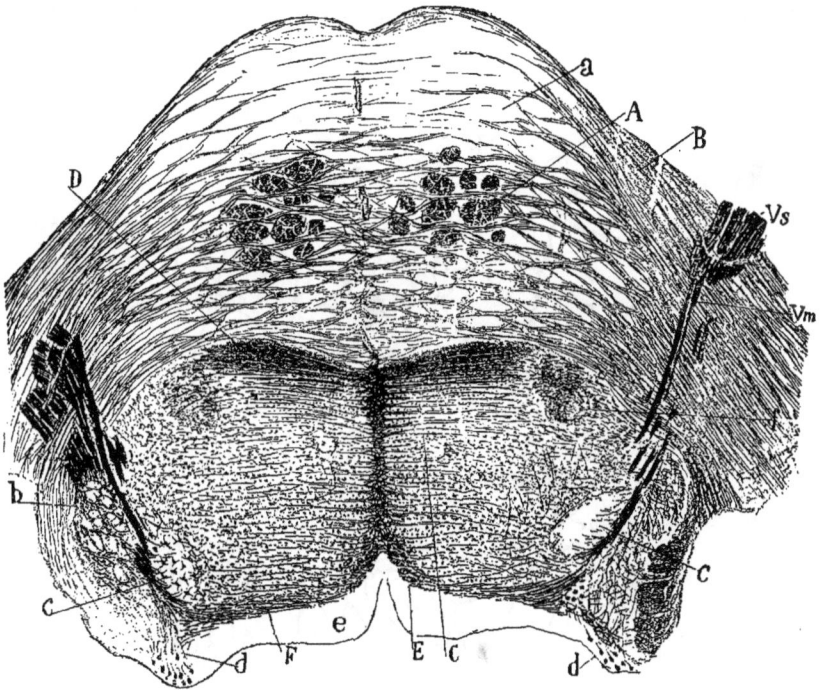

FIG. 382. — Coupe transversale de la protubérance au niveau de son tiers moyen ; enfant de 15 jours. Méthode de Weigert-Pal.

A, faisceaux de la voie pyramidale ; — B, pédoncules cérébelleux moyens ; — C, corps trapézoïde ; — D, voie sensitive centrale ou ruban de Reil médian ; — E, faisceau longitudinal postérieur ; — F, fibres arciformes postérieures ; — a, foyers gris de la protubérance ; — b, noyau terminal sensitif du trijumeau ; — c, noyau moteur principal du même nerf ; — d, son noyau moteur supérieur ; — e, substance grise centrale ; — f, olive supérieure ; — Vs, racine sensitive du trijumeau ; — Vm, racine motrice du même nerf.

du bulbe de souris, se continuent, en majorité, par la voie sensitive latérale ou centrale courte du trijumeau. On peut dire, par conséquent, que les cellules du noyau masticateur se trouvent, tout comme celles de l'oculo-moteur externe, disséminées dans les interstices passablement larges d'un système de tubes nerveux verticaux.

Radiculaires. — Les cylindres-axes du noyau masticateur partent, soit du corps même des cellules, soit d'une de leurs dendrites. Ils se portent aussitôt en avant, se groupent en paquets, comme le représente, en *A*, la figure 383, et, sans émettre la moindre collatérale, sortent du bulbe en un point situé sur le côté interne de la racine sensitive du trijumeau ; parfois, ils ont traversé, auparavant, l'extrémité supérieure de la substance gélatineuse ; parfois aussi, leur chemin n'est pas si direct ; après leur naissance, ils se dirigent d'abord en arrière, décrivent une courbe à concavité antérieure et reviennent ainsi en avant pour rejoindre le plus grand nombre de leurs congénères.

Chez l'homme, et aussi chez le chat et le chien, la plupart des radiculaires se dirigent en dehors, immédiatement au sortir de la cellule ; elles forment de la sorte une cloison de substance blanche, qui sépare le noyau

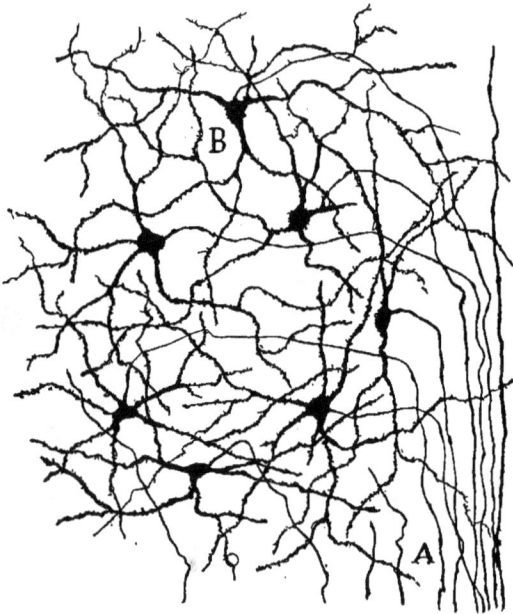

Fig. 383. — Cellules du noyau masticateur ; chat nouveau-né. Méthode de Golgi.
A, radiculaires situées sur le côté externe du foyer ; — B, cellules.

sensitif trigéminal du noyau masticateur. Les radiculaires se portent ensuite en avant, groupées en faisceaux, et sortent du bulbe avec celles du noyau accessoire, également fasciculées (fig. 384, B).

Collatérales afférentes. — Grâce à la méthode de Golgi, on aperçoit, entre les cellules du noyau masticateur, une infinité de fibrilles collatérales, luxueusement ramifiées et disposées parfois en nids péricellulaires denses. Ces nids sont loin d'atteindre l'individualité parfaite de ceux du noyau de Deiters, par exemple. D'ordinaire, le plexus embrasse plusieurs cellules à la fois et laisse tout à côté de grands vides, qui ne sont peut-être que des défauts d'imprégnation.

Leur plexus mal individualisé.

En étudiant de façon très attentive ces plexus chez le lapin et le chat, nous sommes parvenu à y distinguer des collatérales sensitives et des collatérales motrices.

1° *Collatéra-les sensitives ; leur origine diverse.*

Les collatérales sensitives proviennent, sous forme de fins ramuscules, des tubes nerveux de la voie centrale et latérale du trijumeau ; or, nous avons déjà vu que cette voie passe verticalement à travers le noyau mas-

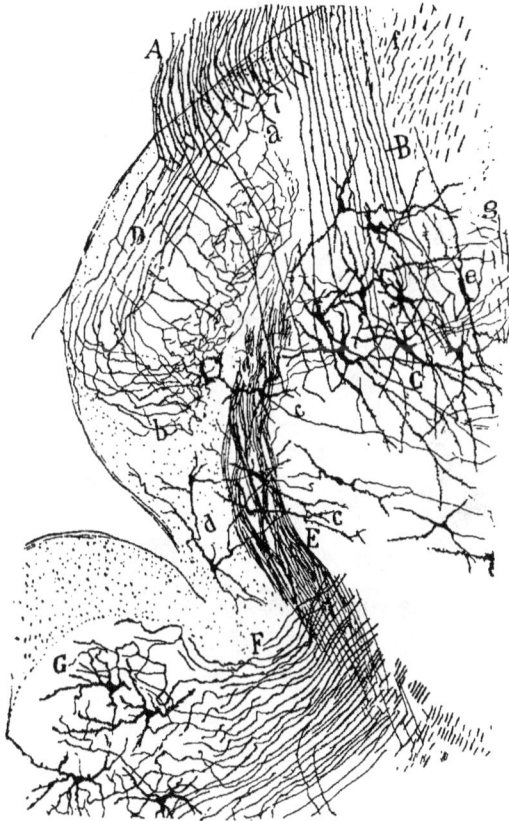

FIG. 384. — Coupe transversale des noyaux d'origine du nerf trijumeau ; fœtus de souris. Méthode de Golgi.

A, racine sensitive du trijumeau ; — B, nerf masticateur ; — C, noyau masticateur ; — D, branche ascendante de la racine sensitive ; — F. pédoncule cérébelleux supérieur ; — E, faisceau de collatérales de ce pédoncule.

ticateur et se condense particulièrement sur ses limites interne et postérieure (fig. 385, *C*). De là vient qu'un grand nombre de collatérales émanent de fibres verticales, situées hors du noyau, mais tout près de ses limites, tandis que d'autres procèdent de tubes longitudinaux courant dans le foyer même. Toutes ces collatérales se ramifient à plusieurs reprises à l'intérieur du noyau et contribuent, pour une petite part seulement, à l'édification des nids péricellulaires. Il est fort possible que le segment cellulaire avec lequel ces collatérales entrent en contact soit le tronc des dendrites ; car, parfois, il nous a semblé les y voir accolées.

Nous mentionnerons encore les collatérales sensitives fournies par les cylindres-axes transversaux qui passent, réunis en gros paquets, derrière le noyau masticateur (fig. 385, *B*). Ces axones proviennent, pour la plupart, de la substance gélatineuse trigéminale ; après avoir franchi le raphé, ils

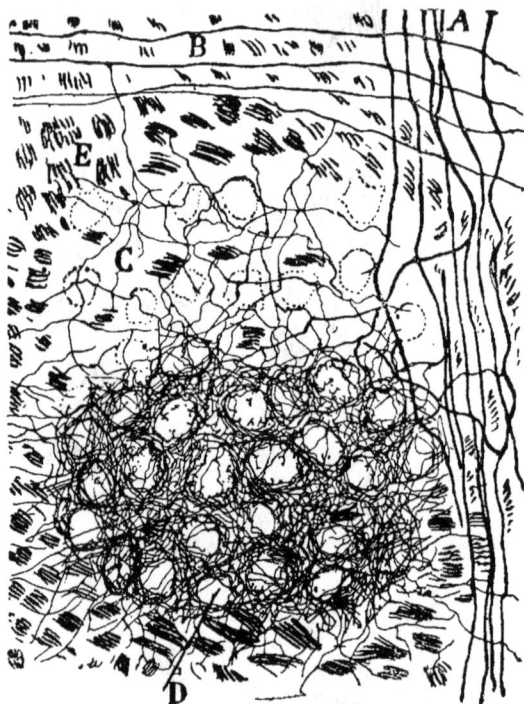

Fig. 385. — Noyau masticateur principal avec ses nids de fibrilles nerveuses ; lapin de 8 jours. Méthode de Golgi.

A, fibres venues du noyau descendant ou cérébral ; — B, fibres transversales placées sur la limite postérieure du noyau ; — E, partie postérieure de la voie centrale du trijumeau ; — C, région du ganglion où nous avons représenté le plexus des collatérales sensitives ; — D, nids formés de fibrilles provenant surtout de collatérales motrices.

deviennent verticaux en différents points de la substance réticulée grise du côté opposé. Nous avons cru voir, du moins dans les embryons de souris, des collatérales directes de même source ; par contre, chez le lapin et le chat nouveau-nés, nous ne les avons jamais constatées. Cette absence nous porte à penser qu'en réalité elles n'existent pas ou qu'elles sont très rares, et en tous cas inférieures en nombre et en importance à celles que donne la voie secondaire sensitive de la cinquième paire.

2° Collatéra-
les motrices,
fournies par
les radiculai-
res du noyau
descendant.

La masse principale, sinon entière, des arborisations péricellulaires que nous avons décrites plus haut, est due à certaines collatérales, fort épaisses, lancées par les radiculaires du noyau moteur accessoire ou descendant du trijumeau (fig. 386, *e*). Ces fibres attaquent le noyau principal par sa face postéro-externe ; une fois entrées, elles s'y ramifient abondamment,

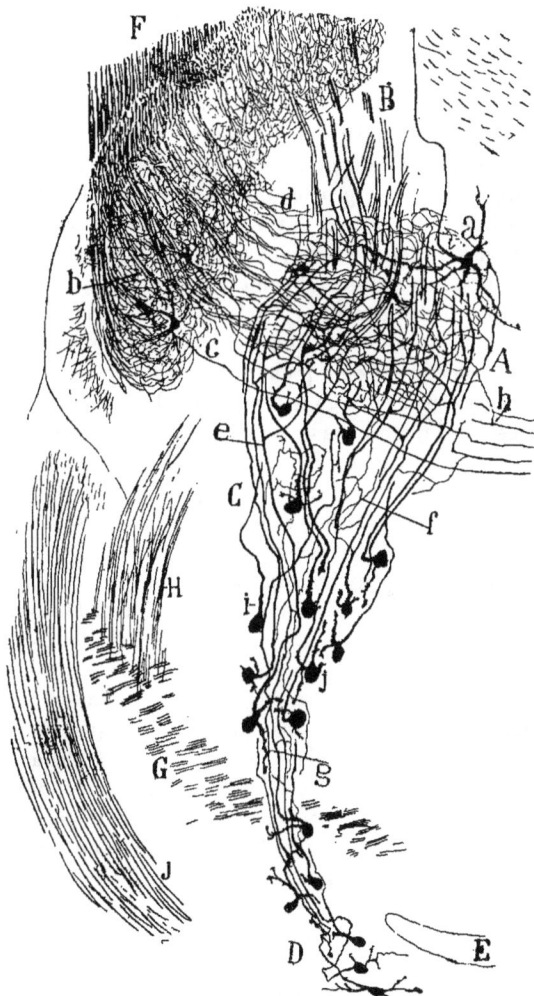

Fig. 386. — Ensemble des foyers moteurs du trijumeau chez la souris.
Méthode de Golgi.

A, noyau masticateur principal ; — B, radiculaires motrices ; — C, portion inférieure du noyau descendant ou accessoire ; — D, queue ou portion supérieure de ce même noyau ; — E, aqueduc de Sylvius ; — F, racine sensitive de la Vᵉ paire ; — G, pédoncule cérébelleux supérieur ; — c, d, voies centrales du trijumeau ; — e, f, g, collatérales motrices.

en en parcourant la presque totalité. Leurs arborisations prennent part à l'édification d'une infinité de plexus péricellulaires. Les radiculaires du noyau accessoire donnent, chacune, au noyau masticateur deux, trois et même quatre de ces fortes collatérales. Quelques-unes de ces radiculaires épaisses se bifurquent en deux branches de volume à peu près égal, au moment où elles touchent aux frontières du noyau masticateur ; l'une de ces branches y pénètre, l'autre en côtoie seulement la face externe et sort du bulbe avec la racine motrice. Jamais ces collatérales et ces branches de bifurcation ne quittent le territoire du noyau masticateur ; jamais, non plus, elles ne se dirigent vers le raphé, où elles produiraient avec leurs congénères opposées la décussation motrice trigéminale admise par certains auteurs, tels qu'Obersteiner, Edinger, Bruce et Kölliker. Les fibres, qui s'entrecroisent et que l'on voit nettement chez le lapin et le cobaye en arrière du foyer principal, ne viennent nullement du noyau masticateur, comme Kölliker croit l'avoir vu, mais de la substance gélatineuse du trijumeau ; quelques-unes sont aussi des cylindres-axes appartenant à la voie centrale du noyau de Bechtcrew.

Absence de collatérales motrices croisées.

Noyau accessoire ou descendant. — Au-dessus et en arrière du noyau masticateur se trouve le noyau accessoire. Cet amas cellulaire, rubané et très aminci à sa partie supérieure, où il prend l'aspect d'un cordon fibrillaire ou cellulo-fibrillaire, est épais et large, au contraire, dans sa portion inférieure ; à ce niveau, il est voisin, mais non immédiatement, de la face postérieure du noyau principal. Pour la commodité de la description, nous diviserons ce noyau en *portion triangulaire* ou *inférieure*, qui portera encore le nom de *tête* du noyau accessoire et *portion funiculaire* ou *supérieure*, que nous appellerons aussi *queue* du noyau accessoire.

Sa position et sa forme.

Ses deux portions.

a) *Portion inférieure ou tête du noyau accessoire.* — C'est la plus considérable ; elle a une forme triangulaire ou semilunaire, chez le lapin et le chat par exemple ; elle tient en dehors au pédoncule cérébelleux supérieur et en arrière à un système de fibres transversales qui la séparent du noyau principal ; en haut, elle se rapproche de la racine du pathétique et de la valvule de Vieussens ; enfin, elle touche en dedans à la substance ferruginée, large masse grise, intercalée dans le plancher de l'aqueduc de Sylvius entre le noyau que nous étudions et le faisceau longitudinal postérieur.

Sa forme et sa position : 1° chez le lapin et le chat ;

Chez la souris, qui nous a fourni les meilleures imprégnations, la portion inférieure occupe une aire triangulaire en dedans du pédoncule cérébelleux supérieur, à une petite distance du noyau principal (fig. 386, C).

2° chez la souris.

La forme des cellules appartenant à la portion inférieure comme, du reste, à la portion supérieure du noyau accessoire est des plus étranges et contraste absolument avec celle de tous les corpuscules moteurs connus (fig. 387). Elles ne sont, en effet, nullement multipolaires, mais unipolaires, suivant la démonstration de Golgi et les observations faites par Lugaro et nous, l'un chez le lapin et l'autre chez la souris, le lapin et le chat. Elles ressemblent donc aux neurones des ganglions rachidiens, dont elles diffèrent cependant par l'absence de capsule et de glomérule initial. Cette forme singulière apparaît dans toutes les préparations, qu'elles soient obtenues par la méthode de Golgi ou par celles de Nissl et de Weigert. Le chromate

Ses cellules unipolaires caractéristiques.

d'argent y révèle encore une différence avec les cellules des ganglions rachidiens ; c'est la présence sur le corps et le début du cylindre-axe d'une foule d'épines ou excroissances peu saillantes, rudiments de l'appareil dendritique des neurones ordinaires. Par contre, la méthode de Nissl y montre, suivant la remarque de Kure, une structure analogue à celle des ganglions spinaux ; la substance chromatique est disposée, en effet, dans le protoplasma du corps cellulaire en une multitude de petits grumeaux, pressés les uns contre les autres et ne formant jamais de blocs ou fuseaux. Le cylindre-axe, issu d'un cône protoplasmique, est dépourvu de ces grumeaux.

Au milieu des cellules unipolaires, on peut rencontrer quelquefois, chez l'homme et même chez le lapin et le chat, des neurones pluripolaires. Ces corpuscules, que, sans doute, Kölliker et Terterjanz ont vus et dont ils ont attribué la morphologie à toutes les autres cellules de la portion inférieure, pourraient n'être que des cellules déplacées du noyau de Bechterew ou de la substance ferruginée.

Les cellules multipolaires, rares dans l'intérieur de la portion du noyau qui nous occupe, abondent, au contraire, sur son côté interne, sur les confins de la substance grise centrale, comme la figure 388 le montre, en *D*. Appartiennent-elles au noyau accessoire ? Ce n'est pas probable, car jamais nous n'avons vu leurs cylindres-axes se joindre à ceux de ce noyau.

L'axone des cellules unipolaires est d'une épaisseur remarquable et très supérieure à celle de toutes les radiculaires motrices. Il sort de la cellule à l'extrémité d'un cône protoplasmique situé souvent sur le côté antérieur du corps ; il se myélinise presque aussitôt, comme le prouvent les préparations au Weigert effectuées sur le bulbe d'enfants nouveau-nés ou de mammifères adultes. Son itinéraire chez l'homme, le lapin et le chat est le suivant : il se dirige d'abord en bas et en avant uni à ses congénères en paquets denses ; il passe ensuite en dehors du noyau prin-

Cellules multipolaires rares et ne lui appartenant peut-être pas.

Axone des cellules unipolaires; son incorporation au trijumeau.

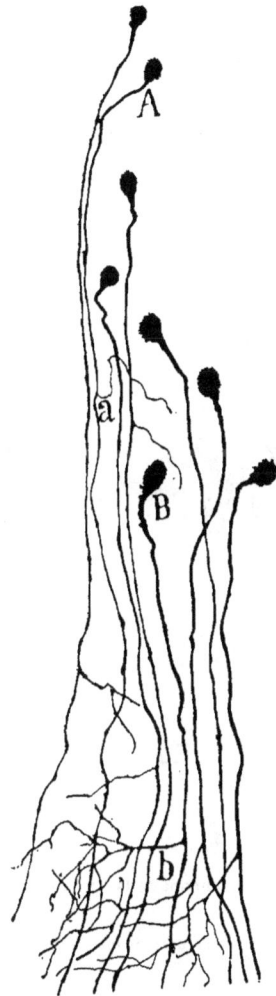

FIG. 387.—Cellules unipolaires du noyau moteur accessoire du trijumeau chez la souris. Méthode de Golgi.

A, B, cellules piriformes ; — *a*, collatérales destinées au noyau accessoire ; — *b*, collatérales allant au noyau principal.

cipal, qui en reçoit une multitude de fortes collatérales, comme nous l'avons décrit précédemment ; enfin, il pénètre dans la racine motrice de la cinquième paire. La figure 386 montre, en *C*, qu'il n'en est pas de même chez la souris, puisque la plupart des radiculaires de la portion inférieure entrent dans le noyau masticateur par son côté postéro-externe.

Les préparations au Weigert-Pal montrent dans la tête du noyau accessoire un plexus qui est beaucoup plus pauvre en fibres que celui du noyau principal ; les tubes à myéline y sont, en effet, peu nombreux. La méthode

Plexus intercellulaire : ses fibres afférentes :

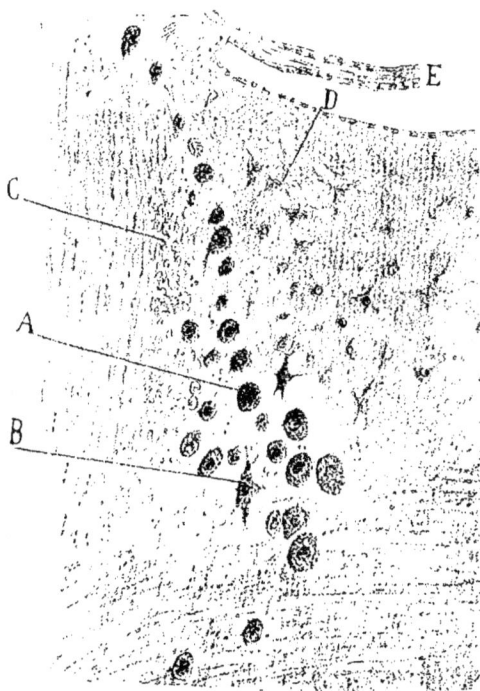

Fig. 388. — Cellules de la portion inférieure du noyau descendant de la V⁰ paire chez le lapin. Méthode de Nissl.

A, cellules piriformes ; — B, cellule multipolaire ; — C, tubes de la racine descendante ; — D, cellules de la substance ferruginée ; — E, valvule de Vieussens.

de Golgi confirme cette constatation ; elle nous apprend, en outre, que ces fibres, toutes collatérales, sont les unes motrices, les autres sensitives.

Les fibres motrices sont des collatérales nées de radiculaires descendues de la portion supérieure du noyau accessoire. Chez la souris, ces radiculaires hautes s'écartent en éventail, après avoir dépassé le pédoncule cérébelleux, puis se mêlent aux cellules de la portion inférieure ; elles leur adressent un assez grand nombre des collatérales dont il s'agit ici. Le plexus intercellulaire qui en résulte est beaucoup plus lâche et plus pauvre en fibrilles que celui du noyau masticateur.

1° motrices ;

2ᵉ sensitives. Les fibres sensitives, dont, jusqu'à présent, nous n'avons pu découvrir la présence que chez le lapin et le chat âgés de huit à dix jours, sont, pour la plupart, des collatérales fines, venues en apparence de la substance réticulée grise, mais en réalité de la voie centrale et latérale du trijumeau. Quelques-unes sont fournies aussi par les tubes transversaux placés en

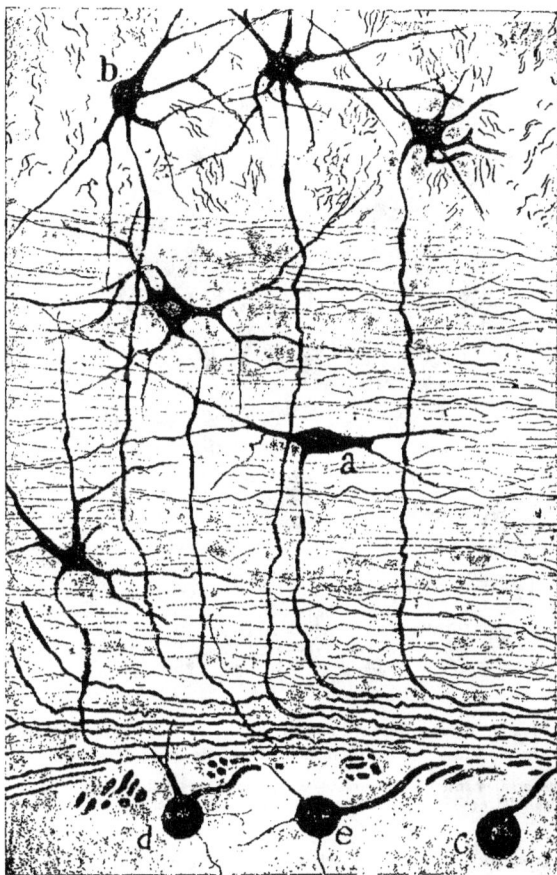

FIG. 389. — Portion d'une coupe frontale du tubercule quadrijumeau antérieur; chat âgé de quelques jours. Méthode du nitrate d'argent réduit.

c, d, e, cellules du noyau accessoire ou descendant de la racine motrice du trijumeau.

avant du noyau, entre ce dernier et la substance réticulée grise qui avoisine le noyau masticateur. Or, ces tubes transverses sont originaires de la substance gélatineuse trigéminale et représentent, par suite, une voie sensitive centrale croisée (fig. 390, A).

Nids péri-cellulaires. Toutes les fibres collatérales, sensitives et motrices réunies, engendrent, autour des cellules de la portion inférieure, des nids, dont les fibrilles fines, variqueuses et très enchevêtrées, sont lâchement entrelacées (fig. 3go, G).

Lorsque l'imprégnation métallique atteint toutes les fibres de la coupe, il devient impossible de discerner la source de ces arborisations péricellulaires, car le chromate d'argent colore en même temps un plexus interstitiel, diffus, d'une très grande complication, plexus qui s'étend à tous les points du noyau dépourvus de cellules et se continue avec celui de la substance ferruginée (fig. 3go, E).

Coalescence du plexus avec celui de la substance ferruginée.

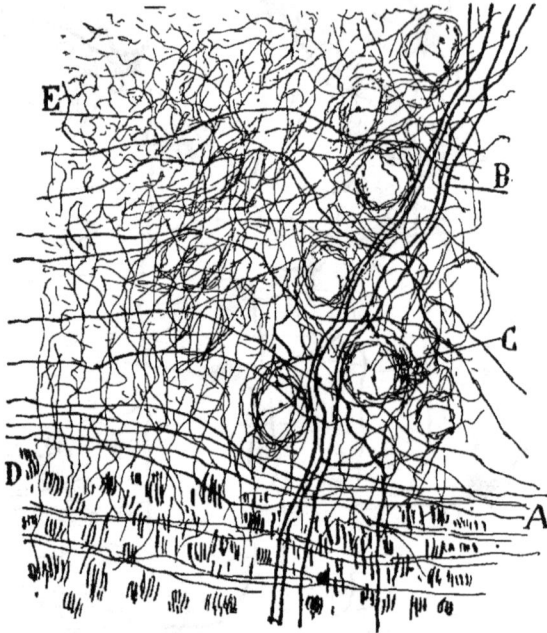

Fig. 390. — Plexus nerveux des cellules de la portion inférieure du noyau descendant de la Vᵉ paire; lapin de 8 jours. Méthode de Golgi.

A, fibres transversales antéro-inférieures; — B, cylindres-axes de la région supérieure du foyer; — C, nid péricellulaire; — D, voie centrale de la Vᵉ paire; — E, plexus de la substance ferruginée.

Le plexus interstitiel de la portion inférieure est encore formé par d'autres éléments d'essence différente. La chose est bien visible chez le lapin, le chat et a souris, chez lesquels on voit arriver, du noyau de Bechterew, un grand nombre de fibres. Malheureusement nous n'avons pu encore décider par l'observation si ces fibres, qui sont vraisemblablement la continuation des collatérales de la branche ascendante du vestibulaire, aident ou n'aident pas à l'édification des nids péricellulaires.

Fibres afférentes issues du noyau de Bechterew.

b) *Portion supérieure ou queue du noyau accessoire.* — Ce très long cordon cellulaire, placé en appendice au-dessus et à la suite de la portion que nous venons de décrire, comprend des neurones ordinairement moins volumineux, mais également piriformes. Chez la souris, ce cordon cellulaire commence au-dessus du pédoncule cérébelleux supérieur : il se rapproche

Sa position et ses rapports chez la souris. Ses cellules piriformes.

de la valvule de Vieussens, côtoie l'épendyme, décrit une grande courbe à convexité interne et arrive ainsi au tubercule quadrijumeau postérieur. Il y pénètre, passe au-dessous du noyau de ce tubercule, en sort et rentre enfin dans le tubercule quadrijumeau antérieur, où il se termine. Durant ce long trajet, qu'on peut suivre en grande partie dans les coupes de la protubérance du fœtus de souris, cette traînée cellulaire est accompagnée d'un faisceau de grosses fibres, constituées par les cylindres-axes des cellules unipolaires qui l'entourent de toutes parts. Ce faisceau, qui présente ainsi l'aspect d'un rameau chargé de fruits et marque nettement l'individualité du noyau accessoire, grossit, à mesure de sa descente, par l'arrivée successive des radi-

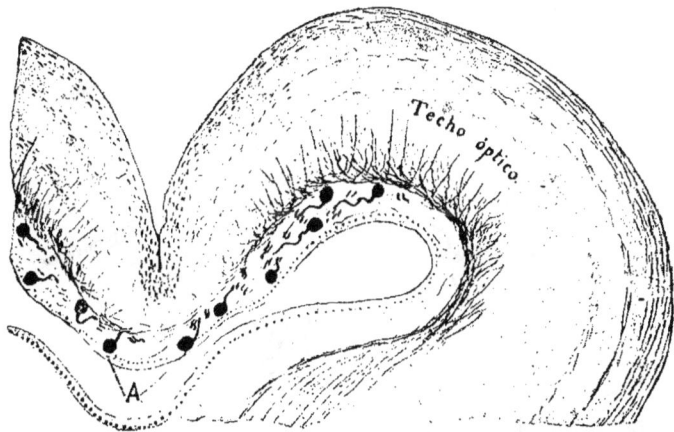

Fig. 391. — Coupe frontale du toit optique; couleuvre adulte. Méthode du nitrate d'argent réduit. (D'après P. Ramón.)

A, cellules de la portion supérieure du noyau accessoire du nerf masticateur.

culaires. Ajoutons que les cellules ne forment pas une colonne continue, mais seulement des groupes, parfois très distants les uns des autres (fig. 386, D).

Axone ; ses collatérales ; son incorporation à la racine motrice de la Vᵉ paire.

Le cylindre-axe de ces cellules unipolaires possède ordinairement un diamètre moindre que celui des neurones de la tête du noyau accessoire ; il sort habituellement du pôle distal de la cellule, donne des collatérales très fines aux groupes de cellules unipolaires qu'il rencontre sur son passage, traverse la portion inférieure en lui cédant, ainsi qu'au noyau masticateur, quelques collatérales et aboutit enfin à la racine motrice. Une gaine myélinique, qui manque à ses fines collatérales, le protège pendant tout son trajet.

Plexus intercellulaire de fibres motrices.

Fibres sensitives afférentes problématiques.

D'après la description précédente, il existe un plexus intercellulaire dans la queue du noyau accessoire, et ce plexus est formé par les collatérales des cylindres-axes mêmes de ce foyer. C'est donc un plexus de fibrilles motrices. Des fibrilles sensitives s'y mêlent-elles ? C'est ce que nous ignorons. Nous avons bien aperçu quelquefois dans ce plexus des petits paquets de fibrilles minces et variqueuses, qui descendaient avec les radiculaires et semblaient se ramifier entre les cellules ; mais nous n'en avons pu déterminer ni l'origine ni l'essence. Certaines d'entre elles nous ont paru être cependant des radiculaires motrices grêles, issues de neurones supérieurs, piriformes et très petits.

Le noyau accessoire chez les divers vertébrés. — La portion supérieure du noyau accessoire occupe une position différente chez les mammifères et les vertébrés inférieurs, comme l'a montré P. Ramón. Nous avons vu que chez les premiers, elle siège dans la région externe de la substance grise qui entoure l'aqueduc de Sylvius; chez les seconds, c'est-à-dire chez les oiseaux, les reptiles et les batraciens, ses cellules s'étendent, au contraire, horizontalement dans presque toute la voûte de l'aqueduc (fig. 391, *A*) et atteignent

Ses positions différentes.

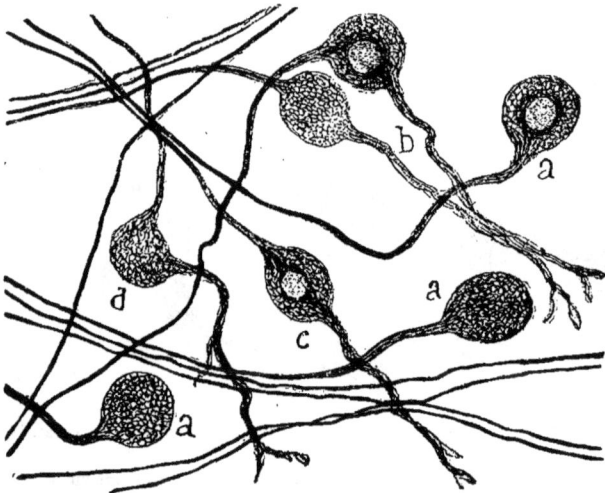

FIG. 392. — Coupe horizontale de la commissure, tendue en arrière, entre les lobes optiques (*valvula cerebelli*); pigeon âgé d'un jour. Méthode du nitrate d'argent réduit. (D'après P. Ramón.)

a, cellule unipolaire; -- *b*, *c*, cellules bipolaires.

même le raphé; elles sont disposées sur une rangée et constituent ainsi un noyau laminaire, dans la valvule du cervelet, au-dessous du toit optique.

Il est tout à fait remarquable que les cellules du noyau accessoire du trijumeau conservent leur morphologie si spéciale dans toute la série des vertébrés. Chez les batraciens, les reptiles et les oiseaux que P. Ramón [1] a étudiés à l'aide de la méthode du nitrate d'argent réduit, ces cellules sont, en effet, piriformes et unipolaires avec une charpente intraprotoplasmique très dense et très intensément colorable (figs. 391 et 392).

Forme toujours semblable de ses cellules.

Les cellules des deux portions du noyau accessoire présentent une différence que révèlent les méthodes de coloration des neurofibrilles. Dans la portion principale ou inférieure, où elles ont un aspect piriforme, elles sont dépourvues d'expansions dendritiques, dans la très grande majorité des cas;

Différence dans les cellules de ses deux portions.

1. P. RAMÓN CAJAL, Origen del nervio masticador en las aves, reptiles y batracios. *Trab. del Lab. de Invest. biol.*, t. III, 1904.

dans la portion secondaire ou supérieure, où leur forme est plutôt sphérique, elles possèdent, chez les mammifères, des dendrites pâles, courtes et rayonnantes, au nombre d'une à quatre [1] (fig. 389). P. Ramón a montré qu'il existe aussi chez les oiseaux une dendrite, d'ailleurs inconstante (fig. 392, *b*, *c*).

OPINIONS DIVERSES SUR LE NOYAU ACCESSOIRE. — La morphologie singulière des cellules du noyau moteur accessoire ou descendant de la cinquième paire attira déjà l'attention des histologistes anciens. Quant à leur nature et leur signification, elles sont encore pour les modernes l'objet d'opinions contradictoires.

1° Sur la forme de ses cellules. Deiters et Meynert avaient remarqué leur aspect arrondi ou vésiculeux, si bien que le second [2] de ces savants avait même comparé ces neurones aux cellules des ganglions rachidiens. Plus tard, Duval [3] en fit une description très exacte, les qualifia d'unipolaires, les distingua nettement des corpuscules nerveux du pathétique et apprit que leur expansion unique s'incorpore à la racine motrice du trijumeau; il prouva, en outre, que ces cellules sont indépendantes des racines du nerf de la quatrième paire, en montrant que, chez la taupe, le noyau moteur descendant du trijumeau est bien développé, alors que les noyaux moteurs des muscles oculaires font entièrement défaut.

A une époque plus rapprochée de nous, Golgi [4] constata aussi, par la dissociation, la forme unipolaire de ces cellules; mais il supposa qu'elles donnent naissance aux fibres du pathétique. Il remit ainsi en question un sujet suffisamment éclairci cependant par Duval et commit une erreur qui dut être rectifiée par Lugaro [5], Kölliker [6], nous-même, Van Gehuchten et Kure.

On doit à Lugaro quelques renseignements intéressants sur la forme de ces cellules. Outre l'unipolarité, déjà signalée par Duval et Golgi, ce savant a vu chez l'embryon de lapin, imprégné par le chromate d'argent, que le corps cellulaire émet parfois quelques courtes dendrites et que le cylindre-axe, épais et incorporé au nerf masticateur, donne sur son trajet des collatérales ramifiées et prolongées quelquefois jusqu'au noyau principal.

Les études auxquelles nous nous sommes livré au sujet du noyau accessoire nous ont permis de confirmer et d'étendre les notions apportées par Lugaro. Voici ce que nous avons constaté : 1° La forme adulte des cellules du noyau accessoire est unipolaire, ce dont on s'aperçoit déjà chez le lapin et le chat âgés de huit jours; la forme embryonnaire l'est aussi, mais le corps est recouvert de quelques dendrites plus ou moins ramifiées et destinées à se résorber ; 2° le cylindre-axe émet une multitude de fortes collatérales, qui, par leurs ramifications nombreuses dans le noyau masticateur principal, engendrent autour de ses cellules un plexus très dense, d'une grande importance physiologique ; 3° en outre de ces collatérales, le noyau principal reçoit beaucoup de fibrilles sensitives, issues de la voie centrale du trijumeau ; 4° enfin, l'entrecroisement des

1. S. R. CAJAL, Asociación del método del nitrato de plata con el embrionario, etc. *Trab. del Lab. de Invest. biol.*, t. III, 1904.

2. MEYNERT, in *Psychiatrie*, t. I, p. 98.

3. DUVAL, Recherches sur l'origine réelle des nerfs crâniens. *Journ. de l'Anat. et de la Physiol.*, 1879.

4. GOLGI, Intorno all'origine del quarto nervo cerebrale. *Atti della reale Accad. dei Lincei*, sér. V, vol. II, 1893.

5. LUGARO, Sull'origine di alcuni nervi encefalici. *Archiv. di ottalmologia*, t. II, fasc. 6, 1894.

6. KÖLLIKER, *Handbuch der Gewebelehre des Menschen*, 6ª Aufl., 1893, p. 290.

radiculaires motrices de la cinquième paire, décrit par Obersteiner, Edinger, Kölliker et d'autres, n'existe pas.

Van Gehuchten [1] a étudié le noyau accessoire chez les poissons; il y a vu que les neurones ont une forme tantôt unipolaire, tantôt multipolaire et que le cylindre-axe donne des collatérales au foyer principal. Comme nous, il a observé que les radiculaires des deux noyaux moteurs du trijumeau ne s'entrecroisent pas.

Terterjanz [2] a constaté, lui aussi, l'incorporation des cylindres-axes du noyau accessoire dans la racine motrice; mais, chose nouvelle et inexacte, comme nous allons le voir, il a allégué que chez le cobaye adulte les cellules du noyau descendant sont, pour la plupart, multipolaires dans les coupes imprégnées par la méthode de Golgi. Or, en examinant les figures annexées au travail de ce savant, on doute qu'il ait réellement coloré les cellules vésiculeuses du noyau descendant; on croirait plutôt que ces dessins se rapportent aux éléments multipolaires voisins, parfois mêlés aux neurones authentiques du noyau accessoire. Au reste, chez les mammifères adultes, le chromate d'argent n'imprègne jamais les cellules piriformes; cette simple remarque donne encore plus de force à nos soupçons. S'il nous fallait encore des preuves de l'erreur commise par Terterjanz, nous ajouterions : 1° que les méthodes si différentes de Nissl, de la dissociation et de Weigert (avec décoloration incomplète) montrent toujours les corpuscules nerveux du noyau descendant sous l'aspect unipolaire; 2° que chez les mammifères âgés de huit à dix jours, la méthode de Golgi, alors applicable, aboutit au même résultat, bien qu'à cet âge toutes les autres cellules nerveuses soient déjà pourvues de leur ramure dendritique.

La méthode des dégénérations de Nissl, adoptée par Kure [3] pour l'étude des foyers moteurs du trijumeau, a révélé à cet auteur l'absence d'entrecroisement de leurs radiculaires ainsi que la participation des fibres du noyau descendant à la constitution du nerf masticateur. Quant aux paquets de tubes transversaux, venus du côté opposé et placés derrière le noyau masticateur, ils appartiennent, suivant Kure, à la voie .centrale du trijumeau. Cette opinion, exprimée pour la première fois par Bergmann [4], avait été déjà soutenue par nous [5] et Kljatschkin [6].

2° Sur l'absence d'entrecroisement des radiculaires motrices.

Le rôle des cellules du noyau descendant et des radiculaires qui en émanent est toujours en litige. Mendel leur attribue une action trophique, Homèn, une action mixte, trophique et motrice, et Kölliker une action purement motrice ; c'est l'opinion qui rallie le plus de savants. Kure englobe même les cylindres-

3° Sur le rôle de ses neurones et les muscles innervés.

1. Van Gehuchten, De l'origine du pathétique et de la racine supérieure du trijumeau. Bruxelles, 1895.

2. Terterjanz, Die obere Trigeminuswurzel. *Arch. f. Mikrosk. Anat. u. Entwickel.*, Bd. LIII, 1899.

3. Kure, Die normale und pathologische Structur der Zellen an der cerebralen Wurzel des Nervus Trigeminus, etc. *Arbeiten aus dem Institut f. Anat. u. Physiol. des Centralnervensystems herausgegeben v. Prof. Heinrich Obersteiner*, Heft VI. Wien, 1899.

4. Bergmann, Ueber experimentelle aufsteigende Degeneration motorischer und sensibler Hirnnerven. *Arbeiten aus dem Institut f. Anat. u. Physiol. des Centralnervensystems herausgegeben von Prof. Heinrich Obersteiner*, Heft 1, 1892.

5. Cajal, Apuntes para el estudio del bulbo raquídeo, etc. *Anal. de la Soc. españ. de Histor. natur.*, Madrid, 6 febr. 1895.

6. Kljatschkin, Experimentelle Untersuchungen über den Ursprung des Nervus trigeminus. *Neurol. Centralbl.*, 1897.

axes des neurones du *locus cæruleus* dans le nerf masticateur, car ils dégénèrent à la suite de la section du trijumeau.

Puisque les fibres issues du noyau descendant sont de nature motrice, quels muscles innervent-elles ? Kölliker croit que ce sont les muscles du voile du palais. C'est ce que Terterjanz a reconnu en effet ; car, après avoir détruit ces muscles chez le chat, il a constaté, par la méthode de Marchi, la dégénération des radiculaires précitées.

Preuves de la nature motrice de ses neurones.

On peut, à la rigueur, disputer encore sur cette destination des radiculaires du noyau descendant, mais il est impossible d'avoir le moindre doute sur la nature motrice de leurs cellules d'origine : 1° parce que les fibres émises par les cellules sont centrifuges et sortent du bulbe avec le nerf masticateur, comme on le voit avec la dernière évidence dans les fœtus de souris ; 2° parce que les cellules vésiculeuses dégénèrent, lorsqu'on coupe la racine du trijumeau en dehors du crâne, comme l'ont fait Kure et Van Gehuchten. Ces deux arguments sont péremptoires et emportent la certitude.

Rôle de la substance ferruginée.

Disons aussi quelques mots des opinions fort différentes touchant le rôle de la substance ferruginée. D'après Meynert, et son avis est partagé encore aujourd'hui par Cramer, Obersteiner et Terterjanz, les cylindres-axes sortis de cette substance franchissent la ligne médiane du bulbe pour se joindre à la racine motrice de la cinquième paire du côté opposé. Kure admet aussi cette participation de la substance ferruginée à la formation de la racine motrice du trijumeau. Elle nous paraît cependant fort peu probable, et voici pourquoi. Les *cellules* de cette substance sont fusiformes ou triangulaires et pourvues de plusieurs dendrites arborescentes, chose absolument évidente, après les nombreuses imprégnations que nous avons effectuées chez les fœtus de souris et de chat ; elles donnent naissance à un *cylindre-axe* plus grêle que celui des cellules piriformes du noyau accessoire ; enfin, ce cylindre-axe se porte en dedans et se perd dans la substance grise centrale, où quelquefois nous l'avons

Notre opinion sur la destination de ses axones.

vu devenir vertical. Or, les substances ferruginée et grise centrale reçoivent un nombre considérable de collatérales, qui partent des substances réticulées blanche et grise, et prennent, pour la plupart, une direction ascendante, au voisinage du plancher ventriculaire ; il est donc plus vraisemblable que les cylindres-axes des substances ferruginée et grise centrale sont, tout simplement, des conducteurs sensitifs de troisième ordre.

Considérations physiologiques. — L'irritation, qui atteint à la périphérie les terminaisons des branches externes issues des cellules du ganglion de Gasser, provoque un grand nombre de réflexes. Dans les chapitres précédents nous avons déjà étudié la marche des courants dans le clignement des paupières, la succion, la déglutition. Il nous reste donc à considérer le réflexe important de la mastication. Pour comprendre le chemin suivi par l'excitation dans ce réflexe, nous nous aiderons de la figure 393, où sont reproduits, en schéma, l'ensemble des noyaux moteurs et sensitifs du trijumeau ainsi que ses voies sensitives de second ordre.

Marche des courants dans le réflexe de la mastication.

Le stimulus, produit par les aliments et parti soit de la langue, soit des gencives ou des joues, chemine, dans le premier cas, par le rameau lingual du maxillaire inférieur et dans les deux autres, par les rameaux palatins et buccaux. Il arrive au ganglion de Gasser, en sort par la branche interne des bifurcations de ses cellules, rentre dans le bulbe et s'y partage entre les bran-

ches ascendantes et descendantes de la racine sensitive ; après cette première étape, il se distribue
aux cellules de la substance
gélatineuse trigéminale et
court le long de la voie
sensitive centrale qui en
émane, pour se propager,
par des collatérales, au
noyau masticateur princi-
pal ; c'est sa dernière station cellulaire dans le
bulbe, car il ressort aussitôt de cet organe par la
racine motrice et arrive,
enfin, aux muscles masti-
cateurs.

La bilatéralité des mou-
vements de la mastication
est facile à expliquer si
l'on se rappelle que les
noyaux principal et accessoire reçoivent des fibres
des deux voies sensitives
directe et croisée du trijumeau.

Comment le noyau ac-
cessoire avec ses cellules
d'une morphologie si sin-
gulière intervient-il dans
cette marche des cou-
rants? C'est ce qu'il est
difficile de décider. Nous
avons déjà rapporté l'opinion de Kölliker et Ter-
terjanz sur la fonction de
ce noyau, qui, d'après eux,
est un foyer moteur en relation avec les muscles du
voile du palais. Nous ne
refusons pas d'admettre la
possibilité de l'innervation
du muscle tenseur du voile
du palais par les fibres nées
de ce noyau, mais nous

*Bilatéralité
des mouve-
ments masti-
cateurs.*

*Rôle possi-
ble du noyau
accessoire
dans la masti-
cation.*

FIG. 333. — Schéma représentant l'ensemble des foyers
et des voies centrales du trijumeau.

A, ganglion de Gasser ; — B, noyau moteur accessoire ; —
C, noyau moteur principal ; — D, noyau du facial ; —
E, noyau de l'hypoglosse ; — F, cellules de la substance
gélatineuse de la racine sensitive trigéminale ; — G, voie
centrale du trijumeau ; — a, branche ascendante de la
racine sensitive ; — b, sa branche descendante ; — c, branche
ophtalmique ; — d, nerf maxillaire supérieur ; — e, nerf
maxillaire inférieur.

voudrions qu'on y ajoutât l'action réelle de ce noyau sur la mastication.
Qu'on se souvienne, en effet, des collatérales volumineuses qui permettent

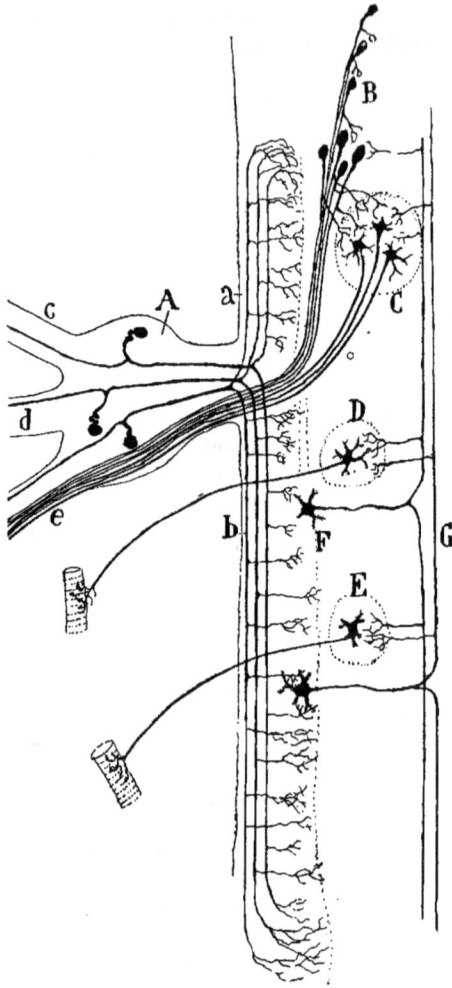

aux cellules piriformes du foyer accessoire de s'articuler avec les neurones du noyau principal. Si nos idées sur la marche des courants dans le corps cellulaire et le cylindre-axe ne sont pas chose vaine, ces relations impliquent nécessairement une transmission de courants des cellules piriformes aux neurones du noyau masticateur et par suite aux muscles de la mastication. Il existerait ainsi une solidarité fonctionnelle entre les deux noyaux, du moins quand l'excitation part du noyau accessoire ; car, lorsque le noyau principal est excité par les collatérales sensitives de la voie centrale du trijumeau, il est seul à agir sur les muscles masticateurs ; le foyer accessoire reste inactif.

Son activité réflexe; ses excitations peut-être d'origine cérébrale.

Le noyau descendant est également susceptible d'agir d'une manière réflexe, vu qu'il reçoit, tout comme le noyau masticateur principal, des arborisations sensitives spéciales, nées de la voie centrale de la cinquième paire. Mais peut-être son rôle primordial est-il de recueillir et de transmettre d'autres excitations, des excitations émanées de l'écorce cérébrale. Malheureusement, nous ne connaissons pas d'une façon certaine la nature de ces excitations, car en dehors des nombreuses collatérales qu'elle envoie à la portion inférieure et au noyau principal, nous ignorons les connexions que la portion supérieure ou queue du noyau accessoire contracte, pendant son long trajet descendant. Nous pouvons affirmer, cependant, que le *primum movens* des mouvements volontaires doit être représenté par les fibres nerveuses, encore inconnues, qui se mettent en relation avec la longue traînée des cellules piriformes, à l'intérieur des tubercules quadrijumeaux.

Cause de l'absence de dendrites sur les cellules du noyau accessoire.

Le noyau accessoire soulève encore bien des questions. On peut se demander, entre autres, pourquoi, faisant une exception remarquable à la règle générale, ses cellules, pourtant motrices, ne possèdent aucune dendrite ou n'en possèdent que de rudimentaires.

La réponse qui vient immédiatement à l'esprit, réponse d'ailleurs nullement irréfutable, c'est que cette absence de dendrites provient du petit nombre de collatérales reçues par le noyau, collatérales auxquelles le corps offre une surface articulaire suffisante. Golgi a prétendu, à ce propos, que l'absence de prolongements protoplasmiques dans les cellules du noyau accessoire portait atteinte à la théorie de la polarisation dynamique. Il n'en est rien ; il existe un appareil récepteur dans ces cellules, tout comme dans les spongioblastes rétiniens et les neurones des ganglions rachidiens, privés eux aussi de dendrites ; et cet appareil est le corps cellulaire, qui entre en contact avec les arborisations périsomatiques et en prend les courants. Van Gehuchten avait déjà fait justice des objections de Golgi.

CHAPITRE XXXII

VOIES NERVEUSES DU BULBE RACHIDIEN ET NOYAUX ANNEXES

VOIES NERVEUSES DU BULBE ET NOYAUX QUI EN DÉPENDENT

Les voies qui parcourent le bulbe soit dans le sens longitudinal, soit dans le sens transversal sont de deux sortes. Les unes ont leur origine en dehors du bulbe et sont appellées pour cela *voies exogènes* ; les autres naissent dans le bulbe même et portent le nom de *voies endogènes*. Aux premières appartiennent la *voie pyramidale*, la *voie cérébelleuse ascendante de Flechsig*, les *cordons postérieur et latéral* de la moelle, ainsi que les *voies courtes* enfermées dans la *couche limitante interne de la corne postérieure*. On peut y joindre d'autres voies, dont l'individualité et la position ne sont pas bien déterminées ; telles sont les *fibres cérébelleuses descendantes de Marchi*, le *faisceau descendant du pédoncule cérébelleux supérieur*, etc. Quant aux voies endogènes, elles comprennent le *ruban de Reil médian* (*lemniscus, fillet*), les *voies olivaires* ou *cérébello-olivaires*, les systèmes de *voies courtes du trijumeau*, du *vestibulaire*, du *cochléaire*, du *noyau du glosso-pharyngien* et le *faisceau longitudinal postérieur*.

Voies exo-gènes et endo-gènes.

Nous n'étudierons pas ici en détail le trajet de ces différentes voies ; certaines d'entre elles ont été déjà décrites lorsque nous nous sommes occupé des nerfs sensitifs bulbaires ; d'autres le seront, quand nous trai- terons de la structure du cervelet. Pour l'instant, nous limiterons donc notre tâche aux seules voies dont la texture ou les connexions méritent une men- tion spéciale.

Méthode de description des voies avec leurs noyaux bulbaires.

Afin d'éviter les répétitions et les descriptions fragmentaires, nous exposе- rons en même temps la voie et les noyaux gris qui sont en relation particu- lière avec elle. Comme nous le verrons plus loin, sauf la voie pyramidale et quelques autres voies, chaque système de fibres endogènes ou exogènes possède, en effet, dans le bulbe un ou plusieurs noyaux annexes qui se trou- vent sous sa dépendance immédiate, grâce aux collatérales et aux terminales qu'il envoie à leurs cellules. A leur tour, ces noyaux subordonnés émettent de nouvelles voies, d'où une complication croissante de la substance blanche du bulbe. Donnons quelques exemples de voies et de foyers qui en dépendent.

Le cordon postérieur, avec ses deux faisceaux de Goll et de Burdach, possède, à titre de foyers annexes, les noyaux de Goll et de Burdach, les noyaux ronds et le noyau accessoire ; la voie cérébelleuse ascendante de Flechsig est en relation avec un groupe cellulaire spécial du cordon latéral, le noyau du faisceau cérébelleux ; le cordon latéral renferme dans son épaisseur un noyau considérable, le noyau du cordon latéral, et se trouve en outre en rapport avec l'olive ; le cordon antérieur contient plusieurs masses grises, entre autres le noyau de Roller ; enfin, les voies courtes du bulbe, qui rentrent dans la constitution des substances réticulées blanche et grise, emprisonnent un amas cellulaire interstitiel et réticulé que nous appellerons *noyau réticulé* ou *plexiforme*, etc.

VOIES EXOGÈNES ET LEURS NOYAUX ANNEXES

VOIE PYRAMIDALE

Nous nous sommes occupé de cette voie en diverses occasions, en particulier, lorsque nous avons exposé la conformation macroscopique interne du bulbe; nous nous bornerons donc à signaler quelques faits relatifs à la texture et à la position de ses fibres, chez les petits mammifères.

Trajet de la voie motrice dans le bulbe : 1° de la souris :

Le grand volume de la voie pyramidale chez l'homme et les gros mammifères empêche d'en suivre facilement le trajet dans le bulbe. Cette difficulté disparaît chez le rat et la souris, chez lesquels cette voie est des plus simples, car un seul faisceau de fibres fines la constitue (fig. 394, C). Après un parcours longitudinal en avant des olives et dans le voisinage du raphé antérieur, ces fibres se portent brusquement en arrière et s'entrecroisent à angle aigu avec leurs congénères du côté opposé, au-devant du canal épendymaire ; elles vont ensuite, sans s'écarter beaucoup de la ligne médiane, se continuer avec la portion la plus antérieure du cordon de Burdach. La même disposition existe chez le cobaye et le rat blanc. Il en est tout autrement

2° du lapin, etc.

chez le lapin, le chat et le chien, dont la voie pyramidale, bien plus grosse et divisée en faisceaux secondaires, se comporte comme chez l'homme, car, après son entrecroisement, elle se loge dans la partie postéro-interne du cordon latéral. La figure 297 montre clairement, en H, cette dernière position.

Absence de collatérales pour le bulbe.

Les fibres pyramidales ne fournissent pendant tout leur trajet bulbaire aucune collatérale ; elles n'ont donc rien de commun avec les noyaux qu'elles rencontrent sur leur passage. Chez la souris, quelques collatérales antérieures semblent émaner de la voie motrice et se porter à l'olive; un examen attentif suffit à démontrer qu'elles proviennent, en réalité, du cordon antéro-latéral et forment des voies ascendantes longues.

Noyau arciforme ; ses axones continués par des fibres arciformes.

Nous avons mentionné dans les chapitres précédents le *noyau arciforme*, masse grise qui, chez l'homme et les mammifères supérieurs, flanque la voie pyramidale sur son côté antéro-interne. Ce noyau ne paraît en recevoir pourtant aucune collatérale. Vincenzi semble avoir été assez heureux pour imprégner les cellules de ce foyer, chez l'homme, sans pouvoir cependant déterminer la destination de leurs cylindres-axes. Pour nous, nous ne sommes parvenu à voir ces neurones que dans le bulbe du chien et du chat ; ils y sont de taille moyenne et de forme multipolaire ; quant à leurs cylindres-axes, ils se portent en dehors, longent la face antérieure de la pyramide de leur côté ou du côté opposé et se continuent par des fibres arciformes antérieures. Il nous manque encore bien des renseignements sur la constitution intime de ce noyau. Son accroissement semble être parallèle à celui de la voie pyramidale.

Stieda avait déjà remarqué les changements de situation de la voie pyramidale suivant les mammifères. Il avait noté chez la souris, par exemple, que ce système de fibres s'unit, après l'entrecroisement, à la substance blanche du cordon postérieur. Cette disposition a été aussi mentionnée par Lenhossék[1] dans son excellente étude comparée de la voie motrice. Ce savant reconnut encore qu'elle existait également chez le cobaye ; la place précise occupée par la voie pyramidale, chez ces animaux, se trouve, d'après lui, dans la portion antérieure du cordon de Goll, c'est-à-dire parmi les voies courtes ou endogènes. D'après les observations que nous avons faites sur des pièces irréprochables[2], où nous avons pu suivre chez ces animaux le trajet entier de la voie pyramidale au niveau de sa décussation, cette voie occupe une autre situation ; elle est placée dans la partie antéro-interne du cordon de Burdach. Pontier et Gérard[3], bien qu'ignorant

Situation variable de la voie pyramidale dans le bulbe, suivant les animaux.

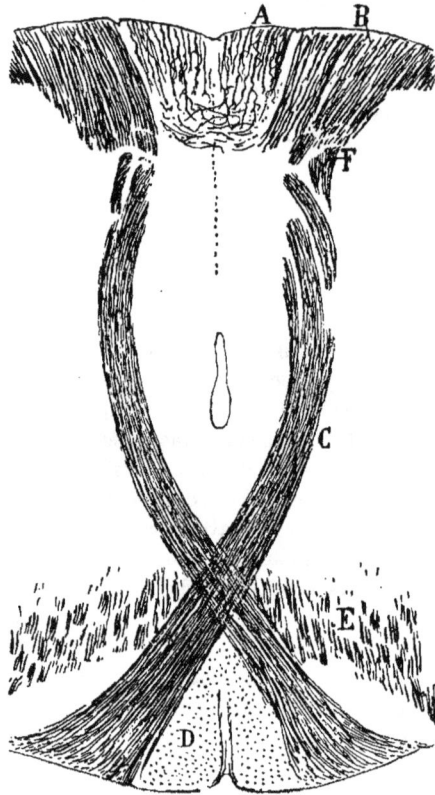

Fig. 394. — Coupe antéro-postérieure du bulbe ; souris nouveau-née. Méthode de Golgi.

A, cordon de Goll ; — B, cordon de Burdach ; — C, voie pyramidale au niveau de son entrecroisement ; — D, début de l'olive ; — E, cordon antérieur de la moelle ; — F, faisceaux verticaux de la voie pyramidale dans le cordon de Burdach.

1. Lenhossék, *Anat. Anzeiger*, Bd. IV, 1889.
2. Cajal, Apuntes para el estudio del bulbo raquídeo, etc. *Anal. de la Soc. españ. de Histor. natur.*, 6 febrero 1895. Madrid, p. 50.
3. Pontier et G. Gérard, De l'entrecroisement des pyramides chez le rat. *Bibliographie anatomique*, t. VIII, 1900.

notre travail, sont arrivés à la même conclusion pour le rat ; enfin, Ziehen [1] et Kölliker [2] ont vu, le premier chez le mouton, le second chez les marsupiaux du genre *Phascolarctus*, la voie motrice occuper dans la moelle épinière l'endroit déterminé par nous chez la souris et le lapin.

Raisons éco-
nomiques de
ces diversités
de position.

Tout bien considéré, ces déplacements de la voie pyramidale nous semblent être régis par des fins économiques et, en particulier, par les lois d'économie d'espace et de substance. Il suffit de comparer les dimensions relatives du cordon postérieur chez l'homme et les petits mammifères pour se convaincre qu'il en est bien ainsi. Chez l'homme et les grands mammifères, en un mot chez tous les vertébrés dont la sensibilité cutanée est exquise, le cordon postérieur et la voie pyramidale atteignent d'énormes proportions et sont séparés. Mais que serait-il advenu si la dernière avait été réunie au cordon sensitif et si elle en avait ainsi augmenté l'étendue soit dans le sens transversal, soit dans le sens antéro-postérieur? Dans le cas d'une augmentation transversale, la substance grise eût été refoulée sur les côtés et, du coup, le chemin de bien des cylindres-axes eût été allongé. Dans le cas d'une augmentation antéro-postérieure, qui eût été forcément excessive, la moelle aurait perdu sa forme cylindrique, la seule compatible avec une économie de trajet pour tous les axones et les collatérales de la substance blanche. Chez les rongeurs, le cordon postérieur est, au contraire, rudimentaire tout aussi bien que la voie motrice, tandis que les voies courtes du cordon latéral ont un développement normal. Quel est donc, chez eux, le cordon qui a besoin d'être renforcé, pour que la forme cylindrique de la moelle soit conservée ? C'est le cordon postérieur, et c'est en effet à lui que les fibres de la voie pyramidale viennent se joindre chez les rongeurs.

D'ailleurs, on constate de semblables déplacements dans d'autres voies nerveuses, déplacements qui relèvent aussi de nécessités économiques. Rappelons seulement les voies acoustiques postérieures et l'hypoglosse, dont la position varie avec le volume des noyaux ou cordons auprès desquels ils doivent passer.

CORDON POSTÉRIEUR

Ses deux
faisceaux et
noyaux de
Goll et de Bur-
dach.

Le cordon postérieur est divisé dans la moelle et dans le bulbe en deux grands faisceaux : l'interne ou *cordon de Goll*, et l'externe ou *cordon de Burdach*, bien plus large et plus épais. Ces deux cordons se terminent dans deux noyaux spéciaux qu'on peut considérer comme des intumescences de la corne postérieure. Ces noyaux, qui portent chacun le nom du cordon qui s'y termine, sont le lieu de départ de la voie sensitive centrale ou ruban de Reil médian (*lemniscus fillet*).

Nous connaissons déjà macroscopiquement la position et l'aspect des faisceaux du cordon postérieur et des noyaux qui leur sont annexés ; nous allons en exposer les détails de structure et étudier le mode de terminaison des cordons dans leurs foyers respectifs.

Sa forme et
ses segments
au niveau de la

Cordon de Burdach. — Ce gros faisceau de fibres éprouve dans sa forme une altération importante, au moment où il atteint le niveau de l'entre-croisement des pyramides. Il était allongé dans le sens antéro-posté-

1. ZIEHEN, Die Pyramidenkreuzung des Schaffes. *Anat. Anzeiger*, Bd. XVII, 1900.
2. KÖLLIKER, Sur l'entrecroisement des pyramides chez les marsupiaux et les monotrèmes. *Cinquantenaire de la Société de Biologie de Paris*, 1900.

rieur ; il s'élargit maintenant transversalement, et sa face antérieure se

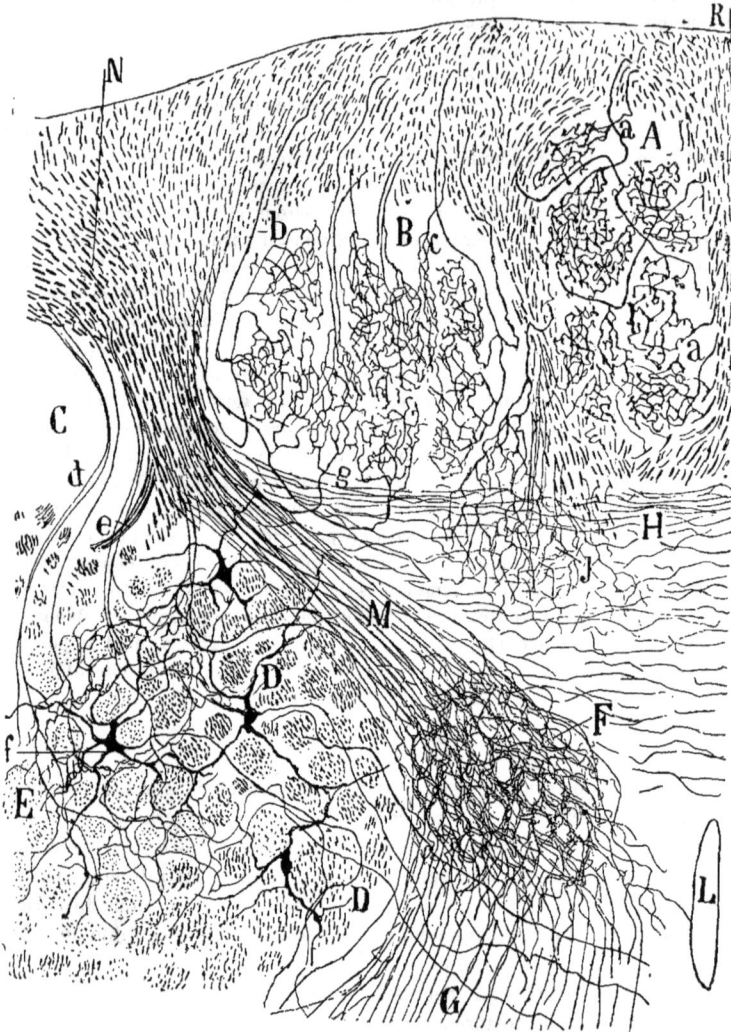

Fig. 395. — Coupe transversale du bulbe à la hauteur de l'entrecroisement des pyramides ; fœtus de chat. Méthode de Golgi.

A, noyau du cordon de Goll ; — B, noyau du cordon de Burdach ; — C, substance gélatineuse de Rolando ; — D, cordon de la corne postérieure ; — F, noyau gris intermédiaire ; — G, fibres destinées à la corne antérieure ; — H, commissure de collatérales sensitives ; — L, canal épendymaire ; — M, faisceau sensitivo-moteur ; — N, région des radiculaires sensitives cervicales ; — R, raphé.

trouve profondément échancrée par le foyer qui porte son nom et auquel il

envoie la plupart de ses fibres. A ce moment aussi, il émet sur son côté externe une sorte d'éperon de substance blanche qui se porte en avant jusque tout près des faisceaux du cordon de la corne postérieure. Ce prolongement blanc sert de cloison entre le noyau du cordon de Burdach et la substance gélatineuse de Rolando de la corne postérieure.

Plus en dehors encore, le cordon de Burdach s'étale en aile derrière la substance gélatineuse ; là, il touche aux fibres de la zone marginale de Lissauer et confond les siennes avec celles de cette zone et celles de la racine descendante ou sensitive du trijumeau. Cette configuration du cordon de Burdach au niveau de l'entrecroisement des pyramides permet donc de distinguer dans ce faisceau, comme nous l'avons fait ailleurs [1], une *aile* ou *portion semi-circulaire interne*, sise derrière le noyau de Burdach, une *aile* ou *portion semi-circulaire externe*, embrassant le segment interne de la substance de Rolando et, enfin, la *cloison* ou *expansion angulaire intermédiaire* (fig. 395).

Origine et allure différentes des branches de bifurcation de ses divers segments.

Toutes ces régions du cordon de Burdach renferment, à coup sûr, des branches ascendantes et descendantes de fibres sensitives ; mais l'origine de ces branches est vraisemblablement différente dans chacune des régions, comme on peut déjà le présumer d'après leur allure particulière. Ainsi, dans l'aile interne, les fibres sont relativement grêles et se ramifient dans le noyau de Burdach, sans donner de collatérales aux noyaux du centre et de la corne postérieure. Il est fort probable que les fibres de cette aile sont les terminaisons des branches ascendantes des radiculaires longues des régions dorsale et lombaire, car les collatérales longues ou sensitivo-motrices émanent ordinairement de la partie des branches qui avoisine la bifurcation des radiculaires. Dans l'aile externe et la cloison intermédiaire, les fibres ont une tout autre apparence : ce sont de gros tubes, lançant des collatérales courtes à la substance gélatineuse de Rolando et des collatérales longues au faisceau sensitivo-moteur. On déduit de cet aspect que ces fibres forment le prolongement de radiculaires cervicales, qui, avant de se terminer dans le noyau de Burdach, entrent en relation par des collatérales avec les noyaux moteurs ou centraux du bulbe. C'est la cloison intermédiaire qui contient les radiculaires sensitives nées le plus haut dans l'axe spinal ; c'est elle aussi qui donne naissance au faisceau sensitivo-moteur, comme on peut le voir sur la figure 395, en *M*.

Radiculaires les plus hautes.

Les radiculaires sensitives les plus élevées rappellent nettement, par leur allure, celles de la queue de cheval, à l'extrémité inférieure de la moelle. Sur la figure 396, dessinée d'après une coupe longitudinale du cordon postérieur du chat, on voit, en *b*, que la branche supérieure de la bifurcation est plus ténue que l'inférieure ; en tous cas, il est rare qu'elle lui soit égale. Nous croyons même avoir vu des radiculaires où la branche ascendante faisait défaut. Ces radiculaires non bifurquées décrivent une courbe à concavité inférieure en arrivant à la région de la cloison intermédiaire ou un peu

---

1. Cajal, Nueva contribución al estudio del bulbo raquídeo. *Rev. trimestr. micrográf.*, vol. II, fasc. 2, junio 1897.

plus en dedans (fig. 396, c) et prennent ensuite une direction descendante.
Presque toutes les radiculaires, qu'elles soient bifurquées ou non, ont un
trajet ascendant oblique. Remarquons, enfin, qu'il existe dans ce segment
du bulbe, tout comme dans la moelle, un faisceau de fibres sensitives déliées

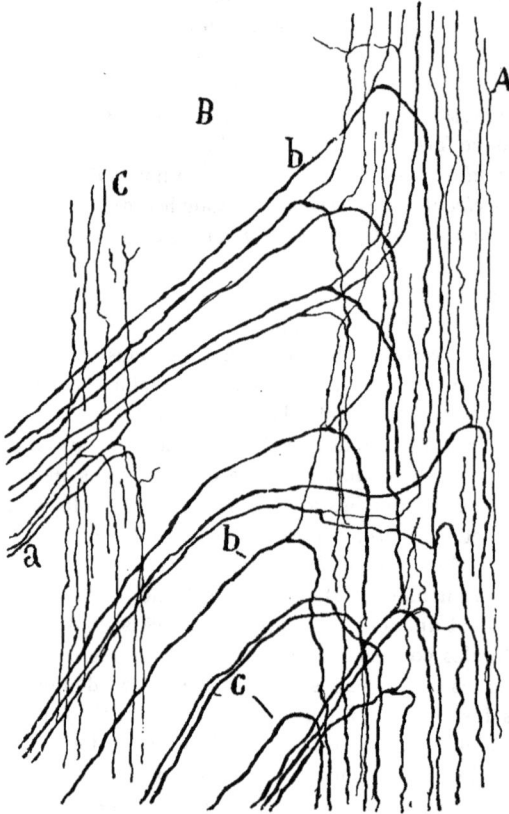

Fig. 396. — Dernières radiculaires sensitives des paires cervicales dans le bulbe du chat.
Méthode de Golgi.

A, région de la cloison située dans le cordon de Burdach ; — B, substance gélatineuse de Rolando ;
— C, fibres sensitives externes ou grêles, en continuité avec les radiculaires fines ; — D, radiculaire interne à branche ascendante ténue ; — c, radiculaires dépourvues, en apparence, de
branche ascendante.

qui deviennent verticales dans la partie latérale de l'aile externe du cordon
de Burdach.

TERMINAISONS DU CORDON DE BURDACH. — Étudions maintenant la terminaison des fibres des trois régions du cordon de Burdach : fibres de l'aile
interne destinées au noyau de Burdach, fibres de l'aile externe achevées
dans la substance gélatineuse de Rolando, et fibres de la cloison angulaire
contribuant au faisceau sensitivo-moteur.

Terminaisons dans le noyau de Burdach. — Nous avons déjà dit que les

*Fibres ter-
minales et col-
latérales.*

*Aspect di-
vers de leurs
plexus.*

fibres les plus longues du cordon de ce nom se ramifient les unes après les autres dans des étages différents du noyau. Ces arborisations appartiennent, les unes à des collatérales, les autres à la partie terminale des radiculaires ; dans ce dernier cas, les arborisations sont généralement plus étendues et plus compliquées. Quelle que soit sa provenance, chaque arborisation est disposée en un plexus touffu et très enchevêtré, qui emprisonne plusieurs cellules nerveuses. Chez le chat de quinze jours, ces plexus prennent souvent la forme de nids péricellulaires groupés. Dans les parties supérieure et moyenne du noyau de Burdach les collatérales et les terminales s'unissent fréquemment en petits faisceaux méridiens avant de s'épanouir en arborisations ; cette disposition rappelle tout à fait celle des faisceaux méridiens de la substance gélatineuse de Rolando, dans la moelle. Quelques-unes de ces fibres ont un trajet récurrent ; parvenues dans la profondeur du noyau, elles retournent en arrière, pour déployer leur ramure terminale. D'autres fournissent deux ou plusieurs arborisations à des îlots cellulaires distincts (fig. 395, *b*). Toutes ces fibres restent cantonnées dans le noyau que nous étudions. Celles même qui se prolongent en avant ne sortent jamais des limites du manche ou pédicule du noyau de Burdach.

*Collatérales
préterminales
pour le sommet
du noyau.*

On aperçoit dans les coupes longitudinales du bulbe de souris, un détail qu'il faut retenir. Un grand nombre de fibres du cordon de Burdach pénètrent sous un angle obtus dans le noyau de même nom et s'y résolvent en une arborisation luxuriante. Mais, et c'est le point intéressant, de l'angle même que forment ces radiculaires se détache une fine collatérale qui monte vers le sommet du noyau, s'y enfonce et s'y ramifie médiocrement (fig. 397, *b*). Ce détail anatomique n'est pas, au reste, absolument de règle. Outre cette collatérale, chaque fibre peut en donner plusieurs autres avant de se terminer, comme on peut le voir dans la figure 397.

Collatérales de la cloison intermédiaire ou faisceau sensitivo-moteur. — A quel niveau du bulbe le faisceau réflexo-moteur cesse-t-il ? C'est là une question d'autant plus intéressante que les relations directes établies dans la moelle par ce faisceau entre les neurones moteurs et les neurones sensitifs, font place, dans le bulbe, à un système de rapports rendus indirects par l'intercalation d'un troisième neurone, le neurone sensitif central. Les figures et les détails que nous allons donner nous permettront de résoudre ce problème. Montrons, tout d'abord, la distribution des collatérales sensitivo-motrices que nous avons étudiées dans le bulbe du fœtus de chat et dans celui du lapin et du chat nouveau-nés ; la coupe représentée par la figure 395 et passant par l'entrecroisement des pyramides, en donne une bonne idée. Dans une coupe plus inférieure, prise dans la moelle cervicale,

*Leur distri-
bution :*
*1° au-des-
sous de la dé-
cussation des
pyramides.*

au-dessous de la décussation pyramidale et reproduite sur la figure 398, on a un autre aspect de ces collatérales ; elles forment, en *F*, un faisceau volumineux, qui part de l'angle saillant de la face antérieure du cordon de Burdach, sur le côté externe de l'espace où commence à paraître le noyau de ce cordon. Si l'on compare cette coupe à une section de la moelle dorsale par exemple, on remarque que le faisceau réflexo-moteur est plus condensé, plus rétréci dans la première et qu'il y est plus incliné vers la ligne médiane ; cette inclinaison va s'accentuant à mesure que l'on s'élève dans le bulbe. Les fibres sensitives qui composent ce faisceau forment trois catégories différentes : 1° les *collatérales réflexes ou longues*, épaisses, dirigées en avant et côtoyant la formation réticulée pour pénétrer dans la corne antérieure ; elles s'y articulent avec les cellules motrices des premières paires cervicales et avec les neurones du noyau du spinal ; 2° les *collatérales du noyau gris intermédiaire* (fig. 398, *H*), ordinairement plus fines que les précédentes ; elles se résolvent en un plexus péricellulaire très touffu, dans la substance grise intermédiaire, près et en arrière du canal de l'épendyme (fig. 395, *F*) ; 3° les *collatérales de la commissure postérieure*, dont un grand nombre provient des précédentes par bifurcation (figs. 395, *H* et 398, *G*) ; ces fibres émettent quelques ramuscules pour la substance grise voisine de la ligne médiane, traversent cette ligne en constituant ainsi la commissure blanche et se ramifient dans la corne postérieure du côté opposé.

Étudions maintenant une coupe passant par l'entrecroisement même des pyramides (fig. 395). Nous y voyons le faisceau réflexo-moteur, *M*, dirigé bien plus obliquement que tout à l'heure au point d'être

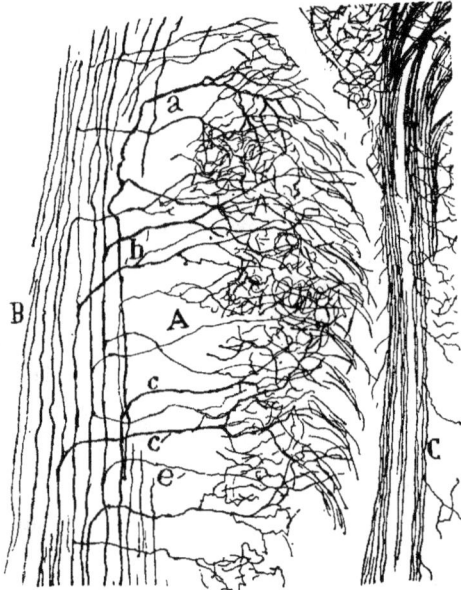

FIG. 397. — Coupe longitudinale du noyau du cordon de Burdach; souris âgée de quelques jours. Méthode de Golgi.

A, noyau du cordon de Burdach ; — B, cordon de Burdach ; — *a*, branche terminale épaisse ; — *b*, branche terminale donnant naissance par sa base à une collatérale ascendante ; — *e*, collatérales.

2° au niveau de la décussation.

presque transversal. Cette obliquité si marquée a une double explication : d'une part, la voie pyramidale occupe une situation de plus en plus interne à mesure qu'elle se rapproche de son origine, et d'autre part, les tubes les plus externes du cordon de Burdach sont fortement refoulés en dehors par suite de l'apparition du noyau de ce cordon. Dans cette même coupe, en *F*, on voit que les collatérales destinées à la commissure postérieure cheminent entremêlées aux fibres qui se rendent au foyer gris intermédiaire. Après s'être ramifiées dans ce noyau, un grand nombre de ces dernières s'étendent jusqu'à la corne antérieure, en s'incorporant à nouveau dans le faisceau sensitivo-moteur ; ce point ne fait aucun doute.

Le parcours des collatérales réflexo-motrices offre un détail qui mérite attention. Dans leur marche en avant, ces fibres rencontrent les gros faisceaux de la voie pyramidale ; or, en passant entre ces faisceaux, elles

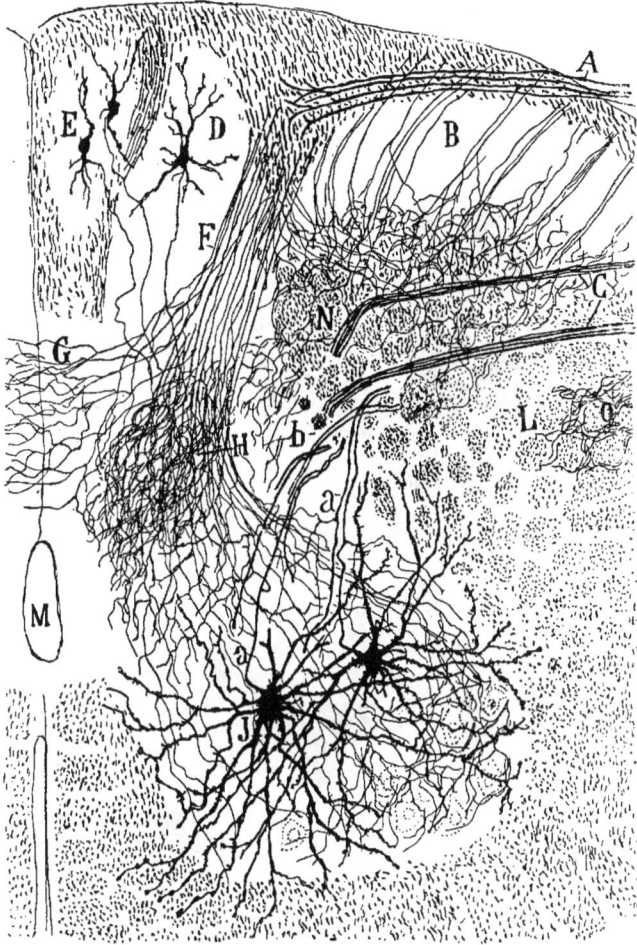

Fig. 398. — Coupe du bulbe au-dessous de l'entrecroisement des pyramides ; fœtus de chat. Méthode de Golgi.

A, racines postérieures ; — B, substance gélatineuse de Rolando ; — C, radiculaires du nerf spinal ; — D, noyau du cordon de Burdach ; — E, noyau de Goll — F faisceau réflexo-moteur ; — J, cellules du nerf spinal.

deviennent parfaitement rectilignes et parallèles, et se disposent en lamelles horizontales (fig. 395, G) ; l'obstacle franchi, elles reprennent leur allure sinueuse et se résolvent, enfin, en un plexus touffu d'arborisations qui enveloppent les cellules motrices du spinal et des premiers nerfs crâniens.

Des coupes intéressant l'extrémité inférieure du noyau de l'hypoglosse et traversant en plein la région olivaire vont nous conduire au but. Une de ces coupes, représentée par la figure 399, montre, en D et en E, la transition entre la corne antérieure de la moelle et le noyau de l'hypoglosse. On y peut voir la transformation insensible de cette corne en substances réticulées grise et blanche et en un amas cellulaire, le noyau de Roller, R, qui appartient au cordon antérieur. Le faisceau sensitivo-moteur, D, s'est considérablement appauvri ; son point de départ a pris une extension très

3º au niveau de la région olivaire et du noyau de l'hypoglosse.

Fɪɢ. 399. — Coupe du bulbe rachidien au niveau de l'extrémité inférieure du noyau de l'hypoglosse. Méthode de Golgi.

A, noyau de l'hypoglosse ; — B, substance grise du faisceau solitaire ; — C, reste du cordon de Burdach ; — D, faisceau de collatérales ; — E, noyau gris intermédiaire ; — O, territoire des olives ; — P, noyau ambigu ; — R, noyau de Roller ; — a, cellules dont le cylindre-axe émet une grosse collatérale destinée au noyau gris intermédiaire ; — b, cellules du noyau de Roller dont l'axone pénètre dans la substance réticulée grise.

grande, par suite du notable développement des noyaux de Goll et de Burdach. Dans son trajet, encore plus transversal que précédemment, il côtoie de dehors en dedans la substance réticulée grise et vient s'arboriser dans une masse cellulaire, placée immédiatement au-dessous et en dehors du noyau de l'hypoglosse (fig. 399, E). Cette masse n'est autre que l'extrémité supérieure du foyer gris intermédiaire de la moelle, attendu que les cellules motrices des paires rachidiennes et du spinal médullaire ont entièrement disparu. Par conséquent, au niveau que nous étudions, il n'y a plus, à proprement parler, de fibres *réflexo-motrices* ; il ne reste plus que le faisceau destiné à la substance grise intermédiaire, dont l'aire est limitée, en dedans et en avant par les noyaux de l'hypoglosse et de Roller, en dehors par la substance réticulée grise, et en arrière par les masses cellulaires du faisceau solitaire et le bord antérieur du ganglion de Burdach.

*Limite supé-
rieure des fi-
bres sensitivo-
motrices.*

Les résultats toujours concordants de nos observations nous permettent donc d'assigner une limite supérieure aux fibres réflexo-motrices vraies. Cette limite, ce sont les noyaux médullaires du spinal et de la première paire rachidienne qui la forment. Au-dessus du noyau de l'hypoglosse, celui-ci compris, les connexions sensitivo-motrices s'effectuent vraisemblablement par des collatérales issues de voies sensitives de second ordre.

Terminaison dans la substance gélatineuse. — L'aile externe du cordon de Burdach borde le côté interne et la moitié postérieure de la substance gélatineuse de Rolando ; elle lui envoie une foule de collatérales et peut-être de terminales.

*Courant des
collatérales
ordinaires.*

Les collatérales partent de tous les points de cette aile externe ainsi que du côté externe de la cloison intermédiaire ; elles traversent, groupées en faisceaux méridiens, la substance gélatineuse et se terminent, par des arborisations libres, dans cette substance et dans les interstices de la substance réticulée du cordon de la corne postérieure et de la voie pyramidale.

*Courant des
fibres ascen-
dantes ou fais-
ceau sensitif
profond.*

Une grande partie des fibres qui constituent l'aile externe et la région externe de la cloison angulaire se comportent d'une façon originale, comme le montre la figure 400. Ces fibres se séparent de leurs compagnes, traversent, groupées en faisceaux, la substance gélatineuse, s'y enfoncent et, arrivées près de la couche limitante du cordon latéral ou cordon de la corne postérieure, s'infléchissent pour devenir ascendantes. Rien de plus facile à voir que ce déplacement des gros tubes du cordon de Burdach ; il suffit que les préparations de bulbe d'homme, de souris, de lapin ou de chat offrent une bonne imprégnation des fibres du cordon postérieur. Ce déplacement ne se réalise pas en une seule fois : il est graduel et se poursuit sur une hauteur correspondant à toute la longueur du noyau de Burdach. Les faisceaux, qui contiennent les fibres les plus épaisses, viennent de la région antéro-externe de la cloison intermédiaire (fig. 400, *b*) ; la portion semi-lunaire externe du cordon de Burdach en donne aussi, mais en général les fibres qui en partent, groupées en paquets, sont plus grêles et moins nombreuses. Grâce à l'épaisseur plus grande de leurs fibres, tous ces faisceaux sensitifs se distinguent, à première vue, des faisceaux de la couche limitante du cordon latéral et de la voie pyramidale, placés devant.

*Ses collaté-
rales pour la
portion pro-
fonde de la
corne posté-
rieure.*

Dans leur trajet horizontal à travers la substance gélatineuse, les fibres de cette voie sensitive profonde ne distribuent aucune collatérale ; elles en fournissent, au contraire, quand elles deviennent ascendantes, et ces collatérales, nombreuses, vont se répandre dans les cloisons cellulaires de la région profonde de la corne postérieure, devant la substance gélatineuse attenant à la racine descendante du trijumeau. L'existence de ces collatérales et l'impossibilité où nous avons été de suivre la voie sensitive profonde jusqu'à la limite supérieure du noyau de l'hypoglosse, même dans des préparations bien imprégnées, nous induisent à considérer cette voie comme une voie sensitive courte ; elle serait formée par les branches ascendantes des radiculaires postérieures de la moelle cervicale et peut-être aussi de la partie la plus haute de la moelle dorsale ; elle aurait pour champ de distribution les cellules attenant à la substance gélatineuse du trijumeau, cellules qui, en raison de ce rapport, peuvent être regardées comme les homologues des neurones du centre de la corne postérieure médullaire.

En présence des faits que nous venons d'exposer, on peut se demander pourquoi, parmi toutes les fibres du cordon de Burdach, seules quelques-unes, prolongements des radiculaires sensitives cervicales, n'entrent pas en relation avec le noyau de ce cordon. Il est difficile de donner une réponse

Cause possible de cette destination.

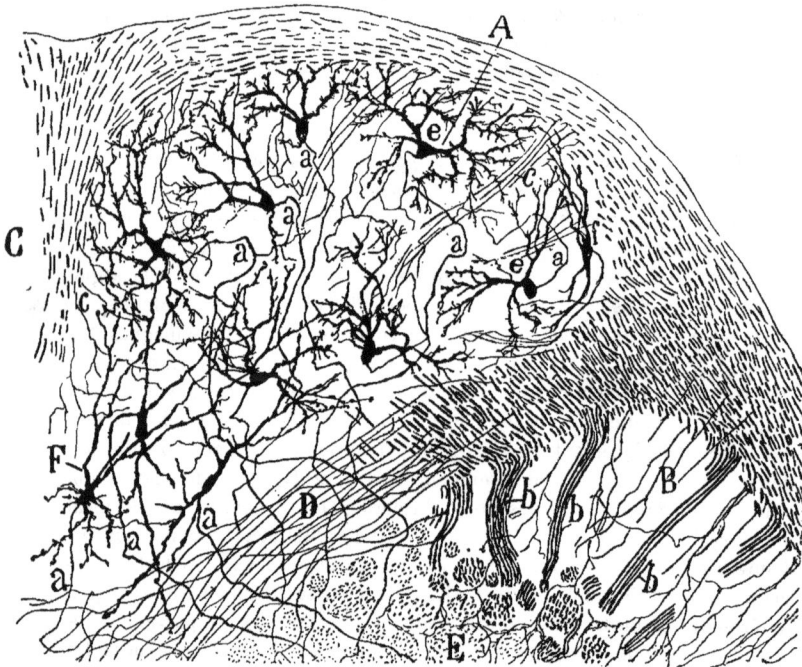

Fig. 400. — Coupe transversale du bulbe, passant par le tiers inférieur du noyau du cordon de Burdach ; chat âgé de quelques jours. Méthode de Golgi.

A, noyau de Burdach ; — B, substance gélatineuse de Rolando de la corne postérieure ; — C, noyau du cordon de Goll ; — D, faisceau sensitivo-moteur formé par des collatérales ; — E, couche limitante du cordon latéral ; — F, pédicule du noyau de Burdach ; — *a*, cylindres-axes ; — *b*, faisceaux de radiculaires sensitives ascendantes, se rendant à la tête de la corne postérieure.

satisfaisante, même sans s'appuyer sur l'observation pure. En voici une cependant, hypothétique, bien entendu, et basée sur ce que les radiculaires postérieures produisent, comme on le sait, dans toute la hauteur de la moelle, des voies longues, qui montent aux noyaux de Goll et de Burdach, et des voies courtes, qui se terminent dans différents segments de la substance grise de la moelle. En nous guidant sur ce fait, nous pensons que la voie sensitive profonde, qui émane du cordon de Burdach mais ne va pas à son noyau, est constituée par des radiculaires cervicales courtes dont les deux branches de bifurcation se terminent dans la substance grise de la corne postérieure. Cette région n'est pas exclusivement occupée par des radiculaires courtes; comme dans les autres régions de la moelle, il s'y trouverait aussi des radiculaires longues, dont la branche ascendante irait se ramifier dans le noyau de Burdach et rentrerait ainsi en relation avec la voie sensitive centrale.

Ses deux portions.

Noyau de Burdach. — Il faut distinguer deux portions dans ce noyau : l'une inférieure et étroite, l'autre supérieure et large. Les figures 400 et 402, dessinées d'après des coupes imprégnées par la méthode de Golgi, les représentent toutes deux.

Portion inférieure. — Les cellules y possèdent des formes variées ; les neurones étoilés dominent cependant. Comme on le voit, en *A*, dans la figure 400,

Ses cellules groupées en îlots.

copiée sur le noyau de Burdach du chat âgé de quelques jours, ces éléments lancent plusieurs dendrites divergentes et épineuses, qui, par des divisions successives, arrivent à former des bouquets terminaux fort enchevêtrés. Il est des points où concourent les bouquets dendritiques de plusieurs cellules. Ces points de concentration dendritique se présentent dans les préparations au Nissl sous l'aspect de masses finement granuleuses. Les neurones de cette portion du noyau de

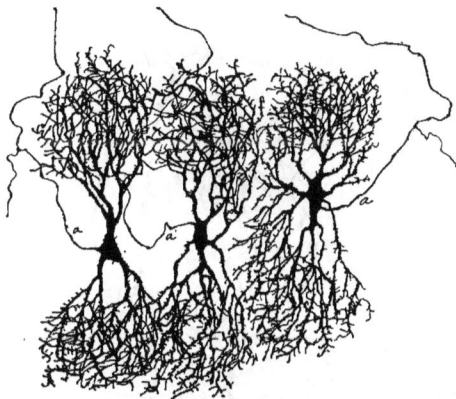

Fig. 401. — Un îlot de cellules nerveuses faisant partie de la région supérieure du noyau de Burdach; fœtus humain. Méthode de Golgi.

Burdach peuvent se trouver isolés ; mais, d'ordinaire, ils se groupent en îlots irréguliers que séparent des faisceaux de fibres collatérales et terminales venues du cordon de Burdach. Une ou plusieurs fibres sensitives terminales, toujours en petit nombre, pénètrent dans chaque amas de cellules et y développent leurs ramifications en un plexus très compliqué dont les fibrilles s'articulent avec les dendrites épineuses.

Fibres afférentes du cordon de Burdach.

On rencontre des cellules plus grandes et plus allongées dans les cloisons ou paquets de fibres qui traversent le noyau. Leurs dendrites polaires relient plusieurs îlots entre eux. Ces éléments abondent aussi dans le pédicule ou région antérieure du ganglion de Burdach (fig. 400, *F*).

Axone destiné au ruban de Reil.

Le cylindre-axe de toutes les cellules de la portion nucléaire que nous étudions sort du corps cellulaire, souvent en un point où il n'existe ni dendrites ni fibrilles nerveuses. Il décrit aussitôt un grand crochet, en changeant fréquemment de niveau, émet quelques collatérales destinées aux cellules-sœurs de celle qui lui a donné naissance et se porte en direction antéro-externe ; il croise le faisceau sensitivo-moteur ; enfin, il s'unit à d'autres de ses congénères pour entrer dans la voie sensitive ou ruban de Reil médian.

Portion supérieure. — Cette portion, beaucoup plus volumineuse, comme nous l'avons dit, renferme habituellement des neurones plus grands, amassés eux-mêmes en îlots plus considérables que ceux de la portion caudale.

La morphologie des neurones ne diffère pas sensiblement ici de celle que nous avons décrite plus haut. Les dendrites se résolvent aussi en bouquets enchevêtrés, articulés avec les fibrilles des arborisations axiles sensitives, formant également îlots.

Structure et rapports analogues aux précédents.

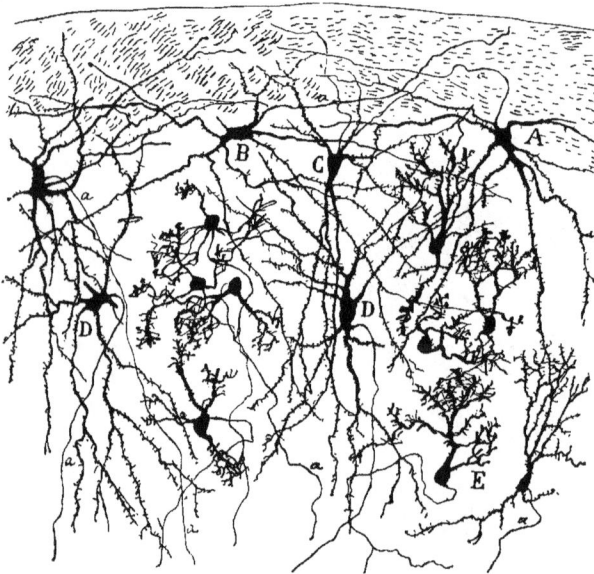

Fig. 402. — Portion d'une coupe transversale de la région supérieure du noyau de Burdach ; chat âgé de 8 jours. Méthode de Golgi.

A, B, C, cellules marginales envoyant leur cylindre-axe en arrière ; — D, cellules des cloisons ; — E, cellules des îlots.

La figure 401 reproduit un groupe de cellules de cette portion supérieure du foyer de Burdach chez un fœtus humain de six mois. On remarquera que les dendrites prennent naissance surtout aux deux extrémités opposées du neurone et s'épanouissent sur les confins de l'îlot, en un plexus extrêmement touffu, tout à fait comparable à une ronceraie. Les corps cellulaires, bien que très irrégulièrement orientés, sont assez souvent parallèles et forment palissade.

Dans la même région, chez le chat, on rencontre, grâce à des imprégnations plus complètes que chez l'homme, trois sortes de cellules nerveuses (fig. 402) : 1° des neurones marginaux, tels que *A*, volumineux, étoilés

Ses cellules: 1° chez l'homme ;

2° chez le chat.

ou fusiformes, dont le cylindre-axe se porte, du moins dans certains cas, à la substance blanche postérieure voisine ; 2° des cellules, comme D, également de grande taille et de même conformation, mais placées dans les intervalles des îlots ; leur cylindre-axe, dirigé en avant, s'introduit dans le ruban de Reil ; 3° des corpuscules nerveux étoilés, du type E, de taille moyenne ou petite, isolés ou groupés en amas et munis de dendrites relativement courtes, mais très ramifiées, très épineuses, en buisson. Leur cylindre-axe se dirige aussi en avant, en serpentant, et pénètre dans le ruban de Reil, comme celui des précédentes.

On reconnaît très nettement, dans les préparations au Nissl, la morphologie diverse et la répartition en amas des cellules appartenant à la partie supérieure du noyau de Burdach. Dans de semblables préparations exécutées chez l'homme adulte, on voit que les îlots se continuent les uns avec les autres par l'intermédiaire de cordons de substance grise ; on voit, en outre, que les cellules placées à la périphérie des amas sont souvent piriformes ou semi-lunaires et dirigent tous leurs appendices protoplasmiques vers le centre du groupement cellulaire ; on remarque, enfin, que celui-ci est constitué par des cellules de grande et de petite taille. Tous ces neurones augmentent de dimension, à mesure qu'ils occupent des niveaux plus élevés dans le noyau de Burdach ; aussi, en est-il, à la hauteur de l'olive, dont le volume se rapproche passablement de celui des neurones moteurs. Les cellules périphériques de la portion supérieure du noyau sont également plus grandes que les corpuscules centraux. Les plus considérables, dont le diamètre atteint 30 à 40 μ, se trouvent dans la bande superficielle de substance grise, qui représente un *noyau accessoire* de Burdach amplifié ; les groupes cellulaires plus profonds ne renferment, au contraire, que des éléments petits ou moyens, variant entre 14 et 20 μ de diamètre.

Aspect de son extrémité supérieure.

Cordon de Goll. — Parvenu à la région supérieure de la moelle cervicale, au-dessous et au voisinage de l'entrecroisement des pyramides, le cordon de Goll s'épaissit et présente, dans ses parties centrales, des masses cellulaires que séparent de gros paquets de fibres longitudinales ; ces masses signalent le commencement du noyau de Goll. Plus haut, les masses grises gagnent du terrain de plus en plus ; elles refoulent les fibres en arrière et en dedans et finissent même par les cantonner dans la partie postérieure. Le noyau de Goll se trouve alors au maximum de son développement.

Son plexus de collatérales et terminales afférentes.

Noyau de Goll. — Examinons ce noyau suivant une coupe passant par son tiers inférieur, dans le bulbe du chat à terme (fig. 395, A). Voici ce que nous y verrons. La coque de substance blanche qui enveloppe le foyer envoie dans son intérieur de nombreuses fibrilles, dont les unes ont les caractères de collatérales, les autres ceux de fibres terminales. Toutes ces fibres se ramifient abondamment en arborisations péricellulaires denses et enchevêtrées, où des espaces vides sont ménagés pour plusieurs cellules nerveuses. Certaines de ces fibres, et le fait n'est pas rare, traversent la totalité du noyau de Goll, lui cèdent quelques collatérales, rentrent à nouveau dans la coque périnucléaire de substance blanche et y redeviennent verticales. D'autres, des collatérales sorties de la région la plus antérieure du cordon de Goll, se portent en avant et se terminent dans la substance grise de la corne postérieure, au voisinage de la ligne médiane, derrière le noyau gris intermédiaire (fig. 395, *J*). Il est d'ailleurs fort possible que les fibres du cordon de Goll d'où émanent ces collatérales constituent des voies courtes endogènes et n'aient, par suite, rien de commun avec les radiculaires sensitives terminées dans le noyau que nous étudions.

Chez la souris, les coupes longitudinales du bulbe montrent qu'un grand nombre des fibres du cordon de Goll pénètrent de bas en haut dans le noyau de ce nom, y lancent des collatérales en tous sens et s'y terminent en s'amincissant graduellement.

Cellules. — Les neurones très volumineux, étoilés ou fusiformes du noyau de Goll commencent à apparaître au-dessous de l'entrecroisement des pyramides. A ce niveau, ils sont tenus à distance les uns des autres par les paquets de tubes nerveux de leur cordon ; mais, plus haut, ils tendent de plus en plus à former des amas qui débutent dans les régions centrales du noyau.

La configuration et les divers détails de ces neurones sont nettement visibles dans les figures 403 et 404. La première représente une section passant par la partie inférieure du noyau de Goll, chez le chat ; on y voit combien les dendrites sont longues, épineuses et enchevêtrées. La seconde reproduit une coupe faite à un niveau plus élevé du bulbe, chez le fœtus humain, en un point où le noyau de Goll atteint toute son ampleur.

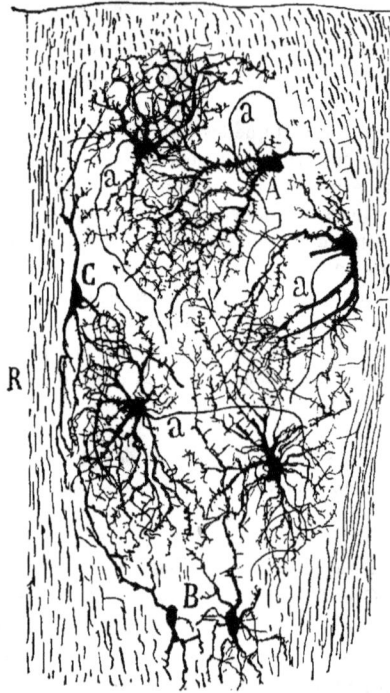

FIG. 403. — Coupe transversale passant par la région inférieure du noyau de Goll ; chat nouveau-né. Méthode de Golgi.

A, cellules ; — R, raphé ; — *a*, cylindre-axe.

Leur aspect chez l'homme et le chat.

Nous distinguerons deux sortes de neurones dans ce noyau, comme le montre la figure 404 : 1° des *cellules étoilées* ou polygonales, telles que *D*, cellules dont les multiples dendrites, fortement épineuses, sont tellement ramifiées qu'elles forment des plexus protoplasmiques très touffus, comparables à des buissons ; 2° des *cellules fusiformes* ou triangulaires, comme *C*, munies de dendrites longues, mais peu divisées.

Leurs deux espèces :

Les neurones courts ou buissonnants sont, en général, réunis en groupes séparés par des faisceaux de fibres longitudinales ou transverses. Chaque amas est innervé par un plexus d'arborisations axiles qui lui est propre. Ces

1° cellules buissonnantes.

arborisations entrent, bien entendu, en contact avec le lacis protoplasmique serré que forment les dendrites par leur concours et leur enchevêtrement. Les neurones allongés sont, au contraire, disséminés sans ordre dans la presque totalité du noyau ; on les rencontre cependant, en plus grande abondance, dans l'épaisseur des faisceaux blancs de la région antéro-postérieure. Les divisions terminales des dendrites de chacune de ces cellules pénètrent dans plusieurs îlots des neurones buissonnants.

2ᵉ Cellules fusiformes.

A la périphérie du noyau, dans sa région postéro-interne, on trouve

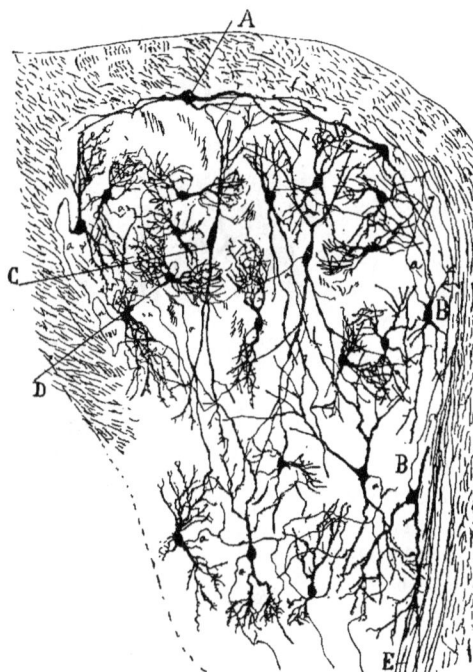

FIG. 404. — Coupe transversale du noyau de Goll ; fœtus humain de 6 mois.
Méthode de Golgi.

A, cellules marginales ; — B, cellules dont le cylindre-axe, dirigé en arrière et en dedans, va faire partie de l'écorce blanche ; — C, cellules fusiformes des cloisons ; — D, cellules en buisson, renfermées dans les îlots.

parfois de gros corpuscules fusiformes ou triangulaires (fig. 404, *B*), que leur disposition permet de comparer aux cellules marginales de la substance de Rolando dans la moelle.

L'axone ; sa destination encore inconnue.

Le cylindre-axe de ces diverses catégories de neurones prend naissance tantôt sur le corps, tantôt sur un appendice protoplasmique. Son trajet est extrêmement irrégulier, au point que chez les nouveau-nés de la souris et du chat il est impossible de le poursuivre hors du noyau. Parfois, cependant, on parvient à le voir jusqu'à la substance grise de la commissure postérieure, mais seulement chez les embryons des animaux précités, grâce à la plus grande simplicité de son parcours et à la brièveté des distances. Il faut donc avouer notre impuissance à suivre ce cylindre-axe jusqu'au ruban de Reil, même dans les préparations les mieux réussies, à cause de ses sinuosités et de l'étendue de son itinéraire d'arrière en avant.

Chez l'homme, certains cylindres-axes, en particulier ceux qui proviennent des cellules internes, se portent en arrière et en dedans, ainsi que l'atteste la figure 404, en *B* ; ils sembleraient donc prêts à se jeter dans la substance blanche voisine. Malheureusement nous n'avons pu les suivre assez loin pour savoir s'il en est réellement ainsi. Il nous paraît plus probable, toutefois, qu'ils se continuent par les fibres arciformes superficielles ou postérieures, fibres très développées chez l'homme, mais que nous n'avons pu retrouver chez le lapin et le chat.

Noyaux ronds et accessoire du cordon de Burdach. — Nous avons dit précédemment que le cordon de Burdach renferme certains amas de substance grise. L'étude de leur structure n'en ayant pas été encore entreprise, nous allons nous y livrer.

L'un d'eux, le noyau rond externe, situé ordinairement non loin de la corne postérieure, n'est autre, d'après nos observations certaines, qu'un segment détaché de substance gélatineuse de Rolando. Ses *cellules centrales*, ainsi qu'en témoigne la figure 405, copiée sur une coupe de

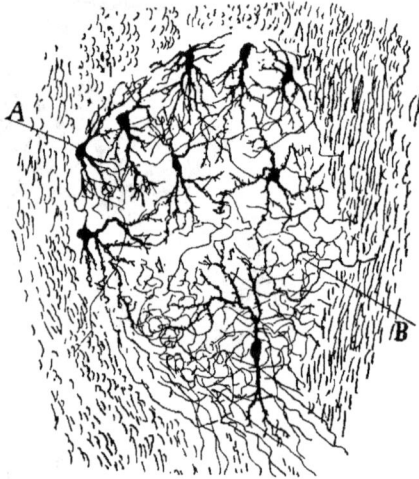

Fig. 405. — Noyau rond externe du cordon de Burdach; fœtus humain. Méthode de Golgi.

A, cellules; — B, arborisations terminales.

Noyau rond externe.

bulbe humain, sont petites, fusiformes ou étoilées et possèdent des dendrites très fines et enchevêtrées ; quant à leur *cylindre-axe*, il est extrêmement grêle et se rend en un point que nous ignorons. Les *cellules marginales* sont piriformes ou triangulaires, comme dans la substance gélatineuse de Rolando, avec les dendrites tournées vers le centre du noyau. Tous les neurones, marginaux et centraux, sont englobés dans un *plexus* touffu et d'une très grande délicatesse, plexus dû aux collatérales de la substance blanche environnante. Parfois, le pôle antérieur du noyau se prolonge en un éperon de substance grise qui sert d'entrée à des faisceaux de fibres et à d'assez nombreuses dendrites longues se rendant au noyau de Burdach.

Le noyau rond interne, de forme et de position très variables, renferme, ainsi que le noyau arciforme ou accessoire de Burdach, des *cellules* dont la morphologie est semblable à celle des neurones du noyau de Burdach lui-même. Les deux amas cellulaires, que nous reproduisons, en *A* et *B*, dans

Noyau rond interne et noyau accessoire.

la figure 406, figure dessinée d'après le bulbe du chat, répondent vraisemblablement aux noyaux rond interne et accessoire de l'homme. Dans l'amas
interne les cellules sont assez volumineuses ; leurs dendrites se résolvent en
bouquets et leur cylindre-axe chemine d'arrière en avant ; nous avons pu le
suivre quelquefois jusqu'au noyau de Burdach. Les neurones de l'amas
externe sont tout près de la surface du bulbe ; leurs dendrites, en touffe, se
dirigent vers cette surface ; quant à leur cylindre-axe, né du côté opposé,
il peut être suivi très faci-
lement jusqu'à la sub-
stance gélatineuse du trijumeau.

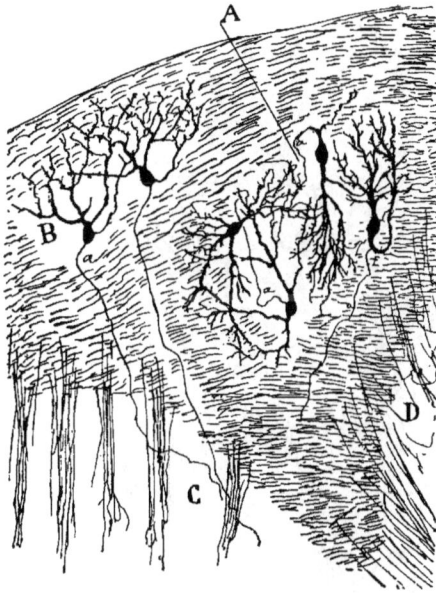

FIG. 406. — Deux amas cellulaires du cordon de Burdach; bulbe de chat. Méthode de Golgi.

A, cellules du noyau rond interne; — B, cellules du noyau
accessoire; — C, substance gélatineuse de Rolando; —
D, noyau de Burdach.

*Son aspect
à divers ni-
veaux du
bulbe.*

VOIE CÉRÉBELLEUSE
ASCENDANTE
OU FAISCEAU DE FLECHSIG

Nous avons déjà parlé
de la position et du trajet
de cette voie lorsque nous
avons étudié la moelle épinière. Nous nous borne-
rons ici à examiner le
foyer gris avec lequel elle
entre en connexion dans
le bulbe, au niveau de
l'extrémité supérieure du
cordon latéral.

**Noyau du cordon laté-
ral.** — Dans les coupes
faites à travers le bulbe du
chat, au-dessous de la décussation des pyramides
et à la hauteur de l'extrémité inférieure du noyau
de Goll, on remarque dans
le cordon latéral, entre les paquets de tubes de la voie pyramidale, quelques amas gris reliés les uns aux autres et remplis de neurones entassés
(fig. 407, A). Dans un certain nombre d'autres coupes, tous ces amas
se trouvent réunis en un seul noyau, plus grand, plus ou moins irrégulier et situé immédiatement en dedans du faisceau de Flechsig, entre les
paquets les plus superficiels de la voie pyramidale croisée. Au-dessus, au
point où le noyau du cordon de Goll atteint son entier développement, la
masse cellulaire unique se fragmente à nouveau, et les groupes de cellules
se rapetissent ; enfin, ils disparaissent tout à fait lorsque les pyramides
commencent à s'entrecroiser. Nous donnons, en A, sur la figure 407,
l'image de l'îlot principal du noyau que nous étudions ; elle a été dessinée

d'après une coupe transversale de la moelle d'un chat âgé de quelques jours.

Par sa position entre les faisceaux de la voie pyramidale indirecte et surtout par sa continuité en dedans avec les neurones interstitiels de cette voie et du cordon de la corne postérieure ou couche limitante du cordon latéral, le noyau de la voie cérébelleuse ascendante paraît faire partie de la formation réticulée de Deiters ; c'est sans doute pour cela que les histologistes

Absence de rapports avec la formation réticulée.

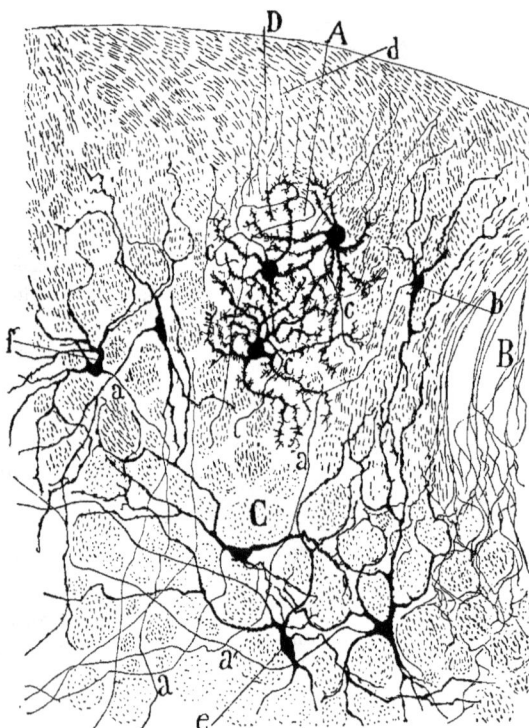

Fig. 407. — Coupe transversale du cordon latéral dans la moelle cervicale; chat nouveau-né. Méthode de Golgi.

A, noyau spécial du cordon latéral; — B, substance gélatineuse de Rolando dans la corne postérieure; — C, faisceaux de la voie pyramidale croisée; — a, axones des cellules de la substance réticulée; — b, f, cellules de la partie périphérique de cette substance; — e, cellules de sa partie interne; — d, collatérales de la voie cérébelleuse allant au noyau spécial du cordon latéral.

l'y ont englobé. Mais la morphologie spéciale de ses cellules ainsi que leurs connexions avec la voie cérébelleuse sont, nous semble-t-il, des motifs plus que suffisants pour l'en séparer. Ajoutons que ce noyau sert, peut-être, de station terminale à une partie des fibres du faisceau de Flechsig et de point de départ à une voie ascendante encore indéterminée.

Ses deux noyaux.

La figure 407 montre clairement, en *A* et *C*, que le cordon latéral renferme, en réalité, deux noyaux : l'un superficiel, qui est le *noyau propre de la voie cérébelleuse*, placé, comme nous l'avons dit, entre celle-ci et la voie pyramidale croisée, et plus spécialement dans la région superficielle de cette dernière ; l'autre, profond, répandu dans les interstices des paquets de la voie pyramidale et du cordon de la corne postérieure ; nous l'appellerons *noyau réticulé profond*.

1° *Noyau du faisceau cérébelleux* (fig. 407, *A*). — Il renferme des cellules sphéroïdales, plus rarement triangulaires ou fusiformes.

Ses cellules à dendrites caractéristiques.

Les dendrites qui en partent sont si caractéristiques qu'elles suffisent, à elles seules, à empêcher toute confusion entre leurs neurones et ceux du noyau réticulé profond ; elles sont, en effet, courtes, curvilignes, plus ou moins flexueuses et se terminent uniquement dans le noyau où elles ont pris naissance. Elles sont recouvertes sur toute leur longueur d'une multitude de ramuscules granuleux, irréguliers, ramifiés eux-mêmes, qui donnent aux cellules un aspect velu tout particulier. Le cylindre-axe, *c*, ne s'imprègne que très difficilement et on ne le suit qu'à grand'peine. L'examen d'un grand nombre de préparations tirées du chat et de la souris nouveau-nés nous a donné la conviction que l'axone prend une direction ascendante pour se continuer peut-être par des fibres également ascendantes du cordon latéral. Nous ne l'avons jamais vu, pendant son trajet postéro-interne, rester dans une position horizontale ; il montait et descendait, au contraire, en décrivant des sinuosités, et finissait par devenir vertical. Ce point exige, d'ailleurs, de nouvelles recherches.

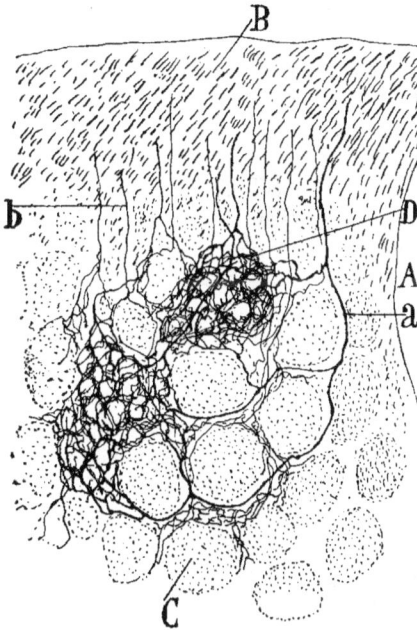

Axone destiné probablement au cordon latéral.

FIG. 408. — Coupe transversale de la voie pyramidale croisée; chat âgé de 4 jours. Méthode de Golgi.

A, substance gélatineuse de Rolando de la corne postérieure ; — B, voie cérébelleuse ; — C, faisceaux de la voie pyramidale croisée ; — D, arborisations terminales incluses dans les îlots du noyau du cordon cérébelleux ; — *a*, fibre apparemment terminale ; — *b*, collatérale.

Collatérales afférentes ; leurs plexus.

Le noyau du faisceau cérébelleux reçoit une multitude de collatérales. Aussi, dans les préparations bien imprégnées, le corps et les dendrites velues de ces cellules se trouvent-ils étroitement enveloppés par un plexus extraordinairement touffu d'arborisations terminales. Notons, en passant, que, dans le noyau réticulé profond, il n'existe rien de semblable ou seulement un plexus à mailles beaucoup plus lâches. On distingue des fibres fines et des fibres épaisses parmi les collatérales qui constituent le plexus compact du noyau du faisceau cérébelleux.

Les *fibres fines* sont pour la plupart des collatérales émanées du faisceau cérébelleux voisin (fig. 408, *b*) ; elles entrent, groupées par petits paquets, dans le noyau et s'y achèvent par des arborisations libres, ténues et variqueuses.

Les *fibres épaisses*, auxquelles leur diamètre donne l'aspect de terminales, proviennent aussi du faisceau de Flechsig. Ces fibres s'insinuent, en serpentant, entre les faisceaux de la voie pyramidale (fig. 408, *a*) et fournissent, de distance en distance, des collatérales qui se ramifient dans plusieurs îlots du noyau que nous étudions. Arrivées dans la profondeur du noyau, quelques-unes de ces fibres rebroussent chemin, en décrivant une courbe à concavité externe.

2º *Noyau réticulé profond* (fig. 407, *C*). — Très différent du précédent, cet amas est, dans le bulbe, la continuation du noyau gris interstitiel que l'on trouve entre les faisceaux du cordon de la corne postérieure dans la moelle cervicale. L'aire qu'il occupe est bien plus étendue que celle du noyau qu'il remplace. Il se prolonge en avant et en arrière du noyau de la voie cérébelleuse et s'insinue parmi les faisceaux du plan profond de la voie pyramidale et du cordon de la corne postérieure ou couche limitante du cordon latéral. Ses cellules sont de grande taille, étoilées, triangulaires ou fusiformes, avec appendices dendritiques très longs, flexueux, rayonnant en tous sens et ramifiés maintes fois (fig. 407, *a*, *b*, *f*). Le cylindre-axe de ces neurones est épais et se dirige plus ou moins horizontalement en avant et en dedans, pour gagner tantôt la commissure antérieure et le cordon antérieur du côté opposé, tantôt divers plans du cordon antéro-latéral du même côté. En somme, les cellules du noyau réticulé profond appartiennent aux deux catégories des neurones funiculaires directs et croisés.

De nombreuses collatérales sensitives envoient leur arborisation terminale dans les intervalles de la substance blanche occupés par les cellules du noyau ; la plupart de ces collatérales traversent auparavant la substance gélatineuse de Rolando (fig. 407, *B*).

Position et forme.

Cellules.

Axone croisé et direct.

Collatérales sensitives afférentes.

CHAPITRE XXXIII

PROLONGEMENT BULBAIRE DU CORDON ANTÉRIEUR DE LA MOELLE

CORDON ANTÉRIEUR DANS LE BULBE ; SES COLLATÉRALES ET TERMINALES. — NOYAUX ANNEXES :
NOYAU POST-PYRAMIDAL, RESTES DES FOYERS INTERNE ET EXTERNE DE LA CORNE ANTÉ-
RIEURE, NOYAU DE ROLLER, OLIVE INFÉRIEURE OU BULBAIRE.

CORDON ANTÉRIEUR DE LA MOELLE DANS LE BULBE

Sa position et ses rapports.

Des coupes longitudinales du bulbe et de la moelle cervicale chez les petits mammifères montrent, qu'en arrivant à l'extrémité inférieure de l'olive, le cordon antérieur de la moelle se place en grande partie derrière ce noyau et se continue par la substance réticulée blanche du bulbe. La coupe sagittale de bulbe de souris nouveau-née, que nous reproduisons sur la figure 409, montre cette continuité avec la dernière évidence. La couche la plus antéro-externe du cordon antérieur y traverse en serpentant la partie externe de l'olive et le plan postérieur de ce même cordon s'y prolonge sans interruption par le faisceau longitudinal postérieur et la substance réticulée blanche post-olivaire. Chez la souris, le lapin, le chat, etc., quelques faisceaux du cordon antérieur se trouvent aussi à peu de distance du raphé, entre l'olive en arrière et la voie pyramidale en avant.

Les tubes nerveux du cordon antérieur conservent dans le bulbe la position relative qu'ils avaient dans la moelle. Ainsi, chez la souris, la plupart des fibres transmises par ce cordon au faisceau longitudinal postérieur sont la continuation des tubes de sa région profonde ou faisceau commissural. Sans doute, d'autres fibres, plus antérieures, du cordon ventral de la moelle font partie également du faisceau longitudinal postérieur ; mais ce n'est pas là une raison suffisante pour nous empêcher d'affirmer que *le faisceau longitudinal postérieur est le prolongement bulbaire du faisceau commissural de la moelle.*

Sa continuité avec le faisceau longitudinal postérieur.

Enchevêtrement de ses fibres médullaires et bulbaires.

Si les fibres qui proviennent de la moelle restaient isolées dans le bulbe et ne s'y entremêlaient pas avec d'autres, rien ne serait plus facile que de déterminer leur itinéraire à travers le bulbe. Mais il n'en est nullement ainsi ; pendant leur course ascendante, les fibres venues de la moelle s'adjoignent de nombreux tubes issus des substances réticulées blanche et grise, et ces contingents grossissent et compliquent, non seulement la portion centrale du cordon antérieur, mais encore le faisceau longitudinal postérieur lui-même. En même temps, quelques-unes des fibres longues du cordon antérieur s'épuisent dans les noyaux gris de la sub-

stance réticulée blanche. D'autres n'arrivent même pas au bulbe, car elles
s'achèvent dans l'extrémité supérieure de la corne antérieure médullaire,

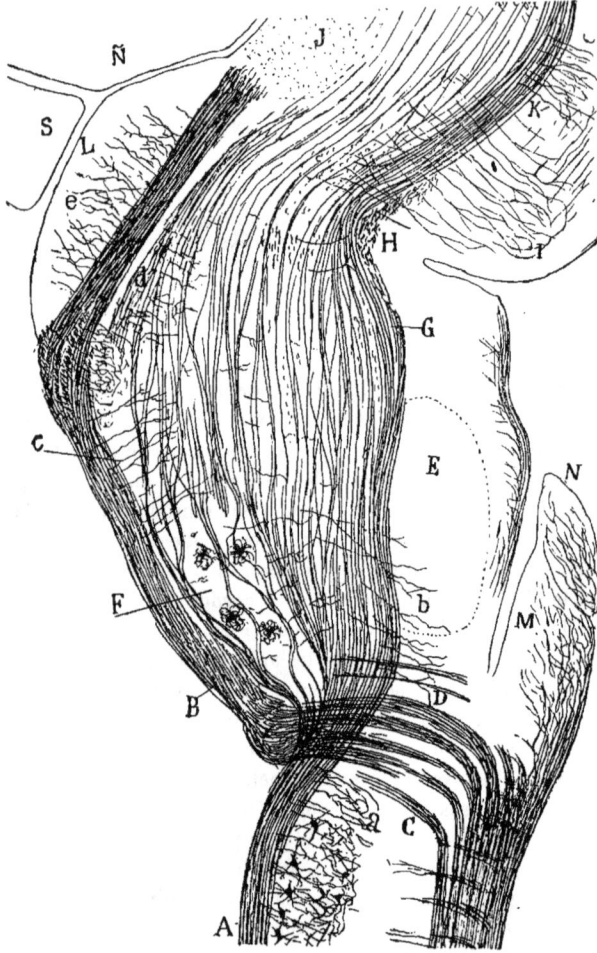

Fig. 409. — Coupe sagittale du bulbe; souris âgée de quelques jours.
Méthode de Golgi.

A, cordon antérieur de la moelle ; — B, voie pyramidale ; — C, son entrecroisement; — D, fibres
de la décussation sensitive; — E, noyau du nerf hypoglosse ; — F, olive inférieure; — G, faisceau longitudinal postérieur ; — H, portion croisée du nerf facial ; — J, ganglion interpédonculaire ; — L, protubérance ; — a, collatérales destinées à la corne antérieure de la moelle ; —
b, collatérales pour le noyau de l'hypoglosse ; — c, collatérales de la voie pyramidale.

au-dessous de l'entrecroisement des pyramides. La figure 409 montre, en
a, quelques-uns de ces conducteurs courts.

Durant tout leur trajet ascendant, les fibres du cordon antérieur, qui
donnent naissance à la substance réticulée blanche, émettent des collaté-

*Ses collaté-
rales :*

1° pour la substance réticulée.

rales orientées en tous sens, mais de préférence en direction antéro-postérieure. Un grand nombre de ces collatérales cheminent, isolées les unes des autres ; d'autres, au contraire, s'associent en petits paquets ; toutes, néanmoins, s'arborisent dans les intervalles des faisceaux blancs, où elles entrent en relation étroite avec les cellules de la substance réticulée et les neurones des noyaux moteurs.

2° pour les noyaux adjacents.

Outre ces collatérales interstitielles, certainement les plus nombreuses, il en existe d'autres qui se distribuent aux foyers gris voisins ou aux noyaux englobés dans la substance réticulée. Mentionnons : 1° les collatérales destinées à l'olive supérieure ; 2° les collatérales qui se rendent au noyau de Roller et aux foyers post-olivaires ; 3° les collatérales terminées dans le noyau de l'hypoglosse, où elles pénètrent principalement par l'extrémité supérieure ; 4° les collatérales ramifiées dans l'extrémité supérieure de la corne antérieure· et dans les restes du noyau gris intermédiaire. Ces dernières, visibles, en *a*, dans la figure 409, sont les plus épaisses et les plus faciles à observer ; elles s'articulent avec les neurones moteurs ainsi qu'avec les cellules funiculaires et commissurales les plus hautes de l'axe spinal. Le faisceau longitudinal postérieur fournit aussi de très nombreuses collatérales ; nous verrons plus tard qu'elles s'arborisent dans les noyaux moteurs des globes oculaires.

Connexions établies par le cordon antérieur entre la moelle et le bulbe :
1° par voie ascendante ;
2° par voie descendante.

En résumé, le cordon antérieur bulbaire est une voie sensitive de second ordre, voie surtout ascendante et chargée : 1° de relier les noyaux sensitifs primaires de la moelle aux noyaux moteurs du bulbe, de la protubérance et de la calotte ; et 2° d'entrer en rapport avec des noyaux sensitifs de troisième ordre, tels que l'olive, les noyaux post-olivaires, les substances réticulées grise et blanche, etc.

Mais le cordon antérieur bulbaire a d'autres rapports fort intéressants et peu connus. Nous avons constaté, en effet, qu'il contient une voie en partie ascendante, en partie descendante, formée dans la substance réticulée blanche par des cylindres-axes venus des noyaux sensitifs et sensoriels du bulbe ; ces cylindres-axes, moins nombreux peut-être que les fibres d'origine médullaire, sont tantôt bifurqués en т, tantôt simplement infléchis. Ces rapports du cordon antérieur avec les noyaux sensitifs bulbaires, tels que les ganglions du trijumeau et de Deiters, les tubercules quadrijumeaux, le noyau dorsal du nerf vestibulaire, etc., avaient été déjà signalés par Held [1]. Mais ce savant commit une erreur ; il considéra ces noyaux comme les stations terminales des fibres du cordon antérieur, alors qu'ils en sont, au contraire, les points de départ.

L'existence de fibres sensitives d'origine bulbaire dans le cordon antérieur nous apprend que ce faisceau contient tout à la fois des conducteurs ascendants sensitifs, qui mettent les noyaux sensitifs de la moelle en rapport avec les noyaux moteurs du bulbe, et des conducteurs descendants, également-

---

1. HELD, Die Beziehungen des Vorderseitenstranges zum Mittel-und Hinterhirn. *Abhandlung. d. Math.-phys. class. d. kön. Sächs. Gesellsch. d. Wissensch.*, Bd. XVII, n° 6, 1892.

ment sensitifs, qui relient les noyaux sensitifs et sensoriels supérieurs du bulbe, de la protubérance, etc., aux foyers moteurs de la moelle.

Quel est, dans les centres nerveux, le niveau le plus élevé que puissent atteindre les fibres ascendantes du cordon antérieur ? Dans les coupes longitudinales du bulbe de souris, on peut suivre quelques-unes de ces fibres jusqu'à la couche profonde de la protubérance annulaire; peut-être, en voit-on encore jusqu'à la région ventrale du tubercule quadrijumeau antérieur. Mais au-delà de l'isthme encéphalique il devient très difficile de les distinguer, car elles sont mélangées à des fibres ascendantes ou descendantes venues du bulbe ou de la protubérance; de là, un obstacle à la détermination précise de la limite supérieure du cordon antérieur. Quant à la partie tout à fait dorsale de ce cordon, c'est-à-dire au faisceau longitudinal postérieur, on sait qu'il parvient à la région du tubercule quadrijumeau antérieur; quelques-unes de ses fibres remontent même jusqu'à la couche optique. Mais l'impossibilité de suivre les conducteurs du faisceau longitudinal postérieur un à un sur un si long trajet empêche de savoir si quelques-uns des tubes qui arrivent à la couche optique proviennent ou non de la moelle épinière.

Limite supérieure du cordon antérieur et du faisceau longitudinal postérieur.

NOYAUX BULBAIRES ANNEXES DU CORDON ANTÉRIEUR

Les noyaux que l'on peut considérer comme des annexes du cordon antérieur et de la substance réticulée blanche sont nombreux. Le principal est *l'olive bulbaire*; viennent ensuite plusieurs petits noyaux de moindre importance et de fonction moins bien connue; ce sont : les *noyaux post-olivaires*, c'est-à-dire *le noyau du cordon antérieur* ou *reste du noyau interne de la corne antérieure* et le *reste du noyau externe de la même corne* (fig. 282, *P*, *F*); le *noyau post-pyramidal* (fig. 282, *D*, *E*) et le *noyau de Roller* (fig. 284, *P*).

Noyau du cordon antérieur d'Obersteiner ou reste du noyau interne de la corne antérieure. — Lorsque nous avons étudié la topographie du bulbe, nous avons indiqué la position quelque peu variable de cet amas cellulaire, dont il ne reste plus trace dans les parties supérieures de la région olivaire. Nous ne nous arrêterons donc qu'à sa texture.

Un coup d'œil jeté sur la figure 410, dessinée d'après le bulbe d'un fœtus humain, montre, en *A*, que les *cellules* étoilées dont se compose ce noyau ont une taille moyenne et sont pourvues de dendrites uniquement arborisées dans leur foyer d'origine. Le *cylindre-axe* issu de ces neurones se porte sur les côtés et semble se transformer en fibre verticale. Des *collatérales afférentes*, dont nous n'avons pu fixer l'origine, enveloppent ces cellules dans un plexus touffu d'arborisations compliquées. Kölliker identifie ce noyau avec l'olive accessoire interne; on voit, par les détails que nous venons de donner, qu'il ne ressemble en rien aux formations olivaires.

Ses différences avec l'olive accessoire interne.

La constitution de ce noyau est analogue chez le chat; il y est très développé et présente sur coupe une forme triangulaire; on le trouve tout près de la face postérieure de l'olive.

Reste du noyau externe de la corne antérieure. — Ce foyer renferme également des *neurones* étoilés de taille moyenne, neurones comparables aux cellules funiculaires de la moelle. Dans le bulbe d'un fœtus humain, nous avons vu, comme le représente, en *B*, la figure 410, un de leurs *cylindres-axes* se porter en dehors.

Noyau post-pyramidal (fig. 411). — Les amas gris situés derrière le faisceau pyramidal, entre celui-ci et l'olive, forment, en se prolongeant en arrière, une lame pliée à angle obtus. Leur structure rappelle celle des noyaux précédents. Les *cellules* y sont étoilées et de taille moyenne, inférieure, d'ordinaire, à celle des corpuscules olivaires ; les dendrites qui en partent, longues et divergentes, ne sont pas très ramifiées ; enfin, le *cylindre-axe* n'a pas de direction fixe ; néanmoins, il entre définitivement dans la

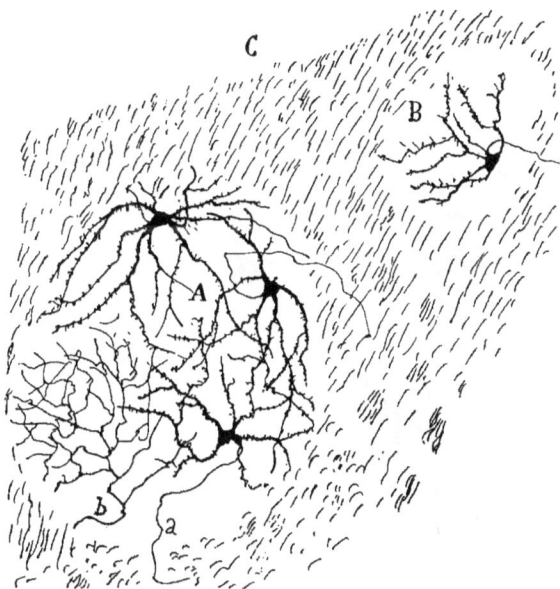

Fig. 410. — Noyau du cordon antérieur dans le bulbe ; fœtus humain.
Méthode de Golgi.

A, cellules ; — B, une cellule du reste du noyau externe de la corne antérieure ; — *a*, cylindre-axe ;
b, arborisations terminales.

substance blanche voisine, où il paraît se transformer en tube longitudinal.

Ses différences avec l'olive accessoire interne.

On a aussi confondu ce noyau avec l'olive accessoire interne ; il en est indépendant, en réalité. Il suffit, pour s'en convaincre, de comparer les cellules du premier, telles que la figure 411 les représente, à celles de l'olive, que nous avons dessinées dans la figure 415, d'après le bulbe d'un enfant nouveau-né. Le contraste des formes est manifeste. La confusion provient sans doute de ce que le noyau post-pyramidal est très voisin du noyau juxta-olivaire interne, qu'il touche même éventuellement. Mais ces deux ganglions se trouvent à un niveau différent ; l'accessoire olivaire, qui mérite justement ce nom à cause de sa texture, se montre à la hauteur du tiers moyen de la région olivaire du bulbe ou même plus haut, en un point où, précisément, le prolongement interne du noyau post-pyramidal a complètement disparu. Ce dernier est rudimentaire chez le chat et le lapin ; il ne consiste qu'en un petit nombre de cellules fusiformes, disséminées dans la substance blanche intermédiaire à la voie pyramidale et à l'olive.

Il existe d'autres amas post-pyramidaux, placés plus antérieurement ; nous n'avons pu réussir à en imprégner les neurones par le chromate d'argent.

Autres amas post-pyrami-daux.

Noyau de Roller. — Nous connaissons déjà sa position dans le bulbe ; nous n'avons plus qu'à étudier la morphologie de ses éléments.

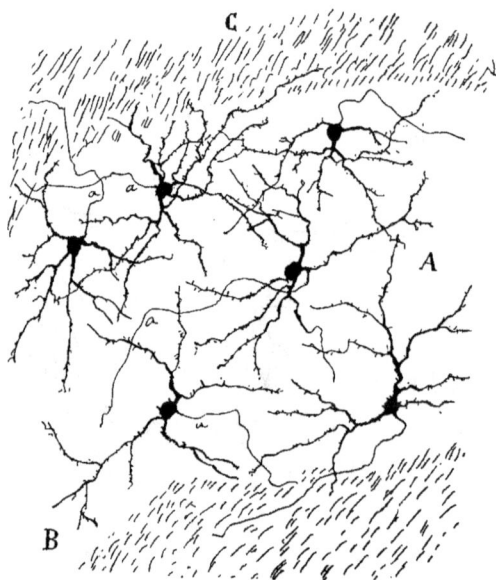

Fig. 411. — Une portion du noyau post-pyramidal dans le bulbe ; fœtus humain.

A, cellules de la partie transverse du noyau ; — B, partie verticale ou interne du même noyau ; C, fibres de la voie pyramidale.

Une coupe passant par le tiers inférieur du foyer principal de l'hypoglosse montre le noyau de Roller parvenu à son développement maximum. On voit cet amas cellulaire, de forme irrégulièrement ovoïde, dans la figure 412, dessinée d'après le bulbe du chat ; il est placé entre les substances grise et blanche et se trouve toujours traversé par des petits paquets de fibres verticales ainsi que par deux ou plusieurs faisceaux postéro-antérieurs de l'hypoglosse.

Sa position et son aspect dans le bulbe du chat.

La figure 399, qui représente une coupe passant au-dessous du noyau de l'hypoglosse, c'est-à-dire par l'extrémité supérieure de la corne antérieure, montre, d'autre part, la continuation de cette dernière avec le noyau de Roller. On remarquera, en *R*, un diverticule où paraissent les premiers neurones de ce noyau.

Sa conti-nuité avec la corne anté-rieure.

*Ses neuro-
nes.*

*Leur axone
direct pour la
substance réti-
culée.*

Ses cellules sont petites, étoilées ou fusiformes ; elles sont disposées
sans ordre bien marqué entre les faisceaux de fibres et ne présentent
aucune orientation dominante. Leurs dendrites, divisées à plusieurs reprises,
rayonnent en tous sens et dépassent parfois les bornes du noyau. Leur
cylindre-axe offre un parcours très variable ; tantôt, et c'est peut-être le cas
le plus fréquent, il se porte en arrière, fournit une ou deux collatérales à
son foyer d'origine et se continue par un tube vertical dans la substance

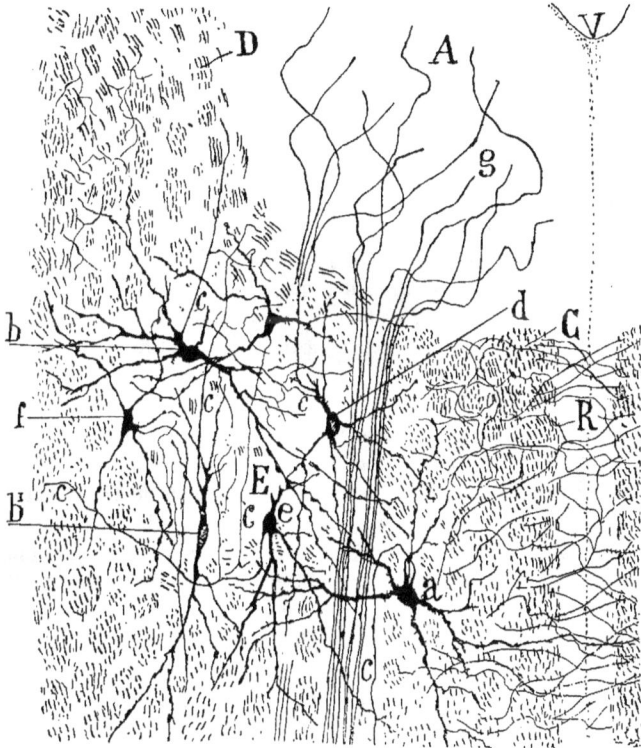

Fig. 412. — Noyau de Roller ; fœtus de chat presque à terme. Méthode de Golgi.

A, noyau du nerf hypoglosse ; — E, noyau de Roller ; — R, raphé ; — *a*, cellule dont le cylindre-
axe se porte en avant ; — *b*, *b'*, cellules dont le cylindre-axe devient longitudinal en arrière du
noyau de Roller ; — *e*, cellule dont l'axone se dirige en dehors.

réticulée grise limitrophe (fig. 412, *b*, *b'*) ; tantôt, il se dirige franchement
en dehors et pénètre aussi dans la substance réticulée voisine où, souvent, il
se partage en branches ascendante et descendante. On voit, en *e*, l'un de
ces axones émettre, pendant son trajet transversal, trois ou quatre collatérales pour son noyau d'origine. D'autres fois, enfin, les cylindres-axes
cheminent franchement en avant, gagnent la région antérieure des substances
réticulées grise ou blanche et s'y convertissent également en fibres verticales. Peut-être, ces derniers cylindres-axes sont-ils ceux que Roller a con-

sidérés comme des radiculaires additionnelles de l'hypoglosse. Quoi qu'il en soit, dans nos préparations nous n'avons jamais vu une fibre du nerf hypoglosse sortir du noyau de Roller.

Les cylindres-axes commissuraux issus de ce noyau ne semblent pas très nombreux ; nous n'en avons aperçu que deux, qui, partis des cellules les plus postérieures, donnaient quelques collatérales au foyer qui les avait produits, traversaient le raphé et semblaient se rendre à la substance réticulée blanche du côté opposé.

Leur axone croisé pour la même substance.

Le noyau de Roller ne reçoit pas de collatérales sensitives directes ; la plupart de celles qui s'y distribuent viennent de la région avoisinante de la substance réticulée blanche; quelques-unes, mais en petit nombre, proviennent aussi de la substance réticulée grise et des faisceaux interstitiels.

Collatérales afférentes.

Le noyau de Roller semble être, d'après ces détails, un foyer sensitif de troisième ordre, dont les cylindres-axes iraient renforcer les substances réticulées blanche et grise voisines, mais surtout la dernière. La continuité de ce noyau par sa partie inférieure avec la corne antérieure de la moelle et l'absence de neurones moteurs qu'on y remarque font présumer qu'il s'agit d'un amas cellulaire de cette corne, qui aurait été séparé des cellules motrices, rejetées, les unes en dedans pour former le noyau de l'hypoglosse, les autres en dehors pour constituer le noyau ambigu et le noyau du spinal bulbaire.

Rôle sensitif tertiaire du noyau de Roller.

Olive bulbaire. — L'un des problèmes les plus difficiles de la neurologie est certainement celui de la texture et des connexions de ce ganglion si important, dont on connaît les relations étroites avec le cervelet.

La cause de cette difficulté réside, d'une part, dans le trajet extrêmement compliqué des cylindres-axes émis par les cellules olivaires et, d'autre part, dans l'impossibilité presque absolue où l'on est de poursuivre les fibres afférentes jusqu'à leur origine. Il ne faut donc nullement s'étonner des divergences d'opinions qui séparent les savants sur ce point de l'anatomie nerveuse; il ne faut pas, non plus, trouver étrange que quelques-uns d'entre eux, désespérant de réussir par les méthodes anatomiques directes, aient recouru aux procédés anatomo-pathologiques, quelque malaisée qu'en puisse être, parfois, l'interprétation.

Notions encore incertaines sur sa structure et ses connexions.

Les tentatives faites pour élucider la structure de l'olive sont nombreuses ; nous citerons parmi les plus considérables celles de Vincenzi[1], de Bechterew[2], de Kölliker[3], de Van Gehuchten[4] et de Weigert[5]. A deux époques différentes, nous avons aussi abordé ce problème et fait connaître certains détails que nous rapporterons ici brièvement. Malgré leur nombre

Travaux exécutés pour les élucider.

1. L. VINCENZI, Sulla fina anatomia dell'oliva bulbare dell'uomo. *Estr. della Real Accad. medic. di Roma*, série II, vol. III, 1886-87.

2. BECHTEREW, *Neurolog. Centralbl.*, Bd. V, 1885.

3. KÖLLIKER, *Handbuch der Gewebelehre des Menschen*, 6ᵉ Aufl., 1893.

4. VAN GEHUCHTEN, Le système nerveux de l'homme, 1re édition.

5. CAJAL, Algunas contribuciones al conocimiento de los ganglios del encéfalo : VI, conexiones distantes de las celulas de Purkinje. *Anal. de la Soc. españ. de Histor. natur.*, série II, t. III, Madrid, 1894. — Apuntes para el estudio del bulbo raquídeo, etc. Madrid, 1895.

et les renseignements intéressants qu'elles ont fournis, toutes ces recherches n'ont malheureusement pas encore donné une solution définitive des connexions olivaires.

Lorsqu'on examine, après coloration par le procédé de Nissl, la lamelle grise plissée qui constitue l'olive (fig. 413), on y remarque la présence de corpuscules de petite ou de moyenne taille, dont le corps polygonal ou étoilé renferme, dans un protoplasma peu abondant, un reticulum assez riche en chromatine. Ces cellules sont plongées dans un plexus finement granuleux, à quelque distance les unes des autres ; elles sont disposées, chez l'homme, sur trois, quatre ou cinq rangées discontinues. Une grande quantité de noyaux névrogliques remplit le plexus interposé à ces cellules et surtout les cloisons de substance blanche voisines (fig. 413, *B*).

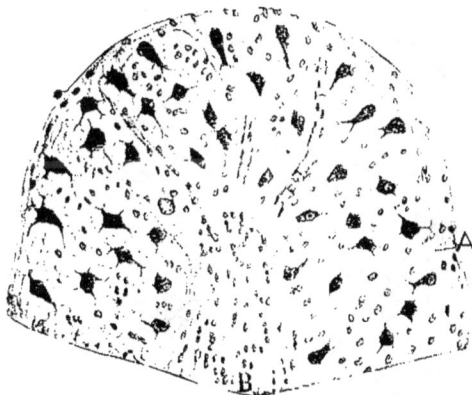

FIG. 413. — Une portion de lamelle de l'olive bulbaire; homme adulte. Méthode de Nissl.

A, cellules marginales ou périphériques : — B, axe blanc de la lamelle.

Si l'examen porte sur des circonvolutions olivaires imprégnées par la méthode de Golgi, on aperçoit alors les éléments suivants : 1° les *cellules olivaires ;* 2° les *arborisations nerveuses afférentes* ; 3° les *fibres longitudinales ;* 4° les *fibres arciformes transversales.*

Étudions chacun de ces facteurs.

Cellules olivaires. — Livio Vincenzi est le premier qui les ait imprégnées chez l'homme par le chromate d'argent et qui en ait fait connaître la morphologie toute spéciale. Kölliker, Van Gehuchten et nous ensuite les avons étudiées chez diverses espèces de mammifères.

L'aspect des cellules olivaires est si singulier et si caractéristique qu'il n'en existe peut-être pas d'analogue dans les autres centres nerveux. Il suffit de jeter un regard sur les figures 414 et 415 pour s'en rendre compte. Ces cellules, habituellement étoilées, émettent des dendrites qui se divisent, se subdivisent et se replient sur elles-mêmes, en décrivant des sinuosités et des courbes irrégulièrement concentriques. L'accumulation et l'enchevêtrement, autour du corps cellulaire, des dendrites ainsi conformées donnent à l'ensemble de l'arborisation protoplasmique l'apparence d'un peloton embrouillé. Les branches dendritiques secondaires se décomposent, comme nous venons de le dire, en un grand nombre de ramuscules plus petits ; elles sont couvertes de varicosités et hérissées d'épines ou de filaments plus longs, implantés à angle droit ou obtus.

L'arborisation protoplasmique des cellules olivaires est d'autant moins enchevêtrée, et ses branches secondaires et tertiaires sont d'autant plus courtes, que l'animal chez lequel on l'étudie occupe un rang plus inférieur dans la série des mammifères. Peu luxuriante chez la souris, plus fournie et plus compliquée chez le lapin et plus encore chez le chat (fig. 414, *A*), cette arborisation atteint son plus haut degré de développement chez l'homme. Le buisson que ses branches terminales forment chez lui est si épais, ses terminaisons elles-mêmes sont si délicates, qu'il est impossible d'en recon- *Sa complication chez les divers mammifères.*

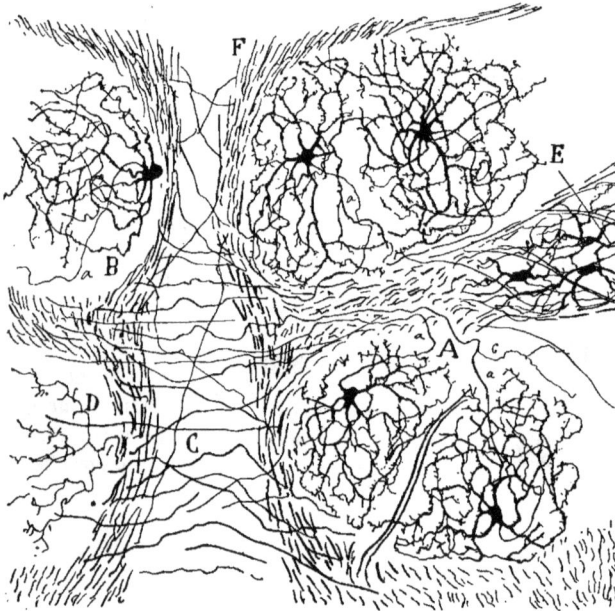

Fig. 414. — Cellules de l'olive bulbaire; chat âgé de 4 jours. Méthode de Golgi.

A, neurones dont le cylindre-axe traverse la ligne médiane; — B, cellule marginale envoyant son axone en dehors; — C, raphé; — D, collatérale ramifiée dans l'olive bulbaire; — F, fibres verticales du ruban de Reil médian.

naître tous les détails (fig. 415, *A*, *B*). Il est probable, d'ailleurs, que cette complication augmente encore chez l'homme adulte.

La forme générale des cellules olivaires varie un peu suivant leur situation. Les cellules marginales, c'est-à-dire voisines du bord des lamelles, sont assez souvent semilunaires ou même piriformes et présentent un corps dont le côté attenant à la périphérie est incurvé et exempt de dendrites, tandis que le côté opposé en est abondamment chargé (fig. 415, *A*). Les dessins de Vincenzi montraient déjà cet aspect; mais le plexus dendritique attribué à chaque cellule y est trop pauvre, ce qu'il faut imputer, peut-être, à une imprégnation insuffisante. A l'intérieur des lamelles, la forme la plus ordinaire est celle du corpuscule polygonal et rayonné, c'est-à-dire pourvu de nombreux prolongements protoplasmiques divergents (fig. 415, *B*). Enfin, *Variabilité de la forme des cellules suivant leur position.*

dans les points où les lamelles présentent des courbures ou des angles très accentués, on voit le neurone olivaire s'allonger perpendiculairement aux lamelles, en étirant dans le même sens son buisson dendritique (fig. 415, C).

Axones directs et axones croisés.

Le cylindre-axe, relativement fin, émane tantôt du corps cellulaire, tantôt d'un gros appendice protoplasmique. Très souvent, il décrit, à sa naissance, un grand crochet et change ensuite fréquemment de niveau ; il en résulte, chez le chien et surtout chez l'homme, une difficulté extraordinaire pour le suivre hors des limites de l'olive, qu'il soit direct ou croisé. Il n'en est heureusement pas ainsi chez le lapin, le chat et surtout la souris. Chez ces animaux, nous avons pu établir, d'une façon certaine, que le cylindre-axe olivaire, après un parcours plus ou moins vertical, oblique ou sinueux, finit par devenir horizontal. Dans la plupart des cas, il se porte ensuite vers le

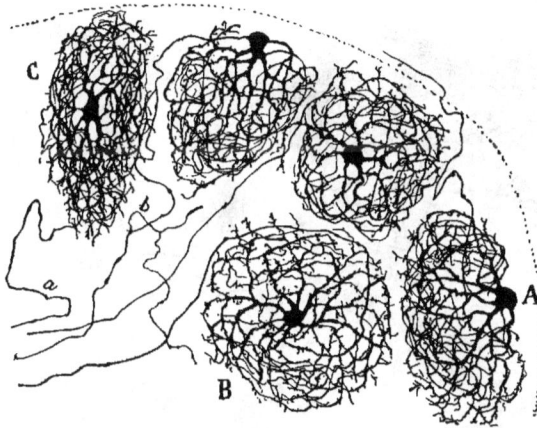

Fig. 415. — Cellules de l'olive bulbaire; enfant nouveau-né. Méthode de Golgi.

A, cellule marginale ; — B, cellule profonde ; — a, cylindre-axe ; — b, collatérale.

raphé qu'il traverse, et forme un des tubes horizontaux du côté opposé. Mais d'autres fois, et le fait n'est pas rare, au lieu de gagner le raphé, il se porte en dehors, sort de l'olive et se perd au milieu des fibres arciformes qui circulent non loin du trijumeau.

Leurs collatérales initiales et intrafocales.

Pendant son trajet initial, c'est-à-dire tandis qu'il ondoie entre les cellules de la circonvolution olivaire où il est né, le cylindre-axe émet parfois, mais non toujours, deux, rarement trois, collatérales. Vincenzi les avait déjà signalées.

Les trois portions des axones croisés.

On peut distinguer trois portions dans l'axone de la majeure partie des cellules olivaires : l'une intra-olivaire directe, l'autre intra-olivaire croisée et une troisième extra-olivaire croisée. Dans la première portion, qui comprend le parcours initial, le cylindre-axe est toujours curviligne et irrégulier ; il ne s'étend jamais dans un plan horizontal unique, du moins chez l'homme, le chien et le chat. Pour passer de cette première portion à la seconde, le cylindre-axe franchit le raphé, en changeant ordinairement de niveau ; il traverse alors presque en ligne droite l'olive du côté opposé, mais sans s'y arrêter et sans y émettre la moindre collatérale. Enfin, dans sa troisième portion extra- ou rétro-olivaire, l'axone s'unit à ses congénères pour former les petits faisceaux des fibres appelées olivaires, cérebello-olivaires ou arciformes (figs. 358 et 359).

Chez les mammifères de petite taille et même chez le chat, presque toutes les fibres produites par les olives vont se grouper en avant de la racine descendante du trijumeau du côté opposé ; de là, elles se portent dans le pédoncule cérébelleux inférieur et, par son intermédiaire, dans le cervelet. Mais chez l'homme, les faisceaux olivo-cérébelleux, d'un grand volume à cause de l'étendue des circonvolutions de l'olive, passent tout à la fois, en avant, à travers et en arrière de cette racine de la cinquième paire.

Position et trajet de ces axones chez les divers mammifères.

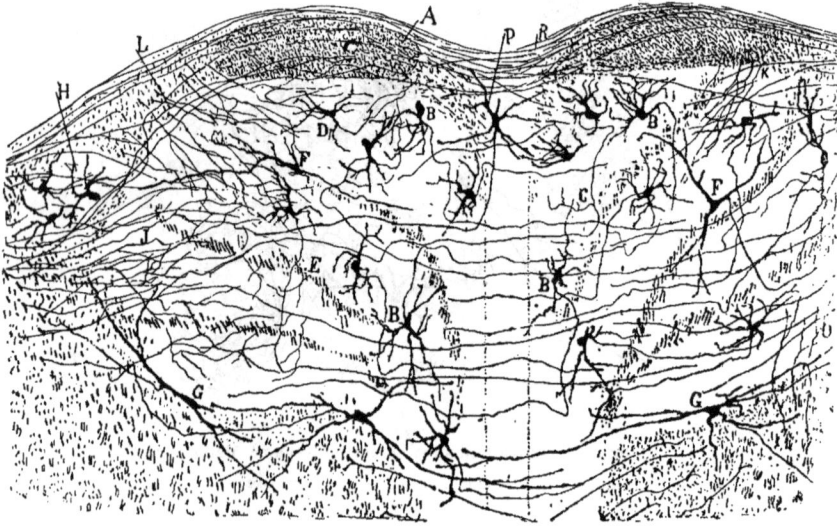

FIG. 416. — Coupe transversale de l'olive bulbaire; souris nouveau-née.
Méthode de Golgi.

A, voie pyramidale ; — B, cellules de l'olive ; — F, G, cellules marginales ; — J, L, collatérales de la substance blanche.

Un assez grand nombre de ces fibres se dirigent d'avant en arrière ; parvenues au raphé, elles contournent la face antérieure des pyramides et se rendent finalement au corps restiforme ; ce sont les fibres *arciformes antérieures*. Ces fibres pré-pyramidales existent aussi chez la souris, le lapin et le chat, mais en petite quantité (fig. 428, *a*).

Fibres arciformes antérieures.

Pour rendre cette description plus complète, nous ajouterons que l'on trouve, soit dans les cloisons interposées aux circonvolutions, soit sur les limites postéro-interne et externe du ganglion olivaire, des cellules allongées, triangulaires ou fusiformes, qui bordent la substance grise de ce

Neurones des cloisons et des confins de l'olive.

foyer mais ne lui fournissent que très rarement des ramifications dendritiques (fig. 416, *F*, *G*). Quelques-uns des appendices protoplasmiques de ces
neurones ont une telle longueur chez la souris, qu'ils peuvent passer au
delà du raphé. Quant à leur cylindre-axe, il gagne la substance blanche
voisine où il constitue un tube longitudinal direct ou croisé du reste du
cordon antérieur. Ces corpuscules ne sont, à notre avis, que des cellules de
la substance réticulée du bulbe, cellules déplacées et englobées entre les
olives ou dans leurs cloisons intérieures. Ils manquent probablement chez
l'homme.

Leur axone pour le cordon antérieur.

Fibres exogènes et arborisations terminales intra-olivaires. — Il existe,
dans l'épaisseur de la sub-
stance grise de l'olive, un
plexus nerveux très dense,
formé par l'afflux et l'arborisation d'une infinité de
fibres exogènes venues des
frontières de l'olive ou des
lames de la substance blanche intra-olivaire.

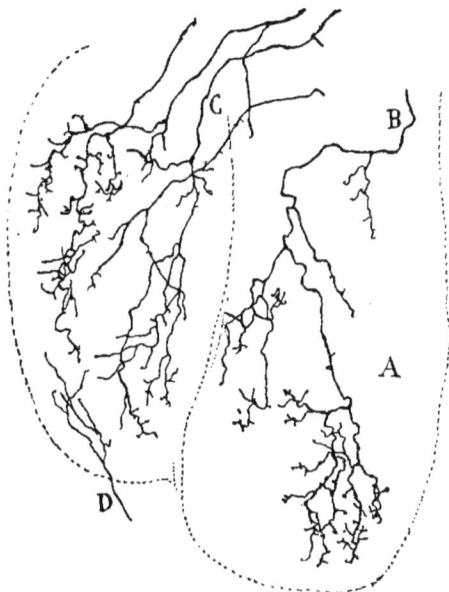

L'aspect de ces fibres
exogènes et de leurs arborisations libres, découvertes par Kölliker [1] et étudiées par Held et nous-
même, est fort différent
selon qu'on les examine
chez des embryons ou des
animaux âgés de quelques
jours. Dans les embryons
humains de cinq à six
mois, ces tubes, d'abord
quelque peu divisés, se décomposent en une modeste
arborisation de ramuscules
flexueux, qui se répandent
à l'intérieur de la circon-
volution olivaire et s'y terminent librement. C'est ainsi, du moins, que
Kölliker les figure. Chez l'enfant nouveau-né, il en est autrement, comme le
montre la figure 418, car l'arborisation s'est extrêmement compliquée ; on y
observe, en outre, quelques détails intéressants.

Leur aspect variable sui-vant l'âge de l'animal.

FIG. 417. — Portion d'une coupe verticale de l'olive
bulbaire; chat nouveau-né. Méthode de Golgi.

A, lamelle olivaire ; — B, C, fibres afférentes ramifiées dans
la substance grise de l'olive ; — D, fibre ascendante.

Aspect et nids péricellu-laires de l'ar-borisation : 1° chez l'en-fant nouveau-né ;

Tout d'abord, presque toutes les fibres génératrices proviennent de l'axe
ou lame blanche centrale des circonvolutions et sont la continuation de
tubes obliques ou horizontaux. Cela n'est cependant pas constant, puisque

1. KÖLLIKER, *Anat. Anzeiger*, Bd. VI, 1891. — *Lehrbuch der Gewebelehre des Menschen*,
Bd. II, 1896.

nous avons vu des fibres aborder le noyau olivaire par dehors, c'est-à-dire du côté des substances réticulées grise et blanche. Quoi qu'il en soit, après s'être bi- ou trifurquée, la fibre génératrice se résout subitement en un bouquet de ramuscules moniliformes et flexueux au plus haut degré, dont la direction générale est perpendiculaire au plan de la lame olivaire. Arrivés près de la périphérie de cette lame, les ramuscules se terminent par des extrémités rétrogrades et des varicosités libres.

Sur certains points, cette arborisation se condense pour former un groupe de nids nerveux ; sur d'autres, elle est lâche, au contraire. Il nous a paru qu'en général chaque arborisation est formée par une seule fibre ; mais,

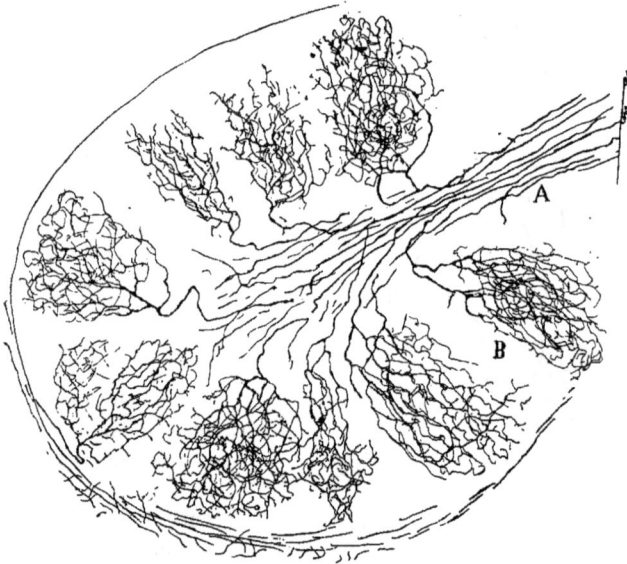

Fig. 418. — Arborisations nerveuses exogènes de l'olive inférieure ; enfant nouveau-né. Méthode de Golgi.

A, axe de la lamelle ; — B, arborisations terminales.

parfois aussi, elle est due à la coopération de deux ou plusieurs tubes afférents, disposition particulière surtout aux plexus diffus, peu différenciés. Il résulte de cet exposé que dans l'olive, comme du reste dans presque tous les organes nerveux, l'arborisation terminale entre en rapport avec une certaine quantité de cellules. Chez l'homme, le nombre des cellules olivaires ainsi embrassées par une même arborisation est compris entre quatre et huit, mais jamais moins.

Nous avons réussi à imprégner ces arborisations intra-olivaires également chez le chat, le chien, le lapin et la souris âgés de quelques jours. Les ramuscules secondaires et tertiaires produisent aussi chez eux des lacis d'une très grande complication ; mais, au lieu de former, comme chez

2° chez les autres mammifères.

l'homme, des îlots bien distincts, les arborisations sont plutôt disposées en plexus diffus. Si l'animal est un chat ou un lapin nouveau-né, la ramure terminale offre une complication moindre et l'on peut facilement remonter jusqu'à la fibre qui lui a donné naissance ; mais alors on voit celle-ci prendre très souvent une direction oblique ou verticale (fig. 417). C'est ce changement de direction et aussi la grande longueur des fibres exogènes qui empêchent presque toujours de déterminer leur origine chez le chat et le chien et *a fortiori* chez l'homme.

Fibres afférentes ; leur origine cérébelleuse, d'après Kölliker.

D'où viennent donc ces fibres singulières ? Pour répondre à cette question, Kölliker suppose que l'olive est un noyau moteur, chargé peut-être de fournir une voie descendante en connexion avec les divers foyers de la moelle. Cette supposition faite, voici les deux hypothèses auxquelles il parvient : 1° les fibres exogènes de l'olive sont des cylindres-axes des cellules de Purkinje, nés dans le cervelet et amenés à l'olive par le pédoncule cérébelleux inférieur ; 2° les cylindres-axes des cellules autochtones de l'olive ne vont pas au cervelet ; elles se rendent à la substance réticulée voisine et s'incorporent au reste du cordon latéral pour engendrer une voie descendante motrice.

Chez l'homme et les mammifères pourvus d'olives de grandes dimensions, il est malheureusement difficile de contrôler les conjectures énoncées par Kölliker, parce qu'on ne peut suivre les fibres exogènes au delà des limites des lames olivaires, comme nous l'avons dit plus haut.

Leur origine non cérébelleuse, d'après nos recherches.

Pour tourner la difficulté, nous nous sommes adressé à des embryons de souris et de lapin ; et non content d'attaquer ainsi le problème par le côté le plus simple, nous avons jugé que les renseignements seraient plus parfaits, si notre examen portait à la fois sur des coupes transversales et sagittales. Grâce à ces recherches, déjà anciennes [1], il est vrai, mais dont les résultats ont été confirmés et amplifiés par des observations récentes, nous avons pu découvrir un fait bien intéressant : c'est que le plus grand nombre des fibres exogènes de l'olive sont des collatérales ou des terminales issues de tubes longitudinaux des segments post-olivaire, préolivaire externe et préolivaire interne du cordon antérieur. Aucune de ces fibres n'est le prolongement d'un tube arciforme venu du cervelet.

Leurs divers courants.

Nous allons décrire les courants de collatérales qui se sont montrés le plus nettement dans nos préparations.

Courant du cordon antérieur au lobe olivaire antéro-interne.

1° *Courant antéro-interne* (fig. 419, *C*). — Le cordon antérieur de la souris, du rat et du lapin présente, au voisinage du raphé, un plan de tubes que leur plus gros diamètre permet aisément de distinguer de ceux des pyramides. Ces tubes donnent toujours naissance, à angle droit ou presque droit, à une certaine quantité de collatérales volumineuses, qui souvent ont une direction légèrement ascendante. A leur arrivée au lobe antéro-interne de l'olive, ces collatérales se ramifient et produisent dans la substance grise de ce noyau un plexus très touffu de filaments variqueux.

2° *Courant antéro-externe* (figs. 311, *b*, 416 et 420, *A, C*). — La substance

1. S. R. CAJAL, Apuntes para el estudio del bulbo raquídeo, etc., 1895, Madrid.

blanche qui enveloppe la face antérieure et le côté externe de l'olive émet aussi, à angle droit et un peu de bas en haut, une grande quantité de collatérales fort épaisses. L'aire de leur distribution est très vaste ; cependant, la plupart d'entre elles se concentrent dans la circonvolution la plus externe de l'olive et dans un petit foyer annexe, situé dans l'angle antéro-externe du noyau olivaire (fig. 431, *c*). Ce petit foyer, visible chez la souris, est, peut-être, l'homologue de l'olive accessoire externe de l'homme. Les coupes longitudinales montrent que le plus grand nombre des collatérales de ce cou-rant naissent souvent au niveau d'une inflexion ou d'un angle des tubes générateurs et qu'ils envahis-sent l'olive à la hauteur de son tiers moyen et parfois un peu au-dessous.

Courant de la substance blanche anté-ro-externe à la région externe et à un petit noyau annexe de l'olive.

3° *Courant postérieur.* — Lors-qu'on examine une coupe transver-sale d'olive de fœtus de souris ou de lapin presque à terme, on voit souvent un gros faisceau de fibres à direction postéro-antérieure pé-nétrer dans le noyau olivaire par le milieu de sa face postérieure et s'y épanouir en éventail. Ces fibres proviennent d'une large portion du cordon antérieur, portion qui s'é-tend en arrière jusque tout près du faisceau longitudinal postérieur, et en dehors jusqu'au voisinage et peut-être jusqu'à la limite du cor-don latéral ou substance réticulée grise (fig. 431, *b*).

Courant de fibres surtout descendantes du cordon an-térieur, pour la presque to-talité de l'oli-ve.

Les coupes longitudinales de bulbe de souris nouveau-née ou âgée seulement de quelques jours sont encore plus instructives (fig. 421, *D*). Elles apprennent que ces fibres sont, pour la plupart peut-être, des fibres terminales descen-

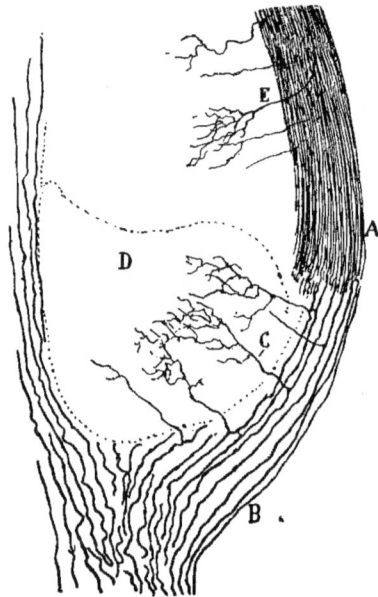

FIG. 419. — Coupe sagittale passant par la partie interne de l'olive bulbaire ; souris âgée de 4 jours. Méthode de Golgi.

A, voie pyramidale ; — B, fibres préolivaires du cordon antérieur ; — C, collatérales provenant de fibres préolivaires et se rendant à l'olive ; — D, lobule olivaire interne ; — E, une fibre terminale descendante.

dantes, généralement grêles, qui décrivent une courbe à grand rayon pour s'introduire dans l'olive, d'arrière en avant et de haut en bas.

D'autres fois, ces fibres ne représentent que des collatérales issues de tubes longitudinaux, qui iront eux-mêmes se terminer plus bas dans l'olive. Comme le montre la figure 421, en *J*, la dernière collatérale est souvent très voisine de la terminaison du cylindre-axe.

Enfin, la fibre génératrice des collatérales olivaires postérieures peut descendre plus bas que l'olive et arriver à la moelle ; elle se jette alors en plein cordon antérieur (fig. 421, *B*, *E*). Dans ce cas, le tube descendant

est assez souvent plus délié que l'une quelconque des collatérales qu'il a
fournies. Ces dernières entrent dans le foyer olivaire avec l'allure de fibres
terminales ; nous voulons dire par là que leur direction est oblique d'arrière en avant et de haut en bas, ce qui indique bien qu'elles sont descendantes.

Arrivées aux circonvolutions olivaires, toutes ces fibres, collatérales ou
terminales, épaisses ou fines, atteignent les cloisons, y changent de direction, deviennent souvent longitudinales ou obliques et se ramifient abondamment entre les neurones.

Les fibres du courant postérieur, le plus important, à notre avis, répandent peut-être leurs arbori-
sations dans toute l'étendue
de l'olive.

*Courant de
fibres descen-
dantes de la
substance réti-
culée au som-
met de l'olive.*

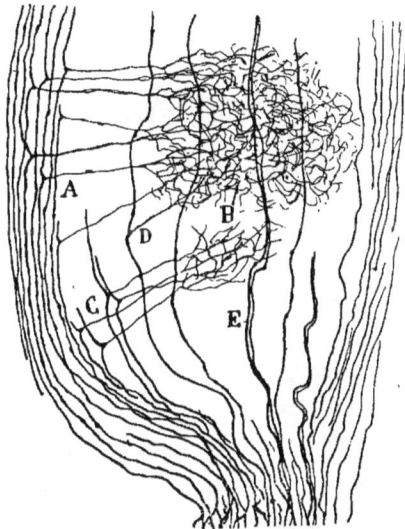

FIG. 420. — Coupe sagittale passant par la partie
externe de l'olive bulbaire; souris âgée de
4 jours. Méthode de Golgi.

A, portion préolivaire du cordon antéro-latéral;— B, plexus
de collatérales à l'intérieur de l'olive;— C, collatérales
du cordon antérieur; — D, collatérales issues des fibres
intraolivaires ou perforantes du même cordon.

4° *Courant supérieur.* —
Nous avons vu aussi des collatérales et surtout des fibres
terminales descendantes entrer dans l'olive par derrière
son extrémité supérieure. Ces
fibres, qui sont les prolongements de tubes onduleux, fins
ou moyennement épais et
profondément situés dans la
substance réticulée blanche,
se développent en une arborisation luxuriante au sommet
du ganglion olivaire. Nous
considérons ce courant comme une dépendance du cou-
rant postérieur et ses fibres
comme de même nature (fig.
421, *A*).

*Absence de
rapports des
fibres exogè-
nes de l'olive
avec le cerve-
let.*

Après ce que nous avons
dit, il nous semble inutile de
faire encore observer que les
fibres des substances réticu-
lées blanche et grise, qui donnent naissance à toutes les arborisations intra-
olivaires, n'offrent pas la moindre tendance à se porter vers le cervelet.
Nous les avons suivies parfois jusqu'au-dessus du noyau du facial, et pendant tout ce parcours elles semblaient conserver leur position profonde et
leur orientation sagittale. Ce fait est défavorable à la thèse que soutient
Kölliker, pour qui les arborisations olivaires sont fournies par les cylindres-
axes qui émanent des cellules cérébelleuses de Purkinje.

*Les deux
systèmes as-
cendant et des-*

En résumé, bien qu'inachevées, nos recherches nous permettent d'assurer que deux courants exogènes différents viennent se terminer dans l'olive
bulbaire : l'un est un *courant descendant*, parti d'un point que nous ignorons

mais, vraisemblablement, de noyaux situés au delà du pont de Varole ; l'autre est un *courant ascendant* ou *sensitif*, venu de la moelle. Les fibres terminales semblent prédominer dans le premier de ces courants ; ce sont, au contraire, seulement des collatérales qui constituent le second, le moins important, peut-être. Les excitations apportées par ces deux systèmes de fibres afférentes ébranlent d'abord les cellules olivaires ; elles courent ensuite le long des cylindres-axes qui en proviennent, c'est-à-dire le long des fibres arciformes ou olivo-cérébelleuses, arrivent au cervelet et agissent là sur les cellules de Purkinje ; c'est, du moins, ainsi que nous nous figurons la marche de la commotion nerveuse dans l'appareil olivaire.

Fibres de passage. — Une infinité de petits faisceaux blancs, prolongements des fibres arciformes externes, traversent l'olive dans toute son étendue. Les neurologistes ont généralement tendance à croire que la plupart de ces fibres ont leur origine ou leur terminaison dans l'olive. Il en est, en effet, ainsi chez l'homme, comme le prouvent les préparations effectuées par le procédé de Weigert-Pal et les dessins représentés dans les figures 311, 283 et suivantes. Mais chez les

cendant qui innervent l'o-live.

Marche probable des courants nerveux dans l'appareil olivaire.

Leur nature différente chez l'homme et les autres mammifères.

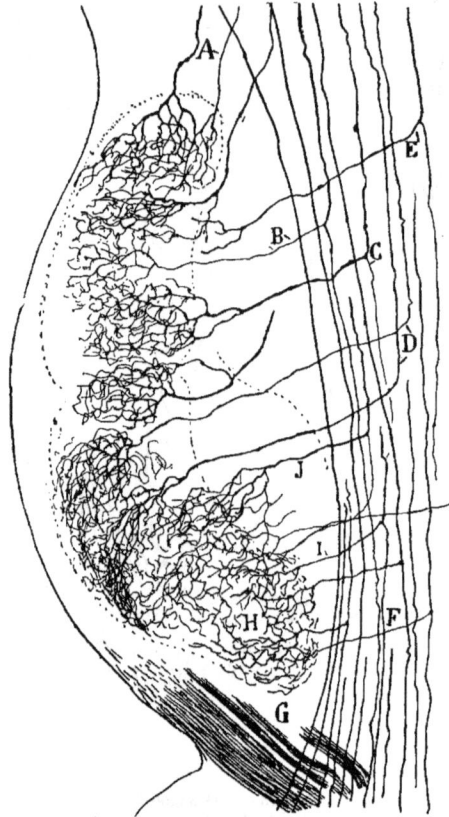

FIG. 421. — Coupe sagittale de l'olive bulbaire inférieure ; souris âgée de 8 jours. Méthode de Golgi.

A. fibres terminales supérieures descendantes ; — D, branches terminales postérieures ; — C, E, branches de bifurcation, épaisses, destinées à l'olive ; — F. fibres rétro-olivaires du cordon antérieur ; — G, voie pyramidale ; — H, plexus nerveux terminal ; — I collatérales postérieures.

autres animaux, la nature de ces fibres est tout autre, comme il est facile de s'en convaincre en étudiant, par le chromate d'argent, des coupes du bulbe de souris, de lapin ou de chat nouveau-nés. On voit alors qu'un nombre infiniment grand de ces petits faisceaux transverses sont formés de fibres de passage, qui, après avoir franchi les olives sans s'y arrêter ni leur fournir de collatérales, pénètrent, au delà du raphé, dans la voie sensitive centrale du côté opposé. D'ailleurs, les cylindres-axes nés des cellules olivaires et les collatérales et terminales ramifiées autour d'elles ne se groupent pas habituellement comme les fibres de passage, c'est-à-dire en petits paquets rectilignes transversaux ; elles vont plutôt dans toutes les directions, et leur itinéraire est fort irrégulier. C'est seulement en dehors des olives que les cylindres-axes qui en émanent peuvent s'associer en petits faisceaux.

La quantité des fibres de passage varie suivant l'animal. Chez les mammifères autres que l'homme, toute la surface olivaire est traversée de tubes sensitifs perforants ; les préparations colorées au Weigert du bulbe de souris, de lapin et de chat le montrent fort nettement. Chez l'homme, le nombre de ces tubes sensitifs est très réduit par suite du développement considérable des olives et de leur déplacement en avant et sur les côtés. Chez lui, ces fibres ne se trouvent donc que dans le quart postérieur des foyers olivaires ; elles proviennent de la partie la plus large des noyaux de Burdach et du trijumeau ; ce sont, par conséquent, des fibres sensitives de second ordre. Il est bien évident que ces tubes de passage se raréfient sensiblement et disparaissent peut-être même tout à fait dans les hautes régions des olives, car, à ce niveau, les noyaux de Goll et de Burdach ont disparu.

Névroglie. — Les cellules névrogliques répandues dans l'olive appartiennent à deux types ; celles qui possèdent des prolongements courts sont logées exclusivement dans la substance grise ; celles dont les appendices atteignent une grande longueur se trouvent principalement sur les limites des lames grises et dans leurs intervalles ; Weigert[1] en a donné une bonne description. Les filaments longs émis par les cellules du second type prennent très bien le chromate d'argent, chez l'homme. Ils forment à l'intérieur de chaque lame olivaire un plexus extrêmement dense et inextricable.

OPINIONS DIVERSES SUR LES CONNEXIONS DE L'OLIVE. — Nous avons vu combien il est difficile de savoir où aboutissent les cylindres-axes nés dans les olives ; on ne s'étonnera donc pas du grand nombre d'opinions relatives aux connexions de ces foyers.

L'opinion encore classique est celle de Deiters et de Meynert. Ces anatomistes supposaient que l'olive entre en relation avec le cervelet par l'intermédiaire des fibres arciformes croisées, et avec la moelle épinière par des fibres descendantes incorporées au cordon postérieur. Le premier de ses rapports est certain, ainsi qu'on l'a appris tout à l'heure ; il s'établit, nous et plus tard Van Gehuchten[2] en avons donné la preuve, par l'entremise des cylindres-axes issus des cellules olivaires. Quant au second, nos observations lui donnent un solide appui, bien que l'interprétation en soit différente ; car, les connexions se font non avec des tubes du cordon postérieur, mais avec des collatérales du cordon antéro-latéral.

Nous avons déjà exposé la manière de voir de Kölliker ; nous n'y reviendrons pas.

1. WEIGERT, Beiträge zur Kenntniss der normalen menschlichen Neuroglia, 1899.
2. VAN GEHUCHTEN, Le système nerveux de l'homme, 3e édition, 1900.

Bechterew [1] a émis, lui aussi, une hypothèse qui mérite de retenir l'attention, surtout depuis que l'on connaît, par nos recherches, l'existence d'un courant achevé dans l'olive. Cette hypothèse est la suivante. *La voie centrale de la calotte* (*centrale Haubenbahn*, en allemand), que Bechterew a pu suivre par la méthode embryonnaire de Flechsig depuis la substance grise du troisième ventricule jusqu'à l'écorce blanche des faces externe et postérieure de l'olive, ne descend pas au delà du noyau olivaire et acquiert sa myéline en même temps que la voie cérébello-olivaire ; il est donc fort probable que ces deux voies se continuent par l'intermédiaire de l'olive elle-même. Malheureusement, Bechterew ne se prononce ni sur la façon dont s'opère cette continuation, ni sur l'origine et la terminaison de la voie centrale de la calotte.

Cette voie est-elle identique au courant de fibres descendantes ramifiées dans l'olive que nous avons décrit ? Le fait est possible ; mais pour qu'il devienne certain, il faudrait faire chez les rongeurs, à l'aide de la méthode de Flechsig, une étude soignée de ce faisceau. Y aurait-on réussi, qu'il resterait encore à connaître l'origine supérieure de cette voie, que Bechterew lui-même ne semble pas avoir suivie au delà du cerveau moyen.

Bruce [2] a supposé, d'autre part, des connexions entre l'olive et le noyau de Deiters. Aucune de nos préparations ne lui donne raison. Nous avons bien vu, parfois, dans des coupes longitudinales du bulbe de souris, des petits paquets de fibres se détacher de la racine descendante du nerf vestibulaire, se porter en avant et traverser le bord postérieur de la racine descendante du trijumeau ainsi que la substance réticulée grise (fig. 423, *T*) ; mais ils n'envahissent jamais les olives. Il est possible, du reste, que ces paquets de fibres tendues entre le noyau du nerf vestibulaire et la substance réticulée correspondent au faisceau qui, d'après la description de Bechterew, unit le cordon antéro-latéral de la moelle au noyau de Deiters.

Lorsqu'on extirpe le cervelet en tout ou partie, et que, plusieurs jours après, on recherche, au moyen de la méthode de Marchi, les dégénérations qui en résultent, on aperçoit de nombreuses traînées de gouttelettes graisseuses dans les olives et le long des fibres arciformes antérieures et moyennes [3]. Nous avions observé ces dégénérations chez des cobayes auxquels nous avions enlevé des portions très limitées de l'écorce du cervelet, et nous en avions déduit fort légitimement, semblait-il, qu'il existait dans les olives des terminaisons de cylindres-axes originaires du cervelet et nommément des cellules de Purkinje. Mais des expériences ultérieures, exécutées à l'aide de la même méthode, nous montrèrent que des lésions cérébelleuses insignifiantes et rapidement cicatrisées peuvent produire des dégénérations allant jusqu'au ruban de Reil et aux nerfs moteurs. Ces dégénérations, que Marchi avait déjà aperçues, nous rendirent suspects les premiers résultats obtenus et nous portèrent à admettre que l'inflammation post-opératoire est capable de provoquer des dégénérations diffuses, cellulifuges et cellulipètes, non seulement dans les foyers ou les voies touchés par la lésion expérimentale, mais encore dans des parties voisines et

2° avec le faisceau central de la calotte et la voie cérébello-olivaire, d'après Bechterew.

3° avec le noyau de Deiters, d'après Bruce.

4° avec le cervelet, comme origine des fibres, d'après notre opinion primitive.

1. BECHTEREW, Die Leitungsbahnen zum Gehirn und Rückenmark, Leipzig, 1894 et les voies de conduction du cerveau et de la moelle, traduction de Ch. Bonne, 1900. — *Neurol. Centralbl.*, n° 9, 1885.
2. BRUCE, *Proceedings of the Royal Society of Edimburgh*, 1891.
3. S. R. CAJAL, Conexiones distantes de las células de Purkinje. *Anal. d. l. Soc. españ. d. Historia natural*, 2° Ser., Tom. III, Madrid, 1894.

Erreurs possibles dues à la méthode de Marchi.

même fort éloignées. A notre avis, la méthode de Marchi ne donne des résultats auxquels on puisse se fier que si la lésion est faite à distance de l'axe cérébro-spinal et si l'inflammation ne s'est pas propagée jusqu'à lui. Aussi, les expériences relativement récentes d'Orestano [1] et de Probst [2], qui ont cru observer des fibres dégénérées dans l'olive bulbaire, après ablation de parties plus ou moins étendues du cervelet, ne nous paraissent-elles nullement convaincantes. Pour ces motifs, il nous faut abandonner aujourd'hui la thèse que nous soutenions naguère ; nous ne croyons donc plus que les fibres de Purkinje contribuent, elles aussi, au plexus intra-olivaire.

Confirmation de notre seconde opinion.

D'ailleurs, cette opinion ainsi que les résultats essentiels obtenus par nous au moyen de la méthode de Golgi ont été confirmés par divers auteurs qui ont employé également le procédé des dégénérations de Marchi. Klimoff [3] et Van Gehuchten [4] ont observé, en effet, que l'olive bulbaire ne présente jamais de traces de dégénération à la suite d'une ablation plus ou moins considérable du cervelet. Par contre lorsqu'on détruit plus ou moins complètement l'olive bulbaire, comme l'ont fait Klimoff, Keller [5] et Probst, on voit dégénérer les fibres de la voie arciforme qui part de ce noyau pour se rendre au pédoncule cérébelleux inférieur et au cervelet.

Collatérales motrices de passage dans l'olive.

Dans un certain nombre de coupes longitudinales du bulbe de souris, on voit des collatérales qui partent de la voie motrice et semblent pénétrer dans le territoire olivaire. Nous avions déjà signalé ce détail dans un travail antérieur, sans en chercher, il est vrai, la signification. Après les avoir étudiées de plus près, nous pouvons nous prononcer à leur égard. En réalité, ces collatérales ne font que passer à travers l'olive ou sa région interne pour se rendre à la substance réticulée blanche. Quelques-unes d'entre elles proviennent, peut-être, de certains tubes du cordon antérieur de la moelle, mêlés à ceux de la voie motrice. Nous pensons donc que ces collatérales ne participent pas à la formation du plexus nerveux intra-olivaire.

Les fibres arciformes et leurs rapports : 1° d'après Mingazzini ;

Les fibres arciformes qui traversent le bulbe au niveau des olives pour converger au corps restiforme sont très nombreuses. Mingazzini [6] attribue à ce corps l'origine des cinq espèces de fibres arciformes suivantes : 1° les *fibres cérébello-olivaires croisées*, qui vont du corps restiforme d'un côté à l'olive du côté opposé ; c'est peut-être le groupe le plus important ; elles sont, ainsi que nous l'avons vu, formées par des cylindres-axes de cellules olivaires ; 2° les *fibres cérébello-olivaires antérieures* ou *zonales*, qui partent du corps restiforme et cheminent en avant du trijumeau et de l'olive, où elles se terminent ; ces fibres, qui restent constamment dans la même moitié du bulbe, sont moins

---

1. ORESTANO, Le vie cerebellari efferenti. *Rivista di patologia nervosa e mentale*, vol. VI, 1901.

2. PROBST, Experimentelle Untersuchungen über die Anatomie und Physiologie der Leitungsbahnen des Gehirstammes. *Arch. f. Anat. u. Physiol.*, Anat. Abth., Supplement Bd., 1902.

3. KLIMOFF, Ueber die Leitungsbahnen des Kleinhirns. *Arch. f. Anat. u. Physiol.*, Anat. Abth., 1899.

4. V. GEHUCHTEN, Le corps restiforme. *Le Névraxe*, vol. V, 1904.

5. KELLER, Ueber die Folgen von Verletzungen in der Gegend der unteren Olive bei der Katze. *Arch. f. Anat. u. Phys.*, Anat. Abth., 1901.

6. MINGAZZINI, Sull'origine e connezioni delle Fibræ arciformes e del Raphe nella porzione distale del midollo allungato nell'uomo. *Internat. Monatschr. f. Anat. u. Physiol.*, Bd. IX, 1892. — Ulteriore ricerche intorno alle Fibræ arciformes ed al Raphe. *Internat. Monatschr. f. Anat. u. Physiol.*, Bd. X, 1893.

abondantes que les premières ; nous les avons vues chez le chat et le lapin ; elles sont constituées, à notre avis, par des cylindres-axes directs de cellules olivaires ; 3° les *fibres cérébello-pyramidales croisées* ; ces tubes sortent du pédoncule cérébelleux inférieur, franchissent le raphé en arrière des olives, contournent la voie pyramidale et semblent commencer ou s'achever dans ses noyaux ; 4° les *fibres cérébello-pyramidales directes*, qui naissent dans le corps restiforme, courent en avant des olives et se terminent dans les noyaux péri-pyramidaux du même côté ; 5° les *fibres arciformes tendues en avant des olives*, depuis le noyau du cordon latéral jusqu'aux noyaux péri-pyramidaux de la même moitié bulbaire.

Les recherches que nous avons entreprises sont encore fort incomplètes à l'égard des trois dernières catégories de fibres arciformes. D'une part, nous ne sommes jamais parvenu à les imprégner chez l'homme ; et, d'autre part, chez le chien et le chat, qui possèdent des noyaux péri-pyramidaux très atrophiés, il est vrai, nous n'avons pu voir que quelques-unes d'entre elles ; c'étaient des cylindres-axes croisés, que des cellules, placées sur le côté interne des pyramides, lançaient de l'autre côté du raphé, en avant des pyramides opposées, où elles devenaient ainsi des fibres arciformes antérieures.

2° d'après nos recherches.

Au reste, les fibres arciformes pré-pyramidales existent aussi chez le chat, le chien, le lapin et la souris ; on les voit très bien sur les préparations colorées au Weigert (fig. 428, *a*) ; mais le plus grand nombre, et de beaucoup, nous a semblé être constitué par des fibres cérébello-olivaires croisées. En effet, on les voit d'abord soit en avant, soit à l'intérieur des pyramides ; elles plongent ensuite dans le raphé, y deviennent verticales, s'y entrecroisent et prennent enfin une direction horizontale dans le plan moyen de l'espace inter-olivaire.

Dans ces mêmes préparations au Weigert, on aperçoit encore des paquets de fibres qui vont du noyau du cordon latéral à la face antérieure de la voie motrice. Ces fibres, qui correspondent à la cinquième espèce d'arciformes de Mingazzini, paraissent être des tubes cérébello-olivaires de passage, séparés et pour ainsi dire disséqués par les amas cellulaires du noyau du cordon latéral (fig. 428, *c*). Les fibres émanées du corps restiforme et allant à ce dernier noyau nous semblent être des tubes de la même espèce.

CHAPITRE XXXIV

CORDON LATÉRAL ET SES NOYAUX BULBAIRES

CORDON LATÉRAL. — NOYAU DU CORDON LATÉRAL ; SA DIVISION EN NOYAUX INTERNE,
EXTERNE ET LINÉAIRE. — VOIE CENTRALE DU CORDON LATÉRAL.

Sa continuation par la substance réticulée bulbaire.

Les deux courants de cette substance.

Leur complication et les voies qu'ils renferment.

Position du cordon latéral dans le bulbe.

Cordon latéral dans le bulbe. — Il est difficile d'indiquer, de façon précise, la région de substance blanche bulbaire où résident les fibres du cordon latéral. En s'en tenant, au contraire, à une détermination approximative, à une indication topographique générale, on peut dire que ce cordon est continué dans le bulbe par la substance réticulée grise. Il est possible de distinguer deux courants de fibres dans cette dernière : *un courant superficiel*, situé en avant du noyau ambigu et prolongeant la masse principale ou antéro-externe du cordon latéral, non compris, cela va de soi, la voie cérébelleuse et le faisceau pyramidal croisé ; et *un courant profond*, placé entre le plan qui contient le noyau ambigu, d'une part, et la substance réticulée grise attenant au plancher ventriculaire, d'autre part ; ce courant confine en dedans aux racines de l'hypoglosse et en dehors à la substance gélatineuse du trijumeau.

Ces deux courants, antérieur et postérieur, renferment, outre les fibres ascendantes d'origine médullaire et bulbaire, une grande quantité de tubes descendants, nés dans les centres supérieurs. Rappelons que le plan postérieur du cordon latéral bulbaire, c'est-à-dire la substance réticulée grise postérieure, englobe, à lui seul, mêlées à ses fibres médullaires ascendantes : la *voie cérébello-médullaire directe*, issue du pédoncule cérébelleux supérieur et dont nous nous occuperons plus tard ; la *voie optique descendante* de Held, venue du tubercule quadrijumeau antérieur ; la *voie descendante*, déjà fort appauvrie, *du faisceau de la calotte de Gudden* ; enfin, *les voies centrales des nerfs trijumeau, glosso-pharyngien, pneumogastrique, intermédiaire de Wrisberg, et celles émanées des noyaux du vestibulaire et des noyaux olivaires du cochléaire.* Cette multiplicité et cette complication de conducteurs feront aisément comprendre quelles difficultés, pour ne pas dire quelle impossibilité, on doit rencontrer dans la détermination des limites de chaque système et, pour le cas présent, dans la fixation du lieu occupé par les fibres qui proviennent du cordon latéral de la moelle.

On peut cependant affirmer, mais d'une façon générale, que les fibres qui, dans la moelle, occupent la région antéro-externe du cordon latéral, les voies motrice et cérébelleuse de Flechsig exclues, se placent, au niveau du bulbe, dans la région antérieure de la substance réticulée grise. On peut émettre une affirmation analogue pour la partie postéro-interne de ce cordon, partie appelée *processus reticularis, faisceau de la corne postérieure* ou *couche limitante du cordon latéral*; arrivées au bulbe, les fibres médullaires

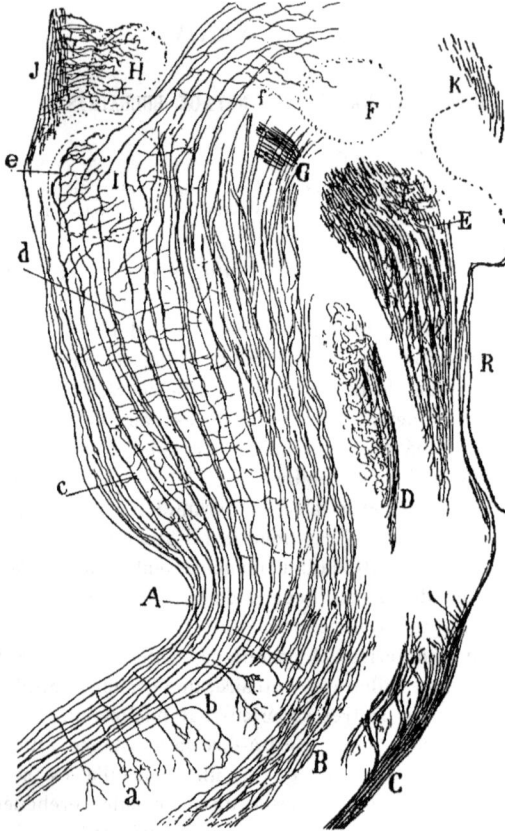

FIG. 422. — Coupe sagittale passant en dehors de l'olive ; bulbe de souris.
Méthode de Golgi.

A, cordon latéral ; — B, cordon de la corne postérieure de la moelle ; — C, cordon de Burdach ; — D, cordon solitaire ; — E, racine descendante du nerf vestibulaire ; — F, noyau masticateur ; — G, N, facial ; — H, olive supérieure ; — I, noyau du facial ; — J, corps trapézoïde ; — *a, b*, collatérales et terminales destinées à la corne antérieure ; — *c*, collatérales allant au noyau du cordon latéral ; — *d*, collatérales se rendant à la substance réticulée grise ; — *e*, fibres terminales pour le noyau du facial ; — *f*, collatérales pénétrant dans le noyau masticateur.

de ce segment siègent dans le district le plus postéro-externe de la substance réticulée grise, mêlées aux tubes des voies centrales des nerfs crâniens.

Une incertitude toute semblable règne au sujet des limites supérieures de ce cordon. Nous sommes parvenu à suivre, dans des coupes sagittales de bulbe de souris, un certain nombre de ses tubes jusqu'au delà du noyau *Sa terminaison possible dans la sub-*

*stance réticu-
lée grise de la
calotte.*

du facial. La substance réticulée grise, qui contient les fibres médullaires du cordon latéral, conserve toute son ampleur dans la protubérance ; elle se réduit un peu dans la région des tubercules quadrijumeaux. On peut en déduire, avec quelque vraisemblance, que les tubes ascendants médullaires persistent encore à cette hauteur ; mais il est impossible de les distinguer des tubes innombrables appartenant aux voies nées soit dans les noyaux sensitifs du bulbe, soit dans les cloisons de la substance grise interstitielle. Nous croyons, donc, ne pas trop nous éloigner de la réalité en faisant terminer les fibres les plus hautes du cordon latéral médullaire dans la substance réticulée grise de la calotte.

*Le cordon
latéral dans le
bulbe de la
souris.*

On pourra voir, sur la figure 422, reproduction d'une coupe sagittale de bulbe de souris, un certain nombre des détails que nous venons de donner au sujet du cordon latéral. Les tubes d'origine médullaire y apparaissent, en général, plus épais que ceux de provenance bulbaire ; ce fait est surtout très manifeste pour les tubes les plus antérieurs du cordon. On y remarque, de même, les collatérales données par ce système, les unes à la partie supérieure de la corne antérieure, les autres aux territoires bulbaires. Les colla-

*Ses collaté-
rales :
1° pour la
corne anté-
rieure ;*

térales ramifiées dans la corne antérieure sont remarquables par leur épaisseur et leur grand nombre. Un certain nombre de tubes producteurs de collatérales se terminent dans cette même corne et s'y ramifient abondamment autour des cellules motrices. La plupart d'entre eux continuent cependant leur route à travers le bulbe (fig. 422, *b*).

*2° pour la
substance réti-
culée, le noyau
du cordon la-
téral et le
noyau du fa-
cial.*

Arrivés à la hauteur des olives bulbaires, c'est-à-dire au niveau du noyau du cordon latéral, ces tubes émettent une multitude de collatérales, dirigées le plus souvent en arrière et terminées dans la substance grise interstitielle ainsi que dans le noyau du cordon latéral (fig. 422, *c, d*). Plus haut, au niveau du noyau facial, on voit entrer dans ce noyau des collatérales et même de véritables terminales de fibres du cordon latéral (fig. 422, *e*). Il est pour nous hors de doute, d'après cette dernière connexion, qu'un contingent sérieux des fibres appartenant à la portion antérieure du cordon latéral se termine dans le noyau de la septième paire. Nous avons suivi encore plus haut les tubes du cordon latéral, mais sans pouvoir en déterminer la destination.

*Divisions et
terminaison
du cordon la-
téral, d'après
Bechterew.*

Bechterew [1] reconnaît deux régions, l'une externe, l'autre interne, dans le reste du cordon latéral, c'est-à-dire dans ce cordon dépouillé de la voie motrice indirecte et du faisceau cérébelleux ; il admet aussi que la plupart des fibres de ce cordon s'achèvent dans un noyau réticulé diffus du pont de Varole, noyau auquel il a donné le nom de *noyau réticulé de la calotte* (*nucleus reticularis tegmenti*). Kölliker accepte cette manière de voir. Pour nous, la chose est probable également, bien que les méthodes anatomiques directes actuelles ne puissent en fournir la preuve.

*Voies rem-
plaçant le cor-
don latéral
dans la sub-*

Dans les coupes sagittales passant par un plan voisin du trijumeau, telles que celle représentée par la figure 423, la substance réticulée grise présente un aspect plus lâche ; les faisceaux ascendants de la moelle n'y apparaissent plus, pour ainsi dire, car ils ont cédé la place aux voies cen-

---

1. BECHTEREW, *Neurolog. Centralbl.*, Bd. V, 1885.

trales des nerfs crâniens et à deux grandes voies exogènes descendantes : le
faisceau descendant de la calotte ou *optique réflexe*, *I*, et la voie *olivo-bulbaire directe* née du pédoncule supérieur, *G* ; on remarque, en outre, un
troisième faisceau, *H*, également descendant et voisin de la racine du trijumeau : c'est le *faisceau rubro-spinal* ou *cordon de Monakow*. Nous reviendrons plus tard avec détails sur ces trois systèmes de fibres.

*stance réticu-
lée grise.*

Noyau du cordon latéral. — Ce noyau, amas irrégulier de neurones, se
trouve dans la zone antérieure du cordon latéral, entre l'olive bulbaire et la
racine descendante du trijumeau.

Sa position.

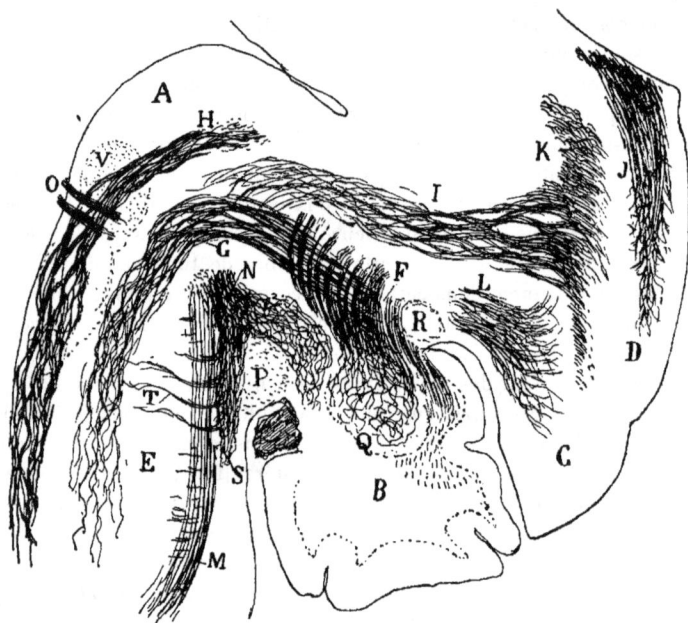

Fig. 423. — Coupe sagittale et très latérale du bulbe, du cervelet et de la calotte;
souris âgée de quelques jours. Méthode de Golgi.

A, protubérance ; — B, cervelet; — C, tubercule quadrijumeau postérieur ; — D, tubercule quadrijumeau antérieur; — F, pédoncule cérébelleux supérieur; — G, faisceau cérébelleux descendant; — H, faisceau de Monakow; — I, voie optique descendante ; — M, racine descendante du
trijumeau ; — N, noyau du nerf vestibulaire ; — V, nerf facial.

Chez l'homme, il débute un peu au-dessus de la décussation des pyramides et atteint son maximum de développement au niveau du tiers inférieur des olives. Plus haut, ses cellules s'éparpillent, se perdent entre les
faisceaux blancs; aussi, est-il difficile de les discerner au milieu des neurones de la substance réticulée grise.

*Son aspect ;
1° chez l'hom-
me ;*

Ce noyau est très considérable chez le lapin et surtout chez le chat, en
particulier à la hauteur de la partie inférieure de l'olive ; là, il se dédouble
en un *noyau interne*, volumineux, et un *noyau externe*, plus petit. Ce dernier,
placé plus en arrière, plus superficiellement, non loin de la racine descen-

*2° chez le
lapin et le
chat; ses trois
noyaux com-
posants.*

dante du trijumeau, est remarquable par l'exiguïté relative de ces cellules. Un petit nombre de coupes montrent encore, près du trijumeau, un amas étroit, à grand axe antéro-postérieur, dont les cellules volumineuses sont fusiformes ; c'est le *noyau linéaire*, qui commence plus haut que les deux foyers précédents, mais finit beaucoup plus tôt qu'eux. La coupe de bulbe de lapin, représentée par la figure 424, contient ces trois noyaux.

Le *foyer interne*, le plus considérable, est souvent fragmenté par le passage de nombreux paquets de fibres ; ses neurones forment alors des îlots de substance grise et même des cloisons d'apparence plexiforme (fig. 424, A). La dissémination de ses cellules s'exagère encore vis-à-vis de l'extré-

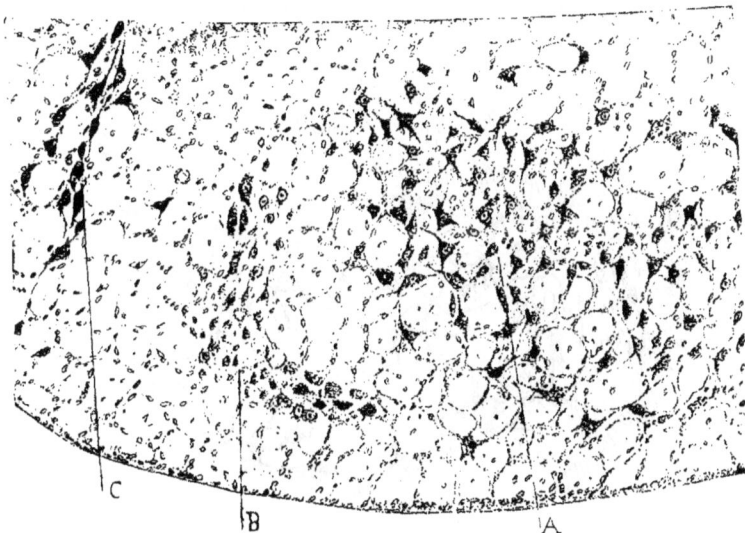

FIG. 424. — Coupe transversale du noyau du cordon latéral ; bulbe de lapin adulte.
Méthode de Nissl.

A, noyau interne ou principal ; — B, noyau postérieur ou externe, à petites cellules ;
C, foyer linéaire.

mité supérieure des olives, où, parfois, elles sont disposées en anneau irrégulier ou en deux groupes à direction antéro-postérieure, l'un superficiel, l'autre profond. Il n'y a plus trace d'amas cellulaires appartenant au cordon latéral au-dessus des olives.

Ses éléments constitutifs.   Nous avons à étudier dans le noyau du cordon latéral les cellules, les fibres afférentes et les tubes nerveux de passage.

Cellules. — La méthode colorante de Nissl permet de reconnaître dans le
1° Dans le noyau interne.   noyau interne la présence de neurones de moyenne et de grande taille. Ces neurones, étoilés, triangulaires ou fusiformes et pourvus d'un protoplasma parsemé de blocs chromatiques de volume moyen, sont groupés parfois en îlots, mais plus souvent en traînées compactes dans les espaces interfasciculaires. La plupart de leurs dendrites se dirigent, chez l'homme, d'arrière en avant.

Personne, ni Kölliker, ni Van Gehuchten, n'avait appliqué, avant nous.
l'imprégnation au chromate d'argent à ces cellules. La figure 425 reproduit
les formes les plus fréquentes que nous avons observées chez le lapin et le chat
par la méthode de Golgi. On voit que les cellules possèdent la taille moyenne
et l'apparence étoilée ou fusiforme qu'elles présentaient déjà par le procédé
de Nissl. On voit, en outre, que leurs dendrites, épaisses et divergentes, se
ramifient abondamment. Les ramifications sont même si nombreuses sur
certaines cellules que chaque dendrite se trouve transformée en un long
pinceau de fibrilles variqueuses, à orientation très diverse (fig. 425, B). Ces
pinceaux s'amoncellent dans les espaces interfasciculaires et y produisent
des plexus enchevêtrés autour des faisceaux blancs verticaux qui traversent

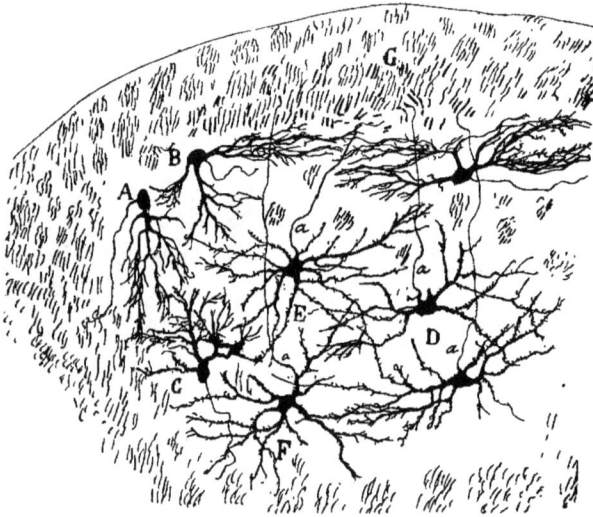

FIG. 425. — Portion du noyau du cordon latéral; chat âgé de 4 jours.
Méthode de Golgi.

A, C, cellules dont le cylindre-axe prend une direction postéro-interne; — D, E, F, autres cellules
dont les axones forment, en G, une voie superficielle longitudinale.

le noyau. Quelques cellules, surtout les plus profondes, possèdent des dendrites plus longues que les autres, mais à ramure moins compliquée.

Le noyau externe ou petit noyau du cordon latéral renferme, ordinairement, des neurones de moindre taille et de forme très variée ; les cellules
piriformes n'y sont pas rares et portent un court bouquet de dendrites
enchevêtrées.

Reste le foyer linéaire, le plus externe. Nous n'avons réussi son imprégnation par le chromate d'argent que chez la souris âgée de quelques jours.
Il est relativement très développé chez cet animal ; aussi, serions-nous porté
à considérer ce noyau comme constitué, chez ce rongeur, à la fois par le
foyer linéaire et le foyer externe à petites cellules.

2° *Dans le
noyau exter-
ne.*

3° *Dans le
noyau linéai-
re.*

1° Dans les noyaux interne et externe.

Axone. — Dans les deux noyaux interne et externe, le cylindre-axe prend naissance sur le corps ou sur une dendrite et chemine dans des directions diverses. Quelques petites cellules, surtout celles de la région postérieure du noyau, envoient le leur vers la substance blanche placée derrière elles ; il s'y bifurque généralement et se continue par des fibres fines longitudinales (fig. 425, *C*). Les cellules plus grosses, les plus nombreuses, par conséquent, lancent, au contraire, l'axone en avant ; et cet axone, après quelques sinuosités, se convertit en tube épais de la substance blanche superficielle (fig. 425, *E*, *D*). Parfois, aussi, le cylindre-axe forme un des tubes épais des faisceaux interstitiels de passage. Tous ces cylindres-axes ne semblent pas fournir de collatérales à leur noyau d'origine.

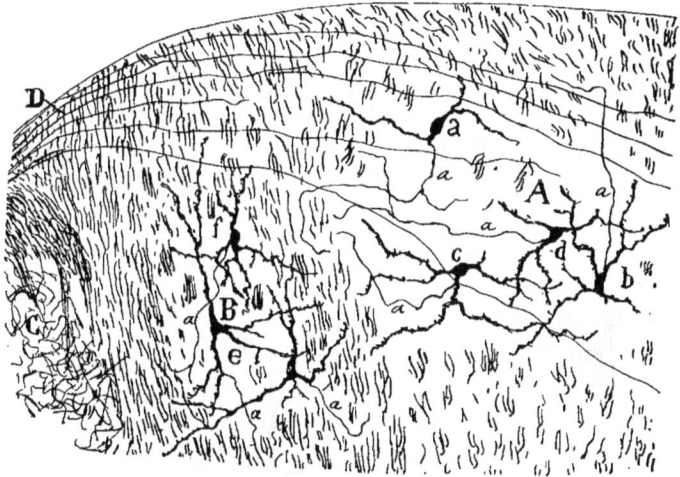

Fig. 426. — Coupe transversale du noyau du cordon latéral ; souris âgée de quelques jours. Méthode de Golgi.

A, foyer interne ou principal ; — B, foyer linéaire ; — C, noyau de la racine descendante du trijumeau ; — D, fibres cérébello-olivaires de passage.

2° dans le noyau linéaire.

Le plus grand nombre des axones issus du noyau linéaire se continuent par des tubes ascendants, placés sur les limites surtout antérieures (fig. 426, *B*) ; certains d'entre eux se divisent en branches ascendante et descendante, comme nous l'avons vu faire par les cylindres-axes des deux autres portions du noyau du cordon latéral.

Noyaux du cordon latéral chez la souris.

La figure 426 montre les noyaux du cordon latéral chez la souris. Les cellules que nous avons imprégnées dans le noyau interne ou principal, *A*, possèdent un cylindre-axe (fig. 426, *b*,*c*,*d*) qui se transforme dans la substance blanche limitrophe en un tube longitudinal et semble alors se mêler aux fibres du faisceau de Monakow. Celui de certaines cellules se divise en deux branches : l'une ascendante, l'autre descendante, situées parfois dans des points un peu différents de la substance réticulée grise. Mais c'est toat ce que nous avons pu savoir, et la destination des cylindres-axes issus des noyaux du cordon latéral nous est toujours inconnue.

Fibres afférentes. — Les collatérales qui se ramifient dans le noyau du cordon latéral proviennent des faisceaux de fibres qui le traversent et de ceux qui l'enveloppent. Le noyau interne en reçoit sur tout son pourtour; mais les plus nombreuses et les plus épaisses lui viennent du faisceau de Monakow situé, chez la souris, entre le foyer interne lui-même et la racine du trijumeau.

Leur origine :
1° dans le noyau principal ;

La direction des collatérales est très variable; dans le noyau principal, le courant dominant chemine d'arrière en avant. Toutes ces collatérales se ramifient en abondance entre les cellules et produisent ainsi des plexus variqueux et touffus, où des espaces vides sont réservés aux corps cellulaires.

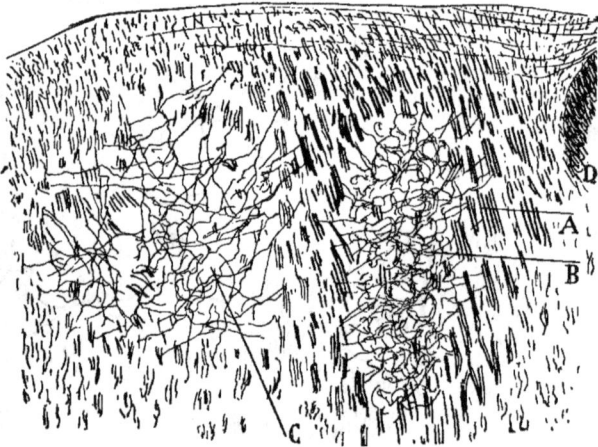

Fig. 427. — Coupe transversale passant par le noyau du cordon latéral; bulbe de souris. Méthode de Golgi.

A, grosses fibres du faisceau où le noyau linéaire se trouve inclus; — B, noyau linéaire; — C, plexus de collatérales du noyau interne ou principal; — D, racine descendante du nerf trijumeau.

Le noyau linéaire reçoit également une foule de collatérales, très faciles à imprégner chez la souris. Presque toutes sont extrêmement fines; elles proviennent des gros tubes qui contournent le noyau et se résolvent en un plexus fin, granuleux et très riche, qui comble les espaces intercellulaires (fig. 427, *B*).

2° dans le noyau linéaire.

Nous n'avons pas observé de fibres terminales dans ce foyer; il en existe un grand nombre, au contraire, dans le noyau interne. Il est donc probable que la plupart des tubes qui font suite à la partie la plus antéro-externe du cordon latéral de la moelle se terminent dans le noyau interne, où une nouvelle voie ascendante prend naissance.

Fibres terminales du noyau interne.

Fibres de passage. — Le noyau du cordon latéral est parcouru par une multitude de fibres arciformes transversales et obliques, isolées ou réunies

en petits paquets lâches et flexueux, qui sont très nets dans les préparations au Weigert-Pal (fig. 428, c).

*Fibres arci-
formes de pas-
sage.*

Au niveau des olives, bon nombre de ces fibres arciformes, séparées
les unes des autres, traversent, en serpentant, les portions moyenne et profonde du noyau interne. Ces fibres ne sont que des tubes cérébello-olivaires
que l'on voit groupées et condensées des deux côtés du noyau, sur la face
antérieure de l'olive et de la voie pyramidale en dedans, sur le bord ventral
de la racine descendante du trijumeau en dehors (fig. 428, c). Ces fibres de
passage ne se termineraient donc pas dans le noyau du cordon latéral et ne
lui fourniraient pas de collatérales.

*Fibres de
passage, en ap-
parence, mais
vraisemblable-
ment originai-
res du noyau
interne.*

On ne peut regarder comme fibres cérébello-olivaires de passage
tous les tubes à myéline qui abordent le noyau interne d'arrière en avant
et de dehors en dedans. Quelques-uns d'entre eux persistent encore
dans les régions inférieures du noyau, au-dessous des olives, c'est-à-dire
en un point où les fibres cérébello-olivaires n'ont pas encore fait leur
apparition. Ces tubes nous semblent être originaires du noyau interne
lui-même ; ce sont, très vraisemblablement, des cylindres-axes issus de
ses cellules et se dirigeant, d'après les données de la méthode de Golgi
chez les animaux nouveau-nés, les uns directement en avant, les autres
obliquement en dehors et en arrière. Ces divers cylindres-axes se conver-
tiraient en tubes longitudinaux ascendants.

Voie centrale du noyau du cordon latéral. — D'après l'exposé que nous
venons d'en faire, les divers foyers du noyau de ce cordon constituent une
station où aboutit une voie inférieure et ascendante, qui n'est autre que le
cordon latéral lui-même, et d'où part une voie supérieure et en grande partie
ascendante, formée par les cylindres-axes issus du noyau lui-même. C'est de
nouveau la disposition que nous avons déjà constatée dans les noyaux de
Goll et de Burdach.

*Son trajet et
sa terminaison
dans le cerve-
let, d'après Van
Gehuchten.*

On a ignoré, jusqu'aux travaux de Van Gehuchten[1], le trajet et la destination de la voie issue du noyau du cordon latéral. Ce savant est parvenu à
élucider ces deux points au moyen de la méthode des dégénérations. D'après
lui, cette voie, qu'il appelle *nucléo-cérébelleuse*, prend d'abord une direction
postéro-externe, passe ensuite devant la racine descendante du trijumeau,
se jette dans la partie postérieure du corps restiforme et se termine, enfin,
dans le cervelet.

---

1. Van Gehuchten, Le corps restiforme et les connexions bulbo-cérébelleuses. *Le
Névraxe*, vol. VI, 1904.

CHAPITRE XXXV

VOIES ET NOYAUX BULBAIRES ENDOGÈNES

VOIE SENSITIVE CENTRALE OU RUBAN DE REIL MÉDIAN. — SUBSTANCES RÉTICULÉES BLANCHE
ET GRISE : CELLULES ET NOYAUX MAGNO-CELLULAIRES ; PLEXUS INTERSTITIELS ET VOIES
COURTES ; RÔLE PHYSIOLOGIQUE.

Voie sensitive centrale ou ruban de Reil médian. — Nous avons parlé, à maintes reprises, de l'origine et du trajet de la voie sensitive centrale. Ce système de fibres, rappelons-le cependant, prend naissance dans les noyaux de Goll et de Burdach ; après s'être entrecroisé avec son congénère, en avant du canal central, un peu au-dessus de la décussation des pyramides, il occupe dans la substance réticulée blanche l'espace compris entre les olives (fig. 284, *S*, et suivantes, surtout figs. 286, *C*, et 289, *D*) ; il passe ensuite dans la protubérance, où il forme une lame transversale dans la région antérieure de la substance réticulée, et se perd, enfin, dans la couche optique.

Son origine et son trajet.

Le parcours de la voie sensitive centrale ou ruban de Reil est variable chez les mammifères, surtout dans sa portion initiale ou inférieure. Ainsi, chez le chat, comme on peut le voir dans la figure 428, en *k*, presque toutes les fibres arciformes issues des noyaux de Goll et de Burdach sont des arciformes externes, c'est-à-dire des fibres qui décrivent une grande courbe au travers de la partie externe de la substance réticulée grise, à peu de distance de la substance gélatineuse du trijumeau.

Variabilité de son parcours suivant les mammifères.

Les fibres arciformes internes, qui gagnent le raphé, en passant en dehors du noyau de l'hypoglosse et à travers la partie la plus postérieure du cordon antérieur, ne proviennent pas, à notre avis, des noyaux de Goll et de Burdach ; leur source, dans le bulbe du chat, se trouve dans la substance réticulée grise et dans les noyaux des cinquième et neuvième paires.

Le trajet des fibres sensitives ou *arciformes externes* est le suivant. Parvenues au plan médian antéro-postérieur, elles le côtoient, puis le traversent, très obliquement, d'arrière en avant et deviennent alors ascendantes, à une distance plus ou moins grande de la voie pyramidale et derrière elle. A la hauteur des olives, elles ne changent ni leur itinéraire ni leur destination ; elles se bornent à les traverser, groupées en petits faisceaux curvilignes que l'on a pris bien des fois pour des paquets de fibres issues des olives elles-mêmes. Quant aux fibres sensitives ou *arciformes internes*, si développées chez l'homme (fig. 281, *E*), elles font presque entièrement défaut chez le chat.

Son itinéraire dans le bulbe :
1° du chat ;

Nous avons reproduit sur la figure 429, en *B, C, D*, la situation occupée par la voie sensitive centrale du chat, au niveau des olives. On voit qu'elle forme entre les deux olives une cloison très mince, pourvue de deux épaississements triangulaires: l'un antérieur, très volumineux, prolongé en dehors et en contact avec la voie pyramidale; l'autre postérieur, moins considérable et placé non loin de la substance réticulée blanche. Cette cloison porte encore, de chaque côté, comme deux ailettes fibrillaires, qui partagent l'olive en trois quartiers orientés obliquement (fig. 429, *E*). Les fibres qui consti-

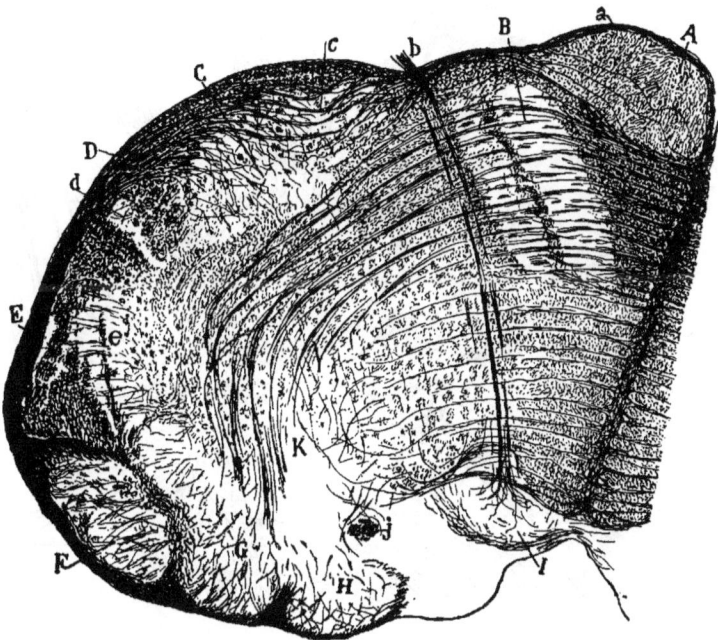

Fig. 428. — Coupe transversale du bulbe; chat adulte. Méthode de Weigert-Pal.

A, voie pyramidale; — B, olive inférieure; — C, noyau du cordon latéral: — D, fibres cérébello-olivaires; — E, continuation de ces fibres destinée à former le corps restiforme; — F, noyau accessoire du cordon de Burdach; — G, noyau principal du même cordon; — H, noyau du cordon de Goll: — I, noyau du nerf hypoglosse; — K, fibres arciformes sensitives externes; — a, fibres cérébello-olivaires pré-pyramidales; — b, nerf hypoglosse; — c, fibres de passage du noyau du cordon latéral; — d, noyau postérieur; — e, noyau du trijumeau.

tuent ces ailettes ne se détachent ainsi de la masse principale du ruban de Reil que pendant son passage entre les deux olives. Celles-ci franchies, les fibres rejoignent le gros des fibres sensitives et les ailettes disparaissent. La section fronto-longitudinale des olives bulbaires, que nous représentons dans la figure 431, aide à la compréhension des détails précédents. On y voit les fibres des ailettes onduler au travers des ganglions olivaires, puis revenir, au-dessus d'eux, au ruban de Reil; on y remarque, en outre, que le nombre des tubes qui entrent dans la constitution du ruban de Reil augmente de bas en haut par l'arrivée de nouveaux contingents de fibres sensitives ou arciformes.

Chez le lapin, la voie sensitive centrale est encore plus grêle que chez le chat (fig. 431, B). La plupart de ses fibres, du moins dans la région inférieure des olives, contiennent, comme chez l'homme, des fibres arciformes internes. Les petits paquets fibrillaires qui forment cette voie commencent dans la région antérieure des noyaux de Goll et de Burdach, immédiatement en dedans du faisceau solitaire. Les tubes issus du noyau de Goll sont, en majorité, plus épais que ceux fournis par le noyau de Burdach. Tous ces tubes, qui donnent encore assez souvent des collatérales initiales, se rendent dans

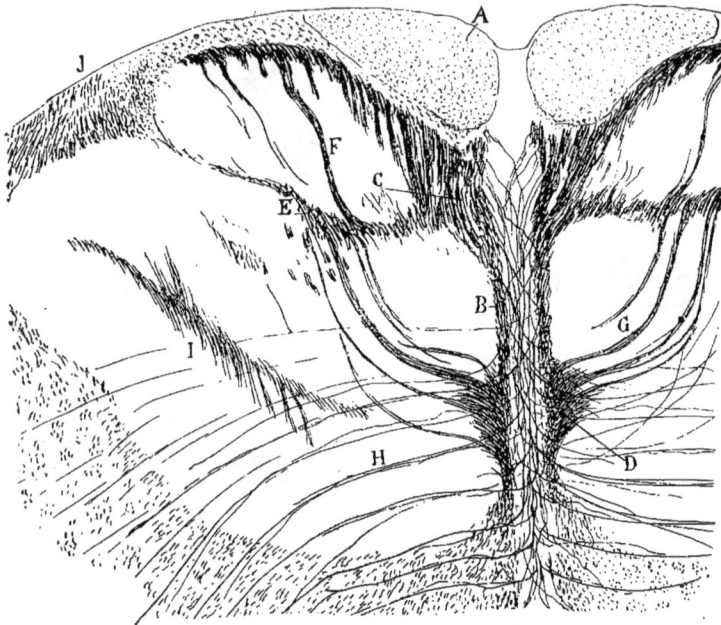

Fig. 429. — Coupe transversale du bulbe au niveau de la région olivaire; chat nouveau-né. Méthode de Golgi.

A, voie pyramidale; — B, couche interne des fibres sensitives; — C, renflement antérieur du ruban de Reil; — D, renflement postérieur du même ruban : — F. G, fibres sensitives sinueuses passant d'une couche à l'autre de l'olive : — H, fibres arciformes sensitives externes; I, fibres du cordon antérieur.

l'aire occupée par le cordon antérieur et s'entrecroisent avec leurs congénères du côté opposé sous un angle très aigu; ils côtoient ensuite le raphé d'arrière en avant, et prennent une direction ascendante dans l'espace très étroit situé entre les olives, ainsi que derrière et entre les pyramides. Le ruban de Reil forme donc, chez le lapin, une lame mince, antéro-postérieure, qui flanque le raphé et se termine en avant, au contact du bord interne de la voie pyramidale, par un renflement. Il est fort possible que la région inter-pyramidale et pré-olivaire de la voie sensitive centrale contienne aussi, comme chez la souris, quelques fibres du cordon antérieur de la moelle.

*Collatérales
du ruban de
Reil dans la
protubérance
seule.*

Fait important, les fibres du ruban de Reil n'émettent aucune collatérale, aussi bien dans leur parcours horizontal en qualité de fibres arciformes,
que dans leur trajet ascendant. Dans ce dernier, cependant, au niveau du
pont de Varole, elles lancent de nombreuses fibres secondaires, qui, nous le

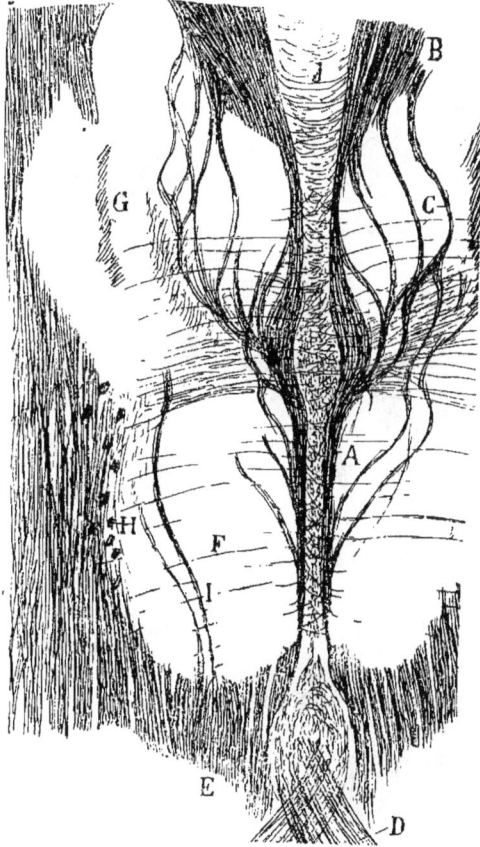

Fig. 430. — Coupe frontale et longitudinale de la région olivaire du bulbe;
chat nouveau-né. Méthode de Golgi.

A, fibres tout à fait internes du ruban de Reil médian; — B, partie supérieure renflée du même
ruban; — C, faisceaux de fibres sinueuses; — D, entrecroisement des pyramides; — E, cordon
antérieur; — I, fibres perforantes, issues de ce cordon; — H, racines du nerf hypoglosse.

verrons plus tard, se ramifient dans les zones moyennes de la masse grise
protubérantielle. Cette exception est à noter. Un certain nombre de collatérales destinées à la substance réticulée grise du pont et à d'autres noyaux
plus profonds semblent aussi partir de la voie sensitive, en ce point, mais
aucune ne se rend à des foyers moteurs.

Quelle est la limite supérieure du ruban de Reil médian ? Les avis sont partagés à ce sujet, comme nous l'avons dit, en parlant du mécanisme des réflexes médullaires. Les uns admettent qu'il se poursuit sans interruption jusqu'au cerveau ; les autres, et parmi ces derniers on compte Monakow, Dejerine et Mahaim, supposent que le neurone du ruban s'arrête dans la couche optique, où un nouveau neurone continuerait la voie sensitive ;

Terminaison du ruban de Reil; opinions diverses.

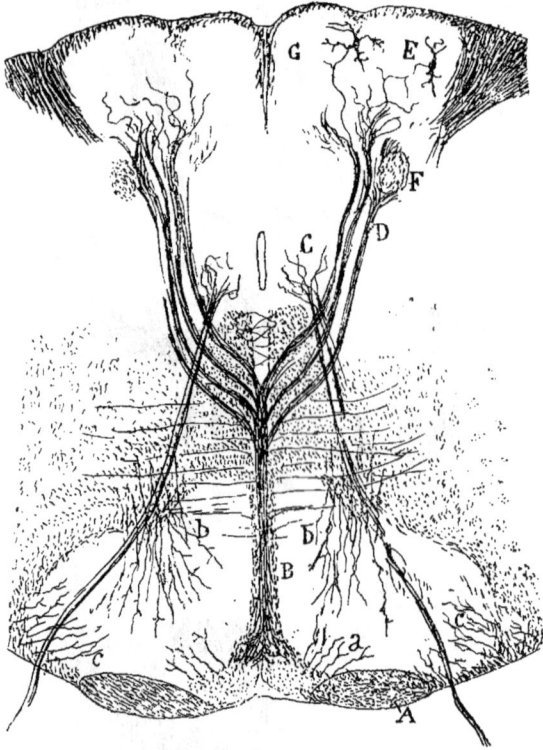

Fig. 431. — Coupe transversale du bulbe au niveau des olives ; fœtus de lapin. Méthode de Golgi.

A, voie motrice ; — B, ruban de Reil médian ; — C, noyau de l'hypoglosse ; — D, fibres arciformes internes, venues des noyaux de Goll et de Burdach ; — E, noyau de Burdach ; — F, faisceau solitaire ; — G, noyau de Goll ; — *a*, collatérales antérieures destinées à l'olive ; — *b*, collatérales postérieures se terminant aussi dans l'olive ; — *c*, collatérales externes.

d'autres enfin, tels que Flechsig et Hösel, Ferrier, Turner, etc., professent une opinion mixte : pour eux, la voie sensitive s'interrompt, en partie, au niveau de la couche optique, et se continue, pour le reste, jusqu'au cerveau.

Des observations faites par nous sur le rat et la souris âgés de quelques jours semblent donner entièrement raison à Monakow et à ses partisans. Nous avons vu, en effet, un volumineux faisceau de fibres ascendantes, la voie sensitive probablement, se terminer par des arborisations libres, très touffues et enchevêtrées précisément dans le noyau spécial de la couche

Sa terminaison dans la couche optique, d'après nos recherches.

optique, où Monakow place le point terminal du ruban de Reil, c'est-à-dire dans le *noyau ventral* de Nissl ou *latéral* de Kölliker. Nous représentons ces arborisations dans la figure 432, en *A* ; leur étude circonstanciée sera plus à sa place quand nous nous occuperons de la structure de la couche optique. A en juger par nos préparations, toutes les fibres de ce ruban de Reil présumé s'arrêtent dans le noyau de la couche optique ; c'est là qu'un troisième neurone sensitif, thalamo-cérébral, s'articulerait avec elles et

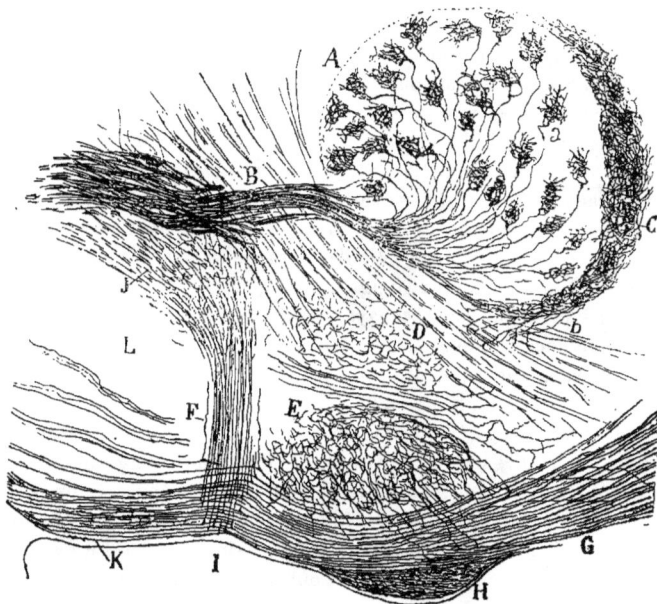

Fig. 432. — Coupe sagittale des régions thalamique inférieure et pédonculaire : souris âgée de 20 jours. Méthode de Golgi.
(Cette coupe, assez latérale, renferme l'axe du pédoncule cérébral.)

A, noyau latéral de la couche optique; — B, faisceau sensitif; — C. noyau semi-lunaire; — D, noyau grillagé (*Gitterkern*) antérieur de Nissl ; — E, ganglion de Luys ; — F. faisceau de collatérales du pédoncule cérébral; — G, pédoncule; — H. bandelette optique; - I, corne d'Ammon; - J. champ de Forel où se terminent la majorité des fibres appartenant au faisceau de collatérales du pédoncule.

reprendrait les impressions sensitives pour les conduire jusqu'à l'écorce cérébrale.

Substances réticulées. — Nous avons déjà analysé les masses grises principales que renferment les substances réticulées blanche et grise. Il nous reste à examiner les cellules nerveuses disséminées dans ces substances et le plexus interstitiel jeté entre les faisceaux de tubes nerveux.

CELLULES. — Les neurones des substances réticulées ont été étudiés, il y a longtemps, par Vincenzi [1] : Kölliker [2] et Held [3] en ont fait, depuis, une bonne description dont nous avons constaté la justesse [4].

En surface, ces corpuscules siègent dans toute l'étendue des substances réticulées, comme le démontrent des coupes transversales en série, colorées par le procédé de Nissl. Ils sont bien moins nombreux dans la substance réticulée blanche que dans la grise et manquent tout à fait dans le faisceau longitudinal postérieur, la racine du trijumeau, la voie pyramidale et le ruban de Reil. En hauteur, ils commencent à paraître, dans le bulbe, un peu au-dessus de l'entrecroisement des pyramides, deviennent très abondants au niveau des olives et de la région acoustique, restent en même quantité dans la protubérance, et persistent jusque dans la couche profonde de la calotte, au-dessous et en dehors du faisceau longitudinal postérieur ; mais ici, leur nombre est fort réduit.

La taille de ces cellules est très variable, ce qui légitime leur division en deux espèces : 1° un type petit et moyen, ayant un diamètre de 12 à 14 μ, et répandu dans les deux substances réticulées, mais plus particulièrement dans la grise, et 2° un type grand et même géant, oscillant entre 30 et 90 μ, logé surtout dans la substance réticulée blanche et dans la moitié interne de la grise. Les cellules géantes atteignent, en général, chez les petits mammifères, tels que lapin, chat, cobaye, des dimensions beaucoup plus considérables que chez l'homme ; elles surpassent en volume les neurones moteurs des noyaux du facial et de l'hypoglosse ; seules, les grosses cellules étoilées du noyau de Deiters rivalisent avec elles.

Par leur morphologie, dont Kölliker a fait une bonne étude, ces neurones rappellent les cellules motrices. Elles présentent une configuration étoilée, triangulaire ou fusiforme ; des *bras protoplasmiques* épais, velus, se détachent du corps et se décomposent à faible distance en dendrites secondaires très longues et divergentes. Le *cylindre-axe*, sinueux souvent au début et porteur de quelques collatérales, se continue toujours par un tube de la substance réticulée grise ou blanche.

Les méthodes neurofibrillaires colorent fort bien les cellules des substances réticulées ; elles y font apparaître la charpente abondante et complexe du type fasciculé. Il n'en est pas de même dans les neurones plus petits, où le réseau neurofibrillaire est plus lâche et plus pâle. Les cellules de grande taille renferment, en outre, de nombreux amas chromatiques volumineux, analogues à ceux des corpuscules moteurs.

Si nous voulons étudier de plus près les cellules de ces substances, il faut les distinguer en trois catégories, d'après leur situation : celles du raphé, celles de la réticulée blanche et celles de la réticulée grise.

Distribution : a) en surface ;

b) en hauteur.

Leur taille types petit, moyen et géant.

Leur morphologie.

Leur aspect par les méthodes neurofibrillaires et de Nissl.

Leurs variétés suivant régions.

1. VINCENZI, Sulla morfologia cellulare del midollo allungato ed istmo dell'encefalo. Torino. 1885.

2. KÖLLIKER, Der feinere Bau des verlängerten Markes. *Anat. Anzeiger*, n° 14-15, 1891.

3. HELD, Beiträge zur feineren Anatomie des Kleinhirns und Hirnstammes. *Arch. f. Anat. u. Physiol.*, Anat. Abtheil, 1893.

4. CAJAL. Apuntes para el estudio del bulbo raquídeo, cerebelo y origen de los nervios craneales. *Anal. de la Soc. españ. de Histor. natur.*, 6 febrero 1895.

Cellules du raphé. — On rencontre sur la ligne médiane, depuis le noyau de l'hypoglosse jusqu'au-dessus de la protubérance, des cellules nerveuses, grandes, moyennes ou petites, irrégulièrement disséminées. Elles ne font défaut qu'en un seul point de cette ligne, à l'endroit où les fibres arciformes transversales se condensent en gros faisceaux ; il en est ainsi, par exemple, dans le plan le plus superficiel de la protubérance, au niveau de l'entrecroisement des fibres issues des olives et du corps trapézoïde. Le nombre de ces cellules s'accroît, en règle générale, de bas en haut ; il est le plus élevé à la hauteur du pont de Varole ; il est, de même, plus grand dans la moitié antérieure du raphé que dans la moitié postérieure. Elles s'accumulent surtout aux environs des voies transversales, comme on le remarque en arrière du corps trapézoïde et dans le voisinage des voies cérébello-olivaires, c'est-à-dire derrière la voie pyramidale.

Leur répartition.

Les cellules du raphé se retrouvent aussi chez l'homme, mais en moindre quantité que chez le lapin, la souris et le chat. Il est des points où, cependant, elles pullulent, par exemple dans le segment bulbaire correspondant au tiers supérieur des olives, c'est-à-dire au-dessus du noyau de l'hypoglosse. Ce segment renferme, en effet, trois groupes cellulaires : l'un *antérieur* ou post-pyramidal, formé de neurones de moyenne taille, un autre *intermédiaire*, placé entre les deux rubans de Reil médians, et un troisième *postérieur*, formé de grosses cellules fusiformes, au voisinage du faisceau longitudinal postérieur.

Leur nombre moindre chez l'homme.

La position qu'ils occupent relativement au raphé permet encore de classer ces neurones en : *cellules marginales*, fusiformes, bordant d'arrière en avant la substance blanche, et *cellules centrales* ou *transversales*, triangulaires ou étoilées, étendant leurs bras protoplasmiques dans les deux moitiés du bulbe.

Nous donnons, en *L*, dans la figure 433, le dessin de quelques neurones du raphé, pris chez la souris nouveau-née et colorés par le chromate d'argent. Cette reproduction montre que les dendrites de ces cellules atteignent la substance blanche avoisinante et s'étendent à grande distance entre les faisceaux dont elle est composée. Leur cylindre-axe, que nous n'avons pu suivre jusqu'au bout en bien des cas, se porte en dehors, horizontalement d'ordinaire ; il émet quelques collatérales, puis se bifurque ou s'infléchit et se convertit de la sorte en un ou deux tubes longitudinaux de la substance réticulée blanche. L'axone des cellules post-pyramidales, situées au niveau du noyau du facial, s'incorpore parfois au plan superficie du reste du cordon latéral (fig. 433, *M*).

Cellules du raphé chez la souris.

Cellules de la substance réticulée blanche. — Ces neurones, comparativement rares, présentent ordinairement de grandes dimensions ; il en est pourtant de petite taille. Leur forme est étoilée ; de très longues dendrites, épineuses, rayonnent de leur corps. Parmi ces bras protoplasmiques, certains traversent la ligne médiane et constituent, par leur entrecroisement avec leurs congénères opposés et les dendrites des cellules du raphé, une commissure protoplasmique étendue, plus dense en arrière de la voie pyramidale (figs. 433, *M* et 434, *G*).

Leur morphologie.

L'axone, épais d'habitude, décrit souvent un grand crochet à peu de distance de son origine; il prend ensuite une direction variable.

Tantôt, il se porte en dedans, traverse le raphé et se continue par une fibre de la substance réticulée blanche et même grise du côté opposé. Les cylindres-axes qui ont cet itinéraire, se comportent donc comme ceux des

Leur axone croisé et direct.

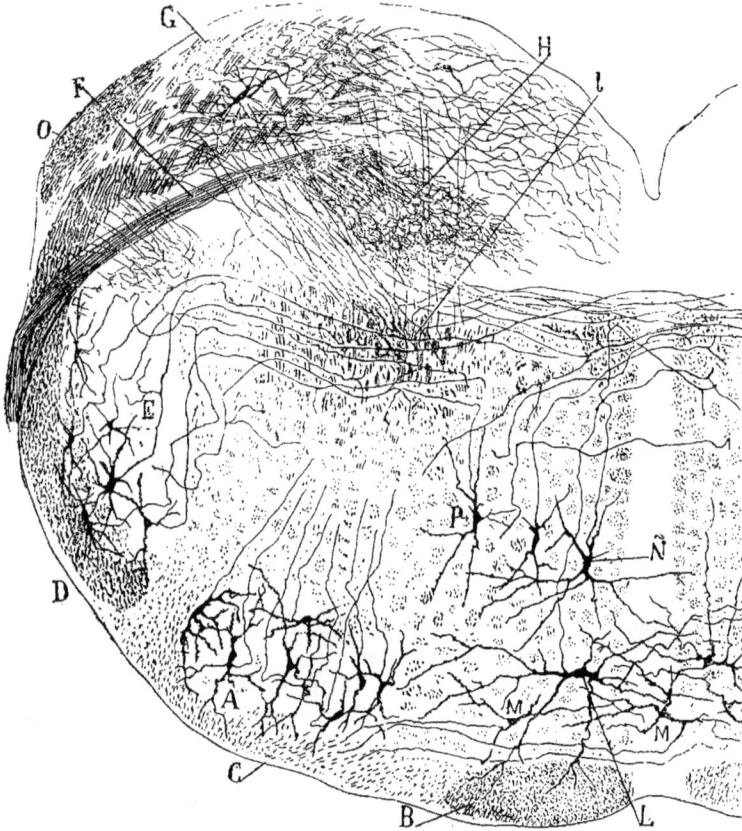

FIG. 433. — Coupe du bulbe à la hauteur du noyau du facial; souris nouveau-née. Méthode de Golgi.

A, noyau du facial; — B, voie pyramidale; — C, reste du cordon latéral; — D, trijumeau; — E. sa substance gélatineuse; — F, pneumogastrique; — G, noyau descendant du nerf vestibulaire; — H, colonne grise interne du cordon solitaire; — J, voie centrale du nerf vestibulaire; — O, corps restiforme.

cellules commissurales de la moelle. Ils se transforment en tubes verticaux en un point quelconque de la substance réticulée, mais plus fréquemment dans le voisinage de leur cellule d'origine. Les exceptions sont nombreuses cependant; nous citerons entre autres les axones issus des cellules géantes ou moyennes (fig. 433, L), axones qui se portent en arrière pour traverser la ligne médiane très postérieurement, cela va sans dire, et se continuer par des tubes du faisceau longitudinal postérieur.

Tantôt, mais bien plus fréquemment, le cylindre-axe se dirige, soit en arrière, soit en avant, soit encore en dehors ; il parcourt ainsi un trajet variable, puis se change en tube longitudinal dans la substance réticulée blanche du même côté que sa cellule d'origine, ou dans la région interne de la substance grise voisine.

Cylindres-axes directs et cylindres-axes croisés lancent, pendant leur parcours horizontal initial, mais non constamment, plusieurs collatérales qui s'insinuent entre les paquets de la substance réticulée blanche.

Le changement des axones en tubes verticaux de la substance réticulée blanche s'effectue par inflexion ou bifurcation en T ; dans ce dernier cas, il se forme deux tubes, l'un ascendant, l'autre descendant. Mais il arrive souvent, comme l'a vu Held, que le cylindre-axe fournit, en réalité, trois tubes ou davantage à des régions différentes de la substance réticulée blanche ; exemple : le tronc primitif émet d'abord une forte collatérale, qui se continue par un tube de la substance réticulée ; puis il traverse le raphé et se bifurque, enfin, en deux branches qui deviennent des tubes de parties plus ou moins distantes de la substance réticulée du côté opposé. On observe aussi, et fréquemment, des axones dont les deux branches de division se transforment en tubes longitudinaux dans des districts passablement éloignés de la substance réticulée du même côté (fig. 434, R). Enfin, certains axones donnent à la substance grise jusqu'à trois tubes longitudinaux, dont deux ascendants et un descendant, mais tous du même côté. Ajoutons que, communément, le cylindre-axe des cellules de la substance réticulée blanche émet une grosse collatérale au moment où d'horizontal il devient vertical.

Cellules de la substance réticulée grise. — La taille de ces éléments est extrêmement variable ; elle est, en général, inférieure à celle des neurones de la substance réticulée blanche ; néanmoins, on rencontre çà et là, dans le tiers et parfois même dans la moitié interne de son étendue, des cellules volumineuses, qui présentent des caractères analogues à ceux des éléments que nous venons de décrire. On peut même affirmer que certaines de ces cellules sont incontestablement de même nature.

Les neurones, plus nombreux, qui occupent la moitié ou le tiers externe de la substance réticulée grise, ont, au contraire, un volume réduit. Disposés en traînées, en cloisons, ils s'étendent sur tout le vaste espace qui a pour limites: en dehors la substance gélatineuse trigéminale, en avant le noyau du facial, le noyau du cordon latéral et les olives supérieures et en arrière les voies des cinquième, huitième, neuvième et dixième paires. Ils s'insinuent même, en assez grand nombre, entre les faisceaux de ces dernières voies.

Presque tous les cylindres-axes de ces cellules externes fournissent quelques collatérales et se transforment en tubes de la substance réticulée grise externe, après un assez court trajet. Souvent, ils se bifurquent en branches tantôt ascendante et descendante, tantôt, et plus rarement, toutes deux ascendantes ou descendantes, mais situées dans des régions différentes de la substance réticulée.

Il est, sans doute, difficile de délimiter et de distinguer des noyaux gris dans les substances réticulées, à cause de la dissémination de leurs cellules nerveuses. On peut toutefois considérer comme tels et appeler d'un nom *Amas cellulaires des substances réticulées.*

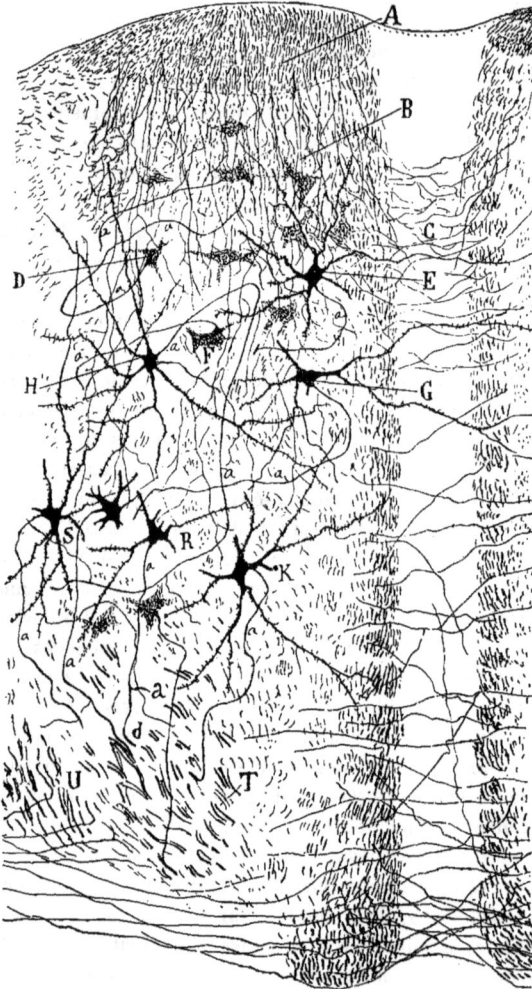

Fig. 434. — Coupe transversale du bulbe montrant quelques cellules de la substance réticulée blanche, chez la souris. Méthode de Golgi.

A, voie pyramidale; — B. collatérales de cette voie; — C. commissure de collatérales; — D, E, F, G, neurones du noyau magno-cellulaire antérieur; — K, R, S, neurones du noyau magno-cellulaire postérieur; — I. voie descendante, formée par les cylindres-axes issus de ce foyer.

particulier certains parages où ces éléments sont un peu plus concentrés.

Nous faisons surtout allusion aux régions du noyau du facial et des foyers acoustiques. En ces points, qui comprennent la substance réticulée blanche et la substance grise voisine (car ces deux substances, n'ayant pas de limites précises, se confondent au-dessus du noyau de l'hypoglosse), on remarque, en effet, des groupes de cellules géantes, groupes qui, à n'en pas douter, correspondent, du moins en partie, au noyau *magno-cellulaire réticulé* de Kölliker.

Les deux amas principaux.

Ces groupes de cellules géantes ne constituent pas un foyer unique ; dans nos préparations de bulbe de souris et de lapin, on les voit former plutôt deux amas, que nous appellerons *noyau magno-cellulaire antérieur* et *noyau magno-cellulaire postérieur*.

Le *noyau magno-cellulaire antérieur* (fig. 434, *F*, *G*) n'est pas très éloigné de la voie pyramidale ; ses neurones, souvent de taille gigantesque, adressent leur cylindre-axe surtout à la substance réticulée blanche ou grise du voisinage. La plupart des axones constituent dans le tiers antérieur de la substance réticulée du même côté un système épais de fibres ascendantes et descendantes. Les cylindres-axes qui passent du côté opposé et forment commissure ne manquent pas tout à fait cependant. (fig. 433, *L*).

Ses axones surtout directs, ascendants et descendants.

Le noyau *magno-cellulaire postérieur* occupe une position variable ; on peut la fixer à peu près au centre du tiers postérieur de la substance réticulée blanche, au voisinage de la substance réticulée grise, et à une certaine distance du faisceau longitudinal postérieur et des voies centrales des nerfs trijumeau et vestibulaire. La plupart des axones issus des cellules géantes de ce noyau se portent en arrière et projettent quelques collatérales horizontales pendant leur trajet ; parvenus près de la limite postérieure de la substance réticulée blanche, en avant du plan du genou du facial et du noyau moteur oculaire externe, ils se coudent pour devenir des tubes longitudinaux descendants. Il se forme ainsi, dans le bulbe, en dedans et en avant des voies centrales du trijumeau et du vestibulaire, une voie verticale à gros tubes, dont il nous a été impossible de découvrir la station terminale. Quelques cylindres-axes, issus du noyau magno-cellulaire postérieur, se bifurquent, pourtant, en deux branches, l'une ascendante, l'autre descendante, ce qui ne permet pas de considérer la voie issue de ce noyau comme exclusivement centrifuge (fig. 434, *T*).

Ses axones directs et surtout descendants.

Leur absence dans la VIᵉ paire.

Il ne faut pas confondre les neurones du noyau magno-cellulaire postérieur avec les cellules antérieures du foyer de la sixième paire, car aucun de leurs cylindres-axes ne collaborent à la formation du moteur oculaire externe.

PLEXUS INTERSTITIELS DE LA SUBSTANCE RÉTICULÉE. — Ces plexus, plus enchevêtrés et plus denses dans la substance réticulée grise, sont le produit de l'entrelacement des quatre sortes de fibres suivantes, qu'il est fort difficile de démêler et de suivre : 1° des axones issus des cellules de la substance réticulée et dirigés horizontalement ou obliquement pendant la première partie de leur trajet ; 2° des collatérales nées sur le trajet horizontal des cylindres-axes des substances réticulées grise ou blanches ; 3° des col-

Leurs quatre espèces de fibres.

latérales émanées du trajet vertical de ces mêmes cylindres-axes ; 4° des collatérales de la voie motrice.

Quelques-unes des collatérales qui se détachent des fibres de la substance réticulée blanche, pendant leur parcours horizontal et vertical, traversent la ligne médiane et se répandent dans la substance réticulée du côté opposé. Elles constituent donc dans le bulbe une commissure de collatérales, identique à celle de la moelle, mais infiniment plus pauvre.

Commissure de collatérales.

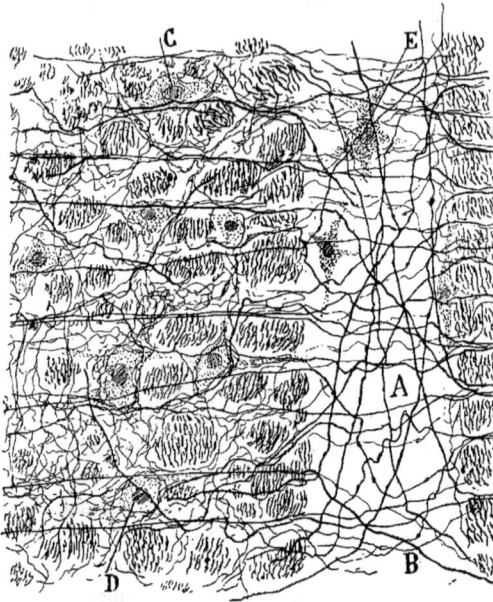

Fig. 435. — Portion du raphé et de la substance réticulée blanche ; bulbe de chat.
Méthode de Golgi.

A, cylindres-axes franchissant le raphé ; — D, cellules interstitielles entourées de plexus nerveux ;
E, cellules du raphé.

Collatérales sensitives. — Ce sont les collatérales des axones longitudinaux sensitifs de second ordre qui constituent l'élément principal des plexus interstitiels contenus dans les deux substances réticulées ; ces collatérales proviennent donc des voies issues de la moelle et représentées par le reste du cordon antéro-latéral, ou des voies centrales émanées des noyaux sensitifs du bulbe. Ces collatérales courent en tous sens, se divisent et se subdivisent entre les faisceaux et finissent par des arborisations lâches, variqueuses, hérissées de ramuscules courts. Les ramifications terminales embrassent le corps et les longues dendrites des cellules interstitielles et forment des nids autour d'elles, par exemple chez le lapin et le chat âgés de quinze à vingt jours.

Leur prépondérance; leurs nids terminaux.

Les méthodes neurofibrillaires confirment l'existence de ces nids. On voit par la figure 436 qu'ils ressemblent beaucoup à ceux qui enveloppent les cellules motrices ; mais ils ne sont ni aussi denses ni aussi nettement délimités. Les boutons terminaux de leurs fibres sont les uns ténus, les autres

Aspect des nids dans les préparations neurofibrillaires.

épais ; quelques-uns ont même l'aspect de grandes masses tortueuses. On aperçoit sur certaines fibres, avant leur terminaison, des appendices, en forme de ventouses, appliqués sur la surface du corps cellulaire. Les dendrites très longues des neurones de la substance réticulée grise sont également accompagnées de nombreuses fibres axiles et se trouvent en contact avec les massues de passage ou les massues terminales qui en dérivent.

Cellules apparemment dépourvues de nids.

Mais toutes les cellules de la substance réticulée grise ne présentent pas autour d'elles un semblable appareil de massues terminales. Il en est, et d'ordinaire ce sont des éléments de petite taille, qui paraissent en être totalement dépourvues (fig. 436. *B*). Ces neurones se colorent faiblement

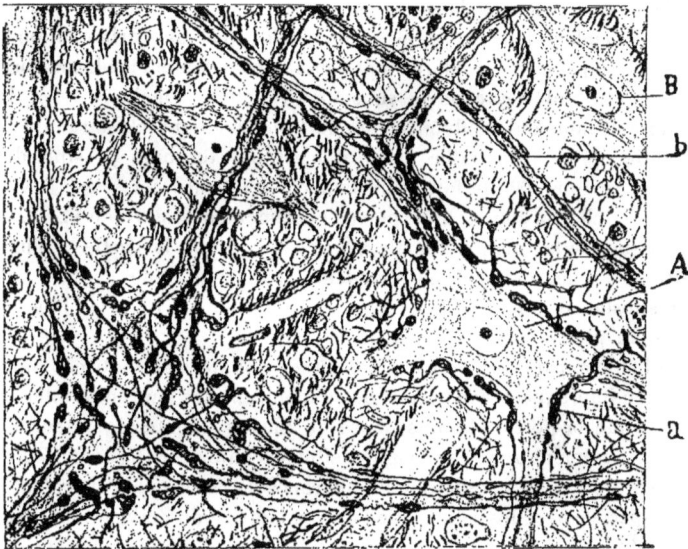

Fig. 436. — Plexus nerveux péricellulaires de la substance réticulée grise; bulbe de lapin adulte. Méthode du nitrate d'argent réduit (fixation au formol, puis à l'alcool ammoniacal).

A, grandes cellules enveloppées d'un plexus nerveux ; — B, cellule dépourvue de nid périsomatique ; — *a*, massues nerveuses ; — *b*, dendrite recouverte de fibres nerveuses et de boutons terminaux.

par le nitrate d'argent réduit et ne renferment qu'une maigre charpente neurofibrillaire.

Orientation des arborisations terminales.

L'orientation de la terminaison arborescente des collatérales dépend de celle des neurones sur lesquels elle s'applique et de celle des interstices où elle se trouve ; elle dépend aussi de la largeur de ces derniers. Malgré cela, ces arborisations terminales sont disposées selon deux directions dominantes, l'une transversale dans la substance réticulée blanche, l'autre antéro-postérieure dans la substance grise. On voit, par exemple en arrière du facial et aussi au voisinage du noyau de l'hypoglosse, de véritables faisceaux de collatérales traverser d'arrière en avant de grandes étendues et, parfois, plus de la moitié de l'épaisseur de la substance réticulée. Certaines de ces collatérales longues se rendent aux foyers moteurs et s'y terminent sans se ramifier dans la substance réticulée.

Collatérales de la voie motrice. — Leur minceur empêche souvent de bien les suivre ; néanmoins, elles ne manquent jamais. Elles sont fort nombreuses dans les régions où la voie pyramidale touche immédiatement à la substance réticulée, par exemple au-dessus des olives, à la hauteur du noyau du facial. La figure 434 les montre, en *A*. Elles naissent à angle droit, se portent en arrière, isolément ou groupées en petits paquets, et se répandent dans la moitié antérieure, au moins, de la substance réticulée blanche. Elles vont peut-être encore plus loin ; malheureusement, nous n'avons pu les voir que sur de faibles distances dans nos préparations de bulbe de souris. Elles se divisent pendant leur trajet et se terminent par une arborisation assez restreinte ; elles n'en compliquent pas moins grandement le plexus fibrillaire de la moitié antérieure de la substance réticulée. Quelques-unes de ces collatérales nous ont semblé franchir la ligne médiane et se ramifier dans la moitié opposée du bulbe, mais il n'est pas toujours possible de s'en assurer. En tous cas, le fait important et significatif ici, c'est l'existence constante, chez la souris, d'un plexus extrêmement touffu de fibrilles délicates issues de la voie pyramidale, plexus situé dans la partie la plus antérieure du raphé, au point où abondent, précisément, de grosses cellules de la substance réticulée blanche ; nulle part, ailleurs, dans le bulbe, on ne trouve un plexus ayant ces caractères.

Si l'on compare des préparations où les collatérales motrices apparaissent bien imprégnées avec celles où se montrent les neurones interstitiels, on voit que la portion la plus dense du plexus collatéral moteur correspond précisément au noyau magno-cellulaire antérieur (fig. 434, *B*). On est donc en droit de supposer que les neurones de ce noyau s'articulent d'une façon spéciale avec les cellules de l'écorce motrice du cerveau. Mais ce n'est pas tout ; les neurones géants du noyau magno-cellulaire postérieur doivent recevoir, eux aussi, des courants de la voie pyramidale, puisque leurs longues dendrites atteignent souvent, en avant, l'aire où se distribuent les collatérales motrices. En outre, celles-ci s'étendent peut-être plus loin en arrière chez les animaux adultes que chez les nouveau-nés, en sorte que les connexions de la voie pyramidale avec le foyer magno-cellulaire dorsal seraient chez eux plus multipliées et plus sûres.

En raison de ces rapports, probables sinon certains, ne serait-il pas légitime de considérer les noyaux magno-cellulaires, l'antérieur en particulier, comme des amas de neurones moteurs de second ordre, c'est-à-dire comme un chaînon intermédiaire entre la voie pyramidale et les noyaux moteurs du bulbe ? S'il n'existe pas de preuves de cette supposition, du moins ne manque-t-il pas de raisons pour l'admettre. Tout d'abord il est démontré que les collatérales de la voie pyramidale n'ont pas de connexions directes avec les noyaux moteurs bulbaires. En second lieu, les relations de ces collatérales dans la moelle épinière ne sont rien moins que certaines, puisque Lenhossék a cru trouver dans l'axe médullaire un neurone moteur

Collatérales pour les noyaux moteurs.

Leur abondance dans la moitié antérieure de la réticulée.

Collatérales peut-être croisées.

Connexions des collatérales motrices avec les deux noyaux magno-cellulaires.

Rôle moteur possible des noyaux magno-cellulaires.

intermédiaire, formant chaînon entre les collatérales pyramidales et les cellules motrices de la corne antérieure. Enfin, il est vraiment étrange que la voie motrice ne soit constituée que par deux neurones successifs, la cellule pyramidale et la cellule motrice bulbaire ou médullaire, alors que toutes les voies sensitives ou sensorielles centrales sont composées de trois neurones et davantage.

Rôle sensitif tertiaire des autres cellules des réticulées.

Admettons pour un moment que les foyers magno-cellulaires soient des noyaux moteurs de second ordre, il ne s'en suit pas que toutes les cellules des substances réticulées grise et blanche doivent être considérées comme motrices. La plupart d'entre elles, ainsi que l'a fait connaître Kölliker, sont, en effet, des neurones sensitifs de troisième ordre pour les motifs suivants. D'un côté, elles entrent en relation avec les noyaux moteurs par les collatérales des cylindres-axes qu'elles émettent et, de l'autre, elles subissent elles-mêmes l'influence d'une multitude de collatérales sensitives ramifiées dans les interstices de la substance réticulée, collatérales provenant des voies sensitives de second ordre qui parcourent cette substance, c'est-à-dire du reste du cordon antéro-latéral de la moelle, des voies centrales du trijumeau, du glosso-pharyngien, etc.

Résumé des substances réticulées.

Fonctions de leurs cellules.

L'étude de la structure des substances réticulées grise et blanche et les réflexions que nous a suggérées leur rôle physiologique nous conduisent, en somme, aux probabilités suivantes :

1° Les cellules de la substance réticulée n'ont pas toutes la même fonction et les mêmes connexions. Les unes, en plus grand nombre, sont des neurones sensitifs de troisième ordre et sont soumises à l'influence des voies sensitives centrales par les collatérales qui en émanent ; les autres, moins nombreuses, sont des neurones moteurs de second ordre, chargés de transmettre aux foyers moteurs bulbaires l'excitation qu'ils ont recueillie aux extrémités des collatérales ou des terminales de la voie pyramidale.

Origine de leurs fibres.

2° Les tubes nerveux qui composent les substances réticulées grise et blanche proviennent de quatre sources principales : *a*) de la moelle, sous forme de fibres ascendantes ; *b*) des cellules interstitielles motrices du bulbe, qui donnent des fibres ascendantes et descendantes ; *c*) des cellules sensitives de troisième ordre, fournissant aussi des tubes ascendants et descendants ; *d*) des noyaux sensitifs d'où sortent les voies centrales courtes ou longues de second ordre. Et nous ne comptons pas le cervelet, les ganglions acoustiques, les tubercules quadrijumeaux qui pourvoient la substance réticulée de nombreux tubes descendants.

Étendue et terminaison probables des voies sensitives nées dans les réticulées.

On ne peut émettre que des hypothèses sur l'extension longitudinale et sur les connexions des voies sensitives de troisième ordre qui entrent dans la constitution de la substance réticulée. Les fibres qui les forment se raréfient à mesure qu'on s'approche des tubercules quadrijumeaux, d'où l'on conclut avec une certaine vraisemblance que la plupart de leurs fibres ascendantes se terminent dans les noyaux moteurs du pont ou dans les tubercules quadrijumeaux eux-mêmes.

Quant à la terminaison des fibres du reste des cordons antérieur et latéral de la moelle, on en est réduit aussi à des hypothèses. Bechterew admet qu'elle a lieu dans la protubérance, au niveau du *noyau réticulé de la calotte*, et même plus haut, dans *le noyau central supérieur*, du moins, pour une partie de ces fibres. Kölliker accepte cette opinion. Il ajoute que ces mêmes noyaux reçoivent aussi les arborisations ultimes des tubes sensitifs de troisième ordre issus des cellules de la substance réticulée. S'il en était réellement ainsi, il faudrait de toute nécessité accepter l'existence de voies sensitives de quatrième ordre, constituées par les axones des cellules du *noyau réticulé de la calotte* et d'autres foyers. Une telle complication paraîtra excessive à plus d'un, car elle implique une organisation bulbaire si inextricable que l'on hésite à l'admettre ; d'autant plus que les voies sensitives de second et de troisième ordre et leurs connexions avec les noyaux moteurs semblent suffire, *a priori*, à toutes les exigences des réflexes et des combinaisons de mouvements.

Terminaison des cordons antérieur et latéral, d'après Bechterew et Kölliker.

CHAPITRE XXXVI

PROTUBÉRANCE OU PONT DE VAROLE

CELLULES NERVEUSES DU PONT. — FIBRES TRANSVERSALES ET PÉDONCULES CÉRÉBELLEUX MOYENS. — VOIE PYRAMIDALE ET SES COLLATÉRALES. — COLLATÉRALES SENSITIVES.

La protubérance ou pont de Varole est une masse grise volumineuse impaire, transversale, placée en avant et autour de la voie pyramidale et reliée aux pédoncules cérébelleux moyens. Sa configuration macroscopique nous est déjà connue, nous n'y reviendrons pas.

Rapport étroit entre son volume et celui du cervelet.

Volume de la protubérance et développement du cervelet sont en rapport étroit ; petite chez la souris et le lapin, grande chez le chat et le chien, elle atteint son maximum chez l'homme, pourvu, on le sait, d'un cervelet considérable. Cette solidarité entre les deux organes est aujourd'hui fort compréhensible, puisque les cylindres-axes des neurones protubérantiels constituent les pédoncules cérébelleux moyens et se terminent probablement sur les cellules de Purkinje.

Ses éléments constitutifs; leurs relations mutuelles peu variables.

Quatre facteurs rentrent dans la constitution de la protubérance ; ce sont : les *neurones protubérantiels*, la *voie pyramidale et ses collatérales*, les *collatérales sensitives* et les *fibres transverses* ou tubes des *pédoncules cérébelleux moyens*. Les faisceaux verticaux de la voie pyramidale forment des couches séparées par les faisceaux transverses ou cérébelleux ; ces deux sortes de faisceaux s'entrelacent donc à angle droit comme les fils de la trame et de la chaîne. Les intervalles laissés entre les paquets de fibres cérébelleuses et pyramidales sont comblés par des cellules nerveuses, qui forment, par leur ensemble, un vaste ganglion interstitiel, continu, étendu aux deux moitiés du pont, et commençant à quelque distance de la surface antérieure de la protubérance pour s'arrêter au plan antérieur des rubans de Reil médian et latéral, c'est-à-dire au plan qui sépare la protubérance proprement dite de l'étage inférieur de la calotte. La masse grise du pont est recouverte, en avant, par une première couche de fibres transversales en continuité avec les pédoncules cérébelleux moyens.

Il va de soi que la disposition et le volume des quatre éléments formateurs de la protubérance doivent varier avec le nombre plus ou moins grand des fibres dont se composent les pédoncules cérébelleux moyens et avec la quantité des cellules nerveuses interstitielles ; mais ni la structure ni les rapports des éléments ne sont affectés par cette variabilité ; et chez tous les mammifères ils restent sensiblement les mêmes.

Neurones protubérantiels. — Lorsqu'on examine le pont de Varole sur des coupes transversales, colorées par la méthode de Nissl, on voit que les cellules de cet organe constituent, comme nous l'avons dit plus haut, une masse continue et dense, qui remplit tous les vides créés par l'entrecroisement des paquets fibrillaires longitudinaux et transverses. On aperçoit, en outre, des amas assez volumineux ; le plus considérable se trouve sur le ra-phé, entre les deux voies pyramidales ; il s'étend entre le ruban de Reil médian en arrière et l'écorce blanche protubérantielle en avant. Ce foyer médian, grêle à sa partie inférieure, augmente de diamètre transversal, en haut, à mesure que les deux voies pyramidales s'écartent de part et d'autre du plan antéro-postérieur ; il en est ainsi chez la souris, le lapin et le chat. On observe encore un autre foyer volumineux dans chaque moitié de la protubérance, sur le côté externe de la voie pyramidale. Quant aux petits amas, allongés d'ordinaire, ils siègent dans les points où les faisceaux pyramidaux et cérébelleux moyens s'entrecroisent plus étroitement.

Les cellules protubérantielles ont une taille moyenne qui oscille entre 20 et 30 μ ; il en existe souvent de plus grandes sur les côtés, par exemple entre les faisceaux moteurs et aussi près du raphé, au voisinage du ruban de Reil médian. Polygonales, fusiformes ou triangulaires, elles ressemblent à première vue aux neurones de l'olive lorsqu'on les examine dans des préparations au Nissl ; cette ressemblance est d'autant plus grande que les grains chromatiques de leur protoplasma sont également très ténus.

Ces cellules se colorent très faiblement par les méthodes neurofibril-laires, qui y montrent une charpente filamenteuse très pâle et extrêmement délicate, même dans les préparations les mieux imprégnées.

La morphologie des neurones du pont de Varole a été aperçue pour la première fois, mais très incomplètement par Livio Vincenzi [1] à l'aide de la méthode de Golgi ; elle a été ensuite étudiée, au moyen de cette même technique et avec plus de succès, par Held, nous-même et Pusateri.

Nous représentons sur les figures 437 et 438 les types que nous avons observés le plus communément dans la protubérance de l'enfant de quinze jours. Nous allons étudier ces types, qui sont au nombre de trois : un type cellulaire volumineux, un type cellulaire moyen ou petit et un type villeux ou moussu à cylindre-axe court.

a) *Type cellulaire volumineux* (fig. 437, C). — Ce type est le plus fréquent ; on le rencontre partout, dans la protubérance. Le corps, ordinai-rement arrondi, peut être aussi polygonal, piriforme et triangulaire ; ses angles donnent naissance à des dendrites au nombre de six, sept et davantage, dendrites épaisses et lisses à l'origine, mais bientôt ramifiées abondamment en bouquets de ramuscules flexueux, très variqueux et hérissés de quelques épines. Parfois, les derniers branchages décrivent des demi-cercles, qui, en se rencontrant, forment des anneaux, des nids plus ou moins circulaires, dans lesquels se loge le corps des neurones voisins ; c'est là une dispo-

1. VINCENZI, Sulla morfologia cellulare del midollo allungato ed istmo dell' encefalo. Torino, 1885.

sition identique à celle que l'on remarque dans les ganglions sympathiques.
La forme de la cellule, la direction et le nombre de ses dendrites ne sont
pas immuables, bien entendu ; elles varient, au contraire, beaucoup, selon
les conditions topographiques. Le neurone vit-il à l'aise dans un grand

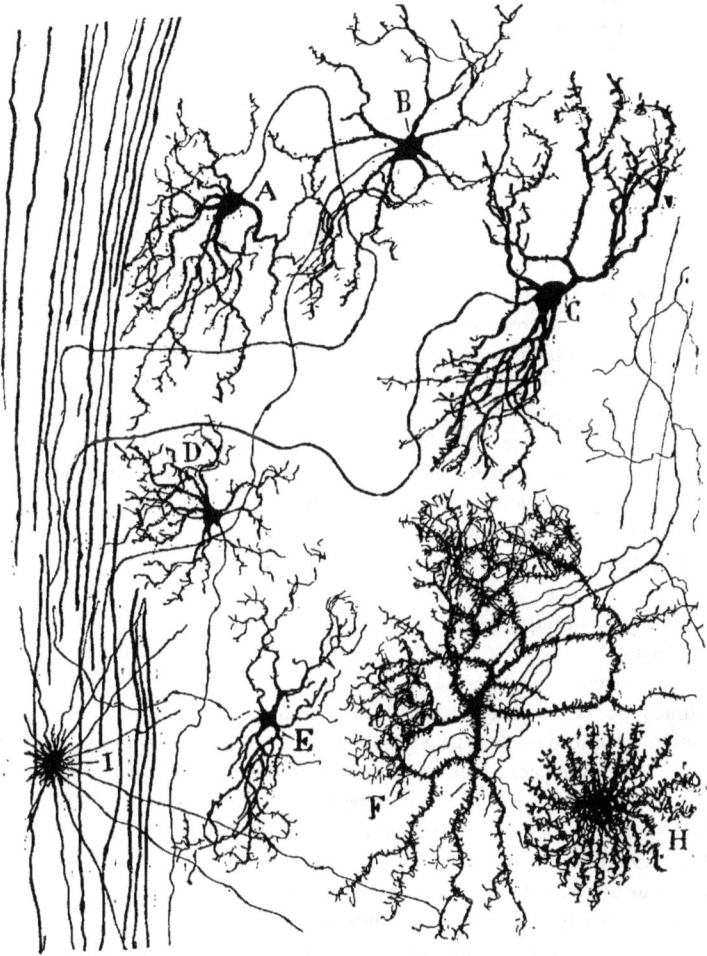

FIG. 437. — Cellules nerveuses et névrogliques de la protubérance :
enfant âgé de quelques jours. Méthode de Golgi.

A, B, cellules nerveuses du type moyen; — C, cellules du type volumineux; — D, E, cellules du
type petit; — F, cellule moussue; — H, cellules névrogliques à branches courtes; — I, corpuscule névroglique des faisceaux blancs.

espace, il est polygonal ou triangulaire, et ses dendrites rayonnent en tous
sens ; est-il pressé entre des faisceaux, il s'allonge comme eux et dans leur
direction; il devient tantôt fusiforme avec des appendices groupés en deux
pinceaux opposés, tantôt piriforme avec des expansions protoplasmiques
partant toutes d'un même côté, etc.

Le cylindre-axe est épais ; il part souvent, mais non constamment, de la région du corps cellulaire la plus dégarnie de dendrites ; il fait un crochet, s'avance ensuite, couvert de varicosités et en serpentant, jusqu'à la rencontre d'un paquet de fibres transversales et s'y joint ; quoi qu'en ait dit Held, il n'émet aucune collatérale pendant ce trajet. Une fois groupés en petits faisceaux, la plupart de ces cylindres-axes franchissent la ligne médiane et vont se continuer par des fibres des pédoncules cérébelleux moyens du côté opposé ; les autres restent dans la moitié de la protubérance où ils sont nés et contribuent à la formation des pédoncules cérébelleux moyens de leur côté. Ces cylindres-axes directs, fréquents surtout chez le chat, le chien et l'homme, sont plus rares chez la souris et le lapin. Croisés ou directs, les axones des grosses cellules protubérantielles se coudent, mais ne se bifurquent jamais quand ils se convertissent en fibres pédonculaires.

Nous venons d'affirmer que les cylindres-axes protubérantiels sont, les uns directs, les autres croisés, et que tous se continuent par des fibres des pédoncules cérébelleux moyens. Ce n'est pas chez l'homme ou même chez le chien, le chat et le lapin, mais chez la souris que nous avons puisé cette certitude, car les distances trop grandes chez les premiers de ces animaux se trouvent suffisamment réduites chez elle pour permettre d'observer, non seulement l'incorporation des fibres aux paquets transversaux, mais encore leur passage au delà du raphé et leur cours total (fig. 439, c). La formation des pédoncules cérébelleux moyens par les axones protubérantiels est donc un fait définitivement acquis à la science, cela non seulement pour nous, mais aussi pour Held, Van Gehuchten et Pusateri.

b) *Type cellulaire moyen et petit* (fig. 437, *A, D, E*). — Ce type se distingue du précédent par sa moindre fréquence, son moindre volume et en outre par la minceur et la brièveté de ses appendices dendritiques. Les branches ultimes de ces derniers sont, habituellement, un peu plus épineuses et tortueuses que dans le type à grosse cellule. Le cylindre-axe plus grêle se comporte comme celui que nous venons de décrire.

c) *Type cellulaire villeux ou moussu à cylindre-axe court* (figs. 437, *F*, et 438). — Nous avons découvert ce neurone singulier dans la protubérance de l'enfant à la naissance et à l'âge de quinze jours. Au début, nous l'avions pris pour une variété particulière de cellule névroglique, tant il est recouvert de filaments courts et ténus sur toute sa surface. Ce n'est qu'après avoir trouvé son cylindre-axe fin, que nous avons pu établir sa nature nerveuse.

Ce neurone est étoilé, triangulaire ou fusiforme. Le volume de son corps paraît plus grand qu'il n'est, en réalité, à cause des nombreux poils et verrucosités qui, implantés à sa surface, le font ressembler étrangement au corps de certaines araignées. Ces poils, plus longs que des épines, sont très rameux et forment comme une mousse qui enveloppe également les dendrites longues et divergentes. La plus grande originalité des cellules que nous étudions n'est pas dans ce duvet abondant, mais dans l'entrelacement de leurs dernières branches protoplasmiques, hérissées d'une infinité de cils variqueux ; de véritables nids, renfermant le corps des cellules ordinaires, naissent souvent de cet entrecroisement. Cette disposition très élégante se manifeste à un haut point sur les cellules représentées dans la figure 438; elle n'est pas toujours aussi prononcée, d'ailleurs.

Leur axone *ourt.*

On ne découvre le cylindre-axe que très difficilement sur les cellules moussues; car les longs poils qui tapissent le corps, en masquent le début.

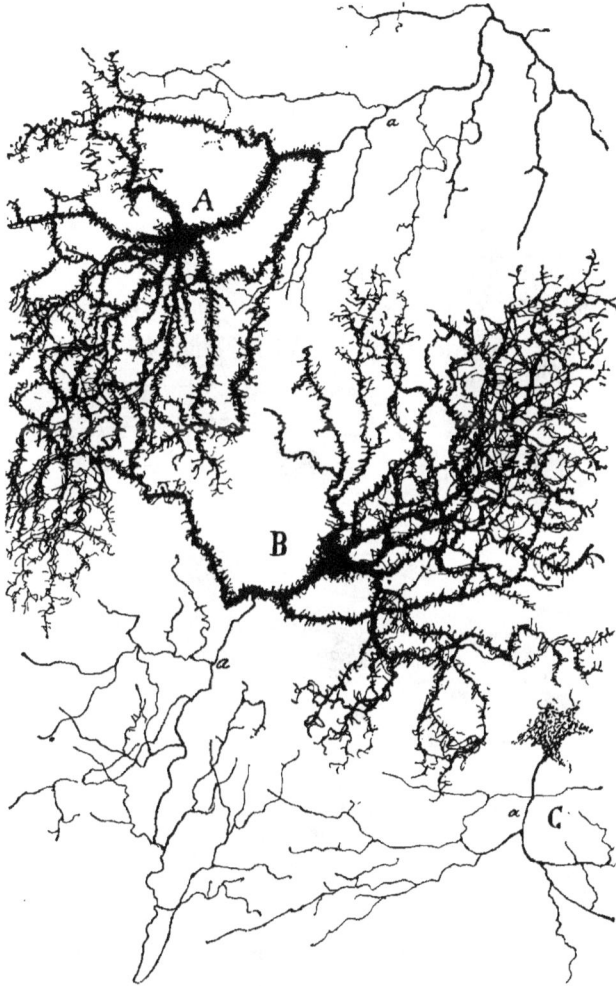

Fig. 438. — Cellules moussues de la protubérance; enfant âgé de quelques jours. Méthode de Golgi.

A, B, cellules dont le cylindre-axe prend naissance sur une dendrite; C, cellule à cylindre-axe bifurqué.

C'est pour cette raison qu'il nous a fallu un certain temps avant de nous assurer de son existence. Fort heureusement, l'axone prend aussi naissance, parfois, sur une dendrite, dont le duvet, moins épais, n'empêche pas de voir le cône d'origine. En certains cas, l'axone peut naître assez loin du corps pour que la dendrite ait le temps de lancer une ou deux branches protoplasmiques récurrentes, comme la chose est visible, en *A* et *B*, sur la figure 438. Quelle que soit sa direction, variable du reste, il se résout à une certaine distance de la cellule en une arborisation diffuse, à branches, pour la plupart, rétrogrades. D'ordinaire, il se bifurque avant de se ramifier, comme le montre la figure 438, en *C*; dans ce cas, il émet habituellement quelques collatérales fines et variqueuses, qui rebroussent chemin et s'entremêlent occasionnellement avec les dendrites de la cellule d'origine (fig. 438, *A*). D'autres fois, il s'épuise en collatérales successives; mais, même alors, il conserve un certain temps son individualité.

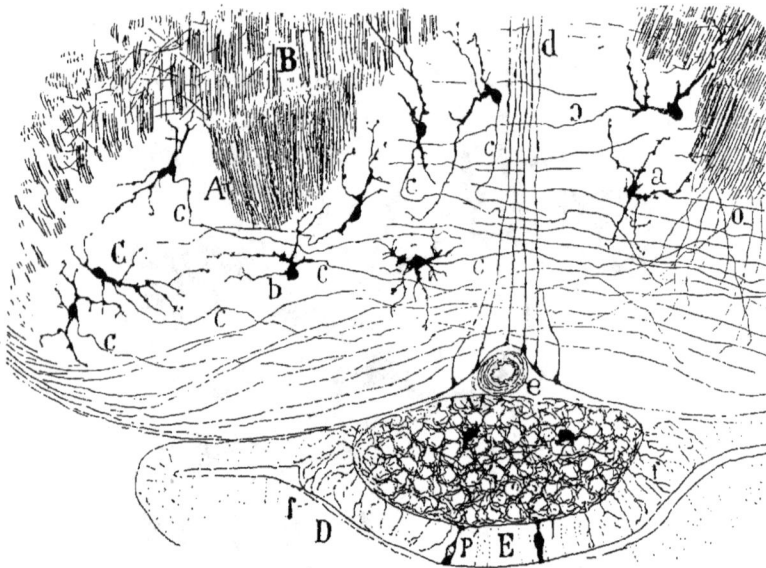

Fig. 439. — Coupe transversale de la protubérance; souris âgée de deux jours. Méthode de Golgi.

A, pyramides; — B, ruban de Reil médian; — C, cellules protubérantielles; — D, glande pituitaire; — c, cylindres-axes continués par des fibres transverses ou ponto-cérébelleuses; — d, faisceaux de fibres épithéliales; — o, collatérales motrices.

Faisceaux des fibres transversales et pédoncules cérébelleux moyens. — Les faisceaux transverses qui sillonnent la protubérance sont donc formés de cylindres-axes partis des cellules autochtones et se rendant aux pédoncules cérébelleux moyens. Les fibres constitutives de ces faisceaux apparaissent, à un examen attentif, plus grosses, plus variqueuses et plus sinueuses *Aspect et* que celles de la voie pyramidale; elles ne fournissent aucune, absolument *itinéraire.* aucune collatérale. En franchissant la ligne médiane, elles s'infléchissent d'habitude sous un angle obtus à sommet tourné en arrière, détail surtout manifeste sur les fibres appartenant aux faisceaux profonds. Passé le raphé, les fibres affectent un itinéraire différent; les unes passent en avant des pyramides, d'autres en arrière, d'autres, enfin, au travers; mais, une fois arrivées sur le flanc extérieur du ruban de Reil latéral, toutes convergent au pédoncule cérébelleux moyen. Le gros faisceau superficiel de la protubérance est composé de cylindres-axes sortis, généralement, des cellules les plus antérieures. Chez la souris nouveau-née on peut suivre ces fibres, parfois, jusque dans le cervelet même et les voir distribuer des collatérales dans les lamelles où elles entrent.

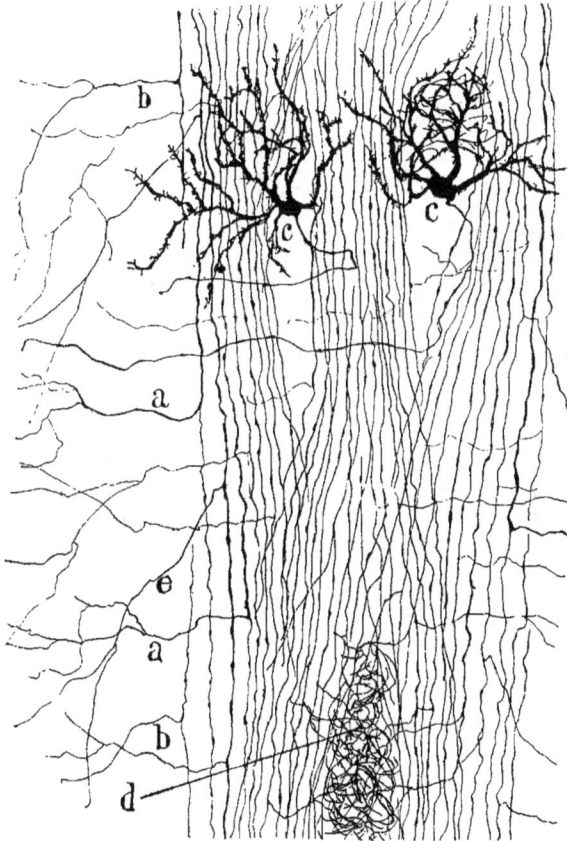

Fig. 440. — Coupe longitudinale du pont de Varole ; chat âgé de huit jours.
Méthode de Golgi.

a, collatérales pyramidales épaisses représentant des fibres terminales en raison de leur diamètre ; — *b*, collatérales ordinaires ; — *c*, cellules du pont de Varole placées entre les faisceaux des fibres pyramidales ; — *d*, plexus des collatérales de la voie pyramidale ; — *e*, collatérales descendantes.

La protubérance renferme-t-elle des arborisations de tubes transversaux ? Un certain nombre d'auteurs le croient et l'affirment même. Kölliker, par exemple, se base sur des considérations théoriques pour admettre que des cylindres-axes venus des cellules de Purkinje se ramifient autour des cellules de la protubérance. Held fait mention aussi, chez les petits mammifères, de fibres transversales auxquelles il attribue la même origine. Enfin, Pusateri semble les avoir vues chez l'homme, mais n'en a pas analysé l'arborisation terminale. Quant à nous, il nous a été impossible d'imprégner ces fibres d'une façon certaine. Deux ou trois fois chez le chat, nous avons pu voir d'amples arborisations orientées d'arrière en avant et fournies par des tubes transversaux isolés (fig. 443, c); mais il nous a été impossible de suivre ces tubes sur une longueur suffisante pour reconnaître leur source. Si nous ajoutons que les fibres terminales de la voie pyramidale se comportent dans le pont presque de la même façon que les deux ou trois tubes arborisés que nous avons vus chez le chat, on comprendra que nous nous tenions sur une réserve prudente à l'égard de ces fibres cérébello-protubérantielles présumées.

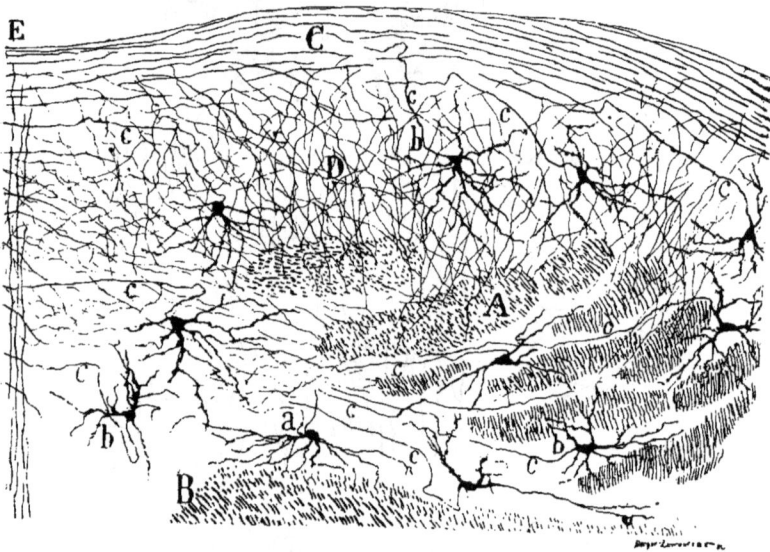

Fig. 441. — Coupe transversale de la protubérance; chien nouveau-né.
Méthode de Golgi.

A, faisceaux de la voie pyramidale; — B, ruban de Reil médian; — D, plexus nerveux formé par des collatérales pyramidales; — a, cellule dont le cylindre-axe se porte en dehors; — b, neurone dont le cylindre-axe se dirige vers le raphé; — c, cylindres-axes.

Voie pyramidale et ses collatérales. — A son passage à travers les noyaux de la protubérance, la voie pyramidale est disséquée en un certain nombre de petits faisceaux, qui forment un plexus longitudinal visible sur les coupes frontales. Chez la souris seule, cette voie reste concentrée en un faisceau compact ou se fragmente tout au plus en quelques paquets extrêmement rapprochés. Chez les autres mammifères, les faisceaux résultant du démembrement de la voie pyramidale se placent, en général, à une certaine distance du raphé, près de la voie sensitive centrale, laissant ainsi aux cellules protubérantielles deux grands champs antéro-externes et un vaste espace médian, qui s'accroît encore dans les régions situées au-dessus du pont.

Disposition de ses faisceaux chez les divers mammifères.

Lorsque les fibres de la voie pyramidale s'imprègnent par la méthode de
Golgi chez le lapin, le chat ou le chien âgés de quelques jours, on voit
qu'elles sont presque rectilignes et ordinairement plus minces que celles
des faisceaux transversaux protubérantiels. Leur calibre est assez différent ;
les fibres grosses et très fines sont rares, les moyennes forment, au contraire,
la majorité.

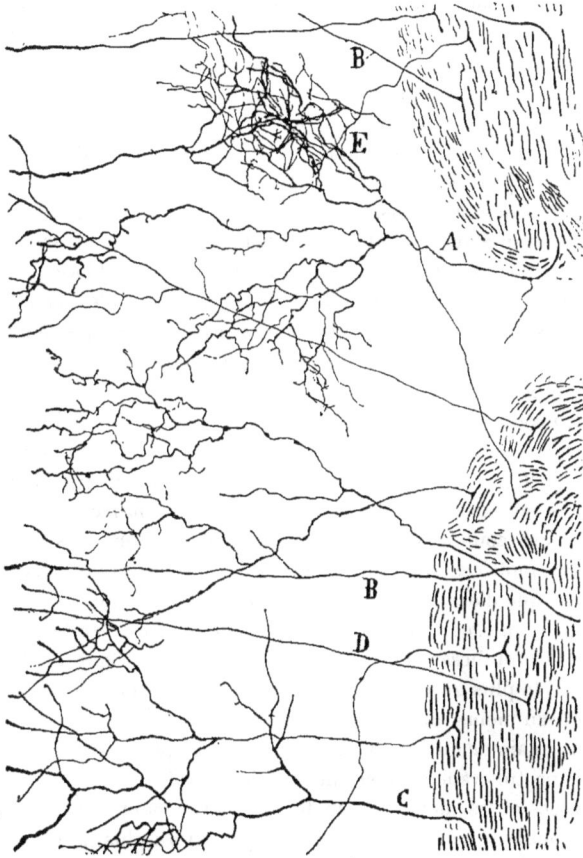

FIG. 442. — Fibres collatérales et terminales de la voie pyramidale dans les noyaux
protubérantiels; enfant âgé de quinze jours. Méthode de Golgi.

A, C, fibres terminales; — B, branches épaisses issues d'une oifurcation; — D, collatérales ;
E, plexus péricellulaires en continuité avec des collatérales.

Collatérales.— Ces fibres, très fines, ramifiées et librement terminées entre
les cellules du pont, partent, en nombre immense, de la voie pyramidale
pendant sa descente à travers cette portion des centres nerveux. Ces collatérales remplissent, on peut le dire, toute la masse grise de la protubérance.
Leur direction varie avec leur provenance. Celles qui sortent des paquets
antérieurs des pyramides cheminent, pour la plupart, d'avant en arrière et

se distribuent dans le gros amas ventral ; celles qui émanent des faisceaux pyramidaux plus profonds se perdent dans les cloisons grises intercalaires. Collatérales et ramifications terminales forment dans la masse cellulaire de la protubérance un plexus des plus touffus, où sont creusées de nombreuses cavités pour les cellules nerveuses.

L'arborisation des collatérales motrices est pauvre chez les mammifères, tels que chat, chien, souris, à leur naissance ou à l'âge de quelques jours ; la plupart des fibres ne font, en effet, que se bifurquer en deux rameaux libres et variqueux à leur extrémité (fig. 441, *D*), ce qu'il faut attribuer évidemment à leur développement encore incomplet. Elle est déjà bien plus ample chez le chat et chez l'enfant à l'âge respectif de quinze et de vingt jours. Les collatérales motrices, devenues plus longues qu'aux âges précédents, se divisent et se subdivisent pour la constituer ; elle est, alors, ample, lâche et en contact avec un nombre considérable de cellules protubérantielles. La figure 442 montre quelques collatérales pyramidales avec leur arborisation chez l'enfant nouveau-né. On voit, en *B* et *D*, des fibres dont la longueur est si grande (elle dépasse un dixième de millimètre), qu'on n'en peut voir la totalité ; d'autres, comme *E*, sont plus courtes et permettent par là même de se rendre compte des caractères de l'arborisation terminale. Celle-ci est lâche et se compose de ramuscules fins et variqueux qui, en s'entrelaçant avec d'autres, produisent souvent des plexus touffus. Les mailles de ces plexus renferment un nombre variable de cellules protubérantielles.

On trouve parfois entre les faisceaux verticaux de la voie pyramidale des îlots de cellules nerveuses dont les dendrites, fort compliquées, restent presque exclusivement confinées dans le territoire où elles ont pris naissance. Des collatérales motrices spéciales émanées des tubes pyramidaux voisins et plus courtes que d'ordinaire, se rendent à ces îlots. Nous avons dessiné sur la figure 440, en *c*, certains de ses groupes cellulaires avec leurs collatérales, d'après la protubérance du chat âgé de huit jours. Chez l'enfant, ces îlots atteignent de plus grandes dimensions ; outre les cellules communes, ils renferment, au moins, un neurone moussu.

Examinons maintenant les fibres pyramidales qui, à leur passage au travers de la protubérance, émettent des collatérales ; nous verrons que seules les grosses et les moyennes en fournissent. Quant aux fibres fines, elles n'en donnent pas ou n'en donnent qu'une tout au plus, alors qu'on en peut compter habituellement jusqu'à trois et quatre sur les fibres moyennes, du moins chez l'enfant, le chat et le chien. Ce nombre est peut-être encore plus grand, mais il est difficile de s'en assurer dans les coupes frontales, en raison de l'extrême longueur des fibres pyramidales et de leur fréquent passage d'un faisceau à un autre. Quoi qu'il en soit, les fibres fines, dépourvues de collatérales, ne sont pour nous que les branches descendantes de certains tubes gros ou moyens, dont le tronc principal se termine dans le pont de Varole, comme nous allons le voir.

Fibres motrices terminales. — Nos recherches sur le chat et l'enfant [1]

Aspect de l'arborisation des collatérales :
1° à divers âges ;

2° chez l'enfant nouveau-né.

Collatérales motrices spéciales.

Origine des collatérales sur les fibres pyramidales grosses et moyennes.

1. Cajal, Algunos detalles más sobre la anatomia del puente de Varolio, etc. *Rev. trim. micrográf.*, tom. III, 1898.

Leurs deux espèces.

nous ont appris qu'il faut distinguer deux sortes de fibres terminales, suivant la forme de leur origine ; car, tandis que les unes sont le produit d'une bifurcation inégale du tube moteur, les autres sont des terminales vraies.

Fréquence diverse suivant les animaux. Aspect chez l'homme.

a) *Fibres nées d'une bifurcation inégale.* — Les terminales issues de cette forme sont rares chez la souris, plus abondantes chez le lapin et le chat et très nombreuses chez l'homme (fig. 442, B). On voit, en ce cas, la fibre pyramidale se bifurquer en deux branches : l'une, volumineuse, qui pénètre dans la substance grise du pont de Varole, en décrivant, de haut en bas, une légère courbe ; l'autre, grêle, qui continue la direction de la fibre primitive et peut descendre jusque dans la moelle, comme nous en avons été témoin parfois chez le chat. La branche épaisse doit être envisagée comme le prolongement principal du tronc moteur, à cause, non seulement de son diamètre plus grand, mais encore de son arborisation terminale, considérable, très variqueuse, enchevêtrée et en contact avec plusieurs groupes cellulaires. La figure 442 montre quelques arborisations de fibres de ce genre ; elles diffèrent à peine de celles que produisent les terminales vraies. On rencontre également ces arborisations chez le chat et le chien ; mais elles sont, tout à la fois, moins fréquentes, moins compliquées et moins amples (fig. 440, *a*, *b*).

b) *Fibres terminales vraies.* — Les fibres terminales de cette espèce nous semblent manquer entièrement chez la souris, le rat et le lapin. Si elles existent, elles ne contribuent, en tous cas, que d'une manière bien insignifiante à l'édification de la protubérance. Ce qui nous conduit à cette assertion, c'est le volume presque égal chez la souris, par exemple, de la voie pyramidale, à son entrée dans le pont de Varole et à sa sortie. Nous disons : volume presque égal, parce qu'en effet, cette voie est un peu réduite à son entrée dans la moelle allongée ; mais cette réduction s'explique très bien par l'amincissement qu'éprouvent les tubes moteurs à la suite de l'émission des collatérales protubérantielles.

Leur fréquence chez les divers mammifères.

Les terminales motrices vraies sont encore rares dans la protubérance du chat. Nous les avons vues deux ou trois fois ; elles se comportent comme les terminales nées de bifurcation ; peut-être sont-elles plus épaisses ; peut-être aussi leur arborisation est-elle plus étendue.

Leur abondance relative et leurs caractères, chez l'homme.

C'est chez l'homme que les terminales vraies sont relativement abondantes. On en voit l'aspect sur la figure 442, en *A* et *C*. Ces fibres correspondent vraisemblablement aux tubes cortico-protubérantiels dont les auteurs supposent l'existence dans la région interne des pédoncules cérébraux, tubes qui relieraient les masses grises du pont de Varole au lobe frontal du cerveau. Les terminales vraies émanent d'un grand nombre de points de la voie pyramidale ; elles nous ont paru, néanmoins, sortir le plus souvent des faisceaux profonds, voisins du ruban de Reil médian. Elles sont, du reste, plus épaisses que la majeure partie des fibres pyramidales qui continuent leur route vers la moelle. Leur nombre nous a semblé moindre que celui des terminales par bifurcation inégale et, en tout cas, inférieur et de beaucoup à celui des collatérales protubérantielles motrices. Chacune d'elles, en arrivant dans la masse grise du pont, se partage à angle aigu en un certain nombre de branches volumineuses ; celles-ci se décomposent, à leur tour, après un trajet de longueur variable, en autant d'arborisations, vastes, compliquées, variqueuses et embrassant plusieurs îlots de cellules protubérantielles.

Les fibres pyramidales terminales entrent-elles en relation avec des cellules particulières du pont de Varole, ou bien influencent-elles les mêmes cellules que les collatérales motrices ? Cette question est fort importante, surtout en raison de certaines théories modernes relatives au mode d'action de la voie pyramidale, par exemple dans l'hypothèse de Van Gehuchten sur une double voie cortico-ponto-cérébelleuse. Nos recherches ne nous ont malheureusement pas permis d'éclaircir ce point.

Rapports des collatérales et terminales motrices.

Collatérales sensitives. — Dans les préparations de protubérance du chat, du lapin, du chien où, par défaut d'imprégnation, les collatérales motrices ne se montrent pas, on voit, ordinairement, dans la région voisine du raphé, une infinité de fibrilles ténues, postéro-antérieures et abondamment ramifiées. Ces fibres proviennent, pour la plupart, du ruban de Reil médian ou, du moins, de tubes verticaux ascendants intimement mêlés à ceux de la voie sensitive centrale.

Leur origine apparente dans le ruban de Reil médian.

Ces collatérales ne sortent pas en quantité égale de tous les points du ruban de Reil. Chez le chat, où nous les avons étudiées d'une façon plus particulière, elles manquent presque entièrement dans le tiers moyen du ruban ; elles partent, au contraire, en grand nombre de son tiers interne et surtout du gros cordon qui le termine tout contre le raphé. On remarque aussi que ces collatérales n'existent pas ou sont des plus rares dans le tiers postérieur de la protubérance et que leur nombre, augmentant à mesure que les niveaux s'élèvent, atteint son maximum au voisinage du gros ganglion interpédonculaire de Gudden.

Fréquence suivant les régions du ruban et de la protubérance.

La longueur diverse et le mode différent de distribution de ces collatérales sensitives nous autorisent à les distinguer en collatérales internes, moyennes et externes.

Leurs trois catégories.

Les *collatérales internes* (fig. 443, *D*), les plus fines, les plus nombreuses, naissent du cordon sensitif interne, c'est-à-dire de l'épaississement interne du ruban de Reil médian. Leur itinéraire se complique de détours et de sinuosités sur une certaine longueur, puis elles se terminent par des arborisations enchevêtrées, à branches très diversement orientées, souvent en anses, et si flexueuses qu'il est presque impossible d'en suivre tout le cours. Les nids formés par ces arborisations enveloppent les cellules d'un amas gris triangulaire placé près du raphé et du ruban. Pour le distinguer des autres foyers gris de la protubérance, nous appellerons cet amas, *noyau dorsal* ou *triangulaire du raphé*. Les préparations au Nissl décèlent, dans le point correspondant à ce noyau, une agglomération assez bien délimitée de cellules passablement grosses, étoilées ou fusiformes. Elles ne diffèrent guère des autres quant à leur morphologie et au trajet de leur cylindre-axe, car ce dernier se porte aussi en avant et se continue, du moins dans quelques cas, par un tube transversal.

Leurs arborisations.

Noyau dorsal du raphé.

Autres colla-
térales d'ori-
gine inconnue.

Bien que voisines du raphé, il est peu de collatérales internes qui le traversent ; le nombre de beaucoup le plus considérable de ces fibres forme donc un courant sensitif direct. Quelques collatérales, peu abondantes, dont l'origine ne nous est pas connue de façon certaine, mais qui semblent provenir de tubes longitudinaux situés derrière le ruban de Reil, renforcent le groupe des collatérales sensitives fines internes. Nous avons aperçu une fois une collatérale émanée du parcours horizontal d'une fibre arciforme ; on la voit, en *f*, sur la figure 443.

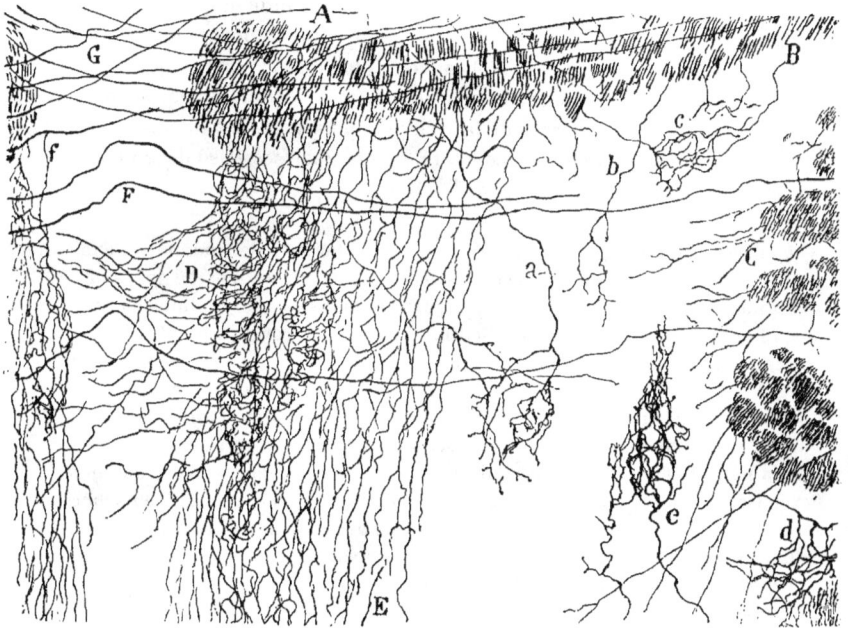

Fig. 443. — Collatérales sensitives de la protubérance ; chat âgé de quelques jours.
Méthode de Golgi.

A, B, ruban de Reil médian ; — C, faisceaux de la voie pyramidale ; — D, plexus péricellulaires du noyau ventral du raphé ; - E, collatérales sensitives moyennes ; - F, cylindres-axes des cellules protubérantielles ; — G, entrecroisement sur la ligne médiane de fibres arciformes destinées à la région externe du ruban de Reil latéral ou voie acoustique centrale ; — *a, b, c*, collatérales externes terminées par des arborisations denses ; - *d, e*, grosses fibres terminales motrices ; — *f*, collatérale ramifiée dans le noyau ventral du raphé et provenant d'une fibre arciforme.

Les *collatérales moyennes* sont moins abondantes, mais plus volumineuses ; elles sortent du cordon interne et de ses environs, cheminent en avant, parallèlement au raphé, tout en se divisant ; elles atteignent ainsi l'écorce blanche antérieure de la protubérance. Dans leur trajet d'arrière en avant, elles constituent par leur entrecroisement un plexus, large dans sa portion proximale, étroit dans sa portion distale, et se rapprochant graduellement du raphé (fig. 443, *E*), où il finit par pénétrer, quand les collatérales qui le composent sont arrivées dans la moitié antérieure de la protubérance.

Il y forme alors une large cloison centrale à fibrilles variqueuses, dont les ramuscules rares et onduleux laissent entre eux des espaces allongés où se logent les cellules protubérantielles antérieures moyennes. Ces neurones, fusiformes et à grand axe antéro-postérieur pour la plupart, se disposent en un amas diffus, simple et central en avant, bifurqué, au contraire, en arrière, et mal séparé, latéralement, des cellules protubérantielles placées sous la dépendance de la voie pyramidale. Pour ne pas le confondre avec celui qu'embrassent les collatérales internes, nous appellerons cet amas, *noyau ventral du raphé*. Son épaisseur augmente à mesure qu'il s'élève ; mais alors, il rencontre le noyau interpédonculaire de Gudden qui le repousse sur les côtés. Il disparaît bientôt en même temps que le noyau dorsal.

Leurs arbo-risations.
Noyau ventral du raphé.

Les *collatérales externes* sont beaucoup plus rares ; elles se distribuent dans une étroite bande triangulaire, située entre les collatérales moyennes et les paquets les plus internes de la voie pyramidale, mais à distance de ces derniers. Quelques-unes de ces collatérales sont épaisses et se décomposent en amples arborisations (fig. 443, *a*, *b*, *c*).

La description des collatérales sensitives protubérantielles que nous venons de faire concerne surtout le chat nouveau-né ou âgé de peu de jours. Elle serait identique chez le lapin, sans quelques variantes que nous allons mentionner. Chez cet animal, le ruban de Reil médian est, sur certains points, dissocié en segments. Le segment interne, gros et arrondi, et le segment moyen, peu éloigné du précédent, fournissent, presque seuls, toutes les collatérales. Les fibres-filles du groupe interne s'arborisent autour des cellules d'un noyau dorsal du raphé, volumineux et large ; un assez grand nombre d'entre elles franchissent la ligne médiane et constituent, de la sorte, une commissure transverse, flexueuse et lâche ; d'autres s'arrêtent en plein raphé et s'y épuisent en arborisations élégantes presque à égale distance des deux noyaux dorsaux ; quelques cellules étoilées ou fusiformes moyennes se trouvent enveloppées dans les nids qu'elles forment. Quant aux collatérales issues du segment moyen du ruban, elles se portent, de préférence, dans la région antérieure de la protubérance, près du raphé.

Les diverses collatérales sensitives chez le lapin.

L'existence de collatérales sensitives dans une masse grise où se terminent également les fibres secondaires motrices émanées de la voie pyramidale nous met en présence d'un problème aussi important que difficile à résoudre. Elle nous oblige, en effet, à nous demander si les deux ordres de collatérales entrent en rapport avec les mêmes cellules protubérantielles, ou s'ils sont affectés à des espèces des territoires cellulaires distincts.

Fonction des diverses régions protubé-rantielles.

Pour ce qui est des régions voisines de la ligne médiane et surtout du noyau dorsal du raphé, la chose n'est pas douteuse ; leurs cellules n'ont affaire qu'à des collatérales sensitives ; les motrices, en effet, ne pénètrent pas jusque-là, elles restent cantonnées, plus en dehors, du moins chez le chat, le chien et l'homme.

Champ protubérantiel médian.

Pour le champ de distribution des collatérales sensitives moyennes, il n'en est plus de même ; il est occupé et par ces collatérales sensitives et par des collatérales motrices, en nombre beaucoup moindre, il est vrai. Que con-

Champ moyen.

clure de cela? Que les cellules de ce district reçoivent, tout à la fois, des excitations sensitives et motrices? cela n'est pas rigoureusement nécessaire; car on peut admettre une distribution distincte des deux courants; on peut supposer que les neurones en contact avec les collatérales sensitives ne sont pas précisément ceux qu'enveloppent les collatérales motrices. Mais ce n'est là qu'une hypothèse, et pour cette région la question reste en suspens.

Champ externe.

Quant aux territoires proches de la voie pyramidale, et en particulier à ceux qui sont placés en avant, entre et en dehors des faisceaux de cette voie, on peut les considérer comme sous la dépendance exclusive des collatérales motrices : car, jusqu'à présent, du moins, nous n'y avons aperçu que des fibrilles de cette espèce.

Résumé.

Malgré l'état encore fragmentaire de nos observations, nous pouvons en déduire que le pont de Varole est probablement un ganglion mixte, moteur dans ses trois quarts externes ou davantage, et sensitif dans le voisinage du raphé. Mais, quelles que soient les collatérales avec lesquelles les cellules protubérantielles entreraient en relation, leurs cylindres-axes se continueraient toujours par des fibres des pédoncules cérébelleux moyens.

Les deux pédoncules, ascendant et descendant, d'après Bechterew.

Opinions diverses sur les pédoncules cérébelleux moyens. — Un grand nombre d'auteurs admettent, à la suite de Bechterew, l'existence de deux sortes de pédoncules cérébelleux moyens : les uns ascendants nés dans la protubérance et terminés dans le cervelet, les autres descendants, issus des cellules de Purkinje et achevés dans le pont de Varole ou dans d'autres noyaux centraux.

Pour admettre cette double voie, on se fonde, non pas sur des observations anatomiques directes, mais sur des considérations tirées des époques différentes auxquelles les fibres transverses de la protubérance se myélinisent. Bechterew [1] observa, le premier, que les fibres transversales du pont constituent, à ce point de vue, deux systèmes distincts chez l'enfant âgé de quelques semaines; l'un de ces systèmes, placé dans la partie antérieure de la protubérance, se recouvre de myéline très tardivement; l'autre, situé en arrière du précédent, subit, au contraire, une myélinisation précoce.

Destination des fibres du pédoncule descendant.

1° selon Bechterew.

Le système profond ou à myélinisation précoce, — *faisceau spinal de Bechterew, fibres cérébello-protubérantielles descendantes de Kölliker,* — comprend deux catégories de fibres : les premières, dont la terminaison aurait lieu dans les deux moitiés du pont de Varole; les secondes qui se termineraient peut-être dans la substance réticulée et le noyau réticulé de la calotte qu'elles envahiraient latéralement, après être passées par des couches plus profondes que les précédentes et avoir traversé le ruban de Reil médian. Les cellules de la substance et du noyau réticulés émettraient, à leur tour, des cylindres-axes descendants, qui iraient se répandre dans la substance réticulée du bulbe et seraient chargés de transmettre aux foyers moteurs de la moelle la commotion cérébelleuse.

2° selon Kölliker.

Kölliker [2] accepte les lignes générales de la doctrine de Bechterew. Les fibres cérébelleuses centrifuges ou descendantes auraient aussi, pour lui, deux itinéraires, mais fort différents de ceux que nous venons de décrire, comme on va le voir. Suivant l'un de ces trajets, les fibres iraient des cellules de Purkinje d'un côté à l'hémisphère cérébelleux opposé en passant par le pont; suivant

1. BECHTEREW, *Neurol. Centralbl.*, 1885.
2. KÖLLIKER, Lehrbuch der Gewebelehre, etc. 6ᵉ, Auflage, 1896. Bd II, p. 334.

l'autre, elles se rendraient à la protubérance, s'incorporeraient à la voie pyramidale et gagneraient ainsi le cerveau. En réalité, les fibres cérébelleuses
n'auraient pas un parcours aussi long ; elles s'arrêteraient dans la masse grise
protubérantielle et s'articuleraient là, par leur arborisation terminale, avec des
neurones dont les cylindres-axes atteindraient le cervelet et le cerveau.

Mingazzini et Pusateri admettent également, à quelques nuances près,
l'existence d'une double voie centrifuge et centripète dans les pédoncules
cérébelleux moyens. Le dernier de ces auteurs prétend même avoir imprégné
par la méthode de Golgi les fibres cérébelleuses qui se terminent dans la
protubérance et celles qui, d'après Bechterew, s'épuisent dans la substance et
le noyau réticulés de la calotte.

Opinion de Mingazzini et Pusateri.

Dans un premier travail [1] sur les connexions du cervelet, travail où nous
avions étudié, par la méthode de Marchi, les dégénérations consécutives à
l'abrasement superficiel des lamelles cérébelleuses pour ne léser que les
cylindres-axes de Purkinje, nous nous étions prononcé aussi en faveur de
l'existence de fibres descendantes dans les pédoncules cérébelleux moyens.
Nous supposions qu'elles s'entrecroisaient sur la ligne médiane et se continuaient
peut-être par des tubes de la substance réticulée grise du pont de Varole,
d'autant plus que nous étions parvenu à colorer aussi par le chromate d'argent,
chez la souris, un certain nombre de fibres de ce genre.

Notre pre-mière opinion analogue à celle de Bech-terew.

Mais l'extrême difficulté que nous avons éprouvée à découvrir ces fibres
dans la masse du pont de Varole des petits mammifères, malgré l'emploi de la
méthode de Golgi, a changé nos idées à cet égard. Cette difficulté, synonyme
de rareté, semble indiquer, en effet, que la voie descendante de Bechterew
a moins d'importance qu'on ne lui en accordait au début. Nous ne refusons pas d'admettre son existence, mais nous pensons que les conducteurs
qui la constituent, forment, s'ils existent, une minorité insignifiante, comparée aux tubes ponto-cérébelleux ascendants, masse principale des pédoncules cérébelleux moyens. Et puis, ne devons-nous pas nous montrer plein
de prudence à l'égard d'hypothèses basées sur des méthodes comme celles
de Marchi et de Flechsig ? Combien de méprises n'ont-elles pas déjà fait commettre, et combien de fois ne se sont-elles pas trouvées en contradiction avec
les procédés anatomiques directs, celui de la méthode de Golgi, par exemple !

Notre se-conde opinion; existence pro-blématique du pédoncule cérébelleux descendant.

Du reste, la voie descendante de Bechterew est soumise à d'autres causes
d'erreurs. C'est ainsi que plus d'une fois on a dû prendre pour des tubes de la
voie descendante cérébello-protubérantielle ou cérébello-ponto-médullaire les
fibres horizontales du corps trapézoïde qui envahissent constamment la protubérance chez les petits mammifères. Ces grosses fibres arciformes, erratiques,
auxquelles nous-même avons été trompé, traversent non seulement le ruban de
Reil médian, mais la substance réticulée grise du pont et s'élèvent plus haut
chez le chat que chez le lapin et la souris, où elles occupent le quart inférieur
de la protubérance.

Existence et caractères de la voie motrice indirecte. — Nous avons vu, précédemment [2], que la voie motrice se dédouble dans le pont en deux voies ou systèmes centrifuges. On se rappelle que la *voie indirecte* ou *système cortico-ponto-
cérébelleux*, est constituée par les chaînons successifs suivants : le neurone

Résumé des deux voies mo-trices directe et indirecte.

1. CAJAL, Algunas contribuciones al conocimiento de los ganglios del encéfalo ; VI,
Conexiones distantes de las celulas de Purkinje ; I, Puente de Varolio. *Anal. de la
Socied. españ. de Histor. Natural*, 2ª serie, Tom. III ; 1º de Agosto de 1896.
2. CAJAL, *Loc. cit.*, I, Puente de Varolio.

moteur cérébral articulé par les collatérales de son cylindre-axe avec les cellules du pont, le neurone protubérantiel enlaçant dans les terminaisons de son cylindre-axe les cellules de Purkinje, enfin la cellule de Purkinje dont l'axone, suivant Marchi et d'autres auteurs, pénètre dans le cordon antéro-latéral de la moelle pour se terminer dans les noyaux moteurs de ce segment de l'axe nerveux. On se souvient aussi que la *voie directe* ou *système cortico-spinal* n'est constituée que par le cylindre-axe de la cellule pyramidale du cerveau, c'est-à-dire par le tronc des fibres de la voie motrice, qui passe par la capsule interne, la protubérance et le bulbe pour aboutir à la moelle.

Preuves de l'existence de la voie indirecte :
1° anatomiques et anatomo-pathologiques ;

La voie indirecte existe, nos travaux sur la protubérance l'ont démontré, et de nombreux faits d'anatomie pathologique et de physiologie la consacrent. Turner et Meynert avaient déjà admis l'existence de connexions entrecroisées entre le cerveau et le cervelet en raison de cas d'atrophie de l'hémisphère cérébelleux, consécutive à celle de l'hémisphère cérébral opposé ; ils avaient chargé de ces relations les noyaux protubérantiels et les pédoncules cérébelleux moyens. Mais on ignorait la nature de ces connexions, et lorsque Gudden, Vejas et Mingazzini prétendirent que l'ablation d'un hémisphère cérébelleux ne provoque pas d'atrophie dans le pédoncule cérébral, personne ne put donner de ces contradictions une explication satisfaisante. Pourtant, rien de plus facile que de concilier ces opinions contraires. Il suffit, comme l'a remarqué Van Gehuchten [1], de savoir que les voies de conduction entre cerveau et cervelet ne sont pas continues, mais interrompues dans le pont ; les cylindres-axes pyramidaux y abandonnent, soit des fibres terminales, soit des collatérales qui, par leur arborisation, entrent en contact avec les cellules protubérantielles ; celles-ci, lançant, à leur tour, leur cylindre-axe dans le cervelet, la jonction se trouve établie. On conçoit alors pourquoi, la voie étant articulée dans le pont, et le cylindre-axe qui unit ce dernier au cervelet ayant son centre trophique dans la protubérance, l'ablation d'un hémisphère cérébelleux ne peut déterminer d'atrophie dans la voie motrice. Voilà pour les arguments anatomo-pathologiques favorables à l'existence d'une voie motrice indirecte ou cérébelleuse. Quant aux expériences physiologiques qui plaident également pour elle, nous citerons celles de Wertheimer et Lepage [2], qui ont observé que l'excitation des centres moteurs de l'écorce cérébrale provoque encore des mouvements chez le chien, après la section des pyramides dans le bulbe. Nous citerons aussi celles de Starlinger [3], qui est arrivé aux mêmes constatations après avoir coupé la voie pyramidale chez plusieurs chiens ; ces animaux présentaient d'abord quelques légers troubles de la motilité, mais recouvraient rapidement leurs mouvements normaux et spontanés.

2° expérimentales.

Voie indirecte :
1° par collatérales pyramidales ;
2° par terminales pyramidales.

Il reste encore un autre point à éclaircir dans la question de la double voie motrice. La voie indirecte ou cortico-ponto-cérébelleuse existe. Mais est-elle simple ou double ? Nous avons décrit minutieusement, dans les pages précédentes, la voie produite par l'articulation des collatérales et des grosses branches de bifurcation des tubes moteurs avec les cellules protubérantielles. N'en existe-t-il pas une autre, dont l'articulation avec les cellules de la protubérance serait fournie par les fibres motrices terminales elles-mêmes, par les fibres de

1. Van Gehuchten, Anatomie du système nerveux, 1896, 2e vol., p. 447.
2. Wertheimer et Lepage, Sur les fonctions des pyramides antérieures du bulbe. *Compt. rend. d. l. Soc. de Biol.*, 29 juin, 1896.
3. Starlinger, Die Durchschneidung beider Pyramiden beim Hunde. *Jahrb. f. Psychiatrie*, 1896.

ce *faisceau cortico-protubérantiel* de Flechsig qui émane, selon Dejerine, de la zone motrice de l'écorce cérébrale ? L'étude détaillée des rapports des cellules protubérantielles avec la voie pyramidale au moyen des préparations au chromate d'argent nous a montré qu'il en est effectivement ainsi, puisque un nombre important de fibres motrices viennent se terminer dans le pont de Varole.

Mais la méthode de Golgi nous a révélé un autre fait : c'est que les fibres motrices terminales manquent ou sont très rares chez les mammifères de petite taille ; en sorte que, chez eux, la voie cortico-ponto-cérébelleuse indirecte est presque exclusivement formée par l'articulation des collatérales pyramidales avec les cellules protubérantielles. Des deux courants pyramidaux qui aboutissent aux neurones du pont, le plus essentiel est donc celui des collatérales ; celui des terminales n'est qu'un perfectionnement qu'on rencontre seulement chez les animaux pourvus d'un gros cervelet et, en particulier, chez l'homme. La formation de ce courant accessoire est peut-être due à l'amincissement progressif et à l'atrophie définitive de la branche descendante d'un certain nombre de fibres motrices.

Importance plus grande de la voie motrice indirecte par collatérales.

Tout ce que nous venons d'exposer peut se résumer ainsi : il existe chez l'homme trois voies motrices ou cortico-médullaires : 1° la *voie directe cortico-ponto-médullaire* ; 2° la *voie indirecte par articulations de collatérales motrices*, ou *voie cortico-ponto-cérébello-médullaire principale;* 3° la *voie indirecte par articulations de terminales motrices*, ou *voie cortico-ponto-cérébello-médullaire accessoire*, la seule qui ait été admise par les auteurs jusqu'à présent.

Résumé de la voie motrice.

Historique des recherches sur la protubérance. — Les traits principaux de la structure de la protubérance ont été élucidés par Meynert et Bechterew ; mais ces savants ont ignoré la morphologie des cellules du pont ainsi que leurs connexions précises avec le cervelet et la voie pyramidale.

Vincenzi est le premier qui ait étudié les détails morphologiques des neurones protubérantiels, sauf le trajet de leur cylindre-axe qu'il ne put déterminer.

Quant à nos études sur la protubérance, les résultats en ont été multiples et divers. Elles nous ont amené d'abord à confirmer un certain nombre de déductions tirées d'expériences anatomo-pathologiques et à démontrer, entre autres, que les axones des cellules du pont de Varole se rendent aux pédoncules cérébelleux moyens direct et opposé. Grâce à elles, nous avons pu constater aussi l'existence des collatérales protubérantielles émanées de la voie pyramidale, leurs connexions avec les cellules du pont ainsi que la présence des bifurcations inégales des tubes moteurs et celle d'un type cellulaire spécifique chez l'homme. Elles nous ont encore donné l'occasion de fournir des détails nouveaux sur la terminaison des fibres du faisceau cortico-protubérantiel humain et de déceler le trajet et la terminaison des collatérales sensitives. Enfin, elles nous ont permis d'attirer, le premier, l'attention des savants sur l'importance physiologique des collatérales motrices protubérantielles et de montrer que, grâce à ces collatérales, l'excitation transmise du cerveau au pont de Varole se partage en deux excitations secondaires dont l'une se porte sur les cellules de Purkinje du cervelet.

Lorsque dans notre premier mémoire sur la protubérance nous avions annoncé la découverte des collatérales motrices, il n'était pas à notre connaissance qu'un autre auteur, Held [1], les avait déjà mentionnées dans un travail succinct

---

1. Held, Beiträge zur feineren Anatomie des Kleinhirns und des Hirnstammes. *Arch. f. Anat. u. Physiol.*, Anat. Abtheil. 1893. — Voici le passage en question : « Auch die Pyra-

et sans figures sur le bulbe et le cervelet. Il faut croire que Held n'avait peut-être rencontré qu'un bien petit nombre de ces collatérales, car il n'y attacha pas d'importance et ne se préoccupa nullement de leur rôle physiologique. On en jugera par sa description qui se réduit à cette simple phrase : « La voie pyramidale présente également ici de semblables collatérales ; elles sont cependant d'une minceur extraordinaire et peu ramifiées dans les jeunes stades. » Dans cette même contribution extrêmement succincte, nous le répétons, Held cite aussi les collatérales du ruban de Reil médian, mais ne les décrit pas ; ce qu'il en dit tient en ces quelques mots [1] : « Ce plexus de fibrilles nerveuses est formé par des collatérales provenant des cordons longitudinaux du pont ainsi que du ruban de Reil qui les limite en arrière. »

Pusateri [2] a constaté, à son tour, l'existence des collatérales motrices dans la protubérance de l'homme ainsi que la présence des arborisations terminales du faisceau cortico-protubérantiel ; mais il se contenta de nommer ces dernières, sans en donner ni dessin ni description ; on ne sait donc s'il ne les a pas confondues avec les arborisations des collatérales motrices. Ajoutons que Pusateri ne connaissait pas nos travaux sur ces différents points.

Mentionnons, enfin, les considérations judicieuses et pleines d'ingéniosité que Van Gehuchten [3] et Lugaro [4] ont émises sur le rôle physio-pathologique des collatérales motrices du pont de Varole ; nous en avons déjà parlé aux pages 550 et suivantes.

---

midenbahn zeigt hier solche Collateralen ; sie sind jedoch ausserordentlich dünn und wenig verzweigt auf jüngeren Stufen. »

1. Le texte allemand est le suivant : « bildet sich dies Flechtwerk von Nervenfäserchen aus Collateralen der Langstränge der Brücke sowie der sie dorsal abgrenzenden Schleifenschicht. »

2. Pusateri, Sull' anatomia del ponte de Varolio nell' uomo. *Riv. di patol. nerv. e mentale.* Vol. I, Fasc. 1, 1896.

3. Van Gehuchten, Contribution à l'étude du faisceau pyramidal. *Journ. de Neurol. et d'Hypnol.*, 1896. — A propos des contractures post-hémiplégiques. *Travaux du Laboratoire de Neurologie*, Fasc. 1, 1898.

4. Lugaro, Sui rapporti fra il tono muscolare, la contrattura e lo stato dei riflessi. *Riv. di Patol. nerv. e mentale*, 1898.

TABLE DES MATIÈRES

GÉNÉRALITÉS

CHAPITRE PREMIER
IDÉE GÉNÉRALE DU SYSTÈME NERVEUX

CHAPITRE II
LES MÉTHODES DE RECHERCHES, LEURS RÉSULTATS PRINCIPAUX

CHAPITRE III
LA CELLULE NERVEUSE, SA TAILLE, SA MORPHOLOGIE GÉNÉRALE

CHAPITRE IV
CONNEXIONS ET MORPHOLOGIE COMPARÉE DE LA CELLULE NERVEUSE

CHAPITRE V
INDUCTIONS PHYSIOLOGIQUES TIRÉES DE LA MORPHOLOGIE ET DES CONNEXIONS DES NEURONES

CHAPITRE XX

HISTOLOGIE COMPARÉE DE LA MOELLE ÉPINIÈRE

CHAPITRE XXI

HISTOGENÈSE DE LA MOELLE ÉPINIÈRE ET DES GANGLIONS RACHIDIENS

BULBE ET PROTUBÉRANCE

CHAPITRE XXII

BULBE RACHIDIEN

CHAPITRE XXIII

CONFORMATION INTÉRIEURE DU BULBE

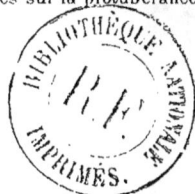

2092 — Tours. Imprimerie E. Arrault et Cie.

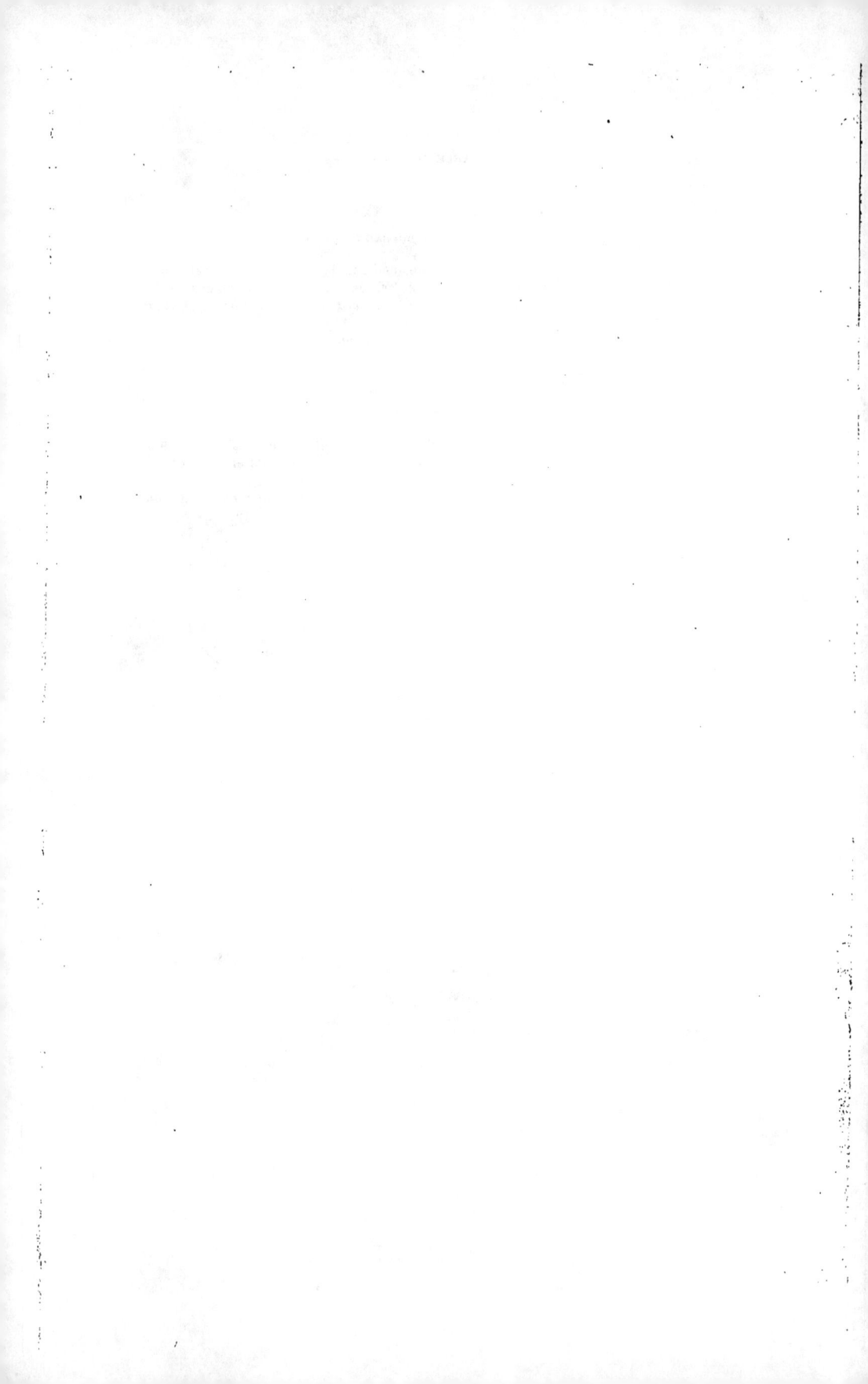